Springer Reference Psychologie

Springer Reference Psychologie bietet Praktikern, Wissenschaftlern und Studierenden zielführendes Fachwissen in aktueller, kompakter und verständlicher Form. Während in traditionellen Handbüchern Inhalte bislang gebündelt und statisch in einer Printausgabe erscheinen, bietet *Springer Reference Psychologie* eine um dynamische Komponenten erweiterte Online-Präsenz: Ständige digitale Verfügbarkeit, frühes Erscheinen neuer Beiträge online first und fortlaufende Erweiterung und Aktualisierung der jeweils zitierfähigen Inhalte. Die Werke und Beiträge repräsentieren den jeweils aktuellen Stand des Wissens. Reviewprozesse sichern die herausragende Qualität durch aktive Mitwirkung von namhaften HerausgeberInnen und ausgesuchten AutorInnen. Besonderes Augenmerk wird auf Themengebiete mit hoher Praxisrelevanz gelegt. Auch interdisziplinäre Werke (vor allem in Verbindung mit den Fachgebieten Medizin, Sport, Pädagogik, Wirtschafts- und Naturwissenschaften) sowie andere der Psychologie nahestehende Themengebiete sind in diesem Programm vertreten.

Springer Reference Psychologie wächst kontinuierlich um neue Kapitel und Fachgebiete. Eine Liste aller Reference-Werke bei Springer – auch anderer Fächer – findet sich unter www.springerreference.de.

Maximilian von Heyden
Henrik Jungaberle · Tomislav Majić
Herausgeber

Handbuch Psychoaktive Substanzen

mit 77 Abbildungen und 45 Tabellen

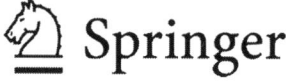

Herausgeber
Maximilian von Heyden
FINDER Institut für Präventionsforschung
& Charité – Universitätsmedizin Berlin
Berlin, Deutschland

Henrik Jungaberle
FINDER Institut für
Präventionsforschung
Berlin, Deutschland

Tomislav Majić
Charité – Universitätsmedizin Berlin
Berlin, Deutschland

Springer Reference Psychologie
ISBN 978-3-642-55124-6   ISBN 978-3-642-55125-3 (eBook)
ISBN 978-3-642-55126-0 (Bundle)
https://doi.org/10.1007/978-3-642-55125-3

Die Deutsche Nationalbibliothek verzeichnet diese Publikation in der Deutschen Nationalbibliografie; detaillierte bibliografische Daten sind im Internet über http://dnb.d-nb.de abrufbar.

Springer
© Springer-Verlag GmbH Deutschland 2018
Das Werk einschließlich aller seiner Teile ist urheberrechtlich geschützt. Jede Verwertung, die nicht ausdrücklich vom Urheberrechtsgesetz zugelassen ist, bedarf der vorherigen Zustimmung des Verlags. Das gilt insbesondere für Vervielfältigungen, Bearbeitungen, Übersetzungen, Mikroverfilmungen und die Einspeicherung und Verarbeitung in elektronischen Systemen.
Die Wiedergabe von Gebrauchsnamen, Handelsnamen, Warenbezeichnungen usw. in diesem Werk berechtigt auch ohne besondere Kennzeichnung nicht zu der Annahme, dass solche Namen im Sinne der Warenzeichen- und Markenschutz-Gesetzgebung als frei zu betrachten wären und daher von jedermann benutzt werden dürften.
Der Verlag, die Autoren und die Herausgeber gehen davon aus, dass die Angaben und Informationen in diesem Werk zum Zeitpunkt der Veröffentlichung vollständig und korrekt sind. Weder der Verlag, noch die Autoren oder die Herausgeber übernehmen, ausdrücklich oder implizit, Gewähr für den Inhalt des Werkes, etwaige Fehler oder Äußerungen. Der Verlag bleibt im Hinblick auf geografische Zuordnungen und Gebietsbezeichnungen in veröffentlichten Karten und Institutionsadressen neutral.

Gedruckt auf säurefreiem und chlorfrei gebleichtem Papier

Springer ist Teil von Springer Nature
Die eingetragene Gesellschaft ist Springer-Verlag GmbH Deutschland
Die Anschrift der Gesellschaft ist: Heidelberger Platz 3, 14197 Berlin, Germany

Zahlreiche Wissenschaftlerinnen und Wissenschaftler haben zur Entwicklung der geistigen Kultur beigetragen, aus deren Quelle der vorliegende Band schöpft und zu der er beiträgt. Als Herausgeber gilt unser Dank ihnen und natürlich in ganz besonderer Weise den Autorinnen und Autoren. Sie alle sind Experten in einem weitläufigen Feld, das wir im Handbuch Psychoaktive Substanzen in einzigartiger Weise beleuchten können. Ohne deren geschenkte Zeit und wissenschaftliche Leidenschaft wäre die Verwirklichung des Handbuchs Psychoaktive Substanzen undenkbar gewesen.

Unerwähnt soll auch nicht die wichtige Rolle der zahlreichen Reviewer, Übersetzer und kritischen Begleiter bleiben. Herausheben möchten wir hier Anna Mikheeva, Sergey Moiseenko und Andrea Zeuch, die sich nicht nur bei der Übersetzung der englischsprachigen Kapitel eingebracht haben. Auch Ulrich Ott, Maja Maurer, Günter Lempa, Jérôme Wittemann und Melanie Schmid möchten wir für Ihre Mitwirkung danken.

Außerdem danken wir Marion Krämer vom Springer Verlag, deren Aufgeschlossenheit und Geduld gegenüber dem Projekt den Grundstein zu dessen Publikation legte. Ihre Kollegin Jennifer Ott ermöglichte schließlich durch ihre beständige Begleitung als Projektmanagerin die Verwandlung der Manuskripte in die vorliegende Form.

Zuletzt möchten wir Ihnen, den Rezipienten dieses Buches unseren Dank entgegenbringen. Sie waren und sind die wichtigste Motivation zu dessen Erstellung.

Maximilian von Heyden
Henrik Jungaberle
Tomislav Majić

Geleitwort

The control of drugs under national and international conventions has become one of the most destructive and impeding aspects of biomedical research. Many so-called „illegal" drugs were once medicines or at least investigational medicinal drugs before they became banned in an attempt to reduce recreational use. It is very doubtful if the bans have had any beneficial impact on recreational use but they have seriously limited research because of the enormous regulatory burdens that the illegal drug schedules put on researchers.

I believe this is the worse censorship of research in the history of science and one that has had enormous negative impact on millions of patients with disorders ranging from addiction to cancer that could have been helped if the rules were more rational. For these reasons I warmly welcome this new handbook compiling the latest research and theories in drugs that does not make a categorial difference between legal and illegalized drugs but treats them all alike concerning their benefits and harms for individuals and societies. Our recent experience in the UK shows that doing good science with such drugs is a powerful way to rehabilitate them in the eyes of the scientific community and then the general public. Surely it can only be a matter of time before politicians and the international drug control authorities take note?

Prof. Dr. David Nutt
David Nutt is currently the Edmond J. Safra Professor of Neuropsychopharmacology and director of the Neuropsychopharmacology Unit in the Division of Brain Sciences at Imperial College London.

Geleitwort

Die Geschichte der Erforschung psychoaktiver Substanzen hat in der Theoriebildung zu psychischen Erkrankungen lange Zeit eine bedeutende Rolle gespielt. So wurden Konzepte wie die sogenannten „Ich-Störungen" bei Psychosen im Rahmen von Erfahrungen mit dem Konsum psychoaktiver Substanzen bereits vor hundert Jahren entwickelt. Von einigen Ausnahmen abgesehen ist aber in den letzten Jahrzehnten die Forschungsaktivität in diesem Bereich weitgehend auf die Suchtmedizin beschränkt gewesen.

Von Heyden, Jungaberle und Majić füllen jetzt diese Lücke mit einem Band, der die gesellschaftlichen und kulturellen Aspekte des Drogenkonsums ebenso umfasst wie ihre rechtlichen, epidemiologischen und alltäglichen Facetten des Gebrauchs. Zudem werden Prävention, neurobiologische Korrelate und die Wirkungen der eigentlichen Substanzen selbst detailliert diskutiert.

Es ist den Autoren zu verdanken, jenseits von Dämonisierung und Verharmlosung, Romantisierung und Banalisierung die vielfältigen sozialen Bedingungen und Auswirkungen zu thematisieren, unter denen Drogenkonsum stattfindet und auf die die dieser Konsum zurückwirkt. Der Band ist damit – wie in der Einleitung versprochen – ein wesentlicher Schritt auf dem „Weg zu einer Integrativen Drogenwissenschaft".

Prof. Dr. med. Dr. phil. Andreas Heinz

Inhaltsverzeichnis

Teil I Einleitung 1

Einführung: Auf dem Weg zu einer transdisziplinären Drug Science 3
Henrik Jungaberle, Maximilian von Heyden und Tomislav Majić

Teil II Geschichte, Gesellschaft und Kultur 9

Doppelte Kulturgeschichte des Rauschs 11
Robert Feustel

Drogen und Rausch in der deutschsprachigen Literatur 23
Stephan Resch

Sozialwissenschaftliche Perspektiven auf Drogen und Sucht 33
Henning Schmidt-Semisch und Bernd Dollinger

Gender und psychoaktive Substanzen 41
Heino Stöver

Medizinische Stigmatisierung von Drogenkonsumenten aus historischer Perspektive 51
Hannes Walter

Drogenmündigkeit: Von der Suchtprävention zur Drogenerziehung 69
Gundula Barsch

Geschichte der Psychedelika in der Medizin 83
Ben Sessa

Teil III Politik und Recht 105

Gesetzliche Kontrolle psychoaktiver Substanzen in Europa 107
Brendan Hughes, Michael Evans-Brown und Roumen Sedefov

**Systematik und Kritik des deutschen Betäubungsmittelrechts
und dessen Weiterentwicklung** 121
Lorenz Böllinger

Drogenkleinhandel und Social Supply 137
Bernd Werse und Gerrit Kamphausen

Teil IV   Methodik und konzeptionelle Fragen **151**

Empirische Untersuchung veränderter Bewusstseinszustände ... 153
T. T. Schmidt und Tomislav Majić

Teil V   Konsummuster und Gebrauchskontexte **173**

**Salutogene und nicht-pathologische Formen von
Substanzkonsum** 175
Henrik Jungaberle, Nils Biedermann, Julia Nott, Andrea Zeuch und
Maximilian von Heyden

Konsummusterforschung zu psychoaktiven Substanzen 197
Jens Ullrich

Sucht, Abhängigkeit und schädlicher Gebrauch 207
Jens Ullrich

**Neue psychoaktive Substanzen: Konsummuster, Konsummotive,
Nebenwirkungen und problematischer Konsum** 217
Bernd Werse und Dirk Egger

Pharmakologisches Neuroenhancement 229
Larissa Jasmine Maier

Psychoaktive Substanzen im Alter 243
Ida Fuhr, Thomas Mell und Sandra Dick

**Epidemiologie des Konsums von neuen psychoaktiven
Substanzen** 263
Harry Sumnall

Teil VI   Prävention **279**

Suchtpräventive Ansätze: eine transnationale Perspektive 281
Gregor Burkhart

**Qualität in der Suchtprävention: Was können Qualitätsstandards
leisten?** 307
Angelina Brotherhood

Drug Checking und Aufklärung vor Ort in der niedrigschwelligen Präventionsarbeit ... 327
Sonja Grabenhofer, Karl Kociper, Constanze Nagy, Anton Luf und Rainer Schmid

Teil VII Pharmakologische Grundlagen ... 339

Pharmakologische Grundlagen: Das Schicksal psychoaktiver Substanzen im menschlichen Körper ... 341
Nicolas Hohmann

Pharmakologische Grundlagen: Mechanismen und Variabilität der Wirkung psychoaktiver Substanzen ... 365
Nicolas Hohmann

Pharmakologie und Toxikologie synthetischer Cannabinoidrezeptor-Agonisten ... 389
Björn Moosmann und Volker Auwärter

Endogene Cannabinoide und das Endocannabinoidsystem ... 411
Franjo Grotenhermen

Teil VIII Biologische Grundlagen ... 421

Neurobiologische Grundlagen der Wirkung von Psychedelika ... 423
Franz X. Vollenweider und Katrin H. Preller

Die Rolle von psychoaktiven Substanzen bei Lern- und Anpassungsprozessen ... 437
Ansgar Rougemont-Bücking

Teil IX Psychiatrische und suchtmedizinische Aspekte ... 453

Die Behandlung von Suchterkrankungen in Deutschland ... 455
Jens Ullrich

Psychodynamik des Rauschs und der Sucht ... 463
Peter Subkowski

Flashbacks und anhaltende Wahrnehmungsstörungen nach Einnahme von serotonergen Halluzinogenen ... 477
Tomislav Majić, T. T. Schmidt und Leopold Hermle

Therapie der Cannabisabhängigkeit ... 487
Andreas Gantner

Therapie der Alkoholabhängigkeit ... 497
Johannes Lindenmeyer

Teil X Psychoaktive Substanzen 515

Stimulanzien 517
Maximilian von Heyden

Methamphetamin 537
Felix Betzler und Stephan Köhler

MDMA 551
Leopold Hermle und Felix Schuldt

Cholinergika 567
Norbert Thürauf

Beruhigungsmittel: Sedativa und Hypnotika 585
Jonathan Henssler, Theresa Schubert und Michael Soyka

Alkohol 609
Anne Beck, Annika Rosenthal, Christian Müller, Andreas Heinz und
Katrin Charlet

GHB 631
Jonathan Henssler und Felix Bermpohl

Opioide 643
Timm Häbel und S. Gutwinski

Phytocannabinoide 659
Franjo Grotenhermen

Psychedelika 669
Maximilian von Heyden und Henrik Jungaberle

Dissoziativa 683
Felix Betzler und Tomislav Majić

Anticholinergika 701
Michael Wink

Mitarbeiterverzeichnis

Volker Auwärter Institut für Rechtmedizin, Universitätsklinikum Freiburg, Freiburg, Deutschland

Gundula Barsch Hochschule Merseburg, Merseburg, Deutschland

Anne Beck Department of Psychiatry and Psychotherapy, Campus Charité Mitte, Charité – Universitätsmedizin Berlin, Berlin, Deutschland

Felix Bermpohl Department of Psychiatry and Psychotherapy, Campus Charité Mitte, Berlin, Deutschland

Felix Betzler Campus Charité Mitte, Charité Universitätsmedizin Berlin, Berlin, Deutschland

Nils Biedermann FINDER Institut für Präventionsforschung, Berlin, Deutschland

Lorenz Böllinger Universität Bremen, Bremen, Deutschland

Angelina Brotherhood Centre for Public Health, Liverpool John Moores University, Liverpool, Großbritannien

Gregor Burkhart EMCDDA, Lissabon, Portugal

Katrin Charlet Department of Psychiatry and Psychotherapy, Campus Charité Mitte, Charité – Universitätsmedizin Berlin, Berlin, Deutschland

Sandra Dick Campus Charité Mitte, Charité Universitätsmedizin Berlin, Berlin, Deutschland

Bernd Dollinger Universität Siegen, Siegen, Deutschland

Dirk Egger Centre for Drug Research (CDR), Goethe-Universität Frankfurt, Frankfurt am Main, Deutschland

Michael Evans-Brown EMCDDA, Lissabon, Portugal

Robert Feustel Universität Leipzig, Leipzig, Deutschland

Ida Fuhr Campus Charité Mitte, Charité Universitätsmedizin Berlin, Berlin, Deutschland

Andreas Gantner Verein zur sozialen und psychotherapeutischen Betreuung Suchtmittelgefährdeter e.V., Therapieladen e.V., Berlin, Deutschland

Sonja Grabenhofer Checkit!, Suchthilfe Wien gGmbH, Wien, Österreich

Franjo Grotenhermen Chemiepark Knapsack, nova-Institut GmbH, Hürth, Deutschland

S. Gutwinski Klinik für Psychiatrie und Psychotherapie, Charité - Universitätsmedizin Berlin, Berlin, Deutschland

Timm Häbel Psychiatrische Universitätsklinik der Charité, Berlin, Deutschland

Andreas Heinz Department of Psychiatry and Psychotherapy, Campus Charité Mitte, Charité – Universitätsmedizin Berlin, Berlin, Deutschland

Jonathan Henssler Department of Psychiatry and Psychotherapy, Campus Charité Mitte, Charité Universitätsmedizin Berlin, Berlin, Deutschland

Leopold Hermle Christophsbad GmbH & Co. Fachkrankenhaus KG, Göppingen, Deutschland

Nicolas Hohmann Abteilung Klinische Pharmakologie und Pharmakoepidemiologie, Universitätsklinikum Heidelberg, Heidelberg, Deutschland

Brendan Hughes EMCDDA, Lissabon, Portugal

Henrik Jungaberle FINDER Institut für Präventionsforschung, Berlin, Deutschland

Centrum für Human- und Gesundheitswissenschaften, Charité-Universitätsmedizin, Berlin, Deutschland

Gerrit Kamphausen Centre for Drug Research (CDR), Goethe-Universität Frankfurt, Frankfurt am Main, Deutschland

Karl Kociper Checkit!, Suchthilfe Wien gGmbH, Wien, Österreich

Stephan Köhler Campus Charité Mitte, Charité Universitätsmedizin Berlin, Berlin, Deutschland

Johannes Lindenmeyer salus klinik Lindow, Lindow, Deutschland

Anton Luf Institut für Labormedizin, Medizinische Universität Wien, Wien, Österreich

Larissa Jasmine Maier Schweizer Institut für Sucht- und Gesundheitsforschung (ISGF), Universität Zürich, Zürich, Schweiz

Tomislav Majić Psychiatrische Universitätsklinik der Charité im St. Hedwig Krankenhaus, Charité Campus Mitte, Charité Universitätsmedizin Berlin, Berlin, Deutschland

Thomas Mell Campus Charité Mitte, Charité Universitätsmedizin Berlin, Berlin, Deutschland

Björn Moosmann Institut für Rechtsmedizin, Universitätsklinikum Freiburg, Freiburg, Deutschland

Christian Müller Department of Psychiatry and Psychotherapy, Campus Charité Mitte, Charité – Universitätsmedizin Berlin, Berlin, Deutschland

Constanze Nagy Checkit!, Suchthilfe Wien gGmbH, Wien, Österreich

Julia Nott FINDER Institut für Präventionsforschung, Berlin, Deutschland

Katrin H. Preller Department of Psychiatry, Psychotherapy and Psychosomatics, Zentrum für Psychiatrische Forschung, Heffter Research Center Zürich, Psychiatric University Hospital Zürich, Zürich, Schweiz

Stephan Resch Arts 1 Building, University of Auckland, Auckland, Neuseeland

Annika Rosenthal Department of Psychiatry and Psychotherapy, Campus Charité Mitte, Charité – Universitätsmedizin Berlin, Berlin, Deutschland

Ansgar Rougemont-Bücking Centre Hospitalier Universitaire Vaudois, Lausanne, Schweiz

Rainer Schmid Checkit!, Suchthilfe Wien gGmbH, Wien, Österreich

T. T. Schmidt Institut für Kognitionswissenschaft, Universität Osnabrück, Osnabrück, Deutschland

Fachbereich Erziehungswissenschaft und Psychologie, Freie Universität Berlin, Berlin, Deutschland

Henning Schmidt-Semisch Universität Bremen, Bremen, Deutschland

Theresa Schubert Campus Virchow-Klinikum, Charité Universitätsmedizin Berlin, Berlin, Deutschland

Felix Schuldt Universität Heidelberg, Heidelberg, Deutschland

Roumen Sedefov EMCDDA, Lissabon, Portugal

Ben Sessa Imperial College London, London, Großbritannien

Michael Soyka Klinik für Psychiatrie und Psychotherapie, Ludwig-Maximilians-Universität, München, Deutschland

Heino Stöver FB 4: Soziale Arbeit und Gesundheit, Frankfurt University of Applied Sciences, Frankfurt am Main, Deutschland

Peter Subkowski Paracelsus-Kliniken Bad Essen, Bad Essen, Deutschland

Harry Sumnall Centre for Public Health, Liverpool John Moores University, Liverpool, UK

Norbert Thürauf Kopfkliniken, Universitätsklinikum Erlangen, Erlangen, Deutschland

Jens Ullrich Praxis für Psychotherapie, Coaching & Supervision, Neustadt an der Weinstraße, Deutschland

Franz X. Vollenweider Department of Psychiatry, Psychotherapy and Psychosomatics, Zentrum für Psychiatrische Forschung, Heffter Research Center Zürich, Psychiatric University Hospital Zürich, Zürich, Schweiz

Maximilian von Heyden FINDER Institut für Präventionsforschung, Berlin, Deutschland

Institut für Sexualwissenschaft und Sexualmedizin, Centrum für Human- und Gesundheitswissenschaften, Charité - Universitätsmedizin Berlin, Berlin, Deutschland

Hannes Walter Berlin, Deutschland

Bernd Werse Centre for Drug Research (CDR), Goethe-Universität Frankfurt, Frankfurt am Main, Deutschland

Michael Wink Inst. f. Pharmazie & Molekulare Biotechnologie (IPMB), Universität Heidelberg, Heidelberg, Deutschland

Andrea Zeuch FINDER Institut für Präventionsforschung, Berlin, Deutschland

Teil I

Einleitung

Einführung: Auf dem Weg zu einer transdisziplinären Drug Science

Henrik Jungaberle, Maximilian von Heyden und Tomislav Majić

Zusammenfassung

Die Wissenschaft über psychoaktive Substanzen steht an einem Wendepunkt. Während in anderen Forschungsgebieten fächerübergreifende Institute und Zentren gebildet werden, definiert sich ein großer Teil der aktuellen Forschung zu Alkohol, Cannabis und anderen psychoaktiven Substanzen noch ausschließlich als Wissenschaft von deren Schäden. Sie bleibt meistens auf das Gebiet der Medizin, Psychologie oder Pharmakologie beschränkt und ist nicht selten normativ geprägt. Welche Argumente sprechen für transdisziplinäre Ansätze in der Wissenschaft über psychoaktive Substanzen.

Schlüsselwörter

Drug Science • Psychoaktive Substanzen • Drogenforschung • Transdisziplinarität

Inhalt

1 Vorgehen bei der Edition des Handbuchs 7
Literatur 7

H. Jungaberle
FINDER Institut für Präventionsforschung, Berlin, Deutschland

Centrum für Human- und Gesundheitswissenschaften, Charité-Universitätsmedizin, Berlin, Deutschland
E-Mail: henrik.jungaberle@finder-research.com

M. von Heyden (✉)
FINDER Institut für Präventionsforschung, Berlin, Deutschland

Institut für Sexualwissenschaft und Sexualmedizin, Centrum für Human- und Gesundheitswissenschaften, Charité - Universitätsmedizin Berlin, Berlin, Deutschland
E-Mail: maximilian.von-heyden@charite.de

T. Majić
Psychiatrische Universitätsklinik der Charité im St. Hedwig Krankenhaus, Charité Campus Mitte, Charité Universitätsmedizin Berlin, Berlin, Deutschland
E-Mail: tomislav.majic@charite.de

Die Wissenschaft über psychoaktive Substanzen steht an einem Wendepunkt. Während in anderen Gebieten wie der Klimaforschung, der Molekularbiologie, Anthropologie oder den Neurowissenschaften fächerübergreifende Institute und Zentren gebildet werden (Bergmann und Schramm 2008; Bogner et al. 2010), definiert sich ein großer Teil der aktuellen Forschung zu Alkohol, Cannabis und anderen psychoaktiven Substanzen noch ausschließlich als Wissenschaft von deren Schäden. Sie bleibt meistens auf das Gebiet der Medizin, Psychologie oder Pharmakologie beschränkt und ist zu einem erheblichen Umfang normativ geprägt.

Ob psychoaktive Substanzen als Drogen, Rauschgifte, Entheogene, Suchtmittel, Betäubungsmittel, Betäubungsgifte, Genussgifte oder psychotrope Substanzen bezeichnet werden macht einen Unterschied. In der verwendeten Sprache spiegeln sich tief greifende Einstellungen und Praktiken. Sie prägen eine am Defizitären und an Pathologien orientierte Weltsicht und sind zugleich Ausdruck unbewusst wirkender Mentalitäten. Deren Ursprung liegt beispielsweise in der Leibverachtung theistischer Religionen, aber auch in radikalen Forderungen der Aufklärung nach einem ausschließlich rationalen Menschsein.

Wissenschaft ist dem Gebot der Reflexivität verpflichtet. Sie möchte sich erkenntnistheoretischer und sprachlicher Prämissen bewusst werden, die ihren Gegenstand verzerren. Wir haben deshalb den aus unserer Sicht neutralsten Begriff für den Gegenstand dieses Handbuchs gewählt: *psychoaktive Substanzen*. Auch dieser wird zukünftig in seinen Verwendungskontexten bestimmende Bedeutungen und normative Tendenzen annehmen. Diese sind dann zukünftig explizit zu machen. Er scheint derzeit aber fast ohne pejorativen Beiklang auszukommen.

Als psychoaktive Substanz lässt sich ein Wirkstoff (oder eine Wirkstoffmischung) definieren, der auf pflanzlicher oder synthetischer Grundlage vorliegt, einem Organismus von außen zugeführt wird und dessen Wahrnehmung und Erleben verändert. Infolgedessen kann es zusätzlich zu einer Verhaltensänderung kommen. Eine solche Wirkung kann unterschwellig sein oder die volle Aufmerksamkeit eines Menschen beanspruchen. Sie kann positiv erlebt werden, beispielsweise als Inspiration, Entspannung, vertiefte Empathie oder angenehme Stimmungsveränderung; die Effekte können jedoch auch negativ erfahren werden, etwa als Auftreten von Angst, Verzweiflung oder als Verwirrtheitszustand. Als Folge von Intoxikationen können sich auch Bewusstseinsstörungen, Koma oder Todesfälle ereignen. Welche Art und Färbung die Abweichungen vom mittleren Tageswachbewusstsein (Scharfetter 2008) annehmen, hängt dabei nicht nur von der eingenommenen Substanz und deren Dosierung ab, sondern auch von der zu diesem Zeitpunkt bestehenden körperlichen und psychischen Situation der Konsumierenden (Set) sowie dem Einfluss der Umgebung (Setting), in dem die Substanzen eingenommen werden (Zinberg 1984).

Ein zweiter Aspekt mag hier als Beispiel dienen: Das Verständnis von „Rausch" ist historisch negativ geprägt (Jungaberle et al. 2017). Spätestens seit dem Zeitalter der Aufklärung wird der Rausch eher pathologisiert; philosophisch wird er häufig als Täuschung, Illusion und Verwirrung gedeutet. Man erkennt diese Beschränkungen erst, wenn man den Begriff „Rausch" durch andere Begriffe ersetzt, die verschiedenartige Abweichungen vom mittleren Tageswachbewusstsein bezeichnen: Ekstase oder Enstase etwa, Meditation, Trance oder verändertes Wachbewusstsein (Fischer 1971; Vaitl 2012). Sofort ändert sich der Blickwinkel, neue Fragen tauchen auf: Können solche Zustände auch einen Nutzen oder eine Funktion haben?

Dieser Blickwinkel ist wissenschaftsgeschichtlich nicht neu. Bereits in den 1970er-Jahren hatte etwa Roland Fischer (1971) mit seiner Kartografie veränderter Bewusstseinszustände eine breite Debatte über die Zusammenhänge, Einordnung und Vergleichbarkeit solcher Phänomene ausgelöst (Abb. 1). Diese vergleichende Forschung war danach jedoch jahrzehntelang unterbrochen worden und wird erst neuerdings wieder aufgenommen (vgl. Schmidt und Majić 2016).

Das vorliegende „Handbuch Psychoaktive Substanzen" möchte einen Überblick geben über das aktuelle Grundlagenwissen über psychoaktive Substanzen und damit einen neuen, mehrdimensionalen Weg gehen. Es soll das komplexe Wirkungsgefüge zwischen Mensch und psychoaktiven Substanzen untersucht und veranschaulicht werden. Aktuelle Entwicklungen wie das Erscheinen Neuer Psychoaktiver Substanzen (NPS), kulturelle Haltungen und politische Veränderungen in der Drogenpolitik der letzten Jahre werden ebenfalls beleuchtet. Es geht darum, Chancen, Risiken und gesellschaftliche Entwicklungen aus dem Blickwinkel jener Disziplinen zu bilanzieren, die eine Wissenschaft von den psychoaktiven Substanzen, also *Drug Science*, ausmachen könnten (Abb. 2).

In Abhängigkeit von der jeweiligen Perspektive sind verschiedene Aspekte von *Drug Science* hervorzuheben. Insgesamt geht es uns darum, über das disparate Nebeneinander der Einzeldisziplinen hinauszukommen, die häufig unvermittelt nebeneinanderstehen: Mediziner, Psychologen, Suchttherapeuten, Pharmakologen und Neurowissenschaftler, Sozialwissenschaftler, (Sozial-) Pädagogen, Kriminologen, Juristen und Polizisten, Philologen und Kulturwissenschaftler, Lehrer, Journalisten und Politiker. Dabei tragen sie alle etwas zur Aufklärung oder Lösung der Problem-

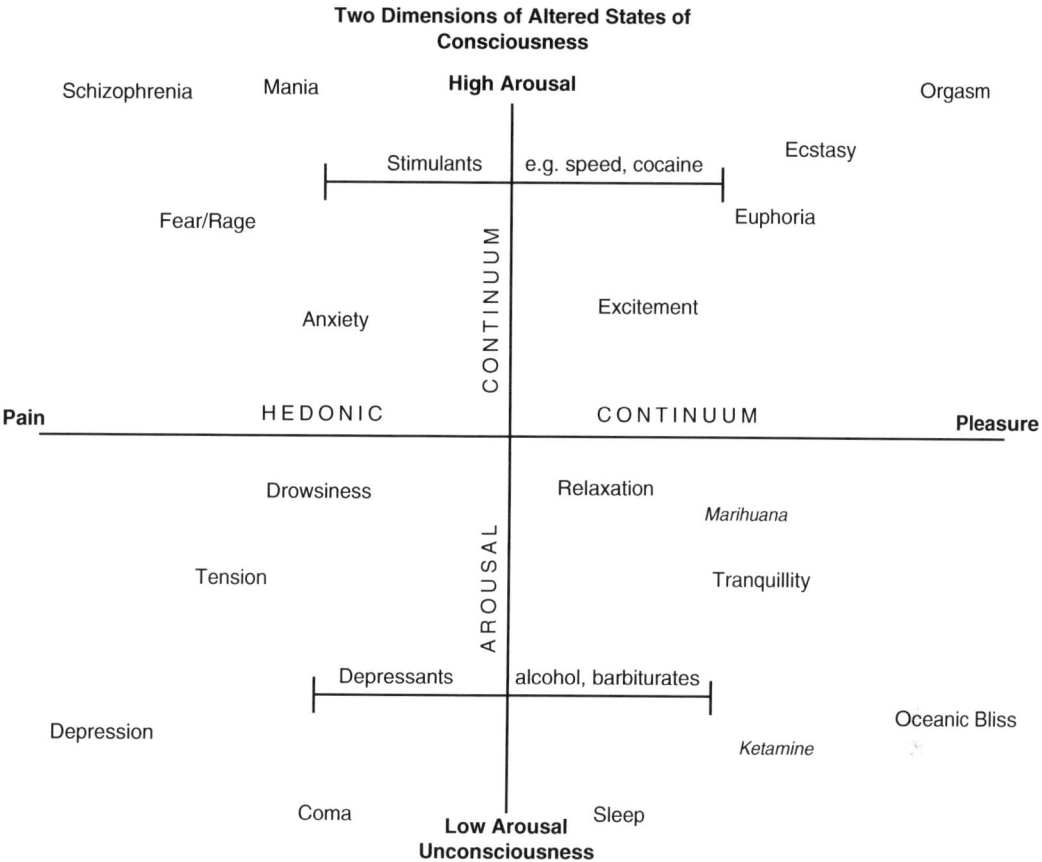

Abb. 1 Wissenschaftshistorische Kartografie Veränderter Wachbewusstseinszustände (Fischer 1971)

lagen und ganz allgemein zur Kultur bei, die um psychoaktive Substanzen herum entsteht.

Es finden sich unterschiedliche Grade von Interdisziplinarität, Multidisziplinarität oder Transdisziplinarität in den Kapiteln dieses Handbuchs. Als Herausgeber würden wir sagen: Das Handbuch ist auf dem Weg zur Interdisziplinarität und es gibt zahlreiche Impulse für die transdisziplinäre Herangehensweise. Was aber bedeutet das?

In einer Lesart kann ein *transdisziplinärer Ansatz* als methodisches Vorgehen verstanden werden, bei dem das *wissenschaftliche Wissen* und das *praktische Wissen* systematisch miteinander verbunden werden (Bergmann und Schramm 2008). Dies schließt auch ein, dass nicht nur Fragen aus dem manchmal selbstbezogenen, von anderen Lebenswelten abgeschotteten Wissenschaftsdiskurs gestellt werden, sondern gerade solche, die direkt die Praxis und gesellschaftliche Realität betreffen. Um die richtigen Fragen zu finden, wird in transdisziplinärer Absicht häufig mit Menschen zusammengearbeitet, die selbst gar nicht aus den Wissenschaften kommen, sondern die lebensweltlichen Probleme „vor Ort" kennen.

In einer *zweiten Lesart* meint Transdisziplinarität die Kritik und (Selbst-)Reflexion wissenschaftlichen Arbeitens aus verschiedenen Blickwinkeln heraus: Der Historiker ergänzt den Mediziner, der Psychotherapeut befragt den Ökonomen – etwa nach Nützlichkeit und Relevanz seiner Ergebnisse für sein Handeln (Jaeger und Scheringer 1998).

Schließlich kann man eine *transdisziplinäre Wissenschaft* aber auch als *stärkste Form der Integration von Einzelwissenschaften* verstehen. In dieser Sicht kommt nach dem noch relativ unbezogenen *multidisziplinären Nebeneinander* das Arbeiten in

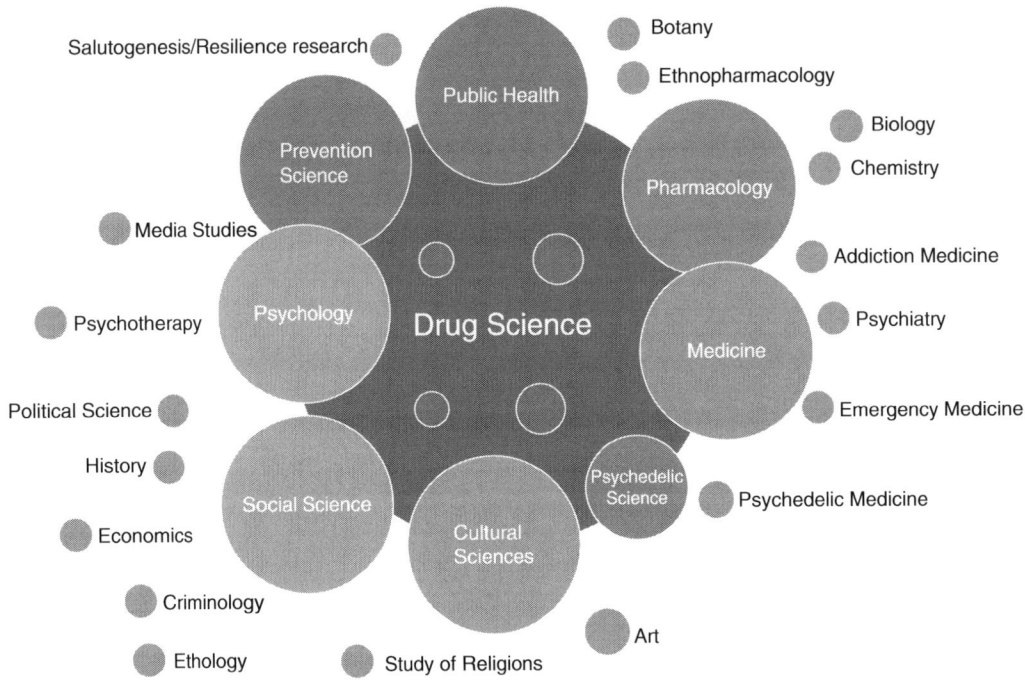

Abb. 2 Drug Science als Wissenschaftsfamilie mit verschiedenen Teildisziplinen

interdisziplinären Fächerverbünden (Jungert et al. 2010). Letzteres zeichnet sich aus durch ein gemeinsames Kriteriensystem und eine bereits erarbeitete gemeinsame Basis an Begriffen und Methoden.

Ist *Drug Science* bereits soweit? Im seltensten Fall. Als Feld steht hier noch viel begrifflich und methodisch Ungeklärtes und Widersprüchliches nebeneinander.

Es gibt zahlreiche Wissensgebiete, in denen die mangelnde Zusammenarbeit von Einzelwissenschaften einen großen Einfluss auf die Entwicklung der dort behandelten Fragen, auf die gewählten Methoden und damit die Ergebnisse hat. Mit Sicherheit können wir davon ausgehen, dass dies in der Drogenwissenschaft so ist. Es dauerte Jahrzehnte, bis eine Risikofolgenforschung zur internationalen Drogenpolitik der 1960er-Jahre entstand (Csete et al. 2016). Und auch scheinbar feststehende Prämissen wie die Aussage, dass der Gebrauch von psychoaktiven Substanzen immer Schädigungen auslöse, geraten heute ins Wanken. Vielleicht sollte man wissenschaftlich nicht einmal mehr von „Drogen" sprechen, da dieser Begriff irrational aufgeladen scheint und normative Blindheit auslösen kann.

Um diesen Prozess der historischen Einordnung, der Selbstreflexion und des Ausgreifens nach neuen Perspektiven zu unterstützen, haben wir dieses Handbuch zusammengestellt. Den Herausgebern ist bewusst, dass Inter- und Transdisziplinarität häufig ein Lippenbekenntnis ist. Beide sind anstrengend, zeitaufwändig und es ist schwer, mit diesen Ansätzen ein persönliches Profil zu erarbeiten, mit dem der Einzelwissenschaftler akademisch Karriere machen kann – denn diese erfolgt meist innerhalb der Einzeldisziplinen. Gerade im Bereich der *Drug Science* erscheint es den Herausgebern jedoch als dringend geboten, diese Disziplinen miteinander ins Gespräch zu bringen, denn es handelt sich um einen Gegenstand, der tief in verschiedene gesellschaftliche Kontexte hineinragt und sich dabei oft im Verborgenen abspielt. Dies wird besonders deutlich an der Vielfalt der Terminologien, die psychoaktive Substanzen bezeichnen, aber auch in der sprachlichen Vielfalt in der Darstellung von subjektiven

Erfahrungen in veränderten Bewusstseinszuständen. Damit handelt es sich nicht nur um Transferleistungen zwischen verschiedenen Fachdisziplinen, sondern auch um den Versuch, Subjektivität wissenschaftlich kommunizierbar zu machen.

Deshalb treten wir dafür ein, Zentren und Forschungsprogramme für *Drug Science* zu etablieren, in denen das Überschreiten von Fachgrenzen (Klein 1996) belohnt wird und *Real Life Problems* im Mittelpunkt stehen dürfen. Der Drogenkonsumraum bedeutet etwas ganz anderes für eine Kommune, die dadurch Leben erhalten, innere Sicherheit verbessern und Infektionskrankheiten eindämmen kann, als etwa für den abstrakten moralisch-politischen Kurs einer Partei.

1 Vorgehen bei der Edition des Handbuchs

Die erste Auflage dieses Handbuchs ist für uns Herausgeber der Beginn und nicht Lösung der Aufgaben, die wir *Drug Science* nennen. Viele Probleme, die wir sehen, konnten im Buch noch nicht gelöst werden: Es gibt beispielsweise klassifikatorische Fragen bezüglich der Einordnung verschiedener Substanzen. Und der ursprüngliche Plan einer in Tiefe *und* Breite gehenden Besprechung von Einzelsubstanzen musste aus Zeitgründen aufgegeben werden, sodass bisher nur wenige exemplarische Substanzen aufgenommen werden konnten. Im Mittelpunkt standen eher Beiträge zu Substanz*klassen*. Schließlich wäre es der Vollständigkeit halber auch logisch, zu den psychoaktiven Substanzen eine breite Zahl von Medikamenten zu zählen, die vor allem in der Psychiatrie eingesetzt werden, also beispielsweise die Gruppe der Antidepressiva oder Antipsychotika. Denn auch diese Substanzen sind psychoaktiv in dem Sinn, dass sie Wahrnehmung und Erleben verändern und – in dessen Folge – auch das Verhalten. Der Umfang des Bandes und die Tatsache, dass diese Substanzen in vielen anderen Publikationen in größerer Tiefe behandelt werden, haben uns hier ökonomische Grenzen ziehen lassen.

Die Aufnahme von Beiträgen zur psychedelischen Medizin spiegelt nicht nur die wissenschaftlichen Interessen der Herausgeber wider. Dieses aktuell auflebende Gebiet ist beispielhaft für eine mehrdimensionale Sichtweise auf psychoaktive Substanzen und trägt zu einer fundierten Diskussion über neue Paradigmen in der Behandlung psychiatrischer Patienten, beim Neuroenhancement oder Fragen des sozialen Wertewandels bei.

Der Review-Prozess für die einzelnen Beiträge wurde so gestaltet, dass stets einer, meist zwei der Herausgeber plus ein Fachwissenschaftler die eingehenden Aufsätze kommentiert haben. Gelegentlich baten wir Autoren des Handbuches selbst, ein solches Review anderer Beiträge zu unterstützen (beispielsweise bei den pharmakologischen Artikeln). Auf umfassendes Gendern haben wir aus Gründen der Lesbarkeit verzichtet, einzelne Autoren haben dies aber durchgeführt.

Wir wünschen Freude bei der Mehrung wissenschaftlicher Einsichten, produktive Irritation im Sinne eines vertieften Kontakts mit der Wirklichkeit und praktische Erkenntnisse bei dem Umgang mit den Herausforderungen und Chancen, die diese Substanzen an den Einzelnen und an die Gesellschaft stellen.

Literatur

Bergmann, M., & Schramm, E. (2008). *Transdisziplinäre Forschung. Integrative Forschungsprozesse verstehen und bewerten*. Frankfurt a. M./New York: Campus.
Bogner, A., Kastenhofer, K., & Torgersen, H. (Hrsg.). (2010). *Inter- und Transdisziplinarität im Wandel? Neue Perspektiven auf problemorientierte Forschung und Politikberatung*. Baden-Baden: Nomos.
Csete, J., Kamarulzaman, A., Kazatchkine, M., Altice, F., Balicki, M., Buxton, J., Beyrer, C. et al. (2016). Public health and international drug policy. *The Lancet*. doi:10.1016/S0140-6736(16)00619-X.
Fischer, R. (1971). A cartography of the ecstatic and mediative states. *Science, 174*(Nr. 4012), 897–904.
Jaeger, J., & Scheringer, M. (1998). Transdisziplinarität: Problemorientierung ohne Methodenzwang. *GAIA – Ecological Perspectives for Science and Society, 7*(1), 10–25.
Jungaberle, H., Biedermann, N., Nott, J., Zeuch, A., & von Heyden, M. (2017). Salutogene und nicht-pathologische Formen von Substanzkonsum. In M. von Heyden, H. Jungaberle & T. Majić (Hrsg.), *Handbuch Psychoaktive Substanzen*. Berlin/Heidelberg: Springer.

Jungert, M., Romfeld, E., Sukopp, T., & Voigt, U. (Hrsg.). (2010). *Interdisziplinarität. Theorie, Praxis, Probleme*. Darmstadt: Wissenscha.

Klein, J. T. (1996). *Crossing boundaries: Knowledge, disciplinarities, and interdisciplinarities* (Knowledge disciplinarity and beyond). Charlottesville: University Press of Virginia. doi:10.2307/370004.

Scharfetter, C. (2008). *Psychopathologie*. Sternenfels: Verlag Wissenschaft & Praxis.

Schmidt, T. T., & Majić, T. (2016). Empirische Untersuchung veränderter Bewusstseinszustände. In M. von Heyden, H. Jungaberle & T. Majić (Hrsg.), *Handbuch Psychoaktive Substanzen*. Berlin/Heidelberg: Springer. doi:10.1007/978-3-642-55214-4.

Vaitl, D. (2012). Veränderte Bewusstseinszustände : Grundlagen – Techniken – Phänomenologie. Schattauer. http://www.schattauer.de/de/book/detail/product/199-veraenderte-bewusstseinszustaende.html. Zugegriffen am 01.08.2017

Zinberg, N. E. (1984). *Drug, set and setting: The basis for controlled intoxicant use*. New Haven/London: Yale University Press.

Teil II

Geschichte, Gesellschaft und Kultur

Doppelte Kulturgeschichte des Rauschs

Ein Trick der Vernunft

Robert Feustel

Zusammenfassung

Rausch gilt als existenzielle Erfahrung, deren Geschichte so alt ist wie jene der Menschheit selbst. Es stimmt zwar, dass der Konsum von Alkohol und anderen Drogen auf die eine oder andere Weise immer schon stattgefunden hat; entsprechende Erfahrungen allerdings als Rausch zu deuten, ist eine Erfindung jüngeren Datums. Erst mit der Aufklärung entwickelt sich ein Denken des Rauschs als Gegenspieler der Vernunft. Der Beitrag beschreibt die Kulturgeschichte des Rauschs auf zwei Ebenen: Einerseits analysiert er die erkenntnistheoretischen Bedingungen, deren es bedarf, um „Rausch" denken zu können. Andererseits stellt er Passagen der Rauschgeschichte vor und kartografiert grob die sehr unterschiedlichen Versuche, einen komplexen und vielgestaltigen Bewusstseinszustand zu verstehen.

Schlüsselwörter

Rausch · Kulturgeschichte · Drogen · Sucht · Rauschgift · Drogenerfahrung · Psychoaktive Substanzen

Inhalt

1 Klassische Erzählungen zum Rausch 11
2 Rausch als Trick der Vernunft 13
3 Passagen der Rauschgeschichte 16
Literatur 21

1 Klassische Erzählungen zum Rausch

Üblicherweise gilt: Rausch ist menschlich. „Schon in der Steinzeit", eröffnet der Wikipedia-Artikel zum Schlagwort Rausch den Abschnitt „Kulturgeschichte", „wurde [...] Alkohol in Form von Met und einer Art Bier gebraut" (Wikipedia 2015). Will heißen: So lange es Menschen gibt, seien Rauschzustände Teil des individuellen und sozialen Lebens. Rausch gleicht also einer anthropologischen Konstante, einem Fixpunkt, der zwar unterschiedlich bewertet und gedeutet wurde, selbst jedoch eine Art invariablen Kern zu haben scheint. Von dieser Markierung ausgehend, wurde häufig versucht, dem Rausch eine mehr oder weniger konsistente Definition zuzuschreiben.

Es gibt jedoch fast unzählige Versuche seiner Aufarbeitung, Kontextualisierung und Interpretation. Medizinisch wird er gegenwärtig häufig als pathologisch beschrieben und direkt an ein Drogenproblem gebunden. Rausch schädige den Verstand, verursache soziale Kosten und befördere Suchtkrankheiten. „Drugs harm society in several ways [...], through the various effects of intoxication", heißt es beispielsweise in der medizinischen Fachzeitschrift *The Lancet*. „Drugs that lead to intense intoxication are associated with

R. Feustel (✉)
Universität Leipzig, Leipzig, Deutschland
E-Mail: r.feustel@uni-leipzig.de

huge costs in terms of accidental damage to the user, to others, and to property" (Nutt et al. 2007, S. 1048). Die semantische Verkettung ist offensichtlich: drugs – harm – intoxication – (huge) costs – damage. In dieser Lesart sind Rauschzustände eindeutig kodiert und tragen zur Schadensbilanz einzelner Drogen erheblich bei. Tabak beispielsweise macht laut dieser Studie zwar abhängig, aber „[it] was [...] distinctly lower for social harms, because it scored low on intoxication" (ebd., S. 1051). Weitläufiger interpretiert: Rauschzustände selbst sind vor allem sozial schädlich – ein Umstand, der schwer wiegt bei der Bewertung von Drogen.

In anderen medizinischen Annäherungen wird Rausch als „akute Intoxikation mit bewusstseinsbeeinflussenden Drogen" verhandelt. „Mit dem Grad der Intoxikation [ist eine] zunehmende Bewusstseinseinengung" zu beobachten (Zetkin und Schaldach 1999, S. 1692). Die Weltgesundheitsorganisation (WHO) stellt schließlich fest, ein „akuter Rausch" (was auch immer „akut" in diesem Zusammenhang heißen soll; oder anders: Was genau wäre ein „chronischer" Rausch?) sei ein „Zustandsbild nach Aufnahme einer psychotropen Substanz mit *Störungen* von Bewusstseinslage, kognitiven Fähigkeiten, Wahrnehmung, Affekt und Verhalten oder anderer psychophysiologischer Funktionen und Reaktionen. Die Störungen stehen in einem direkten Zusammenhang mit den akuten pharmakologischen Wirkungen der Substanz" (WHO 2011, F19.0, Hervorhebung. des Autors). Für den meinungsbildende Mainstream der Medizin scheint die Sache also völlig klar: Rausch ist eine mehr oder minder gefährliche Störung.

Für den „Bewusstseinsforscher" und Psychopharmakologen Ronald Siegel stellt sich die Sache anders dar: „Das Verlangen nach Rausch ist genauso wenig anormal wie das Verlangen nach Liebe, sozialer Anerkennung, aufregenden Erlebnissen, Macht oder jeder beliebiger anderer erworbenen Motivation. [...] Der vierte Trieb, das Verlangen nach Rausch, kann ebenso wenig wie Sex, Hunger und Durst jemals unterdrückt werden" (Siegel 1995, S. 214; vgl. auch Weil 1972 und McKenna 1999). In dieser Deutung ist Rausch nicht Störendes, und die moderne Medizin habe mit ihrer instrumentellen Vernunft den Kern der Sache verpasst. Während Siegel die ontologische (bzw. biologische) Wahrheit des Rauschs stark macht und als nicht hintergehbar skizziert, verstehen Árpád von Klimó und Malte Rolf (2006, S. 13) Rausch als „Bewusstseinserlebnis und Erfahrung von Grenzüberschreitung und Transzendenz, in der sich Emotionen verdichten und Gefühlslagen radikalisieren." Rausch ist weder Trieb noch Störung, sondern Intensität und Emotion. Im Brockhaus (1972, S. 466) schließlich wird Rausch als „aufs höchste gesteigerter, meist als beglückend erlebter emotionaler Zustand" beschrieben. Es ließen sich unschwer zahlreiche weitere, sehr unterschiedliche Definitionsversuche finden. Hier ist er Indikator für „social harms", dort taucht er vollständig naturalisiert als „vierter Trieb" auf; als medizinische Definition steht er für die gestörte Einengung, an anderer Stelle für die Erweiterung des Bewusstseins.

Der Islamwissenschaftler und Drogenforscher Rudolf Gelpke geht noch einen Schritt weiter und fährt der nüchternen Wissenschaft in die Parade, also dem Impuls, Rausch sachlich zu fassen. Er vermutet, dass selbst beim Versuch, Rausch wissenschaftlich zu entschlüsseln, verkappte Dichter am Werk sind, die den Vorteil genießen, mit „Diplomatenpässen" bestückt und damit nicht im Fokus der rauschfeindlichen Verbotspolitik der Gegenwart jene Territorien erobern zu können, die allen anderen vorenthalten bleiben. „[D]ie Dichter" leben – „incognito – als Forscher" weiter (Gelpke 2008, S. 69), und forschendes Schreiben über Drogen bzw. Rausch sei heimliche Prosa, weil anders dem Gegenstand sowieso nicht beizukommen sei. Das hieße aber, alles Wissen über Rausch als Literatur zu verkaufen und anzunehmen, man kenne bereits des Pudels Kern (sein irrationales, unvernünftiges und bisweilen erhellendes Wesen), der nur literarisch also assoziativ und verspielt zu fassen sei. Zudem würde der Hinweis auf den unhintergehbar literarischen Charakter von Rauschdiskursen dazu führen, die vehement geführten politischen, philosophischen und wissenschaftlichen Debatten zum Thema rundweg als fehlgeleitete Spekulationen zu interpretieren, die sich leider nicht im Klaren seien, dass sie über eine eigentlich ästhetische Angelegenheit reden.

Kultursoziologisch war lange die These prominent, der „Prozess der Zivilisation" (Norbert Elias) habe schrittweise das Licht der Vernunft gebracht und das Affektive und Rauschhafte auf die Wechselbank platziert. Was bedeutet, dass es nur mehr gelegentlich zum Einsatz kommt. Auf der Bühne dieser Ordnung werden dann, so scheint es, alle weiteren Akte gespielt bzw. alle Debatten geführt. Während die einen ein „Recht auf Rausch" einfordern u. a. Siegel 1995 und McKenna 1999, bedienen andere mitunter gewagte Metaphern, um die Gefahren desselben Zustands zu beschwören.

Das Spektrum dieser Debatten reicht schließlich von „holy" bis „evil"; von Helmut Kohls viel zitierter Vision einer Gesellschaft, „die Rausch einmal genauso ächtet wie Kannibalismus" (vgl. Baumgärtner 1997, S. 9), bis zur Idee, Drogenrausch sei die Geburtsstunde jeden (menschlichen) Denkens und Bewusstseins und zum Überleben bzw. zur Entwicklung der Spezies unverzichtbar (vgl. McKenna 1999). Kurz: Rausch ist ein begrifflich und politisch umkämpftes Ding, das es durchaus wert ist, sachlich betrachtet und analysiert zu werden.

So vielgestalt die Positionen auch sind, so umkämpft das Thema auch sein mag, dennoch gibt es eine Klammer, die das moderne Denken von Drogenerfahrungen als Rausch zusammenhält. Immer wieder wird Rausch als Herausforderung der Vernunft verhandelt, als ihr buchstäbliches Gegenüber. Der Rausch ist – egal ob als Störung, Trieb, geistiger Kannibalismus, als Erweiterung, Einengung oder Öffnung des Bewusstseins – immer das Andere des sachlichen, vernünftigen oder logischen Denkens. Rausch und Ratio (oder Vernunft) sind Gegenspieler, die sich wechselseitig herausfordern. Entweder versucht das Denken den Rausch zu begreifen (und scheitert), oder der Rausch will das Denken erklären (und scheitert genauso). Rauscherfahrungen werden etwa seit dem frühen 19. Jahrhundert immer wieder die Eigenschaft zugeschrieben, abseitige, nicht vernünftige und dennoch wertvolle Erkenntnisse oder Einsichten zu liefern. Sie zeigen vermeintlich etwas jenseits der Vernunft und eröffnen auf verschiedene Weise den Raum, um das Denken zu denken. Rauschdebatten beinhalten also eine Selbstbespiegelung des Denkens.

So einfach und einleuchtend diese Gegenüberstellung von Rationalität hier und Rausch dort ist, so schwer lässt sie sich begründen. Im Folgenden wird der Versuch unternommen, den Dualismus von Rausch und Ratio zu unterlaufen und darauf zu verweisen, dass die Unterscheidung selbst bereits den *vernünftigen* Gedanken dieser Differenzierung voraussetzt. Wann immer der Rausch als Gegenspieler oder Herausforderung für Vernunft gedacht wird, hat ein Trick der Vernunft bereits sein Werk getan und die beiden scheinbar gegensätzlichen Kategorien erfunden. Spätestens mit dem Versuch, der „Erfahrung" (Derrida 1998, S. 255) ein sprachliches Gewand überzuwerfen, sie in Worte zu kleiden, sind Vernunft und Rationalität auf die eine oder andere Weise am Werk: Kein sinnvoller Satz ohne Syntax und Semantik – auch nicht auf Drogen. Der vermeintlich authentische und wahre Rausch wurde, anders formuliert, also immer schon mit den sprachlichen Mitteln der Vernunft erschaffen. Die Schwachstellen eines solchen Arguments sind freilich die Begriffe Rationalität und Vernunft, die – ihrer Historizität und philosophischen Komplexität entkleidet – zurückbleiben. Jede Form sinnstiftender Kommunikation, jede Form des Sprechens, so eine mögliche Annäherung, unternimmt zumindest den Versuch, rational und vernünftig, weil nachvollziehbar und verständlich zu sein (zum Verhältnis von Vernunft und Unvernunft im Sprechen siehe vor allem Derrida 2006).

Aus zwei Blickrichtungen soll auf den nächsten Seiten der Dualismus von Rausch und Ratio unterlaufen werden. Zunächst folgt ein erkenntnistheoretisches Argument, bevor verschiedene kulturgeschichtliche Versionen, mit Drogenerfahrungen umzugehen und sie als Rausch zu rationalisieren, im historischen Kontrast gegeneinander gestellt werden.

2   Rausch als Trick der Vernunft

Einstweilen drängt sich also ein methodisches, erkenntnistheoretisches oder wenn man so will logisches Problem auf. Am Rausch haftete kulturgeschichtlich, wie bereits erwähnt, nicht selten das Versprechen, die sprachlich vermittelte, symbolische Ebene, das instabile Netz sprachlicher Zeichen, letztlich die Domäne der klassische Rationalität zu durchbrechen und etwas jenseits dieser unvollständigen, wandelbaren Ordnung ins Bewusstsein zu rufen. Jenseits pathologisierender Engstirnigkeit, Rausch schlicht als Störung zu disqualifizieren, gilt er mitunter als jenes „trojanische Pferd, mit dem die Vernunft (im allgemeinen) nicht fertig würde" (Derrida 2006, S. 61). Er hebelt die Vernunft aus und untergräbt ihre Autorität. Anders als der Wahnsinn jedoch, der zumeist im „Monolog der Vernunft" *über* ihn, also in einer „Sprache der Psychiatrie" zutage tritt (Foucault 1969, S. 8), hat der Rausch selbst eine Sprache bzw. viele geschwätzige Stimmen. Unzählige Prosastücke, theoretische Reflexionen und philosophische Argumentationen reiben sich am Thema. Über Rausch zu sprechen, heißt also zunächst nicht, eine (unmögliche) „Archäologie [des] Schweigens" zu versuchen (ebd.), wie es Michel Foucault für den Wahnsinn versuchte.

Dennoch verweist jedes Sprechen (oder Schreiben) über Rausch – ob er sich als dionysische Bedingung der Kunstproduktion (Friedrich Nietzsche), als pharmakologische Überschreitung, exzentrische Erfahrung eines politischen Kollektivs oder pathologischer Zustand entfaltet – auf einen konstitutiven Widerspruch. Wann immer vom Rausch gesprochen werden soll, wann immer entsprechende Beschreibungen den Horizont je individueller *Erfahrungen* verlassen und zum Gegenstand gesellschaftlicher Debatten werden, also zum Gegenstand der Sprache, schleicht sich die Vernunft des Schreibens oder Sprechens ein. Der Versuch, Sinn und Bedeutung des Rauschs einzukreisen oder zu fixieren, heißt, ihm (sprachlichen) Sinn angedeihen zu lassen. Das Sprechen über Rausch ist, anders formuliert, immer schon ein Stück weit vernünftig oder rational, weil man im Moment der Versprachlichung „bereits zum Feind und auf die Seite der Ordnung übergetreten [ist,] selbst wenn man in der Ordnung sich gegen die Ordnung auflehnt und sie in ihrem Ursprung in Frage stellt" (Derrida 2006, S. 61). Kurz: Entweder Rausch eine basale Erfahrung, über die sich schlechterdings nichts sagen lässt (außer, dass es eine Erfahrung irgendeiner Art war). Oder die Vernunft des Sprechens ist immer schon beteiligt, wenn derselbe Zustand mit Bedeutung versehen werden soll. Wenn also vom Rausch als reale Erfahrung bzw. als Erfahrung des Realen die Rede ist, wird vermutlich „niemals zu erklären [sein], was wirklich geschah" (Thompson 2005/1971, S. 84). Also hat die Vernunft selbst – oder mindestens das versuchsweise vernünftige Sprechen – getrickst und ihr Anderes ins Werk gesetzt. Der Rausch ist letztlich eine Erfindung der Vernunft, die erst mit dem Begriff Form annimmt, und damit deutlich jünger ist, als etwa der Wikipedia-Artikel nahelegt. Darauf wird zurückzukommen sein.

Das heißt freilich nicht, dass Drogen eigentlich nichts machen und alles nur ein Verwirrspiel eines irritierten und eingebildeten Verstands ist. Es wäre töricht, den Umstand zu leugnen, dass bestimmte Veränderungen im Metabolismus den Wahrnehmungsapparat und die Ich-Funktionen durcheinanderwirbeln und eine mehr oder weniger deutliche Veränderung auslösen. Wenn allerdings deren Bedeutung nicht ein für alle Mal festgenagelt werden kann, mehr noch: wenn die Sprache entweder rationalisiert oder versagt, bleibt nur ein viel allgemeineres Phänomen. „Ich finde kein besseres Wort als Erfahrung", schreibt Jacques Derrida, eine Erfahrung „im Sinne einer Reise, die die Grenze passiert." Eine Erfahrung als „Beziehung zum Anderen und die Öffnung gegenüber der Welt im allgemeinen" (Derrida 1998, S. 255). Das ist vergleichsweise unspezifisch und lässt nur die leere Hülle einer Drogenerfahrung stabil, einer in gewisser Weise natürlichen Veränderung, die allerdings noch nichts bedeuten will. Der Rest sind Vexierspiele der Vernunft, die das Auge positioniert und die an sich bedeutungslose Drogenerfahrung als Rausch hervorbringt.

So beschaut wird die eigenwillige Verbindung zweier vermeintlicher Gegenspieler lesbar: Immer dann, wenn zunächst im Wortsinn bedeutungslosen Drogenerfahrungen ein sprachliches Gewand umgehängt werden soll, wenn sie als Rausch in Erscheinung treten. Die uferlosen und teils furiosen Debatten zum Rausch und seinen philosophischen oder politischen, künstlerischen oder psychologischen Bedeutungen sind davon gezeichnet, dass eine singuläre, vorsprachliche Erfahrung schwerlich nur in Worte zu gießen ist. Selbst jene Autoren, die ihn hochleben lassen, gestehen dies mehr oder weniger offen zu. „Alles, was man schulmeisternd darüber vorgebracht, spricht an der Sache [dem Rausch] vorbei", schreibt Ludwig Klages (1922, S. 50) Anfang des 20. Jahrhunderts mit Blick auf romantische Debatten zum Rausch. „Aber das sind Worte Mann! Und man konnte das nicht in Worte packen", versucht Tom Wolf den zum Scheitern verurteilten Versuch, vom LSD getragene Sit-Inns und ihre „intersubjektiven" Momente der „All-Einheit" sprachlich einzuholen (Wolf 2009/ 1968, S. 180). Auch Timothy Leary, der wohl das deutlichste und vielleicht ideologisch eindringlichste Rauschkonzept zu vermarkten versuchte, kommt nicht umhin einzugestehen, dass es letztlich unmöglich sei, Rauscherfahrungen „in Worten zu beschreiben (die immer lügen)" (Alpert und Leary 1972, S. 11). Dr. Duke schließlich, die autobiografische Romanfigur aus Hunter S. Thompsons *Fear and Loathing in Las Vegas*, schnallt sich einen extra zu diesem Zweck angeschafften „hochempfindlichen Kassettenrekorder" um den Bauch, um den Rauschzustand aufzuzeichnen, weil er sich der Erinnerung und dem Verstand entziehen könnte. Er vermutet, dass im Gedächtnis allenfalls grobe Spuren haften bleiben. Als der Rausch, hervorgerufen durch verschiedene Substanzen, restlos die Oberhand gewinnt, rauscht auch das Tape und hinterlässt keine sinnvollen Informationen, wie der Lektor des Buchs (im Text selbst) bemerkt. Wenn der Rausch regiert, bleibt nur Rauschen, und jedes nachvollziehbare Sprechen verstummt.

Es ist also wenig zielführend, den Rausch *an sich* und seine Einsichten zu debattieren, weil er als „the unspoken thing" das buchstäblich „unfassbar Reale" aufruft (vgl. Sarasin 2003, S. 123), an dem jede Übersetzung in zwangsläufig intersubjektive Sprache in letzter Instanz scheitert. „Man kann", schreibt Bernhard Siegert (2006, S. 48), „das Reale nicht wissen, man kann immer nur wissen, was bereits Diskurs ist." Anders formuliert und auf den Gegenstand der Verhandlung angewendet: Drogenerfahrungen kommen immer erst zum Vorschein, wenn das Symbolische (und damit nicht zuletzt die Vernunft) sie zeichnet. Und das geschieht seit etwa zwei Jahrhunderten zumeist in Form des Rauschs. Alles andere ist Schweigen, Stammeln oder Lallen.

Es mag befremdlich und etwas dröge erscheinen, dem Rausch an sich ausweichen zu wollen, um unüberwindliche Verständnisbarrieren zu umgehen – vor allem weil Rausch seit etwa zwei Jahrhunderten ein notorisch wiederkehrendes Thema ist. Und es bleibt ein „schwer zu bemeisternde[s] Gefühl, irgendwie einen Verlust erlitten zu haben [...]. Dafür [gibt es] kein[en] Trost, außer der hilflos aufschiebenden Geste, daß man sich dann schon in etwa auf dem richtigen Weg befindet" (Schindler 1992, S. 152).

Auch die wissenschaftliche oder theoretische Reflexion des Rauschs und seiner gesellschaftlichen oder politischen Rolle läuft gegen die gleiche Mauer. Wenn Sprache erst den nichtsprachlichen Dingen Bedeutung verleiht, hat sie konstruktive Kräfte und erschafft Rauscherfahrungen und ihre Bedeutung erst, statt sie nur (mangelhaft) abzubilden oder einzufangen. Das heißt freilich nicht, dass über Rausch nichts Sinnvolles zu sagen wäre. Nur die Frage der Perspektive stellt sich auf andere Weise: Weder scheint es sonderlich ergiebig, Rausch als das grundsätzlich Andere der Vernunft zu fassen (weil dann nicht viel mehr als seine Existenz zu konstatieren wäre), noch führt es weiter, Rausch völlig – etwa medizinisch oder soziologisch – zu operationalisieren, da entsprechende Erfahrungen dann funktionalisiert, ihrer Widerspenstigkeit und ihrer je individuellen Realität beraubt wären. Zwischen diesen Polen jedoch ist viel Platz. Geschwätzige Rauschdiskurse erzählen vielleicht nicht *die* Wahrheit individueller oder kollektiver Rauscherfahrungen, weil sie (bzw. die Sprache selbst) dies nicht leisten können. Die Versuche, Rausch zu symbolisieren, spiegeln jedoch den Spielraum, den epistemischen Rahmen, innerhalb dessen auf sehr unterschiedliche Weise über Dinge gesprochen werden kann, die prinzipiell „off the record" sind, „das heißt außerhalb einer Aufzeichnung, außerhalb des Archivs" (Derrida 1996, S. 28). In anderen Worten: Die verschiedenen Versuche, Rauscherfahrungen in ein sprachliches Gewand zu hüllen, das heißt sie ein Stück weit zu rationalisieren, verraten einiges über den Stand der Dinge, über Selbst- und Gesellschaftskonzepte und über politische Verhältnisse. Sie skizzieren quasi nebenbei und vielleicht eher unabsichtlich den Bauplan des Wissens und legen Zeugnis davon ab, wie und wo die Grenze zwischen Rationalität und Unvernunft, zwischen Kultur und Natur gezogen wird – und wie das sprechende Subjekt sich selbst gewahr zu werden versucht. Sie verweisen auf Wissensordnungen und ihre Grenzen, auf Sinn und Sinnzusammenbrüche. Der Rausch verliert also seinen geschichtslosen Kern und erliegt der „Unerbittlichkeit der Historizität" (Brieler 2001). Eine Kulturgeschichte des Rauschs ist also eine seiner verschiedenen Erfindungen.

3 Passagen der Rauschgeschichte

Wenn die Frage also nicht mehr lautet „Was ist der Rausch eigentlich?", sondern „Wie wird eine unbestimmte Drogenerfahrung mit Bedeutung versehen?", dann befinden wir uns im Theater menschengemachter Geschichte, deren Szenen am Begriff, an der sprachlichen Verarbeitung des Realen hängen. Der Ausgangspunkt des Rauschbegriffs liegt im mittelhochdeutschen *rûsch*, das zwei Kernbedeutungen hat. Einerseits verweist es auf ein Rauschen der Blätter, des Wasserfalls oder des Windes, also auf eine indifferente akustische Wahrnehmung, wie sie bis in die Gegenwart im Begriff des Rauschens eingeschrieben ist. „[S]o des Geklimpers viel-verworrner Töne Rausch. Das Ohr verwirrend, schlimmer noch den innern Sinn" (Goethe 1833, S. 245). Andererseits meint rûsch auch eine „rauschende bewegung" bzw. einen ungestümen „anlauf" oder „angriff" (Grimm und Grimm 1893, Bd. 14, S. 303; vgl. auch Lexer 1978, S. 174). Es bezeichnet also ein Bewegungselement und konturiert es als ungestüm und planlos. Oder es wird, wie bei Johann Geiler von Kaysersberg, als Stil der Kriegsführung mit wenig taktischem Gespür verwendet: „wir Tütschen spilen kein ander spil dann der offnen rausch, darum so ligen wir dick under, es weisz jederman unsern anschlag in dem krieg" (v. Kayserberg, zitiert in Grimm und Grimm 1893, Bd. 14, S. 303). Seit dem frühen 16. Jahrhundert macht wohl ein nicht überlieferter Trinkerwitz die Runde, „der die zahllosen abstufenden bezeichnungen für zustände der trunkenheit im deutschen geschaffen hat, sei es, dasz sie an das rauschen im kopfe anknüpft, das sich in gewissen vorgerückten stunden einzustellen pflegt, oder an die geräuschvolle lustigkeit der zecher" (ebd., vgl. auch Kiesel und Kluwe 1999). Beide Kernbedeutungen des mittelhochdeutschen rûsch lassen sich auf die Zecher im Wirtshaus applizieren, etwa auf den Lärm angetrunkener Menschen, die im Überschwang des Alkohols durcheinanderreden und, etwas distanziert betrachtet, ein rauschendes, indifferentes Geplapper hinterlassen, oder auf die Koordinationsprobleme, die Met und Branntwein verursachen und den Heimweg beschwerlich, unkontrolliert und bisweilen stürmisch aussehen lassen. Was auch immer die Pointe dieses Witzes war, welche konkrete Situation die Sinnverschiebung des Rauschbegriffs im Einzelnen bewirkt haben mag: Seit dem 16. Jahrhundert wird Rausch mit Trunkenheit in Verbindung gebracht. Von nun an kann ein „leichter, schwerer, derber, dichter, dicker, guter, starker [...] rausch" die Oberhand gewinnen (Grimm 1893, Bd. 14, S. 303).

Weitergehende, tiefere oder doppelbödige Codierungen liegen allerdings nicht im Bedeutungshorizont des Begriffs (vgl. Feustel 2013, Kap. 1). Der Rausch der frühen Neuzeit bzw. der Renaissance ist keiner, der direkt mit dem Bewusstsein, egal ob in Form seiner Einengung, Entwicklung oder Erweiterung, zu tun hätte. Er beeinträchtigt die Sinnesorgane. Mehr nicht. Mit anderen Worten: Vom frühen 16. bis in die Mitte des 18. Jahrhunderts findet sich ein Rauschbegriff (und damit eine Erfahrungswelt), der im Unterschied zur modernen Lesart zwei Lücken hat. Zum einen besteht keine semantische Verknüpfung zu Opiaten, zu Kräutern oder Säften mit – wie es später heißen wird – halluzinogenen oder allgemeiner psychoaktiven Wirkungen, obwohl ein reichhaltiges Wissen von Stoffen, Tinkturen und Effekten die Kräuterbücher der Zeit füllen (vgl. u. a. Jay 2011). Zum anderen fehlt dem Rauschbegriff jene Dimension, die auf einen lesbaren geistigen Zustand verweist; auf eine Erzählung, deren Inhalt von Belang wäre. Rausch bezeichnet in diesem Zeitraum also keine

Veränderung der Wahrnehmung, sondern zumeist – um einen technischen Begriff zu verwenden – Funktionsbeeinträchtigungen einzelner Sinnesorgane, die im schlimmsten Fall als Sünde gelten. Schon in Sebastian Brants 1494 erstmals erschienener Schrift *Das Narrenschiff*, die im 16. und 17. Jahrhundert viel rezipiert wird, kommt der Trinker auf das entsprechende Schiff, weil „vernunfft vnd synn" zerstört (nicht irritiert oder fortgetragen) sind (Brant 1995/1494, S. 42). Zedlers berühmtes Universallexikon widmet dem Rausch zwar vier Spalten, dennoch findet sich kein Hinweis auf spezifische Erzählungen, Erlebnisse, Visionen, Wahrnehmungen oder psychoaktive Momente. Im Gegenteil: Rausch und Trunkenheit werden kontinuierlich mit Begriffen wie „Lähmung", „Schwachheit" oder „schändliche Sünde" (Zedler 1752, Bd. 30, S. 581 f.) umschrieben und laufen auf eine Schwäche der Sinne hinaus.

Nun ist an dieser Stelle die Frage berechtigt, was in diesem Kontext Drogenerfahrungen bedeuten, die nicht nur die Sinne schwächen, sondern die Wahrnehmung aus dem Ruder laufen lassen. Konkret: Was ist beispielsweise mit vermeintlichen Hexen und Hexern, deren Verfolgung bekanntlich erst in jenen Zeiten des Aufbruchs in die Moderne beginnt? Dass sich in entsprechenden Kreisen Opiate, Bilsenkraut und viele andere Stoffe reger Beliebtheit erfreuen, ist auch den Zeitgenossen des 16. und 17. Jahrhunderts, den Ärzten und Inquisitoren bekannt (vgl. Feustel 2013, S. 42 ff.). Nur hat all das nichts mit Rausch zu tun. Das Wissen der Zeit ist nicht auf die nüchterne Objektivität der Welt, auf eine empirisch zu fassende „wirkliche Wirklichkeit" eingeschworen. Es spielt viel mehr mit Raum und Zeit, mit Analogien und Ähnlichkeiten und – nicht zuletzt – mit der Heiligen Schrift. Im Rahmen einer solchen Ordnung des Wissens gehören Überschreitungserlebnisse (ob mit oder ohne Hilfe von Drogen) nicht nur einer profanen Welt der Drogenerfahrungen an. Das Streitfeld, das sie tangieren, liegt buchstäblich zwischen Himmel und Hölle; und Drogen stoßen vielleicht etwas an oder lösen es aus. Verantwortlich oder ursächlich sind sie nicht (vgl. zum Denken in Analogien und Ähnlichkeiten Foucault 1974).

Erst im Kontext einer entfesselten Aufklärungsdebatte, die ein mehr oder weniger konzises Vernunftdenken hervorzubringen glaubt, zeigen sich Rauscherzählungen jenseits des Alkohols erstmals als das Andere der Vernunft, als ihr unvernünftiges Gegenüber. Die Effekte von Drogen aller Art werden zu basalen Sinnestäuschungen, Irritationen und Fehlleistungen eines aus der Bahn geworfenen Gehirns. Besonders im Rückblick auf die Inquisitionspraxis des 16. und 17. Jahrhunderts taucht das Argument auf, Hexenflug und Sabbat, Teufelsbuhlerei und diabolische Monstren seien nichts anderes als vom Rausch hervorgerufene Fehlschlüsse der Verstandeskräfte; tanzende Bilder, die nichts mit der wirklichen Welt zu tun hätten (vgl. u. a. Rübel 1756). Wenn die Imaginationen, überhitzt von Drogeneinflüssen, die Rückkoppelung im Wirklichen verlieren, produzieren sie Hirngespinste und Einbildungen. Eine solch strikte Gegenüberstellung einer „wirklichen Wirklichkeit" und berauschter Fantasien überführt das „unfassbar Reale" auf spezifische Weise in den Bereich des Symbolischen. Und zugleich stabilisiert sich eine immer schon instabile Rationalität, indem sie ihr Gegenüber als Rausch dingfest macht und als Fehler oder Irritation ohne weitere Bedeutung konzipiert.

Im gleichen Atemzug dehnt sich der Begriff Rausch auf alles aus, was als Droge gilt und irgendwie die Perzeption verschiebt. Was also zuvor nur mit Alkohol und seinen Effekten in Verbindung stand, greift nun über und erweitert seinen Bedeutungsraum. Von heute besehen, mag dies wenig Verwunderung auslösen, weil wir es gewohnt sind, vom Rausch zu reden und nicht nur Trunkenheit zu meinen. Thomas De Quincey dagegen, der mit seinem Buch *Confessions of an English Opium Eater* (De Quincey 1996/1822) für Aufsehen sorgte, ist über diese Bedeutungsverschiebung am Ende des 18. und zu Beginn des 19. Jahrhunderts noch einigermaßen verwundert. Für ihn ist Rausch (intoxication) Trunkenheit, und seine Erlebnisse mit Opium sind grundlegend anders zu beschreiben. Er distanziert sich mit einem markigen Beispiel von einer für ihn sinnlosen Rauschrhetorik, die alles zu umfassen scheint: „[E]in Medizinstudent in London", schreibt er, „dessen Tüchtigkeit in seinem Fach mir großen

Respekt einflößte, versicherte mir unlängst, daß ein gerade genesener Patient sich an einem Beefsteak berauscht habe" (ebd., S. 81).

Seither hat es viele unterschiedliche Versuche gegeben, Drogenerfahrungen sprachlich einzuholen, ihren Erkenntniswert auszuleuchten und danach zu fahnden, was mit ihnen philosophisch, gesellschaftlich oder politisch anzufangen sei. Hier sei angemerkt, dass der Streit um die Bedeutung von Drogenerfahrungen, um Ekstase, Trance usw. freilich nicht erst im 18. Jahrhundert beginnt. Mit „travelling concept" (Bal 2002) allerdings entspinnt sich ein verschobener Diskurs, der – und das scheint tatsächlich neu – Drogenerfahrungen und Rationalität in eine fundamentale Opposition zueinandersetzt. Das Konzept, die kontingente Symbolisierung namens Rausch unterstellt unbestimmte Erfahrungen mit Drogen seit einiger Zeit einer bestimmten Form von Bedeutung und gibt ihnen zugleich einen Namen. Diese Versuche der sprachlichen Rationalisierung sind dabei herrlich widersprüchlich und zeichnen ein Bild der jeweiligen Lage. Insofern sind die Diskussionen zum Rausch, das heißt die verschiedenen Versionen, das Reale ins Symbolische zu überführen, eine Art Seismograf für den Stand der Dinge.

Im 19. Jahrhundert etabliert sich ein Verständnis des Rauschs entweder als romantische Einsicht in die transzendente Seite des Menschen, die – de facto immer etwas neben der sprachlichen Spur – im Rückblick auf eine buchstäblich inkommensurable Erfahrung behauptet wird (vgl. u. a. De Quincey 1996/1822; Gautier 2003; Baudelaire 1991/1860). Oder Rausch macht sich als Modellpsychose einen medizinischen Namen, als künstlich hergestelltes Irresein auf Zeit, das (durch die Hintertür metaphysische) Einsichten über die allgemeine Struktur des Wahnsinns liefert (vgl. Moreau de Tours 1973/1845). Edgar Allan Poe (1938, S. 649) bringt es auf den Punkt: „Men have called me mad; but the question is not yet settled, whether madness is or is not the loftiest intelligence – whether much that is glorious – whether all that is profound – does not spring from disease of thought – from moods of mind exalted at the expanse of the general intellect." Beide Versionen (die romantische und die psychiatrische), mit Rausch als Beschreibung einer Erfahrung des Realen umzugehen, sind sich erstaunlich ähnlich. Jeweils blitzt vermeintlich das Andere des Denkens und der Vernunft auf und wird Gegenstand ganzer Theorien (vgl. Scharbert 2010). Eine pathologische Sprache nimmt sich der Drogenerfahrungen an, und am Ende steht die Einsicht in eine ganz andere Wirklichkeit, die entweder *den* Fehler des Wahnsinns oder *die* metaphysische Wahrheit des Subjekts oder des Menschen preiszugeben verspricht. Außer ihrer Existenz lässt sich allerdings nicht viel über diese andere Wirklichkeit sagen.

Am Ende des 19. Jahrhunderts verschieben sich Funktion und Bedeutung des Rauschs. Er dient weniger dazu, eine andere Ebene – die Wahrheit der Welt, des Subjekts oder Wahns – der Erkenntnis zuzuführen. Vielmehr wird ihm die Rolle zugeschoben, das Individuum selbst aus den verkrusteten Klauen des Logos (Ludwig Klages) zu reißen und einem „Strom des Lebens" den Vortritt zu gewähren. Das Ideal einer „Ich-Zerstörung" (Gottfried Benn) taucht in dieser Zeit beharrlich auf, so vielfältig die Debatten zu Rausch und Drogen auch sein mögen. Der Rausch wechselt also die Spur: vom idealisierten Gegenspieler des Denkens (als Transzendenz oder Wahnsinn) zu seinem fließenden und empfindenden Untergrund, den es ans Licht zu holen gilt. Mit ihm kommt ein „ozeanisches Gefühl" auf, das die Banalität von Vernunft, Ich und Denken vorführt. Und wiederum bleibt, dass es außer der vermuteten Tatsache eines „Stroms des Lebens" nichts Verständiges, Sinnhaftes oder Konkretes darüber zu berichten gibt. Die Bedeutung des Rauschs verkapselt sich erneut in formalen Bestimmungen. Der Rest bleibt Sache individueller oder ästhetischer Erfahrung und entzieht sich konsequent der sprachlichen Verarbeitung.

Im gleichen Zeitraum, beginnend in der zweiten Hälfte des 19. Jahrhunderts und sich in den ersten beiden Dekaden des 20. zuspitzend, wird Rausch als Zustand einem biopolitischen Suchtdiskurs unterstellt (vgl. Wiesemann 2000). Neben die älteren kulturphilosophischen Fragen zum Rausch gesellt sich also seine Problematisierung als Element des Drogenkonsums, der die gerade erst entdeckte oder erfundene Autonomie des Subjekts bedroht. Bis heute ist diese Spur virulent, und wir können kaum über Rausch reden, ohne umgehend mit einem wirklichen oder vermeintlichen Drogenproblem konfrontiert zu sein. Passend zu dieser politischen und medizinischen Problematisierung von Drogen und Rausch macht ein neuer Begriff die Runde: Rauschgift. Erst in jüngster Zeit ist dieses Kompositum in Zweifel gezogen worden, weil es einen lebensbedrohlichen toxischen Zustand unumwunden mit einer mehr oder weniger planvollen und zunächst nicht unbedingt todesmutigen Berauschung vermengt. Der Giftbegriff selbst ist mehrdeutig (die noch bis ins 16. Jahrhundert gängige weibliche Form „die Gift" als Geschenk – siehe Mitgift – schwingt beharrlich mit) und relational, hängt die Einordnung als Gift doch immer von der Dosis ab. Zumeist liefert nicht der Stoff den Unterschied zwischen Medikament und Gift, sondern nur die Menge und der Anwendungskontext. Daher ist die Kampfvokabel Rauschgift schwierig und dennoch stilbildend. Die Pauschalität und Ungenauigkeit des Begriffs lässt ihn seriös betrachtet zwar auf dünnem Eis wandeln. Als politische Waffe allerdings kann er sich seiner Eignung möglicherweise genau deshalb sicher sein. Mit der Zeit schließlich „haben wir uns angewöhnt, über den Rausch in der Sprache der Sucht zu reden" (Thiel 1993, S. 126). Dieses Thema gehört jedoch zu einer Geschichte des Suchtdiskurses und der Drogenpolitik.

In den 1950er-Jahren entwickelt sich – parallel zur politischen Dämonisierung von Drogen und Rausch – eine neue Welle rauschaffiner Debatten, die eineinhalb Jahrzehnte später weite Teile der Populärkultur vor allem in den USA überspült haben wird. Ohne Frage nimmt sie Spuren älterer Rauschdiskurse auf und trägt Hoffnungen vor sich her, die bereits bekannt sind. Und gleichzeitig gerät sie schleunigst unter politischen Beschuss, schließlich hatte seit den 1920er-Jahren eine rauschfeindliche Verbotspolitik deutlich die Oberhand gewonnen. Dennoch zeigen sich im Hype um LSD-25, um Meskalin, Peyote und andere psychoaktive Stoffe, ein neuerlicher und veränderter Versuch, eine Erfahrung und sie zu verstehen. Neben das quasi philosophische und bereits ältere Argument, das Bewusstsein müsse sich mit der Hilfe von Drogen entwickeln oder erweitern, gesellen sich Vorstellungen, die dem psychedelischen Rausch die Funktion zukommen lassen, genetische Codierungen auszulesen und neuronale Potenziale zu erschließen (vgl. u. a. Leary 1982). Auf einmal scheint es möglich, die alten Muster des sozialisierten Ichs, die Maske des Egos und damit auch die altbekannte Instanz der Erkenntnis (das Subjekt) als unbedeutend zu entlarven. Der psychedelische Rausch erschließe große und reiche Potenziale im Gehirn und entlocke dem DNS-Code phylogenetische Informationen in Hülle und Fülle, die den Menschen irrelevant werden lassen. „Intersubjektivität" ist folglich der Schlachtruf der psychedelischen Bewegung. Tom Wolfe etwa skizziert, wie entsprechende Sit-Inns der 1960er-Jahre von einem Wissen darüber durchflutet waren, dass alle Beteiligten auf der gleichen Wellenlänge unterwegs seien, weit jenseits des altbekannten Individuums. „AllEinheit" herrscht, solange der LSD-Rausch seine Wirkung entfaltet. Das Subjekt, der oder die Einzelne, scheint Geschichte, von der Dynamik der vom psychedelischen Stoff freigesetzten Informationsflüsse zum Treppenwitz degradiert. Im psychedelischen Trip zeigt sich, so die Tonart der Beschreibungen, eine grundsätzlich andere Existenz, eine neue, von Informationen getragene Lebensform. Wenn der Rausch allerdings vorbei ist, springen die Uhren wieder auf null, alles auf Anfang. Zurück erneut nur die (formale) Beschreibung all dieser Erfahrungen, ihre blanke Existenz, ohne dass zu erklären wäre, was auf der DNS als phylogenetisches Gedächtnis tatsächlich steht, was die freigesetzten neuronalen Kapazitäten konkret für Veränderungen bewerkstelligen oder was genau die intersubjektiven Momente und was Denken jenseits des individuellen Bewusstseins bedeuten mag. Für all dies schien jede Sprache unangemessen, weil Worte „immer lügen".

Bleibt noch ein Blick auf aktuelle Debatten. Seit sich Ende der 1960er- bzw. Anfang der 1970er-Jahre die revolutionären Hoffnungen, die an Drogen und Rausch hingen, erledigt zu haben scheinen, gibt es eine Vielzahl teils sehr unterschiedlich verstandener Funktionen von Rausch. Eine Tendenz lässt sich vielleicht dennoch herausschälen: Rauscherfahrungen werden zunehmend als Vehikel zur Selbstoptimierung, zur Verbesserung der eigenen Kreativität oder Leistungsfähigkeit verwendet und schreiben sich damit in ein zeitgemäßes Modell ökonomischer Rationalität ein. Anfänge einer solchen Tendenz sind bereits im Kontext der Rave- und Technobewegung Ende der 1980er- und Anfang der 1990er-Jahre erkennbar, wenn die Wochenenden zwar der exzessiven Klubkultur gehören, diese aber den routinierten Alltag der Arbeitswelt nicht infrage stellen (vgl. u. a. Böpple und Knüfer 1996). Während noch in den 1960er-Jahren eine buchstäblich unbeschreibliche andere Wirklichkeit im Rausch auf ihre Entdeckung wartete, sind es jetzt Momente von „Normalität", die geschmeidiger und schöner werden: Kein „drop out" mehr (diese Formulierung nimmt Bezug auf Learys berühmte Phrase des „Turn on, tune in, and drop out"). Stattdessen greift ein effizienteres und kreativeres „keep on working" um sich, das Spaß und Schaffen kombiniert und keinen Ausbruch aus der Gesellschaft über die Partynacht hinaus mehr fordert. Substanz und Supplement harmonieren und fügen sich geschmeidig in den kapitalistischen Status quo ein.

Neben ein auch weiterhin heftig ideologisiertes Drogenproblem gesellt sich also ein Verständnis von Rausch, das immer näher an eine pharmakologische Kosmetik oder an eine Psychopharmakologie heranrückt und den Unterschied zwischen Medikament und Droge stetig weiter verwässert. Ein illustratives Beispiel liefert der 2011 erschienene Film *Ohne Limit* von Leslie Dixon. Dem Protagonisten gelingt es dank einer neuartigen Droge, Intelligenz, Erinnerungsvermögen und Konzentrationsfähigkeit zumindest kurzzeitig extrem zu verbessern und vorübergehend eine „perfekte Ausgabe seiner selbst" zu werden. Er lernt Sprachen nebenher, wird ein mathematisches Genie und registriert – auch empathisch – gleichsam alles, antizipiert daher Verhaltensweisen und ist immer einen oder zwei Schritte voraus. Der Preis dafür sind lebensgefährliche Abhängigkeitssymptome. Dixons Film verhandelt zwar nicht Rausch im klassischen Sinn, zeigt aber an, was das Ideal einer pharmakologischen Beeinflussung ist: Optimierung und Leistungssteigerung.

Im schnellen Durchlauf durch die Rauschgeschichte zeigen sich also sehr unterschiedliche Versionen, eine Erfahrung des Realen zu greifen, ihr Sinn und Verstand zu verleihen. Verleihen ist hier wörtlich zu verstehen: Kein Text, keine Definition, kein Erklärungsversuch kann für sich beanspruchen, auf Dauer gestellt zu sein. Genauer: Es gibt diverse Rauschdiskurse, die mit dem Anderen der Vernunft spielen, selbst aber nie wirklich und vollständig unvernünftig sein können – es sei denn, über entsprechende Erfahrungen wird der Mantel eines „spirituellen Schweigens" gelegt (Dolar 2007, S. 45). Vielleicht ist es weniger interessant, was Rausch letztlich und tatsächlich ist, was seinen vorsprachlichen Wesenskern ausmachen könnte und ob rauschhafte Erlebnisse das Soziale gefährden, stärken oder unterlaufen. Ein historisierender Blick dagegen, der danach fragt, wie Rausch verstanden, verhandelt, verteufelt, verhaftet oder genutzt wird, liefert andere Einsichten. Damit werden Grenzfiguren und Überschreitungsmomente sichtbar, die einiges darüber erzählen, was als rational, vernünftig oder nüchtern gilt. Genauso wie die Bedeutung des Rauschs erst im zwangsläufig vernünftigen Sprechen Kontur gewinnt, braucht die Vernunft, um mit sich selbst klarzukommen, ein Gegenüber, ein Spiegelbild gewissermaßen. Die konkreten Formen historisch unterschiedlicher Rauschdiskurse verraten also etwas darüber, welches Selbstbild das vernünftige Denken von sich erschafft. Schließlich gibt es viele Kipppunkte und Diffusionen. Wenn beispielsweise der „DAX", die „Anleger" oder im Zweifel beide „im Rausch" sein können (vgl. ARD 2013; Hoffmann 2013), hilft es wenig, Rausch und Rationalität an unterschiedlichen Ufern zu suchen.

Die Kulturgeschichte des Rauschs gibt es doppelt: Einerseits lässt sich den historisch unterschiedlichen Versuchen nachspüren, Drogenerfahrungen im Allgemeinen zu symbolisieren, sie einzuordnen und mit ihnen klarzukommen. Diese Prozesse ließen sich sicherlich auch in der Steinzeit finden, so schmal die Quellenlage in diesen Dingen auch ist. Andererseits liefert die vergleichsweise junge Geschichte des Rauschs als eine Version, Veränderungen im Metabolismus zu (be-)deuten, eine Kartografie des modernen Denkens. Weil der Rausch als Trick der Vernunft erst von dieser ins Leben gerufen wurde, ist er auch (nur) Ausdruck eines modernen Denkens.

Seinen begrifflichen Ausgangspunkt findet er zwar bereits im 16. Jahrhundert. Erst ab der zweiten Hälfte des 18. Jahrhundert allerdings entfaltet sich langsam ein Begriff von Rausch, der mit jenem etwas zu tun hat, den wir heute kennen und mit dem gegenwärtig recht freizügig hantiert wird.

Schließlich: Wie lange das „travelling concept" Rausch noch unsere Vorstellung von Drogenerfahrungen in bestimmte Bahnen lenken wird, ist ungewiss. Pharmakologische Kosmetik und (Selbst-)Optimierung lassen den Verdacht zu, dass es bald um andere Dinge gehen könnte als um Rausch. Weil das Wort noch rauschen, also Unklarheit, Verwirrung, Lärm usw. mitschleppt, könnte es veraltet sein und sich wieder auf Alkohol beschränken. Psychoaktive Substanzen und ihre Effekte sind also viel mehr als Rausch, weil der Begriff psychoaktiv angemessen weitläufig ist und noch keine geschichtsreiche Einschränkung mitschleppt. Er ist also ähnlich weich wie „Erfahrung" und daher deutungsoffen. Psychoaktive Stoffe und ihre Effekte können Vieles bedeuten; und die Debatten darüber sollten sich vielleicht aus dem Windschatten eines theoretisch unbestimmten, historisch überfüllten und politisch überforderten Rauschbegriffs herausbewegen.

Literatur

Alpert, R., & Leary, T. (1972/1962). Vorwort. In A. Watts (Hrsg.), *Kosmologie der Freude*. Darmstadt: At-Verlag.
ARD.de. (2013). Dax im Rausch des billigen Geldes. http://boerse.ard.de/marktberichte/dax-im-rausch-des-billigen-geldes100.html. Zugegriffen am 12.07.2013.
Bal, M. (2002). *Travelling concepts in the humanities: A rough guide*. Toronto/Buffalo/London: University of Toronto Press.
Baudelaire, C. (1991/1860). *Les Paradis artificiels – Die künstlichen Paradiese. Sämtliche Werke und Briefe*, (Bd. 6). München/Wien: Wissenschaftliche Buchgesellschaft.
Baumgärtner, T. (1997). Abhängigkeit und das Problem ihrer Akzeptanz. *Akzeptanz, 1*, 8–15.
Böpple, F., & Knüfer, R. (1996). *Generation XTC. Techno und Ekstase*. Berlin: Volk und Welt.
Brant, S. (1995/1494). *Das Narrenschiff*. Stuttgart: Reclam.
Brieler, U. (2001). *Die Unerbittlichkeit der Historizität. Foucault als Historiker*. Köln: Böhlau Köln.
Brockhaus. (1972). *Enzyklopädie in 20 Bänden*, (Bd. 15). Wiesbaden: Brockhaus.
De Quincey, T. (1996/1822). *Confessions of an English opium eater*. Oxford/New York: Oxford University Press.
Derrida, J. (1996). *Vergessen wir nicht: Die Psychoanalyse*. Frankurt a. M.: Suhrkamp.
Derrida, J. (1998). Die Rhetorik der Droge. ders. In P. von Engelmann (Hrsg.), *Auslassungspunkte. Gespräche* (S. 241–266). Wien: Passagen.
Derrida, J. (2006). *Die Schrift und die Differenz*. Frankurt a. M.: Suhrkamp.
Dolar, M. (2007). *His Master's Voice. Eine Theorie der Stimme*. Frankurt a. M.: Suhrkamp.
Feustel, R. (2013). *Grenzgänge. Kulturen des Rauschs seit der Renaissance*. Wilhelm Fink: München.
Foucault, M. (1969). *Wahnsinn und Gesellschaft*. Frankurt a. M.: Suhrkamp.
Foucault, M. (1974). *Die Ordnung der Dinge. Eine Archäologie der Humanwissenschaften*. Frankurt a. M.: Suhrkamp.
Gautier, T. (2003). In v. Dolf Oehler (Hrsg.), *Romane und Erzählungen*. Wiesbaden: Marix.
Gelpke, R. (2008/1966). *Vom Rausch in Orient und Okzident*. Köln: Klett-Cotta.
Grimm, J., & Grimm, W. (Hrsg.). (1893). *Deutsches Wörterbuch*. Leipzig: Hirzel.
Hoffmann, C. (2013). Anleger im Rausch. Frühlingserwachen an der Börse. http://www.sueddeutsche.de/geld/anleger-im-rausch-fruehlingserwachen-an-der-boerse-1.444858. Zugegriffen am 12.07.2013.
Jay, M. (2011). *High Society. Eine Kulturgeschichte der Drogen*. Darmstadt: Primus.
Kiesel, H., & Kluwe, S. (1999). Jenseits von Eden. Eine Ideen- und Kulturgeschichte des Rauschs. *Heidelberger Jahrbücher, 43*, 1–26.
Klages, L. (1922). *Vom kosmogonischen Eros*. München: Georg Müller.
Leary, T. (1982). *Politik der Ekstase*. Linden: Volksverlag.
Lexer, M. (Hrsg.). (1978). *Mittelhochdeutsches Taschenwörterbuch*. Leipzig: Hirzel.
McKenna, T. (1999). *Food of the gods: A radical history of plants, drugs and human evolution*. New York: Bantam Books.
Moreau de Tours, J. J. (1973/1845). *Hashish and mental illness*. New York: Lippincott Williams and Wilkins.
Nutt, D., King, L. A., Saulsbury, W., & Blakemore, C. (2007). Development of a rational scale to assess the harm of drugs of potential misuse. *The Lancet, 369* (9566), 1047–1053.
Poe, E. A. (1938). In v. Hervey Allen (Hrsg.), *The Complete tales and poems of Edgar Allan Poe*. New York: Random House.
Rübel, J. F. (1756). *Systematische Abhandlung von denen fast allgemein eingerissenen Irrthümern betreffend die Besitzung des Menschen vom Teufel*. o. O.
Sarasin, P. (2003). Vom Realen reden? Fragmente einer Körpergeschichte der Moderne. in ders. In *Geschichtswissenschaft und Diskursanalyse*. Frankurt a. M.: Suhrkamp.
Scharbert, G. (2010). *Dichterwahn. Über die Pathologisierung von Modernität*. München: Wilhelm Fink.
Schindler, N. (1992). *Widerspenstige Leute. Studien zur Volkskultur in der frühen Neuzeit*. Frankurt a. M.: Fischer.
Siegel, R. (1995). *RauschDrogen. Sehnsucht nach dem künstlichen Paradies*. Frankurt a. M.: Rowohlt.

Siegert, B. (2006). *Passagiere und Papiere. Schreibakte auf der Schwelle zwischen Spanien und Amerika*. München: Wilhelm Fink.
Thiel, M. (1993). Mythos, Mystik, Sprache: Spielregeln des Rausches. In A. Schuller & J. A. Kleber (Hrsg.), *Gier. Zur Anthropologie der Sucht* (S. 108–130). Göttingen: Vandenhoeck & Ruprecht.
Thompson, H. S. (2005/1971). *Angst und Schrecken in Las Vegas*. München: Heyne.
von Goethe, J. W. (1833). *Faust. Zweiter Theil*. Stuttgart/Tübingen: J.G. Cotta.
von Klimó, A., & Rolf, M. (Hrsg.). (2006). *Rausch und Diktatur*. Frankurt a. M.: Campus.
Weil, A. (1972). *The natural mind. An investigation of drugs and the higher consciousness*. Boston: Houghton Mifflin Company.
Weltgesundheitsorganisation WHO. (2011). *ICD-10*.
Wiesemann, C. (2000). *Die heimliche Krankheit. Eine Geschichte des Suchtbegriffs*. Stuttgart: frommann-holzboog.
Wikipedia. (2015). http://de.wikipedia.org/wiki/Rausch#Kulturgeschichte_des_Rausches. Zugegriffen am 27.04.2015.
Wolf, T. (2009/1968). *The Electric Kool-Aid Acid Test. Die legendäre Reise von Ken Kesey und den Merry Pranksters*. München: Heyne.
Zedler, J. H. (Hrsg.). (1752). *Grosses vollständiges Universal-Lexicon aller Wissenschafften und Künste, welche bißhero durch menschlichen Verstand und Witz erfunden und verbessert worden*. Leipzig: Zedler.
Zetkin, M., & Schaldach, H. (1999). *Lexikon der Medizin*. Wiesbaden: Urban & Fischer.

Drogen und Rausch in der deutschsprachigen Literatur

Stephan Resch

Zusammenfassung

Drogen und Rausch sind bereits seit dem frühen 19. Jahrhundert von gesteigertem literarischen Interesse. In der deutschsprachigen Literatur lassen sich ab 1900 zunehmend Versuche feststellen, die Rauscherfahrung literarisch anspruchsvoll umzusetzen. Während im frühen 20. Jahrhundert oftmals französischsprachige und in den 60er-Jahren amerikanische Literatur als Ausgangspunkt eigener Schreibversuche rezipiert wurden, ist es einigen Autoren und Autorinnen gelungen, eigenständige Darstellungsweisen von Rausch und Sucht zu entwickeln, die über eine Beschreibung der Substanzwirkung hinaus Einblicke in psychologische, soziologische und kulturelle Zusammenhänge gewähren. Dieser Beitrag soll einen chronologisch aufgebauten, motivgeschichtlichen Überblick zu bedeutenden Entwicklungen geben und wichtige Einzelwerke in gebotener Kürze vorstellen.

Schlüsselwörter

Rausch · Sucht · Drogen · Literatur · Dichtung · Symbolismus · Expressionismus · Neue Sachlichkeit · Beat · Rave

Inhalt

1 Frühe literarische Beschäftigung mit dem Rausch 23
2 Anfänge einer deutschsprachigen Drogenliteratur 24
3 Zwischenkriegszeit 26
4 Nachkriegszeit 28
5 60er- und 70er-Jahre 29
6 80er-Jahre bis zur Gegenwart 31
Literatur 32

1 Frühe literarische Beschäftigung mit dem Rausch

Eine literarische Beschäftigung mit dem Rausch ist nicht zwangsweise an eine Darstellung von bestimmten Substanzwirkungen geknüpft. Obwohl in literarischen Beschreibungen der droginduzierte Rausch oft von besonderem Interesse ist und auch im Rahmen dieses Kapitels einen zentralen Platz einnimmt, ist bisweilen auch jenes Rauscherlebnis relevant, das, mit oder ohne expliziten Verweis auf eine Drogeneinnahme, die Wirkung des Rausches auf Moral, Urteilskraft oder auch das Schreiben selbst thematisiert. Eigene Rauscherfahrungen des Autors sind dabei meistens – aber nicht notwendigerweise – Ausgangspunkt der literarischen Erkundungen.

Schon in der Antike finden sich literarische Erwähnungen des Rausches, wie etwa in Homers

S. Resch (✉)
Arts 1 Building, University of Auckland, Auckland, Neuseeland
E-Mail: s.resch@auckland.ac.nz

Odyssee, Euripides' *Die Bakchen* oder Kratinos' *Pytine*. Ein dezidiert literarisches Interesse an der Thematik lässt sich erstmals in der englischen und französischen Literatur des 19. Jahrhunderts feststellen. Einer Beschäftigung mit den Themen Rausch und Drogen in der deutschsprachigen Literatur muss daher ein zumindest kursorischer Blick auf jene klassischen Texte der Drogenliteratur vorausgehen, denn gerade die Intertextualität, der Rückbezug auf ‚kanonisierte' Drogentexte ist ein bedeutendes Merkmal des literarischen Schreibens über den Rausch. Samuel Taylor Coleridges Gedicht *Kubla Khan* (1797) wird in der Literaturkritik allgemein als erster Text angesehen, der das Rauscherlebnis – in diesem Fall als psychologisches Kuriosum – reflektiert. Thomas de Quinceys *Confessions of an English Opium Eater* (1821) verwebt literarische, philosophische und theologische Diskurse zu einer enthusiastischen Beschreibung des Laudanumkonsums, die im Titel freilich zu den Bekenntnissen eines vermeintlich exotischen ‚Opiumessers' stilisiert wird. Das Bekenntnishafte des Textes mit dem De Quincey Fantasie und Neugier seiner Leser anregte, bescherte dem Buch hohe Auflagenzahlen. Von literarischem Interesse ist vor allem De Quinceys Versuch, mithilfe des Opiums Verborgenes und Verdrängtes des Bewusstseins sichtbar zu machen. De Quincey betrachtete das Erinnerungsvermögen als ein Palimpsest und hoffte, durch Opium ‚überschriebene' Schichten der eigenen Erinnerung zugänglich zu machen.

Eine Zusammenfassung von De Quinceys Bekenntnissen bildet auch Teil von Charles Baudelaires 1860 veröffentlichtem Aufsatz *Les paradis artificiels*. Baudelaire vertiefte jedoch De Quinceys Beobachtungen, indem er konkret das Verhältnis von Drogen und Dichtkunst ausleuchtete. Am Beispiel des Haschischs kam er zu der Erkenntnis, dass die Droge in gleichem Maße, wie sie die Fantasie beflügelt, den Willen schwächt und damit für den Dichter nur begrenzt von Nutzen ist. Für Baudelaire geht der drogenberauschte Schriftsteller einen faustischen Pakt ein: die Droge kann ihm die gewünschte Schaffenskraft geben, verlangt aber im Gegenzug Willen und Leidenschaft. Während Baudelaire sich mit Motivation, Wirkung und Konsequenzen des Rausches auseinandersetzte und letztendlich zu einer ambivalenten Einschätzung gelangte, war Théofile Gautier besonders an der Beschreibung des Rausches interessiert. In dem 1846 veröffentlichten Aufsatz *Le Club des Hachichins* schildert Gautier das Zusammentreffen einer Künstlerboheme im Pariser Hotel Pimôdan, wo unter ärztlicher Aufsicht und in orientalisch anmutendem Setting gemeinsam Haschisch konsumiert wird. Bei Gautier verbinden sich antibürgerlicher Gestus, Faszination für das Orientalische und eine Vorliebe für die fantastische Literatur (besonders E. T. A. Hoffmann) zu einer bildgewaltigen Beschreibung des Rausches. So beobachtet Gautier etwa Synästhesieerfahrungen, ein mangelndes Zeitgefühl, das konstante Abgleiten des Denkens ins Assoziative und die Ablösung von Körper und Bewusstsein unter der Einwirkung von Haschisch.

2 Anfänge einer deutschsprachigen Drogenliteratur

Im deutschsprachigen Raum sucht man in der Literatur des 19. Jahrhunderts meist vergeblich nach literarischen Gestaltungen der Drogenerfahrung. Anders als in den Kolonialmächten Frankreich und England, wo die aus fernen Ländern importierten, leicht erhältlichen und mit der Aura des Exotischen versehenen Rauschmittel Haschisch und Opium schnell das Interesse der Künstlerboheme weckten, blieb in Deutschland der Alkohol weiterhin das bevorzugte Rauschmittel. Zwar hatten die Romantiker ein durchaus reges Interesse an alternativen Bewusstseinszuständen – wie etwa dem Traum, der Trance und dem Rausch – und man spekulierte darüber, wie Inspiration und Imagination sich herbeilocken ließen. Dass Drogen dabei eine bedeutende Rolle spielten, ist zumindest durch literarische Zeugnisse nur vereinzelt festzustellen. In Novalis' *Hymnen an die Nacht* (1800) heißt es etwa: „Aus dem Bündel Mohn/In süßer Trunkenheit/Entfaltest du die schweren Flügel des Gemüts/-Und schenkst uns Freuden/Dunkel und unaussprechlich/Heimlich wie du selbst bist/Freuden, die uns/Einen Himmel ahnden lassen" (Novalis 1993, S. 42–44). Auch im Werk E. T. A. Hoffmanns lassen sich immer wieder halluzinatorische und fantastische Passagen finden. Zwar gilt ein regelmäßiger Alkoholrausch bei Hoffmann als verbürgt, ob und wieweit Opium oder andere psychoaktive Substanzen für das Schreiben eine Rolle spielten, ist jedoch weiterhin umstritten (Kupfer 1996, S. 50). So beschränken sich künstlerische Darstellungen von Rausch und Drogen eher auf Aphoristisches und Humoristisches, wie etwa in Wilhelm Buschs Bildergeschichte *Krischan mit der Piepe* (1864). Der junge Krischan bedient sich in Abwesenheit der Eltern trotz des ausdrücklichen Verbotes der väterlichen Pfeife. Die anschließenden Wahrnehmungsveränderungen deuten darauf hin, dass Krischan ein Hanfgemisch geraucht haben muss. Die Transgression besteht in jener Geschichte allerdings nicht im Konsum des Hanfes, sondern lediglich im Ungehorsam des Jungen, denn für Krischans Vater, der Zeichnung nach ein rechtschaffener Bürger, war der Hanfgenuss wohl durchaus gesellschaftsfähig.

Rausch und Drogen fanden im deutschsprachigen Raum erst zur Jahrhundertwende breiteres literarisches Interesse. Es überrascht dabei wenig, dass die ersten Werke, die sich mit dem Thema befassen, unmittelbar von den französischen Vorbildern beeinflusst wurden. So diente bei Oscar A. H. Schmitz' Novellensammlung *Haschisch* (1902) unverkennbar Théofile Gautiers Le Club des Hachichins als Inspiration. Die sieben lose miteinander verbundenen Erzählungen werden von den Anwesenden einer Pariser Haschischséance mitgeteilt, die ähnlich wie bei Gautier, in einem orientalisch hergerichteten Salon der wohlhabenden Boheme stattfindet. Mit bereitgestelltem Cannabisgebäck möchte man sich „die Sinne verfeinern" und sich in die Fantasien der anderen Berauschten einfühlen, die sich allesamt um die Themen Verlangen, Ekstase, Tod und Zeitaufhebung drehen. Die Explorationen führen den Erzähler nach Venedig, England und Spanien, sind aber gleichzeitig Erkundungsgänge des Unterbewusstseins. Eine starke Anlehnung an das Werk der französischen Symbolisten lässt sich auch bei Georg Trakl feststellen. Obwohl Trakl über viele Jahre ein polytoxikomaner Drogennutzer war und wohl an einer Überdosis Kokain starb, lassen sich in den Gedichten keine direkten Verweise auf Drogen finden. Vielmehr weist Richard Millington auf eine weitreichendere „poetics of intoxication" hin (Millington 2011, S. 276), also eine sprachliche Rauschhaftigkeit im Werk, die sich unabhängig von einer expliziten Erwähnung psychoaktiver Substanzen nachweisen lässt. So wird etwa in *Ermatten* der Blick zurück auf den Rausch aus der Perspektive einer gerade wiederhergestellten Alltagsrealität beschrieben:

> Verwesung traumgeschaffner Paradiese
> Umweht dies trauervolle, müde Herz,
> Das Ekel nur sich trank aus aller Süße,
> Und das verblutet in gemeinem Schmerz.
> Nun schlägt es nach dem Takt verklungner Tänze
> Zu der Verzweiflung trüben Melodien,
> Indes der alten Hoffnung Sternenkränze
> An längst entgöttertem Altar verblühn.
> Vom Rausch der Wohlgerüche und der Weine
> Blieb dir ein Gefühl der Scham –
> Das Gestern in verzerrtem Widerscheine –
> Und dich zermalmt des Alltags grauer Gram. (Trakl 1984, S. 128)

In einigen frühen Gedichten von Emmy Ball-Hennings (z. B. *Morfin*, 1913) und Johannes R. Becher (z. B. *Entrückung*, 1914) lässt sich ebenfalls eine poetische Verarbeitung der Rauscherfahrung erkennen.

War die Drogenliteratur und das künstlerische Interesse am Rausch vor dem Weltkrieg noch stark von den symbolistischen Vorbildern und dem von Baudelaire, Verlaine, Rimbaud und anderen verkörperten ‚poète maudit' beeinflusst, so lässt sich mit Beginn des Ersten Weltkriegs eine Änderung im künstlerischen Umgang mit dem Rausch feststellen. Bei Gottfried Benn steht die Droge Kokain im Mittelpunkt eines, zeitlich nur auf den 1. Weltkrieg beschränkten, Versuches, in einer als reizarm, materialistisch und trostlos erfahrenen Welt, „durch den Ausbau visionärer Zustände [...] einen Zustrom von Erkenntnissen und von Geist zu vermitteln, der eine neue schöpferische Periode aus sich entbinden könnte" (Benn 1986, S. 316). Die 1916 erschienenen Rönne-Novellen beschreiben das Bemühen der autobiografisch angelehnten Figur Dr. Rönne, Abstumpfung und Vereinsamung als Arzt in einer ländlichen Klinik zu entgehen. Rönne strebt daher einen als lustvoll erfahrenen Ich-Zerfall mithilfe des Kokains an. Allerdings handelt es sich hier weniger um eskapistische Motive als um eine erhöhte Präsenz und gesteigerte geistige Sensibilität. In dem 1943 verfassten Essay *Provoziertes Leben*, wo Benn der Beschäftigung mit der Droge und dem rauschhaften Leben in der modernen Gesellschaft nachträglich ein theoretisches Fundament gibt, heißt es zum Kokainrausch: „Das Ich zerfällt, die Zerfallstellen sind die frühen Anlagerungsflächen. Weltallhafte Kälte, erhaben und eisig, entsteht im Gefüge, bei Glut in der Mittelachse; Empfinden von Gliederverlängerung und -verkürzung, Schwellungs- und Keulengefühle; gleichzeitig Schwellenverfeinerung: Eindrucksansturm, Fremdanregbarkeit, gerichtet auf etwas Universales, ein Allgefühl" (Benn 1986, S. 312). Der Versuch, aus dem Rausch nützliche Erkenntnisse in die Alltagsrealität zurückzubringen, ist bei Benn stets impliziert. Die zeitgleich zu den Rönne-Novellen entstandenen Gedichte *O, Nacht!* und *Kokain* sind stark komprimierte Selbstbeobachtungen, in denen ein lyrisches Ich den Kokainrausch mal als „Zusammenballung" mal als „Ich-Zerfall" erlebt und dabei medizinische Observationen kunstvoll mit mythischen Bildern verknüpft.

3 Zwischenkriegszeit

Mit Walter Rheiners Novelle *Kokain* (1918) beginnt ein neues Kapitel der deutschsprachigen Drogenliteratur. Der Protagonist Tobias verkörpert erstmals den süchtigen Drogennutzer, für den William Burroughs mehr als dreißig Jahre später den Begriff „Junkie" prägen sollte. Für Tobias geht es nicht mehr um Fragen der Ästhetik, der Selbstexploration oder der kurzfristigen Bewusstseinsauslöschung. Rheiner beschreibt in expressionistischer Sprache den Suchtzyklus eines von der Gesellschaft Ausgestoßenen, bei dem paranoide Angstzustände, ein ganz auf Beschaffung der Droge ausgerichtetes Verhalten und Entzugsdelirien nur punktuell von euphorischen Momenten nach der Einspritzung unterbrochen werden. „Was blieb ihm übrig in solcher Not, da Gott ihn höhnisch auf den nächtigen Wolken anschrie und Erzengel eherne Fäuste schüttelten, dass die Straßen klirrend widerhallten? Was blieb anderes als das gebenedeite Gift, das er in der Tasche trug? Die Tränen stiegen ihm bereits in die Kehle, als er in der Bahnhofshalle verschwand. Wieder kehrte er ein bei den Aborten, er, der stete Gast, er, die stinkende Kellerassel, das Klärichtvieh" (Rheiner 1985, S. 202). Die Droge eröffnet hier keine künstlichen Paradiese, sondern lässt den kaum näher charakterisierten Protagonisten zum einsamen Wanderer durch austauschbare Großstadtkulissen werden, der keine Lügen, Betteleien und Selbstentwürdigungen scheut, um sich den nächsten Schuss zu verschaffen. Die zu Kriegsende veröffentlichte Novelle ist in ihrem akuten Bewusstsein einer existenziellen Leere und der Suche nach einem gültigen Wertesystem (die Droge ersetzt hier einen scheinbar nicht mehr präsenten Gott) auch als Kritik der jungen Generation an der sinnlosen Zerstörung der Lebenswelt durch die Elterngeneration zu lesen.

Den Zyklus der Abhängigkeit stellt auch Hans Fallada in *Sachlicher Bericht über das Glück ein Morphinist zu sein* dar. Der im Nachlass gefundene, vermutlich aus den 20er-Jahren stammende Text beschreibt ohne das expressionistische Pathos Rheiners die fast vollkommene Ausblendung der nicht drogenrelevanten Realität. Der Bericht ist ein scheinbar wahllos herausgegriffener Abschnitt aus dem Leben eines Morphiumsüchtigen, der die Wiederholung des immer Gleichen – Konsum und Beschaffung der Droge – und die damit einhergehende Entmenschlichung des Süchtigen eindringlich beschreibt. ‚Sachlich' bedeutet in diesem Zusammenhang nicht objektiv, weil ja gerade die Ich-Bezogenheit konstituierendes Element der Sucht ist, sondern der Verzicht auf jegliche Ästhetisierung: „Es ist zum Verzweifeln. Und da laufen die Menschen umher und haben tausend Pläne und freuen sich auf morgen, und Blumen gibt es und Licht und Frauen. All das ist tot für mich. Ich denke daran, daß Berlin Hunderte von Apotheken hat, und in jeder liegt in einem Schrank viel, viel Morphium, und man gibt es mir nicht" (Fallada 1980, S. 84). Nach dem 2. Weltkrieg sollte Fallada in *Der Albdruck*, einem Roman, der viele autobiografische Züge trägt, die Morphiumabhängigkeit des Schriftstellers Dr. Doll als Symbol für die Unfähigkeit beschreiben, sich aus den Trümmern Berlins und des eigenen Lebens eine neue Existenz aufzubauen.

Die Modedroge der 20er-Jahre, die auch im Zentrum eines bedeutenden literarischen Interesses stand, war jedoch das Kokain. Carl Zuckmayer erinnert sich: „Das ‚Koksen' war damals in Schwabing, auch in manchen Berliner Kreisen am Rande der Künstlerwelt, große Mode, man hielt das Laster für interessant oder geniehaft, und manche, die dem verfallen waren, gingen daran zugrunde. Rauschgiftler sind Missionare ihrer Neigung, immer auf Seelenfang aus, sie wollen jedem einreden, dass nur diese Ecclesia selig macht – man musste sich ihrer erwehren. Ich selbst habe mich, obwohl in meiner Umgebung zeitweise das Kokain eimer- und mehlsackweise verschnupft wurde, nie damit eingelassen" (Zuckmayer 1966, S. 381). In beinahe allen europäischen Ländern erschienen zu jener Zeit Texte, die, mit mehr oder weniger literarischem Anspruch, Kokainrausch oder Sucht thematisierten (vgl. dazu etwa: Pitigrilli: *Kokain*, Otto Rung: *Kokain*, Agejew: *Roman mit Kokain*, Robert Desnos: *Ode á Coco*). Eine literarisch bemerkenswerte Verarbeitung der Kokainerfahrung hat der Schweizer Schriftsteller Max Pulver in dem 1927 veröffentlichten Roman *Himmelpfortgasse* unternommen. Der Protagonist Moenboom ist zerrissen zwischen erotischem Verlangen für die junge Malerin Mariquita und Schuldgefühlen gegenüber seiner Frau. Als Mariquita sich ein Kind von ihm wünscht und damit Bilder jenes bürgerlichen Lebens heraufbeschwört, vor dem er fliehen will, hofft Moenboom, Kokain für eine systematische Innenschau zu nutzen und sich über die eigenen Lebensziele Klarheit zu verschaffen. Die für das Kokain charakteristische Schärfung der Wahrnehmung soll Moenboom bei dieser Selbstanalyse helfen. Zwar hält die Droge ihm, wie erhofft, einen klaren Spiegel seines Ichs vor, sie trägt jedoch nicht zur Bewältigung seiner Lebenskrise bei. Diese kann er erst überwinden, als er die Droge durch die Hingabe an seine Arbeit – die Kunst und die Literatur – ersetzt. Pulver knüpft damit in seiner Einschätzung zur Nützlichkeit der Droge an die Beobachtungen Baudelaires an.

Eine Bespiegelung verschiedener Seiten der Persönlichkeit unternimmt auch Harry Haller im Magischen Theater von Hermann Hesses *Steppenwolf* (1927). Zwei nicht näher definierte psychoaktive Substanzen (im Text werden „lange gelbe Zigaretten" und eine „herbsüße, wunderlich unbekannt und fremd schmeckende Flüssigkeit" erwähnt) bereiten Haller auf den Eintritt in ein Spiegelkabinett vor, in dem er mit verschiedensten Facetten seines Ichs konfrontiert wird. Hesses *Steppenwolf* ist eines der wenigen Werke der deutschen Literatur, in dem ein Drogensubtext eine bedeutende internationale Rezeption bewirkte. Von Timothy Leary wurde der Roman zu einem Schlüsseltext der psychedelischen Literatur erhoben und avancierte so zum Kultbuch der Hippie-Generation, das sich bis heute großer Beliebtheit erfreut.

Ebenfalls 1927 veröffentlicht Walter Benjamin unter dem Titel *Über Haschisch* eine Sammlung von Texten, die thematisch durch Experimente mit psychoaktiven Substanzen verbunden sind. Es handelt sich größtenteils um Protokolle, die Benjamin von Meskalin- und Haschischexperimenten unter ärztlicher Aufsicht anfertigen ließ. Der Rausch an sich ist dabei für Benjamin nur von nebensächlichem Interesse. Vielmehr geht es ihm darum, eigene Denkprozesse und Wahrnehmungsmuster aus veränderter Perspektive zu betrachten. Es entsteht also ein Balanceakt, bei dem Benjamin versucht, zugleich Berauschter und nüchterner Beobachter zu sein. Bisweilen kann man bei Benjamin ein Unbehagen feststellen, sich auf das beginnende Traumbewusstsein einzulassen und damit die Kontrolle über das Wachbewusstsein zu verlieren: „Die Eingangstore zu einer Welt des Grotesken scheinen aufzugehen. Ich wollte nur nicht hereintreten" (Benjamin 1972, S. 67). Als dezidiert literarisches Zeugnis dieser Experimente kann Benjamins Erzählung *Myslowitz-Braunschweig-Marseille – Die Geschichte eines Haschischrauschs* betrachtet werden. Es geht dabei um einen unterschätzten Haschischrausch, der den Berauschten aufgrund eines verpassten Aktiengeschäftes wortwörtlich teuer zu stehen kommt und damit auch Benjamins eigenes Unbehagen vor der vollkommenen Hingabe an den Rausch widerspiegelt.

Eine Besonderheit der literarischen Gestaltung des Rausches in der Zwischenkriegszeit ist die verbreitete Einbettung in einen exotischen

Kontext und eine gewisse Überschneidung mit der fantastischen Literatur. Dies mag mit dem damaligen Stand der Forschung und dem geringen öffentlichen Bewusstsein über psychoaktive Substanzen in Zusammenhang stehen. Indem das Fremde der Drogenerfahrung durch ein exotisches oder utopisches Setting noch verstärkt wurde, konnte der jeweiligen Droge eine Aura des Mysteriösen und Unerhörten beigemessen werden. In Otto Soykas *Traumpeitsche* (1921) gelingt es, eine chemische Substanz herzustellen, die es ermöglicht, menschliche Träume zu lenken und damit Mitmenschen beliebig zu steuern. In Leo Perutz' *St. Petri Schnee* (1933) beabsichtigt ein Baron von Malchin, aus dem sogenannten Mutterkornpilz eine psychoaktive Substanz herzustellen, um die Bauern seiner Ländereien durch religiöse Inbrunst gefügig zu machen und daraufhin ein neues „Heiliges Römisches Reich Deutscher Nationen" aufzubauen. Wie sehr sich Perutz dabei an den wissenschaftlichen Diskurs seiner Zeit annäherte, mag die Tatsache belegen, dass Albert Hofmann nur fünf Jahre später die Synthese des LSD aus Untersuchungen des Mutterkornalkaloids gelang. Theodor Plivier verlegte die Handlung seiner Erzählung *Koka* (1930) in die Anden Südamerikas und Friedrich Glauser ließ seinen Wachtmeister Studer in *Die Fieberkurve* (1935) und *Kif* (1936) die charakteristische Wirkung des Haschisch in Algerien and Marokko erfahren. Klaus Manns polytoxikomane Drogennutzung (das Tagebuch erwähnt Kokain, Opiate, Benzedrin und Haschisch) schlug sich literarisch ebenfalls in einem exotischen Setting nieder. In *Treffpunkt im Unendlichen* (1932) beschreibt Mann einen albtraumhaften Trip, der durch das „Zauberkräutlein H." ausgelöst wurde. Die Protagonisten des Romans suchen ihre Identität zwischen individueller Freiheit und Rebellion und greifen dabei auch häufig zu Drogen. Motivischer Höhepunkt ist ein Haschischrausch der Hauptfiguren Sebastian und Sonja im marokkanischen Fez, der bald in einen psychoseähnlichen Zustand umschlägt, weil Sonja befürchtet, nicht mehr in die Nüchternheit zurückzufinden. Angelehnt ist diese Episode wohl an einen Haschischrausch der Geschwister Klaus und Erika Mann, von dem in der Autobiografie *Der Wendepunkt* berichtet wird.

4 Nachkriegszeit

Mit dem Nationalsozialismus verschwand die literarische Darstellung von Drogen, Rausch und Sucht als Teil eines ‚schädlichen und unerwünschten Schrifttums'. Unmittelbar nach dem Krieg lassen sich, bis auf wenige Ausnahmen (wie etwa Hans Falladas *Der Albdruck*), praktisch keine literarischen Texte finden, die ein dezidiertes Interesse an psychoaktiven Substanzen vorweisen. Eine Beatgeneration, die wie in den USA materialistische Lebensweise und Konformismus zurückwies und sich stattdessen auf Entdeckungsreisen mit und ohne Drogen begab, existierte im deutschsprachigen Raum während der 50er-Jahre nicht. Als erster Pionier der literarischen Beschäftigung mit Drogen nach dem 2. Weltkrieg muss Ernst Jünger angesehen werden. Der Rausch zieht sich als zentrales Motiv durch Jüngers Werk. So erfährt er den ersten Weltkrieg trotz aller Grausamkeiten als ekstatisches und sinnstiftendes Ereignis. Nach dem Krieg folgen Experimente mit verschiedenen Drogen wie z. B. Äther, Kokain, Opium und Cannabis, wobei hier nie die Berauschung an sich im Vordergrund steht, sondern der Einfluss jener Substanzen auf die literarische Produktion. In *Annäherungen – Drogen und Rausch* (1970) erinnert sich Jünger an den frühen Versuch, unter Einfluss von Kokain zu schreiben: „Ich fühlte, wie meine darstellende Kraft wuchs und wie sie im gleichen Maß zur Darstellung unfähig wurde, in dem sie sich steigerte. Ein Paradoxon, für das es jedoch überall in der belebten und unbelebten Natur Beispiele gab. Ein Bassin muss einen Abfluss haben, der seiner Fassungskraft entspricht. Ist der Inhalt sehr groß, wird er eher die Wände sprengen als durch eine Röhre abfließen. [...] Unfähig zur Aktion – doch nicht aus Mangel, sondern aus Überfluß. Unfähig zur Zeugung – doch nicht durch Impotenz gehindert, sondern durch ungestüme Vitalität." (Jünger 1978, S. 202). Trugen jene frühen Experimente literarisch noch wenige Früchte, so erneuerte sich durch die Freundschaft mit Albert Hofmann das Interesse an Grenzerfahrung und Selbsterkundungen, die psychoaktive Substanzen bieten konnten. In dem utopischen Roman *Heliopolis* (1949) findet sich eine Rauschbeschreibung, bei der die Hauptfigur Lucius nach Einnahme eines

Elixiers aus Hanf und Lorbeerextrakt mit albtraumhaften Versatzstücken der eigenen Persönlichkeit konfrontiert wird. Das Kapitel *Ortners Erzählung* greift Rauschüberlegungen Baudelaires (*Chambre double*) und Coleridges (*Fancy and imagination*) auf und formt daraus die Parabel des Malers Ortner, der sich dazu verführen lässt, durch eine Operation eine größere Sinnesschärfe und Empathie zu erwerben, die er zu materiellem Erfolg verwandelt. Das Gefühl der Zufriedenheit stellt sich mit diesen künstlich erworbenen Fähigkeiten jedoch nicht ein und so beschließt Ortner, die Operation rückgängig zu machen und seine ‚beschränkten' menschlichen Fähigkeiten zu akzeptieren. Jüngers 1952 veröffentlichter Text *Besuch auf Godenholm* nimmt eine Sonderstellung in der deutschsprachigen Drogenliteratur ein. Er beschreibt den Besuch des Nervenarztes Moltner und des Historikers Einar bei dem magierhaft dargestellten, auf der nordischen Insel Godenholm lebenden Schwarzenberg. Beide erhoffen sich von ihm Linderung ihrer jeweiligen Leiden. Der Text ist vor allem eine Bewusstseinsreise der Protagonisten und weitgehend von der äußeren Realität losgelöst. Angeregt wurde er durch eine Reihe von LSD- und Meskalinexperimenten, die Ernst Jünger zusammen mit Albert Hofmann und dem Verleger Ernst Klett in diesen Jahren durchführte. Drogen werden in der Erzählung explizit aber nicht erwähnt. Die kunstvolle Sublimierung des Rausches durch die Verflechtung von Mythos, Geschichte und Individualpsychologie hatte zur Folge, dass der psychedelische Subtext von der zeitgenössischen Kritik gar nicht wahrgenommen wurde. Dabei muss *Besuch auf Godenholm* als Prototyp der psychedelischen Literatur gelten, noch Jahre bevor Aldous Huxley mit den *Doors of Perception* (1954) und Henri Michaux mit *Misérable Miracle* (1956) auch über die Grenzen der Literatur hinaus mit jener Thematik Bekanntheit erlangten.

5   60er- und 70er-Jahre

Während der 60er-Jahre nahm das Interesse an psychoaktiven Substanzen rapide zu. Noch ohne dezidiert literarische Ambitionen entstanden Selbsterfahrungsberichte wie etwa Günter Wallraffs *Meskalin* (1968), der wohl dem Wunsch entsprang, kurzfristig eine andere Identität anzunehmen oder sich selbst aus einer anderen Perspektive zu betrachten. Bei Wallraff überwiegt jedoch die Furcht, während des Trips nicht mehr in die gewohnte Realität zurückkehren zu können. Auch die oft von Drogen inspirierten Texte von Burroughs, Kerouac, Ginsberg und Schriftstellern der gerade aufkommenden Hippie-Bewegung wurden nun – in kleinem Kreise – rezipiert. Nicht unwesentlich trug etwa die von Brinkmann und Rygulla herausgegebene Anthologie *Acid* (1969) dazu bei, die amerikanische Gegenkultur in Deutschland bekannt zu machen. Direkt beeinflusst von jenem Gestus, sich durch Drogen von einer als ungenügend empfundenen Gesellschaft abzugrenzen – sei es als offener Protest oder als persönlicher Rückzug – und diese Erfahrung literarisch adäquat umzusetzen, zeigten sich Paul-Gerhard (Hadayatullah) Hübsch und Jörg Fauser. Für Hübsch bot besonders LSD die Möglichkeit zum Ausbruch aus der bürgerlichen Gesellschaft und zum Erkunden neuer Bewusstseinswelten. So wird auch sein erster Gedichtband *Mach, was Du willst* (1969) von einem unbändigen Rauschverlangen und einer Abkehr vom Vorgedachten bestimmt. Ziellose Reisen durch Südeuropa und Nordafrika, begleitet von immer neuen LSD-Trips werden bei Hübsch Ausdruck einer zunehmend verzweifelten Suche nach sich selbst. Die wachsende Enttäuschung über die ausgebliebene Wesensänderung durch den Dauerrausch kommt etwa in den Gedichtbänden *Die von der Generation Kamikaze* (1970) und *ausgeflippt* (1971) zum Ausdruck. In dem autobiografischen Bericht *Keine Zeit für Trips* (1991) beschreibt Hübsch, wie die Hingabe an die islamische Religion schließlich die rauschhafte Selbstsuche in andere Bahnen lenken konnte. Anders als bei Hübsch, für den das vermeintlich gesellschaftsverändernde Potenzial von Drogen eine entscheidende Rolle spielte, waren bei Jörg Fauser persönlicher Rückzug und literarische Neugier wichtige Faktoren für das frühe Interesse an Drogen. Beeinflusst wurde Fauser dabei vor allem durch William Burroughs, der mit seiner Cut-Up-Technik die veränderten Wahrnehmungsmuster der berauschten Realität angemessen umzusetzen versuchte. Fauser, der ähnlich wie Burroughs zeitweise opiatabhängig war, machte sich diesen Stil zu eigen. In dem autobiografischen Roman *Rohstoff* (1984) heißt es rückblickend: „Der traditionelle Roman war für das, was ich beschreiben wollte, einfach untauglich. Sucht zerstört Individualität, also über Bord mit individuellen Figuren, und die lineare Story gleich hinterher. Und da wir schon dabei sind: der klassische Satzbau, Subjekt, Prädikat, Objekt, damit lässt sich nicht beschreiben, was passiert, wenn das Opiat die grauen Zellen sprengt." (Fauser 1990, S. 55). Dementsprechend sind Fausers erste Veröffentlichungen *Aqualunge* (1971) und *Tophane* (1972) vor allem Darstellung einer assoziativen und fragmentarischen Junkie-Wahrnehmung, bei der die als despotisch wahrgenommene Kontrolle des Opiats über den Körper im Vordergrund stand: „Nur daß ich mich halten kann, mich Haut, mich Zunge, mich Muskel, mich nichts als Zeit, mich nichts als Blut krank vor dir, mich nichts als Dreck vor mir, nur diese winzige einzige letzte herrliche Spritze, mach was du willst mit mir, was Dreck ich bin, was hungernde durstende Zelle Kot und Zeit schwarz vom Geschmeiß deiner Fliegen und Hoffnung, gib sie mir, mach schon, irgendwohin, irgendworein, da in die letzte Mitte dessen was ich war." (Fauser 1990, S. 155) Zwar hatte William Burroughs Sprache und Dynamik der Sucht in *Naked Lunch*, *Junkie* und *Soft Machine* schon ähnlich beschrieben, trotzdem waren jene frühen Veröffentlichungen Fausers ein praktisch einzigartiger Versuch in der deutschen Literatur, der Erfahrungswelt des Junkies eine zeitgemäße Stimme zu verleihen.

In Bernward Vespers autobiografischem Roman *Die Reise* (1977) verbindet sich auf exemplarische Weise die Drogeneinnahme mit einem Generationenkonflikt und der jüngsten Geschichte Deutschlands. Als Sohn des nationalsozialistischen Dichters Will Vesper wächst Bernward auch im vermeintlich entnazifizierten Deutschland mit einer nationalistischen Weltanschauung auf, die er erst durch den Tod des Vaters, das Studium in Tübingen und die Beziehung zu Gudrun Ensslin entlarvt. Bei Vesper stößt dies eine obsessiv betriebene Vergangenheitsaufarbeitung an, die der Frage nachgeht, wie aus einem Kind, das „spontan nach allen Seiten offen [ist], ein klassenbewusster Kleinbürger gezüchtet [wird]" (Vesper 1983, S. 373). Der Roman beschreibt auf drei Erzählebenen Kindheit und Jugend Vespers, eine weitgehend ziellose Autoreise durch Europa und eine durch LSD induzierte Reise ins eigene Bewusstsein. Vesper erhebt LSD zur Wahrheitsdroge und erhofft sich durch die Verbindung von Droge und Schreiben, vergessene und verdrängte Kindheitserlebnisse wieder an den Tag zu bringen und zu erfahren, wie „ein kaputter Typ aus der sogenannten ‚heilen Welt' meiner Jugend herausgekommen ist" (Vesper 1983, S.41). Für Vesper ist der Rausch weder ein hedonistischer Akt noch ein Rückzug aus der Gesellschaft. Er soll vielmehr dabei helfen, die Dynamik zwischen Individuum und Gesellschaft besser zu verstehen und ihm ermöglichen, sich der eigenen kleinbürgerlich-nationalistischen Konditionierung zu entledigen. Höhepunkt des Trips und Mittelpunkt des Buches sollte nach Vespers Absicht das sogenannte ‚Hofgartenerlebnis' sein. Mitten im LSD-Rausch offenbart sich Vesper dort die untrennbare Verbindung seiner Identität mit den Erlebnissen seiner Kindheit und dem „subtilen Faschismus" des Elternhauses: „*Ja, ich wusste genau, dass ich Hitler war, bis zum Gürtel, dass ich da nicht herauskommen würde, dass es ein Kampf auf Leben und Tod ist, der mein Leben verseucht, seine gottverdammte Existenz hat sich an meine geklebt wie Napalm, [...] ich muss versuchen, die brennende Flamme zu löschen, aber es ist gar nicht Hitler, ist mein Vater, ist meine Kindheit, meine Erfahrung, BIN ICH...*" (Vesper 1983, S.107, Hervorhebung im Original). Zwar erlaubt LSD Vesper ein besseres Verständnis seiner Identität, fördert aber auch gleichzeitig Traumata und Widersprüche in der eigenen Persönlichkeit zu Tage. Anstatt den Abgrund zwischen Vergangenheit und Gegenwart zu überbrücken, macht die Droge ihm erst die Breite des Abgrundes bewusst (Tauss 2005, S. 151).

Eine religiöse Dimension des LSD-Rausches erfuhr der schweizer Arzt und Schriftsteller Walter Vogt. In *Mein Sinai-Trip* (1972), ein Essay, den Vogt ursprünglich als Laienpredigt in einem Gottesdienst hielt, berichtet er von einer unmittelbaren und ekstatischen Gotteserfahrung mithilfe von LSD. Für Vogt ist der verbale, verstandesgesteuerte Zugang zu Gott – er spricht von einer

„Suggestivtheologie" – nur begrenzt zufriedenstellend. Halluzinogene Drogen betrachtet er nach der eigenen LSD-Reise als supplementären Zugang zu einer religiösen Erfahrung. In seiner Argumentation für eine ekstatische Frömmigkeit hebt er die grundlegende Ähnlichkeit zwischen drogeninduzierten Ekstasen und rituellen Ekstasemethoden hervor und versucht so, die gesellschaftliche Vorverurteilung aller durch Drogen hervorgerufenen Bewusstseinszustände zu hinterfragen. Vogts 1980 erschienener Roman *Vergessen und Erinnern* ist das Protokoll einer Identitätsfindung, bei dem sich ein stark autobiografisch gezeichneter Protagonist in eine Entzugsklinik einliefert. Diesem geht es weder um die Überwindung der Sucht noch um die Hoffnung, nach der Entziehung den Rausch intensiver zu erleben (vgl. dazu Klaus Mann und Jean Cocteau), sondern um eine Abgrenzung vom Tagesbewusstsein, bei der gerade Entzugsdelirium und Psychose ein gewünschter Teil der Drogenerfahrung darstellen. Die Psychose wird hier als Möglichkeit gesehen, eingefahrene Wahrnehmungsmuster zu durchbrechen und sich kurzfristig aus einem als erfahrungsarm empfundenen Leben zurückzuziehen.

Parallel zu dem ansteigenden Missbrauch sogenannter harter Drogen, vor allem in den Großstädten, entstand in den 70er-Jahren der problemorientierte, auf Drogen fokussierte Jugendroman, der mit pädagogisch-sozialkritischem Ansatz, meist aber ohne ausgesprochene literarisch-ästhetische Absicht die Gefahren der Abhängigkeit aufzeigen wollte (vgl. etwa Hans-Georg Noack: *Trip*, 1971). Die autobiografische Erzählung *Wir Kinder vom Bahnhof Zoo* (1978) stellt dabei den Höhepunkt in der öffentlichen Wahrnehmung eines realgesellschaftlichen Drogenproblems dar.

6 80er-Jahre bis zur Gegenwart

Die hedonistische Benutzung von Drogen, bei der die exzessive Berauschung zum Selbstzweck erhoben wird, streift Thomas Kling in dem Gedicht *ratinger hof, zettbeh (3)* (1989). Am Beispiel der Punk-Szene der 80er-Jahre beschreibt Kling eine polytoxikomane Drogennutzung, wobei der Rausch gleichermaßen von den psychoaktiven Substanzen wie von dem Aufgehen des Einzelnen in der Masse der Feiernden hervorgerufen wird. Die ironische Benutzung von Versatzstücken aus Gottfried Benns drogenthematisch verwandter Lyrik („o nacht! ich nahm schon flugbenzin") knüpft an die lange Tradition der Intertextualität im literarischen Umgang mit Drogen an. Um die hedonistische Rave-Kultur und die mit ihr assoziierte Droge Ecstasy (MDMA) geht es in Rainald Goetz' Erzählung *Rave* (1998). Der Text ist Teil einer multiperspektivischen Gegenwartsbetrachtung, der versucht, das Lebensgefühl des popkulturellen Phänomens Rave so authentisch wie möglich zu beschreiben. Dabei verzichtet Goetz bewusst auf eine traditionelle Darstellungsweise. Lineares Erzählen und Charakterisierung der Figuren wird ersetzt durch eine Ästhetik der Oberfläche, Assoziationen und Momentaufnahmen eines Nachtlebens, das als Gegenwelt zum Alltagsbewusstsein fungiert. Im Rave hat der Protagonist Rainald die Möglichkeit entdeckt, sich nicht als intellektuelles Individuum wahrnehmen zu müssen, sondern kurzfristig in der Masse der Tanzenden aufgehen zu können: „Jede Nacht ging es auf genau diese Art irgendwie um alles, nicht zuletzt um Auslöschung, Auslöschung von Erinnerung, Bewusstsein, Reflexion, Vernichtung von Geschichte" (Goetz 1999, S. 213). Der Rave wird damit für Goetz zum Nachfolger von archaischen Ritualen mit durchaus religiöser Dimension. Im Gegensatz etwa zur LSD-Kultur der 60er-Jahre, wo die Drogeneinnahme noch ein „wichtigtuerisches, [...] egozentrisches Experiment" (Goetz 1999, S. 36) war, bleibt auch dieser Aspekt des Raves sprachlich dezidiert unspektakulär: „Rüsseln und Schniefen./Schnubben und Ziehen./Räuspern, Rotzen, Rasseln./Rauchen und Gehen" (Goetz 1998, S. 116). Im Rahmen des Raves wird eine Demokratisierung und gewollte Profanierung des Rausches festgehalten. Der Droge wird weder gesellschaftsveränderndes Potenzial eingeräumt, noch wird sie als Mittel zur Selbsterkenntnis angesehen. Es wird hier vielmehr eine Normalisierung des Drogenkonsums festgestellt, wobei die Droge als Konsumartikel gewünschte Bewusstseinszustände ermöglicht, Rückkehr und Funktionieren in der Alltagsrealität aber von Anfang an vorgesehen sind. Der 1999 von Goetz veröffentlichte Text

Celebration kann als theoretisches Fundament der Beobachtungen in *Rave* angesehen werden und so werden die genauen Betrachtungen der Oberfläche durchaus zum Gegenstand einer kulturkritischen Beschäftigung mit der Lebenswelt der 90er-Jahre. Ganz an der Oberfläche, dafür aber mit einer der Jugendkultur entliehenen Sprache beschreibt Alexa Hennig von Lange den Rausch ihrer Protagonisten in *Relax* (1997). Ein rund 20-jähriges Pärchen versetzt sich jedes Wochenende in einen Dauerrausch – er im Kontext des Nachtklubs, sie zu Hause beim Warten auf den Freund. Die elliptische Verkürzung der Dialoge kann aber nicht darüber hinwegtäuschen, dass sich hinter der Fassade einer poppigen Sprache eine zutiefst bürgerliche Moral und ein konservatives Rollenverständnis verbirgt: der Mann feiert bis zum Umfallen, die Frau träumt von einer besseren Zukunft. Mit der zunehmenden Normalisierung des Rausches und seiner Integration in den zumeist bürgerlichen Lebensalltag der Protagonisten eröffnet sich schließlich auch literarisch eine neue Möglichkeit, darüber zu schreiben. Waren Drogentexte lange Zeit geprägt von einer Feierlichkeit und Selbstbezogenheit, die eine humorvoll-verspielte, ironische oder gar selbstironische Betrachtung erschwerte, so gelingt es den jüngsten Texten (vgl. dazu auch Martin Suter: *Die dunkle Seite des Mondes* [2006]) gerade diese Stilmittel mit der Rauschbeschreibung zu verbinden.

Literatur

Benjamin, W. (1972). *Über Haschisch*. Frankfurt a. M.: Suhrkamp.
Benn, G. (1986). *Sämtliche Werke* (Bd. 4). Stuttgart: Klett-Cotta.
Fallada, H. (1980). Sachlicher Bericht über das Glück, ein Morphinist zu sein. In W. Körner (Hrsg.), *Drogenreader* (S. 81–93). Frankfurt a. M.: Fischer.
Fauser, J. (1971). *Aqualunge*. Göttingen: Udo Breger.
Fauser, J. (1990). Jörg Fauser Edition. In C. Weissner (Hrsg.), *Jörg-Fauser-Edition. Band 2 [Rohstoff]. Band 3 [Tophane]*. Hamburg: Rogner & Bernhard bei Zweitausendeins.
Goetz, R. (1998). *Rave*. Frankfurt a. M.: Suhrkamp.
Goetz, R. (1999). *Celebration*. Frankfurt a. M.: Suhrkamp.
Hennig von Lange, A. (1997). *Relax*. Hamburg: Rogner & Bernhard bei Zweitausendeins.
Jünger, E. (1978). *Sämtliche Werke [Annäherungen – Drogen und Rausch = Band 11, Besuch auf Godenholm = Band 15, Heliopolis = Band 16]*. Stuttgart: Klett-Cotta.
Kupfer, A. (1996). *Die künstlichen Paradiese: Rausch und Realität seit der Romantik*. Stuttgart: Metzler.
Millington, R. (2011). *Snow from Broken eyes – Cocaine in the lives and works of three expressionist poets*. Frankfurt a. M.: Peter Lang.
Novalis. (1993). *Hymnen an die Nacht. Schriften der Internationalen Novalis Gesellschaft e.V. Band 1*. Halle an der Saale: Edition Stekofoto.
Perutz, L. (1933). *St. Petri-Schnee*. Wien: Zsolnay.
Plivier, T. (1930). Koka. In T. Plivier (Hrsg.), *12 Mann und ein Kapitän. Novellen*. Leipzig: C. Weller.
Rheiner, W. (1985). *Kokain – Lyrik, Prosa, Briefe*. Frankfurt a. M.: Büchergilde Gutenberg.
Schmitz, O. (2002). *Haschisch*. Wien: Steirische Verlagsgesellschaft.
Trakl, G. (1984). Werke - Entwürfe - Briefe. Stuttgart: Reclam.
Tauss, M. (2005). *Rausch – Kultur – Geschichte: Drogen in literarischen Texten nach 1945*. Wien: Studienverlag.
Vesper, B. (1983). *Die Reise – Romanessay. Ausgabe aus letzter Hand*. Hamburg: Rowohlt.
Vogt, W. (1972). *Mein Sinai-Trip: Eine Laienpredigt*. Zürich: Arche.
Wallraff, G. (1968). *Meskalin – ein Selbstversuch*. Berlin: P. P. Zahl.
Zuckmayer, C. (1966). *Als wär's ein Stück von mir*. Stuttgart/Hamburg: Deutscher Bücherbund.

Sozialwissenschaftliche Perspektiven auf Drogen und Sucht

Henning Schmidt-Semisch und Bernd Dollinger

Zusammenfassung

Der Beitrag setzt sich mit dem gegenwärtig vorherrschenden Verständnis von Drogenkonsum und Sucht auseinander. Das entsprechende medizinisch-naturwissenschaftliche Denken wird als historisch etablierte, partikulare Sicht identifiziert. Sie wurde in den letzten Jahren diskursiv durchgesetzt und auf zahlreiche Verhaltens- und Erlebnisformen ausgeweitet. Gegenübergestellt wird ihr eine sozialwissenschaftliche Perspektive auf Drogenkonsum als soziale, interpretative Praxis. Sie verbindet sich mit „Sucht" als einer Deutung, die ‚störende' Verhaltensformen medikalisiert und präventiv zu bearbeiten sucht.

Schlüsselwörter

Sucht · Medikalisierung · Pathologisierung · Leerer Signifikant · Performanz · Drug-Set- und -Setting-Theorie · Mythos Abhängigkeit · Drogenkonsum

Inhalt

1 Drogenkonsum als soziale und kulturelle Praxis 34
2 Sucht als historisch und kulturell wandelbares Konzept 35
3 Sucht als kulturelle Praxis 37
4 Fazit: Doing drugs, doing addiction 39
Literatur 40

H. Schmidt-Semisch (✉)
Universität Bremen, Bremen, Deutschland
E-Mail: schmidt-semisch@uni-bremen.de

B. Dollinger (✉)
Universität Siegen, Siegen, Deutschland
E-Mail: bernd.dollinger@uni-siegen.de

Die sozialwissenschaftliche Sucht- und Drogenforschung stimmt weitgehend darin überein, dass Drogenkonsum sowie seine individuellen und sozialen (Aus-)Wirkungen im Wesentlichen durch drei Variablen beeinflusst werden, nämlich durch „Drug, Set and Setting" (Zinberg 1984): a) *Drug* bezeichnet dabei die Art der jeweiligen Substanz sowie ihre Applikationsart, -dosis, und -frequenz; b) *Set* steht für die individuelle biologische, psychische und soziale Ausstattung sowie Konstitution des jeweiligen Konsumierenden; c) *Setting* verweist auf den sozialen Kontext des Drogenkonsums, und zwar sowohl auf der situationsspezifischen wie auch der kulturellen, gesellschaftlichen und politischen Ebene. Dabei sind diese Variablen nicht isoliert voneinander zu betrachten, sondern beeinflussen sich in vielfältiger Art und Weise wechselseitig: So hängt die Drogenwirkung nicht allein an der konsumierten Substanz, sie wird vielmehr auch durch das Set, etwa bestimmte Erwartungen oder Ängste des Konsumierenden, beeinflusst, die wiederum durch das Setting vorgeprägt sind usw.

Diese wenigen Hinweise deuten bereits an, dass es sich bei Drogenkonsum bzw. bestimmten

Drogenkonsummustern um höchst komplexe Phänomene handelt, die keineswegs nur mit Blick auf bestimmte Drogen oder bestimmte Personen erklärt werden können. Umso mehr erstaunt es, dass sich der überwiegende Teil der Sucht- und Drogenforschung insbesondere auf die beiden Variablen „Drug" (i. S. einer Erforschung substanz- und applikationsspezifischer Suchtpotenziale und gesundheitlicher Risiken) und „Set" (i. S. individueller biologischer, psychologischer oder sozialer Defizite und Risikofaktoren) bezieht. Im Kontext dieser bereits von Zinberg (1984) kritisch registrierten inhaltlichen Ausrichtung, die insbesondere auch den medialen und politischen Diskurs prägt, sind Drogen und Drogenkonsum in aller Regel mit Defiziten und Risiken konnotiert, die es zu vermeiden gilt. Im Folgenden wollen wir in einem ersten Schritt diese defizit-orientierte Perspektive verlassen und Drogenkonsum stattdessen als soziale und kulturelle Praxis in den Blick nehmen. In einem zweiten Schritt werden wir dann „Sucht" als ein historisch und kulturell wandelbares Konzept vorstellen, um in einem dritten Schritt pointiert darzustellen, wie Sucht prinzipiell als kulturelle Praxis gefasst werden kann.

1 Drogenkonsum als soziale und kulturelle Praxis

Dass Drogen und Drogenkonsum in der Regel negativ konnotiert sind, zeigt exemplarisch das folgende Zitat aus dem aktuellen Drogen- und Suchtbericht der Drogenbeauftragten des Bundes: „Prävention bedeutet, Abhängigkeit vorzubeugen sowie den bereits bestehenden problematischen, gesundheitsgefährdenden Konsum von Suchtmitteln zu vermeiden oder zu verringern" (Drogenbeauftragte des Bundes 2015, S. 71). Folgt man dieser Aussage, so geht es der deutschen Drogenpolitik im Grunde darum, jeden Drogenkonsum zu verhindern, wobei über den Begriff des „Suchtmittels" die Legitimität dieses Anliegens in die Substanzen selbst verlegt wird: Indem psychoaktive Substanzen als „Mittel" beschrieben werden, wird ihnen – wie etwa auch bei einem Genussmittel, Heilmittel oder Konservierungsmittel – ein

bestimmter Zweck der Verwendung zugeschrieben und ihr Gebrauch mit einer spezifischen Folge assoziiert. Im Falle eines „Suchtmittels" ist dieser Zweck bzw. diese Folge die Erzeugung einer Sucht, die als regelhafte Konsequenz des Konsums unterstellt wird und angesichts derer ein Konsument seiner Eigensinnigkeit und seiner Entscheidungsmöglichkeiten beraubt zu sein scheint – weshalb er durch präventive Maßnahmen gerettet werden muss[1].

Das Beispiel zeigt, dass bereits die Wahl einzelner Worte – wie eben das „Suchtmittel", das in den jährlichen Berichten der Drogenbeauftragten seit einigen Jahren legale und illegale Substanzen gleichermaßen umschließt – normativ geprägt ist (vgl. Coyle 2013). Denn schließlich kann man davon ausgehen, dass die so genannten „Suchtmittel" keineswegs konsumiert werden, um krank und süchtig zu werden, sondern vor allem, weil sich die Verwender von ihrem Gebrauch positive Gefühle oder die Vermeidung negativer Befindlichkeiten versprechen. Ein Rumgrog beispielsweise kann für den Konsumenten eine Vielzahl an Funktionen übernehmen: So kann eine Person z. B. glauben, dass ein Rumgrog nach einem kalten Winterspaziergang dazu beiträgt, eine Erkältung zu vermeiden; zu diesem Zweck eingenommen, wäre der Rumgrog ein Vorbeuge-Mittel gegen Erkältungskrankheiten, also quasi ein Arzneimittel. Denselben Rumgrog kann man aber auch, in geselliger Runde und mit Lust am Geschmack sowie der wohlig-wärmenden Wirkung dieses Getränkes genossen, als Genussmittel bezeichnen. Trinkt man den Rumgrog aber wegen des Alkohols und dessen berauschender Wirkung, so stellt die Substanz in diesem Zusammenhang am ehesten ein Rauschmittel dar. Und wenn es die Person auf die starke toxische Wirkung etlicher Gläser Rumgrog abgesehen hätte, dann hätte ihn diese Person ggf. wie ein Rauschgift benutzt

---

[1]Zudem ist inzwischen durch zahlreiche Forschungen belegt, dass auch der Konsum der heute illegalen Drogen keineswegs regelhaft in Krankheit und Sucht führt, sondern in den meisten Fällen entweder ein passageres Phänomen bleibt oder aber in maßvolle Konsummuster überführt wird (vgl. den Beitrag zum kontrollierten Konsum in diesem Band).

(vgl. Schmidt-Semisch 1994, S. 16 f.). Die pauschale Bezeichnung als „Suchtmittel" fokussiert dagegen auf das negative Ende des Wirkspektrums und negiert damit alle anderen, kulturell geformten, aber auch individuell sehr heterogenen Verwendungsweisen.

Ähnliches gilt auch für alle anderen der im vorliegenden Handbuch beschriebenen Substanzen. So gibt es z. B. keinen chemischen Unterschied zwischen dem Morphium, das einem an Schmerzen leidenden Patienten von einem Arzt verabreicht wird, und jenem Morphium, welches sich ein Opiat-Liebhaber aus anderen Gründen zuhause selbst injiziert. Die Bedeutung und der Zweck der Einnahme sind allerdings verschieden und damit auch die erhoffte und eintretende Wirkung des jeweiligen Konsums. Die Konsumierenden tragen an Substanzen eine ganze Fülle an (je individuellen und zugleich kulturell geprägten) Bedürfnissen und Funktionen heran, deren Bedeutungen mit Begriffen wie „Risikoverhalten", „Drogenmissbrauch", „Suchtmittel" oder auch „Sucht" nicht bzw. nur unzureichend zu erfassen sind. Vielmehr stehen für die Konsumenten in der Regel andere Motive im Vordergrund, z. B. Genuss, Gemeinschaft und Geselligkeit, Emanzipation, Distinktion oder Erwachsenwerden, Gruppenrituale, Grenzüberschreitung und Rauscherleben, Belohnung, Betäubung oder Kompensation usw. Welche Bedürfnisse und Funktionen mit welchen Drogen zu befriedigen sind und welche Wirkungen ihr Konsum erzeugt, erschließt sich den Konsumenten allerdings nicht von selbst, sondern wird in interaktiven Lernprozessen erworben. Bereits Alfred R. Lindesmith (1938) und Howard S. Becker (1973) wiesen darauf hin, dass ein Automatismus zwischen Reiz (Einnahme der Substanz) und körperlicher Reaktion (bestimmte Drogenerfahrungen) nicht existiert. Vielmehr müssen die Konsumierenden, wie Becker (1973, S. 40 ff.) mit Blick auf den Cannabis-Konsum ausführt, zunächst die Bereitschaft zum Gebrauch erwerben und dessen Techniken erlernen. Im Anschluss müssen sie lernen, die besonderen Wirkungen wahrzunehmen, um diese schließlich als Genuss deuten zu können. Dabei wird die Wahrnehmung körperlicher Wirkungen (und ihre Einordnung und Bewertung) v. a. durch Interaktionen (Gespräche, Beobachtungen etc.) mit Anderen erworben, die die entsprechenden Erfahrungen verbal oder körperlich kommunizieren. Dies bedeute zugleich, so Reinarman (2005, S. 29), dass die Konsumierenden auch die physiologisch-pharmazeutischen Effekte einer Substanz nie in einer gleichsam „reinen, prä-kategorialen Form" wahrnehmen können, sondern diese Wahrnehmung immer schon sprachlich gerahmt und kulturell vermittelt ist. Insofern seien die speziellen Merkmale und zugeschriebenen Bedeutungen der Drogenerfahrungen ebenso wie das Verhalten, das aus ihnen resultiert, kulturell geprägt und mithin kulturspezifisch. Wie Marlatt (1978) nachweisen konnte, ist diese kulturelle Prägung so wirkmächtig, dass bereits der Glaube daran, Alkohol getrunken zu haben, zu entsprechenden Wirkungen führen kann.

Diese wenigen Hinweise sollen an dieser Stelle genügen, um zu illustrieren, wie stark der Einfluss der Kultur und des Sozialen auf die scheinbar so eindeutigen pharmakologischen Wirkungen des Drogengebrauchs ist. Und selbst wenn Zinbergs Modell es nahezulegen scheint, dass die drei Variablen Drug, Set und Setting gleichberechtigt nebeneinanderstehen, so muss u. E. doch in Rechnung gestellt werden, dass das Setting die beiden anderen Variablen umschließt und in ihren Bedeutungen bedingt: Bedeutungszuweisungen mit Blick auf Drug und Set sind nur vor dem Hintergrund der jeweiligen Kultur (also des Settings) denkbar. Diese Kulturgebundenheit betrifft den Konsum und seine Wirkungen, aber auch die „Sucht".

2 Sucht als historisch und kulturell wandelbares Konzept

Glaubt man Autoren wie etwa Spode (1993), Wassenberg (1994) oder Nolte (2007), dann ist „Sucht" in ihren heutigen Bedeutungen das Ergebnis eines historischen Prozesses, dessen Wurzeln bis zur Zeit der Reformation zurückreichen. Die protestantischen Prediger wetterten über das „grewliche Laster der Trunckenheit", das sie nicht als eine Sünde auffassten, die mit einer Beichte aus der Welt zu schaffen war, wie es die katholische Kirche für möglich hielt. Vielmehr verstanden sie Trunkenheit als „Hinweis auf einen schwachen Glauben und die Tatsache, dass Gott nicht in dem betreffenden Individuum wirkt" (Nolte 2007, S. 50). Zudem hätten sich seit dem 17. Jahrhundert zunehmend auch konfessionell geprägte Mediziner mit der Trunkenheit beschäftigt und diese später gar als Hinweis auf eine Strafe Gottes bewertet, „der diese in Form einer Krankheit den betreffenden Menschen zukommen ließ" (ebd.).

Weniger konfessionell inspiriert als vielmehr durch soziale Missstände motiviert, definierte 1784 auch der in den Vereinigten Staaten einflussreiche Mediziner und Sozialreformer Benjamin Rush Alkoholismus als Krankheit (vgl. hierzu Levine 1996, S. 114). Als deren verursachende Kraft identifizierte er den Alkohol und beschrieb den Zustand eines Trinkers als Kontrollverlust sowie das Trinkverhalten als Zwangshandlung. Hatte man die Trunkenheit zuvor (sowohl in Europa also auch in den Vereinigten Staaten) als Sünde, Laster oder auch übersteigerte Leidenschaft interpretiert, so begann sich die öffentliche Bewertung nun zu ändern: „Aus dem Laster wurde eine Krankheit, die von Medizinern beschrieben, erforscht und behandelt wurde" (Scheerer 1995, S. 12). Zugleich, so Levine (1996, S. 114), sei es seit der Wende zum 19. Jahrhundert zu einer steigenden Zahl von Gewohnheitstrinkern gekommen, die öffentlich ihre Unfähigkeit eingestanden, den Drang zum Trinken kontrollieren zu können. Dies, so Levine (ebd.) weiter, habe nicht unwesentlich zu der Bereitwilligkeit vieler Menschen beigetragen, „den Gedanken, dass Alkohol eine suchterzeugende Substanz sei, zu akzeptieren".

Damit war die Basis gelegt für die weitere Entwicklung und einen neuen Bedeutungswandel des Wortes „Sucht". Sie mutierte zu einem modellhaften Konzept, „das im Verlaufe des 20. Jahrhunderts nach und nach auf den Konsum anderer (zunächst insbesondere illegalisierter) Substanzen übertragen wurde, um anschließend im Übergang zum 21. Jahrhundert vermehrt auch auf ‚stoffungebundene' Verhaltensweisen (sog. Verhaltenssüchte: Glückspielsucht, Internetsucht etc.) Anwendung zu finden" (Schmidt-Semisch und Dollinger 2016). Diese Ausweitung auf immer mehr Substanzen und Verhaltensweisen führte spätestens seit den 1960er-Jahren dazu, dass das Sucht-Konzept zu einem vertrauten und viel gebrauchten Problemmuster wurde. Im Sinne von Berger und Luckmann (2013, S. 58) kann man es als institutionalisiert bezeichnen, d. h. es ist in alltägliche Praxen eingegangen und dient der wechselseitigen Typisierung von Handlungsformen und damit der Hervorbringung von Wirklichkeit. Legitimiert durch Fachkräfte, Experten, Politiker und subjektive Erfahrungen macht es für Menschen ‚Sinn', Sucht zu erfahren und zu kommunizieren.

Aber auch wenn Sucht als eine institutionalisierte Deutung gelten kann, so blieb doch bis heute umstritten, wie genau dieser Begriff zu fassen ist und wie das, was er beschreiben will, zustande kommt. So hatte z. B. die WHO in den ersten Jahren ihres Bestehens bei der Bezeichnung des entsprechenden Ausschusses einige Probleme, die Begriffe „Sucht", „Abhängigkeit" und „Gewohnheit" abzugrenzen. In der Konsequenz musste der Name des Experten-Komitees in den ersten zwei Dekaden des Bestehens der WHO mehrmals geändert werden: Eingerichtet wurde es 1948 als *Expert Committee on Habit-Forming Drugs,* 1950 wurde es umbenannt in *Expert Committee on Drugs Liable to Produce Addiction,* 1958 in *Expert Committee on Addiction-Producing Drugs,* 1964 in *Expert Committee on Dependence-Producing Drugs,* und seit 1968/69 schließlich heißt es *Expert Committee on Drug Dependence* (vgl. Hess u. a. 2004, S. 69). Im Gegensatz zu den zunächst favorisierten Bezeichnungen, die das Potential zu Gewöhnung, Abhängigkeit und Sucht in den Drogen verorteten, lässt die letzte und bis heute gültige Bezeichnung nun (im Grunde zu Recht) offen, wie Sucht entsteht.

Ebenso unbestimmt und uneinheitlich operieren die beiden großen medizinischen Manuale, die sich mit Sucht und Abhängigkeit sowie ihrer Diagnostik befassen: a) das „Diagnostic and Statistical Manual of Mental Disorders" (DSM) und b) die „International Classification of Diseases" (ICD). Die beiden Manuale unterschieden sich von jeher in ihren Diagnosekriterien und werden regelmäßig überarbeitet. Die jüngste Revision erfolgte mit dem DSM-5: Hatte das DSM-IV noch zwischen „Missbrauch" und

„Abhängigkeit" unterschieden, so wurden diese beiden Kategorien im DSM-5 zu der Kategorie „Substanzgebrauchsstörung" zusammengelegt. Diese wiederum wird unter Zuhilfenahme von elf Kategorien diagnostiziert, wobei beim Vorliegen von zwei bis drei Kriterien von moderater, beim Vorliegen von vier und mehr Kategorien von schwerer Substanzgebrauchsstörung gesprochen wird (vgl. Rumpf und Kiefer 2011, S. 46). Im Gegensatz dazu hält die für 2018 geplante elfte Version der ICD (ICD-11) an der Unterscheidung von „Abhängigkeit" und „schädlichem Gebrauch" fest (vgl. Rumpf und Mann 2015, S. 123). Und während das DSM-5 das so genannte „pathologische Glücksspiel" neuerdings im Bereich der Suchterkrankungen verortet, soll es in der geplanten ICD-11 im Bereich der Impulskontrollstörungen verbleiben (ebd. sowie Rumpf 2012).

Angesichts dieser jüngsten Entwicklungen ist die von Uchtenhagen im Jahre 2000 geübte Kritik an diesen Klassifikationen heute weiterhin aktuell. Seinerzeit hatte er kritisiert, dass die einzelnen Diagnosesysteme (damals noch DSM-IV bzw. ICD-10) an sehr unterschiedlichen Diagnosekriterien orientiert seien, die überdies in ganz unterschiedlichen Bereichen lägen: „Sie manifestieren sich körperlich, psychisch, im Verhalten oder in sozialen Auswirkungen. Keines der Kriterien trifft immer zu, und einzelne Kriterien kommen bei bestimmten Substanzen nicht oder nur selten vor (...) Andererseits gibt es Zustandsbilder, für welche einzelne Kriterien zutreffen, ohne dass deshalb von Abhängigkeit gesprochen wird" (Uchtenhagen 2000, S. 5). Vor diesem Hintergrund müsse die Vorstellung von *einem* Abhängigkeitssyndrom verworfen und von einem „Spektrum von Abhängigkeitssyndromen" gesprochen werden (vgl. ausführlicher Dollinger und Schmidt-Semisch 2007).

Wie deutlich geworden ist, sind die Begriffe „Sucht" und „Abhängigkeit" wie auch die Vorstellungen zu ihrer Entstehung historisch-kulturell variabel und zudem gegenwärtig umstritten. Allerdings ist bezüglich dieses Streits folgende Unterscheidung zu treffen: Während der Großteil der Kritik Sucht durchaus als objektive Realität anerkennt und vor allem die genaue Konzeptualisierung strittig ist, steht das Suchtkonzept für andere grundsätzlich zur Debatte, etwa wenn Reinarman (2005, S. 24 ff.) es als „konzeptionelle Akrobatik" bezeichnet, Davies (1992) vom „Myth of Addiction" spricht oder Peele (1989) mit Blick auf die Suchthilfe vor einem „Diseasing of America" warnt.

3 Sucht als kulturelle Praxis

Vor dem Hintergrund der Ausführungen des vorhergehenden Abschnitts lässt sich aussagen, dass es *die eine* Definition von „Sucht" nicht gibt. Mehr noch: „Sucht" ist kein per se auffind- oder beobachtbares Phänomen, sondern zunächst lediglich ein Begriff bzw. ein Erklärungskonzept, das gefüllt werden muss: „‚Sucht' als Verhalten wird erst sichtbar, wenn man eine bestimmte Definition voraussetzt und sie der eigenen Beobachtung zugrunde legt" (Herwig-Lempp 1994, S. 182). Was dann konkret als „Sucht" und wer als „süchtig" bezeichnet wird, hängt „einerseits davon ab, wer wofür einen Begriff oder eine Erklärung benötigt, und andererseits davon, wer die Macht hat, seine Definition durchzusetzen" (ebd.: 79). Auf diese Weise formt sich „Sucht" als eine soziale und moralische Kategorie, die von sozialen Akteuren zu unterschiedlichen Zwecken benutzt wird. Aus sozialwissenschaftlicher Perspektive ist „Sucht" daher immer das Produkt interpersoneller Kommunikation und soziokultureller Entwicklungen sowie das Resultat von Machtkonstellationen – „und zwar sowohl auf der Ebene der allgemeinen Definitionen und Diskurse wie auch mit Blick auf die konkrete Diagnose und die subjektive Interpretation der eigenen Befindlichkeit" (Dollinger und Schmidt-Semisch 2007, S. 8).

Folgt man dieser Perspektive, dann erweist sich „Sucht" als machtvolle Zuschreibung für bestimmte Verhaltensweisen (bzw. Personen), die als unerwünscht gelten (sollen). Nach Akers (1991, S. 778) handelt es sich um ein Etikett, das geeignet ist, „to be applied to any hard-to-stop undesirable habit, especially if the person applying the term wants to show how serious the problem is". Er führt weiter aus: „A tobacco-smoking habit is bad enough, but it is still worse when one thinks of it as an addiction". Insofern kann man „Sucht", das seit einigen Jahren inflationär an alle möglichen Substanzen und Verhaltensweisen angehängt wird (neben den klassischen Heroin-, Alkohol-, Kokain- und sonstigen stoffgebundenen „Süchten" gibt es jetzt auch die Glückspiel- und Sex-„Sucht", die Klau- und Kauf-„Sucht", die Internet- und Video Game-„Sucht" etc.) auch als wirkmächtige Diskursstrategie bezeichnen, mit der bestimmte Verhaltensweisen als krankhaft stigmatisiert werden (können oder sollen).

Bei diesen diskursiven Kämpfen geht es nicht allein um ggf. stigmatisierende Zuschreibungen, sondern sie transportieren zugleich weitreichende Botschaften, Vorstellungen und Vorschriften. Mit ihrer Differenzsetzung von „Sucht" und „Nicht-Sucht" schreiben sie einen Grenzverlauf von A-/Normalität fest und damit die Il-/Legitimität der entsprechenden Verhaltensweisen. Dies bedeutet: „Suchtdiskurse legen nicht nur fest, was ‚Sucht' bzw. wer ‚süchtig' ist, sondern auch was ‚Nicht-Sucht' bzw. wer ‚nicht süchtig' ist. Suchtdiskurse umschließen also keineswegs ‚nur' die Definitionen, Diagnosen und sonstigen Begrifflichkeiten hinsichtlich der ‚Süchte' und ‚Abhängigkeiten', sondern sie verhandeln zugleich auch, was konforme Verhaltensweisen sind bzw. wie ein ‚richtiges Leben' auszusehen hat" (Schmidt-Semisch 2016; vgl. auch Dollinger u. a. 2014). Bei all dem unterstellen sie, man könne den Unterschied von „Sucht" und „Nicht-Sucht" eindeutig bestimmen, obwohl hierum mindestens seit den Beschreibungen der Trunksucht durch Benjamin Rush (im Jahre 1784) gestritten wird. Insofern handelt es sich bei Definitionen von „Sucht" nicht um objektive, sondern stets um partikulare und umstrittene Vorstellungen der Differenz von „Sucht" und „Nicht-Sucht" – und dies betrifft gleichermaßen die Diagnostiksysteme ICD-10/11 und DSM-IV/5 wie auch wissenschaftliche, mediale oder politische Debatten, Informationsflyer, Präventionsprogramme etc. In diesen unterschiedlichen diskursiven Zusammenhängen wird der Grenzverlauf verschieden gezeichnet, ohne eine eindeutige Kontur aufzuweisen.

Angesichts der oben genannten Inflation von „Süchten" dürfte die Schnittmenge der unterschiedlichen Vorstellungen von „Sucht" immer kleiner werden, während „Sucht" aber zugleich als Bezeichnung reproduziert wird, die unterschiedlichste partikulare Vorstellungen umschließt. Der Signifikant „Sucht" sagt also zugleich Vieles und (beinahe) nichts aus: Er ist ein „leerer Signifikant" im Sinne Laclaus (2010, S. 65 ff.). Dies verweist einerseits darauf, dass der Suchtdiskurs nicht (ab-) geschlossen bzw. fixiert werden kann, d. h. die Bestimmung von „Sucht" erweist sich als grundsätzlich kontingent. Anderseits „ermöglicht die Entleerung des Signifikanten der ‚Sucht', dass sich die unterschiedlichsten Professionen, Disziplinen und Institutionen mit ihren spezifischen (partikularen) Interessen und Vorstellungen unter ihrem Dach versammeln können" (Schmidt-Semisch 2016), weil sie alle an dem – scheinbar – gleichen Problem bzw. Thema arbeiten. Welche der beteiligten Interessengruppen sich dabei faktisch durchzusetzen und ihre Vorstellungen vom „richtigen" Leben allgemein verbindlich zu machen vermag, entscheidet sich vor allem daran, ob es der Gruppe gelingt, eine Diskursposition zu erlangen, die ihre Verfügungsmacht über den leeren Signifikanten der „Sucht" absichert. Gelungen ist dies in den vergangenen Jahrzehnten insbesondere den Protagonisten eines medizinisch-naturwissenschaftlichen Suchtkonzeptes: Im Ergebnis haben sie erfolgreich ein durch international verbreitete nosologische Manuale (DSM, ICD) abgestütztes Interpretationsmuster entstehen lassen, „dessen diagnostische und therapeutische Gültigkeit und Zuständigkeit praktisch nicht in Zweifel gezogen wird"; vielmehr scheint es aufgrund „seiner naturwissenschaftlichen Diktion mit einer gleichsam ‚natürlichen Objektivität' ausgestattet zu sein" (Dollinger und Schmidt-Semisch 2007, S. 9).

„Sucht" weist damit ein ambivalentes Verständnis auf: Sie wird in hohem Maße medizinisch-naturwissenschaftlich konzeptualisiert und entsprechende Experten und Fachkräfte besitzen entscheidende Definitionsmacht, wenn über „Sucht" gesprochen wird. Zugleich ist das Suchtkonzept so weit verbreitet und so tief in unterschiedliche Alltags- und Fachkontexte eingedrungen, dass es im Grunde nicht viel mehr aussagt, als das, was Uchtenhagen (2005, S. 8) als populäres Verständnis der Sucht bezeichnet: Demnach ist

„Sucht (...) ein Verhalten, über das der Betroffene die Kontrolle verloren hat". Eingeschrieben in ein solchermaßen weites Verständnis von Sucht greift die partikulare medizinisch-naturwissenschaftliche Rationalität auf immer mehr Bereiche des Alltagshandelns zu. Man kann diese paradoxe Entwicklung einer gleichzeitigen Medikalisierung und Verwässerung von „Sucht" als einen steten Prozess der Pathologisierung beschreiben, der immer mehr Verhaltensweisen mit der Krankheit „Sucht" konnotiert – und der im Zuge von Prävention sukzessive mehr ‚unscheinbare' Verhaltens- und Lebensweisen in den Blick nimmt. In dem Moment, in dem „Sucht" als Deutungsfolie anerkannt wird und Noch-Nicht-Pathologien definiert, gerät die entsprechende medizinisch-naturwissenschaftliche Haltung zum vorherrschenden Interpretationsmodus von Normalität (und nicht nur ihrer Abweichung). Der Suchtdiskurs greift damit auf eine Vielzahl von Verhaltensweisen zu, über die eine Person die Kontrolle zwar nicht verloren hat, bei denen dies aber der Fall sein könnte (was letztlich für alles zutreffen kann). Dies zeigt erneut, dass das gegenwärtig vorherrschende Suchtverständnis nicht nur „Sucht" einschließt, sondern auch Verhaltensspektren umfasst, die ebenso als unproblematisch angesehen werden könnten. Für den Medikalisierungs-Kritiker Ivan Illich (1995, S. 71) ist dies nur folgerichtig, denn sobald „eine Gesellschaft sich zur präventiven Treibjagd auf die Krankheit rüstet, nimmt die Diagnose epidemische Formen an."

4 Fazit: Doing drugs, doing addiction

„(My ex-wife) said, like ‚If you get off heroin now, I'd come back,' you know, but I'm happy the way I am. I'm just happy to plod along, and I know I've got a habit. I'm at the stage now where I'm resigned to the fact that I'm an addict and I'm going to be an addict to the day I die, and nothing is going to change that" (Maruna 2001, S. 76).

Dieses Zitat entstammt einem Interview, das der Kriminologe Shadd Maruna mit Personen führte, die eine lange Kriminalitätskarriere aufweisen. Konkret entstammt es einem Interview mit einem Mann, der es nicht oder noch nicht geschafft hatte, aus dieser Karriere auszusteigen (sog. „persister"). Man kann die Passage auf zwei Arten lesen: einerseits als die ehrliche Darstellung eines Menschen, der für sich akzeptiert, dass er drogenabhängig ist. Er schreibt sich keine Möglichkeiten und keine Motivation zu, auf Heroin in Zukunft zu verzichten, da die Droge zu stark ist. Andererseits aber kann man die Narration – was auch Maruna annimmt – als aktive Konstruktion der Geschichte eines individuellen Lebens lesen, in der das kulturelle Konzept „Sucht" eine entscheidende Bedeutung übernimmt.

Die beiden Lesarten stimmen mit den oben pointierten Suchtkonzepten überein: einerseits dem medizinisch-naturwissenschaftlichen, andererseits dem sozialwissenschaftlich-kulturtheoretischen. Die Differenzen sind offenkundig. Im einen Fall ist der Konsument das wehrlose Opfer einer übermächtigen Droge. Er bedarf der Experten, um sich aus seiner substanz-induzierten Kontrolllosigkeit zu befreien. Im anderen Fall verwendet der Erzähler die einer Substanz zugeschriebenen Bedeutungen, um seine gegenwärtige Situation, ihre Hintergründe und seine Zukunftserwartungen plausibel zu machen. Er nutzt die starken Semantiken der Droge und der Abhängigkeit, um sich verständlich zu machen und um seine – offenkundig prekäre – Lage anderen zu erklären.

„To do drugs" bedeutet im Englischen, Drogen zu nehmen. Es hat aus unserer Sicht Vorteile, das „doing" entsprechend neuerer sozialwissenschaftlicher Positionen auch im Falle von Drogenkonsum breiter auszulegen, und zwar als kulturell eingebettete Praxis der performativen Herstellung von Wirklichkeit (vgl. ausführlicher Schmidt-Semisch 2010). So werden Ambivalenzen, Kontingenz und Machtverhältnisse sichtbar, die gerade bei Drogenkonsum und „Sucht" oftmals ausgeblendet sind. „Sucht" erscheint damit nicht mehr als etwas, das ein überfordertes Subjekt gewissermaßen überfällt und kontrollos zurücklässt. Vielmehr wird sie eine im Einzelfall ‚sinnvolle', aber auch von Nebenfolgen begleitete Interpretation, an deren Herstellung zahlreiche Akteure und Instanzen beteiligt sind. „Sucht" wird damit gleichsam in die Gesellschaft zurückgeholt. Und Gleiches gilt für Drogenkonsumenten wie den von Maruna interviewten „Abhängigen". Sie werden grundlegend durch kulturelle Deutungen hergestellt.

Literatur

Akers, R. L. (1991). Addiction: The Troublesome Concept. *Journal of Drug Issues, 21*(4), 777–793.
Becker, H. S. (1973). *Außenseiter. Zur Soziologie abweichenden Verhalten*. Frankfurt a. M.: S. Fischer.
Berger, P.L., & Luckmann, T. (2013). *Die gesellschaftliche Konstruktion der Wirklichkeit*. Frankfurt a. M.: Fischer Taschenbuch Verlag.
Coyle, M. J. (2013). *Talking criminal justice*. London/New York: Routledge.
Davies, J. B. (1992). *The myth of addiction. An application of the psychological theory of attribution to illicit drug use*. Amsterdam: Harwood Academic Publishers.
Dollinger, B., & Schmidt-Semisch, H. (2007). Reflexive Suchtforschung: Perspektiven der sozialwissenschaftlichen Thematisierung von Drogenkonsum. In B. Dollinger & H. Schmidt-Semisch (Hrsg.), *Sozialwissenschaftliche Suchtforschung* (S. 7–34). Wiesbaden: VS-Verlag.
Dollinger, B., Rudolph, M., Schmidt-Semisch, H., & Urban, M. (2014). Konturen einer Allgemeinen Theorie der Kriminalität als kulturelle Praxis (ATKAP). Poststrukturalistische Perspektiven. *Kriminologisches Journal, 46*, 67–88.
Drogenbeauftragte der Bundesregierung (2015). Sucht und Drogenbericht 2015. Berlin.
Herwig-Lempp, J. (1994). *Von der Sucht zur Selbstbestimmung. Drogenkonsumenten als Subjekte*. Dortmund: Verlag modernes Leben.
Hess, H., Kolte, B., & Schmidt-Semisch, H. (2004). *Kontrolliertes Rauchen. Tabakkonsum zwischen Verbot und Vergnügen*. Freiburg: Lambertus.
Illich, I. (1995). *Die Nemesis der Medizin. Die Kritik der Medikalisierung des Lebens* (4., überarb. u. erg. Aufl.). München: Verlag C.H. Beck.
Laclau, E. (2010). *Emanzipation und Differenz*. Wien/Berlin: Turia & Kant.
Levine, H. G. (1996). Die Entdeckung der Sucht – Wandel der Vorstellungen von Trunkenheit in Nordamerika. In H. Gros (Hrsg.), *Rausch und Realität. Eine Kulturgeschichte der Drogen* (Bd. 1, S. 111–118). Stuttgart: Ernst Klett Verlag.
Lindesmith, A. R. (1938). A sociological theory of drug addiction. *American Journal of Sociology, 44*, 593–613.
Marlatt, G. A. (1978). Behavioral assessment of social drinking and alcoholism. In G. A. Marlatt & P. E. Nathan (Hrsg.), *Behavioral approaches to alcoholism* (S. 35–37). New Brunswick: Rutgers Centre of Alcohol Studies.
Maruna, S. (2001). *Making good. How ex-convicts reform and rebuild their lives*. Princeton: American Psychological Association.
Nolte, F. (2007). „Sucht" – zur Geschichte einer Idee. In B. Dollinger & H. Schmidt-Semisch (Hrsg.), *Sozialwissenschaftliche Suchtforschung* (S. 47–58). Wiesbaden: VS-Verlag.
Peele, S. (1989). *Diseasing of America. Addiction treatment out of control*. Lexington: Houghton Mifflin.
Reinarman, C. (2005). Sucht als Errungenschaft. Die diskursive Konstruktion gelebter Erfahrung. In B. Dollinger & W. Schneider (Hrsg.), *Sucht als Prozess. Sozialwissenschaftliche Perspektiven für Forschung und Praxis* (S. 23–42). Berlin: VWB.
Rumpf, H.-J. (2012). Die Grenzen des Suchtbegriffs. *Sucht, 58*, 81–83.
Rumpf, H.-J., & Kiefer, F. (2011). DSM-5: Die Aufhebung der Unterscheidung von Abhängigkeit und Missbrauch und die Öffnung für Verhaltenssüchte. *Sucht, 57*, 45–48.
Rumpf, H.-J., & Mann, K. (2015). ICD-11: Was können wir für Suchtforschung und Suchttherapie erwarten? *Sucht, 61*, 123–125.
Scheerer, S. (1995). *Sucht*. Reinbek: Rowohlt.
Schmidt-Semisch, H. (2010). Doing Addiction. Überlegungen zu Risiken und Nebenwirkungen des Suchtdiskurses. In B. Paul & H. Schmidt-Semisch (Hrsg.), *Risiko Gesundheit. Zu Risiken und Nebenwirkungen der Gesundheits-gesellschaft* (S. 143–162). Wiesbaden: VS-Verlag.
Schmidt-Semisch, H. (2016). „Sucht" als leerer Signifikant: Zur Pathologisierung und Medikalisierung von Alltagsverhalten. In R. Anhorn & M. Balzereit (Hrsg.), *Handbuch Therapeutisierung und Soziale Arbeit*. Wiesbaden: Springer VS (im Erscheinen).
Schmidt-Semisch, H., Dollinger, B. (2016). Sucht. In R. Gugutzer, G. Klein & M. Meuser (Hrsg.), *Handbuch Körpersoziologie*. Wiesbaden: Springer VS.
Spode, H. (1993). *Die Macht der Trunkenheit. Kultur- und Sozialgeschichte des Alkohols in Deutschland*. Opladen: Leske u. Budrich.
Uchtenhagen, A. (2000). Störungen durch psychotrope Substanzen: ein Überblick. In A. Uchtenhagen & W. Zieglgänsberger (Hrsg.), *Suchtmedizin. Konzepte, Strategien und therapeutisches Management* (S. 3–7). München/Jena: Urban & Fischer.
Uchtenhagen, A. (2005). „Sucht ist ein Verhalten ..." In atrupi. Das Kundenmagazin der Atrupi-Krankenkasse 4, 8–9.
Wassenberg, K. (1994). Die historischen Wurzeln des Deutungsmusters Suchtkrankheit. In FDR–Berichte, Sonderheft Drogenforschung, 2–4.
Zinberg, N. E. (1984). *Drug, set and setting. The basis for controlled intoxicant use*. New Haven/London: Yale University Press.

Gender und psychoaktive Substanzen

Heino Stöver

Zusammenfassung

Frauen und Männer, Mädchen und Jungen haben je ihre eigenen Formen, ihr Geschlecht zu inszenieren und Weiblichkeits- bzw. Männlichkeitsformen zu konstruieren. Im Gesundheitsverhalten, insbesondere im Bereich substanzbezogene Störungen, v. a. Suchterkrankungen, weisen Frauen und Männern zwar Gemeinsamkeiten, aber auch sehr viele Unterschiede in den Ursachen, Konsummotiven, -gründen, -anlässen, den Ausprägungen und Verläufen auf. Dieser Artikel gibt sowohl einen Einblick in Geschlechteridentitätskonstruktion durch den Konsum von illegalen Drogen und Alkohol „Doing gender with drugs", als auch in den aktuellen Diskurs der gendergerechten Suchtarbeit. Der Fokus liegt hierbei auf dem, in Praxis und Wissenschaft eher unterrepräsentierten Thema „Mann und Sucht".

Schlüsselwörter

Gender · Suchthilfe · Männerspezifische Angebote · Genderaspekte · Suchtarbeit · Geschlechteridentität · Drogen · Sucht

H. Stöver (✉)
FB 4: Soziale Arbeit und Gesundheit, Frankfurt University of Applied Sciences, Frankfurt am Main, Deutschland
E-Mail: hstoever@fb4.fh-frankfurt.de

Inhalt

1 Einleitung 41
2 Geschlechtsspezifische Ursachen, Verlaufs- und Beendigungsformen 42
3 Warum gibt es so viele Jungen/Männer, die substanzbezogene Störungen aufweisen? ... 43
4 Exkurs: Drogen machen Sinn – auch zur Konstruktion von Geschlechtsidentität 44
5 Wie gendersensibel arbeitet die Suchtkrankenhilfe? 46
Literatur 47

1 Einleitung

Frauen und Männer, Mädchen und Jungen haben je ihre eigenen Formen, ihr Geschlecht zu inszenieren und Weiblichkeits- bzw. Männlichkeitsformen in einer Welt zu konstruieren, die voll kulturell fest gefügter Erwartungen und Anforderungen an das Verhalten beider Geschlechter ist. Insbesondere im Gesundheitsverhalten zeigen sich beide Geschlechter sehr unterschiedlich, bezogen auf Wahrnehmungen, ‚Zur-Sprache-bringen' von Störungs-/Krankheitssymptomen, Gesundheitsbewusstsein (z. B. Risiko-/Gefahrenabschätzung), Inanspruchnahme von Vorsorge-Untersuchungen (Rohe 1998) und Arbeitsunfähigkeiten (DAK 2008). Männer bemerken Krankheitszeichen nicht nur später, sie negieren diese auch oft und gehen demgemäß seltener zum Arzt. Zusätzlich gibt es wichtige Unterscheidungen bezüglich der

Möglichkeiten von Frauen und Männern, Gesundheit zu thematisieren: Mädchen und Frauen sind viel stärker gewöhnt, über ihren Körper zu sprechen, Veränderungen wahrzunehmen, sich darüber vorwiegend mit anderen Mädchen/Frauen auszutauschen und bestimmte Gesundheitsstrategien in diesem Prozess zu entwickeln.

Es gilt heute als fachlich unumstritten, dass substanzbezogene Störungen, v. a. Suchterkrankungen bei Frauen und Männern zwar auch Gemeinsamkeiten, aber sehr viele Unterschiede in den Ursachen, Konsummotiven, -gründen, -anlässen, den Ausprägungen und Verläufen aufweisen.

So sind zum Beispiel zwei Drittel der von illegalen Drogen und Alkohol abhängigen Menschen in Deutschland Männer, bei der Medikamentenabhängigkeit stellt sich dieses Verhältnis genau umgekehrt dar: Zwei von drei Betroffenen sind Frauen. Auch der gesellschaftliche Umgang mit suchtkranken Frauen und Männern ist verschieden. Dies macht unterschiedliche Beratungs- und Behandlungsansätze notwendig. Während sich eine geschlechterdifferenzierte/-sensible Versorgung vor allem von suchtkranken Frauen bereits bewährt hat, jedoch noch nicht dem Bedarf angemessen vorhanden ist, besteht in der geschlechtsspezifischen Beratung und Behandlung von Jungen und Mädchen mit Drogen- und Suchtproblemen ein noch größerer Entwicklungsrückstand.

2 Geschlechtsspezifische Ursachen, Verlaufs- und Beendigungsformen

Die Ursachen, Verlaufs- und Beendigungsformen des (dauerhaften) Konsums psychoaktiver Substanzen lassen sich nur vor dem Hintergrund der Parameter Geschlecht, Alter, sozialer Status, kulturelle Herkunft und ihrer Schnittstellen bzw. ihrer möglichen Überschneidungen (Intersektionalität) verstehen und erklären (Stöver und Vogt 2011). Das „sozial konstruierte Geschlecht" bestimmt zeit- und kulturabhängig, weibliches und männliches Verhalten und v. a. auch Drogenkonsumverhalten. Männer und Frauen bevorzugen unterschiedliche psychoaktive Substanzen, die sie aus unterschiedlichen Gründen konsumieren (Vogt 2004).

Die wichtigsten *Ursachen*, die Frauen zum riskanten und kompulsiven Konsum von Suchtmitteln veranlassen können, sind frühe Gewalt- und Missbrauchserfahrungen mit der Folge, dass die Betroffenen oft die Opferrolle annehmen. Das kann eine lebenslange Viktimisierung zur Folge haben. Weitere wichtige Faktoren sind gesellschaftliche Rollenerwartungen, die oft einengend und überfordernd sind (Meyer 2000). Dazu kommen beruflich-familiäre Mehrfachbelastungen (Vereinbarkeit von Beruf, Familie und Haushalt) und damit zusammenhängende Beschränkungen auf der sozialen Mikro-, Meso- und Makroebene. Von zentraler Bedeutung sind zudem männliche Partner mit Drogenproblemen, mit denen Frauen sowohl beim Einstieg in den abweichenden Konsum von psychoaktiven Drogen als auch während einer Abhängigkeit und auch nach einer Behandlung überdurchschnittlich häufig zusammenleben. Das erhöht ihr Risiko, selbst drogenabhängig zu werden und zu bleiben.

Bei Männern sind andere Faktoren prägend (Heinzen-Voß und Stöver 2016; Vosshagen 2016; Jacob und Stöver 2006). Auch bei ihnen kommen Erfahrungen von Gewalt (überwiegend begangen von anderen Männern oder Jungen) und Vernachlässigung in der Kindheit zentrale Bedeutung für ihre weitere psychosoziale Entwicklung zu (Lenz 2016). Im Unterschied zu Mädchen und Frauen übernehmen die betroffenen Jungen nicht die Opfer- sondern viel häufiger die Täterrolle, d. h. sie werden selbst gewalttätig. Der Konsum von Drogen, der sich für alle Jungen und Männer ideal dazu eignet, Männlichkeitskonstruktionen herzustellen und auszuleben (Stöver 2006; Jacob und Stöver 2009), kann Gewaltausbrüche herbeiführen, die entlastende Funktionen haben können. Dazu kommen gesellschaftliche Rollenerwartungen mit starken Erfolgsorientierungen an das Erwerbsarbeitsleben, was z. B. zu Erfolgsdruck und Überforderung führen kann. Die Kehrseite davon sind Erfahrungen von Schwäche und Ohnmacht, die aber keinen adäquaten Ausdruck finden, sondern unterdrückt werden müssen. Damit ist die klassische männliche Biografie sehr eindimensional ausgerichtet und somit sehr störanfällig.

Rausch, Drogenkonsum und Sucht sind Phänomene, die unmittelbar mit der Konstruktion von

Männlichkeiten verbunden sind: Ein ‚ganzer Kerl', ‚trinkfest' zu sein und ‚Stehvermögen' zu zeigen sind männliche Attribute, die nicht akzidentell ‚passieren', sondern die permanent gemacht werden, wesentliche Bestandteile männlicher Identitätskonstruktionen und Risikobiografien sind. Die epidemiologische Verteilung bei (heranwachsenden) Männern und auch die damit verbundenen Häufigkeiten individueller und gesellschaftlicher Schädigungen ist daher kein Zufall:

Frauen verheimlichen ihr Trinken in größerem Umfang als Männer. Als Grund hierfür werden von ihnen in der Regel starke Schuld- und Schamgefühle angegeben (Vogelgesang 2016).

Trauma besitzt insbesondere für suchtmittelabhängige Frauen eine geschlechtsspezifische Relevanz. „Einerseits zeigen weibliche Personen mit Substanzmissbrauch auf dem Hintergrund interpersoneller Gewalterfahrungen in der Biografie häufig ein Symptomspektrum von umfassenden komplexen Traumafolgen. Dieses ist gekennzeichnet durch Ängstlichkeit, Depressionen, Somatisierung, Posttraumatische Belastungsstörungen, Dissoziation, maladaptive Bewältigungsstrategien und weitreichende psychosoziale Beeinträchtigungen (...). Auf der anderen Seite stellen Gewalterfahrungen im Kindes- und Jugendalter einen wesentlichen Risikofaktor für die Suchtentwicklung von Frauen dar (Najavits et al. 1997; Langeland und Hartgers 1998; Simpson und Miller 2002; Teunißen und Voigt 2016).

Der Konsum von Drogen dient insbesondere Frauen als eine Möglichkeit der Selbstmedikation von posttraumatischen Belastungssymptomen, wie belastendes Wiedererleben von Traumafragmenten, anhaltende Übererregung oder dissoziative Erlebnisweisen.

Auch der *Verlauf und die Beendigung von Abhängigkeiten* von Drogen (legalen wie illegalen) kann nur geschlechtersensibel verstanden werden. Männer werden häufiger als Frauen von Drogen abhängig, sie haben längere Drogenkarrieren, kommen erst nach längeren Phasen des exzessiven Konsums in eine professionelle Beratung oder Behandlung, verfügen über weniger protektive Kräfte und psycho-soziale Schutzmechanismen. Frauen werden früher als Männer auffällig und kommen daher auch nach kürzeren Phasen des exzessiven Konsums in eine professionelle Behandlung (Vogt und Sonntag 2007). Die Sterblichkeit bei der Alkoholkrankheit ist für betroffene Frauen um den Faktor 4,6 erhöht, wohingegen männliche Alkoholiker gegenüber der nicht alkoholabhängigen männlichen Allgemeinbevölkerung ein 1,9-fach erhöhtes Sterblichkeitsrisiko aufweisen (John 2013; Vogelgesang 2016).

Die Behandlungsforschung belegt, dass Frauen und Männer heute gleichermaßen von den verschiedenen suchttherapeutischen Interventionen profitieren (Vogt 2010). Die Chancen von Männern, nach einer Behandlung entweder auf den Konsum von Drogen zu verzichten oder diesen zu kontrollieren, sind insofern besser als die der Frauen, da sie viel häufiger mit weiblichen Partnern zusammenleben, die keine Drogenprobleme haben und die sie in der Phase der Genesung sehr oft und nachhaltig positiv unterstützen.

Unter Männern, die Sex mit Männern haben (MSM), wird in letzter Zeit ein erhöhter Drogenkonsum – insbesondere von synthetischen Drogen (Club Drugs) – festgestellt (Deimel et al. 2016; ZIS 2014; Bochow et al. 2012), der im Kontext von sexuellen Handlungen steht. Dieser sogenannte Chemsex wird mit einem sexuellen Risikoverhalten und einer Verbreitung von Infektionskrankheiten (v. a. HIV) assoziiert (Bourne et al. 2015a, b; Dirks et al. 2012).

3 Warum gibt es so viele Jungen/Männer, die substanzbezogene Störungen aufweisen?

Sucht ist neben Gewalt ein wesentlicher Bezugsrahmen für Männlichkeitskonstruktionen und Männlichkeitsinszenierungen. Einfluss von und Mythen über Drogen bedienen bzw. kompensieren Vorstellungen tradierter Männlichkeitsbilder von Vitalität, Tatendrang und Wertvorstellungen von Erfolg, Geld und Status.

Drogen spielen in männlichen Lebenskonzepten eine herausragende Rolle als Demonstrationsmittel von Stärke, als Anti-Stressmittel, als Symbol von Grenzüberschreitung und Gefährlichkeitssuche, als Kommunikations- oder Rückzugsmittel oder als soziales Schmiermittel überhaupt. Aber über psychotrope Substanzen hinausgehend gerät auch der männliche Körper (wieder) in den Fokus von Männlichkeitsdemonstration: Gestählte Körper drücken als Muskelpanzer Immunität gegenüber zunehmend geforderter Sensibilität und fürsorglicher Verantwortungsübernahme in der Partnerschaft, Kinderversorgung, Familie und im Haushalt aus. Die Auswirkungen und die Funktion der Einnahme anaboler-androgener Steroide und Stimulanzien bei Männern sind zwar augenfällig aber weitgehend unerforscht. Auch pathologisches Glücksspiel ist vor allem eine Männerdomäne. Damit verbindet sich der große männliche Traum von Größe durch Geld.

Der Konsum psychotroper Substanzen, ob gelegentlich oder dauerhaft, moderat oder exzessiv, scheint für viele Jungen und (junge) Männer ein probates Mittel grundsätzliche Probleme wie Sprachlosigkeit, Ohnmacht, Isolation, Bedeutungsverlust, Armut oder Identitätskrise für einige Zeit zu lösen. Auf Dauer genommen verschärfen sich jedoch viele Probleme durch nicht mehr zu ignorierende gesundheitliche, soziale oder familiäre Folgen. Jungen und Männer sind bei Problemen resultierend aus Alkohol- und Drogenabhängigkeit besonders stark betroffen. Gleichzeitig sind ihre Fähigkeiten, Ressourcen und Aussichten diese Problematik zu bewältigen unterentwickelt – angefangen bei der geringeren und oft sehr späten Inanspruchnahme von Hilfeangeboten, bis hin zu der gefühlten und gefürchteten Erosion des eigenen Männlichkeitskonzeptes, nicht zu sprechen von geringeren Kommunikations- und Kooperationskompetenzen: „Lonesome Cowboy" bedeutet immer noch für viele Männer, alles mit sich abzumachen und Hilfe anderer als Stärkeeinbruch zu erleben.

4 Exkurs: Drogen machen Sinn – auch zur Konstruktion von Geschlechtsidentität

„Drogengebrauch ist Grenzgang zwischen Zivilisation und Wildnis, nicht Auswanderung. Nicht indem wir ein anderer werden und bleiben, erfahren wir, wer wir sind, sondern indem wir die Grenzen unserer gewohnten Lebenswelt überschreiten, um als Veränderte zurückzukehren." (Marzahn 1994, S. 46)

Dieser Grenzgang wird von der sozialen und kulturellen Geschlechterkonstruktion bestimmt. Was erwarten wir in der „Zivilisation" von Jungen und Männern und welche „Wildnis" (gleichzusetzen mit Wild-Sein, Kreativität, Unbeugsamkeit) gestehen wir ihnen zu? Wann und wie oft, mit welchen (Sucht-)Mitteln und welcher Art? (Haase und Stöver 2009)

Über die „Zivilisation" und die Erwartung hoher Kontrolle der Affekte bei Männern, und das Stark-Sein-Müssen ist viel geschrieben worden (Stöver 2010).

Der amerikanische Psychotherapeut Herb Goldberg benannte 1979 die sieben maskulinen Imperative von Männlichkeit:

… je weniger Schlaf ich benötige,
… je mehr Schmerzen ich ertragen kann,
… je mehr Alkohol ich vertrage,
… je weniger ich mich darum kümmere was ich esse,
… je weniger ich jemanden um Hilfe bitte und von jemand abhängig bin,
… je mehr ich meine Gefühle kontrolliere und unterdrücke,
… je weniger ich auf meinen Körper achte,
… desto männlicher bin ich.

Es liegt die Vermutung nahe, dass je stärker die Affektkontrolle ist, desto mehr prägen diese Imperative auch die Erfahrungen und die Inanspruchnahme der „Wildnis". So finden männliche Jugendliche und Männer immer wieder Ventile und Möglichkeiten archaische Gefühle in bestimmten Situationen zu erleben: Aggression, Gewalt und alle Formen von Intensitäten werden ausgelebt oder der alltägliche Zeitdruck einfach durch „das sich treiben lassen" aufgehoben. Drogen bieten dabei ideale Medien und Foren und unterstützen diese Erfahrungen. Sie machen Sinn in diesem Konzept, um verborgene, verschüttete und verloren geglaubte Anteile (wieder) erfahren und ausleben zu können: Der Anzugträger, der alkoholisiert im Fußballstadion wüste Beschimpfungen und Drohungen gegenüber anderen Männern ausstößt, aber später bei der Freundin den

Latin-Lover gibt. Kollektiver Tor-Jubel, bei dem sich wildfremde Männer in die Arme fallen und küssen, kann mit einem Male ohne Angst vor Homosexualität geschehen.

Sehr viele positiv besetzte männliche Erfahrungen sind gleichzeitig auch drogenbesetzt. Wir müssen nur Bundeswehrveteranen zuhören, wenn sie von ihren „Heldentaten" berichten. Schauen wir auf männliche Erfahrungen aus der Jugendzeit: kaum auszudenken wie langweilig viele Lebensläufe verlaufen wären, hätte da nicht „König Alkohol" (zeitweise) regiert, oder wären da nicht gefährliche Situationen der Drogenbeschaffung, des Drogenkonsums und der Folgen zu bestehen gewesen.

Selbst komatöse Zustände, in denen sich Männer als „hilflose Personen" befinden (z. B. betrunken im Schnee), geben in der Konstruktion von Männlichkeit noch Sinn: Sie lassen sich auch mal retten – kurz vorm Erfrieren!

Aber auch sehr viele negative Erfahrungen sind drogenbesetzt: Ausbrüche häuslicher Gewalt, allgemein Gewalt der Partnerin/dem Partner gegenüber, Opfer/Täter von Gewalthandlungen mit anderen Männern, polizeiliche Auffälligkeiten, scham- und schuldbesetzte Verhaltensweisen und Handlungen.

Drogen spielen in diesen Prozessen der Konstruktion von Geschlechtsidentitäten eine herausragende Rolle als Demonstrationsmittel von Stärke und Macht, als Anti-Stressmittel, als Symbol von Grenzüberschreitung und Gefährlichkeitssuche, als Kommunikations- oder Rückzugsmittel oder als soziales „Schmiermittel".

Dies alles ist ein Teil von männlicher Geschlechteridentitätskonstruktion gerade und vor allem mit Drogen, „doing gender with drugs": Der Drogenkonsum als Geschlechtsidentität bildende Handlung stellt diese im alltäglichen Handeln ständig neu wieder her und verfestigt sie damit.

Die Bedeutung der Drogen an diesen Prozessen des „doing gender" wird allgemein noch unterschätzt, zumindest nicht entsprechend gewürdigt. Die Erfahrungen der Jungen und Männer werden von ihnen in der Regel zu „heldenhaft" beschrieben, um die tiefer liegende Bedeutung wahrzunehmen und nicht gleich wieder abzutun.

Negativen Erlebnisse werden zudem eher ganz verschwiegen und verdrängt und somit als Geschlechtsidentität bildende Erfahrungen nicht wahrgenommen oder genutzt.

Hinzu kommt, dass im gesellschaftlichen Sprachgebrauch zwischen Verherrlichung und Verteufelung bisher wenig drogenbezogene Alltagsdiskurse bestehen und somit eine Rauscherfahrung sprachlich nur ungenau und wenig differenziert von Jungen und Männern beschrieben werden kann.

Im Laufe der Biografie, von jung bis alt, erfüllt der Drogenkonsum im Prozess der Konstruktion von Männlichkeiten verschiedene Funktionen.

Der Konsum psychotroper Substanzen, ob gelegentlich oder dauerhaft, moderat oder exzessiv, allein oder in Gruppen scheint für viele Jungen und Männer ein probates Mittel der Erlebnis- und/oder Gefühlssteigerung. Die Grenzen des Wachbewusstseins werden im Rausch aufgehoben und Erfahrungen im Rauschzustand intensiver (Freude und Leid, Kollektivität, Gefahren) erlebt. Begegnungen und Aktivitäten werden nur unter Drogeneinfluss begonnen und durchgeführt (z. B. Feste feiern, Tanzen).

Die Steigerung des Zugehörigkeitsgefühls wird durch neue Gemeinschaftserfahrungen möglich. Sind z. B. „Komasaufen/Kampftrinken" oder Kiffen in der Gruppe eher kritisch zu sehen, so können andere Situationen ein verlorenes Zusammengehörigkeitsgefühl durch das gemeinsame Konsumieren von Alkohol oder Cannabis wieder herstellen. Doch der Grat zwischen positiven und grenzüberschreitenden Kollektiverfahrungen ist schmal. Gleichwohl sind es gerade diese Situationen unter Jungen und Männern, die die männliche Geschlechteridentität herausbildet und verfestigt.

Darüber hinaus konsumieren Jungen und Männern vor allem Drogen auch, um Sprachlosigkeit, Ohnmacht, Isolation, Bedeutungsverlust, Armut oder Sinnlosigkeit für einige oder längere Zeit zu bewältigen. Drogen auf Dauer genommen stellen für die Konsumenten einen schwierigen Balanceakt dar: Der ursprüngliche „Kick" und „Kitzel", die oft als sensationell erlebte Ursprungserfahrung der ersten Male ist irgendwann vorbei. Substanzen müssen nun routinierter und gewohnheitsmäßiger eingenommen und von Jungen und jungen Männern in das Alltagsleben integriert werden.

„I took more out of the alcohol than the alcohol took out of me", sagte einmal Winston Churchill. Diese individuelle Kostenrechnung müssen alle Konsumenten von Drogen mit sich selbst aufstellen.

Auf Dauer genommen verschärfen sich jedoch viele Probleme durch nicht mehr zu ignorierende gesundheitliche, familiäre, finanzielle, soziale oder rechtliche Folgen.

Epidemiologisch betrachtet sind Jungen und Männer bei Problemen resultierend aus Alkohol- und Drogenabhängigkeit besonders stark betroffen. Auch wenn sich in einigen Bereichen Angleichungen zwischen den Geschlechtern ergeben (z. B. Tabakkonsum), so sind intensivere, „härtere" Konsummuster zumeist bei Jungen/Männern zu finden.

5   Wie gendersensibel arbeitet die Suchtkrankenhilfe?

Die Sucht- und Drogenhilfe hat sich einerseits in den letzten Jahren stark ausdifferenziert, um Menschen dort zu unterstützen, wo sie den Wunsch entwickeln und ihre Ressourcen mobilisieren können, um aus der Sucht oder dem problematischen Drogenkonsum heraus zu kommen. Denn: ebenso vielfältig wie die Wege in die Sucht, sind die Wege wieder heraus und ebenso vielfältig müssen die Unterstützungen auf den einzelnen Gebieten der Suchthilfe sein. Der Erfolg und die Wirksamkeit der Suchtarbeit hängt maßgeblich davon ab, wie zielgruppengenau, bedarfsorientiert und lebensweltnah sie ihre Angebote ausrichtet, um den unterschiedlichen Erfahrungen und Bedürfnissen der Hilfesuchenden besser gerecht zu werden. Wissenschaftliche Zugänge zur Erklärung von Drogenkonsum, Projekte zur zielgenauen Prävention, lebensweltnahen Beratung, bedarfsgerechten Therapie und Nachsorge von Drogenkonsument/innen sind dringend indiziert.

Trotz aller gelungenen Ausdifferenzierung in wichtigen Arbeitssegmenten wird eine geschlechterspezifische Suchtarbeit jedoch noch immer mit „frauengerechten Angeboten" gleichgesetzt, in der stillschweigenden Übereinkunft: „Sucht-/ Drogenarbeit minus frauenspezifischer Arbeit muss gleich männerspezifisch sein." Diese geschlechtsnegierende Sicht auf das Phänomen Sucht in allen Facetten wird jedoch kontrastiert durch Erkenntnisse, dass auch männlicher Drogenkonsum besondere Ursachen hat, dass die Inanspruchnahme von Vorsorge-/Hilfe- und Beratungsangeboten von Männern begrenzt ist, dass der individuelle Suchtverlauf und -ausstieg, die Kontrolle über Drogen sowie die soziale Auffälligkeit geschlechtsspezifische Besonderheiten aufweist.

Es gilt heute als fachlich unumstritten, dass eine gendersensible Suchtarbeit ein Qualitätsausweis von Prävention, Beratung, Behandlung und Nachsorge von Suchterkrankungen darstellt. Ebenso wie Alter, Soziale Herkunft, ethnische Hintergründe bildet die Kategorie Geschlecht einen zentralen Bestandteil von patienten-/klientengerechter, d. h. zielgruppenspezifischer und lebensweltnaher Suchtkrankenarbeit.

Allerdings ist nach allgemeiner Einschätzung die Suchtkranken-/gefährdetenhilfe nicht ausreichend auf geschlechtsspezifische Hilfebedarfe ausgerichtet (Schu et al. 2016).

Während das Thema „Frau und Sucht" mehr als 30 Jahren in Praxis und Wissenschaft Berücksichtigung findet (u. a. Tödte und Bernard 2016; Merfert-Diete und Soltau 1986; Vogt 2004; Zenker 2005; Vogelgesang 2016), ist das Thema „Mann und Sucht" eher unterrepräsentiert. Das hat damit zu tun, dass sich die traditionelle Suchthilfe am „Mann als die Norm" orientiert (hat), ohne jedoch eine kritisch-reflexive Sichtweise auf die männliche Geschlechtsrolle einzubeziehen. Immer noch wird geschlechtergerechte Suchtarbeit häufig mit frauenspezifischen Angeboten gleichgesetzt. Unter Betrachtung des Gedankens des Gender Mainstreaming darf die Geschlechtsspezifik nicht mehr allein Frauensache sein. Auch für den Suchtbereich gilt, dass Genderaspekte Frauen und Männer gleichermaßen betreffen (Heinzen-Voß und Ludwig 2016).

Es findet zwar seit einigen Jahren eine Auseinandersetzung mit der Kategorie „Geschlecht" für die männerspezifische Suchtarbeit statt (u. a. Graf et al. 2006; Klingemann 2006; Stöver 2007; Vosshagen 2016), allerdings existieren in der Praxis nur wenige männerspezifische Beratungs- und Behandlungskonzepte. In Beratung und Therapie von abhängigen Männern werden Themen wie Aggression, Gewaltimpulse, Einsamkeit, Sexualität, Angst, Trauer, Leistungsbereitschaft und Scham häufig tabuisiert und/oder werden entweder durch die überwiegend weiblichen Mitarbeiterinnen nicht angemessen thematisiert und/oder durch die Einrichtungsleitung nicht genügend fokussiert. Durch eine geschlechtergerechte Suchtarbeit kann für Männer der Weg zu einem besseren Umgang mit der Suchtmittelabhängigkeit geebnet werden, indem Bedingungen hergestellt werden, die es den Männern erlauben, „unmännliche" Verhaltensweisen und Gefühle zulassen zu können (Vosshagen 2016). Auch Männer brauchen einen geschützten Raum, um die schädigenden und stärkenden männlichen Verhaltensweisen zu erkennen, zu verarbeiten, zu verändern und neue Lebensentwürfe für ein Leben ohne Suchtmittelmissbrauch entwickeln zu können (Stöver et al. 2009).

Schu et al. (2014, 2016) zeigen in ihrer differenzierten „Gender-Analyse" in Suchthilfe, Suchtmedizin und Suchtselbsthilfe in Nordrhein-Westfalen (NRW) insgesamt auf, dass trotz einer überdurchschnittlich förderlichen Situation in NRW der genderbezogene Output im bevölkerungsreichsten Bundesland Deutschlands begrenzt ist: „Zwar bemüht NRW sich mehr als viele andere Bundesländer um gendergerechte Suchtarbeit, doch bleibt vieles unverbindlich und wird Richtlinienkompetenz nicht in Vorgaben übersetzt. ... Es wurden gute Materialien erarbeitet, die auf der Höhe der Fachdiskussion sind. Gleichwohl bestehen für Gender Mainstreaming und gendersensibles Arbeiten keine landesweiten, klaren und einheitlich verstandenen Begrifflichkeiten und es gibt kein gemeinsames Verständnis von Gender Mainstreaming und gendersensiblem Arbeiten – weder in den Einrichtungen noch auf Landesstellenebene. Trotzdem: Es gibt einzelne Einrichtungen und nicht wenige Fachleute in Suchtprävention, Suchthilfe und Suchtselbsthilfe, die sich beispielhaft für eine gute gendersensible Arbeit engagieren."

Das strukturelle Problem in der mangelnden Thematisierung von Genderthemen liegt darin, dass überwiegend weibliche Fachkräfte (oft jung) eine überwiegend männliche (und häufig ältere) Klientel beraten und behandeln – ohne darauf entsprechend vorbereitet zu sein

Doch ist Genderorientierung in der Suchthilfe kein Sonderthema – Genderorientierung ordnet sich theoretisch in das Diversity-Konzept ein und sollte Standard einer professionellen, zielgruppenbezogenen Arbeit sein.

Im Sinne einer Qualitätsverbesserung sowie der Zielgenauigkeit Sozialer Arbeit in der Suchthilfe muss der Wert von gendergerechter/sensibler Arbeit und ihre Bedeutung für die Qualitätsverbesserung stärker betont werden – nicht nur bei den Hilfeeinrichtungen, sondern auch bei den EinrichtungsleiterInnen, den Kostenträgern (z. B. Krankenkassen und Rentenversicherer).

Für genderbewußte Arbeit existieren bereits sehr brauchbare Vorlagen (Zenker 2016), Leitlinien, Handlungsempfehlungen (LWL 2006; Tödte und Bernard 2016) etc.

Die komplexen Situationen und Kontextbedingungen in denen sich vor allem drogenkonsumierende Männer die Sex mit Männern befinden, erfordern gezielte und interdisziplinäre Zugänge sowohl in der Prävention als auch in der Beratung und Behandlung dieser Männer. Es bedarf daher einer Verschränkung von Suchtkrankenhilfe, HIV-Schwerpunktpraxen, AIDS-Hilfen und Schwulenberatungen auf lokaler Ebene. Da der Drogenkonsum und die damit verbundenen Konsummotive der Männer, die Sex mit Männern haben (MSM) in einem deutlichen Zusammenhang mit ihrem Sexualverhalten steht, muss eine Suchttherapie in diesem Kontext zwingend den Themenkomplex männliche Sexualität und Homosexualität einbinden. Ebenso sollten die unterschiedlichen Formen und Spielarten der jeweils gelebten Sexualität berücksichtigt werden.

Literatur

Bochow, M., Lenuweit, S., Sekuler, T., & Schmidt, A. (2012). *Schwule Männer und HIV/AIDS. Lebensstile, Sex, Schutz- und Risikoverhalten*. Berlin: Deutsche AIDS Hilfe.

Bourne, A., Reid, D., Hickson, F., Torres-Rueda, S., & Weatherburn, P. (2015a). Illicit drug use in sexual settings ("chemsex") and HIV/STI transmission risk behaviour among gay men in South London: Findings from a qualitative study. *Sexually Transmitted Infections, 91*(8), 564–568. doi:10.1136/sextrans-2015-052052.

Bourne, A., Reid, D., Hickson, F., Torres-Rueda, S., Steinberg, P., & Weatherburn, P. (2015b). „Chemsex" and harm reduction need among gay men in South London. *The International Journal on Drug Policy, 26*(12), 1171–1176. doi:10.1016/j.drugpo.2015.07.013.

DAK. (2008). *Gesundheitsreport 2008*. Analyse der Arbeitsunfähigkeitsdaten. Schwerpunktthema Mann und Gesundheit. DAK-Zentral Selbstverlag.

Deimel, D., Gebhardt, V., & Stöver, H. (2016). Drogenkonsum bei Männern, die Sex mit Männern haben. Eine Übersichtsarbeit zum Gesundheitsverhalten und syndemischer Faktoren. In D. Heinzen-Voß & H. Stöver (Hrsg.), *Gender und Rausch: Gendersensible Suchtarbeit*. (Im Druck).

Dirks, H., Esser, S., Specka, M., & Scherbaum, N. (2012). Suchtmittelkonsum bei homo- und bisexuellen Männern. *Sucht, 58*(4), 237–246.

Graf, M., Annaheim, B., & Messerli, J. (2006). Sucht und Männlichkeit. Grundlagen und Empfehlungen. Herausgegeben von der Schweizerischen Fachstelle für Alkohol- und andere Drogenprobleme. Lausanne. (Selbstverlag).

Haase A., & Stöver, H. (2009). Sinn und Funktion exzessiven Drogengebrauchs bei männlichen Jugendlichen – zwischen Risikolust und Kontrolle. In: J. Jacob & H. Stöver (Hrsg.), Männer imRausch. Konstruktionen und Krisen von Männlichkeiten im Kontext von Rausch und Sucht. Reihe Studien interdisziplinäre Geschlechterforschung. Bielefeld: transcript-Verlag.

Heinzen-Voß, D., & Ludwig, K. (2016). Empfehlungen: Genderaspekte in Institutionen der Suchthilfe. In D. Heinzen-Voß & H. Stöver (Hrsg.), *Geschlecht und Sucht. Wie gendersensible Suchtarbeit gelingen kann* (S. 9 ff.). Lengerich: Pabst Science Publishers.

Heinzen-Voß, D., & Stöver, H. (2016). *Geschlecht und Sucht. Wie gendersensible Suchtarbeit gelingen kann*. Lengerich: Pabst Science Publishers.

Jacob, J., & Stöver, H. (2006). *Sucht und Männlichkeiten – Entwicklungen in Theorie und Praxis der Suchtarbeit*. Wiesbaden: VS-Verlag.

Jacob, J., & Stöver, H. (2009). Männer im Rausch. Konstruktionen und Krisen von Männlichkeite im Kontext von Rausch und Sucht. Reihe Studien interdisziplinäre Geschlechterforschung.Bielefeld: transcript-Verlag.

John, U. (2013). Exzess mortality of alcohol-dependent individuals, after 14 years and mortality predictors based on treatment participation and severity of alcohol dependence. *Alcoholism: Clnical Experimental Research, 37*(1), 156–163.

Klingemann, H. (2006). Sucht, Männergesundheit und Männlichkeit – ein neu entdecktes Thema. *Abhängigkeiten, 2/2006*(12), 33–76.

Landschaftsverband Westfalen-Lippe (LWL). (2006). Leitfaden zur männerspezifischen Sucht- und Drogenarbeit – Handlungsempfehlungen für die Praxis. Landschaftsverband Westfalen-Lippe: Koordinationsstelle Sucht.

Langeland, W., & Hartgers, C. (1998). Child sexual and physical abuse and alcoholism: A review. *Journal of Studies on Alcohol, 59*, 336–348.

Lenz, H.-J. (2016). Mann oder Opfer? Erkundungen im Feld von männlicher Gewaltbetroffenheit, der Verdeckung männlicher Verletzbarkeit und deren Bedeutung im Helfersystem – auch im Suchtbereich. In D. Heinzen-Voß & H. Stöver (Hrsg.), *Geschlecht und Sucht. Wie gendersensible Suchtarbeit gelingen kann* (S. 165 ff.). Lengerich: Pabst Science Publishers.

Marzahn, C. (1994). *Bene tibi: über Genuss und Geist* (S. 46). Bremen: Edition Temmen.

Merfert-Diete, C., & Soltau, R. (1986). Frauen und Sucht. Rowohlt Verlag, Reinbeck bei Hamburg.

Meyer, T. (2000). Alkoholismus: Anregungen für den klinischen Alltag. *Abhängigkeiten, 3*. S. 17

Najavits, L. M., Weiss, R. D., & Shaw, S. R. (1997). The link between substance abuse and posttraumatic stress disorder in Women: A research review. *American Journal on Addiction, 6*, 273–283.

Rohe, E. (1998). Eine empirische Untersuchung zu geschlechtsspezifischen Differenzen im Hinblick auf Krankschreibung und Inanspruchnahme von Präventionsangeboten. In GesundheitsAkademie Landesinstitut für Schule und Weiterbildung, NRW (Hrsg.), *Die Gesundheit der Männer ist das Glück der Frauen? Chancen und Grenzen geschlechtsspezifischer Gesundheitsarbeit* (S. 99–112). Frankfurt: Mabuse.

Schu, M., Mohr, S., Zenker, C., Stöver, H., & Hartmann, R. (2014). *Stand der Umsetzung von Gender Mainstreaming in der ambulanten und stationären Sucht- und Drogenhilfe in NRW*. Unveröffentlichter Abschlussbericht für das Ministerium für Gesundheit, Emanzipation, Pflege und Alter des Landes Nordrhein-Westfalen. Köln: FOGS.

Schu, M., Zenker, C., & Stöver, H. (2016). Gender Mainstreaming und gendersensible Arbeit in Suchthilfe und Suchtmedizin in NRW – empirische Befunde. In D. Heinzen-Voß & H. Stöver (Hrsg.), *Geschlecht und Sucht Wie gendersensible Suchtarbeit gelingen kann* (S. 49–58). Lengerich: Pabst Publisher.

Simpson, T. L., & Miller, W. R. (2002). Concomitance between childhood sexual and physical abuse and substance use problems. A review. *Clinical Psychology Review, 22*, 27–77.

Stöver, H. (2006). Mann, Rausch, Sucht: Konstruktionen und Krisen von Männlichkeiten. In J. Jacob & H. Stöver (Hrsg.), *Sucht und Männlichkeiten. Entwicklungen in Theorie und Praxis der Suchtarbeit*. Wiesbaden: VS-Verlag.

Stöver, H. (2007). Mann, Rausch, Sucht: Konstruktionen und Krisen von Männlichkeiten. *Suchttherapie, 3/2007* (8), 3–7.

Stöver, H. (2010). Im Dienste der Männlichkeit: Die Gesundheitsverweigerer. In B. Paul & H. Schmidt-Semisch (Hrsg.), *Risiko Gesundheit*. Wiesbaden: VS-Verlag.

Stöver, H., & Vogt, I. (2011). Sucht/Abhängigkeit. In G. Ehlert, H. Funk & G. Stecklina (Hrsg.), *Wörterbuch: Geschlecht und Soziale Arbeit* (S. 398–402). Weinheim: Bergstr Juventa.

Stöver, H., Bockholt, P., & Vosshagen, A. (2009). In Landschaftsverband WestfalenLippe – LWL (Hrsg.), *Männlichkeiten und Sucht* (2. Aufl.). Münster: Landesjugendamt, Koordinationsstelle Sucht.

Teunißen, S., & Voigt, W. (2016). Geschlechterbezogene Behandlung von süchtigen Frauen mit Traumafolgestörungen. In D. Heinzen-Voß & H. Stöver (Hrsg.), *Geschlecht und Sucht. Wie gendersensible Suchtarbeit gelingen kann* (S. 219 ff.). Lengerich: Pabst Science Publishers.

Tödte, M., & Bernard, C. (2016). *Frauensuchtarbeit in Deutschland. Eine Bestandsaufnahme.* Bielefeld: Transcript-Verlag – Gender Studies.

Vogelgesang, M. (2016). Frauen und Substanzabhängigkeit. In D. Heinzen-Voß & H. Stöver (Hrsg.), *Geschlecht und Sucht. Wie gendersensible Suchtarbeit gelingen kann* (S. 191 ff.). Lengerich: Pabst Science Publishers.

Vogt, I. (2004). *Beratung von süchtigen Frauen und Männern.* Weinheim: Beltz.

Vogt, I. (2010). Probleme mit und Abhängigkeit von psychoaktiven Substanzen, psychotherapeutische Behandlungen und spezifische Behandlungsansätze für Mädchen und Frauen. *Suchttherapie, 11*, 173–178.

Vogt, I., & Sonntag, U. (2007). Die Dimension Geschlecht im psychosozialen Behandlungsdiskurs in den letzten 30 Jahren. *Verhaltenstherapie und Psychosoziale Praxis, 39*, 25–42.

Vosshagen, A. (2016). Männersensible Elemente in der Suchtberatung und Suchtbehandlung. In D. Heinzen-Voß & H. Stöver (Hrsg.), *Geschlecht und Sucht. Wie gendersensible Suchtarbeit gelingen kann.* Lengerich: Pabst Science Publishers.

Zenker, C. (2005). Sucht und Gender. *Bundesgesundheitsblatt, Gesundheitsforschung, Gesundheitsschutz, 48*, 469–476.

Zenker, C. (2016). Genderbewusste Arbeit bei Suchtstörungen. In D. Heinzen-Voß & H. Stöver (Hrsg.), *Geschlecht und Sucht. Wie gendersensible Suchtarbeit gelingen kann* (S. 71 ff.). Lengerich: Pabst Science Publishers.

Zentrum für Interdisziplinäre Suchtforschung (ZIS). (2014). *Amphetamin und Methamphetamin. Personengruppen mit missbräuchlichem Konsum und Ansatzpunkte für präventive Maßnahmen.* Hamburg: Sachbericht.

Medizinische Stigmatisierung von Drogenkonsumenten aus historischer Perspektive

Hannes Walter

Zusammenfassung

Normative und moralische Kriterien prägten das Krankheitsbild der Sucht seit seiner Entstehung im 19. Jahrhundert. Mit dem Aufstieg naturwissenschaftlicher Deutungsmuster erhielt die Sucht die Qualität eines unauslöschlichen Stigmas. Mediziner betrachteten Trinker und Konsumenten anderer psychoaktiver Substanzen als konstitutionell minderwertige Individuen und verknüpften den Genuss von Alkohol, Morphium und Kokain mit verschiedenen Formen sozialer und sexueller Devianz. So entstand im 20. Jahrhundert das Negativbild des Süchtigen, das den gesellschaftlichen Blick auf Drogenkonsumenten bis heute beeinflusst.

Schlüsselwörter

Sucht · Psychiatrie · Alkohol · Morphium · Kokain

Inhalt

1 Die Ambivalenz der Sucht zwischen Krankheit und Moral 51
2 Der Süchtige – ein medizinisches Mängelwesen 54
3 Abweichendes Verhalten als Folge des Konsums psychoaktiver Substanzen 60
Literatur 65

H. Walter (✉)
Technische Universität Berlin, Berlin, Deutschland
E-Mail: Hannes_Walter@gmx.de

1 Die Ambivalenz der Sucht zwischen Krankheit und Moral

Die Geschichte der Sucht ist immer auch eine „Geschichte dessen, was in der Medizin als normal galt" (Wiesemann 2000, S. 9). Gesellschaftliche und wissenschaftliche Debatten über den Themenkomplex Drogenkonsum und Sucht verhandeln mehr oder weniger implizit stets auch Normen, Werte, Körperbilder und soziale, moralische sowie sexuelle Rollenbilder (Renggli und Tanner 1994, S. 23–25). Dass derartige Vorstellungen von Normalität und Devianz bei der Herausbildung des Krankheitsbilds der Sucht eine mindestens ebenso große Rolle spielten wie naturwissenschaftliche Erkenntnisweisen, offenbaren die medizinischen Diskurse des 19. und frühen 20. Jahrhunderts, die im Folgenden im Fokus stehen. Aufgrund der terminologischen und diagnostischen Vielfalt der verschiedenen nationalen und internationalen psychiatrischen Schulen konzentriert sich die Darstellung dabei im Wesentlichen auf die deutschsprachigen medizinischen Publikationen zum Themenfeld Sucht, die bis in die 1930er-Jahre hinein erschienen.

Die damaligen Debatten sind nicht allein deswegen von aktueller Bedeutung, weil in jener Phase die Grundlagen für die vielfach noch heute dominierende juristische, polizeiliche und therapeutische Behandlung der Drogenproblematik gelegt wurde (Scheerer 1993). Sie prägten zudem das langlebige und wirkmächtige Konstrukt des idealtypischen Süchtigen als konstitutionelles und deviantes Mängelwesen. Um die kulturelle und normative Verfasstheit dieses medizinischen Musterbilds offenzulegen, werden Abhängigkeit und Sucht im Folgenden nicht „unhinterfragt als physiologische oder pharmakologische Tatsachen" betrachtet, sondern als „Produkt interpersoneller Kommunikation", „soziokultureller Entwicklungen sowie [...] als Resultat gesellschaftlicher Machtstrukturen" (Dollinger und Schmidt-Semisch 2007, S. 8). Gleiches gilt für die hier im Fokus stehenden Substanzen Alkohol, Morphium und Kokain, denen ebenfalls „keine immanente, quasi transhistorische Bedeutung" innewohnt. Auch ihre Bewertung ist stets Gegenstand sozialer Aushandlungsprozesse und weicht in verschiedenen geografischen, sozialen, juristischen und kulturellen Kontexten stark voneinander ab (Hengartner und Merki 2001, S. 7–11).

Jede historische Untersuchung, die sich mit Sucht oder Abhängigkeit befasst, steht zunächst vor einem grundlegenden Problem: Obwohl der moderne Suchtbegriff in seinen Grundzügen bereits im frühen 19. Jahrhundert geprägt wurde, besitzt er bis heute keine schlüssige und allgemein anerkannte Definition. Allein in den medizinischen Schriften der letzten 200 Jahre können wenigstens vier verschiedene Suchtkonzepte unterschieden werden. Keines von ihnen ließ sich jedoch in das für die Bildung von Krankheitseinheiten so wichtige Schema von Ätiologie, spezifischem Krankheitsbild und exakt darauf ausgerichteter Therapie einpassen. Sowohl die Ursachen als auch die Symptomatologie des krankhaften Rauschmittelkonsums blieben in der psychiatrischen Forschung höchst umstritten (Berridge und Edwards 1987, S. 251; Wiesemann 2000, S. 8–9, 55–64). Innerhalb der medizinischen Terminologie führte dies zu einer problematischen Sprachverwirrung. Der Ausdruck Sucht bezeichnete ganz verschiedene pathologische Phänomene, etwa eine eigenständige Krankheit, eine Form der Psychopathie, ein Symptom anderer Geistesstörungen oder eine Ursache oder Folge von Degenerationserscheinungen. Insofern stand die im späten 19. Jahrhundert einsetzende Ausweitung des Suchtkonzepts auf immer weitere Lebensbereiche und Verhaltensweisen in einem paradoxen Kontrast zur permanenten Krise des Paradigmas (Spode 1993, S. 133, 140–144).

Die Suchtkrankheit ruhte also stets auf einem extrem unsicheren theoretischen und empirischen Fundament. Hinzu kam, dass die Vorstellung einer unsichtbaren Gewöhnung es den Ärzten erschwerte, eine pathologische Störung zu diagnostizieren, solange die Patienten keine offensichtlichen Krankheitserscheinungen aufwiesen. Aus diesem Grund zog man neben klinischen Symptomen oft auch moralische und normative Kriterien heran, um bestimmte Konsumformen als krankhaft einzustufen. Paradoxerweise hätte die Idee eines pathologischen Zwangs derartige Wertungen eigentlich in den Hintergrund drängen müssen. Unmäßige Trinker und später auch Morphium- und Kokainkonsumenten stellten gemäß der Suchtlehre therapiebedürftige Kranke dar, deren Verhalten kein bloßes Laster, sondern Ausdruck einer Krankheit war. Mit dieser Theorie erhoben die Ärzte nicht zuletzt gegenüber Predigern und anderen medizinischen Laien ihren Kompetenzanspruch auf die Heilung und Behandlung der Betroffenen (Spode 1993, S. 130–133). Aber obwohl die neuen medizinisch-wissenschaftlichen Deutungen im Verlauf des 19. Jahrhunderts die älteren, religiös geprägten Diskurse über Rausch und Unmäßigkeit langsam überformten, wohnt der Sucht bis heute das ambivalente Gepräge einer moralischen und physiologischen Krankheit inne.

Diese Zwiespältigkeit war eng mit den Wertvorstellungen und der Wissensproduktion innerhalb der bürgerlichen Gesellschaft verflochten, deren Aufstieg die Durchsetzung des neuen medizinischen Alkoholwissens förderte. Die Hingabe an Rausch und Genuss widersprach dem Ideal einer rationalen Lebensführung, die Selbstbeherrschung, Triebverzicht, Leistungsbereitschaft und Pflichterfüllung zu den Kardinaltugenden des Menschen zählte. Mit der Idee eines krankhaften Zwangs entwickelte sich eine neue Qualität der Verhaltensdisziplinierung, die den Übergang von der externen gesellschaftlichen Kontrolle hin zur internen Selbstkontrolle des Einzelnen ermöglichte. In dem Maße, wie das medizinische Suchtkonzept an Akzeptanz gewann, stieg die Verantwortung des Individuums, mithilfe seines „inneren

Richters" zu überprüfen, ob das eigene Konsumverhalten nicht bereits pathologische Züge trug. Insofern ist die Sucht nicht nur ein „Kind der Moderne", sondern auch ein Produkt der protestantischen Ethik (Nolte 2007, S. 47; Wiesemann 2000, S. 153–154, 183–184; Bohlen 1998, S. 42–50).

So verdrängte die neue medizinische Theorie ältere moralisierende Deutungen nicht einfach, sondern trug dazu bei, bürgerliche Normen und Werte zu Idealen von Gesundheit und Normalität zu erheben. Dies entsprach den szientistischen Bestrebungen einer Zeit, in der die Medizin sich dazu aufschwang, „in der Lebensführung der Menschen [...] eine normative Rolle" zu übernehmen, „die sie nicht bloß zur Erteilung von Ratschlägen für ein vernünftiges Leben befugt [e], sondern sie zur Lehrmeisterin für die physischen und moralischen Beziehungen zwischen dem Individuum und seiner Gesellschaft macht [e]" (Foucault 1991, S. 52). Immer mehr Formen unerwünschten Sozialverhaltens wurden so aus ihrem gesellschaftlichen Kontext gelöst und als pathologische Abweichungen klassifiziert (Lock und Vinh-Kim 2010, S. 44–46).

In diesem Spannungsfeld zwischen wissenschaftlicher Erkenntnis und normativen Idealen operierten Mediziner schon frühzeitig sehr bewusst. So forderte einer der Pioniere der neuen Suchttheorie, der Direktor der Berliner Charité Christoph Wilhelm von Hufeland, bereits im Jahre 1802 Erzieher und Prediger dazu auf, den Konsum von Branntwein schon gegenüber Kindern „nicht blos als nachtheilige Gewohnheit, sondern als Laster und große Versündigung" darzustellen (Hufeland 1802, S. 18). Für die Verbreitung der kollektiv-medizinischen und sozialmoralischen Aspekte des neuen Krankheitsbilds sorgte auch die ab den 1830er-Jahren von den USA auf Europa übergreifende Mäßigkeitsbewegung, die seit den 1880er-Jahren auf vielen Ebenen mit der akademischen Psychiatrie kooperierte (Kloppe 2004, S. 162; Lengwiler 2014).

Mitte des 19. Jahrhunderts konkurrierte das Paradigma der Sucht, dessen Befürworter es zumeist als Mittelzustand zwischen Krankheit und Laster interpretierten, mit der einflussreichen Theorie des „alcoholicmus chronicus" des schwedischen Arztes Magnus Huss. Zwar spielte die Trunksucht in diesem Krankheitsbild eine nebensächliche Rolle, aber auch Huss identifizierte den lasterhaften, unmäßigen Alkoholkonsum als eine der wesentlichen Ursachen der Erkrankung. Trotz der zunehmenden Deutungsmacht medizinisch-naturwissenschaftlicher Erklärungsmuster haftete den Betroffenen also weiterhin ein moralischer Makel an (Spode 1993, S. 129–133; Huss 1852, S. 507–509).

In dieser Grauzone zwischen Krankheit und Moral verblieb den als süchtig etikettierten Trinkern noch die Möglichkeit, durch Abstinenz oder Mäßigung in den Kreis der Gesunden zurückzukehren. Aber je mehr die Degenerationstheorien der französischen Psychiater Bénédict Morel und Joseph-Valentin Magnan sowie der Darwinismus in der zweiten Hälfte des 19. Jahrhunderts an Zuspruch gewannen, sanken die Chancen der Betroffenen auf eine solche Rehabilitierung. Suchtverhalten erschien im rassen- und sozialhygienischen Kontext zunehmend als sichtbares Zeichen körperlicher und geistiger Entartung, das dem Betroffenen wie ein konstitutionell verankertes Stigma anhing und eine gänzliche Heilung verunmöglichte (Arenz 2003, S. 103; Baer 1998, S. 62; Schott und Tölle 2006, S. 102–103). Ihr individuelles Konsumverhalten stieg damit von einem privaten zu einem sozialen Problem auf. Bereits um die Wende vom 19. zum 20. Jahrhundert galt der Konsum von Alkohol und in geringerem Maße auch von Morphium und Kokain als einer der Hauptgründe für die vermeintlich fortschreitende Entartung der Bevölkerung. Der Süchtige schädigte durch sein Verhalten den „Volkskörper" und erschien somit als eklatanter gesellschaftlicher Störfaktor und Fortschrittshemmer (Bohlen 1998, S. 26–28, 39–41).

Obwohl die Sucht als biopolitische Gefahr ersten Ranges betrachtet wurde und das Interesse der medizinischen Forschung auf sich zog, blieben sowohl die Ursachen als auch die bei der Gewöhnung ablaufenden, physiologischen Prozesse rätselhaft. Eine Vielzahl psychiatrischer Theorien entstand, die unterschiedliche psychische, konstitutionelle, hereditäre, soziale, ökonomische und moralische Einflüsse und Auslöser identifizierten.

Während der Alkoholismus in der französischen Psychiatrie in der Tradition der Monomanielehre Jean-Étienne Esquirols als eigenständige Krankheit betrachtet wurde, dominierte in Deutschland die von Julius Ludwig August Koch begründete Einstufung als Psychopathie, die alle „Giftsuchten" als „psychopathische Minderwertigkeiten" in einem abgestuften Spektrum zwischen Gesundheit und Krankheit verortete. Nach Ernst Kraepelin gingen sie aus einem komplexen Zusammenspiel zwischen individuellen Anlagen und Umweltfaktoren hervor (Lengwiler 2014, S. 91–94; Esquirol 1838, S. 37–44; Koch 1891, S. 1; Kraepelin 1899, S. 44–49). Analog zur Debatte über Gewohnheitsverbrecher verstärkte die Betonung der Umwelteinflüsse die Rolle der Vererbung aber noch zusätzlich: Wer trotz günstiger Lebensumstände süchtig wurde, besaß offensichtlich eine entsprechende Veranlagung. Stammte der Süchtige aus einem prekären Milieu, so mussten dennoch Anlagefaktoren mitwirken, da schließlich nicht jeder Arme eine Sucht entwickelte (Becker 2000; Müller 2004, S. 76–78).

Ungeachtet dieser nosologischen und theoretischen Vielfalt stehen im Folgenden zwei zentrale stigmatisierende Motive im Fokus, die das idealtypische Konstrukt des Süchtigen in allen psychiatrischen Schulen und Strömungen prägten. Alkoholiker und Konsumenten anderer psychoaktiver Substanzen galten erstens als minderwertige Träger eines konstitutionellen Defekts im Sinne einer Abweichung vom fiktiven, statistisch konstruierten ‚Normalmenschen'. Zweitens verknüpften Mediziner Alkoholismus, insbesondere aber Morphinismus und Kokainismus mit verschiedenen Formen sozialer, moralischer und sexueller Devianz, die sowohl aus dem chronischen Konsum von Rauschmitteln hervorgehen als auch dessen Entstehung begünstigen sollten. Das aus diesen Grundelementen bestehende psychiatrische Stereotyp des Süchtigen entwickelte sich seit dem ausgehenden 19. Jahrhundert zu einem Gegenbild des kontrollierten, rationalen, produktiven und heterosexuellen Bürgers, dessen Einzelinteresse mit dem Allgemeininteresse des Volkskollektivs im Einklang stand.

2 Der Süchtige – ein medizinisches Mängelwesen

Die ‚Väter' des medizinischen Suchtkonzepts, zu denen neben Hufeland auch die Ärzte Thomas Trotter und Benjamin Rush aus der Edinburgh-Schule und der Russe Constantin von Brühl-Cramer gehörten, gaben der Krankheit von Beginn an das Gepräge besonderer Heimtücke und Bedrohlichkeit. Mit seiner Behauptung, „die Menschheit" habe „noch nie an einer so gefährlichen und allgemeinen Krankheit" gelitten, beklagte Hufeland nicht nur die in der Bevölkerung herrschende Unwissenheit über die Schädlichkeit des unmäßigen Alkoholkonsums, sondern hob auch die besondere Gefahr der unmerklichen Gewöhnung hervor (Hufeland 1802, S. 4; Spode 1993, S. 125–130; Spöring 2014, S. 114–115).

Langfristig zog die Vorstellung einer unsichtbar fortschreitenden Krankheit, die den Trinkern so lange verborgen blieb, bis sie dem Alkohol aus eigener Kraft nicht mehr entsagen konnten, zwei bedeutsame Folgen nach sich. Allmählich verlor das persönliche Wohlempfinden des Einzelnen seine Bedeutung als Kriterium für die Unterscheidung zwischen krankhaftem und ‚normalem' Konsum, da die Deutungshoheit über diese Frage zunehmend in den Kompetenzbereich der medizinischen Experten überging. Zudem entstand eine eigentümliche Semantik des Rauschmittelkonsums, in der die Droge zum eigentlichen Akteur aufstieg, während die Konsumenten zunehmend zu passiven und willenlosen Opfern herabsanken. Dass medizinische Experten die Trunksucht in wissenschaftlichen Schriften als „böse[n] Dämon" (Roesch 1839, S. 168) porträtierten, der die Trinker zu „Sklaven" ihrer Gewohnheit machte (Hufeland 1802, S. 13), lässt sich nicht allein auf den anhaltenden Einfluss der religiösen Alkoholkritik zurückführen, die seit der Reformation gegen den „Saufteufel" agitierte (Spode 1993, S. 62–63). Denn auch in den medizinischen Debatten über Morphium- und Kokainmissbrauch, die in den 1880er-Jahren aufkamen, kursierten Begriffe wie „Morphiumdämonen", „Kokaingeister" (Schmidt 1888, S. 17), „Höllenmittel" und „verderbenbringende Furien" (Erlenmeyer 1887, S. 178), sprach man vom

„Dämon Morphium" (Deutsch 1901, S. 36) und dessen „dämonische[r] Gewalt" (Levinstein 1883, S. 87; Kraepelin 1887, S. 433; Freud 1887, S. 126).

Derartige rhetorische Ausflüge auf das Gebiet des Übersinnlichen illustrierten das in den Rauschmitteln verortete Bedrohungspotenzial für den bürgerlichen Wertekanon. Sie offenbarten aber auch das Unvermögen, den Prozess der Suchtentstehung mit wissenschaftlichen Methoden zu durchdringen. Indem man diesem Vorgang eine übermenschliche Kraft zuschrieb, schränkte man die Handlungsfähigkeit der Konsumenten von Beginn an ein. Während der mäßige Genuss von Alkohol zwar möglich, aber vom kollektivmedizinischen Standpunkt aus doch schädlich und gefährlich erschien, betrachtete man jede Form des nicht medizinisch motivierten Konsums von Morphium oder Kokain schon gegen Ende des 19. Jahrhunderts als unkontrollierbare und potenziell tödlich verlaufende Suchterkrankung, die sich nur durch eine ärztliche Intervention aufhalten ließ.

Die unterschiedliche Bewertung der Substanzen und ihrer Konsumenten speiste sich dabei weniger aus den ohnehin beschränkten Kenntnissen über die jeweiligen Wirkungsspektren, sondern eher aus ihrer disparaten kulturellen Einbettung. Wurzelte der Missbrauch beim etablierten Genussmittel Alkohol noch im ‚normalen' Gebrauch, so galt der Konsum der neuen, nicht sozial eingehegten und weder durch spezifische Einnahmerituale noch Dosierungsempfehlungen regulierten Alkaloide Morphium und Kokain per se als gefährlich und krankhaft (Bohlen 1998, S. 52, 65–66). Der Psychiater Gottfried Leibold mutmaßte, dass die geheimnisvoll erscheinende Anwendungsweise der Injektion und das mangelhafte Wissen der Allgemeinheit über die beiden Stoffe zur „Sagen- und Legendenbildung" in der Öffentlichkeit beitrugen (Leibold 1899, S. 2).

In dem pathologischen Zusammenspiel von Gewöhnung, unkontrollierbarem Konsum und zwanghafter Dosissteigerung lag der Keim für das populäre Laufbahnmotiv der ‚Drogenkarriere'. Es verknüpfte die medizinische Sphäre der fortschreitenden psychophysischen Zerrüttung mit einem parallel verlaufenden sozialen Abstiegsnarrativ, das nicht selten mit dem Selbstmord der Süchtigen enden sollte. In seinen Grundzügen tauchte dieses Deutungsmuster bereits frühzeitig in Schriften über den krankhaften Alkoholkonsum auf (Hufeland 1802, S. 10; Esquirol 1838, S. 42–43; Schnitzer 1846, S. 223–229). Es etablierte sich von da ab rasch und prägte das stereotype Bild des Alkoholikers entscheidend mit, das nicht nur in dieser Hinsicht als Blaupause für den idealtypischen Morphinisten und Kokainisten fungierte.

An den Verbildlichungen des Süchtigen ging der fundamentale Wandel medizinischer Theorien und Körperbilder in der Neuzeit nicht spurlos vorüber. Zwar beschrieben die Ärzte des frühen 19. Jahrhunderts, die noch stark unter dem Einfluss der Humoralpathologie und der Temperamentenlehre standen, den unmäßigen Rauschmittelkonsumenten mit ihren Begrifflichkeiten ebenso als Mängelwesen wie ihre biomedizinisch argumentierenden Standeskollegen an der Wende zum 20. Jahrhundert; aber die vermeintlichen Ursachen der Sucht wurden mehr und mehr ins Innere der Betroffenen verlegt, trugen zunehmend das Gepräge eines unauslöschlichen psychophysischen Stigmas. Die vermeintliche konstitutionelle Andersartigkeit der Süchtigen diente als Erklärung für ihr abweichendes Verhalten und befriedigte das wissenschaftliche Bedürfnis nach Kausalität. Gleichzeitig raubte diese Interpretation ihnen aber jede Hoffnung auf Heilung und ein selbstbestimmtes Leben.

Viele der frühen Schriften über die Alkoholkrankheit interpretierten das Verhalten der Trinker mit einer Mixtur medizinischer, religiöser und aufklärerischer Deutungsmuster. So erklärten einige Autoren kurzerhand das „Laster", also den übermäßigen Alkoholkonsum selbst, zum auslösenden Moment der Sucht (Rush 1810, S. 12; Roesch 1839, S. 160–161; Huss 1852, S. 343). Dieser Ansicht lag die Gleichsetzung des Rausches mit Chaos und Vulgarität zugrunde, der dem aufklärerischen und pietistischen Ideal einer rationalen Lebensführung widersprach (Spode 1993, S. 99–104; Feustel 2013, S. 81–90). Obwohl viele Mediziner auf das populäre Negativbild des unbeherrschten und cholerischen Trunkenbolds zurückgriffen, um die psychischen und moralischen Folgen des pathologischen Alkoholkonsums zu beschreiben

(Trotter 1821, S. 2–4), betrachtete man Trinker zunächst nicht als abnorme Wesen mit einer spezifischen Disposition. Vielmehr stellte die Trunksucht eine allgemeine Bedrohung dar, vor der niemand gänzlich gefeit war. Schließlich gehörten Bier, Wein und Branntwein doch zu den alltäglichen Nahrungsmitteln, die Ärzte außerdem zur Behandlung zahlreicher Leiden und Krankheiten einsetzten (Hufeland 1802, S. 4; Schnitzer 1846, S. 223).

Dennoch versuchten die Anhänger des Suchtkonzepts bereits Faktoren zu identifizieren, die die Neigung zu unmäßigem Alkoholkonsum begünstigten. Da das Krankheitsmodell der Sucht dafür keine Erklärung bot, zog man eine Vielzahl unterschiedlicher Ursachen in Erwägung, die einerseits die äußeren Lebensumstände und Umwelteinflüsse, andererseits die körperliche und seelische Beschaffenheit der Kranken betrafen. Über diese theoretische Leerstelle der Ätiologie gelangten Fragen der Lebensführung und Moral in den Fokus des wissenschaftlichen Erkenntnisdrangs. Vor dem Hintergrund des Menschenbilds der Aufklärung deutete der Hang zum Trunk auf einen Mangel an Selbstkontrolle hin, wodurch die Sucht als Krankheit des Willens verstanden werden konnte. Die angebliche Willensschwäche der Trinker, später auch der Morphinisten und Kokainisten, zählte dabei wahlweise als disponierendes Moment (Esquirol 1838, S. 39; Bumke 1919, S. 461), als Folge der Sucht (Roesch 1839, S. 161; Levinstein 1883, S. 38; Bleuler 1916, S. 207–211; Lange 1936, S. 145–146) oder beides (Kraepelin 1910, S. 95, 100, 117, 214). Freilich blieb das wissenschaftliche Erkenntnispotenzial der fehlenden Willenskraft gering, da sie kein diagnostisches Kriterium, sondern eine Zuschreibung darstellte, die man Süchtigen in einem nachträglichen Zirkelschluss attestierte.

Noch bis zur Mitte des 19. Jahrhunderts bot das Persönlichkeitsmodell der Temperamentenlehre ein verbreitetes Erklärungsmuster für das Verhalten der Trinker. Thomas Trotter erkannte etwa bei Melancholikern eine Neigung zu regelmäßigem Alkoholkonsum, während Karl Heinrich Roesch und Magnus Huss in erster Linie Sanguiniker gefährdet sahen (Trotter 1821, S. 7–9, 23–24; Roesch 1839, S. 55, 158–159; Huss 1852, S. 512–513). Obwohl diese Anschauung bereits die Konstitution als mögliche Krankheitsursache ins Spiel brachte, war ihr stigmatisierendes Potenzial gering, da man die Süchtigen innerhalb des ‚natürlichen' Spektrums der Temperamente verortete und sie noch keine wesenhafte Verschiedenheit zu gesunden Menschen aufwiesen. Gleichzeitig diskutierten die Mediziner aber mögliche psychische und moralische Ursachen des Alkoholmissbrauchs, die ein düsteres Bild des Trinkers zeichneten. Geistige und moralische Schwäche, der Hang zu Ausschweifungen, Vergnügungssucht, Langeweile sowie erregte Leidenschaften zählten demnach zu den typischen Konsummotiven (Esquirol 1838, S. 39; Roesch 1839, S. 153–157, 263; Schnitzer 1846, S. 229).

Die Fülle an Umwelteinflüssen, die ebenso im Verdacht standen, exzessiven Alkoholgenuss zu begünstigen, umfasste sowohl individuell nicht zu beeinflussende Faktoren als auch Umstände, die mehr oder weniger direkt in der Verantwortung des Einzelnen lagen und somit Willensstärke erforderten, um ihnen zu widerstehen. Zur ersten Gruppe zählten vor allem klimatische Bedingungen, das Alter, der Körperbau, körperliche und geistige Anstrengung in bestimmten Berufen und Armut, zur zweiten falsche Erziehung, schlechte Gesellschaft, verderbliche Trinksitten und die Lasterhaftigkeit der Großstadt (Trotter 1821, S. 7; Esquirol 1838, S. 38–39, 43; Schnitzer 1846, S. 229; Roesch 1839, S. 153–157; Huss 1852, S. 505).

Als im Zuge der beginnenden Industrialisierung und Urbanisierung in bürgerlichen Kreisen die Furcht vor den Auswirkungen des Pauperismus anwuchs, geriet die Funktion des Alkohols als „Sorgenbrecher" verstärkt in den Fokus der Ärzte. Constantin von Brühl-Cramer hatte als einer der ersten auf diese Wurzel der Trunksucht verwiesen und auch andere Autoren warnten bald vor der Euphorie des Rausches, die Kummer und Leid temporär vergessen machte (Brühl-Cramer 1819, S. 10–11; Roesch 1839, S. 153, 158–159; Trotter 1821, S. 12–15). In ganz ähnlicher Form lag dieser kausale Zusammenhang einem populären Narrativ zugrunde, das den medizinischen Blick auf Drogenkonsumenten bis heute prägt: Indem das Bedürfnis zum Rauschmittelkonsum als unnatürliches Verlangen (Huss 1852, S. 346) und der Rausch selbst als „unverdiente Ekstase", „künstliches Paradies" oder „Erfahrung ohne Wirklichkeit" gedeutet wurden, delegitimierte man nicht nur die Einnahme bewusstseinsverändernder Substanzen an sich, sondern unterstellte den Betroffenen auch das Unvermögen zur Erlangung „natürlicher" Freuden, die sich vor allem durch die Überwindung körperlicher und geistiger Anstrengungen, also durch „wirkliche und gute Leistungen" einstellen sollten (Bunge 1887, S. 4–8, 20–22; Bleuler 1916, S. 169–171; Feustel 2013, S. 126–129; Spöring 2014, S. 123).

Vor allem den Konsum von psychoaktiven Substanzen wie Morphium und Kokain interpretierten die Psychiater seit dem ausgehenden 19. Jahrhundert als Flucht vor der Realität. Indem sie den nüchternen Körper zur biologischen Norm der Gesundheit erhoben, deuteten sie das kontinuierliche Verlangen nach Rauscherlebnissen als Ausdruck einer immanenten pathologischen Abweichung: „In fast allen Fällen erwächst das krankhafte Verlangen nach Gift aus einer Disharmonie der Persönlichkeit, aus dem Unvermögen, das eigene Wollen zu verwirklichen, sich mit den Ansprüchen der Welt ins Gleichgewicht zu setzen. Der Zwiespalt zwischen Wollen und Können, Ehrgeiz und Leistung, Streben und Erfolg, das Gefühl, sich gegen Ungemach und Mißgeschick nicht behaupten zu können, läßt das Verlangen nach einem Betäubungsmittel entstehen. Giftsucht und Selbstmord, Selbstbetäubung und Selbstvernichtung sind nur zwei Formen der gleichen Tendenz, der Wirklichkeit zeitweise oder endgültig zu entrinnen – und ein großer Teil der Giftsüchtigen scheidet schließlich freiwillig aus dem Leben" (Joël 1928, S. 10–11).

Die geistigen Ursprünge dieser pathologisierenden Betrachtungsweise lagen zum Gutteil in den Lehren Morels und Magnans, speisten sich aber auch aus dem scheinbar universalen Erklärungspotenzial des Sozialdarwinismus. Schon in der ersten Hälfte des 19. Jahrhunderts hatten einzelne Autoren auf die Rolle der Vererbung bei der Suchtentstehung hingewiesen, ohne jedoch eine wissenschaftliche Erklärung für diesen Vorgang liefern zu können (Brühl-Cramer 1819, S. 90–92; Trotter 1821, S. 16; Roesch 1839, S. 157–158). Morels Degenerationslehre fußte auf der lamarckistischen Annahme, dass sich erworbene Charaktereigenschaften vererbten. Gemäß dieser Theorie entstanden psychische Anomalien, körperliche Störungen und schwere geistige Erkrankungen durch einen stetig fortschreitenden Entartungsprozess, zu dessen wesentlichen Triebfedern der Alkoholkonsum gehörte. Trinker erschienen somit gleichermaßen als Träger und Verbreiter pathologischer Erbanlagen (Morel 1857, S. 108–140; Reich 1868, S. 236). Obwohl die „keimschädigende" Wirkung des Alkohols im Sinne einer mutagenen Beeinflussung (im Unterschied zur Alkoholembryopathie) nie nachgewiesen werden konnte, blieben derartige Annahmen dennoch lange fester Bestandteil des medizinischen Wissensschatzes (Staemmler 1936, S. 14–18; Spode 1993, S. 140–141).

In medizinischen Kreisen stieß das Degenerationsparadigma rasch auf große Resonanz und prägte das Bild des Trinkers in der französischen Psychiatrie entscheidend mit. Die Lehren Joseph-Valentin Magnans, der Morels Theorie mit darwinistischem Gedankengut verknüpfte, wurden gegen Ende des 19. Jahrhunderts auch von deutschen Medizinern intensiv rezipiert (Lengwiler 2014, S. 91–93). Zwar bestimmte in Deutschland die von August Julius Koch entwickelte Psychopathielehre den medizinischen Blick auf Alkoholkonsumenten, aber Degeneration und Entartung etablierten sich als feste Bestandteile der psychiatrischen Terminologie sowie der rassenhygienischen und kriminalbiologischen Forschung (Schott und Tölle 2006, S. 105–106). Nach Koch gehörten „Giftsuchten" zu den erworbenen „psychischen Regelwidrigkeiten [...], die auch in schlimmen Fällen keine Geisteskrankheiten darstellen", aber selbst in günstigeren Fällen verhinderten, dass die betroffenen Personen „im Vollbesitze geistiger Normalität und Leistungsfähigkeit" seien (Koch 1891, S. 1, 261–263).

Der gewohnheitsmäßige Konsum von psychoaktiven Substanzen sollte nicht nur eine Fülle pathologischer Abweichungen verursachen, sondern gleichsam die Folge einer krankhaften psychischen oder körperlichen Konstitution beziehungsweise erblicher Belastungen darstellen (Levinstein 1883, S. 6; Kraepelin 1910, S. 100–110; Bumke

1919, S. 461). Nach dieser Logik wurden die Süchtigen zum Objekt einer zirkulären Pathologisierung: Vor allem Morphium- und Kokainkonsumenten galten als krank, weil sie diese Substanzen einnahmen, wobei ihr Konsumverhalten wiederum die ihnen schon zuvor innewohnende krankhafte konstitutionelle Abweichung offenbarte (Joël und Fränkel 1924, S. 1713).

Die psychische Abnormität der Süchtigen ließ sich aber nicht ohne Weiteres mit wissenschaftlichen Kriterien bestimmen. Vielmehr verkörperte sie das Gegenbild zu einer ebenso abstrakten „gesunden Psyche", das auf soziokulturellen Vorstellungen von Normalität fußte. Weil die Unterscheidung zwischen Gesundheit und Alkoholismus im Einzelfall oft schwierig zu treffen war, schlug Eugen Bleuler vor, denjenigen als Alkoholiker zu bezeichnen, der „sich oder seine Familie durch den Alkoholgenuß deutlich schädigt, ohne daß man ihm das begreiflich machen kann, oder ohne daß er mehr den Willen oder die Kraft hat, sich zu bessern" (Bleuler 1916, S. 178).

In ähnlicher Weise normativ fundiert war Kurt Schneiders einflussreiche Definition „psychopathischer Persönlichkeiten", bei denen es sich um Menschen handelte, „die an ihrer Abnormität leiden oder unter deren Abnormität die Gesellschaft leidet" (Schneider 1928, S. 3). Eine „psychopathische Konstitution" lag laut Franz Kramer vor, wenn „die Harmonie der Persönlichkeit durchbrochen wird, wenn Triebmechanismen nicht willensmäßig beherrscht werden, sondern sich im Gegensatz zur Gesamtpersönlichkeit durchsetzen, [...] ohne das intellektuelle Störungen vorliegen" (Kramer 1930, S. 577–578). Übertragen auf das Gebiet der Suchtkrankheiten bedeutete dies, dass Alkoholismus, Morphinismus und Kokainismus „auf dem Boden psychopathischer Triebanomalie" erwuchsen (Raecke 1924, S. 423). Otto Binswanger rechnete Süchtige daher zu den „Triebmenschen", die zusammen mit „moralisch Schwachsinnigen", sexuell Perversen und anderen „unverbesserlichen Defektmenschen" zu den „Schädlingen der menschlichen Gesellschaft" gehörten, „die begabt, aber haltlos und aller sittlichen Gefühlsreaktionen bar, lange Zeit auf der Grenzlinie zwischen strafrechtlicher Verantwortlichkeit und Strafunmündigkeit sich bewegen" (Binswanger 1928, S. 356). Dieser deterministischen Logik entsprang eine Vielzahl verschiedener Typologien der Suchtkranken, die die individuellen Einzelschicksale der Patienten in abstrakte pathologische Kategorien pressten (Gabriel und Kratzmann 1936; Pohlisch 1937, S. 3–9).

In der Klassifizierung von Rauschmittelkonsumenten als Psychopathen kam die im 19. Jahrhundert so wirkmächtige Tendenz zur Medikalisierung abweichenden Verhaltens zum Ausdruck, die den medizinischen Zugriff auf die Betroffenen legitimierte. Während die Ärzte beim kulturell integrierten Alkohol aber die Quantität, die Häufigkeit und die psychischen und körperlichen Folgeerscheinungen des Konsums heranzogen, um dessen Krankhaftigkeit zu bestimmen, sah man Morphium und Kokain mit anderen Augen. Wer diese Substanzen ohne ärztliche Anweisung einnahm, wies ungeachtet dieser Kriterien mit hoher Wahrscheinlichkeit eine psychische Minderwertigkeit auf (Deutsch 1901, S. 8; Kraepelin 1910, S. 116–117; Roemer 1912, S. 84; Remertz 1914, S. 943–944). Allerdings konnten die deutschen Mediziner in wesentlich geringerem Ausmaß klinische Erfahrungen mit den beiden Alkaloidsuchten sammeln, als dies beim Alkoholismus der Fall war (Kraepelin 1910, S. 206, 229; Ihlow 1895, S. 13). Das Krankheitsbild des Morphinismus entstand in seinen Grundzügen bereits in den 1870er-Jahren, der Kokainmissbrauch geriet erst Mitte der 1880er-Jahre in den Fokus der Psychiater (Erlenmeyer 1887, S. 404–423; Erlenmeyer 1886).

Ungeachtet dessen festigte sich in der wissenschaftlichen Gemeinde und in der Öffentlichkeit schon vor der Jahrhundertwende ein äußerst negatives Bild von beiden Konsumentengruppen. Dabei fiel die Verurteilung der Morphinisten durchaus nicht einhellig aus. Viele Autoren wiesen darauf hin, dass Morphiumsüchtige zumeist den höheren Gesellschaftsschichten entstammten, durch den „Lebenskampf der Moderne" zu ihrer Sucht kamen, ihre Berufspflichten trotz des Konsums dennoch lange erfüllten oder sogar eine hohe Begabung aufwiesen (Kraepelin 1887, S. 437; Deutsch 1901, S. 10–13, 24–25, 36–37; Bleuler 1916, S. 208; Lewin 1927, S. 79). Vielsagend erklärte Eduard Levinstein über Morphinisten, es sei „doch nimmermehr Jemand als geisteskrank zu erachten, [...] der seiner Kunst, seinem Berufe [sic] lebt, der dem Staate, seiner Familie, seinen Mitbürgern gegenüber seine Pflichten in vollem Maasse [sic] erfüllt, und der warmen Antheil nimmt an Allem, was das menschliche Herz bewegt" (Levinstein 1883, S. 12). In der Praxis sah der ärztliche Umgang mit den Morphiumkonsumenten jedoch oft anders aus. Einige Psychiater kritisierten sowohl die skandalisierenden Berichte in der Tagespresse als auch die abwertende Haltung ihrer Standeskollegen gegenüber den Kranken. Morphinisten würden als „haltlose Schwächlinge ohne Moral und Ehrgefühl", „deruirte Existenzen" oder „Entartete" mit einer „sichere[n] Anwartschaft auf einen Platz im Irrenhaus" (Leibold 1899, S. 1–4) dargestellt. Ohnehin hafte ihnen allein durch die Bezeichnung „Sucht" in der Außenwahrnehmung „etwas Entehrendes" an (Emmerich 1894, S. 1–7). Nach den gängigsten Vorurteilen trugen die Kranken selbst die Schuld für ihren Zustand, erwiesen sich aufgrund ihrer Willensschwäche und Charakterlosigkeit als unheilbar und vermochten ihre Berufspflichten nicht mehr zu erfüllen (Knips-Hasse 1898, S. 3, 8–10; Leibold 1899, S. 2).

Hinter dieser Kritik verbarg sich aber kein Plädoyer für einen weniger diskriminierenden Umgang mit dem nicht medizinisch motivierten Konsum der beiden Alkaloide. Wer die Euphorie des Rausches wirklich über seine soziale Stellung und seine Gesundheit stelle, der sei „ein ganz jämmerlicher, charakterloser Mensch, der die Verachtung aller ‚ehrenwerten', d. h. gesunden Leute vollauf verdiente", urteilte Knips-Hasse (Knips-Hasse 1898, S. 14). Jedem, der „in die Polypenarme der dämonischen Sucht" geriet, empfahl der Psychiater Constantin Schmidt daher vorsorglich, „die Sache vor der Welt möglichst geheim zu halten", damit die Entziehung „in undurchdringliches Dunkel gehüllt" vonstattengehen könne (Schmidt 1888, S. 44).

Noch negativer als Morphinisten bewertete die psychiatrische Wissenschaftsgemeinde das Wesen und die Heilungschancen der Kokainkonsumenten (Emmerich 1894, S. 102; Knips-Hasse 1898, S. 27–28). Nachdem einige Mediziner Mitte der 1880er-Jahre begonnen hatten, den Nutzen des Kokains bei der Morphiumentziehung zu erproben, erschienen bald die ersten Berichte über Vergiftungserscheinungen und kombinierte Suchtfälle, den sogenannten Morphio-Kokainismus (Erlenmeyer 1887, S. 155–189). Noch im ausgehenden 19. Jahrhundert setzte sich die Ansicht durch, dass das Kokain es zwar vermochte, einen „heruntergekommenen Morphinisten" auf dessen „eigene Kosten [...] zu erregen und unwiderstehlich vorwärts zu treiben", aber nur, „um ihn desto schneller und sicherer total auszuwirtschaften" und „seine Psyche völlig zu zerrütten" (Schmidt 1888, S. 17; Leibold 1899, S. 40).

Reine Kokainismusfälle begegneten den deutschen Ärzten in der klinischen Praxis bis zum Ersten Weltkrieg jedoch relativ selten. Äußerungen über das prämorbide Wesen der Kokainisten tauchten in der medizinischen Literatur bis dahin deshalb verhältnismäßig selten auf und gingen kaum über den bei allen Süchtigen üblichen Verweis auf eine psychopathische Veranlagung hinaus. Detailliertere Ausführungen finden sich erst in den 1920er-Jahren, etwa bei den Berliner Suchtmedizinern Joël und Fränkel, die Kokainkonsumenten als Menschen beschrieben, bei denen „ein Mißverhältnis zwischen Tätigkeitsdrang und Tatkraft besteht". Häufig handle es sich um Personen mit „guter Begabung und geringer Gestaltungskraft", die jedoch ein „starkes Insuffizienzgefühl" verspürten. Sie griffen zu Kokain, weil es durch seine euphorisierende Wirkung „ein gesteigertes Aktivitätsbewusstsein" vermittle. Außerdem zählten Joël und Fränkel auch die „geschäftigen" und „getriebenen" Naturen zu den charakteristischen Kokainkonsumenten (Joël und Fränkel 1924, S. 57–58). Weitaus abwertender fiel ihre Charakterisierung bei dem Psychiater und Kriminalbiologen Johannes Lange aus, der behauptete, dass „nur Rauschhungrige, d. h. in der Regel erheblich psychopathische Menschen, die oft von je großsprecherisch, unzuverlässig, unstet, ja unsozial und kriminell sind", zu Kokainisten würden (Lange 1936, S. 149).

Langes Äußerungen waren nicht nur aufgrund ihres diskriminierenden Gehalts bemerkenswert. Sie verdeutlichten auch das erkenntnistheoretische Problem, das aus der konstitutionellen Pathologisierung der Süchtigen erwuchs. Ohne

Kenntnisse über die bei der Suchtentstehung ablaufenden physiologischen Vorgänge zu besitzen, war schlichtweg nicht zu entscheiden, ob die „ethische Depravation" und „Degeneration der Cocainisten (und Morphinisten) Folge der Vergiftung oder Ausdruck der konstitutionellen Minderwertigkeit ist", wie Karl Heilbronner schon 1913 bemerkte (Heilbronner 1913, S. 421). Trotz dieser wissenschaftlichen Erklärungsnot bildete die Verknüpfung des Rauschmittelgebrauchs mit devianten Verhaltensweisen die zweite Säule der medizinischen Stigmatisierung von Drogenkonsumenten.

3 Abweichendes Verhalten als Folge des Konsums psychoaktiver Substanzen

Im Zuge der medizinischen Erfassung der Sucht im 19. Jahrhundert identifizierten Ärzte immer mehr psychische und körperliche Störungen als Folgeerscheinungen des Alkohol- und Rauschmittelkonsums. Auch auf diesem Gebiet vollzog sich eine Verschiebung der Wahrnehmung, von der religiös und aufklärerisch motivierten Kritik an Berauschung und Unmäßigkeit, hin zur naturwissenschaftlich fundierten und pathologisierenden Betrachtungsweise der Biomedizin. Der Rausch, bei Roesch noch ein „Zustand von temporärem Wahnsinn" (Roesch 1839, S. 55), setzte sich für Kraepelin gut sieben Jahrzehnte später nunmehr aus „einer Reihe der schwersten psychischen Krankheitserscheinungen" zusammen (Kraepelin 1910, S. 82). Doch unabhängig davon, ob der Trinker aus ärztlicher Sicht „den göttlichen Funken in sich" vernichtete (Hufeland 1802, S. 12) oder „eine ausgesprochen ethische ‚Depravation'" aufwies (Lange 1936, S. 138), spielten normative Faktoren für die medizinische Bewertung des Gebrauchs psychoaktiver Substanzen stets eine nicht minder bedeutende Rolle als klinische Studien und pathologische Untersuchungen.

Die Verknüpfung von Rausch und Sucht mit abweichenden Verhaltensformen war seit dem frühen 19. Jahrhundert ein integraler Bestandteil des medizinischen Blicks auf die Konsumenten. Dass der Missbrauch von Alkohol „eine Vergiftung sowohl des körperlichen als moralischen Wesens des Menschen sey", stand für die meisten Ärzte seither außer Frage (Huss 1852, S. I). Im Gegensatz zu den physischen Schädigungen durch exzessiven Alkoholkonsum ließ sich eine solche „moralische Vergiftung" jedoch nicht mit wissenschaftlichen Methoden nachweisen, sondern konnte lediglich anhand vorherrschender Normen und Werte als abweichendes Verhalten erkannt werden. Vor dem Hintergrund der sozioökonomischen Krisenerscheinungen, die mit der Industrialisierung einhergingen, identifizierten sowohl die Mäßigkeitsbewegung als auch die Alkoholgegner unter den Ärzten in der Trunkenheit die Wurzel zahlloser gesellschaftlicher und moralischer Missstände (Spode 1993, S. 164–165, 175–176).

Schon Hufeland warnte davor, dass der Branntwein ein „Feind der Menschheit" sei, weil er „glückliche Ehen und Familien [...] moralisch und physisch unglücklich" mache, „unzählige Menschen" in „unheilbare Krankheiten" stürze, die darauf „sich und dem Staate zur Last werden" und sogar „ganze Dorfschaften und Gegenden [...] durch die Ansteckung dieser Seuche verwüstet und zu Grunde gerichtet werden" (Hufeland 1802, S. 4). All diese erschreckenden Phänomene sollten aus der verheerenden Wirkung des Alkohols auf die Psyche und den Körper der Trinker resultieren. Zu den medizinischen, sozialen und moralischen Folgen des unmäßigen Alkoholkonsums zählte man unter anderem Geisteskrankheiten, Störungen des Nervensystems, Sprach- und Gedächtnisstörungen, erhöhte Sterblichkeit, Schlagfluss, Blödsinn, Halluzinationen, verminderte Potenz, Verlust der Libido, Wahnsinn, Abstumpfung des Denk- und Urteilsvermögens, Melancholie, Apathie, Demenz, Kriminalität, Sittenlosigkeit, Unbeständigkeit, Rücksichtslosigkeit, Zorn, Selbstmitleid, Misstrauen, Schwatzhaftigkeit, Ungerechtigkeit, Torheit, Schamlosigkeit, Unsittlichkeit, Unzucht, moralische Gebrechen, Rachsucht, Streitlust, Raserei, Armut, Völlerei, Müßiggang, Gewalttätigkeit gegen Freunde und Familie sowie Morde und Selbstmorde (Trotter 1821, S. 19–23; Esquirol 1838, S. 38; Roesch 1839, S. 51–54, 262–264; Huss 1852, S. 330–357; Jahr 1866, S. 421–422; Kraepelin 1887, S. 421).

Der Aufstieg rassen- und sozialhygienischer Deutungsmuster, die die Trunksucht zum potenziell erblichen Degenerationsmerkmal erhoben, verlieh dem Alkoholismus eine noch bedrohlichere Dimension. Nun erhielten die medizinischen Bestrebungen zur kollektiven Verhaltensnormierung eine erhöhte Dringlichkeit, galt es doch, dem sozialen Funktionsausfall des Trinkers, der Zerstörung der Familien, der Verrohung der Sitten und der kontinuierlichen Verschlechterung des Erbguts einen Riegel vorzuschieben. Mit dem Verweis auf die allgemein bekannte Rolle des Alkohols bei der Entstehung von Geisteskrankheiten, Verbrechen und Armut erklärte der Physiologe Gustav von Bunge, es werde „in dem ‚friedlichen Wettkampfe' der Völker die Race erbarmungslos unter die Füsse getreten werden, die vom Alkohol nicht lassen will" (Bunge 1887, S. 13, 19).

Der Siegeszug der Naturwissenschaften und die Pathologisierung der Süchtigen führten wie erwähnt auch nicht zu einer weniger moralisierenden Betrachtungsweise der Betroffenen. Vielmehr schienen die pathologischen Auswirkungen des Alkohols auf das Hirn und das Nervensystem eine Erklärung für die „sittliche Verrohung des Trinkers" zu liefern. Durch ihre beständige Wiederholung in den medizinischen Diskursen verdichteten sich die abwertenden Zuschreibungen allmählich zu einem abschreckenden Stereotyp des Süchtigen. Mit jedem Rausch, so schrieb Kraepelin, erhielten die „sittlichen Hemmungen" eine „neue Erschütterung". Am Ende dieser Entwicklung stand die Vernichtung der sozialen Existenz und das Ausscheiden aus der bürgerlichen Wertgemeinschaft: „Die mächtigen Beweggründe der Ehrliebe, der Gatten- und Kinderliebe, der Scham verlieren ihre Wirkung über ihn. Er vernachlässigt sein Äußeres, läuft unordentlich, beschmutzt, halb angezogen, mit zerrissenen Kleidern herum, schmierig und ungepflegt. Ohne Rücksicht auf seine Bildung, seine Stellung betrinkt er sich öffentlich [...]. Er vertrinkt Krankengeld und Armenunterstützung, versetzt und verkauft Möbel und Kleider, ja selbst den Ehering. [...] Gegen alle Bitten und Vorwürfe bleibt er taub, sieht gleichgültig der körperlichen und sittlichen Verwahrlosung seiner Kinder zu und läßt stumpf die Verachtung seiner Standesgenossen wie die daraus fließenden gesellschaftlichen Maßregelungen über sich ergehen" (Kraepelin 1910, S. 95–96).

Ein nicht minder düsteres Bild zeichneten die Mediziner von Morphium- und Kokainkonsumenten, die man meist unabhängig von der Intensität ihres Konsums als süchtig klassifizierte. Schon frühzeitig wurde in der medizinischen Literatur auf die Parallelen zwischen den verderblichen Auswirkungen der Trunkenheit und der regelmäßigen Einnahme von Opium oder anderen psychotropen Substanzen hingewiesen (Hufeland 1802, S. 5–6; Trotter 1821, S. 7, 30–32; Schnitzer 1846, S. 229; Lewin 1885, S. 357). Trinker und Nutzer anderer psychoaktiver Substanzen wiesen demnach eine Vielzahl von Gemeinsamkeiten auf. Nach einer Auflistung des Arztes Fritz Kant, die er im Jahre 1927 anhand seiner klinischen Erfahrungen zusammengestellt hatte, waren die typischen Persönlichkeitsmerkmale Süchtiger fast ausschließlich negativ konnotiert: gereizt, ängstlich, erregbar, theatralisch, verschlossen, homosexuell, haltlos, weich, willensschwach, lügenhaft, energielos, leichtsinnig, oberflächlich, genusssüchtig, depressiv und stumpf, aber auch heiter und gesellig (Kant 1927, S. 104).

Abgesehen von diesen gemeinsamen Merkmalen differenzierten die Mediziner die Charakterveränderungen der Süchtigen auch abhängig von den konsumierten Substanzen. Den Morphinisten ordnete man neben einer Vielzahl psychophysischer Verfallserscheinungen wie Schlafstörungen, Halluzinationen, Neuralgien, Impotenz, Marasmus sowie Konzentrations- und Gedächtnisschwächen immer wieder drei Wesenszüge zu: eine enorme Willensschwäche, depressive Verstimmungen und Lügenhaftigkeit. In erster Linie waren es die negativen ärztlichen Erfahrungen bei Entzugsbehandlungen, die dazu führten, dass derartige charakterliche Zuschreibungen Eingang in die medizinischen Diskurse fanden. Das Bild des lügenhaften Morphinisten festigte sich mit der zunehmenden juristischen Einschränkung der Morphiumvergabe weiter, da sie die Konsumenten dazu nötigte, Rezepte zu fälschen oder auf anderen Umwegen an das Opioid zu gelangen. So schrieb Levinstein, dass der Morphinismus wie jede Leidenschaft „den Character der Individuen herabsetzt", was sich bei den Betroffenen „besonders durch die Neigung zur Unwahrheit" äußere (Levinstein 1883, S. 67).

Noch schärfer schilderte Kraepelin das Wesen der Morphinisten: „Das Männliche verliert sich", denn sie seien „wehleidig, empfindlich gegen Schmerzen und Widerwärtigkeiten, schlaff, willensschwach, verlieren das Verantwortlichkeitsgefühl, vernachlässigen ihre Pflichten". Um ihre Sucht zu befriedigen, griffen sie „zu allen möglichen Kunstgriffen und selbst Unredlichkeiten, um sich Morphium zu verschaffen. Um diesen Preis belügen und betrügen sie unbedenklich Ärzte und Angehörige; sie öffnen mit Nachschlüsseln den Arzneischrank, borgen oder entwenden heimlich Geld, unterschlagen anvertraute Summen, versetzen und verkaufen, was ihnen zugänglich ist" (Kraepelin 1910, S. 210–211). Nach dieser Lesart resultierten „Lügen und Diebstahl und Betrug" (Bleuler 1916, S. 209) nicht aus dem soziokulturellen Kontext des Morphiumkonsums, sondern ergaben sich mehr oder weniger zwangsläufig aus dem Gebrauch selbst oder dem pathologischen Wesen der Morphinisten. Während Bleuler fast alle von ihnen „ab ovo" zu Psychopathen erklärte (Bleuler 1916, S. 209), standen für Bumke die „moralischen Entgleisungen" der Morphiumsüchtigen „in gar keinem Verhältnis zu dem, was bei nervös entarteten Menschen sonst vorkommt. [...] Betrugsversuche, Rezeptfälschungen und Unterschlagungen" seien unter ihnen so häufig, „wie sie normalerweise unter Angehörigen der hier in Frage kommenden Gesellschaftskreise selten sind" (Bumke 1919, S. 351). Letztlich fanden beide Interpretationen Eingang in die medizinische Lehre – dass „der Morphiumsüchtige lügt, stiehlt und wenn es darauf ankommt, sich auch prostituiert, nur um sich Morphium zu verschaffen", aber man bei ihm ebenso „stets mehr oder minder grosse ethische und moralische Defekte voraussetzen" müsse (Remertz 1914, S. 947).

Eine noch verheerendere Wirkung schrieb man schon gegen Ende des 19. Jahrhunderts dem Kokain zu. Albrecht Erlenmeyer, einer der frühesten Kritiker der Kokaintherapie für Morphinisten, beschrieb das Wesen der Kokainsüchtigen mit drastischen Worten. Während die Morphinisten dem Arzt nach der Entzugsbehandlung mit Freude und Dankbarkeit begegneten, schrien die Kokainisten „stumpf und blöde weiter nach Cocain". Nur der Schnaps verursache eine vergleichbar „blitzartige, physische und psychisch-moralische Zertrümmerung eines Menschen" (Erlenmeyer 1887, S. 184–185). Selbst Mediziner, die Morphiumkonsumenten gegen die in Öffentlichkeit und Fachwelt kursierenden Vorurteile in Schutz nahmen, gingen mit den Kokainisten hart ins Gericht: „Für den Kokainisten treffen weit eher alle jene Verdammungsurteile zu, die ich von dem Morphinisten abwehren zu müssen glaubte" (Knips-Hasse 1898, S. 27–28). Obwohl der Kokainismus in Deutschland bis zum Ersten Weltkrieg eine medizinische Randerscheinung blieb, schilderten fast alle Autoren den körperlichen, psychischen und sozialen Verfall der Konsumenten in den düstersten Farben: „Die Umwandlung der Persönlichkeit nach der degenerativen Seite vollzieht sich außerordentlich schnell und in schwerster Weise. Der Kokainist ist reizbar, mißtrauisch; er findet beim Sprechen und Schreiben kein Ende, das Gedächtnis schwindet mit dem Sinn für Pünktlichkeit, Ordnung, Sauberkeit, Ethik, Familie, Staat" (Friedländer 1913, S. 26).

In den 1920er-Jahren stellten die am Suchtdiskurs beteiligten Ärzte nahezu einhellig einen bedrohlichen Anstieg des Rauschmittelkonsums fest. Entsprechende Statistiken oder umfassendes Datenmaterial, das diese Annahme gestützt hätte, existierte nicht. In der Fachliteratur und der Tagespresse kursierten dennoch Schlagwörter wie „Giftseuche" oder „Morphium- und Kokainwelle", die eine reale Bedrohung für die „Volksgesundheit" suggerierten (Bonhoeffer 1919; Bleuler 1923, S. 274–275; Joël und Fränkel 1924, S. 14; Maier 1926, S. 66; Straub 1926, S. 1096; Hoffmann 2012, S. 101–103, 185). Als schließlich detaillierte statistische Untersuchungen vorlagen, die auf eine äußerst geringe Verbreitung des Morphium- und Kokainkonsums hindeuteten, ebbte die Alarmstimmung unter den Medizinern allmählich ab (Wolff 1928; Pohlisch 1931). Die Existenz einer Rauschmittelwelle wurde jedoch nachträglich nie hinterfragt. Auf politischer Ebene hatte sich, nicht zuletzt aufgrund des medialen

Drucks der Mediziner, eine Drogenpolitik etabliert, die auf Restriktion, die Kontrolle des Handels und die Unterbindung des hedonistischen Konsums setzte (Hoffmann 2012, S. 99, 128, 191, 212, 241, 290).

Vieles spricht demnach dafür, dass die Furcht vor einer seuchenartigen Ausbreitung des Gebrauchs psychoaktiver Substanzen nicht auf einem enormen Anstieg des Konsums beruhte, sondern vielmehr alle Merkmale einer symbolisch und moralisch überhöhten „Drogenpanik" trug (Reinarman 2007, S. 102–107). Vor dem Hintergrund der deutschen Niederlage im Ersten Weltkrieg und der sozialen und ökonomischen Krisen in der Weimarer Republik erschien der Konsum von Kokain und Morphium aus ärztlicher Sicht als eines von vielen Symptomen für den allgemeinen politischen und moralischen Verfall Deutschlands (Maier 1926, S. 69). Immer wieder wurden daher Stimmen laut, die die Schaffung einer juristischen Handhabe zur Entmündigung und Zwangseinweisung von Morphinisten und Kokainisten forderten, wie sie für Alkoholiker bereits existierte (Schultze 1928). Im Vordergrund stand dabei aber weniger die Heilung der Betroffenen, sondern der Schutz der „Volksgesundheit": „Gerade jetzt brauchen wir doch so dringend einen gesunden Volkskörper, wo der Krieg mit seiner grausamen Auslese uns gerade die Besten genommen hat. Solange aber unsere Gesetzgebung nicht bei allen das Volkswohl unterwühlenden Krankheiten radikal vorgeht, [...] wird unser Volk an seiner Erstarkung gehindert und an seinem endgültigen Aufstieg gehemmt bleiben" (John 1924, S. 2397).

Von allen Suchtkrankheiten schrieb man dem Kokainismus ein besonderes Gefahrenpotenzial zu. Das Narrativ der Kokainwelle erhielt seine Plausibilität vor allem durch den Vorwurf, Kokainisten würden „Proselyten machen", also ihr soziales Umfeld zum Konsum zu verleiten (Straub 1926, S. 1096; Joël und Fränkel 1924, S. 15). „Eine Sucht in der Art des Kokainismus", warnte Hans W. Maier, müsse „ähnlich einer Infektionskrankheit betrachtet werden", da „jeder Kokainist selbst eine Infektionsquelle darstellt" (Maier 1926, S. VI, 76). Dieser Umstand erschien umso bedrohlicher, weil der Gebrauch des Alkaloids in hohem Maße mit sozial abweichenden, subkulturellen Milieus assoziiert wurde, die einen extremen Gegenpol zur bürgerlichen Lebenswelt bildeten. Wann immer Journalisten und Mediziner die Verbreitung des Kokainkonsums thematisierten, fielen Begriffe wie Halbwelt, Bohème oder Rotlichtmilieu (Joël und Fränkel 1924, S. 15–16, 27; Offermann 1926, S. 605; Rosenfeld 1928, S. 1000; Bleuler 1923, S. 274; Hoffmann 2012, S. 108–123). Das die offiziellen Anstaltsstatistiken diesem Eindruck widersprachen, änderte nichts am populären Bild des devianten Kokainisten: „[D]ie niedere Lebewelt und Verbrecherkreise, in denen der Kokainismus ja recht verbreitet ist, scheinen die öffentlichen Anstalten nach Möglichkeit zu meiden" (Wolff 1928, S. 266).

Um diese These zu stützen, zogen Psychiater und Forensiker in erster Linie naturwissenschaftlich verbrämte Deutungen heran. Erstens zählten sie den Kokainismus gemeinsam mit anderen „Rauschgiftsuchten" zu den „disponierende[n] Anlagen und Eigenschaften" für Kriminalität (Többen 1933, S. 527; Maier 1926, S. 127; Meyer 1927, S. 516). Verbindendes Element war einmal mehr die psychopathische Veranlagung, die man sowohl Verbrechern als auch Rauschmittelkonsumenten zuschrieb. Gemäß dieser Logik bestand eine große Schnittmenge zwischen Süchtigen und Kriminellen (Birnbaum 1926, S. 1, 145–147; Kohfahl 1926, S. 89). Zweitens galt es in den 1920er-Jahren als gesichert, dass eine kausale Verbindung zwischen chronischem Kokainkonsum und Homosexualität bestand. Über die Frage, wie dieser Zusammenhang zu erklären sei, entbrannte jedoch eine regelrechte Forschungsdebatte (Marx 1923a, b; Fränkel 1923; Wolf 1925, S. 11; Hartmann 1925, 1928). Letztlich konnte nie Einigkeit darüber erlangt werden, ob das „schwüle, oft mit erotisch abenteuerlichen Fantasien geschwängerte Milieu, wo die Männer mehr oder weniger impotent sind", die erhöhte Suggestibilität der Kokainisten, der „durch das Gift bedingte Wegfall von Hemmungen" oder etwa das „Manifestwerden sonst unbewußter perverser Triebrichtungen" die vermeintlichen homosexuellen Neigungen der Kokainisten hervorrief (Maier 1926, S. 99–100). Ebenso bedrohlich erschien die Wirkung des Kokains auf Frauen. Gemäß der gängigen medizinischen Lehrmeinung erweckte es bei ihnen nicht nur lesbische Triebe, sondern auch ein gesteigertes „Bedürfnis nach sexueller Betätigung" bei gleichzeitigem Wegfall der Schamhaftigkeit. Es sei daher besonders bei Prostituierten beliebt (Maier 1926, S. 94–95; Joël und Fränkel 1924, S. 27; Rosenfeld 1928, S. 1000).

Die Verkettung des Rauschmittelgebrauchs mit abweichenden Sexualpraktiken, die gängigen Rollenmustern widersprachen, stellte kein singuläres Phänomen dar, mit dem sich nur Kokainkonsumenten konfrontiert sahen. Schon 1910 hatte Kraepelin die sexuelle Enthemmung und Unmoral der Alkoholiker äußerst abschreckend beschrieben: „Der Kranke führt unflätige Reden vor seinen Kindern, fordert die Frau in deren Gegenwart zum Geschlechtsverkehr auf, macht dem Dienstmädchen, der Frau des Nachbarn, der Stieftochter unsittliche Anträge, bringt Prostituierte ins Haus. Weiterhin kommt es zu Exhibitionismus, zu unzüchtigen Handlungen an Kindern, gelegentlich auch zu homosexuellen Angriffen" (Kraepelin 1910, S. 96).

Durch die Assoziation mit Kriminalität, Prostitution und Homosexualität entwickelte sich insbesondere der Konsum von Morphium und Kokain bald selbst zu einem Symbol für abweichendes Verhalten (Briesen 2005, S. 30; Hoffmann 2012, S. 73–76). Dabei erhöhte die Fixierung auf ohnehin stigmatisierte Randgruppen das moralische Erregungspotenzial der Drogendiskurse und verschloss das allgemeine Bewusstsein für die Existenz von sozial integriertem, „unsichtbarem" Konsum. So entstand das medizinische Negativbild des Süchtigen fast ausschließlich anhand jener Problemkonsumenten, die ärztlicher Hilfe bedurften. Die konstitutionelle Pathologisierung der Konsumenten, die Verknüpfung ihres Verhaltens mit devianten Milieus und Praktiken sowie die einsetzende juristische Verfolgung beeinflussten das „setting" des Rauschmittelgebrauchs, also dessen situationsspezifischen und soziokulturellen Kontext. All diese Umstände begünstigten die Entstehung gesundheitsgefährdender Konsumformen (Blätter 2007, S. 86–89).

Wer die Kontrolle über sein Konsumverhalten verlor, schreckte aufgrund des Stigmas, das der Diagnose Sucht anhaftete, jedoch oft genug davor zurück, sich in Behandlung zu begeben. Aus ihrer Fürsorgearbeit berichteten Joël und Fränkel, viele der Betroffenen scheuten den Gang in die Klinik, „weil sie dort nicht nur körperlich, sondern auch moralisch als minderwertig gelten. [...] Man hält sie für Psychopathen, Asoziale, Schwächlinge, Genußsüchtige, unehrliche, unzuverlässige Naturen." Durch den „barschen, bitteren und oft cynischen Ton" und die „schlechte Prognose, die man ihnen schon am ersten Tage stellte", würden die Patienten „aufs schlimmste beschämt und entmutigt". Ohnehin bedeutete die Aufnahme in eine psychiatrische Anstalt eine „schwere soziale Schädigung", da ihr Bekanntwerden oft „Arbeitslosigkeit oder gesellschaftliche Ächtung" nach sich zog (Joël und Fränkel 1925, S. 1714).

Für den medizinischen Blick auf die Sucht und den Konsum von psychoaktiven Substanzen stellte die politische Zäsur von 1933 insofern keinen entscheidenden Bruch dar (Haverkamp 2012, S. 71). Das psychiatrische Stereotyp des Süchtigen und die entsprechende Debattenkultur hatten sich bereits im frühen 20. Jahrhundert herausgebildet. Dennoch markierten die Jahre der NS-Herrschaft einen Einschnitt im Umgang mit suchtkranken Menschen. Die eugenische Rassenpolitik der Nationalsozialisten führte auch auf dem Gebiet der Suchtpsychiatrie zu einer beispiellosen Radikalisierung und Verkehrung der medizinischen Ethik. Kurt Pohlisch, der Direktor der Psychiatrischen und Nervenklinik Bonn, umschrieb dies euphemistisch mit den Worten, jeder Süchtige müsse wissen „daß neben der fürsorgerisch liebevollen auch die feste Hand des Staates auf ihm ruht. Mit Recht verurteilt gerade der nationalsozialistische Staat das Umgehen von Lebensschwierigkeiten durch Flucht in toxische Ersatzbefriedigung" (Pohlisch 1937, S. 14).

In der fatalen Konsequenz bedeutete dies, dass dem therapeutischen Nihilismus der Ärzte, vor dem Joël und Fränkel bei einer zu „konsequenten konstitutionspathologischen Betrachtungsweise" gewarnt hatten, nunmehr keine ethischen Bedenken entgegenstanden (Joël und Fränkel 1925, S. 1714). Die Kosten und der Aufwand für die Therapie der Süchtigen wurden immer weiter reduziert. Durch die Einstufung als Psychopathen gerieten die Konsumenten psychoaktiver Substanzen überdies in die Mühlen der nationalsozialistischen Verfolgungs- und Vernichtungsmaschinerie. Sie sahen sich durch Entmündigungen, Zwangseinweisungen und Sterilisierungen bedroht, wurden in Konzentrationslager interniert und gehörten auch zu den Opfern der systematischen Ermordung psychisch kranker Menschen während des Zweiten Weltkriegs, der sogenannten Aktion T4 (Klee 2004, S. 37–47, 51–56; Holzer 2007, S. 125–135, 264; Haverkamp 2012, S. 45–46, 54–66). Den geistigen Boden für diese Entwicklung hatten nicht zuletzt medizinische Lehren bereitet, die den Konsum von psychoaktiven Substanzen als krankhafte Verhaltensabweichung klassifizierten und dem Wohlergehen des Volkskollektivs Vorrang vor der Heilung und der Freiheit des Individuums einräumten.

Literatur

Arenz, D. (2003). *Dämonen, Wahn, Psychose. Exkursionen durch die Psychiatriegeschichte.* Köln: Viavital-Verlag.

Baer, R. (1998). Das Psychopathieproblem. In R. Baer (Hrsg.), *Themen der Psychiatriegeschichte* (S. 61–72). Stuttgart: Enke.

Becker, P. (2000). Die Erfindung und Identifizierung des Bösen: Der Kriminelle. In G. Krumeich & H. Lehmann (Hrsg.), *„Gott mit uns". Nation, Religion und Gewalt im 19. und frühen 20. Jahrhundert* (S. 9–34). Göttingen: Vandenhoeck & Ruprecht.

Berridge, V., & Edwards, G. (1987). *Opium and the people. Opiate use in nineteenth century England.* New Haven/London: Yale University Press.

Binswanger, O. (1928). Die klinische Stellung der Degenerationspsychosen, zugleich ein Versuch ihrer Gliederung. *Archiv für Psychiatrie und Nervenkrankheiten, 83*, 299–375.

Birnbaum, K. (1926). *Die psychopathischen Verbrecher. Die Grenzzustände zwischen geistiger Gesundheit und Krankheit in ihren Beziehungen zu Verbrechen und Strafwesen.* Leipzig: Thieme.

Blätter, A. (2007). Soziokulturelle Determinanten der Drogenwirkung. In B. Dollinger & H. Schmidt-Semisch (Hrsg.), *Sozialwissenschaftliche Suchtforschung* (S. 83–96). Wiesbaden: VS Verlag für Sozialwissenschaften.

Bleuler, E. (1916). *Lehrbuch der Psychiatrie.* Berlin: Springer.

Bleuler, E. (1923). *Lehrbuch der Psychiatrie.* Berlin: Springer.

Bohlen, I. (1998). *Suchtentstehung und Suchtentwicklung.* Münster: Lit Verlag.

Bonhoeffer, K. (1919). Einige Schlussfolgerungen aus der Krankenbewegung während des Kriegs. *Archiv für Psychiatrie und Nervenkrankheiten, 60*, 721–728.

Briesen, D. (2005). *Drogenkonsum und Drogenpolitik in Deutschland und den USA. Ein historischer Vergleich.* Frankfurt a. M.: Campus.

Brühl-Cramer, C. (1819). *Über die Trunksucht und eine rationelle Heilmethode derselben.* Berlin: Nicolai.

Bumke, O. (1919). *Die Diagnose der Geisteskrankheiten.* Wiesbaden: J. F. Bergmann.

Bunge, G. (1887). *Die Alkoholfrage. Ein Vortrag.* Leipzig: F. C. W. Vogel.

Deutsch, W. (1901). *Der Morphinismus.* Stuttgart: Enke.

Dollinger, B., & Schmidt-Semisch, H. (2007). Reflexive Suchtforschung: Perspektiven der sozialwissenschaftlichen Thematisierung von Drogenkonsum. In B. Dollinger & H. Schmidt-Semisch (Hrsg.), *Sozialwissenschaftliche Suchtforschung* (S. 7–34). Wiesbaden: VS Verlag für Sozialwissenschaften.

Emmerich, O. (1894). *Die Heilung des chronischen Morphinismus (Cocaïnismus etc.) ohne Zwang und Qual. Für Laien und Ärzte.* Berlin: Hugo Steinitz.

Erlenmeyer, A. (1886). Über Cocainsucht. Vorläufige Mitteilung. *Deutsche Medizinal-Zeitung, 7*, 483–484.

Erlenmeyer, A. (1887). *Die Morphiumsucht und ihre Behandlung.* Berlin/Leipzig/Neuwied: Heuser's Verlag.

Esquirol, E. (1838). *Die Geisteskrankheiten in Beziehung zur Medizin und Staatsarzneikunde. Band 2.* Berlin: Verlag der Voss'schen Buchhandlung.

Feustel, R. (2013). *Grenzgänge: Kulturen des Rauschs seit der Renaissance.* Paderborn: Wilhelm Fink.

Foucault, M. (1991). *Die Geburt der Klinik. Eine Archäologie des ärztlichen Blicks.* Frankfurt a. M.: Fischer Taschenbuch-Verlag.

Fränkel, F. (1923). Bemerkungen zu Marx' Beitrag zur Psychologie der Cocainomanie. *Zeitschrift für die gesamte Neurologie und Psychiatrie, 85*, 61–65.

Freud, S. (1887). *Bemerkungen über Cocainsucht und Cocainfurcht. Mit Beziehung auf einen Vortrag W. A. Hammonds.* Wiener medizinische Wochenschrift, 37, 929–932. In S. Freud (2013). Schriften über Kokain. Herausgegeben und eingeleitet von Albrecht Hirschmüller. Frankfurt a. M.: Fischer Taschenbuch Verlag.

Friedländer, A. (1913). *Der Morphinismus, Kokainismus, Alkoholismus und Saturnismus. Mit besonderer Berücksichtigung seiner Heilung und Vorbeugung. Für Ärzte, Gewerbeinspektoren, Versicherungsgesellschaften.* Jena: Fischer.

Gabriel, E., & Kratzmann, E. (1936). *Die Süchtigkeit. Eine Seelenkunde..* Berlin: Neuland-Verlag.

Hartmann, H. (1925). Cocainismus und Homosexualität. *Zeitschrift für die gesamte Neurologie und Psychiatrie, 95*, 79–94.

Hartmann, H. (1928). Kokainismus und Homosexualität. *Deutsche Medizinische Wochenschrift, 7*, 268–269.

Haverkamp, J. (2012). Rauschmittel im Nationalsozialismus. Die gesetzliche und therapeutische Entwicklung 1933–1939. *Sozialgeschichte Online, 7*, 40–71.

Heilbronner, K. (1913). Cocainpsychose? Als Beitrag zur Begutachtung ätiologischer Zusammenhänge. *Zeitschrift für die gesamte Neurologie und Psychiatrie, 15*, 415–426.

Hengartner, T., & Merki, C. (2001). Für eine Geschichte der Genussmittel. In T. Hengartner & C. Merki (Hrsg.), *Genussmittel. Ein kulturgeschichtliches Handbuch* (S. 7–24). Frankfurt a. M./Leipzig: Insel-Verlag.

Hoffmann, A. (2012). *Drogenkonsum und -kontrolle. Zur Etablierung eines sozialen Problems im ersten Drittel des 20. Jahrhunderts.* Wiesbaden: VS Verlag für Sozialwissenschaften.

Holzer, T. (2007). *Die Geburt der Drogenpolitik aus dem Geist der Rassenhygiene. Deutsche Drogenpolitik von 1933 bis 1972.* Norderstedt: Books on Demand.

Hufeland, C. (1802). *Ueber die Vergiftung durch Branntwein.* Berlin.

Huss, M. (1852). *Chronische Alkoholskrankheits oder Alcoholismus Chronicus. Ein Beitrag zur Kenntniss der Vergiftungs-Krankheiten, nach eigener und anderer Erfahrung.* Stockholm/Leipzig: C. E. Fritze.

Ihlow, W. (1895). *Über Morphio-Cocainismus und hallucinatorische Cocain-Paranoia.* Berlin: Dissertation.

Jahr, G. (1866). *Die Therapie nach den Grundsätzen der Homöopathie. Band 3. Die Geisteskrankheiten.* Leipzig: T. O. Weigel.

Joël, E. (1928). *Die Behandlung der Giftsuchten. Alkoholismus, Morphinismus, Kokainismus usw.* Leipzig: Thieme.

Joël, E., & Fränkel, F. (1924). *Der Cocainismus. Ein Beitrag zur Geschichte und Psychopathologie der Rauschgifte.* Berlin: Verlag von Julius Springer.

Joël, E., & Fränkel, F. (1925). Zur Verhütung und Behandlung der Giftsuchten. *Klinische Wochenschrift, 4,* 1713–1718.

John, K. (1924). Zur Bekämpfung des Morphinismus und Cocainismus. *Klinische Wochenschrift, 52,* 2395–2397.

Kant, F. (1927). Die Süchtigen. *Archiv für Psychiatrie und Nervenkrankheiten, 80,* 91–105.

Klee, E. (2004). *„Euthanasie" im NS-Staat. Die „Vernichtung lebensunwerten Lebens".* Frankfurt a. M.: S. Fischer Verlag.

Kloppe, S. (2004). *Die gesellschaftliche Konstruktion der Suchtkrankheit. Soziologische und philosophische Aspekte der Genese vom traditionellen Drogengebrauch in der Vormoderne bis zum Konstrukt des krankhaften Drogenmissbrauchs in der Moderne.* München: Martin Meidenbauer Verlagsbuchhandlung.

Knips-Hasse, V. (1898). *Der chronische Morphinismus und Cocainismus und seine sichere und dauernde Heilung: gemeinverständlich nach eigenen Erfahrungen.* Berlin: M. Richter.

Koch, J. (1891). *Die psychopathischen Minderwertigkeiten.* Ravensburg: Verlag von Otto Maier.

Kohfahl, A. (1926). Über Heroinmißbrauch. *Deutsche Zeitschrift für die Gesamte Gerichtliche Medizin, 8,* 81–90.

Kraepelin, E. (1887). *Psychiatrie. Ein kurzes Lehrbuch für Studirende und Aerzte.* Leipzig: Ambr. Abel.

Kraepelin, E. (1899). *Psychiatrie. Ein Lehrbuch für Studirende und Aerzte. Band 2.* Leipzig: Johann Ambrosius Barth.

Kraepelin, E. (1910). *Psychiatrie. Ein Lehrbuch für Studierende und Ärzte. Band 2.* Leipzig: Johann Ambrosius Barth.

Kramer, F. (1930). Psychopathische Konstitutionen. In L. Clostermann, T. Heller & P. Stephani (Hrsg.), *Enzyklopädisches Handbuch des Kinderschutzes und der Jugendfürsorge.* Leipzig: Akademische Verlagsgesellschaft.

Lange, J. (1936). *Kurzgefasstes Lehrbuch der Psychiatrie.* Leipzig: Georg Thieme.

Leibold, G. (1899). *Die Morphiumkrankheit. Sog. Morphiumsucht, Morphinismus chronicus und verwandte Zustände: Cocainismus, Morphino-Cocainismus, deren Entstehung, Verlauf und Heilung. Eine kritische Studie.* Cleve: H. Stenz.

Lengwiler, M. (2014). Im Zeichen der Degeneration: Psychiatrie und internationale Abstinenzbewegung im ausgehenden 19. Jahrhundert. In J. Große, F. Spöring & J. Tschurenev (Hrsg.), *Biopolitik und Sittlichkeitsreform. Kampagnen gegen Alkohol, Drogen und Prostitution 1880–1950* (S. 85–110). Frankfurt a. M./New York: Campus Verlag.

Levinstein, E. (1883). *Die Morphiumsucht.* Berlin: August Hirschwald.

Lewin, L. (1885). *Lehrbuch der Toxikologie.* Wien/Leipzig: Urban & Schwarzenberg.

Lewin, L. (1927). *Phantastica. Die betäubenden und erregenden Genussmittel.* Berlin: Stilke.

Lock, M., & Vinh-Kim, N. (Hrsg.). (2010). The normal body. *An anthropology of biomedicine* (S. 32–56). New York: Wiley.

Maier, H. W. (1926). *Der Kokainismus. Geschichte/Pathologie/Medizinische und behördliche Bekämpfung.* Leipzig: Thieme.

Marx, N. (1923a). Beiträge zur Psychologie der Cocainomanie. *Zeitschrift für die gesamte Neurologie und Psychiatrie, 80,* 550–559.

Marx, N. (1923b). Entgegnung auf die Bemerkungen von Fränkel (Buch) zu meinen Beiträgen zur Psychologie der Cocainomanie. *Zeitschrift für die gesamte Neurologie und Psychiatrie, 87,* 616–617.

Meyer, E. (1927). Die forensische Bedeutung des Morphinismus. *Archiv für Psychiatrie und Nervenkrankheiten, 81,* 500–521.

Morel, B. (1857). *Traité des Dégénérescences physiques, intellectuelles, et morales de l'Espèce Humaine.* Paris/London/New York: Baillière.

Müller, C. (2004). *Verbrechensbekämpfung im Anstaltsstaat. Psychiatrie, Kriminologie und Strafrechtsreform in Deutschland 1871–1933.* Göttingen: Vandenhoeck & Ruprecht.

Nolte, F. (2007). „Sucht" – zur Geschichte einer Idee. In B. Dollinger & H. Schmidt-Semisch (Hrsg.), *Sozialwissenschaftliche Suchtforschung* (S. 47–58). Wiesbaden: VS Verlag für Sozialwissenschaften.

Offermann, A. (1926). Über die zentrale Wirkung des Cocains und einiger neuer Ersatzpräparate. *Archiv für Psychiatrie und Nervenkrankheiten, 76,* 600–629.

Pohlisch, K. (1931). *Die Verbreitung des chronischen Opiatmißbrauchs in Deutschland ermittelt auf Grund eines vom Reichsgesundheitsamt zusammengestellten und geprüften Materials*. Berlin: Verlag von S. Karger.

Pohlisch, K. (1937). *Rauschgifte und Konstitution*. Berlin: Wacht-Verlag.

Raecke, J. (1924). Beitrag zur sozialen Psychiatrie: Beobachtungen an den Insassen eines Mädchenschutzhauses. *Archiv für Psychiatrie und Nervenkrankheiten, 70*, 415–426.

Reich, E. (1868). *Ueber die Entartung des Menschen. Ihre Ursachen und Verhütung*. Erlangen: Enke.

Reinarman, C. (2007). Die soziale Konstruktion von Drogenpaniken. In B. Dollinger & H. Schmidt-Semisch (Hrsg.), *Sozialwissenschaftliche Suchtforschung* (S. 97–112). Wiesbaden: VS Verlag für Sozialwissenschaften.

Remertz, O. (1914). Morphinismus und Entmündigung. *Archiv für Psychiatrie und Nervenkrankheiten, 53*, 943–971.

Renggli, R., & Tanner, J. (1994). *Das Drogenproblem. Geschichte, Erfahrungen, Therapiekonzepte*. Berlin: Springer.

Roemer, H. (1912). Eine Einteilung der Psychosen und Psychopathien, für die Zwecke der Statistik vereinbart zwischen der psychiatrischen Klinik Heidelberg und den Heil- und Pflegeanstalten Illenau und Wiesloch. *Zeitschrift für die gesamte Neurologie und Psychiatrie, 11*, 69–90.

Roesch, K. (1839). *Der Missbrauch geistiger Getränke in pathologischer, therapeutischer, medizinisch-polizeilicher und gerichtlicher Hinsicht*. Tübingen: Verlag der H. Laupp'schen Buchhandlung.

Rosenfeld, M. (1928). Geistesstörungen infolge von Rauschgiften (Alkohol, Morphium, Kokain). *Deutsche Medizinische Wochenschrift, 23–24*(967–970), 998–1001.

Rush, B. (1810). *An inquiry into the effects of ardent spirits upon the human body and mind*. Philadelphia: Thomas Dobson.

Scheerer, S. (1993). Einige Anmerkungen zur Geschichte des Drogenproblems. *Soziale Probleme, 4*, 78–98.

Schmidt, C. (1888). *Die Heilung der durch Morphiumgenuß verursachten Nervenzerrüttung und Willensschwäche. Eine psychologisch medizinische Aufgabe*. Berlin: Heuser's Verlag.

Schneider, K. (1928). *Die psychopathischen Persönlichkeiten*. Wien: F. Deuticke.

Schnitzer, A. (1846). *Handbuch der Pathologie und Therapie der Geisteskrankheiten. Band 2*. Leipzig: F. A. Brockhaus.

Schott, H., & Tölle, R. (2006). *Geschichte der Psychiatrie. Krankheitslehren, Irrwege, Behandlungsformen*. München: Beck.

Schultze, E. (1928). Der Reichstagsentwurf eines Allgemeinen Deutschen Strafgesetzbuchs vom Standpunkt des Psychiaters. *Archiv für Psychiatrie und Nervenkrankheiten, 82*, 1–42.

Spode, H. (1993). *Die Macht der Trunkenheit. Kultur- und Sozialgeschichte des Alkohols in Deutschland*. Opladen: Leske und Budrich.

Spöring, F. (2014). „Du musst Apostel der Wahrheit werden": Auguste Forel und der sozialhygienische Antialkoholdiskurs, 1886–1931. In J. Große, F. Spöring & J. Tschurenev (Hrsg.), *Biopolitik und Sittlichkeitsreform. Kampagnen gegen Alkohol, Drogen und Prostitution 1880–1950* (S. 111–144). Frankfurt a. M./New York: Campus Verlag.

Staemmler, M. (1936). Ueber Keimschädigung durch Genußgifte. In *Gegen die Rauschgifte! Vorträge der 1. Konferenz für Rauschgiftbekämpfung des Deutschen Guttemplerordens* (S. 9–18). Berlin: Neuland-Verlag.

Straub, W. (1926). Über Genußgifte. *Die Naturwissenschaften, 48*, 1091–1099.

Többen, H. (1933). Die Bedeutung des präkriminellen Lebens für die Kriminalbiologie. *Deutsche Zeitschrift für die Gesamte Gerichtliche Medizin, 20*, 516–529.

Trotter, T. (1821). *Ueber die Trunkenheit und deren Einfluß auf den menschlichen Körper*. Lemgo: Meyersche Hofbuchhandlung.

Wiesemann, C. (2000). *Die heimliche Krankheit. Eine Geschichte des Suchtbegriffs*. Stuttgart-Bad Cannstatt: Frommann-Holzboog.

Wolf, W. (1925). Erblichkeitsuntersuchungen zum Problem der Homosexualität. *Archiv für Psychiatrie und Nervenkrankheiten, 73*, 1–12.

Wolff, P. (1928). Zur Behandlung und Bekämpfung der Alkaloidsuchten. *Deutsche Medizinische Wochenschrift, 1*, 7–10, 2, 51–53, 4, 134–136, 6, 224–226, 7, 266–268, 9, 349–351, 10, 387–389.

Drogenmündigkeit: Von der Suchtprävention zur Drogenerziehung

Gundula Barsch

Zusammenfassung

Suchtprävention ist nicht nur ein methodischer Ansatz, mit dem physischen, psychischen und sozialen Problemen von Sucht entgegengewirkt werden soll. Suchtprävention hat sich über mehr als zwanzig Jahre zugleich immer weiter professionalisiert und institutionalisiert und wird heute auch von vielen berufsständischen Interessen getragen. Diese Konstellationen beherbergen eine Vielzahl von Widersprüchen. Durch diese muss sich Suchtprävention sowohl wegen ihrer inhaltlichen und methodischen Ausrichtung, als auch wegen der Nebenwirkungen, die ihre Institutionalisierung für den Umgang mit psychoaktiven Substanzen in der Gesellschaft insgesamt hat, kritisch hinterfragen lassen.

Es wird offensichtlich, dass ernst gemeinte Veränderungen nicht mit wenigen Kurskorrekturen gelingen können. Vielmehr ist eine generelle Neuorientierung nötig, beginnend mit einem Paradigmenwechsel.

Mit „Drogenmündigkeit" wird ein Begriff vorgestellt, der als Markierungspunkt und Vorschlag für einen geforderten Paradigmenwechsel steht. Sein Wortsinn deutet bereits an, dass es um einen Wechsel von paternalistischen Grundmustern hin zu emanzipatorischen Entwicklungen geht. Die notwendigen Veränderungen sind noch nicht bis auf den letzten Punkt vorausgedacht, sondern müssen diskursiv und mit einer couragierten Praxis behutsam entwickelt werden.

Schlüsselwörter

Substanzkonsum · Abstinenzparadigma · Substanzfixierung · Pathologisierung · Konsummuster · Paradigmenwechsel · Demokratisch-emanzipatorische Grundüberzeugung · Drogenmündigkeit

Inhalt

1 Drogenmündigkeit: Von der Suchtprävention zur Drogenerziehung! 70
2 Geburtsort Medizin: Das moderne Bild vom „Drogenkonsum" 70
3 Der binäre Code „Abstinenz versus Abhängigkeit" 72
4 Problematische Verkürzungen: Substanzfixierung oder Wer trinkt schon gern C_2H_5OH? 73
5 „Die sind doch alle krank": Durch Pathologisierung zu krankmachenden Konsummustern 73
6 „(Keine) Macht den Drogen": Dämonisierung und Bemächtigungsmythos 75
7 Der Gestaltungsspielraum von Drogenkonsum 76
8 Der Umgang mit psychoaktiven Substanzen: Nicht banal und voller Herausforderungen 77

G. Barsch (✉)
Hochschule Merseburg, Merseburg, Deutschland
E-Mail: gundula.barsch@hs-merseburg.de

9	Der Paradigmenwechsel: Drogenmündigkeit	78
10	„Drogenmündigkeit" und demokratisch-emanzipatorische Grundüberzeugungen	80
	Literatur	81

1 Drogenmündigkeit: Von der Suchtprävention zur Drogenerziehung!

In offiziellen Verlautbarungen zum Drogenthema kommt die Idee, dass Menschen psychoaktive Substanzen unproblematisch in ihr Leben integrieren und davon in verschiedener Weise profitieren können, kaum vor. Der Blick auf die Realität ist oft verstellt von einem Wissen, das in therapeutischen Bezügen und im medizinischen Hilfesystem entstanden ist. Es thematisiert deshalb ausschließlich die leidvollen Lebensbezüge, in denen sich bestimmte Menschen – in der Regel in Form einer Abhängigkeitserkrankung – wiederfinden können. Genau diese Wissens- und Erfahrungsinhalte sind es auch, die in den Informationen und Belehrungen dominieren, die in den Medien und unter dem Dach der Suchtprävention als Alltagswissen weitergegeben werden. Auch die Medien entwerfen ein höchst abschreckendes Bild vom Konsum psychoaktiver Substanzen, das jeden Griff zu einer sogenannten Droge als absurd und verabscheuungswürdig erscheinen lässt.

Abseits von öffentlicher Wahrnehmung und offizieller Meinungsbildung tauschen sich Konsumenten jedoch unverhohlen über Lust, Spaß und Genuss des Konsums verschiedenster psychoaktiver Substanzen aus und geben Wissensbestände und dabei gemachte Erfahrungen bereitwillig so weiter, dass ein genussvoller und/oder produktiver Umgang mit diesen Substanzen möglich wird.

Irritierend ist es also, zur Kenntnis nehmen zu müssen, dass die Schere zwischen dem Wissen medizinisch-therapeutischer Experten und dem praktischen Alltagswissen der Konsumenten zum Umgang mit psychoaktiven Substanzen kaum weiter auseinanderklaffen könnte. Wie lässt sich dieses Auseinanderdriften der verschiedenen Wahrnehmungs- und Deutungskreise erklären? Welche ungewollten und schwierigen Nebenwirkungen haben die Widersprüche in den jeweiligen Deutungsmuster? Kann es eine Brücke geben, mit der sich diese höchst unterschiedlichen Wissensbestände einander wieder annähern lassen? Und könnte eine Auflösung dieser Widersprüche vielleicht sogar einen wesentlichen Beitrag zur Vermeidung drogenbedingter Problemen leisten?

Die Suche nach Antworten macht paradigmatische Veränderungen in den Denkweisen zum Konsum psychoaktiver Substanzen allerdings geradezu notwendig. Dafür ist ein Blick auf die Hintergründe der Entwicklung der gegenwärtigen Deutungsmuster lohnenswert.

2 Geburtsort Medizin: Das moderne Bild vom „Drogenkonsum"

Alle westlichen Gesellschaften sind seit den sechziger Jahren mit facettenreichen Problemen konfrontiert, die sich aus dem falschen, unsachgemäßen oder exzessiven Konsum psychoaktiver Substanzen ergeben. Seitdem hat es immer wieder Überlegungen gegeben, wie Drogenprobleme verhindert werden könnten. Die dabei entwickelten Grundideen haben sich jedoch bis heute kaum von einer paternalistisch strukturierten Abstinenzlogik wegentwickelt, in deren Mittelpunkt der Schutz potenzieller Konsumenten vor ihrem Tun steht und das oft entgegen deren eigenen Interessen. Durch internationale Verträge zu einem weitgehend ähnlichen Vorgehen verpflichtet, wird einerseits auf Repression gegenüber Angebot und Nachfrage, und andererseits auf Strategien zum Erhalt von oder zur Rückkehr zur Abstinenz gesetzt. Mit dem Verweis auf die Erhaltung von Gesundheit und Wohlergehen soll der Umgang mit psychoaktiven Substanzen weitgehend aus dem Leben der Menschen ausgeklammert bleiben.

Die Begründungen für ein solches Vorgehen wurden zunächst aus der Sinnrationalität (Luhmann 1981, S. 75–88) des Behandlungssystems für Suchtkranke abgeleitet, die in den 60er- und 70er-Jahren unhinterfragt galt. Sie fußte auf einem Verständnis von Abhängigkeit, in dem der binäre

Code „Abstinenz versus Abhängigkeit" zur führenden Meinung avancierte. Mit Verweis darauf wurde alles, was für den Umgang mit psychoaktiven Substanzen relevant war, auf zwei Deutungsmuster bezogen: „abstinent = gesund" und „in irgendeiner Form konsumierend = krank". Im gesamten Hilfesystem für sogenannte Suchtkranke einigte man sich auf dieses strikt polarisierende Verständnis mit einer geradezu drakonischen Absolutheit.

Die seit dieser Zeit kontinuierlich propagierten Deutungsmuster zu psychoaktiven Substanzen und deren Konsum stützten sich zudem auf die damals gültigen Vorstellungen von Sucht/Abhängigkeit. In diesen wurde von weitgehend unilinearen, mechanistischen und dramatisierenden Vorstellungen über die Entwicklungsverläufe in Zusammenhang mit dem Konsum psychoaktiver Substanzen ausgegangen: Sucht wurde als eine Karriere gedacht, die bereits mit dem ersten Probieren beginnen und sich jeglicher Möglichkeit einer Steuerung und Kontrolle entziehen würde; die ohne therapeutische Intervention fast nicht zu beenden sei und die ohne Rückkehr zur Abstinenz die Gesundheit (Tretter 1999, S. 77–98) und Gesellschaftsfähigkeit der Konsumenten gravierend untergrabe, z. B. in Form des amotivationalen Syndroms (Täschner 1995). Das Anerkennen von Zwischenstufen, variablen Entwicklungsverläufen oder eigenständigen und eigenwertigen Konsummustern verbot sich in diesen Denkmodellen von selbst. Deshalb war sowohl die wissenschaftliche als auch praktische Wahrnehmung für einen Drogenkonsum erblindet, der z. B. als selbstkontrollierter, genussorientierter oder autonomer Gebrauch zu deuten ist. Vor dem Hintergrund einer solchen Theorie musste sowohl ein therapeutisches Wirken zur Wiederherstellung der Selbststeuerungsfähigkeit des Konsums als auch ein Bildungsziel, das auf den gekonnten Umgang mit psychoaktiven Substanzen zielt, als Unmöglichkeit, Aberwitz oder Verantwortungslosigkeit gelten.

Die zu dieser Zeit ebenfalls entstehenden Bemühungen, einem problematischen Drogenkonsum zuvorzukommen, übernahmen die Sinnrationalität des damaligen medizinisch-therapeutischen Behandlungssystems. Sie unterstellten sich damit der Definitionsmacht derjenigen Institution, die für die Therapie „Suchtkranker" zuständig war und dazu schon früh ein für sie passendes, handlungsleitendes Erklärungsmuster entwickelt hatte.

Wer sich allerdings mit der Inanspruchnahme des Hilfesystems auseinandersetzt, darf nicht übersehen, dass sich das Behandlungssystem nur auf Erfahrungen mit einer sehr speziellen Konsumentengruppe berufen kann: Es sind ausschließlich diejenigen Konsumenten, die Probleme mit ihrem Konsum entwickeln, diese nicht allein auflösen können, deshalb einen Bedarf an professioneller Hilfe artikulieren und die von diesem Hilfesystem vorgehaltenen Angebote auch in Anspruch nehmen. Oder aber es sind Konsumenten, die durch das juristische System über den Paragrafen 35 des Betäubungsmittelgesetzes („Therapie statt Strafe") in das therapeutische System gezwungen werden, ohne selbst einen Veränderungsbedarf zu sehen. Diese besonderen Voraussetzungen zusammengenommen sorgen dafür, dass im medizinisch-therapeutischen System eine hochselektierte Gruppe von Drogenkonsumenten anzutreffen ist. In der Wirklichkeit dieser Institution tauchen unproblematische Konsumenten und beispielsweise diejenige Mehrheit, die ihre oft nur phasenweise entstehenden Drogenprobleme ohne therapeutische Hilfe meistert, gar nicht auf (Wienberg und Driessen 2001). Insofern verfügt das abstinenzorientierte Behandlungssystem über einen höchst eingeschränkten Erfahrungshorizont, der es sachlogisch verbietet, die Sinnrationalität dieser sozialen Institution für eine gesamte Gesellschaft oder auch nur für andere Bevölkerungsgruppen zu verallgemeinern. Dennoch wird bis heute das Definitionsmonopol des medizinisch-therapeutischen Hilfesystems zu Fragen rund um den Konsum psychoaktiver Substanzen weitgehend respektiert. Unberücksichtigt bleibt auf diese Weise, dass sich gesamtgesellschaftliche Strategien, beispielsweise in Form von Drogen-, Bildungs- und Sozialpolitik, darunter auch Wissensvermittlung und Prävention, erstens mit ganz anderen Fragestellungen auseinandersetzen und zweitens anderen Bevölkerungsgruppen zuwenden müssen.

3 Der binäre Code „Abstinenz versus Abhängigkeit"

Die Akzeptanz des Alleinvertretungsanspruchs des medizinisch-therapeutischen Hilfesystems sowohl bei der Problemdefinition als auch bei der Problembearbeitung sorgte allerdings dafür, dass der binäre Code „Abstinenz versus Abhängigkeit" zu einem Paradigma mit weitreichenden Folgen wurde: *Erstens* fand dieser polarisierende Code Eingang in Konzepte einer paternalistisch angelegten Suchtprävention; er hat sich *zweitens* Geltungsanspruch auch bei allen möglichen, in der Regel unauffällig konsumierenden Bevölkerungsgruppen verschafft, wurde *drittens* im unhinterfragten Alltagswissen aller Bevölkerungsschichten etabliert und gab schließlich *viertens* die Leitgedanken vor, mit denen gesamtgesellschaftliche Strategien zur Verhinderung von Drogenproblemen entwickelt wurden. Ein Blick in viele drogenpolitische Dokumente unterstreicht, dass bis heute „Abstinenz" als erstrebenswertes Ideal und generelles gesellschaftliches Ziel für alle Menschen gleichermaßen festlegt wird (Bundesminister für Jugend, Familie, Frauen und Gesundheit 1990; Caspers-Merk 2002). Erst 2014 erklärte die Deutsche Gesellschaft für Psychiatrie und Psychotherapie, Psychosomatik und Nervenheilkunde die Befähigung problematisch Trinkender zum „Kontrollierten Trinken" zu einem erfolgversprechenden Therapieziel – eine Entwicklung, die allerdings in der Praxis bisher wenig Widerhall gefunden hat. Bis heute wird diese nicht immer direkt ausgesprochene Leitidee oft übersetzt in Ziele wie „Verhinderung des Konsums illegaler Drogen" und „Reduktion des Konsums legaler Drogen bis hin zur Konsumeinstellung". Allerdings bleiben diese Forderungen in der Regel ohne Bezug zu konkreten Situationen oder damit zusammenhängenden Problemen und möglichen Gefährdungen. In der Konsequenz wird Abstinenz zu einem Wert an sich deklariert und zum Selbstzweck erhoben. Unübersehbar ist damit die Gefahr verbunden, dass sich diese Ideen zu einer Doktrin verselbstständigen, die mit autoritärer Gewalt gegen die Bedürfnisse der Menschen durchgesetzt wird. In diesem Sinne ist Amendt zuzustimmen, der betonte:

„Abstinenz als subjektive Entscheidung eines Menschen ist zu respektieren, auch als Gruppenentscheidung etwa einer Religionsgemeinschaft. Als gesellschaftliche Zielvorstellung aber ist Abstinenz Ausdruck einer totalitären Phantasie." (Amend 2004, S. 8)

Wenngleich die heutigen Präventionsbemühungen eine Entwicklung durchlaufen haben, erweist sich mehr denn je als problematisch, dass sie sich mit ihren Kernaussagen bis heute auf den polarisierenden Code „konsumierend = krank versus abstinent = gesund" berufen. Sie verschließen sich damit weiterhin einer differenzierten Wahrnehmung des Konsums psychoaktiver Substanzen, verhindern eine sachgerechte Aufklärung einer in vielen Punkten drogennaiven Bevölkerung und errichten damit kaum zu überbrückende Schranken für Menschen, die in ihrem Leben nicht auf psychoaktive Substanzen verzichten wollen. Konsumenten psychoaktiver Substanzen werden vielmehr unbesehen auf vielfältige Weise ausgeschlossen: Nicht allein, dass ihr Leben mit psychoaktiven Substanzen keine Chance auf Akzeptanz hat; bei der Suche nach gesellschaftlich tolerierbaren Konsummustern bleiben konsumwillige Menschen ebenso allein, wie bei der Bewältigung von Lernprozessen für einen risikoarmen Umgang mit psychoaktiven Substanzen. Schließlich wird den Konsumenten jegliche Mitsprache verweigert, wenn Konsummuster in die Kritik geraten und problematisiert werden Sie finden zudem als unmittelbar Betroffene kaum Gehör bei der Mitwirkung an Strategien zur Verminderung von Drogenproblemen.

Mit dem von der Suchtkrankenhilfe übernommenen Abstinenzparadigma verpflichtet sich allerdings sowohl die Suchtprävention als auch die öffentliche Wahrnehmung einem medizinischen Präventionsmodell, mit dem folgenreiche Reduktionismen verbunden sind. Mit Blick auf den Zusammenhang von Genuss und Konsum psychoaktiver Substanzen sind vor allem Effekte einer Substanzfixierung, Pathologisierung und Dämonisierung problematisch (Quensel 1991, S. 11). Diese Grundsatzkritik gilt nach wie vor, auch wenn Grundideen des salutogenetischen Modells (Antonovsky 1997) hier und da bereits in die Projektarbeit eingebunden werden.

4 Problematische Verkürzungen: Substanzfixierung oder Wer trinkt schon gern C_2H_5OH?

Der nach wie vor praktizierte Rückgriff auf Erklärungsmuster der Medizin hat dazu geführt, dass sich in den Wahrnehmungsmustern eine Fixierung auf die Pharmakologie psychoaktiver Substanzen durchsetzen konnte. Das heißt, der Konsum psychoaktiver Substanzen wird in der Regel aus all seinen Lebensbezügen herausgerissen und erscheint einzig und allein als das Zuführen psychoaktiv wirkender Substanzen. In der Folge wird der „Drogenkonsum" kaum noch auf die unmittelbaren Lebensumstände bezogen und darin eingeordnet, sondern das Interesse zirkuliert ausschließlich um die chemisch-pharmakologischen Effekte bestimmter Substanzen und um die Art und Weise, wie sie Erkrankungen auslösen können. Dabei wird in der Regel dem alten schulmedizinischen Denken gefolgt, weshalb der Substanzkonsum auf eine reine Input-Output-Logik und seine Wirkung in biologischen Entitäten reduziert wird. Folgerichtig erscheinen Verweise auf Tierexperimente und daraus abgeleitete Analogieschlüsse für den Menschen als vollständig legitim und werden immer wieder reproduziert. Aus diesem Bild ist der konsumierende Mensch mit seinem eigensinnigen Tun und Handeln vollständig verschwunden.

Bemüht man sich jedoch um eine filigranere Sicht, dann wird erkennbar, dass der Drogenkonsum in der Regel eine Sinnhaftigkeit hat, die über die unmittelbaren pharmakologischen Effekte hinausgeht. Menschen konsumieren psychoaktive Substanzen eben nicht nur wegen ihrer chemisch definierten Bestandteile. Schon die Vielfalt der Gestaltungsmöglichkeiten des Konsums einer psychoaktiven Substanz (z. B. C_2H_5OH = Alkohol in Form verschiedener alkoholischer Getränke; $C_{10}H_{14}N_2$ = Nikotin in Form verschiedener Tabakwaren; Delta-9-Tetrahydrocannabinol = einer der Cannabiswirkstoffe in Form verschiedener Haschisch- und Marihuanasorten) macht unabweisbar die Bedeutung der mit diesen Substanzen verbundenen Beziehungsgeflechte, Symbole, Funktionen, Erfahrungen und Mythen für ihren Konsum sichtbar. Insofern ist „der Drogenkonsum" immer komplex verwoben mit anderen Aspekten des Lebensstils der Menschen. Für sein besseres Verstehen sind deshalb seine Relationen und Wechselwirkungen zu den gelebten sozialen Beziehungen, Lebenstätigkeiten, Anforderungen und materiellen Rahmenbedingungen, in denen die Konsumenten leben, in den Blick zu nehmen. Mit einem solchen Hintergrund drängt sich die Einsicht geradezu auf, dass der Konsum psychoaktiver Substanzen nicht als eine menschliche Handlung beschrieben werden kann, die ausschließlich der Veränderung von Wachbewusstseinszuständen dient. Drogenkonsum ist vielmehr mannigfaltig sozial überlagert und geprägt von vielfältigen individuellen und sozialen Einflüssen, die auch für die Möglichkeiten, psychoaktive Substanzen zu genießen, besondere Bedeutungen haben. Diese brauchen jedoch besondere Rahmenbedingungen, Aktivitäten, Fähigkeiten und Fertigkeiten, um sich u. a. Aspekte von Genuss zu erschließen.

Folgerichtig gilt es, Deutungshorizonte für den Konsum psychoaktiver Substanzen zu entwerfen, die sich von einer alleinigen Wahrnehmung und Untersuchung seiner substanzbezogenen materiellen Seite verabschieden. Wichtig wird es sein, wieder Fragen nach dem Stellenwert des Konsums in spezifischen Lebensrealitäten, nach der Bedeutung von Ritualisierungen, nach den Erwartungen und Einstellungen zum Konsum psychoaktiver Substanzen und zu verschiedenen Bewusstseinszuständen u. ä. in den Blick zu rücken.

5 „Die sind doch alle krank": Durch Pathologisierung zu krankmachenden Konsummustern

Wie auch immer Menschen Substanzen mit psychoaktiver Wirkung gefunden haben mögen – es war ihnen schon sehr früh deutlich, dass sie diese keineswegs brauchten, um am Leben zu bleiben. Zwar hatten Bier und Wein in bestimmten Zeiten auch eine gewisse Funktion als Grundnahrungsmittel zu übernehmen; potentere psychoaktive Substanzen waren aber nie Lebensmittel, sondern immer ein Mittel, um anderes auf besondere Weise erleben und genießen zu können. In diesem Sinne waren sie immer schon Mittel für Genuss und Erfahrung (Völger et al. 1981). Der für legalisierte Substanzen auch genutzte, heute oft aber abgewertete Begriff „Genussmittel" verweist noch auf diese Zusammenhänge.

Der Konsum psychoaktiver Substanzen geht jedoch auch in einigen Formen über den reinen Zweck eines Genusses hinaus. Deshalb muss er als ein hochkomplex strukturiertes soziales Handeln verstanden werden, in das sowohl soziokulturelle Bestimmungen und Gründe als auch höchst individuelle Ziele und Zwecke eingehen. Dieser Konsum unterliegt damit zwar sozialen Prägungen und Einflüssen; seine besonderen Bezüge zu höchst privaten Vorstellungen von Geschmack, sinnlichen Genüssen sowie zur Legitimität einer Entbindung von normativen Grenzen und für das Ausleben von Transzendenz, Trieb und Lust geben dem Konsum zugleich einen Eigensinn, der sich normativen Kontrollversuchen immer wieder entzieht. Gerade das verleiht ihm möglicherweise auch eine gewisse ängstigende Seite.

Die Akzeptanz des Definitionsmonopols des medizinisch-therapeutischen Hilfesystems bei allen Fragen rund um den Konsum psychoaktiver Substanzen hat jedoch dazu geführt, dass neben der Substanzfixierung zugleich eine Pathologisierung der Konsumenten und deren Konsummotive abgeleitet und in die gesellschaftliche Wahrnehmung eingebrannt wurde. Aus der Fixierung auf den problematischen Umgang mit psychoaktiven Substanzen leitet sich nunmehr eine undifferenzierte Wahrnehmungs- und Erklärungsweise von Drogenkonsum und Drogenabhängigkeit ab. Die daraus entstandenen, stark psychologisierenden Diskurse sorgen dafür, dass unproblematische Konsumformen psychoaktiver Substanzen in der Regel gar nicht oder ausschließlich als vorpathologisch und damit als Vorstufen von Sucht wahrgenommen und mit einem Generalverdacht des Misslingens belegt werden. Im öffentlichen Bewusstsein kursieren zudem bis heute Vereinfachungen, nach denen psychoaktive Substanzen allein zur Bearbeitung persönlicher Defizite, Probleme und Krisen genutzt würden; sich dieser Konsum also durch schwierige persönliche Lebenslagen oder durch unzureichende Bewältigungsmöglichkeiten der Konsumenten erklärt. Motive wie Geselligkeit, Spaß, Genuss und Vergnügen, die für Konsumenten oft zu zentralen Antrieben werden, werden in diesen Bildern in der Regel tabuisiert (Küstner et al. 2005).

In die öffentliche Meinungsbildung als dominierende Leitidee eingebracht, erweisen sich diese pathologisierenden Muster als höchst problematisch: Das derart simplifizierte Verständnis zu den Funktionen, die der Konsum psychoaktiver Substanzen und der Rausch haben können, lebt im praktischen Alltagshandeln fort und sorgt hier dafür, dass Substanzkonsum ausschließlich als Form der Betäubung und Alltagsflucht missverstanden wird. Bedenklich ist in diesem Zusammenhang, dass diese Ideen nicht ohne Konsequenzen für den Umgang mit psychoaktiven Substanzen bleiben: Sie verweisen mit geradezu legitimatorischer Kraft auf die scheinbar anderweitig kaum realisierbare Wirkung von Drogen als „Lösungsmittel bei Problemen". Der immer wieder und ausschließlich dargestellte Zusammenhang von Substanzkonsum und Konfliktbearbeitung popularisiert in seiner Umkehrung eine Erwartung, die mit einem solchen Effekt scheinbar nur von psychoaktiven Substanzen eingelöst werden kann. Folgerichtig brennt sich der Substanzkonsum als „die" Möglichkeit ein, mit der auf problematische Lebenslagen effektiv reagiert werden kann.

Die zirkulierende „Gebrauchsanweisung" für diese Substanzen trägt ihrerseits direkt zur Etablierung problematischer Formen des Substanzkonsums bei: *Erstens* wird die Verwendung von „Drogen" vor allem in Situationen, die konfliktbelastet sind, suggeriert. *Zweitens* wird eine Motivation zum Substanzkonsum gefördert, mit der ausschließlich eine Entlastung von psychosozialem Stress angestrebt wird. Sodass *drittens* der Konsum in einer narkotisierenden Menge und Form nahegelegt wird. Mit einer solchen, auf Narkotisierung und Betäubung angelegten Idee für den Umgang mit psychoaktiven Substanzen sind rekreative, kommunikationsfördernde und genießende Funktionen nicht nur unvereinbar. Mit einem solchen Konzept wird die Entwicklung problematischer Formen des Umgangs mit legalen und illegalisierten Substanzen regelrecht vorprogrammiert (Kappeler et al. 1999).

Insofern ist es dringlich geboten, zu einem realitätsgerechten Verständnis des Konsums psychoaktiver Substanzen zu finden und dieses auch zu popularisieren. Zu verdeutlichen ist, dass die Beweggründe für Drogenkonsum vielgestaltig und höchst unterschiedlich sind, zudem auch von den pharmakologischen Angeboten der jeweiligen Substanz abhängen; dabei von kulturell geformten Vorgaben und Symbolisierungen beeinflusst und von höchst individuellen Erwartungen an den Konsum und dessen Wirkungen geprägt werden. Insofern können Zwecke und Ziele für den Konsum psychoaktiver Substanzen nur bedingt über Zeit, soziale Bezüge, kulturelle Vermittlungen und einzelne Personen hinweg pauschalisiert werden.

Die heute vorliegenden Konsumgründe und -ziele sind letztlich das Ergebnis eines langen historischen Prozesses, in dem sich viele psychoaktive Substanzen – wie beispielsweise Alkohol, Kaffee und Nikotin – zu einem Kulturgut entwickelt haben und durch den ihnen eine Vielzahl allgemein geteilter Funktionen bei der Bewältigung des Alltags zugewiesen wurde.

Dieser Prozess ist bis heute nicht abgeschlossen. Deshalb kann trotz aller wissenschaftlichen Bemühungen um eine möglichst umfassende Systematik wohl nie ein Anspruch auf Vollständigkeit erhoben werden. Nachwachsende Generationen, neue soziale Gruppen und sich entwickelnde kulturelle Milieus werden einer bis dahin geltenden Palette von Gründen und Zielen immer wieder neue hinzufügen, auf bestimmte Motive besonderen Wert legen, andere in ihrer Bedeutung relativieren und auf diese Weise schließlich eigene Motive und Zwecksetzungen hervorbringen.

6 „(Keine) Macht den Drogen": Dämonisierung und Bemächtigungsmythos

Ein weiterer verhängnisvoller Effekt der vorgenommenen Substanzfixierung ist, dass mit der Reduktion auf das Wirken pharmakologischer Kräfte den Konsumenten Gestaltungsmöglichkeiten und Chancen für Selbstbestimmung auch bei ihrem Substanzkonsum abgesprochen werden. Gerade daraus speist sich das von Quensel enttarnte „Ruheversprechen": Der Mensch mit seinem schwer zu kalkulierenden Entscheidungswillen ist aus diesen Betrachtungen verschwunden (Quensel 1991, S. 10). Hieraus ergibt sich auch die Verführungskraft substanzfixierten Denkens – verführerisch sowohl für einen Teil der Konsumenten, als auch für diejenigen, die mit der Bewältigung von Drogenproblemen in der Gesellschaft befasst sind. Das Substanzparadigma rechtfertigt für beide Gruppen den Rückzug auf eine simplifizierte Betrachtung des Drogenthemas. Danach wird den „Drogen" beispielsweise eine Bemächtigungskraft zugeschrieben, wobei auf viele sehr unterschiedliche, immer aber emotional sehr aufgeladene Bilder zurückgriffen wird: In diesem Sinne hat insbesondere die in den 90er-Jahren popularisierte Losung „Keine Macht den Drogen" eine besonders nachhaltig wirkende Mentalitätsspur im Alltagswissen der Menschen hinterlassen. In diesem Denken spielen psychoaktive Substanzen als mächtige Ingredienzien, die in der Lage sind, den Willen der Menschen zu brechen und sie sogar bis in den Tod zu locken, eine schwer zu relativierende Rolle. Sie haben in den Diskussionen und Auseinandersetzungen zum Drogenthema eine argumentative Macht erobert, die längst die Kraft eines Faktischen verströmt und sich deshalb auch eignet, in diesem Fahrwasser immer neue substanzbezogene Denkmodelle, Argumentationen und Mythen zu entwickeln. Es ist gerade das Nebulöse, das verunsichert, irritiert und ängstigt, in dessen Gefolgschaft sich Platz für Geheimnisvolles, Übermächtiges, Schicksalhaftes, aber auch für Bestrafendes, Mysteriöses, Dämonisches schaffen lässt. Das geht soweit, dass eine „Besessenheit" des konsumierenden Menschen durch etwas „anderes" – in der Regel die „Droge" – vermutet wird. Letztlich werden psychoaktive Substanzen mit dämonischer Zauberkraft ausgestattet; eine Denkart, die mit den Begriffen „Rauschgift" oder „Suchtgift" auch ihre Ausdrucksform erhalten hat. Schon mit dieser Wortschöpfung sind irrationale Ängste angesprochen, nach denen die „Drogen" den Menschen „Sucht" bringen und dies, wie viele andere Gifte, hinterrücks und auf äußerst heimtückische Art. Wieder ist der Konsument mit seinem Wollen und Tun sowie seinen Fähigkeiten und seinem Können aus dem Blickfeld entschwunden! Schon reduziert sich alles auf die scheinbar magische Zerstörungskraft der Substanzen. Ein Votum für Genuss und andere legitime Konsumgründe erscheint in diesem Licht selbst als eine strikt zu verfolgende bösartige Verführung.

7 Der Gestaltungsspielraum von Drogenkonsum

Viele europäische Gesellschaften stehen heute vor einem neuartigen Phänomen: Bevölkerungsgruppen, die mehr oder weniger regelmäßig auch illegalisierte psychoaktive Substanzen konsumieren, lassen sich nicht mehr ohne weiteres in Positionen drängen, in denen ihnen das Recht abgesprochen wird, kompetent über ihren Konsum und damit verbundene Themen (also nicht immer sind es Probleme) mitzureden (z. B. weil sie krankheitsuneinsichtig oder völlig auf die Drogen fixiert seien). Zunehmend selbstbewusster fordern sie Mitsprache ein bei der Entwicklung von Umgangsweisen mit diesen Substanzen, bei der Wahrnehmung und Definition von Drogenproblemen und nicht zuletzt bei der Auffassung über mögliche Wege und Mittel der Hilfe und Unterstützung (BOA 1998).

Gestützt wird dieses soziale Begehren zugleich durch die Tatsache, dass sich das Verständnis von Sucht/Abhängigkeit insbesondere im letzten Jahrzehnt gewandelt hat. Heute wird zumindest in bestimmten Expertenkreisen von einem differenzierteren Bild von Drogenkonsum und Drogenentwicklungsverläufen ausgegangen, mit dem mechanistische Denkmuster Stück für Stück überwunden werden (Schneider und Weber 1997). Sucht wird heute als ein vielschichtiger, dynamischer Prozess verstanden, der unstetig verläuft und prinzipiell jederzeit umkehrbar ist. Missbrauchs- und Suchtkarrieren verlaufen damit, entgegen früherer Ansicht, nicht notwendig linear in die Verelendung, sondern sind hoch dynamisch und auch vor Erreichen eines vermeintlichen Endzustands reversibel.

Die heutigen Erfahrungen unterstreichen, dass ein „Leben mit Drogen" möglich ist. Die bei einem Teil der sogenannten Süchtigen beobachtbare Chronifizierung und psychosoziale Verwahrlosung ist statistisch eher die Ausnahme als die Regel eines andauernden Substanzgebrauchs. Dies unterstreicht schon ein Blick auf die Zusammenhänge rund um den Konsum von Alkohol: Lediglich zwischen 7 und max. 10 % der Erwachsenen leben zeitlebens abstinent; etwa 14 % (West) bzw. 16 % (Ost) der Männer und etwa 8 % (West) bzw. 5 % (Ost) der Frauen trinken täglich eine gesundheitsschädliche Menge von mehr als 40 g (♂) bzw. 20 g (♀) reinen Alkohols. Gleichwohl liegt die Rate der letztendlich manifest suchtkranken und behandlungsbedürftigen Personen deutlich niedriger; sie wird im Allgemeinen mit deutlich unter 5 % der Erwachsenenbevölkerung angenommen (Simon et al. 1999; Deutsche Hauptstelle für Suchtfragen 2000).

Diese Relativierungen in Bezug auf die epidemiologische Bedeutung von Abhängigkeit korrespondiert mit einer erweiterten Sicht auf den Konsum psychoaktiver Substanzen. Es gilt heute als wissenschaftlich akzeptiert, dass bestimmte Formen des Konsums psychoaktiver Substanzen durchaus mit physischer, psychischer und sozialer Gesundheit vereinbar sind (Kleiber und Soellner 1998), Drogenkonsum nicht nur destruktive, sondern auch persönlichkeitsfördernde und sogar protektive Komponenten haben kann (Soellner et al. 1995); nicht automatisch mit somatischen und/oder psychischen Störungen einhergeht (Schmidt 1998) und die Gesellschaftsfähigkeit und Gesundheit der Konsumenten nicht per se unterminiert.

Damit kann Drogenkonsum als ein Handeln wahrgenommen werden, das unter bestimmten Bedingungen in die Lebenswirklichkeit der Menschen integrierbar ist, dort einen berechtigten Platz finden und mit hochgeschätzten Werten der Gesellschaft vereinbar sein kann. Mit dieser Wahrnehmung stellt sich der Konsum psychoaktiver Substanzen nicht mehr als etwas grundsätzlich zu Überwindendes dar, sondern erhält die Qualität zugesprochen, ein selektiv zu förderndes menschliches Verhalten zu sein. Als gewolltes „Nebenprodukt" dieser Sichtweise gerät der Konsument psychoaktiver Substanzen wieder in den Blick: seine Fähigkeiten, angemessen mit psychoaktiven Substanzen umgehen zu können, seine sozial angelegten Gestaltungsmöglichkeiten, seine Eigenverantwortung und Selbstbestimmung.

Nimmt man epidemiologische Erkenntnisse ernst, so geht eine Prävention, die einen „suchtmittelfreien Lebensstil" propagiert, an dem vorbei, was massenhaft in der Bevölkerung angestrebt und gelebt wird: Der selbstbestimmte, gesellschaftsfähige Umgang mit psychoaktiven Substanzen. „Suchtmittelfreiheit" ist auch angesichts der gesellschaftlichen Realität und der kulturellen Einbindung des Substanzgebrauchs unrealistisch. Drogen haben in unserer Gesellschaft unterschiedliche Funktionen und Bedeutungen, ihr Konsum ist in sehr verschiedene Drogenkulturen eingebunden sowie von einer Vielzahl – teilweise auch widersprüchlichen – Verhaltensnormativen beeinflusst. Die Auseinandersetzung mit psychoaktiven Substanzen und der Umgang mit ihnen gehören deshalb für (fast) alle Bürger zu den Herausforderungen, denen sie sich in den verschiedenen Lebensphasen auf jeweils spezifische Weise zu stellen haben. Deshalb ist der Umgang mit psychoaktiven Substanzen in der gesellschaftlichen Realität, so wie sie heute existiert, eine lebenslange Entwicklungsaufgabe, die alle Bürger bewältigen müssen und auch bewältigen. In der Regel geht es immer wieder um das Abwägen zwischen dem Konsum psychoaktiver Substanzen und anderen Anforderungen und Bedürfnissen. Dabei kommen schon heute nur wenige Menschen zu einer Abstinenzlösung. Für die meisten geht es immer wieder darum, zu einem ihrer aktuellen Situation und der gegenwärtigen Lebensphase angemessenen Umgang mit psychoaktiven Substanzen zu finden. Eher selten müssen dabei Fragen nach dem persönlichen Risiko von Sucht/Abhängigkeit in den Mittelpunkt der Aufmerksamkeit rücken.

8 Der Umgang mit psychoaktiven Substanzen: Nicht banal und voller Herausforderungen

Der Umgang mit psychoaktiven Substanzen ist keineswegs voraussetzungslos und banal. Dabei begründen sich die hohen Ansprüche an diejenigen, die mit psychoaktiven Substanzen umgehen nicht allein aus den möglichen Gefahren und Risiken, die von der jeweiligen Pharmakologie ausgehen können. Die erforderlichen Fähigkeiten, Fertigkeiten und Motivationen sind weit umfassender und zudem komplex miteinander verwoben. Ohne Zweifel müssen konsumwillige Menschen bei der Entwicklung eines mündigen Drogenkonsums auf Unterstützung und Hilfe zurückgreifen können, die dem Ziel verpflichtet sein müssen, Drogenmündigkeit in ihrer Entwicklung und Stabilisierung zu begleiten und zu unterstützen.

Mit dem Rückgriff auf Substanzen, die durch ihr psychoaktives Wirkmuster besondere Effekte für das körperliche, psychische und soziale Wohlergehen ermöglichen, werden ohne Zweifel *erstens* ernst zu nehmende, fachkundliche Anforderungen gestellt, denen die Konsumenten durch entsprechende Fähigkeiten und Fertigkeiten gerecht werden müssen. Diese betreffen vor allem das Wissen um das Wirkspektrum der jeweiligen Substanz auf Körper und Psyche, Kenntnisse, wie der mögliche Handlungsspielraum unbeschadet für den Konsum genutzt werden kann und praktische Fertigkeiten zur sachgerechten Umsetzung dieses Wissens. In diesem Zusammenhang wird zugleich *zweitens* die Auseinandersetzung mit den soziokulturell entstandenen Gebrauchsregeln, Bräuchen und Ritualen sowie mit normativ vorgegebenen Einnahmevorschriften wichtig, die je nach Kontext variieren und als geronnene Erfahrung helfen, Risiken und Gefahren zu vermeiden. Es entspräche allerdings einem substanzfixierten Denken, würden die besonderen Voraussetzungen, die an den Umgang mit psychoaktiven Substanzen gestellt sind, allein aus der Auseinandersetzung mit den chemischen Bestandteilen der konsumierten Stoffe und deren Wirkung auf Körper und Psyche abgeleitet. In den Blick zu nehmen ist *drittens*, dass psychoaktive Substanzen zu Kulturgütern geworden sind. Deshalb hat der Konsum viele soziale und kulturelle Funktionen, deren Inszenierungen und Sinnsetzungen zu verstehen und der jeweiligen Situation entsprechend einzuordnen sind. In diesem Zusammenhang ist an den Konsumenten auch die Erwartung gestellt, sich dieser Kulturtechniken selbst gekonnt und situationsangemessen bedienen zu können. Schon eine Differenzierung wie z. B. in sakrale und profane, medizinische und nicht-medizinische, politische und ästhetisch-künstlerische Funktionen verdeutlicht, dass mit dem Substanzkonsum nicht nur unterschiedliche Botschaften transportiert, sondern für den Konsum ein und derselben Substanz auch unterschiedliche Handhabungen erwartet werden. Diesen kulturell angemessen entsprechen zu können oder sich diesen gegebenenfalls gekonnt zu verweigern, wird zu einer wesentlichen Voraussetzung, den Umgang mit psychoaktiven Substanzen sozialintegrativ zu gestalten und zu einem mündigen Substanzkonsum zu finden. Folgerichtig werden dem Konsumenten auch durch die soziokulturellen Bezüge, die der Umgang mit psychoaktiven Substanzen hat, diverse Fähigkeiten abverlangt. *Viertens* sind psychoaktive Substanzen auch auf höchst persönliche Art und Weise in das Leben der Konsumenten einzuflechten. In Anbetracht dessen, dass der Substanzkonsum nicht separierbares Sonderleben ist, muss es den Konsumenten über Willensbildungen, Fähigkeiten und praktische Fertigkeiten gelingen, die Erfordernisse und Effekte des Konsums in ihrer Passfähigkeit zu anderen Alltagsbezügen zu prüfen und in Abwägung zu anderen Anforderungen und Bedürfnissen des Alltags zu gestalten. Das bedeutet nicht nur, zu Formen des Umgangs zu finden, die dem Einzelnen ein positives Miteinander, Anerkennung, das Erleben von Wechselseitigkeit, Chancen für Selbstgestaltung, Möglichkeiten für Intimität sowie das Erleben von Identität, Generativität und Integrität ermöglichen. Mit der spezifischen Wirkungsweise psychoaktiver Substanzen ist den Konsumenten zugleich die Aufgabe gestellt, sich mit sehr persönlichen Präferenzen für Appetit, Geschmack, Genuss, das Losbinden von triebzügelnden Normativen, Rausch u. ä. auseinanderzusetzen und dafür sozialen Raum, Zeit und Muster zu finden. In diesem Zusammenhang ist von den Konsumenten zugleich zu berücksichtigen, dass der Substanzkonsum immer auf die individuelle körperliche, psychische und soziale Verträglichkeit bezogen werden muss. Diese sind höchst variabel, ändern sich ständig (z. B. durch unterschiedliche Grade von Erschöpfung, durch Stress, durch sich anbahnende, abklingende oder sehr präsente Erkrankungen, durch situativ gestellte besondere Anforderungen und Verpflichtungen) und sind deshalb realistisch wahrzunehmen, sodass angemessen darauf reagiert werden kann.

In Anbetracht der vielfältigen pharmakologischen, soziokulturellen und individuellen Aspekte und Bezüge, die der Umgang mit psychoaktiven Substanzen hat, wird nachvollziehbar, dass sich Wissen, Kenntnisse und praktische Fertigkeiten eines solchen Handelns nicht auf den Akt reduzieren lassen, sich eine bestimmte Pharmakologie einzuverleiben. Gefordert ist vielmehr ein umfassender und vielschichtig miteinander verflochtener Gesamtkomplex von Wissen, Fähigkeiten, praktischen Fertigkeiten, Einstellungen und Willensbildungen, die einen mündigen Umgang mit psychoaktiven Substanzen ermöglichen helfen, wenn entsprechende materielle, kulturelle und soziale Rahmenbedingungen dies nicht torpedieren. Dieser Gesamtkomplex soll im Weiteren als Drogenmündigkeit bezeichnet werden.

9 Der Paradigmenwechsel: Drogenmündigkeit

Die Defizite, die in den aktuellen Konzepten der Suchtprävention angelegt sind, erfordern eine grundsätzliche Neuorientierung, um den Gravitationskräften des gegenwärtigen Denkmodells der Suchtprävention tatsächlich zu entkommen. Dazu muss die methodologische Grundidee zunächst wieder vom Kopf auf die Füße gestellt werden: Das Pendant zu Sucht und exzessivem Konsum ist nicht Abstinenz, sondern ein mündiger Drogenkonsum. Als generalisiertes Verhalten muss Abstinenz als eine Äußerungsform des Unvermögens oder Unwillens verstanden werden, mit psychoaktiven Substanzen angemessen umzugehen.

Die wesentlichen Inhalte von Drogenmündigkeit lassen sich kurz und prägnant definieren: Mit dem Begriff Drogenmündigkeit wird ein Komplex von Kenntnissen, Fähigkeiten, praktischen Fertigkeiten, Einstellungen, Bereitschaften, Gefühlen, Fantasien, „landläufigen" Interpretationen, Weltanschauungen, Formen des Umgang mit Zwängen, Willensbildungen u. ä. zusammengefasst, der Menschen befähigt, sich eigenständig in vielfältigen Alltagssituationen zu orientieren und zu angemessenen Formen des Umgangs mit psychoaktiven Substanzen zu finden.

Diese Definition erscheint möglicherweise lapidar, wenn die damit verbundenen Konnotationen und weitreichenden Feststellungen übersehen werden. Diese Begriffsbestimmung verliert ihre scheinbare Simplifizierung, wenn die benannten einzelnen Aspekte dezidiert umrissen werden:

- „Eigenständig Entscheidungen für eine bestimmte Form des Konsums treffen zu können" verweist beispielsweise darauf, dass Konsumenten ihren Konsum gestalten, ohne sich einem sozialen Druck zu beugen oder irrationalen Routinen zu folgen. Herausgestellt ist damit ausdrücklich auch, dass Drogenmündigkeit keinesfalls Fertigkeiten, Willensqualitäten und Selbstkontrolle beinhaltet, um Anweisungen und Vorgaben (Nein-Sagen/Abstinenz) buchstabengetreu und unhinterfragt zu befolgen – eine Fehlinterpretation, die in einigen Ansätzen noch immer vertreten wird: „Deshalb stellt sich in unserer Gesellschaft immer wieder die Aufgabe, junge Menschen in ihrer Persönlichkeitsentwicklung so zu fördern, dass sie in ihrem Leben selbstbestimmt, sozial verantwortlich und überlegt mit diesen sogenannten Alltagsdrogen umgehen und „Nein" zu illegalen Drogen wie Cannabis, Ecstasy, Kokain und Heroin sagen können. Dazu kann auch die schulische Suchtprävention einen wichtigen Beitrag leisten." (Schill et al. 2003, S. 7). Drogenmündiges Handeln ist weit anspruchsvoller. Es verlangt vom Einzelnen, bezogen auf die verschiedenen Situationen, in denen er sich selbst und in seinem Bezug zum sozialen Umfeld wiederfindet, eigenständig zu einer Entscheidung zu finden. Diese muss bezogen auf die unterschiedlichen Anforderungen passfähig sein und setzt voraus, flexible Muster entwickeln zu können. Gefordert ist damit vor allem die Fähigkeit, auch in Hinblick auf den Umgang mit psychoaktiven Substanzen autonom zu handeln. Dabei beschränkt sich autonomes Handeln nicht allein darauf, dass Menschen eigene Entscheidungen treffen. Es beinhaltet auch, dass der Einzelne unabhängig handelt, indem er sich von problematischen Abhängigkeiten und Verstrickungen löst und von den Möglichkeiten für Fremdbestimmung und Manipulation durch andere befreit.
- Der Hinweis auf „vielfältige Alltagssituationen" verdeutlicht, dass Konsumenten in der Lage sein sollten, in realen Konsumsituationen handlungsfähig zu bleiben, auch wenn dafür weder Expertenrat noch passfähige Anweisungen vorliegen. Mit diesem Verweis wird zudem darauf Bezug genommen, dass es in modernen Gesellschaften kaum noch sinnvolle einheitliche Regelungen für den Umgang mit psychoaktiven Substanzen geben kann. Angesichts der Vervielfältigung der Lebensbezüge, der sich rasch ändernden kontextbezogenen und persönlichen Anforderungen und Entscheidungssituationen und der immer schneller wechselnden Trends in den Daseins- und Erlebnisformen kommt die Leistungsfähigkeit einer generalisierten und damit auch kontextunabhängigen Normierung (Enthaltsamkeit, Abstinenz) zunehmend an Grenzen. Folgerichtig kann der zunehmenden Vielfalt der Entscheidungssituationen immer weniger durch eine einzige übergeordnete und damit notwendigerweise undifferenzierte Regel sachgerecht entsprochen werden.

- „Sich zu orientieren" unterstreicht, dass Konsumenten die Fähigkeit haben müssen, allgemeines Wissen auf die jeweils konkrete Konsumsituation anwenden zu können.
- Die „angemessene Form" versteht sich als die beste Wahl unter allen Möglichkeiten, die sich ergeben können.
- Ein „Umgang mit psychoaktiven Substanzen" muss sowohl zu den persönlichen als auch zu den sozialen Rahmenbedingungen passen.
- Mit dem Hinweis auf ein „Finden können" wird unterstrichen, dass der Konsument permanent kritisch in der eigenen Wahrnehmung und lernfähig in Bezug auf seinen eigenen Konsum bleiben muss. Mit dieser Fähigkeit kann er sich erschließen, dass unter bestimmten Bedingungen die beste Art des Umgangs mit einer psychoaktiven Substanz Abstinenz ist. Insofern schließt Drogenmündigkeit Phasen und Entscheidungen für Abstinenz nicht aus, idealisiert diese aber nicht.

Nachvollziehbar wird, dass Drogenmündigkeit als Komplex zu verstehen ist, der sich nicht allein durch entsprechendes Wissen, kognitives Vermögen und rationales Kalkulieren auszeichnet. Für Drogenmündigkeit ist gerade nicht nur Vernunft gefragt! In unserer Kultur wird zu oft übersehen, dass in das Handeln der Menschen immer Gefühle, Empfindungen, Einstellungen, elementare Daseinswerte, Handlungsbereitschaften und komplexe Willensbildungen eingehen. Heutige Diskussionen beginnen, die allgegenwärtige Emotionalität der Menschen, die sich durch den Verstand zudem nur bedingt domestizieren lässt, zu rehabilitieren und ihren Stellenwert beim Zustandekommen des Handelns wieder in den Blick zu nehmen (Traufetter 2006).

Für den Umgang mit psychoaktiven Substanzen muss das Rückbesinnen auf den Stellenwert emotionaler Bezüge auf besondere Weise gelten. Immerhin zielt der Substanzkonsum durch seine Eigenheit darauf, Gefühle, Stimmungen, Gestimmtheit u. ä. psychische Phänomene zu beeinflussen, zu neuen Einsichten[1] zu verhelfen oder zu einem freudvollen, angenehmen, genuss- und lustvollen Tun anzuregen. In den Abwägungsprozessen, mit denen unter möglichen Konsumalternativen gewählt wird, sind emotionale Einflussfaktoren deshalb auch machtvolle und der Orientierung dienende Kräfte. Die therapeutische Arbeit mit problematisch Konsumierenden, die sich über Empfehlungen, Einsichten und Verfahrensweisen hinwegsetzen, die von ihnen selbst als *vernünftig* erachtet werden, unterstreicht, dass es ein Fehler wäre, dem Phänomen „Drogenmündigkeit" ausschließlich die leichter formulierbaren und in gewissem Sinne auch stärker beeinflussbaren rationalen Grundlagen des Handelns zuzuordnen.

Die Entwicklung von Drogenmündigkeit ist keineswegs ein banaler Prozess. Er ist insbesondere deshalb so anspruchsvoll, weil Drogenmündigkeit als ein sehr komplexes Handeln in Sachen psychoaktiver Substanzen verstanden werden muss. So erweist sich Drogenmündigkeit auf der individuellen Ebene als Resultante aus einem Bündel technischer, sozialer, kultureller, reflexiver, emotionaler, sinnlicher und nicht zuletzt ethischer Kompetenzen, die jeweils für sich genommen schon Herausforderungen darstellen.

Vor dem Hintergrund heutigen Wissens werden folgende Bereiche als Kernbereiche von Drogenmündigkeit angesehen:

- Drogenkunde in ihren informativen, kulturellen und technischen Aspekten
- Genussfähigkeit in ihren technischen, motivationalen, sinnlichen, sozialkulturellen und ethischen Elementen
- Kritikfähigkeit mit analytischen, reflexiven und ethischen Dimensionen
- sowie Fähigkeiten zum Risikomanagement, die ebenfalls informative, technische, sozialkulturelle und ethische Komponenten beinhalten.

Diese Fähigkeiten und Motivationen begründen in ihrer Komplexität und Verwobenheit Drogenmündigkeit und schaffen die Basis dafür, dass Menschen in den vielfältigsten Alltagssituationen in Bezug auf Drogen autonom und kundig handeln.

„Autonom ist der Umgang, weil er weder durch Verbote noch durch Anheimfallen fremdbestimmt erfolgt, sondern sich nach erfahrungsgeleiteten, selbstgesetzten Regeln richtet. Kundig ist dieser Umgang, weil er auf einem Wissen um die Lust und die Last der Drogen beruht." (Marzahn 1994, S. 44)

10 „Drogenmündigkeit" und demokratisch-emanzipatorische Grundüberzeugungen

Mit diesen Charakteristika wird deutlich, dass das Paradigma „Drogenmündigkeit" seinem Wesen nach auf einer demokratisch-emanzipatorischen Grundüberzeugung beruht: Diese geht davon aus, dass die überwiegende Mehrzahl der Menschen autonom die für sie passende und damit richtige

---

[1] Einsichten, die mit Hilfe psychoaktiver Substanzen angestrebt werden, zielen in der Regel gerade nicht auf eine Erweiterung des kognitiven, sachlogischen Wissens, sondern oft ausdrücklich auf Erfahrungen und Informationen, die auf einer veränderten Sensitivität und Emotionalität beruhen und durch eine Mäßigung der kontrollierenden Impulse des Verstands möglich werden.

Entscheidung auch für den Umgang mit psychoaktiven Substanzen treffen wird, wenn sie die Chance hat, sich durch entsprechende Fähigkeiten, Motivationen und Möglichkeiten dazu in den Stand zu versetzen (Uhl 2007, S. 10).

Mit dem Paradigma „Drogenmündigkeit" ist also die Ermutigung verbunden, in Bezug auf den Substanzkonsum eigene Entscheidungen zu treffen. Mit der Ermutigung zu Autonomie ist aber auch ihr Gegenteil verbunden: Die Zumutung und Herausforderung, eigene Entscheidungen autonom treffen zu müssen! Deshalb beinhaltet Autonomie sowohl das Vermögen, in seinem Handeln nicht auf andere angewiesen zu sein, als auch die realistische Zuversicht, auch ohne den Schutz durch andere bestehen zu können.

Die Förderung von Drogenmündigkeit ist vor allem mit Methoden verbunden, die auf Befähigen, Ermächtigen und Ermöglichen abzielen und als Drogenerziehung bezeichnet werden sollen.

Mit dieser Grundidee präsentiert sich Drogenmündigkeit als Gegenpol zu paternalistischen Ansätzen, die die Fähigkeiten der Menschen zu autonomem Handeln grundsätzlich infrage stellen und davon ausgehen, „dass die Mehrheit der Menschen nur dann richtige Entscheidungen treffen wird, wenn man sie kontrolliert, ‚gefährliche Informationen' zensuriert, sie bevormundet und ihnen Lustverzicht sowie Risikoverringerung durch Enthaltsamkeit nahelegt" (Uhl 2007, S. 9). Deshalb greifen paternalistische Ansätze im Wesentlichen auf Methoden zurück, die mit limitierenden Vorgaben, Kontrollen und Strafen arbeiten, um eine vorgegebene Normierung auch gegen den Willen der Menschen durchzusetzen (Uhl 2007, S. 9) – Merkmale, die zu den strukturellen Eigenheiten der heutigen Suchtprävention gehören.

Literatur

Amend, G. (2004). Abstinenz als Ziel ist Ausdruck einer totalitären Ideologie. *Basler Zeitung, 182*, 8.

Antonovsky, A. (1997). *Salutogenese. Zur Entmystifizierung der Gesundheit*. Tübingen: Dgvt-Verlag.

BOA e.V. (1998). *Pro Jugend – Mit Drogen? „Mein Glück gehört mir". Vorträge, Referate und Dokumente zur aktuellen Jugend- und Drogenarbeit*. Solothurn: Nachtschatten-Verlag.

Bundesminister für Jugend, Familie, Frauen und Gesundheit, & Bundesminister des Inneren (Hrsg.). (1990). *Nationaler Rauschgiftbekämpfungsplan – Maßnahmen der Rauschgiftbekämpfung und der Hilfe für Gefährdete und Abhängige*. Bonn: Bundesministerium für Gesundheit.

Caspers-Merk, M. (2002). Eckpunkte für den Aktionsplan Drogen und Sucht beschlossen. Pressemitteilung der Bundesdrogenbeauftragten.

Dessau, B., & Kanitscheider, B. (2000). *Von Lust und Freude. Gedanken zu einer hedonistischen Lebensorientierung*. Frankfurt a. M.: Leipzig: Insel-Verlag.

Deutsche Hauptstelle für Suchtfragen. (2000). *Jahrbuch Sucht*. Geesthacht: Neuland-Verlag.

Gerdes, K., & Wolffersdorff-Ehlert, C. v. (1974). *Drogenscene: Suche nach Gegenwart – Ergebnisse teilnehmender Beobachtung in der jugendlichen Drogensubkultur*. Stuttgart: Enke.

Kappeler, M., Batsch, G., Gaffron, K., Hayner, E., Leinen, P., & Ulbricht, S. (1999). *Jugendliche und Drogen. Ergebnisse einer Längsschnittuntersuchung in Ostberlin nach der Maueröffnung*. Opladen: Leske und Budrich.

Kleiber, D., & Soellner, R. (1998). *Cannabiskonsum: Entwicklungstendenzen, Konsummuster und Risiken*. Weinheim/München: Juventa-Verlag.

Köppenhöfer, E. (2004). *Kleine Schule des Genießens: ein verhaltenstherapeutisch orientierter Behandlungsansatz zum Aufbau positiven Erlebens und Handelns*. Berlin/Bremen/Miami/Riga/Viernheim/Wien/Zagreb: Pabst.

Küstner, U. J., Sack, P. M., Zeichner, D., & Thomasius, R. (2005). Familienbezogene Frühintervention. In R. Thomasius & U. J. Küstner (Hrsg.), *Familie und Sucht* (S. 268–276). Stuttgart: Schattauer.

Luhmann, N. (1981). *Soziologische Aufklärung. Bd. III: Soziales System, Gesellschaft, Organisation*. Opladen: Westdeutscher Verlag.

Luhmann, N. (1987). Strukturelle Defizite. Bemerkungen zur systemtheoretischen Analyse des Erziehungswesens. In J. Oelkers & H.-E. Tenorth (Hrsg.), *Pädagogik, Erziehungswissenschaft und Systemtheorie* (S. 57–75). Weinheim/Basel: Beltz.

Marzahn, C. (1994). *Bene tibi: Über Genuss und Geist*. Bremen: Edition Temmen.

Quensel, S. (1991). Substanz und Bedeutung des Drogenkonsums – eine Einleitung. In M. Kappeler (Hrsg.), *Drogen und Kolonialismus – Zur Ideologiegeschichte des Drogenkonsums* (S. 9–15). Frankfurt a. M.: Verlag für Interkulturelle Kommunikation.

Schill, W., Staeck, L., & Teutloff, G. (2003). *Rauchen. Materialien für die Suchtprävention in den Klassen 5–10*. Köln: BZgA.

Schmidt, B. (1998). *Suchtprävention bei konsumierenden Jugendlichen: sekundärpräventive Ansätze in der geschlechtsbezogenen Drogenarbeit*. Weinheim/München: Juventa-Verlag.

Schneider, W., & Weber, G. (1997). *Herauswachsen aus der Sucht illegaler Drogen. Selbstausstieg, kontrollierter Gebrauch und therapiegestützter Ausstieg*. Berlin: Verlag für Wissenschaft und Bildung.

Simon, R., Tauscher, M., & Pfeiffer, T. (1999). *Suchtbericht Deutschland*. Baltmannsweiler: Schneider Verlag Hohengehren.

Soellner, R., Kleiber, D., & Tossmann, H. P. (1995). Einmal Cannabis – immer Cannabis? Prädiktoren für fortgesetzten Cannabiskonsum. *Verhaltenstherapie und psychosoziale Praxis, 27*(1), 65–77.

Täschner, K.-L. (1995). Es gibt keine weichen Drogen. Gesundheitliche Gefahren des Cannabiskonsums. Sonderdruck aus: *Politische Studien* 46.

Traufetter, G. (2006). Stimme aus dem Nichts. *Der Spiegel, 15*, 158–171.

Tretter, F. (1999). Illegale Suchtmittel und ihre medizinischen Auswirkungen. In S. Höfling (Hrsg.), *Kampf gegen Sucht und Drogen* (S. 77–98). München: Akademie für Politik und Zeitgeschehen.

Uhl, A. (2007). Begriffe, Konzepte und Menschenbilder in der Suchtprävention. *Suchtmagazin, 4*, 3–11.

Völger, G., Welck, K. v., & Legnaro, A. (1981). *Rausch und Realität: Drogen im Kulturvergleich. Materialienband zu einer Ausstellung des Rautenstrauch-Joest-Museums für Völkerkunde der Stadt Köln*. Köln: Rautenstrauch-Joest-Museum für Völkerkunde.

Wienberg, G., & Driessen, M. (Hrsg.). (2001). *Auf dem Weg zur vergessenen Mehrheit – Innovative Konzepte für die Versorgung von Menschen mit Alkoholproblemen*. Bonn: Psychiatrie-Verlag.

Geschichte der Psychedelika in der Medizin

Ben Sessa

Zusammenfassung

Seit hunderten, wenn nicht sogar seit tausenden von Jahren werden Psychedelika von Menschen verwendet. Die ernsthafte medizinische Erforschung dieser Substanzen begann im Westen erst im späten 19. Jahrhundert mit der Entdeckung von Meskalin.

Von da an war in den 1940er-Jahren die Synthetisierung der Substanz LSD zu beobachten und darauf folgend die zunehmend wichtiger werdende Rolle der Psychedelika im Rahmen der Entwicklung der biologischen Psychiatrie in den 1950ern. Die Psychiatrie erforschte die Möglichkeiten der psychedelischen Therapie umfassend, bis LSD Ende der 1960er-Jahre verboten wurde. Es wurden weitere Substanzen entdeckt, wie beispielsweise MDMA, dessen Geschichte einen ähnlichen Weg einschlug wie zuvor jene des LSD und Mitte der 1980er-Jahre ebenfalls verboten wurde. Während sich seitdem die Debatte rund um den rekreationalen Gebrauch psychoaktiver Substanzen fortsetzte, kam es in den letzten zwei Jahrzehnten zu einem erneuten Aufleben der psychedelischen Forschung.

Hunderte neue Publikationen aus Mainstream-Forschungsinstitutionen rund um den Globus beschäftigten und beschäftigen sich mit der Erforschung psychedelischer Substanzen. Die Geschichte der Beschäftigung mit Psychedelika in der Medizin ist eng verknüpft mit gesellschaftlichen, technologischen und kulturellen Veränderungen und befindet sich weiterhin in der Entwicklung.

Schlüsselwörter

LSD · Psilocybin · MDMA · Meskalin · Psychotherapie · Medizin · Psychiatrie

Inhalt

1 Einleitung 83
2 Die Geschichte der Psychedelika in der Medizin 84
3 Fazit 98
Literatur 98

1 Einleitung

Der Weg, den die psychedelischen Drogen in der Medizin aus der Vorzeit bis heute zurückgelegt haben, ist ausgesprochen kurz. Trotz experimenteller Daten aus 100 Jahren, Millionen positiver Erfahrungen und einem enormen Enthusiasmus der psychedelischen Gemeinde gibt es global weiterhin keinen lizensierten medizinischen Gebrauch auch nur einer einzigen der klassischen psychedelischen oder entaktogenen Substanzen. Diese ernüchternde Erkenntnis führt zu der Frage, warum die sich hiermit befassenden

Wissenschaftler nach all der investierten Zeit und dem investierten Engagement ihr Ziel immer noch nicht erreicht haben? Die Antwort auf diese Frage ist komplex. Ein Weg zum besseren Verständnis führt über die Betrachtung der Vergangenheit und der Möglichkeit, insbesondere aus den Fehlern und Erfolgen der Pioniere dieses Feldes zu lernen.

Die Namensgebung der psychedelischen Substanzen unterlag im Laufe der Zeit einer Entwicklung. Verschiedene Begriffe, unter anderem „Halluzinogene" (Halluzinationen erzeugend), „Psychotomimetika" (Psychosen imitierend), „Psychotogene" (Psychosen erzeugend), „Psycholytika" (die Psyche auflösend), „Psychedelika" (die Psyche manifestierend) und „Entheogene" (das Göttliche im Inneren manifestierend) verweisen auf die unterschiedlichen medizinischen und gesellschaftlichen Herangehensweisen an diese Substanzen.

Psychedelika wurden als Hilfsmittel (adjunktiv) in der Psychotherapie in einer ganzen Reihe psychischer Problemfelder eingesetzt – von Ängsten über affektive Störungen bis hin zu Suchterkrankungen.

Die Substanzen selbst verfügen über ein breites Spektrum an psychopharmakologischen Wirkmechanismen, die in der Gesamtheit mit dem Umfeld, den soziologischen und persönlichen Aspekten des Konsumenten (zusammengefasst unter „Drug, Set und Setting") die Gesamtheit der Erfahrung ergeben. Die enorme Bandbreite von Effekten und möglichen Applikationen stellt dem interessierten Kliniker eine umfassende therapeutische Anwendungsvielfalt zur Verfügung.

Der Umgang mit der Vielzahl von klinischen Indikationen hat sich als Herausforderung für die Ärztegemeinschaft erwiesen. Und diese Indikationen entwickeln sich im Zusammenspiel mit den gesellschaftlichen und technischen Veränderungen weiter fort.

Dabei bleibt zu bedenken, dass kein neues Medikament mit einem vollständigen Behandlungskonzept in die klinische Medizin eingeführt wird. Die medizinischen Spezialisten haben noch sehr viel über die optimale Anwendung der Psychedelika in der Behandlung zu lernen. Bis dahin ist aus der Geschichte zu schöpfen.

2 Die Geschichte der Psychedelika in der Medizin

2.1 Vom Mittelalter bis zur industriellen Revolution

In Europa fanden psychotrope Pflanzen wie Tollkirschen, Bilsenkraut und Alraunenwurzeln in der Behandlung diverser psychischer und körperlicher Erkrankungen Anwendung durch volkstümliche Heiler. Oft vom aufstrebenden Christentum als Hexerei verleumdet, wurden diese heidnischen Anwendungen der psychedelischen Substanzen systematisch eliminiert.

2.2 Die 1890er-Jahre

Ende des neunzehnten Jahrhunderts brachte das wiederauflebende Interesse an veränderten Bewusstseinszuständen den deutschen Pharmakologen Louis Lewin dazu, eine wissenschaftliche Analyse des Peyote-Kaktus durchzuführen.

Er erstellte die früheste Klassifikation der Eigenschaften psychoaktiver Substanzen und prägte dabei die Begriffe „Euphorica" (für Substanzen wie Opiate), „Exitantia" (Stimulanzien wie Khat oder Amphetamine) „Inebriantien" (für Alkohol) sowie „Phantastika" für die späteren Psychedelika (Lewin 1894).

Die Erforschung der psychologischen Effekte von Peyote auf den Menschen wurden von S. Weir Mitchell, einem amerikanischen Neurologen (Weir Mitchell 1896) und in zwei Veröffentlichungen des britischen Arztes Henry Havelock Ellis weiterverfolgt. Letzterer veröffentlichte seine Publikationen unter den Titeln „Die Phänomene der Meskalin-Vergiftung" und „Meskalin: ein neues künstliches Paradies" (Havelock Ellis 1897, 1898).

Im Jahr 1897 gelang dem deutschen Pharmakologen Arthur Carl Wilhelm Heffter ein signifikanter Durchbruch mit der Isolation des aktiven Wirkstoffs Meskalin aus dem Peyote-Kaktus. Heffter wurde dadurch wohl zum Vorvater der modernen Psychopharmakologie (Heffter 1898).

2.3 1900–1920

William James, der Bruder des berühmten amerikanischen Autors, veröffentlichte 1902 „Die Vielfalt religiöser Erfahrung" und beschrieb seine Erfahrungen mit Lachgas und den Wert der veränderten Bewusstseinszustände (James 1902).

In 1912 synthetisierte und patentierte der deutsche Pharmakologiekonzern Merck 3,4 Methylendioximethamphetamin (MDMA). Die Beschäftigung damit wurde allerdings bis in die 1950er-Jahre hinein zurückgestellt.

Parallel dazu wurde MDA, ein naher Verwandter des MDMA, unter dem Namen „Amphedoxamine" als Appetitzügler auf den Markt gebracht (Ernst 1919).

Die Erstsynthese von synthetischem Meskalin gelang dem österreichischen Chemiker Ernst Späth (1919). Der deutsche Chemiker Kurt Behringer erstellte 1927 nach Experimenten mit synthetischem Meskalin ein erstes, auf der psychedelischen Erfahrung basierendes Modell der Psychose (Beringer 1927), während parallel in Chicago Heinrich Klüver Meskalin zur Erforschung eidetischer Bilder verwendete (Klüver 1928).

2.4 Die 1930er-Jahre

Synthetisches Meskalin war in den dreißiger Jahren leicht erhältlich und Walter Frederking erforschte es als psychotherapeutisches Werkzeug (Frederking 1955). Interessanterweise veröffentlichte der österreichische Autor und Mathematiker Leo Perutz im Jahr 1933 die Geschichte über einen Wissenschaftler, der eine psychotrope Substanz auf Grundlage eines Weizenpilzes entdeckt, die als Werkzeug der massenhaften spirituellen Transformation genutzt wird (Piper 2013).

Diese fiktionale Geschichte entstand fünf Jahre vor Albert Hofmanns Forschungen zu den vasokonstriktiven Eigenschaften des Ergot in den Sandoz-Laboratorien in der Schweiz, die zur Synthese des LSD-25 führten. Pharmakologische Experimente mit LSD-25 wurden in der Folgezeit von Ernst Rothain bei Sandoz durchgeführt. Die Substanz wurde dann aber aus dem Verkehr gezogen und eingelagert (Hofmann 1979).

2.5 Die 1940er-Jahre

Auf der Suche nach einer biologischen Theorie für Schizophrenie, führte der Psychiater Tayleur Stockings Experimente mit Meskalin als möglicher psychotomimetischer Substanz durch (Stockings 1940). Im Jahre 1943 synthetisierte Hofmann LSD, nahm aus Versehen ein paar Kristalle auf und hatte damit die erste LSD-Erfahrung der Welt. Einige Tage später führte er ein Selbstexperiment durch. Unter Aufsicht seiner Kollegen nahm er 250 Mikrogramm LSD oral ein. Berühmt wurde seine Fahrt mit dem Fahrrad vom Labor nach Hause. LSD wurde dann in Phase-I-Studien erforscht, diese belegten die niedrige Toxizität und die Sicherheit für eine Verwendung beim Menschen. Dutzende Mitarbeiter des Sandoz-Labors wurden als Versuchspersonen in Tests eingebunden (Hagenbach und Werthmuller 2013). Hofmanns Kollege Werner Stoll, Sohn des Direktors des Sandoz-Labors Arthur Stoll, publizierte die erste akademische Arbeit über die psychischen Effekte von LSD auf den Menschen und benutzte dabei Lewins Begriff Phantastika zur Klassifizierung des Wirkstoffs. Er verabreichte LSD an sechs schizophrene Patienten und 16 gesunde Probanden mit Dosierungen zwischen 25 25 μg mu;g und 130 130 μg mu;g (Stoll 1947).

Sandoz machte LSD unter dem Namen *Delysid* weltweit für alle Psychiater verfügbar. 1949 verabreichte der Schweizer Psychiater Gion Condrau Schizophrenie litten) LSD und postulierte einer großen Gruppe von Patienten (darunter auch solche, die unter Schizophrenie litten) und postulierte eine antidepressive Wirkung (Condrau 1949). Carl Jung erfuhr von Nicholas Bercel von der University of Southern California Medical School von LSD, nachdem Bercel es 1949 in Basel eingenommen hatte. Angeblich machte Jung jedoch nie eigene Erfahrungen mit LSD (Dobkin de Rios und Janiger 2003). 1949 kommt LSD auch nach Amerika, nachdem Max Rinkel Hofmann besucht hatte. Rinkel verabreichte zuerst Robert W. Hyde vom Boston Psychopathic

Hospital LSD, danach dann auch an über 100 Patienten, Studenten und Gesundheitsfachkräfte. 1950 präsentierten Rinkel und Hyde ihre Arbeit über LSD der *American Psychiatric Academy* (Rinkel et al. 1952). Rinkel postulierte, LSD würde mit Noradrenalin und Adrenalin interferieren und über diese Mechanismen Psychosen induzieren. Diese Idee wurde auch von Daniel H. Funkenstein unterstützt, der ein auf der Modulation der hypophysären Achsen beruhendes Modell der Entstehung von Angstzuständen propagierte (Funkenstein 1955).

In den 1940er-Jahren lag deswegen das Hauptaugenmerk auf den psychotomimetischen Eigenschaften der Substanz LSD, insbesondere im Zusammenhang mit der Neurophysiologie der Schizophrenie. In den nächsten Jahrzehnten verschob sich deren Bedeutung jedoch zunehmend in den Bereich der Psychotherapie.

2.6 Die 1950er-Jahre

Die Erforschung von LSD und Meskalin trug signifikant zur Entwicklung der Phenothiazine bei. Chlorpromazin wurde 1950 zum ersten Mal synthetisiert. Der Psychiater Daniel X. Freedman vom NIHM propagierte als einer der ersten Wissenschaftler eine Verknüpfung zwischen LSD und Serotonin (Freedman 1961). Im Jahr 1950 stellte der Neuropsychiater John R. Smythies vom St. George Hospital in London eine Verbindung zwischen Ketamin und den Katecholaminen als relevanten Neurotransmittern her und postulierte eine endogene chemische Ursache für Schizophrenie. In Zusammenarbeit mit dem Chemiker John Harley-Mason und dem englischem Psychiater Humphrey Osmond entwickelte er zunächst die ‚Transmethylierungs-Hypothese für die Schizophrenie' (Osmond und Smythies 1952). Später siedelten Smythies und Osmond nach Saskatchewan, Kanada, um und entwickelten gemeinsam mit dem Psychiater Abram Hoffer die ‚Adrenochrome Hypothese' zu LSD (Hoffer et al. 1954).

Die psychomimetische Theorie über LSD hielt sich jedoch nicht lange und stellte sich als eine phänomenologische Fehlinterpretation heraus. Ein wichtiges Symptom der Psychose, die fehlende Einsichtsfähigkeit, ist gerade kein Merkmal von psychedelischen Zuständen. Deren Natur ist eine radikal unterschiedliche Erfahrung verglichen mit der Erlebniswelt einer chronischen Schizophrenie. Nur die nicht-intentionalen Erfahrungen bei Unkenntnis über die Verabreichung kann als psychotisch erlebt werden. Solche Praktiken der Verabreichung ohne Einwilligung sind in der medizinischen Forschung nicht üblich. Beim Militär fanden solche Experimente jedoch als Teil des Projektes MK-ULTRA 1953 statt, die während der nächsten zwei Jahrzehnte im höchsten Maße die Menschenrechte verletzten sollten (Lee und Shlain 1992).

Internationale LSD-Forschung nahm auch in Polen und im Irak ihren Anfang (Rostafinski 1950; Graham und Khalidi 1954). Walter Frederking, der schon mit Meskalin vertraut war, erfuhr 1951 von seinem Kollegen Ernst Jünger von LSD und verabreichte es 60 Patienten. Er forderte auch Mediziner zum Selbstversuch mit hohen Dosen LSD auf, damit diese die Erfahrung ihrer Patienten mit der Droge besser nachvollziehen könnten (Frederking 1953). In Großbritannien begann die klinisch-therapeutische Anwendung von LSD im großen Stil mit der Arbeit von Ronald Sandison am Powik Hospital, Gloucestershire: „Es war eine sehr aufregende Zeit. Wir suchten nach einer neuen Welt. Es ist jetzt schwierig die Intensität der damaligen Zeit wieder aufleben zu lassen. Während des Jahrzehnts nach dem Krieg wurde von der neuen Elisabethanischen Zeit gesprochen; alles schien möglich" (Sandison und Sessa 2008). 1952 lernte Sandison LSD bei einem Besuch von Sandoz kennen und verabreichte die Substanz an Patienten, bei denen mit der traditionellen Psychotherapie keine Fortschritte erzielt worden waren (Sandison et al. 1954). 1955 eröffnete er die erste Einrichtung der Welt, die sich auf LSD-Therapie spezialisiert hatte und in der gleichzeitig bis zu fünf Patienten behandelt werden konnten. Die durchschnittliche Dosis betrug 150 150 µg mu;g pro Woche. Sandison verabreichte auch Psilocybin, fand LSD jedoch effektiver. 1955 hielt er einen Vortrag bei der Konferenz der American Psychiatric Association und stellte sein ‚psycholytisches' Modell vor.

Andere Zentren in Großbritannien, darunter auch das Marlborough Day Hospital in London, behandelten hunderte von Patienten nach einem psychoanalytischen Modell und verabreichten niedrige Dosierungen von LSD kombiniert mit Methylphenidat für eine Vielfalt von Störungen wie „Migräne, Schreibblockade, Frigidität, sexuelle Perversion, pathologische Spielsucht, Unreife, Persönlichkeitsstörungen und Psoriasis" (Buckman und Ling 1963). Der freudianische Therapeut Joyce Martin vom Marlborough Day Hospital „behandelte" angeblich Homosexualität mit LSD und entwickelte in Zusammenarbeit mit Pauline McCririck die ‚Fusion Technique' (Martin 1962).

Jenseits des Eisernen Vorhangs, in der Nähe von Prag, begann 1956 unter der Leitung von Milan Hauser das bis dahin am größten angelegte LSD-Behandlungsprojekt. Mehr als 700 Patienten wurden in über 6000 psychedelischen Sitzungen behandelt, weit über den Zeitpunkt hinaus, zu welchem LSD im Westen verboten wurde (Crockford 2007). Ebenfalls in Prag erforschte der Neurowissenschaftler George Roubicek 1956 hohe Dosierungen LSD in Kombination mit einem Stroboskop, im Bestreben, die elektrische Aktivität des Gehirns zu synchronisieren (Roubicek 1962). Einer der neu eingestellten Ärzte, Stanislav Grof, nahm als Proband an Roubiceks Versuchen teil und wurde später zu einer der führenden Persönlichkeiten der psychedelischen Therapie. Ein weiterer Pionier der psychedelischen Therapie in Europa war der deutsche Psychiater Hanscarl Leuner, der zwischen 1955 und 1969 1300 individuelle Sitzungen mit LSD, Meskalin und Psilocybin mit psychiatrischen Patienten und gesunden Probanden durchführte (Leuner 1962).

In Weiterführung ihrer *Addrenochrome Hypothese* verabreichten Osmond und Hoffer LSD an Patienten, die an einer Alkoholabhängigkeit litten. Kombiniert mit einer unterstützenden Psychotherapie erzielten die Behandlungen Abstinenzraten von bis zu 90 % und erwiesen sich als effektiver, als alle anderen damals verfügbaren Therapien für diese Krankheit (Chwelos et al. 1959). Diese Studie, und auch andere nicht kontrollierte Studien dieser Zeit (beispielsweise Smith 1958), wurde jedoch hinsichtlich ihrer Methodik stark kritisiert.

Bill Wilson, der spätere Gründer der Anonymen Alkoholiker, erhielt in den 1950er-Jahren von Ormond LSD und äußerte sich wie folgt zu seiner Erfahrung: „*Es ist eine allgemein anerkannte Tatsache, dass in der spirituellen Entwicklung die Reduktion des Egos das Einströmen von Gottes Gnade möglich macht ... Ich betrachte LSD als etwas Wertvolles für manche, und nicht Schaden bringend für den Rest*" (Hartigan 2000). Osmond gab 1953 auch dem britischen Schriftsteller Aldous Huxley Meskalin, woraufhin dieser das Buch „The doors of Perception" schrieb. Während des gemeinsamen Briefverkehr überlegten Huxley und Osmond, wie diese Substanzen genannt werden sollten. Da keiner von ihnen mit dem Begriff „Psychotomimetika" zufrieden war, schlug Huxley „Phanerothyme" mit einem kurzen Gedicht vor: „*To make this trivial world sublime, take half a gramme of phanerothyme*" („Um diese triviale Welt zu verschönern, nimm ein halbes Gramm Phanerothyme"). Und Osmond antwortete wie folgt: „*To fathom hell or soar angelic, just take a pinch of psychedelic*" („Um die Hölle zu ergründen oder wie ein Engel zu fliegen, nimm einfach eine Prise Psychedelikum"). Osmond nutzte diesen Begriff 1957 zum ersten Mal anlässlich einer Konferenz der New York Academy of Sciences (Osmond 1957) öffentlich und die Popularisierung folgte alsbald.

Ab 1952 kursierten Nachrichten, dass LSD in Los Angeles vermehrt von Ärzten als rekreationale Substanz konsumiert würde. Psychedelische Drogen infiltrierten auch die Beat Generation in Amerika und der Schriftsteller Burroughs begab sich 1953 auf die Suche nach Ayahuasca (Burroughs und Ginsberg 1963). 1957 nahm Wasson, gemeinsam mit Maria Sabina, einer mazatekischen Schamanin, Psilocybin-Pilze und die darauffolgende Veröffentlichung im Life Magazine propagierte psychedelische Drogen (Wasson 1957). Später extrahierte Hofmann Psilocybin aus diesen Pilzen (1958). Mittlerweile wurden psychedelische Drogen vermehrt als Werkzeug für die spirituelle Erleuchtung beschrieben – auch von dem Philosophen Alan Watts, der LSD im Jahr 1959 unter Aufsicht von Sterling Bunnell und Michael Argon einnahm. Ab den 1960ern verursachte die weitverbreitete Einnahme von LSD als rekreationale Substanz den Niedergang der medizinischen LSD-Forschung.

2.7 Die 1960er-Jahre

In den 1960ern benutzte die Psychiatrie LSD als Mittel gegen eine Reihe von Problemen, unter anderem „Neurosen" (Angststörungen), Depressionen, Sozialphobien bei Autismus und zur Schmerzlinderung, aber auch bei dubiosen Diagnosen wie weiblicher Frigidität und Homosexualität. Viele Forschungen aus dieser Zeit, z. B. von Leary, Pahnke, Janiger, Barron, Barr, Lilly, Zegan, Harman und Anderen, untersuchten auch viele nicht-medizinische Themen wie Kreativität, Spiritualität und Persönlichkeitstypen.

Mogar et al. verabreichten LSD an schwer autistische Probanden zwischen sechs und zehn Jahren, die auf andere Behandlungsformen nicht angesprochen hatten. Mogar beschrieb sprachliche Verbesserungen bei sonst mutistischen Patienten, verbesserte emotionale Ansprechbarkeit in Bezug auf andere Kinder und Erwachsene, vermehrte positive emotionale Schwingungsfähigkeit sowie eine Reduktion von Zwangssymptomatiken (Mogar und Aldrich 1969). Die breite Akzeptanz der Psychedelika in der Öffentlichkeit wuchs zu dieser Zeit mit der Anzahl wichtiger Konferenzen. 1960 schlug Sandison beim ersten Europäischen Symposium über Psychotherapie mit LSD-25 an der Universität Göttingen den Begriff *psycholytische Therapie* – „den Geist lösend (mind-loosening)" – vor. Dieser Kongress unter der Leitung von Hanscarl Leuner, der 1964 die *European Medical Society of Psycholytic Therapy* gründete (Passie 1997), wurde von Forschern aus sieben europäischen Ländern besucht. 1961 fand das Symposium *Hallucinogenic Drugs and Their Psychotherapeutic Use* unter der Leitung der British Royal Medico-Psychological Association in London statt.

Ein wichtiger Pionier, der die Rolle der Psychedelika für die Behandlung von Traumata untersuchte, war der holländische Psychiater Jan Bastiaans. Er erlebte die Holländische Besetzung durch Deutschland und kam in Kontakt mit traumatisierten Überlebenden aus Auschwitz (Snelders 1998). Er kombinierte LSD, Psilocybin, Sodium Pentothal, Psychoanalyse und Psychodrama, um die Erfahrungen der Patienten zu erforschen; einer dieser Patienten war der israelische Schriftsteller Yehiel De-Nur, der seine Zeit im KZ Auschwitz im Buch *Shivitti* verarbeitete (Zetnik 1989).

Die Forschung von Eric Kast, einem Psychiater aus Chicago, zeigte eine Überlegenheit von subpsychedelischen Dosen von LSD (ohne formale Psychotherapie) bzgl. Schmerz- und Angstlinderung bei Krebspatienten im Endstadium gegenüber der traditionellen Opiattherapie (Kast 1967). Seine Arbeit beleuchtete bereits die typischen vasokonstriktiven Eigenschaften der Psychedelika, die vierzig Jahre später in der modernen Forschung zu Clusterkopfschmerz erneut aufgegriffen werden sollten. Kasts Arbeit wurde von Grof, der 1965 in die USA auswanderte und Leiter des Maryland Psychiatric Institute wurde, ausgeweitet. Grof führte hunderte psychedelisch begleitende Sitzungen an Krebspatienten durch. In Zusammenarbeit mit Joan Halifax erforschte er die existenzielle Erfahrung des Todes (Grof et al. 1977) und er untersuchte auch die Droge DTP an Patienten, die an einer chronischen Alkoholsucht litten (Grof 1973).

LSD wurde häufig zur Behandlung von Alkoholismus untersucht, die Erfolgsraten variierten je nach Studienmethodik. Nicht kontrollierte Studien, die eine einmalige hohe Dosis LSD verabreichten, zeigten verbesserte Abstinenzraten zwischen 30 und 50 % (McLean et al. 1961; Kurland et al. 1967; Ditman und Bailey 1967; Rydzynski et al. 1968). Kontrollierte Studien kamen zu verschieden Erfolgsraten (Jensen und Ramsay 1963). Einige Wissenschaftler äußern sich heute skeptisch gegenüber den Ergebnissen der frühen LSD-Forscher und sehen keine signifikanten Unterschiede im Trinkverhalten zwischen den Studiengruppen (Smart et al. 1966). Eine Studie befragte die Ehefrauen von Männern, die sich einer LSD-Behandlung unterzogen hatten und verglich sie mit den Ehefrauen von Männern, die sich einer Standardbehandlung gegen Alkoholismus unterzogen hatten. Beide Gruppen berichteten über Verbesserungen im Trinkverhalten ihrer Ehemänner (Sarett et al. 1966). Eine andere Studie verglich eine LSD-Hochdosisapplikation mit der Verabreichung von Dextroamphetamin bei einer Gruppe weiblicher Alkoholikerinnen (Van Dusen et al. 1967) und fand keine signifikanten Unterschiede (Hollister et al. 1969). Andere Studien verglichen Behandlungen mit LSD mit der traditionellen Behandlung gegen Alkoholismus und konnten keine signifikanten Unterschiede im Trinkverhalten nachweisen (Johnson 1969; Bowen et al. 1970), ebenso wenig wie Anzeichen für eine dauerhafte Verbesserung (Kurland et al. 1971; Faillace et al. 1970). Weitere Kritik gegen die Behandlung von Alkoholismus mit LSD stammte aus einer großen Studie, die 1970 publiziert wurde. Sie zeigte, dass es keine signifikanten Änderungen der Abstinenzraten in den Gruppen nach drei, sechs, neun und zwölf Monaten gab (Ludwig et al. 1970). Diese Studie stand jedoch ebenfalls in der Kritik, da sie die Relevanz von Set und Setting nicht korrekt berücksichtigte.

In den 1960ern wurde es innovativen Ärzten durch Psychedelika möglich, herkömmliche medizinische und soziale Modelle in Frage zu stellen. R.D Laing, ein schottischer Psychiater, der durch sein einflussreiches Buch *The Divided Self* (Laing 1963) bekannt geworden war, empfahl allen angehenden Psychoanalytikern: „*Erstens: Freud lesen. Zweitens: unterziehe dich einer persönlichen Analyse und Drittens: nehme LSD*" (Laing 1997). 1965 etablierte er *Kingsley Hall* in East London, eine psychiatrische Wohngemeinschaft, in welcher Patienten und Ärzte gemeinsam wohnten. Behandlungen mit LSD und anderen Psychedelika waren dort Standard. Als Leitprinzip galt: *Der Zusammenbruch bedeutet den Durchbruch (to break down is to break through).* Laing genoss seinen Promi-Status und behandelte viele Patienten der Londoner Schickeria (Zeal 2010).

Als die Verbreitung des rekreationalen Gebrauchs der Psychedelika, insbesondere nach dem Verbot des LSD, fortschritt, traten vermehrt Fälle von LSD-induzierten Psychosen auf (Blumenfeld und Glickman 1967; Ungerleider et al. 1966; Smart und Bateman 1967). Großangelegte Meta-Analysen aus jener Zeit belegten allerdings eine geringe Inzidenz unerwünschter Nebenwirkungen. Über 2000 Veröffentlichungen aus den Jahren 1950 bis 1966 über die therapeutischen Wirkungen von LSD zeigten, dass LSD zum größten Teil sicher und therapeutisch effektiv war, wenn es im richtigem Set und Setting genommen wurde. Viele dieser Studien umfassten auch anderen Therapien, gegenüber nicht zugänglichen, therapieresistenten Patienten. Ein Review über Studien der fünfziger Jahre, unter Berücksichtigung von 5000 Probanden und 25.000 psychedelischen Sitzungen, zeigte eine Psychoseprävalenz von nur 0,2 % und eine Selbstmordrate von 0,04 % (Cohen 1960). Ein anderes Review von 700 psychedelischen Sitzungen findet nur einen einzelnen Psychosefall (Chandler und Hartman 1960). Und eine Analyse psychedelischer Therapien von 350 britischen Patienten über einen Zeitraum von vier Jahren fand nur einen Suizidversuch (Ling und Buckman 1963). Eine Ende der 1960er-Jahre durchgeführte Meta-Analyse, unter Berücksichtigung von 4000 Patienten und über 50.000 psychedelischen Sitzungen (hauptsächlich mit LSD), findet zwei vollendete Suizide und 37 Patienten mit einer prolongierten Psychose. Deren Fazit: „*Treatment with LSD is not without acute adverse reactions, but given adequate psychiatric supervision and proper conditions for its administration, the incidence of such reactions is not great*" (Malleson 1971).

Eine wichtige Figur der frühen LSD-Forschung in Amerika war der Psychiater Sidney Cohen, der am Veterans Administration Hospital in Los Angeles tätig war. Er war auch Professor der Medizin an der UCLA und Herausgeber des Journals *Psychopharmacology*. Zusammen mit Betty Eisner führte Cohen LSD-Sitzungen durch und erforschte deren Einfluss auf eine Vielzahl von Diagnosen, unter anderem Depression, Angststörung, Schizophrenie und Alkoholabhängigkeit (Cohen et al. 1958; Cohen und Eisner 1959). Eisner wurde später Mitglied des Vorstands der Albert Hofmann Foundation und war die erste Verfechterin des Konzeptes eines männlich-weiblich gemischten Co-Therapeutenteams in der Gestaltung von LSD-Sitzungen (Eisner und Cohen 1958). Cohen wurde später Leiter der

Division of Narcotic Addiction and Drug Abuse (DNADA) und beschrieb die möglichen Schäden des rekreationalen Gebrauchs von LSD. Seine Erkenntnisse zu diesem Thema fasste er im Band *The Beyond Within* zusammen (Cohen 1965). Als Randnotiz ist zu erwähnen, dass es Cohen war, der Laura Huxley die 100 100 μg mu;g LSD besorgte, die sie ihrem Ehemann in seiner Sterbephase injizierte (Huxley 1968).

LSD wurde 1966 verboten, nachdem es aus dem medizinischen Kontext in den rekreationalen Gebrauch übergegangen war. Sandoz stoppte die Produktion von *Delysid* und schon innerhalb weniger Jahre wurde so gut wie jede medizinische Beforschung von LSD beendet. Die Medien waren in der Zeit danach voll von Berichterstattungen, die suggerierten, LSD würde chromosomale Schäden verursachen (Cohen et al. 1967; Dishotsky et al. 1971). Diese Behauptungen wurden allerdings in der Folge widerlegt (Grof 1980). Der Imageschaden war jedoch entstanden und die negative Berichterstattung über die Psychedelika erschwerte die Forschung für die nächsten 30 Jahre.

2.8 1970–1975

Oberflächlich betrachtet waren die 1970er und 1980er das Mittelalter der psychedelischen Medizin. Nixons *War on Drugs* schränkte Ärzte ein, die bereit waren, die umfassende anti-psychedelische Rhetorik globaler Regierungen zu kritisieren (Dahlberg et al. 1968). In der Zwischenzeit legten Studien einen Zusammenhang zwischen LSD-Konsum und Schizophrenie nahe (Breakey et al. 1974). Es mangelte jedoch an phänomenologischen und epidemiologischen Korrelationen (Snyder et al. 1974) und ein größerer Zusammenhang wurde bei den nicht-psychedelischen Drogen gesehen (McLellan et al. 1979), vor allem den potenten Dopaminagonisten Kokain und Amphetamin, die als wahrscheinlichere Kandidaten für die Ursache einer Psychose betrachtet wurden (Angrist et al. 1974). In den 1970er-Jahren wurde legal hergestelltes LSD immer schwieriger beschaffbar. Manche Ärzte bekamen die Erlaubnis, weiter zu forschen, bis ihr Vorrat an LSD aufgebraucht war. In Großbritannien führte dies für einige Jahre zu einer Fortsetzung der LSD-Therapie (Sessa 2010). Weit entfernt vom Westen und dessen Kampf mit der entstehenden Drogenkultur, geht hinter dem Eisernen Vorhang die LSD Forschung weiter – insbesondere in der Tschechoslowakei unter der Leitung von Milan Hausner.

Die innovative und wegbereitende Rolle der LSD- und Meskalinforschung für die Neurowissenschaften und ihr großer Einfluss auf zukünftige Pharmakotherapien psychischer Erkrankungen ist trotz der Problematik der Psychedelika-Forschung anerkannt.

Die Psychiatrie hing vor Aufkommen des LSD im 19. Jahrhundert fest. Ihr hauptsächliches klinisches Werkzeug waren die Freudschen Paradigmen und lediglich die Neurochirurgie, die Insulin-Koma- und die Elektrokrampftherapie standen als grobe biologische Methoden zur Verfügung. Die Psychedelika veränderten all das. Der rekreationale Gebrauch dieser Substanzen und die daraus resultierenden gesellschaftlichen Umbrüche veranlassten Regierungen dazu, gegen die ihrer Auffassung nach durch LSD verursachte Unordnung vorzugehen. Eine jahrzehntelange positive Praxis mit Psychedelika wurde effektiv diskreditiert. Die Öffentlichkeit – und eine ganze Generation von Ärzten – erfuhren nur von den aufgebläht dargestellten Gefahren der Psychedelika, ohne eine Erwähnung der Relevanz dieser Substanzen für die Entwicklung der modernen Psychiatrie. Ab Ende der 1970er-Jahre verharrte die Allgemeinheit in dem Glauben, LSD sei nichts weiter als ein altmodischer Fehler aus der Vergangenheit.

2.9 1975–1980

Und trotzdem sind die 1970er-Jahre keine ganz dunklen Zeiten. Abseits der Medizin entwickelte sich eine Subkultur. Einige entschieden sich, abseits der Gesellschaft in gemeinschaftlichen Wohnformen zu leben und die illegale Produktion und Distribution von LSD blühte (Roberts 2008; Fielding 2011). Viele Psychedelika-Forscher der 1950er- und 1960er-Jahre verließen, entmutigt durch staatliche Restriktionen, das Feld. Vereinzelt blieb das Interesse an der Thematik jedoch bestehen. Einige trafen sich, um über die Vergangenheit zu diskutieren und diese zu verarbeiten, andere wandten ihre Aufmerksamkeit schamanischen Praktiken zu. 1978 wurde die *International Transpersonal Association* unter der Leitung von Stan Grof gegründet, weitere Beteiligte waren Michael Murphy und Richard Price, die Gründer des Esalen-Institutes in Kalifornien (Grof et al. 2008). Im Lichte der Einschränkung der LSD-Forschung, erschien dies wie ein natürlicher Entwicklungsschritt aus der transpersonalen Bewegung der 1960er-Jahre heraus (Freeman 2006). Da es nicht möglich war, LSD legal in der Psychotherapie einzusetzen, entwickelten Grof und seine Frau Christina das Holotrope Atmen (Holotropic Breathwork©) und begannen, 1976 Kurse anzubieten. Diese Methode war auf eine „Bewegung zum Ganzen hin" ausgerichtet („moving toward wholeness") und benutzte dabei Atmung und andere physische und psychische Elemente zur Selbsterforschung. Die Methode wird heute weltweit angewandt (Eyerman 2013).

Einige psychedelische Therapeuten praktizierten weiter im Untergrund und wieder andere erforschten andere, noch legale Stoffe. Der Jungianische Psychotherapeut, Leo Zeff, der LSD in seiner Praxis in Kalifornien benutzte, bis es 1966 verboten wurde, lernte MDMA 1976 durch den Chemiker Alexander „Sasha" Shulgin kennen, der seit den frühen 1960ern Psychedelika synthetisierte. Shulgin bezeichnete MDMA als seinen „low-cal Martini" und in Zusammenarbeit mit dem Chemiker David E. Nichols publizierte er den ersten Bericht über die Psychoaktivität von MDMA in Menschen (Shulgin und Nichols 1978). Kein „klassisches" Psychedelikum, sondern eher ein Entaktogen (ein Begriff, den Nichols prägte), verursacht MDMA einen sanfteren und stärker euphorischen Zustand als LSD. Es schien die perfekte Droge für die Psychotherapie der Posttraumatischen Belastungsstörung zu sein, da es eine kürzere Wirkungsdauer als LSD verzeichnet und somit klinisch einfacher zu handhaben ist. MDMA steigert Empathie und zwischenmenschliche Bindung (bonding), reduziert depressive Gefühle und erlaubt Konsumenten, auf Erinnerungen emotionaler Traumata zuzugreifen und diese zu verarbeiten (Sessa 2012). Zeff erkannte das therapeutische Potenzial des MDMA und stellte fest, es „löse Neurosen und versetze den Konsumenten in einen ursprünglichen Zustand" („stripped away neuroses and put users in a primordial state") (Brown 2002). Während der späten 1970er- bis in die 1980er-Jahre hinein verabreichte er es an hunderte von Patienten (Stolaroff 1997).

Ein anderer Therapeut, Mylon Stolaroff, der in den 1960ern über 350 Patienten LSD und Meskalin verabreichte und die Rolle der Psychedelika auf die Kreativität der Menschen untersuchte (Harman et al. 1966), begann Anfang der 1970er-Jahre damit, sich mit anderen Substanzen zu beschäftigen. Er gründet die *International Foundation for Advanced Study* in Kalifornien und führte während der 1970er- und 1980er-Jahre psychedelische Therapien mit legalen psychoaktiven Substanzen durch. Er beschrieb hunderte von Sitzungen mit MDMA und anderen neuen experimentellen Substanzen (Stolaroff 1994). Neue Substanzen wie 2C-B, 2C-E, 2C-T-7, 2C-T-2 und DOM wurden in Shulgins Labor entwickelt. Shulgin testete die neuen Substanzen an sich selbst und an einer kleinen ausgewählten Gruppe von Menschen, darunter auch seine Frau, die Psychotherapeutin Ann Shulgin, und dokumentierte alles sorgfältig (Shulgin und Shulgin 1991, 1997).

2.10 Die 1980er-Jahre

Psychotherapeuten der frühen 1980er, die mit MDMA (ursprünglich „Empathy" genannt) arbeiteten, waren darauf erpicht, MDMA als legale Substanz in der klinischen Praxis zu bewahren. Jedoch war die wachsende Popularität von MDMA nicht zu verheimlichen. Zur besseren Vermarktung in „Ecstasy" umbenannt, verbreitete sich MDMA schnell. Im Starck Club in Dallas wurde es als „yuppie psychedelic" unter dem Markennamen „Sassyfras" verteilt und bald auch durch das Fernsehen der breiten amerikanischen Öffentlichkeit bekannt (Eisner 1989).

1984 verkündete die amerikanische Drug Enforcement Agency (DEA), dass sie vorhabe,

MDMA als „Schedule One Drug" (schärfste Einstufung eines Betäubungsmittels in den USA, nicht verkehrsfähig und ohne therapeutischen Nutzen) zu klassifizieren, was zu einer sofortigen Reaktion aus der medizinischen Fachwelt führte, darunter Thomas Roberts, Lester Grinsoon, James Bakalar und George Greer. Sie forderten eine Anhörung, um die Absicht der DEA zu debattieren. 1985 traf sich eine kleine Gruppe am Esalen Institute, mit finanzieller Unterstützung von Rick Doblin von den Earth Metabolic Design Laboratories. Die Psychiater Joseph Downing und Philip Wolfson beschrieben ihre Erfolge bei der Verwendung von MDMA in der Therapie ihrer Patienten. Als Teil des Events nahmen dreizehn Mitglieder der Konferenz unter Aufsicht in einem experimentellen Setting MDMA (Greer 1985). Der Psychiater Rick Ingrasci, der 150 MDMA-Sitzungen mit 100 Patienten mit außerordentlich positiven Ergebnissen durchführte, sprach sich für die weitere Erforschung des therapeutischen Potenzials von MDMA aus (Ingrasci 1985). Nichtsdestotrotz fiel die Eilentscheidung der DEA im Mai 1985, MDMA vorläufig als Schedule One Drug einzustufen, bis weitere Forschungsergebnisse vorlägen. Daraufhin gründete Doblin *The Multidisciplinary Association for Psychedelic Studies*, MAPS.

Die erste große MDMA-Konferenz fand 1986 in Oakland, Kalifornien, statt. Unter den Vortragenden waren George Greer, David Nichols, Alexander Shulgin und Frank Sapienza von der DEA (Seymour und Wesson 1986). Greer publizierte zusammen mit seiner Frau und Co-Therapeutin, der Psychiatrieschwester Requa Tolbert, eine Reihe von nicht-kontrollierten Fallstudien aus der Zeit vor dem Verbot von MDMA, in denen Paar- und Gruppenprozesse unter MDMA untersucht wurden (Greer und Tolbert 1986).

Therapeuten wussten um die Bedeutung von MDMA als Hilfsmittel zur Steigerung sexueller Intimität (Buffum und Moser 1986). Aber auch die im Westen zahlreichen Anhänger des Gurus „Osho", Bhagwan Shree Rajneesh, verwendeten MDMA, um sexuelle und spirituelle Ekstase zu erreichen. In den späten 1980er Jahren breiteten sich die Anhänger Oshos in Indien und auf der Baleareninsel Ibiza aus, was die dortige Entwicklung der Rave-Szene beflügelte (Coutinho 2006).

1988 begannen Evgeny Krupitsky und seine Kollegen, am Leningrad Regional Center for Alcoholism and Drug Addiction Therapy, Ketamin bei der Behandlung von Alkohol- und Heroinsucht zu untersuchen (Krupitsky und Grinenko 1997; Mash et al. 1998). Ketamin, in niedrigen Dosen anästhetisch wirksam, induziert eine tief greifende psychedelische Erfahrung und hat anerkanntermaßen Anti-Craving-Qualitäten, ähnlich den anderen NMDA-Rezeptor-Antagonisten Acamprosate und Ibogain (Bowdle et al. 1998). Es hat eine kurze Wirkungsdauer und unterliegt keiner betäubungsmittelrechtlichen Regulation, sodass es zur Verwendung in Off-Licence-Studien leichter zugänglich ist.

1988 genehmigte das Schweizerische Gesundheitsministerium fünf Psychiatern der Schweizer Ärztegesellschaft für Psycholytische Psychotherapie (SÄPT), Einzel- und Gruppenpsychotherapien mit MDMA und LSD durchzuführen. Über hundert Patienten mit verschiedenen psychischen Störungen erhielten durchschnittlich acht psychedelische Sitzungen. Nachuntersuchungen nach 19 Monaten ergaben, dass neunzig Prozent der Patienten gute oder zumindest geringfügige Besserungen erlebten (Gasser 1995). Infolge eines tödlichen Unfalls bei einem (nicht genehmigten) Ibogain-Workshop eines dieser Therapeuten und des steigenden Gebrauchs von Ecstasy als rekreationaler Substanz wurde das Projekt 1993 jedoch abgebrochen. Ebenfalls 1988 begann der Psychiater Rick Strassman aus New Mexico in den USA eine Studie mit Menschen zu planen, bei der das klassische Psychedelikum DMT (Dimethyltryptamin) untersucht werden sollte. Dies läutete ein neues Kapitel der Erforschung psychedelischer Substanzen am Menschen ein.

2.11 Die 1990er-Jahre

Im Dezember 1990 begann Strassman seine Pilotstudie mit DMT an gesunden Probanden, um die intravenösen Dosierungen, Sicherheitsparameter und physiologischen Messungen festzulegen. Das Projekt stellte die Wiederaufnahme der medizinischen psychedelischen Forschung an Menschen dar und zeigte, dass die zuständigen Behörden überzeugt werden können, Psychedelika neu zu überdenken (Strassman 2001).

Nach einem Zwei-Jahres-Follow-up publizierten Greer und Tolbert die Resultate von achtzig Patienten, die mit einer MDMA-Psychotherapie behandelt worden waren (Greer und Tolbert 1990). Mittlerweile hatten sich Rave-Partys aus ihrem anfänglichen Nischendasein zu großen Massen-Events entwickelt und das ausgeprägte Medieninteresse an einigen drogenassoziierten Todesfällen von Jugendlichen führte zu harten staatlichen Gegenmaßnahmen. Ein Professor der Kinder und Jugendpsychiatrie an der UCLA, Charles Grob, reichte 1992 einen Antrag auf Durchführung einer MDMA-unterstützen Psychotherapie bei Patienten mit Angstsymptomatiken als Folge einer unheilbaren Krebserkrankung ein und begann eine physiologische Phase-I-Studie (Grob et al. 1996). Die Genehmigung für die klinische Studie wurde jedoch zwei Mal von der Lebensmittelüberwachungs- und Arzneimittelzulassungsbehörde in Amerika (FDA) abgelehnt, was Grob dazu veranlasste, Psilocybin anstatt MDMA zu verwenden.

Im darauffolgenden Jahr gründete eine Gruppe von Psychiatern, Pharmakologen und Chemikern – namentlich: David Nichols, George Greer, Mark Geyer, Dennis McKenna, Phil Wolfson und Charles Grob – das Heffter Research Institute, benannt nach dem im 19. Jahrhundert lebenden Pharmakologen Arthur Heffter. Die Gruppe begann, sich hauptsächlich der Erforschung der klassischen Psychedelika zu widmen. Während der frühen 1990er synthetisierten und testeten Nichols und Shulgin viele neue Stoffe und stellten diese ihren Kollegen zur Weiterentwicklung bereit. 1993 publizierte Stolaroff vorläufige Ergebnisse psychotherapeutischer Behandlungen mit 2C-T-2 und 2C-T-7 als mögliche therapeutische Alternativen zu MDMA (Stolaroff und Wells 1993).

Zwischen den klinischen MDMA-Anhängern, die von einer sicheren Anwendung der Substanz unter kontrollierten Bedingungen ausgingen einerseits und den Medien und Politikern, die eine strikte Prohibition befürworteten, um die rekreationale Benutzung der Substanzen zu unterbinden anderseits, entstanden zunehmend Unstimmigkeiten. 1995 wurde bekannt, dass eine groß angelegte Anti-Ecstasy-Kampagne in Großbritannien vorrangig von der Bierbrau-Industrie finanziert worden war, deren Geschäfte durch den Gebrauch von Ecstasy zurückgegangen waren (Carey 1997). Andere Psychedelika mit möglichem klinischen Nutzen tauchten nun auf. 1992 begann Jan Bastiaans mit Howard Lotsof zu arbeiten, der vor seiner Entdeckung der suchtmindernden Effekte von Ibogain seit seinem neunzehnten Lebensjahr heroinabhängig gewesen war (Lotsof 1995). 1994 jedoch stirbt ein Patient während einer Ibogain-Sitzung und Bastiaans wird der Fahrlässigkeit beschuldigt, woraufhin er seine klinische Praxis schließen muss (Snelders 1998).

1996 wurde Strassmans DMT-Studie veröffentlicht (Strassman 1996). Zwei Jahre später gründete Franz X. Vollenweider die Züricher Niederlassung des *Heffter Research Institute,* die über 80 peer-reviewte Arbeiten veröffentlichte, die wertvolle nicht-klinische physiologische und mechanistische Forschungen für Psychedelika beinhalten (Liechti und Vollenweider 2001; Vollenweider 2002; Vollenweider et al. 2002). Ein weiterer bahnbrechender Erfolg ergab sich im Rahmen einer Fallstudie der Universität von Arizona, welche beschreibt, wie ein 34-jähriger zwangsgestörter Mann durch die Einnahme von psyilocybinhaltigen Pilzen Linderung seiner Symptome erfahren hatte (Moreno und Delgado 1997). Mit der Unterstützung des *Heffters Reseach Institute* als auch von *MAPS* planten Delgado und Moreno eine klinische Studie über die Behandlung von Zwangsstörungen mit Psilocybin.

1998 wurde in Großbritannien die *Beckley Foundation,* eine Hilfsorganisation mit Fokus auf Drogenpolitik und wissenschaftliche Forschung, gegründet. Die Direktorin, Amanda Feilding, begann eine wissenschaftliche Zusammenarbeit mit Professor David Nutt, einem Psychopharmakologen der Universität in Bristol. Seit Ende der 1990er verbreitete sich der Konsum des südamerikanischen DMT-haltigen Suds Ayahuasca in Europa. Jordi Riba aus Barcelona erhielt die Genehmigung für eine Studie mit Ayahuasca an gesunden Probanden (Riba 1998). Mehr und mehr Menschen versuchten, mit kreativen Methoden ihr Bewusstsein zu verändern und eine ganze Generation von Psychedelischen Enthusiasten aus den 1960ern trat aus dem Schatten, um den kulturellen Hintergrund zu liefern.

2.12 Die 2000er-Jahre

Es entstanden namhafte Zentren, die psychedelische Forschung vorantrieben, wie die Johns Hopkins University, die University of New Mexico, das McLean Hospital in Harvard, das Imperial College London und die Bristol University in Großbritannien. Meinungsverschiedenheiten wegen der potenziellen neurotoxischen Effekte von Ecstasy, vor allem bei hochfrequentem und hartem Konsum, blieben bestehen. In einer Studie, innerhalb welcher Ecstasy-Konsumenten, Cannabis-Konsumenten und Nicht-Konsumenten verglichen wurden, schnitten die hochfrequenten Konsumenten (mit einem Durchschnitt von 120 Tabletten Lebenszeitdosis) schlechter bei verbalen Kurzzeitgedächtnis und Ausführungstests ab (Gouzoulis-Mayfrank et al. 2000). Störfaktoren und politische Meinungen beeinflussten jedoch die Debatte. Viele der Studien in den frühen 2000er legten Fokus auf Konsumenten, die Ecstasy als rekreationale Substanz verwendeten. Die parallele Verwendung anderer Substanzen, vor allem von Cannabis, wirkte als konfundierender Faktor und erzeugte ein falsches Bild der Risiken (Morgan 2000). 2001 wendete eine Studie ihr Augenmerk auf die geschlechtsspezifischen Unterschiede der Wirkung von MDMA. Frauen erschienen empfindlicher als Männer, was die Notwendigkeit suggerierte, dass MDMA-Therapeuten das Geschlecht in Betracht ziehen müssen (Liechti und Vollenweider 2001). Dies hätte direkte Auswirkungen auf zu planende Studien.

In den früher 2000er Jahren erregten die Risiken für Hyperthermie, Hyponatrimämie und Leberschädigung, bedingt durch die MDMA-Einnahme, Aufmerksamkeit. Die Debatte um die Neurotoxizität dominierte jedoch die wissenschaftliche wie auch die Populärliteratur. George Ricaurte veröffentlichte 2002 eine Studie in der Zeitschrift *Science*, bei der er anscheinend schwerwiegende Neurotoxizität bereits geringer Mengen MDMA bei Primaten nachweisen konnte (Ricaurte et al. 2002). Die Studie beeinflusste in hohem Maße die öffentliche Meinung. Aufsehenerregende Bilder von Gehirnen mit Löchern gelangten ins Fernsehen und dienten der Rechtfertigung für das Verbot der MDMA-Forschung. Im Jahr 2003 stellte sich jedoch heraus, dass Ricaurtes Arbeitsgruppe den Primaten nicht MDMA, sondern das hochgiftige Methamphetamin verabreicht hatte. Die Studie wurde daraufhin von *Science* zurückgezogen (Ricaurte et al. 2003), aber die Zweifel in der Öffentlichkeit blieben bestehen. Nichtsdestotrotz haben inzwischen über eine Million Menschen in Großbritannien Ecstasy als rekreationale Substanz konsumiert, mit einer Rate von 30 Millionen Dosierungen jährlich. Morbidität- und Mortalitätsraten sind niedrig im Vergleich zu anderen Drogen. 2003 zeigte eine Studie, dass es zwischen 1997 und 2000 nur drei Todesfälle jährlich gab, die auf *alleinigen* MDMA-Konsum zurückzuführen waren, sobald Mischkonsum als Störfaktor eliminiert worden war (Schifano et al. 2003). Um dies zu bestätigen, studierte John Halpern von der Harvard University Populationen von Mormonen, die nur MDMA und keine anderen Drogen, Alkohol eingeschlossen, konsumiert hatten. Es fanden sich keine Hinweise auf Neurotoxizität (Halpern et al. 2004). Andere Studien zeigten, dass unregelmäßige Sitzungen mit MDMA zu keiner bleibenden Neurotoxizität oder kognitiven Beeinträchtigungen führen (Ludewig et al. 2003).

MAPS und *Heffter* ließen sich von den politischen Herausforderungen nicht abschrecken und unterstützten die psychedelische Forschung, wo immer sie konnten. Im Jahr 2000 erhielt Jose Carlos Bouso in Spanien die Genehmigung, eine von MAPS geförderte Studie durchzuführen, um MDMA in der Behandlung von PTSD zu erforschen. Aber nach nur einem Jahr, und der Behandlung von nur sechs der vorgesehenen 29 Patienten, beendete die spanische Regierung die Studie. Im Jahr 2000 begegneten sich Rick Doblin und Michael Mithoefer, ein Psychiater aus South Carolina, anlässlich einer Ayahuasca-Konferenz in San Francisco, die von dem bekannten psychedelischen

Therapeuten Ralph Metzner gesponsert worden war. Sie planten eine randomisierte Studie mit einer Placebo-Kontrollgruppe zur Behandlung von PTSD mit einer MDMA-unterstützten Psychotherapie. Anfang der 2000er publizierten Riba und Kollegen weitere physiologische Studien über Ayahuasca (Riba et al. 2001, 2002; Riba 2003).

In Großbritannien erschien der erste Leitartikel seit den 1960ern über psychedelische Medizin in der britischen Medizinpresse, am Royal College of Psychiatrists wurde ein Symposium über Psychedelika abgehalten. Ronnie Sandison, der inzwischen über achtzig Jahre alt war, unterbrach seinen Ruhestand, um dort die psychedelische Therapie zu verteidigen (Sessa 2005, 2006). Die psychedelische Forschungsgemeinde feierte 2006 Albert Hofmanns hundertsten Geburtstag mit einer großen Konferenz in Basel. Als Hofmann über die Bühne ging, um einen Strauß rote Rosen entgegenzunehmen, witzelte er: „Entschuldigt den Gehstock, ich muss mich selber ständig daran erinnern, dass ich keine neunzig mehr bin!"

Am McLean Hospital Harvard erfolgte im Rahmen einer Studie die Befragung von 53 Patienten, die an Cluster-Kopfschmerzen litten, und zeigte, dass eine Verabreichung von Psilocybin oder LSD, in Dosierungen unterhalb der psychedelischen Schwelle, die Frequenz und den Grad der Attacken verbesserte (Sewell et al. 2006).

Während einer Studie über die Verwendung von Anästhetika zur Behandlung des Complex Regional Pain Syndrome (CRPS) wurde ohne psychedelische Forschungsintention herausgefunden, dass Ketamin depressive Symptome reduziert (Correll und Futter 2006). Eine andere kleine Studie bestätigte diese Ergebnisse (Khamsi 2006) und eine größere Studie in Oxford ist im Gange (McShane 2013) und kündigt eine neue Methode zur Behandlung von Depressionen an. 2006 veröffentlichten Moreno und Delgado ihre Studie über die Behandlung von Zwangsstörungen mit Hilfe von Psilocybin und zeigten, dass die Substanz gut verträglich war und Zwangssymptome stark abnahmen (Moreno et al. 2006). Im selben Jahr beschrieb eine Arbeitsgruppe an der John Hopkins University unter der Leitung von Roland Griffiths, William Richards und Jesse Roberts ihre Forschung mit Psilocybin als mystisches Agens (Griffiths et al. 2006).

2007 starteten Kevin Baltick und Neal Goldsmith die Konferenz ‚Horizons: Perspectives of Psychedelics' in New York. Robin Carhart-Harris und Ben Sessa führten in Großbritannien unter der Schirmherrschaft der Beckley Foundation und David Nutt die erste psychedelische Studie an Menschen durch, die zum Vorläufer einer Bildgebungsstudie mit funktionellem MRT wurde.

2008 veröffentlichte eine Gruppe an der John Hopkins Medical School eine 2-Jahres-Follow-up-Untersuchung ihrer Studie über mystische Erfahrung und beschrieben lang anhaltende positive Persönlichkeitsveränderungen. Diese werteten sie als Hinweis auf tief greifende Alternativen in der Behandlung von Persönlichkeitsstörungen (Griffiths et al. 2008). Darauf bedacht, die Forschung mit LSD noch während der Lebenszeit von Hofmann aufzunehmen, entwickelte Peter Gasser, ein Schweizer Psychotherapeut, eine Doppelblindstudie zur Behandlung von Angststörungen bei Patienten mit Krebs im Endstadium, die von MAPS gefördert wurde (Gasser 1995). Hofmann äußerte: „Damit geht für mich ein ganz großer Wunsch in Erfüllung: Nämlich, dass LSD den Platz findet, wo es hingehört: in die menschliche Heilung" (Originalton SRF 2007).

2008 fand in Basel eine weitere große Konferenz statt und kurze Zeit später starb Albert Hofmann im Alter von 102 Jahren. Im selben Jahr erschien das Buch „Therapie mit psychoaktiven Substanzen. Praxis und Kritik der Psychotherapie mit LSD, Psilocybin und MDMA" herausgegeben von Henrik Jungaberle, Peter Gasser, Jan Weinhold und Rolf Verres (2008). Es wurde ein einflussreiches und weithin gelesenes Buch, das historische und moderne psychedelische Therapien und vor allem die Arbeit der Schweizerischen Ärztegesellschaft für Psycholotischen Therapie (SÄPT) dokumentiert, die zwischen 1988 und 1993 Einzel- und Gruppentherapien mit Psychedelika durchführte. Das Buch enthält qualitative Analysen ihrer therapeutischen Praktiken, unterschiedliche psychotherapeutische Ansätze und deren zugrunde liegende Ethik, ergänzt durch Beiträge von psychedelischen Wissenschaftlern wie Stan Grof, Charles Grob und Franz Vollenweider. Das Buch stellt seither einen

Referenzpunkt für die Renaissance der psychedelischen Therapieforschung in Deutschland dar.

2009 wurde am Royal College of Psychiatrists in Großbritannien ein weiteres psychedelisches Symposium gehalten. Redner waren unter anderem Michael Mithoefer und Charles Grob. Die Kernbotschaft lautete, dass geringe und gelegentliche Dosierungen von MDMA an ausgewählten Patienten, in einem kontrollierten Setting, keine nachweislichen Gefahren für die Gesundheit darstellen. Darüber hinaus gilt, dass neurophysiologische Veränderungen nach einem Jahr Abstinenz wieder reversibel zu sein scheinen, wenn sie denn entstehen (Selvaraj et al. 2009). Trotz der Fortschritte grenzte die negative politische Agenda die medizinische Forschung weiterhin ein (Sessa und Nutt 2007). 2007 wurde in einem Review in der medizinischen Fachzeitschrift *The Lancet* die aktuelle Drogenklassifizierung kritisiert und das aktuelle System als ungeeignet, in Bezug auf MDMA und LSD, eingestuft. Das Review legt dar, dass die aktuellen Gesetze ein falsches Bild an die Öffentlichkeit vermitteln und die Forschung über Psychedelika behindern (Nutt et al. 2007). The Advisory Committee on the Misuse of Drugs (ACMD), unter Vorsitz von Nutt, erstellte für die britische Regierung einen Bericht über Ecstasy und forderte, dass MDMA als *Class B-*Substanz im britischen Betäubungsmittelsystem klassifiziert werde, da dies die relative Sicherheit der Droge besser repräsentiere (Home Office 2009). Die britische Regierung missachtete jedoch den Ratschlag des ACMD. Nutt erhob Widerspruch gegen die Missachtung dieser fachlichen Beurteilung und protestierte in der wissenschaftlichen und Populärpresse. Daraufhin wurde er aus dem ACMD entlassen. Er gründete dann das *Independent Scientific Committee on Drugs (ISCD)*, um sich für eine nicht-politische Herangehensweise an die pharmakologische Forschung einzusetzen. Im selben Jahr wurde Ben Sessa zur ersten Person Großbritanniens, welche seit den 1970ern legal Psychedelika, und zwar Psilocybin, verabreicht bekam (Carhart-Harris et al. 2010).

2009 beschreiben die deutsche Psychiaterin Friederike Meckel und ihr Ehemann Konrad Fischer die Anwendung ihrer „Underground-Psychotherapie" in der Schweiz. Das Paar war wegen der Verwendung von MDMA, LSD und 2C-B kurzzeitig inhaftiert worden. Die qualitativen Berichte über die Erfolge ihrer Patienten sprachen für die Vorteile der Substanz-unterstützen Psychotherapien. Der Vorfall warf Licht auf das zuvor unbekannte Ausmaß der Untergrundkultur der substanz-unterstützten Psychotherapie in Europa (Sessa und Fischer 2015). Im gleichen Jahr rekrutierte Steve Ross, ein Suchtmediziner an der New York University, Probanden für eine doppelblinde, Placebo-kontrollierte Pilotstudie zur Effektivität von Psilocybin bei Angstzuständen infolge fortgeschrittener Krebserkrankungen.

2.13 Seit dem Jahr 2010

In einem, gemessen an der Zahl der Veröffentlichungen goldenen Jahr für den Forschungsbereich, veröffentlichte Grob 2010 seine Psilocybin-Krebsstudie (Grob et al. 2010) und Mithoefer seine MDMA-proof-of-concept-Studie (Mithoefer et al. 2010). Diese zeigte eine klinische Besserung bei 80 % der mit MDMA-unterstützter Psychotherapie behandelten PTBS-Patienten. Im Vergleich dazu zeigten innerhalb der Placebogruppe nur 20 % der Patienten Besserung. Zudem beendete der Schweizer Psychiater Peter Oehen im selben Jahr die experimentellen Sitzungen mit MDMA bei zwölf behandlungsresistenten PTBS-Patienten. Ostern 2010 fand darüber hinaus unter der Schirmherrschaft von *MAPS* in Zusammenarbeit mit dem *Heffter Institut*, dem *Council of Spiritual Practices (CSP)* und der *Beckley Foundation*, eine große internationale Konferenz in San Jose, USA, statt.

Im April 2011 folgte an der Universität von Kent in Canterbury die Breaking Convention, ihres Zeichens die erste britische multidisziplinäre Konferenz, die eigens der Erforschung psychedelischer Zustände gewidmet ist und von Ben Sessa, David King, David Luke, Cameron Adams und Anna Waldstein ins Leben gerufen wurde. Ebenfalls in diesem Jahr veröffentlichen Torsten Passie und John Halpern ein vielfach beachtetes Buch über die Psychopharmakologie von LSD (Passie et al. 2008).

2012 präsentierte die Gruppe des Imperial College eine fMRT-Studie intravenöser Psilocybin-Behandlungen (Carhart-Harris et al. 2012a, b) und validierte ihre Ergebnisse mit MEG-Untersuchungen (Muthukumaraswamy et al. 2013). Eine große Forschungsfinanzierung ermöglichte die Untersuchung Psilocybin-unterstützter Psychotherapie für behandlungsresistente Depressionen (Carhart-Harris et al. 2016b). Im selben Jahr veröffentlichten die Norweger Krebs und Johansen eine Meta-Analyse über sechs stichprobenartig gewählte LSD-gegen-Alkoholismus-Studien aus den 1950er- und 1960er-Jahren. Zusammengenommen ergeben diese Studien begünstigende Ergebnisse, die ein starkes Argument für eine Neubewertung psychedelischer Suchtforschung liefern (Krebs und Johansen 2012). Ebenfalls 2012 gibt Michael Bogenschutz an der Universität von New Mexico eine Review psychedelischer Therapie für Suchtkranke heraus und beginnt die erste Suchtstudie mit Psilocybin seit den 70ern (Bogenschutz und Pommy 2012).

Matthew Johnsons startet überdies seine kleine Pilotstudie an der Johns Hopkins Universität, die Psilocybin zur Behandlung der Nikotinabhängigkeit anwendet. Zudem zeigen die Ergebnisse von Oehens Schweizer MDMA-Studie beträchtliche Verbesserungen bei behandlungsresistenten PTBS-Patienten (Oehen et al. 2012; Chabrol und Oehen 2013). Mithoefer veröffentlicht seine vier-Jahres-Follow-up Studie, die eine anhaltende Remission ohne weitere Verabreichung von MDMA seit der ursprünglichen Behandlung zeigte (Mithoefer et al. 2013).

Im selben Jahr begannen die Planungen für das Cardiff MDMA-Projekt, welches fMRT-Untersuchungen nutzt, um MDMA-Behandlung bei PTBS-Patienten nach Traumatisierung im militärischen Kontext zu untersuchen. Im selben Jahr hatten Doblin und Mithoefer ein Meeting im Pentagon, um mögliche Zuschüsse für MDMA-PTBS Untersuchungen durch das US Militär zu besprechen. In Oakland, Kalifornien, tagte die von MAPS, Heffter, Beckley und dem CSP organisierte Psychedelic Science Conference. Im Juli 2013 erhielten Charles Grob und Alicia Danforth die Genehmigung zu einer MDMA-assistierten Therapie bei der Behandlung sozialphobischer erwachsener Autisten. Im selben Monat empfing die zweite *Breaking Convention* in London 850 Redner und Teilnehmer aus 39 Ländern. Des Weiteren verstärkte sich die Wahrnehmung psychedelischer Drogen in der Öffentlichkeit nach Veröffentlichung einer Publikation, die den positiven Effekt dieser Substanzen auf die geistige Gesundheit einer großen Zahl an Konsumenten beschreibt (Krebs und Johansen 2013).

2014 trauerte die Gemeinschaft um Sasha Shulgin. Das *Journal of Psychoactive Drugs* veröffentlichte eine Spezialausgabe mit dem Namen *Psychedelic Resurgence – Research and Therapeutic Uses, Past and Present,* mit Artikeln von aktuellen und historischen Forschern (Chambers 2014; Smith et al. 2014; Winkler und Csémy 2014; Nichols 2014; Emerson et al. 2014; Parrott 2014; Cole 2014; Loizaga-Velder und Verres 2014; Greer et al. 2014; Sessa 2014). Mittlerweile war bekannt, dass MDMA einer Kosten-Nutzen-Analyse für den klinischen Einsatz standhält (Doblin et al. 2014). In der Suchtforschung schritten psychedelische Therapien mit weiteren Publikationen zu Nikotin (Johnson et al. 2014) und Alkoholabhängigkeit (Bogenschutz et al. 2015) voran.

Shulgins Einfluss wurde 2015 durch eine Sonderausgabe des *British Journal of Psychiatry* gewürdigt, das ein Gemälde samt einem Kommentar des visionären Künstlers Alex Grey auf dem Cover zeigte (Sessa und Grey 2015) sowie Artikel zu den Themen Abhängigkeit (Sessa und Johnson 2015) und Politik (Sessa und Nutt 2015) beinhaltete. Zum dritten Mal fand die *Breaking Convention* im Sommer 2015 in London inmitten kontinuierlich positiver Berichterstattung in den Medien statt. Mainstreamzeitschriften widmeten der Thematik nun zunehmend ganze Ausgaben und ermutigten zu weiteren Arbeiten (Sessa 2015).

Im Jahr 2016 gab es so viele Studien, Konferenzen und Artikel, dass diese kaum noch zusammengefasst werden können. Das Imperial College erprobte LSD anhand derselben neurophysiologischen Methodik mit fMRT und MEG, wie auch schon zuvor Psilocybin, und veröffentlichte die Ergebnisse unter breiter kritischer Zustimmung (Carhart-Harris et al. 2016a). Weitere Studien zeigten auf, wie Musik die Erfahrung beeinflusst (Kaelen et al. 2015, 2016) und wie sich die Persönlichkeit durch den Konsum von psychedelischen Substanzen verändern kann

(Lebedev et al. 2016). Neue britische Studien wurden für MDMA und Alkoholismus geplant, während Studien zu LSD Mikrodosierungen bei kognitiven Beeinträchtigungen und zur Verstärkung von Kreativität vollendet wurden (Raz 2016).

3 Fazit

Psychedelische Substanzen durchliefen einen qualvollen Weg durch die Medizin. Frühe Probleme hinsichtlich Set und Setting, Gestaltähnlichkeit (Imitation) versus Kausalität von Psychosen, Fragen der Toxizität und regulatorische Herausforderungen mussten gelöst werden. Das soziopolitische Klima veränderte sich in den späten 1980er-Jahren signifikant. Jetzt, im 21. Jahrhundert, ist psychedelische Forschung wieder fest etabliert. Der medizinische Blickwinkel hat sich jedoch verändert. Der Reiz des Neuen ist weniger relevant und es geht weniger darum, die Welt zu verändern. Heute versteht die Öffentlichkeit Drogen weit besser als in den 1960ern. Die Öffentlichkeit erkennt eher an, dass Metamphetamin, Crack und Alkohol Sucht und Zerstörung auslösen, während Substanzen wie LSD, Psilocybin, Cannabis und MDMA sicher konsumiert werden können. Sie ist schlichtweg pharmakologisch zu clever, um auf das pauschale und undifferenzierte ‚Just Say No' hereinzufallen.

Gemeinsam mit gewaltigen Fortschritten im Neuroimaging, das anatomische Strukturen des Gehirns sowie dessen physiologische Veränderungen in Echtzeit abbilden kann, wurden Psychedelika ideale Werkzeuge für ein maßgeschneidertes Vorgehen in den Neurowissenschaften. In der verlöschenden Glut des ‚War On Drugs' kann der therapeutische Wert psychedelischer Substanzen unmöglich weiter ignoriert werden.

Globale Institutionen arbeiten im Einklang hinsichtlich eines gemeinsamen Ziels. Aber es bleiben Herausforderungen bestehen. Es gibt wenig Unterstützung von der pharmakologischen Industrie – was möglicherweise wenig überraschend anmutet, bezieht man mit ein, dass psychedelische Behandlungen patentfreie Substanzen nutzen. Darüber hinaus bilden psychedelische Therapien die Antithese zu traditionelleren Dauertherapien, die in der modernen Psychologie Anwendung finden.

Durch den Fokus auf objektive wissenschaftliche Daten haben neurowissenschaftliche Studien das Ansehen gegenwärtiger Forschung gehoben und im breiteren Mainstream Akzeptanz für den Forschungsbereich erzielt. Unterdessen lernen wir aus kulturübergreifenden Studien über die holistische Behandlung mentaler Störungen. Die Konzepte von Achtsamkeit und Ganzheit sind nun Allgemeinwissen in der Psychiatrie; sie erweitern unser Denken hinsichtlich der Frage, was wir als ‚psychedelisch' betrachten.

Die Psychiatrie ist heute an dem Punkt, an dem die Allgemeinmedizin im 19. Jahrhundert vor der Entdeckung der Antibiotika stand; sie ist fachkundig imstande, Erkrankungen zu identifizieren und klassifizieren, bei gleichzeitigem Mangel allgemein anerkannter Behandlungen. Es könnte sein, dass psychedelische Therapien der Psychiatrie die beste Möglichkeit bieten, Traumata unter angeleiteten psychotherapeutischen Maßnahmen effektiv zu bekämpfen; gelenkt von einem holistischen, naturalistischen und personalisierten Behandlungsansatz, der momentan noch fehlt. Psychedelische Psychiatrie hat dringenden Bedarf an guter Öffentlichkeitsarbeit, um modernen Anforderungen real beggenen zu können und um für größere Bevölkerungsgruppen erreichbar zu sein. Darin besteht unsere Aufgabe für die Zukunft. Unter Berücksichtigung der Geschwindigkeit jüngster klinischer Forschung sind wir offensichtlich inmitten einer psychedelischen Renaissance, und das Beste kommt noch.

Danksagung Großer Dank gebührt all den Freunden und Kollegen, die in der frühen Phase dieses Artikels ihre Meinungen eingebracht haben, unter anderem: George Greer, Rick Doblin, David Nichols, Richard Yensen, Charles Grob, Thomas Roberts, Neal Goldsmith, Andy Roberts und Jay H. Ellens.

Literatur

Angrist, B. M., Sathananthan, G., Wilk, S., & Gershon, S. (1974). Amphetamine psychosis: Behavioural and biochemical aspects. *Journal of Psychiatric Research, 11*, 13–23.

Beringer, K. (1927). *Der Meskalinrausch: Seine Geschichte Und Erscheinungsweise* (S. 42–147). Berlin: Julius Springer.

Blumenfield, M., & Glickman, L. (1967). Ten month's experience with LSD users admitted to county psychiatric receiving hospital. *New York State Journal of Medicine, 67*, 1849–1853.

Bogenschutz, M. P., & Pommy, J. A. (2012). Re-examining the therapeutic potential of classical hallucinogens in the treatment of addictions. *Drug Testing and Analysis Drug Testing and Analysis, 4*(7–8), 543–555.

Bogenschutz, M. P., Forcehimes, A. A., Pommy, J. A., Wilcox, C. E., Barbosa, P. C., & Strassman, R. J. (2015). Psilocybin-assisted treatment for alcohol dependence: A proof-of-concept study. *Journal of Psychopharmacology, 29*(3), 289–299.

Bowdle, T. A., Radant, A. D., Cowley, D. S., Kharash, E. D., Strassman, R. J., & Roy-Byrne, P. P. (1998). Psychedelic effects of ketamine in healthy volunteers. *Anesthesiology, 88*, 82–88.

Bowen, W. T., Soskin, R. A., & Chotlos, J. W. (1970). Lysergic acid diethylamide as a variable in the hospital treatment of alcoholism: A follow-up study. *The Journal of Nervous and Mental Disease, 150*, 111–118.

Breakey, W., et al. (1974). Hallucinogenic drugs as precipitants of schizophrenia. *Psychological Medicine, 4*(3), 255–261.

Brown, E. (2002, September 10). Professor X. *Wired*, S. 9.

Buckman, J., & Ling, T. (1963). *Lysergic acid (Lsd 25) & ritalin the treatment of neurosis*. London: Lambarde Press.

Buffum, J., & Moser, C. (1986). MDMA and human sexual function. *Journal of Psychoactive Drugs, 18*, 355–359.

Burroughs, W., & Ginsberg, A. (1963). *The yage letters*. San Francisco: City Lights Books.

Carey, J. (1997). Recreational drug wars: Alcohol versus ecstasy – Referenced from the book ‚Ecstasy Reconsidered' by Nicholas Saunders.

Carhart-Harris, R. L., Williams, T. M., Sessa, B., et al. (2010). The administration of psilocybin to healthy, hallucinogen-experienced volunteers in a mock-functional magnetic resonance imaging environment: A preliminary investigation of tolerability. *Journal of Psychopharmacology, 25*(11), 1562–1567. 2011 Nov.

Carhart-Harris, R. L., Erritzoe, D., Williams, T., Stone, J. M., Read, L. J., Colasanti, A., et al. (2012). Neural correlates of the psychedelic state as determined by fMRI studies with psilocybin. *Proceedings of the National Academy of Sciences, 109*(6), 2138–2143.

Carhart-Harris, R., et al. (2012). Implications for psychedelic-assisted psychotherapy: Functional magnetic resonance imaging study with psilocybin. *The British Journal of Psychiatry, 200*, 238–244.

Carhart-Harris, R. L., Bolstridge, M., Rucker, J., Day, C. M. J., Erritzoe, D., Kaelen, M., et al. (2016a). Psilocybin with psychological support for treatment-resistant depression: An open-label feasibility study. *The Lancet Psychiatry*. doi:10.1016/S2215-0366(16)30065-7.

Carhart-Harris, R. L., Muthukumaraswamy, S., Roseman, L., Kaelen, M., Droog, W., Murphy, K., et al. (2016b). Neural correlates of the LSD experience revealed by multimodal neuroimaging. *Proceedings of the National Academy of Sciences of the United States of America, 113*(17), 4853–4858.

Chabrol, H., & Oehen, P. (2013). MDMA assisted psychotherapy found to have a large effect for chronic post-traumatic stress disorder. *Journal of Psychopharmacology, 27*(9), 865–866.

Chambers, T. (2014). Editor's introduction: Psychedelic resurgence – Research and therapeutic uses, past and present. *Journal of Psychoactive Drugs, 46*(1), 1.

Chandler, A. L., & Hartman, M. A. (1960). Lysergic acid diethylamide (LSD-25) as a facilitating agent in psychotherapy. *Archives of General Psychiatry, 2*(3), 286–299.

Chwelos, N., Blewett, D. C., Smith, C., & Hoffer, A. (1959). Use of D-lysergic diethylamide in the treatment of alcoholism. *Quarterly Journal of Studies of Alcohol, 20*, 577–590.

Cohen, S. (1960). Lysergic acid diethylamide: Side effects and complications. *Journal of Nervous and Mental Disorders, 130*, 30–40.

Cohen, S. (1965). *The beyond within*. New York: Atheneum.

Cohen, S., & Eisner, B. G. (1959). Use of lysergic acid diethylamide in a psychotherapeutic setting. *Archives of Neurology and Psychiatry, 81*(5), 615–619.

Cohen, S., Fichman, L., & Eisner, B. G. (1958). Subjective reports of lysergic acid experiences in a context of psychological test performance. *The American Journal of Psychiatry, 115*, 30–35.

Cohen, M. M., Marinello, M. J., & Back, N. (1967). Chromosomal damage in human leukocytes induced by lysergic acid diethylamide. *Science, 155*, 1417–1419.

Cole, J. (2014). MDMA and the „ecstasy paradigm". *Journal of Psychoactive Drugs, 46*(1), 44–56.

Condrau, G. (1949). Clinical experience in mental patients with lysergic acid diethylamide. *Acta Psychiatrica et Neurologica, 24*, 9.

Correll, G. E., & Futter, G. E. (2006). Two case studies of patients with major depressive disorder given low-dose (subanesthetic) ketamine infusions. *Pain Medicine, 7*(1), 92–95.

Coutinho, T. (2006). From religious ecstasy to ecstasy pills: A symbolic and performative analysis of electronic music festivals. *Religião & Sociedade, 2*(se), 135–157. Rio de Janeiro.

Crockford, R. M. (2007). LSD in prague: A long-term follow-up study. *Multidisciplinary Association for Psychedelic Studies Bulletin, XVII*(1), 20–22.

Dahlberg, C. C., Mechaneck, R., & Feldstein, S. (1968). LSD research: The impact of lay publicity. *The American Journal of Psychiatry, 125*(5), 685–689.

Dishotsky, N. I., Loughman, W. D., Mogar, R. E., & Lipscomb, W. R. (1971). LSD and genetic damage. *Science, 172*(3982), 431–440.

Ditman, K. S., & Bailey, J. J. (1967). Evaluating LSD as a psychotherapeutic agent. In H. Abramson (Hrsg.),

The use of LSD in psychotherapy and alcoholism (S. 74–80). New York: Bobbs-Merrill.

Dobkin de Rios, M., & Janiger, O. (2003). *LSD, spirituality and the creative process* (S. 1–4). Rochester: Park Street Press.

Doblin, R., Greer, G., Holland, J., Jerome, L., Mithoefer, M. C., & Sessa, B. (2014). A reconsideration and response to Parrott AC (2013) Human psychobiology of MDMA or ‚Ecstasy': An overview of 25 years of empirical research. *Human Psychopharmacology, 29*(2), 105–108.

Eisner, B. (1989). *Ecstasy: The MDMA story. Chapter one ‚introducing Adam'* (S. 1–15). Berkley: Ronin.

Eisner, B. G., & Cohen, S. (1958). Psychotherapy with lysergic acid diethylamide. *The Journal of Nervous and Mental Disease, 127*, 528.

Emerson, A., Ponté, L., & Doblin, R. (2014). History and future of the multidisciplinary association for psychedelic studies (MAPS). *Journal of Psychoactive Drugs, 46*(1), 27–36.

Eyerman, J. (2013). A clinical report of holotropic breathwork in 11.000 psychiatric inpatients in a community hospital setting. *Multidisciplinary Association for Psychedelic Studies Bulletin Special Edition, 23*(1), 24–27.

Faillace, L. A., Vourlekis, A., & Szara, S. (1970). Hallucinogenic drugs in the treatment of alcoholism: A two year follow-up. *Comprehensive Psychiatry, 11*, 51–56.

Fielding, L. (2011). *To live outside the law: Caught by operation Julie.* London: Serpent's Tail.

Frederking, W. (1953). Intoxicant drugs (mescaline and LSD-25) in psychotherapy. *The Journal of Nervous and Mental Diseases, 121*, 262.

Frederking, W. (1955). Intoxicant drugs (mescaline and lysergic acid diethylamide) in psychotherapy. *The Journal of Nervous and Mental Disease, 121*(3), 262–266.

Freedman, D. X. (1961). Effects of LSD-25 on brain serotonin. *The Journal of Pharmacology and Experimental Therapeutics, 134*(2), 160–166.

Freeman, A. (2006). A Daniel come to judgement? Dennett and the revisioning of transpersonal theory. *Journal of Consciousness Studies, 13*(3), 95–109.

Funkenstein, D. H. (1955). The physiology of fear and anger. *Scientific American, 192*(5), 74–80.

Gasser, P. (1995). Psycholytic therapy with MDMA and LSD in Switzerland. *Multidisciplinary Association for Psychedelic Studies MAPS, 5*(3), 3–7.

Gouzoulis-Mayfrank, E., Daumann, J., et al. (2000). Impaired cognitive performance in drug free users of recreational ecstasy (MDMA). *Journal of Neurology, Neurosurgery, and Psychiatry, 68*, 719–725.

Graham, J. D. P., & Khalidi, A. I. (1954). The action of D-lysergic acid diethylamide (LSD 25), part 1, general pharmacology. *Journal of the Faculty of Medicine (Baghdad), 18*(1), 20. Summarized in Bibliography on Psychotomimetics.

Greer, G. (1985). Using MDMA in psychotherapy. *Advances, 2*(2), 57–59.

Greer, G., & Tolbert, R. (1986). Subjective reports of the effects of MDMA in a clinical setting. *Journal of Psychoactive Drugs, 18*(4), 319–327.

Greer, G., & Tolbert, R. (1990). The therapeutic use of MDMA. In S. J. Peroutka (Hrsg.), *Ecstasy: The clinical, pharmacological and neurotoxicological effects of the drug MDMA* (S. 21–36). Boston: Kluwer Academic Publishers.

Greer, G., Grob, C. S., & Halberstadt, A. L. (2014). PTSD symptom reports of patients evaluated for the New Mexico medical cannabis program. *Journal of Psychoactive Drugs, 46*(1), 73–77.

Griffiths, R. R., Richards, W. A., McCann, U., & Jesse, R. (2006). Psilocybin can occasion mystical experiences having substantial and sustained personal meaning and spiritual significance. *Psychopharmacology, 187*, 268–283.

Griffiths, R. R., Johnson, M. W., Richards, W. A., McCann, U., & Richards, B. D. (2008). Mysticaltype experiences occasioned by psilocybin mediate the attribution of personal meaning and spiritual significance 14 months later. *Journal of Psychopharmacology, 22*(6), 621–632.

Grob, C. S., Poland, R. E., Chang, L., & Ernst, T. (1996). Psychobiologic effects of 3,4-methylenedioxymethamphetamine (MDMA) in humans: Methodological considerations and preliminary observations. *Behavioural Brain Research, 73*, 103–107.

Grob, C., Chopra, G. S., Danforth, A. L., Hagerty, M. C., McKay, C. R., Halberstadt, A. L., et al. (2010). Pilot study of psilocybin treatment for anxiety in advanced-stage cancer patients [with G.S.]. *Archives of General Psychiatry, 68*(1), 71–78.

Grof, S. (1973). Theoretical and empirical basis of transpersonal psychology and psychotherapy: Observations from LSD research. *Journal of Transpersonal Psychology, 5*(1), 15–51.

Grof, S. (1980). *The effects of LSD on chromosomes, genetic mutation, fetal development and malignancy. Appendix II of LSD psychotherapy.* Alameda: Hunter House Publishers.

Grof, S., Halifax, J., & Kuber-Ross, E. (1977). *The human encounter with death.* New York: E. P. Dutton.

Grof, S., et al. (2008). The past and future of the international transpersonal association. *The International Journal of Transpersonal Studies, 27*, 55–62.

Hagenbach, D., & Werthmuller, L. (2013). *Mystic chemist: The life of Albert Hofmann and his discovery of LSD* (S. 61). Santa Fe: Synergetic Press.

Halpern, J. H., Pope, H. G., Sherwood, A. R., Barry, S., Hudson, J. I., & Yurgelun-Todd, D. (2004). Residual neuropsychological effects of illicit 3,4-methylenedioxymethamphetamine (MDMA) in individuals with minimal exposure to other drugs. *Drug Alcohol Dependency, 75*, 135–147.

Harman, W. W., McKim, R. H., Mogar, R. E., Fadiman, J., & Stolaroff, M. J. (1966). Psychedelic agents in creative problem solving: A pilot study. *Psychological Reports, 19*, 211–227.

Hartigan, F. (2000). *Bill W.: A biography of alcoholics anonymous cofounder Bill Wilson*. New York: St. Martins Press.

Havelock Ellis, H. (1897). The phenomena of mescal intoxication. *The Lancet, 149*(3849), 1540–1542.

Havelock E. H. (1898). *Mescal: A new artificial paradise*. Reprint by Speculum Mundi Books, 2010.

Heffter, A. (1898). Ueber Pellote. Naunyn-Schmiedebergs. *Archiv für Experimentalle Pathologie und Pharmakologie, 40*, 385–429.

Hoffer, A., Osmond, H., & Smythies, J. (1954). Schizophrenia: A new approach. *Journal of Mental Science, 100*, 29.

Hofmann, A. (1979). *LSD: My problem child*. Sarasota: Multidisciplinary Association for Psychedelic Studies. Reprint, 2005.

Hofmann, A., Frey, A., Ott, H., Petrzilka, T. H., & Troxler, F. (1958). Konstitutionsaufklärung und Synthese Von Psilocybin. *Experientia, 14*(11), 397.

Hollister, L. E., Shelton, J., & Krieger, G. (1969). A controlled comparison of lysergic acid diethylamide (LSD) and dextroamphetmine in alcoholics. *The American Journal of Psychiatry, 125*, 1352–1357.

Home Office. (2009). MDMA ('ecstasy'): A review of its harms and classification under the Misuse of Drugs Act 1971. http://www.erowid.org/chemicals/mdma/mdma_info13.pdf. Zugegriffen am 20.04.2017

Huxley, A. (1954). *The doors of perception* (S. 6). London: Chatto & Windus.

Huxley, L. (1968). *This timeless moment*. Berkley: Celestial Arts.

Ingrasci, R. (1985). Testimony for MDMA hearing submitted by Richard Ingrasci, M.D., M.P.H. In the matter of MDMA scheduling. Docket no. 84-48. United States Department of Justice, Drug Enforcement Administration.

James, W. (1902). *The varieties of religious experience: A study in human nature. Being the Clifford lectures on natural religion delivered at Edinburgh in 1901–1902*. London/Bombay: Longmans, Green, & Co.

Jensen, S. E., & Ramsay, R. (1963). Treatment of chronic alcoholism with lysergic acid diethylamide. *Canadian Psychiatric Association Journal, 8*, 182–188.

Johnson, F. G. (1969). LSD in the treatment of alcoholism. *The American Journal of Psychiatry, 126*, 481–487.

Johnson, M. W., Garcia-Romeu, A., Cosimano, M. P., & Griffiths, R. R. (2014). Pilot study of the 5-HT2AR agonist psilocybin in the treatment of tobacco addiction. *Journal of Psychopharmacology, 28*(11), 983–992.

Jungaberle, H., Gasser, P., Weinhol, J., & Verres, R. (Hrsg.). (2008). *Therapy with psychoactive substances. Practice and critique of psychotherapy with LSD, psilocybin and MDMA* (1. Aufl.). Bern: Hans Huber, Hogrefe AG.

Kaelen, M., Barrett, F. S., Roseman, L., Lorenz, R., Family, N., Bolstridge, M., et al. (2015). LSD enhances the emotional response to music. *Psychopharmacology, 232*(19), 3607–3614 (2016).

Kaelen, M., Roseman, L., Kahan, J., Santos-Ribeiro, A., Orban, C., Lorenz, R., Barrett, F. S., Bolstridge, M., Williams, T., Williams, L., Wall, M. B., Feilding, A., Muthukumaraswamy, S., Nutt, D. J., & Carhart-Harris, R. (2016). LSD modulates music-induced imagery via changes in parahippocampal connectivity. *European Neuropsychopharmacology*. pii: S0924-977X(16)30016-5. doi:10.1016/j.euroneuro.

Kast, E. (1967). Attenuation of anticipation: A therapeutic use of lysergic acid diethylamide. *Psychiatric Quarterly, 41*(4), 646–657.

Khamsi, R. (2006, August). Ketamine relieves depression within hours. New Scientist.

Klüver, H. (1928). Studies on the eidetic type and on eidetic imagery. *Psychology Bulletin, 25*, 69–104.

Krebs, T. S., & Johansen, P. O. (2012). Lysergic acid diethylamide (LSD) for alcoholism: A meta-analysis of randomized controlled trials. *Journal of Psychopharmacology*. doi:10.1177/0269881112439253.

Krebs, T. S., & Johansen, P.-Ø. (2013). Psychedelics and mental health: A population study. *PLoS One, 8*(8), e63972. doi:10.1371/journal.pone.0063972.

Krupitsky, E. M., & Grinenko, A. Y. (1997). Ketamine psychedelic therapy (KPT): A review of the results of ten years of research. *Journal of Psychoactive Drugs, 29*(2), 165–183.

Kurland, A. A., Unger, S., Shaffer, J. W., & Savage, C. (1967). Psychedelic therapy utilizing LSD in the treatment of the alcoholic patient: A preliminary report. *American Journal of Psychiatry, 123*(10), 1202–1209.

Kurland, A. A., Savage, C., Pahnke, W. N., Grof, S., & Olsson, J. E. (1971). LSD in the treatment of alcoholism. In O. Vinar, Z. Votava & P. B. Bradley (Hrsg.), *Advances in neuropsychopharmacology: Proceedings of the 7th congress of the collegium international neuropsychopharma cologicum* (S. 361–372). Amsterdam: North-Holland.

Laing, R. D. (1963). *The divided self*. London: Penguin.

Laing, A. (1997). *R. D. Laing: A biography*. London: Harper Collins.

Lebedev, A. V., Kaelen, M., Lövdén, M., Nilsson, J., Feilding, A., Nutt, D. J., et al. (2016). LSD-induced entropic brain activity predicts subsequent personality change. *Human Brain Mapping*. doi:10.1002/hbm.23234.

Lee, M. A., & Shlain, B. (1992). *Acid dreams: The complete social history of LSD* (S. 44–45). New York: Grove Atlantic Press.

Leuner, H. (1962). Experimental psychosis. Its psychopharmacology, phenomenology, and dynamics in relation to personality. *Neurologie et Psychiatrie, 95*, 1–275.

Lewin, L. (1894). „Über Anhalonium Lewinii Und Andere Cacteen" – On Anhalonium Lewinii And Other Cacti. *Archives of Experimental Pathology and Pharmacology, 34*(5–6), 374–391.

Liechti, M. E., & Vollenweider, F. X. (2001). Which neuroreceptors mediate the subjective effects of MDMA in humans? A summary of mechanistic studies. *Neuro-*

psychobiology, *Human Psychopharmacology: Clinical and Experimental, 16*, 589–598.

Ling, T. M., & Buckman, J. (1963). The treatment of anxiety with lysergic acid and methylphenidate. *Practitioner, 191*, 201–204.

Loizaga-Velder, A., & Verres, R. (2014). Therapeutic effects of ritual ayahuasca use in the treatment of substance dependence – Qualitative results. *Journal of Psychoactive Drugs, 46*(1), 63–72.

Lotsof, H. S. (1995). Ibogaine in the treatment of chemical dependency disorders. *Multidisciplinary Association for Psychedelic Studies Bulletin, 5*(3), 16–27.

Ludewig, S., Ludewig, K., Hasler, F., & Vollenweider, F. X. (2003). No lasting effects of moderate doses of MDMA (ecstasy) on memory performance and mood states in healthy humans. *Biological Psychiatry, 53* (Suppl), 205S.

Ludwig, A. M., Levine, J., & Stark, L. H. (1970). *LSD and alcoholism: A clinical study of treatment efficacy.* Springfield: Charles C Thomas.

Malleson, N. (1971). Acute adverse reactions to LSD in clinical and experimental use in the United Kingdom. *The British Journal of Psychiatry, 118*(543), 229–230.

Martin, J. (1962). The treatment of 12 male homosexuals with LSD. *Acta Psychotherapeutica, 10*, 395–402.

Mash, D. C., Kovera, C. G., Buck, B. E., Norenberg, M. D., Shapshak, P., Hearn, W. L., et al. (1998). Medication development of ibogaine as a pharmacotherapy for drug dependence. *Annals of the New York Academy of Sciences, 844*, 274–292.

McLean, J. R., MacDonald, D. C., Byrne, U. P., & Hubbard, A. M. (1961). The use of LSD-25 in the treatment of alcoholism and other psychiatric problems. *Quarterly Journal of Studies on Alcohol, 22*, 3445.

McLellan, A. T., Woody, G. E., & O'Brien, C. P. (1979). Development of psychiatric illness in drug abusers. Possible role of drug preference. *The New England Journal of Medicine, 301*, 1310–1314.

Mithoefer, M. C., Wagner, M. T., Mithoefer, A. T., Jerome, L., & Doblin, R. (2010). The safety and efficacy of 3,4-methylenedioxymethamphetamine-assisted psychotherapy in subjects with chronic, treatment-resistant posttraumatic stress disorder: The first randomized controlled pilot study. *Journal of Psychopharmacology, 25* (4), 439–452.

Mithoefer, M. C., et al. (2013). Durability of improvement in PTSD symptoms and absence of harmful effects or drug dependency after MDM-assisted psychotherapy: A prospective long-term follow-up study. *Journal of Psychopharmacology, 27*, 28–39.

Mogar, R. E., & Aldrich, R. W. (1969). The use of psychedelic agents with autistic schizophrenic children. *Behavioural Neuropsychiatry, 1*(8), 44–50.

Moreno, F. A., & Delgado, P. L. (1997). Hallucinogen-induced relief of obsessions and compulsions [Letter]. *The American Journal of Psychiatry, 154*, 1037–1038.

Moreno, F. A., Wiegand, C. B., Taitano, E. K., & Delgado, P. L. (2006). Safety, tolerability, and efficacy of psilocybin in 9 patients with obsessive-compulsive disorder. *The Journal of Clinical Psychiatry, 67*, 1735–1740.

Morgan, M. J. (2000). Ecstasy (MDMA): A review of its possible persistent psychological effects. *Psychopharmacology, 152*(3), 230–248.

Muthukumaraswamy, S. D., Carhart-Harris, R. L., Moran, R. J., Brookes, M. J., Williams, T. M., Errtizoe, D., et al. (2013). Broadband cortical desynchronization underlies the human psychedelic state. *The Journal of Neuroscience, 33*(38), 15171–15183.

Nichols, D. E. (2014). The Heffter Research Institute: Past and hopeful future. *Journal of Psychoactive Drugs, 46* (1), 20–26.

Nutt, D. J., et al. (2007). The development of a rational scale to assess the harm of drugs of potential misuse. *The Lancet, 369*, 1047–1053.

Oehen, P., et al. (2012). A randomized, controlled pilot study of MDMA ({+/}3,4-methylenedioxymethamphetamine)-assisted psychotherapy for treatment of resistant, chronic post-traumatic stress disorder (PTSD). *Journal of Psychopharmacology, 27*, 40–52.

Osmond, O. (1957). A review of the clinical effects of psychotomimetic agents. *Annals of the New York Academy of Sciences, 66*(3), 418–434.

Osmond, H., & Smythies, J. (1952). Schizophrenia: A new approach. *The Journal of Mental Science, 98*, 309–315.

Parrott, A. C. (2014). The potential dangers of using MDMA for psychotherapy. *Journal of Psychoactive Drugs, 46*(1), 37–43.

Passie, T. (1997). Hanscarl Leuner: Pioneer of hallucinogen research and psycholytic therapy. *Multidisciplinary Association for Psychedelic Studies, 7*(1), 46–49.

Passie, T., Halpern, J. H., Stichtenoth, D. O., Emrich, H. M., & Hintzen, A. (2008). The pharmacology of lysergic acid diethylamide: A review. *CNS Neuroscience and Therapeutics, 14*(4), 295–314.

Piper, A. (2013). Leo Perutz and the mystery of St Peter's snow. *Time and Mind, 6*(2), 175–198.

Riba, J. (1998). A pharmacological study of ayahuasca in healthy volunteers. *Multidisciplinary Association for Psychedelic Studies Bulletin, 8*(3), 12–15.

Riba, J. (2003). Human pharmacology of ayahuasca. TESI doctoral dissertation, Universitat Autonoma de Barcelona.

Riba, J., et al. (2001). Subjective effects and tolerability of the South American psychoactive beverage ayahuasca in healthy volunteers. *Psychopharmacology, 154*, 85–95.

Riba, J., Rodriguez-Fornells, A., & Barbanoj, M. (2002). Effects of ayahuasca on sensory and sensorimotor gating in humans as measured by P50 suppression and prepulse inhibition of the startle reflex, respectively. *Psychopharmacology, 165*, 18–28.

Ricaurte, G. A., Yuan, J., Hatzidimitriou, G., Cord, B. J., & McCann, U. D. (2002). Severe dopaminergic neurotoxicity in primates after a common recreational dose regimen of MDMA („ecstasy"). *Science, 297*, 2260–2263.

Ricaurte, G. A., Yuan, J., Hatzidimitriou, G., Cord, B. J., & McCann, U. D. (2003). Retraction. *Science, 301*, 1429.

Rinkel, M., Jackson, D., Hyde, R. W., & Solomon, H. C. (1952). Experimental schizophrenia-like symptoms. *The American Journal of Psychiatry, 108*, 572–578.

Roberts, A. (2008). *Albion dreaming: A popular history of LSD in Britain.* London: Marshall Cavendish.

Rostafinski, M. (1950). Experimental hallucination in epileptic patients. *Rocznik Psychiatryczny (Poland), 38*, 109. Summarized in Bibliography on Psychotomimetics, 1943–1966 (U.S. Department Of Health, Education And Welfare, Public Health Service, 1966), S. 5.

Roubicek, J. (1962). Lecebny Vliv Diethylamidu Kyseliny Lysergove (LSD) [Therapeutic effect of lysergic acid diethylamide]. *Activitas Nervosa Superior, 4*, 240–241.

Rydzynski, Z., Cwynar, S., & Grzelak, L. (1968). Preliminary report on the experience with psychotomimetic drugs in the treatment of alcoholism. *Activitas Nervosa Superior (Praha), 10*(3), 273.

Sandison, R., & Sessa, B. (2008). An interview with Dr Ronald Sandison – LSD pioneer in UK psychiatry. *Multidisciplinary Association for Psychedelic Studies Bulletin, 3*, 32–35.

Sandison, R. A., Spencer, A. M., & Whitelaw, J. D. (1954). The therapeutic value of LSD in mental illness. *The Journal of Mental Science, 100*(419), 491–507.

Sarett, M., Cheek, F., & Osmond, H. (1966). Reports of wives of alcoholics of effects of LSD-25 treatment of their husbands. *Archives of General Psychiatry, 14*(2), 171–178.

Schifano, F., Oyefeso, A., Webb, L., Pollard, M., Corkery, J., & Ghodse, A. (2003). Review of deaths related to taking ecstasy, England and Wales, 1997–2000. *BMJ [British Medical Journal], 326*(7380), 80–81.

Selvaraj, S., et al. (2009). Brain serotonin transporter binding in former users of MDMA (,ecstasy'). *The British Journal of Psychiatry, 194*, 355–359.

Sessa, B. (2005). Can psychedelics have a role in psychiatry again? *British Journal of Psychiatry, 186*, 457–459.

Sessa, B. (2006). From sacred plants to psychotherapy: The history and re-emergence of psychedelics in medicine. From the 2006 meeting of the Royal College of psychiatry's spirituality in psychiatry special interest group. http://www.rcpsych.ac.uk/pdf/Ben%20Sessa%20%20From%20Sacred%20Plants%20to%20Psychotherapy.pdf. Zugegriffen am 20.04.2017

Sessa, B. (2010). Self-medication of LSD and MDMA to treat mental disorders: A case series. *The Journal of Alternative Medicine Research, 2*(2), 245–249.

Sessa, B. (2012). Could MDMA be useful in the treatment of PTSD? *Progress in Neurology and Psychiatry, 15*(6), 4–7.

Sessa, B. (2014). Why psychiatry needs psychedelics and psychedelics need psychiatry. *Journal of Psychoactive Drugs, 46*(1), 57–62.

Sessa, B. (2015). Turn on and tune in to evidence based psychedelic research. *The Lancet Psychiatry, 2*(1), 10–12.

Sessa, B., & Grey, A. (2015). Painting of Dr. Alexandra and Ann Shulgin by Alex Grey, with commentary from Sessa and Grey – On the cover of the *British Journal of Psychiatry, 206*(1), 3.

Sessa, B., & Johnson, M. (2015). Is there a role for psychedelics in the treatment of drug dependency? *British Journal of Psychiatry.*

Sessa, B., & Meckel Fischer, F. (2015). Underground LSD, MDMA and 2-CB-assisted individual and group psychotherapy in Zurich: Outcomes, implications and commentary. *Journal of Independent Scientific Committee on Drugs, 1*, 1–8.

Sessa, B., & Nutt, D. J. (2007). MDMA, politics and medical research: Have we thrown the baby out with the bathwater? *Journal of Psychopharmacology, 21*, 787–791.

Sessa, B., & Nutt, D. J. (2015). Making a medicine out of MDMA. *British Journal of Psychiatry, 206*(1), 4–6.

Sewell, R. A., Halpern, J. H., & Pope, H. G. (2006). Response of cluster headache to psilocybin and LSD. *Journal of Neurology, 66*(12), 1920–1922.

Seymour, R. B., & Wesson, D. R. (Hrsg.). (1986). Proceedings from MDMA: A multidisciplinary conference. *Journal of Psychoactive Drugs, 18*(6), 22–28.

Shulgin, A. T., & Nichols, D. E. (1978). Characterization of three new psychotomimetcs. In R. C. Stillman & R. E. Willette (Hrsg.), *The psychopharmacology of hallucinogens.* New York: Pergamon Press.

Shulgin, A., & Shulgin, A. (1991). *PiHKAL: A chemical love story.* Berkeley: Transform Press.

Shulgin, A., & Shulgin, A. (1997). *TiHKAL: The continuation.* Berkeley: Transform Press.

Smart, R. G., & Bateman, K. (1967). Unfavourable reactions to LSD: A review and analysis of the available case reports [review]. *Canadian Medical Association Journal, 97*, 1214–1221.

Smart, R. G., Storm, T., Baker, E. F., & Solursh, L. (1966). A controlled study of lysergide in the treatment of alcoholism. 1. The effects on drinking behavior. *Quarterly Journal of Studies on Alcohol, 27*(3), 469–482.

Smith, C. (1958). A new adjunct to the treatment of alcoholism: The hallucinogenic drugs. *Quarterly Journal of Studies on Alcohol, 19*(406), 417.

Smith, D. E., Raswyck, G. E., & Davidson, L. D. (2014). From Hofmann to the Haight Ashbury, and into the future: The past and potential of lysergic acid diethlyamide. *Journal of Psychoactive Drugs, 46*(1), 3–10.

Snelders, S. (1998). The LSD therapy career of Jan Bastiaans, M.D. *Multidisciplinary Association for Psychedelic Studies, 8*(1), 18–20.

Snyder, S. H., Banerjee, S. P., Yamamura, H. I., & Greenberg, D. (1974). Drugs, neurotransmitters and schizophrenia. *Science, 184*(4143), 1243–1253.

Späth, E. (1919). Über Die Anhalonium-Alkaloide. I. Anhalin Und Mezcalin. *Monatshefte Für Chemie. Chemical Monthly, 40*(2), 129–154.

Stockings, G. T. (1940). A clinical study of the mescaline psychosis, with special reference to the mechanism of the genesis of schizophrenic and other psychotic states. *The British Journal of Psychiatry, 86*, 29–47.

Stolaroff, M. (1994). *Thanatos to Eros, 35 years of psychedelic exploration.* Berlin: Thaneros Publishers.

Stolaroff, M. (1997). *The secret chief revealed: Conversations with Leo Zeff, pioneer in the underground psychedelic therapy movement*. Sarasota: Multidisciplinary Association for Psychedelic Studies (2004).

Stolaroff, M. J., & Wells, C. W. (1993). Preliminary results with new psychoactive agents 2C-T-2 and 2C-T-7. In *Yearbook for ethnomedicine and the study of consciousness* (Bd. 2, S. 99–117). Berlin: VBD – Verlag für Wissenschaft und Bildung.

Stoll, W. A. (1947). LSD, EinPhantastikumAusDer Mutterkorngruppe. *Schweizer Archiv für Neurologie und Psychiatrie, 60*, 279.

Strassman, R. J. (1996). Human psychopharmacology of N,N-dimethyltryptamine. *Behavioural Brain Research, 73*, 121–124.

Strassman, R. (2001). *DMT: Spirit molecule* (S. 11–40). Rochester: Park Street Press.

Ungerleider, J. T., Fisher, D. D., & Fuller, M. (1966). The dangers of LSD. Analysis of seven months' experience in a university hospital's psychiatric service. *JAMA, 197*, 389–392.

Van Dusen, W., Wilson, W., Miners, W., & Hook, H. (1967). Treatment of alcoholism with lysergide. *Quarterly Journal of Studies on Alcohol, 28*, 295–303.

Vollenweider, F. X. (2002). Brain mechanisms of hallucinogens and entactogens. *Dialogues in Clinical Neuroscience, 3*(5), 265–279.

Vollenweider, F. X., Liechti, M. E., Gamma, A., Greer, G., & Geyer, M. (2002). Acute psychological and neurophysiological effects of MDMA in humans. *Journal of Psychoactive Drugs, 34*(2), 171–184.

Wasson, R. G. (1957, May 13). Seeking the magic mushroom. *Life Magazine*.

Weir Mitchell, S. (1896). Remarks on the effects of anhelonium lewinii. *The Mescal Button British Medical Journal, 2*(1875), 1625–1629.

Winkler, P., & Csémy, L. (2014). Self-experimentations with psychedelics among mental health professionals: LSD in the former Czechoslovakia. *Journal of Psychoactive Drugs, 46*(1), 11–19.

Zetnik, K. (Yehiel De-Nur). (1989). *Bestendig voorogen*. Kampen: De paddestoelwolk van Auschwitz.

Teil III

Politik und Recht

Gesetzliche Kontrolle psychoaktiver Substanzen in Europa

Brendan Hughes, Michael Evans-Brown und Roumen Sedefov

Zusammenfassung

Potentere psychoaktive Substanzen wurden aufgrund ihrer schadhaften Wirkung für die öffentliche Gesundheit gesetzlich kontrolliert. Jene, die nur in bestimmten Gegenden der Welt vorzufinden waren, wurden durch internationale Abkommen kontrolliert und ihr Gebrauch auf medizinische und wissenschaftliche Zwecke beschränkt. Die Abkommen definierten zudem ein System zur sorgfältigen Abschätzung von Nutzen und Risiken neuer Substanzen sowie ihrer entsprechenden Regulierung. Diese wird auf nationaler Ebene durch strafrechtliche Sanktionen durchgesetzt. Das etablierte System befindet sich angesichts der Globalisierung und des Internets unter Druck, da gegenwärtig zwei neue Substanzen pro Woche festgestellt werden. Die Länder suchen deshalb nach neuen Wegen, um diese schnell und ohne den Nachweis des Vorliegens einer Gefährdung der öffentlichen Gesundheit regulieren zu können. Während sich in einigen Ländern der Begriff ‚psychoaktiv' zu einem Synonym für ‚schädlich' entwickelt, wird in anderen wiederum der Verkauf von Substanzen mit geringem gesundheitlichen Risiko zu nicht-medizinischen Zwecken gestattet.

Dieses Kapitel führt den Leser in die europäischen Kontrollsysteme für psychoaktive Substanzen ein. Dabei wird deren Entwicklung aus 100 Jahren internationaler Drogenkontrollgesetzgebung, dem Zusammenwachsen der europäischen Handelsabkommen und darauffolgenden Kooperationen im Bereich der öffentlichen Gesundheit und Sicherheit bis zum Aufkommen verschiedener, schnell agierender Kontrollsysteme auf nationaler Ebene, die notwendig sind, um schnell auf ein bestimmtes Problem in einem bestimmten Land reagieren zu können, beschrieben.

Schlüsselwörter

Drogen · Psychoaktive Substanzen · Gesetz · Narkotisch · Psychoaktiv · Europäisch · Drogenkontrolle · Drogenkontrollsystem · Drogenkontrollgesetz

Inhalt

1   Entwicklung eines internationalen Kontrollsystems 108
2   Die Kontrolle psychoaktiver Substanzen innerhalb der Europäischen Union 110
3   Das Tempo des Wandels 113
4   Genehmigung des nicht-medizinischen Gebrauchs psychoaktiver Substanzen in Europa 118
5   Schlussfolgerungen 119
Literatur 120

B. Hughes (✉) · M. Evans-Brown (✉) · R. Sedefov (✉)
EMCDDA, Lissabon, Portugal
E-Mail: Brendan.Hughes@emcdda.europa.eu; Michael.Evans-Brown@emcdda.europa.eu; Roumen.Sedefov@emcdda.europa.eu

© Springer-Verlag GmbH Deutschland 2018
M. von Heyden et al. (Hrsg.), *Handbuch Psychoaktive Substanzen*, Springer Reference Psychologie,
https://doi.org/10.1007/978-3-642-55125-3_95

1 Entwicklung eines internationalen Kontrollsystems

Eine der wahrscheinlich bekanntesten und weltweit am weitesten verbreitete psychoaktive Substanz psychoaktiven Substanzen ist Alkohol: Eine Substanz, die durch Fermentation von Zucker entsteht und deshalb in nahezu jedem Land der Welt einfach herzustellen oder vorzufinden ist. Der Weinbau existierte in Südeuropa bereits zur Zeit des Römischen Reiches und bis zum 19. Jahrhundert war Leichtbier, das ursprünglich mit Honig gebraut wurde, ein gesünderes Getränk als verunreinigtes Wasser. In Folge der Industrialisierung konnten alkoholische Getränke jedoch stärker und preiswerter als je zuvor hergestellt werden. Dies führte zu regionalen gesundheitlichen und sozialen Problemen. Als das Vereinigte Königreich beispielsweise die Einfuhr von französischem Wein verbot und das inländische Monopol auf Destillation aufhob, verachtfachte sich der Konsum von Gin in der ersten Hälfte des 18. Jahrhunderts, bis ein neues Gesetz Destillateuren den Verkauf von Gin im Einzelhandel untersagte. Als Reaktion auf die sozialen Folgen des Alkoholismus entwickelte sich vor allem in Nordeuropa die Abstinenzbewegung und verbreitete sich über den englischsprachigen Kulturraum bis in die USA, was im frühen 20. Jahrhundert zur Prohibition des Verkaufs von Alkohol in unterschiedlichem Maße in Norwegen, Finnland, Schweden, Russland und bekannterweise den USA führte (Anderson und Baumberg 2006). Diese Kontrollsysteme wurden eher lokal entwickelt, ohne dass Vereinbarungen für den transnationalen Handel notwendig wurden.

Die auf dem Land- und Seeweg vollzogene Ausbreitung der europäischen Imperien im 17., 18. und 19. Jahrhundert führte zur Entdeckung und wirtschaftlichen Ausbeutung pflanzenbasierter psychoaktiver Substanzen in den neuen Territorien: vor allem Tabak aus Südamerika, Koffein in Form von Tee aus Asien, Schokolade aus Mittelamerika und Kaffee aus Afrika, aber auch Opium, Coca-Blätter und Cannabis. Dies führte zu einem lukrativen internationalen Handel mit diesen Substanzen, wobei letztere für ihre potente Wirkung auf den menschlichen Körper und Geist bekannt wurden. Hanf war bereits seit Jahrhunderten für seine Fasereigenschaften bekannt, wobei die psychoaktiven Wirkungen von Cannabis in Europa erst im späten 18. Jahrhundert umfassend studiert wurden. Kokain wurde in der zweiten Hälfte des 19. Jahrhunderts aus Coca-Blättern extrahiert. Aufgrund der Verwendung dieser Substanzen zu medizinischen Zwecken gab es nur vergleichsweise laxe Kontrollmaßnahmen. Als Ursache ernst zu nehmender Probleme für die öffentliche Gesundheit wurden sie nur schrittweise erkannt.

Diese unter dem Begriff der Sucht zusammengefassten Probleme für die öffentliche Gesundheit führten zur Verschärfung nationaler Arzneimittelgesetze, einer Zunahme des Einflusses der Abstinenzbewegung in den USA und der Verurteilung der Praxis des Britischen Weltreichs, sich durch den offensiven Handel mit indischem Opium zu finanzieren. All diese Faktoren kulminierten schließlich 1912 in der Unterzeichnung des Internationalen Opium-Abkommens in Den Haag. Das Übereinkommen zielte darauf ab, den internationalen Handel mit Opium, Morphium, Heroin und Kokain zu regulieren, um „die allmähliche Unterdrückung des Missbrauchs [...] herbeizuführen" [Präambel] und deren Verwendung „auf den medizinischen und gesetzmäßigen Gebrauch" zu beschränken (Art. 9).

Das gleiche Gesetz soll „auf jedes neue Derivat des Morphins, Kokains oder ihrer Salze oder auf jedes andere Alkaloid des Opiums, das nach dem Ergebnis allgemein anerkannter wissenschaftlicher Untersuchungen zu ähnlichem Missbrauch Anlass gibt und die gleichen schädlichen Wirkungen zur Folge haben kann" in Anwendung gebracht werden (Art. 14d).

Von den Unterzeichnerstaaten wurde erwartet, die Bestimmungen durch Gesetzgebung in ihr nationales Arzneimittelrecht zu transponieren. Zudem wurden sie aufgefordert, den gesetzwidrigen Besitz unter Strafe zu stellen. Auf der zweiten Internationalen Opiumkonferenz (1925) wurden der Handel und die Verwendung von Kokablättern und kontroverserweise (Ballotta et al. 2008) auch Indischem Hanf (Cannabis indica) auf „medizinische und wissenschaftliche Zwecke" begrenzt. Das Abkommen konnte nach Empfehlung des Gesundheitsausschusses des neu gegründeten Völkerbundes künftig auch auf jedwede Substanz angewendet werden, die „geeignet ist, ähnliche Missbräuche und ebenso schädliche Wirkungen hervorzurufen" (Art. 10).

Der Gesundheitsausschuss begründete seine Empfehlungen auf Grundlage des in Paris ansässigen *International Office for Public Health*, dessen Aufgaben 1948 infolge der Ablösung des Völkerbundes durch die Vereinten Nationen die Weltgesundheitsorganisation übernahm (Danenberg et al. 2013). Bestimmungen dieser und nachfolgender internationaler Verträge wurden schließlich in das Einheitsabkommen über die Betäubungsmittel aus dem Jahr 1961 integriert und durch die Konvention über psychotrope Substanzen von 1971 ergänzt, welche bis heute in Kraft geblieben ist.

Der Aspekt der öffentlichen Gesundheit steht dabei im Mittelpunkt: Die Vertragsparteien eröffneten die Konvention von 1961 mit einer Erklärung über ihre „[...] Sorge um die körperliche und sittliche Gesundheit der Menschheit". Zum Ziel wurden die „Verhütung und Bekämpfung" der Abhängigkeit von Suchtstoffen erklärt, wobei zugleich anerkannt wurde, dass „die ärztliche Verwendung von Betäubungsmitteln zur Schmerzlinderung weiterhin unerlässlich bleibt, und dass die als notwendig erachteten Maßnahmen getroffen werden müssen, damit Betäubungsmittel für diesen Zweck zur Verfügung stehen".

Die Begriffe ‚narkotisch' und ‚psychotrop' in den Titeln der Abkommen haben keine pharmakologische Relevanz (bspw. ist Kokain kein Betäubungsmittel) und werden unter diesem Gesichtspunkt nicht angewandt; sie dienen lediglich zur Unterscheidung der unterschiedlichen Kontrollmaßnahmen.

Die beiden Abkommen der Vereinten Nationen klassifizieren Betäubungsmittel und psychotrope Substanzen ausgehend von ihrer Gefahr für die öffentliche Gesundheit, dem Missbrauchspotenzial sowie ihrem therapeutischen Wert und verorten diese in einer oder mehreren Tabellen.

Diese sind für die regulatorischen Zwecke des Abkommens, wie z. B. das Berichten von Handelsstatistiken und der Beantragung von Ein- und Ausfuhrerlaubnissen, relevant. Die Kriterien zur Einstufung einer Substanz im Rahmen des Einheitsabkommens von 1961 sind ihr Missbrauchspotenzial und der Grad der Gefährdung der öffentlichen Gesundheit. Substanzen müssen in Tabelle I oder II aufgeführt sein.

Zubereitungen, die Substanzen aus den Tabellen I oder II enthalten, sind in Tabelle III aufgeführt. Substanzen ohne relevanten therapeutischen Wert und mit erhöhtem Missbrauchspotenzial können zusätzlich in die Tabelle IV aufgenommen werden. Die Kriterien zur Einstufung von Substanzen in die Tabellen der Konvention von 1971 befinden sich auf einer vereinfachten Gleitskala, die das Risiko für die öffentliche Gesundheit gegen ihren therapeutischen Nutzen abwägt. Änderungen werden mit Verweis auf die Weltgesundheitsorganisation unter Anwendung von Verfahren vorgenommen, die weitestgehend jenen des Einheitsabkommens von 1961 und der Konvention von 1971 entsprechen.

Neue Substanzen werden kontinuierlich erfasst. Während das Ausgangsdokument des Einheitsabkommens über Betäubungsmittel (1961) insgesamt 90 und die Urfassung der Konvention über psychotrope Substanzen (1971) 32 kontrollierte Substanzen enthielt, so regulieren beide Verträge aktuell ca. 120 Substanzen (ausschließlich ihrer Isomere, Salze usw.). Seit 1948 diskutierten die zuständigen Ausschüsse der Weltgesundheitsorganisation 703 Substanzen und 257 Zubereitungen, wobei für 28 international kontrollierte Substanzen – einschließlich Kokain, Opium, Morphium und Cannabisharz – nie eine Bewertung durch die WHO erfolgte (Danenberg et al. 2013). Staaten sind berechtigt, nicht gelistete Substanzen gemäß ihrer eigenen Einschätzung zu regulieren.

Die genannten Kontrollsysteme werden durch Vertragsstrafen bei Pflichtverletzung durchgesetzt. Diese wurden später zum Hauptgegenstand des Übereinkommens der Vereinten Nationen gegen den unerlaubten Verkehr mit Suchtstoffen und psychotropen Stoffen (1988). Unterzeichner des Einheitsabkommens von 1961 verpflichten sich, unerlaubte Handlungen im Bereich des Handels (wie z. B. Herstellung, Vertrieb und Absatz) mit Strafe zu sanktionieren. Das Übereinkommen von 1988 hingegen verpflichtete Unterzeichner, diese Handlungen konkret als Straftaten zu definieren. Bemerkenswert ist dabei, dass die Konventionen keinerlei Vorgaben hinsichtlich des Strafmaßes in Abhängigkeit der Substanzklasse oder ihrer Klassifikation (z. B. hinsichtlich des Risikos für die öffentliche Gesundheit) machen. Entsprechend ihrer Natur als Regularien für den internationalen Handel, verpflichteten die ersten Konventionen die Unterzeichnerstaaten nicht dazu, den Konsum regulierter Substanzen strafbar zu machen.

Aufgrund der Annahme, dass eine verstärkte Angebotsreduzierung ineffizient sei, solange die Nachfrage vergleichsweise unkontrolliert ist, wurde im Übereinkommen von 1988 erstmals gefordert, dass die Unterzeichnerstaaten den Besitz von psychoaktiven Substanzen kriminalisieren. Durch eine Schutzklausel durften die Staaten diese Regelung „vorbehaltlich ihrer Verfassungsgrundsätze und der Grundzüge ihrer Rechtsordnung" interpretieren, wodurch diese weltweit und auch in Europa mit entsprechend großer Varietät implementiert wurden.

2 Die Kontrolle psychoaktiver Substanzen innerhalb der Europäischen Union

Maßnahmen aus den oben genannten Abkommen sollten ursprünglich in nationales Arzneimittelrecht integriert werden. Als die Europäische Wirtschaftsgemeinschaft als Binnenmarkt damit begann, gemeinsame Richtlinien für Handelsgüter zu entwickeln, mussten auch Bestimmungen für psychoaktive Substanzen in Form von Arzneimitteln entwickelt werden. Die EWG-Richtlinie für Humanarzneimittel, die bereits seit 1965 existierte, wurde in der EU-Richtlinie 2001/83/EG kodifiziert. Zur Schaffung eines Gemeinschaftskodexes für Humanarzneimittel wurde ein Arzneimittel wie folgt definiert:

> „a) Alle Stoffe oder Stoffzusammensetzungen, die als Mittel mit Eigenschaften zur Heilung oder zur Verhütung menschlicher Krankheiten bestimmt sind, oder
>
> b) Alle Stoffe oder Stoffzusammensetzungen, die im oder am menschlichen Körper verwendet oder einem Menschen verabreicht werden können, um entweder die menschlichen physiologischen Funktionen durch eine pharmakologische, immunologische oder metabolische Wirkung wiederherzustellen, zu korrigieren oder zu beeinflussen oder eine medizinische Diagnose zu erstellen." (Art. 1–2)

Diese Stoffe können von den Mitgliedstaaten für eine Vielzahl definierter Gründe als verschreibungspflichtig klassifiziert werden. So beispielsweise, wenn ein Produkt Substanzen enthält, die in den Konventionen von 1961 oder 1971 aufgelistet sind oder wenn „das Arzneimittel [...] bei anormalem Gebrauch ernsthafte Risiken des Medikamentenmissbrauchs in sich bergen, zur Sucht führen oder der Gefahr missbräuchlicher Verwendung für illegale Zwecke ausgesetzt sein [kann]" (Art. 70–71).

In dieser Hinsicht überschneiden sich die von der EU-Richtlinie vorgeschriebenen Kontrollmaßnahmen mit jenen der UN-Konvention. Jedoch gibt es insofern einen wesentlichen Unterschied, als die EU keine spezifische Liste von Substanzen/Produkten vorgibt, die Gegenstand verschiedener Ebenen von Kontrollmaßnahmen sein müssen, sondern sie überlässt den Mitgliedstaaten die individuelle Interpretation vor dem Hintergrund der oben genannten Richtlinie.

Praktisch führt dies dazu, dass eine Vielzahl von Arzneimitteln auf unterschiedliche Weise in der EU kontrolliert werden.

Den unerlaubten Handel mit (riskanteren) Arzneimitteln, die auch Gegenstand der UN-Konventionen sind, sanktionieren deren Unterzeichnerstaaten mit den aus dessen Unterzeichnung entstandenen strafrechtlichen Mitteln, welche nachfolgend diskutiert werden. Der unerlaubte Handel anderer Arzneimittel wird zwar ebenfalls bestraft, zumeist jedoch in geringerem Maße.

Es gibt keinen systematischen Überblick der Strafvorschriften innerhalb der nationalen Arzneimittel-Gesetzgebungen in Europa. Diskussionen der nationalen Expertengruppen der EBDD (Europäische Beobachtungsstelle für Drogen und Drogensucht) ergaben jedoch, dass die Strafen für den unerlaubten Handel von nicht in den UN-Konventionen genannten Arzneimitteln bei nicht vorbestraften Personen mit (erheblichen) Bußgeldern und sonst mit Freiheitsstrafen von bis zu mehreren Jahren geahndet werden.

Strafmaßnahmen für den unerlaubten persönlichen Besitz scheinen eher eine Ausnahme darzustellen.

Zur gleichen Zeit etablierten europäische Länder auf Basis der aus den UN-Konventionen erwachsenen vertraglichen Verpflichtungen und der Notwendigkeit des Schutzes der öffentlichen Gesundheit nationale Gesetze, welche die Verbreitung und den Gebrauch einiger der potenziell gesundheitlich riskanteren psychoaktiven Substanzen auf ordnungspolitischem und strafrechtlichem Wege durch die Bündelung strafjustizieller und gesundheitlicher Ressourcen begrenzen sollten.

Die resultierenden Gesetze, wie z. B. das Betäubungsmittelgesetz in der Bundesrepublik Deutschland, werden auf Listen angewandt (BtMG: Anlage I–III), die mindestens die in den UN-Konventionen aufgeführten, jedoch falls notwendig auch weitere Substanzen enthalten.

In den 1990er-Jahren wurden in europäischen Ländern zunehmend Substanzen festgestellt, die zum Teil als ‚Designerdrogen' bezeichnet wurden. Dabei handelte es sich um neue, in europäischen Ländern synthetisch hergestellte, chemische Derivate bereits kontrollierter Substanzen, die nicht von Gesetzen erfasst waren. Auf Grundlage des neuen Artikels K.3 des 1993 geschlossenen Vertrags über die Europäische Union sowie im Kontext des Wegfalls der Grenzkontrollen im Schengen-Raum, unterzeichneten die Mitgliedstaaten eine gemeinsame Maßnahme 97/396/JHA „betreffend den Informationsaustausch, die Risikobewertung und die Kontrolle bei neuen synthetischen Drogen".

So entstand ein Instrument zur europaweiten Risikobewertung und Kontrolle neuer synthetischer Substanzen ohne anerkannten therapeutischen Wert und mit erhöhtem Missbrauchspotenzial (ähnlich jenen Substanzen in den Tabellen I und II der Konvention von 1971). Erlässt der Europäische Rat einen Beschluss zur europaweiten Kontrolle einer Substanz, haben die Mitgliedstaaten drei Monate Zeit, um ihr nationales Recht so anzupassen, dass die Kontrollmaßnahmen und strafrechtlichen Sanktionen der Konvention von 1971 künftig auf diese angewendet werden. Im Jahr 2005 wurde diese gemeinsame Maßnahme durch den Ratsbeschluss 2005/387/JHA „betreffend den Informationsaustausch, die Risikobewertung und die Kontrolle bei neuen psychoaktiven Substanzen" ersetzt. Man erweiterte damit den Verantwortungsbereich auf alle Substanzen sowohl natürlichen als auch synthetischen Ursprungs, die eine zu den in den Listen der UN-Konventionen von 1961 und 1971 geführten Substanzen vergleichbare Gefahr für die öffentliche Gesundheit darstellen.

Dies ist vermutlich die erstmalige Erwähnung des Begriffs ‚psychoaktive Substanz' in einem internationalen Gesetz zur Drogenkontrolle. Der Begriff ist darin nicht definiert, sondern wird lediglich als Sammelbegriff für ‚Suchtstoffe' und ‚psychotrope Stoffe' im Sinne der UN-Konventionen verwendet. Der Ratsbeschluss legt fest, dass der gemeinsame Bericht, der erste Bericht im Rahmen des Kontrollverfahrens, die „gesundheitlichen und sozialen Risiken" sowie „Art und Ausmaß" (Art. 5) des Konsums darlegen soll, wohingegen der zweite Bericht die „Risikobewertung" – auch die Beschreibung der Substanz „und ihrer Wirkweise" – umfassen soll (Art. 6).

Letzterer sollte auch alle Faktoren berücksichtigen, die eine Kontrolle im Rahmen der beiden UN Konventionen rechtfertigen würden. Dies schließt auch die Bezugnahme auf psychoaktive Effekte, welche in den Verfahrensrichtlinien als „central nervous system stimulation or depression, resulting in hallucinations or disturbances in motor function or thinking or behaviour or perception or mood" definiert sind, mit ein (European Monitoring Centre for Drugs and Drug Addiction 2009).

Im Jahr 2009 untersuchte die EBDD die verschiedenen Systeme, die Länder zur Risikobewertung und legislativen Kontrolle neuer psychoaktiver Substanzen anwenden (Hughes und Blidaru 2009). Die Studie zeigte auf, dass in den meisten EU-Mitgliedstaaten Systeme zur Risikobewertung neuer psychoaktiver Substanzen existieren.

Diese begutachten die von neuen Substanzen ausgehenden gesundheitlichen und sozialen Risiken auf den verschiedenen Ebenen von der Herstellung über den Handel bis hin zum Konsum. Sie beurteilen gegebenenfalls auch die potenzielle Beteiligung der organisierten Kriminalität und die Folgewirkungen möglicher Kontrollmaßnahmen.

Die Studie aus dem Jahr 2009 stellte fest, dass von 26 Ländern, für die Daten verfügbar waren, sechs über kein System zur Risikobewertung im Rahmen ihres juristischen Kontrollverfahrens verfügten.

Ein Risikobewertungsverfahren wurde konkret in der Drogengesetzgebung von sechs Ländern erwähnt, in anderen sieben ist es teilweise formalisiert, und in weiteren sieben Staaten kann es auf Ad-hoc-Basis durchgeführt werden. In der Mehrheit der Staaten würde es von Beamten durchgeführt, vier Staaten (Ungarn, Niederlande, Österreich, Vereinigtes Königreich) würden diese Aufgabe hingegen einem unabhängigen wissenschaftlichen Gremium zuweisen. Etwa die Hälfte der EU-Mitgliedstaaten unterscheiden Substanzen rechtlich nach dem Grad ihres Schadenspotenzials. Eine Risikobewertung kann dabei zur exakten Klassifikation und Vermittlung der Schäden an die Öffentlichkeit dienlich sein.

Die Ergebnisse der Risikobewertungen sind in einigen Fällen nicht der Öffentlichkeit zugänglich und wissenschaftlichen Empfehlungen wird nicht grundsätzlich Folge geleistet, was Kritik auf sich zieht (Hughes und Griffiths 2014).

Hinsichtlich der tatsächlichen gesetzlichen Kontrolle zeigte die Studie aus dem Jahr 2009 große Unterschiede innerhalb Europas, sowohl bezüglich der Zeit bis zum Inkrafttreten der Kontrolle (von wenigen Wochen bis zu mehr als einem Jahr) als auch in der zur Anwendung gebrachten Form. Drei Hauptfaktoren beeinflussen die Geschwindigkeit des Regulationsprozesses: das festgelegte Verfahren, die Art des einbezogenen Gesetzes sowie der Grad der notwendigen Bewilligung.

Ein komplexes, gesetzlich vorgeschriebenes Verfahren zur Änderung eines Parlamentsbeschlusses, das der Zustimmung des Staatsoberhauptes bedarf, wird mehr Zeit in Anspruch nehmen als ein einfaches Verfahren zur Änderung einer Regulierung, das lediglich der Unterschrift eines einzigen Ministers bedarf. Diese Umstände anerkennend, etablierten Deutschland und die Niederlande ein Notfallverfahren, nach welchem eine Substanz mittels Eilverordnung für den Zeitraum eines Jahres ohne Einbeziehung der Regierung nur durch Ministerbeschluss kontrolliert werden kann, welcher ohne Durchlaufen des vollständigen Kontrollverfahrens nach einem Jahr wieder außer Kraft gesetzt wird. Mehrere andere Länder etablierten Eilverfahren zur Regulierung von Substanzen durch die Verkürzung bestimmter vorgeschriebener Konsultationsfristen im Gesetzgebungsverfahren.

Ein allgemeiner Grundsatz besagt, dass das Strafrecht bei der Definition eines Vergehens konkret sein muss. Daraus leitet sich für die Drogengesetzgebung ab, dass jede von ihr regulierte Substanz eindeutig aufgeführt sein muss. Dennoch wird dieses Prinzip von einigen europäischen Staaten nach ihrem Ermessensspielraum ausgelegt, sodass innerhalb der Drogengesetze Substanzgruppen definiert sein können. Es gibt unterschiedliche Ansätze zur Definition von Substanzgruppen und keine allgemeingültig anerkannte Typologie, aber die EBDD verwendet die Folgende:

Generische Systeme: Die Gesetzgebung enthält eine genaue Definition einer Substanzfamilie (wie die Beschreibung der Substitutionsmuster eines Ausgangsmoleküls). Beispiele sind Irland und das Vereinigte Königreich.

Analog-Systeme: Die Gesetzgebung enthält eine eher unspezifische Definition der ‚Ähnlichkeit der pharmakologischen Wirkung' sowie der ‚Ähnlichkeit der chemischen Struktur'. Beispiele sind Lettland und Bulgarien.

Derivativ: Es wird eine chemische Verbindung beschrieben, die formal (nicht synthetisch) von der Struktur einer allgemein bekannten Verbindung abgeleitet ist.

Diese Kontrollsysteme werden durch in nationalen Gesetzen verankerte strafrechtliche Sanktionen untermauert, die sich innerhalb Europas sowohl in Theorie als auch Praxis zum Teil erheblich unterscheiden. So zeigt ein Vergleich der Gesetzgebungen, dass diese in großem Maße variieren und von maximal ein bis zwei Jahren Haft bei einer minderschweren Straftat (Österreich, Dänemark und Finnland) über bis zu zehn Jahren Haft bei einem schweren Vergehen (Finnland und Schweden) hin zu einer lebenslangen Freiheitsstrafe für jedes nicht-geringfügige Vergehen (Zypern, Irland und Großbritannien) reichen.

Die Unterschiede können sowohl auf die strafjustiziellen Wertvorstellungen der Länder hinsichtlich kurzer oder langer Haftstrafen zurückgeführt werden (Ambos et al. 2013) als auch auf das Vertrauen in die Legislativorgane und die Urteilsfähigkeit von Richtern; wobei einige Staaten spezifische und andere ausgedehntere Strafrahmen im Gesetz festschreiben und die Bemessung Richtern überlassen. Darüber hinaus ergeben sich Unterschiede in Bezug auf das Strafmaß aufgrund der spezifischen Eigenschaften einer Straftat oder des Täters. Am häufigsten ist ein spezifischer Strafrahmen an eine bestimmte Art und/oder Menge einer psychoaktiven Substanz gebunden. Ein EU-Rahmenbeschluss, der die Strafen im Jahre 2004 anzugleichen versuchte, blieb letztlich unwirksam (European Commission 2009).

Einige Staaten versuchen zudem, die Nachfrage durch Bestrafung konsumbezogener Handlungen einzudämmen. Der Besitz von psychoaktiven Substanzen zum persönlichen Gebrauch – und zuweilen der Konsum an sich – ist in den meisten europäischen Staaten eine strafbare Handlung und kann (theoretisch) mit Freiheitsentzug bestraft werden. Ungefähr seit dem Jahr 2000 gibt es jedoch einen allgemeinen Trend in Europa, die Wahrscheinlichkeit, aufgrund des persönlichen Gebrauchs mit einer Freiheitsstrafe belegt zu werden, zu verringern; hierbei haben einige Länder diese Form der Bestrafung gänzlich abgeschafft. Andere Länder sind insofern weitergegangen, als dass Vergehen im Zusammenhang mit persönlichem Besitz nur noch mit nicht-strafrechtlichen Sanktionen, in der Regel mit einer Geldbuße, geahndet werden können („Entkriminalisierung"). Indes entwickelten andere Staaten Mechanismen, durch die ein Verfahren, das aus irgendeinem Grund als ‚geringfügig' angesehen wird, einfach eingestellt werden kann (Absehen von Strafverfolgung). Es kann auch Mechanismen zur Zurückstellung der Strafvollstreckung geben, die Straftäter einer Alternative – wie beispielsweise Beratung oder Therapie – zuführen, wobei diese jedoch stark in Eignung und Umfang variieren (Hughes 2015).

Zusammenfassend lässt sich sagen, dass innerhalb der EU ein seit langem etabliertes, mehrschichtiges System zur Kontrolle psychoaktiver Substanzen mit medizinischen und nicht-medizinischen Gebrauchszwecken besteht, das entweder auf individuell benannte Substanzen, eng umgrenzte chemische Substanzgruppen oder weit gefasste Substanzgruppen, wie solche, die die Kriterien für verschreibungspflichtige Arzneimittel erfüllen, angewendet wird. Die Gruppen stellen lediglich Mindestanforderungen dar; die Staaten sind legitimiert, auch andere Stoffe zu kontrollieren, sollten sie dies als notwendig erachten, um bspw. auf lokale Gegebenheiten zu reagieren. Das Strafmaß bei Verstößen gegen die beschriebenen Gesetze wird in einigen Ländern vom Gefährdungspotenzial der betreffenden Substanz(en) abhängig gemacht. In anderen Staaten ist dieser Zusammenhang nicht gesetzlich geregelt, stattdessen wird die Beurteilung Richtern überlassen. Die Kombination der Kontrollsysteme für Arzneimittel und Drogen sowie der Umstand, dass einige Länder zusätzlich Betäubungsmittel und psychotrope Substanzen klassifizieren, ohne beim Strafmaß einen Unterschied hinsichtlich des Risikos für die öffentliche Gesundheit zu machen, führt in einigen Fällen zu bemerkenswerten Differenzen. So könnte beispielsweise zum Zeitpunkt der Abfassung dieses Beitrages eine Person, die in Portugal einen rezeptfreien Hustensirup gekauft und diesen mit auf einen Wochenendtrip nach Estland genommen hat, dort wegen des Imports einer kontrollierten und juristisch mit Heroin gleichgestellten Substanz angeklagt werden.

Als Antwort auf die beispiellose Zunahme der Neuen Psychoaktiven Substanzen (NPS), die seit etwa 2005 in Europa aufgefunden werden, und durch die mit ihnen einhergehende Gefährdung der öffentlichen Gesundheit, hat sich die Rechtslandschaft dramatisch gewandelt.

3   Das Tempo des Wandels

Bis vor etwa zehn Jahren tendierten die in den Konventionen nicht aufgelisteten psychoaktiven Substanzen auf dem Markt für illegale Drogen zu erscheinen. Ihre Anzahl begrenzte sich auf einige Substanzen pro Jahr, welche in der Regel als kontrollierte Substanzen wie MDMA

(Methylendioxymethamphetamine), Amphetamin oder Heroin ausgegeben wurden.

Im Verlauf des vergangenen Jahrzehnts begannen jedoch einige Unternehmer den freien Verkauf von nicht-kontrollierten Substanzen ausgehend von der Schlussfolgerung, dass alles, was nicht ausdrücklich verboten ist, frei verkäuflich sein müsse. Dies führte zur Herausbildung der *Legal-High-* und *Research-Chemical-Märkte*, die ab Mitte der 2000er-Jahre mit Substanzen wie BZP (1-Benzylpiperazin), Mephedron und Produkten wie „Spice", die synthetische Cannabinoide enthalten, ihren Anfang nahmen. Das Zusammenwirken von Globalisierung und Innovation im Bereich der Kommunikationstechnologien bewirkte, dass Substanzen nun mit großer Geschwindigkeit entwickelt, produziert, international vermarktet und öffentlich durch spezialisierte „Head Shops" in Gemeinden und Städten sowie über das Internet verkauft werden konnten. Einige dieser Substanzen sind so neuartig, dass initial kaum gesicherte Erkenntnisse hinsichtlich der Risiken für die öffentliche Gesundheit bestehen – Risiken, welche die primäre Rechtfertigung für Strafkontrollmaßnahmen sind.

Unternehmer schlossen die Listen der bestehenden Drogengesetzgebung einfach von ihrem potenziell riesigen Produktangebot aus. Breitgefasste Definitionen, mit denen viele Substanzen kontrolliert werden könnten, sind häufig zu unspezifisch, was Strafverfolgern im Falle des Vertriebs einer Substanz den Nachweis einer strafbaren Handlung erschwert. Eine Substanz der Kontrollliste hinzuzufügen setzt eine Risikobewertung durch die Strafverfolgungsbehörden voraus. Aufgrund der Weltwirtschaftskrise wurden jedoch in den vergangenen Jahren die technischen und finanziellen Ressourcen für entsprechende Untersuchungen nicht immer angemessen erhöht.

Die Kapazität und in einigen Fällen auch die Glaubwürdigkeit der nationalen Identifikations-, Risikobewertungs- und Kontrollsysteme wurde durch die schnelle Zunahme der in Europa erfassten und vertriebenen neuen psychoaktiven Substanzen, über die nur wenige Informationen bezüglich öffentlicher Gesundheitsrisiken bestehen, infrage gestellt.

Und Händler reagieren umgehend: Zum Zeitpunkt der Kontrolle einer Substanz ist bereits ein Ersatz auf Lager (Hughes und Evans-Brown 2015).

Der jüngste Bericht des EU-Frühwarnsystems gibt einen ungefähren Einblick in Größe und Umfang des europäischen Marktes (Evans-Brown et al. 2015). Im Jahr 2014 wurden dem EU-Frühwarnsystem 101 neue psychoaktive Substanzen erstmalig gemeldet. Dies steigert die Anzahl der durch die EBDD überwachten Substanzen auf mehr als 450 – nahezu das Doppelte der durch die internationalen Übereinkommen der Vereinten Nationen kontrollierten Substanzen – wobei mehr als die Hälfte davon allein in den vergangenen drei Jahren festgestellt wurden. Zwischen 2008 und 2013 steigerten sich die europaweit von Strafverfolgungsbehörden gemeldeten Beschlagnahmungen um das Siebenfache, wobei dem EU-Frühwarnsystem im Jahr 2013 nahezu 47.000 Beschlagnahmungen mit einem Gewicht von mehr als 3,1 Tonnen gemeldet wurden. Der Markt für diese Substanzen hat sich folglich derart beschleunigt, dass die von Behörden etablierten Reaktionen häufig nicht angemessen sind.

Dies führte innerhalb der EU zu Überlegungen bezüglich der Regulierung des Marktes und dem Umgang mit der Herausforderung, das Risikoprofil von NPS in einem angemessenen Zeitrahmen festzustellen. Die Europäische Kommission verkündete deshalb im Oktober 2011 ihre Absicht, den Ratsbeschluss von 2005 zu überarbeiten und stellte im September 2013 einen Vorschlag zur Neuregulierung vor (European Commission 2013).

Der Vorschlag gründet zum Teil auf der Idee, dass ein legaler NPS-Markt zu gewerblichen und industriellen Zwecken einer Regulierung bedarf. Folglich basiert der Vorschlag juristisch auf einem Vertragsartikel zur Optimierung der Funktionsweise des Binnenmarktes und umfasst einen dreistufigen Bewertungsprozess. Als „risikoarm" eingestufte Substanzen würden nicht auf EU-Ebene reguliert, während Substanzen mit „moderatem Risiko" für den Verbrauchermarkt verboten und Substanzen mit „hohem Risiko" im Sinne der bestehenden Drogengesetzgebung kontrolliert würden. Einige Mitgliedstaaten äußerten diesbezüglich Bedenken und zwei Jahre später hat der Vorschlag nur geringe Fortschritte gemacht.

Zeitgleich reagierten die Regierungen der Mitgliedsstaaten auf unterschiedliche Weise auf die Herausforderungen des Marktes für neue psychoaktive Substanzen. Unter den Maßnahmen zur Reduktion der Verfügbarkeit und des Konsums von NPS können drei breite, teilweise überlappende Gruppen juristischer Maßnahmen identifiziert werden (European Monitoring Centre for Drugs and Drug Addiction 2015).

In der ersten Gruppe wendeten einige europäische Länder erfolgreich Verbraucherschutz- oder Arzneimittelgesetze an, die auf harmonisierten und allen Mitgliedstaaten zur Verfügung stehenden EU-Definitionen basieren.

Richtlinie 2001/95/EG über die allgemeine Produktsicherheit definiert ein „sicheres Produkt" als ein Produkt, „das bei normaler oder vernünftiger Verwendung" minimale Risiken für die Gesundheit birgt und ein hohes Gesundheitsschutzniveau hat (Art. 2a). In der Praxis wurden unterschiedliche Verbraucherschutzgesetze in den Mitgliedstaaten in Kraft gesetzt. Einige beziehen sich auf psychoaktive Substanzen im Allgemeinen, andere auf individuelle Substanzen. In Polen führte das Inkrafttreten eines Gesetzes im Oktober 2010 zur massenhaften Schließung von „Head Shops", während man sich in Italien auf Verordnungen berief, welche die eindeutige und korrekte Kennzeichnung von Gütern und Lebensmitteln entsprechend ihres Verwendungszweckes verlangen, um Produkte zu konfiszieren, die synthetische Cannabinoide enthalten und nicht in der Landessprache beschriftet waren. Ein ähnlicher Ansatz wird im Vereinigten Königreich verfolgt, um den Verkauf von Mephedron, beschriftet als Badesalz oder Pflanzennahrung, zu unterbinden.

Die Richtlinie 2001/83/EG über Arzneimittel wurde bereits erwähnt. Die vereinheitlichte Definition besteht aus zwei Elementen: zum einen die Behandlung oder Prävention von Krankheit und zum anderen die Beeinflussung physiologischer Funktionen durch das Auslösen einer pharmakologischen Wirkung. Da nur eine der beiden Voraussetzungen erfüllt sein muss, um ein Produkt als Arzneimittel einzustufen, stützten sich mindestens acht Mitgliedstaaten auf letztere, um neue psychoaktive Substanzen durch ihre nationalen Behörden als Arzneimittel klassifizieren zu lassen. Auf diese Weise können dann eine Lizenz für Einfuhr, Bewerbung oder Vertrieb verlangt und unlizenzierte Handlungen bestraft werden.

Als jedoch zwei Händler von NPS in Deutschland wegen einem Verstoß gegen das Arzneimittelgesetz verurteilt wurden, legten diese Rechtsmittel ein. Im Juli 2014 entschied der Europäische Gerichtshof, dass dies keine korrekte Auslegung der vereinheitlichten EU-Definition sei. In seinem Urteil über die beiden Fälle C 358/13 und C 181/14 hieß es, der Artikel 1 (2) (b) sei so zu interpretieren, „[...] dass davon Stoffe [...] nicht erfasst werden, deren Wirkungen sich auf eine schlichte Beeinflussung der physiologischen Funktionen beschränken, ohne dass sie geeignet wären, der menschlichen Gesundheit unmittelbar oder mittelbar zuträglich zu sein, die nur konsumiert werden, um einen Rauschzustand hervorzurufen, und die dabei gesundheitsschädlich sind." Seit dem Urteil steht diese Methode in der EU nicht mehr als systematische Form der Kontrolle von NPS zur Verfügung (European Court of Justice 2014).

In der zweiten Gruppe der Reaktionen auf den NPS-Markt wurden bestehende Drogengesetze modifiziert. Häufig mangelt es an zuverlässigen Informationen über neue psychoaktive Substanzen, weshalb in Ungarn (2010) und Finnland (2011) Ausschüsse zur wissenschaftlichen Risikobewertung geschaffen wurden, um die notwendige Evidenzgrundlage für Entscheidungen zur Kontrolle neuer Substanzen zu generieren. Zur Beschleunigung juristischer Verfahren führten einige Staaten zeitlich begrenzte Kontrollsysteme ein, um genügend Zeitaufschub für die Durchführung der zur dauerhaften Kontrolle notwendigen Untersuchungen zu schaffen.

Im Gegensatz zu den oben beschriebenen Verfahren in Deutschland und den Niederlanden sanktionieren die neuen Kontrollsysteme nur verkaufsbezogene Handlungen. Im Jahr 2011 setzte das Vereinigte Königreich ein Verfahren in Kraft, welches die bis auf ein Jahr begrenzte Einstufung einer Substanz in eine dafür geschaffene Klasse innerhalb der bestehenden Drogengesetzgebung ermöglicht (jedoch den persönlichen Besitz nicht sanktioniert). Ein vergleichbares System trat 2012 in Ungarn in Kraft. Die Risikobewertung wurde novelliert, sodass die Aufnahme nicht-therapeutischer Substanzen in die Verbotsliste nun mit der Begründung ermöglicht wird, dass diese ein ebenso ernsthaftes Risiko für die öffentliche Gesundheit wie bereits darin aufgeführte Substanzen darstellen können.

Temporäre Kontrollverfahren traten im Jahr 2013 in Lettland und der Slowakei in Kraft und wurden jeweils durch das *Centre for Disease Prevention and Control* und den Gesundheitsminister umgesetzt. In der Tschechischen Republik wurden kontrollierte Substanzen in einem parlamentarischen Gesetz aufgeführt; ihr Transfer in eine neue Regierungsverordnung im Jahr 2014 sollte die Zeit verkürzen, die für die Aufnahme neuer Substanzen in Zukunft benötigt werden würde. Das finnische Betäubungsmittelgesetz wurde Ende 2014 erweitert, um auch für den Verbrauchermarkt verbotene psychoaktive Substanzen abzudecken, welche der oben beschriebenen Risikoanalyse folgend in einer neuen Regierungsverordnung aufgeführt sind und deren unerlaubtes Inverkehrbringen als ein die Gesundheit und Sicherheit gefährdendes Vergehen mit bis zu einem Jahr Freiheitsstrafe geahndet werden kann.

Einige Staaten beschlossen, die Reichweite ihrer bestehenden Drogengesetzgebung durch die Auflistung von Substanzgruppen, statt wie zuvor individuellen Substanzen, zu vergrößern. Exakt definierte, generische Substanzgruppen werden seit einigen Jahren in Irland und dem Vereinigten Königreich verwendet, während weniger spezifische Analog- oder Derivat-Gruppen in Bulgarien, Lettland und Malta Anwendung finden (vgl. obenstehende Definitionen). Seit dem Jahr 2009 wurden Gruppendefinitionen in den Drogengesetzgebungen anderer Staaten – einschließlich Luxemburg, Italien, Zypern, Litauen, Dänemark, Frankreich, Norwegen, Österreich, Kroatien und der Türkei – eingeführt. Lettland erweiterte die bestehenden derivatbasierten Definitionen um generische, und seit 2015 schließt die Definition kontrollierter psychoaktiver Substanzen in Finnland auch deren Strukturisomere mit ein.

Die Niederlande lehnten jedoch infolge einer Untersuchung aus dem Jahr 2012 die Idee eines generischen Klassifikationssystems ab, da die Komplexität, jene Substanzen von solchen abzugrenzen, die potenziell valable Verwendungszwecke aufweisen könnten, zu groß sei. Andere Staaten äußerten zudem Bedenken, dass eine generische Gesetzgebung mit dem verfassungsmäßigen Prinzip des strafrechtlichen Bestimmtheitsgrundsatzes brechen könnte.

Einige Staaten wie z. B. Kroatien und das Vereinigte Königreich wenden ihre Drogengesetzgebung auch auf illegale und gesundheitsschädliche, nicht-psychoaktive Substanzen wie z. B. anabole Steroide an, die für ihren Einsatz als Dopingmittel im Sport bekannt sind.

In der dritten Gruppe wurden innovative neue Gesetze entwickelt, um neue psychoaktive Substanzen zu regulieren. In diesem Zusammenhang setzen wir uns nachfolgend mit den in Österreich, Finnland, Ungarn, Irland, Lettland, Polen, Portugal, Rumänien, Slowakei, Schweden und Großbritannien verabschiedeten Gesetzen auseinander. Ähnlich wie bei den nationalen Umsetzungen der UN-Konventionen, bestehen auch innerhalb dieser Gruppe Unterschiede. Die in den neuen Gesetzen vorgesehenen rechtlichen Verfahren zur Kontrolle neuer Substanzen setzen zum Teil die Zustimmung des Parlaments (Vereinigtes Königreich), der Regierung (Finnland), einzelner Ministerien (Österreich, Ungarn, Portugal und die Slowakei) oder Gesundheitsbehörden voraus (Lettland und Schweden).

In drei Staaten (Irland, Polen und Rumänien) gibt es keine Liste, sondern jede Substanz, die festgelegte Kriterien erfüllt, qualifiziert sich zur Kontrolle – dieses Verfahren wird weiter unten erläutert. Es gibt auch Unterschiede hinsichtlich des Strafmaßes für Delikte. So beträgt die Höchststrafe in Großbritannien 14 Jahre Freiheitsstrafe, während in Portugal und der Slowakei höchstens ein Bußgeld verhängt wird.

In Schweden ist überhaupt keine Strafe vorgesehen, die Substanz wird lediglich beschlagnahmt und vernichtet. Initial sahen alle diese Systeme lediglich Strafen für Handelsdelikte vor. Ungarn und Lettland begannen jedoch in der Folgezeit mit der Sanktionierung des Besitzes von NPS zum persönlichen Gebrauch (Hughes und Evans-Brown 2015).

Von wahrscheinlich größtem Interesse sind die Kriterien, von denen die Notwendigkeit zur Kontrolle einer Substanz abgeleitet wird. Drei Elemente können in den Gesetzen identifiziert werden. Abermals angelehnt an das internationale Kontrollsystem sollte eine Substanz ein potenzielles Risiko oder eine Bedrohung für die Gesundheit darstellen, welches entweder entsprechend oder – wie in Ungarn und Portugal – vergleichbar mit dem von bereits international kontrollierten Substanzen ist. Irland, Portugal und Rumänien beziehen sich zudem auf das Risiko der Entstehung einer Abhängigkeit. Es gibt außerdem auch Kriterien, die auf das Missbrauchspotenzial einer Substanz oder ihr Vermögen, einen Rauschzustand auszulösen, Bezug nehmen. Darunter z. B. Österreich („in bestimmten Verkehrskreisen Verbreitung zur missbräuchlichen Anwendung finden"), Finnland („zu Rauschzwecken verwendet werden"), Polen („anstelle von oder für die gleichen Zwecke wie eine kontrollierte Droge benutzt"), die Slowakei („andauernder oder sporadischer und vorsätzlicher Missbrauch") und Großbritannien („missbraucht oder wahrscheinlich missbraucht werden"). In Österreich, Ungarn, Irland, Portugal und Rumänien wurde das dritte Element, die Psychoaktivität einer Substanz, erstmalig in die Rechtsprechung aufgenommen.

Die Definition von *Psychoaktivität* folgt derselben Vorlage, die bereits für die Richtlinien zur Risikobewertung im Frühwarnsystem der EU ausgearbeitet worden ist. Nämlich eine Stimulation oder Dämpfung des Zentralnervensystems, die eine Veränderung der Wahrnehmung, des Verhaltens oder der Stimmung bewirkt. Zwischen den folgenden fünf Ländern unterscheidet sich der Grad der gesetzlich vorausgesetzten psychoaktiven Wirkung. Die Definitionen in Irland und Portugal setzen eine „signifikante" Wirkung voraus, während in Rumänien eine mit bereits regulierten Substanzen vergleichbare Wirkung wahrscheinlich sein sollte. In Österreich und Ungarn ist keine Schwelle für eine psychoaktive Wirkung definiert. Stattdessen ist ein Mindestmaß für die von einer Substanz ausgehende Gefährdung für die öffentliche Gesundheit festgelegt.

Drei europäische Staaten (Irland, Polen, Rumänien) beschlossen eine Umkehrung ihrer etablierten Kontrollmodelle, indem sie eine psychoaktive Substanz nun anhand ihrer Wirkung anstelle ihrer chemischen Struktur definieren. Das Inverkehrbringen jeder unregulierten und bestimmten Kriterien entsprechenden psychoaktiven Substanz ist nun verboten, sofern keine ausdrückliche Genehmigung dafür erteilt wurde. In Irland und Rumänien wurde dies durch eine klare, wie oben diskutierte Definition von Psychoaktivität verwirklicht. Polen stützt sich bei der Definition hingegen auf die Analogie des Motivs, welche gesetzlich so spezifiziert ist, dass eine neue Substanz zum selben Zweck wie eine bereits regulierte verwendet werden würde. Obgleich die Abkehr vom etablierten Kontrollmodell den strafrechtlichen Bestimmtheitsgrundsatz in Frage zu stellen scheint, wurden die beschriebenen Ansätze bislang noch nicht erfolgreich juristisch angefochten. Der Versuch der autonomen Region Madeira, den Handel von juristisch nicht regulierten psychoaktiven Substanzen im Jahr 2012 zu einer strafbaren Handlung zu machen, wurde aufgrund seiner Unschärfe zurückgewiesen.

Vordergründig verfügen die polnischen und rumänischen Systeme zudem über Marktzulassungsverfahren. In Polen kann eine Substanz durch die staatliche Hygieneinspektion einer bis zu 18 Monate andauernden Risikobewertung unterzogen werden, deren Kosten im Falle einer Einstufung als gesundheitsgefährdend vom Händler und im umgekehrten Falle vom Staat zu tragen sind. Das rumänische Gesetz gibt ein detailliertes und bis zu sechs Monate dauerndes Risikobewertungsverfahren vor, um die Verkehrsfähigkeit einer Substanz zu ermitteln. Diese Systeme machen jedoch nicht den Eindruck vollständig ausgearbeiteter, ordnungspolitischer Verfahren, welche die Zulassung des Verkaufs einer psychoaktiven Substanz mit geringem Schädigungspotenzial an Erwachsene in einer mit der Regulierung von Alkohol vergleichbaren Weise ermöglichen würden. Keines der Systeme sieht zudem eine Beschränkung des Verkaufs oder der Bewerbung von Substanzen vor, die als unbedenklich beurteilt wurden. Dies deutet hinsichtlich des Risikopotenzials auf einen Schwellwert hin, der nicht höher als der von beispielsweise Kaffee liegen kann.

4 Genehmigung des nicht-medizinischen Gebrauchs psychoaktiver Substanzen in Europa

In den letzten Jahren entfachte zunehmend die Debatte über die Legalisierung des nicht-medizinischen Gebrauchs von psychoaktiven Substanzen – insbesondere von Cannabis, wobei Befürworter behaupten, dass die unbeabsichtigten Folgen der UN-Konventionen und ihre Implementation auf nationaler Ebene letztlich schädlicher und kostenintensiver seien als die eines regulierten Marktes. Derlei Vorschläge lassen Bedenken hinsichtlich der Zunahme des Gebrauchs und den damit verbundenen Risiken aufkommen und werfen Fragen auf, wie der Handel von Cannabis zum nicht-medizinischen Gebrauch reguliert werden könnte, um diese Risiken abzumildern. Innerhalb der EU hat sich seit den 1970er-Jahren in den Niederlanden ein beschränktes Vertriebssystem mit ungefähr 600 Verkaufsstellen (bekannt als „Coffeeshops") entwickelt. Seit 2012 werden die verschiedenen Modelle der Regulierung von nicht-medizinischem Cannabis einzelner US-Bundesstaaten und Uruguay genau beobachtet, um die Vor- und Nachteile einzelner regulierter Systeme zu verstehen.

Neben diesen Ansätzen findet in drogenpolitischen Debatten zunehmend das Modell der *Cannabis Social Clubs* Erwähnung. Dessen Befürworter argumentieren, dass die von einigen Staaten verfolgte Politik der Nicht-Strafverfolgung von Individuen gleichsam auf registrierte Gruppen von Individuen angewendet werden kann, was praktisch der Billigung eines geschlossenen Herstellungs- und Vertriebssystems entspräche. Dieses Modell wird gegenwärtig von den europäischen Nationalbehörden abgelehnt.

Vergleichbar mit den jüngsten Änderungen im Bereich der Cannabis-Regulierung wurde im Jahr 2005 in Neuseeland eine neue Kategorie (Class D: Restricted substance) innerhalb der Drogengesetzgebung geschaffen, welche den Verkauf von Substanzen auf über 18-Jährige beschränkt. Die Substanz BZP wurde zwei Jahre lang bis zu ihrer Verschiebung in Class C als solche klassifiziert, woraufhin Class D keine Substanz mehr enthielt. Dies bewog die neuseeländische Regierung zur Entwicklung eines neuen Verfahrens zur Regulierung der Herstellung und des Verkaufes von psychoaktiven Substanzen mit geringem Risiko und der Verabschiedung des *Psychoactive Substances Act* im Juli 2013. Basierend auf dem Abschlussbericht der neuseeländischen Rechtskommission von 2011 und infolge von Beratungen mit der Industrie zielt der neue Ansatz darauf ab, die Nachfrage nach dem Zugang zu solchen Substanzen mit dem Risiko potenzieller Schäden in Ausgleich zu bringen. Die Regelung verlangt vor der Zulassung eines zum Verkauf bestimmten Produktes den Nachweis dessen geringen Risikopotenzials durch präklinische und klinische Studien, die vom Hersteller finanziert werden. Der Verkauf zugelassener Produkte soll an Personen über 18 Jahre und nicht in Kiosken, Alkoholverkaufsstellen und Tankstellen erfolgen.

Werbung ist auf den Innenraum des Verkaufsorts beschränkt und jede andere Werbung verboten. Die Verpackung muss den Inhalt und gesundheitsbezogene Warnhinweise deutlich lesbar auflisten. Der Handel mit jedweder nicht zugelassenen psychoaktiven Substanz kann mit bis zu zwei Jahren Haftstrafe verfolgt werden. Der persönliche Besitz wird mit einer Geldstrafe geahndet, welche nicht im Strafregister dokumentiert wird. In diesem Szenario kann eine „psychoaktive Substanz" als etwas definiert werden, dessen primärer Zweck die Auslösung einer psychoaktiven Wirkung ist und das nicht bereits durch andere Rechtsvorschriften reguliert ist (z. B. Alkohol, Tabak, pflanzliche Arzneimittel).

Ab Juli 2013 erlaubte eine Übergangsregelung den Verkauf einer begrenzten Anzahl solcher Produkte, während die Entwicklung von Durchführungsbestimmungen vorangetrieben wurde, welche jedoch im Mai 2014 aufgrund von Berichten über unerwünschte gesundheitliche Auswirkungen und störendes Sozialverhalten im Umfeld von Verkaufsstellen durch eine Novelle beendet wurde.

Bis zum Inkrafttreten neuer Regularien wurde ein Moratorium über alle laufenden Zulassungsanträge verhängt und die Berücksichtigung von Daten aus Tierversuchen verboten. Zum Zeitpunkt der Abfassung dieses Artikels wurden die neuen Regularien gerade fertiggestellt. Die

Verwendung von Daten aus Tierversuchen bleibt jedoch ein wesentliches Hindernis für den Nachweis, dass ein Produkt nur ein geringes Risiko für den Menschen darstellt.

5 Schlussfolgerungen

Vor mehr als einhundert Jahren wurde ein internationales Kontrollsystem zur Regulation des grenzüberschreitenden Handels mit Substanzen entwickelt. Die Substanzen wurden zwar nur in einigen wenigen Ländern vorgefunden, aber in vielen konsumiert. Diese Substanzen hatten einen anerkannten medizinischen Nutzen und wurden hauptsächlich – jedoch nicht ausschließlich – als Schmerzmittel verwendet. Für eine überwiegend an den Konsum von Alkohol als Rauschmittel gewöhnte Bevölkerung eröffneten sie vielfältige neue narkotische, stimulierende und halluzinogene Wirkungen – und ihr Gebrauch hatte schwerwiegende Folgen für die öffentliche Gesundheit, wenn er unkontrolliert erfolgte.

Infolge der sich entwickelnden Wissenschaftswelt wurde anerkannt, dass weitere therapeutische Anwendungen für diese Substanzen entdeckt werden könnten. Zum Schutz der öffentlichen Gesundheit reglementierte das Kontrollsystem das Angebot – und versuchte letztlich auch, die Nachfrage zu beeinflussen, um den Handel mit Substanzen ausschließlich zu medizinischen und wissenschaftlichen Zwecken zuzulassen und um „Missbrauch und schädliche Wirkungen" zu unterbinden. Sie wurden zum Teil unangemessener Weise als Betäubungsmittel bekannt – sogar innerhalb völkerrechtlicher Bestimmungen. Allerdings gab es keine Definition einer psychoaktiven Wirkung, die als solche für eine Substanz berücksichtigt worden wäre. Die Gesetzgebung stützte sich klar auf das Schadenspotenzial eines nicht-medizinischen Gebrauchs.

Das Einheitsabkommen von 1961 sprach von „Betäubungsmitteln" und der Begriff wurde 1971 durch das Übereinkommen über „psychotrope Stoffe" erweitert. Das Wort „psychoaktiv" wurde zur Beschreibung der Eigenschaften einer durch ein Gesetz kontrollierten Substanz im EU-Ratsbeschluss von 2005 verwendet und anschließend in den Verfahrensrichtlinien zur Risikobewertung durch den Beschluss von 2009 definiert.

Innerhalb der EU gibt es ein seit langem etabliertes, mehrschichtiges System zur Kontrolle psychoaktiver Substanzen mit medizinischen und nicht-medizinischen Zwecken. Substanzen sind individuell oder in engen Gruppen definiert und in den meisten Fällen gibt es ein etabliertes, wissenschaftliches Risikobewertungsverfahren, um die Risiken neu auf dem Markt erscheinender Substanzen mit ihrem medizinischen Nutzen abzugleichen und sie dadurch dem richtigen Kontrollsystem zu unterstellen.

Im Verlauf der letzten zehn Jahre haben Unternehmer diese Kontrollmechanismen jedoch aufgrund der Einführung einer Vielzahl von Substanzen und der offenen Vermarktung ihrer psychoaktiven Wirkungen herausgefordert, da diese Schwierigkeiten hatten, der hohen Geschwindigkeit angemessen zu begegnen.

Ein vor vielen Jahren in erster Linie zur Regulierung von Arzneimitteln entwickeltes System wird nun zunehmend für die Kontrolle von Substanzen eingesetzt, die keine Arzneimittel sind. Einige dieser Substanzen sind völlig neuartig, sodass es zunächst nur sehr eingeschränkte Beweise über öffentliche Gesundheitsrisiken gibt – Risiken, welche die hauptsächliche Begründung für Kontrollmaßnahmen innerhalb der etablierten Systeme sind.

Als Antwort darauf haben Staaten eine Vielzahl von Änderungen vorgenommen und neue Systeme entwickelt, welche die Notwendigkeit minderten oder ganz ausließen, einen Nachweis über ein öffentliches Gesundheitsrisiko erbringen zu müssen, und die stattdessen die psychoaktiven Wirkungen als Legitimationsgrundlage für eine Regulierung in den Vordergrund stellten. Juristisch scheint sich auf diesem Wege eine Verlagerung des Schwerpunkts von potenziellen Folgeschäden des Substanzkonsums hin zu den Substanzeigenschaften selbst zu vollziehen – unter der impliziten Annahme, dass diese allein Schäden verursachen werden.

Obwohl es innerhalb Europas keine ganzheitliche Einigung darüber gibt, auf welchem spezifischen Weg auf die Gefährdung durch neue Drogen reagiert werden soll, zeichnen sich dennoch zwei längerfristige Tendenzen ab. Erstens scheint es eine allgemeine Bewegung in Richtung der Androhung von Gefängnisstrafen zu geben, um Händler abzuschrecken. Zweitens scheinen sich die Länder gegen die strafrechtliche Sanktionierung des persönlichen Gebrauchs und Besitzes von neuen Substanzen zu entscheiden.

Literatur

Ambos, K., Bachmaier-Winter, L., Christou, T., de Mesas, L., & Selvaggi, N. (2013). Study on criminal sanction legislation and practice in representative Member States – Final report. Online-Dokument. Europäische Kommission. http://ec.europa.eu/justice/criminal/document/files/sanctions_delivery_en.pdf.

Anderson, P., & Baumberg, B. (2006). *Alcohol in Europe – A public health perspective*. London: Institute of Alcohol Studies.

Ballotta, D., Bergeron, H., & Hughes, B. (2008). Cannabis control in Europe. In EMCDDA (Hrsg.), *A cannabis reader: Global issues and local experiences* (Monograph series 8, Bd. 1, S. 97–116). Lisbon: EMCDDA.

Danenberg, E., Sorge, L., Wieniawski, W., Elliott, S., Amato, L., & Scholten, W. (2013). Modernizing methodology for the WHO assessment of substances for the international drug control conventions. *Drug and Alcohol Dependence, 131*, 175–181.

European Commission. (2009). On the implementation of Framework Decision 2004/757/JHA laying down minimum provisions on the constituent elements of criminal acts and penalties in the field of illicit drug trafficking [SEC(2009)1661]. Online-Dokument. EUR-Lex. http://eur-lex.europa.eu/legal-content/EN/TXT/?uri=CELEX%3A52009DC0669.

European Commission. (2013). Proposal for a Regulation of the European Parliament and of the Council on new psychoactive substances COM(2013)619. Online-Dokument. EUR-Lex. http://eur-lex.europa.eu/legal-content/EN/TXT/?uri=CELEX%3A52013SC0320.

European Court of Justice. (2014). Joined Cases C-358/13 and C 181/14: Judgment of the Court (Fourth Chamber) of 10 July 2014. Online-Dokument. EUR-Lex. http://eur-lex.europa.eu/legal-content/EN/TXT/?uri=CELEX%3A62013CA0358.

European Monitoring Centre for Drugs and Drug Addiction EMCDDA. (2009). *Risk Assessment of new psychoactive substances operating guidelines*. Lisbon: EMCDDA.

European Monitoring Centre for Drugs and Drug Addiction EMCDDA. (2015). Perspectives on drugs; Legal approaches to controlling new psychoactive substances. Online-Dokument. EMCDDA. http://www.emcdda.europa.eu/topics/pods/controlling-new-psychoactive-substances.

Evans-Brown, M., Gallegos, A., Francis, W., Christie, R., Cunningham, A., & Sekula, J. (2015). *New psychoactive substances in Europe; an update from the EU Early Warning System*. Lisbon: EMCDDA.

Hughes, B. (2015). *Alternatives to punishment for drug using offenders*. Lisbon: EMCDDA.

Hughes, B., & Blidaru, T. (2009). *Legal responses to new psychoactive substances in Europe*. Lisbon: EMCDDA.

Hughes, B., & Evans-Brown, M. (2015). *New psychoactive substances in Europe: Innovative legal responses*. Lisbon: EMCDDA.

Hughes, B., & Griffiths, P. (2014). Regulatory approaches to new psychoactive substances (NPS) in the European Union. *Addiction, 109*(10), 1591–1592.

Hughes, B., & Winstock, A. (2012). Controlling new drugs under marketing regulations. *Addiction, 107*(11), 1894–1899.

Systematik und Kritik des deutschen Betäubungsmittelrechts und dessen Weiterentwicklung

Verfassungsrechtliche Aspekte

Lorenz Böllinger

Zusammenfassung

Seit 1972 wird das Betäubungsmittelgesetz angewandt, vom Bundesverfassungsgericht 1994 hinsichtlich Cannabis für verfassungskonform erklärt. Der Stand der Rechts- und Humanwissenschaften erfordert jedoch einen Paradigmenwechsel. Aus prinzipieller strafrechtstheoretischer und verfassungsrechtlicher Sicht ist das BtMG verfassungswidrig. Diffuse Rechtsgüter wie „Volksgesundheit" und „soziales Zusammenleben" genügen nicht dem verfassungsrechtlichen Bestimmtheitsprinzip und Willkürverbot, Konsum ist nicht fremdschädigend. Deshalb dürfen auch konsumfördernde Handlungsweisen nicht kriminalisiert werden. Der „Drogenkrieg" ist gescheitert, weil der Staat keinerlei Kontrolle über Herstellung und Vertrieb besitzt und kontraproduktive Nebenwirkungen erzeugt. Strafrecht als Mittel zur Bekämpfung von Drogenrisiken ist ungeeignet, unnötig und unverhältnismäßig, mithin ist das Verhältnismäßigkeitsprinzip als herausragende Maxime unserer Rechtsordnung verletzt. Nötig sind: umfassende Entkriminalisierung des Drogenumgangs, drogenspezifische Regulierung und gesundheitsrechtliche Bewältigung der Drogenrisiken.

Schlüsselwörter

Betäubungsmittelrecht · Verfassungsrecht · Verhältnismäßigkeitsprinzip · Strafrecht · Cannabis · Psychoaktive Substanzen · Kriminalisierung · Generalprävention · Selbstschädigung · Fremdschädigung · Recht auf Rausch

Inhalt

1 Einführung 121
2 Strafrechtstheorie und Verfassung 122
3 Verstoß gegen das Verhältnismäßigkeitsprinzip 125
Literatur 134

1 Einführung

Fast 45 Jahre nach Verabschiedung des Betäubungsmittelgesetzes (BtmG) und mehr als 20 Jahre, nachdem das Bundesverfassungsgericht es 1994 für verfassungsmäßig erklärt hat (BVerfG 90, 145; Böllinger 1994, S. 391 ff.), drängt die Thematik auf die rechtspolitische Agenda. Zum einen zeigt sich weltweit die Erfolglosigkeit strafrechtlicher Bekämpfung von Drogennachfrage und -angebot. Zum anderen sind derzeit unbeabsichtigte Kollateralschäden zu beobachten, welche parlamentarische Befassung erfordern. Gleich ob es um die Finanzierung des mittlerweile globalisierten Terrorismus geht oder um den Jahrzehnte andauernden „Drogenkrieg" gegen die und zwischen den Kartellen in Mexiko: Sie sind

L. Böllinger (✉)
Universität Bremen, Bremen, Deutschland
E-Mail: L_Boellinger@t-online.de

weitgehend den exorbitanten Profiten des durch die Prohibition erzeugten Schwarzmarktes zuzurechnen. Der Schwarzmarkt generiert eine extreme globalisierte Schattenwirtschaft mit organisierter Kriminalität und destabilisierenden Auswirkungen auf den globalen Finanzmarkt und rechtsstaatliche Strukturen. Demgegenüber zeigen wissenschaftliche Erkenntnisse weltweit, dass die Gefährdungen durch bislang illegale Drogen zu relativieren sind, und dass sie, ebenso wie solche durch Medikamente und Alkohol, zweckdienlicher durch gesundheitsrechtliche Regulierung mit akzessorischer ordnungs- oder strafrechtlicher Sanktionierung zu bewältigen wären (zur Forschungslage EU: www.emcdda.europa.eu; England: www.drugscience.org.uk; USA: www.drugabuse.gov). Diverse Quasi-Feldexperimente mit der liberalisierten Erhältlichkeit oder Vergabe von bislang illegalen Drogen (z. B. Cannabis: Niederlande, Belgien, Schweiz, Spanien, Portugal, Tschechien; nunmehr auch Colorado/USA; z. B. Heroin: erfolgreiche Substitutions- und Heroinvergabeprogramme weltweit) ergaben, dass die befürchtete Ausweitung des Drogenkonsums ausbleibt. Besondere Bedeutung hat der Wandel des drogenpolitischen Klimas in den bislang in der Repression federführenden USA gewonnen: Cannabis als Medizin ist nunmehr in der Hälfte der US-Staaten legal. Und fünf Bundesstaaten (Colorado, Washington, Alaska, Oregon, Vermont) sowie Washington D.C. haben Cannabis mit vernünftigen, Verbraucher schützenden Regulierungsvorschriften für den reinen Genussgebrauch analog zu Tabak und Alkohol legalisiert. Als erster lateinamerikanischer Staat hat Uruguay Cannabis legalisiert – mit einem ähnlichen Modell wie Colorado. Die Obama-Administration hat stillschweigend den Paradigmen-Wechsel vom „Krieg gegen die Drogen" zu gesundheitspolitischen Strategien vollzogen. Prominente Politiker haben im Rahmen der UNO in mehreren Reports und Resolutionen dazu aufgerufen, den Drogenkrieg zu beenden (www.globalcommissionondrugs.org).

Aus diesen Gründen appellierte im Jahre 2013 eine direkt an die Abgeordneten des Bundestages gerichtete, von 122 Universitätsprofessorinnen und -professoren des Strafrechts unterzeichnete Resolution des Schildower Kreises, der wissenschaftlichen Veränderung Rechnung zu tragen, und eine Enquête-Kommission zu den „beabsichtigten und unbeabsichtigten Folgen der Drogenprohibition" einzurichten (www.schildowerkreis.de). Sie wurde von den Fraktionen der Linken und der Grünen vorerst in einen Antrag auf Evaluation des BtMG durch eine neutrale Expertenkommission nach dem Delphi-Verfahren umgemünzt, der sich aktuell im parlamentarischen Prozess befindet (BT-Drucks. 18/1613).

Die Notwendigkeit der Reform des Drogenstrafrechts und einer vorausgehenden parlamentarischen Untersuchung ergibt sich aus zweierlei: Erstens ist wegen verfassungsrechtlicher und strafrechtstheoretischer Prinzipien die Legitimität der faktischen Kriminalisierung des Drogenkonsums zu bestreiten. Zweitens verstößt die Drogenprohibition unter zweckrationalen Gesichtspunkten gegen das herausragende Verfassungsprinzip der Verhältnismäßigkeit sowie gegen die Grundrechte auf Gleichheit und Gesundheitsschutz. Aus dem Verhältnismäßigkeitsprinzip ergibt sich insbesondere, dass der Gesetzgeber nicht nur bei der Schaffung von Gesetzen, sondern auch im Verlauf von deren Anwendung eine Überprüfungspflicht hat und auf deutliche Veränderungen in der soziopolitischen Wirklichkeit und in der Wissenschaft reagieren muss.

2 Strafrechtstheorie und Verfassung

2.1 Drogenumgang verletzt kein Rechtsgut

Legitimität und Verfassungsmäßigkeit strafrechtlicher Normen unterliegen besonderen Anforderungen. „Zweck des Strafrechts, der allein die Freiheitsstrafe als schwersten Eingriff in Freiheitsrechte legitimieren kann, ist der Schutz von Rechtsgütern vor Angriffen, die strafrechtliches Unrecht begründen." (Nestler 1998, Rn. 9). Die staatlich gewollte – durch das strafvollzugsrechtliche Behandlungsprinzip nur leicht relativierte – Übelszufügung durch Strafe ist äußerstes Mittel der Lösung von sozialen und zwischenmenschlichen Problemen. Dieses Mittel ist schon aus verfassungsprinzipiellen Gründen nur legitim, wenn – so zieht sich das durch Strafrechtstheorie und -dogmatik – es sich um *fremdschädigende* Angriffe auf inhaltlich begründbare Rechtsgüter handelt, wenn der Angriff, die Schädigung und Gefährdung vom Täter verursacht und zu *verantworten* sind, und wenn das Unrecht *erheblich* ist.

Demgegenüber handelt es sich bei §§ 29 ff. BtMG um ein „paternalistisch motiviertes Ausnahmerecht" (Nestler 1998, Rn. 10). Die gesetzgeberische Begründung hob einerseits auf den Schutz des Einzelnen vor sich selbst ab, andererseits auf den Schutz der Allgemeinheit gegen die „Rauschgiftwelle"; gegen die seuchenartige Ausbreitung der Drogensucht, gegen die durch „der Rauschgiftsucht verfallene" Familienmitglieder bewirkte „Erschütterung der Familie", kurz: auf den Schutz der *Volksgesundheit* (BR-Drucks. 1970, 665/70). Diese einzigartige Ausnahme vom umfassenden Freiheitsgrundsatz unserer Verfassung und dem strafrechtstheoretischen Grundprinzip erheblicher Fremdschädigung oder -gefährdung als Voraussetzung für die Androhung des stärkst möglichen Freiheitseingriffs ist nie in verfassungsrechtsdogmatisch ausreichendem Maße begründet worden. Auch nicht vom BVerfG-Beschluss 1994. Richtungweisend war insofern die umfassende verfassungsrechtliche Untersuchung von Nestler (Nestler 1998). Strafe darf nur für Situationen erheblicher Fremdschädigung oder -gefährdung angedroht werden, nicht jedoch für von informiertem Einverständnis und Eigenverantwortlichkeit getragene, gewollte Selbstschädigung. Jeder mündige Konsument konsumiert im Rahmen eigener Willensfreiheit – auch wenn er sich dabei selbst schädigt oder gefährdet. Wenn seine Unkenntnis oder Unmündigkeit auf eine psychische Störung zurückzuführen ist, kann allenfalls das Freiheitsentziehungsrecht eingreifen. Es kann also strafrechtlich nur um Schädigungen oder Gefährdungen der persönlichen Rechtsgüter Freiheit und körperliche Unversehrtheit anderer gehen, welche von diesen *ungewollt* sind. Andernfalls würde das oben umrissene, auch auf Selbstgefährdung sich erstreckende Freiheitsrecht des Einzelnen, sich selbst zu schädigen, unterlaufen. Das Argument, der Drogen konsumierende Bürger müsse legitimer Weise vor sich selbst geschützt werden, basiert auf der empirischen Annahme, dass jeglicher Konsum der in der Anlage zum BtMG aufgelisteten psychotropen Substanzen nahezu ausnahmslos zu Kontrollverlust und Abhängigkeit führe und deshalb *per definitionem* nicht eigenverantwortlich sein könne (Köhler 1992, S. 27 f.). Damit im Zirkelschluss verbunden war – wie sich aus der Gesetzesbegründung ergibt – der zum Zeitgeist der Endsechziger Jahre gehörende Mythos, dass Drogenkonsum sich eigendynamisch zur „Drogenwelle" und apokalyptisch zu „Sozialepidemie", „gesellschaftlicher Erosion", ja „sozialer Destruktion" (Gülzow 1978, S. 56) verselbständigen werde. Diese Grundannahmen waren von Anfang an empirisch unhaltbar. Zumindest heute herrscht im Strafrecht darüber Einverständnis, dass Konsumenten illegaler Drogen beim Konsum vollinformiert, absichtlich und eigenverantwortlich handeln, es sei denn, im Einzelfall fehlen diese Voraussetzungen. Fehlt, z. B. bei der Annahme von Drogen seitens eines anderen das Sachwissen oder die Zurechnungsfähigkeit, so kann dieser wegen Körperverletzung belangt werden. Ebenso wenig resultiert aus dem Konsum ohne Weiteres ein alsbaldiges Entfallen von Eigenverantwortlichkeit oder Zurechnungsfähigkeit. Maximal 1–4 % aller Cannabiskonsumenten haben langfristig Abhängigkeitsprobleme. Z. B. wird Cannabis lediglich von 1 % der Erwachsenen in Europa täglich oder fast täglich konsumiert. Die Spanne reicht von 0,1 % in der Slowakei bis zu 4,4 % in Spanien. Individuelle Konsummuster sind unendlich vielfältig (Europäische Drogenbeobachtungsstelle Lissabon 2015). Selbst Rausch und Abhängigkeit führen nicht zu Verlust oder Selbstaufgabe der Freiheit (Köhler 1992, S. 18). Dass sich diese Mythen derart lange halten konnten, bedarf sozialwissenschaftlicher Interpretation, auf die ich an anderer Stelle eingegangen bin (Böllinger 2014). Das gesetzgeberische Ziel, „die zur Selbstbestimmung fähige Person vor sich selbst zu schützen", ist mit der verfassungsrechtlichen Wertentscheidung des Art. 2 Abs. 1 GG mithin nicht vereinbar, so auch der Bundesgerichtshof (BGHSt 32, S. 262 ff.).

Die basale Unlogik und Widersprüchlichkeit des BtM-Strafrechts gilt auch für die gesetzgeberische und in der Strafrechtswissenschaft zunächst weitgehend vertretene Legitimationsfigur „Schutz der Volksgesundheit". Das BVerfG erweiterte diese noch um „Schutz vor den schädlichen Auswirkungen" des Konsums, z. B. auf die Familie, das soziale Zusammenleben, oder gar die „Funktionsfähigkeit der Gesellschaft" (BVerfg-StrV 1994, S. 295). Solch Ausweitung und Entsubstantiierung des Rechtsgutsbegriffs auf einen vermuteten, durch unzählige Selbstschädigungen bewirkten gesellschaftlichen Gesamtschaden führt zu völlig diffusen, konturlosen Universalrechtsgütern. Diese führen prinzipiell weg vom eigentlich „legitimen Schutz der personalen Entfaltungsvoraussetzungen des Individuums und hin zu einem Schutz von Funktionen, Funktionseinheiten und Institutionen der Staatstätigkeit" (Jakobs 1991; Hassemer 1993). Dies kann nur so verstanden werden, dass die Allgemeinheit ganz undifferenziert vor Schädigungen und Gefährdungen geschützt werden soll, womit willkürlicher Kriminalisierung nahezu jeglichen potenziell schädlichen Verhaltens Tür und Tor geöffnet wäre. Die Behauptung einer solchen Universalrechtsgutskategorie ist mithin verfassungswidrig (Nestler 1998, Rn. 35).

Auf dieser strafrechtstheoretisch und -dogmatisch unhaltbaren Konstruktion beruhen weitere, höchstrichterlich und strafrechtswissenschaftlich vertretene, ebenso unhaltbare konkrete Zurechnungsmodelle. So soll die mangelnde Eigenverantwortlichkeit der BtM-Konsumenten eine Verantwortlichkeit derer begründen, die den Konsum ermöglichen (Nestler 1998, Rn. 47). Oder die Vorbildwirkung des Konsumenten wird als geeignet erachtet, andere zum Konsum anzuregen (Köhler 1992, S. 33), obwohl doch gerade die Anstiftung zu selbstschädigendem Verhalten in unserer Rechtsordnung straflos ist. Oder die Strafwürdigkeit der Konsumenten wird daraus abgeleitet, dass sie durch ihre Nachfrage das Drogenangebot und den Drogenhandel ‚erzeugen': eine abenteuerliche, zirkuläre Konstruktion von Kausalität. Zu einer weiteren Argumentationsfigur ist es dann nicht mehr weit: Wenn man Drogennachfrage und -angebot entkriminalisieren würde, würden die Drogenkartelle sich um so mehr anderen Bereichen wie Waffen- und Menschenhandel zuwenden. Das ist ein die Menschenwürde verletzendes Argument, denn der Drogenkonsum wird dadurch zum Objekt generalpräventiver Zwecksetzung gemacht.

Wenn schon von einem gesellschaftlichen Gesamtschaden ausgegangen wird, müssten im Übrigen eigentlich die durch die strafrechtliche Prohibition bewirkten Schäden saldiert werden. Darauf komme ich im Einzelnen unter dem Aspekt der Verhältnismäßigkeit zurück. Mit aktuell diskutierten Vorschlägen einer pauschalen Kriminalisierung jeglicher psychotropen Drogen würde das Bestimmtheitsprinzip des GG unterlaufen und ein noch weitergehender Schaden für die Rechtsstaatlichkeit erzeugt.

2.2 Recht auf Rausch

Die faktische Kriminalisierung des Drogenkonsums ist auch deshalb verfassungswidrig, weil sie dem Bürger das ihm zustehende Recht auf Genuss und Rausch versagt (Nestler 1998, Rn. 49). In empirisch unhaltbarer Pauschalisierung und Vermischung hat das BVerfG jeglichen Konsum illegaler Drogen mit Berauschung gleichgesetzt, während Alkohol „typischerweise als Lebens- und Genussmittel" diene (BVerfG-StV 1994, S. 296). Zugleich wurde ein völlig ungeklärter Abhängigkeitsbegriff zugrunde gelegt und Konsum mit nahezu zwangsläufig folgender Abhängigkeit praktisch gleichgesetzt. Man mag dem Gericht zugutehalten, dass der mangelnde Stand der Wissenschaft 1994 solcher Weltfremdheit Vorschub leistete. Jedoch gab es schon vor dem Entscheid von 1994 prinzipielle Kritik an der Ungleichbehandlung von Alkohol und illegalen Drogen (Haffke 1990; Böllinger 1991; Schneider 1994; Lüderssen and Lüderssen 1995, S. 120). Schon damals war auch rechtlich gesichert, dass Abhängigkeit nicht *per se* als „freiheitswidrig" (Köhler 1992, S. 33) gelten kann oder das Selbstbestimmungsrecht, die Eigenverantwortlichkeit oder die Zurechnungsfähigkeit einschränkt (Nestler 1998, Rn. 164). In den letzten 20 Jahren hat die Forschung gezeigt, dass es ein unendlich vielfältiges Kontinuum von Gebrauchsformen zwischen einmaligem, gelegentlichen, regelmäßigem und abhängigem Konsum illegaler Drogen gibt – wie bei Alkohol, Tabak und psychotropen Medikamenten. Das Recht auf Konsumgenuss kann also heute ebenso wenig bestritten werden wie das Recht auf sich Berauschen. Es handelt sich um Unterfälle des allgemeinen Freiheitsrechts aus Art. 2 Abs. 1 GG, welches sich auf Selbstschädigung und Selbstgefährdung erstreckt.

3 Verstoß gegen das Verhältnismäßigkeitsprinzip

Verfassungsrechtlich begründet ist der Evaluations- und Reformappell der Strafrechtslehrenden vor allem im herausragendsten Prinzip des Grundgesetzes, dem Verhältnismäßigkeitsprinzip. Daraus ergibt sich die Überprüfungspflicht des Gesetzgebers: Gesetze, welche die Grundfreiheiten der Bürger einschränken, müssen inhaltlich und wissenschaftlich begründet sein und im Verlauf ihrer Anwendung hinsichtlich ihrer Wirksamkeit überprüft werden. Auf deutliche Veränderungen in der sozialen Wirklichkeit – z. B. der Folgebereitschaft der Bevölkerung – und in der Wissenschaft muss der Gesetzgeber reagieren. Dogmatisch operationalisiert ist das Verhältnismäßigkeitsprinzip nach allseits akzeptierter Verfassungslehre in den drei Unterprinzipien Erforderlichkeit, Geeignetheit und Proportionalität. In diesem Rahmen ist die inhaltliche Überprüfung des BtMG vorzunehmen (Pieroth und Schlink 2014, Rn. 279 und 285; Sachs 2014, Rn. 145 und S. 149 ff.).

In methodischer Hinsicht ist dabei der Abwägungscharakter des Verfassungsrechts zu berücksichtigen. Die verschiedenen betroffenen Verfassungsrechtsgüter sind auf empirisch-wissenschaftlicher, interdisziplinärer und systemanalytischer Basis herauszukristallisieren, zu gewichten und entlang der Teilprinzipien gegeneinander abzuwägen. Das verdeutlicht: In der gesellschaftlichen Wirklichkeit ist die Erreichung von Idealen unmöglich und auch die Folgen staatlichen Handelns sind in die Abwägung einzubeziehen.

Das BVerfG hat in seiner bereits oben erwähnten Cannabis-Entscheidung von 1994 in äußerst reduzierter exemplarischer Auswahl die damals aktuelle, jedoch rudimentäre Daten- und Erkenntnislage zugrunde gelegt. Es beachtete nicht, dass der BtM-Gesetzgeber 1971 auf Druck der USA ohne eigene wissenschaftliche Begründung und ungeprüft die Vorgaben der UNO Single Convention von 1961 in das BtMG umgesetzt hatte. In den seither verstrichenen fast 20 Jahren haben sich die entsprechenden wissenschaftlichen Methoden, die empirische Datenlage ebenso wie die theoretischen Erkenntnisse in hohem Maße geändert, erweitert und vertieft. Es muss also eine Neubetrachtung und Neubewertung stattfinden, sowie die Initiierung von weiterer, vor allem interdisziplinärer Forschung, um dem BtMG erstmalig eine dem Verfassungs- und Gesetzgebungsrecht genügende Grundlage zu verleihen. Dazu im Folgenden einige interdisziplinäre und systemanalytische Aspekte. Diese könnten auch Grundlage eines systematischen Prozederes einer eventuellen Gesetzesevaluation oder Enquête-Kommission des Bundestages werden.

3.1 Keine Geeignetheit des Betäubungsmittelstrafrechts

Mittels Strafrecht beabsichtigte der Gesetzgeber die Gesundheit des einzelnen Bürgers sowie die „Volksgesundheit" und – wie oben gezeigt – andere Universalrechtsgüter zu schützen. Mittels General- und Spezialprävention sollten Drogenangebot und -nachfrage eliminiert, oder zumindest reduziert werden. Gemessen an dieser Zwecksetzung ist das BtMG in allen Richtungen gescheitert. Darüber hinaus hat das Drogenstrafrecht unbeabsichtigte kontraproduktive Nebenwirkungen.

3.1.1 Scheitern der Generalprävention

Seit Inkrafttreten des BtMG (01.01.1972) und trotz stetiger Strafschärfungen hat sich die Verfügbarkeit illegaler Drogen nicht nur nicht verringert, sondern erheblich gesteigert. Das Angebot konnte vor allem deshalb nicht abgeschreckt werden, weil die Profite, welche durch Prohibition und dem daraus resultierendem Schwarzmarkt zu erzielen sind, unermesslichen Anreiz bieten. An der Kriminalstatistik ist abzulesen, dass die vom Gesetzgeber primär anvisierte Angebotsseite immer mehr in den Hintergrund getreten ist. Das Entkriminalisierungsgebot des BVerfG von 1994 blieb unwirksam. Die Polizeiliche Kriminalstatistik weist für 2013 etwa 5,96 Mio. Straftaten aus, davon 255.616 sogenannte Rauschgiftdelikte, eine deutliche Steigerung um 6,8 % gegenüber 2012. Insgesamt 145.013, also fast 60 % davon, bezieht sich auf Cannabis. Davon sind 117.443, also über 80 %, Konsumdelikte, deren Fallzahl allein zum Vorjahr um 10,6 % gestiegen ist. Von den übrigen ca. 20 % (26.807 Fälle, minus 3,3 % gegenüber 2012) bezieht sich der Großteil auf Kleinhandel und -schmuggel mit Cannabisprodukten, deren Täter absolut nicht in die Kategorie von Kriminellen und Dissozialen passen: sie decken damit häufig ihren Eigenbedarf. Demgegenüber ist bei Heroin gegenüber 1999 ein Rückgang von 33,1 % auf 8,6 % aller Fälle festzustellen, bei Amphetamin ein Anstieg von 25,8 auf 65,7 % aller Fälle (Bundeskriminalamt 2014, S. 35). Konsumentendelikte sind erklärtermaßen Schwerpunkt der Polizeiarbeit: auch wenn die Jugend insgesamt weniger kriminell sei, verfolge man aus Präventionsgründen mehr minderjährige Konsumenten (mündl. Äußerung des BKA-Direktors H. Münch). Das früher vorrangige Ziel, über die Konsumenten die hochkriminellen Großhändler und Hintermänner zu ermitteln, hat sich als unerreichbar herausgestellt.

Positive Generalprävention hinsichtlich der Nachfrageseite kann nicht funktionieren, weil die Alltagserfahrung der meisten Drogenkonsumenten den dramatisierenden Grundannahmen des Gesetzgebers und der Politik eklatant widersprechen: wie bereits erwähnt, haben nur 1–4 % der Cannabis-Konsumenten langfristig ein Abhängigkeitsproblem. Umso weniger wird die Angebotsseite sich angesichts des Profitanreizes von dem Gefahrenszenario überzeugen lassen. Da es sich beim Drogengebrauch mithin um opferlose Straftaten handelt, deren Ermittlung und Registrierung absolut von der proaktiven polizeilichen Verfolgungsintensität abhängt, ist von einem im Vergleich zur sonstigen Kriminalität überdurchschnittlichen Dunkelfeld auszugehen. Außerdem kommt es wegen der Justizhoheit der Länder und unterschiedlichen staatsanwaltschaftlichen Verfolgungsstrategien und -ressourcen zu erheblichen statistischen Verzerrungen. Sowohl Abschreckung des Einzeltäters von Wiederholungen als auch positive Spezialprävention durch Strafe können aus eben diesen Gründen ebenfalls nicht funktionieren. Auch mittels § 35 BtMG erzwungene Drogentherapie bringt, wie empirisch gezeigt werden kann, bei Cannabiskonsumenten keinen nennenswerten Erfolg (Zurhold et al. 2013). Dies auch deshalb, weil Konsumenten, die kein Abhängigkeitsproblem haben, solche Therapien nur akzeptieren, um der Strafe zu entgehen.

Die Mutmaßung, dass alles ohne Prohibition noch viel schlimmer wäre, wird durch internationale Empirie widerlegt. In mehreren EU-Staaten (Niederlande, Belgien, Spanien, Portugal, Tschechien) sind Cannabisbesitz und -erwerb zum Eigengebrauch entkriminalisiert worden. Nennenswerte längerfristige Steigerungen des Konsums hat das nicht nach sich gezogen, wie Untersuchungen der Europäischen Drogenbeobachtungsstelle zeigen (Europäische Drogenbeobachtungsstelle Lissabon 2015, S. 17 ff.). Die Forschung zeigt im Übrigen, dass Angebot und Nachfrage illegaler Drogen von gesetzlichen Regelungen nahezu unberührt bleiben und eher Moden und Trends unterliegen (Europäische Drogenbeobachtungsstelle Lissabon 2015, S. 29; Reinarman et al. 2004). Schon diese Befunde genügen eigentlich, um das BtM-Strafrecht als ungeeignet, mithin als unverhältnismäßig und verfassungswidrig einzustufen.

3.1.2 Unzutreffende empirische Schadensbehauptungen

Darüber hinaus ist strafrechtliche Prävention und Intervention ungeeignet, wo die behauptete Rechtsgutverletzung überhaupt nicht vorliegt. Wo keine erhebliche Schädigung oder Gefährdung vorliegt, ist kein Raum für Prävention. Wie oben gezeigt, wird die Pönalisierung jeglichen Umgangs mit illegalisierten Drogen ja vor allem mit manifesten und potenziellen Gesundheitsschäden für den Einzelnen und die Gesellschaft legitimiert. Erforderlich ist deshalb eine genauere Differenzierung der Epidemiologie selbstgefährdenden und -schädigenden Drogengebrauchs. Voraussetzung dafür ist wiederum die sorgfältige und methodenkritische Aufarbeitung der epidemiologischen Datenlage und Theorieentwicklung zu Drogenwirkung und Abhängigkeit (Meyer-Thompson 2014).

Wissenschaftlich besteht Einigkeit darüber, dass die Wirkung einer Droge auf das Individuum von drei in dynamischer Wechselwirkung stehenden und ständigem Wandel unterworfenen Dimensionen abhängt: Biochemische Substanz mit ihrem spezifischen Wirkungsspektrum – Individuelle Disposition, Persönlichkeit – Kontext, also Situation des Konsums, umgebendes soziales und normatives System. Auf englisch kurz: „drug, set, setting" (Zinberg 1984). Die Datenlage ist hinsichtlich der ‚klassischen' illegalen Substanzen relativ klar: Die Skala zwischen unproblematischem Konsum, abhängigem und gesundheitsgefährlichem Gebrauch ist sowohl hinsichtlich der Substanzen als auch der Gebraucher und der umgebenden sozialen und normativen Systeme unendlich differenziert und diversifiziert. Besonders bedeutsam ist jedenfalls die Dosierung: denn erst die „Dosis macht das Gift" – so schon Paracelsus! Dementsprechend wäre auch gesetzgeberisch in realitätsgerechter Weise zu differenzieren, und die Interventionsebene theoretisch und empirisch fundiert zu gestalten (Hall und Degenhardt 2012; Grotenhermen 2014).

Illegale Drogenkonsummuster zeigen vielfältige Verlaufsformen: Von durch Neugier und Interesse bedingtem initialen Gebrauch entweder zu mehr oder minder zügig verlaufender Minderung, zu Ausstieg oder zu Abhängigkeit (Kleiber und Soellner 1998; Kleiber und Kovar 1997; Nutt et al. 2007). Ausstieg kann – wie bei Heroinabhängigkeit in 30 % der Fälle – selbstbestimmt geschehen oder gefördert sein durch Therapie (Weber und Schneider 1997). Der häufig in vielen Schleifen verlaufende Ausstiegsprozess dauert bei Heroin durchschnittlich 5–10 Jahre, bei Kokain, Amphetamin, Cannabis etc. – falls es zu psychischer Abhängigkeit gekommen ist – deutlich kürzer (Meyer-Thompson 2014; Kleiber und Kovar 1997).

Über alle legalen und illegalen Drogen hinweg lässt sich eine relative Konstante feststellen: ca. 1–5 % der jeweiligen Gebraucher werden psychisch und/oder körperlich abhängig – abgesehen von den körperlichen Schäden infolge von Alkohol- und Tabakkonsum (Hall und Degenhardt 2012). Aber: Anders als bei chronischen körperlichen Krankheiten bleibt letztlich nur ein geringer Prozentsatz lebenslänglich abhängig. Am höchsten ist dieser Prozentsatz wegen der massiven körperlichen Abhängigkeit und somatischen Schädigungswirkung beim Alkohol: Bei schätzungsweise 50 Millionen mehr oder weniger regelmäßigen Alkoholkonsumenten in der Bundesrepublik Deutschland geht man von ca. 2,5 Millionen Alkoholkranken und entsprechend vielen Todesfällen aus. Bei Gebrauch von reinen, kontrollierten Substanzen sind der Heroin- oder Methadon-Konsum sowie der moderate Cannabis-Konsum für die Mehrzahl der erwachsenen Menschen hingegen zeitlebens ohne körperliche Schädigung möglich. Allerdings ist der Ausstieg aus der körperlichen Abhängigkeit bei Heroin schwieriger als der ohne Hilfestellung mögliche Ausstieg aus der psychischen Abhängigkeit von Cannabis (Nutt et al. 2010; Hall und Swift 2002). Inzwischen ist jedoch durch bildgebende Hirnforschung nahegelegt, dass bei dauerhaftem Konsum bereits im Jugendalter auch eine Veränderung der Hirnstrukturen, also des Körpers, mit teilweiser Steigerung, teilweiser Schädigung der kognitiven Funktionen und der Emotionssteuerung eintritt.

Der Ausstieg aus der Drogenabhängigkeit ist und bleibt abhängig von besagtem Kontext – und vom ‚freien Willen': Wer als Palliativ-Patient die ‚Wohltat' von Opiaten genoss, ist bei Entlassung aus dem Krankenhaus objektiv betrachtet ‚abhängig', aber schon wenige Tage danach ‚clean'! Die Kriminalisierung des Drogenabhängigen hingegen bewirkt eine negative Eigendynamik sowohl im Setting des Gebrauchs als auch in Wirkung und Nachwirkung: der psychische Stress ist ein ganz anderer.

Eine diagnostizierte Suchtkrankheit wird als „Abhängigkeitssyndrom" zwar in den gängigen Diagnoseschlüsseln DSM-V (APA) oder ICD-10 (WHO) als eigenständige Krankheitseinheit kategorisiert. Jedoch ist damit lediglich ein Oberflächensymptom benannt, welchem unterschiedliche psychische Störungen und multiple, interagierende soziale Bedingungen zugrunde liegen. Dem entspricht, dass es eine Vielfalt von Symptomverlagerungen gibt. Es ist nicht die Droge, welche primär für „Missbrauch und Sucht" ursächlich ist. Vielmehr ist jede als solche diagnostizierte Suchterkrankung als vorläufiges Resultat einer individuellen Karriere zu analysieren, der vielfältige genetische, psychische und psychosoziale Bedingungen zugrunde liegen, letztlich auch in Form gesellschaftlicher Zuschreibungen und medizinisch-diagnostischer Etikettierungen (Meyer-Thompson 2014). Bei allen Drogen – einschließlich Alkohol und Tabak – ist ein individuell und sozial verträglicher, weil moderater, gelegentlicher und kontrollierter, Konsum möglich, gegebenenfalls lebenslang. Es kommt eben auf die Interaktion von „drug – set – setting" an! Insofern hat es auch in der Behandlung von Alkoholkrankheit einen Paradigmenwechsel gegeben: Notwendiges Behandlungsziel ist nicht mehr unbedingt völlige Abstinenz, sondern gegebenenfalls kontrollierter Konsum (Meyer-Thompson 2014).

Realistisch eingeschätzt wird heute die Gefahr, dass früher und exzessiver jugendlicher Cannabis-Konsum den Ausbruch von latenten Psychosen aus dem schizophrenen Formenkreis fördern kann (Thomasius 2014; Meyer-Thompson 2014). Allerdings herrscht inzwischen Einigkeit, dass es dabei nicht um Ursächlichkeit, sondern um die gegebenenfalls vorverlagerte Manifestation einer latenten Psychose geht, und der Cannabis-Konsum möglicherweise ein Prodromalsymptom war. In seltenen Fällen entwickeln unerfahrene Konsumenten eine Cannabis-induzierte akute Psychose. Diese heilt im günstigen Fall nach einigen Wochen wieder ab. Umgekehrt gibt es Fälle, wo Cannabis Psychosesymptome auch lindern kann (Power et al. 2014; Grotenhermen und Müller-Vahl 2012). Gerade die tatsächliche Verfügbarkeit von Cannabis auf dem Schwarzmarkt macht sowohl eine Kontrolle als auch eine sinnvolle Beratung bei Erwerb und Gebrauch sowie Therapie unmöglich. Es liegt auf der Hand, dass ein latent oder manifest an einer Psychose erkrankter Konsument sich nicht durch Strafrecht abschrecken lässt.

Hinsichtlich des zweiten, erst vom BVerfG neu postulierten Rechtsguts „Soziales Zusammenleben" ist folgendes anzumerken: Die Störung von Familienharmonie oder schulischem Lernklima beruht vor allem auf übermäßiger Angst von hysterisierten, über die realen Dimensionen des Cannabis-Konsums unaufgeklärten Eltern oder Lehrern. Bei jugendtypischem Experimentier- und Risikoverhalten gibt es ansonsten zwar Konflikte in der Familie, aber keine, die das Zusammenleben insgesamt bedrohen. Letztlich ist es also die Prohibition, welche solche weitgehenden Störungen bewirkt, wie z. B. den Rausschmiss eines Jugendlichen. Wenn in Extremfällen der frühzeitige exzessive Cannabis-Konsum, z. B. in der Adoleszenz, zu einer nachhaltigen Beeinträchtigung der Lernkarriere und des Lebensweges führt, ist das – wie klinische Erfahrung zeigt – eher ein Symptom für eine zugrunde liegende psychische Störung und pathogene Familienstruktur, welche spezifischer Behandlung bedürfen (Böllinger 2005).

3.1.3 Unbeabsichtigte Nebenwirkungen der Drogenprohibition

Aus dem eben Gesagten ergibt sich, dass körperliche und psychische Schädigungen durch Drogenkonsum je spezifisches Resultat eines komplexen, psychosozialen Wechselwirkungs- und Vernetzungsprozesses von Akteuren sind (Latour 2010). An diesem haben die durch die Prohibition erzeugten sozialen, normativen und situativen Strukturen (Setting) einen sehr erheblichen Anteil. Insbesondere die Kriminalisierung bewirkt direkte Gefährdungen und Schädigungen der Konsumenten: bei Heroin ist häufigste Todesursache Überdosierung mangels Kontrollierbarkeit des Wirkstoffgehalts; prekäre Konsumbedingungen und Spritzenmehrgebrauch verursachen HIV- und Hepatitis-C-Infektionen, schwerwiegende Abszesse. Aufgrund der Substitutionsbehandlung, also eines gesundheitsrechtlich strukturierten Programms, sind sowohl die Todesrate als auch sonstige soziale und gesundheitliche Probleme stark zurückgegangen. Bei Schwarzmarkt-Cannabis haben profitsteigernde, jedoch wirklich gesundheitsschädliche Beimengungen wie Blei, Glassplitter und Nitrate zugenommen. Ganz allgemein verunmöglicht die Prohibition sachgerechten Verbraucher-, Jugend- und Gesundheitsschutz: Es existieren weder Herstellungs- und Vertriebskontrolle noch „Beipackzettel"; adäquate

Notfallbehandlung bei Problemen wie Überdosierung etc. ist stark erschwert.

Die Drogenrepression ist enorm teuer: Fundierte Schätzungen der für Drogenbekämpfung in Deutschland aufgewandten Gesamtausgaben von Bund und Ländern belaufen sich auf 3,7 bis 4,6 Milliarden Euro. Lediglich 10 bis 20 % davon werden für Hilfen aufgewandt, 80 bis 90 % für Repression (Mostardt et al. 2010). Mittlerweile beschweren sich Kriminalbeamte über die verschwendete Zeit für die massenhafte Bearbeitung von Cannabis-Bagatellfällen, die dann doch von den Staatsanwaltschaften eingestellt werden (Bund Deutscher Kriminalbeamter 2015). Außerdem weisen etwa 10 Prozent unserer gesamten Staatsausgaben für den Bereich der öffentlichen Sicherheit und Ordnung einen Bezug zu illegalen Drogen auf. Und ca. 40 % aller Strafvollzugsinsassen sind dort in irgendeinem Zusammenhang mit illegalen Drogen, insbesondere wegen Beschaffungskriminalität. Umgekehrt beginnen viele Strafgefangene erst unter den Bedingungen des Strafvollzugs mit problematischem Drogenkonsum. Solche Faktizität und die steigenden Kriminalisierungsziffern zeigen: Entgegen der Absicht des Gesetzgebers sind Endkonsumenten unverhältnismäßig von Kriminalisierung und das Leben beeinträchtigender Stigmatisierung betroffen. Das Entkriminalisierungsgebot des BVerfG von 1994 ist wirkungslos geblieben.

3.1.4 Globale Kollateralschäden

Der von den USA erklärte „Krieg gegen die Drogen" ist gescheitert (www.globalcommissionondrugs.org/reports). Die USA haben seit den Siebzigerjahren jeweils dreißig bis zuletzt 40 Milliarden Dollar jährlich dafür ausgegeben, Dealer und Konsumenten strafrechtlich zu verfolgen und psychoaktive Pflanzen zu zerstören. Trotzdem sank in dieser Zeit der Straßenpreis für harte Drogen kontinuierlich und werden so viele Drogen konsumiert wie nie zuvor. Rund 400 Milliarden Euro werden laut Internationalem Währungsfonds (IWF) jährlich mit Drogenhandel umgesetzt. Kontrolliert wird er von eigendynamisch wachsenden Mafia-Formationen und terroristischen Organisationen. In Mexiko, Guatemala und anderen mittelamerikanischen Staaten hat der Drogenkrieg seit 2007 geschätzt mehr als 70.000 Menschenleben gekostet und partiell Anarchie erzeugt (Süddeutsche Zeitung 28.02.2015). Die Opiumproduktion in Afghanistan hat trotz aller Gegenmaßnahmen immer weiter zugenommen, sodass der Heroinpreis weltweit gesunken ist. Die Drogennachfrage konnte weder bei uns noch weltweit wirksam reduziert werden, sie ist aber auch nicht – wie von der Drogengesetzgebung irrtümlich angenommen – weder katastrophal gestiegen noch zur weltweiten Epidemie ausgeartet. Die Drogenkriminalität mit ihren unangenehmen Ausformungen – z. B. Wohnungseinbrüchen und Raubtaten – hat zwar zeitweilig immer mehr zugenommen, jedoch im Zusammenhang mit partieller Entkriminalisierung von Heroinabhängigen durch Substitutionsprogramme wiederum deutlich abgenommen. Parallelen zur Alkoholprohibition in den USA der zwanziger Jahre sind deutlich. Der Kampf gegen Schwarzmarkt und Drogenkriminalität hat allenfalls punktuelle ‚Erfolge' bei Kleinkriminellen. Die ökonomisch mächtigen Kräfte dahinter entwickeln extreme globalisierte und faktisch unkontrollierbare Schattenwirtschaften und -regime mit weiterer Folgekriminalität und destabilisierenden Auswirkungen auf globale Finanzmärkte ebenso wie nationale Volkswirtschaften. Derweil werden staatliche Strukturen, Demokratie und Rechtsstaatlichkeit nachhaltig beschädigt. Regierungen, Streitkräfte, Polizei und Justiz in „Narco-Staaten" sind durch die Drogenmafia korrumpiert, Grenzen zwischen legalen und illegalen Strukturen verschwimmen. Geldwäschekontrolle hat sich als praktisch wirkungslos herausgestellt: Zu vielfältig sind Umgehungs- und Korruptionsmöglichkeiten. Und es existiert ein informelles, jegliche Kontrolle unterlaufendes Schatten-Bankensystem, das Havala-System (Süddeutsche Zeitung 28.02.2015; Bundesfinanzministerium 2004).

3.2 Keine Erforderlichkeit zur Bekämpfung von Gesundheitsgefahren

Die fehlende Eignung des Drogenstrafrechts macht die gesetzlichen Vorschriften an sich bereits illegitim. Darüber hinaus fehlt es auch mangels Erforderlichkeit an der Legitimität von §§ 29 ff. BtMG. Dies ergibt sich zum einen daraus, dass verschiedene außerstrafrechtliche Formen des Umgangs mit dem Problem sich als wirksam erwiesen haben. Zum anderen beweisen mehrere ausländische Beispiele, dass völlige Entkriminalisierung des Drogenbesitzes zum Eigengebrauch keineswegs zur Zunahme des Gebrauchs führt. Schließlich ist zu berücksichtigen, dass Strafrecht angesichts des universellen menschlichen Begehrens nach Genuss zur Verhaltenssteuerung nicht nur nicht geeignet, sondern auch nicht erforderlich ist. Dazu im Einzelnen das Folgende.

3.2.1 Zweckmäßigere Alternativen

Die erwähnte 8:2 bzw. 9:1-Relation hinsichtlich der Kosten für Repression im Vergleich zu den anderen drei Säulen der Drogenpolitik zeigt: Es gibt keine ausreichende Erforschung und Implementation alternativer Interventionsmöglichkeiten. Diesbezüglich ist die drogenpolitische Umsteuerung überfällig. An interdisziplinärer und interaktioneller Analyse von „drug, set and setting" sowie entsprechender Folgenreflexion orientierte Alternativen sind zwar verfügbar; sie müssen jedoch noch genauer erforscht und einzelfall- sowie substanzspezifisch gestaltet werden (Bartsch 2014). Etablierte Methoden der Prävention müssen erweitert werden: Offene und realistische statt dämonisierende und polarisierende Aufklärung in Familie und Schule muss durch Entkriminalisierung und sachgerechte Didaktik überhaupt erst ermöglicht werden. Dasselbe gilt für medizinisch und psychotherapeutisch sachgerechte statt vorenthaltende oder ausgrenzende Behandlung des Abhängigkeitssyndroms. Drittens müssen harm-reduction-Methoden weiterentwickelt werden, die sich ja bisher schon als erfolgreich erwiesen haben. Als Beispiel für den Erfolg wissenschaftlich begründeter Politik lässt sich die deutsche AIDS-Politik seit 1982 anführen. In der Kontroverse zwischen dem Modell „Aufklärung und Gesundheitspolitik" und der strafrechtlich-repressiven Strategie, einschließlich der Lagerunterbringung und Quarantäne von AIDS-Kranken, setzte sich zum Glück seinerzeit die Bundesministerin Süßmuth als Wissenschaftlerin gegen den bayrischen Hardliner Minister Gauweiler durch. Ähnlich der Alkoholpolitik geht es, Erwachsene betreffend, um die Förderung von Drogenmündigkeit. Forschung mit dem Ziel der Verbesserung der entsprechenden Methoden muss finanziell noch stärker gefördert werden.

Etwas anderes gilt hinsichtlich der spezifischen Gesundheitsgefahren für Jugendliche. Auf dem heutigen Stand der Wissenschaft ist, wie gezeigt, davon auszugehen, dass frühzeitiger und exzessiver Cannabis-Konsum Psychosen auslösen und kognitive Beeinträchtigungen nach sich ziehen kann. Schon ein begründeter Verdacht, dass Jugendliche bei regelmäßigem und hoch dosiertem Konsum von Cannabis besonders gefährdet sind, muss deshalb ausreichen, hier besondere Maßnahmen des Jugendschutzes und präventiver Psychotherapie zu ergreifen, welche diejenigen der aktuellen Alkoholprävention in Effizienz und Nachhaltigkeit übertreffen.

Strafrecht, als die bisher extrem überwiegende, „vierte Säule" gesellschaftlichen Umgangs, muss, um seine kontraproduktiven Wirkungen zu minimieren, auf Vorschriften reduziert werden, welche das für den Ausbau der drei anderen Säulen zu schaffende Verwaltungsrecht flankieren.

3.2.2 Faktische Feldexperimente mit (Quasi-)Legalisierung

Ein weiteres Argument gegen die Erforderlichkeit des Drogenstrafrechts ist, dass sich der Wandel im Drogenkonsum langfristig als nahezu unabhängig von strafrechtlicher Prohibition erwiesen hat. Wirksam waren hingegen vereinzelte, lokal begrenzte Regelungen betreffend harm reduction, z. B. Spritzenvergabe, Drogenkonsumräume für Heroinabhängige etc. Dies ist wissenschaftlich gut fundiert, und zwar insbesondere durch die Untersuchung faktischer Veränderungen in der Konsumrealität (Stöver 2014). Besonders bedeutsam sind auch die Evaluation rechtlicher Entkriminalisierungsmaßnahmen sowie weltweite Ansätze zur Legalisierung. Dazu einige

Beispiele (Europäische Drogenbeobachtungsstelle Lissabon 2015):

Zu nennen ist an erster Stelle Deutschland: Seit 1994 ist der Besitz geringer Mengen zum Eigengebrauch bei gelegentlichem Konsum von der Strafverfolgung ausgenommen (gebundenes Opportunitätsprinzip). Gleichwohl hat der Heroinkonsum drastisch abgenommen. Cannabis-Konsum hat laut Umfragen im Zuge einer Alkohol-Mode („Koma-Saufen") abgenommen, obwohl die PKS-Statistik in den letzten Jahren einen Anstieg verzeichnet. Die Statistik gibt insofern nur Auskunft über proaktives Polizeiverhalten. Jedenfalls ist die „Drogenwelle", der befürchtete Dammbruch, nicht eingetroffen. Die jetzt beobachtete Steigerung beim Amphetamin-Gebrauch hat weder positiv noch negativ mit Strafandrohung, sondern ebenfalls mit Moden und Trends sowie mit Polizeiaktivität zu tun (Reinarman et al. 2004).

Das niederländische System der *Coffee Shops* ist das nächstliegende Vergleichsobjekt. Es beruht darauf, dass in Erfüllung der internationalrechtlichen Vorgaben der UN-Drogenkonvention von 1988 die materielle Strafbarkeit der Abgabe von Cannabis beibehalten wird; jedoch haben im rechtlichen Rahmen politisch vereinbarter, strafprozessrechtlicher Opportunitätsregeln bestimmte Gemeinden die Abgabe in den *Coffee Shops* und Besitz von der Strafverfolgung freigestellt. Hinzu kommt ein System von Lizensierung, Kontrolle und Besteuerung der „geduldeten" Händler. Der Cannabis-Konsum hat sich in der Bevölkerung seither nicht erhöht, sondern gleichfalls innerhalb nicht-signifikanter Margen geschwankt. Dass die Rechtslage seit 2012 im Sinne schärferer Kontrolle und Hinderung des Erwerbs durch Ausländer mehrfach verschärft wurde, hat ausschließlich mit den Rechtsdifferenzen innerhalb der EU zu tun: heftige öffentliche Angriffe, vor allem aus Schweden, bewirkten dies. Das niederländische *Experiment* blieb im Kern akzeptiert und erhalten (Cohen and Sas 1997).

In Portugal sind der Konsum aller Drogen und der Besitz geringer Konsummengen seit über zehn Jahren entkriminalisiert. Die Erfahrungen sind positiv: es gab keine Erhöhung der Konsumquoten. Primäres Ziel ist es, den abhängigen oder sich selbst gefährdenden Konsumenten, falls nötig, in eine therapeutische Maßnahme zu überführen. In Spanien wurden Konsum und Besitz zum Eigenkonsum nach mehrfachen wirkungslosen Verschärfungen des Drogenstrafrechts 1988 entkriminalisiert. Es wurden i. S. des *harm-reduction*-Konzepts Konsumräume und Spritzenvergabe für Heroin-Abhängige eingeführt. Das Therapiesystem wurde ausgebaut. Privater Anbau von Cannabis wurde erlaubt. Eine Steigerung des Drogenkonsums hat es daraufhin nicht gegeben. Auch die Tschechische Republik entkriminalisierte durch Gesetz vom 1. Januar 2010 den Besitz von geringen Mengen zum Eigenbedarf.

Insgesamt ist festzustellen, dass Entkriminalisierungsmaßnahmen nicht zu einem höheren Gebrauch von Drogen geführt haben. HIV und Aids konnten eingedämmt werden. Die Anzahl von Drogentoten hat sich drastisch vermindert. Kriminalisierung und Stigmatisierung von Drogenkonsumenten nahm ab (Europäische Drogenbeobachtungsstelle Lissabon 2015).

In den USA, den eigentlichen Protagonisten der Prohibition, zeichnen sich bemerkenswerte Entwicklungen ab: In mindestens 22 Staaten ist Cannabis als Medizin erlaubt worden; 60 % der US-Bürger sind inzwischen für eine Legalisierung. In Washington, Colorado, Alaska und Oregon sowie Washington D.C. sind der Handel und Besitz von Cannabis zum Eigenbedarf bei strikter, an *public-health*-Grundsätzen orientierter Regulierung legalisiert sowie die Besteuerung des Handels eingeführt worden. Gleichartige Volksabstimmungen stehen in Kalifornien und anderen Staaten bevor. Eine Parlamentskommission des Staates Vermont hat die wissenschaftliche Auswertung des Verlaufs in Colorado studiert und daraufhin ohne Weiteres eine Gesetzgebung zur entsprechenden Legalisierung auf den Weg gebracht (www.mpp.org/states/vermont). Die Obama-Regierung hat den Paradigmen-Wechsel vom „Krieg gegen die Drogen" hin zu gesundheitspolitischen Strategien des *public health*-Ansatzes vollzogen und die Regulierung in den Einzelstaaten nicht in Frage gestellt. Mittelamerikanische Regierungen sprechen sich zunehmend für die Legalisierung von Cannabis aus. Uruguay hat als erster Staat weltweit Cannabis gesetzlich reguliert (http://en.wikipedia.org/wiki/Legality_of_cannabis_by_country. Zugegriffen am 29.02.2015).

3.2.3 Psychologische Forschung zur Wirkung von Gesetzen

Alle Untersuchungen deuten darauf hin: Drogenkonsumverhalten ist durch Repression, also durch Abschreckung und Angst vor der Übelszufügung Strafe, überhaupt nicht oder nur in geringstem Umfang zu mindern. Umgekehrt ist die Annahme aus psychologischer Sicht unhaltbar, durch Legalisierung und entsprechend restriktive Regulierung würde „das falsche Signal gesetzt", die Tendenz Drogen zu konsumieren also erst erzeugt. Weiter erforscht werden muss, in welchem Maße der gemessene Verbrauch jeweils auch durch jugendtypischen Protest, durch Neugier und Ausweichen auf leichter erhältliche oder transportierbare Substanzen mitbedingt ist. Eine große Rolle spielen jedenfalls spezifische Verhaltensweisen in lebensgeschichtlichen Umbrüchen, insbesondere der Pubertät, und damit einhergehende schichtspezifische, subkulturelle und vor allem auch gruppendynamische Prozesse.

Nur kurz streifen will ich ein Gebiet, welches noch genauer zu recherchieren wäre: Wie und unter welchen Bedingungen wirken überhaupt Normen, insbesondere solche des Strafrechts. Es handelt sich hier um „opferlose Delikte", wo allenfalls Selbstschädigung in Frage steht, und sonstige wirksame, von Sozialisation abhängige Elemente – wie Fremdschädigung, Einfühlung, soziale Rücksichtnahme und Vernunft – keine Rolle spielen. Wo es um Genuss, Gruppenzugehörigkeit und erst Recht um Sucht geht, ist die Nachfrage nicht zu beeinflussen. Die bewusstseinsbildende Wirkung des Drogenverbots, wie positive Generalprävention sie intendiert, ist jedenfalls kaum nachweisbar. Nicht die Tatsache und Intensität der Strafverfolgung, sondern jugend- und subkulturelle Bewegungen, Moden, *peer groups* sind für Anstieg oder Rückgang von Konsuminzidenz und -prävalenz verantwortlich. Dem Argument, das Suchtpotenzial von Cannabis-Konsum sei durch die Anzahl der Kontakte zu Drogenberatungsstellen bewiesen, ist entgegenzuhalten: In vielen Fällen ist dies Folge gerichtlicher Weisungen oder Empfehlungen, ohne dass eine echte Indikation bestünde. Allerdings bleibt dieser Bereich genauer zu erforschen.

3.3 Keine Proportionalität – Verhältnismäßigkeitsprüfung im engeren Sinne

Auszugehen ist von einer veränderten Faktenlage ebenso wie von einer Entwicklung in der verfassungsrechtlichen und strafrechtstheoretischen Erkenntnis und Betrachtungsweise.

Es muss vom Gesetzgeber ebenso wie vom BVerfG erwartet werden, dass nicht nur der Schutz von Rechtsgütern in guter Absicht und idealisierender Weise mit traditionellen Mitteln der Strafzwecke – General- und Spezialprävention – in den Blick genommen wird. In die Abwägung einbezogen werden muss auch die Wirklichkeit, so wie sie hier skizziert wurde: die wahren Folgen von Prohibition und Kriminalisierung (Heckmann 1997). Der Kampf gegen Drogen kann nicht gewonnen werden, denn es geht um menschliches Verhalten als Objekt der Beeinflussung. Menschen werden – wie schon seit 5000 Jahren – immer Drogen konsumieren wollen und dafür Risiken auf sich nehmen. Man kann nicht vier bis acht Millionen Gebraucher von Cannabis kriminalisieren, von denen nur 1–4 % gegebenenfalls ein Gesundheits- oder Abhängigkeitsrisiko haben. Solche Risiken können, wenn man effizient sein will und die Folgen reflektiert, nur gesundheitspolitisch und -rechtlich angegangen werden. Gesundheitsorientiertes Verhalten lässt sich nicht durch Angst und Repression erzwingen. Wenn dem so wäre, könnte man mit guter Aussicht vor allem Alkoholkonsum, Essstörungen, riskante Sportarten etc. kriminalisieren. Das wäre mit dem Freiheitspostulat unserer Verfassung jedoch unvereinbar.

Effektivstes Mittel gegen den Drogenhandel ist es, dem extrem profitablen Geschäft die Basis zu entziehen. Der einzig mögliche Weg dafür ist, den Konsum und das notwendige Maß des Handels zu legalisieren. Die Rahmenbedingungen können dann, vergleichbar dem Arzneimittel-, Lebensmittel- und Chemikalienrecht, gesundheits- und verbraucherschutzrechtlich angegangen werden. Solche verwaltungsrechtlichen Gesetze können und müssen dann durch Strafandrohungen flankiert werden. Sie müssen vor allem mit ausreichender Finanzausstattung implementiert werden. Nur die Entkriminalisierung von Rauschgift wird den mörderischen Kartellen allmählich den Boden entziehen können. Mit militärischen Mitteln lassen sie sich nicht besiegen. Restprobleme werden immer bleiben: Es gibt Schwarzmarkt und Schmuggel mit legalen Drogen und Medikamenten. Diese Dimensionen sind aber, wie die Erfahrung zeigt, beherrschbar. Bei den verfestigten Strukturen der global operierenden Organisierten Kriminalität wird auch diesbezüglich eine Verminderung viel Zeit beanspruchen; jedoch muss ein Anfang gemacht werden.

Das BVerfG formulierte 1994 die Vermutung, Strafbewehrung könne das Konsumverhalten durch positive und negative General- und Spezialprävention zumindest mindern. Der Gesetzgeber habe insoweit einen Beurteilungs- und Gestaltungsspielraum. Eine solche Begründung genügt angesichts des Standes der Forschung und der Strafrechtswissenschaft nicht mehr, insbesondere seit der grundlegenden Untersuchung von Nestler 1998 (s. a. Hassemer, Nomos-Kommentar STGB, Vorbem. § 1). Auch wenn sich das BVerfG in begreiflicher Weise aus dem eigentlichen politischen Willensbildungsprozess heraushält, bleibt der Gesetzgeber zur verfassungsrechtlichen Überprüfung und Abwägung auf aktueller Erkenntnisbasis verpflichtet. Solche Vermutungen sind im Übrigen unwiderleglich und begründen eine angesichts des strafrechtlichen Tatbegriffs verfassungswidrige Verdachtskriminalisierung. Im Zuge einer parlamentarischen Überprüfung wären sicherlich weitere relevante Aspekte noch gründlicher zu untersuchen.

Das grundrechtliche Prinzip *nihil nocere* – der Staat darf seine Bürger nicht schädigen – findet heute allgemein stärkere Beachtung und es gibt eine größere Sensibilität und Skepsis gegenüber staatlicher Eigenmächtigkeit und Einschränkungen des Selbstbestimmungsrechts. Die Vereinbarkeit eines Gesetzes mit den Menschenrechten kann nicht allein an den guten Absichten des Gesetzgebers gemessen werden. Auch durch die umrissenen Kollateralschäden können Grund- und Menschenrechte in unverhältnismäßiger Weise faktisch beeinträchtigt werden. Der Schutz unserer Bevölkerung vor dem Konsum gefährlicher Drogen rechtfertigt nicht die Inkaufnahme tausendfacher Morde, die Zerstörung und Zersetzung ganzer Staaten, die Unterwanderung des Rechts und der Wirtschaft durch kriminelle Investoren, die Finanzierung von Terror und Aufständen, die wachsende Macht weltumspannender krimineller Organisationen – um nur die schwerwiegendsten Folgen der Prohibition zu nennen. Angesichts seiner maßlosen Kollateralschäden darf der „Krieg gegen die Drogen" mit den Mitteln des Strafrechts nicht weitergehen.

3.4 Fazit: Rechtliche, soziale und ökonomische Irrationalität der Prohibition

Die Strafrechtsbewehrung des Umgangs mit als illegal definierten Drogen ist nicht mehr zeitgemäß. Sie verstößt gegen das Verhältnismäßigkeitsprinzip des Grundgesetzes in allen drei Unterprinzipien. Die unterkomplexe, ungeeignete Drogenpolitik ist hinsichtlich der erklärten Ziele gescheitert. Die Konsequenzen der Drogenbekämpfung sind gefährlicher als die Drogen selbst. Der Staat schafft die Voraussetzungen und Rahmenbedingungen, einen Nährboden, innerhalb dessen sich eine höchst destruktive Entwicklung entfalten kann. Wir haben seit langem ein massives Drogenpolitikproblem: Geduldet werden die Existenz, die Gewalt, die Anarchie des Drogenschwarzmarktes – zu Lasten eines an sich möglichen Verbraucher- und Jugendschutzes. Die durch das Drogenverbot bewirkten gesundheitlichen und sozialen Schädigungen werden verleugnet (Quensel 2006).

Wissenschaftliche Erkenntnis zeigt gleichwohl, dass die tatsächlichen Gefährdungen durch bislang illegale Drogen – ebenso wie solche durch Medikamente und Alkohol – besser durch gesundheitsrechtliche Regulierung mit akzessorischer ordnungs- oder strafrechtlicher

Sanktionierung sowie mit adäquater Prävention und Risiken minderndem Jugend- und Verbraucherschutz sowie Hilfen und Behandlung zu bewältigen sind. Daraus resultiert die Notwendigkeit einer umfassenden Entkriminalisierung des Drogenumgangs, drogenspezifischer Regulierung und gesundheitsrechtlicher Bewältigung der Drogenrisiken. Der Gesetzgeber ist gefordert, beraten von den Wissenschaften den Paradigmenwechsel zu gestalten.

Literatur

Albrecht, P. A. (1988). Das Strafrecht auf dem Weg vom liberalen Rechtsstaat zum sozialen Interventionsstaat. *Kritische Vierteljahresschrift für Gesetzgebung und Rechtswissenschaft, 3*(2), 182–209.

Bartsch, G. (2014). Stellungnahme zu BT-Drucksache 18/1613. *Ausschussdrucksache, 18*(14), 0067(7).

Böllinger, L. (1991). Betäubungsmittelstrafrecht, Drogenpolitik und Verfassung. *Kritische Justiz, 24*(4), 393–408.

Böllinger, L. (1994). Grenzenloses symbolisches Strafrecht – zum Cannabis-Beschluß des Bundesverfassungsgerichts. *Kritische Justiz, 27*(4), 405–420.

Böllinger, L. (2005). Gebrauch und Abhängigkeit von illegalen Drogen – Ansätze einer metapsychologischen Eingrenzung. *Psyche, 59*(6), 491–533.

Böllinger, L. (2014). Die Funktionalität der kollektiven Drogenphobie. In H. Schmidt-Semisch & H. Hess (Hrsg.), *Die Sinnprovinz der Kriminalität* (S. 95–106). Wiesbaden: Springer VS.

Bund Deutscher Kriminalbeamter. (2015). Erklärung zum Anschluss an die Resolution der 122 deutschen Strafrechtslehrer. https://www.bdk.de/der-bdk/positionspapiere/drogenpolitik/Stellungnahme%20BDK%20Betraeubungsmittelrecht.pdf. Zugegriffen am 29.04.2015.

Bundesfinanzministerium. (2004). Der Missbrauch des Finanzsystems durch ‚Underground Banking'. *Monatsbericht, 10*, 77–87.

Bundeskriminalamt. (2014). *Polizeiliche Kriminalstatistik 2013*. Berlin: Bundesministerium des Innern.

Burghardt, P., Schaepp, S., & Schulz, R. (28. Februar/1. März 2015). Stoff ohne Grenzen. *Süddeutsche Zeitung, 49*, 13–14.

Cohen, P., & Sas, A. (1997). Cannabis use, a stepping stone to other drugs? The case of Amsterdam. In L. Böllinger (Hrsg.), *Cannabis Science/Cannabis Wissenschaft. From Prohibition to Human Right/Von der Prohibition zum Recht auf Genuß* (S. 49–82). Frankfurt a. M.: Peter Lang.

Duttge, G., & Steuer, M. (2014). Legalisierung von Cannabis: Verkommt Deutschland zu einer berauschten Gesellschaft? *Zeitschrift für Rechtspolitik, 47*(6), 181–188.

Europäische Drogenbeobachtungsstelle Lissabon EMCDDA. (2015). Europäischer Drogenbericht 2014. www.emcdda.europa.eu/edr2014. Zugegriffen am 29.02.2015.

Grotenhermen, F. (2014). Non-psychological adverse effects. In R. Pertwee (Hrsg.), *Handbook of cannabis* (S. 674–691). Oxford: Oxford University Press.

Grotenhermen, F., & Müller-Vahl, K. (2012). The therapeutic potential of cannabis and cannabinoids. *Deutsches Ärzteblatt International, 109*(29–30), 495–501.

Gülzow, H. (1978). *Drogenmissbrauch und Betäubungsmittelgesetz*. Heidelberg: Kriminalistik Verlag.

Haffke, B. (1990). Gesundheitsbegriff und Neokorporatismus. *Medizinrecht, 8*, 243–250.

Hall, W., & Degenhardt, L. (2012). Extent of illicit drug use and dependence, and their contribution to the global burden of disease. *The Lancet, 379*(1), 55–70.

Hall, W., & Swift, W. (2002). Measures of dependence. In F. Grotenhermen & E. Russo (Hrsg.), *Cannabis and cannabinoids. Pharmacology, toxicology, and therapeutic potential* (S. 257–268). Binghamton/New York: Haworth Press.

Hassemer, W. (1993). Entkriminalisierung im Betäubungsmittelstrafrecht. *Kritische Vierteljahresschrift für Gesetzgebung und Rechtswissenschaft, 76*(2), 198–203.

Heckmann, D. (1997). *Geltungskraft und Geltungsverlust von Rechtsnormen: Elemente einer Theorie der autoritativen Normgeltungsbeendigung*. Tübingen: Mohr Siebeck.

Jakobs, G. (1991). *Strafrecht Allgemeiner Teil*. Stuttgart: Kohlhammer.

Kleiber, D., & Kovar, K.-A. (1997). *Auswirkungen des Cannabiskonsums*. Stuttgart: Wissenschaftliche Verlagsgesellschaft.

Kleiber, D., & Soellner, R. (1998). *Cannabiskonsum, Entwicklungstendenzen, Konsummuster und Risiken*. Weinheim: Juventa.

Köhler, M. (1992). Freiheitliches Rechtsprinzip und Betäubungsmittelstrafrecht. *Zeitschrift für die Gesamte Strafrechtswissenschaft, 104*(1), 3–64.

Krumdiek, N. (2006). *Die national- und internationalrechtliche Grundlage der Cannabisprohibition in Deutschland*. Münster: LIT Verlag.

Latour, B. (2010). *Eine neue Soziologie für eine neue Gesellschaft*. Frankfurt a. M.: Suhrkamp.

Lüderssen, K., & Lüderssen, K. (1995). Das Recht über sich selbst. In K. Lüderssen (Hrsg.), *Abschaffen des Strafens* (S. 120–146). Frankfurt a. M.: Suhrkamp.

Maurach, R., Schröder, F.-C., & Maiwald, M. (1991). *Strafrecht Besonderer Teil*. Stuttgart: Kohlhammer.

Meyer-Thompson, H.-G. (2014). Stellungnahme zu BT-Drucksache 18/1613. *Ausschussdrucksache, 18*(14), 0067(5).

Mostardt, S., Flöter, S., Neumann, A., Wasem, J., & Pfeiffer-Gerschel, T. (2010). Schätzung der Ausgaben der öffentlichen Hand durch den Konsum illegaler Drogen in Deutschland. *Gesundheitswesen, 72*, 886–894. doi:10.1055/s-0029-1243212.

Nestler, C. (1998). Grundlagen und Kritik des Betäubungsmittelstrafrechts. In A. Kreuzer (Hrsg.), *Handbuch des BtM-Strafrechts* (S. 697–860). München: C.H. Beck.

Nutt, D., King, L. A., Saulsbury, W., & Blakemore, C. (2007). Development of a rational scale to assess the harm of drugs and of potential misuse. *The Lancet, 369*, 1047–1053.

Nutt, D., King, L. A., & Phillips, L. D. (2010). Drug harms in the UK: A multicriteria decision analysis. *The Lancet, 376*, 1558–1565.

Pieroth, B., & Schlink, B. (2014). *Grundrechte. Staatsrecht II*. München: C.H. Beck.

Power, R. A., Verweij, K. J., Zuhair, M., Montgomery, G. W., Henders, A. K., Heath, A. C., Madden, P. A., Medland, S. E., Wray, N. R., & Martin, N. G. (2014). Genetic predisposition to schizophrenia associated with increased use of cannabis. *Molecular Psychiatry, 19*(11), 1201–1204.

Quensel, S. (2006). Moderne Gladiatoren. Ein Cannabis-Disput. *Monatsschrift für Kriminologie, 89*, 291–313.

Reinarman, C., Cohen, P. D. A., & Kaal, H. L. (2004). The limited relevance of drug policy: Cannabis in Amsterdam and in San Francisco. *American Journal of Public Health, 94*(5), 836–842.

Roxin, C. (1994). *Strafrecht Allgemeiner Teil*. München: C.H. Beck.

Sachs, M. (2014). *Grundgesetz*. München: C.H. Beck.

Schneider, H. (1994). Zum Cannabis-Beschluss des Bundesverfassungsgerichts. *Strafverteidiger, 14*, 456–461.

Stöver, H. (2014). Stellungnahme zu BT-Drucksache 18/1613. *Ausschussdrucksache, 18*(14), 0067(8).

Thomasius, R. (2014). Stellungnahme zu BT-Drucksache 18/1613. *Ausschussdrucksache, 18*(14), 0067(9).

Weber, G., & Schneider, W. (1997). *Herauswachsen aus der Sucht illegaler Drogen*. Düsseldorf: Nordrhein-Westfälisches Ministerium für Arbeit/Gesundheit und Soziales.

Wesemann, H. (2014). Legalize it! Entgegnung zu Duttge/Steuer ZRP 2014. *Zeitschrift für Rechtspolitik, 47*, 181–184.

Zinberg, N. (1984). *Drug, set and setting. The basis for controlled intoxicant use*. Yale: Yale University Press.

Zurhold, H., Verthein, U., & Reimer, J. (2013). Medizinische Rehabilitation Drogenkranker gemäß § 35 BtMG („Therapie statt Strafe"): Wirksamkeit und Trends. Bundesministerium für Gesundheit. https://www.bundesgesundheitsministerium.de/fileadmin/dateien/Publikationen/Drogen_Sucht/Forschungsberichte/Abschlussbericht_Medizinische_Rehabilitation.pdf.

Drogenkleinhandel und Social Supply

Bernd Werse und Gerrit Kamphausen

Zusammenfassung

Die Wege, über die illegale Drogen den Endverbraucher erreichen, sind vielfältig: Während insbesondere unter sozial unauffälligen Personen ein erheblicher Teil der Drogen den Konsumenten durch Mitkonsum oder Schenkungen unentgeltlich erreicht, findet auch die Mehrheit der Verkaufsakte von Konsument zu Konsument statt. Nicht selten wird dabei kein oder nur ein sehr geringer Profit erzielt. Neben diesen ‚sozialen' Formen der Drogendistribution versorgen sich viele Konsumenten auch über profitorientierte Privatdealer oder Straßendealer, wobei letztere zumeist nur als eher unbeliebte ‚Notlösung' genutzt werden. Die Grenzen zwischen Social Supply und Profitorientierung sind dabei fließend, auch im Verlauf von ‚Dealerkarrieren'. Gewinnzielung als Motiv für das Dealen spielt vor allem bei sozial Unterprivilegierten eine wichtige Rolle. Aufgrund des Charakters einer Mangelwirtschaft nimmt die offene Szene kompulsiver Drogenkonsumenten einen Sonderstatus im Kleinhandelsgeschehen ein, wobei aber auch hier ein nicht geringer Teil der konsumierten Drogen durch andere Konsumenten verkauft wird.

Schlüsselwörter

Illegale Drogen · Drogenhandel · Dealer · Social Supply · Drogenmarkt

Inhalt

1 Einleitung Drogenkleinhandel: Zu den Strukturen der Distribution illegaler Drogen 137
2 Drogenkleinhandel: Erwerbssituationen 139
3 Drogenkleinhandel: Weitergabesituationen und ‚Dealerkarrieren' 140
4 Drogenkleinhandel in der ‚offenen' Szene 143
5 Drogenkleinhandel: Straßenhandel außerhalb ‚offener' Szenen 144
6 Drogenhandel im Internet 144
7 Drogenkleinhandel: Zusammenfassung und Diskussion 147
Literatur 148

1 Einleitung Drogenkleinhandel: Zu den Strukturen der Distribution illegaler Drogen

Der größte Teil aller illegalen Drogen erreicht trotz Verboten, Beschlagnahmungen und Strafverfolgung den Endkonsumenten und wird unentdeckt konsumiert. Daher ist der Kleinhandel als letzter Schritt vor dem eigentlichen Konsum ein Phänomen, das unabhängig von der politischen und juristischen Bewertung besonderer soziologischer

B. Werse (✉) · G. Kamphausen (✉)
Centre for Drug Research (CDR), Goethe-Universität Frankfurt, Frankfurt am Main, Deutschland
E-Mail: werse@em.uni-frankfurt.de; kamphausen@em.uni-frankfurt.de

Erklärung bedarf. Gängige Bilder und Klischees von skrupellosen Drogendealern sind dabei wenig zielführend, nicht zuletzt, weil dieser Teil des Marktes in erheblichem Maße von der Nachfrage der Konsumenten bestimmt ist. Vielmehr ist von einem sozialen Netzwerk der Endverbraucher auszugehen, welches auf persönlicher Bekanntschaft sowie Vertrautheit beruht und in dem die Rollen zwischen Konsumenten und Dealern schnell wechseln bzw. verschwimmen können. Freundschaftsdienste, Einladungen und Schenkungen, unentgeltliche bzw. nicht gewinnorientierte Weitergabe und Eigenbedarfsdeckung durch Kleinhandel dominieren dieses Marktsegment. In der englischsprachigen Fachliteratur werden dafür die Begriffe „social supply" (Coomber und Turnbull 2007) und „minimally commercial supply" (Coomber und Moyle 2014) verwendet. Der Begriff ‚supply' ist in diesem Zusammenhang schwierig zu übersetzen, da er ein Spektrum von ‚Bedarf' über ‚Angebot' bis ‚Versorgung' abdeckt. Aus Sicht der Annahme bzw. des Erwerbs handelt es sich bei Social Supply am ehesten um ‚soziale Bedarfsdeckung', aus Sicht der Weitergabe aber eher um ein ‚soziales Angebot'. Social Supply ist in der Regel assoziiert mit fehlender Profiterzielung. Minimally Commercial Supply bezieht sich auf Verkaufsakte, aus denen der ‚Händler' nur einen geringen Profit, z. B. in Form von kostenlosen Drogen, für sich selbst erzielt. Auf Deutsch würde man solche Personen am ehesten als ‚Kleinstdealer' bezeichnen. Hauptsächliche Intentionen für solche Arten der Distribution sind zum einen ‚Freundschaftsdienste' unter befreundeten Konsumenten, zum anderen die Deckung des eigenen Drogenbedarfs (Murphy et al. 1990).

Zusammenfassend können diese Personen auch als ‚user-dealer', also Konsumenten-Dealer bezeichnet werden. Diese Charakterisierung wird indes nicht nur für sozial unauffällige Drogenkonsumenten verwendet, sondern auch für solche, die dem Umfeld der intensiv ‚harte Drogen' Konsumierenden aus ‚offenen Szenen' zuzuordnen sind (Power 1996). Ergebnisse aus diversen Befragungen deuten darauf hin, dass die Distribution über andere Konsumierende unter sozial Unauffälligen rund zwei Drittel bis drei Viertel des Endverbrauchermarktes ausmachen dürfte (Werse 2008a) während Angehörige der ‚offenen Szene' weit überwiegend den Straßenhandel nutzen – wenngleich ein nennenswerter Anteil durchaus als User-Dealer in Erscheinung tritt (Bernard und Werse 2013; Werse und Egger 2015; Thane et al. 2009).

Grundsätzlich ist davon auszugehen, dass der illegale Drogenhandel in einen Import- und Großhandel einerseits und einen Klein- bzw. Verteilerhandel andererseits aufgeteilt ist (Hess 2008). Beide sind ökonomisch aufeinander angewiesen, kein Bereich könnte ohne den anderen existieren. Aber sie bleiben mehrheitlich getrennte Welten. Der Großhandel hat kaum Berührungspunkte mit dem Verteilerhandel. Die Akteure des Verteilerhandels scheuen oft vor einem Aufstieg in den Großhandel zurück, weil damit die Auflösung von bisherigen Freundschaftsbeziehungen verbunden sein kann, weil es ein erhöhtes Sanktionsrisiko gibt und aus Angst vor Verwicklungen in eine ‚mafiöse' Welt, die in ihren Vorstellungen genauso stereotyp gefährlich erscheint wie in den Darstellungen der Medien (Hess und Behr 2004; Werse und Bernard 2016). Gleichwohl gibt es Beispiele für derartige ‚Aufstiege' von Kleinhändlern (siehe Abschn. 3) sowie generell den Bereich der mittleren Handelsebenen, in denen diese ‚Welten' aufeinandertreffen (Pearson und Hobbs 2001). Dieses Buchkapitel beschränkt sich indes auf den Bereich des Einzelhandels.

Auch im internationalen Rahmen sind die Wege, auf denen illegale Drogen zum Endverbraucher gelangen, ein ausgesprochen wenig erforschtes Thema. Nachdem zuvor vor allem Abhandlungen über Drogenproduktion in den Herkunftsländern, die Wege des Schmuggels und Strukturen des Großhandels die Fachliteratur dominierten (Adler 1985; Thamm 1986; Kreuzer et al. 1991; Dorn et al. 1992; Green 1996; Curtis und Wendel 2000; Massari 2005), wurde der Endverbrauchermarkt erst in den letzten Jahren häufiger zum Thema. Dabei liegt ein Schwerpunkt auf Personen aus sozial benachteiligten Umfeldern, für die das Dealen eine der wenigen Möglichkeiten ist, Geld zu verdienen (Bucerius 2014; Duck 2014; DeBeck et al. 2014), aber auch die vermutlich weitaus größere Gruppe ‚sozial integrierter' Klein- bis Kleinsthändler wurde verstärkt zum

Thema (Jacinto et al. 2008; Werse 2008a, b; Belackova und Vaccaro 2013; Taylor und Potter 2013). Der Import- und Großhandel ist ökonomisch auf diesen weitgehend im Privaten stattfindenden Klein- und Verteilerhandel angewiesen. Aber auch auf den ‚offenen' Drogenszenen braucht der Großhandel die semi-professionellen und unprofessionellen Verteiler. Die lebensweltlichen Ausprägungen der ‚offenen' Drogenszene machen dabei eine eigenständige Beschreibung der Ausprägungen dieses Verteilerhandels nötig. Ein neues Phänomen der Drogendistribution schließlich ist der Versandhandel über das Internet. Dieser unterscheidet sich von den zuvor genannten Ausprägungen des Drogenhandels in vielerlei Hinsicht, sodass hier ebenfalls eine eigene Beschreibung notwendig ist.

2 Drogenkleinhandel: Erwerbssituationen

Von der Nachfrageseite aus betrachtet, ist Drogenhandel zunächst einmal Drogenerwerb zur Befriedigung der eigenen Konsumbedürfnisse. Diese ergeben sich häufig kurzfristig oder sogar spontan. Daher sind innerhalb der Konsumentengruppe Schenkungen, unentgeltliches Mitkonsumieren, Freundschaftsdienste und geteilte Gemeinschaftseinkäufe für die Bedarfsdeckung mindestens ebenso wichtig wie ‚richtige' Einkäufe einzelner Konsumenten bei ‚echten' Dealern. Diese Praktiken der Weitergabe und Annahme von Drogen sind mit gängigen öffentlichen und politisch-juristischen Vorstellungen über die Eigenschaften des Drogenhandels nicht vereinbar, denn diese beruhen häufig auf zwei falschen Unterstellungen: Erstens, dass alle Konsumenten süchtig seien oder zumindest, dass Drogenkonsum per se als problembehaftet zu betrachten sei; und zweitens, dass jede Weitergabe durch professionelle, schwerkriminelle Dealer erfolge, die Profit aus der Sucht der Konsumenten ziehen wollen. Die Realität ist freilich eine andere: Die Mehrheit der Konsumenten erhält ihre illegalen Drogen im direkten Freundes- und Bekanntenkreis (Werse 2008b; Bernard und Werse 2013). Die Nachfrage nach Drogen, also letztlich die Motivation zum Drogenkonsum, ist dabei sehr heterogen: Diese kann z. B. vom gelegentlichen ‚Mitrauchen' auf Partys bis zum ganztägigen Intensivkiffen, vom auf Clubs beschränkten Ecstasygebrauch bis zum abhängigen Stimulanzienkonsum reichen. All diese Konsummuster finden indes in einem sozialen Raum statt, in dem sich im Hinblick auf die Distribution eigene kulturelle Praktiken ausgebildet haben. Insofern könnte „social supply" (sowie kostenlose Partizipation, Schenkungen o. ä.) auch als „cultural supply" bezeichnet werden, wenn dieser nicht nur zweckrational, sondern auch wertrational motiviert ist. Gleichzeitig setzen das Entdeckungsrisiko und das Betrugsrisiko einen Rahmen für den Kleinhandel zwischen einander direkt bekannten Personen, die sich gegenseitig vertrauen und damit die genannten Risiken minimieren. Üblicherweise werden Drogen von Personen gekauft, die man selbst bereits kennt, die ein Freund/Verwandter/guter Bekannter bereits kennt oder, wie im Fall des Einkaufs bei Clubdealern, die zumindest im weitesten Sinne zur eigenen Peergroup gehören. Bei gänzlich fremden Personen werden illegale Drogen nur ungern eingekauft, weil hier das Risiko am größten ist, betrogen, beraubt oder entdeckt zu werden. In dieser personalen Konstellation verschwimmen Angebot und Nachfrage, Verkauf und Erwerb. Wer heute einem Freund die Drogen mit besorgt, kann morgen selbst Bittsteller sein, ganz ohne dass sich einer der Beteiligten selbst als Dealer definiert.

In den Arbeiten, die zum Thema Kleinhandel auf der Konsumentenebene in sozial integrierten Milieus vorliegen, zeigen sich einige bemerkenswerte Resultate (Hamilton 2005; Caulkins und Pacula 2006; Sifaneck et al. 2007; Genterczewsky 2008; Werse 2008a; Belackova und Vaccaro 2013; Taylor und Potter 2013; Coomber und Moyle 2014; Bernard und Werse 2013; Werse und Bernard 2016). So deuten verfügbare Daten aus verschiedenen europäischen und nordamerikanischen Ländern darauf hin, dass ein großer Teil der aktuellen Konsumentinnen und Konsumenten – vor allem derjenigen mit moderaten Konsummustern, die ohnehin einen Großteil dieser Gruppe ausmachen (Pabst et al. 2013) – sich selten oder nie Drogen kaufen, sondern im Rahmen gemeinsamen Konsums an den Vorräten anderer (zumeist häufiger Konsumierenden) partizipieren. Zudem sind auch Schenkungen – etwa wenn ein Konsument einem anderen, dem die Vorräte ausgegangen sind, mit einer kleinen Menge aushilft – nicht selten. Ein nicht unwesentlicher Teil der Drogendistribution findet also komplett auf unentgeltlicher Basis statt.

Aber auch der überwiegende Teil der monetären Transaktionen auf dem Endverbrauchermarkt spielt sich – wie in Abschn. 1 dargelegt – innerhalb von Netzwerken bekannter bzw. befreundeter Personen ab. Auch hier sind die Grenzen fließend, zwischen der Abgabe von Kleinstmengen gegen einen Betrag, der teilweise unter dem Einkaufspreis liegt, über profitlosen Social Supply und Minimally Commercial Supply sowie einer Komplettfinanzierung des Eigenbedarfs bis hin zur Erzielung ‚echter' Profite.

Nicht nur zwischen Konsument und Dealer, sondern auch zwischen Freund und Dealer lassen sich häufig keine eindeutigen Grenzen ziehen, etwa wenn ebenfalls konsumierende Bekannte ins Geschäft einsteigen oder als Dealer bekannte Personen zu Freunden werden. Viele regelmäßige Drogenkonsumenten wissen diese speziellen Beziehungen aufgrund der hohen Bedeutung von Vertrauen im illegalen Markt zu schätzen; zuweilen wird diese ‚Pflicht' zum sozialen Kontakt aber auch als störend empfunden (Werse 2008a). Nicht selten findet Social Supply auf gegenseitiger Basis statt: Aufgrund der Bedingungen des Drogenschwarzmarktes (insbesondere wegen der grundsätzlich eingeschränkten Verfügbarkeit und der Intransparenz des Marktes) kann die individuelle ‚Versorgungslage' stark variieren, weshalb unterschiedliche Personen innerhalb Drogen konsumierender Bekanntenkreise temporär die übrigen Beteiligten mitversorgen. Die Mitversorgung von Freunden wird offenbar angesichts der generellen Bedingungen der Illegalität oft als ‚Ehrensache', also wertbezogen, betrachtet. Mehr noch: Der häufige Verzicht auf Verdienst ist ein Weg, sich der gegenseitigen Freundschaft zu versichern, also ein Freundschaftsbeweis. Insofern zeigt sich hier gewissermaßen ein paradoxer Effekt der Drogengesetze: die Widrigkeiten des illegalen Handels und der Strafverfolgung werden durch die sozialen Handelsstrukturen nicht nur faktisch kompensiert, sondern es werden darüber hinaus bestimmte soziale Beziehungen zwischen Konsumenten und Konsumentinnen gestärkt. Und dies, obwohl Strafverfolgung und abstinenzorientierte Suchtbehandlung konkret darauf abzielen, derartige Beziehungen zu unterbinden, die Konsumenten zu vereinzeln und damit wertbezogene Vergemeinschaftung zu verhindern („Dekulturation") (Kamphausen 2009).

Über ‚reine' Social Supply-Kontakte (ohne Profite) hinaus existieren innerhalb von Netzwerken Drogen konsumierender Freunde/Bekannter offenbar häufig einzelne Personen, die innerhalb dieses Kreises dauerhaft die Rolle des Verteilers bzw. ‚Freund-Dealers' übernehmen – wobei diese Rolle zuweilen geradezu zufällig der jeweiligen Person zukommt, wenn diese eine ‚gute Connection' (also einen zuverlässigen Privatdealer mit guten Konditionen) kennt oder kennenlernt. Bei solchen längerfristigen Handelsaktivitäten ist in der Regel davon auszugehen, dass der Verkaufende zumindest einen kleinen Profit (Minimally Commercial Supply) aufschlägt – ein Weg, der teilweise erst nach einigen profitlosen Verkaufsakten eingeschlagen wird, um sich das „Risiko bezahlen zu lassen" (Bernard und Werse 2013, S. 9).

3 Drogenkleinhandel: Weitergabesituationen und ‚Dealerkarrieren'

Betrachtet man die Angebotsseite, also diejenigen, die illegale Substanzen an andere Konsumierende verkaufen, so ist zunächst nochmals hervorzuheben, dass diese Anbieter oftmals identisch mit den Nachfragern sind. Offenbar wird ein erheblicher Teil des Einzelhandels – zumindest in sozial unauffälligen Umfeldern – von Personen betrieben, die diese Drogen auch selbst konsumieren und es ist gerade bei Social Supply von einer hohen Reziprozität auszugehen: Je nach Versorgungslage kann mal die eine, mal eine andere Person aus einem konsumierenden Freundeskreis in die Rolle des Verteilers treten (Belackova und Vaccaro 2013). Dessen ungeachtet gibt es auch in solchen Netzwerken nicht selten Personen, die dauerhaft die Rolle des Verkäufers übernehmen und dabei auch zum ‚richtigen', Profit erzielenden Dealer werden können (s. u.).

Ein Schwerpunkt im Hinblick auf Kleinhandelsaktivitäten mit oder ohne Profit ist seitens intensiver Konsumenten auszumachen – ein vergleichsweise hoher Bedarf an Drogen bzw. finanziellen Mitteln, um diese zu beschaffen, stellt offenkundig das bedeutsamste Motiv dafür dar, in den Kleinhandel einzusteigen (Adler und Adler 1998; Kemmesies 2004; Werse und Müller 2016). Dabei scheint es für diese User-Dealer gerade angesichts der hohen Bedeutung der dezentralen Distribution innerhalb des Bekanntenkreises relativ leicht zu sein, einen regelmäßigen Kleinsthandel zu etablieren. Gleichzeitig ist, wie auch bei den oben angesprochenen Gelegenheits-Verteilern, von einem vergleichsweise geringen Entdeckungsrisiko bezüglich der Strafverfolgungsbehörden auszugehen, da darauf geachtet wird, dass sich der Kundenkreis nicht über eine überschaubare Anzahl von persönlich Bekannten hinaus ausdehnt. Um eine derartige Begrenzung seiner Geschäftsaktivitäten muss sich der/die Betreffende allerdings gegebenenfalls aktiv bemühen, da ein ‚seriöser' Kleindealer, der gute Ware zu einem guten Preis anbietet, oftmals das Interesse weiterer potenzieller Kunden auf sich zieht. So kann eine Person unter bestimmten Bedingungen geradezu unwillkürlich in eine ‚echte' Dealerexistenz hineinrutschen („Drifting into Dealing") (Murphy et al. 1990). Ebenso besteht die Möglichkeit, dass ein zuvor nur mit kleinen Mengen Handelnder durch entsprechende ‚günstige Gelegenheiten' und ohne nennenswerte Eigeninitiative sein Handelsvolumen vergrößert (Dorn et al. 1992; Kemmesies 2004). Für einen Großteil der Handeltreibenden auf der Konsumentenebene ist indes davon auszugehen, dass derartige Ausweitungen des Geschäfts vermieden werden – dies nicht nur, weil mit einer Dealertätigkeit im engeren Sinne auch ein höheres Risiko hinsichtlich Entdeckung und zu erwartendem Strafmaß einhergeht, sondern auch, weil in Konsumentenkreisen mit dem Begriff des Dealers ein negatives Image verbunden sein kann, weshalb der Terminus auf diesen unteren Ebenen auch zumeist vermieden wird. Der Aufstieg in eine höhere Handelsebene wird häufig assoziiert mit dem Einstieg in eine kriminelle Welt bzw. zumindest ein anderes Milieu als jenes, in dem sich die Konsumenten-Dealer bewegen (Werse und Müller 2016). Außerdem kann ein solcher Aufstieg die bestehende Vergemeinschaftung auflösen und gegen rational geprägte Vergesellschaftung ersetzen. Dennoch zeigen die bisherigen Ergebnisse zum Kleinhandel im ‚bürgerlichen' Milieu wie auch Studien, die sich mit höheren Handelsebenen befassen (Adler 1985; Dorn et al. 1992; Pearson und Hobbs 2001), dass die Grenzen zwischen den Handelsebenen ausgesprochen fließend sind, sodass beispielsweise ein Kleindealer je nach Versorgungslage auch zeitweise größere Mengen umschlägt (oder umgekehrt ein Zwischenhändler zeitweise wieder zum Kleindealer werden kann). Und auch innerhalb des Bereichs des Kleinsthandels auf der Konsumentenebene ist einerseits von einer großen Spanne auszugehen, was die Größe des Kundenkreises und des Handelsvolumens angeht, andererseits von einer großen Variabilität der jeweiligen Distributionsaktivitäten im Zeitverlauf (Bernard und Werse 2013; Werse und Müller 2016).

Bei denjenigen, die Drogen längerfristig mit mehr oder weniger ausgeprägtem Profit verkaufen, lassen sich grundsätzlich einige wenige unterschiedliche Einstiegsmodi bzw. Initialmotive identifizieren (Murphy et al. 1990; Jacinto et al. 2008; Taylor und Potter 2013; Werse und Müller 2016):

1. Die Finanzierung des eigenen Konsums („stash-dealer"):
   Hier handelt es sich um das wohl häufigste Einstiegsmotiv im sozial unauffälligen Milieu. Dabei wird zumindest anfangs oft nur genügend Profit gemacht, um den eigenen Bedarf zu decken, was zum Teil bereits durch die günstigeren Einkaufspreise für größere Mengen erzielt wird.
2. Die Mitversorgung von Freunden und Bekannten, die keine eigene Quelle haben, durch ‚Sammelbestellungen' („go-between"):
   Bei diesem ebenfalls häufigen Modus, der als Social Supply im engeren Sinne bezeichnet werden könnte, steht am Anfang ein altruisti-

sches Motiv: ein ‚Freundschaftsdienst' ohne Profiterzielung. Die Eskalation zu ‚richtigem' Dealen findet häufig dadurch statt, dass sich der Verteiler nach einer gewissen Zeit sein höheres Risiko vergüten lassen möchte, indem er den Kunden etwas höhere Preise abverlangt bzw. etwas geringere Mengen zum gleichen Preis abgegeben werden, was dem Kunden nicht zwangsläufig bewusst ist.

3. ‚Kennerschaft' oder Absicherung der eigenen Versorgung („connoisseur", „supply guarantee"):

Bei diesen spezifischen Einstiegswegen sucht sich ein Konsument einen Lieferanten, bei dem größere Mengen gekauft werden können, entweder, weil dort eine hohe Qualität des Produktes gewährleistet ist, oder, weil dieser Verkäufer eine stetige Versorgung mit der Droge garantieren kann. Wegen der größeren Mindestabnahmemengen verkauft der Kunde einen Teil der Ware an Freunde bzw. Bekannte weiter.

4. Statusmotive bezüglich der eigenen Peergroup („dealer-fame"):

Dieser Einstiegsweg findet sich nur selten in sozial unauffälligen Milieus, häufiger hingegen bei sozial Unterprivilegierten, für die das Dealen eine Möglichkeit darstellt, nicht nur zu Geld, sondern auch zu einem positiv bewerteten ‚kriminellen' Status zu gelangen (Bucerius 2014). Vereinzelt taucht das Status-Motiv aber auch in sozial unauffälligen Mittelschichtskreisen auf, wenn bereits weitgehend eine drogenbezogene abweichende Identität (Becker 1981) übernommen wurde. Ansonsten wird in derartigen Umfeldern die überwiegend negativ wahrgenommene Bezeichnung ‚Dealer' auch von jenen weitgehend abgelehnt, die bereits regelmäßig mit Profit Drogen verkaufen.

5. Finanzielle Gründe („money-driven"):

Auch im Hinblick auf monetäre Motive für den Drogenhandel ist in der Tendenz davon auszugehen, dass solche umso eher eine Rolle spielen, je unterprivilegierter der/die Betreffende ist. Allerdings ist dieser Einstiegsweg auch insgesamt offenbar weiter verbreitet als das o. g. Statusmotiv.

Wenn eine Person über einen der genannten Einstiegswege eine Handelsaktivität aufgenommen hat, gibt es diverse Faktoren, die – insbesondere in Bezug auf die drei erstgenannten Kategorien, welche dem Konzept des Social Supply entsprechen – zu einem mehr oder weniger unwillkürlichen ‚Driften' in eine Ausweitung der Handelsaktivität führen können. Dies betrifft zum einen die bereits angesprochene nachfrageinduzierte Steigerung (mehr Kunden und/oder größere Mengen, die von Kunden gekauft werden), zum anderen angebotsbezogene Impulse (wenn etwa der Lieferant günstigere Konditionen bei größeren Abnahmemengen verspricht). Darüber hinaus kann z. B. der Handeltreibende selbst seine Kunden dazu anhalten, größere Mengen abzunehmen, um die Frequenz der Einkäufe und damit das eigene Stressniveau zu reduzieren. Und schließlich können gerade bei fortschreitender Identifizierung mit der Dealerrolle natürlich auch Geld- und Statusmotive eine Rolle bei der Steigerung des Handelsvolumens spielen. Allerdings gilt es hervorzuheben, dass der Großteil der Social Supplier bzw. Klein(st)händler gar kein Interesse hat, seine Handelsaktivität auszuweiten, da damit unwillkürlich auch ein höheres Entdeckungsrisiko verbunden ist.

Auf der anderen Seite ‚driften' Handeltreibende auch häufig wieder aus einer Dealerexistenz heraus, insbesondere im Zuge einer zunehmenden Übernahme von Verantwortung im (legalen) Beruf sowie in der Familie, womit geradezu regelhaft – und ähnlich wie beim *Konsum illegaler Drogen* (Kemmesies 2004) – ein Prozess des ‚Herauswachsens' („maturing out") (Winick 1962) aus dem Drogendealen stattfindet (Werse und Müller 2016).

Die Resultate der oben angeführten Studien zum Handel auf der Konsumentenebene stellen einige *Common-sense*-Annahmen infrage, die häufig mit dem Bild des ‚typischen' Dealers verknüpft sind. Eine davon ist die Vorstellung, dass Dealer ein Interesse daran haben, ‚unschuldige' Kinder und Jugendliche davon zu überzeugen, Drogen zu nehmen und damit fortan zu Kunden zu machen (etwa im immer wieder kolportierten Bild des sich auf oder vor Schulhöfen herumtreibenden „Pushers") (Coomber 2006). Abgesehen davon, dass ein derartiges Vorgehen nicht ökonomisch rational, nicht (sub-)kulturell wertvoll und auch nicht subjektiv sinnvoll ist, führen die oben angeführten Beobachtungen bezüglich „Drifting into Dealing" dieses Bild geradezu ad absurdum: Offenbar besteht für aktiv Dealende oft gar keine Notwendigkeit, den Kundenkreis auszuweiten (schon gar nicht auf Personen ohne Drogenerfahrung), sondern eher ein Bedarf, die Anzahl der Kunden zu begrenzen (Kemmesies 2004; Werse 2008b), insbesondere mit Blick auf die eigene Sicherheit vor Strafverfolgung.

Eine weitere populäre Annahme ist die Vorstellung vom Drogenhandel als hochkriminelles Geschäft, in dem Bedrohungen, Waffen und physische Gewalt an der Tagesordnung sind. In sozial unauffälligen Konsumenten- bzw. Verteilerkreisen sind derartige Erscheinungsformen nahezu unbekannt (Murphy et al. 1990; Tzanetakis et al. 2016). Aber auch in Kreisen, in denen Gewalt eher zu erwarten wäre, etwa Straßenhandel, ‚offene' Szenen oder höhere Handelsebenen, wird diese oft bemerkenswert selten ausgeübt, was vor allem damit zusammenhängt, dass auch illegale Märkte zur Entwicklung eines Gleichgewichts tendieren (Coomber 2006).

4 Drogenkleinhandel in der ‚offenen' Szene

Der Handel mit Drogen in ‚offenen' Straßenszenen ist gesondert zu betrachten. Die Lebenswelt der dortigen Konsumenten unterscheidet sich nachhaltig von jener der sozial integrierten Konsumenten. Obdachlosigkeit, Sekundärerkrankungen, Hafterfahrungen und (mehr oder weniger erfolgreiche) Teilnahme an Substitutionsbehandlungen und anderen Hilfsangeboten gehören bei Angehörigen ‚offener' Straßenszenen häufig zum Alltag. Geld ist grundsätzlich knapp und teils nicht legal erworben. Aus ökonomischer Sicht handelt es sich bei der Straßenszene um eine Mangelwirtschaft, nicht nur, was die Verfügbarkeit und Bezahlbarkeit von Drogen angeht, sondern auch insgesamt. Aufgrund des Umstandes, dass der überwiegende Teil des verfügbaren Geldes für Drogen ausgegeben wird, sind die Mittel für andere Dinge des täglichen Bedarfs stark eingeschränkt (Werse und Egger 2015). Dennoch unterscheidet sich auch der in der Öffentlichkeit stattfindende Drogenhandel der Szene von den gängigen Vorstellungen. Die Annahme, der ‚typische' Drogendealer sei ein professioneller Vertreter des organisierten Verbrechens, der seine Ware – wenn schon nicht auf dem Schulhof, dann wenigstens im öffentlichen Raum – anbietet, um sich an der Sucht seiner Kunden zu bereichern und neue Konsumenten absichtlich süchtig zu machen, findet keine Bestätigung. Auch in der ‚offenen' Drogenszene ist der letzte Schritt zum Endverbraucher häufig sozial und kulturell geprägt, nur eben im Rahmen einer stark marginalisierten sowie prekarisierten Lebenswelt und der besagten Mangelwirtschaft. Chancen auf (wie auch immer geartete) Gewinn werden kurzfristig und opportunistisch wahrgenommen. Tauschgeschäfte, Informationshandel (z. B. über die Verfügbarkeit von Drogen oder die Anwesenheit von Polizeistreifen) und gemeinsamer Konsum können die letzte Weitergabe von Drogen vor dem Endkonsum prägen (Dörrlamm 2008). Dies geht so weit, dass selbst die gebrauchten Filterpads, die zum Aufsaugen der aufgekochten Drogen verwendet werden, wegen der enthaltenen Drogenreste zur Handelsware werden (Müller 2008; Kemmesies 1995). Daher sind auch hier die Grenzen zwischen Konsum und Handel häufig fließend, die Rollen von Geber und Nehmer wechselnd. Ein Teil der Szeneangehörigen kann dabei auch in den Status eines (semi-)professionellen Händlers, der zumindest seinen Eigenkonsum finanzieren kann, ‚aufsteigen'. Diese Personen sind oft als ‚harter Kern' der Szene zu betrachten, denn sie halten sich durchschnittlich länger in der Szene auf, konsumieren mehr, sind gesundheitlich etwas schlechter gestellt und haben noch schlechteren Zugang zum Arbeitsmarkt als die einfachen Konsumenten (Müller 2008). Die Belieferung dieses User-Dealer-Marktes wie auch der komplett professionelle Straßenhandel in der Szene wird in der Regel von mehr oder weniger organisierten Dealergruppen betrieben, die zumeist eine bestimmte ethnische Zugehörigkeit aufweisen (Paoli 2000). Welche ethnischen Gruppen jeweils aktiv sind, kann – zum Teil parallel zu Veränderungen in den Handelswegen – wechseln (Bernard et al. 2013). Auch derartige Straßenhändler preisen indes üblicherweise ihre Ware nicht aggressiv an, sondern sind nicht selten selbst ‚Objekte der Begierde', denen die Konsumenten hinterherlaufen, wenn bekannt ist, dass sie gute Ware zu guten Preisen anbieten. Insgesamt stellt der Straßenhandel – ob von ‚Professionellen' oder User-Dealern ausgeübt – für den Großteil der Szeneangehörigen die wesentliche Versorgungsquelle dar (Bernard und Werse 2013). Ein kleiner Teil dieser Personen versorgt sich durchaus auch über private Quellen; diese sind aber wiederum für viele Szeneangehörige aufgrund der zumeist höheren Mindestabnahmemengen keine realistische Option (Bernard 2013).

5 Drogenkleinhandel: Straßenhandel außerhalb ‚offener' Szenen

Über die Bedeutung von Straßenhändlern für sozial integrierte Konsumenten illegaler Drogen liegen nur spärliche Erkenntnisse aus der bisherigen Forschung vor. Offenbar beschafft sich ein kleiner Teil dieser Konsumenten seine Drogen über Straßendealer, deren Ware allerdings zumeist als minderwertig und/oder überteuert angesehen wird. Dabei zeichnet sich im Fall von Cannabis ab, dass jugendliche, vergleichsweise unerfahrene Konsumenten noch am ehesten regelmäßig den Straßenhandel als Drogenquelle nutzen, wenngleich dies auch hier nur eine Minderheit betrifft (Werse 2008b). Unter älteren, erfahreneren Konsumenten hat zwar eine Mehrheit *irgendwann einmal* Cannabis bei Straßenhändlern gekauft, aber kaum jemand nutzt diese Möglichkeit regelmäßig (Werse und Bernard 2016). Vermutlich handelt es sich häufig um eine Art ‚Notversorgung', die nur in Anspruch genommen wird, wenn es zeitweise keine Alternative auf dem privaten Markt der sozial integrierten Konsumenten gibt, oder um eine absichtliche Wahrung der Distanz zum Anbieter, also um eine Form der Konsumkontrolle. Auch in anderen europäischen und nordamerikanischen Ländern wird nur ein kleiner Teil zumindest der ‚weichen' Drogen über in der Öffentlichkeit agierende Dealer beschafft (Harrison et. al. 2007). Im Hinblick auf andere illegale Substanzen unter sozial unauffälligen Konsumenten spielt der Straßenhandel praktisch keine Rolle. Dafür ist im Fall synthetischer Drogen, insbesondere Amphetamin und Ecstasy/MDMA, der Kauf über halböffentlich agierende Clubdealer eine wichtige zusätzliche Möglichkeit zur Versorgung, die aber offensichtlich üblicherweise auch nur in ‚Notfällen' in Anspruch genommen wird (Werse und Bernard 2016).

Wie in Abschn. 3 erwähnt, kann für Personen aus marginalisierten Umfeldern mit Migrationshintergrund ein besonderer Anreiz bestehen, mit dem Drogenhandel Geld und/oder Status zu erlangen. Dies kann insbesondere für Kleindealer aus diesem Milieu relevant sein, die ihre Ware (auch) in der Öffentlichkeit anbieten (Bucerius 2007, 2014). In diesen Kreisen unterscheiden sich offenbar nicht nur die Motivlage, sondern auch andere Modalitäten des Handels vom Kleinhandel im sozial unauffälligen Milieu: Je nach ‚Marktlage' wird mit unterschiedlichen Substanzen gehandelt, um kurzfristige Profite zu erzielen. Sie verkaufen vergleichsweise häufig an ihnen unbekannte Personen, teilweise selbst gestreckte Ware oder selbst hergestellte ‚Scheindrogen' und leisten sich – sofern sie es schaffen, hohe Profite zu generieren – einen ausschweifenden Lebensstil. Resultate aus entsprechenden Studien zeigten dabei, dass nicht wenige Angehörige solcher Milieus nur teilweise ‚auf der Straße' verkaufen. Dies deutet darauf hin, dass auch die Grenzen zwischen Straßen- und Privathandel durchaus fließend sein können. Bemerkenswert an dieser Klientel ist überdies, dass sie nicht zwangsläufig in organisierte Strukturen eingebunden sind: in den vorliegenden Untersuchungen hatten diese Personen diverse Handelskontakte, die in Eigenregie genutzt und gewechselt wurden, ohne dass dabei ernsthafte Probleme mit Gewalt, Bedrohungen o. ä. auftauchten.

6 Drogenhandel im Internet

Seit der zweiten Hälfte der 2000er-Jahre hat sich ein Handel mit psychoaktiven Substanzen über das Internet etabliert, wenn auch (noch) in vergleichsweise kleinem Rahmen. Einerseits werden im Internet neue psychoaktive Substanzen/NPS („Legal Highs" bzw. „Research Chemicals") gehandelt, anderseits hat sich im sogenannten Darknet eine besondere Handelskultur insbesondere für illegale Drogen aller Art entwickelt (Christin 2013). Dabei liegt der Schwerpunkt auf Ecstasy (MDMA), LSD und Cannabisprodukten (Winstock 2015). Beim Handel mit NPS handelt es sich um eine spezifische rechtliche Nische, bei der sich der Verkäufer je nach nationaler Gesetzgebung nur teilweise strafbar macht, der Käufer hingegen zumeist gar nicht. In diesem Abschnitt geht es hingegen ausschließlich um Charakteristika des Online-Handels mit international verbotenen Drogen, der sich überwiegend im Darknet abspielt.

Das Darknet bzw. Deep Web ist jener Teil des Internets, der nur mittels spezieller Browsersoftware, namentlich *The Onion Router* (TOR), eingesehen werden kann. Üblicherweise sind die Seitennamen mit bestimmten Buchstaben- und Zahlenkombinationen codiert und der Domainname endet auf .onion. Zusätzlich können bei direkter Kommunikation gängige Verschlüsselungstechniken (z. B. PGP) eingesetzt und finanzielle Transaktionen in teil-anonymen digitalen Währungen (insbesondere Bitcoin) getätigt werden. Ursprünglich für legale Zwecke entworfen (z. B. zur Umgehung der Internetzensur in Polizeistaaten), hat sich das Darknet zu einem Rückzugsort unterschiedlicher Arten von Internetkriminalität entwickelt. Drogen werden dort vor allem auf illegalen Handelsplattformen angeboten; die erste und bekannteste dieser Art war von 2011 bis zu ihrer Schließung durch US-Strafverfolgungsbehörden im Jahr 2013 *Silk Road*; seither wurden zahlreiche derartige Marktplätze eröffnet und teilweise wieder geschlossen. Seit etwa 2014 werden Drogen verstärkt auch in Darknet-Shops einzelner Händler angeboten. In den Marktplätzen und Shops sind Händlerangaben, Warenfotos und Preise ausgeschrieben. Der Kunde bestellt, zahlt mit Bitcoin und der Anbieter versendet die Ware. Daher wurde in diesem Zusammenhang auch schon von einem „eBay für Drogen" gesprochen (Barratt 2012; Aldridge und Décary-Hétu 2014). Während separate Shops vor dem Problem stehen, für potenzielle Kunden schwer auffindbar zu sein und aufgrund der geforderten Vorabzahlung einen Vertrauensvorschuss für den Bestellvorgang brau-

chen, dienen Marktplätze dazu, vielen konkurrierenden Verkäufern eine Plattform zu bieten und diese mit verschiedenen Services für Händler und Kunden zu versehen. Hier zeigt sich ein gänzlich anderes Risikomanagement als auf dem traditionellen Drogenmarkt; teilweise wurde von einer Reduzierung der Risiken sowohl für Anbieter als auch für Kunden gesprochen (Buxton und Bingham 2015; Van Hout und Bingham 2013a, b). Zwar sind die Risiken generell die gleichen: Strafverfolgung und Betrug (Gewaltsituationen entfallen, diese äußern sich im Internet nur sprachlich in Form von Beschimpfungen und Bedrohungen). Der Umgang damit nimmt jedoch gänzliche andere Formen an, da erstens bestimmte technische Sicherheitsmaßnahmen zum Einsatz kommen und zweitens das nötige Vertrauen nicht durch persönliche Bekanntschaft generiert werden kann. Aus diesem Grund ist es für die Händler wichtig, von potenziellen Kunden als vertrauenswürdig wahrgenommen zu werden. Hier greifen die Services der Marktplatzbetreiber: ein Marktplatz bietet typischerweise ein Treuhandkonto, auf das die vereinbarte Summe eingezahlt und erst bei Erhalt der Ware freigegeben wird. Zusätzlich bieten die Marktplätze ein direktes Bewertungssystem, mit dem die Kunden ihre (Un-)Zufriedenheit mit einem gegebenen Händler ausdrücken können. Aus der Vielzahl der Bewertungen ergibt sich ein durchschnittliches Rating, an dem sich weitere Kunden orientieren können. Häufig gehört zu den Marktplätzen auch ein eigenes Forum, in dem offen diskutiert werden kann. Hier können Beschwerden und Lob noch etwas deutlicher und genauer geäußert werden als innerhalb des Bewertungssystems. Im Idealfall enthält ein solches Forum auch eine Rubrik für „safer use" und sonstige Tipps. Gleichzeitig können auch die Händler im Forum aktiv sein und z. B. auf Kritiken reagieren oder die neuesten Waren anpreisen. Eine gute Selbstdarstellung und freundliche Kommunikation mit den Kunden ist eine wichtige Voraussetzung für einen erfolgreichen Versandhandel. Dazu gehört auch, dass ein Verkäufer meist etwas mehr Ware versendet („overweight") oder dass kleine Mengen kostenlos als Proben („tester") versendet werden, um dann vom Empfänger eine (möglichst positive)

Qualitätsbewertung des Produktes zu erhalten (Van Hout und Bingham 2014). Schließlich agieren die Marktplatzbetreiber auch als Streitschlichter: läuft ein Deal schief und der Anbieter und sein Kunde können sich nicht auf Kompensation einigen, können die Administratoren zur Schlichtung angerufen werden. In der Regel kommt es zur Neuversendung der Ware oder zur (teilweisen) Rückzahlung der Bitcoins. Steht jedoch der Kunde im Verdacht, die Ware erhalten zu haben und den Händler fälschlicherweise zu beschuldigen, dann können die Schlichter auch zugunsten des Händlers entscheiden. Insgesamt kann auf diese Weise ein relativ stabiler Markt mit Ansätzen zur direkten Selbstregulation entstehen: Unseriöse Händler können identifiziert werden, schlechte Ware kann aus dem Angebot gedrängt werden. Allerdings bergen die Marktplätze im Vergleich zum ‚konventionellen' Handel andere Arten von Risiken. Sie ziehen aufgrund ihrer Größe und besseren Sichtbarkeit stärkere Aufmerksamkeit der Strafverfolgungsbehörden und von Hackern auf sich. ‚Zufallstreffer' der Strafverfolgung können an der Schnittstelle zwischen virtueller und realer Welt, namentlich dem Postversand der Ware oder dem Umtausch der bitcoins in ‚normales' Geld, auftreten. Es kann sein, dass Verkäufer oder Käufer nicht ehrlich sind, was die Versendung bzw. den Erhalt der Ware angeht. Außerdem sind die Betreiber der Marktplätze selbst nicht unbedingt vertrauenswürdiger als die Händler: es kommt regelmäßig vor, dass Treuhandkonten leergeräumt werden und die Betreiber samt Marktplatz von einem Tag auf den anderen verschwinden („exit scam"). Bei großen Marktplätzen kann es sich um Summen im Millionenbereich handeln, die auf dem Treuhandkonto liegen. „Exit scams" wurden wiederholt auch von einzelnen Händlern auf den Marktplätzen durchgeführt, die ihre zuvor gewonnene Beliebtheit dafür nutzten, mit den angesammelten hohen Vorauszahlungssummen ‚durchzubrennen'. Aus diesem Grund versuchen Betreiber von neuen Marktplätzen, Vertrauen zu gewinnen, indem sie sichere Treuhandkonten anbieten, auf die sie allein keinen Zugriff mehr haben. Hier bedarf es zur Freigabe der Gelder der Zustimmung von mindestens zwei der drei beteiligten Parteien (Betreiber, Verkäufer, Käufer; sogenanntes „multisig"). Wegen Problemen mit Treuhandkonten (und um die Gebühren der Marktplätze einzusparen) versuchen etablierte Händler seit einiger Zeit verstärkt, separate Shops zu betreiben und hier die Kundschaft, zu der bereits ein gewisses Vertrauensverhältnis aufgebaut wurde, außerhalb der Marktplätze zu binden. Insgesamt kam es seit der Schließung von drei großen Marktplätzen (Silk Road, Evolution, Agora) zu einer starken Diversifizierung des Angebots: Einige mittelgroße und viele kleine – teils national ausgerichtete – Marktplätze füllen die Lücke ebenso wie einzelne Anbieter mit separaten Shops.

Aufgrund dieser Charakteristika muss der Drogenhandel im Darknet gänzlich anders bewertet werden als der traditionelle Handel. Die Vermittlertätigkeit der Marktplatzbetreiber ist ein neues Element, für das es nur im Darknet einen spezifischen Bedarf gibt, da hier die bekannten Risiken besondere Ausprägungen annehmen, die es zu überwinden gilt. Der größte Unterschied zum traditionellen Drogenhandel liegt wohl darin, dass der notwendige Nachweis der Vertrauenswürdigkeit bei den Anbietern liegt, nicht bei den Kunden. Auffällig ist außerdem die Vermischung mit anderen Schwarzmärkten: gestohlene Kreditkartendaten („carding"), gefälschte Markenartikel, gehackte Internetaccounts und Hehlerware werden ebenfalls auf den meisten Marktplätzen gehandelt. Auf manchen Marktplätzen werden auch Waffen verkauft. Auch die Vermischung des Großhandels mit dem Kleinhandel ist bemerkenswert: Bei manchen Anbietern kann man eine einzelne Konsumeinheit ebenso wie mehrere Kilogramm zum Weiterverkauf bestellen. Andere Händler bieten Pressungen von Ecstasytabletten mit eigenem Wunschmotiv an. Generell bieten die Verkäufer mehr Informationen über die gehandelten Produkte; neben bestimmten Handelsnamen betrifft dies z. B. Angaben über die Qualität, etwa Wirkstoffmengen in Ecstasy-Tabletten oder Wirkstoffanteile in Kokain oder Amphetamin. Dabei ist zwar unklar, inwiefern diese Angaben den Tatsachen entsprechen oder nicht, aber dass derartige Angaben existieren, unterscheidet den Online-Handel von der Mehrzahl der konventionellen Anbieter. Darüber hinaus gibt es weitere deutliche Unterschiede gegenüber dem traditionellen Drogenschwarzmarkt und zwar hauptsächlich in der Art und Weise, wie Anbieter und Kunden aufeinandertreffen und miteinander umgehen – im Unterschied zum herkömmlichen Drogenhandel geschieht dies in aller Regel ohne direkten persönlichen Kontakt. Die moderne Kommunikationskultur des Internetzeitalters ist mithin prägend für diese Art der Drogendistribution.

7 Drogenkleinhandel: Zusammenfassung und Diskussion

Aus Sicht der Konsumenten illegaler Substanzen ist Drogenerwerb nicht ausschließlich gleichzusetzen mit Drogenkauf. Vielmehr handelt es sich oft um Einladungen bzw. unentgeltlichen Mitkonsum oder Schenkungen. Auch der Kauf von Drogen findet häufig ohne Profiterzielung – nämlich in Form von Gefälligkeiten und Freundschaftsdiensten – statt, welche teils zweckrational und teils wertrational begründet sind („social supply"). Aus Sicht des Nehmers handelt es sich mithin um soziale Bedarfsdeckung. Aus Sicht des Weitergebenden handelt es sich ebenso selten um Verkaufssituationen im herkömmlichen Sinne, weshalb man in diesem Fall von sozialer Verteilung sprechen kann. Die Resultate einschlägiger Studien machen deutlich, dass ein wesentlicher Teil des Endverbrauchermarktes über eine derartige, nicht selten auf Gegenseitigkeit beruhende, soziale Distribution bedient wird.

Der Einstieg in den ‚richtigen' Kleinhandel (mit Profiterzielung) kann verschiedene Gründe haben. Häufig handelt es sich um Personen, die als Konsumenten einen überdurchschnittlich hohen Eigenverbrauch an Drogen haben. So kommt oft kaum mehr Verdienst zusammen, als sie selbst für den Konsum benötigen. Händler dieser Art sind insofern mindestens ebenso sehr Konsumenten wie Dealer („minimally commercial supply", „Stash-Dealer", „User-Dealer"). Aufgrund der ‚sozialen' Struktur des Kleinhandels, die wiederum als unmittelbare Folge der Illegalität zu betrachten ist, scheint es oftmals sehr leicht zu sein, seinen Eigenkonsum durch Weiterverkauf zu finanzieren. Die Prohibition bietet mithin teilweise günstige Bedingungen dafür, ein intensives Konsummuster aufrechtzuerhalten.

Auch in der sogenannten ‚offenen' Drogenszene gelten ‚soziale' Weitergabepraktiken, allerdings unter den erschwerenden Bedingungen einer Mangelwirtschaft im öffentlichen Raum. So können auch einfachste Dinge und Informationen zur Tausch- und Handelsware werden. Die speziellen Bedingungen sorgen auch dafür, dass profitlose ‚Freundschaftsdienste' vermutlich seltener als unter sozial integrierten Konsumenten vorkommen dürften; vielmehr sind Drogen das zentrale Handelsgut, von dem in irgendeiner Weise finanziell oder ‚in Naturalien' profitiert wird. Über professionelle Dealer auf der Straßenszene ist wenig bekannt, außer dass sie häufig ausländischer Herkunft sind. Ungeklärt ist hingegen, wie sich der Organisationsgrad dieser Dealergruppen gestaltet, z. B. wie stark diese mit einheimischen Zwischenhändlern oder auch User-Dealern vernetzt sind.

Generell ist beim Straßenhandel, z. B. auch dem mit Cannabisprodukten, eher damit zu rechnen, dass der Kunde übateuerte Preise zahlen muss und/oder gefälschte Ware angeboten wird, als dies bei Privatdealern der Fall ist. Dementsprechend nutzen sozial integrierte Konsumenten diese Bezugsquelle nur selten.

Ein komplett neues Phänomen ist der Drogenhandel über das Internet, insbesondere das sogenannte Darknet. Hier wachsen Internetkultur und Drogenschwarzmarkt zusammen, ebenso wie Groß- und Kleinhandel und auch Schwarzmärkte gänzlich verschiedener Art. Es ist denkbar, dass sich durch den Online-Handel zukünftig die generellen Spezifika des illegalen Drogenmarktes ändern werden.

Insgesamt sind Erwerbssituationen von Drogen auf Schwarzmärkten auf zwischenmenschlichem

Vertrauen aufgebaut, was man hauptsächlich auf spezifische Risikoabwägungen zurückführen kann. Die beiden hauptsächlich wahrgenommenen Risiken sind die Entdeckungswahrscheinlichkeit sowie mögliche Betrugs- und ggf. auch Gewalterfahrungen. Beides sind letztlich Folgen des Drogenverbots und des nicht regulierten Schwarzmarktes. Das Drogenverbot verhindert die letzte Stufe der Verteilung also nicht, sondern prägt und lenkt sie in spezifische Situationen, welche nach konkreten Risikoabwägungen definiert werden. Meist gilt für solche Abwägungen, dass antizipierte Risiken durch bestehendes oder neu gewonnenes Vertrauen aufgewogen bzw. minimiert werden (Luhmann 1988). Ein Großteil der privaten Verkäufer illegaler Drogen minimiert diese Risiken insbesondere durch die Beschränkung auf kleine, gut bekannte Kundenkreise, zu denen per se ein besonderes Vertrauensverhältnis besteht.

Insbesondere die gängigen Sinnbilder und Klischees von Drogenhändlern bestätigen sich bei der genaueren Betrachtung der Drogendistribution nicht (Coomber 2006). Den typischen Drogenhändler, der seine Kundschaft aus Profitgier süchtig macht, gibt es nicht, weder auf Schulhöfen noch auf der Straße. Der typische Drogenhändler ist eher ein Konsument, der auch Ware weitergibt. Ein eventueller Aufstieg in höhere Handelsebenen kann viele Gründe haben; je höher der Betreffende in der Handelskette aufsteigt, desto weiter entfernt er sich tendenziell von der zumeist relativ sozial unauffälligen Lebenswelt der Konsumenten. Zudem existieren neben den privaten Einzelhändlern auch eher ‚kriminell' konnotierte Szenen von zumeist in der Öffentlichkeit handelnden Kleindealern. Die verfügbaren Forschungen deuten indes darauf hin, dass der Großteil des Endverbrauchermarktes von Privatdealern bzw. User-Dealern bestritten wird. Dennoch basieren auf den unhaltbaren Ansichten über den „typischen" Dealer einige bedeutsame Teile der Strafgesetze und der polizeilichen Ermittlungspraktiken. In der Drogenpolitik herrscht mit Blick auf den Handel, insbesondere den Kleinhandel, eine Diskrepanz zwischen Fakt und Fiktion, die sich in der Lebenswelt der Konsumenten als Abwägung zwischen persönlichem Vertrauen und Risikowahrnehmung manifestiert, nicht aber in einer Unterlassung des Drogenkonsums und der dazu gehörenden sozialen Bedarfsdeckung.

Literatur

Adler, P. A. (1985). *Wheeling and dealing. An ethnography of an upper-level drug dealing and smuggling community*. New York: Columbia University Press.

Adler, P. A., & Adler, P. (1998). Großdealer und -schmuggler in Kalifornien. Karrieren zwischen Abweichung und Konformität. In B. Paul & H. Schmidt-Semisch (Hrsg.), *Drogendealer. Ansichten eines verrufenen Gewerbes* (S. 148–166). Freiburg: Lambertus.

Aldridge, J., & Décary-Hétu, D. (2014). Not an „Ebay For drugs": The cryptomarket „silk road" as a paradigm shifting criminal innovation. doi: 10.2139/ssrn.2436643.

Barratt, M. J. (2012). Silk road: eBay for drugs. Letter to the editor. *Addiction, 107*, 683.

Becker, H. S. (1981). *Außenseiter. Zur Soziologie abweichenden Verhaltens*. Frankfurt a. M.: Fischer.

Belackova, V., & Vaccaro, C. A. (2013). „A friend with weed is a friend indeed": Understanding the relationship between friendship identity and market relations among Marijuana users. *Journal of Drug Issues, 43*(3), 289–313.

Bernard, C. (2013). *Frauen in Drogenszenen. Drogenkonsum, Alltagswelt und Kontrollpolitik in Deutschland und den USA am Beispiel Frankfurt am Main und New York City*. Wiesbaden: Springer VS.

Bernard, C., & Werse, B. (2013). *MoSyD Szenestudie 2012. Die offene Drogenszene in Frankfurt am Main*. Frankfurt a. M.: Centre for Drug Research – Goethe-Universität.

Bernard, C., Werse, B., & Schell-Mack, C. (2013). MoSyD-Jahresbericht 2012. Frankfurt a. M.: Goethe University/Centre for Drug Research. http://www.uni-frankfurt.de/51782964/MoSyD-Jahresbericht-2012.pdf. Zugegriffen am 30.11.2015.

Bucerius, S. (2014). *Unwanted. Muslim immigrants, dignity and drug dealing*. New York: Oxford University Press USA.

Buxton, J., & Bingham, T. (2015). The rise and challenge of dark net drug markets. Policy brief 7. Global drug policy observatory. Swansea: Swansea University. http://www.drugsandalcohol.ie/23274. Zugegriffen am 01.06.2015.

Caulkins, J. P., & Pacula, R. L. (2006). Marijuana markets: Inferences from reports by the household population. *Journal of Drug Issues, 36*(1), 173–200.

Christin, N. (2013). Traveling the silk road: A measurement analysis of a large anonymous online marketplace. In

International World-Wide Web Conference 22,2013 Rio de Janeiro, Brazil (Hrsg.), Proceedings of the 22nd international conference on World Wide Web (WWW '13) (S. 213–224). New York: ACM Press.

Coomber, R. (2006). *Pusher myths. Re-assessing the drug dealer.* London: Free Association Books.

Coomber, R., & Moyle, L. (2014). Beyond drug dealing: Developing and extending the concept of ‚social supply' of illicit drugs to ‚minimally commercial supply'. *Drugs: Education, Policy and Prevention, 21*(2), 157–164.

Coomber, R., & Turnbull, P. (2007). Arenas of drug transactions: Adolescent Cannabis transactions in England – Social supply. *Journal of Drug Issues, 37*(4), 845–865.

Curtis, R., & Wendel, T. (2000). Towards the development of a typology of illegal drug markets. In M. Hough & M. Natarajan (Hrsg.), *Illegal drug markets: From research to prevention policy* (S. 121–152). Monsey: Criminal Justice Press.

DeBeck, K., Feng, C., Small, W., Chan, K., Kerr, T., & Wood, E. (2014). Initiation into drug dealing among street-involved youth in a Canadian setting. *Drug and Alcohol Dependence, 140*, e45. doi:10.1016/j.drugalcdep.2014.02.145.

Dorn, N., Muriji, K., & South, N. (1992). *Traffickers. Drug markets and law enforcement.* London/New York: Routledge.

Dörrlamm, M. (2008). Drogenhandel zwischen Mythos und Alltag in der Frankfurter Straßenszene. In B. Werse (Hrsg.), *Drogenmärkte: Strukturen und Szenen des Kleinhandels* (S. 253–274). Frankfurt a. M./New York: Campus.

Duck, W. (2014). Becoming a drug dealer: Local interaction orders and criminal careers. *Critical Sociology.* doi:10.1177/0896920514552534.

Genterczewsky, C. (2008). Kokaindealer im bürgerlichen Milieu. In B. Werse (Hrsg.), *Drogenmärkte: Strukturen und Szenen des Kleinhandels* (S. 149–185). Frankfurt a. M./New York: Campus.

Green, P. (Hrsg.). (1996). *Drug couriers: A new perspective.* London: Quartet Books.

Hamilton, J. (2005). Receiving marijuana and cocaine as gifts and through sharing. *Substance Use & Misuse, 40*(3), 361–368.

Harrison, L. D., Erickson, P. G., Korf, D. J., Brochu, S., & Benschop, A. (2007). How much for a dime bag? An exploration of youth drug markets. *Drug and Alcohol Dependence, 90*, 27–39.

Hess, H. (2008). Der illegale Drogenhandel – Ein Überblick. In B. Werse (Hrsg.), *Drogenmärkte: Strukturen und Szenen des Kleinhandels* (S. 17–54). Frankfurt a. M./New York: Campus.

Hess, H., & Behr, R. (2004). Kokain in Frankfurt. Konsummuster und Verteilerhandel im „bürgerlichen" Milieu. In H. Stöver & M. Prinzleve (Hrsg.), *Kokain und Crack. Pharmakodynamiken, Verbreitung und Hilfeangebote* (S. 141–158). Freiburg: Lambertus.

Jacinto, C., Duterte, M., Sales, P., & Murphy, S. (2008). I'm not a real dealer: The identity process of Ecstasy sellers. *Journal of Drug Issues, 38*, 419–444.

Kamphausen, G. (2009). *Unwerter Genuss – Zur Dekulturation von Opiumkonsumenten.* Bielefeld: Transcript.

Kemmesies, U. E. (1995). *Szenebefragung Frankfurt am Main 1995. Die ‚offene Drogenszene' und das Gesundheitsraumangebot in Fam.* Münster: INDRO.

Kemmesies, U. E. (2004). *Zwischen Rausch und Realität. Drogenkonsum im bürgerlichen Milieu.* Unter Mitarbeit von B. Werse. Wiesbaden: VS Verlag.

Kreuzer, A., Römer-Klees, R., & Schneider, H. (1991). *Beschaffungskriminalität Drogenabhängiger.* Wiesbaden: BKA-Forschungsreihe.

Luhmann, N. (1988). Familiarity, confidence, trust: Problems and alternatives. In D. Gambetta (Hrsg.), *Trust: Making and breaking cooperative relations* (S. 94–107). Oxford: Blackwell.

Massari, M. (2005). Ecstasy in the city: Synthetic drug markets in Europe. *Crime, Law & Social Change, 44*, 1–18.

Müller, O. (2008). Der Handel auf der „offenen Drogenszene" und seine Rahmenbedingen – Die Szenebefragung des „Monitoring-System Drogentrends". In B. Werse (Hrsg.), *Drogenmärkte: Strukturen und Szenen des Kleinhandels* (S. 275–298). Frankfurt a. M./New York: Campus.

Murphy, S., Waldorf, D., & Reinarman, C. (1990). Drifting into dealing: Becoming a cocaine seller. *Qualitative Sociology, 13*(4), 321–343.

Pabst, A., Kraus, L., Gomes de Matos, E., & Piontek, D. (2013). Substanzkonsum und substanzbezogene Störungen in Deutschland im Jahr 2012. *SUCHT, 59*(6), 321–331.

Paoli, L. (2000). *Pilot project to describe and analyse local drug markets – First phase final report: Illegal drug markets in Frankfurt and Milan.* Lisbon: EMCDDA.

Pearson, G., & Hobbs, D. (2001). *Middle market drug distribution.* London: Home Office.

Pfeiffer-Geschel, T., Jakob, L., Stumpf, D., Budde, A., & Rummel, C. (2014). *Bericht 2014 des nationalen REITOX-Knotenpunkts an die EBDD. Neue Entwicklungen und Trends. Drogensituation 2013/2014.* München: Deutsche Beobachtungsstelle für Drogen und Drogensucht DBDD.

Power, R. (1996). Promoting risk management among drug injectors. In T. Hartnoll (Hrsg.), *AIDS, drugs, and prevention: Perspectives on individual and community action* (S. 149–160). London: Routledge.

Sifaneck, S. J., Ream, G. L., Johnson, B. D., & Dunlap, E. (2007). Retail marijuana purchases in designer and commercial markets in New York City: Sales units, weights, and prices per gram. *Drug and Alcohol Dependence, 90*, 40–51.

Taylor, M., & Potter, G. R. (2013). From „social supply" to „real dealing": Drift, friendship, and trust in drug-dealing careers. *Journal of Drug Issues, 43*, 392–406.

Thamm, B. G. (1986). *Andenschnee. Die lange Linie des Kokain*. Basel: Sphinx-Verlag.

Thane, K., Wickert, C., & Verthein, U. (2009). *Abschlussbericht Szenebefragung in Deutschland 2008*. Hamburg: Institut für interdisziplinäre Sucht- und Drogenforschung ISD.

Tzanetakis, M., Kamphausen, G., Werse, B., & von Laufenberg, R. (2016). The transparency paradox. Building trust, using violence and optimising logistics on conventional and online drugs markets. *International Journal of Drug Policy*. doi:10.1016/j.drugpo.2015.12.010.

Van Hout, M. C., & Bingham, T. (2013a). ‚Silk road', the virtual drug marketplace: A single case study of user experiences. *International Journal of Drug Policy, 24*, 385–391.

Van Hout, M. C., & Bingham, T. (2013b). ‚Surfing the silk road': A study of users' experiences. *International Journal of Drug Policy, 24*, 524–529.

Van Hout, M. C., & Bingham, T. (2014). Responsible vendors, intelligent consumers: Silk road, the online revolution in drug trading. *International Journal of Drug Policy, 25*, 183–189.

Werse, B. (2008a). Retail markets for cannabis – users, sharers, go-betweens and stash dealers. In D. J. Korf (Hrsg.), *Cannabis in Europe. Dynamics in perception, policy and markets* (S. 106–123). Lengerich: Pabst.

Werse, B. (2008b). „Gib mir'n korrekten Dreißiger" – Erwerb und Kleinhandel von Cannabis und anderen illegalen Drogen. In B. Werse (Hrsg.), *Drogenmärkte – Strukturen und Szenen des Kleinhandels* (S. 91–129). Frankfurt a. M./New York: Campus.

Werse, B., & Bernard, C. (2016). The distribution of illicit drugs – General results. In B. Werse & C. Bernard (Hrsg.), *Friendly business – International views on social supply, self-supply and small-scale drug dealing* (S. 71–90). Wiesbaden: Springer VS.

Werse, B., & Egger, D. (2015). *MoSyD Szenestudie 2014 – Die offene Drogenszene in Frankfurt am Main*. Frankfurt a. M.: Centre for Drug Research – Goethe-Universität.

Werse, B., & Müller, D. (2016). Drifting in and out of dealing. Results on career dynamics from the TDID project. In B. Werse & C. Bernard (Hrsg.), *Friendly business – International views on social supply, self-supply and small-scale drug dealing* (S. 91–121). Wiesbaden: Springer VS.

Winick, C. (1962). Maturing out of narcotic addiction. *Bulletin on Narcotics, 14*(1), 1–7.

Winstock, A. (2015). The global drug survey 2015 findings. http://www.globaldrugsurvey.com/the-global-drug-survey-2015-findings.

Teil IV

Methodik und konzeptionelle Fragen

Empirische Untersuchung veränderter Bewusstseinszustände

Definition, Quantifizierung und Forschungsperspektiven

T. T. Schmidt und Tomislav Majić

Zusammenfassung

Ein Ziel der neurowissenschaftlichen Bewusstseinsforschung besteht in der Charakterisierung neuronaler Mechanismen, die bestimmte Funktionen des Bewusstseins ermöglichen. In der empirischen Forschung kann die experimentelle Induktion einer reversiblen Bewusstseinsveränderung genutzt werden, um gleichzeitig auftretende Veränderungen in neuronalen Prozessen zu erfassen. Dadurch sollen Rückschlüsse auf neuronale Korrelate des subjektiven Erlebens ermöglicht werden. Da induzierte Zustände zwischen Studien und Probanden stark variieren, ist eine präzise Quantifizierung des subjektiven Erlebens notwendig, um studienübergreifende Vergleichbarkeit herzustellen. In dem vorliegenden Kapitel werden nach einer groben Einteilung experimentell nutzbarer Bewusstseinsveränderungen die besonderen Herausforderungen der Quantifizierung von subjektivem Erleben diskutiert. Ein Überblick über die derzeit verfügbaren psychometrischen Instrumente (Fragebögen) sowie über die physiologisch relevanten Variablen soll zukünftigen Studien bei der Auswahl von Messinstrumenten helfen, um die Vergleichbarkeit von Forschungsergebnissen zu fördern und den Einfluss möglicher Störvariablen zu minimieren.

Schlüsselwörter

Altered States of Consciousness • ASC • Veränderte Zustände des Wachbewusstseins • Quantifikation • Fragebögen • Phenomenoconnectomics • Bewusstseinsforschung

Inhalt

1 Wann spricht man von einem veränderten Bewusstseinszustand? 154
2 Eine grobe Unterteilung von Bewusstseinszuständen 155
3 Herausforderungen bei der Quantifizierung von Bewusstseinszuständen 156
4 Quantifizierung von Veränderungen im Wachbewusstsein 157
5 Forschungsperspektiven 167
Literatur 168

T.T. Schmidt (✉)
Institut für Kognitionswissenschaft, Universität Osnabrück, Osnabrück, Deutschland

Fachbereich Erziehungswissenschaft und Psychologie, Freie Universität Berlin, Berlin, Deutschland
E-Mail: timoschm@uos.de

T. Majić (✉)
Psychiatrische Universitätsklinik der Charité im St. Hedwig Krankenhaus, Charité Campus Mitte, Charité Universitätsmedizin Berlin, Berlin, Deutschland
E-Mail: tomislav.majic@charite.de

© Springer-Verlag GmbH Deutschland 2018
M. von Heyden et al. (Hrsg.), *Handbuch Psychoaktive Substanzen*, Springer Reference Psychologie,
https://doi.org/10.1007/978-3-642-55125-3_65

1 Wann spricht man von einem veränderten Bewusstseinszustand?

Eine präzise Definition eines *veränderten* Bewusstseinszustands ist problematisch, denn diese setzt die Definition eines *normalen* Bewusstseinszustandes voraus. Unsere subjektive Erlebniswelt scheint jedoch keineswegs konstant zu sein, sondern unterliegt durch vielfältige äußere und innere Einflüsse einem ständigen Wandel. Eine gewisse Variabilität in unserem alltäglichen Wachbewusstsein erscheint uns deshalb normal und die meisten Menschen verfügen über eine starke Intuition darüber, welche Variationen ihnen bekannt sind und für sie als normal gelten. Alle Zustände, die außergewöhnlich stark von diesen durchschnittlichen Erfahrungswerten abweichen, können als veränderte Bewusstseinszustände betrachtet werden (in der englischen Literatur als *Altered States of Consciousness (ASCs)* bezeichnet) (Pekala 1991; Passie 2007).

Für die empirische Untersuchung von induzierten ASCs erscheint es sinnvoll, spezifische Veränderungen in Bezug auf einen Normal- oder Durchschnittszustand (Baseline) zu betrachten. Dies setzt voraus, dass die induzierten ASCs von relativ kurzer Dauer sind (Minuten bis Stunden), wodurch sie sich von dauerhaften, ggf. pathologischen Zuständen unterscheiden. Auch ist es sinnvoll, ASCs von Veränderungen einzelner Bewusstseinsaspekte abzugrenzen. Beispielsweise möchte man eine reine Erhöhung der Wachheit nicht als ASC bezeichnen. Einige Autoren sprechen deshalb davon, dass ASCs durch eine Veränderung in dem *Muster* (oder Schema, Struktur) des Erlebens gekennzeichnet sind (Tart 1972; Farthing 1991; Metzner 2005).

Folgt man dieser Definition, besteht das Ziel einer empirischen Beschreibung von ASCs darin, solche *Muster* messbar zu machen. Die Bestandteile des *Musters* können als Basisdimensionen (Dittrich 1985; Pekala 1991) oder Funktionsbereiche (Vaitl 2012) von Bewusstsein bezeichnet werden, deren relative Ausprägung ASCs voneinander unterscheidet. Beispielsweise können Zustände hinsichtlich der ‚Aktivierung' des Organismus von hoher Erregung (z. B. bei schamanistischen Ritualen) bis zu tiefer Entspannung (z. B. bei Hypnose) variieren (Vaitl 2012). Einen ASC zu charakterisieren, bedeutet also zu messen, wie stark jede dieser Basisdimensionen ausgeprägt ist. Es stellt sich natürlich die Frage, wie viele und welche Dimensionen man benötigt, um unterschiedliche *Muster des Erlebens* sinnvoll abbilden zu können. Aus neurobiologischer Perspektive ist es plausibel anzunehmen, dass das Spektrum möglicher Bewusstseins-/Gehirn-Zustände begrenzt ist, und die Grenzen durch die neuroanatomische und neurochemische Struktur des Gehirns bestimmt werden. Von der Angemessenheit der Konzeptualisierung dieser Bewusstseinsdimensionen hängt der Erfolg der neurobiologischen Forschung ab, deren Aufgabe in der Identifikation der neuronalen Korrelate ebendieser Bewusstseinsdimensionen besteht (Dittrich 1985; Pekala 1991).

Es existieren zahlreiche Methoden, um ASCs hervorzurufen. Diese Induktionsmethoden reichen von reinen Verhaltensmaßnahmen (z. B. Meditation oder Atemtechniken) über Techniken zur externen Erhöhung oder Verminderung von Sinnesreizen (z. B. sensorische Deprivation in Floating-Tanks) bis zur Einnahme von psychoaktiven Substanzen (Dittrich 1985). Zahlreiche der nicht-pharmakologischen Methoden können dabei ähnlich starke Effekte hervorrufen, wie sie durch Substanzen induziert werden.[1] Andererseits können, auch wenn ein ASC durch die gleiche Methode induziert wird (z. B. gleiche Dosierung einer Droge), große Unterschiede im subjektiven Erleben auftreten. Ein Zustand sollte deshalb nicht mit seiner Induktionsmethode gleichgesetzt werden (Vaitl 2012), sondern in Bezug auf die aufgetretenen Veränderungen im subjektiven Erleben erfasst

---

[1] Zu den bekannteren Vergleichen gehören Berichte, dass Schlafentzug ähnliche kognitive Defizite hervorruft wie Alkoholkonsum (Williamson und Feyer 2000). Die Messung von Defiziten in bestimmten Testaufgaben kann jedoch nicht erfassen, wie ähnlich das subjektive Erleben der beiden Zustände ist.

werden.[2] In den meisten empirischen Untersuchungen beruhen Aussagen über neuronale Mechanismen jedoch auf statistischen Tests bezüglich der Gemeinsamkeiten von Messungen. Wird beispielsweise eine Gruppe von 15 Personen bezüglich der Wirkung einer Substanz untersucht, testet man typischerweise, welche Gehirnregionen durchschnittlich (über die Probanden hinweg) eine erhöhte Gehirnaktivität zeigen. Es ist auch zu bedenken, dass der induzierte Zustand während einer fMRT- oder PET-Untersuchung vermutlich signifikant von einem Zustand abweicht, der während eines Zeremoniells im Dschungel durch die Einnahme der gleichen Substanz induziert wird (Setting-Variable). Um Gemeinsamkeiten (bzw. Basisdimensionen) sowie Unterschiede zwischen Messungen, experimentellen Situationen, Induktionsmethoden und Probanden zu identifizieren, ist die sorgfältige Erfassung des subjektiven Erlebens während der individuellen neurophysiologischen Messung unerlässlich.

Um die neuronalen Mechanismen zu verstehen, die ASCs zugrunde liegen, ergeben sich die Fragen, wie solche Veränderungen quantifiziert werden können, und wie man die Effekte unterschiedlicher Induktionsmethoden miteinander vergleichen kann. Eine solche subjektiv erlebte Veränderung einer objektiven Messung zugänglich zu machen (Operationalisierung), ist jedoch die Voraussetzung, um Veränderungen in Bewusstseinszuständen mit Veränderungen im Gehirn empirisch in Verbindung zu bringen. Nach der Einführung eines Klassifikationsschemas zur Abgrenzung von experimentell nutzbaren ASCs werden deshalb in diesem Kapitel die besonderen Herausforderungen bei der Quantifizierung von ASCs diskutiert. Ein Überblick der verfügbaren psychometrischen und physiologischen Messmethoden soll zukünftigen Forschungsprojekten helfen, eine sinnvolle Auswahl von Messmethoden zu treffen, um die studienübergreifende Vergleichbarkeit zu erhöhen.

2 Eine grobe Unterteilung von Bewusstseinszuständen

Möchte man substanzinduzierte ASCs von anderen Bewusstseinsvariationen abgrenzen oder sie mit diesen vergleichen, so ist eine grobe Klassifizierung hilfreich. Obwohl eine solche Einteilung keine perfekte Trennschärfe zwischen ihren Kategorien aufweist, kann sie doch nützlich sein, um unterschiedliche Arten der Genese von ASCs zu identifizieren.[3]

Es wurden unterschiedliche Schemata vorgeschlagen (Dittrich 1985; Passie 2007; Vaitl 2012). Abb. 1 zeigt einen Vorschlag, der Schlaf- und Traumzustände vom Wachbewusstsein abgrenzt, da beide substanziell unterschiedliche Zugänge und Erinnerungsfähigkeiten mit sich bringen. Persistierende veränderte Erlebniswelten werden in unterschiedlichen psychiatrischen Erkrankungen wie der Schizophrenie oder schweren depressiven Episoden beschrieben. Als neurophysiologische Grundlage wird eine dauerhafte Veränderung in der Interaktion von Hirnregionen angenommen, sie soll aber in diesem Kapitel nicht weiter diskutiert werden (Friston und Frith 1995; Stephan et al. 2009). Im Kontrast dazu stehen flexible und kurzlebige Veränderungen der Neurotransmission als Grundlage für natürliche Fluktuationen sowie für die intendierte Induktion von ASCs, wie bei

---

[2]Manche Autoren sprechen von *dem* psychedelischen Zustand (Muthukumaraswamy et al. 2013). Während Untersuchungen der Gemeinsamkeiten von ASCs, die durch eine spezielle Induktionsmethode (z. B. psychedelische Substanzen) hervorgerufen werden, von großem Wert sind, sollte berücksichtigt werden, dass es keinen unitären *psychedelischen Zustand* gibt, sondern die induzierten ASCs stark von Set, Setting und Art und Dosierung der eingesetzten Substanz abhängen. (Metzner 2005).

[3]Ein verwandtes Problem besteht im klinischen Kontext, wenn ein veränderter Bewusstseinszustand eine Beeinträchtigung für einen Patienten darstellt. Hier erscheint eine Klassifizierung essenziell, um eine Diagnose und einen Behandlungsansatz wählen zu können. Intensiv geführte Diskussionen über Kategorisierungssysteme, wie dem DSM-5, spiegeln die Schwierigkeiten wider, bestimmte Aspekte psychiatrischer Phänomene in Klassen einzuteilen. Es zeichnet sich ab, dass viele psychiatrische Symptome besser als Spektrum von Ausprägungsstärken bestimmter Symptome beschrieben werden können (Casey et al. 2013). Ähnlich erscheinen auch die substanzinduzierten Veränderungen in den meisten Bewusstseinsdimensionen eher graduell als kategorisch.

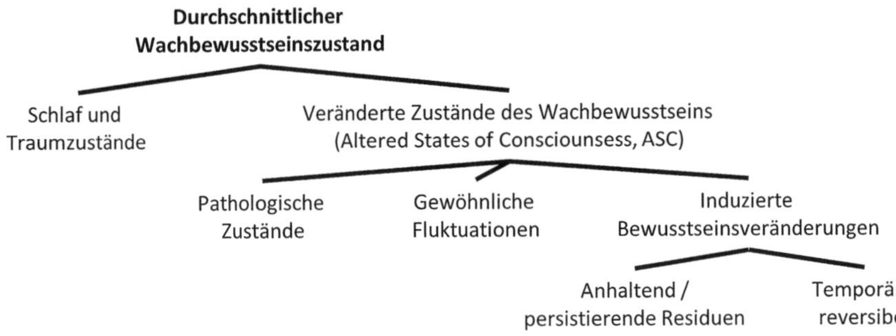

```
                    Durchschnittlicher
                    Wachbewusstseinszustand
         ┌──────────────┴──────────────┐
    Schlaf und          Veränderte Zustände des Wachbewusstseins
   Traumzustände         (Altered States of Consciounsess, ASC)
                  ┌──────────────┬──────────────┐
             Pathologische    Gewöhnliche       Induzierte
               Zustände      Fluktuationen   Bewusstseinsveränderungen
                                          ┌──────────┴──────────┐
                                      Anhaltend /           Temporär /
                                  persistierende Residuen   reversibel
```

Abb. 1 Schema zur Abgrenzung von unterschiedlichen Bewusstseinsvariationen. Eine ausführlichere Betrachtung von Modellen zur Einordnung und Charakterisierung von Bewusstseinsaspekten können in (Passie 2007) und (Vaitl 2012) sowie in (Dittrich 1985) gefunden werden. Für die experimentelle Untersuchung von ASCs erscheinen insbesondere temporär induzierte Zustände nützlich, wenn diese mit dem durchschnittlichen Normalzustand (Baseline) in nicht-pathologischen Situationen verglichen werden

Sinnesentzug, Substanzkonsum oder anderen Induktionsmethoden (Corlett et al. 2009). Einige dieser Induktionsmethoden rufen nur kurzfristige Effekte hervor, die nach Abklingen des Akutzustands keine bleibenden Nachwirkungen (Residuen) hinterlassen. Berichte über länger anhaltende Nachwirkungen – einschließlich Residuen von psychedelischen Substanzen – umfassen ein breites Spektrum von positiven emotionalen Erinnerungen (Griffiths et al. 2011) bis zu persistierenden Wahrnehmungsstörungen (vgl. Kap. ▶ „Flashbacks und anhaltende Wahrnehmungsstörungen nach Einnahme von serotonergen Halluzinogenen" in diesem Band). In der Psychotherapie mit psychedelischen Substanzen wird versucht, positive Nachwirkungen gezielt therapeutisch zu nutzen. Therapeutisches Potenzial wird beispielsweise für den sogenannten *Afterglow* angenommen (Majić et al. 2015).

Dass sich die Abgrenzung der meisten Klassifikationsschemata relativ vage darstellt, liegt zum einen an der hohen Variabilität der Zustände und zum anderen wiederum an der Schwierigkeit, diese akkurat abzubilden bzw. messbar zu machen.

3 Herausforderungen bei der Quantifizierung von Bewusstseinszuständen

Die systematische Erfassung und Charakterisierung von ASCs sind insbesondere deshalb schwierig, da oft kein treffendes Vokabular für ihre Beschreibung existiert. Deshalb sind Erlebnisberichte von Versuchsteilnehmern schwer zu interpretieren und erlauben kaum eine empirisch verwertbare Quantifizierung.[4] Dennoch soll sich dieses Kapitel mit der Quantifizierung von ASCs beschäftigen, denn für die empirische Forschung ist es essenziell, den Forschungsgegenstand messbar zu machen und es wurden Techniken entwickelt, um diesen Schwierigkeiten zu begegnen.

Während physiologische Maße wie Puls, Körpertemperatur oder auch Hirnaktivität durch neutrale Messinstrumente bestimmt werden können, erfordert die Erfassung von Veränderungen im subjektiven Erleben eine Beschreibung durch den Versuchsteilnehmer. Seit den Anfängen der empirischen psychologischen Forschung wurde diskutiert, inwieweit introspektive Vorgänge

---

[4]Aus einer skeptischen Perspektive kann eine verbale Beschreibung eines inneren Zustandes (subjektives/qualitatives Erleben, Qualia) kaum einen bedeutungsvollen Inhalt besitzen. Innere Zustände sind grundsätzlich private Empfindungen, die nur aus einer Ersten-Person-Perspektive erlebt werden können (Nagel 1974). Eine verbale Beschreibung solcher Zustände ist problematisch, da nicht sichergestellt werden kann, dass die verwendeten Worte für zwei Personen auf den gleichen inneren Zustand referenzieren, vgl. z. B. „Inverted Qualia" (Byrne 2015). Diese Perspektive ist für empirische Forschung jedoch impraktikabel. Wegen dieser Sprachabhängigkeit der Erfassung von inneren Zuständen besitzen die gewonnen Daten eine entsprechende ‚Unschärfe', die aber bei keiner Messmethode der empirischen Wissenschaft völlig zu vermeiden ist.

verlässliche Messdaten liefern können (Massen und Bredenkamp 2005). Der Versuchsleiter sollte wissen, welche Faktoren die erhobenen Daten verfälschen können, um deren Einfluss zu minimieren. Derartige Störvariablen können zwar bei allen Formen von psychometrischen Messungen auftreten, spielen jedoch bei der Erfassung von ASCs eine besondere Rolle. Solche Faktoren werden ausführlicher von Cardeña und Pekala (Caredeña 2014) diskutiert und sollen hier kurz zusammengefasst werden:

Vergessen beschränkt den Umfang des Berichts, wenn dieser erst einige Stunden nach dem Erleben des ASCs gegeben wird. Deshalb sollte die retrospektive Datenerhebung möglichst zügig nach dem Abklingen des ASCs erfolgen. Damit in Zusammenhang stehen *Rekonstruktionsfehler* und *Konfabulation*. Wenn die Erinnerung lückenhaft oder inakkurat ist, tendieren Probanden dazu, diese Lücken mit falschen Inhalten zu füllen. Da Veränderungen im Bewusstseinszustand häufig neue qualitative Erfahrungen mit sich bringen, fehlt teils das Vokabular, um diese zu beschreiben. Solche *Schwierigkeiten in der verbalen Beschreibung* sind für jede Form der Introspektion problematisch. Sie werden aber noch verstärkt, wenn sich das Erlebte außerhalb des zuvor erfahrenen epistemischen Spektrums befindet. Des Weiteren werden *Verzerrungen durch Beobachtung und Ersetzen durch Schlussfolgerungen aus Beobachtungen* beschrieben. Die Reflektion über das eigene Erleben ist nicht ohne Verzerrungen möglich, die durch den Erinnerungsprozess entstehen. Studienteilnehmer zeigen in ihren Berichten Tendenzen zur bewusst oder unbewusst auftretenden *Zensur*. Insbesondere wenn das Erlebte bizarre oder sexuelle Inhalte einschließt, scheuen Probanden davor zurück, diese zu berichten. Auch bei perfekter Kooperation der Probanden haben durch Introspektion gewonnene Daten stets das Problem einer *fehlenden objektiven Verifikation*. Während Messdaten aus Verhaltensexperimenten von einem neutralen Beobachter bestätigt werden können, sind innere Zustände privat. Es gibt keine Möglichkeit, die Richtigkeit des gegebenen Berichts zuverlässig zu prüfen. *Vortäuschung und soziale Erwünschtheit* können die Versuchsteilnehmer dazu motivieren, Antworten zu geben, die von Ihnen potenziell erwartet werden. Als *Demand Characteristics und Experimenter effects* werden subtile – meist ungewollte und oft unbewusste – Hinweisreize durch die Experimentatoren bezeichnet, die den Selbstbericht beeinflussen mögen. Diesen kann teilweise durch eine Verblindung der Versuchsleiter begegnet werden. Eine *Verzerrung durch inadäquate Metrik* ist insbesondere bei der Verwendung von Fragebögen problematisch, wenn diese bestimmte Antwortoptionen vorgeben. Oft fällt es den Versuchsteilnehmern schwer, sich zwischen den möglichen Abstufungen zu entscheiden (z. B. Intensität eines Erlebnisses soll auf einer 5-Punkte-Skala berichtet werden, wobei der Proband zwischen Antwortoption drei und vier schwankt). Schließlich kann argumentiert werden, dass Teile des retrospektiven Selbstberichts über ASCs deswegen unzugänglich sind, da sie als *zustands-spezifisches Gedächtnis* erinnert werden und entsprechend nicht mit anderen Gedächtnisinhalten vergleichbar wären.

Trotz Berücksichtigung des möglichen Einflusses dieser Aspekte auf durch Introspektion gewonnene Daten ist die Erfassung des subjektiven Erlebens für die empirische Forschung zu ASCs wertvoll und unverzichtbar. Durch langjährige Erfahrung mit und intensive Verwendung von psychometrischen Daten in der psychologischen Forschung konnte teils eine hohe Validität und Replizierbarkeit so gewonnener Daten gezeigt werden. Eine gründliche Versuchsplanung und sorgfältige Versuchsdurchführung werden zusammen mit dem Wissen über den möglichen Einfluss von Störvariablen helfen, diese zu minimieren und dadurch zuverlässige Daten erheben zu können.

4 Quantifizierung von Veränderungen im Wachbewusstsein

Messungen des Zustandes und des Erlebens eines Probanden können während des ASCs oder retrospektiv erfolgen. Für die meisten Fragestellungen erscheint es sinnvoll, physiologische Veränderungen im Akutzustand zu erheben und Fragebögen nach dem Abklingen eines ASCs einzusetzen (insbesondere, wenn es sich um eine Substanzwirkung handelt). Eine erschöpfende Erfassung mit allen verfügbaren Fragebögen ist nicht möglich – die Kunst, eine gute Studie durchzuführen, besteht deshalb in der Auswahl einer sinnvollen Kombination von Messmethoden, die eine Vergleichbarkeit mit anderen Studien erlaubt. Um diese Zielsetzung zu fördern, wird im Folgenden eine kurze Übersicht über die meistgenutzten Fragebögen gegeben.

4.1 Psychometrische Instrumente

Nach wie vor bilden in der psychologischen Forschung Fragebögen den Goldstandard zur Quantifizierung subjektiven Erlebens. Sie werden meist nach dem Abklingen des akuten ASCs (z. B. der Substanzwirkung) appliziert und erfassen damit eine retrograde Einschätzung des Erlebten. Dies verhindert, dass die Befragung als solche mit dem induzierten Zustand interferiert. Auch wird so der Einfluss von Aufmerksamkeitsfluktuationen oder Einschränkungen in der Verbalisierungsfähigkeit minimiert.

Unterschiedliche Fragebögen wurden entwickelt und fanden verschiedenartige Verbreitung. Während manche auf die detaillierte Abfrage von substanzspezifischen Effekten abzielen, wurden andere gestaltet, um ein möglichst breites Spektrum genereller Aspekte oder Basisdimensionen des Wachbewusstseins abzubilden (Pekala 1991; Dittrich 1998). Die meisten Studien wurden im englisch- und deutschsprachigen Raum durchgeführt, wobei nicht alle Fragebögen in beiden Sprachen verfügbar sind oder validiert wurden. Bisher ist der Vergleich zwischen einzelnen ASC-Studien kaum möglich, da die einzelnen Forschergruppen oft unterschiedliche Fragebögen verwenden. Tab. 1 gibt einen Überblick über die verfügbaren Fragebögen, die zur Quantifizierung von substanzinduzierten ASC-Aspekten in der bestehenden Literatur eingesetzt wurden. Dabei ist zu unterscheiden, ob die Fragebögen für die Erfassung eines Akutzustandes (*State*-Variable) oder für die Erfassung aller im Leben eines Probanden aufgetretenen Zustände (ähnlich *Trait*-Variablen) konzipiert wurden.

4.1.1 Fragebögen zur Erfassung eines akuten ASCs (State)

Altered States of Consciousness Rating Scale (5D-ASC).[5] Der 5D-ASC-Fragebogen basiert auf Arbeiten von Adolf Dittrich in den 1970er- und 1980er-Jahren und wurde seitdem mehrfach verbessert und weiterentwickelt (Dittrich 1975, 1985). Der 5D-ASC wurde mit Schwerpunkt im deutschsprachigen Raum verwendet, kam aber auch bei den neuesten pharmakologischen fMRT-Untersuchungen mit Psilocybin und LSD in englischer Sprache zur Anwendung (Vollenweider und Kometer 2010; Carhart-Harris et al. 2012, 2016a). Er wurde entwickelt, um Gemeinsamkeiten von ASCs zu beschreiben, auch wenn diese durch unterschiedliche Induktionsmethoden hervorgerufen werden. Die umfangreiche Anwendung schließt dabei sowohl pharmakologische als auch nicht-pharmakologische Methoden wie Meditation oder Sinnesentzug ein (Dittrich 1985, 1996). Ausgehend von 158 Items, die aus Selbstberichten, vorherigen Studien sowie anderen Fragebögen und Rating-Skalen ausgewählt wurden, evaluierte Dittrich diese in seiner initialen Arbeit mit elf Induktionsmethoden. Dabei beschreibt er 72 Items als *ätiologieunabhängig*, die auf Basis einer Faktoranalyse drei Dimensionen von ASCs zugeordnet werden können: (i) Ozeanische Selbstentgrenzung, (ii) Angstvolle Ichauflösung, und (iii) Visionäre Umstrukturierung (Dittrich 1985). Der Fragebogen durchlief mehrere Versionen (Dittrich 1985; Bodmer et al. 1994; Dittrich et al. 2006) und liegt heute nach einer Evaluation mit substanzinduzierten Zuständen (Ketamin, Psilocybin und MDMA) als 5D-ASC vor, untergliedert in 11 Faktoren (Studerus et al. 2010). In der aktuellen Version werden die Items auf einer *visuell-analog*-Skala bewertet,

---

[5]Der Fragebogen wurde zunächst als APZ (Abnorme Psychische Zustände) sowie als OAV (nach seinen drei Skalen) bezeichnet. Diese früheren Versionen wurden leicht verändert und durch zwei weitere Skalen ergänzt: (4) Auditorische Veränderungen (AUA) und (5) Vigilanz Reduktion (VIR). In Folge wurde er als 5D-ASC (5-Dimensions Altered States of Consciousness Rating Scale), oder im Deutschen als 5D-ABZ (Fragebogen zur Erfassung Aussergewöhnlicher Bewusstseinszustände) bezeichnet. Es taucht aber auch die Bezeichnung OAVAV als Kürzel für die Namen seiner 5 Dimensionen auf.

Tab. 1 Zusammenfassung und Vergleich von Fragebögen, die zur Charakterisierung von ASCs eingesetzt wurden und werden. (FA): Faktorstruktur wurde durch eine Faktorenanalyse bestimmt

Fragebogen	Sprachen	Versionen	Items	(Unter-) Skalen	Antwort-Format	Referenz
Erfassung eines spezifischen ASC Erlebnisses (State)						
Altered States of Consciousness Rating Scale	E,D	APZ OAV 5D-ASC (OAV-11) 5D-ASC	158 66 94 94	3 *(FA)* 3 *(FA)* 5 *(FA)* 11 *(FA)*	Ja/Nein visuell-analog visuell-analog visuell-analog visuell-analog	(Dittrich 1975; Dittrich 1985) (Dittrich 1998; Bodmer et al. 1994) (Dittrich et al. 2006) (Studerus et al. 2010)
Phenomenology of Consciousness Inventory	E,D	PCI	53	12+14 *(FA)*	7-Punkt	(Pekala 1991) (Rux 2002)
Hallucinogen Rating Scale	E,D	HRS 3.06	126	6 *(FA)*	5-Punkt	(Strassman et al. 1994)
Addiction Research Center Inventory	E,D	ARCI long-form ARCI short-form	550 49	38 5	Ja/Nein Ja/Nein	(Hill et al. 1963) (Martin et al. 1971)
Mystical Experience Questionnaire + **Follow-Up** States of Consciousness Questionnaire +**Persisting Effects Questionnaire**	E,D	MEQ Follow-Up SOCQ MEQ-30 PEQ Follow-Up	130 100 43 30 89 143	8+9 8+1 7 4 *(FA)* 8 8	5-Punkt 5-Punkt 6-Punkt 5-Punkt 6,7,8-Punkt 6,7,8-Punkt	(Pahnke 1963; Pahnke 1966) (Pahnke 1963; Pahnke 1966) (Griffiths et al. 2006) (Maclean et al. 2012) (Griffiths et al. 2006) (Griffiths et al. 2011)
Psychotomimetic States Inventory	E	PSI	48	6 *(FA)*	4-Punkt	(Mason et al. 2008)
Abramson Questionnaire	E	AQ	47	-	6-Punkt	(Abramson et al. 1955a)
Linton-Langs Questionnaire	E	LLQ	74	17	3-Punkt	(Linton und Langs 1962)
Erfassung von ASC Ereignissen über die Lebensspanne verteilt (Trait)						
Personal Experience Questionnaire	E		44	-	Ja/Nein	(Shor 1960)
Mysticism Scale	E,D	M-scale	32	3 *(FA)*	5-Punkt	(Hood 1975) (Yeginer 2000)
Ego Psychopathology Inventory	E	EPP	52	8	3-Punkt	(Scharfetter 1981)
Assessment Schedule for Altered States of Consciousness Erfassungssystem Veränderter Bewusstseinszustände	E,D	ASACS ASASC-D10 EVB EVB-short EVB-D10	325 60 325 128 60	14 *(FA)* 5+4 14 *(FA)* 14 5+4	4/5-Punkt 4/5-Punkt 4/5-Punkt 4/5-Punkt 4/5-Punkt	(Van Quekelberghe et al. 1991) (Van Quekelberghe et al. 1992) (Yeginer 2000) (Van Quekelberghe et al. 1992)

wodurch feine Unterschiede in Ausprägungsstärken erfasst werden können. Aufgrund seiner großen Verbreitung und des breiten Spektrums an abgefragten Phänomenen bietet der 5D-ASC derzeit die beste Möglichkeit zum studienübergreifenden Vergleich von ASCs.

Phenomenology of Consciousness Inventory (PCI). Der PCI-Fragebogen wurde von Ronald J. Pekala mit dem Ziel entwickelt, eine empirische Forschung an ASCs zu ermöglichen (Pekala 1982, 1991). Basierend auf Arbeiten von Ashby, Singer und Tart folgt er der Annahme, dass bestimmte Bewusstseinszustände durch phänomenologisch gut definierbare und quantifizierbare Charakteristika beschrieben und damit der empirischen Forschung zugänglich gemacht werden können. Entstanden aus den Vorgängerversionen *Phenomenology of Consciousness Questionnaire* (PCQ), dem *(Abbreviated) Dimensions of Consciousness Questionnaire* ((A)DCQ) und dem *Prä-PCI* (Rux 2002), besteht der aktuelle PCI aus 53 Aussagen, die auf einer 7-Punkte-Skala bewertet und in der Auswertung zu 12 Dimensionen zusammengefasst werden: (i) Veränderter Zustand des Bewusstseins, (ii) Veränderte Erfahrung (Verändertes Körperbild, Verändertes Zeitgefühl, Wahrnehmung, Ungewöhnliche Bedeutung), (iii) Willentliche Kontrolle, (iv) Selbst-Bewusstsein, (v) Rationalität, (vi) Innerer Dialog, (vii) Positives Gefühl (Freude, sexuelle Erregung, Liebe), (viii) Negatives Gefühl (Ärger, Traurigkeit, Furcht), (ix) Vorstellungsbilder (Menge, Lebhaftigkeit), (x) Aufmerksamkeit (Richtung, Absorption), (xi) Gedächtnis und (xii) Erregungsniveau. Neben mehreren Validierungsstudien (Pekala 1991) liegt auch eine deutsche Übersetzung vor (Rux 2002). Der Fragebogen stellt ein gut entwickeltes Werkzeug zur Erfassung von diversen Phänomenen dar, wobei er im Vergleich zum 5D-ASC häufiger bei der Erfassung hypnagoger Zustände als bei substanzinduzierten Zuständen eingesetzt wurde. Bei ausreichender Verbreitung stellt der PCI eine gute Ergänzung des 5D-ASCs dar und kann zu einer guten studienübergreifenden Vergleichbarkeit beitragen.

Hallucinogen Rating Scale (HRS). Der HRS-Fragebogen wurde von Rick Strassman (Strassman et al. 1994) zur Erfassung der Effekte des Halluzinogens N,N-Dimethyltryptamine (DMT) entwickelt, wurde aber auch für Messungen mit anderen Halluzinogenen verwendet. Seine initiale Konstruktion basierte auf systematischen Interviews mit 19 erfahrenen Halluzinogen-Nutzern, die die Effekte von rauchbarem DMT beschrieben. Neben DMT-spezifischen Effekten schließt der Fragebogen auch allgemeine Charakteristika von halluzinogen-induzierten ASCs ein und liegt nach Weiterentwicklungen nun als HRS 3.06 vor. Er umfasst 126 Items, die auf einer 5-Punkte-Skala beantwortet werden und in sechs Dimensionen eingeteilt sind: (i) Somästhesie, (ii) Affekt, (iii) Wahrnehmung, (iv) Kognition, (v) Willenskraft und (vi) Intensität (aus dem Englischen übersetzt). Der HRS wurde in Verbindung mit Ayahuasca (Riba et al. 2001) und anderen Substanzen wie Ketamin (Bowdle et al. 1998), Psilocybin, MDE und Methamphetamin (Gouzoulis-Mayfrank et al. 1999) eingesetzt. Der Einsatz des HRS für nicht-pharmakologische Induktionsmethoden von ASCs wurde bisher nicht berichtet. Daher kann zum aktuellen Zeitpunkt für den HRS vor allem der supplementäre Einsatz bei Halluzinogen-Studien empfohlen werden.

Mystical Experience Questionnaire (MEQ). Der MEQ wurde von Walter Pahnke entwickelt (Pahnke 1966) und entstand im Rahmen ethnographischer Forschung und der Feststellung, dass halluzinogene Drogen in zahlreichen Kulturen und religiösen Riten Verwendung finden. Im Fokus steht die Erfassung mystischen Erlebens.[6] Der MEQ wurde in dem berühmten Karfreitagsexperiment (Good Friday Experiment) in Boston eingesetzt (Pahnke 1963), um zu testen, ob ein solches Erleben auch experimentell, nämlich durch die Applikation von Psilocybin, induziert werden kann (Doblin 1991). Die Items des Fragebogens basieren auf Literatur über mystische Erfahrungen, welche unabhängig von Drogenwirkungen erlebt wurden. Neben Selbstberichten umfasste die zugrunde gelegte Literatur auch theoretische Abhandlungen über die Charakteristiken des mystischen Erlebens (insbesondere von Wil-

---

[6]Die Bezeichnung „mystische" oder „religiöse" Gefühle wurde stark diskutiert und Teile der Pro- und Contra-Argumentation hinsichtlich einer angemessenen Bezeichnung können auch in Adolf Dittrichs Aufzeichnungen zur Entwicklung des OAVAV-Fragebogens gefunden werden, bei dessen Formulierung Dittrich schließlich beide Begriffe vermied (Dittrich 1985). In der aktuellen Version (Studerus et al. 2010) wurde ein Faktor letztendlich als „Spiritual Experience" bezeichnet.

liam James und W. T. Stace). Der originale Fragebogen besteht aus zwei Teilen: *Teil 1* umfasst 130 Items, die unmittelbar nach dem erlebten ASC beantwortet werden sollen. *Teil 2* ist ein Follow-up Bogen mit 100 Items, die teils Wiederholungen sind, und teils Langzeiteffekte abbilden sollen. Die Items werden auf einer 5-Punkte-Skala bewertet und in der Auswertung zu 8 (+1) a priori Faktoren zusammengefasst: (i) Einheit, (ii) Transzendenz von Zeit und Raum, (iii) Tief empfundene positive Stimmung, (iv) Angstempfinden, (v) Objektivität und Realität, (vi) Paradoxität, (vii) Vermeintliche Unbeschreiblichkeit, (viii) Vergänglichkeit, und (+1 für den Follow-up Bogen) Anhaltende positive Veränderungen der Einstellung und des Verhaltens (aus dem Englischen übersetzt). Aufbauend auf dem initialen Fragebogen, wurden in Folgestudien abgewandelte Versionen verwendet, die als *States of Consciousness Questionnaire (SOCQ)* (43 Items) mit dem Follow-up *Persisting Effects Questionnaire* (Griffiths et al. 2006, 2011; MacLean et al. 2011) bezeichnet werden und eine veränderte Skalenstruktur verwenden. Schließlich steht heute auch der *MEQ-30* als Version mit 30 Items nach einer Faktorenanalyse des SOCQ zur Verfügung (MacLean et al. 2012). Die erfassten Aspekte von mystischem Erleben erscheinen insbesondere für Fragestellungen relevant, die Langzeiteffekte von ASCs adressieren. Insbesondere beim therapeutischen Einsatz von psychedelischen Substanzen gibt es Evidenz, dass mystisches Erleben positiv zur therapeutischen Wirksamkeit beitragen kann.

Addiction Research Center Inventory (ARCI). Der ARCI ist ein Fragebogen zur Erfassung substanz-induzierter Effekte (Hill et al. 1963). Er ist in mehreren Sprachen verfügbar und wurde auch zur Messung von psychopathologischen und Persönlichkeitsmerkmalen eingesetzt (Haertzen et al. 1963). Hill und Kollegen entwickelten den Fragebogen ausgehend von einer 3300 Items umfassenden Sammlung, die zunächst an Opiatabhängigen evaluiert wurde. Nach einer Reihe von Studien, die Vergleiche von Placebo, Morphium, LSD, Pentobarbital, Chlorpromazin, Marihuana, Alkohol und Pyrahexyl umfassten, liegt eine aktuelle Fassung mit 550 Items vor (Hill et al. 1963). Die Items bieten ausschließlich Ja/Nein-Antwortmöglichkeiten und sind in fünf Kategorien unterteilt: (i) Generelle Informationen, (ii) Interesse und Antrieb, (iii) Empfindung und Wahrnehmung (iv) Körperliche Symptome und (v) Prozesse, Gefühle und Einstellungen (aus dem Englischen übersetzt) (Haertzen et al. 1963). Auch ist eine 49-Item-Kurzform verfügbar (Martin et al. 1971). Während der Fragebogen ein breites Spektrum an Symptomen abbildet, bietet er keine Möglichkeit, Intensitätsabstufungen einzelner Phänomene abzubilden. Damit limitiert sich sein Einsatz in empirischen Studien auf eine deskriptive Charakterisierung eines Zustandes, erlaubt aber keine Korrelationsanalysen von neuronalen Messgrößen mit dem subjektiven Erleben.

Psychotomimetic States Inventory (PSI). Der PSI wurde durch Oliver Mason vorgestellt und zur Forschung an Cannabis und Ketamin im Kontext von schizophreniebezogenen Fragestellungen vorgeschlagen (Mason et al. 2008). Er besteht aus 48 Items, die als Aussagen aus Zweiter-Person-Perspektive formuliert sind (z. B. „You find activities less enjoyable than usual"). Antworten werden auf einer 4-Punkte-Skala gegeben und die Items sind sechs Skalen zugeordnet: (i) Anhedonie, (ii) Kognitive Disorganisation, (iii) Manie, (iv) Wahnhaftes Denken, (v) Wahrnehmungsstörungen und (vi) Paranoia (aus dem Englischen übersetzt) (Mason et al. 2008). Damit deckt dieser relativ neue Fragebogen zahlreiche Aspekte schizophrener Minussymptomatik ab, und schließt damit für den Probanden unangenehme Erlebnisse ein, die von anderen Fragebögen nur sehr eingeschränkt erfasst werden. Während der Fragebogen bisher nur auf Englisch vorliegt, fand er mittlerweile seine Anwendung in aktuellen LSD-Studien (Carhart-Harris et al. 2016b) sowie in Studien zu sensorischer Deprivation (Mason und Brady 2009; Daniel et al. 2014; Daniel und Mason 2015) und kann sich in Zukunft als hilfreiche Ergänzung zu den etablierten Fragebögen erweisen.

Abramson Questionnaire (AQ). Der AQ wurde in den 1950er-Jahren für die Erfassung der akuten Effekte von LSD konstruiert und basiert auf Beschreibungen typischer Symptome. Er wurde von Abramson und Kollegen in einer Reihe von Studien mit LSD (Abramson et al. 1955a, b) sowie anderer Substanzen (Jarvik et al. 1955) eingesetzt. Die 47 Items des Fragebogens wurden auf einer 6-Punkte-Skala bewertet, wobei die Auswertung dichotom erfolgte. Eine Einteilung der Items in Skalen erfolgte nicht, und eine Validierung liegt nur in rudimentärer Fassung vor (Abramson et al. 1955a). Der AQ fand ausschließlich in sehr frühen Studien Anwendung und entspricht nicht mehr den aktuellen Standards.

Linton-Langs Questionnaire (LLQ). Der LLQ folgt der Hypothese, dass durch psychedelische Substanzen hervorgerufene Zustände Gemeinsamkeiten mit schizophrenen Psychosen haben und wurde bereits in den frühen 1960er-Jahren entwickelt. Da bestehende Fragebögen wie der AQ vor allem somatische und perzeptuelle Aspekte abbildeten, entwickelten Linton und Langs einen Fragebogen, um auch psychologische Aspekte zu erfassen, die dem theoretischen Rahmen der Psychoanalyse entstammen (Linton und Langs 1962). Der LLQ besteht aus 74 Items, die in 17 *a priori* Skalen eingeteilt und aus der Literatur über LSD und der psychoanalytischen Bewusstseinstheorie inspiriert sind. Der Fragebogen ist dafür ausgelegt, zu sieben aufeinander folgenden Zeitpunkten appliziert zu werden, um den zeitlichen Verlauf sowie lange anhaltende *Nach-Effekte* von ASCs zu erfassen: (1) pre-Test Tag; (2–5) 1 h, 2 h, 5 h, 8 h nach der Substanzapplikation; (6) post-Test Tag; (7) retrospektiv. Neben der Charakterisierung von LSD Effekten (Linton und Langs 1962) wurde der LLQ auch zum Vergleich mit schizophrener Symptomatik (Langs und Barr 1968) sowie den Effekten von Tryptamin-Derivaten (Faillace et al. 1967) eingesetzt, findet aber in der aktuellen Forschung keine Verbreitung.

4.1.2 Fragebögen zum Auftreten von ASCs (Trait)

Personal Experience Questionnaire (PEQ). Der PEQ wurde von Ronald Shor erstellt, um die Häufigkeit und Eigenschaften von hypnoseartigen Erlebnissen zu erfassen (Shor 1960; Shor et al. 1962). Die 44 Items des Fragebogens beziehen sich besonders auf Absorption und Dissoziation, also darauf, welche Offenheit eine Person zeigt, sich von einer Gedankenwelt einnehmen zu lassen und sich von der eigenen Wahrnehmung zu entfernen – zur Begriffserklärung von Absorption siehe Vaitl (2012). Die Items beschreiben konkrete Erlebniszustände wie z. B. „thinking of nothing", „staring in space" etc., deren Auftreten als Ja/Nein-Fragen beantwortet wird. In seinen Studien stellt Shor dar, dass entsprechende Zustände eine gewisse natürliche Häufigkeit besitzen (Shor 1960). Der Fragebogen hat keine weite Verbreitung gefunden, kann aber als Ausgangspunkt für zukünftige Studien genutzt werden, die sich für die Häufigkeit des natürlichen Auftretens von ASCs interessieren.

Mysticism Scale (M-scale). Die durch den amerikanischen Religionspsychologen Ralph W. Hood entwickelte M-scale (Hood 1975) basiert auf den Arbeiten von W. Stace (Stace, 1960), Sie wurde entwickelt um empirisch zu untersuchen, welche mystischen Erlebnisse Menschen im Laufe ihres Lebens durchlaufen. In Hood (Hood 1977) wird eine Version verwendet, die nicht das generelle Auftreten, sondern die Eigenschaften eines spezifischen Erlebnisses abfragt (hier: einsame Naturerlebnisse). Mehrere Faktoranalysen wurden auf den erhobenen Daten durchgeführt, wobei schließlich die folgenden drei Faktoren dargestellt wurden: (i) Introvertierter Mystizismus, (ii) Extrovertierter Mystizismus, (iii) Interpretation (aus dem Englischen übersetzt) (Hood et al. 2001; MacLean et al. 2012). Diese können als Überkategorien der Charakteristika von Stace interpretiert werden. Als Übersetzung mit leichten Veränderungen und ohne Validierung liegt die M-scale auch für den deutschsprachigen Raum vor (Yeginer 2000).

Ego Psychopathology Inventory (EPP). Der EPP-Fragebogen wurde basierend auf Christian Scharfetters Theorie der Struktur des Ich-Bewusstseins (Scharfetter 1995) entwickelt, welches ein theoretisches Model genereller Ich-Pathologie für die empirische Forschung vorschlägt (Scharfetter 1981). Ein zentrales Konzept dieses Modells besteht in der Annahme, dass fünf hierarchisch geordnete Dimensionen für die individuelle Selbstwahrnehmung konstitutiv sind: Ich-Vitalität, Ich-Aktivität, Ich-Konsistenz, Ich-Demarkation und Ich-Identität. Nach Scharfetter werden diese durch bestimmte Einflüsse, wie die Einnahme von Halluzinogenen, Isolation, Meditation etc., verändert, und für die Schizophrenie werden Störungen in allen fünf Dimensionen des Ich-Bewusstseins postuliert (Scharfetter 1981). Die initialen Items des EPP basierten auf Berichten von Patienten mit Schizophrenie, die ihre Erfahrungen beschrieben haben, sowie auf der Interpretation ihres Verhaltens. Die Item-Zuordnung zu den fünf Dimensionen von Scharfetters Ich-Bewusstsein wurde in der aktuell verwendeten Version um vier weitere Skalen ergänzt: Überkompensation, Körpererleben, Gedankenprozesse, psychomotorisches Verhalten (Scharfetter 1995). Da der EPP nicht als Selbstbericht-basierter Fragebogen konzipiert ist, sondern als strukturiertes Interview eingesetzt werden soll, erfordert die Handhabung ein spezielles Training. Er fand vorwiegend im klinischen Kontext Verwendung, und sein Einsatz zum Vergleich von psychotischen mit substanzinduzierten Zuständen fand keine breite Anwendung (Scharfetter 1981; Vollenweider et al. 1997a, b).

Assessment Schedule for Altered States of Consciousness (ASACS). Der ASACS wurde zur Charakterisierung der Nachwirkungen von Nahtoderfahrungen entwickelt, fragt aber ein breites Spektrum von ASC-Aspekten ab (Van Quekelberghe et al. 1991, 1992). Im Vergleich zu anderen Fragebögen, die akute ASCs fokussieren, fragt der ASACS insbesondere über das Leben verteilte, natürlich auftretende Veränderungen/Variationen des Bewusstseinszustandes und Einstellungen ab. Im Fokus des ASACS steht dadurch nicht ein spezifischer, erlebter ASC, sondern die Erfassung stimulus- und situationsunabhängiger Variabilität im Wachbewusstsein. Ausgehend von dem deutschen Fragebogen *Erfassungssystem veränderter Bewusstseinszustände (EVB)* mit 325 Items wurde er mit leichten Veränderungen in die englische ASACS-Fassung übertragen. Basierend auf einer Erweiterung der Unterskalen, die *Dissoziation* und *Wahrnehmung von Raum und Zeit* abbilden, findet sich auch eine Kurzfassung mit 60 Items (Englisch: ASAC-D10; Deutsch: EVB-D10) (Van Quekelberghe et al. 1992) sowie eine 128-Item-Kurzform, welche Items aus allen seiner 14 Skalen enthält (Yeginer 2000).

4.1.3 Diskussion und Einordnung

Für die Untersuchung von ASCs ergeben sich unterschiedliche Forschungsfragen. Ein Fokus der aktuellen Forschung beschäftigt sich damit, warum induzierte ASCs von den Probanden unterschiedlich empfunden werden. So können sowohl genetische Faktoren als auch Persönlichkeitsmerkmale einen Einfluss darauf haben, welche Wirkung eine Substanz entfaltet. Besonderes Interesse besteht darin, die Faktoren zu finden, die einen schädlichen Substanzmissbrauch oder eine Abhängigkeit begünstigen. Für die experimentelle Untersuchung können daher auch Fragebögen nützlich sein, die generelle Persönlichkeitsmerkmale abfragen (hier nicht vorgestellt). Die vorgestellten Trait-Fragebögen sind dann von Interesse, wenn spezifische Zusammenhänge getestet werden sollen, wie beispielsweise die Frage, ob die Häufigkeit spontan aufgetretener Bewusstseinsveränderungen vorhersagen kann, wie eine Person auf die Einnahme einer Substanz reagieren wird. Die Auswahl eines entsprechenden Fragebogens richtet sich dabei nach der Forschungshypothese. Forschungshypothese, wobei die hier vorgestellten Trait-Fragebögen die häufigste Anwendung im Zusammenhang mit nicht-pathologischen ASCs fanden. Die dünne Datenlage erlaubt keine Empfehlung von Standardfragebögen, die bei jedem ASC-Experiment eingesetzt werden sollten.

Ein weiteres wichtiges Forschungsfeld beschäftigt sich mit der Charakterisierung des subjektiven Erlebens, wenn ein Proband einen akut auftretenden oder experimentell induzierten ASC erlebt. Solche Studien erlauben es, die Gemeinsamkeiten und Unterschiede von ASCs zu erfassen und können damit Rückschlüsse auf gemeinsame neuronale Mechanismen ermöglichen. So erleben viele Konsumenten von Ketamin sogenannte „Außerkörpererfahrungen", welche auch bei der sensorischen Deprivation in Floating-Tanks beschrieben werden. Dabei stellt sich die Frage, ob dieses Erleben tatsächlich vergleichbar ist, und ob beide Methoden die gleichen Gehirnmechanismen aktivieren. Solche Studien können auch als Grundlagenforschung für klinisch problematische ASCs gesehen werden, wie sie in diversen Krankheitsbildern auftreten.

Um einen akut induzierten Zustand (State) zu charakterisieren, wurden Fragebögen in Kombination mit unterschiedlichen Induktionsmethoden eingesetzt. Insbesondere der 5D-ASC (Dittrich 1998; Studerus et al. 2010) und der PCI (Pekala 1991) sind für den Vergleich zwischen den unterschiedlichsten Induktionsmethoden geeignet. Sie bilden ein breites Spektrum an Phänomenen des subjektiven Erlebens ab. Nachdem der 5D-ASC auch in aktuellen bildgebenden Studien die breiteste Anwendung gefunden hat, ist sein standardmäßiger Einsatz zu empfehlen.

Zusätzlich zum breit angelegten 5D-ASC als Standardfragebogen kann der HRS (Strassman et al. 1994) eingesetzt werden, um zusätzlich spezifische Effekte von Halluzinogenen zu erfassen. Eine Ergänzung durch beispielsweise die M-scale oder den MEQ ist besonders dann hilfreich, wenn ein besonderes Augenmerk auf die Induktion von sogenannten Peak-Experiences (Maslow 1964), bzw. mystisch-spirituellen Erfahrungen gelegt wird; insbesondere dann, wenn eine Evaluation von therapeutisch relevanten Effekten von ASCs erfolgen soll (Majić et al. 2015). Der ARCI Fragebogen in seiner 550-Item-Fassung deckt zwar ein breites Spektrum von Phänomenen ab, erscheint aber im experimentellen Alltag eher in verkürzter Fassung praktikabel. Sein Nutzen für den Einsatz in Kombination mit physiologischen Messungen ist durch die Verwendung von dichotomen Antwortmöglichkeiten begrenzt, da man zwar das Auftreten bestimmter Phänomene erfassen, nicht aber deren Ausprägungsstärke mit physiologischen Maßen in Verbindung setzen kann. Sowohl der von Abramson vorgestellte als auch der Linton-Langs-Fragebogen haben keine weite Verbreitung gefunden und spielen damit für die Vergleichbarkeit aktueller Studien keine Rolle.

Für Studienziele neben der Vergleichbarkeit von ASCs enthält Yeginer (Yeginer 2000) eine Übersicht weiterer psychometrischer Instrumente, die für spezifische Fragestellungen eine Anwendung finden können.

Vergleichbarkeit und einheitliche Analysewege sind angesichts der Förderung von studienübergreifenden Metaanalysen sowie von Big-Data-Ansätzen unverzichtbar. Der traditionelle Umgang mit Copyrights behindert solche Bestrebungen teils erheblich. Angesichts des Wandels des wissenschaftlichen Verlagswesens von Printmedien hin zu Onlinemedien erscheint es antiquiert, die Rechte an Fragebögen kommerziell zu verwerten. Nach wie vor sind große Mühen nötig, um Zugang zu manchen Fragebögen zu erhalten. Der Grund hierfür liegt darin, dass leider nur wenige Autoren von der Freiheit Gebrauch machen, Items, Faktorstrukturen und Manuale in Open-Access-Publikationen zugänglich zu machen. Dies würde aber die Interpretation der Daten sowie deren generelle Aussagekraft stärken.[7]

4.2 Physiologische Messmethoden

Zusätzlich zur Erfassung des subjektiven Erlebens ist es bei empirischen Untersuchungen von ASCs empfehlenswert, auch objektiv messbare Parameter während des Akutzustandes zu erheben. Dies ermöglicht eine striktere Kontrolle möglicher Störvariablen. Für die Forschung mit psychedelischen und entaktogenen Substanzen wurden nützliche physiologische Parameter vorgeschlagen, sie sollen hier kurz zusammengefasst werden. Sie lassen sich in zwei wesentliche Gruppen unterteilen: (1) Zielvariablen, die einen Einfluss auf die psychoaktive Wirkung der Substanz haben können und damit der Kontrolle von Störvariablen dienen (Tab. 2) und (2) Zielvariablen, die für die Gewährleistung der Probandensicherheit entscheidend sind (Tab. 3). Da es bezüglich der meisten dieser Messgrößen kein einheitliches Vorgehen gibt, sollen diese beiden Gruppen im Folgenden kurz skizziert werden.

Im Hinblick auf die Probandensicherheit besteht in den Studien der letzten 20 Jahre eine

---

[7]Im Sinne der Open-Access- und Data-Sharing-Initiativen aller großen Forschungsförderer sollte es unerlässlich sein, auch psychometrische Daten in ihrer Gesamtheit zu veröffentlichen. Neben den zusammenfassenden Statistiken innerhalb eines Artikels sollten Autoren ergänzend von Supplements, Repositories oder anderen Online-Publikationsformaten Gebrauch machen, um freien Zugang zu den Originaldaten zu ermöglichen.

Tab. 2 Messgrößen mit Bezug auf die Sicherheit eines Experiments

Größe	Relevanz	Messzeitpunkt	Referenz
Elektrokardiographie	Bei Substanzen mit kardialem Risikoprofil (v. a. Phenethylamine, MDMA)	Vor dem Experiment	(Johnson et al. 2008; Griffiths et al. 2011; Carhart-Harris et al. 2015; Preller et al. 2016)
Urinproben (Drogen im Urin, beta-HCG-Test)	Ausschluss Substanzmittelproblematik bzw. Sucht, bzw. Intoxikation	Bei Einschluss, vor dem Experiment	(Johnson et al. 2008; Griffiths et al. 2011; Kometer et al. 2013; Carhart-Harris et al. 2016a; Preller et al. 2016)
Blutproben (großes Blutbild, klinische Standardchemie)	Screening für körperliche Erkrankungen	Bei Einschluss	(Johnson et al. 2008; Griffiths et al. 2011; Carhart-Harris et al. 2015; Preller et al. 2016)
Blutdruck Herzfrequenz	Zur Abklärung eines kardiovaskulären Risikos	Bei Einschluss, vor dem Experiment, während des Experiments und danach	(Johnson et al. 2008; Griffiths et al. 2011; Schmid et al. 2015; Preller et al. 2016)
Atemalkoholtest	Ausschluss Alkoholkonsum vor dem Experiment	Bei Einschluss, unmittelbar vor dem Experiment	(Muthukumaraswamy et al. 2013; Roseman et al. 2014; Carhart-Harris et al. 2016a)
Vegetative Maße (Körpertemperatur, Pupillenfunktion)	Erhöhung der Körpertemperatur unter bestimmten Substanzen	Bei Einschluss, vor dem Experiment, während des Experiments und danach	(Schmid et al. 2015)

Tab. 3 Messgrößen mit Bezug auf den psychoaktiven Effekt (ASC)

Größe	Relevanz	Messzeitpunkt	Referenz
Urinprobe für die gemessene Substanz	Untersuchung von Abbauprodukten, renaler Ausscheidung (Clearance) z. B. MDMA, Psilocybin	Nach Ende des Experiments	(Dolder et al. 2015)
Messung der Konzentration der Substanz im Serum	Gewährleistung eines konstanten Plasmaspiegels bei kurzer HWZ (v. a. bei Ketamin)	Während des Experiments	(Dandash et al. 2014)
Endokrine Maße (z. B. Prolaktin, Oxytocin, Cortisol, Noradrenalin, Adrenalin im Plasma)	Effekte der Substanz auf endokrine Funktionen Ausschluss von endokrinen Störvariablen (z. B. MDMA)	Während oder nach dem Experiment	(Gouzoulis-Mayfrank et al. 1999; Schmid et al. 2015)

große Übereinstimmung bezüglich der Untersuchung von kardiologischen Parametern, wie der Ableitung eines EKGs und der Messung von Herzfrequenz und arteriellem Blutdruck vor und während des Experiments (Gouzoulis-Mayfrank et al. 2006; Griffiths et al. 2011; Carhart-Harris et al. 2015; Kraehenmann et al. 2015). Dabei können vor allem die Entaktogene aufgrund ihrer Stimulanzien-Wirkung zu einer Steigerung von Blutdruck und Herzfrequenz führen, aber auch Psychedelika wie N,N-Dimethyltryptamin (DMT) können zu einer ausgeprägten passageren Blutdruckerhöhung führen (Gouzoulis-Mayfrank et al. 1999; Dolder et al. 2015).

Des Weiteren wurden in den meisten Studien Blutuntersuchungen durchgeführt, wobei in der Mehrzahl der Fälle nicht genau spezifiziert wird, welche Parameter betrachtet wurden. Wesentlich sind dabei die Untersuchung des Blutbilds zum Ausschluss einer akuten körperlichen Erkrankung, der Leberwerte und Nierenretentionsparameter sowie der Elektrolyte zur Einschätzung von pharmakokinetischen Eigenschaften des Probanden. Die Laboruntersuchung kann zudem auch Aufschluss über einen möglichen Substanzmissbrauch oder eine Abhängigkeit des Probanden geben, die in den meisten Studien zur Exklusion führt. Im Serum kann während der Untersuchung auch die Konstanthaltung der Konzentration einer verabreichten psychoaktiven Substanz überprüft werden, falls dies für die Beurteilung der psychoaktiven Effekte von Relevanz ist, wie z. B. bei dem Dissoziativum Ketamin (Dandash et al. 2014).

Für manche Studien stellen Erfahrungen mit der entsprechenden Substanzgruppe eine Bedingung für die Teilnahme dar (Muthukumaraswamy et al. 2013; Roseman et al. 2014), um das Risiko von unerwünschten Effekten zu reduzieren. Dies trifft jedoch nicht auf alle Studien zu (Griffiths et al. 2011; Dolder et al. 2015; Schmid et al. 2015).

Auch Urinuntersuchungen gehören in den meisten Studien zum Standardscreening vor Beginn der Studie (Entscheidung über Exklusion von Probanden, z. B. bei Schwangerschaft), zum Teil auch im Verlauf. Im Drogenscreening im Urin (DSU) kann festgestellt werden, ob der Proband in den Tagen unmittelbar vor dem Experiment oder während einer Versuchsreihe andere psychoaktive Substanzen eingenommen hat, die eine Störgröße darstellen, und damit gewöhnlich zum Ausschluss führen. Denn die Einnahme etwa von Alkohol, Cannabis oder der zu untersuchenden Substanz selbst kann einen erheblichen Einfluss auf die Induktion des ASCs haben und die quantitative Evaluation desselben grundlegend verzerren. Durch ein solches Vorgehen kann auch das Risiko von gefährlichen, akzidentellen Mischintoxikationen verringert werden. Aus demselben Grund wurden bei einigen Studien auch Atemalkoholtests unmittelbar vor dem Experiment durchgeführt (Muthukumaraswamy et al. 2013; Roseman et al. 2014; Carhart-Harris et al. 2016a). Es gibt unterschiedliche Auffassungen über die Dauer der geforderten Substanzkarenz vor einem Experiment. Für Psychedelika wird in einigen Studien ein Karenzfenster von mindestens sechs Wochen gefordert, für MDMA mindestens sieben Tage, für sonstige Drogen mindestens 48 Stunden, verifiziert durch Urinstatus (Muthukumaraswamy et al. 2013; Roseman et al. 2014; Carhart-Harris et al. 2016a), in anderen Studien muss der letzte Drogenkonsum mindestens acht Wochen zurückliegen (Strajhar et al. 2014).

Die Bestimmung der Werte in Blut, Urin und Atemalkohol ist jedoch insofern limitiert, als dort immer nur diejenigen Substanzen gefunden werden, nach denen gezielt gesucht wird. Da die laborchemische Bestimmung auch kostenintensiv ist, werden in den meisten Fällen nur die Standard-Psychoaktiva untersucht, weswegen seltenere Substanzen möglicherweise nicht detektiert werden. Darüber hinaus wurde in den letzten Jahren eine Vielzahl von neuartigen psychoaktiven Substanzen (NPS) entwickelt, die bisher keinen Eingang in die Drogen-Screenings gefunden haben. Neben der Einnahme von Psychoaktiva sollte genau geprüft werden, ob der Proband regelmäßig oder unmittelbar vor der Untersuchungsperiode auch andere Medikamente einnimmt, was in vielen Studien ein Ausschlusskriterium darstellt. Neben diesen Aspekten kann die Serum- oder Urinuntersuchung jedoch auch Aufschluss über die pharmakokinetischen Eigenschaften der verabreichten Substanz geben (Dolder et al. 2015).

Auch vegetative Parameter wie die Pupillendilation und die Körpertemperatur wurden in einigen Studien untersucht (Schmid et al. 2015). Diese ergaben, dass die meisten serotonergen Halluzinogene wie auch Entaktogene zu einer Mydriasis führen, und insbesondere MDMA zu einer Erhöhung der Körperkerntemperatur führen kann (Green et al. 2004), die mit Todesfällen durch Überhitzung in bestimmten Settings in Zusammenhang gebracht wurde. Jedoch lassen sich über diese Parameter auch pharmakodynamische Eigenschaften bestimmter Substanzen, wie etwa eine noradrenerge Wirkung, untersuchen.

Des Weiteren können die endokrinologischen Effekte von bestimmten Psychoaktiva Relevanz besitzen (Gouzoulis-Mayfrank et al. 1999; Schmid et al. 2015). In den letzten Jahren ist insbesondere die Wirkung von MDMA auf Cortisol und Oxytocin (Kirkpatrick et al. 2014) untersucht und mit bestimmten psychoaktiven Eigenschaften in Verbindung gebracht worden. So wurde konstatiert, dass die entaktogene Wirkung von MDMA maßgeblich mit der massiven Erhöhung des Oxytocin-Spiegels zu erklären sei, die für eine mögliche

Anwendung von MDMA in der Psychotherapie von Bedeutung sein könnte (Johansen und Krebs 2009). Andererseits könnten abweichende Hormonkonzentrationen bei Baseline u. U. Störvariablen bei der Beurteilung eines induzierten ASCs sein. Dabei ist insbesondere die tageszeitliche Rhythmik vieler Hormone, z. B. Cortisol, zu berücksichtigen.

Schließlich sollte vor der Teilnahme an einem pharmakologischen Experiment neben diesen paraklinischen Untersuchungsmethoden die psychische und physische Gesundheit eines Probanden auch durch körperliche Untersuchungen überprüft werden (Johnson et al. 2008; Strajhar et al. 2014), wobei auch eine kurze Einschätzung des neurologischen Status wichtig ist (Muthukumaraswamy et al. 2013; Roseman et al. 2014).

Bei der Planung einer Studie in der ASCs induziert werden (insbesondere bei pharmakologischer Induktion), sollten strikte Ein- bzw. Ausschlusskriterien angewendet werden. Die gelisteten Messgrößen können hierzu wichtige Kenngrößen beitragen und wurden in aktuellen Studien beschrieben.

Um die Spezifität neurophysiologischer Messungen von dem Einfluss anderer Störvariablen abzugrenzen (teils sekundäre Substanzeffekte, die wiederum zu neuronalen Veränderungen führen können), können die gelisteten Messgrößen einen wichtigen Beitrag leisten.

5 Forschungsperspektiven

5.1 Neurowissenschaftliche Untersuchungen

In den letzten zwanzig Jahren hat die Forschung zu veränderten Bewusstseinszuständen in der neurowissenschaftlichen Forschung durch besonderes Engagement einzelner Pioniere zu neuer Popularität gefunden (Vollenweider und Kometer 2010; Nutt et al. 2013; Sessa 2013). Insbesondere die methodische Weiterentwicklung von bildgebenden Verfahren wie fMRT und PET hat dazu beigetragen, dass heute valide Daten in gut kontrollierten Studien erhoben werden können. Diese Daten bieten die Chance, neue Einblicke in die Natur von Bewusstseinsphänomenen zu erlangen, haben jedoch auch für die psychiatrische und psychologische Grundlagenforschung einen wichtigen Stellenwert.

Will man in pharmakologischen Studien über kognitive Prozesse valide Daten generieren, sieht man sich mit einigen methodenspezifischen Schwierigkeiten konfrontiert. Etwa fordert die Erhebung von fMRT-Daten stets einen Vergleich zwischen induzierten ASCs und Normalzuständen (Baseline). Studiendesigns, die die Bearbeitung von kognitiven Aufgaben einschließen (task-based fMRI), erfordern adäquate Kontrolluntersuchungen, um sicherzustellen, dass die gemessenen Effekte tatsächlich spezifisch für den induzierten ASC sind und nicht nur Nebenprodukte allgemeiner Störvariablen – wie beispielsweise Aufmerksamkeitsfluktuationen – darstellen. Gerade beim Einsatz von Substanzen, die massive Veränderungen in einem breiten Spektrum von Bewusstseinsaspekten induzieren, ist dies äußerst schwierig. Die verbesserte Kenntnis möglicher Störgrößen und deren systematische Erfassung haben einen wichtigen Beitrag geleistet, um die Validität aktueller Studienergebnisse zu erhöhen.

Auch die Weiterentwicklung von Mess- und Analysemethoden für Messungen des Ruhezustands (resting-state fMRT) war entscheidend, um heute aussagekräftige neurophysiologische Messungen durchführen zu können. Im Vergleich zu task-based fMRI wird bei resting-state fMRI-Messungen ein mehrminütiger Zustand charakterisiert und nicht die Bearbeitung einer kognitiven Aufgabe. Der Proband befindet sich für 5–10 Minuten in wacher Ruhelage im fMRT-Scanner, während Daten seiner Gehirnaktivität erfasst werden. In Folge werden Veränderungen in der Interaktion von Gehirnregionen berechnet und als sogenannte funktionale Konnektivität quantifiziert. Dadurch kann bestimmt werden, welche Netzwerke von Gehirnregionen während eines experimentell induzierten ASCs stärker oder weniger stark gekoppelt sind (Sporns 2010). Da die Messung einen Zustand und nicht die Hirnaktivität während einer Aufgabe beschreibt, sind Störvariablen wie eingeschränkte Konzentrationsfähigkeit hier nicht problematisch.

5.2 Phenomenoconnectomics

In den letzten Jahren wurden zahlreiche Studien durchgeführt, bei denen resting-state fMRT-Daten erhoben wurden, während die Versuchsteilnehmer einen experimentell induzierten ASC erlebten. Darunter waren pharmakologische Studien mit Psilocybin (Carhart-Harris et al. 2013), LSD (Carhart-Harris et al. 2016a) und MDMA (Roseman et al. 2014; Carhart-Harris et al. 2015), aber auch Studien, die nicht-pharmakologische Induktionsmethoden verwendeten, z. B. Trance (Hove et al. 2015). Diese wertvollen, jedoch aufwendig zu erhebenden Daten, erlauben es, Veränderungen im Wachbewusstsein für einzelne Induktionsmethoden abzubilden.

Das nächste große neurowissenschaftliche Forschungsziel besteht darin, allgemeine Aspekte (sogenannte Basisdimensionen) von phänomenalem Erleben mit Veränderungen in der Netzwerkdynamik des Gehirns zu assoziieren. Dieses Ziel kann durch studienübergreifende Vergleiche von subjektivem Erleben während experimentell induzierter ASCs erreicht werden. Für dieses Forschungsfeld schlagen wir die Bezeichnung *Phenomenoconnectomics* vor. Dieser empirische Ansatz soll Phänomene des subjektiven Erlebens mit Veränderungen in der funktionalen Konnektivität von Gehirnnetzwerken in Verbindung setzen. In Analogie zu anderen Big-Data-Ansätzen erfordert dieses Bestreben die Kombination großer Datenmengen aus multiplen Studien (Stephan und Mathys 2014; Wang und Krystal 2014). Auf diese Weise können limitierende Faktoren, wie statistische Power-Beschränkungen oder eine fehlende (oder zu große) Varianz von Einzelstudien überwunden werden. *Phenomenoconnectomics* nutzt unterschiedliche experimentell induzierte ASCs in Verbindung mit der hier skizzierten standardisierten Erfassung subjektiven Erlebens und resting-state fMRT-Daten. Auf der Grundlage einer wachsenden Datenbasis sollen Induktionsmethoden-übergreifende, neuronale Veränderungen in einzelnen Bewusstseinsdimensionen identifiziert werden. *Phenomenoconnectomics* soll schließlich Aussagen folgender Form erlauben:

Wenn eine Person das Bewusstseinsphänomen X erlebt (z. B. Außerkörpererfahrung), geht dieses unabhängig von der Induktionsmethode mit einer erhöhten/verringerten Kopplung des Gehirnnetzwerks Y einher.

Für den Erfolg dieses Vorhabens ist die Kooperation zwischen Forschungsgruppen unerlässlich.

Zusammenfassend kann gesagt werden, dass durch die Etablierung gemeinsamer Standards zur studienübergreifenden Vergleichbarkeit in der Forschung zu ASCs neues Licht auf große Fragen zur Natur des menschlichen Bewusstseins geworfen wird.

Literatur

Abramson, H. A., Jarvik, M. E., Kaufman, M. R., Kornetsky, C., Levine, A., & Wagner, A. (1955a). Lysergic acid diethylamide (LSD-25): I. Physiological and perceptual responses. *The Journal of Psychology: Interdisciplinary and Applied, 39*(1), 3–60.

Abramson, H. A., Jarvik, M. E., Levine, A., Kaufman, M. R., & Hirsch, M. W. (1955b). Lysergic acid diethylamide (LSD-25): XV. The effects produced by substitution of a tap water placebo. *The Journal of Psychology: Interdisciplinary and Applied, 40*, 367–383.

Bodmer, I., Dittrich, A., & Lamparter, D. (1994). Aussergewöhnliche Bewusstseinszustände – Ihre gemeinsame Struktur und Messung. In A. Hofmann & H. Leuner (Hrsg.), *Welten des Bewusstseins. Bd. 3. Experimentelle Psychologie, Neurobiologie und Chemie* (S. 45–58). Berlin: VWB Verlag.

Bowdle, T. A., Radant, A. D., Cowley, D. S., Kharasch, E. D., Strassman, R. J., & Roy-Byrne, P. P. (1998). Psychedelic effects of ketamine in healthy volunteers: Relationship to steady-state plasma concentrations. *Anesthesiology, 88*(1), 82–88.

Byrne, A. (2015). Inverted Qualia. In E. N. Zalta (Hrsg.), *Stanford encyclopedia of philosophy.* http://plato.stanford.edu/entries/qualia-inverted/. Zugegriffen am 25.10.2016.

Carhart-Harris, R. L., Erritzoe, D., & Williams, T. (2012). Neural correlates of the psychedelic state as determined by fMRI studies with psilocybin. *Proceedings of the National Academy of Sciences of the United States of America, 109*(6), 2138–2143. doi:10.1073/pnas.1119598109.

Carhart-Harris, R. L., Leech, R., & Erritzoe, D. (2013). Functional connectivity measures after psilocybin inform a novel hypothesis of early psychosis. *Schizophrenia Bulletin, 39*(6), 1343–1351. doi:10.1093/schbul/sbs117.

Carhart-Harris, R. L., Murphy, K., & Leech, R. (2015). The effects of acutely administered 3,4-methylenedioxymethamphetamine on spontaneous brain function in healthy volunteers measured with arterial spin labeling and blood oxygen level-dependent resting state functional connectivity. *Biological Psychiatry, 78*(8), 554–562. doi:10.1016/j.biopsych.2013.12.015.

Carhart-Harris, R., Muthukumaraswamy, S., & Roseman, L. (2016a). Neural correlates of the LSD experience revealed by multimodal neuroimaging. *Proceedings of the National Academy of Sciences of the United States of America, 113*(17), 4853–4858.

Carhart-Harris, R. L., Kaelen, M., & Bolstridge, M. (2016b). The paradoxical psychological effects of lysergic acid diethylamide (LSD). *Psychological Medicine, 46*(7), 1379–1390. doi:10.1017/S0033291715002901.

Casey, B. J., Craddock, N., & Cuthbert, B. N. (2013). DSM-5 and RDoC: Progress in psychiatry research? *Nature Reviews Neuroscience, 14*, 810–814. doi:10.1038/nrn3621.

Cardeña, E., & Pekala R.J. (2014) Researching States of Consciousness and Anomalous Experiences. In American Psychological Association (APA) (Hrsg.), *Varieties of Anomalous Experience: Examining the Scientific Evidence* (Aufl. 2, August 13, 2013 S. 21–47). ISBN: 978-1-4338-1529-4.

Corlett, P. R., Frith, C. D., & Fletcher, P. C. (2009). From drugs to deprivation: A Bayesian framework for understanding models of psychosis. *Psychopharmacology, 206*(4), 515–530. doi:10.1007/s00213-009-1561-0.

Dandash, O., Harrison, B. J., & Adapa, R. (2014). Selective augmentation of striatal functional connectivity following NMDA receptor antagonism: Implications for psychosis. *Neuropsychopharmacology, 40*(3), 622–631. doi:10.1038/npp.2014.210.

Daniel, C., & Mason, O. J. (2015). Predicting psychotic-like experiences during sensory deprivation. *BioMed Research International.* doi:10.1155/2015/439379.

Daniel, C., Lovatt, A., & Mason, O. J. (2014). Psychotic-like experiences and their cognitive appraisal under short-term sensory deprivation. *Frontiers in Psychiatry.* doi:10.3389/fpsyt.2014.00106.

Dittrich, A. (1975). Zusammenstellung eines Fragebogens (APZ) zur Erfassung abnormer psychischer Zustände. *Zeitschrift für Klinische Psychologie, Psychiatrie und Psychotherapie, 23*, 12–20.

Dittrich, A. (1985). *Ätiologie-unabhängige Strukturen veränderter Wachbewusstseinszustände.* Stuttgart: Enke.

Dittrich, A. (1996). *Ätiologieunabhängige Strukturen veränderter Wachbewusstseinszustände.* Berlin: VWB Verlag.

Dittrich, A. (1998). The standardized psychometric assessment of altered states of consciousness (ASCs) in humans. *Pharmacopsychiatry, 31*(2), 80–84. doi:10.1055/s-2007-979351.

Dittrich, A., Lamparter, D., & Maurer, M. (2006). *5D-ABZ: Fragebogen zur Erfassung Aussergewöhnlicher Bewusstseinszustände. Eine kurze Einführung.* Zürich: PSIN PLUS.

Doblin, R. (1991). Pahnke's „Good Friday experiment" – A long-term follow-up and methodological critique. *The Journal of Transpersonal Psychology, 23*(1), 1–28.

Dolder, P. C., Schmid, Y., & Haschke, M. (2015). Pharmacokinetics and concentration-effect relationship of oral LSD in humans. *International Journal of Neuropsychopharmacology.* doi:10.1093/ijnp/pyv072.

Faillace, L., Vourlekis, A., & Szara, S. (1967). Clinical evaluation of some hallucinogenic tryptamine derivatives. *The Journal of Nervous and Mental Disease, 145*(4), 306–313.

Farthing, G. W. (1991). *Psychology of consciousness.* Upper Saddle River: Prentice Hall.

Friston, K. J., & Frith, C. D. (1995). Schizophrenia: A disconnection syndrome? *Clinical Neuroscience, 3*(2), 89–97.

Gouzoulis-Mayfrank, E., Thelen, B., & Habermeyer, E. (1999). Psychopathological, neuroendocrine and autonomic effects of 3,4-methylenedioxyethylamphetamine (MDE), psilocybin and -methamphetamine in healthy volunteers. *Psychopharmacology, 142*, 41–50.

Gouzoulis-Mayfrank, E., Heekeren, K., & Neukirch, A. (2006). Inhibition of return in the human 5HT2A agonist and NMDA antagonist model of psychosis. *Neuropsychopharmacology, 31*(2), 431–441. doi:10.1038/sj.npp.1300882.

Green, A. R., O'Shea, E., & Colado, M. I. (2004). A review of the mechanisms involved in the acute MDMA (ecstasy)-induced hyperthermic response. *European Journal of Pharmacology, 500*(1–3), 3–13. doi:10.1016/j.ejphar.2004.07.006.

Griffiths, R. R., Richards, W. A., McCann, U., & Jesse, R. (2006). Psilocybin can occasion mystical-type experiences having substantial and sustained personal meaning and spiritual significance. *Psychopharmacology, 187*(3), 268–283. doi:10.1007/s00213-006-0461-9.

Griffiths, R. R., Johnson, M. W., & Richards, W. A. (2011). Psilocybin occasioned mystical-type experiences: Immediate and persisting dose-related effects. *Psychopharmacology, 218*(4), 649–665.

Haertzen, C. A., Hill, H. E., & Belleville, R. E. (1963). Development of the Addiction Research Center Inventory (ARCI): Selection of items that are sensitive to the effects of various drugs. *Psychopharmacologia, 4*, 155–166. doi:10.1007/BF02584088.

Hill, H. E., Haertzen, C. A., Wolbach, A. B., & Miner, E. J. (1963). The Addiction Research Center Inventory: Standardization of scales which evaluate subjective effects of morphine, amphetamine, pentobarbital, alcohol, LSD-25, pyrahexyl and chlorpromazine. *Psychopharmacologia, 4*, 167–183. doi:10.1007/BF02584089.

Hood, R. W. (1975). The construction and preliminary validation of a measure of reported mystical experience. *Journal for the Scientific Study of Religion, 14*(1), 29–41. doi:10.2307/1384454.

Hood, R. W. (1977). Eliciting mystical states of consciousness with semistructured nature experiences. *Journal for the Scientific Study of Religion, 16*(2), 155–163. doi:10.2307/1385746.

Hood, R. W., Ghorbani, N., & Watson, P. J. (2001). Dimensions of the mysticism scale: Confirming the three-factor structure in the United States and Iran. *Journal for the Scientific Study of Religion, 40*(4), 691–705. doi:10.1111/0021-8294.00085.

Hove, M. J., Stelzer, J., & Nierhaus, T. (2015). Brain network reconfiguration and perceptual decoupling during an absorptive state of consciousness. *Cerebral Cortex*. doi:10.1093/cercor/bhv137.

Jarvik, M. E., Abramson, H. A., & Hirsch, M. W. (1955). Comparative subjective effects of seven drugs including lysergic acid diethylamide (LSD-25). *Journal of Abnormal Psychology, 51*(3), 657–662.

Johansen, P. Ø., & Krebs, T. S. (2009). How could MDMA (ecstasy) help anxiety disorders? A neurobiological rationale. *Journal of Psychopharmacology, 23*(4), 389–391. doi:10.1177/0269881109102787.

Johnson, M., Richards, W., & Griffiths, R. (2008). Human hallucinogen research: Guidelines for safety. *Journal of Psychopharmacology, 22*(6), 603–620. doi:10.1177/0269881108093587.

Kirkpatrick, M. G., Francis, S. M., & Lee, R. (2014). Plasma oxytocin concentrations following MDMA or intranasal oxytocin in humans. *Psychoneuroendocrinology, 46*, 23–31. doi:10.1016/j.psyneuen.2014.04.006.

Kometer, M., Schmidt, A., Jäncke, L., & Vollenweider, F. X. (2013). Activation of serotonin 2A receptors underlies the psilocybin-induced effects on a oscillations, N170 visual-evoked potentials, and visual hallucinations. *Journal of Neuroscience, 33*(25), 10544–10551. doi:10.1523/JNEUROSCI.3007-12.2013.

Kraehenmann, R., Preller, K. H., & Scheidegger, M. (2015). Psilocybin-induced decrease in amygdala reactivity correlates with enhanced positive mood in healthy volunteers. *Biological Psychiatry, 78*(8), 572–581. doi:10.1016/j.biopsych.2014.04.010.

Langs, R., & Barr, H. (1968). Lysergic acid diethylamide (LSD-25) and schizophrenic reactions. A comparative study. *Journal of Nervous and Mental Disease, 147*(2), 163–172.

Linton, H., & Langs, R. (1962). Placebo reaction in a study of lysergic acid diethylamide (LSD-25). *Archives of General Psychiatry, 6*, 369–383.

MacLean, K. A., Johnson, M. W., & Griffiths, R. R. (2011). Mystical experiences occasioned by the hallucinogen psilocybin lead to increases in the personality domain of openness. *Journal of Psychopharmacology, 25*, 1453–1461.

Maclean, K. A., Leoutsakos, J.-M. S., Johnson, M. W., & Griffiths, R. R. (2012). Factor analysis of the mystical experience questionnaire: A study of experiences occasioned by the hallucinogen psilocybin. *Journal for the Scientific Study of Religion, 51*(4), 721–737. doi:10.1111/j.1468-5906.2012.01685.x.

Majić, T., Schmidt, T. T., & Gallinat, J. (2015). Peak experiences and the afterglow phenomenon: When and how do therapeutic effects of hallucinogens depend on psychedelic experiences? *Journal of Psychopharmacology, 29*, 241–253. doi:10.1177/0269881114568040.

Martin, W., Sloan, J., Sapira, J., & Jasinski, D. (1971). Physiologic, subjective, and behavioral effects of amphetamine, methamphetamine, ephedrine, phenmetrazine, and methylphenidate in man. *Clinical Pharmacology & Therapeutics, 12*(2), 245–258.

Maslow, A. H. (1964). *Religions, values, and peak-experiences*. Indianapolis: Kappa Delta Pi.

Mason, O. J., & Brady, F. (2009). The psychotomimetic effects of short-term sensory deprivation. *Journal of Nervous and Mental Disease, 197*, 783–785. doi:10.1097/NMD.0b013e3181b9760b.

Mason, O. J., Morgan, C. J. M., Stefanovic, A., & Curran, H. V. (2008). The psychotomimetic states inventory (PSI): Measuring psychotic-type experiences from ketamine and cannabis. *Schizophrenia Research, 103*, 138–142. doi:10.1016/j.schres.2008.02.020.

Massen, J., & Bredenkamp, C. (2005). Die Wundt-Bühler-Kontroverse aus der Sicht der heutigen kognitiven Psychologie. *Zeitschrift für Psychologie, 213*(2), 109–114.

Metzner, R. (2005). Psychedelic, psychoactive, and addictive drugs and states of consciousness. In M. Earleywine (Hrsg.), *Mind-altering drugs: The science of subjective experience* (S. 25–48). Oxford: Oxford University Press.

Muthukumaraswamy, S. D., Carhart-Harris, R. L., & Moran, R. J. (2013). Broadband cortical desynchronization underlies the human psychedelic state. *Journal of Neuroscience, 33*, 15171–15183. doi:10.1523/JNEUROSCI.2063-13.2013.

Nagel, T. (1974). Philosophical review: What is it like to be a bat? *The Philosophical Review, 83*(4), 435–450. doi:10.2307/2183914.

Nutt, D. J., King, L. A., & Nichols, D. E. (2013). Effects of schedule I drug laws on neuroscience research and treatment innovation. *Nature Reviews Neuroscience, 14*, 577–585. doi:10.1038/nrn3530.

Pahnke, W. N. (1963). *Drugs and mysticism: An analysis of the relationship between psychedelic drugs and the mystical consciousness*. Cambridge: Harvard University Press.

Pahnke, W. N. (1966). Drugs and mysticism. *International Journal of Parapsychology, 8*, 295–314.

Passie, T. (2007). *Bewusstseinszustände: Konzeptualisierung und Messung*. Münster: LIT Verlag.

Pekala, R. (1982). *The phenomenology of consciousness inventory*. Thorndale: Psychophenomenological Concepts.

Pekala, R. (1991). *Quantifying consciousness: An empirical approach*. New York: Plenum Press.

Preller, K. H., Pokorny, T., & Hock, A. (2016). Effects of serotonin 2A/1A receptor stimulation on social exclusion processing. Proceedings of the National Academy of Sciences of the United States of America. doi:10.1073/pnas.1524187113.

Riba, J., Rodríguez-Fornells, A., Strassman, R. J., & Barbanoj, M. J. (2001). Psychometric assessment of the Hallucinogen Rating Scale. *Drug and Alcohol Dependence, 62*, 215–223. doi:10.1016/S0376-8716(00)00175-7.

Roseman, L., Leech, R., & Feilding, A. (2014). The effects of psilocybin and MDMA on between-network resting state functional connectivity in healthy volunteers. *Frontiers in Human Neuroscience.* doi:10.3389/fnhum.2014.00204.

Rux, M. (2002). *Erprobung der deutschen Übersetzung des Phenomenology of Consciousness Inventory von Pekala: Normwerte, Gütekriterien, Änderungsvorschläge, Fachbereich Psychologie.* Gießen: Justus-Liebig-Universität.

Scharfetter, C. (1981). Ego-psychopathology: The concept and its empirical evaluation. *Psychological Medicine, 11*(2), 273–280.

Scharfetter, C. (1995). *The self-experience of schizophrenics: Empirical studies of the ego/self in schizophrenia, borderline disorders and depression.* Zürich: Scharfetter.

Schmid, Y., Enzler, F., & Gasser, P. (2015). Acute effects of lysergic acid diethylamide in healthy subjects. *Biological Psychiatry, 78*, 544–553. doi:10.1016/j.biopsych.2014.11.015.

Sessa, B. (2013). *The psychedelic renaissance.* London: Muswell Hill Press.

Shor, R. E. (1960). The frequency of naturally occurring „hypnotic-like" experiences in the normal college population. *International Journal of Clinical and Experimental Hypnosis, 8*(3), 151–163. doi:10.1080/00207146008415846.

Shor, R., Martin, T., & O'Connell, D. (1962). Validation and cross-validation of a scale of self-reported personal experiences which predicts hypnotizability. *The Journal of Psychology Interdisciplinary and Applied, 53*(1), 55–75.

Sporns, O. (2010). *Networks of the brain.* Cambridge: MIT Press.

Stace, W. (1960) The problem of the Universal Core, In: *Mysticism and Philosophy*, New York: MacMillan Press.

Stephan, K. E., & Mathys, C. (2014). Computational approaches to psychiatry. *Current Opinion in Neurobiology, 25*, 85–92.

Stephan, K. E., Friston, K. J., & Frith, C. D. (2009). Dysconnection in schizophrenia: From abnormal synaptic plasticity to failures of self-monitoring. *Schizophrenia Bulletin, 35*, 509–527. doi:10.1093/schbul/sbn176.

Strajhar, P., Schmid, Y., & Liakoni, E. (2014). Acute effects of 3,4-methylenedioxymethamphetamine and methylphenidate on circulating steroid levels in healthy subjects. *Neuroendocrinology, 100*, 17–25. doi:10.1159/000364879.

Strassman, R. J., Qualls, C. R., Uhlenhuth, E. H., & Kellner, R. (1994). Dose–response study of N, N-dimethyltryptamine in humans. II. Subjective effects and preliminary results of a new rating scale. *Archives of General Psychiatry, 51*, 98–108. doi:10.1001/archpsyc.1994.03950020022002.

Studerus, E., Gamma, A., & Vollenweider, F. X. (2010). Psychometric evaluation of the altered states of consciousness rating scale (OAV). *PLoS ONE.* doi:10.1371/journal.pone.0012412.

Tart, C. T. (1972). States of consciousness and state-specific sciences. *Science, 176*, 1203–1210. doi:10.1126/science.176.4040.1203.

Vaitl, D. (2012). *Veränderte Bewusstseinszustände.* Stuttgart: Schattauer.

Van Quekelberghe, R., Altstoetter-Gleich, C., & Hertweck, E. (1991). Assessment schedule for altered states of consciousness: A brief report. *The Journal of Parapsychology, 55*, 377–390.

Van Quekelberghe, R., Schreiber, W. H., Peter, M., & Caprano, G. (1992). *Erfassungssystem veränderter Bewusstseinszustände (EVB): Darstellung des Verfahrens und der Ergebnisse aus Vergleichsuntersuchungen zwischen „Normalen, Heroinabhängigen, Depressiven und Schizophrenen".* Landau: Fachbereich Psychologie der Universität Koblenz-Landau.

Vollenweider, F. X., & Kometer, M. (2010). The neurobiology of psychedelic drugs: Implications for the treatment of mood disorders. *Nature Review Neuroscience, 11*, 642–651. doi:10.1038/nrn2884.

Vollenweider, F. X., Leenders, K. L., & Scharfetter, C. (1997a). Metabolic hyperfrontality and psychopathology in the ketamine model of psychosis using positron emission tomography (PET) and [18 F]fluorodeoxyglucose (FDG). *European Neuropsychopharmacology, 7*(1), 9–24.

Vollenweider, F. X., Leenders, K. L., & Scharfetter, C. (1997b). Positron emission tomography and fluorodeoxyglucose studies of metabolic hyperfrontality and psychopathology in the psilocybin model of psychosis. *Neuropsychopharmacology, 16*, 357–372. doi:10.1016/S0893-133X(96)00246-1.

Wang, X. J., & Krystal, J. H. (2014). Computational psychiatry. *Neuron, 84*(3), 638–654.

Williamson, A. M., & Feyer, A. M. (2000). Moderate sleep deprivation produces impairments in cognitive and motor performance equivalent to legally prescribed levels of alcohol intoxication. *Occupational & Environmental Medicine, 57*, 649–655. doi:10.1136/oem.57.10.649.

Yeginer, A. (2000). *Forschungsinstrumente der Transpersonalen Psychologie.* Oldenburg: BIS.

Teil V

Konsummuster und Gebrauchskontexte

Salutogene und nicht-pathologische Formen von Substanzkonsum

Henrik Jungaberle, Nils Biedermann, Julia Nott, Andrea Zeuch und Maximilian von Heyden

Zusammenfassung

Der folgende Aufsatz beschäftigt sich mit Begriffen und Konzepten für jene Formen des Umgangs mit psychoaktiven Substanzen, welche keine pathologische Relevanz haben oder welche die biopsychosoziale Gesundheit von Menschen verbessern. Diese Drogengesundheitsforschung ist in Zahl und Qualität noch marginalisiert zumindest was die *psychoaktiven* Substanzen angeht. Dies zeigt sich am ehesten durch die Unsicherheit im Verwenden von Begriffen, Konzepten und Theorien. Welchen Stellenwert hat die Gesundheitsforschung über psychoaktive Substanzen für den Umgang mit den Risiken des Substanzgebrauchs? Die Mehrheit der Menschen, die eine oder mehrere psychoaktive Substanzen konsumieren, werden in ihrem Leben weder abhängig, noch erleiden sie einen bedeutsamen gesundheitlichen Zwischenfall, der durch ihren Konsum verursacht würde (Csete et al. 2016; Glynn et al. 1983; Zinberg 1984). Zugleich sind Alkohol, Tabak, viele Arzneimittel und illegalisierte Drogen beträchtlich an der Morbidität und Mortalität der Bevölkerung beteiligt – sie stellen also eine wesentliche Gesundheitsgefahr da (Degenhardt et al. 2008; Hall et al. 2016).

Schlüsselwörter

Nicht-pathologische Konsumformen · Drogengesundheitsforschung · Salutogenese · Paradigmenwechsel

H. Jungaberle (✉)
FINDER Institut für Präventionsforschung, Berlin, Deutschland

Centrum für Human- und Gesundheitswissenschaften, Charité-Universitätsmedizin, Berlin, Deutschland
E-Mail: henrik.jungaberle@finder-research.com

N. Biedermann · J. Nott · A. Zeuch
FINDER Institut für Präventionsforschung, Berlin, Deutschland
E-Mail: nils.biedermann@finder-research.com; julia.nott@finder-research.com; andrea.zeuch@finder-akademie.de

M. von Heyden
FINDER Institut für Präventionsforschung, Berlin, Deutschland

Institut für Sexualwissenschaft und Sexualmedizin, Centrum für Human- und Gesundheitswissenschaften, Charité - Universitätsmedizin Berlin, Berlin, Deutschland
E-Mail: maximilian.von-heyden@charite.de

Inhalt

1 Einleitung 176
2 Fragestellung 178
3 Methode 178
4 Ergebnisse der Literaturrecherche 178
5 Schlussfolgerungen 190
Literatur 194

1 Einleitung

„Non-addictive psychoactive drug use appears to be much more common than drug addiction in humans around the globe. Although drug addiction as a psychiatric disease results in severe adverse effects on individuals and societies, non-addictive drug use is chosen for its positive effects."
Müller und Schumann (2011)

„The authors of the UN Office on Drugs and Crime (UNODC) 2015 annual report concluded that, of an estimated 246 million people who used an illicit drug in the past year, 27 million (around 11 %) experienced problem drug use, which was defined as drug dependence or drug-use disorders."
Csete et al. (2016, S. 1431)

Der folgende Aufsatz beschäftigt sich mit Begriffen und Konzepten für jene Formen des Umgangs mit psychoaktiven Substanzen, welche keine pathologische Relevanz haben oder welche die biopsychosoziale Gesundheit von Menschen verbessern. Diese Drogengesundheitsforschung ist in Zahl und Qualität noch marginalisiert – zumindest was die *psychoaktiven* Substanzen angeht. Dies zeigt sich am ehesten durch die Unsicherheit im Verwenden von Begriffen, Konzepten und Theorien. Welchen Stellenwert hat die Gesundheitsforschung über psychoaktive Substanzen für den Umgang mit den Risiken des Substanzgebrauchs? Die Mehrheit der Menschen, die eine oder mehrere psychoaktive Substanzen konsumieren, werden in ihrem Leben weder abhängig, noch erleiden sie einen bedeutsamen gesundheitlichen Zwischenfall, der durch ihren Konsum verursacht würde (Csete et al. 2016; Glynn et al. 1983; Zinberg 1984). Zugleich sind Alkohol, Tabak, viele Arzneimittel und illegalisierte Drogen beträchtlich an der Morbidität und Mortalität der Bevölkerung beteiligt – sie stellen also eine wesentliche Gesundheitsgefahr da (Degenhardt et al. 2008; Hall et al. 2016).

Beide Beschreibungen der Wirklichkeit treffen zu, allerdings wird über nicht-pathologische Formen von Substanzkonsum in der Wissenschaft kaum Theorie gebildet und fast nicht empirisch geforscht. Und man kann mit einiger Sicherheit behaupten, dass der öffentliche und Teile des wissenschaftlichen Diskurses über Drogen wie Alkohol, Cannabis und Amphetamine von irrationalen Aspekten bestimmt wird. Das Sprechen über „Drogen" wird häufig vom Schreckgespenst echter oder inszenierter Angst beherrscht, von kontinuierlichen Risikoappellen sowie von einem häufig aus den (diagnostischen) Fugen geratenen Suchtkonzept, bei dem nahezu jeder Gebrauch als Missbrauch und nicht selten als Suchtverhalten beschrieben wird. „Whereas considerable research effort has been made to understand drug addiction and how it develops (Hill und Newlin 2002; West 2013), an adaptive role or beneficial effect for psychoactive drugs is often categorically denied (e.g., Sullivan et al. 2008)" (Müller und Schumann 2011).

Eine unüberschaubare Fülle von Forschungsarbeiten berichtet über pathologische, problematische und riskante Konsumformen beim Gebrauch psychoaktiver Substanzen. Was aber hat die Wissenschaft zu nicht-pathologischen oder salutogenen Formen des Substanzgebrauchs zu sagen? Beunruhigend wenig. Geschieht dies einmal, wie im Falle der Theorie von Müller und Schumann über „Drugs as instruments" (Goudie et al. 2011; Müller und Schumann 2011), so wird dies vornehmlich unter einer einzelwissenschaftlichen Perspektive getan, in diesem Fall unter dem Gesichtspunkt behavioraler Fitness und des sozialen Funktionierens.

Woher kommt diese Disparität? Die Regulierung psychoaktiver Substanzen unter dem prohibitionistischen Experiment hat wissenschaftshistorisch dazu geführt, dass nicht-pathologische und salutogene Fragestellungen im akademischen System selten behandelt, kaum finanziert und schwer publiziert werden konnten. Es galt die Vorstellung, dass das Sprechen und Schreiben über Drogen eine pejorative Funktion haben sollte – also negativ und abwertend sein müsse, um eine abschreckende Wirkung auf Menschen zu erzielen. Aus diesem Grund wurde der „Drogengebrauch" (use) jahrzehntelang in Wissenschaft und Öffentlichkeit als „Drogenmissbrauch" (misuse, abuse) bezeichnet – ohne dass dieser zwangsläufig pathologisch war und nicht einmal im Zusammenhang mit illegalen Praktiken stehen musste (auch im Falle des „alcohol misuse"). Dazu kommt eine *déformation professionelle*: Seit dem 19. Jahrhundert sind zunehmend Ärzte, später Psychologen und Sozialarbeitende mit den negativen Folgen des Substanzkonsums beschäftigt, die dazu neigen, auch nur diese zu sehen und zu publizieren.

Aber gibt es überhaupt eine Legitimation für und einen Nutzen von Gesundheitsforschung über psychoaktive Substanzen? Die wichtigsten Argumente für eine solche Forschung lauten: (1) *Notwendigkeit der Selbstregulation von sozialen Systemen*: Trotz des prohibitionistischen Systems konsumieren Menschen legale und illegalisierte Substanzen und deren Zahl steigt weltweit (Lancet April 2016 – Editorial, 2016, S. 1347). Deshalb ist es entscheidend, Wissen über die individuelle und soziale Selbstregulierung zu sammeln und zu verbreiten. Menschen sollten sich vor den negativen Folgen des Substanzkonsums schützen können, da polizeiliche Kontrollsysteme sogar in zunehmendem Maße versagen und medizinische Systeme niemals in der Lage sein werden, diese autonomen kulturellen Resilienzressourcen zu ersetzen. (2) *Evolutionshistorisch reproduktiver Nutzen des Substanzkonsums*: Dieser trägt vermutlich zum Erfolg der sexuellen Reproduktion bei – genauer gesagt bestimmte Formen dieses Konsums tun dies (Müller und Schumann 2011, S. 297). Wir sollten besser verstehen lernen, unter welchen Umständen dies auch in der Moderne der Fall ist. (3) *Praxis der Selbst-Medikation*: Nicht nur Menschen, sondern auch andere Tier- und Affenarten wie Schimpansen konsumieren einige Pflanzen selektiv, um sich vor Infektionen, Problemen des Magen-Darm-Trakts und anderen Stressbedingungen zu schützen („zoopharmacognosis") (Glander 1994; Page et al. 1992; Rodriguez et al. 1985; Wrangham und Nishida 1983 in Müller und Schumann 2011). Dies geschieht sowohl präventiv als auch kurativ-therapeutisch (ebd.). Selbstbehandlung mit psychoaktiven Substanzen ist ein bedrohlich weitverbreitetes globales Phänomen, was nicht nur die Zahl der Medikamentenabhängigen zeigt, sondern weit in den Gebrauch illegalisierter Substanzen hineinreicht. (4) *Verbesserung sozialer Interaktion*: Einige Formen von Substanzkonsum tragen zur Minderung sozialer Spannungen bei sowie zu größerer Empathie und erhöhter Problemlösefähigkeit. Es gibt eine Debatte darüber, ob dieser Mechanismus nur vorübergehend positive Resultate zeigt, oder auch langfristig adaptiv ist (Goudie et al. 2011) – unabhängig davon ist er eine Tatsache. (5) *Optimierung von (Leistungs-) Verhalten und von mentalen Zuständen*: Durchhaltevermögen (das Kauen von Kokablättern), Daueraufmerksamkeit (Kaffee und andere Stimulantien), Problemlösung (Stimulantien, Psychedelika), Empathie (Cannabinoide, Entaktogene) oder sexuelle Leistungsfähigkeit (Stimulantien) werden für verschiedenste Aspekte des kompetitiven psychischen, körperlichen und sozialen Funktionierens verwendet.

Es versteht sich von selbst, dass diese Verwendungsweisen nicht automatisch zu positiven Ergebnissen führen und nicht selten negative Resultate produzieren.

Insgesamt fällt auf, dass es im wissenschaftlichen Diskurs keine Einigkeit über Konzepte und Begriffe gibt, die es möglich machen würden, jene Gebrauchsformen zu beschreiben, die (1) keinen Krankheitswert haben, (2) keine Intervention von Seiten der Medizin oder des Rechtsstaates rechtfertigen oder (3) Personen dabei unterstützen, bei erfolgendem Konsum legaler oder illegaler psychoaktiver Substanzen ihre Gesundheit und Lebenszufriedenheit zu erhalten oder (4) zu verbessern.

Die vorliegende Arbeit besteht aus einem semi-systematischen Review der in wissenschaftlicher Literatur benutzten *Konzepte* zu positiv oder neutral konnotierten Konsumformen. Wissenschaftler können diese als Ausgangspunkt für ihre eigene Begriffswahl in empirischen Studien oder für die weitere Theoriebildung nehmen. Praktiker und Entscheider im administrativen, journalistischen und (wissenschafts-)politischen Bereich können eine bewusste Entscheidung bezüglich ihrer Wortwahl treffen. In unseren Schlussfolgerungen diskutieren wir dann *beispielhaft* einen theoretischen Bezugsrahmen, der für eine wissenschaftliche Erforschung nicht-pathologischer und salutogener Konsumformen in

Zukunft herangezogen werden könnte. Diese Arbeit beleuchtet somit im Zusammenhang eines drogenwissenschaftlichen Diskurses den noch langen Weg zu einer Wissenschaft vom funktionalen Gebrauch psychoaktiver Substanzen.

2 Fragestellung

1. Welche Konzepte werden (1) in der wissenschaftlichen Literatur, (2) im institutionellen Diskurs der UNODC (United Nations Office on Drugs and Crimes), EMCDDA (European Monitoring Centre for Drugs and Drug Addiction) und des INCB (International Narcotics Control Board) sowie (3) im öffentlichen Diskurs herangezogen, um nicht-pathologische Formen von Substanzkonsum theoretisch und/oder empirisch zu beschreiben?
2. Welche wissenschaftlichen Desiderata bestehen bei der Erforschung nicht-pathologischer Formen von Substanzkonsum? a) Konzeptuelle und theoretische Desiderata b) Empirische Desiderata

Es wird also nicht nach den Studienergebnissen selbst gefragt und diese auch nur im Einzelfall berichtet. Vielmehr geht es um das begriffliche Werkzeug, mit dem sich Wissenschaftler an die Untersuchung ihres Feldes machen.

3 Methode

Um Begriffe für eine Literaturrecherche zum Thema nicht-pathologischer Substanzkonsum durchzuführen, haben wir in einem wissenschaftlichen Kolloquium eine Ideen- und Stichwortsammlung zu positiv konnotierten Konsumformen psychoaktiver Substanzen erstellt. Diese wurde danach geordnet, indem einige Begriffe eher dem wissenschaftlichem und andere eher dem öffentlichem Diskurs zugeordnet wurden. Beim Testen der gefundenen Begriffe ergab sich, dass wir neben den eigentlichen Begriffen auch deren Antonyme mit in die Literaturrecherche einbeziehen mussten, um hinreichende Trefferzahlen zu erzielen (Tab. 1).

Die in Tab. 1 genannte Liste von Attributen wurde im zweiten Schritt dann in den Datenbanken PSYNDEX, Cochrane und PubMed sowohl mit den deutschen als auch mit den englischen Übersetzungen recherchiert. Die größte Trefferzahl an wissenschaftlicher Literatur ergab sich aus Verwendung der englischen Begriffe (z. B. „problematic" AND „drug use") in der PubMed-Datenbank. Es wurde stets nach Treffern unter den ersten 50 Suchergebnissen recherchiert. Falls dort kein einziger Treffer erfolgte, wurde die Suche leicht modifiziert und dann aufgegeben (Tab. 2).

Nachdem wir (1) in diesen wissenschaftlichen Datenbanken recherchiert hatten, entschieden wir uns, (2) die Websites der global bedeutsamen drogenpolitischen Organisationen nach positiv konnotierten Begriffen für Substanzkonsum zu untersuchen: UNODC, EMCDDA, NIDA, INCB. Neben den Websites dieser Organisationen untersuchten wir deren letzte drei Jahresberichte. Erst danach unternahmen wir (3) eine grobe Analyse des öffentlichen Diskurses im Internet über die Suchmaschine Google.

4 Ergebnisse der Literaturrecherche

4.1 Begriffe für positive oder neutrale Gebrauchsformen psychoaktiver Substanzen im wissenschaftlichen Diskurs – und einige Antonyme oder Negationen

Es mag befremdlich erscheinen, in einer Übersichtsarbeit zu nicht-pathologischen Gebrauchsformen Überschriften wie abhängiger und problematischer Gebrauch zu finden. Dies rührt jedoch daher, dass in der wissenschaftlichen Literatur von diesen Begriffen ausgehend häufig einfach Verneinungen gebildet werden: nicht-pathologisch, nicht-problematisch usw. Das kann letztlich für eine neutrale Beschreibungssprache nicht genügen, da hier immer vom vermeintlich determinierten negativen Ende her gedacht wird. Diese Tradition ist dennoch darzustellen, da sie den

Tab. 1 Stichwortsammlung von Konzepten oder Begriffen für positiv konnotierte Konsumformen und deren Antonyme

Tendenziell positiv konnotiert	Neutral bzw. sowohl als auch	Tendenziell negativ konnotiert
Eher im wissenschaftlichen Diskurs verwendete Begriffe		
nicht-problematisch/non-problematic		problematisch/problematic
		riskant/risky, risikoarm/low-risk, gefährlich, hazardous
nicht-abhängig/non-addictive		abhängig, süchtig/addicted, addictive, dependent
salutogen/salutogen		Pathologisch/Pathological, Morbitität/morbid
nicht-kompulsiv/non-compulsive		kompulsiv/compulsive
kontrolliert/controlled		nicht-kontrolliert/not controlled
instrumentell/instrumental		nicht-instrumentell/non-instrumental
funktional/funktional		dysfunktional/dysfunctional
medizinisch/medical, therapeutisch/therapeutical	rekreational/recreational	-
-		Selbstbehandlung, selbstbehandelnd/self-treatment/self-medication
		missbräuchlich/abusive/misuse
legal/legal		illegal/illicit
	Weniger genutzte Begriffe	
	hedonistisch/hedonistic	-
Vergnügen, vergnüglich/pleasure, pleasurable		
risikokompetent/risk-competent		risiko-inkompetent/risk-incompetence
mündig/mature/responsbile		nicht-mündig, unmündig/non-mature
autonom/autonomous		nicht-autonom/non-autonomous
integrativ/integriert/integrative/integrated		desintegrativ/desintegriert/non-integrative/non-integrated
Eher im öffentlichen Diskurs verwendete Begriffe		
gelungen/successfull		nicht-gelungen/unsuccessful
geglückte Umgangsform/successfull manner		missglückte Umgangsform/unsuccessful form of use
unschädlich/harmless		schädlich/harmful
		destruktiv/destructive
Positive Gebrauchsformen/Konsummuser/Umgangsformen *use, misuse, abuse*		Negative Gebrauchsformen/Konsummuster/Umgangsformen *use, misuse, abuse*

Diskurs prägt. Zu Beginn stellen wir die international gebräuchlichen Grundbegriffe dar.

4.1.1 International gebräuchliche Terminologien im Feld des Substanzgebrauchs

Pols und Hawks (1992) stellen in Tab. 3 Definitionen der international gebräuchlichen Terminologien im Bereich psychoaktive Substanzen vor.

4.1.2 Medizinischer Gebrauch, therapeutischer Gebrauch, Selbstmedikation

Im Bericht zum National Survey on Drug Use and Health (2009) definieren die AutorInnen als eine von neun Formen illegalen Substanzkonsums den nicht-medizinischen Gebrauch von verschreibungspflichtigen Schmerzmitteln, Antipsychotika, Stimulanzien und Beruhigungsmittel. Unter

Tab. 2 Literaturrecherche: Stichwörter, Suchergebnisse in Psyndex, PubMed, Cochrane

Least yielding keywords PubMed
- (integrated) + (drug consumption) = 1741 → Erste 50 kein Treffer
- (integrated) + (drug use) = 28665 → Erste 50 kein Treffer
- (mature) + (drug consumption) = 329 → Erste 50 kein Treffer
- (responsible) + (drug consumption) = 2948 → Erste 50 kein Treffer
- (positive consumption pattern) + (drugs) = 51 → Keine Treffer
- (negative consumption pattern) + (drugs) = 42 → Keine Treffer
- (Succeeding form of use) + (drugs) = 2 → Keine Treffer
- (destructive form of use) + (drugs) = 109 → Keine Treffer

Cochrane
- (problematic) + (drug consumption) = 5 → Keine Treffer
- (problematic) + (drug use) = 50 → Keine Treffer
- (non-problematic) + (drug use) = 0
- (non-problematic) + (drug consumption) = 0
- (addictive) + (drug use) = 7 → Keine Treffer
- (addictive) + (drug consumption) = 1 → Keine Treffer

Tab. 3 Levels and definitions of drug use (Pols und Hawks 1992)

Level	Definition
Abstinence	No drug use
Experimental	Trying a drug and using only once or a few times. (e.g. using LSD once)
Recreational	Using a drug for leisure. The use is usually planned and controlled, and may be specific to particular social situations or setting, such as parties, clubs or at home with friends. (e.g. taking ecstasy at a dance party)
Regular	Using a drug as a normal part of one's lifestyle, although use may still be controlled (e.g. a glass or two of wine with dinner)
Dependence	Using a drug a lot and needing it to feel ‚normal', to cope with day-day problems, or to stop the symptoms of withdrawal (e.g. using heroin three times a day and feeling physically sick if heroin is not used)
Hazardous	Using a drug in such a way that it will probably cause harm, but has not yet done so. This includes taking serious risks when using a drug, such as: taking excessive amounts of the drug; using a combination of drugs that may interact with each other; sharing injecting equipment; or driving under the influence of the drug.
Harmful	Drug use that has demonstrably led to harm – physical, social or emotional.

„non-medical use" versteht das NSDUSH den Gebrauch der genannten Substanzen ohne Vorlage einer individuellen ärztlichen Verschreibung. Die Substanzen werden „um der Erfahrung Willen" oder „um ein Gefühl zu erleben, welches die jeweilige Substanz auslöst" konsumiert. Der Gebrauch von frei verkäuflichen Substanzen und der vorschriftsmäßige Gebrauch verschriebener Substanzen fallen nicht unter „non-medical use" und können im Umkehrschluss als Definition medizinischen Gebrauchs von Substanzen herangezogen werden.

Vor allem die Diskussion um den medizinischen Gebrauch von Cannabis ist in den letzten Jahren enorm angestiegen (vgl. auch Ogborne et al. 2011). Auch die Verwendung des Begriffs „therapeutisch" fällt im Kontext der medizinischen Cannabisdebatte häufig. Der therapeutische Gebrauch ist vom medizinischen Gebrauch kaum abzugrenzen, die beiden Begriffe werden in der Regel synonym verwendet (vgl. Bersani et al. 2016). Eine beiläufige Definition für einen „therapeutischen" Gebrauch findet sich bei Cheatle (2015). Er definiert „misuse" und führt im Zuge dessen ein Beispiel für den therapeutischen Gebrauch an: „taking opioid analgesics to relieve pain" (4).

Auch die Bedeutung des Begriffs „Selbstmedikation" im Kontext von Substanzkonsum wird in der drogenwissenschaftlichen Literatur kaum expliziert. Eul und Verres (2016) diskutieren den Konsum von psychoaktiven Substanzen im Rahmen von „Selbstmedikation" und grenzen diese von einem „unreflektierten Spontanverhalten" ab. Eine einfache Definition von Selbstmedikation findet sich in der Pharmazie. Schulz versteht Selbstmedikation als einen Teil der Selbstbehandlung und definiert sie als „(...) die eigenverantwortliche Anwendung von apotheken-, aber nicht verschreibungspflichtigen Arzneimitteln durch den Verbraucher bzw. Patienten selbst. In der

Selbstmedikation übt der Apotheker eine wichtige Beratungs- und Kontrollfunktion aus, da er die einzige fachliche Bezugsperson für den Patienten darstellt" (Schulz 2012).

Durch die Illegalität vieler psychoaktiver Substanzen verfügen PatientInnen bei der Absicht oder dem Versuch der Selbstmedikation nicht über die Möglichkeit, Beratungsangebote in Anspruch zu nehmen oder nehmen diese häufig nicht wahr, bevor pathologisch relevante Symptome entstehen.

Vor allem im Zusammenhang mit der Substanz Cannabis wird aktuell das Konzept der Selbstmedikation diskutiert (Annaheim et al. 2008, S. 191). Bersani et al. (2016) weisen darauf hin, dass sie im Zuge einer Recherche unterschiedlicher Online-Quellen wie Websites, User-Foren zum Thema Drogen und Newslettern einen zunehmenden Gebrauch von Cannabis zur „Selbstmedikation" (self-medication) im Rahmen des Gewichtsmanagements feststellen konnten.

4.1.3 Rekreationaler Drogengebrauch/recreational use

In ihrer Arbeit von 1992 diskutieren Pols und Hawks ein sicheres Level täglichen Alkoholkonsums. In ihrer Auseinandersetzung definierten sie „levels of drug use" (siehe Tab. 3). Unter „recreational drug use" verstehen sie den Gebrauch von Drogen in der Freizeit. Sie beschreiben diese Form des Gebrauchs als zumeist geplant und kontrolliert. Eine Charakteristik des rekreationalen Gebrauchs sei es, dass dieser in besonderen sozialen Situationen oder Settings wie auf Partys, Clubs oder zu Hause mit Freunden stattfindet. Als Beispiel für rekreationalen Gebrauch führen die Autoren den Gebrauch von Ecstasy auf einer Tanzparty an (Pols und Hawks 1992). Steht bei diesen Autoren recreational use in Relation zu den anderen Levels von Drogenkonsum, setzt sich Parker (2005) spezifischer mit „recreational drug use" auseinander. Er definiert ihn als gelegentlichen Gebrauch bestimmter Substanzen, in bestimmten Settings und auf eine kontrollierte Art und Weise. Darüber hinaus definiert er fünf Dimensionen, um den rekreationalen Gebrauch, die Haltung und das Verhalten junger Menschen in seiner Studie zu operationalisieren: (1) availability and accessibility of illicit drugs, (2) drug trying rates in adolescence, (3) recent and regular drug use, (4) social accommodation, (5) cultural accommodation. Als wenig erforschtes Gebiet stellt er den Übergang vom rekreationalen zum problematischen Konsum dar.

Diese binäre Einteilung eines entweder „rekreationalen" oder „problematischen" Drogengebrauchs stellt Rebecca Askew (2016) in Frage. Sie legt keine eigene Definition rekreationalen Gebrauchs vor, sondern schlägt Konzepte für die Legitimität eines rekreationalen Gebrauchs Erwachsener vor. Drei Frameworks dienen der Identifizierung eines rekreationalen Gebrauchs: (1) „Drug cultures" (2) „Planned Celebration" sowie (3) „situational opportunity". Askew schlägt vor, dann von einem legitimen Substanzkonsum zu sprechen, wenn KonsumentInnen ihre Fähigkeit eines kontrollierten Gebrauchs artikulieren können und die Funktionalität innerhalb ihres Lebens beibehalten können. Sie plädiert dafür, Drogenkonsum mithilfe eines Spektrums zwischen „kontrolliert" bis zu „dysfunktional" zu konzeptionalisieren und nicht wie zuvor Parker als entweder „rekreational" oder „problematisch" (Askew 2016, S. 112).

Andere Autoren wie Huxster et al. wagen sich an den Begriff des „rekreationalen Gebrauchs" durch die Beschreibung spezifischer Gebrauchssituationen heran und definieren beispielsweise als durchschnittliche rekreationale Dosis Ecstasy/MDMA: 80–150 mg. „Recreational ecstasy use" setzen sie gleich mit dem „typical regular ecstasy user", who uses the drug on a weekly or fortnightly basis (Huxster et al. 2006, S. 281).

Auffallend ist, dass in unzähligen Publikationen der Begriff „recreational" zwar verwendet wird, aber im Vagen bleibt und kaum je definiert wird. Auch fehlt im deutschsprachigen Diskurs eine tiefere Auseinandersetzung mit „rekreationalem" Gebrauch, der meist als „Freizeitgebrauch" übersetzt wird.

4.1.4 (Nicht-)Problematischer, riskanter und gefährlicher Gebrauch/problematic use

Die Inkonsistenz, mit welcher die verschiedenen Definitionen einzelner Begriffe in der wissenschaftlichen Literatur verwendet werden, lässt sich bereits deutlich am ersten Stichwort der Literaturrecherche zeigen. Der Begriff „problematisch" („problematic",

„risky", „hazardous") sowie sein Antonym „unproblematisch" („unproblematic"/„non-problematic") werden in der wissenschaftlichen Literatur mit einer Vielzahl von verschiedenen Definitionen belegt und verwendet, welche sich auch noch zwischen einzelnen Substanzklassen unterscheiden. Eine Metastudie von Casajuana et al. (2016) findet 46 verschiedene Definitionen für problematischen und riskanten Cannabiskonsum. Dabei spielen Tests wie CUDIT (Cannabis Use Disorder Identification Test), CAST (Cannabis Abuse Screening Test), SDS (Severity of Dependence) und ASSIST (Alcohol, Smoking and Substance Involvement Screening Test) eine große Rolle, da dort problematischer und unproblematischer Substanzkonsum über die Frequenz des Konsums bestimmt wird (Adamson und Sellman 2003; Annaheim et al. 2008; Asbridge et al. 2014; Askew 2016; Soar et al. 2006; Thake und Davis 2011; Valentine und Fraser 2008). Dazu kommen Definitionen einzelner internationaler Organisationen wie der Europäischen Beobachtungsstelle für Drogen und Drogensucht (EMCDDA), welche problematischen Drogenkonsum (Problem drug use – PDU) demgegenüber definiert als „injizierenden Drogenkonsum oder lang anhaltenden/regelmäßigen Konsum von Opioiden, Kokain und/oder Amphetamine" (EMCDDA 2011). Im Statistical Bulletin 2017 wird dies erweitert und differenziert: „Problem drug use' is defined by the EMCDDA as ,injecting drug use or long duration/regular use of opioids, cocaine and/or amphetamines'. This definition specifically includes regular or long-term use of prescribed opioids such as methadone but does not include their rare or irregular use nor the use of other drugs, such as ecstasy or cannabis. Existing estimates of problem drug use are often limited to opioid and poly-drug use" (European Monitoring Centre for Drugs and Drug Addiction (EMCDDA) 2017).

Das Negation oder das Antonym „unproblematisch" kommt in wissenschaftlichen Veröffentlichungen kaum vor und ergibt sich dementsprechend nur indirekt aus den unterschiedlichen Grenzwerten der einzelnen Tests oder der Negation der genannten Definition. Entsprechend der EMCDDA-Definition wäre ein niedrigfrequenter und unregelmäßiger Konsum von Opioiden, Kokain und/oder Amphetaminen unproblematisch.

4.1.5 Missbrauch und abhängiger bzw. süchtiger Gebrauch/misuse and abuse

Das Konzept des „Missbrauchs" von Drogen lässt sich sowohl in den wissenschaftlichen als auch in den öffentlichen Diskurs einordnen. Die englische Übersetzung in die zwei Wörter „misuse" und „abuse" lässt auch bei diesem Stichwort einen großen potenziellen Verwendungsrahmen. Dabei lässt sich „misuse", wörtlich eher mit „Zweckentfremdung" übersetzen, im Deutschen als Missbrauch übersetzt, welcher folgendermaßen definiert wird: „[…] as an intentional therapeutic use of a drug in an inappropriate way.". „Abuse", im Deutschen jedoch ebenfalls als „Missbrauch" übersetzt, wird dabei folgendermaßen definiert: „[…] as an intentional, nontherapeutic use of a drug or substance for the purpose of achieving a desirable psychological or physiological effect" (Cheatle 2015). Hier treten Überschneidungen zwischen den Begriffen zutage. Der Cannabis Abuse Screening Test (CAST) beschreibt einen möglicherweise problematischen Konsum bei einem Grenzwert von drei positiven Antworten. Trotz des Begriffes „abuse" im Namen wird von „problematischem" Konsum gesprochen (Sznitman et al. 2008). Auf der anderen Seite besteht ein Unterschied zwischen der Definition von „Missbrauch" von Cheatle (2015) und der Definition von „problematisch" der EMCDDA.

Ein ähnliches Bild ergibt sich bei der Verwendung des Stichwortes „Sucht" („addiction" und „dependence"). Je nachdem, welche Art von Abhängigkeit vorliegt, abhängig vom historischem Kontext und den Präferenzen der Autoren wird auf verschiedene Definitionen zurückgegriffen. Auch ist die historisch gewachsene Unterscheidung zwischen „Sucht" („addiction") und „Abhängigkeit" („dependence") nicht immer klar, sondern wird im wissenschaftlichen Kontext unterschiedlich verwendet (West 2013). Pols und Hawks (1992) definierten „dependence" noch folgendermaßen:

> „Using a drug a lot and needing it to feel „normal", to cope with day-day problems, or to stop the symptoms of withdrawal".

Eine Konstante innerhalb der Definitionen findet sich in den DSM-IV-Kriterien zur Substanzabhängigkeit:

> „Sucht ist definiert als maladaptives Konsumverhalten, welches zu klinisch signifikanter Beeinträchtigung und Leid führt, das sich durch das Auftreten von drei (oder mehr) der nachfolgenden [Kriterien] irgendwann innerhalb der letzten zwölf Monate manifestiert" (American Psychiatric Association 2000).

Ein Überblick verschiedener Definitionen findet sich bei West (2013). In Cheatles Literaturrecherche wird Abhängigkeit von einer psychoaktiven Substanzen definiert:

> „[...] as characterized by one or more aberrant behaviors that included impaired control over drug use, continued use despite harm, compulsive use and craving for non-pain relief effect" (Cheatle 2015).

Die Severity of Dependence (SOD) Skala bestimmt das Abhängigkeits*level* über die Addition der einzelnen Items. Ein höherer Score beschreibt dabei eine potenziell stärkere Abhängigkeit, ein kleinerer Score eine potenziell schwächere Abhängigkeit. Dabei wird Abhängigkeit an sich nicht definiert, sondern nur der *Grad der Abhängigkeit* evaluiert. Das Antonym „nicht-abhängig" bzw. „nicht-süchtig" ergibt sich hier wiederum aus den Ableitungen der einzelnen Definitionen. Diese Tatsache ist überraschend, da epidemiologische Daten zeigen, dass der Großteil der Konsumenten psychoaktiver Substanzen nicht süchtig bzw. abhängig werden (Müller und Schumann 2011).

> „Misuse was generally defined as an intentional therapeutic use of a drug in an inappropriate way. Abuse, conversely, was defined as an intentional, nontherapeutic use of a drug or substance for the purpose of achieving a desirable psychological or physiological effect. Addiction was defined as consisting of behavioral, cognitive, and physiological experiences that develops typically after repeated exposure to a substance that results in craving, poorly controlling drug use, persistent drug use despite negative consequences, and focusing on drug use over other activities and obligations such as school and work." (Cheatle 2015).

4.1.6 Instrumenteller Gebrauch/ instrumental use

Als interessantes neues Konstrukt haben Müller und Schumann die „Instrumentalisierung" („drug instrumentalization") des Gebrauchs psychoaktiver Substanzen konzeptualisiert. „Instrumentalisierung" wird in der Psychologie oft in Verbindung mit der Verhaltenspsychologie gebracht, da das Stichwort unweigerlich mit dem Namen Pavlov verbunden ist. Hauptsächlich werden dabei Lernprozesse thematisiert (Everitt und Robbins 2005).

„Psychoactive drugs are consumed for their effects on mental states. Humans are able to learn that mental states can be changed on purpose by drugs, in order to facilitate other, non-drug-related behaviors" (Müller und Schumann 2011). Die Autoren verstehen darunter ein erlerntes Verhalten, um den eigenen geistigen Zustand durch psychoaktive Stoffe zu verändern: „Drug instrumentalization is defined here as a learned behavior to change one's own mental state by consuming a psychoactive drug" (Müller und Schumann 2011). Im Unterschied zu fast allen bestehenden Theorien wird hier die Möglichkeit in Betracht gezogen, dass Substanzkonsum eine funktionale Adaption an moderne Lebensumwelten darstellt. Zudem legen die Autoren dar, dass die meisten Menschen psychoaktive Substanzen konsumieren, weil deren Wirkweisen nützlich sind für das Erreichen persönlicher Ziele. Diese umfassen unter anderem verbesserte soziale Interaktionen, erleichtertes Sexualverhalten, Steigerung kognitiver Leistungen, erhöhte Wachheit, die erleichterte Erholung von psychologischem Stress, die Möglichkeit zur Selbstmedikation psychischer Probleme, Erweiterung des menschlichen Neugierverhaltens.

Die von Müller und Schumann eingeführte Begrifflichkeit hat bislang jedoch kaum Einzug in den wissenschaftlichen Diskurs gehalten.

4.1.7 (Nicht-)Kompulsiver Gebrauch/ compulsive use

„Kompulsiver" („compulsive"), auf Deutsch „zwanghafter" Gebrauch psychoaktiver Substanzen, wird in der wissenschaftlichen Literatur kontrovers als Merkmal oder gar bestimmendes Element von „Abhängigkeit" diskutiert (Henden et al. 2013; Kennett et al. 2013; Müller und Schumann 2011; Pedrelli et al. 2013; Tiffany und Carter 1998). Es geht meist darum zu verstehen, warum Menschen entgegen besseren Wissens und häufig trotz gegenteiliger Intention eine psychoaktive Substanz konsumieren. Das *Diagnostic and Statistical Manual of Mental Disorders* beschreibt Zwangssymptome als „repetitive behaviours or mental acts that are carried out to reduce or prevent anxiety or distress and are perceived to prevent a dreaded event or situation" (zitiert aus DSM-4, aktuell DSM-5, 2013). Dies bezieht sich allerdings nicht spezifisch auf den Konsum psychoaktiver Substanzen, sondern auf Zwangsstörungen, „obsessive-compulsive disorder" (OCD). Eine substanzspezifische Definition von Pedrelli (2013) zum Thema kompulsiver Alkoholkonsum lautet: „[...] a dimension of craving characterized by urges to consume alcohol, as well as by the inability to control these urges [...] (zitiert in Modell et al. 1992). Modell et al. (1992) entwickeln aus den DSM-IV-Kriterien ihre Skala, um kompulsiven Alkoholkonsum einschätzen zu können (Obsessive Compulsive Drinking Scale – OCDS). Dabei ergibt sich, wie bei den anderen Stichwörtern bisher auch, eine Schwierigkeit, welche in einer Fußnote treffend zusammengefasst wird: „When we use the terms „compulsion" and „compulsive" [...] what we have in mind will be the sort of repetitive physical behaviour performed in characteristic circumstances that is typically referred to as „compulsive" in the clinical literature" (Henden et al. 2013, S. 2–3). Eine Differenzierung und Einordnung „nicht-kompulsiver" Konsumformen im Rahmen nicht-pathologischer Konsumformen von psychoaktiven Substanzen findet nicht statt. Dennoch kann man mit Sicherheit behaupten, dass die Abwesenheit kompulsiver Verhaltensweisen ein Merkmal positiver Umgangsformen mit bewusstseinsverändernden Substanzen ist."

4.1.8 Vergnügen und Pleasure als Bestimmungsmerkmal von Substanzkonsum

„Vergnügen" („pleasure") beim Konsum psychoaktiver Substanzen ist zentrales Thema, dafür als Begriff überraschend gering und wenig beachtet in der wissenschaftlichen Literatur. Historisch bedingte Besonderheiten des Wissenschafsdiskurses spielen hier eine Rolle (Feustel 2016; Walter 2016). Nur eine Handvoll Studien beschäftigen sich spezifisch mit substanzbezogenem „Vergnügen" („pleasure") (Kennett et al. 2013; Moore 2008; Valentine und Fraser 2008). Ansonsten spielt die Suche nach Belohnung und Verstärkung zwar eine große Rolle in behavioralen Theorien, aber weniger „Vergnügen" als Konzept in der Drogenwissenschaft. Es wird nur selten in Studien erwähnt, z. B. beim Thema Alkoholkonsum unter Jugendlichen (Measham 2004). Unter den recherchierten Studien wurde folgende Definition von „pleasure" beim Konsum psychoaktiver Substanzen gefunden: „[...] I define drug-related pleasure as desirable bodily experience arising from the interaction of pharmacology, subjectivity, culture and history, while, at the same time, acknowledging the difficulty, perhaps even the impossibility, of constructing an analytical, discursive account of such corporeal experience" (Moore 2008, S. 354). Da dies die einzig gefundene explizite Definition im Bereich des Konsums psychoaktiver Substanzen ist, kann angenommen werden, dass „Vergnügen" („pleasure") im Zusammenhang der wissenschaftlichen Erforschung von Substanzkonsum eher in einem alltagssprachlichen Bedeutungssinn verwendet wird.

4.1.9 Hedonistischer Gebrauch/ hedonistic use

Von „Vergnügen" unterschieden werden muss das Konzept des „hedonistischen Gebrauchs", da hier häufig eine Bedeutung von „zu viel, unreif, unmoralisch" oder „Entgleisung" mitschwingt. Eine genauere Definition von „hedonistischem" („hedonistic") Konsum psychoaktiver Substanzen wurde bei der Literaturrecherche in den wissenschaftlichen Datenbanken nicht gefunden, obwohl das Konzept in grauer Literatur und wissenschaftlichen Abschlussarbeiten eine gewisse Rolle spielt (Ullrich-Kleinmanns 2009). Ein möglicher Grund dafür ist die Recherche in medizinisch-psychologischen Datenbanken, welche das philosophisch-ethische Konzept „Hedonismus" nicht widerspiegeln. Dennoch wird es von einzelnen Forschern im alltagssprachlichen, tendenziell eher im pejorativen Sinne verwendet. Einen Ansatz zum Verständnis liefern Zimbardo und Boyd in ihrem Artikel über „Time Perspective" (TP). Sie definieren eine hedonistische Zeitperspektive als „[...] orientation toward present pleasure with little concern for future consequences" (Zimbardo und Boyd 1999, S. 1275). Dieses Phänomen berücksichtigend formuliert Measham (2004) das Konzept eines „kalkulierten Hedonismus", bei welchem die Betroffenen Grenzen beim Konsum psychoaktiver Substanzen ziehen, v. a. bei den „klassischen" Setting-Faktoren (Harding und Zinberg 1977) nicht-pathologischen Konsums wie Zeit, Ort, Gesellschaft und Intensität (Measham 2004, S. 319). Des Weiteren wird „Hedonismus" häufig im Zusammenhang mit „Vergnügen" („pleasure") verwendet, um auf positiv erlebte Aspekte des Konsums psychoaktiver Substanzen zu verweisen (Askew 2016; Chavarria et al. 2015; Measham 2004; Moore 2008; Shiner und Winstock 2015; Zimbardo und Boyd 1999). Dementgegen spricht Measham (2004) von einem „kalkulierten Hedonismus", bei welchem Grenzen beim Konsum psychoaktiver Substanzen gezogen werden, z. B. Zeit, Ort, Gesellschaft und Intensität.

4.1.10 Funktionaler Gebrauch/ functional use

„Funktionaler" („functional") Konsum psychoaktiver Substanzen ist in der Literatur eng verbunden mit dem Konzept des „kontrollierten" Gebrauchs psychoaktiver Substanzen. Dies lässt sich an einigen Beispielen festmachen, besonders die Überschneidungen der beiden Begriffe bei Askew (2016) stechen heraus: 40 Mal fällt der Begriff „function" oder „functional", 36 Mal der Begriff „control" oder „controlled". Ein weiteres Beispiel liefern Lau et al. (2015) in ihrer qualitativen Studie zu verantwortungsvollem und kontrolliertem Cannabiskonsum. Viele ihrer Interviewteilnehmer beschreiben einen „funktionalen Lebensstil", welcher nicht durch den Konsum von Cannabis eingeschränkt werde. Das Verständnis von „kontrolliertem" Substanzkonsum bei Lau et al. (2015) verweist dann explizit darauf, dass der Konsum keine „Dysfunktionalität" in das Leben bringe, Alltag und Substanzkonsum harmonisierten nebeneinander. Das Begriffspaar „funktional–dysfunktional" findet also mit dem Begriffspaar „kontrolliert – unkontrolliert" weitgehend synonyme Verwendung, wobei bei unserer Literaturrecherche das letztere Begriffspaar häufiger Verwendung fand (Askew 2016; Decorte 2001; Lau et al. 2015; Schippers und Cramer 2002). Ganz allgemein wird in der Medizin von einer Dysfunktion gesprochen, wenn ein Organ oder Prozess nicht wie gewöhnlich abläuft und Probleme mit Krankheitswert bereitet. Von „dysfunktionalem Verhalten" wird im weiteren psychologischen Diskurs auch im Sinne eines abweichenden oder unerwünschten Verhaltens gesprochen: „actions that are unexpected and often evaluated negatively because they differ from typical or usual behavior" (Durand und Barlow 2003).

4.1.11 Kontrollierter Gebrauch/ controlled use

„Kontrollierter" („controlled") bzw. „unkontrollierter" („non-controlled/uncontrolled") Gebrauch psychoaktiver Substanzen wurde von zahlreichen Autoren definiert. Waldorf et al. (1992) definieren kontrollierten Konsum von Kokain als „regular ingestion of (cocaine) without escalation to abuse or addiction, and without disruption of daily social functioning" oder „a pattern in which users do not ingest more than they want to and which does not result in any dysfunction in the roles and responsibilities of daily life". Lau et al. (2015) beschreiben verantwortungsvollen und kontrollierten (von den Autoren in Kombination gesetzt) Cannabiskonsum als „[...] moderation of quantity and frequency of cannabis used, using in appropriate settings, and respect for non-users" (Lau et al. 2015, S. 3). Ein weiterer Ansatz für ein wissenschaftliches Verständnis kontrollierten Konsums von Heroin und Kokain, das sich an subjektiven Zielen von Individuen orientiert, wird in folgender Definition ausgeführt: „Kontrollierter Konsum harter Drogen lässt sich demnach als ein Konsum definieren, der nicht in nennenswertem Maß mit persönlichen Zielen kollidiert und durch Selbstkontrollregeln gesteuert wird, die explizit sind oder explizit gemacht werden können" (Schippers und Cramer 2002, S. 72). Trotz der Unterschiede zwischen den einzelnen Definitionen zeigt sich als Gemeinsamkeit, dass ein kontrollierter Konsum immer mit gewissen, vom Konsumenten bestimmten Regeln zusammenhängt. Eine weiterhin große Rolle bei der Definition kontrollierter Konsumformen spielt die *Drug, Set und Setting* Theorie von (Zinberg 1984). An den von Zinberg systematisierten Kriterien orientierten sich viele Autoren direkt oder indirekt. Dazu zählt die Konsumfrequenz, der Ort des Konsums, einbezogene Personen, die persönliche Verfassung und der verfügbare finanzielle Rahmen (in Schippers und Cramer 2002). Das Antonym „unkontrolliert" ergibt sich wiederum aus den jeweiligen Negationen der einzelnen Merkmale kontrollierten Konsums und wird häufig mit Stichwörtern wie „problematisch", „riskant" und „gefährlich" kombiniert. Decorte (2001) führt Indikatoren auf, welche von Kokainkonsumenten selbst als „unkontrolliert" eingestuft werden. Dazu gehören Überdosierungen, hohe Konsumfrequenz, Craving und psychische Probleme. Analog dazu schreiben Schippers und Cramer (2002, S. 72): „,Unkontrolliert' steht demgegenüber für mengenmäßig hohen, und häufigen (täglichen) Konsum und das Auftreten von Problemen als Konsequenz des Konsums."

4.1.12 (Nicht-)Pathologischer Gebrauch/pathological use

David Moore (2008) spricht vom „pathologischen Paradigma", welches im Feld der Drogenforschung vorherrsche. Folgerichtig beschreibt er als Konsequenz dieses Paradigmas eine Marginalisierung des Diskurses über Vergnügen und Freude in Bezug auf Drogenkonsum. Auch Christoph Vandreier (2011, S. 3) spricht von einem „Blick auf Drogenkonsumenten, der von Pathologisierung und Entsubjektivierung geprägt ist", Abhängigkeit wird in diesem Verständnis oft gleichgesetzt mit einer irreversiblen Krankheit. Die EMCDDA definiert ein „disease model of addiction" und beschreibt damit die Befunde, dass Abhängigkeit pathologische Veränderungen im Gehirn bewirkt, welche zu Craving und damit zu abhängigem Verhalten führen. Dieses Modell wird als „Medikalisierung" von Abhängigkeit beschrieben, da es diese als medizinische Erkrankung konstituiert, also als eine Abweichung von gesunden Strukturen und Funktionen, welche dann zu Einschränkungen führt (West 2013).

Das medizinische Modell löste historisch die moralisch geprägten Ansätze ab (Walter 2016). Müller und Schumann (2011, S. 327) skizzieren eine „history of the human psychoactive drug use". Sie beschreiben, dass Personen, die Substanzen konsumieren, zunächst als Beispiel für individuelle moralische Verfehlungen konstruiert wurden. Dann, innerhalb des sich ausbildenden Wohlfahrtsstaates, wurde Substanzkonsum als Ergebnis einer geistigen Pathologie verstanden, einer „disease of the will". Das Konzept und die Suche nach Pathologie ist vorherrschend, wenn es darum geht, Drogenkonsum bzw. DrogenkonsumentInnen zu beschreiben. Inwiefern diese einseitige Beschreibung sinnhaft und vor allem hinreichend ist, wird mit dem Begriff der Salutogenese in Frage gestellt.

4.1.13 Komorbidität im Zusammenhang mit Substanzkonsum

Komorbidität bezieht sich laut Rickwood et al. (2005, S. 13) auf das gemeinsame Auftreten von mehr als einer geistigen Erkrankung. „Substance use disorders" und andere psychische Probleme treten sehr wahrscheinlich gemeinsam auf. Diese Form der Komorbidität wird häufig als „duale Diagnose" oder „co-occurring disorder" bezeichnet. Die AutorInnen bezeichnen Komorbidität als stark assoziiert mit der Schädlichkeit von Drogenkonsum, besonders für junge Menschen (Rickwood 2005). Im Zentrum stehen medizinische, psychologische und physische Beeinträchtigungen (Cheatle 2015, S. 4). Im Umkehrschluss ist bei der Erforschung positiver Gebrauchsformen auf das Vorhandensein bzw. die Abwesenheit möglicher Risikofaktoren und Komorbiditäten wie Impulskontrollstörungen zu achten. Außerdem stellt sich die Frage, wie genau sich zwei oder mehr Erkrankungen gegenseitig beeinflussen und ob im jeweiligen Fall Selbstmedikation der anderen Erkrankung vorliegt.

4.1.14 Mündiger und verantwortlicher Gebrauch/mature and responsible use

„Mündiger", „verantwortlicher" („mature", „responsible") Substanzkonsum schließt ebenfalls an das Konzept des „kontrollierten" Substanzkonsums an. Keine exakte Definition, aber Leitlinien zum „verantwortlichen" sozio-rekreationalen Substanzkonsum (Substanzkonsum in Gruppen) kommen von Duncan und Gold (1982), welche drei spezifische „Responsibilities" ausmachen: „Situational Responsibilities", „Health Responsibilities" und „Safety-Related Responsibilities". Die dabei erwähnten „Responsibilities" ähneln den bereits oben genannten Definitionen von „kontrolliertem" Konsum. Als Beispiele werden genannt: das Vermeiden von hochfrequentem Konsum, das Autofahren sowie Abstinenz in Situationen mentaler und physischer Krankheit. Auch hier kann von einer synonymen Bedeutung der Begriffe ausgegangen werden.

Im deutschen Sprachraum wird das Konzept des mündigen Drogengebrauchs diskutiert, das auf einer demokratisch-emanzipatorischen Grundüberzeugung beruht. Es stellt die Autonomiefähigkeit des Einzelnen in den Mittelpunkt: „Mit dem Begriff Drogenmündigkeit wird ein Komplex von Kenntnissen, Fähigkeiten, praktischen Fertigkeiten, Einstellungen, Bereitschaften, Gefühlen, Fantasien, „landläufigen" Interpretationen, Weltanschauungen, Formen des Umgang mit Zwängen, Willensbildungen u. ä. zusammengefasst, der Menschen befähigt, sich eigenständig in vielfältigen Alltagssituationen zu orientieren und zu angemessenen Formen des Umgangs mit psychoaktiven Substanzen zu finden" (Barsch 2016, S. 13–14).

Empirisch ist hier auf die Vielfalt individueller Entwicklungswege zu achten, die es dem Subjekt ermöglichen, immer freiere Entscheidungen zu treffen, die seine Gesundheit bewahren oder verbessern – oder es sind die Wege zu beschreiben, wie ihm/ihr dies misslingt.

4.2 Begriffe für positive, neutrale und negative Gebrauchsformen im institutionellen Diskurs sowie deren Antonyme

Ergänzend zur Suche in den Daten PSYNDEX, Cochrane und PubMed haben wir eine Recherche auf den Websites bedeutender internationaler Institutionen im Drogen- und Suchtbereich durchgeführt.

Die Suche fand im April 2017 auf den offiziellen Websites der United Nations Office on Drugs and Crime (UNODC), des European Monitoring Centre for Drugs and Drug Addiction (EMCDDA), des National Institute on Drug Abuse (NIDA) und des International Narcotics Control Board (INCB) statt. Die Berichte wurden auf *alle* positiv und neutral konnotierten Begriffe aus Tab. 1 hin untersucht – jeweils in Kombination mit den Begriffen „(drug) use" oder „(drug) consumption". Durchsucht wurden neben den Websites auch die drei zuletzt erschienen „Annual Reports".

4.2.1 Annual Reports des International Narcotics Control Boards (INCB)

Im Rahmen der „Annual Reports" des INCB wird 2016 von „recreational cannabis licences" in Oregon sowie über Richtlinien über den Verkauf von „recreational cannabis" in Colorado berichtet. Im Bericht von 2015 findet sich dazu nichts. Interessanterweise enthält der Bericht von 2014 wiederum den Hinweis, dass Colorado und Washington die Durchsetzung von Regulierungsmaßnahmen für *rekreationale* Cannabismärkte entwickelt. Das INCB berichtet nicht über jenen Teil der Menschen, die psychoaktive Substanzen ohne oder mit geringen negativen Folgen benutzen oder von diesen profitieren.

4.2.2 „Europäische Drogenberichte – Trends und Entwicklungen" der EMCDDA

Der „Europäische Drogenbericht – Trends und Entwicklungen" der EMCDDA spricht sowohl 2016 als auch 2014 von „Freizeitkonsum" (aus dem englischen Bericht von „recreational use" übersetzt) ohne diesen eigens zu definieren. In beiden Berichten geht es um den Freizeitkonsum von Kokain und dessen Abgrenzung von einem „regular use". Interessant ist, dass das Konzept des Freizeitkonsums im Bericht 2015 fehlt.

4.2.3 National Institute of Drug Abuse

Das NIDA legt keine jährlichen Berichte vor, sondern Publikationen mit Forschungsergebnissen zu unterschiedlichen Substanzen sowie den Themen Prävention in der frühen Kindheit und Abhängigkeit und wurde deshalb nicht berücksichtigt.

4.2.4 „Annual Reports" des United Nation Office on Drugs and Crime (UNODC)

Die Suche im Rahmen der drei zuletzt erschienen „Annual Reports" der UNODC von 2015, 2014 und 2010 ergab keinen einzigen Treffer. Die kurze Analyse zeigt: Der Begriff des „rekreationalen" Konsums findet zumindest Eingang in den Diskurs wichtiger Institutionen im Bereich der Drogen- und Abhängigkeitsforschung. Eine Diskussion über nicht-problematischen, funktionalen oder gar salutogenen Gebrauch von Substanzen sucht man im internationalen Raum vergebens.

4.3 Weitere Begriffe für positive und neutrale Konsumformen im öffentlichen Diskurs sowie deren Antonyme

Um einen Eindruck des derzeitigen öffentlichen Diskurses zu Formen nicht-pathologischen Substanzkonsums zu erhalten, haben wir mit der Suchmaschine Google am 24.04.2017 zusätzlich die in Tab. 1 im Abschnitt „öffentlicher Diskurs" genannten Stichworte recherchiert (gelungen/successful, risikoarm/low-risk, geglückte Umgangsform/successful manner und unschädlich/harmless) in Kombination mit den Stichwörtern Drogengebrauch/drug use oder Drogenkonsum/drug consumption. Wir berücksichtigten die ersten 50 Ergebnisse der Suche.

4.3.1 Gelungener Drogenkonsum/successful drug use

Eine Google-Stichwortsuche „gelungen" in Kombination mit „Drogenkonsum" oder „Drogengebrauch" ergibt vor allem Berichte über gelungene Polizeieinsätze, welche bestimmte Substanzen sicherstellten und Personen festnahmen. Auf vielen Websites wird thematisiert, dass es der bisherigen Drogenpolitik nicht „gelungen" sei, den Drogengebrauch einzudämmen. Neben wissenschaftlichen Ergebnissen, welche bereits abgehandelt wurden, ergibt die Suche lediglich einen Artikel, welcher der Wochenzeitschrift „DIE ZEIT" entstammt (12.06.2015) und kontrollierten Substanzkonsum thematisiert. Der Autor des Zeitungsartikels, welcher ebenfalls Autor des vorliegenden Artikels ist, spricht von „gelungener oder misslungener Verarbeitung von Rauscherfahrungen".

Im angloamerikanischen Raum ergibt die Suche mit dem Stichwort „successful" und „drug use" oder „drug consumption" ca. 20 Ergebnisse zu erfolgreichen Personen des öffentlichen Lebens und deren Substanzkonsumgewohnheiten. Auch landet man in einem Forum, welches die Frage bearbeitet „Are you a successful drug user?"[1] (oder auch „functioning/successful drug users of Reddit, tell me your story"[2]). Auch hier weisen einige Artikel darauf hin, dass der „war on drugs" nicht „successful" sei. Interessant ist, dass im Vergleich zum deutschen Diskurs einige Treffer die Drogenpolitik Portugals thematisieren und deren Erfolge darstellen. Zusätzlich titelt die Zeitschrift „Independent": „Habits: Most drug users are happy, successful people with a taste for the good life"[3] und beschreibt entgegen aller Stereotypen junge Menschen, welche in kontrollierter Weise Drogen konsumieren. Die Begriffe „erfolgreich, gelungen und successful" werden also im Wesentlichen nicht auf den Substanzkonsum selbst verwendet, sondern beschreiben in der Regel ökonomischen oder sozialen Erfolg.

4.3.2 Risikoarmer Drogengebrauch/low risk use

Der erste Treffer dieser Suche ist ein Interview der Zeitschrift „Die Presse" mit dem Journalisten Jörg Böckem, der mit Henrik Jungaberle zusammen das populärwissenschaftliche Buch „High sein. Ein Aufklärungsbuch" verfasste. Unter dem Titel

---

[1] http://www.bluelight.org/vb/archive/index.php/t-304286.html.
[2] https://www.reddit.com/r/Drugs/comments/4xp14l/functioningsuccessful_drug_users_of_reddit_tell/?st=j1w6o7b6&sh=4909a577.
[3] http://www.independent.co.uk/news/habits-most-drug-users-are-happy-successful-people-with-a-taste-for-the-good-life-1292155.html.

„Drogenkonsum light"[4] beleuchtet der Beitrag das Thema des Aufklärungsbuches, welches sich mit risikoarmem und kontrolliertem Substanzkonsum auseinandersetzt. Als zweiter Treffer erscheint der ZEIT-Online Drogenbericht 2015, welcher Ergebnisse aus einer Online-Umfrage zum Umgang mit psychoaktiven Substanzen im Netz wiedergibt, durchgeführt in Kooperation mit dem Global Drug Survey. Unter dem Stichwort „risikoarm" stößt man ebenfalls auf ein Interview mit dem Gründer des YouTube-Kanals „Open Mind", Simon Ruane. Dieser erklärt, wie er durch seine Videos über Substanzen und Substanzkonsum nicht verharmlosen, sondern aufklären wolle.[5] Die weitere Durchsicht zeigt Websites über Harm Reduction und Partyprojekte wie mindzone, Drugscouts, checkit!, eclipse, aber auch der deutschen Aidshilfe, welche auf einen risikoarmen Konsum unterschiedlicher Substanzen hinweisen.

Sucht man nach der Stichwortkombination „risikoarm" + „Drogengebrauch", findet man Parteiprogramme der Piratenpartei und der Partei Bündnis 90/Die Grünen, innerhalb welchen diese ihre Vorschläge für eine gelungene Drogenpolitik darlegen.

Innerhalb der Stichwortsuche „low risk" + „drug use" oder + „drug consumption" erhält man eine Reihe wissenschaftlicher Publikationen. Außerdem bildet sich vor allem der Diskurs über einen risikoarmen Alkoholkonsum ab, der überdurchschnittlich häufig von der Alkoholindustrie selbst geführt wird.

4.3.3 Geglückter Drogenkonsum

Die Google-Suche für „geglückte Umgangsform" + „Drogenkonsum" führt zu einer Reihe von Presseberichten über missglückte Umgangsformen mit psychoaktiven Substanzen, zu einem Report über die Behandlung von Drogenkonsum in der Jugendzeitschrift BRAVO und allgemein eben zu dessen Gegenteil: Katastrophen und Krankheiten. Es ergibt sich ein in Bezug auf das Thema salutogener Substanzkonsum sinnvoller Treffer: ein Beitrag über „Rituale des Rausches"[6] von Henrik Jungaberle und Rolf Verres an der Universität Heidelberg. Die Begriffskombination ist im öffentlichen Diskurs (für Google) irrelevant.

4.3.4 Unschädlicher Drogengebrauch/ harmless drug use

Bei der Suche nach dem Begriff „unschädlich" in Kombination mit den Stichworten „Drogenkonsum/Drogengebrauch" findet sich ein Artikel der ZEIT vom 22. April 2014 mit einem Interview mit dem Neuropharmakologen David Nutt (Kings College London). Unter dem Titel „Alle Drogen sind schädlich, aber nicht alle sind gleich schädlich"[7] spricht Nutt über Drogenpolitik, den Vergleich der Schädlichkeit unterschiedlicher Substanzen und über die momentane Drogenaufklärung, welche sich Nutts Ansicht nach ein Beispiel an der Sexualaufklärung nehmen solle.

Weiterhin findet sich ein Interview vom 19. April 2013 für die Rubrik „N-TV Wissen" über Gefahren und Nutzen von LSD.[8] Rolf Verres wirft ein für die Öffentlichkeit ungewöhnliches Licht auf die Substanz LSD, diskutiert, inwiefern Rituale vor Missbrauch schützen könnten und schlägt nicht zuletzt einen rezeptpflichtigen Verkauf in Apotheken vor.

Die New York Times titelt am 30. Juli 2014 mit „What Science Says About Marijuana"[9] und thematisiert die Gefahr von Marijuana im Vergleich zu anderen Substanzen. Gleichzeitig stellt der Artikel die gleichwertige Schädlichkeit aller Drogen in Frage.

Der Artikel der New York Times bleibt dennoch eine Ausnahme, der generelle Kanon dieser Stichwortsuche ist: „Marijuhana isn't harmless",

---

[4]http://diepresse.com/home/leben/gesundheit/4866611/Drogenkonsum-light-.

[5]http://www.inspiration-earth.com/index.php/de/interview/193-interview-mit-simon.html.

[6]http://www.uni-heidelberg.de/presse/ruca/ruca03-2/ritu.html.

[7]http://www.zeit.de/wissen/gesundheit/2014-04/drogenkonsum-warum-drogen-nehmen/seite-3.

[8]http://www.n-tv.de/wissen/LSD-fuer-mehr-Tiefgang-im-Leben-article10496356.html.

[9]https://www.nytimes.com/2014/07/31/opinion/what-science-says-about-marijuana.html?_r=0.

„LSD isn't harmless", „Cocaine ..." usw. Eine kritische Auseinandersetzung, ob und wie ein unschädlicher Gebrauch möglich ist, findet man nicht vor.

5 Schlussfolgerungen

Im wissenschaftlichen und öffentlichen Diskurs fehlen Begriffe, Konzepte und Theorien für nicht-pathologische Konsumformen weitgehend. Dieses Bild eines auf Krankheit, soziale und juristische Negativfolgen eingeschränkten Diskurses ergab eine fokussierte Recherche in der wissenschaftlichen Literatur, den Websites und Berichten öffentlicher Institutionen der Drogenkontrolle sowie eine auf vier positive Begriffe eingeschränkte Google-Recherche (vgl. Moore 2008). In diesem werden der Medizin und dem Rechtssystem die Lösungskompetenz für das Drogenproblem zugewiesen. Dies übersteigt die Handlungsmöglichkeiten beider Handlungsfelder und deren angrenzender Wissenschaften.

5.1 Zusammenfassung wissenschaftlicher Konzepte, die für nicht-pathologische Konsumformen herangezogen werden

Bereits die international gebräuchliche Terminologie der WHO (1982 in Pols und Hawks 1992) lässt neben *experimentellem, rekreationalem (Freizeit), regelmäßigem, abhängigem, gefährlichem* und *schädlichem* Gebrauch konzeptuellen Platz für die Beschreibung nicht-pathologischer Konsumformen. Neben dem therapeutisch-medizinischen Gebrauch von Medikamenten wird hier allerdings nur ein rekreationaler Gebrauch gesehen. Dieser wird vor allem als „Freizeitgebrauch" verstanden. In diesem Verständnis fehlt der *traditionale, religiös-rituelle* oder *spirituelle Gebrauch* (vgl. Labate und Jungaberle 2011). Außerdem ignoriert dieser Ansatz weitverbreitete Formen von nicht-ärztlich angeleiteter Selbstmedikation und moderne Formen des Gebrauchs, in denen Menschen Persönlichkeitsentwicklung beziehungsweise eine persönliche oder soziale Transformation anstreben. Die komplexen Übergangsformen zwischen negativen und positiven Gebrauchsmustern, wie sie etwa beim medizinischen Cannabiskonsum beobachtet werden, können so nicht erfasst werden.

Bei der Beschreibung *rekreationaler Gebrauchsformen* werden Planung und Kontrolle über die Häufigkeit in spezifischen sozialen Settings in den Vordergrund gestellt (Pols und Hawks 1992). Andere Autoren wie Parker (2005) fügen soziale und kulturelle Akkommodation als Bestimmungsmerkmale von rekreationalem Gebrauch hinzu. Askew (2016) schlägt vor, rekreationalen Gebrauch auf einem Kontinuum zwischen kontrolliert und dysfunktional zu typisieren.

Unproblematischer Gebrauch wird in der Regel nicht explizit, sondern indirekt über eine geringe Frequenz des Konsums bestimmt. Der Begriff des *problematischen Gebrauchs* bietet gleichzeitig die Gefahr, alle Formen nicht-pathologischen Gebrauchs in ein negatives Licht zu rücken.

Missbräuchliche und *abhängige* Gebrauchsformen werden im Rahmen medizinischer Praxis definiert, welche häufig die Beurteilung von Verhaltensanomalitäten einschließt („one or more aberrant behaviors" (Cheatle 2015)).

Als neues, für eine Drogengesundheitsforschung interessantes Konstrukt führen Müller und Schumann (2011) das Konzept des *instrumentellen Gebrauchs* psychoaktiver Substanzen ein. Sie stellen zur Debatte, dass der Gebrauch psychoaktiver Substanzen eine funktionale Adaption an moderne Lebensumwelten sein kann.

Aus dem Nichtvorhandensein *zwanghafter Gebrauchsformen* (compulsive use) – als nichtintentionale, repetitive Verhaltensweisen – folgt ein weiteres Bestimmungsmerkmal nicht-pathologischer Umgangsformen (vgl. u. a. Henden et al. 2013).

Vergnügen (pleasure) spielt kaum eine Rolle bei der Beschreibung von Substanzkonsum, wohl aber behaviorale Belohnung und Verstärkung (Kennett et al. 2013).

Hedonistischer Gebrauch wird als Begriff oft in den Zusammenhang eines zu großen Fokus auf aktuelles Vergnügen mit wenig Sorge für zukünftige Konsequenzen und damit konnotiert. Einige Autoren stellen diesem den Begriff *hedonisch* gegenüber, der auch in den Neurowissenschaften häufig Verwendung findet (Everitt und Robbins 2005). Dementgegen spricht Measham (2004) von einem „kalkulierten Hedonismus", bei welchem Grenzen beim Konsum psychoaktiver Substanzen gezogen werden, z. B. Zeit, Ort, Gesellschaft und Intensität (Measham 2004, S. 319).

In der Forschung zum *funktionalen Gebrauch* wird dieser weitgehend über eine Aufrechterhaltung von Kontrolle über Häufigkeit und Dosis beim Substanzgebrauch und sowie über die Fähigkeit zu alltäglichem Funktionieren, inklusive der Arbeit bestimmt (Askew 2016).

Kontrollierte Gebrauchsformen werden definiert über die Fähigkeit, Dosis und Frequenz intentional zu bestimmen, in angemessenen Settings und mit Respekt vor Nicht-Konsumenten zu handeln (Lau et al. 2015). Schippers und Cramer (2002) fügen die Vereinbarkeit mit persönlichen Lebenszielen und die Fähigkeit von Usern hinzu, ihre Selbstkontrollregeln explizit, also bewusst zu äußern.

Mit der umfassenden *Medikalisierung und Pathologisierung aller Gebrauchsformen* bringen einige Autoren eine vielerorts vorzufindende Entsubjektivierung der User selbst in Verbindung.

Mündiger und verantwortungsvoller Gebrauch sind Kategorien, die hauptsächlich im öffentlichen Diskurs, aber kaum in wissenschaftlichen Studien Verwendung finden. Duncan und Gold (1982) nennen für *verantwortlichen Gebrauch* drei grundlegende Verantwortlichkeiten: situationale, gesundheitliche und sicherheitsbezogene (wie beispielsweise im Verkehr). Barsch stellt Autonomiefähigkeit in den Mittelpunkt ihrer Bestimmung mündigen Konsums.

Unsere kurze institutionelle Diskursanalyse zeigt: Der Begriff des „rekreationalen" Konsum wird in den wichtigen Institutionen im Bereich der Drogen- und Abhängigkeitsforschung zwar diskutiert, aber eine Diskussion über nicht-problematischen, funktionalen oder gar salutogenen Gebrauch von Substanzen sucht man vergebens.

5.2 Die Stellung von Gesundheitsforschung im Rahmen einer interdisziplinären Drug Science

„In 1998, the last UNGASS on the world's drug problem was convened under the theme „a drug-free world – we can do it!" However, a 10-year review progress towards a drug-free world by UN found that millions more people were using heroin, cocaine, amphetamine-type substances, and cannabis. This report showed that prohibition as a policy has failed dismally (…)."
Lancet April 2016 – Editorial (2016)

Das Weltdrogenproblem kann allein mit den Mitteln von Medizin und Rechtssystem nicht adäquat bewältigt werden. Dies gilt insbesondere dann, wenn diese zu irrealen und idealistischen Zielsetzungen – wie der oben zitierten „drogenfreien Welt" – beitragen sollen. Diese Ziele verhindern die medizinische Versorgung vieler Konsumenten von Alkohol, Cannabis und anderen Drogen mit pathologischen Konsummustern und gefährden in massiver Weise deren Menschenrechte (Csete et al. 2016). In der Vergangenheit haben nicht selten radikale und religiös motivierte Interessengruppe solche Ziele auf die politische Agenda gesetzt.

Welchen Beitrag haben hier die Wissenschaften zu leisten? Ein wesentliches Merkmal von Wissenschaft ist die kritische Reflexion der eigenen Grundlagen und Methoden. Drogenwissenschaft muss demnach vor allem interdisziplinärer werden. Es ist nicht nachzuvollziehen, warum die wissenschaftliche Beschreibung der vielen negativen Eigenschaften, die der frühe und regelmäßige Cannabiskonsum in der Adoleszenz haben kann, weltweit noch immer als Begründung für die massenhafte Inhaftierung von Konsumenten gelten soll. Hier werden Kriterien durcheinandergebracht und medizinische Gründe für umfassende gesellschaftliche Steuerungsentscheidungen herangezogen, die eine Fülle negativer Konsequenzen nach sich ziehen (Csete et al. 2016).

Es gibt auch in anderen Gebieten eine Reihe von Querschnittswissenschaften, die sich aus verschiedenen Fachdisziplinen nähren: die Präventionswissenschaften, die Neurowissenschaften, Public Health oder die Medizin selbst. In Abb. 1 sind

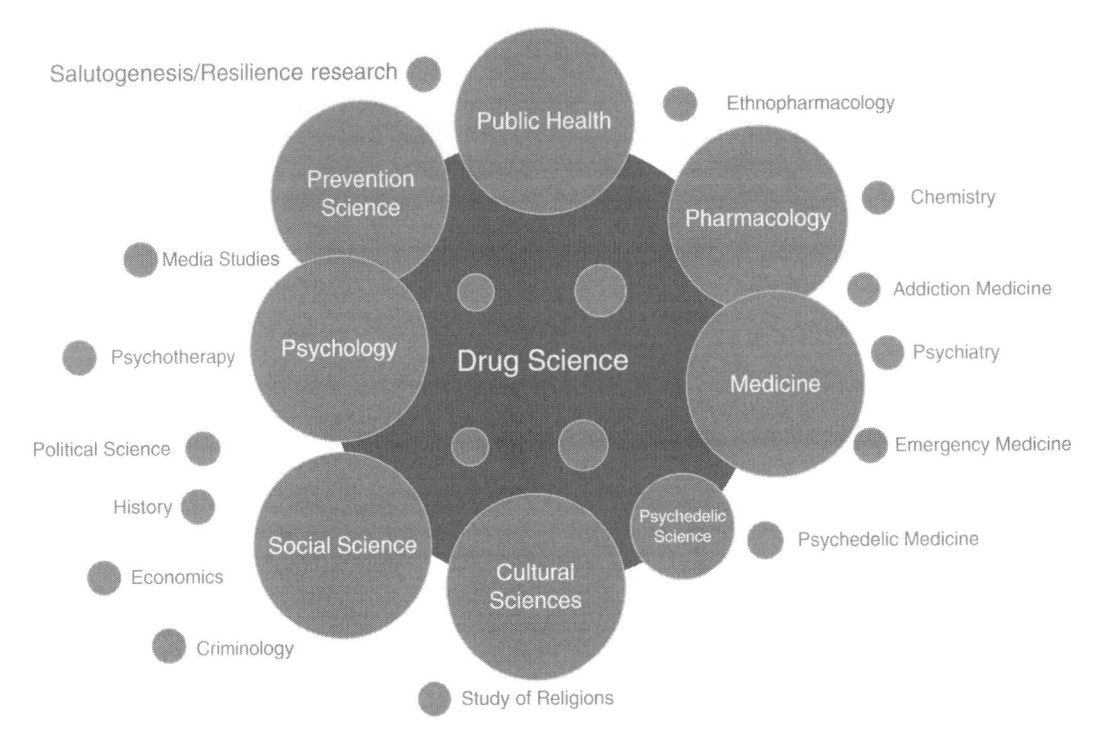

Abb. 1 Drug Science als interdisziplinäre Wissenschaftsfamilie

Teildisziplinen einer Drug Science genannt, die sich einer Gesamtbeurteilung der negativen und positiven Wirkungen von Substanzkonsum widmet.

5.3 Aufgaben und Untersuchungsbereiche einer Drogengesundheitsforschung

„As such, a general principle for non-addictive psychoactive drug consumption has yet to emerge. The presented functional analysis of non-addictive psychoactive drug consumption suggests that psychoactive drug use does indeed result in an improvement of fitness-relevant behavior."
Müller und Schumann (2011, S. 295)

Drogengesundheitsforschung (drug health research oder salutogenetic drug research) ist ein Teilgebiet von Drug Science. Sie stellt einen Gegenpol zur natürlich weiterhin notwendigen Krankheitsforschung in diesem Gebiet dar und betrachtet Substanzgebrauch *nicht* als per se maladaptives Verhalten. Vielmehr untersucht sie die biopsychosozialen Bedingungen, unter denen nicht-pathologische und positive Gebrauchsformen entstehen, bewahrt und weitergegeben werden.

Welchen Aspekten und Fragen sollte sich eine salutogenetische Drogenforschung widmen? Im Folgenden machen wir Vorschläge, die sich weitgehend mit Müller und Schumanns (2011) Feldern für möglichen instrumentellen Konsum decken. Deren These, dass psychoaktive Substanzen vor allem mentale Zustände (mental states) erzeugen, die im positiven Fall eine zielgerichtete Organismusreaktion auf die Umwelt ermöglichen (Beispiel: Kaffee sorgt für mehr Wachheit beim Autofahren), ist dabei beachtenswert, aber keine Voraussetzung für Drogengesundheitsforschung.

5.3.1 Verbesserung oder Ermöglichung sozialer Interaktion

Menschen sind soziale Tiere und entwickeln verschiedene Regeln für ihre Interaktionen. In modernen Gesellschaften unterscheiden sich diese Regeln noch einmal grundsätzlich für „private" und „professionelle" Kontexte. Welchen Beitrag leistet ein moderater, nicht-pathologischer Konsum verschiedenster Psychoaktiva bei der Aufnahme und langfristigen Aufrechterhaltung positiver sozialer Interaktionen sowie beim Abbruch negativer sozialer Interaktionen? Wie genau geschieht das (z. B. durch Steigerung von Empathie, Entspannung, Entängstigung)? Wie entstehen Übergänge zu dysfunktionalen Mustern?

5.3.2 Erleichterung und Verbesserungen des Sexualverhaltens

Sexualität dient in homo sapiens nicht nur der Reproduktion, sondern hat eine Fülle von Funktionen, darunter die Lösung sozialer Spannungen, das Emotionsmanagement und die Aufrechterhaltung langfristiger Bindungen. Alkohol (Lavikainen et al. 2009) und andere Substanzen können in all diesen Bereichen förderliche Wirkungen haben – und natürlich auch negative. Gesundheitsforschung sollte hier aufdecken, unter welchen Bedingungen und bei welchen Substanzen förderliche Wirkungen entstehen. Hier ist ausdrücklich auch die Rolle psychoaktiver Substanzen bei der Intensivierung, Erweiterung und Vertiefung des Sexualverhaltens zu erforschen – und die Wirkung repressiver Sexualmoral in vielen Gesellschaften angemessen zu berücksichtigen.

5.3.3 Leistungssteigerung (Enhancement)

Zur zeitweiligen Überwindung von Erschöpfungszuständen, der Verlängerung oder Steigerung der Vigilanz und Konzentrationsfähigkeit nutzen Menschen psychoaktive Substanzen wie Kaffee, Coca oder andere Substanz(klass)en. Welche sozialen Regeln, welche Substanzen sind hier für wen in welcher Altersgruppe zuträglich? Welche Substanzen müssen ersetzt und vom Markt genommen werden? Welche neuen Wirkstoffe sind hier zu (er)finden?

5.3.4 Erholung von biopsychosozialem Stress

Moderne Gesellschaften konfrontieren Einzelne häufig mit hoher Arbeitsbelastung und bieten oft nur begrenzte Möglichkeiten der biopsychosozialen Erholung. Menschen versuchen zur Lösung dieses Problems eine Reihe von psychoaktiven Substanzen einzusetzen (Alkohol, Cannabis, Stimulantien, Beruhigungsmittel, Psychedelika). Eine Reihe von Studien fand etwa, dass moderater Alkoholkonsum mit besserer Gesundheit, näheren Freundschaften und höherer Unterstützung durch Familien assoziiert war als Abstinenz (in Müller und Schumann 2011, S. 300). Diese Befunde sind offensichtlich auch kulturabhängig. Unter welchen kulturellen Bedingungen, in welchen sozialen Mikroumwelten und für wen funktioniert dies? Wie schneiden diese Methoden im Vergleich mit anderen ab?

5.3.5 Selbstmedikation psychischer Probleme

Was aus medizinisch-therapeutischer Sicht nicht wünschenswert erscheint, ist weitverbreitete Praxis auf der ganzen Welt: die Selbstmedikation psychischer Probleme und auch psychischer Erkrankungen mit Substanzen wie Alkohol, Cannabis, Stimulantien und Beruhigungsmitteln. Exzessiver Gebrauch solcher Substanzen ist in vielen Studien mit einer Verschlechterung der psychischen Verfassung in Zusammenhang gebracht worden, doch trifft dies auch für moderate und passagere Konsumformen zu? Wie sind diese Selbstbehandlungsformen ethisch zu bewerten, wenn sie in Medizinsystemen erfolgen, die keinen adäquaten und bezahlbaren Zugang zu ärztlicher Behandlung ermöglichen?

5.3.6 Erweiterung des menschlichen Neugierverhaltens und der Kreativität

Inspiration und Kreativität sowie eine „Neustrukturierung von bereits gesammeltem Wissen" kann als Effekt von Substanzgebrauch auftreten. Der Gebrauch von Psychedelika, Stimulantien oder Cannabis kann beispielsweise mit einer erhöhten Assoziationsfähigkeit in Verbindung gebracht werden (McGaugh 2000; Müller und Schumann 2011, S. 302). Psychedelika etwa können in der ersten Phase des Gebrauchs, wenn deren Wirkung noch Neuigkeitswert hat oder bei adäquat gestalteter Umgebung und aufrechterhaltener Motivation, eine Fülle von Inspirationen für künstlerische, kognitive und emotionale Problemlösung bewirken. Bei wem, unter welchen Umständen, wie lange sind solche Ergebnisse sichtbar?

5.3.7 Lebenszufriedenheit und Well-Being

Das Streben nach „Glück", Erfüllung und Lebenszufriedenheit – oder anders ausgedrückt nach einem Zustand, in dem das gelebte Leben dem Subjekt auch lebenswert erscheint, ist ein menschliches Grundverlangen. Werden diese Zustände über lange Zeit nicht erreicht oder systematisch frustriert, werden Menschen krank oder versuchen ihre Lebensumstände oder die diese verursachenden Gesellschaftsbedingungen zu verändern.

Menschen verschaffen sich vorübergehende Euphorie, Gelassenheit und veränderte Wachbewusstseinszustände der unterschiedlichsten Art durch den Gebrauch psychoaktiver Substanzen aller Art. Welche sozialen und individuellen Fähigkeiten, welche politischen Rahmenbedingungen müssen gegeben sein, um mit welchen psychoaktiven Substanzen langfristige Lebenszufriedenheit und ein wie auch immer zu definierendes Glück zu unterstützen? Mit welchen Substanzen?

5.4 Abschließende Überlegungen

> „We have argued that it is scientific evidence and a deep concern for health and human rights which must shape drug policy. It is time for a smarter, health-based approach to drug policy. This means ending the criminalisation and demonisation of people who use drugs and non-violent, low-level drug offenders. These people should be offered support, not punishment. We need a balanced system which emphasises public health, human rights and development as well as law enforcement." Kofi Annan, 7. UNO-Generalsekretär (Vorwort in International Drug Policy Consortium 2017)

Die im vorigen Absatz erläuterten Dimensionen sind nicht abschließend, sondern stellen lediglich eine Sammlung von Feldern dar, in denen Fragestellungen, Methoden, Messinstrumente und Forschungsstrategien für nicht-pathologische Gebrauchsformen psychoaktiver Substanzen zu entwickeln sind. Dies kann aus unserer Sicht nicht mehr in einzelwissenschaftlichen Kategorien erfolgen, sondern muss jeweils eine Verortung in einem Drug Science-Paradigma beinhalten. Das bedeutet: Wer hier forscht, hat die Limitation seiner Perspektiven zu bedenken und sich Rat von benachbarten Disziplinen einzuholen.

Wie eingangs erwähnt, ist nicht zu erwarten, dass bei einer steigenden Anzahl und erhöhten Verfügbarkeit psychoaktiver Substanzen die mit deren Gebrauch verbundenen Probleme durch gesetzliche und medizinische Maßnahmen allein und vermutlich auch nicht im Rahmen der aktuellen Generalprohibition zu bewältigen sind. Deren begrenzte Ziele einer Angebots- und Nachfragereduktion sind bereits gescheitert. Sie zeigen eine Fülle von unbeabsichtigten negativen Folgen (Csete et al. 2016; International Drug Policy Consortium 2017). Ganz im Sinne der Ottawa-Charta der WHO (Word Health Organisation 1986) ist die Rolle von Health Literacy und zivilgesellschaftlichem Empowerment in der Bevölkerung kritisch zu beleuchten und zu untersuchen, wie Problemlösemechanismen *in der Bevölkerung selbst* und nicht nur *für* die Bevölkerung zu fördern sind. Es ist nicht vorstellbar, dass dies geschehen kann, wenn sogar Teile der Wissenschaft die nicht-pathologischen und adaptiven Effekte des Konsums psychoaktiver Substanzen für weite Teile der Bevölkerung ignorieren.

Literatur

Adamson, S. J., & Sellman, J. D. (2003). A prototype screening instrument for cannabis use disorder: The Cannabis Use Disorders Identification Test (CUDIT) in an alcohol-dependent clinical sample. *Drug and Alcohol Review, 22*(3), 309–315. doi:10.1080/0959523031000154454.

American Psychiatric Association. (2000). *Diagnostic and statistical manual of mental disorders*. APA: Washington, DC: American Psychiatric 1589 Association.

American Psychiatric Association. (2013). *DSM-5 diagnostic criteria for obsessive-compulsive disorder* (5. Aufl.). Washington, DC: American Psychiatric Association.

Annaheim, B., Rehm, J., & Gmel, G. (2008). How to screen for problematic cannabis use in population surveys. *European Addiction Research, 14*(4), 190–197. doi:10.1159/000141643.

Asbridge, M., Duff, C., Marsh, D. C., & Erickson, P. G. (2014). Problems with the identification of „problematic" cannabis use: Examining the issues of frequency, quantity, and drug use environment. *European Addiction Research, 20*(5), 254–267. doi:10.1159/000360697.

Askew, R. (2016). Functional fun: Legitimising adult recreational drug use. *International Journal of Drug Policy, 36*, 112–119. doi:10.1016/j.drugpo.2016.04.018.

Barsch, G. (2016). Drogenmündigkeit: Von der Suchtprävention zur Drogenerziehung. In M. von Heyden, H. Jungaberle & T. Majić (Hrsg.), *Handbuch Psychoaktive Substanzen* (S. 1–18). Berlin/Heidelberg: Springer. doi:10.1007/978-3-642-55214-4_9-1.

Bersani, F. S., Santacroce, R., Coviello, M., Imperatori, C., Francesconi, M., Vicinanza, R., Corazza, O., et al. (2016). Cannabis: A self-medication drug for weight management? The never ending story. *Drug Testing and Analysis, 8*(2), 177–179. doi: 10.1002/dta.1891.

Casajuana, C., López-Pelayo, H., Balcells, M. M., Miquel, L., Colom, J., & Gual, A. (2016). Definitions of risky and problematic cannabis use: A systematic review. *Substance Use & Misuse, 51*(13), 1760–1770. doi:10.1080/10826084.2016.1197266.

Chavarria, J., Allan, N. P., Moltisanti, A., & Taylor, J. (2015). The effects of present hedonistic time perspective and past negative time perspective on substance use consequences. *Drug and Alcohol Dependence, 152,* 39–46. doi:10.1016/j.drugalcdep.2015.04.027.

Cheatle, M. D. (2015). Prescription opioid misuse, abuse, morbidity, and mortality: Balancing effective pain management and safety. *Pain Medicine (United States), 16,* S3–S8. doi:10.1111/pme.12904.

Csete, J., Kamarulzaman, A., Kazatchkine, M., Altice, F., Balicki, M., Buxton, J., Beyrer, C. et al. (2016). Public health and international drug policy. *The Lancet.* doi: 10.1016/S0140-6736(16)00619-X.

Decorte, T. (2001). Drug users' perceptions of „controlled" and „uncontrolled" use. *International Journal of Drug Policy, 12*(4), 297–320. doi:10.1016/S0955-3959(01) 00095-0.

Degenhardt, L., Chiu, W.T., Sampson, N., Kessler, R. C., Anthony, J. C., Angermeyer, M., Wells, J. E., et al. (2008). Toward a global view of alcohol, tobacco, cannabis, and cocaine use: Findings from the WHO World Mental Health Surveys. *PLoS Medicine, 5*(7), e141. doi:10.1371/journal.pmed.0050141.

Duncan, D. F., & Gold, R. S. (1982). *Drugs and the whole person.* New York: Wiley.

Durand, V. M., & Barlow, D. H. (2003). *Essentials of abnormal psychology* (3. Aufl.). http://ovidsp.ovid.com/ovidweb.cgi?T=JS&PAGE=reference&D=psyc4&NEWS=N&AN=2003-06650-000. Zugegriffen am 01.07.2017.

EMCDDA. (2011). EMCDDA | Statistical bulletin 2011: Problem drug use indicator – Methods and definitions. http://www.emcdda.europa.eu/stats11/pdu/methods. Zugegriffen am 04.04.2017.

Eul, J., & Verres, R. (2016). Wirkungen psychoaktiver Substanzen auf das Bedürfnis nach Liebe, Zärtlichkeit und Sex sowie auf die sexuelle Performance – Ergebnisse einer Umfragestudie bei 1 616 Personen mit überwiegend multipler Drogenkonsumerfahrung TT – Effects of Psychoactive Subs. *Suchttherapie, 17*(4), 153–160. doi:10.1055/s-0042-115228.

European Monitoring Centre for Drugs and Drug Addiction (EMCDDA). (2017). *Statistical bulletin 2017.* Lissabon. http://www.emcdda.europa.eu/data/stats2017. Zugegriffen am 01.07.2017.

Everitt, B. J., & Robbins, T. W. (2005). Neural systems of reinforcement for drug addiction: From actions to habits to compulsion. *Nature Neuroscience, 8*(11), 1481–1489. doi:10.1038/nn1579.

Feustel, R. (2016). Ein Trick der Vernunft. In M. von Heyden, H. Jungaberle & T. Majić (Hrsg.), *Handbuch Psychoaktive Substanzen* (S. 1–15). Berlin/Heidelberg: Springer. doi:10.1007/978-3-642-55214-4_57-1.

Hill, E. M., & Newlin, D. B. (2002). Evolutionary Approaches to Addiction. *Addiction,* 97(4), 375–379.

Glander, K. E. (1994). Nonhuman primate self-medication with wild plant foods. In N. L. Etkin (Hrsg.), *Eating on the wild side: The pharmacological, ecological, and social implications of using noncultigens* (S. 239–56). University of Arizona Press.

Glynn, R. J., LoCastro, J. S., Hermos, J. A., & Bosse, R. (1983). Social contexts and motives for drinking in men. *Journal of Studies on Alcohol and Drugs, 44,* 1011–1025.

Goudie, A. J., Gullo, M. J., Rose, A. K., Christiansen, P., Cole, J. C., Field, M., & Sumnall, H. (2011). Nonaddictive instrumental drug use: Theoretical strengths and weaknesses. *The Behavioral and Brain Sciences, 34*(6), 314–315. doi:10.1017/S0140525X11000719.

Hall, W. D., Patton, G., Stockings, E., Weier, M., Lynskey, M., Morley, K. I., & Degenhardt, L. (2016). Why young people's substance use matters for global health. *The Lancet Psychiatry, 3*(3), 265. doi:10.1016/S2215-0366(16)00013-4.

Harding, W. M., & Zinberg, N. E. (1977). The effectiveness of the subculture in developing rituals and social sanctions for controlled drug use. In B. M. Du Toit (Hrsg.), *Drugs, rituals and altered states of consciousness.* Rotterdam: Balkmea.

Henden, E., Melberg, H. O., & Røgeberg, O. J. (2013). Addiction: Choice or compulsion? *Frontiers in Psychiatry, 4,* 1–11. doi:10.3389/fpsyt.2013.00077.

Huxster, J. K., Pirona, A., & Morgan, M. J. (2006). Study in humans. doi: 10.1177/0269881106060513.

International Drug Policy Consortium. (2017). *IDPC drug policy guide.* www.idpc.net.

Kennett, J., Matthews, S., & Snoek, A. (2013). Pleasure and addiction. *Frontiers in Psychiatry, 4,* 1–11. doi:10.3389/fpsyt.2013.00117.

Labate, B., & Jungaberle, H. (2011). *The internationalization of Ayahuasca.* Münster/Hamburg/Berlin: LIT Verlag.

Lancet April 2016 – Editorial. (2016). Reforming international drug policy. *The Lancet, 387,* 1347. doi: 10.1016/S0140-6736(16)30115-5.

Lau, N., Sales, P., Averill, S., Murphy, F., Sato, S. O., & Murphy, S. (2015). Responsible and controlled use: Older cannabis users and harm reduction. *International Journal of Drug Policy, 26*(8), 709–718. doi:10.1016/j.drugpo.2015.03.008.

Lavikainen, H. M., Lintonen, T., & Kosunen, E. (2009). Sexual behavior and drinking style among teenagers: A population-based study in Finland. *Health Promotion International, 24*(2), 108–119.

McGaugh, J. L. (2000). Memory – A century of consolidation. *Science, 287*(5451), 248–251. doi:10.1126/science.287.5451.248.

Measham, F. (2004). The decline of ecstasy, the rise of „binge" drinking and the persistence of pleasure. *Probation Journal, 51*(4), 309–326. doi:10.1177/0264550504048220.

Modell, J. G., Glaser, F. B., Mountz, J. M., Schmaltz, S., & Cyr, L. (1992). Obsessive and compulsive characteristics of alcohol abuse and dependence: Quantification by a newly developed questionnaire. *Alcoholism, Clinical and Experimental Research, 16*(2), 266–271. doi:10.1111/j.1530-0277.1992.tb01374.x.

Moore, D. (2008). Erasing pleasure from public discourse on illicit drugs: On the creation and reproduction of an absence. *International Journal of Drug Policy, 19*(5), 353–358. doi:10.1016/j.drugpo.2007.07.004.

Müller, C. P., & Schumann, G. (2011). Drugs as instruments: A new framework for non-addictive psychoactive drug use. *Behavioral and Brain Sciences, 34*(6), 293–310. doi:10.1017/S0140525X11000057.

Ogborne, a C., Smart, R. G., Weber, T., & Birchmore-Timney, C. (2011). Who is using cannabis as a medicine and why: an exploratory study. *Journal of Psychoactive Drugs, 32*(4), 435–43. https://doi.org/10.1080/02791072.2000.10400245&gt.

Page, J. E., Balza, F., Nishida, T., & Towers, G. H. (1992). Biologically active diterpenes from Aspilia mossambicensis, a chimpanzee medicinal plant. *Phytochemistry, 31*(10), 3437–39.

Parker, H. (2005). Normalization as a barometer: Recreational drug use and the consumption of leisure by younger Britons. *Addiction Research & Theory, 13*(3), 205–215. doi:10.1080/16066350500053703.

Pedrelli, P., Bentley, K., Vitali, M., Clain, A. J., Nyer, M., Fava, M., & Farabaugh, A. H. (2013). Compulsive use of alcohol among college students. *Psychiatry Research, 205*(1–2), 95–102. doi:10.1016/j.psychres.2012.08.012.

Pols, R. G., & Hawks, D. V. (1992). *Is there a safe level of daily consumption of alcohol for men and women? Recommendations regarding responsible drinking behaviour.* Canberra: Australian Government Printing Service.

Rickwood, D., Crowley, M., Dyer, K., Magor-Blatch, L., Melrose, J., Mentha, H., & Ryder, D. (2005). *Perspectives in Psychology: Substance Use. Prepared by the Australian Psychological Society's Working Group on Substance Use.* Melbourne. Retrieved from https://www.psychology.org.au/Assets/Files/Perspectives_Substance_Use%5b1%5d.pdf.

Rickwood, D., & Magor-Blatch, L. (2005). *Perspectives in Psychology.* Melbourne: The Australian Psychological Society. https://www.psychology.org.au/Assets/Files/Perspectives_Substance_Use%5b1%5d.pdf.

Rodriguez, E., Aregullin, M., Nishida, T., Uehara, S., Wrangham, R., Abramowski, Z., Finlayson, A., & Towers, G. H. (1985). Thiarubrine A, a bioactive constituent of Aspilia (Asteraceae) consumed by wild chimpanzees. *Experientia*, 41(3), 419–20.

Schippers, G. M., & Cramer, E. (2002). Kontrollierter Gebrauch von Heroin und Kokain. *Suchttherapie, 3*(2), 71–80. doi:10.1055/s-2002-28491.

Shiner, M., & Winstock, A. (2015). Drug use and social control: The negotiation of moral ambivalence. *Social Science and Medicine, 138*, 248–256. doi:10.1016/j.socscimed.2015.06.017.

Soar, K., Turner, J. J. D., & Parrott, A. C. (2006). Problematic versus non-problematic ecstasy/MDMA use: The influence of drug usage patterns and pre-existing psychiatric factors. *Journal of Psychopharmacology (Oxford, England), 20*(3), 417–424. doi:10.1177/0269881106063274.

Sullivan, R. J., Hagen, E. H., & Hammerstein, P. (2008). Revealing the paradox of drug reward in human evolution. *Proceedings. Biological Sciences / The Royal Society, 275*(1640), 1231–41. https://doi.org/10.1098/rspb.2007.1673.

Sznitman, S. R., Olsson, B., & Room, R. (2008). *A cannabis reader: Global issues and local experiences: Perspectives on cannabis controversies, treatment and regulation in Europe.* (EMCDDA Mon). Lissabon: EMCDDA.

Thake, J., & Davis, C. G. (2011). Assessing problematic cannabis use. *Addiction Research & Theory, 19*(5), 1–11. doi: 10.3109/16066359.2010.545154.

Tiffany, S. T., & Carter, B. L. (1998). Is craving the source of compulsive drug use? *Journal of Psychopharmacology, 12*(1), 23–30. doi:10.1177/026988119801200104.

Ullrich-Kleinmanns, J. (2009). *Eskalation und Deeskalation im Umgang mit Drogen – Theorie und Empirie zu Gebrauchsmustern psychoaktiver Substanzen im Jugendalter.* Institut für Medizinische Psychologie des Universitätsklinikums Heidelberg. Ruprecht-Karls-Universität Heidelberg.

Valentine, K., & Fraser, S. (2008). Trauma, damage and pleasure: Rethinking problematic drug use. *International Journal of Drug Policy, 19*(5), 410–416. doi:10.1016/j.drugpo.2007.08.001.

Vandreier, C. (2011). Partizipative Forschung in der Psychologie – Das Projekt Selbstverständigung über Drogengebrauch. *Journal Für Psychologie, 19*(2), 3.

Waldorf, D., Reinarman, C., & Murphy, S. (1992). *Cocaine changes: The experience of using and quitting* (S. 336). Philadelphia: Temple University Press. ISBN 1566390133, 9781566390132.

Walter, H. (2016). Medizinische Stigmatisierung von Drogenkonsumenten aus historischer Perspektive. In M. von Heyden, H. Jungaberle & T. Majić (Hrsg.), *Handbuch Psychoaktive Substanzen* (S. 1–22). Berlin/Heidelberg: Springer. doi:10.1007/978-3-642-55214-4_83-1.

West, R. (2013). *Models of addiction. EMCDDA Insights series no 14.* doi: 10.2810/99994.

World Health Organisation. (1986). *Ottawa Charta for health promotion.* Kopenhagen.

Zimbardo, P., & Boyd, J. (1999). Putting time in perspective: A valid, reliable individual-differences metric. *Journal of Personality and Social Psychology.* doi:10.1037/0022-3514.77.6.1271.

Zinberg, N. E. (1984). *Drug, set and setting: The basis for controlled intoxicant use.* New Haven/London: Yale University Press.

Konsummusterforschung zu psychoaktiven Substanzen

Jens Ullrich

Zusammenfassung

Informationen über die Verbreitung des Konsums psychoaktiver Substanzen liegen vor allem aufgrund der in vielen Ländern durchgeführten, epidemiologischen Studien zur Prävalenz vor. Zur Beantwortung konkreter Fragestellungen in Bezug auf Risikobewertungen einzelner Konsummuster werden für die gezielte Präventionsarbeit allerdings über die epidemiologischen Daten der Prävalenz hinausgehende Informationen (z. B. Beschreibungen der *Häufigkeit*, der *sozialen Einbettung bzw. des sozialen Kontexts des Konsums* sowie der jeweiligen *Applikationsform*) benötigt. In diesem Beitrag werden verschiedene Definitionen und Begriffe wie z. B. *Problemkonsum*, *Missbrauch* oder *riskanter Konsum* vorgestellt und diskutiert, inwieweit solche Konsummuster von akzeptierten oder sozial integrierten Gebrauchsformen abzugrenzen sind. Exemplarisch werden hierzu jeweils verschiedene Forschungsarbeiten vorgestellt.

Schlüsselwörter

Konsummuster · Konsumverlauf · Riskanter Konsum · Problemkonsum · Kontrollierter Konsum

Inhalt

1 Einleitung 197
2 Begriffsklärungen 198
3 Weniger risikozentrierte Sichtweisen 200
Literatur 204

1 Einleitung

Konsummuster kennzeichnen in der Literatur unterschiedliche Aspekte in der Beschreibung, Klassifikation und Bewertung des Konsums von psychoaktiven Substanzen. So wird gelegentlich dann von einem Konsummuster gesprochen, wenn die Art der konsumierten Substanz genannt wird und ob diese aktuell oder lediglich früher konsumiert wurde (Turner et al. 2003). Häufiger werden jedoch die Konsumfrequenz sowie das gleichzeitige Vorhandensein von negativen Konsumfolgen – wie z. B. gesundheitliche Probleme – und eher selten die konsumierte Menge zur Klassifikation verschiedener Konsummuster herangezogen. Informationen über die Applikationsform, den Kontext des Gebrauchs, seine Funktionen und Wirkungen werden ebenfalls insgesamt selten berücksichtigt.

Unter einem Konsummuster kann man ganz allgemein eine Beschreibung des Konsumverhaltens anhand der *Häufigkeit*, der *sozialen Einbettung des Gebrauchs (sozialer Kontext)* und der *Applikationsform* verstehen (Kleiber und Söllner 1998).

J. Ullrich (✉)
Praxis für Psychotherapie, Coaching & Supervision, Neustadt an der Weinstraße, Deutschland
E-Mail: ullrich@therapie-nw.de

2 Begriffsklärungen

Abseits der innerhalb psychiatrischer Klassifikationen, wie dem ICD-10 der WHO, definierten Diagnosen für Missbrauch und Abhängigkeit (vgl. Kap. ▶ „Sucht, Abhängigkeit und schädlicher Gebrauch" in diesem Band) existieren bisweilen stark variierende Begriffsdefinitionen für den Umgang mit psychoaktiven Substanzen. Allerdings beschreiben die Diagnosekriterien psychiatrischer Klassifikationen einerseits *Ursachen* (z. B. Toleranzentwicklung), andererseits aber auch *Folgen* hochfrequenten Substanzkonsums (z. B. die Vernachlässigung anderer Aktivitäten zugunsten des Konsums), was die Verwendung klinischer Diagnosen zur Beschreibung von Konsummustern erheblich einschränkt. Zudem erlauben Diagnosen meist lediglich eine kategoriale Einschätzung von ‚liegt vor' *versus* ‚liegt nicht vor', was möglicherweise zur Einschätzung des Umgangs mit psychoaktiven Substanzen nicht ausreicht. So interessiert man sich im wissenschaftlichen Kontext beispielsweise für Menschen, welche einen „riskanten Konsum" betreiben oder auch „suchtgefährdet" sein mögen. Oder im Zusammenhang mit Prävention, Beratung und Therapie wird beispielsweise auch danach gefragt, wie das Konsummuster eines Menschen einzuschätzen ist und ob weitere Maßnahmen erforderlich sind (sogenannte Frühinterventionen).

Die in den Medien noch immer recht häufig anzutreffende, defizitäre Unterscheidung in sogenannte „harte" und „weiche" Drogen schreibt letztlich der Substanz alleine ein Risikopotenzial zu. Auch wenn manche Substanzen aufgrund ihrer pharmakologischen Eigenschaften sicherlich mit mehr Gefahren für den Konsumenten einhergehen als andere (z. B. Risiko einer Überdosierung, Suchtpotenzial), kann eine adäquate Risikobewertung niemals nur anhand der konsumierten Substanz erfolgen. Die meisten potenziellen Risiken beim Gebrauch psychoaktiver Substanzen ergeben sich viel eher aus der Art des Konsummusters und weniger aus der Substanz *per se,* beziehungsweise aus ihrem pharmakologischen Profil. Letztlich kommt es vor allem darauf an, *wie* (z. B. Häufigkeit, konsumfreie Zeiten, Kontext) konsumiert wird.

Durch epidemiologische Begriffe wie „Prävalenz" und „Inzidenz" lässt sich die Verbreitung des Konsums psychoaktiver Substanzen in mehr oder weniger großen Populationen beschreiben (z. B. Gesamtbevölkerung oder bestimmte Altersgruppen). Zur Beantwortung konkreter Fragestellungen in Bezug auf Risikobewertungen in der Prävention tragen diese Parameter wenig bei, da sie keine näheren Informationen z. B. über die Art des Konsummusters ermöglichen.

So ist es auch nicht verwunderlich, dass sich mittlerweile eine Vielfalt ganz unterschiedlicher Begriffe wie z. B. „exzessiver Konsum", „riskanter Konsum", „Problemkonsum", „binge drinking" aber auch weniger problem- und pathologiebezogene wie „experimenteller Konsum", „responsible use" bzw. „verantwortungsvoller Gebrauch", „risikokompetenter Gebrauch" oder auch „kontrollierter Konsum" entwickelt haben. Exemplarisch sei die Unterschiedlichkeit verschiedener Begriffsverwendungen hier am Beispiel der Bezeichnung „heavy use" für ein hochfrequentes Konsummuster von Cannabis aufgezeigt: Sas und Cohen (1997) verwenden die konsumierte Menge als klassifizierende Variable und sehen einen Gebrauch von mehr als 10 Gramm pro Monat als hochfrequent an. Wöchentlich mehrmals erfolgender Gebrauch wäre demnach nicht unbedingt als hochfrequent anzusehen, solange nicht große Einzeldosen konsumiert werden. Barnes et al. (2005) sehen dagegen bereits einen Substanzkonsum von mehr als einmal in der Woche als „heavy use" an (unabhängig von der Menge), während Sydow et al. (2001) die gleiche Bezeichnung für einen mehr als zweimaligen Gebrauch in der Woche wählen. Würde man die zuletzt genannte Definition auch für den Alkoholgebrauch fordern, so wäre eine Person, welche ein oder zweimal in der Woche ein Glas Wein oder Bier konsumiert, bereits ein „heavy user". Eine derartige Einschätzung würde vermutlich die Mehrheit der Alkoholkonsumenten und auch der Suchtforscher nicht teilen wollen. Zum Vergleich: Der gesundheitlich unbedenkliche Alkoholkonsum (sogenannter „risikoarmer Konsum") liegt bei gesunden, erwachsenen Frauen bei 12 g, d. h. bei etwa einem Standardglas Alkohol am Tag (Deutsche Hauptstelle für Suchtfragen 2010a). Für gesunde, erwachsene Männer liegt diese Grenze bei 24 g Alkohol pro Tag, d. h. bei etwa zwei Standardgläsern. Sollte die für den Cannabisgebrauch vorgeschlagene Terminologie andererseits aber nicht gleichermaßen auf Alkohol anwendbar sein, so stellt sich die Frage nach einer angemessenen Begründung. Eine solche liegt allerdings in der Regel nicht vor, das heißt, es bleibt letztlich völlig im Dunklen, inwieweit normative, gesundheitliche, moralische oder sonstige Überlegungen zu der jeweiligen Bezeichnung geführt haben.

Als weiteres Beispiel für die Unterschiedlichkeit der Begriffsverwendungen soll die relativ häufig verwendete Bezeichnung *Problemkonsum* (problematic use) als ein Konsummuster, welches bestimmte (soziale und/oder gesundheitliche) Probleme nach sich zieht, vorgestellt werden.

Beispielsweise verwenden Perkonigg et al. (2004) im Rahmen der Münchner EDSP-Studie (Early Developmental Stages of Psychopathology) (Perkonigg et al. 1997) den Problemkonsumbegriff bei mindestens fünfmaligem Gebrauch irgendeiner psychoaktiven Substanz (gemessen als Lebenszeitprävalenz) und gleichzeitigem Vorliegen mindestens eines Symptoms aus den DSM-IV und ICD-10 Missbrauchs- und Abhängigkeitskriterien. Die *Europäische Beobachtungsstelle für Drogen und Drogensucht* (EBDD, englisch EMCDDA) wählte wiederum zunächst einen völlig anderen Weg: Problemkonsum soll sich laut den Publikationen der EBDD auf den intravenösen Konsum, lang andauernden oder gewohnheitsmäßigen Gebrauch von Opiaten, Kokain oder Amphetaminen beschränken (European Monitoring Centre for Drugs and Drug Addiction 2005; Simon et al. 2005). Auch wenn dies nicht explizit ausgedrückt wurde, so steht hinter diesen Überlegungen vermutlich eine gesundheitsbezogene Risikobewertung von Substanzen und Konsummustern. Die EBDD hat den Begriff des „Problemkonsums" (problem drug use, PDU) in ihren Publikationen mittlerweile durch den des „riskanten Konsums" (high-risk drug use, HRDU) ersetzt (European Monitoring Centre for Drugs and Drug Addiction 2013). Hierunter soll ein Konsummuster verstanden werden, welches folgende Merkmale erfüllt:

- Es wird wiederholt konsumiert.
- Es entstehen Schäden (negative Konsequenzen) für die Person (einschließlich Abhängigkeit, aber auch gesundheitliche, psychologische oder soziale Probleme).

oder

- Es steigt die Wahrscheinlichkeit/das Risiko des Konsumenten, solche Schäden zu erleiden.

Als *riskanter Konsum* soll aus Sicht der *Europäische Beobachtungsstelle für Drogen und Drogensucht* zudem der Gebrauch psychoaktiver Substanzen bei hochriskanten Konsummustern (z. B. intensiv) und/oder mit hochriskanten Applikationsformen innerhalb der vergangenen zwölf Monate gelten. Alkohol, Tabak und Koffein werden hierbei jedoch explizit ausgeschlossen, ohne dies näher zu begründen. Unabhängig von den bisher genannten Merkmalen soll ein Konsummuster schließlich auch dann als „riskant" gelten, wenn nur der Konsument selbst ihn so empfindet (z. B. bei Selbstzuschreibung von Abhängigkeit ohne Erfüllung der ICD-Diagnosekriterien) (Pfeiffer-Gerschel et al. 2013). Die Deutsche Hauptstelle für Suchtfragen (Deutsche Hauptstelle für Suchtfragen 2010a) schlägt als Definition von *riskantem Konsum*, im Rahmen des *Deutschen Kerndatensatzes zur Dokumentation im Bereich der Suchtkrankenhilfe*, vor: „Ein Konsummuster (beliebiger psychoaktiver Substanzen außer Alkohol), bei welchem weder die ICD-Kriterien für Abhängigkeit noch für schädlichen Gebrauch erfüllt sind und somit keine Diagnose gestellt werden kann, gleichzeitig jedoch die Anzahl der Konsumtage in den letzten 30 Tagen größer als Null ist". Für die Einschätzung des „riskanten Alkoholkonsums" sollen die Empfehlungen des wissenschaftlichen Kuratoriums der DHS (Seitz und Bühringer 2007)[1] gelten: Konsum von mehr als 24 g Reinalkohol pro Tag bei Männern, sowie mehr als 12 g Reinalkohol

---

[1] Die Grenzwerte stammen genau genommen von Empfehlungen der Weltgesundheitsorganisation (World Health Organization, WHO), der British Medical Association und des Kuratoriums der Deutschen Hauptstelle für Suchtfragen e.V. (DHS).

pro Tag bei Frauen. Schließlich soll auch das sogenannte „binge drinking", d. h. der Konsum von 5 oder mehr Drinks à 10 g Reinalkohol, als riskanter Konsum gelten. Als Zeitkriterium für den riskanten Konsum sollen, analog zu den ICD-10 Diagnosen für Missbrauch und Abhängigkeit, 12 Monate gelten.

Angesichts der Unterschiedlichkeit von Begriffsverwendungen wird die Notwendigkeit exakter Definitionen und Begründungen deutlich, möchte man die Vergleichbarkeit und Interpretierbarkeit von Beschreibungen des Konsums psychoaktiver Substanzen als Konsummuster gewährleisten.

3 Weniger risikozentrierte Sichtweisen

Einen anderen, traditionell eher auf Protektivfaktoren ausgerichteten Forschungsstrang, bilden Studien zum kontrollierten Konsum (meist illegaler psychoaktiver Substanzen). Hierbei wird die zentrale Frage der *Sucht*forschung – „Wie entsteht eine Sucht?" – in „Wie entsteht *gerade keine* Sucht?", entsprechend dem Salutogenese-Gedanken von Antonovsky (1979), umgekehrt (Schmidt-Semisch 2014). Einer der ersten Wissenschaftler, welcher sich intensiv mit dem Thema eines kontrollierten, nicht abhängigen Gebrauchs psychoaktiver Substanzen auseinandersetzte, war der amerikanische Psychiater Norman E. Zinberg. Dieser führte vor allem in den 1970er-Jahren mehrere Studien zu diesem Thema durch und interviewte Menschen mit kontrollierten Konsummustern. Zwei zentrale Resultate dieser Arbeiten ergaben, dass die Konsummuster wesentlich durch die drei Faktoren „Drug, Set und Setting" beeinflusst werden und dass kontrollierter Konsum offensichtlich sehr stark durch das Vorhandensein sozialer Rituale und Regeln der Selbstkontrolle moderiert werden kann (Zinberg 1984). Zuvor hatte bereits Powell (1973) in einer Pilotstudie zum kontrollierten Konsum zeigen können, dass neben psychologischen Aspekten der Konsumenten („Set") und den pharmakologischen Eigenschaften der Substanz („Drug"), also jenen Faktoren, denen man in den 1970er-Jahren noch die größte Bedeutung für eine Abhängigkeitsentwicklung beimaß, vor allem *soziale Aspekte* wie z. B. normative Aspekte sozialer Gruppen oder auch die Zusammensetzung des sozialen Netzwerkes eines Menschen („Setting") protektive Funktionen haben. In weiteren Forschungsarbeiten zu diesem Thema von Zinberg (1984) und Harding et al. (1980) verstehen diese Autoren unter kontrolliertem Konsum das Aufrechterhalten eines regelmäßigen, moderaten und gelegentlichen Gebrauchs, welcher nicht mit einer Einschränkung des alltäglichen Funktionierens des Konsumenten verbunden ist.

In einer Überblicksarbeit zum Thema *kontrollierter Konsum* nennen die Autoren Kolte und Schmidt-Semisch (2005) drei Varianten des Begriffs „kontrollierter Drogenkonsum":

1. „Kontrollierter Drogenkonsum" als (wissenschaftliche) Beschreibung eines moderaten Konsumverhaltens, das sich beim Individuum weniger durch bewusste Kontrollen als vielmehr durch implizite, automatisierte Maßnahmen der Gestaltung und Rahmung entwickelt hat.

2. „Kontrollierter Drogenkonsum" als Ziel von lern- und verhaltenstherapeutischen Programmen, wobei hier durch eine Vielzahl von Regeln und Ritualen ein hohes Maß an Selbstkontrolle angestrebt wird.

3. „Kontrollierter Drogenkonsum" als idealistische Zielkategorie einer liberalen, nicht-prohibitiv orientierten Drogenpolitik.

Schippers und Cramer (2002, S. 72) kommen nach einer ausführlichen Übersicht über die Literatur zum kontrollierten Gebrauch von Heroin und Kokain zu folgender Definition: „Kontrollierter Konsum harter Drogen lässt sich als ein Konsum definieren, der nicht in nennenswertem Maß mit persönlichen Zielen kollidiert und durch Selbstkontrollregeln gesteuert wird, die explizit sind oder explizit gemacht werden können."

Unter Menschen mit kontrollierten Konsummustern verstehen diese Autoren Personen mit risikobewusstem und regelorientiertem Konsum psychoaktiver Substanzen, deren Konsum weder als Vorstufe zur Abstinenz noch als

Zwischenetappe hin zu hochfrequenten Konsummustern zu begreifen ist.

In den meisten Untersuchungen zum kontrollierten Konsum psychoaktiver Substanzen wird demnach unter diesem Begriff ein Konsummuster verstanden, welches bezüglich Menge und Häufigkeit limitiert ist und hinsichtlich der Konsequenzen als unproblematisch eingeschätzt wird. Der Begriff der „Kontrolle" steht hierbei im Kontrast zum Kontrollverlust und soll auf die Möglichkeit zur Unterbrechung eines habitualisierten Verhaltens hinweisen, wenn der Konsum einer psychoaktiven Substanz innerhalb der vielfältigen Alltagsanforderungen dysfunktionalen Charakter erhält (Schippers und Cramer 2002; Cohen 1998). Ganz ähnlich definieren auch Reinarman et al. (1994) kontrollierten Konsum als „ein selbstreguliertes Konsummuster, welches keine Beeinträchtigung bezüglich der Bewältigung sozialer Anforderungen im Alltag nach sich zieht".

Erwähnenswert sind in diesem Zusammenhang noch die vermuteten Einflussfaktoren, welche das Vorhandensein von mehr oder weniger großer Kontrolle über den Konsum erklären sollen. Nach den bereits erwähnten frühen Untersuchungen von Zinberg (1984) war es der Faktor *Setting*, welcher das Ausmaß an Kontrolle im Gebrauch psychoaktiver Substanzen bestimmte. Zum Setting des Substanzkonsums gehört beispielsweise die Größe und Art des sozialen Netzwerkes, dahingehend, dass Konsumenten mit kontrollierten Konsummustern mehr Freunde hatten und diese außerdem seltener hochfrequenten Konsum aufwiesen. In den sozialen Netzen von kontrolliert Konsumierenden fanden sich in den Arbeiten von Zinberg auch mehr Nichtkonsumenten im Freundeskreis. Darüber hinaus zeichnete sich diese Konsumentengruppe über eine Vielzahl von Kontrollregeln im Sinne sozialer Sanktionen und Rituale (z. B. „Niemals alleine konsumieren") aus. Diese bestimmten die Gestaltung der Konsumumgebung, anwesende Personen, Applikationsform – aber auch die Beschaffung der Substanz.

Eine systematische Darstellung über solche Selbstkontrollregeln findet sich bei Schippers und Cramer (2002) in Tab. 1.

Ebenso wie die noch immer emotional aufgeladene und zum Teil wenig sachlich geführte

Tab. 1 Selbstkontrollregeln, welche Schippers und Cramer (2002) aus den Originalarbeiten verschiedener Autoren zusammengetragen haben (Auswahl)

Konsumorte	Niemals an unbekannten Orten; Bewusste Setting-Gestaltung
Einbezogene Personen	Niemals alleine; Niemals mit Fremden; Mit ganz bestimmten Personen
Gefühle	Nicht während Niedergeschlagenheit; Wenn man sich schlecht fühlt: Kein Konsum
Konsumverhalten	Nur eigenen Stoff; Regelmäßigen Konsum vermeiden; nur vorsichtig dosiert
Zeitplanung	Kein täglicher Gebrauch; Gebrauch nur bei bestimmten Anlässen; Nur wenn nichts Wichtiges am nächsten Tag anliegt; Nicht früher als zu einer bestimmten Tageszeit

Debatte um das Thema *kontrollierter Konsum als Therapieziel*, gibt es auch oder gerade in Zusammenhang mit Versuchen, zu einer weniger problem- und pathologiezentrierten Beschreibung von Konsummustern psychoaktiver Substanzen zu kommen, eine anhaltende Kontroverse. Als ein aktuelles Ergebnis dieser Debatte kann auch die Empfehlung der wissenschaftlichen medizinischen Fachgesellschaften gelten, dass in der Suchttherapie von Alkohol nicht länger ausschließlich Abstinenz von Alkohol angestrebt werden sollte, sondern auch eine Verringerung des Konsums ein mögliches Behandlungsziel bzw. Zwischenziel sein kann (Arbeitsgemeinschaft der Wissenschaftlichen Medizinischen Fachgesellschaften 2015, vgl. Kap. ▶ „Die Behandlung von Suchterkrankungen in Deutschland" in diesem Band).

Allerdings stehen sich noch immer oftmals Anhänger einer eher am Harm-Reduction-Gedanken ausgerichteten, akzeptanzorientierten Suchthilfe und jene einer risikofokussierten, suchtmedizinisch ausgerichteten Sichtweise bei Diskussionen um Zielfestlegungen für die Drogenberatung und Maßnahmen zur Suchtprävention gegenüber. Beispielsweise schrieb Hamid Ghodse, Präsident des *International Narcotics Control Board* (International Narcotics Control Board 2001, S. 1): „Drug abusers are therefore, by definition, neither consumers nor users, and drugs and other mind-altering substances are not consumer goods. It is important that any attempt to minimize, trivialize or even ignore the seriousness of drug abuse by calling it drug use or drug consumption should be strongly resisted."

Eine alternative Auffassung vertreten Duncan und Gold (1985) mit ihrer Definition von *verantwortungsvollem Konsum* (*responsible use*). Ähnlich dem Ansatz von Schippers und Cramer (2002) werden auch hier Rahmenbedingungen definiert, welche für ein solches Konsummuster erforderlich sein sollen. Hierbei unterscheiden die Autoren die Bereiche *Situation des Gebrauchs* (hier geht es ähnlich dem Setting-Begriff von Zinberg (1984) um soziale Kontexte und deren Normen), *Gesundheitliche Aspekte* (z. B. kein Konsum bei Schwangerschaft) und *risikorelevante Fragen* (z. B. kein Konsum beim Bedienen von Maschinen, Autofahren, aber auch um Fragen der Dosierung und Applikationsform, wie intravenösen Konsum).

Abschließend soll noch auf einige interessante Ergebnisse hingewiesen werden, welche Konsummuster nicht nur im Querschnitt, sondern im Längsschnitt, d. h. im zeitlichen Verlauf, abbilden. Längsschnittbetrachtungen zu Konsumverläufen machen deutlich, dass es wichtig ist, über die Lebenszeit-Prävalenz hinausgehende Informationen zu erheben, möchte man Aussagen über den Konsum psychoaktiver Substanzen innerhalb einer Gesellschaft machen. Die alleinige Berücksichtigung von täglichen, wöchentlichen oder monatlichen Konsumfrequenzen reicht dabei längst nicht aus. Findet man zu einem bestimmten Zeitpunkt einen relativ hohen Prozentanteil hochfrequenten Substanzgebrauchs in der Bevölkerung, so würde dies für ein Suchtpotenzial der betreffenden Substanzen sprechen. Verschiedene Untersuchungen zeigten aber, dass selbst hochfrequente Konsummuster möglicherweise in einem ganz anderen Licht erscheinen, wenn man Konsumverläufe im *Längsschnitt* beschreibt: Selbst unter denjenigen Konsumenten, welche als „abhängig" bezeichnet werden, stellen viele den Gebrauch nach einiger Zeit wieder ganz ein oder wechseln in weniger problematische Konsummuster (Van der Pol et al. 2015; Sydow et al. 2001; Nelson und Wittchen 1998; Cohen und Sas 1995; Jackson et al. 2006). Zu ganz ähnlichen Ergebnissen kamen auch Studien zum Verlauf stoff-ungebundener Abhängigkeiten (Verhaltenssucht). Auch hier wurden exzessive Verhaltensweisen z. B. bei Online-Spielen auch ohne therapeutische Interventionen nach einigen Jahren wieder aufgegeben (Scharkow et al. 2014; Konkolÿ Thege et al. 2015).

Eine Darstellung hypothetischer Konsumverläufe, wie sie auch von de Bie (1992) und der Amsterdamer Forschergruppe um Peter Cohen (Cohen und Sas 1995) verwendet wurden, geht ursprünglich auf eine Typologie von Morningstar und Chitwood (1983) zurück (*siehe* Abb. 1).

Die Unterschiedlichkeit der Konsumverläufe macht deutlich, dass Querschnittsbetrachtungen unter Umständen ein falsches Bild vermitteln, was die Risikobewertung von Konsummustern angeht.

Kleiber und Söllner (1998) schlagen zur Klassifikation fünf verschiedene Ansätze zur Erforschung und Beschreibung von Konsummustern vor:

Erstens die Beschreibung der Sequenz des Gebrauchs verschiedener Substanzen, also Untersuchungen zur Abfolge nacheinander konsumierter Substanzen in der individuellen Biografie (*Sequenzmodelle*). So werden erste Erfahrungen meist mit Alkohol und Tabak gemacht, bevor ein Teil der Jugendlichen später auch mit Cannabis und anderen Substanzen experimentiert.

Zweitens: Kombinationen verschiedener Substanzen: Welche Substanzen werden gleichzeitig oder aber abwechselnd nacheinander konsumiert? Bezeichnungen für den simultanen Gebrauch mehrerer Substanzen sind „Mischkonsum" oder „multipler Substanzgebrauch".

Drittens: Die Erfassung der Frequenz und Menge in bestimmten Zeiträumen, also Fragen danach, wie häufig und in welcher Menge eine bestimmte Substanz innerhalb eines festgelegten Zeitfensters konsumiert wird.

Viertens: Eine Analyse des Konsumverlaufs über die Zeit und Sequenzen von Konsummustern, d. h. Veränderungen in der Frequenz (oder Menge) einer konsumierten Substanz über den zeitlichen Verlauf.

Fünftens: Eine Betrachtung von Verlaufsmodellen von Konsummustern, d. h. es ist danach zu fragen, in welcher Abfolge Konsummuster stehen. Studien zum letztgenannten Punkt betreffen die Frage, mit welcher Regelmäßigkeit ein Expe-

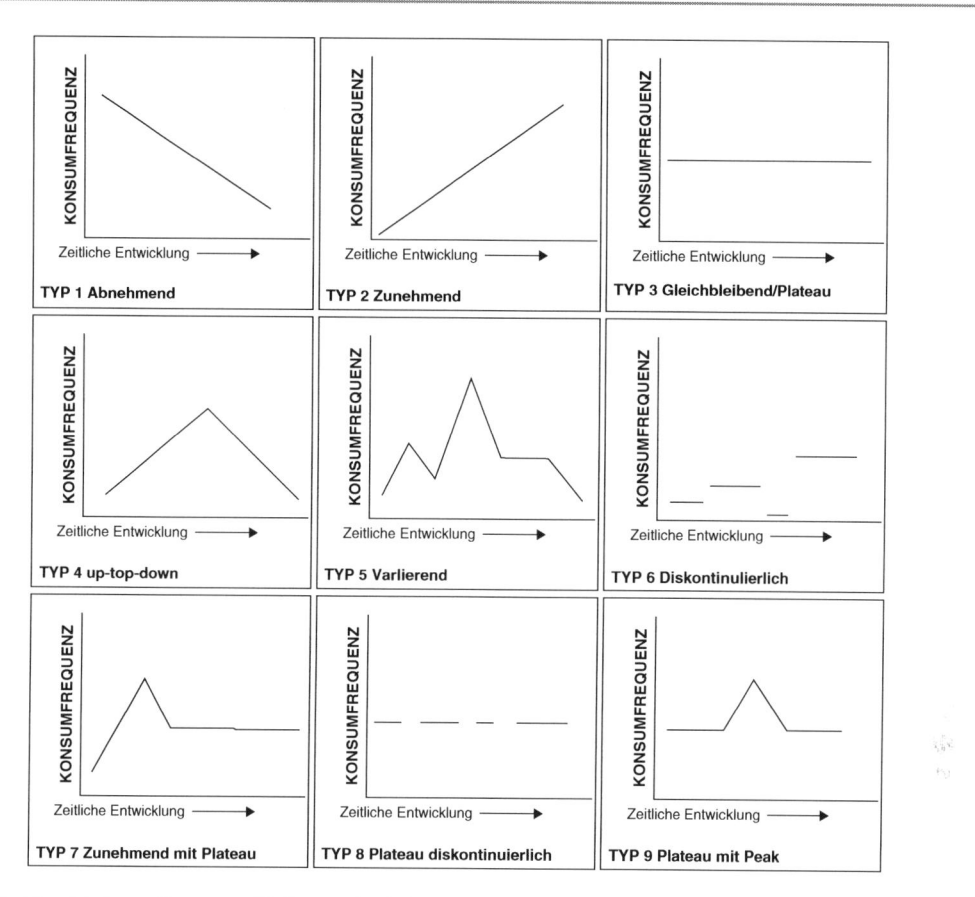

Abb. 1 Verschiedene Konsumverläufe psychoaktiver Substanzen. Typ 9 wurde im Rahmen eigener Forschungsarbeiten (Ullrich-Kleinmanns et al. 2008) ergänzend hinzugefügt. Abbildung modifiziert nach Cohen und Sas (1995) und de Bie (1992)

rimentierkonsum in Gewohnheitskonsum und möglicherweise in abhängige Formen übergeht (*Stufenmodelle*).

Das von Prochaska und DiClemente (1983) entworfene Stufenmodell der Verhaltensänderung (auch als *Transtheoretisches Modell* bzw. englisch *transtheoretical model* bekannt) bietet für die Beschreibung und Erklärung prozessualer Einflüsse im Zeitverlauf (Warum ändern Konsumenten ihr Verhalten bzw. warum gerade nicht?) einen sehr guten Rahmen. Das Konzept wurde mittlerweile nicht nur für den Konsum psychoaktiver Subtanzen, sondern für ganz unterschiedliche Gesundheitsverhaltensweisen, z. B. Ernährung, körperliche Bewegung und Sport, adaptiert (Marcus und Simkin 1994; Horwath 1998). Zudem findet es insbesondere in der Suchtberatung sowie der therapeutischen und präventiven Arbeit Einsatz. Im Wesentlichen postuliert das Modell sechs Stadien der Verhaltensänderung (*stages of change*) und beschreibt, ob und warum Menschen ihren Umgang mit psychoaktiven Substanzen verändern oder auch nicht. Diese sind gerade bei der Auswahl geeigneter Interventionsstrategien im Kontext der Suchttherapie bedeutsam (Velasquez et al. 2005) (vgl. Kap. ▶ „Die Behandlung von Suchterkrankungen in Deutschland" (in diesem Band).

Die in diesem Kapitel vorgestellten Ansätze zur Beschreibung von Konsummustern haben einen über die alleinige Verwendung von Prävalenzzahlen hinausgehenden Erklärungswert. Tab. 2 liefert einen zusammenfassenden Überblick über die unterschiedlichen Forschungsrichtungen zu Konsummustern psychoaktiver Substanzen.

Studien zu Konsummustern psychoaktiver Substanzen können, insbesondere dann, wenn sie im

Tab. 2 Überblick über verschiedene Forschungsansätze zur Beschreibung von Konsummustern psychoaktiver Substanzen (Auswahl)

Forschungsarbeiten	Ziele des Forschungsansatzes
Pfeiffer-Gerschel et al. 2013; Deutsche Hauptstelle für Suchtfragen 2010a, b; European Monitoring Centre for Drugs and Drug Addiction 2005; Simon et al. 2005; Seitz und Bühringer 2007	Bewertung von Konsummustern in Abhängigkeit von ihren gesundheitlichen oder sozialen Risiken
Schippers und Cramer 2002; Zinberg 1984; Duncan und Gold 1985; Harding et al. 1980	Merkmale und Bedingungen für kontrollierte und verantwortungsvolle Konsummuster
Cohen und Sas 1995; von Sydow et al. 2001; Nelson and Wittchen 1998; Cohen und Sas 1995; Jackson et al. 2006	Beschreibung von Konsumverläufen oder der zeitlichen Stabilität von Abhängigkeits- und Missbrauchsdiagnosen

Längsschnitt angelegt sind, ein sehr differenziertes Bild zur Risikobewertung, möglicher Suchtentwicklungen aber auch zu Ausstiegsprozessen liefern. Wünschenswert wären hier Ansätze, welche gerade im Hinblick auf die in Verlaufs-, Stufen- und Sequenzmodellen beschriebenen Übergangsphasen (z. B. von experimentellen hin zu habituellen Konsummustern), diese noch stärker in ein integratives Rahmenmodell einbetten. So wäre zu fragen, welche Bedeutung sozialen Kontextvariablen, psychologischen Faktoren und natürlich auch neurobiologischen Mechanismen bei der Beschreibung und Erklärung verschiedener Konsumverläufe zukommt. Derartige Fragestellungen sind nicht nur in der Suchtforschung im engeren Sinne, sondern ebenso auch in der Präventionsforschung (Stichwort: Resilienz und Risikokompetenz) von Interesse.

Literatur

Antonovsky, A. (1979). *Health, stress and coping*. San Francisco: Jossey-Bass.
Arbeitsgemeinschaft der Wissenschaftlichen Medizinischen Fachgesellschaften AWMF. (2015). *S3-Leitlinie „Screening, Diagnose und Behandlung alkoholbezogener Störungen"*. Arbeitsgemeinschaft der Wissenschaftlichen Medizinischen Fachgesellschaften. http://www.awmf.org/uploads/tx_szleitlinien/076-001m_S3-Leitlinie_Alkohol_2015-02_02.pdf. Zugegriffen am 30.03.2016.
Barnes, G. E., Barnes, M. D., & Patton, D. (2005). Prevalence and predictors of „heavy" marijuana use in a Canadian youth sample. *Substance Use & Misuse, 40*(12), 1849–1863.
Cohen, P. (1998). Shifting the main purposes of drug control: From suppression to regulation of use. *International Journal of Drug Policy, 10*(3), 223–234.
Cohen, P., & Sas, A. (1995). *Cocaine use in Amsterdam II. Initiation and patterns of use after 1986*. Amsterdam: Department of Human Geography/University of Amsterdam.
de Bie, E. B. (1992). *A study of the nature and extent of cocaine use in Rotterdam*. Groningen: INTRAVAL Foundation.
Deutsche Hauptstelle für Suchtfragen DHS. (2010a). *Deutscher Kerndatensatz zur Dokumentation im Bereich der Suchtkrankenhilfe: Definitionen und Erläuterungen zum Gebrauch*. http://www.dhs.de/fileadmin/user_upload/pdf/Arbeitsfeld_Statistik/KDS_Manual_10_2010.pdf. Zugegriffen am 30.03.2016.
Deutsche Hauptstelle für Suchtfragen DHS. (2010b). *Empfehlungen des wissenschaftlichen Kuratoriums der DHS zu Grenzwerten für den Konsum alkoholischer Getränke*. http://www.dhs.de/fileadmin/user_upload/pdf/dhs_stellungnahmen/Grenzwerte_Alkoholkonsum_Jul10.pdf. Zugegriffen am 30.03.2016.
Duncan, D., & Gold, R. (1985). *Drugs and the whole person*. New York: MacMillan.
European Monitoring Centre for Drugs and Drug Addiction EMCDDA. (2005). *Studies of the problematic drug use population*. European Monitoring Centre for Drugs and Drug Addiction. http://stats05.emcdda.europa.eu/en/page014-en.html. Zugegriffen am 30.03.2016.
European Monitoring Centre for Drugs and Drug Addiction EMCDDA. (2013). *PDU (Problem drug use) revision summary*. http://www.emcdda.europa.eu/attachements.cfm/att_218205_EN_PDU%20revision.pdf. Zugegriffen am 30.03.2016.
Harding, W. M., Zinberg, N. E., Stelmack, S. M., & Barry, M. (1980). Formerly-addicted-now-controlled opiate users. *The International Journal of the Addictions, 15*(1), 47–60.
Horwath, C. C. (1998). Applying the transtheoretical model to eating behaviour change: Challenges and opportunities. *Nutrition Research Reviews, 12*(2), 281–317.
International Narcotics Control Board INCB. (2001). *Report of the international narcotics control board for 2001*. Wien: INCB.
Jackson, K. M., O'Neil, S. E., & Sher, K. J. (2006). Characterizing alcohol dependence: Transitions during

young and middle adulthood. *Experimental and Clinical Psychopharmacology, 14*(2), 228–244.

Kleiber, D., & Söllner, R. (1998). *Cannabiskonsum. Entwicklungstendenzen, Konsummuster und Risiken.* Weinheim/München: Juventa.

Kolte, B., & Schmidt-Semisch, H. (2005). Kontrollierter Drogenkonsum: Ein prekäres Paradigma. In A. Legaro & A. Schmieder (Hrsg.), *Drogenkonsum als Lebenskontrolle. Jahrbuch Suchtforschung* (S. 7–24). Münster/Hamburg/London: LIT Verlag.

Konkolÿ, T. B., Woodin, E., Hodgins, D., & Williams, R. (2015). Natural course of behavioral addictions: A 5-year longitudinal study. *BioMed Central Psychiatry.* doi:10.1186/s12888-015-0383-3.

Marcus, B. H., & Simkin, L. R. (1994). The transtheoretical model: Applications to exercise behavior. *Medicine and Science in Sports and Exercise, 26*(11), 1400–1404.

Morningstar, P., & Chitwood, D. (1983). *The patterns of cocaine use: An interdisciplinary study.* Final report. Rocksville: NIDA.

Nelson, B., & Wittchen, H.-U. (1998). DSM-IV alcohol disorders in a general population sample of adolescents and young adults. *Addiction, 93*, 1065–1077.

Perkonigg, A., Beloch, E., Garzynski, E., Nelson, C., Pfister, H., & Wittchen, H.-U. (1997). Prävalenz von Drogenmißbrauch und -abhängigkeit bei Jugendlichen und jungen Erwachsenen: Gebrauch, Diagnosen und Auftreten erster Mißbrauchs- und Abhängigkeitsmerkmale. *Zeitschrift für Klinische Psychologie und Psychotherapie, 26*, 247–257.

Perkonigg, A., Pfister, H., Lieb, R., Bühringer, G., & Wittchen, H.-U. (2004). Problematischer Konsum illegaler Substanzen, Hilfesuchverhalten und Versorgungsangebote in einer Region. *Suchtmedizin, 6*, 22–31.

Pfeiffer-Gerschel, T., Kipke, I., Flöter, S., Jakob, L., Budde, A., Rummel, C., & Casati, A. (2013). *Bericht 2013 des nationalen REITOX-Knotenpunkts an die EBDD. Neue Entwicklungen und Trends.* Deutsche Beobachtungsstelle für Drogen und Drogensucht. http://www.dbdd.de/images/2013/reitox_report_2013_germany_dt.pdf. Zugegriffen am 30.03.2016.

Powell, D. (1973). A pilot study of occasional heroine users. *Archives of General Psychiatry, 28*(4), 586–594.

Prochaska, J. O., & Di Clemente, C. C. (1983). Stages and processes of self-change of smoking: Toward an integrative model of change. *Journal of Consulting and Clinical Psychology, 51*(3), 390–395.

Reinarman, C., Murphy, A., & Waldorf, D. (1994). Pharmacology is not destiny: The contingent character of cocaine abuse and addiction. *Addiction Research, 2*, 21–36.

Sas, A., & Cohen, P. (1997). Patterns of cannabis use in Amsterdam among experienced cannabis users. Presentation held at the Conference „SerT and Therapeutic Communities: The reasons for integration". 11. Januar Palazzo Medici-Riccardi Florenz, Italien.

Scharkow, M., Festl, R., & Quandt, T. (2014). Longitudinal patterns of problematic computer game use among adolescents and adults – A 2-year panel study. *Addiction, 109*, 1910–1917.

Schippers, G., & Cramer, E. (2002). Kontrollierter Gebrauch von Heroin und Kokain. *Suchttherapie, 3*, 71–80.

Schmidt-Semisch, H. (2014). Überlegungen zu einer salutogenetisch orientierten Perspektive auf Drogenkonsum. In B. Schmidt (Hrsg.), *Akzeptierende Gesundheitsförderung. Unterstützung zwischen Einmischung und Vernachlässigung* (S. 207–220). Weinheim/München: Juventa.

Seitz, H., & Bühringer, G. (2007). *Empfehlungen des wissenschaftlichen Kuratoriums der DHS zu Grenzwerten für den Konsum alkoholischer Getränke.* Deutsche Hauptstelle für Suchtfragen. http://www.dhs.de/filead min/user_upload/pdf/dhs_stellungnahmen/Grenzwerte_Alkoholkonsum_Jul10.pdf. Zugegriffen am 30.03.2016.

Simon, R., David-Spickermann, M., & Farke, W. (2005). Problematischer Drogenkonsum. In R. Simon, M. David-Spickermann & W. Farke (Hrsg.), *Bericht 2005 des nationalen REITOX-Knotenpunktes an die EBDD* (S. 44–54). Deutsche Hauptstelle für Suchtfragen. http://www.dhs.de/fileadmin/user_upload/pdf/Rei tox_Jahresberichte/REITOX_Jahresbericht_2005.pdf. Zugegriffen am 30.03.2016.

Turner, C., Russell, A., & Brown, W. (2003). Prevalence of illicit drug use in young Australian women, patterns of use and associated risk factors. *Addiction, 98*, 1419–1426.

Ullrich-Kleinmanns, J., Jungaberle, H., Weinhold, J., & Verres, R. (2008). Muster und Verlauf des Konsums psychoaktiver Substanzen im Jugendalter: Die Bedeutung von Kohärenzsinn und Risikowahrnehmung. *Suchttherapie, 9*, 12–21.

Van der Pol, P., Liebregts, N., de Graaf, R., Korf, D., Van den Brink, W., & Van Laar, M. (2015). Three-year course of Cannabis dependence and prediction of persistence. *European Addiction Research, 21*(6), 279–290.

Velasquez, M., von Sternberg, K., Dodrill, C. L., Kan, L., & Parsons, J. T. (2005). The transtheoretical model as a framework for developing substance abuse interventions. *Journal of Addictions Nursing, 16*, 31–40.

von Sydow, K., Lieb, R., Pfister, H., Höfler, M., Sonntag, H., & Wittchen, H.U. (2001). The natural course of cannabis use, abuse and dependence over four years: A longitudinal study of adolescents and young adults. *Drug and Alcohol Dependence, 64*, 347–361.

Zinberg, N. E. (1984). *Drug, set, and setting. The basis for controlled intoxicant use.* New Haven/London: Yale University Press.

Sucht, Abhängigkeit und schädlicher Gebrauch

Klassifikationen und Erklärungsansätze

Jens Ullrich

Zusammenfassung

Definitionen und medizinische Diagnosen von Substanzmissbrauch und Abhängigkeit unterliegen einem geschichtlichen Wandel und unterscheiden sich zudem darin, welche Kriterien, Ursachen und Erklärungsansätze jeweils angenommen werden. Jenseits der innerhalb medizinischer Diagnosesysteme (DSM-5 und ICD-10) definierten Begriffe von Missbrauch und Abhängigkeit existiert in der Literatur noch immer eine starke Heterogenität verwendeter Begrifflichkeiten. Trotz aller terminologischen und inhaltlichen Unterschiedlichkeit sollten umschriebene Formen von Sucht anhand gemeinsamer Verhaltensweisen und psychophysiologischer Mechanismen definiert werden. Idealerweise sollten so auch auf den jeweiligen Ätiologien bzw. angenommenen Ursachen gründende, therapeutische Vorgehensweisen möglich werden. Dieser Beitrag gibt einen Überblick über die Vielzahl unterschiedlicher Erklärungsmodelle von Sucht und zu welchen verschiedenen Dimensionen (z. B. Biologie oder Psychologie der Sucht) diese innerhalb eines interdisziplinären Rahmenmodells zuzuordnen sind.

Schlüsselwörter

Sucht · Abhängigkeit · Substanzabhängigkeit · Missbrauch · Substanzmissbrauch · Schädlicher Gebrauch · Substanzgebrauchsstörung · Substance use disorder · Suchttheorie · Ätiologie · Konsummuster

Inhalt

1 Einleitung 207
2 Definition und Klassifikation von Substanzmissbrauch und Abhängigkeit 208
3 Ursachen und Erklärungsansätze von Substanzmissbrauch und Abhängigkeit 210
Literatur 214

1 Einleitung

Sucht, Verlangen, Suche oder Sehnsucht sind Begriffe, welche alle zumindest im Rahmen alltagspsychologischer Theorien eine gewisse Sinnverwandtschaft aufweisen. Allerdings stammt das Wort „Sucht" nicht, wie gelegentlich zu lesen ist, vom Suchen oder Verlangen ab. Etymologisch betrachtet stammt der Suchtbegriff vom Wort „siech" ab und kennzeichnet damit jede Art des Krankseins (Kluge 2004). Letztlich kommt dies auch in veralteten Bezeichnungen wie „Fallsucht" für Epilepsie oder „Schwindsucht" für Tuberkulose zum Ausdruck. Später, vermutlich erst im 19. Jahrhundert, wurde dem Suchtbegriff eher eine

J. Ullrich (✉)
Praxis für Psychotherapie, Coaching & Supervision, Neustadt an der Weinstraße, Deutschland
E-Mail: ullrich@therapie-nw.de

sittlich-moralische Bedeutung zuteil, was sich an Ausdrücken wie der „Rachsucht", „Geltungssucht" oder „Herrschsucht" zeigt. Nicht zuletzt aufgrund der negativen Konnotation des Suchtbegriffs wurden in der Folgezeit immer wieder neue Begriffsdefinitionen vorgeschlagen. Im Jahre 1964 empfahl das Expertenkomitee der WHO, die Begriffe der *Gewöhnung* und *Sucht* durch den der *Drogenabhängigkeit* (drug dependence) zu ersetzen (WHO Expert Committee on addiction-producing drugs 1964) und 1969 wurde schließlich auch zwischen *Missbrauch* und *Abhängigkeit* differenziert (WHO Expert Committee on addiction-producing drugs 1969). Trotz aller terminologischer und inhaltlicher Unterschiedlichkeit besteht heute in der Fachwelt zumindest insofern weitgehende Einigkeit, dass umschriebene Formen von Sucht idealerweise anhand gemeinsamer Verhaltensweisen, psychopathologischer Mechanismen und darauf gründender therapeutischer Ansätze zu definieren wären.

Die auf dem Gebiet der Neurowissenschaften enorm angewachsene Zahl wissenschaftlicher Publikationen beleuchtet das Wechselspiel zwischen biologischen Veränderungen im Gehirn und psychopathologischen Störungen im Erleben und Verhalten von Abhängigen. Die bereits seit Jahrhunderten geführten philosophischen Debatten über einen mutmaßlichen Determinismus menschlichen Verhaltens gegenüber der Annahme einer Willensfreiheit, werden hier teilweise neu geführt. Die damit verbundenen unterschiedlichen Menschenbilder liegen nicht nur den psychopathologischen bzw. ätiologischen Modellvorstellungen von Sucht implizit zugrunde. Vielmehr prägen sie auch gesundheitspolitische Entscheidungen sowie therapeutische und präventive Konzeptionen (Uhl 2002). Exemplarisch zeigt dies der traditionsreiche Streit zwischen den Befürwortern einer Totalabstinenz und Anhängern eines Therapieziels „Kontrollierter Konsum" unter den Akteuren von Suchthilfe und -therapie (vgl. Kap. ▶ „Die Behandlung von Suchterkrankungen in Deutschland").

2 Definition und Klassifikation von Substanzmissbrauch und Abhängigkeit

Wie bereits erwähnt, gibt es jenseits der in medizinischen Diagnosesystemen (DSM-5 und ICD-10) definierten Begriffe von Missbrauch und Abhängigkeit eine starke Heterogenität verwendeter Begrifflichkeiten.

Die Begriffe Missbrauch und Abhängigkeit stellen bei genauerer Betrachtung keine Bezeichnungen für Konsummuster (vgl. Kap. ▶ „Konsummusterforschung zu psychoaktiven Substanzen") dar. Zwar besteht sicherlich eine gewisse Nähe in dem Sinne, dass mit zunehmender Konsumfrequenz vermutlich auch die Wahrscheinlichkeit des Erfüllens von Abhängigkeitsmerkmalen bzw. den entsprechenden Diagnosekriterien wie z. B. Toleranzentwicklung größer wird. Bei genauerer inhaltlicher Betrachtung der Diagnosebeschreibungen beider Klassifikationen wird aber deutlich, dass in den Kriterien einerseits Ursachen, andererseits aber auch Folgen hochfrequenten Substanzgebrauchs angesprochen werden. So weist Söllner (Söllner 2000) zu Recht auf den Umstand hin, dass ein Abhängigkeitsbegriff, welcher zugleich als Ursache und Folge hochfrequenter Konsummuster angegeben wird, einen Circulus vitiosus entstehen lässt. Missbrauchs- und Abhängigkeitsdiagnosen bezeichnen daher keine Konsummuster (vgl. Kap. ▶ „Konsummusterforschung zu psychoaktiven Substanzen").

Klinische Diagnosen des Missbrauchs und der Abhängigkeit von psychoaktiven Substanzen können nach den Kriterien psychiatrischer Klassifikationssysteme der Weltgesundheitsorganisation (WHO) (Kap. V der ICD-10) (Dilling et al. 1993) und der American Psychiatric Association (DSM-5) (American Psychiatric Association 2013a) gestellt werden. In der Bundesrepublik Deutschland wird in der klinischen Praxis überwiegend das System der ICD-10 verwendet. Ziel solcher psychiatrischen Klassifikationen ist, neben der Vereinheitlichung der Diagnosestellung, auch die Hoffnung auf einen Erkenntnisgewinn bezüglich Ursachen und Therapie.

Die WHO verwendet in der ICD-10 für Sucht im engeren Sinne den Begriff des Abhängigkeitssyndroms. Hierunter versteht man: „Eine Gruppe von Verhaltens-, kognitiven und körperlichen Phänomenen, die sich nach wiederholtem Substanzgebrauch entwickeln. Typischerweise bestehen ein starker Wunsch, die Substanz einzunehmen, Schwierigkeiten, den Konsum zu kontrollieren und anhaltender Substanzgebrauch trotz schädlicher Folgen. Dem Substanzgebrauch wird Vorrang vor anderen Aktivitäten und Verpflichtungen gegeben. Es entwickelt sich eine Toleranzerhöhung und manchmal ein körperliches Entzugssyndrom. Das Abhängigkeitssyndrom kann sich auf einen einzelnen Stoff beziehen (z. B. Tabak, Alkohol oder Diazepam), auf eine Substanzgruppe (z. B. opiatähnliche Substanzen) oder auch auf ein weites Spektrum pharmakologisch unterschiedlicher Substanzen" (Dilling et al. 1993). Nach der ICD-10 soll die Diagnose „Abhängigkeitssyndrom" nur dann gestellt werden, wenn bei einer betroffenen Person „während des letzten Jahres mindestens drei oder mehr der oben genannten Kriterien gleichzeitig vorhanden waren".

Eine weitere Frage, welche in der Literatur zur Diagnostik substanzbezogener Störungen diskutiert wird, betrifft die in der ICD-10 vorgenommene und im Rahmen der Revision des DSM-IV (heute DSM-5) aufgehobene Unterscheidung von Substanz*missbrauch* und Substanz*abhängigkeit* als zwei getrennte, einander ausschließende Kategorien. Dilling et al. (Dilling et al. 1993) schreiben zum Substanzmissbrauch bzw. dem in der ICD-10 verwendeten Begriff des „Schädlichen Gebrauchs": „Die Diagnose erfordert eine tatsächliche Schädigung der psychischen oder physischen Gesundheit des Konsumenten. Schädliches Konsumverhalten wird häufig von anderen kritisiert und hat auch häufig unterschiedliche negative soziale Folgen. Die Ablehnung des Konsumverhaltens oder einer bestimmten Substanz von anderen Personen oder einer ganzen Gesellschaft ist kein Beweis für den schädlichen Gebrauch, ebenso wenig wie etwaige negative soziale Folgen z. B. Inhaftierung oder Eheprobleme. Eine akute Intoxikation (siehe F1x.0) oder ein ‚Kater' (hangover) beweisen allein noch nicht den ‚Gesundheitsschaden', der für die Diagnose schädlicher Gebrauch erforderlich ist. Schädlicher Gebrauch ist bei einem Abhängigkeitssyndrom (F1x.2), einer psychotischen Störung (F1x.5) oder bei anderen spezifischen alkohol- oder substanzbedingten Störungen nicht zu diagnostizieren".

Die Ungenauigkeit der Begriffe „Schädlichkeit" oder „negative Folgen" bringt bei der praktischen Verwendung der ICD-10-Diagnose „Schädlicher Gebrauch" gewisse Schwierigkeiten mit sich. Intuitiv scheint der Substanzmissbrauch ‚irgendwo unterhalb der Abhängigkeit' zu liegen. Differenzialdiagnostisch dürfte der Kontrollverlust sowie eine „fortschreitende Vernachlässigung anderer Vergnügen oder Interessen zugunsten des Substanzkonsums, erhöhter Zeitaufwand, um die Substanz zu beschaffen, zu konsumieren oder sich von den Folgen zu erholen" am ehesten zur Unterscheidung dienen. Meist wird in der Praxis versucht, mittels selbstberichteter Probleme (z. B. Schulversagen, soziale Konflikte usw.), welche ein bestimmtes Konsummuster begleiten, zu einer Einschätzung zu kommen.

Das amerikanische Diagnosesystem DSM-5 (American Psychiatric Association 2013a; Hasin 2013) geht mittlerweile einen neuen Weg, indem die Unterscheidung von Substanzmissbrauch und -abhängigkeit aufgehoben wurde und nun durch den Begriff der Substanzgebrauchsstörung (Substance Use Disorder, SUD) ersetzt wird. Das DSM-5 nennt insgesamt elf Kriterien für das Vorliegen von Substanzgebrauchsstörungen, wobei die bisherigen Kriterien für Missbrauch und Abhängigkeit zusammengeführt wurden. Tab. 1 gibt einen Überblick über die Kriterien, welche (mit wenigen Ausnahmen) substanzübergreifend gültig sein sollen.

Das Symptom Craving (Verlangen oder „Suchtdruck") ist, anders als in der ICD-10, in welcher es schon lange als ein Abhängigkeitskriterium gilt, neu in den Kriterienkatalog des DSM-5 aufgenommen worden. Probleme bzw. Konflikte mit dem Gesetz infolge von Substanzkonsum als Kriterium eines Substanzmissbrauchs

Tab. 1 DSM-5-Kriterien für die Substanzgebrauchsstörung (substance use disorder)

Mindestens zwei Merkmale müssen innerhalb eines 12-Monats-Zeitraums erfüllt sein. Der Schweregrad der Störung wird unterteilt in: 2–3 Kriterien: leicht 4–6 Kriterien: moderat ≥7 Kriterien: schwer
1. Wiederholter Substanzgebrauch, der zum Versagen bei wichtigen Verpflichtungen in der Schule, bei der Arbeit oder zu Hause führt. 2. Wiederholter Substanzgebrauch in Situationen, in denen es aufgrund des Konsums zu einer körperlichen Gefährdung kommen kann. 3. Fortgesetzter Substanzgebrauch trotz ständiger oder wiederholter sozialer oder zwischenmenschlicher Probleme. 4. Toleranzentwicklung, charakterisiert durch ausgeprägte Dosissteigerung oder verminderte Wirkung unter derselben Dosis. 5. Entzugssymptome oder auch deren Linderung bzw. Vermeidung durch Substanzkonsum. 6. Einnahme der Substanz in größeren Mengen oder länger als beabsichtigt. 7. Anhaltender Wunsch oder erfolglose Versuche, den Substanzgebrauch zu verringern oder zu kontrollieren. 8. Hoher Zeitaufwand für Beschaffung und Konsum der Substanz oder um sich von ihren Wirkungen zu erholen. 9. Aufgabe oder Einschränkung wichtiger anderer Aktivitäten aufgrund des Substanzkonsums. 10. Fortgesetzter Konsum trotz körperlicher oder psychischer Probleme. 11. Starkes Verlangen nach der Substanz (Craving).

wurden dagegen gestrichen. Neu ist auch eine *Schweregradeinteilung*: Beim Vorliegen von zwei bis drei Kriterien soll eine *leichte*, bei vier bis sechs Kriterien eine *moderate* und bei sieben oder mehr Kriterien eine *schwere* Substanzgebrauchsstörung vorliegen. Als Zeitkriterium im DSM-5 gilt, dass die Kriterien über einen Zeitraum von zwölf Monaten erfüllt sein müssen. Inwieweit die Schweregradeinteilung auch Therapieentscheidungen in der Praxis ermöglicht, wird sich erst zeigen müssen. Zu diskutieren wäre hier, ob bei schweren Substanzgebrauchsstörungen eine abstinenzorientierte Therapie, bei leichteren Störungen hingegen vor allem schadensminimierende Ansätze z. B. im Sinne eines kontrollierten Konsums Anwendung finden sollten (Soyka und Baumgärtner 2015).

Neu ist im DSM-5 außerdem auch, dass das pathologische Spielen („Glücksspielsucht") als erste Verhaltenssucht in das Kapitel *Sucht und zugehörige Störungen* (mit geringfügig abgeänderten Kriterien der Substanzgebrauchsstörung) aufgenommen wurde und nicht mehr länger zu den sogenannten Störungen der Impulskontrolle gezählt wird. Damit wird die Dichotomisierung von stoffgebundenen und ungebundenen Abhängigkeiten zumindest teilweise aufgehoben.

In der neuen Kapitelüberschrift des DSM-5 für *Sucht und zugehörige Störungen* (*Addiction and related disorders*) taucht der Begriff „Sucht" in der Terminologie der APA mittlerweile (anders als in der ICD-10 und im DSM-IV) wieder auf. Dies ist letztlich der Tatsache geschuldet, dass viele Substanzen zwar beim Konsumstopp körperliche Absetzphänomene verursachen, nicht aber suchterzeugend im engeren Sinne sind (z. B. viele Antidepressiva oder Betablocker) (American Psychiatric Association 2013b). Eine körperliche beziehungsweise physiologische Abhängigkeit findet sich wiederum bei einigen suchterzeugenden psychoaktiven Substanzen nicht in dem Maße, wie dies kennzeichnend und notwendig wäre für eine Klassifizierung als „Substanzabhängigkeit" im herkömmlichen Sinne. So ist eine körperliche Abhängigkeit bei Substanzen wie z. B. Kokain oder Cannabis nicht gleichwertig charakteristisch wie dies beispielsweise bei Alkohol oder Opiaten der Fall ist.

Eine zentrale Kritik am DSM-5 betrifft nicht nur die Substanzgebrauchsstörungen, sondern vielmehr viele der neuen Diagnose-Algorithmen des DSM-5: Möglicherweise zeigt sich eine Tendenz zur ‚Überdiagnostizierung' bzw. Pathologisierung von Verhaltensweisen und ‚normalen' menschlichen Problemstellungen und Leidenszuständen (Frances und Schaden 2013). Eine ausführliche Diskussion zur Verwendung des Krankheitsbegriffs im Kontext substanzbezogener Störungen findet sich bei Ullrich-Kleinmanns (Ullrich-Kleinmanns 2008).

3 Ursachen und Erklärungsansätze von Substanzmissbrauch und Abhängigkeit

Die heutige Dominanz neurowissenschaftlicher Publikationen sollte nicht darüber hinwegtäuschen, dass es eine große Vielzahl unterschiedlicher Vorstellungen über Suchtentwicklungen gibt. Als allgemein akzeptiert darf heute wohl die Annahme gelten, dass es hierbei immer um ein Zusammenspiel biologischer, psychologischer und soziologischer bzw. gesellschaftlicher Einflüsse (sogenanntes bio-psycho-soziales Modell) gehen muss.

In Tab. 2 soll zunächst ein exemplarischer Überblick über die Verschiedenartigkeit der Erklärungsmodelle gegeben werden, welche sich entweder zum Ziel setzen, Substanzabhängigkeit als Ganzes zu erklären, oder sich dabei auf bestimmte Aspekte wie z. B. Rückfälle nach Abstinenz beschränken.

Auch wenn es sich bei den hier aufgezählten theoretischen Erklärungsansätzen letztlich nur um eine Auswahl handelt, wird deutlich, dass es eine große Vielzahl unterschiedlicher Sichtweisen zur Erklärung von Suchtentwicklungen gibt. Eine besondere Schwierigkeit, die bislang noch kaum gelöst wurde, stellt eine sinnvolle Beschreibung des Zusammenwirkens der Vielzahl unterschiedlicher Einflussebenen dar. Wie das Wechselspiel der verschiedenen Dimensionen aussehen könnte, kann am folgenden hypothetischen Beispiel eines Menschen aufgezeigt werden, welcher aufgrund eines hochfrequenten Alkoholkonsums von seinem Hausarzt an eine Beratungsstelle verwiesen

Tab. 2 Exemplarische Darstellung unterschiedlicher Erklärungsansätze von Substanzgebrauch und -abhängigkeit

Biologische und Neurobiologische Ansätze	
Koob und Le Moal 1997, 2001, 2005, 2008	Neuroadaptives Modell der Substanzabhängigkeit
Nestler und Malenka 2004	Common-Pathway-Hypothesis
Robinson und Berridge 1993, 2003; Berridge et al. 2009	Theorie der Anreizsensitivierung
Böning 1994, 2001; Heyne et al. 2000	Vorschlag eines Suchtgedächtnisses
Psychologische Ansätze	
1. Lerntheoretische Betrachtungen	
Siegel 1975	Modell klassisch konditionierter Toleranz
Wikler 1948	Modell klassisch konditionierten Entzugs
Stewart et al. 1984	Modell klassisch konditionierter appetitiver Reaktionen
2. Kognitive Modelle	
Goldman 1999	Theorie der Erwartungen
Wills 1990	Stress-Coping-Modell
Tiffany 1990	Kognitives Prozessmodell des Substanzgebrauchs
3. Weitere Modelle	
Solomon und Corbit 1974; Solomon 1980	Gegensatz-Prozess-Theorie
Orford 2001	Excessive Appetite Model of Addiction
Rosenstock 1974; Rogers 1983; Ajzen 1991	Gesundheitspsychologische Theorien
Mentzos 1982	Psychodynamisches Modell
Soziologische und soziokulturelle Ansätze	
Cohen 1990	Sucht und Abhängigkeit als soziale Konstruktionen
Tomer 2001	Sozioökonomisches Modell abhängigen Verhaltens
Adrian 2003	Sucht und Abhängigkeit aus der Perspektive mikro- und makrostruktureller Systemvariablen

wird. Unter den biologischen Faktoren mag hier zunächst der genetische Konstitutionstyp zu einer größeren Verträglichkeit von Alkohol führen. Die negativen Begleiterscheinungen der Alkoholintoxikation sind reduziert und damit fehlt ein für andere Menschen protektiv wirkendes, natürliches Warnsignal des Organismus. Der Konsument fühlt sich auch nach Aufnahme großer Alkoholmengen nicht stark berauscht und erlebt wenig negative Effekte (gesellschaftlich akzeptiert wird hier ein genetischer Risikofaktor als ‚Trinkfestigkeit' umgedeutet). Ebenfalls zur biologischen Dimension gehören Aspekte von Toleranzentwicklungen oder aber Entzugserscheinungen beim Absetzen der Substanz. Beide Mechanismen gehen letztlich auf die Tatsache zurück, dass das Gehirn als autoregulatives Organ auf die lebenswichtige Erhaltung einer körpereigenen Homöostase ausgerichtet ist. So bewirken Veränderungen der Rezeptoren auf neuronaler Ebene ebenso wie Veränderungen im Metabolismus psychoaktiver Substanzen einen Gewöhnungseffekt (sogenannte pharmakodynamische bzw. pharmakokinetische Toleranz). Die zunehmende Gewöhnung ist vor allem mit Dosissteigerungen assoziiert. Beide Aspekte, Entzugssyndrom und Toleranz, sind eng mit Mechanismen der psychologischen Dimension verknüpft, indem sie Konsummuster und deren zeitliche Entwicklung beeinflussen.

Eine große Zahl früher *psychologischer Erklärungsmodelle* stammt aus der ‚Blütezeit' behavioristischer Lerntheorien der 1960er- und 70er-Jahre, also jener Zeit, in welcher sich die psychologische Forschung zunehmend einem empirischen Forschungsideal verpflichtete. Frühe lerntheoretische Modelle betonten beispielsweise operante Konditionierungsvorgänge, die ein Verhalten (z. B. der wiederholte Alkoholkonsum im Fall der aversiv erlebten Entzugssymptome) negativ verstärken und sich damit folglich die Auftretenswahrscheinlichkeit des Verhaltens (erneute Substanzzufuhr) erhöht. Noch bevor aber der Mechanismus negativer Verstärkung beim Ausbleiben der Substanzzufuhr überhaupt eine Rolle spielt, ist ein anderes Prinzip, nämlich das der *positiven Verstärkung*, entscheidend. Hierbei führt der Weg unmittelbar wieder zur *biologischen Dimension* zurück: Die alkoholinduzierte Stimulation bestimmter Bereiche des mesolimbischen Dopaminsystems (oft auch als „Belohnungszentrum" des Gehirns bezeichnet) führt zu einer verstärkten Auftretenswahrscheinlichkeit jener Verhaltensweisen, welche die Stimulation bewirkt haben. So zeigt Alkohol in kleineren Mengen unter anderem eine euphorisierende Wirkung, welche als positiv und anstrebenswert erachtet wird. Schließlich können Toleranz und Entzugserscheinungen auch über das Prinzip klassischer Konditionierung mit Umgebungsreizen verknüpft werden. Das Alkoholverlangen des Konsumenten schwankt damit in Abhängigkeit der Situation (und dem Vorhandensein von Schlüsselreizen, sog. „drug cues"), in welcher er sich befindet.

Einige neuere Modelle versuchen, biologische und psychologische Ansätze noch weiter zu verbinden, indem nach gemeinsamen hirnphysiologischen Grundlagen abhängigen Verhaltens gesucht wird. Hierdurch sollen zugleich Übergänge von gelegentlichen, kontrollierten Gebrauchsmustern hin zu hochfrequenten Gebrauchsmustern psychoaktiver Substanzen erklärt werden. Es wird ein gemeinsamer neurobiologischer Nenner angenommen, welcher trotz der großen Heterogenität so unterschiedlich wirkender Substanzen wie beispielsweise Alkohol, Amphetamine, Opiate oder Cannabis allen suchtbildenden Substanzen zugrunde liegen soll. Dieser gemeinsame Pfad, auf dem ganz unterschiedliche Substanzen aber auch Verhaltensweisen wie z. B. Glücksspiele zu hochfrequenten Verhaltensmustern führen, wird durch neuroplastische Veränderungen innerhalb des mesolimbischen Belohnungssystems des Gehirns gebildet. Genauer gesagt: In Veränderungen der Nervenbahnen, welche von der ventralen tegmentalen Area (VTA) zum Nucleus accumbens verlaufen, beide Teil eben dieses Belohnungssystems (Nestler und Malenka 2004). Dabei wurde außerdem im Rahmen der Theorie zur Anreizsensitivierung (Robinson und Berridge 1993; Berridge et al. 2009) die Hypothese aufgestellt, dass es weniger ein hedonistisches Motiv („Lustgewinn"), als vielmehr ein starkes Verlangen (Craving oder „Suchtdruck") ist, das hochfrequente Konsummuster trotz eindeutig negativer Folgen aufrechterhält. Darüber hinaus wurde postuliert, dass substanzinduzierte Veränderungen bzw. ‚Schädigungen' in jenen Hirnstrukturen, welche für die Entscheidungsbildung, Selbststeuerung und Verhaltenshemmung entscheidend sind, eine Eskalation zu hochfrequentem Konsum bewirken könnten (Volkow 2003). Eine weitere Ursache fortgesetzten, hochfrequenten Substanzgebrauchs soll in anhaltenden dysphorischen Zuständen liegen, welche aus dauerhaftem Gebrauch resultieren, selbst bei längerer Abstinenz fortbestehen und durch erneuten Gebrauch der Substanz reduziert werden können (Koob und Le Moal 2008).

Aus den Gemeinsamkeiten substanzinduzierter Veränderungen in der Hirnphysiologie und Vorgängen des Lernens wurde schließlich ein sogenanntes *Suchtgedächtnis* abgeleitet, das es abhängigen Menschen schwer machen soll, ihr Gebrauchsmuster dauerhaft zu ändern. So soll immer wieder, ausgelöst durch Aktivierung der oben beschriebenen neuronalen Strukturen, ein hochgradig automatisiertes Erleben und Verhalten mit erneuter Substanzeinnahme folgen.

Etwas in den Hintergrund getreten zu sein scheinen heutzutage *psychodynamische Erklärungen* von Sucht, in welchen weniger die chemische Struktur und Wirkung psychoaktiver Substanzen betont wird, als vielmehr die Persönlichkeitsstruktur der Konsumenten. Wird süchtiges Verhalten als ‚Verarbeitungsmodus' innerpsychischer Konflikte und Defizite verstanden, so ist die Sucht letztlich nur die Spitze eines Eisberges und zugleich ein Symptom zugrunde liegender Probleme. So nennt z. B. Mentzos (Mentzos 1982) folgende Funktionen der Sucht: Verleugnung der Realität, künstliche Veränderung des Selbsterlebens und Verschmelzung mit einem Ersatzobjekt. Süchtiges Verhalten ist dabei Ausdruck einer Form von Triebbefriedigung bei Regression auf die orale Entwicklungsphase; zugleich auch ein Schutz gegen unerträgliche Spannung vor allem bei defizitären Ich-Funktionen wie sie z. B. zur Regulation des Selbstwertgefühls, der Abwehrmechanismen und unserer Emotionen benötigt werden. Dabei kann beispielsweise bei mangelnder narzisstischer Selbstentwicklung die Verwendung einer psychoaktiven Substanz wie Alkohol dabei helfen, sich in den Beziehungen zu anderen Menschen „besser, selbstbewusster und lockerer" zu fühlen. Die Substanz erfüllt gewissermaßen die Funktion eines selbst geschaffenen – aber auf Dauer gesehen ungeeigneten – ‚Hilfs-Ichs', das Defizite in der Persönlichkeitsstruktur vorübergehend ausgleicht, indem es z. B. dabei hilft, konflikthafte sowie schmerzliche Erlebnisse und Erfahrungen zu ‚vergessen' bzw. zu ‚betäuben'.

Die hier geschilderten Erklärungsmodelle kennzeichnen Substanzmissbrauch und -abhängigkeit als im Verlauf des Lebens erworbene Störungen. Wenn auch eine genetische Vulnerabilität Suchtentwicklungen begünstigen kann, so ist doch hervorzuheben, dass es vor allem jene Lebensumstände sind, die für die Lern- und Anpassungsvorgänge des Individuums maßgeblich sind, welche die psychische Struktur eines Individuums konstituieren und somit zum Auftreten einer solchen Störung prädisponieren können. Es ist also nicht die Substanz allein, die krankmachend ist, sondern auch der erlernte Umgang mit ihr im psychosozialen Kontext. Diese Feststellung hat große Implikationen für die Prävention und die Therapie von Substanzmissbrauch und -abhängigkeit.

Zum Bereich der *sozialen und soziokulturellen Dimension* gehören zunächst Fragen nach der Verfügbarkeit einer Substanz. Alkohol stellt eine derjenigen psychoaktiven Substanzen dar, welche in unserer Gesellschaft beinahe immer und überall verfügbar sind. Soziale Normen, Regeln und Wertvorstellungen, welche die Gesellschaft oder auch bestimmte Subkulturen in Bezug auf den Alkoholgebrauch und Missbrauch definieren, bestimmen den Umgang mit psychoaktiven Substanzen. Solche Aspekte können ebenfalls Einfluss darauf nehmen, inwieweit ein Konsument sein Verhalten überhaupt als problematisch erlebt und in welcher Weise er auf eine Etikettierung als ‚Abhängiger' reagiert (soziologisch als Zuschreibung einer Rolle bzw. bestimmter Personeneigenschaften betrachtet: sogenannter Labeling-Ansatz).

Die in den letzten Jahren in Deutschland stark belebte Debatte um Verbote des Rauchens in öffentlichen Räumen oder auch ein generelles Verbot von Alkohol- und Tabak-Werbung bildet ein wichtiges Ergebnis veränderter gesellschaftspolitischer Auffassungen und Haltungen ab, die den einzelnen Menschen in seinem Umgang mit diesen legalen Drogen beeinflussen. Um im Bild des eingangs gewählten Beispiels eines Alkoholkonsumenten zu bleiben: Der an die Suchtberatungsstelle verwiesene Konsument mag zunächst schon als junger Mensch durch familiäre und gesellschaftliche Normvorstellungen im Hinblick auf den Umgang mit psychoaktiven Substanzen geprägt worden sein. Dass Alkoholwerbung Einfluss – insbesondere auch auf jüngere Menschen – ausübt, indem sie u. a. die Einstellung zum Alkoholkonsum beeinflusst, ist ja gerade deren erklärtes Ziel (Deutsche Hauptstelle für Suchtfragen 2011).

Zusätzlich wird das bereits skizzierte Bedingungsgefüge *bio-psycho-sozialer* Faktoren dadurch verkompliziert, dass die einzelnen Aspekte zu unterschiedlichen Zeitpunkten präsent oder abwesend sein können. Beispielsweise unterliegen gesellschaftliche Haltungen einem zeitlichen Wandel und Konsummuster psychoaktiver Substanzen stehen in engem Zusammenhang mit wechselnden psychosozialen Begleitumständen, mit denen sich das Individuum zu arrangieren sucht. Interindividuelle Unterschiede mögen zusätzlich dazu führen, dass das Gewicht der einzelnen ursächlichen und aufrechterhaltenden Faktoren von Person zu Person variiert. Sucht bleibt demnach immer ein komplexes Zusammenspiel vieler Einflüsse, welche im Rahmen einer integrativen oder auch ‚ganzheitlichen' Suchttherapie individuell berücksichtigt werden sollten.

Literatur

Adrian, M. (2003). How can sociology theory help our understanding of addictions? *Substance Use and Misuse, 38*, 1385–1423.

Ajzen, I. (1991). The theory of planned behaviour. *Organizational Behavior and Human Decision Processes, 50*, 179–211.

American Psychiatric Association. (2013a). *Diagnostic and statistical manual of mental disorders.* Washington, DC: American Psychiatric Publication.

American Psychiatric Association. (2013b). *Substance-related and addictive disorders. substance use disorder fact sheet.* American Psychiatric Association DSM-5 Development. http://www.dsm5.org/documents/substance%20use%20disorder%20fact%20sheet.pdf. Zugegriffen am 30.05.2016.

Berridge, K. C., Robinson, T. E., & Aldridge, J. W. (2009). Dissecting components of reward: ‚Liking', ‚wanting', and learning. *Current Opinion in Pharmacology, 9*(1), 65–73.

Böning, J. (1994). Warum muss es ein „Suchtgedächtnis" geben? Klinische Empirie und neurobiologische Argumente. *Sucht, 4*, 244–252.

Böning, J. (2001). Neurobiology of an addiction memory. *Journal of Neural Transmission, 108*, 755–765.

Cohen, P. (1990). *Drugs as a social construct.* Utrecht: Elinkwijk.

Deutsche Hauptstelle für Suchtfragen. (2011). *Beobachtung von Alkoholwerbung in Deutschland AMMIE – Alcohol Marketing Monitoring in Europe. Kurzbericht.* Deutsche Hauptstelle für Suchtfragen. http://www.dhs.de/fileadmin/user_upload/pdf/AMMIE/A4_A12-2030_A12-2030_DHS_Ammie.pdf. Zugegriffen am 30.05.2016.

Dilling, H., Mombour, W., & Schmidt, M. H. (Hrsg.). (1993). *Internationale Klassifikation psychischer Störungen. ICD-10 Kapitel V (F). Klinisch-diagnostische Leitlinien.* Bern: Hans Huber.

Frances, A., & Schaden, B. (2013). *NORMAL: Gegen die Inflation psychiatrischer Diagnosen.* Köln: Dumont.

Goldman, M. S. (1999). Risk for substance abuse: Memory as a common etiological pathway. *Psychological Science, 10*(3), 196–198.

Hasin, D. (2013). DSM-5 criteria for substance use disorders: Recommendations and rationale. *The American Journal of Psychiatry, 170*(8), 834–851.

Heyne, A., May, T., Goll, P., & Wolffgramm, J. (2000). Persisting consequences of drug intake: Towards a memory of addiction. *Journal of Neural Transmission, 107*, 613–638.

Kluge, F. (2004). *Etymologisches Wörterbuch der deutschen Sprache.* Berlin: De Gruyter.

Koob, G. F., & Le Moal, M. (1997). Drug abuse: Hedonic homeostatic dysregulation. *Science, 278*, 52–58.

Koob, G. F., & Le Moal, M. (2001). Drug addiction, dysregulation of reward, and allostasis. *Neuropsychopharmacology, 24*, 97–129.

Koob, G. F., & Le Moal, M. (2005). *Neurobiology of addiction.* London/San Diego: Academic.

Koob, G. F., & Le Moal, M. (2008). Addiction and the brain antireward system. *Annual Review of Psychology, 59*, 29–53.

Mentzos, S. (1982). *Neurotische Konfliktverarbeitung. Einführung in die psychoanalytische Neurosenlehre unter Berücksichtigung neuer Perspektiven.* München: Kindler.

Nestler, E., & Malenka, R. C. (2004). The addicted brain. *Scientific American, 290*, 78–85.

Orford, J. (2001). Addiction as excessive appetite. *Addiction, 96*(1), 15–31.

Robinson, T., & Berridge, K. (1993). The neural basis of drug craving: An incentive-sensitization theory of addiction. *Brain Research Reviews, 18*(3), 247–291.

Robinson, T., & Berridge, K. (2003). Addiction. *Annual Review of Psychology, 54*, 25–53.

Rogers, R. W. (1983). Cognitive and physiological processes in fear appeals and attitude change: A revised theory of protection motivation. In B. L. Cacioppo & L. L.

Petty (Hrsg.), *Social psychophysiology: A sourcebook* (S. 153–176). London: Guilford.

Rosenstock, I. M. (1974). Historical origins of the health belief model. *Health Education Monographs, 2*, 328–335.

Siegel, S. (1975). Evidence from rats that morphine tolerance is a learned response. *Journal of Comparative and Physiological Psychology, 89*, 498–506.

Söllner, R. (2000). *Abhängig von Haschisch? Cannabiskonsum und psychosoziale Gesundheit*. Bern/Göttingen/Toronto: Huber.

Solomon, R. (1980). The opponent-process theory of acquired motivation. *The American Psychologist, 35* (8), 691–712.

Solomon, R., & Corbit, J. (1974). An opponent-process theory of motivation: I. Temporal dynamics of affect. *Psychological Review, 81*(2), 119–145.

Soyka, M., & Baumgärtner, G. (2015). Schweregradeinteilung für Suchterkrankungen im neuen DSM 5. *Swiss Archives of Neurology and Psychiatry, 166*, 45–50.

Stewart, J., de Wit, H., & Eikelboom, R. (1984). Role of unconditioned and conditioned drug effects in self-administration of opiates and stimulants. *Psychological Review, 91*, 251–268.

Tiffany, S. T. (1990). A cognitive model of drug urges and drug-use behavior: Role of automatic and nonautomatic processes. *Psychological Review, 2*, 147–168.

Tomer, J. F. (2001). Addictions are not rational: A socioeconomic model of addictive behavior. *Journal of Socio-Economics, 30*, 243–262.

Uhl, A. (2002). Schutzfaktoren und Risikofaktoren in der Suchtprophylaxe. In B. Röhrle (Hrsg.), *Prävention und Gesundheitsförderung* (Bd. 2, S. 261–283). Tübingen: Dgvt Verlag.

Ullrich-Kleinmanns, J. (2008). *Eskalation und Deeskalation im Umgang mit Drogen – Theorie und Empirie zu Gebrauchsmustern psychoaktiver Substanzen im Jugendalter*, Institut für Medizinische Psychologie Heidelberg: Universität Heidelberg.

Volkow, N. D. (2003). The addicted brain: Why so poor decisions? *NIDA Notes, 18*, 3–4.

WHO Expert Committee on addiction-producing drugs. (1964). *Thirteenth Report. Technical Report Series 273*. Genf: World Health Organization.

WHO Expert Committee on addiction-producing drugs. (1969). *Sixteenth Report. Technical Report Series 407*. Genf: World Health Organization.

Wikler, A. (1948). Recent progress in research on the neurophysiologic basis of morphine addiction. *American Journal of Psychiatry, 105*, 329–338.

Wills, T. (1990). Stress and coping factors in the epidemiology of substance use. In L. Kozlowski, H. Annis, H. Cappell & F. Glaser (Hrsg.), *Research advances in alcohol and drug problems* (Bd. 10, S. 215–250). New York: Plenum Press.

Neue psychoaktive Substanzen: Konsummuster, Konsummotive, Nebenwirkungen und problematischer Konsum

Bernd Werse und Dirk Egger

Zusammenfassung

Neue psychoaktive Substanzen (NPS) werden in Deutschland, auch im internationalen Vergleich, nur in geringem Maße konsumiert; der Konsum von NPS scheint zudem aktuell wieder rückläufig zu sein. Unter den NPS dominiert hierzulande eindeutig der Gebrauch synthetischer Cannabinoide. Regelmäßiger NPS-Konsum wird vor allem von Personen im jungen bis mittleren Erwachsenenalter ausgeübt, besonders in Regionen mit vergleichsweise repressiver Drogenpolitik, insbesondere in Bayern. Dort sind die Substanzen teilweise auch unter intravenösen Problemdrogenkonsumenten sowie in Partyszenen relativ weit verbreitet. Neben diesen beiden Szenebereichen lassen sich vor allem zwei Grundtypen regelmäßig NPS-Konsumierender identifizieren: Zum einen Cannabiskonsumenten, die wegen Verfügbarkeitsproblemen, aus Angst vor Repressionen oder Verkehrskontrollen zumeist nur zeitweilig auf synthetische Cannabinoide umsteigen. Die andere Gruppe sind besonders experimentierfreudige „Psychonauten", für die der legale Status der Substanzen allenfalls eine Nebenrolle spielt.

Die meisten wiederholt NPS-Konsumierenden erleben diverse negative psychische und physische Nebenwirkungen. Gerade bei synthetischen Cannabinoiden zeigen sich zum Teil schwerwiegende Effekte, die nicht mit möglichen Nebenwirkungen von Cannabis vergleichbar sind. Auch Notfälle, die im Zusammenhang mit NPS auftreten, sind zumeist auf Überdosen mit synthetischen Cannabinoiden zurückzuführen. Die häufigsten Symptome bei NPS-Notfällen sind Angstzustände, Tachykardie, Zittern und Unruhe. Es gibt des Weiteren einige dokumentierte Todesfälle, die auf den Konsum von NPS zurückzuführen sind.

Schlüsselwörter

Neue psychoaktive Substanzen (NPS) · Synthetische Cannabinoide · Research Chemicals · Räuchermischungen · Legal Highs · Prohibition · Nebenwirkungen · Konsummuster · Badesalz · Kräutermischungen

Inhalt

1 Einleitung 218
2 Konsummuster 220
3 Wahrgenommene Nebenwirkungen und Risiken des NPS-Konsums 224
4 Fazit 226
Literatur 227

B. Werse (✉) · D. Egger (✉)
Centre for Drug Research (CDR), Goethe-Universität Frankfurt, Frankfurt am Main, Deutschland
E-Mail: werse@em.uni-frankfurt.de; egger@em.uni-frankfurt.de

1 Einleitung

Das Phänomen der neuen psychoaktiven Substanzen (NPS) ist ein vergleichsweise junges. Auch wenn bereits vor der Jahrtausendwende wiederholt neue synthetische Drogen auf dem Markt aufgetaucht sind und schon eine kleine internetbasierte Szene von experimentierfreudigen Kennern sogenannter „Research Chemicals" existierte, so war doch erst der Medienhype um die angebliche Kräuterdroge „Spice" im Jahr 2008 der eigentliche Auslöser für NPS als Massenphänomen. Verfügbare empirische Daten deuten indes darauf hin, dass der Begriff ‚Massenphänomen' bei diesem Thema relativ ist: Einerseits sind NPS durch Shops und Informationsseiten im Internet zwar grundsätzlich jedem zugänglich, unabhängig vom Wohnort. Andererseits sind es insgesamt doch vergleichsweise wenige Menschen (z. B. im Vergleich zu gängigen illegalen Drogen), die NPS ausprobieren oder gar regelmäßig konsumieren. Letzteres gilt offenbar insbesondere für Deutschland, wo Erwachsenen-Repräsentativbefragungen kaum messbare Prävalenzraten ergeben haben (Pabst et al. 2010, 2013). Dabei ist indes zu beachten, dass zu den niedrigen Zahlen vermutlich auch die Frageformulierung beigetragen hat, die einige wichtige Schlüsselbegriffe ausklammert (Werse et al. 2014; vgl. Kap. ▶ „Epidemiologie des Konsums von neuen psychoaktiven Substanzen"). Zwei internationale Befragungen unter Jugendlichen und jungen Erwachsenen (15 bis 24 Jahre) haben außerdem gezeigt, dass die Deutschen mit 4 % Lebenszeitprävalenz nicht nur mittlerweile deutlich unter dem europäischen Durchschnitt (8 %) liegen, sondern auch die Verbreitung zwischen 2011 und 2014 entgegen dem internationalen Trend nicht angestiegen ist (The Gallup Organization 2011; Eurobarometer 2014). In vielen anderen europäischen Ländern spielen NPS also – in unterschiedlicher Ausprägung – eine größere Rolle als in Deutschland (vgl. Kap. ▶ „Epidemiologie des Konsums von neuen psychoaktiven Substanzen").

Dies ändert jedoch nichts daran, dass es (weiterhin) eine – wenn auch kleine – Gruppe gibt, in der NPS aus unterschiedlichen Gründen konsumiert werden. Charakteristika, Konsummuster und Konsummotive solcher Personen sowie mögliche Nebenwirkungen und Folgen sind Thema dieses Artikels. Dabei sei darauf hingewiesen, dass es größtenteils um die Situation in Deutschland geht – ähnlich wie bei der generellen Verbreitung von NPS unterscheiden sich Konsummuster und Konsumentengruppen anderer europäischer Länder offenbar teils deutlich.

Zu beachten ist weiterhin, dass das NPS-Phänomen in stetiger Veränderung begriffen ist. Das betrifft einerseits das Angebot, das wiederum zu einem erheblichen Teil auf Änderungen in den nationalen Drogengesetzen reagiert (vgl. Kap. ▶ „Gesetzliche Kontrolle psychoaktiver Substanzen in Europa"), andererseits auch die Nachfrage, die zwar in nennenswertem Maße vom verfügbaren Angebot abhängig ist, aber offenbar auch andere Veränderungsprozesse erlebt. So konnte z. B. mittels zweier deutscher Online-Befragungen bereits im relativ kurzen Zeitraum zwischen Mitte 2011 und Ende 2013/Anfang 2014 eine deutliche Tendenz weg von „Räuchermischungen", „Badesalzen" und anderen Produkten mit Fantasienamen und ohne Deklaration der Wirkstoffe hin zu Reinsubstanzen dokumentiert werden (Werse et al. 2014). Diese Veränderung ist womöglich als Ausdruck eines kollektiven Lernprozesses der kleinen Gruppe der NPS-Konsumenten zu verstehen: Die überwiegend korrekt deklarierten Reinsubstanzen bergen – sofern sich die Konsumenten zuvor ausreichend über Wirkungsweisen und Dosierungen informieren – geringere Risiken als ‚undeklarierte' Legal-High-Produkte in bunten Tütchen. Zudem sind Research Chemicals zumeist pro Konsumeinheit preisgünstiger (z. B. synthetische Cannabinoide im Vergleich zu Räuchermischungen). In jedem Fall sind aufgrund der enormen Dynamik in diesem Markt bzw. dieser Konsumentenszene die folgenden Darstellungen als Momentaufnahme des Jahres 2015 zu betrachten.

Zum leichteren Verständnis enthält Tab. 1 einige zentrale Termini sowie einige wichtige Stoffe bzw. Stoffgruppen aus dem Bereich der neuen psychoaktiven Substanzen.

Tab. 1 Übersicht zu den im Text verwendeten Begriffen im Kontext neuer psychoaktiver Substanzen

Terminus	Bedeutung
Badesalz	Pulver, das variierende Wirkstoffe enthält, zumeist aus dem Bereich der Stimulanzien (z. B. Cathinone oder andere amphetaminähnliche Stoffe), z. T. mit Lokalanästhetika (z. B. Benzocain) als ‚Streckmittel'. Die enthaltenen Wirkstoffe sind dabei nicht deklariert.
Cathinone	Eine aus dem Wirkstoff des Kathstrauchs abgeleitete Stoffgruppe, die strukturell eine Untergruppe der Phenethylamine sowie deren Untergruppe Amphetamine ist. Diese Substanzen gehören zu den wichtigsten und häufigsten unter den NPS; z. B. Mephedron, Methylon oder MDPV.
Düngerpille	Eine häufige Bezeichnung für „Legal Highs" in Tablettenform, ähnlich Ecstasy im Aussehen (alternative Bezeichnung z. B.: „Partypillen"). Die enthaltenen (variierenden) Wirkstoffe (z. B. Cathinone oder Benzofurane) weisen zumeist ein Wirkspektrum auf, das dem von MDMA ähnelt. Auch hier sind die Wirkstoffe nicht deklariert.
Legal Highs	Üblicherweise werden damit Produkte beschrieben, die eine oder mehrere NPS enthalten, im engeren Sinne aber ein Präparat, dessen Wirkstoffe (noch) nicht gesetzlich verboten sind und dementsprechend legal im Internet sowie z. T. auch in „Headshops" erhältlich ist. Zumeist werden damit diejenigen Produkte bezeichnet, deren Wirkstoffe nicht deklariert sind und die in aller Regel auch noch weitere Träger- bzw. Füllstoffe enthalten (v. a. Räuchermischungen, Badesalze oder Düngerpillen). Teilweise werden auch legale Produkte mit pflanzlichen psychoaktiven Wirkstoffen (etwa Kratom oder Hawaiianische Holzrose) als „Legal Highs" bezeichnet.
Mephedron (4-MMC, M-Cat)	Wohl populärste Einzelsubstanz unter den NPS. Spielte um 2009 in der britischen Partyszene eine große Rolle, zumal die stimulierend-entaktogenen Wirkungen als speziell empfunden wurden. Wurde als eine der ersten NPS 2010 europaweit verboten; wird seither auch illegal gehandelt.
Methoxetamin (MXE)	Beispiel für eine zeitweise in bestimmten Szenekreisen populäre NPS aus einer auf dem illegalen Drogenmarkt eher seltenen Stoffgruppe, den Arylcyclohexylaminen. Wirkt ähnlich wie das eng verwandte Ketamin in geringeren Dosen dissoziativ, in höherer Dosierung narkotisch.
Neue psychoaktive Substanz (NPS)	Sammelbegriff für synthetische Wirkstoffe, die erst in jüngerer Zeit auf den Markt gekommen sind (etwa nach der Jahrtausendwende), wie auch deren Handelsformen, z. B. Räuchermischungen, Badesalze, Düngerpillen oder Research Chemicals; unabhängig vom Legalitätsstatus.
Piperazine	Gruppe von stimulierend und entaktogen wirkenden Substanzen, die insbesondere in der Zeit vor der Legal-Highs-/NPS-Welle ab 2008 eine gewisse Popularität gewonnen hatten, u. a. als Ersatzstoff für MDMA in Ecstasy-Tabletten, aber auch als frühe Form von Legal-High-Produkten in einzelnen Ländern wie den Niederlanden oder Neuseeland. Spielen auf dem NPS-Markt wegen unerwünschter Nebenwirkungen keine nennenswerte Rolle. Bsp.: m-CPP, BZP, TFMPP.
Räuchermischung	Mischung aus getrockneten Kräutern und (variierenden) synthetischen Cannabinoiden. Ursprünglich bekannt geworden durch das Produkt „Spice"; seither zahlreiche andere Handelsnamen, z. B. „Smoke", „Bonzai", „Lava Red" oder „Couch Trip". In der Regel sind die konkreten Wirkstoffe und deren Menge nicht deklariert.
Research Chemical	NPS in Reinform bzw. mit hohem Wirkstoffanteil, die auch zumeist mit der Angabe des korrekten Wirkstoffes versehen sind. Dabei kann es sich um psychoaktive Substanzen aus allen Wirkstoffklassen handeln (z. B. synthetische Cannabinoide, Cathinone, Amphetamine, andere Phenethylamine, Piperazine, Tryptamine, Benzodiazepine, Opioide, Arylcyclohexylamine)

(Fortsetzung)

Tab. 1 (Fortsetzung)

Terminus	Bedeutung
Spice	Erstes populäres Produkt aus dem Bereich der NPS: sogenannte Räuchermischung mit synthetischen Cannabinoiden, produziert von einer britischen Firma. Die Wirkstoffe (JWH-018, CP-47, 497) wurden bereits 2009 in Deutschland verboten, was auch das Ende des Produkts markierte. Dennoch wird der Begriff „Spice" auch heute noch oft synonym für Räuchermischungen verwendet.
Synthetische Cannabinoide	Sammelbezeichnung für Substanzen, die durch entsprechende Rezeptoraffinität eine dem Cannabis bzw. THC ähnliche Wirkung erzeugen. Die eigentliche (korrekte) Bezeichnung lautet „Cannabinoid-Rezeptor-Agonisten", da die meisten dieser Stoffe nicht der Stoffgruppe der Cannabinoide angehören. Quantitativ wichtigste Gruppe von NPS; Bezeichnungen z. B. JWH-018, JWH-250, AM-2201, AKB-48, AB-FUBINACA

2 Konsummuster

2.1 Generelle Charakteristika von NPS-Konsumierenden

Bislang existiert im deutschsprachigen Raum nur wenig empirische Evidenz zur kleinen Gruppe regelmäßiger NPS-Konsumentinnen bzw. Konsumenten. Neben Informationen aus Internetforen und Blogs gibt es eine frühe qualitative Erhebung zum Thema (Werse und Müller 2010), in der sich u. a. abzeichnete, dass sich regelmäßig Konsumierende offenbar mehrheitlich im jungen und mittleren Erwachsenenalter befinden und zum weit überwiegenden Teil männlich sind. Die in der Einleitung erwähnten zwei Online-Befragungen, die sich direkt an NPS-Konsumerfahrene in Deutschland richteten (Werse und Morgenstern 2011; Werse et al. 2014), lieferten Daten für eine genauere Untersuchung von Gebrauchsmustern und sonstigen Spezifika von NPS-Konsumierenden. Da es sich bislang um die einzige deutschsprachige Untersuchung dieser Art handelt, werden im Folgenden einige der Resultate detaillierter dargestellt.

Dass gelegentlicher oder regelmäßiger NPS-Konsum zumindest eine gewisse quantitative Relevanz in Deutschland hat, wird an den durchaus hohen Zahlen der erreichten Befragten in den besagten Online-Befragungen deutlich: 860 (2011) bzw. 771 Personen (2013/14). Die Befragten waren schwerpunktmäßig aktuell und wiederholt Konsumierende (mit 30-Tages-Prävalenz und/oder mehr als zehnmaligem Konsum im Leben), Probier- und Gelegenheitskonsumenten dagegen eher unterrepräsentiert. Das Durchschnittsalter lag jeweils bei 24,2 Jahren. In beiden Befragungen waren außerdem männliche Teilnehmer mit 89 % wesentlich häufiger vertreten als weibliche. Die Überrepräsentation von Männern ist demnach noch ausgeprägter als in anderen Gruppen von Drogen-Konsumierenden.

Räuchermischungen waren auch in den Online-Befragungen die meistkonsumierte Kategorie von NPS-Produkten, allerdings nicht in dem Ausmaß wie in den in Abschn. 1 genannten Repräsentativbefragungen, was offenbar mit der spezifischeren Stichprobe der erfahrenen und gut informierten Konsumierenden zusammenhängt. Diese greifen vermehrt auf Reinsubstanzen („Research Chemicals"/RCs) zurück und legen häufiger eine gewisse Experimentierfreude an den Tag, was den Konsum neuer Drogen betrifft.

Die Lebenszeitprävalenz von Räuchermischungen verringerte sich zwischen beiden Erhebungen leicht von 86 % auf 82 %; der aktuelle Konsum (30 Tage) sank hingegen deutlich von 35 % auf 17 %. Zum Teil hängt dies mit der Verbreitung der erstmals erfragten synthetischen Cannabinoide in Reinform zusammen (2013/14: Lebenszeit: 46 %, 30 Tage: 11 %), wobei aber auch die zusammengefasste 30-Tages-Prävalenz für Räuchermischungen und/oder synthetische Cannabinoide lediglich bei 22 % liegt. Auch die Verbreitung von „Badesalzen" und anderen

Legal-High-Produkten ohne Deklaration der Inhaltsstoffe liegt in der zweiten Befragung niedriger als in der ersten (Lebenszeit: 35 % vs. 29 %, 30 Tage: 15 % vs. 6 %), wogegen die Verbreitung von Research Chemicals (RCs) leicht zugenommen hat (Lebenszeit: 39 % vs. 45 %, 30 Tage: 19 % vs. 20 %). Zusammengenommen hat die Prävalenz von Reinsubstanzen (synthetische Cannabinoide und/oder andere RCs) deutlich zugenommen (Lebenszeit: von 39 % auf 67 %, 30 Tage: von 19 % auf 25 %). Es zeigt sich also insgesamt eine gewisse Tendenz weg von Legal-High-Mischungen ohne Deklaration der Wirkstoffe hin zum Konsum von NPS als Reinsubstanzen.

Konsumierende der Cannabis-Ersatzprodukte (Räuchermischungen/synthetische Cannabinoide) beschränken ihren Gebrauch psychoaktiver Substanzen zumeist auf Cannabis und/oder Räuchermischungen, während RC-User zumeist umfangreichere Erfahrungen mit unterschiedlichen illegalen Drogen haben. Als Konsummotiv werden am häufigsten die Erzielung eines Rauschzustandes sowie Neugierde genannt. Generell werden Räuchermischungen bzw. synthetische Cannabinoide wesentlich häufiger wegen ihrer Legalität konsumiert, als dies bei Research Chemicals der Fall ist, wenngleich die Bedeutung der legalen Erhältlichkeit als Konsummotiv seit der Befragung 2011 insgesamt abgenommen hat. Ebenso nennen Konsumierende von synthetischen Cannabisprodukten im Vergleich zu RC-Usern deutlich häufiger die Nicht-Nachweisbarkeit der Wirkstoffe in herkömmlichen Drogentests sowie die Verfügbarkeit als Motiv (Werse et al. 2014). In einer australischen Studie (Barratt et al. 2013) zeigte sich für Konsumenten von synthetischem Cannabis eine ähnliche Motivkonstellation, mit einer Ausnahme: Die Nachweisbarkeit der Wirkstoffe spielte nur für eine kleine Minderheit eine Rolle. Diese Differenz könnte mit Unterschieden in der Verfolgung von Drogenkonsum im Straßenverkehr in den unterschiedlichen Ländern zusammenhängen.

Trotz einer zwischen den beiden Online-Erhebungen gesunkenen Relevanz bleiben also Konsumierende von synthetischen Cannabisprodukten auch in dieser Stichprobe die größte Gruppe. Angesichts von Beobachtungen aus Repräsentativstichproben (Werse et al. 2015) ist anzunehmen, dass synthetisches Cannabis insgesamt noch stärker den deutschen NPS-Markt dominiert als aus den o. g. Zahlen in Gruppen von Selbstmeldern ablesbar.

Es lassen sich also zunächst zwei große Gruppen von NPS-Konsumierenden mit spezifischer Motivlage ausmachen, die sich zum Teil durchaus überschneiden können:

a) *„Kiffer 2.0"*: Personen, die zumeist nur einen Teil ihres (mehr oder weniger) regelmäßigen Cannabiskonsums durch Räuchermischungen und/oder synthetische Cannabinoide ersetzen. Hauptmotive sind eingeschränkte Verfügbarkeit bzw. schlechte Qualität von Cannabis, Angst vor Strafverfolgung bzw. Führerscheinproblemen oder bevorstehende Drogentests, u. a. in Führerscheinverfahren.

b) *„Psychonauten"*: Personen, die ohnehin (mehr oder weniger) umfangreiche Konsumerfahrungen mit diversen illegalen Substanzen haben und mittels Research Chemicals das Spektrum ihrer Drogenerfahrungen erweitern. Die Legalität der Substanzen spielt hier nur eine Nebenrolle.

Da sich Angehörige der letztgenannten Gruppe überwiegend im Internet informieren und austauschen, wurden solche Personen an anderer Stelle als „cyber psychonauts" bezeichnet (O'Brien et al. 2015).

Darüber hinaus werden zwei weitere relevante Gruppen von NPS-Konsumierenden diskutiert:

c) *„Partykonsumenten"*: Personen, die insbesondere NPS aus dem Bereich Stimulanzien/Empathogene, überwiegend oder ausschließlich auf Partys bzw. im Nachtleben verwenden, und

d) *„Problemkonsumenten"*: Kompulsiv Konsumierende „harter" Drogen aus dem „Junkie"-Milieu, die ihren Drogenbedarf teilweise oder vollständig mit NPS bestreiten.

Zur Gruppe c) ist zu sagen, dass sich diese nicht selten mit der Gruppe der „Psychonauten" überschneidet. In der deutschen Online-Befragung war indes auffällig, dass auf die Frage nach dem letzten Ort des Konsums eher selten Discos/Clubs bzw. Partys genannt wurden, auch wenn es sich um regelmäßig RC-Konsumierende handelt, die zum Großteil (auch) Stimulanzien bzw. Empathogene gebrauchen. Insgesamt werden NPS in deutschen Partyszenen wohl eher selten konsumiert, insbesondere wenn eine gute Versorgung mit illegalen „Partydrogen" gewährleistet ist (Werse et al. 2015; Piontek und Hannemann 2015). In der britischen Partyszene hingegen spielen derartige Substanzen offenbar eine wesentlich größere Rolle, vor allem im Zuge der großen Aufmerksamkeit für die Droge Mephedron um 2009–2010 (Measham et al. 2010, 2011). Auch nach dem Verbot der Substanz 2010 blieb Mephedron weit verbreitet in britischen Partyumfeldern und auch andere NPS nahmen zumindest zum Teil einen hohen Stellenwert ein (Brennan und Van Hout 2012; Wood et al. 2012a; McElrath und O'Neill 2011). In einer Studie über Londoner Gay-Clubs war Mephedron sogar die am häufigsten konsumierte illegale Droge (Wood et al. 2012b). Auch aus anderen europäischen Ländern, z. B. den Niederlanden (Van Amsterdam et al. 2015) und Italien (Vento et al. 2014), stammen Berichte von zumindest teilweise hoher Prävalenz diverser NPS-Produkte in Ausgehszenen.

Was die Gruppe der Problemkonsumenten „harter" Drogen („problem drug users"/PDU) betrifft, so scheinen NPS in Deutschland, mit Ausnahme von Bayern bzw. München (s. Abschn. 2.1.1), keine Rolle zu spielen (Werse et al. 2015; RKI 2015). Anekdotische Berichte existieren über den Konsum von synthetischen Cannabinoiden in abstinenzorientierten Therapieeinrichtungen, um sich, ohne positive Drogentests befürchten zu müssen, berauschen zu können (Werse und Müller 2010). Aus anderen, insbesondere osteuropäischen Ländern gibt es hingegen Berichte über eine nennenswerte, zum Teil steigende Verbreitung von v. a. stimulierenden NPS in derartigen Umfeldern (National Anti-Drug Agency 2015; Drog Fókuszpont 2015). In diesen Ländern gehören Amphetamine allerdings bereits seit Längerem zu den Hauptdrogen in „Junkie"-Szenen.

Abschließend sei noch eine weitere Gruppe erwähnt, die allerdings offenbar nur einen kleinen Teil der NPS-Konsumierenden repräsentiert: „Substituierer", also Personen, die ihren Konsum illegaler Substanzen komplett durch NPS ersetzen. Zumeist handelt es sich bei diesen Personen ähnlich wie bei den „Kiffern 2.0" um regelmäßige Cannabiskonsumenten, die aber aus unterschiedlichen rechtlich motivierten Gründen den Konsum der illegalen Substanz ganz eingestellt haben (Werse und Morgenstern 2012a).

2.1.1 Exkurs: Regionale Schwerpunkte des NPS-Konsums in Deutschland

Eines der bemerkenswertesten Resultate der zwei deutschen Online-Befragungen (Werse und Morgenstern 2011; Werse et al. 2014) bezieht sich auf die regionale Verteilung: Bereits 2011 war Bayern das Bundesland, aus dem – relativ betrachtet – die meisten Befragten teilnahmen. In der zweiten Erhebung steigerte sich der Anteil bayerischer Befragter an der Stichprobe nochmals von 23 % auf 32 % – der Anteil der Einwohnerinnen bzw. Einwohner Bayerns an der deutschen Gesamtbevölkerung beträgt lediglich 15 %. Daneben liegt nur noch Baden-Württemberg in der Stichprobe nennenswert über dem Durchschnitt. Dabei ist besonders der Gebrauch von synthetischen Cannabinoiden bzw. Räuchermischungen überrepräsentiert, aber auch Konsumierende anderer Legal Highs kommen überdurchschnittlich häufig aus dem Süden Deutschlands. Beide Länder – Bayern aber in besonderem Maße – sind dafür bekannt, dass die Drogenprohibition in besonders scharfer Form und mit z. T. unverhältnismäßig drakonischen Strafen durchgesetzt wird (Reuband 2007). Es liegt nahe, hier einen Zusammenhang zu vermuten.

Die herausragende Stellung von Bayern beim NPS-Konsum wurde zusätzlich in einer telefonischen Ad-hoc-Expertenbefragung bestätigt, die im Frühjahr 2015 unter Präventionsfachkräften, Wissenschaftler/innen, Polizist/innen und Drogenhilfemitarbeiter/innen aus München durchgeführt wurde (Werse 2015a). Dabei wurde zunächst bestätigt, dass es in Bayern und insbesondere München tatsächlich vergleichsweise viele Cannabiskonsumierende gibt, die zeitweise oder dauerhaft auf „synthetisches Cannabis" umsteigen. Weiterhin spielen NPS – insbesondere Stimulanzien/Entaktogene – aber auch in der Partyszene (im Unterschied zu anderen deutschen Städten) (Werse et al. 2015) eine nennenswerte Rolle (Piontek und Hannemann 2015). Und auch in der Szene der vorwiegend intravenös applizierenden Problemdrogenkonsumenten werden NPS offenbar vor allem in München mittlerweile durchaus häufig genommen: Dabei handelt es sich wohl explizit um Substanzen bzw. Substanzmischungen, ebenfalls vor allem aus dem Bereich der Stimulanzien, die unter dem Oberbegriff „Badesalz" von Szene-Dealern feilgeboten werden und deren Inhaltsstoffe zumeist weder Dealern noch Kundschaft bekannt sind. Dass die Münchner Straßen-Drogen-Szene ohnehin anfällig für die Verwendung von ‚Ersatzstoffen' zu sein scheint, zeigt sich darin, dass nur in München das medizinische Opioid Fentanyl eine nennenswerte Verbreitung in der Szene findet (RKI 2015).

Anekdotische Berichte von Mitarbeiter/innen aus Drogenhilfe und Prävention aus anderen bayerischen Städten bestätigen das Bild zumindest im Hinblick auf die Verbreitung synthetischer Cannabisprodukte nicht nur für die bayerische Landeshauptstadt. Auch wenn also die mit osteuropäischen Drogenszenen (s. Abschn. 2.1) vergleichbare Verbreitung von NPS unter Problemdrogenkonsumenten bislang nur in München beobachtet wurde, so deuten die bisher verfügbaren Informationen deutlich darauf hin, dass Bayern insgesamt und szeneübergreifend *der* regionale Schwerpunkt des NPS-Konsums in Deutschland sein dürfte.

2.1.2 Häufiger und intensiver Konsum

Die Anzahl häufig Konsumierender bestimmter Drogen ist mit Repräsentativbefragungen üblicherweise kaum feststellbar. Für NPS gilt das aufgrund der geringen Fallzahlen der Konsumerfahrenen in besonderem Maße. Auch die Daten der Suchthilfestatistik (Brand et al. 2014) geben hier keine Hinweise, da NPS bis dato weder für die „Hauptdiagnose" noch hinsichtlich anderweitigen Drogenkonsums im deutschen Kerndatensatz enthalten sind. Daher sind wiederum die beiden deutschen Online-Surveys (Werse et al. 2014) die einzigen Quellen, die Hinweise auf derartige Gebrauchsmuster geben. In diesen nicht repräsentativen Erhebungen wurde häufiger Konsum mittels der Angabe, eine Art von NPS-Produkten mehr als zehnmal im zurückliegenden Monat konsumiert zu haben, ermittelt. Im Jahr 2011 traf dies insgesamt auf 20 % der Befragten zu; 2013/14 waren es 12 % (Werse et al. 2014). Am ehesten werden Räuchermischungen intensiv konsumiert, wobei sich dieser Anteil zwischen 2011 und 2013/14 von 16 % auf 8 % aller Befragten halbiert hat. Einen leichten Anstieg von 4 % auf 6 % hat es im Hinblick auf die intensive Nutzung von Research Chemicals gegeben. Auch diese Gebrauchsmuster zeigen sich wiederum vor allem in den beiden südlichen Bundesländern: 38 % derer, die häufig konsumieren, wohnen in Bayern und 19 % in Baden-Württemberg (2013/14); damit liegen die entsprechenden Anteile noch höher als die generellen Anteile der Befragten aus diesen Ländern. Häufig Cannabis Konsumierende steigen dort offenbar öfter auf häufigen Konsum synthetischer Cannabinoide um, inklusive möglicher psychischer bzw. psychosozialer Problemlagen. Dies wurde in der in Abschn. 2.1.1 erwähnten Ad-hoc-Befragung bayerischer Expertinnen und Experten bestätigt.

In einer Pilotstudie zum Konsum von Spice-Produkten (Werse und Müller 2010) wie auch in einzelnen 2013 durchgeführten qualitativen Interviews (Werse und Morgenstern 2015b) konnten einzelne intensive Konsument/innen von Spice und anderen Räuchermischungen mit täglichem oder nahezu täglichem Gebrauch befragt werden. Zumeist wurde dabei nach Phasen intensiveren Konsums von schwerwiegenden, nicht mit Cannabis zu vergleichenden psychischen und z. T. physischen Nebenwirkungen (s. Abschn. 3) berichtet, die die Betroffenen selbst zu einer schnellen Abkehr von derartigen Gebrauchsmustern motivierten. Anekdotische Berichte von Mitarbeiterinnen und Mitarbeitern bayerischer Drogenhilfeeinrichtungen deuten indes darauf hin, dass es durchaus eine nennenswerte Gruppe von intensiv Konsumierenden gibt, die ohne externe Hilfe nicht in der Lage sind, ihren exzessiven Konsum zu beenden.

Insgesamt zeigt sich ein Bild, nach dem der Anteil der Konsumerfahrenen, die intensiv NPS konsumieren, vermutlich auch im Vergleich zu anderen Drogen wohl eher gering ist und im Abnehmen begriffen zu sein scheint. Allerdings gibt es weiterhin kleine Gruppen intensiv Konsumierender, die teilweise vollständig (im Fall von intravenösen Problemkonsumenten), teilweise in der Tendenz auf den Raum Bayern konzentriert sind.

3 Wahrgenommene Nebenwirkungen und Risiken des NPS-Konsums

3.1 Akute Nebenwirkungen und Überdosierungen

Während aus der Medizin – insbesondere der Toxikologie – zahlreiche Forschungen über mögliche akute, mittel- und langfristige Nebenwirkungen und Schäden durch den Konsum bestimmter NPS existieren (Warrick et al. 2012; Papanti et al. 2013; Koller et al. 2014; Grim et al. 2015), ist die Datenlage hinsichtlich der subjektiv empfundenen negativen Effekte dieser Drogen aus Sicht der Konsumierenden ausgesprochen übersichtlich. Im Jahr 2011 wurde im Rahmen der in Abschn. 2 angesprochenen ersten Online-Befragung (Werse und Morgenstern 2012b) nach Nebenwirkungen des Konsums gefragt, bezogen auf den Gebrauch jeglicher Art von NPS. Diese reichen – in absteigender Reihenfolge – von Herzrasen, Kreislaufproblemen und Kopfschmerzen über Übelkeit und Angstzustände bis hin zu Magenschmerzen, Muskelkrämpfen und Bewusstlosigkeit. Konsumierende von Räuchermischungen nennen generell häufiger bzw. mehr Nebenwirkungen als beispielsweise RC-User. Bei diesen scheinen allerdings wiederum Muskelkrämpfe und Magenschmerzen im Vergleich mit Konsumentinnen und Konsumenten von Räuchermischungen häufiger vorzukommen. Die genannten ungewollten Effekte weisen also durchaus eine große Bandbreite auf, wobei die Schwere der jeweiligen Symptome differenziert zu bewerten ist. So können Kopfschmerzen beispielsweise leicht bis stark ausgeprägt sein, Muskelkrämpfe oder Bewusstlosigkeit sind dagegen von vornherein als wesentlich schwerwiegender zu betrachten.

In der Folgestudie vom Jahr 2013/14 bestätigten sich weitgehend die Beobachtungen aus der ersten Online-Befragung. Vor allem Herzrasen, Kreislaufprobleme, Kopfschmerzen, Übelkeit und Angstzustände werden von den Befragten als akute Nebenwirkungen ihres NPS-Konsums genannt. Angstzustände wurden bereits von Schneir in einer frühen exemplarischen Studie beobachtet (Schneir et al. 2010), weitere der erwähnten Effekte aber auch schon in der ersten deutschen sozialwissenschaftlichen Studie zu Spice-Produkten (Werse und Müller 2010).

Auch eine neuere qualitative Befragung (Werse und Morgenstern 2015) bezüglich Nebenwirkungen und Folgeproblemen NPS-Konsumierender bestätigt die genannten Ergebnisse bezüglich des Konsums unterschiedlicher NPS. Die dargestellten Nebenwirkungen und Folgeerscheinungen entsprechen damit den üblichen Beschreibungen von Konsumenten in entsprechenden Online-Foren und stimmen zu erheblichen Teilen auch mit den von Medizinern erwarteten unerwünschten Wirkungen von NPS überein (Hohmann et al. 2014). Beim Vergleich früherer Studien mit neueren Beobachtungen fällt auf, dass anfangs gerade die Nebenwirkungen von Räuchermischungen noch als sehr ähnlich zu denen von Cannabis empfunden wurden, während sich dies bei Produkten jüngeren Datums offenbar geändert hat. Die Effekte seien vor allem „wesentlich psychedelischer", weshalb derartige Produkte „nichts mehr mit Cannabis zu tun hätten" (Werse 2015b, S. 14).

Darüber hinaus existieren zahlreiche Berichte über z. T. schwerwiegende medizinische Notfälle nach NPS-Konsum (Hermanns-Clausen et al. 2013a). Die folgende Betrachtung bezieht sich auf eine Auswertung von insgesamt 43 Fällen, bei denen die Freiburger Giftnotrufzentrale zwischen November 2013 und März 2015 wegen des Konsums von NPS zurate gezogen wurde (Werse 2015b).

Die Zeit bis zum Einsetzen der Symptome weist den Berichten nach eine hohe Varianz auf, was angesichts der verschiedenartigen Stoffgruppen und Substanzen auch zu erwarten ist: Der Großteil der Befragten erlebte nach weniger als einer Stunde nach Konsum einer NPS entsprechende Nebenwirkungen, ein kleiner Teil bereits nach zehn Minuten und einige weitere erst nach mehr als drei Stunden.

Die Symptome, die von den Befragten am häufigsten berichtet wurden, umfassen Angststörungen, Herzrasen, Zittern/Zuckungen, Unruhe und Übelkeit. Auch Kopfschmerzen, Halluzinationen, Muskel- oder Brustschmerzen, Atemnot, Erbrechen und Magenschmerzen werden teilweise genannt. Eine Reihe der Befragten berichtete zudem über verschiedene andere Symptome, darunter schwerwiegende Fälle wie Lähmungen, Bewusstlosigkeit und epileptische Anfälle. Einer der Notfallpatienten erlitt einen Atemstillstand. Zudem wurde über diverse weitere psychische Symptome, Fieber sowie Schlaflosigkeit berichtet. Vergleichbare Ergebnisse wurden bereits in den Jahren zuvor in derselben Giftnotrufzentrale an einer Stichprobe von 29 Notfällen aufgrund des Konsums synthetischer Cannabinoide beobachtet (Hermanns-Clausen et al. 2013b). Auch hier wurden Symptome festgestellt, die nicht mit dem Konsum von Cannabis assoziiert sind, zum Beispiel Anfälle, Erbrechen, Hypokaliämie und Bluthochdruck.

Des Weiteren sind diverse Todesfälle bekannt, die mit dem Konsum verschiedener NPS in Verbindung gebracht werden. So wurden synthetische Cannabinoide in diversen Fällen als Todesursache diskutiert (Augsburger Allgemeine 2013; Hohmann et al. 2014). Auch der Konsum synthetischer Cathinone und anderer Phenylethylamine kann in bestimmten Fällen zum Tode führen. Besonders das Cathinon-Derivat Mephedron muss an dieser Stelle erwähnt werden. In Großbritannien, wo die Substanz über einige Jahre vor allem in der Partyszene äußerst beliebt war, wurden zwischen 2009 und 2011 128 aktenkundige, mit Mephedron assoziierte Todesfälle gezählt (Ross et al. 2012; Hohmann et al. 2014). Allerdings ist dabei häufig umstritten, ob der Konsum der Droge der alleinige oder auch nur hauptsächliche Grund für den Todesfall war (hierzu bzw. generell zur ‚moral panic' in Großbritannien während der ‚Mephedron-Welle': Alexandrescu 2014).

NPS können also wie andere psychoaktive Substanzen generell ein breites Spektrum an unangenehmen Nebenwirkungen erzeugen, die von leichten unangenehmen Begleiterscheinungen bis hin zu lebensbedrohlichen Zuständen reichen können. Dies ist indes zunächst vor allem von der konkreten Substanz abhängig (deren Wirkprofil, wirksamer vs. tödlicher Dosis etc.), daneben von der Dosierung, der Darreichungsform bzw. Deklarierung (korrekt deklarierte Research Chemicals vs. Legal-High-Produkte ohne Wirkstoff- und Dosisangaben), individuellen Voraussetzungen der Konsumierenden und Umfeldbedingungen. Überwiegend entsprechen mögliche akute Nebenwirkungen denjenigen, die auch bei illegalen Substanzen derselben Stoffklassen auftreten können. Subjektiv – und damit den Resultaten toxikologischer Studien entsprechend – werden bei synthetischen Cannabinoiden, insbesondere den ‚neueren' Substanzen, häufiger unerwünschte Nebenwirkungen wahrgenommen als bei anderen NPS-Produkten.

3.2 Folgeprobleme des NPS-Konsums

Was subjektiv wahrgenommene mittel- und längerfristige Folgeprobleme des Konsums betrifft, so zeigen sich zunächst bei Betrachtung der Angaben aus der jüngsten Online-Befragung (Werse et al. 2014) nur geringe Unterschiede zwischen Räuchermischungen/synthetischen Cannabinoiden, Research Chemicals und anderen NPS: Craving (Substanzverlangen) wird jeweils am häufigsten genannt, gefolgt von Abhängigkeits-/Entzugssymptomatiken und Ärger mit Partner oder Familie. Andere, von kleineren Anteilen der Befragten genannte Folgeprobleme umfassen dauerhafte psychische und/oder physische Beeinträchtigungen sowie Ärger in der Schule/auf der Arbeit. Betrachtet man allerdings nicht die Gesamtgruppen der Konsumerfahrenen, sondern nur die aktuell Konsumierenden, so wird deutlich, dass Personen, die aktuell Räuchermischungen zu sich nehmen, wesentlich häufiger Folgeprobleme nennen als aktuelle RC-User. Besonders auffallend sind die Unterschiede bei Craving und bei Abhängigkeit/Entzug. Wenn also eine

Person intensive Konsummuster mit synthetischen Cannabisprodukten entwickelt, führt das offenbar häufig zu typischen Abhängigkeitssymptomatiken.

4   Fazit

Verglichen mit den ‚traditionellen' illegalen Drogen ist das NPS-Phänomen letztendlich ein kleines. Die Konsumentenzahlen sind überschaubar und vor allem in Deutschland ist seit einiger Zeit ein Rückgang der Konsumzahlen zu beobachten. Da sich die Menschen, die bestimmte NPS vor allem aus dem Bereich synthetischer Cannabinoide konsumieren, allerdings einem zum Teil sehr hohen Gesundheitsrisiko aussetzen, bedarf es einer genauen Betrachtung der zum Konsum führenden Motivation. Angesichts der selbst berichteten Gründe für den Substanzgebrauch ist diese zumindest bei regelmäßig Konsumierenden vor allem von Ausweichverhalten geprägt. Sowohl die generelle Repression bei der Durchsetzung des BtMG als auch ordnungsrechtliche Maßnahmen bezüglich Führerschein und Beruf spielen dabei die größten Rollen. Es ist davon auszugehen, dass der NPS-Konsum bei einer weniger durch Verbote geprägten Drogenpolitik noch geringer ausfiele. Vor allem Bayern, mit Abstrichen auch Baden-Württemberg, stehen mit ihren repressiven drogenpolitischen Ansätzen hinsichtlich dieses Aspektes der Debatte besonders im Fokus.

Obwohl gerade synthetische Cannabinoide bei weitem größere Risiken bergen als ihr illegales Pendant (Auwärter et al. 2012; Morgenstern 2014), sind diese (zumindest diejenigen, die noch nicht dem BtMG unterstellt wurden) im Unterschied zu pflanzlichem Cannabis erlaubt.[1] Insofern ist an dieser Stelle die Sinnhaftigkeit der Drogenprohibition zu hinterfragen, da zumindest ein kleiner Teil der entsprechend interessierten Menschen von einer Substanz zu einer anderen wechselt, die höhere Gesundheitsrisiken physischer und psychischer Art bis hin zum Tod birgt.

Die überwiegende Mehrheit von Fällen akuter NPS-Intoxikation erfolgt im Zusammenhang mit dem Konsum synthetischer Cannabinoide. Obwohl dies teilweise die Verteilung der Prävalenz von NPS widerspiegelt (Werse und Morgenstern 2015a; Werse et al. 2014), kann die deutliche Überrepräsentation der synthetischen Cannabisprodukte bei Notfällen als Anzeichen für die vergleichsweise hohe Gefährlichkeit dieser Stoffe gewertet werden, auf die bereits in toxikologischen Untersuchungen hingewiesen wurde (Auwärter et al. 2012; vgl. Kap. ▶ „Pharmakologie und Toxikologie synthetischer Cannabinoidrezeptor-Agonisten"). Die Analyse der Vergiftungsfälle liefert auch einen Beleg für die Hypothese, dass Überdosierungen umso wahrscheinlicher sind, wenn der Benutzer wenig bis gar nichts über die konkreten Wirkstoffe bzw. die Dosierung der Substanzen weiß: die meisten Beteiligten waren sehr jung, hatten wenige oder keine Erfahrungen mit NPS und konsumiert wurden überwiegend Legal-High-Produkte ohne Deklaration der Wirkstoffe. Insgesamt könnte ein Teil der recht häufig berichteten Neben-/ Nachwirkungen auch auf den speziellen Charakter des NPS-Phänomens zurückzuführen sein: Es existiert eine Vielzahl unterschiedlicher Produkte und Wirksubstanzen mit sehr unterschiedlichen üblichen Dosierungen, Wirkspektren und möglichen Nebenwirkungen, die gerade angesichts wiederholter Gesetzesänderungen im ständigen Wandel begriffen sind. Dadurch stellen NPS Politik und Gesundheitswesen vor eine ausgesprochen unübersichtliche Situation. Das Drogenverbot führt in diesem Zusammenhang dazu, dass ein Teil der an psychoaktiv wirkenden Substanzen interessierten Menschen sich vor allem durch den Gebrauch einiger synthetischer Cannabinoide größeren Risiken aussetzen, als dies mit dem Gebrauch illegalisierter Drogen der Fall wäre – und zwar umso mehr, je repressiver die Drogengesetze durchgesetzt werden.

---

[1]Derzeit (Anfang 2016) existiert ein Referentenentwurf für ein Bundesgesetz zum Umgang mit NPS, das sich stark an das österreichische NPSG (Bundeskanzleramt Österreich 2012) anlehnt. Vorgesehen ist, dass die Stoffgruppen der synthetischen Cannabinoide und der Phenethylamine (Cathinone u. a.) dem Gesetz unterstellt werden, wodurch der Handel mit diesen Stoffen verboten, der Besitz kleiner Mengen aber weiterhin (im Unterschied z. B. zu Cannabis) nicht unter Strafe gestellt würde.

Literatur

Alexandrescu, L. (2014). Mephedrone, assassin of youth: The rhetoric of fear in contemporary drug scares. *Crime, Media, Culture, 10*(1), 23–37.

Auwärter, V., Kneisel, S., Hutter, M., & Thierauf, A. (2012). Synthetische cannabinoide. *Rechtsmedizin, 22*(4), 259–271.

Barratt, M. J., Cakic, V., & Lenton, S. (2013). Patterns of synthetic cannabinoid use in Australia. *Drug and Alcohol Review, 32*(2), 141–146.

Brand, H., Steppan, M., Künzel, J., & Braun, B. (2014). *Suchthilfe in Deutschland 2013. Jahresbericht der Deutschen Suchthilfestatistik*. München: Institut für Therapieforschung IFT.

Brennan, R., & Van Hout, M. C. (2012). „Miaow miaow": A review of the new psychoactive drug mephedrone. *Drugs and Alcohol Today, 12*(4), 241–253.

Bundeskanzleramt Österreich. (2012). *Bundesgesetz über den Schutz vor Gesundheitsgefahren im Zusammenhang mit Neuen Psychoaktiven Substanzen (Neue-Psychoaktive-Substanzen-Gesetz, NPSG)*. Wien: Bundeskanzleramt.

BZgA. (2012). *Die Drogenaffinität Jugendlicher in der Bundesrepublik Deutschland 2011*. Köln: Bundeszentrale für gesundheitliche Aufklärung.

Eurobarometer. (2014). *Flash eurobarometer 401: Young people and drugs*. Brüssel: TNS Political & Social. http://ec.europa.eu/public_opinion/flash/fl_401_en.pdf. Zugegriffen am 15.01.2016.

Fókuszpont, D. (2015). *2014 National Report (2013 data) to the EMCDDA by the Reitox National Focal Point – HUNGARY – New developments, trends*. Budapest: Hungarian National Focus Point.

Grim, T. W., Wiebelhaus, J. M., Morales, A. J., Negus, S. S., & Lichtman, A. H. (2015). Effects of acute and repeated dosing of the synthetic cannabinoid CP55,940 on intracranial self-stimulation in mice. *Drug and Alcohol Dependence, 150*, 31–37.

Hermanns-Clausen, M., Kneisel, S., Hutter, M., Szabo, B., & Auwärter, V. (2013a). Acute intoxication by synthetic cannabinoids – Four case reports. *Drug Testing and Analysis, 5*, 790–794.

Hermanns-Clausen, M., Kneisel, S., Szabo, B., & Auwärter, V. (2013b). Acute toxicity due to the confirmed consumption of synthetic cannabinoids: Clinical and laboratory findings. *Addiction, 108*(3), 534–544.

Hohmann, N., Mikus, G., & Czock, D. (2014). Effects and risks associated with novel psychoactive substances: Mislabeling and sale as bath salts, spice, and research chemicals. *Deutsches Ärzteblatt International, 111*(09), 139–147. doi:10.3238/arztebl.2014.0139.

Koller, V. J., Auwärter, V., Grummt, T., Moosmann, B., Misik, M., & Knasmüller, S. (2014). Investigation of the in vitro toxicological properties of the synthetic cannabimimetic drug CP-47,497-C8. *Toxicology and Applied Pharmacology, 277*, 164–171.

McElrath, K., & O'Neill, C. (2011). Experiences with mephedrone pre- and post-legislative controls: Perceptions of safety and sources of supply. *International Journal of Drug Policy, 22*(2), 120–127.

Measham, F., Moore, K., Newcombe, R., & Welch, Z. (2010). Tweaking, bombing, dabbing and stockpiling: The emergence of mephedrone and the perversity of prohibition. *Drugs and Alcohol Today, 10*(1), 14–20.

Measham, F., Moore, K., & Østergaard, J. (2011). Mephedrone, „Bubble" and unidentified white powders: The contested identities of synthetic „legal highs". *Drugs and Alcohol Today, 11*(3), 137–146.

Morgenstern, C. (2014). Neue psychoaktive Substanzen (NPS) – Spezifische Risiken und Prävention. In Akzept e.V., Deutsche AIDS-Hilfe & JES (Hrsg.), *Alternativer Sucht- und Drogenbericht 2014* (S. 53–56). Berlin: Pabst.

National Anti-Drug Agency. (2015). *National report on drugs 2014 – ROMANIA – New developments and trends*. Bukarest: Romanian Monitoring Centre for Drugs and Drug Addiction.

O'Brien, K., Chatwin, C., Jenkins, C., & Measham, F. (2015). New psychoactive substances and British drug policy: A view from the cyber-psychonauts. *Drugs: Education, Prevention, and Policy, 22*(3), 217–223.

Pabst, A., Piontek, D., Kraus, L., & Müller, S. (2010). Substanzkonsum und substanzbezogene Störungen. Ergebnisse des Epidemiologischen Suchtsurveys 2009. *SUCHT, 56*(5), 327–336.

Pabst, A., Kraus, L., Gomes de Matos, E., & Piontek, D. (2013). Substanzkonsum und substanzbezogene Störungen in Deutschland im Jahr 2012. *SUCHT, 59*(6), 321–331.

Papanti, D., Schifano, F., Botteon, G., Bertossi, F., Mannix, J., Vidoni, D., Impagnatiello, M., Pascolo-Fabrici, E., & Bonavigo, T. (2013). Spiceophrenia: A systematic overview of spice-related psychopathological issues and a case report. *Human Psychopharmacology, 28*, 379–389.

Piontek, D., & Hannemann, T. V. (2015). *Substanzkonsum in der jungen Ausgehszene*. München: Institut für Therapieforschung.

Reuband, K. H. (2007). Strafverfolgung als Mittel der Generalprävention? In B. Dollinger & H. Schmidt-Semisch (Hrsg.), *Sozialwissenschaftliche Suchtforschung* (S. 131–168). Wiesbaden: VS-Verlag.

RKI. (2015). HIV, Hepatitis B und C bei injizierenden Drogengebrauchenden in Deutschland – Ergebnisse der DRUCK-Studie des RKI. *Epidemiologisches Bulletin, 22*, 191–200.

Ross, E., Reisfield, G., Watson, M., Chronister, C., & Goldberger, B. (2012). Psychoactive „bath salts" intoxication with methylenedioxypyrovalerone. *The American Journal of Medicine, 125*(09), 854–858. doi:10.1016/j.amjmed.2012.02.019.

Schneir, A., Cullen, J., & Ly, B. (2010). „Spice" girls: Synthetic cannabinoid intoxication. *The Journal of Emergency Medicine, 40*(03), 296–299. doi:10.1016/j.jemermed.2010.10.014.

The Gallup Organization. (2011). *Flash eurobarometer 330 – Youth attitudes on drugs. analytical report*. Budapest: The Gallup Organization. http://ec.europa.eu/public_opinion/flash/fl_330_en.pdf. Zugegriffen am 15.01.2016.

Todesursache „Kräutermischung": 32-Jähriger stirbt im Rausch (2013). Augsburger Allgemeine Online. http://www.augsburger-allgemeine.de/bayern/Todesursache-Kraeutermischung-32-Jaehriger-stirbt-im-Rausch-id27915842.html. Zugegriffen am 14.10.2015.

Van Amsterdam, J., Nabben, T., Keiman, D., Haanschoten, G., & Korf, D. (2015). Exploring the attractiveness of New Psychoactive Substances (NPS) among experienced drug users. *Journal of Psychoactive Drugs, 47*(3), 177–181.

Vento, A., Martinotti, G., Cinosi, E., Lupi, M., Acciavatti, T., Carrus, D., Santacroce, R., Chillemi, E., Bonifaci, L., di Giannantonio, M., Corazza, O., & Schifano, F. (2014). Substance use in the club scene of Rome: A pilot study. *BioMed Research International*, 617546. doi:10.1155/2014/617546.

Warrick, B. J., Wilson, J., Hedge, M., Freeman, S., Leonard, K., & Aaron, C. (2012). Lethal serotonin syndrome after methylone and butylone ingestion. *Journal of Medical, 8*, 65–68.

Werse, B. (2015a). *Telefonische Ad-hoc-Expertenbefragung zur Verbreitung von NPS in München*. Unveröffentlichte Daten. Frankfurt a. M.: Centre for Drug Research – Goethe-Universität.

Werse, B. (2015b). *Bericht zu Verbreitung, problematischem Konsum und Notfällen im Hinblick auf NPS*. Unter Mitwirkung von Cornelia Morgenstern, Ulrike Breier und Thomas Verlage. Unveröffentlichtes Manuskript aus dem EU-Projekt Spice II plus, JUST/2011-2012/DPIP/AG/4000003597.

Werse, B., & Morgenstern, C. (2011). *Abschlussbericht – Online-Befragung zum Thema „Legal Highs"*. Frankfurt a. M.: Centre for Drug Research – Goethe-Universität.

Werse, B., & Morgenstern, C. (2012a). How to handle legal highs? Findings from a German online survey and considerations on drug policy issues. *Drugs and Alcohol Today, 4*, 222–231.

Werse, B., & Morgenstern, C. (2012b). Legal Highs – wer nimmt das eigentlich? *Konturen, 2*, 20–23.

Werse, B., & Morgenstern, C. (2015a). Der Trend geht zur Reinsubstanz – Entwicklungen im Konsum von „Legal Highs"/neuen psychoaktiven Substanzen (NPS) auf Basis zweier Online-Befragungen. *Suchttherapie, 15*(1), 36–41.

Werse, B., & Morgenstern, C. (2015b). *Report on the in-depth interviews with NPS users*. Unveröffentlichtes Manuskript aus dem EU-Projekt Spice II plus, JUST/2011–2012/DPIP/AG/4000003597.

Werse, B., & Müller, O. (2010). *Spice, Smoke, Sence & Co. – Cannabinoidhaltige Räuchermischungen: Konsum und Konsummotivation vor dem Hintergrund sich wandelnder Gesetzgebung*. Frankfurt a. M.: Centre for Drug Research – Goethe-Universität.

Werse, B., Morgenstern, C., & Sarvari, L. (2014). *Jahresbericht MoSyD. Drogentrends in Frankfurt am Main 2013*. Frankfurt a. M.: Centre for Drug Research – Goethe-Universität.

Werse, B., Kamphausen, G., Sarvari, L., Egger, D., & Müller, D. (2015). *MoSyD-Jahresbericht 2014. Drogentrends in Frankfurt am Main*. Frankfurt a. M.: Centre for Drug Research – Goethe-Universität.

Wood, D., Measham, F., & Dargan, P. (2012a). ‚Our favourite drug': Prevalence of use and preference for mephedrone in the London night time economy one year after control. *Journal of Substance Use, 17*(2), 91–97.

Wood, D., Hunter, L., Measham, F., & Dargan, P. (2012b). Limited use of novel psychoactive substances in South London nightclubs. *QJM: Monthly Journal of the Association of Physicians, 105*(10), 959–964.

Pharmakologisches Neuroenhancement

Larissa Jasmine Maier

Zusammenfassung

Im vergangenen Jahrzehnt wurde sowohl in der wissenschaftlichen und bioethischen Literatur als auch in Medien und Politik vermehrt über *Pharmakologisches Neuro-Enhancement* (PNE) als Instrument zur kognitiven Leistungssteigerung diskutiert. Unter diesem Begriff werden der nicht medizinisch indizierte Konsum von verschreibungspflichtigen Medikamenten und der Konsum von Alkohol oder anderen psychoaktiven Substanzen mit dem Ziel der Verbesserung der kognitiven Leistungsfähigkeit oder Stimmung in Schule, Studium oder am Arbeitsplatz subsumiert. Die spezifische Konsummotivation ist ausschlaggebend für die Definition von PNE, unabhängig davon, ob die beabsichtigte Wirkung eintritt oder nicht. Methylphenidat, Modafinil sowie verschreibungspflichtige und illegale Stimulanzien bilden den Mittelpunkt der Debatte rund um PNE. Allerdings können auch sedierende Substanzen indirekt einen positiven Einfluss auf die Kognition entfalten, wenn sie die Nervosität reduzieren oder Entspannung fördern. Deshalb sollten Substanzen wie Alkohol, Cannabis oder Schlaf- und Beruhigungsmittel ebenfalls als potenzielle *Enhancer* diskutiert werden. Während die meisten Menschen bereits frei erhältliche Substanzen wie Koffein, sogenannte *Soft-Enhancer*, zur Leistungssteigerung im Studien- oder Arbeitskontext eingesetzt haben, fällt die Prävalenz des PNE im engeren Sinne deutlich geringer aus. Die nichtmedizinische Verwendung von verschreibungspflichtigen Medikamenten und Konsum illegaler psychoaktiver Substanzen zur Leistungssteigerung sind an große Bedenken hinsichtlich medizinischer Sicherheit, sozialer Gleichstellung und Fairness gekoppelt. Zurzeit existiert noch kein nebenwirkungsfreies Medikament, das zuverlässig eine Leistungsverbesserung über alle kognitiven Domänen hinweg herbeiführen könnte. Oftmals wird vergessen, dass die Wirkung der gegenwärtig als *Neuro-Enhancer* diskutierten Substanzen individuell stark variiert, und dass nicht alle Menschen gleichsam gewillt sind, ihre kognitive Leistung mithilfe von Substanzen zu verbessern. Diese Umstände und spezifische Persönlichkeitsmerkmale von Personen mit regelmäßigem PNE-Konsum lassen eine Zunahme solcher Praktiken in naher Zukunft, selbst in Bereichen mit hohem Leistungsdruck und Notwendigkeit der Selbstoptimierung, als nur wenig wahrscheinlich erscheinen.

Schlüsselwörter

Neuro-Enhancement • Cognitive Enhancement • Kognitive Leistungssteigerung • Mood Enhancement • Stimmungsaufhellung • Stress

L.J. Maier (✉)
Schweizer Institut für Sucht- und Gesundheitsforschung (ISGF), Universität Zürich, Zürich, Schweiz
E-Mail: larissa.maier@isgf.uzh.ch

Inhalt

1 Pharmakologisches Neuro-Enhancement – ein neues Verständnis 230
2 Das Dilemma der Definition des Pharmakologischen Neuro-Enhancements ... 231
3 Verbreitung, Kontext und Prädiktoren für Pharmakologisches Neuro-Enhancement 232
4 Welche Substanzen sind unter welchen Bedingungen wirksame *Neuroenhancer*? 235
5 Die bioethische Debatte und Einstellungen zum pharmakologischen Neuro-Enhancement 237
6 Zukünftige Zunahme des Substanzkonsums zur Leistungssteigerung im Studium und am Arbeitsplatz? 238
Literatur 239

1 Pharmakologisches Neuro-Enhancement – ein neues Verständnis

Strategien zur kognitiven Leistungssteigerung scheinen vielen Personen notwendig, um den ständig wachsenden Anforderungen in der Ausbildung, am Arbeitsplatz sowie auch in sozialen Bereichen des Lebens gerecht zu werden und dem zunehmend empfundenen Erfolgsdruck standzuhalten. Dass gesunde Personen ohne medizinische Notwendigkeit verschreibungspflichtige oder illegale Stimulanzien konsumieren, um ihre kognitive Leistungsfähigkeit zu verbessern, ist nichts Neues (Rasmussen 2008). Neu ist lediglich, dass dafür die Begriffe *Neuro-Enhancement* oder *Cognitive Enhancement* verwendet werden und dass eine neue Industrie rund um die Entwicklung von effektiven Neuron-Enhancern entstanden ist. Während beide Begriffe im klassischen Sinne die Verbesserung der beeinträchtigten kognitiven Leistung infolge einer psychischen Störung oder Krankheit beschrieben (Sahakian et al. 2015), wurden sie in den letzten Jahren prominent mit dem Begehren einer Leistungsverbesserung bei gesunden Personen in Verbindung gebracht. Als gemeinsamer Nenner gilt demnach das Ziel der Verbesserung der kognitiven Leistung, teilweise über das normale Maß hinaus, wobei ursprünglich die Wiederherstellung der normalen Leistung im Rahmen einer Therapie im Zentrum stand. Die Verwendung des Begriffs *Enhancement* im medizinischen Kontext erscheint legitim, da der indizierte Konsum von Medikamenten tatsächlich zu einer Verbesserung der kognitiven Leistung führt. Auch beim oft als Parallele zum PNE verwendeten Doping im Sport wird durch den unerlaubten Substanzkonsum eine wesentliche Leistungsverbesserung erzielt. Anders als beim Doping wird beim nicht medizinisch indizierten Substanzkonsum zur Leistungssteigerung im Studium oder am Arbeitsplatz die Verbesserung der kognitiven Leistung nicht immer erreicht (de Jongh et al. 2008; Repantis et al. 2010b). Ob sich jemand für PNE entscheidet hängt mit dem individuellen Stressempfinden, der Selbstwirksamkeitserwartung und der Relevanz und Form der Bewertung der eigenen Leistung zusammen (Maier et al. 2015b).

Das Paradebeispiel in der Debatte rund um Pharmakologisches Neuro-Enhancement (PNE) ist der nicht medizinisch indizierte Konsum des Wirkstoffs Methylphenidat. Der Fokus liegt dabei auf Studierenden, die sich durch den Konsum des Medikaments, das zur Symptomlinderung bei Aufmerksamkeitsdefizitstörung mit oder ohne Hyperaktivität (ADS/ADHS) indiziert ist, eine Verbesserung der Studienleistung erhoffen. Im Unterschied zur medizinischen Einnahme, die täglich erfolgt, ist der missbräuchliche Konsum größtenteils auf besonders stressreiche Perioden wie beispielsweise die Prüfungsvorbereitung beschränkt (Maier et al. 2013). Während die Medien weltweit von einem Anstieg des PNE berichteten und dadurch auch die Wirksamkeit bestätigt sahen (Partridge et al. 2011), waren die Studienergebnisse aus Wirksamkeitsstudien zu einzelnen Medikamenten mit Hinblick auf die kognitive Leistungssteigerung bei Gesunden weniger eindeutig (Repantis et al. 2010). Auch in einer Studie an drei Schweizer Universitäten bestätigten lediglich zwei Drittel der Studierenden, die Methylphenidat bereits gezielt zur Verbesserung der Studienleistung eingesetzt hatten, dass ihre Erwartungen an die Substanz erfüllt worden sind und nur knapp die Hälfte plante eine wiederholte Einnahme in einer ähnlichen Situation (Maier et al. 2013). Neben Methylphenidat wurden zu Beginn hauptsächlich Modafinil, Dexamphetamin,

Amphetamin (Speed) und Kokain als Substanzen zur Verbesserung der Leistung diskutiert. Auch von Antidementiva wurde aufgrund ihres Wirkungsprofils vermutet, dass sie von Gesunden zur Verbesserung der Gedächtnisleistung eingesetzt werden (Repantis et al. 2010a; Wade et al. 2014). In den letzten Jahren wurden nicht nur Substanzen mit direktem Effekt auf die kognitiven Fähigkeiten, sondern auch Substanzen mit Effekten auf Nervosität, Stimmung, Motivation und Entspannung als *Neuro-Enhancer* in Betracht gezogen, da diese Aspekte zur Leistungserbringung ausschlaggebend sind (Kordt 2009, 2015; Maier und Schaub 2015; Vrecko 2013).

Nachfolgend wird die aktuelle Literatur zum Thema aufgegriffen und anhand verschiedener Indikatoren beleuchtet. Kap. 60.2 widmet sich dem Dilemma der Definition von PNE, da gegenwärtig kein Konsens darüber besteht, welche Substanzen bzw. welche Substanzgruppen unter welcher Bedingung als *Neuro-Enhancer* betrachtet werden sollten. Dieser Umstand erschwert die Vergleichbarkeit der Studienergebnisse zur Verbreitung von PNE, die in Kap. 60.3 zusammengefasst werden. In Kap. 60.4 erfolgt eine kurze Begutachtung der Studien zur umstrittenen Wirksamkeit einzelner prominenter *Neuro-Enhancer*, wobei auch auf individuelle Einflussfaktoren Bezug genommen wird. Anschließend dient Kap. 60.5 als Einführung in die bioethische Debatte rund um PNE. Anlehnend daran, wird im letzten Kapitel die mögliche zukünftige Entwicklung von PNE in Verbindung mit dem gesellschaftlichen Leistungsdruck diskutiert. Der Überblick zum Thema Neuro-Enhancement mit psychoaktiven Substanzen schließt explizit existierende, wirksame(re) non-pharmakologische Alternativen der kognitiven Leistungssteigerung aus (Ausführungen dazu bei Dresler et al. 2013).

2 Das Dilemma der Definition des Pharmakologischen Neuro-Enhancements

Mit der Wahl einer breiten Definition kann grundsätzlich jede Art von Substanzkonsum, der mit dem Ziel der Verbesserung der Leistung in Schule, Studium oder am Arbeitsplatz erfolgt und potenziell geeignet ist, um eine direkte oder indirekte Verbesserung der kognitiven Fähigkeiten zu bewirken, als PNE bezeichnet werden. Im Falle einer solchen Definition würde nahezu jeder Mensch im Verlaufe seines Lebens PNE praktiziert haben. Der Konsum von wirksamen, frei erhältlichen pflanzlichen Extrakten wie dem Koffein aus den Früchten des Kaffeebaums oder der Guaranapflanze, sogenannten *Soft-Enhancern* (Maier und Schaub 2015; Middendorff et al. 2012) ist gesellschaftlich akzeptiert und gemeinhin beinahe erwünscht. So stark wie die Selbstmedikation mit frei erhältlichen Substanzen in Programmen der Gesundheitsförderung propagiert wird (WHO 1998), so stark wird sie verachtet, wenn dafür eigenmächtig kontrollierte psychoaktive Substanzen eingesetzt werden und der Konsum mit dem Ziel der kognitiven Leistungssteigerung erfolgt. Ungewisse Kurz- und Langzeitfolgen, ein potenzielles Abhängigkeitsrisiko sowie die Angst vor der Ausweitung sozialer Ungleichheiten und Fairness-Gedanken im Leistungskontext sind ausschlaggebend für eine breite Ablehnung gegenüber dem Konsum von PNE.

Bisherige Studien zu PNE haben sich auf unterschiedliche Definitionen von PNE gestützt und meist unter subjektiven Gesichtspunkten eigene Interpretationen arrangiert. Zum einen fehlte der Konsens über die Substanzen, die als *Neuro-Enhancer* gezählt werden sollen und zum anderen blieb unklar, ob sich PNE auf eine Verbesserung über einen gewissen, zuvor festgelegten Punkt bzw. über den Höchstwert im definierten Normalbereich hinaus oder auf eine Verbesserung relativ zu einer früheren Leistung beziehen sollte (Maslen et al. 2014). Die anfänglich oft zitierte Definition von Juengst (1998), nach welcher *Enhancement* die Verbesserung des Menschen und dessen Fähigkeiten über das für den Erhalt oder die Wiederherstellung der Gesundheit notwendige Maß hinaus beschrieb, war ebenfalls zu breit ausgelegt.

Im Zusammenhang mit der Definition von pharmakologischem Neuro-Enhancement ist unumgänglich, auch die Ebene der Substanzen zu berücksichtigen. In der Literatur kristallisierten sich indes drei Substanzgruppen heraus, die unter unterschiedlichen Konditionen als *Neuro-Enhancer* gehandelt wurden. Sowohl verschreibungspflüchtige Medikamente, die ohne Verschreibung oder anders als verschrieben eingenommen wurden als auch betäubungsmittelrechtlich regulierte Stimulanzien standen im Fokus, während hin und wieder auch frei erhältliche Wirkstoffe wie Koffein oder Ginkgo-Präparate erfragt wurden (Maier und Schaub 2015). Die spezifische Konsummotivation ist dabei die direkte kognitive Leistungssteigerung, die Stimmungsaufhellung oder die Verstärkung des prosozialen Verhaltens (de Jongh et al. 2008; Maier und Schaub 2015). Da psychoaktive Substanzen wie Alkohol, Cannabis oder Schlaf- und Beruhigungsmittel in geringen Dosen bei einigen Personen Nervosität reduzieren und dadurch die Konzentration fördern oder relevant sind für die notwendige Entspannung, die indirekt die Leistungserbringung am Folgetag beeinflusst, könnten sie auch als *Neuro-Enhancer* verwendet und müssen wissenschaftlich dann in Betracht gezogen werden (Maier und Schaub 2015). Die Wirksamkeit einzelner Substanzen variiert individuell und hängt mit der Dosis sowie der subjektiven Erfolgserwartung zusammen, daher ist diese für die Definition von PNE nur marginal relevant. Der nicht medizinisch indizierte Konsum von Medikamenten sowie der Konsum von Alkohol und anderen psychoaktiven Substanzen sollte also immer dann als PNE klassifiziert werden, wenn die Konsumierenden damit eine Verbesserung der Studien- oder Arbeitsleistung bezwecken, unabhängig davon, ob diese mit dem gewählten Mittel erreicht wird oder nicht (Maier und Schaub 2015; Wolff und Brand 2013). Auch der Konsum von verschriebenen Medikamenten kann als PNE bewertet werden, wenn dieser anders als verordnet zur Leistungssteigerung erfolgt. Folglich kann auch eine Person mit diagnostiziertem ADHS, die während der Prüfungsvorbereitung höhere Dosen einnimmt oder eine andere Applikationsform wählt als verordnet (z. B. intranasal statt peroral), PNE betreiben, wenn die Abweichung von der ärztlichen Verschreibung zum Zweck der kognitiven Leistungssteigerung erfolgt. PNE kann zudem Ausdruck eines bestimmten Lifestyles sein, ohne dass man davon ausgehen muss, dass hier zwingend Defizite kompensiert werden oder dass die entsprechenden Konsumierenden immer eine Bestnote erreichen möchten (Racine und Forlini 2008). PNE erfolgt dann basierend auf sozialen Leistungsmotiven, wenn die beabsichtigte kurzfristige Effizienzsteigerung dazu dient, mehr Zeit für Familie, Freunde oder bestimmte Freizeitaktivitäten zu investieren. Ob sich dadurch das Stresserleben langfristig vermindert oder vergrößert ist ebenfalls ungewiss und individuell verschieden.

Zusammenfassend wird in Abb. 1 der Versuch einer eigenen Definition von PNE basierend auf den vorausgegangenen Überlegungen unternommen. Der medizinisch nicht-indizierte Konsum von verschreibungspflichtigen Medikamenten sowie der Konsum von Alkohol und betäubungsmittelrechtlich regulierten psychoaktiven Substanzen wird immer dann als PNE definiert, wenn damit eine Leistungssteigerung in Studium oder am Arbeitsplatz beabsichtigt wird. Die Liste der Substanzen ist nicht abschließend und kann je nach Fragestellung beliebig erweitert werden.

3 Verbreitung, Kontext und Prädiktoren für Pharmakologisches Neuro-Enhancement

Im vergangenen Jahrzehnt wurde eine Vielzahl an Studien zur Prävalenz von PNE publiziert, wobei sich die meisten Stichproben auf Studierende beschränkten und keinen Anspruch auf Repräsentativität erhoben. Unterschiedliche Auffassungen des Konstrukts *Neuro-Enhancement* sowie unterschiedliche Einschlusskriterien im Hinblick auf Stichprobe und Substanzen erschweren die Vergleichbarkeit verschiedener Studienergebnisse immens. Nebst einer Studie zum PNE unter Lesern der Zeitschrift Nature, wonach jeder fünfte Leser bereits Methylphenidat, Modafinil oder Betablocker zur Leistungssteigerung verwendet hatte (Maher 2008), waren vor allem Resultate amerikanischer Studien zum nicht medizinisch indizierten Konsum von verschreibungspflichtigen Stimulanzien zur Behandlung von ADHS (McCabe et al. 2005; Novak et al. 2007) ausschlaggebend für den Beginn der wissenschaftlichen Debatte. In der Studie von McCabe et al. (2005) gaben rund 7 % einer gemäß den Autoren repräsentativen Stich-

Abb. 1 Definition von Pharmakologischem Neuro-Enhancement nach Maier und Schaub (2015)

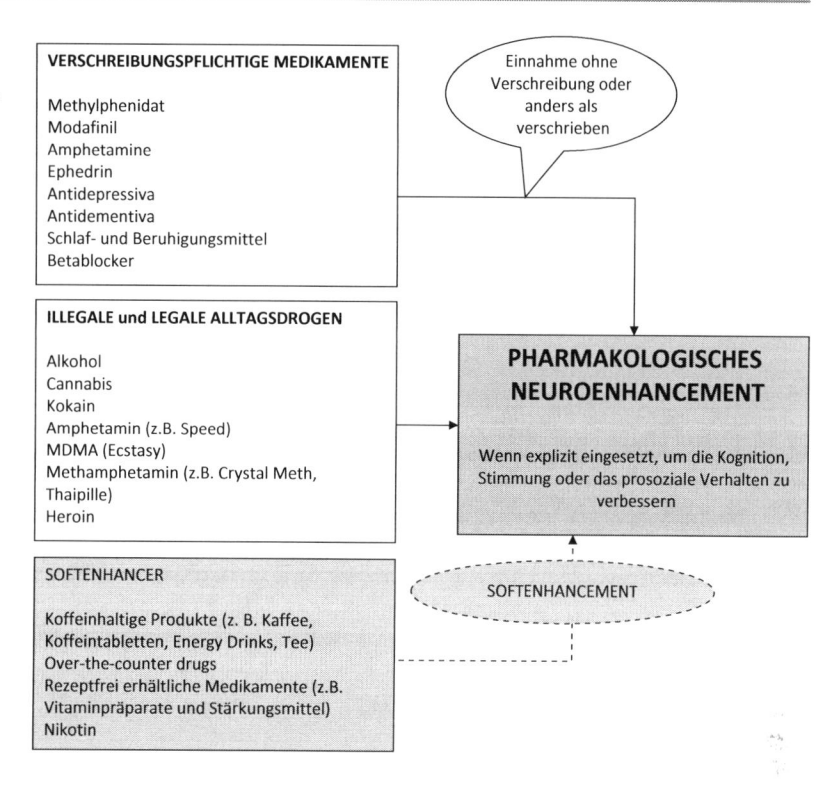

VERSCHREIBUNGSPFLICHTIGE MEDIKAMENTE

Methylphenidat
Modafinil
Amphetamine
Ephedrin
Antidepressiva
Antidementiva
Schlaf- und Beruhigungsmittel
Betablocker

ILLEGALE und LEGALE ALLTAGSDROGEN

Alkohol
Cannabis
Kokain
Amphetamin (z.B. Speed)
MDMA (Ecstasy)
Methamphetamin (z.B. Crystal Meth, Thaipille)
Heroin

SOFTENHANCER

Koffeinhaltige Produkte (z. B. Kaffee, Koffeintabletten, Energy Drinks, Tee)
Over-the-counter drugs
Rezeptfrei erhältliche Medikamente (z.B. Vitaminpräparate und Stärkungsmittel)
Nikotin

Einnahme ohne Verschreibung oder anders als verschrieben

PHARMAKOLOGISCHES NEUROENHANCEMENT

Wenn explizit eingesetzt, um die Kognition, Stimmung oder das prosoziale Verhalten zu verbessern

SOFTENHANCEMENT

probe von rund 10.000 amerikanischen Studierenden an, dass sie bereits verschreibungspflichtige Stimulanzien konsumiert hatten, ohne dass eine medizinische Indikation dafür vorlag. Rund 4 % berichteten vom Konsum im vergangenen Jahr, rund 2 % im vergangenen Monat vor der Befragung. Die genauen Motive für den Konsum wurden jedoch nicht erfragt, womit also unklar bleibt, ob es sich dabei ausschließlich um PNE zur Verbesserung der Studienleistung oder nicht doch auch partiell um Freizeitkonsum im Rahmen von Partys gehandelt hat. Auch Novak et al. (2007) fanden bei jungen Erwachsenen eine Jahresprävalenz des nicht medizinisch indizierten Konsums von rund 4 %, wobei der Durchschnitt bei der Betrachtung der Gesamtstichprobe mit älteren arbeitstätigen Erwachsenen bei 2 % zu liegen schien. Während diese zentralen amerikanischen Studien das Vorkommen des Missbrauchs von verschreibungspflichtigen Stimulanzien durch Studierende andeuteten, lautete die Botschaft eines ersten Reviews unter Berücksichtigung von 21 Studien und mehr als 100.000 Befragten, dass 5 % bis 35 % der amerikanischen Studierenden im vergangenen Jahr verschreibungspflichtige Stimulanzien konsumiert hätten, ohne dass eine medizinische Indikation dafür vorlag (Wilens et al. 2008). Obwohl die Motive des missbräuchlichen Konsums auch in diesem Review nicht spezifiziert wurden und dadurch auch der Freizeitkonsum ohne Leistungsmotive eingeschlossen war, referenzierten mehrere spätere Studien zu PNE diese Spannweite fälschlicherweise als Jahresprävalenz von PNE. Damit wurde eine weite Verbreitung von PNE bei amerikanischen Studierenden propagiert, auch wenn sich andere gut fundierte Schätzungen zur akademischen Leistungssteigerung mit verschreibungspflichtigen und illegalen Stimulanzien im Bereich von 3 % bis 11 % bewegten (Racine und Forlini 2008; Sussman et al. 2006). In einer kürzlich publizierten Studie zu den Trends des Konsums von verschreibungspflichtigen Medikamenten unter Studierenden mit und ohne medizinische Indikation wurde zwar ein paralleler Anstieg beider Formen beschrieben, erneut jedoch ohne eine Spezifizierung des Konsumzwecks vorzunehmen (McCabe et al. 2014).

In Anlehnung an die amerikanischen Vorgängerstudien wurden in Europa spezifischere Studien zur Prävalenz von PNE unter Studierenden durchgeführt, die eine vergleichsweise niedrigere Jahresprävalenz aufzeigten (vgl. Maier und Schaub 2015). Eine der ersten europäischen Studien zu PNE bei rund 500 deutschen Studierenden berichtete von rund 1 %, die bereits mit nicht verschriebenen Stimulanzien und rund 3 %, die bereits mit illegalen Stimulanzien ihre kognitive Leistung steigern wollten (Franke et al. 2011). Dies ist eine der wenigen Studien, die eine höhere Prävalenz von illegalen Stimulanzien gegenüber den Medikamenten zum PNE erhoben hat; Ursachen dafür wurden allerdings nicht diskutiert. Die Spannweite für das Vorkommen von PNE bei europäischen Studierenden im Jahr vor der Befragung betrug 1 % bis 20 % (Dietz et al. 2013; Mache et al. 2012), wobei nicht nur verschreibungspflichtige Stimulanzien, sondern auch illegale Stimulanzien und Cannabis (Mache et al. 2012) oder Koffeintabletten (Dietz et al. 2013) berücksichtigt wurden. Die Studie mit der höchsten Jahresprävalenz bediente sich der *Randomized Response* Technik (RRT), um sozial erwünschtes Antwortverhalten zu vermeiden (Dietz et al. 2013). Die Limitationen dieser Methode und die Tatsache, dass heutige Studierende grundsätzlich offen über ihren Konsum von Medikamenten sowie legalen und illegalen psychoaktiven Substanzen sprechen, lassen die Anwendung der RRT als fragwürdig erscheinen. Die beiden größten europäischen Studien zu PNE an Universitäten mit 8000 (Middendorff et al. 2012) bzw. 6275 Befragten (Maier et al. 2013) zeigten auf, dass die große Mehrheit der Studierenden über die Möglichkeit des PNE Bescheid wusste, während lediglich 5 % bzw. rund 14 % bereits selbst Medikamente, Alkohol oder illegale psychoaktive Substanzen gezielt zur Verbesserung der kognitiven Leistungsfähigkeit im Studium eingesetzt hatten. Erstaunlich war, dass Alkohol und Cannabis vor Methylphenidat und weiteren stimulierenden Substanzen genannt wurden. Die exakten Prävalenzzahlen dieser sowie aller weiteren Studien zu PNE, die in den vergangenen 15 Jahren publiziert worden sind, können nach Substanzen aufgeschlüsselt und alphabetisch geordnet der *Tabelle 1* bei Maier et al. (2015a) entnommen werden.

PNE ist jedoch nicht an den Universitätskontext gekoppelt und kann auch in Gymnasien, Berufsschulen und am Arbeitsplatz vorkommen. Eine Studie zur Prävalenz von PNE in der arbeitstätigen Bevölkerung in Deutschland im Alter von 20 bis 50 Jahren zeigte bei der wiederholten Durchführung zwar eine Zunahme der Lebenszeitprävalenz von PNE von rund 5 % auf rund 7 % (mit Dunkelziffer 12 %), der Anteil der regelmäßig Anwendenden blieb aber konstant bei 2 % (Kordt 2009, 2015). Die erste repräsentative Studie zu PNE in der arbeitstätigen oder sich in Ausbildung befindlichen Bevölkerung in der Schweiz kam zum Schluss, dass der Konsum von psychoaktiven Substanzen zur direkten kognitiven Leistungssteigerung relativ selten vorkommt (1.4 %), wobei der Substanzkonsum zur Stimmungsaufhellung (3.1 %) weiter verbreitet ist (Maier et al. 2015a). Mehr als die Hälfte der Befragten sahen keinen einzigen Grund, der PNE mit verschreibungspflichtigen Medikamenten oder illegalen psychoaktiven Substanzen rechtfertigen würde und die große Mehrheit stufte PNE als schädlich ein. Der beste Prädiktor für PNE im vergangenen Jahr war die aktuelle medikamentöse Behandlung einer psychischen Störung in Kombination mit häufigem und chronischem Stress am Arbeitsplatz oder in der Ausbildung sowie Cannabiskonsum (Maier et al. 2015b). Weibliches Geschlecht und eine niedrige Selbstwirksamkeitserwartung waren Prädiktoren für PNE mit Motiv der Stimmungsaufhellung; männliches Geschlecht, Studentenstatus sowie der Freizeitkonsum von weiteren illegalen psychoaktiven Substanzen waren Prädiktoren für PNE zur direkten kognitiven Leistungssteigerung. Während vorausgehende Studien zu PNE hauptsächlich auf gesunde Personen fokussierten, konnte diese Studie zeigen, dass Personen mit einem hohen Leidensdruck aufgrund von psychischen Beeinträchtigungen und dem damit einhergehenden chronischen Stresserleben im Leistungskontext im Sinne einer Selbstmedikation eigenmächtig über die Medikation hinausgehend psychoaktive Substanzen zum PNE konsumierten. Dieser Kontext unterstreicht die Schwierigkeit der übergeordneten Fragestellung, was genau noch als Behandlung gilt und wo die Verbesserung, das PNE, beginnt. Im Vergleich zum PNE als moderate Selbstmedikation zur Stressbewältigung oder Effizienzsteigerung bei gesunden Personen erscheint die Selbstmedikation von Personen mit psychischen Beeinträchtigungen nicht zuletzt auch wegen Interaktionseffekten zwischen verschiedenen konsumierten Substanzen eher als besorgniserregend (Maier et al. 2015b). Nichtsdestotrotz ist Selbstmedikation nur eine von vielen Ausdrucksarten von Überforderung oder Stresserleben über eine längere Zeit, die im Rahmen der Prävention oder Gesundheitsförderung an Universitäten und in Unternehmen beachtet werden sollte.

4 Welche Substanzen sind unter welchen Bedingungen wirksame *Neuroenhancer*?

4.1 Wirksamkeit von psychoaktiven Substanzen zur kognitiven Leistungssteigerung

Eine Frage, mit welcher sich sowohl Forschende, Ethiker und Anwendende gleichermaßen auseinandersetzen, ist die nach der Wirksamkeit jener Substanzen, die gegenwärtig als *Neuro-Enhancer* eingesetzt werden. Bisher existiert noch kein Medikament, das nebenwirkungsfrei und zuverlässig die kognitive Leistung über alle kognitiven Domänen hinweg zu steigern vermag. Bis dato wurden zahlreiche Studien zur Wirksamkeit von verschreibungspflichtigen Medikamenten bei Gesunden durchgeführt, wobei diese Unterschiede aufweisen bezüglich Dosis der verabreichten Substanz, Stichprobengröße, Studiendesign und gewählten Massen für die kognitive Leistung.

Die Wirkungskurve von Psychostimulanzien wird als u-förmig beschrieben (de Jongh et al. 2008). Bei Aufmerksamkeitsproblemen kann beispielsweise Methylphenidat helfen, ein optimales Level der Katecholaminkonzentration zu erreichen, indem es die Monoamin-Transporter blockiert, sodass die Neurotransmitter Dopamin und Noradrenalin länger im synaptischen Spalt bleiben. Bei einer Überdosis kann jedoch auch eine gegenteilige, unvorteilhafte Wirkung eintreten. Die bloße Verbesserung der Aufmerksamkeit ist aber nicht zwingend eine generelle Verbesserung der Kognition. Gleichzeitig kann sich nämlich eine andere kognitive Funktion, die zuvor gut war, zum Beispiel die kognitive Flexibilität, verschlechtern (Husain und Mehta 2011). Je nach Aufgabenstellung können die Effekte einer identischen Dosis derselben Substanz variieren (de Jongh et al. 2008). Diese Komplexität der Wirkmuster einzelner potenzieller *Neuro-Enhancer* beeinträchtigt die Vorhersage des tatsächlichen Effekts. Die Diskussion bezüglich Effektivität von PNE sollte ohnehin über die postulierten substanzimmanenten Wirkmechanismen hinaus erfolgen, um weiter auch die modulierenden Effekte von Set und Setting miteinzubeziehen (vgl. Zinberg 1986). Wenn die Ressourcen einer Person aufgrund von Schlafmangel, Stress oder Prüfungsangst reduziert sind, ist die Wahrscheinlichkeit von positiven Effekten des PNE deutlich erhöht, während bei ausgeschlafenen, bereits optimal funktionierenden Personen keine zusätzliche Verbesserung erwartet wird (de Jongh et al. 2008).

Verschiedene Studien haben gezeigt, dass sowohl Methylphenidat als auch Modafinil bei gesunden Personen positive Effekte auf exekutive Funktionen wie Aufmerksamkeit oder Arbeitsgedächtnis zeigen (Repantis et al. 2010). Ein kürzlich publiziertes Review zur Wirksamkeit von Modafinil zur kognitiven Leistungssteigerung bei Gesunden erhielt großes mediales Aufsehen, nachdem der Wirkstoff in der Schlussfolgerung als idealer, relativ nebenwirkungsfreier *Neuro-Enhancer* für gesunde, ausgeschlafene Personen angepriesen wurde (Battleday und Brem 2015). In Anbetracht der methodischen Mängel und dem Nichteinschluss verschiedener relevanter Studien, die bereits im Review von Repantis et al. (2010b) aufgeführt waren, das ebenfalls als Literaturquelle angegeben war (Battleday und Brem 2015), ist dieses Fazit jedoch nicht gerechtfertigt. Des Weiteren sei an dieser Stelle angemerkt, dass die meisten Studien zur Wirksamkeitsüberprüfung lediglich auf der Abgabe von Einzeldosen beruhen und daraus nur unzureichend auf die Wirkung bei Einnahme während einer Konsumperiode geschlossen werden kann.

Eine Studie von Mommaerts et al. (2013) weist darauf hin, dass viele Effekte auf die Placebo-Wirkung zuzuführen sein könnten, da alle Studienteilnehmenden mit Schlafentzug in einer Placebo-kontrollierten Studie ihre Leistung dann verbesserten, wenn sie glaubten, vorher Methylphenidat erhalten zu haben, unabhängig davon, ob sie die Substanz oder ein Placebo erhielten. Tatsächliche Substanzeffekte auf Emotionen und Motivation spielen ebenfalls eine wichtige Rolle, was durch Berichte von Studierenden, die Dexamphetamin zur Verbesserung der Studienleistung eingenommen hatten, bestätigt wurde (Vrecko 2013). Im Gegensatz zu den Psychostimulanzien zeigten sich bei der Anwendung von Antidepressiva bei Gesunden keine Effekte auf deren Stimmung (Repantis et al. 2009). Studien zur Wirksamkeit von Antidementiva ließen vermuten, dass auch Gesunde von der Wirkung profitieren würden, allerdings führte dabei die Vermischung von Primär- und Sekundärliteratur zu einer enthusiastischen Berichterstattung basierend auf Studien mit eher kleinen Stichproben (Repantis et al. 2010; Wade et al. 2014). In der Literatur besteht bislang keine Einigkeit hinsichtlich der Wirksamkeit einzelner verschreibungspflichtiger Medikamente bei gesunden Personen. Einige Studien wiesen jedoch darauf hin, dass vor allem Personen mit schlechten kognitiven Fähigkeiten von der Einnahme profitieren würden.

4.2   Persönlichkeit

Da meist Stimulanzien zum PNE verwendet wurden und eine Studie bereits bei gelegentlich Kokainkonsumierenden ein spezifisches Persönlichkeitsprofil gefunden hatte (Hulka et al. 2014), wurde überprüft, ob PNE tatsächlich hauptsächlich der Bewältigung von kognitiven Defiziten diente oder ob bestimmte Persönlichkeitsmerkmale mit PNE assoziiert sind (Maier et al. 2015c). Personen mit regelmäßigem nicht medizinischen Methylphenidatkonsum zur kognitiven Leistungssteigerung zeigten in dieser Studie in nüchternem Zustand identische Leistungen wie die Kontrollgruppe ohne Stimulanzienkonsum und waren der Kontrollgruppe im Bereich Strategie und Planung sogar leicht überlegen. Zudem zeigten sie verglichen mit der Kontrollgruppe höhere Werte für Impulsivität, *Novelty Seeking* und Machiavellismus und tiefere Werte für *Social Reward Dependence*. Sie verhielten sich häufiger eigennützig und weniger empathisch und prosozial in sozialen Interaktionen. Auch wenn die Werte für Narzissmus nur tendenziell höher waren, zeichnete sich zusammen mit höheren Werten für Antisozialität und Machiavellismus eine Kombination von Persönlichkeitsmerkmalen ab, die auch unter dem Begriff *Dark Triad of Personality* bekannt ist (Paulhus und Williams 2002). Dieses Muster muss nicht nur negativ aufgefasst werden. Es trifft auch häufig auf kompetente Personen in Führungspositionen zu und kann sowohl mit Gewinn für das Unternehmen als auch mit Vorteilen für Mitarbeitende verbunden sein.

Spezifische Persönlichkeitsmuster und deren ökonomischer Nutzen würden weiter auch die Wichtigkeit der Selbstdisziplin als Konstrukt zur Bestimmung von PNE mit dem Ziel der kognitiven Leistungssteigerung (Englert und Wolff 2015) unterstreichen. Eine hohe Selbstdisziplin von gesunden PNE Nutzenden passt auch dazu, dass PNE bei Studierenden meist auf die Phase der Prüfungsvorbereitung beschränkt ist (Maier et al. 2013) und dass die Suche nach gesunden Personen mit regelmäßigem Methylphenidatkonsum zur kognitiven Leistungssteigerung wenig erfolgreich verlief. Die hoch spezifische Persönlichkeitsstruktur von Personen, die ihre kognitive Leistung mithilfe von verschreibungspflichtigen Stimulanzien verbessern möchten und die Beobachtung von PNE beschränkt auf bestimmte stressreiche Perioden, geben wenig Anlass zur Sorge, dass sich PNE als Instrument zur kognitiven Leistungssteigerung in naher Zukunft stark verbreiten würde (Maier et al. 2015c). Spannend wäre zu prüfen, ob PNE nach dem Abschluss einer bestimmten Lebensphase bzw. nach Erreichen eines bestimmten Leistungsziels (z. B. Abschluss des Studiums) gleichsam dem Konsum von *Soft-Enhancern* wie

Koffein auch weiterhin vorkommt oder aufgegeben wird. Problematisch erscheint PNE eher bei Personen mit psychischen Problemen mit schwacher Selbstwirksamkeitserwartung, die ohne Substanzkonsum nicht mehr auf ihre eigene Leistung vertrauen können (Maier et al. 2015b).

5 Die bioethische Debatte und Einstellungen zum pharmakologischen Neuro-Enhancement

5.1 Medizinische Sicherheit

Die Wirksamkeit der einzelnen Substanzen ist wichtiger Bestandteil der bioethischen Debatte um PNE, wobei gleichmäßig auch unerwünschte Nebenwirkungen von PNE diskutiert werden. Ein beliebtes Argument gegen PNE ist dabei, dass die langfristigen Auswirkungen auf die Gesundheit weitestgehend ungewiss sind. In Abhängigkeit von der konsumierten Substanz sowie der Frequenz und Dosis des Konsums sind bestimmte psychophysische Adaptionsprozesse zu erwarten. Dennoch muss vor Augen gehalten werden, dass speziell der Stimulanzienkonsum zur kognitiven Leistungssteigerung meist auf eine besonders stressreiche Periode beschränkt ist und in relativ geringen Dosen erfolgt, was langfristige unerwünschte Nebenwirkungen von Medikamenten wie Ritalin oder Concerta, die auch für die regelmäßige Anwendung in der Behandlung von Kindern zugelassen sind, als unwahrscheinlich erscheinen lässt. Dies würde für die Möglichkeit eines verantwortungsvollen Umgangs mit PNE bei gesunden Personen sprechen (Greely et al. 2008). Wenn PNE jedoch durch Personen mit psychischen Beeinträchtigungen erfolgt, müssen potenzielle Interaktionseffekte mit verschriebenen Medikamenten und Persönlichkeitsveränderungen berücksichtigt werden (Maher 2008; Maier et al. 2015b). Aus medizinischer Sicht liegt das größte Risiko beim PNE mit illegalen psychoaktiven Substanzen in der durch die Konsumierenden schlecht bestimmbaren Dosis und Qualität der Substanzen. Ohne die Nutzung eines *Drug Checkings* sind weder die genauen Inhaltsstoffe der konsumierten Substanz, noch der exakte Wirkstoffgehalt der enthaltenen Wirkkomponenten bekannt. Auch hier relativiert sich allerdings das Risiko im Vergleich zum Freizeitgebrauch bei der Anwendung in geringen Dosen, da hohe Dosen, die eine starke Bewusstseinsveränderung verursachen, für PNE ungeeignet sind. Während mögliche negative Auswirkungen des Konsums von Alkohol und vielen illegalen psychoaktiven Substanzen auf das jugendliche Gehirn gut erforscht sind, bleibt unklar, ob periodenweises PNE mit verschreibungspflichtigen Medikamenten bei Schülern und jungen Studierenden ebenfalls ungünstige Effekte auf den noch nicht abgeschlossenen Entwicklungsprozess der Gehirnfunktionen haben kann. Unabhängig vom Alter und der verwendeten Substanz wird PNE jedoch von der großen Mehrheit der Umfrageteilnehmenden ohne eigene Erfahrung als schädlich eingestuft (Maier et al. 2015a; Schelle et al. 2014). Mit der erhöhten Wahrnehmung einer Wahrscheinlichkeit von Nebenwirkungen nimmt der Wille, PNE anzuwenden, ab (Sattler et al. 2014).

5.2 Fairness

Wenn tatsächlich wirksame und nebenwirkungsfreie psychoaktive Substanzen existieren würden, die zuverlässig die kognitive Leistung verbessern könnten, sodass sich Personen daraus einen eindeutigen Vorteil verschaffen könnten, dann müsste diskutiert werden, inwiefern die Anwendung fair wäre und ob der Zugang für alle Interessierten zu gewährleisten sei (Schelle et al. 2014). Die Debatte dazu wurde jedoch bereits in ihren Grundsätzen in Frage gestellt, da die reale Aussicht auf effektive Wundermittel als unwahrscheinlich eingeschätzt wird (Quednow 2010). Auch ohne rundum wirksame Substanzen wird PNE von vielen Personen ohne PNE-Erfahrung als Betrug aufgefasst, was die negativen Einstellungen verstärkt (Maslen et al. 2014). Personen mit PNE-Erfahrung dementieren dies meist und haben eine befürwortende Haltung gegenüber PNE. Die partiell unbegründete Angst davor, dass jemand anderes mit PNE besser sein könnte, weist auf egoistische Motive hin. In diesem Zusammenhang werden oft auch Bestrebungen nach möglichen Regulierungsmodellen diskutiert (Maslen et al. 2014). Solche Modelle sind jedoch nur schwer umsetzbar, daher steht im Vordergrund, dass die Risiken von PNE reduziert und der Nutzen für die Individuen als auch für die Gesellschaft maximiert werden sollten (Sahakian et al. 2015).

5.3 Zwang zur Einnahme von Neuron-Enhancern

Unter der Annahme, dass zukünftig wirksame Substanzen zur kognitiven Leistungssteigerung vorhanden sein werden, mit welchen sich gesunde Personen über das normale Maß hinaus verbessern können, wird auch das Entstehen einer Art Zwang zum PNE diskutiert. Zum einen wird vermutet, dass beim Eintreten dieses Szenarios der soziale Druck Substanzen zur kognitiven Leistungssteigerung zu konsumieren grösser wird (Schelle et al. 2014) und zum anderen wird diskutiert, ob für bestimmte verantwortungsvolle Berufe allenfalls sogar eine moralische Verpflichtung zum Substanzkonsum bestehen würde oder sollte (Maslen et al. 2014). Im weiteren Sinne wird die Frage nach dem freien Willen gestellt, der durch den PNE Konsum im sozialen Umfeld oder die Anforderungen am Arbeitsplatz möglicherweise eingeschränkt sein könnte (Schelle et al. 2014). Wenn wirksame Substanzen zum PNE existieren würden und Leistungserbringern direkt oder indirekt aufgezwungen werden würden, indem beispielsweise bestimmte Positionen an PNE gekoppelt wären, bestünde Handlungsbedarf.

Die gegenwärtigen Anforderungen in Universitäten und Unternehmen sind aber ganz allgemein nicht frei vom Zwang nach Konformität. Daher müsste die Prävention von PNE und anderem Substanzkonsum zur Stressbewältigung auch beim Konformitätsdruck ansetzen, wobei ein offener Dialog im Vergleich zu neuen Regulierungen als erfolgreicher einzustufen ist. Die Thematisierung von PNE in informellen Settings wie dem Freundeskreis erscheint dabei unabdinglich, da sich unerfahrene Freunde, die mit PNE konfrontiert sind, häufiger auch dafür interessieren (Sattler et al. 2014).

6 Zukünftige Zunahme des Substanzkonsums zur Leistungssteigerung im Studium und am Arbeitsplatz?

Einige prominente Studien sowie zahlreiche Medienartikel haben unlängst eine Zunahme des Konsums von verschreibungspflichtigen oder illegalen Stimulanzien zur kognitiven Leistungssteigerung im akademischen Bereich prophezeit (Greely et al. 2008; Partridge et al. 2011). Nichtsdestotrotz konnte im letzten Jahrzehnt kein eindeutiger Trend in diese Richtung festgestellt werden. Studien mit vergleichsweise hohen Prävalenzzahlen basierten auf nicht repräsentativen Stichproben (Maher 2008), fokussierten generell auf den nicht medizinischen Konsum von Medikamenten, ohne den genauen Zweck festzulegen (McCabe et al. 2005), oder schlossen frei erhältliche Substanzen wie Koffeintabletten in die enge Definition mit ein (Dietz et al. 2013). Die Anwendung der *Randomized Response* Technik zur Aufdeckung der tatsächlichen Prävalenz bei sensitiven Fragestellungen wie Doping im Sport oder eben *Neuro-Enhancement* wirft Fragen hinsichtlich Validität und Reliabilität der Studienergebnisse auf. Ergebnisse können daher nur mit Vorsicht interpretiert werden. Zu Beginn wurde in der Forschung rund um *Neuro-Enhancement* vielfach die Lebenszeitprävalenz des Substanzkonsums zur kognitiven Leistungssteigerung oder Stimmungsaufhellung über die Studien hinweg verglichen, zudem noch ohne sich dabei auf repräsentative Studien zu stützen. Aktuell scheint aber Konsens darüber zu bestehen, dass Maße wie die Jahres- oder Monatsprävalenz oder Angaben zum Konsum während bestimmten stressreichen Perioden deutlich aussagekräftiger und somit besser zum Vergleich geeignet sind. In Anbetracht der Zunahme der Medienberichterstattung zum Phänomen PNE (Partridge et al. 2011) sowie der vermehrten Nutzung des Internets, insbesondere der sozialen Medien, scheint ein zukünftiger Anstieg des prozentualen Anteils der Personen, die bereits verschreibungspflichtige Medikamente, Alkohol oder illegale psychoaktive Substanzen gezielt zur kognitiven Leistungssteigerung eingesetzt haben, wahrscheinlich. Im Studium oder am Arbeitsplatz einem Ratschlag eines Kollegen zu folgen und eine dieser Substanzen zum PNE auszuprobieren ist weder verwerflich noch ungewöhnlich. Dabei soll festgehalten werden, dass die Prävalenz von PNE im weiteren Sinne bei Berücksichtigung aller frei erhältlichen Substanzen wie Koffein, Vitaminen und nicht verschreibungspflichtigen Medikamenten, die teilweise sehr effizient zur kognitiven Leistungssteigerung eingesetzt werden, gegenwärtig bereits bei nahe 100 % zu liegen scheint. Der wichtigste Unterschied dabei ist, dass der regelmäßige Konsum von beispielsweise Kaffee in unserer Gesellschaft gut akzeptiert ist, während schon der sporadische Konsum von verschreibungspflichtigen Medikamenten oder illegalen Substanzen zum gleichen Zweck für großes Kopfschütteln sorgt.

Die aktuelle Datenlage rechtfertigt jedoch die gesellschaftlichen negativen Einstellungen gegenüber PNE kaum und lässt vermuten, dass egoistische Motive bzw. irrationale Ängste der Bevölkerung dafür ausschlaggebend sind. Bereits 2008 haben Greeley et al. vermerkt, dass der Substanzkonsum zur kognitiven Leistungssteigerung sowohl Produktivität als auch Lebensqualität verbessern könnte. Sie haben dabei an einen verantwortungsbewussten Umgang mit psychoaktiven Substanzen appelliert und zusammengefasst, dass bei PNE stets auch die Elemente der Nutzenmaximierung sowie Schadensminderung miteinbezogen werden sollten. Mehr denn je zuvor sind Neurowissenschaftler dazu aufgefordert, ihre Studienergebnisse mit der vorgängigen Forschung in Kontext zu setzen und sich vorab über den Einfluss der Resultate auf die Gesellschaft bewusst zu werden (Sahakian et al. 2015). Die Beobachtung der Entwicklung von PNE über verschiedene Leistungsbereiche hinweg erscheint unerlässlich. Prävention und Intervention sollte sich aber mit den Personen und deren Leistungskontext beschäftigen, um dort Veränderungen der persönlichen Wahrnehmung oder des Leistungsumfelds anzuregen, ohne den Substanzkonsum zu stark zu fokussieren. Dies bedeutet auch, dass sich die Forschung wieder weg von der relativ risikoarmen Selbstoptimierung ohnehin schon gut funktionierender Personen hin zur Erhaltung und Wiederherstellung der Gesundheit in vulnerablen Gruppen der Bevölkerung bewegen sollte (Maier et al. 2015b). Während der regelmäßige Konsum von psychoaktiven Substanzen zum PNE eine Seltenheit darstellt, ist der Konsum von Alkohol und Cannabis zur Stressbewältigung verbreitet und wirkt sich in Abhängigkeit von Frequenz und Dosis pro Gelegenheit mehr oder weniger negativ auf die Gesundheit der Bevölkerung aus. Positive Wirkungen des instrumentellen und moderaten Konsums in diesem Bereich wurden allerdings kaum je wissenschaftlich untersucht. Die Komplexität des Konsums von psychoaktiven Substanzen zur Verbesserung der Studien- oder Arbeitsleistung ist relevant für die objektive Einschätzung von potenziellen Risiken und Nutzen von PNE und sollte deshalb verstärkt berücksichtigt werden, um generalisierte Schlussfolgerungen zu vermeiden.

Literatur

Battleday, R. M., & Brem, A.K. (2015). Modafinil for cognitive neuroenhancement in healthy non-sleep-deprived subjects: A systematic review. *European Neuropsychopharmacology.* doi:10.1016/j.euroneuro.2015.07.028.

de Jongh, R., Bolt, I., Schermer, M., & Olivier, B. (2008). Botox for the brain: Enhancement of cognition, mood and pro-social behavior and blunting of unwanted memories. *Neuroscience and Biobehavioral Reviews,* 32(4), 760–776. doi:10.1016/j.neubiorev.2007.12.001.

Dietz, P., Striegel, H., Franke, A. G., Lieb, K., Simon, P., & Ulrich, R. (2013). Randomized response estimates for the 12-month prevalence of cognitive-enhancing drug use in university students. *Pharmacotherapy,* 33(1), 44–50. doi:10.1002/phar.1166.

Dresler, M., Sandberg, A., Ohla, K., Bublitz, C., Trenado, C. , Mroczko-Wąsowicz, A., & Repantis, D. (2013). Non-pharmacological cognitive enhancement. *Neuropharmacology.* doi:10.1016/j.neuropharm.2012.07.002.

Englert, C., & Wolff, W. (2015). Neuroenhancement and the Strength Model of Self-Control. *Frontiers in Psychology.* doi:10.3389/fpsyg.2015.01425.

Franke, A. G., Bonertz, C., Christmann, M., Huss, M., Fellgiebel, A., Hildt, E., & Lieb, K. (2011). Non-medical use of prescription stimulants and illicit use of stimulants for cognitive enhancement in pupils and students in Germany. *Pharmacopsychiatry, 44*(2), 60–66. doi:10.1055/s-0030-1268417.

Greely, H. T., Sahakian, B. J., Harris, J., Kessler, R. C., Gazzaniga, M., Campbell, P., & Farah, M. J. (2008). Towards responsible use of cognitive-enhancing drugs by the healthy. *Nature, 456*(7223), 702–705. doi:10.1038/456702a.

Hulka, L. M., Eisenegger, C., Preller, K. H., Vonmoos, M., Jenni, D., Bendrick, K.,& Quednow, B. B. (2014). Altered social and non-social decision-making in recreational and dependent cocaine users. *Psychological Medicine*. doi:10.1017/S0033291713 001839.

Husain, M., & Mehta, M. A. (2011). Cognitive enhancement by drugs in health and disease. *Trends in Cognitive Sciences, 15*(1), 28–36. doi:10.1016/j.tics.2010.11.002.

Juengst, E. (1998). What does enhancement mean? In E. Parens (Hrsg.), *Enhancing human traits: Ethical and social implications* (S. 29–48). Washington, DC: Georgetown University Press.

Kordt, M. (2009). DAK Gesundheitsreport 2009. http://www.dnbgf.de/fileadmin/texte/Downloads/uploads/dokumente/2009/DAK_Gesundheitsreport_2009.pdf. Zugegriffen am 20.10.2015.

Kordt, M. (2015). DAK Gesundheitsreport 2015. http://www.dak.de/dak/download/Vollstaendiger_bundesweiter_Gesundheitsreport_2015-1585948.pdf. Zugegriffen am 20.10.2015.

Mache, S., Eickenhorst, P., Vitzthum, K., Klapp, B. F., & Groneberg, D. A. (2012). Cognitive-enhancing substance use at German universities: Frequency, reasons and gender differences. *Wiener Medizinische Wochenschrift (1946), 162*(11-12), 262–271. doi:10.1007/s10354-012-0115-y.

Maher, B. (2008). Poll results: Look who's doping. *Nature, 452*(7188), 674–675. doi:10.1038/452674a.

Maier, L. J., & Schaub, M. P. (2015). The use of prescription drugs and drugs of abuse for neuroenhancement in Europe. *European Psychologist, 20,* 155–166. doi:10.1027/1016-9040/a000228.

Maier, L. J., Liechti, M. E., Herzig, F., & Schaub, M. P. (2013). To dope or not to dope: Neuroenhancement with prescription drugs and drugs of abuse among Swiss university students. *PloS One, 8*(11), e77967. doi:10.1371/journal.pone.0077967.

Maier, L. J., Haug, S., & Schaub, M. P. (2015a). Prevalence of and motives for pharmacological neuroenhancement in Switzerland – Results from a national Internet panel. *Addicton*. doi:10.1111/add.13059.

Maier, L. J., Haug, S., & Schaub, M. P. (2015b). The importance of stress, self-efficacy, and self-medication for pharmacological neuroenhancement among employees and students. *Drug and Alcohol Dependence*. doi:10.1016/j.drugalcdep.2015.09.012.

Maier, L. J., Wunderli, M. D., Vonmoos, M., Römmelt, A. T., Baumgartner, M. R., Seifritz, E., & Quednow, B. B. (2015c). Pharmacological cognitive enhancement in healthy individuals: A compensation for cognitive deficits or a question of personality? *PLOS ONE, 10*(6), e0129805. doi:10.1371/journal.pone.0129805.

Maslen, H., Faulmüller, N., & Savulescu, J. (2014). Pharmacological cognitive enhancement-how neuroscientific research could advance ethical debate. *Frontiers in Systems Neuroscience, 8*(June), 107. doi:10.3389/fnsys.2014.00107.

McCabe, S. E., Knight, J. R., Teter, C. J., & Wechsler, H. (2005). Non-medical use of prescription stimulants among US college students: Prevalence and correlates from a national survey. *Addiction, 99,* 96–106. doi:10.1111/j.1360-0443.2004.00944.x.

McCabe, S. E., West, B. T., Teter, C. J., & Boyd, C. J. (2014). Trends in medical use, diversion, and nonmedical use of prescription medications among college students from 2003 to 2013: Connecting the dots. *Addictive Behaviors, 39*(7), 1176–1182. doi:10.1016/j.addbeh.2014.03.008.

Middendorff, E., Poskowsky, J., & Isserstedt, W. (2012). *Formen der Stresskompensation und Leistungssteigerung bei Studierenden*. www.dzhw.eu/pdf/pub_fh/fh-201201.pdf. Zugegriffen am 20.10.2015.

Mommaerts, J.-L., Beerens, G., Van den Block, L., Soetens, E., Schol, S., Van De Vijver, E., & Devroey, D. (2013). Influence of methylphenidate treatment assumptions on cognitive function in healthy young adults in a double-blind, placebo-controlled trial. *Psychology Research and Behavior Management, 6,* 65–74. doi:10.2147/PRBM.S47526.

Novak, S. P., Kroutil, L. A., Williams, R. L., & Van Brunt, D. L. (2007). The nonmedical use of prescription ADHD medications: Results from a national Internet panel. *Substance Abuse Treatment, Prevention, and Policy, 2,* 32. doi:10.1186/1747-597X-2-32.

Partridge, B., Bell, S., Lucke, J., Yeates, S., & Hall, W. (2011). Smart drugs "as common as coffee": Media hype about neuroenhancement. *PloS One, 6*(11), e28416. doi:10.1371/journal.pone.0028416.

Paulhus, D. L., & Williams, K. M. (2002). The dark triad of personality: Narcissism, Machiavellianism, and psychopathy. *Journal of Research in Personality, 36*(6), 556–563. doi:10.1016/S0092-6566(02)00505-6.

Quednow, B. B. (2010). Ethics of neuroenhancement: A phantom debate. *BioSocieties, 5*(1), 153–156.

Racine, E., & Forlini, C. (2008). Cognitive enhancement, lifestyle choice or misuse of prescription drugs? *Neuroethics, 3*(1), 1–4. doi:10.1007/s12152-008-9023-7.

Rasmussen, N. (2008). *On speed: The many lives of amphetamine*. http://books.google.ch/books/about/On_Speed.html?id=1mf5eEG0nRUC&pgis=1. Zugegriffen am 20.10.2015.

Repantis, D., Schlattmann, P., Laisney, O., & Heuser, I. (2009). Antidepressants for neuroenhancement in healthy individuals: A systematic review. *Poiesis & Praxis, 6* (3-4), 139–174. doi:10.1007/s10202-008-0060-4.

Repantis, D., Laisney, O., & Heuser, I. (2010a). Acetylcholinesterase inhibitors and memantine for neuroenhancement in healthy individuals: a systematic review. *Pharmacological Research: The Official Journal of the Italian Pharmacological Society, 61*(6), 473–481. doi:10.1016/j.phrs.2010.02.009.

Repantis, D., Schlattmann, P., Laisney, O., & Heuser, I. (2010b). Modafinil and methylphenidate for neuroenhancement in healthy individuals: A systematic review. *Pharmacological Research: The Official Journal of the Italian Pharmacological Society, 62*(3), 187–206. doi:10.1016/j.phrs.2010.04.002.

Sahakian, B. J., Bruhl, A. B., Cook, J., Killikelly, C., Savulich, G., Piercy, T., & Jones, P. B. (2015). The impact of neuroscience on society: Cognitive enhancement in neuropsychiatric disorders and in healthy people. *Philosophical Transactions of the Royal Society B: Biological Sciences.* doi:10.1098/rstb.2014.0214.

Sattler, S., Mehlkop, G., Graeff, P., & Sauer, C. (2014). Evaluating the drivers of and obstacles to the willingness to use cognitive enhancement drugs: The influence of drug characteristics, social environment, and personal characteristics. *Substance Abuse Treatment, Prevention, and Policy, 9*(1), 8. doi:10.1186/1747-597X-9-8.

Schelle, K. J., Faulmüller, N., Caviola, L., & Hewstone, M. (2014). Attitudes toward pharmacological cognitive enhancement-a review. *Frontiers in Systems Neuroscience, 8*(April), 53. doi:10.3389/fnsys.2014.00053.

Sussman, S., Pentz, M. A., Spruijt-Metz, D., & Miller, T. (2006). Misuse of „study drugs:" Prevalence, consequences, and implications for policy. *Substance Abuse Treatment, Prevention, and Policy, 1,* 15. doi:10.1186/1747-597X-1-15.

Vrecko, S. (2013). Just how cognitive is „Cognitive Enhancement"? On the significance of emotions in university students' experiences with study drugs. *AJOB Neuroscience, 4*(1), 4–12. doi:10.1080/21507740.2012.740141.

Wade, L., Forlini, C., & Racine, E. (2014). Generating genius: How an Alzheimer's drug became considered a „cognitive enhancer" for healthy individuals. *BMC Medical Ethics, 15*(1), 37. doi:10.1186/1472-6939-15-37.

WHO. (1998). The role of the pharmacist in sel-fcare and self-medication. Geneva.

Wilens, T. E., Adler, L., Adams, J., Sgambati, S., Rotrosen, J., Sawtelle, R., & Fusillo, S. (2008). Misuse and diversion of stimulants prescribed for ADHD: A systematic review of the literature. *Journal of the American Academy of Child and Adolescent Psychiatry.* doi:10.1097/chi.0b013e31815a56f1.

Wolff, W., & Brand, R. (2013). Subjective stressors in school and their relation to neuroenhancement: A behavioral perspective on students' everyday life „doping.". *Substance Abuse Treatment, Prevention, and Policy, 8* (1), 23. doi:10.1186/1747-597X-8-23.

Zinberg, N. E. (1986). *Drug, set, and setting: The basis for controlled intoxicant use.* New Heaven: Yale University Press. Retrieved from http://books.google.ch/books/about/Drug_Set_and_Setting.html?id=yYBna18Bd4cC&pgis=1. Zugegriffen am 20.10.2015.

Psychoaktive Substanzen im Alter

Ida Fuhr, Thomas Mell und Sandra Dick

Zusammenfassung

Die Entwicklung der Bevölkerungsstruktur im Rahmen des demografischen Wandels führt zu einer immer älter werdenden Gesellschaft in Deutschland. Für Einrichtungen der Sucht- und Altenhilfesysteme bedeutet dies eine Umstellung auf einerseits (durch die gute medizinische Versorgungslage) immer älter werdende Menschen mit bereits bestehenden Abhängigkeitserkrankungen, aber auch eine Zunahme des Erstkonsums von psychoaktiven Substanzen wie Alkohol, Benzodiazepine und opioidhaltige Analgetika im höheren Lebensalter. Durch den körperlichen Alterungsprozess werden diese Substanzen schlechter vertragen und können schon bei geringeren Mengen im Vergleich zu jüngeren Konsumenten zu schwerwiegenden Komplikationen führen. Gerade in Pflegeeinrichtungen und Allgemeinarztpraxen zeigt sich die Aktualität der Thematik durch das zunehmende Auftreten von Abhängigkeitserkrankungen und deren Folgen bei älteren Menschen.

Schlüsselwörter

Alter · Alkohol · Opioide · Analgetika · Benzodiazepine · Heroin · Abhängigkeit · Demografie · Baby-Boomer

---

I. Fuhr (✉) · T. Mell · S. Dick
Campus Charité Mitte, Charité Universitätsmedizin Berlin, Berlin, Deutschland
E-Mail: ida.fuhr@charite.de; thomas.mell@charite.de; dr.sandradick@web.de

Inhalt

1 Einleitung 243
2 Alkohol im Alter 245
3 Benzodiazepine im Alter 249
4 Opioide im Alter 252
5 Einfluss von Altersbildern auf Konsumenten und Behandler 256
6 Fazit 258
Literatur 258

1 Einleitung

Der Konsum von psychoaktiven Substanzen bei Menschen im höheren Lebensalter spielt aktuell eine zunehmende Rolle in der medizinischen Versorgungslandschaft und wird in Zukunft noch mehr an Bedeutung gewinnen. Ab welchem Alter von „alten Menschen" gesprochen wird, ist abhängig von biologischen Aspekten, aber auch kulturellen Bedingungen. So konnte sich die UN darauf einigen, bereits ab einem Alter von 60+ von älteren Menschen zu sprechen, während in Deutschland der Beginn des Alters bei 65+ Jahren liegt. Dies entspricht dem hier gängigen Renteneintrittsalter. Die Synchronisierung des Alterskriteriums mit dem Zeitpunkt, an dem Menschen nicht mehr im Rahmen von beruflichen Tätigkeiten an der Gesellschaft partizipieren, hat sich dabei auch international als Standard durchgesetzt. Da sowohl die Lebenserwartung, als auch das durchschnittliche Sterbealter in der deutschen Bevölkerung steigen, vollzieht sich seit Jahrzehnten ein demografischer Wandel mit der Folge einer stetigen Zunahme der alternden Bevölkerung in der Gesellschaft. (Kröhnert et al. 2004, S. 4) So geht das statistische Bundesamt davon aus, dass 2060 jeder Dritte (33 %) über 65 Jahre alt sein wird. (www.destatis.de) Die nun älter werdende Generation der geburtenstarken Jahrgänge, auch Baby-Boomer genannt, die zwischen 1950 und 1960 geboren wurden, zeigen im Vergleich zu vorherigen Generationen im Rahmen der politischen und gesellschaftlichen Entwicklungen der 60er- und 70er-Jahre tolerantere Konsumgewohnheiten bezüglich psychoaktiver Substanzen. Es wird daher perspektivisch in den nächsten zwei Jahrzehnten zu einer höheren Anzahl von älteren Personen über 65 Jahren kommen, die einen offeneren Umgang mit psychoaktiven Substanzen zeigen und andere Konsumgewohnheiten auch noch im höheren Lebensalter aufweisen werden. Prognostisch wird davon ausgegangen, dass der Konsum von psychoaktiven Substanzen wie Alkohol, Benzodiazepinen, Opioiden, aber auch illegalen Drogen gerade unter älteren Menschen in den nächsten Jahren weiter verbreitet sein wird, als es in den letzten Jahrzehnten der Fall war. (Gfoerer et al. 2003, S. 127–135; Lieb et al. 2008, S. 75–85)

Ähnlich wie bei jüngeren Altersgruppen wird Alkohol als die psychoaktive Substanz genannt, die am häufigsten auch bei älteren Menschen konsumiert wird. Gefolgt wird diese von Medikamenten, insbesondere Benzodiazepinen, aber auch Opioid-Analgetika. Bezüglich der Einnahme von Benzodiazepinen wird aktuell sogar im Vergleich zu jüngeren Altersgruppen eine Zunahme der Prävalenz mit steigendem Alter beobachtet. Illegale Drogen wie beispielsweise der Konsum von Heroin, Kokain oder Cannabis spielen aktuell noch eine eher untergeordnete Rolle, werden jedoch auch in Zukunft mehr an Bedeutung gewinnen (Rumpf und Weyerer 2006, S. 190).

Aktuell gibt es nur wenige epidemiologische Daten über den Konsum von psychoaktiven Substanzen und dessen Folgen bei Menschen, die über 65 Jahre alt sind. Dennoch wird diese Thematik gerade in deutschen Pflegeeinrichtungen vermehrt diskutiert und als Problematik bezüglich der adäquaten Versorgung wahrgenommen. So konnte in einer bundesweit durchgeführten Studie aus dem Jahr 2012 festgestellt werden, dass 79 % der befragten stationären und ambulanten Pflegeeinrichtungen angaben, Bewohner zu betreuen, die regelmäßig Alkohol oder Medikamente wie Schlaf-, bzw. Beruhigungsmittel zu sich nehmen würden. Zudem schätzten die befragten Pflegeeinrichtungen den prozentualen Anteil an Bewohnern, die verbunden mit dem Konsum von psychoaktiven Substanzen eine Suchtproblematik zeigten, auf 10–14 % ein. Dabei fiel auf, dass bei einer regelmäßigen Einnahme Frauen eher Beruhigungs-, Schlaf- oder Schmerzmittel und Männer eher Alkohol konsumierten (Kuhn und Haasen 2012, S. 334).

Gründe für einen weiterführenden oder sogar vermehrten Konsum von psychoaktiven Substanzen im Alter können multifaktoriell bedingt sein. So befinden sich ältere Menschen in einer anderen gesundheitlichen und psychosozialen Lebenssituation als jüngere. Beispielsweise werden der Übergang von der Berufstätigkeit in die Rente und der damit verbundene Statusverlust als mögliche Ursachen für einen gesteigerten Konsum von psychoaktiven Substanzen beschrieben. Durch den zusätzlichen Verlust der Tagesstruktur und die vermehrte Freizeit, die durch das Beenden der beruflichen Laufbahn einhergehen, entstehen häufiger Möglichkeiten, Rausch- bzw. Genussmittel wie Alkohol zu konsumieren (Neve et al. 2000, S. 163–178). Aber auch belastende psychosoziale Faktoren können Ursachen für ein vermehrtes Konsummuster im Alter sein. So können die Pflege oder auch das Versterben des Partners und eine damit verbundene Überforderung, aber auch das Wegfallen einer sinnstiftenden Aufgabe als Auslöser für einen vermehrten Konsum genannt werden. Neben der veränderten psychosozialen Lebenssituation, in der sich alternde Menschen befinden, kann auch die Beeinträchtigung der Gesundheit mit einer Reduktion der körperlichen Vitalität und Mobilität zu einem gesteigerten Konsum von psychoaktiven Substanzen im Alter führen. So kann es im Rahmen von über einen längeren Zeitraum auftretenden chronischen Schmerzen oder Schlafstörungen zu einer regelmäßigen Einnahme von Schlaf-, Beruhigungs-, aber auch Schmerzmitteln kommen (Brennan et al. 1999, S. 742; Geyer 2011, S. 327–345; Hautzinger und Reimer 2007, S. 631–649).

In den folgenden Abschnitten werden drei der im Alter vermehrt konsumierten psychoaktiven Substanzen (d. h. Alkohol, Benzodiazepine und Opioide) thematisiert. Im Rahmen dessen soll bezüglich der aktuellen epidemiologischen Daten, der altersspezifischen Besonderheiten und Folgen des Konsums und im Rahmen von schädigenden Konsumgewohnheiten bzw. Abhängigkeits-erkrankungen bezüglich bestehender Interventionsmöglichkeiten ein Überblick zu der jeweiligen Substanz gegeben werden.

2 Alkohol im Alter

2.1 Epidemiologie

Die psychoaktive Substanz Alkohol nimmt in der Gesellschaft altersübergreifend eine bedeutende Rolle als legales Rausch- und Genussmittel ein. So stellt der Konsum von Alkohol auch in der älteren Bevölkerung ein zentrales Thema dar. Dabei muss unterschieden werden, in welcher Menge und nach welchem Muster der Alkohol im Vergleich zu der jüngeren Bevölkerung konsumiert wird.

Die Zahlen bezüglich des riskanten Alkoholkonsummusters sind bei der älteren Bevölkerung ähnlich hoch wie bei der jüngeren Bevölkerung. Nach Angaben der Bundeszentrale für gesundheitliche Aufklärung wird die Prävalenz des riskanten Alkoholkonsums in der Altersgruppe der über 60-Jährigen auf etwa 27 % der Männer und etwa 8 % der Frauen (insgesamt geschlechtsübergreifend 15 %) beziffert. Ein riskantes Konsummuster wurde dabei über eine tägliche Konsummenge von 20 g (Frauen) bzw. 30 g (Männer) reinen Alkohols definiert (Bühringer et al. 2000).

Die aktuelle Datenlage in Hinblick auf den schädlichen Gebrauch und die Abhängigkeitserkrankung von Alkohol bei über 60-Jährigen zeigt einen Unterschied im Vergleich zu den jüngeren Altersgruppen. Nach Schätzungen der Deutschen Hauptstelle für Suchtfragen wird bei über 65-Jährigen von etwa 3 % der Männer und 0,5–1 % der Frauen ausgegangen, die ein Abhängigkeitssyndrom von Alkohol aufweisen (Mader 2006, S. 20). In der Berliner Altersstudie zu Beginn der 1990er-Jahre betrug die Prävalenz von Alkoholabhängigkeit und -missbrauch bei den über 70-Jährigen 1,1 % (Helmchen et al. 1996, S. 739–750). Im Vergleich zu den jüngeren Altersgruppen nimmt daher die Prävalenz der Alkoholabhängigkeit und des schädlichen Gebrauchs mit zunehmendem Alter ab. Die Reduktion des Auftretens von Abhängigkeitssyndromen von Alkohol bei über 65-Jährigen wird dabei durch die um ein Vielfaches höhere Mortalitätsrate von Menschen mit einer langjährigen Alkoholabhängigkeit begründet, da diese nur relativ selten ein fortgeschrittenes Lebensalter erreichen. In einer Studie aus dem Jahr 2005 konnte ermittelt werden, dass das durchschnittliche Sterbealter der an alkoholbedingten Erkrankungen Verstorbenen 58,4 Jahre betrug. Im Vergleich betrug das Sterbealter mit allen Todesursachen einbezogen durchschnittlich 76,4 Jahre. Diejenigen Betroffenen, die dennoch trotz der niedrigen Lebenserwartung im Rahmen einer Alkoholabhängigkeit älter als 65 Jahre alt werden, reduzieren gezwungenermaßen im Verlauf aufgrund der verminderten Toleranz gegenüber Alkohol im Alter und aufgrund der aus dem langjährigen exzessiven Alkoholkonsum resultierenden Folgeerkrankungen die Gesamtmenge des täglichen Alkohols, sodass auch dadurch eine Reduktion der Prävalenz der Alkoholabhängigkeit bei älteren Menschen begründet werden kann (Rübenach 2007, S. 287–289).

Bei Bewohnern in stationären Pflegeeinrichtungen liegt die beobachtete Prävalenz bezüglich einer Abhängigkeitserkrankung deutlich höher als im Vergleich zu den gleichaltrigen Betroffenen in der Allgemeinbevölkerung. So zeigen etwa 7,5 % der Bewohner bei Einzug in eine Pflegeeinrichtung Kriterien für eine Alkoholabhängigkeitsdiagnose (Weyerer et al. 1999, S. 825).

Die Inanspruchnahme spezieller Einrichtungen der Suchthilfe und derer Therapieangebote ist im Alter jedoch trotz der hohen Zahlen an Betroffenen mit einem riskanten Konsummuster oder einer Abhängigkeitserkrankung weiterhin eher gering. So wurde in der deutschen Suchthilfestatistik aus dem Jahr 2004 beschrieben, dass insgesamt nur 10.982 Menschen über 60 Jahre (das entspricht 4,4 % der im Suchthilfesystem betreuten Personen) eine Beratungsstelle für Suchtkranke aufgesucht hatten (Sonntag et al. 2005a, S. 6–38). In spezialisierten Fachkliniken zur stationären Behandlung von Suchterkrankungen wurden nur 1435 Personen behandelt, die über 60 Jahre alt waren. Dies entspricht einem Anteil von 5 % der stationär behandelten Personen insgesamt (Sonntag et al. 2005b, S. 39–64).

2.2 Besonderheiten des Konsums

Die Konsumgewohnheiten und die Trinkmenge von Alkohol verändern sich bei Menschen über 65 Jahren mit zunehmendem Alter im Vergleich zu jüngeren Menschen. Bei älteren Menschen kommt es zu einer Reduktion des Fett- und Muskelanteiles im Körper. Eine verminderte Hydratation und verlangsamte hepatische Metabolisierung führen zu einer geringeren Toleranz gegenüber Alkohol. Durch den veränderten und verlangsamten Stoffwechsel in Leber und Nieren dauert es bei älteren Menschen länger, bis der Alkohol verarbeitet wird. Somit vertragen ältere Menschen im Vergleich zu jüngeren nur noch geringere Mengen (Lieb et al. 2008, S. 76). Dies führt im Verlauf mit steigendem Lebensalter zu einer Reduktion der Trinkmenge insgesamt. So gab das Robert-Koch-Institut in seinem Bundesgesundheitssurvey von 1998 an, dass Männer zwischen dem 70. und 79. Lebensjahr durchschnittlich nur noch 12,2 g reinen Alkohol pro Tag und Frauen in der gleichen Altersgruppe 2,4 g pro Tag konsumieren würden. Im Vergleich konsumieren Männer zwischen dem 50. und 59. Lebensjahr durchschnittlich 17,5 g reinen Alkohol pro Tag und Frauen in der gleichen Altersgruppe durchschnittlich 5,1 g pro Tag. Neben der verringerten Trinkmenge sind zusätzlich die Konsumgewohnheiten älterer Menschen an sich anders als die von jüngeren. So trinken sie unauffälliger und weniger exzessiv, dafür jedoch regelmäßiger. Zudem sind die erzielten Rauschzustände durch den Konsum von Alkohol weniger ausufernd. Auch die Orte, an denen ältere Menschen vermehrt Alkohol trinken, sind anders als bei jüngeren. So trinken ältere Konsumenten eher zu Hause und allein (Mader 2006, S. 24). Die veränderten Konsumgewohnheiten und Trinkmengen könnten darüber hinaus zu einer diagnostischen Unterschätzung von Alkoholabhängigkeit bzw. -missbrauch bei älteren Menschen führen. In Bezug auf die Altersdepression ist bereits gut beschrieben, dass aufgrund von beispielsweise veränderten Symptombeschreibungen hin zu körperlichen Beschwerden Depressionen bei alten Menschen häufig von Hausärzten nicht als solche erkannt werden und dementsprechend auch keine antidepressive Behandlung initiiert wird. Ähnliches ist vorstellbar für ältere Menschen mit Alkoholproblemen, die geringere und somit nach gängigen Standards noch risikoarme Mengen konsumieren und weniger einer sozialen Kontrolle unterliegen im Hinblick auf die oben beschriebenen Trinkgewohnheiten und deren Alkoholassoziierten körperlichen Beschwerden und unter Umständen von Medizinern auf das Altern an sich zurückgeführt werden und nicht auf ein riskantes Konsummuster.

Zusätzlich zu der veränderten Toleranz gegenüber Alkohol können weitere Faktoren die Reduktion der täglich konsumierten Gesamtmenge bei älteren Menschen erklären. So werden auch eingeschränkte finanzielle Möglichkeiten im Rahmen einer niedrigen Rente als Ursache einer Trinkmengenreduktion im Alter genannt. Außerdem steht Alkohol bei gleichzeitiger Einnahme von Medikamenten in einer schwer berechenbaren Wechselwirkung. Gerade älteren Menschen werden Medikamente im Rahmen verschiedener Erkrankungen (u. a. bei Diabetes mellitus, Hypertonus, Herzinsuffizienz, Niereninsuffizienz) hausärztlich verschrieben. Besondere Risiken bestehen dann, wenn Medikamente mit Alkohol kombiniert werden, die das Herz-Kreislauf-System beeinflussen können. Dies tritt beispielsweise bei einer zusätzlichen Einnahme von β-Blocker oder auch von Benzodiazepinen auf. Hier kann es zu einer weiteren Reduktion der Verträglichkeit gegenüber Alkohol durch verstärkt auftretende Nebenwirkungen wie einer Hypotonie, aber auch einer Bradykardie und damit verbunden zu einer gesteigerten Belastung des Herz-Kreislauf-Systems kommen. Auch die Entwicklung einer Abneigung gegenüber Geschmack und Wirkung von Alkohol kann bei älteren Menschen zu einer Reduktion der Trinkmenge führen (Seitz et al. 2000, S. 159–170).

2.3 Folgen des Konsums

In geringen Mengen wird Alkohol, insbesondere Rotwein, eine gefäßschützende Wirkung nachgesagt. Es stellt sich aber zunehmend im Rahmen verschiedener Studien heraus, dass nicht der Alkohol an sich, sondern vielmehr die Bestandteile wie Antioxidantien, die vor allem im Wein vertreten sind, sich in Verbindung mit sportlicher Betätigung positiv auf das Arterioskleroserisiko auswirken können (Taborsky et al. 2012, S. 156). Zudem kann der entspannende und enthemmende Effekt durch Alkohol auch für ältere Menschen ein angenehm empfundenes Rauscherlebnis verursachen. Es wird jedoch in der Literatur wiederholt betont, dass viele der positiv erscheinenden Wirkungen von Alkohol durch schwerwiegende Nebenwirkungen relativiert werden müssen. So wurde beispielsweise in einer britischen Studie aus dem Jahr 2006 festgestellt, dass es zu einem stark erhöhten Risiko für das Auftreten von Krebserkrankungen bei regelmäßigem Konsum von selbst geringen Mengen Alkohol kommen kann (Allen et al. 2009, S. 296).

Durch die reduzierte Verträglichkeit gegenüber Alkohol und die schwer berechenbaren Wechselwirkungen zwischen Alkohol und Medikamenten muss zudem beachtet werden, dass bereits eine geringe Trinkmenge bei älteren Menschen im Vergleich zu jüngeren weitreichende Folgen auf die körperliche und psychische Gesundheit haben kann. So kann es trotz reduziertem Alkoholkonsum bei älteren Menschen zu Koordinationsstörungen sowie einer erhöhten Gangunsicherheit und damit verbunden zu rezidivierend auftretenden Stürzen kommen. Nimmt der Betroffene zusätzlich blutverdünnende Medikamente ein, die bei einigen somatischen Erkrankungen indiziert sind, kann es im Rahmen der Stürze zu folgenreichen Verletzungen und Prellungen kommen, möglicherweise auch durch das erhöhte Blutungsrisiko zu einer Hirnblutung. Durch das gesteigerte Osteoporoserisiko im Alter kann es zudem zu Frakturen kommen, die eine langfristige Pflegebedürftigkeit oder eine Operationsindikation als Folge haben können (Lieb et al. 2008, S. 78). Gerade eine Operation und die damit verbundene Narkose birgt jedoch für ältere Menschen ein erhöhtes Risiko zur Entwicklung eines postoperativen Delirs und weist eine erhöhte Sterberate im Vergleich zu jüngeren Menschen auf (Spiewak, Zeit online 10.03.2016).

Im Rahmen eines regelmäßigen Alkoholkonsums kann es auch zu psychischen Beschwerden wie der Verminderung des Antriebs und des Interesses an alltäglichen Aktivitäten kommen, die einen sozialen Rückzug verursachen bis hin zu einer vermehrten Depressivität. Auch Schlafstörungen, Ängste, Stimmungsschwankungen sowie Orientierungsstörungen und Einschränkungen der kognitiven Leistungen können alkoholassoziierte Beschwerden bei älteren Konsumenten sein (Lieb et al. 2008, S. 78).

Des Weiteren kann unter einem regelmäßigen, gesteigerten Alkoholkonsum im Sinne einer Abhängigkeitserkrankung eine Vernachlässigung der eigenen körperlichen Hygiene und auch der ausreichenden Nahrungsaufnahme beobachtet werden, die im Verlauf zu einem signifikanten Gewichtsverlust führt. Auch Probleme des Verdauungstraktes wie Diarrhoe, Gastritis, dem Entstehen von Ösophagusvarizen und Appetitlosigkeit können sich negativ auf das Gewicht auswirken, sodass eine Mangelernährung eine mögliche Folge sein kann. Speziell im Rahmen des Mangels an Thiamin (Vitamin B1) kann es zu einer Wernicke-Encephalopathie mit einem im schlimmsten Fall anhaltenden Gedächtnisverlust im Rahmen eines auf diese Encephalopathie folgenden, irreversiblen Korsakow-Syndroms kommen (Lieb et al. 2008, S. 78; Seitz et al. 2000, S. 159–170).

2.4 Interventionsmöglichkeiten

Alkohol ist eine psychoaktive Substanz, die über einen längeren Zeitraum regelmäßig konsumiert gerade bei älteren Menschen auch in geringen

Mengen weitreichende psychische und körperliche Folgen haben kann. Aus diesem Grund ist eine Abstinenz bzw. eine deutliche Reduktion der regelmäßigen Trinkmenge bei Menschen ab dem 65. Lebensjahr zu empfehlen. Interventionen zur Gewährleistung einer längerfristigen Abstinenz im Rahmen eines schädlichen Alkoholkonsummusters oder einer Abhängigkeit zeigen bei älteren Patienten im Vergleich zu jüngeren gleichgroße Erfolgsquoten. So wird in der S3-Leitlinie – „Screening, Diagnose und Behandlung alkoholbezogener Störungen" darauf hingewiesen, dass Kurzinterventionen gerade bei älteren Menschen mit einem riskanten Konsummuster erfolgversprechend sein können. Unter Kurzinterventionen sind dabei Interventionen gemeint, die eine Dauer bis 60 Minuten bei bis zu fünf Sitzungen nicht überschreiten. Diese Form der Interventionen fokussiert sich auf eine Verringerung des Alkoholkonsums und alkoholassoziierter Probleme und berücksichtigt dabei unter anderem ein personalisiertes Feedback, eine individuelle Zielfindung sowie konkrete Ratschläge für eine längerfristige Reduktion bzw. Abstinenz. Gerade ältere Patienten mit einem riskanten Konsummuster zeigten, dass sie längerfristig von diesen Angeboten profitieren können (Lieb et al. 2008, S. 79).

Zudem zeigte sich in mehreren umfangreichen Studien, dass im Rahmen der psychotherapeutischen Angebote gerade ältere Patienten von einer kognitiven Verhaltenstherapie (CBT) genauso profitieren wie jüngere. Wenn zusätzlich ein altersspezifischer Therapieansatz mit einer Anpassung der Therapie an die Bedürfnisse der älteren Klientel sowie Gruppentherapien nur mit gleichaltrigen und nicht gemischt mit jüngeren Betroffenen durchgeführt wurde, ergab sich sogar ein besserer Outcome bezüglich der längerfristigen Abstinenz als bei jüngeren Patienten (Lieb et al. 2008, S. 81).

Im Rahmen dieser psychotherapeutischen Angebote hatte die Unterscheidung der alternden Suchtkranken in die Early- versus Late-Onset-Klassifikation einen Einfluss auf das längerfristige Einhalten einer Abstinenz. Laut Daten der American Medical Association seien demnach etwa 2/3 der älteren Menschen mit einer Alkoholabhängigkeit Early-Onset-Abhängige (EOA), deren Beginn des problematischen Trinkverhaltens schon vor dem 60. Lebensjahr begonnen hatte und 1/3 gehörten zu den Late-Onset-Abhängigen (LOA) mit dem Beginn des gesteigerten Alkoholkonsums nach dem 60. Lebensjahr (Lieb et al. 2008, S. 76; Allen 1996, S. 797–801). Bezüglich der Charakterisierung zeigen sich Unterschiede zwischen Late-Onset- und Early-Onset-Abhängigen. Bei Late-Onset-Abhängigen sind deutlich mehr Frauen vertreten. Zudem zeigen sich grundlegende medizinische, psychologische und soziale Unterschiede zwischen den Early- versus Late-Onset-Alkohol-abhängigen. Biografisch sind bei den Late-Onset-Abhängigen häufiger Verlusterlebnisse Auslöser für den Beginn eines schädlichen oder abhängigen Konsummusters. Auch das Ausscheiden aus dem Berufsleben oder der Verlust des Lebenspartners, aber auch die Änderung des Wohnortes (z. B. der Umzug zu den Kindern oder in ein Pflegeheim) sowie eine vermehrte soziale Isolation, neu aufgetretene finanzielle Schwierigkeiten oder Depressionen können Menschen ab dem 60. Lebensjahr dazu verleiten, mehr Alkohol regelmäßig zu konsumieren (Brennan et al. 1999, S. 737–749). Den Betroffenen, die der Gruppe der Late-Onset-Abhängigen zugehören, können im Rahmen der psychotherapeutischen Behandlung verbunden mit einer Änderung der psychosozialen Problemfelder deutlich höhere Erfolgsquoten zugeschrieben werden (Lieb et al. 2008, S. 81).

Bezüglich der medikamentösen Therapie ergeben sich laut der S3-Leitlinie – „Screening, Diagnose und Behandlung alkoholbezogener Störungen" im Rahmen einer auftretenden Entzugssymptomatik ähnliche Empfehlungen wie bei jüngeren Betroffenen. Benzodiazepine werden auch hier empfohlen. Lediglich die Dosis sollte entsprechend der reduzierten Verträglichkeit im Alter geringer angesetzt werden. Bei schweren somatischen Komorbiditäten sowie schweren Entzugskomplikationen wie Krampfanfällen sind trotz akuter Intoxikationen auch Antikonvulsiva möglich. Es gelten zudem ähnliche Empfehlungen bezüglich der Anwendung von Medikamenten wie Anti-Craving-Substanzen (beispielsweise Acamprosat oder Naltrexon) zur dauerhaften Entwöhnung und Trinkmengen-reduktion im Vergleich zu jüngeren Personen mit alkoholbezogenen Störungen (S3-Leitlinie 2015, S. 272–287).

Obwohl altersspezifische Angebote gerade bei Alkoholabhängigen mit einem späten Trinkbeginn, aber auch bei älteren Menschen mit einem riskanten Konsummuster erfolgsversprechend sind, spielen sie in ambulanten und stationären Suchtberatungsstellen weiterhin nur eine untergeordnete Rolle. Gerade durch diese hohen Erfolgsquoten aber sind eine altersspezifische Anpassung und eine höhere Beteiligung von älteren Abhängigen an ambulante und stationäre Programme sinnvoll (Vossmann und Geyer 2006, S. 225).

3 Benzodiazepine im Alter

3.1 Epidemiologie

Benzodiazepine sind durch ihre inhibitorische Wirkung an mehreren Untereinheiten des GABA-Rezeptors wirksame Arzneimittel zur akuten Behandlung von Angstzuständen, Unruhezuständen und Schlafstörungen. Es wird jedoch gemäß der aktuellen Arzneimittelrichtlinie empfohlen, diese nur über einen Zeitraum von höchstens vier Wochen zu verschreiben, da mittlerweile gut belegt ist, dass Benzodiazepine sowie die sogenannten Z-Hypnotika (wie Zaleplon, Zolpidem und Zopiclon) ein eindeutiges Abhängigkeitspotenzial zeigen und die Entwicklung einer Abhängigkeit bei einem dauerhaften, täglichen Konsum möglich ist (Voelker 2009, S. 15; Wolter 2011, S. 111). Hierbei spielen u. a. Rebound-Phänomene wie die sogenannte „rebound insomnia" (d. h. Unruhezustände und Schlafstörungen nach Absetzen) sowie eine Toleranzentwicklung, aber auch ein direktes Verlangen nach den Substanzen und das Auftreten von Entzugssymptomen nach Absetzen eine Rolle bei der Abhängigkeitsentwicklung (Laux und König 1985). Da dem Wissenstand hinsichtlich dem Suchtpotenzial dieser Substanzen aktuell eine teils bedenkliche Verschreibungspolitik entgegensteht, stellt die Einnahme von Benzodiazepinen bei älteren Menschen eine weitere Thematik in Bezug auf den Gebrauch von psychoaktiven Substanzen im Alter dar, die zunehmend an Bedeutung gewinnt.

Es gibt aktuell kaum bundesweit geführte epidemiologische Studien bezüglich der Einnahme und der Prävalenz von Abhängigkeitserkrankungen bei Menschen über 65 Jahre, die Benzodiazepine konsumieren. Altersübergreifend sind nach Schätzungen der Deutschen Hauptstelle für Suchtfragen etwa 1,2 Millionen Menschen bundesweit von Benzodiazepinen abhängig. In Deutschland nehmen 10–17 % der Bevölkerung im Verlauf eines Jahres gelegentlich ein Benzodiazepinpräparat ein, 1–2 % der Erwachsenen nehmen mindestens ein Jahr lang täglich ein solches Mittel (DHS 2016). Dabei fällt auf, dass ein regelmäßiger, über mehrere Wochen bestehender Gebrauch von Benzodiazepinen im Vergleich zu jüngeren Altersgruppen mit zunehmendem Alter ansteigt. Schätzungsweise seien 2,4 % der Menschen über 60 Jahre (bei 30- bis 39-Jährigen sind es 0,6 %) betroffen, die täglich über einen Zeitraum von mindestens vier Wochen Beruhigungsmittel wie Benzodiazepine einnehmen. Zudem fällt eine ungleiche Geschlechterverteilung bezüglich der Einnahme auf. So überwiegen vor allem Frauen, die mit steigendem Alter vermehrt zu Beruhigungsmitteln, aber auch zu Schlafmitteln wie Z-Hypnotika greifen (Rösner et al. 2008, S. 50). In einer norddeutschen Studie zum längerfristigen Verschreibungsverhalten über Benzodiazepine und Z-Hypnotika durch Allgemein- und Nervenärzte konnte dies bestätigt werden. Innerhalb eines 2-jährigen Zeitraums (2005–2007) konnte durch die Daten des Norddeutschen Apothekenrechenzentrums (NARZ) für die Bundesländer Hamburg, Bremen und Schleswig-Holstein ermittelt werden, dass insgesamt 294.143 Rezepte über Benzodiazepine und Z-Hypnotika kassenärztlich verschrieben wurden. Dabei handelte es sich bei 2/3 der längerfristigen Verschreibungsfälle (über drei Monate) um Frauen. 3/5 der Rezepte wurden von Allgemeinärzten ausgestellt und etwa 1/3 aller Langzeitverschreibungen wurden für Patienten über 70 Jahre verordnet. Daraus konnte geschlussfolgert werden, dass Frauen und Menschen über 70 Jahre überproportional häufig längerfristig Benzodiazepine und Non-Benzodiazepine verschrieben bekamen, als es im Vergleich bei der männlichen und der jüngeren Bevölkerung der Fall war (Verthein et al. 2013, S. 434–437).

Betrachtet man die Umstände der Markteinführung von Benzodiazepinen in den 60er-Jahren fällt zudem auf, dass anfänglich gerade die Pharmaindustrie die Problematik des erhöhten Abhängigkeitspotenzials verharmloste. Es wurde damals wiederholt darauf hingewiesen, dass keine oder nur eine geringe Abhängigkeit bestünde. Somit wurden Benzodiazepine sorgloser verschrieben und auch vermehrt konsumiert mit der Folge des Missbrauchs. Beispiele für die damalige Einstellung zur Einnahme von Benzodiazepinen zeigen das Lied „Mother's little helpers" der Rockband Rolling Stones aus dem Jahr 1966 oder auch die flächendeckende Verschreibung von Valium (Diazepam) in den USA in den 70er-Jahren. Valium war das erste Medikament in der US-Geschichte, welches der Pharmaindustrie ein Millionengeschäft bescherte. Es war zeitweise im Laufe der 70er-Jahre in den USA das meistverschriebene Medikament (Cooper, Wall Street Journal online 15.11.2013). Diese Generation, die in jüngeren Jahren einen toleranteren Umgang mit Benzodiazepinen propagiert bekommen hatte, stellt nun die Kohorte der 65- bis 80-jährigen dar. Es ist daher zu erwarten, dass in Zukunft durch die sorgloseren Konsumgewohnheiten und die tolerantere Einstellung dieser alternden Generation auch der Konsum von Benzodiazepinen bei über 65-Jährigen zunehmen wird (Gfoerer et al. 2003, S. 127–135).

3.2 Besonderheiten des Konsums

Benzodiazepine werden mit steigendem Alter vermehrt von Frauen eingenommen. Dabei besteht bei einem längerfristigen Konsum ein hohes Risiko für die Entwicklung einer Abhängigkeit. Bei älteren Patienten wird eher eine „low-dose-Abhängigkeit" beobachtet, eine Hochdosisabhängigkeit besteht selten. Somit werden Benzodiazepine zumeist in einer konstanten Dosis über einen längeren Zeitraum eingenommen, ohne dass die Dosis gesteigert wird. Auch wenn im Verlauf durch die bestehende Toleranzentwicklung die erzielte Wirkung bei gleichbleibender Dosis ausbleibt, kann dennoch eine Reduktion zu belastenden Entzugserscheinungen führen. Dies hält die Betroffenen davon ab, trotz fehlender Wirkung die Benzodiazepine zu reduzieren oder ganz abzusetzen (Herdegen 2008a, S. 351; Verthein et al. 2013, S. 434–437).

Im Alter kommt es zu einer Änderung des Stoffwechsels. Durch die Einschränkung der Leber- und Nierenfunktion kann es zu erhöhten Plasmakonzentrationen des eingenommenen Medikamentes und damit verbunden zu stärkeren Nebenwirkungen kommen. Da es mit zunehmendem Alter zu einer Umverteilung des Muskel-Fett-Anteils im Körper kommt (bis zu 35 % mehr Fettgewebe und insgesamt weniger Muskelmasse), haben lipophile Pharmaka wie Benzodiazepine ein höheres Verteilungsvolumen. Dies bedeutet, dass Benzodiazepine bei älteren Menschen im Vergleich zu jüngeren länger gespeichert werden können, sowie einen langsameren Eintritt der Wirkung zeigen, der über einen längeren Zeitraum hin konstant anhält. Die Wirkung und auch die Nebenwirkungen werden somit verlängert. Zudem kann es zu einem schwer berechenbaren Kumulationseffekt mit einer Zunahme der Nebenwirkungen im Rahmen einer dauerhaften medikamentösen Einnahme kommen. Ältere Menschen benötigen daher eine geringere Menge als junge, um eine gleiche Wirkung, aber auch um gleich starke Nebenwirkungen zu erhalten (Böhm et al. 2008, S. 496).

3.3 Folgen des Konsums

Benzodiazepine können eine sedierende, anxiolytische, muskelrelaxierende, antikonvulsive, aber auch stimmungsaufhellende Wirkung haben. Diese Eigenschaften sind in der unmittelbaren Akutsituation erwünscht, können jedoch langfristig bei dauerhafter Einnahme zu Nebenwirkungen führen (Herdegen 2008a, S. 355).

Als typische Folgen des kurzfristigen Konsums von Benzodiazepinen gelten durch den dämpfenden Effekt verursacht Müdigkeit, Mattheit, Benommenheit und Schwindel. Zudem kann es zu einer verlangsamten Atmung und Reduktion des Blutdrucks kommen. In Kombination mit blutdrucksenkenden Medikamenten wie β-Blocker kann dies zu einer möglichen Dekompensation des Kreislaufs führen.

In Kombination mit Alkohol oder anderen atemdepressiven Substanzen wie Opioiden kann es zu einem lebensbedrohlichen Atemstillstand kommen (Herdegen 2008a, S. 355).

Durch die muskelrelaxierende Wirkung kann es außerdem zu Koordinationsstörungen und damit verbunden zu rezidivierend auftretenden Stürzen kommen, die in Verbindung mit blutverdünnenden Medikamenten ähnlich wie beim Konsum von Alkohol zu lebensbedrohlichen Verletzungen und Blutungen führen können. Auch hier steigt das Risiko für Hirnblutungen, aber auch Frakturen (Herdegen 2008a, S. 356). Die Folgen sind häufig eine erhöhte Morbidität (z. B. irreversible Immobilität), darüber hinaus ist aber auch die Mortalität nach Stürzen erhöht (Syliaas et al. 2009).

Zudem zeigt sich unter einer längerfristigen Einnahme von Benzodiazepinen eine Toleranzentwicklung, die zu einer Abschwächung der Wirkung führt und den Betroffenen dazu verleitet, eine immer höhere Dosis dieser Substanz zu konsumieren, um den gleichen Effekt erzielen zu können. Daraus resultiert im Verlauf eine Abhängigkeit, die bei Absetzen der Substanz mit schwerwiegenden Entzugserscheinungen bis hin zur Entwicklung eines Delirs mit fluktuierend auftretenden Verwirrtheitszuständen und Desorientiertheit verbunden sein kann. Unter der Toleranzentwicklung und der damit verbundenen Abschwächung der eigentlichen Wirkung zeigt sich im Verlauf nach dauerhafter Einnahme zudem sogar eine Verschlechterung der Schlafstruktur und Angstsymptomatik, die eigentlich initial durch die Einnahme von Benzodiazepinen behandelt werden sollte (Herdegen 2008a, S. 355–356). Gerade bei älteren Patienten wird außerdem wiederholt eine paradoxe Wirkung bei Einnahme von Benzodiazepinen beobachtet. So kommt es anstelle der bevorzugten Sedierung zu einer gesteigerten Erregung (Herdegen 2008a, S. 351–356).

Eine weitere Nebenwirkung bezüglich eines längerfristigen Konsums von Benzodiazepinen bei älteren Menschen besteht in der progredienten, aber reversiblen Verschlechterung der kognitiven Fähigkeiten. In einer Metaanalyse aus dem Jahr 2004 konnte festgestellt werden, dass sich bei Betroffenen unter Langzeiteinnahme von Benzodiazepinen (durchschnittlich 9,9 Jahre und 17,2 mg Diazepam-Äquivalent) im Vergleich zu Menschen ohne eine regelmäßige Einnahme von Benzodiazepinen signifikante neuropsychologische Beeinträchtigungen in moderater bis hoher Effektstärke in allen untersuchten neuropsychologischen Domäne (u. a. sensorische Informationsverarbeitung, Konzentration, psychomotorische Geschwindigkeit, nonverbales Gedächtnis, allgemeine Intelligenz und Arbeitsgedächtnis) zeigten (Barker et al. 2004, S. 43–48).

3.4 Interventionsmöglichkeiten

Durch die Folgen eines langfristigen Benzodiazepinkonsums und das erhöhte Abhängigkeitspotenzial durch die zuvor beschriebene Toleranzentwicklung ist die Durchführung einer Entzugsbehandlung mit dem Ziel einer dauerhaften Abstinenz auch bei älteren Menschen sinnvoll und indiziert. Zudem zeigen sich positive Effekte im Sinne einer Reduktion von belastenden, durch den langfristigen Benzodiazepinkonsum hervorgerufenen Nebenwirkungen im Rahmen einer Entzugsbehandlung und darauffolgenden Abstinenz. So konnte in einer Studie aus dem Jahr 2003 festgestellt werden, dass durch eine konsequent durchgeführte Entzugsbehandlung eine Verbesserung der Stimmung, der Schlafstruktur sowie der kognitiven Leistungen erfolgte. Es zeigten sich dabei signifikante Verbesserungen bezüglich der kognitiven Leistungen nach Ausschleichen der langfristigen Benzodiazepineinnahme in allen zuvor beschrieben neuropsychologischen Domänen. Bemerkenswert war außerdem, dass sich insbesondere die Schlafstruktur nach mehrwöchiger Abstinenz verbesserte. Dies bestätigt, dass es keine Indikation für eine dauerhafte Einnahme von Benzodiazepinen zur Verbesserung des Schlafes gibt. Vielmehr wirkt sich eine langfristige Einnahme von Benzodiazepinen durch die Toleranzentwicklung sogar negativ auf die Schlafstruktur aus (Curran et al. 2003, S. 1228–1235).

Eine dauerhafte Anwendung von Benzodiazepinen bei älteren Menschen ist daher nicht indiziert und kann zu schwerwiegenden Folgen führen. Somit ist bei bestehender Benzodiazepinabhängigkeit eine Entzugsbehandlung, unter

Beachtung verschiedener Faktoren, unbedingt in Erwägung zu ziehen (s. Abschn. 5). Im Rahmen einer Entzugsbehandlung sollte jedoch beachtet werden, dass die Dosis nur schrittweise reduziert werden darf, um Entzugssymptome und mögliche Verwirrtheitszustände bzw. Delirien, aber auch Krampfanfälle, die bei einem abrupten Absetzen auftreten können, zu vermeiden. Zudem ist es sinnvoll, die letzten Schritte der Dosisreduktion behutsamer und langsamer durchzuführen, da diese von den Betroffenen am unangenehmsten empfunden werden (Herdegen 2008a, S. 355).

Im stationären sowie im ambulanten Bereich ist der Fokus auf die Risiken einer Einnahme von Benzodiazepinen und die altersspezifischen Angebote für ältere Menschen mit einer Benzodiazepinabhängigkeit noch sehr gering. Eine zentrale Rolle spielen dabei Allgemein- und Nervenärzte, die an einer dauerhaften Verschreibung und Verabreichung von Benzodiazepinen im ambulanten Bereich maßgeblich beteiligt sind. Die Haltung, lieber dem älteren Patienten die scheinbar beruhigende, aber durch die Toleranzentwicklung eigentlich nicht mehr wirksame Substanz zu belassen, als eine Reduktion der Dosis oder eine Entzugsbehandlung für eine dauerhafte Abstinenz durchzuführen, ist weit verbreitet. Oft werden vonseiten des Betroffenen, aber auch des Therapeuten gar nicht die Schlüsse gezogen, dass beispielsweise die Reduktion der kognitiven Leistungen und die rezidivierend auftretende Stürze im dauerhaften Benzodiazepinkonsum begründet sein könnten. Aber nicht nur im ambulanten Bereich, sondern auch im stationären Bereich wie in Pflegeeinrichtungen werden vermehrt Benzodiazepine verabreicht, die im Verlauf möglicherweise mehr Schaden als Nutzen für die Betroffenen bringen (Kuhn und Haasen 2012, S. 331–336; Verthein et al. 2013, S. 435).

4 Opioide im Alter

4.1 Opioid-Analgetika im Alter

Opioide sind halb- bzw. vollsynthetische Alkaloide, die primär zu medizinischen Zwecken aus dem Rausch- und Betäubungsmittel Opium, einem luftgetrockneten Milchsaft des Schlafmohns mit etwa 25 verschiedenen Alkaloiden, gewonnen werden (Herdegen 2008b, S. 272). Opioide sind durch ihre potenziell euphorisierende und sedierende Wirkung eine weitere psychoaktive Substanz, die gerade im Alter vor allem in Form von Schmerzmitteln (Opioid-Analgetika) eine zentrale Rolle einnimmt. Chronische Schmerzen sind ein weitverbreitetes Symptom in der alternden Bevölkerung. In den USA konnte beispielsweise festgestellt werden, dass etwa 50 % der älteren Menschen über 60 Jahren an chronischen Schmerzen leiden, in Pflegeeinrichtungen seien es schätzungsweise sogar 80 % (Ferrell et al. 1995, S. 417; Helme und Gibson 2001, S. 591–598). Im Rahmen dieser belastenden Schmerzsymptomatik werden älteren Menschen verschiedene Schmerzmittel zur Linderung verordnet, darunter bei starken Schmerzen auch opioidhaltige Analgetika. Vertreter dieser Analgetika sind schwach wirksame Opioide wie Tilidin, Tramadol oder Codein, aber auch stark wirksame Opioide wie Buprenorphin oder Fentanyl. Opioidhaltige Analgetika haben neben den peripheren auch zentralnervöse Effekte auf den Organismus, die sich in einer stark schlafanstoßenden, aber auch euphorisierenden Wirkung im Sinne eines Glücks- und Zufriedenheitsgefühls über die μ-Opioidrezeptoren insbesondere bei Einnahme von unretardierten Präparaten zeigen. Diese Nebenwirkungen können im Rahmen einer erhöhten Toleranzentwicklung mitverantwortlich für die Entstehung einer Abhängigkeit von Opioid-Analgetika bei älteren Menschen sein (Herdegen 2008b, S. 274).

Opioide haben eine sehr hohe analgetische Potenz. Daher sind sie bei starken bis stärksten Schmerzzuständen indiziert. Neben der wirkungsvollen Analgesie können jedoch bei längerfristiger Einnahme von Opioiden auch schwerwiegende Nebenwirkungen auftreten. So kann es neben Übelkeit und Erbrechen durch die spasmogene Wirkung der μ-Rezeptoren im Gastrointestinaltrakt im Verlauf zu einer schweren Obstipationsneigung kommen, die zu einer Koprostase und bei unzureichender Darreichung von Laxantien sogar zu einem Darmverschluss führen kann. Aus diesem Grund werden vermehrt

Opioide in Kombination mit einem Antagonisten verabreicht (Herdegen 2008b, S. 279).

Zudem können opioidhaltige Analgetika zu einer Atemdepression führen. Durch die geringe therapeutische Breite und im Rahmen einer Kombination dieser Schmerzmittel mit anderen atemdepressiven, psychoaktiven Substanzen wie Alkohol oder Benzodiazepinen können Opioid-Analgetika sogar letal wirken (Herdegen 2008b, S. 287). Im nordamerikanischen Raum rücken die steigenden Verschreibungen von Opioid-Analgetika und eine damit verbundene erhöhte Mortalität zunehmend in den Fokus der Aufmerksamkeit. So konnte in einer US-amerikanischen Studie festgestellt werden, dass eine Zunahme der Verabreichungen speziell von Oxycodon in einem direkten Zusammenhang mit einer Vielzahl von Todesfällen steht: Es wurde ein signifikanter Anstieg opioidbedingter Todesfälle mit der Einführung des retardierten Oxycodons in Verbindung gebracht, ohne dass diese als Suizidversuche gewertet werden konnten (Dhalla et al. 2009, S. 893–895). So lag die Zahl der Todesfälle durch ärztlich verordnete Opioide über den Zahlen der Todesfälle durch den Gebrauch von Heroin und Kokain zusammen (Dhalla et al. 2011, S. 1–2). In einer weiteren US-amerikanischen Studie zeigte sich eine höhere Mortalität bei Senioren, die wegen einer Arthrose oder rheumatoiden Arthritisschmerzen mit Opioiden behandelt wurden im Vergleich zu Senioren, die mit nichtsteroidalen Antirheumatika behandelt wurden (Solomon et al. 2010, S. 1968). Dabei ist zu beachten, dass die mit fortschreitendem Alter bedingten pharmakodynamischen und pharmakokinetischen Veränderungen zu einer längeren Wirkdauer und Wirkverstärkung der eingenommenen Opioid-Analgetika führen können. Aus diesem Grund wird durch die S3-Leitlinie – „Langzeitanwendung von Opioiden bei nicht tumorbedingten Schmerzen" (LONTS) empfohlen, zu Beginn einer Behandlung mit Opioid-Analgetika die 25–50 %ige Dosis im Vergleich zu Jüngeren zu verwenden und auch langsamer die Dosis zu steigern, um eine versehentliche Überdosierung zu vermeiden (S3-Leitlinie – LONTS 2015, S. 49).

Im Rahmen einer längeren Einnahme von Opioiden kann es durch die Toleranzentwicklung der analgetischen, aber auch der euphorisierenden und sedierenden Effekte zu einer Abhängigkeit kommen. Das Suchtpotenzial von opioidhaltigen Analgetika ist direkt proportional zur analgetischen Wirkung, sodass stärker analgetisch wirksame Opioide auch ein höheres Abhängigkeitspotenzial aufweisen. Primär spielt jedoch die Form der Verabreichung eine tragende Rolle bei der Entwicklung einer Abhängigkeit. So können unretardierte Präparate intravenös verabreicht über einen längeren Zeitraum das Abhängigkeitspotenzial deutlich erhöhen (Herdegen 2008b, S. 277–278). So zeigte eine US-amerikanische Metaanalyse (n = 38) in Bezug auf verordnete Opioid-Analgetika hohe Missbrauchsraten bei Patienten mit chronischen nicht tumorbedingten Schmerzen von 21–29 % und eine Abhängigkeitsrate von 8–12 %. In Deutschland fehlen derartige epidemiologische Erhebungen weitestgehend, sodass hier noch keine genauen Vergleichsdaten genannt werden können (Vowles et al. 2015, S. 569).

Trotz der beschriebenen Nebenwirkungen und Folgen, die durch eine längerfristige Gabe von Opioid-Analgetika verursacht werden können, zeigt sich eine deutliche Zunahme der Verschreibungen und Verabreichungen von diesen psychoaktiven, potenziell abhängig machenden Schmerzmitteln in Deutschland. So stellte die Bundesopiumstelle im Bundesinstitut für Arzneimittel und Medizinprodukte (BfArM) im Jahr 2010 fest, dass innerhalb der Jahre 2000 bis 2010 mehr als zehn Millionen BTM-Rezepte über Opioid-Analgetika an ambulant tätige Ärzte ausgegeben wurden. Dies entsprach einer Verdopplung innerhalb dieses Zeitraums (Werber und Schiltenwolf 2015, S. 87).

Die Indikation für eine Verschreibung von opioidhaltigen Analgetika ist bei Patienten mit tumorbedingten Schmerzen und zeitlich begrenzt bei Patienten mit chronischen nicht tumorbedingten Schmerzen (CNTS) gegeben. Als Kontraindikationen gelten primäre Kopfschmerzen sowie funktionelle und psychische Störungen mit dem Leitsymptom Schmerz. Bei chronischen nicht tumorbedingten Schmerzen (CNTS), wie sie beispielsweise im Rahmen von arthritischen Veränderungen oder bei neuropathischen Schmerzen auftreten können, wird laut der S3-Leitlinie zur Behandlung nicht tumorbedingter Schmerzen (LONTS) empfohlen, nur in Ausnahmefällen eine dauerhafte Anwendung durchzuführen. Opioidhaltige Analgetika seien vielmehr eine medikamentöse Therapieoption in der kurzfristigen (4–12 Wochen) Behandlung von chronischen nicht tumorbedingten Schmerzen. Von einer Langzeittherapie ($\geq$26 Wochen) wird abgeraten, da bei diesen Erkrankungen nur etwa 25 % der Patienten von der analgetischen Medikation dauerhaft profitieren (Häuser et al. 2014, S. 739). Trotz der Empfehlungen der S3-Leitlinie zeigte sich in den letzten Jahren zunehmend ein Anstieg der Langzeitverordnungen (Dauer $\geq$ 3 Monate) für opioidhaltige Analgetika bei Patienten mit chronischen nicht tumorbedingten Schmerzen. So waren im Jahr 2010 77 % der Opioidempfänger Patienten, die an chronischen nichttumorbedingten Schmerzen litten (Schubert et al. 2013, S. 46–50).

Bei sachgemäßer Anwendung ist das Risiko zur Entstehung eines Abhängigkeitssyndroms bei Schmerzpatienten eher gering. Die Entstehung einer Abhängigkeit geschieht vor allem dann, wenn die angeordneten Schmerzmittel erst bei Auftreten des Schmerzes verabreicht und darauffolgend als Erlösung empfunden werden. Daher sollte man möglichst vor Beginn der Schmerzen in retardierter Form opioidhaltige Analgetika einsetzen und das Auftreten neuer Schmerzen durch ein passendes Dosierungsschema vermeiden. Auch sollten keine kurzwirksamen Opioide über einen längeren Zeitraum in intravenöser Form verabreicht werden, um ein schnelles Anfluten der euphorisierenden und sedierenden Eigenschaften dieser Substanzen zu verhindern. Besondere Vorsicht hinsichtlich einer möglichen Entstehung einer Abhängigkeit ist dennoch im Rahmen einer Opioidtherapie bei Schmerzpatienten mit einer ehemaligen Abhängigkeitserkrankung in der Vorgeschichte, aber auch bei Patienten mit einer psychiatrischen Begleiterkrankung geboten (Herdegen 2008b, S. 277–278; Banger und Reissner 2003, S. 140–149).

Eine körperliche Abhängigkeit und damit verbundene Entzugssymptome können jedoch auch bei Schmerzpatienten nach einer langzeitigen Therapie mit Opioid-Analgetika im Rahmen eines abrupten Absetzens auftreten. Aus diesem Grund wird empfohlen, Opioid-Analgetika schrittweise und ausschleichend zu reduzieren, um vegetative Entzugserscheinungen in Form von u. a. Unruhezuständen, einer Tachykardie, eines Blutdruckanstiegs sowie von Tremor, Schwitzen und Übelkeit zu vermeiden (Herdegen 2008b, S. 278).

Nach Reduktion oder Absetzen der opioidhaltigen Analgetika ist zusätzlich aus therapeutischer Sicht im Verlauf zu gewährleisten, dass die belastenden Schmerzen nicht wieder stärker auftreten. Dies begründet sich auf dem gesetzlich verankerten Anspruch des Menschen auf eine körperliche Unversehrtheit bzw. Schmerzlinderung, sodass eine ausreichende Analgesie notwendig und Aufgabe des ärztlichen Handelns ist (Herdegen 2008b, S. 278). Eine fortlaufende Schmerzlinderung trotz Reduktion oder Absetzen der Opioide könnte dabei durch zwei Komponenten unterstützt werden. Zum einen kann eine intensive physiotherapeutische Behandlung auch im ambulanten Bereich zur Reduktion der chronischen Schmerzen beitragen. Als zweite unterstützende Komponente kann zudem eine Stabilisierung der psychosozialen Situation angesehen werden. Neben der Erfassung der Schmerzintensität ist es daher gerade bei älteren Menschen genauso wichtig, eine mögliche psychische Komorbidität in Form einer depressiven Symptomatik zu würdigen und ausreichend zu behandeln. Gerade im Alter kann es durch psychosoziale Belastungsfaktoren zu einer erhöhten Depressivität und damit verbunden einer Reduktion der Stress- und Schmerztoleranz kommen. Dies sollte im Rahmen einer Schmerztherapie und bei Erwägung einer längerfristigen Verabreichung von opioidhaltigen Analgetika beachtet werden (Werber und Schiltenwolf 2015, S. 88).

4.2 Heroinkonsum im Alter

Heroin war eine der bekanntesten und verheerendsten Lifestyle-Drogen im Zuge des 20. Jahrhunderts und prägte zeitweise sogar einen Trend, den Heroin-Chic. Teilweise wird Heroin auch heute noch von älteren Betroffenen konsumiert, die zu der damaligen Zeit jung waren (Müller, Zeit online 20.02.2015). Durch das Älterwerden der Generation der sogenannten Baby-Boomer, die gegenüber psychoaktiven Substanzen, darunter auch Heroin, im Vergleich zu vorherigen Generationen toleranter eingestellt waren, ist zu erwarten, dass es zu einer progredienten Zunahme von älteren Heroinabhängigen in den nächsten Jahren kommen wird (Gfoerer et al. 2003, S. 127–135). In den USA wird dieses Phänomen schon seit einiger Zeit beobachtet. So seien zwischen 1998 und 2008 die Zahlen für stationäre Aufnahmen zur Entzugsbehandlung bei Menschen mit einer Heroinabhängigkeit, die über 65 Jahre oder älter waren, von 7,2 % auf 16 % gestiegen (Rosen et al. 2011, S. 280). Ein Grund für diese Entwicklung seien die hohen Zahlen an Heroinabhängigen in der Generation der geburtenstarken Jahrgänge (Baby-Boomer) (Patterson und Jeste 1999, S. 1184). Es konnte festgestellt werden, dass diese Generation, die während der späten 40er- und frühen 60er-Jahre geboren wurde, die höchste Prävalenzrate für das Auftreten von intravenösem Heroinkonsum im Vergleich zu allen anderen Generationen in den USA zeigte (Armstrong 2007, S. 166; Rosen et al. 2011, S. 280).

Durch die jahrelange Abhängigkeit von Heroin kann es im Verlauf zu beeinträchtigenden psychischen und körperlichen Begleiterkrankungen kommen, die die Betroffenen bis zu 20 Jahre voraltern lassen. Dies bedeutet, dass mit dem Terminus der „älteren Drogenabhängigen" auch Menschen ab einem Alter von 40 Jahren gemeint sein können, die von Heroin oder einer Kombination von Heroin mit anderen Drogen wie Kokain, Alkohol oder Beruhigungsmitteln über einen langen Zeitraum abhängig waren und im Rahmen der Folgeschäden pflegebedürftig wurden. Die Betroffenen wirken somit so stark vorgealtert und haben körperliche Beeinträchtigungen, dass sie eigentlich dem gesundheitlichen Stand deutlich älterer Generationen der Gesamtbevölkerung entsprechen (Rösner et al. 2008, S. 281; Geyer 2011, S. 329; Vogt 2011a, S. 21).

Körperliche Erkrankungen wie das Auftreten von HIV oder Hepatitis C kommen bei intravenös Konsumierenden vermehrt vor. Gerade Hepatitis C ist eines der häufigsten gesundheitlichen Probleme älterer Heroinkonsumenten. Zudem kann es zu weiteren Organschädigungen von Leber, Nieren und Lunge kommen sowie zu Durchblutungsstörungen, Hypertonie und Arthrose. Zusätzlich können altersbedingte Krankheiten wie Diabetes mellitus Typ 2, Osteoporose und Einschränkungen der kognitiven Leistungen im Sinne eines demenziellen Syndroms früher auftreten als bei gleichaltrigen Menschen. Auch Stürze, die gerade im Alter folgenreich sein können, sowie eine mangelnde Zahnhygiene und daraus resultierende Zahnerkrankungen können zu einer fortschreitenden Verwahrlosung und Pflegebedürftigkeit schon ab dem 40. Lebensjahr führen. Neben den körperlichen Beeinträchtigungen können auch psychische Störungen als Folgeerscheinungen des langjährigen Heroinkonsums entstehen. So wird vor allem das Auftreten von Angstzuständen und Depressionen beschrieben (Lofwall et al. 2005, S. 267–268; Fareed et al. 2009, S. 227–234; Hser et al. 2004, S. 607–622).

Trotz der schwerwiegenden Folgen eines langjährigen Heroinkonsums kommt es in den letzten Jahren zu einer steigenden Lebenserwartung der Betroffenen. Gründe dafür können verbesserte hygienische Maßnahmen in den ambulanten Drogenzentren sein, in denen dem Konsumenten beispielsweise ein kostenloser Spritzentausch angeboten wird. Zudem tragen medizinische Fortschritte in Bezug auf die Behandlung der schweren chronischen Begleiterkrankungen, aber auch verbesserte Entzugsbehandlungen im Rahmen von Substitutionstherapien zu einer steigenden Lebenserwartung bei und führen somit zu einer immer höher werdenden Anzahl von älteren Drogenabhängigen. Dadurch wird eine vermehrte und umfassendere Betreuung dieser betroffenen, älteren Menschen in Zukunft notwendig. Aus diesem Grund ist ein intensivierter Aufbau von Hilfenetzwerken, Beratungsstellen, aber auch stationären Einrichtungen für ältere drogenabhängige Menschen sinnvoll (Vogt 2011b, S. 5). Einen beispielhaften Vorreiter für eine derartige Versorgung stellt in den Niederlanden eine Senioreneinrichtung in der Nähe von Den Haag dar. Sie ist speziell für schwerstabhängige, ältere Menschen konzipiert und trägt den treffenden Titel „Woodstock". Diese Einrichtung war bei Eröffnung im Jahr 2008 eine der ersten ihrer Art. Aktuell leben dort Bewohner, die zwischen 46 und 70 Jahre alt sind. Sie wohnen in kleinen Apartments, erhalten regelmäßige Mahlzeiten sowie eine engmaschige medizinische und pflegerische Betreuung. Kriterien für einen Einzug in diese spezielle Senioreneinrichtung sind eine mindestens zehnjährige Abhängigkeit von harten Drogen wie Heroin, mehrere erfolglose Therapien ohne längerfristige Abstinenz, eine drohende Obdachlosigkeit und ein Mindestalter von 45 Jahren (Müller, Zeit online 20.02.2015). Auch in Deutschland existiert in Unna seit 2014 eine auf die Bedürfnisse von älter gewordenen chronischen Drogenabhängigen spezialisierte Einrichtung. Im Rahmen des Luesa-Projekts (Langzeit Übergangs- und Stützungsangebot, www.luesa.de) entstand ein „Altersheim" für diese Patientengruppe. Anders als in anderen Projekten zur Wiedereingliederung, die häufig zeitlich begrenzt sind, können die Betroffenen hier bis zum Lebensende verbleiben und erhalten entsprechende Versorgungsmaßnahmen wie Substitution und engmaschige ärztliche Betreuung.

Solche spezialisierten, stationären Einrichtungen bilden aktuell leider noch die Ausnahme. Vielmehr besteht ein Dilemma in der adäquaten ambulanten und stationären Betreuung von älteren Drogenabhängigen. Sowohl konventionelle Senioreneinrichtungen als auch klassische Angebote der Sucht- und Drogenhilfe werden für die Betreuung von älteren Drogenabhängigen als eher unpassend angesehen: Für eine Aufnahme in eine Senioreneinrichtung sind die Betroffenen noch zu jung und für eine alleinige Betreuung durch die Sucht- und Drogenhilfe zu alt. Es fehlt daher eindeutig an alters- und bedürfnisspezifischen ambulanten und stationären Therapieangeboten für ältere Drogenabhängige, wobei nicht zuletzt auch die unklare Finanzierung ein Hindernis für eine Realisierung solcher Projekte darstellt (Dürsteler-MacFarland et al. 2011, S. 125).

5 Einfluss von Altersbildern auf Konsumenten und Behandler

Wir haben einleitend ein Kriterium für die Definition des Alters beschrieben, welches sich nach dem landesüblichen Renteneintrittsalters richtet. Neben einem solchen, durch die Gesellschaft festgelegten Kriterium können weitere, subjektbezogene Kriterien beschrieben werden, wie z. B. „sich alt zu fühlen", „dem Tod näherzukommen" oder „dem Auftreten körperlicher und geistiger Beeinträchtigungen" (Martin und Kliegel 2005, S. 10–15). Die mit diesen Kriterien verknüpften bewussten und unbewussten Assoziationen, Einstellungen, Annahmen und Erwartungen einer Person darüber, was im Alter an Ressourcen, Kompetenzen sowie Veränderungs- und Einflussmöglichkeiten vorhanden ist, wird in der gerontologischen Literatur unter dem Begriff der „Altersbilder" zusammengefasst. Altersbilder im klinisch-therapeutischen Kontext beeinflussen hierbei sowohl das Patientenverhalten, als auch das der Behandler. So verweist Kruse darauf, dass negative Altersbilder häufig zu einer Potenzialunterschätzung des Alters führen. Beispielsweise treffen wir im medizinisch-pflegerischen und psychotherapeutischen Kontext nicht selten auf Altersbilder, die von einer (teils ungerechtfertigten) geringen körperlichen Regenerationsfähigkeit sowie einer herabgesetzten kognitiven und psychischen Plastizität ausgehen und somit unmittelbar Einfluss auf die Auswahl entsprechender Interventionen nehmen (Kruse 2013, S. 150). Kessler beschreibt in diesem Kontext, dass „[s]tereotype Repräsentationen des Alter(n)s und älterer Menschen die Gefahr bergen, dass sie älteren Individuen die Chance nehmen, ihre Entwicklungspotenziale jenseits vermeintlicher Entwicklungsgrenzen zu verwirklichen" (Kessler 2013, S. 243).

Im Hinblick auf die aktuelle Verschreibungspolitik von Benzodiazepinen für ältere Patienten in der hausärztlichen und fachärztlichen Praxis kann zum einen eine zu sorglose Haltung des ärztlichen Personals gegenüber den Nebenwirkungen dieser Substanzen angenommen werden, die ihren Ursprung u. a. in der oben beschriebenen Verharmlosung des Abhängigkeitspotenzials seitens der Pharmafirmen hat. Es ist jedoch auch vorstellbar, dass stereotype negative Altersbilder sowohl auf Behandler- als auch auf Konsumentenseite zumindest an der Verschreibung von Benzodiazepinen sowie der Aufrechterhaltung des Substanzkonsums über die empfohlene Einnahmedauer hinaus beteiligt sein könnten, wenn zum Beispiel Symptome einer psychischen Erkrankung dem Altern an sich zugeschrieben werden.

Wie oben beschrieben weisen die meisten Personen tendenziell eher negative Altersbilder auf, welche mit Einbußen im physischen, kognitiven Bereich sowie mit Einsamkeit, Gebrechlichkeit und Rigidität assoziiert sind (Kessler und Bowen 2015, S. 48; Staudinger 2015, S. 187–209). Diese Beobachtung gewinnt an klinischer Bedeutung, wenn man beachtet, dass Menschen mit positiven Altersbildern im Schnitt positivere Gesundheitsverläufe haben und sogar länger leben, als Personen mit negativen Altersbildern, während negative Altersbilder zu einer erhöhten Vulnerabilität für Ängstlichkeit, posttraumatischen Belastungsstörungen, suizidalen Vorstellungen und Depressionen führen (Bowen et al. 2014, S. 287–299; Levy 2009, S. 332–336; Westerhof et al. 2014, S. 793–802; Sarkisian et al. 2003, S. 1001–1005). Darüber hinaus zeigen psychisch erkrankte ältere Personen mit negativen Altersbildern ein deutlich herabgesetztes Hilfesuchverhalten. Dies bedeutet, dass die Wahrscheinlichkeit, mit einem Arzt über eine depressive Erkrankung zu sprechen, im Zusammenhang mit der Überzeugung, dass depressive Symptome auf das Alter an sich statt auf eine Erkrankung zurückzuführen sind, abnimmt (Kessler und Bowen 2015, S. 49; Sarkisian et al. 2003, S. 1001–1005). Aber auch auf der Seite der Behandler zeigen sich negative Behandlungseffekte, wenn negative Altersstereotype vorliegen. So sind zum Beispiel die Erwartungen des medizinischen Fachpersonals an Verbesserungen/Veränderungen bei älteren Patienten deutlich schlechter als bei jüngeren Patienten, was wiederum Auswirkungen auf die Wahl der Behandlungsmethode sowie der therapeutischen Zielsetzung hat (Kessler und Bowen 2015, S. 47–55). Hinsichtlich der Verschreibungspraxis für Benzodiazepine scheinen Hausärzte insbesondere bei weiblichen, älteren Stammpatienten z. B. Schlafstörungen direkt mit Benzodiazepinen zu behandeln, d. h. ohne zunächst alternative Behandlungsansätze in Erwägung zu ziehen (Mant et al. 1995).

Wie könnten nun negative Altersbilder bzw. deren Konsequenzen im Zusammenhang mit Abhängigkeitserkrankungen im Alter konkret aussehen? Zwar existieren nach unserem Kenntnisstand bislang keine wissenschaftlichen Studien, die diesen Zusammenhang systematisch untersucht haben, im klinischen Alltag begegnen einem jedoch in den Gesprächen typische Annahmen sowohl auf Konsumenten-, Angehörigen-, als auch auf Behandlerebene, wie z. B. dass „sich ein Benzodiazepinentzug im Alter nicht mehr lohne oder zu belastend für den Organismus sei", „man dem älteren Menschen seinen Wein am Abend nicht mehr wegnehmen solle" oder auch, dass „im Alter nicht mehr ausreichend (z. B. soziale) Ressourcen verfügbar seien, um alternative Strategien im Umgang mit den der Sucht zugrunde liegenden Problemen zu entwickeln". Die vorstellbaren Konsequenzen solcher stereotyper Annahmen über das Alter reichen von unzureichendem Hilfesuchverhalten bei den Betroffenen über co-abhängigem Verhalten bei Angehörigen bis hin zu einem Mangel an therapeutischen (Alternativ-)Angeboten seitens der Behandler. Denkbar ist darüber hinaus, dass negative Altersstereotype auch an der Genese von Abhängigkeitserkrankungen bei den sogenannten Late-Onset-Alkoholabhängigen eine Rolle spielt. So vermutet Kessler, dass ältere Menschen, die depressive Symptome auf das Alter an sich zurückführen, mehr Resignation und weniger Initiative zur Veränderung aufweisen und somit das Altersbild zu einer sich selbst erfüllenden Prophezeiung wird (Kessler 2013). In diesem Zusammenhang kann spekuliert werden, dass ältere Menschen mit negativen Altersstereotypen in Krisensituationen oder angesichts im Alter anstehender Entwicklungsaufgaben (z. B. Verlustregulation) eher Gefahr laufen, eine Abhängigkeitserkrankung zu entwickeln, als ältere Personen mit positiveren Altersbildern, insbesondere wenn diese mit einer geringen Erwartungshaltung an ein Veränderungspotenzial im Alter einhergehen. Doch welche Implikationen ergeben sich aus einer kritischen Betrachtung der Rolle negativer Altersbilder im Hinblick auf Abhängigkeitserkrankungen im Alter? Sicherlich geht es nicht darum, quasi als Gegenbewegung, eine einseitig positive Betrachtung der Möglichkeiten älterer Menschen zu etablieren (und z. B. sofort alle Personen mit regelmäßigen Benzodiazepinkonsum einer Entzugsbehandlung zu unterziehen), sondern eben um eine kritische Betrachtung eigener Altersbilder. Hierbei sollten zum einen aufseiten der Behandler die eigenen Altersbilder im Hinblick auf die Auswahl der Behandlungsempfehlung reflektiert werden, als auch Patienten dabei unterstützt werden, hinderliche Altersbilder zu hinterfragen und gegebenenfalls funktional umzuformulieren. Primärpräventiv könnten Kampagnen, die den Einfluss negativer Altersbilder auf Risikokonsum und Suchtverhalten im Alter adressieren, dazu führen, dass die Bereitschaft von Betroffenen Hilfe aufzusuchen bzw. die Einflussnahme von Angehörigen auf den Betroffenen erhöht wird. Kessler formuliert, dass (hier in Bezug auf die psychotherapeutische Arbeit mit älteren Personen) „die vielleicht wichtigste Konsequenz ist, dass man in seiner Arbeit mit älteren Patienten immer wieder die vermeintliche Normalität des Alters hinterfragt und einen besonderen Fokus auf die Individualität der subjektiven und objektiven Lebenslagen und Ressourcen seiner älteren Patienten legt." (Kessler 2013).

6 Fazit

Durch den demografischen Wandel und die veränderten Konsumgewohnheiten der nun älter werdenden, geburtenstarken Nachkriegsgeneration (Baby-Boomer) rückt die Thematik des vermehrten Konsums von psychoaktiven Substanzen auch bei älteren Menschen zunehmend in den Fokus der Aufmerksamkeit. Da jedoch durch die physiologischen Veränderungen des alternden Organismus sowohl die Wirkung, als auch die Nebenwirkungen schon bei geringen Mengen im Gegensatz zu jüngeren Konsumenten verstärkt und verlängert werden können, ist eine Einnahme von psychoaktiven Substanzen im Alter mit besonderer Vorsicht zu genießen. Im Rahmen eines langzeitigen Konsums ist zudem das Risiko der Entstehung einer Abhängigkeitserkrankung nicht zu unterschätzen. Zusätzlich können unter einem regelmäßigen und lang anhaltenden Konsum auch schwerwiegende Beeinträchtigungen der kognitiven Leistungen, der Mobilität, der körperlichen, sowie der seelischen Gesundheit und der Lebensqualität entstehen.

Daher sind eine Reduktion der Einnahme und ein Genuss in Maßen bzw. gar eine vollständige Abstinenz bei älteren Menschen anzustreben. Durch vielversprechende Erfolgsquoten zur Erhaltung einer längerfristigen Abstinenz lohnt sich eine Entzugsbehandlung zu jeder Zeit des Lebens. Dabei ist es wichtig, den älteren Betroffenen über die Folgen und Nebenwirkungen des jeweiligen Konsums aufzuklären und nicht wegzuschauen. Die behandelnden Therapeuten können somit den Betroffenen zu einer Abstinenz motivieren und ihn auf dem Weg der Reduktion begleiten und unterstützen. Ist es dennoch notwendig, älteren Menschen psychoaktive Substanzen in Form von Medikamenten wie Benzodiazepinen oder Opioiden zu verabreichen, so sollte die Indikation für diese Behandlungen streng geprüft werden. Zudem sollte die kleinste notwendige Dosis für eine möglichst kurze Zeit verabreicht werden.

Durch die steigende Anzahl von älteren Menschen mit einem schädlichen Konsummuster oder einer Abhängigkeitserkrankung durch psychoaktive Substanzen besteht ein erhöhter Bedarf zum Ausbau eines ausreichenden Versorgungs- und Hilfenetzwerkes mit Beratungsstellen, Senioreneinrichtungen sowie genügend ambulanten und stationären Angeboten mit alters- und bedürfnisspezifischen Therapieansätzen, um diesen Menschen gerecht zu werden und ihnen adäquat helfen zu können.

Literatur

Allen, J. (1996). Alcoholism in the elderly. *Journal of the American Medical Association, 275*, 797–801.

Allen, N., Beral, V., Casabonne, D., Wan, K. S., Reeves, G., Brown, A., et al. (2009). Moderate alcohol intake and cancer incidence in women. *Journal of the National Cancer Institute, 101*(5), 296–305.

Armstrong, G.-L. (2007). Injection drug users in the United States, 1979–2002 – An aging population. *Archives of Internal Medicine, 167*(2), 166–173.

Banger, M., & Reissner, V. (2003). Opiodabhängigkeit und chronischer Schmerz. In U. Tiber Egle (Hrsg.), *Handbuch chronischer Schmerz* (S. 140–149). Stuttgart: Schattauer Verlag.

Barker, M.-J., Greenwood, K.-M., Jackson, M., & Crowe, S.-F. (2004). Cognitive effects of long-term Benzodiazepine use. A meta-analysis. *CNS Drugs, 18*(1), 37–48.

Böhm, R., Ufer, M., & Herdegen, T. (2008). Individualisierte Arzneimitteltherapie. In T. Herdegen (Hrsg.), *Kurzlehrbuch Pharmakologie und Toxikologie* (S. 479–499). Stuttgart: Georg-Thieme-Verlag.

Bowen, C. E., Kornadt, A. E., & Kessler, E.-M. (2014). Die Bedeutung von Altersbildern im Lebenslauf. In H. W. Wahl & A. Kruse (Hrsg.), *Leben in Veränderung: Beiträge einer interdisziplinären Lebenslaufforschung* (S. 287–299). Stuttgart: Kohlhammer.

Brennan, P., Schutte, K., & Moos, R. (1999). Reciprocal relations between stressors and drinking behavior: A three-wave panel study of late middle-aged and older women and men. *Addiction, 94*, 737–749.

Bühringer, G., Augustin, R., & Bergmann, E. (2000). Alkoholkonsum und alkoholbezogene Störungen in Deutschland. In Robert-Koch-Institut (Hrsg.), *Schriftenreihe des Bundesministeriums für Gesundheit*. Baden-Baden: Nomos-Verlag.

Cooper, A. (15.11.2013). An anxious history of valium. The Wall Street Journal online. http://www.wsj.com/articles/SB10001424052702303289904579195872550052950. Zugegriffen am 02.04.2016.

Curran, H.-V., Collins, R., Fletcher, S., Kee, S., Woods, B., & Iliffe, S. (2003). Older adults and withdrawal from benzodiazepine hypnotics in general practice: Effects on cognitive function, sleep, mood and quality of life. *Psychological Medicine, 33*, 1223–1237.

Deutsche Hauptstelle für Suchtfragen. (2016). *Die Sucht und ihre Stoffe. Eine Informationsreihe über die gebräuchlichen Suchtstoffe*. Beruhigungs- und Schlafmittel: Benzodiazepine. Köln: Faltblatt der DHS.

Dhalla, I., Mamdani, M., Kopp, A., Qureshi, O., & Juurlin, D.-N. (2009). Prescribing of opioid analgesics and related mortality before and after the introduction of long-acting oxycodone. *Canadian Medical Association Journal, 181*(12), 891–896.

Dhalla, I., Persaus, N., & Juurlink, D.-N. (2011). Facing up to the prescription opioid crisis. *British Medical Journal*. doi:10.1136/bmj.d5142.

Dürsteler-MacFarland, K.-M., Herdener, M., Strasser, J., & Vogel, M. (2011). Medizinische und psychosoziale Problemlagen älterer substituierter Patienten. In I. Vogt (Hrsg.), *Auch Süchtige altern. Probleme und Versorgung älterer Drogenabhängiger* (S. 93–136). Frankfurt a. M.: Fachhochschulverlag.

Fareed, A., Casarella, J., Amar, R., Vayalapalli, S., & Drexler, K. (2009). Benefits of retention in methadone maintenance and chronic medical conditions as risk factors for premature death among older heroin addicts. *Journal of Psychiatric Practice, 15*(3), 227–234.

Ferrell, B.-A., Ferrell, B.-R., & Rivera, L. (1995). Pain in cognitively impaired nursing home patients. *Journal of Pain and Symptom Management, 10*, 591–598.

Geyer, D. (2011). Psychotherapie mit älteren süchtigen Menschen. In I. Vogt (Hrsg.), *Auch Süchtige altern. Probleme und Versorgung älterer Drogenabhängiger* (S. 327–345). Frankfurt a. M.: Fachhochschulverlag.

Gfoerer, J., Penne, M., Pemberton, M., & Folsom, R. (2003). Substance abuse treatment need among older adults in 2020: The impact of the aging baby-boom cohort. Drug and Alcohol Dependence. *An International Journal on Biomedical and Psychosocial Approaches, 69*(2), 127–135.

Häuser, W., Bock, F., Engeser, P., Tölle, T., Willweber-Strumpf, A., & Petzke, F. (2014). Langzeitanwendung von Opioiden bei nichttumorbedingten Schmerzen. *Deutsches Ärzteblatt, 111*(43), 732–739.

Hautzinger, M., & Reimer, C. (2007). Psychotherapie alter Menschen. In C. Reimer, J. Eckert, M. Hautzinger & E. Wilke (Hrsg.), *Psychotherapie. Ein Lehrbuch für Ärzte und Psychologen* (S. 631–649). Heidelberg: Springer-Verlag.

Helmchen, H., Linden, M., & Wernicke, T. (1996). Psychiatrische Morbidität bei Hochbetagten. Ergebnisse aus der Berliner Altersstudie. *Nervenarzt, 67*, 739–750.

Helme, R.-D., & Gibson, S.-J. (2001). The epidemiology of pain in elderly people. *Clinics in Geriatric Medicine, 17*, 417–431.

Herdegen, T. (2008a). Sedativa, Hypnotika und Anästhetika. In T. Herdegen (Hrsg.), *Kurzlehrbuch Pharmakologie und Toxikologie* (S. 351–362). Stuttgart: Georg-Thieme-Verlag.

Herdegen, T. (2008b). Analgetika. In T. Herdegen (Hrsg.), *Kurzlehrbuch Pharmakologie und Toxikologie* (S. 269–291). Stuttgart: Georg-Thieme-Verlag.

Hser, Y.-I., Gelberg, L., Hoffman, V., Grella, C.-E., McCarthy, W., & Anglini, M.-D. (2004). Health conditions among aging narcotics addicts: Medical examination results. *Journal of Behavioral Medicine, 27*(6), 607–622.

Kessler, E. M. (2013). Altersbilder im psychotherapeutischen Geschehen. *Psychotherapie im Alter, 10*(2), 241–254.

Kessler, E. M., & Bowen, C. E. (2015). Images of aging in the psychotherapeutic context. A conceptual review. *Journal of Gerontopsychology and Geriatric Psychiatry, 28*(2), 47–55.

Kröhnert, S., van Olst, N., & Klingholz, R. (2004). *Deutschland 2020. Die demografische Zukunft der Nation*. Berlin: Berlin-Institut.

Kruse, A. (2013). Altersbilder, Potenziale und Verletzlichkeit. *Psychotherapie im Alter, 10*(2), 149–161.

Kuhn, S., & Haasen, C. (2012). Alkohol- und Arzneimittelmissbrauch älterer Menschen in stationären und ambulanten Pflegeeinrichtungen. *Gesundheitswesen, 74*, 331–336.

Laux, G., & König, W. (1985). Benzodiazepine: Langzeiteinnahme oder Abusus? Ergebnisse einer epidemiologischen Studie. *Deutsche Medizinische Wochenschrift, 110*, 1285–1290.

Levy, B. (2009). Stereotype embodiment. A psychosocial approach to aging. *Current Directions in Psychological Science, 18*, 332–336.

Lieb, B., Rosien, M., Bonnet, U., & Scherbaum, N. (2008). Alkoholbezogene Störungen im Alter – Aktueller Stand zu Diagnostik und Therapie. *Fortschritte der Neurologie und Psychiatrie, 76*, 75–85.

Lofwall, M., Brooner, R., Bigelow, G., Kindbom, K., & Strain, E. (2005). Characteristics of older opioid maintenance patients. *Journal of Substance Abuse Treatment, 28*(3), 265–272.

Mader, P. (2006). Alkohol. In DHS (Hrsg.), *Substanzbezogene Störungen im Alter. Informationen und Praxishilfen* (S. 19–33). Hamm: DHS.

Mant, A., Mattick, R. P., de Burgh, S., Donnelly, N., & Hall, W. (1995). Benzodiazepine prescribing in general practice: Dispelling some myths. *Family Practive, 12*(1), 37–43.

Martin, M., & Kliegel, M. (2005). *Grundriss Gerontologie. Band 3. Psychologische Grundlage der Gerontologie.* Stuttgart: Kohlhammer Verlag.

Müller, G. (20.02.2015), Junkies im Ruhestand. *Zeit online*. http://www.zeit.de/2015/08/drogensucht-rentner-therapie-patienten. Zugegriffen am 04.04.2016.

Neve, R., Lemmens, P., & Drop, M. (2000). Changes in alcohol use and drinking problems in relation to role transitions in different stages of the life course. *Substance Abuse, 21*(3), 163–178.

Patterson, T.-L., & Jeste, D. (1999). The potential impact of the baby-boom generation on substance abuse among elderly persons. *Psychiatric Services, 50*(9), 1184–1188.

Rosen, D., Hunsacker, A., Albert, S., Cornelius, J., & Reynolds, C. (2011). Characteristics and consequences of heroin use among older adults in the United States: A review of the literature, treatment implications, and recommendations for further research. *Addictive Behaviors, 36*(4), 279–285.

Rösner, S., Steiner, S., & Kraus, L. (2008). Gebrauch und Missbrauch von Medikamenten. Ergebnisse des Epidemiologischen Suchtsurveys 2006. *Sucht, 54*(1), 47–56.

Rübenach, P. (2007). Die Erfassung alkoholbedingter Sterbefälle in der Todesursachenstatistik 1980 bis 2005. In Statistisches Bundesamt (Hrsg.), *Gesundheitswesen* (S. 287–289). Wiesbaden: Statistisches Bundesamt.

Rumpf, H.-J., & Weyerer, S. (2006). Suchtkrankungen im Alter. In Deutsche Hauptstelle für Suchtfragen (Hrsg.), *Jahrbuch Sucht 2006* (S. 189–199). Geesthacht: Neuland.

S3-Leitline – Langzeitanwendung von Opioiden bei nicht tumorbedingten Schmerzen – „LONTS". Letzter Stand: 09/2014, Überarbeitung 01/2015, 49.

S3-Leitlinie – Screening, Diagnose und Behandlung alkoholbezogener Störungen. Letzter Stand: 22.04.2015, 272–287.

Sarkisian, C. A., Lee-Henderson, M. H., & Mangione, C. M. (2003). Do depressed older adults who attribute derpession to „old age" believe it is important to seek care? *Journal of General Internal Medicine, 18*, 1001–1005.

Schubert, I., Ihle, P., & Sabatowski, R. (2013). Zunahme der Opioidverordnungen in Deutschland zwischen 2000 und 2010. *Deutsches Ärzteblatt, 101*(4), 45–51.

Seitz, H., Oswald, B., & Pöschl, G. (2005a). Alkohol und Alter. In H. Seitz (Hrsg.), *Handbuch Alkohol: Alkoholismus, alkoholbedingte Organschäden* (S. 159–170). Heidelberg: Barth.

Solomon, D., Rassen, J., Glynn, R., Lee, J., Levin, R., & Schneeweiss, S. (2010). The comparative safety of analgesics in older adults with arthritis. *Archives of Internal Medicine, 170*(22), 1968–1978.

Sonntag, D., Bauer, C., & Welsch, K. (2005a). Deutsche Suchthilfestatistik 2004 für ambulante Einrichtungen. *Sucht, 51*(2), 6–38.

Sonntag, D., Welsch, K., & Bauer, C. (2005b). Deutsche Suchthilfestatistik 2004 für stationäre Einrichtungen. *Sucht, 51*(2), 39–64.

Spiewak, M. (10.03.2016). OP gelungen, Patient verwirrt. *Zeit online*. http://www.zeit.de/2016/10/demenz-trauma-krankenhaus-operation-klinik. Zugegriffen am 05.04.2016.

Staudinger, U. M. (2015). Images of aging. Outside and inside perspectives. *Annual Review of Gerontology and Geriatrics, 35*, 187–209.

Syliaas, H., Idland, G., Sandvik, L., Forsen, L., & Bergland, A. (2009). Does mortality of the aged increase with the number of falls. Results from a nine-year follow up study. *European Journal of Epidemiology, 24*(7), 351–355.

Taborsky, M., Ostadal, P., & Petrek, M. (2012). A pilot randomized trial comparing long-term effects of red and white wines on biomarkers of atherosclerosis (In vino veritas: IVV trial). *Bratislava Medical Journal, 113*(3), 156–158.

Verthein, U., Martens, M., Raschke, P., & Holzbach, R. (2013). Long-term prescription of benzodiazepines and non-benzodiazepines. *Gesundheitswesen, 75*, 430–437.

Voelker, K. (2009). Welche Vorgaben gelten für die Verordnung von Benzodiazepinen? *Hamburger Ärzteblatt, 6*, 15.

Vogt, I. (2011a). Altern und Gesundheit: Eine kurze Einführung. In I. Vogt (Hrsg.), *Auch Süchtige altern. Probleme und Versorgung älterer Drogenabhängiger* (S. 9–25). Frankfurt a. M.: Fachhochschulverlag.

Vogt, I. (2011b). Vorwort. In I. Vogt (Hrsg.), *Auch Süchtige altern. Probleme und Versorgung älterer Drogenabhängiger* (S. 5–6). Frankfurt a. M.: Fachhochschulverlag.

Vossmann, U., & Geyer, D. (2006). Abhängigkeitserkrankungen im Alter. Therapeutische Erfahrungen mit älteren Patienten. *Zeitschrift für Gerontopsychologie & -psychiatrie, 19*(4), 221–227.

Vowles, K.-E., McEntee, M.-L., Julnes, P.-S., Frohe, T., Ney, J.-P., & van der Goes, D.-N. (2015). Rates of opioid misuse, abuse, and addiction in chronic pain: A systematic review and data synthesis. *Pain, 156*(4), 569–576.

Werber, A., & Schiltenwolf, M. (2015). Morphine werden immer sorgloser verschrieben. *Deutsches Ärzteblatt, 112*(3), 87–88.

Westerhof, G. J., Miche, M., Brothers, A. F., Barrett, A. E., Diehl, M., Montepare, J. M., et al. (2014). The influence of subjective aging on health and longevity: A meta-analysis of longitudinal data. *Psychology and Aging, 9*, 793–802.

Weyerer, S., Schäufele, M., & Zimber, A. (1999). Alcohol problems among residents in old age homes in the city of Mannheim, Germany. *Australian and New Zealand Journal of Psychiatry, 33*, 825–830.

Wolter, D. K. (2011). *Sucht im Alter – Altern und Sucht. Grundlagen, Klinik, Verlauf und Therapie.* Stuttgart: Kohlhammer Verlag.

Epidemiologie des Konsums von neuen psychoaktiven Substanzen

Harry Sumnall

Zusammenfassung

Dieses Kapitel strebt einen Kurzüberblick des derzeitigen Verständnisses von der Verbreitung neuer psychoaktiver Substanzen (NPS) auf der Grundlage von Prävalenzschätzungen an. Berichtet werden Ergebnisse aus größeren Umfragen der letzten beiden Jahre (2013–2015). Beschrieben wird außerdem, wie verschiedene allgemeine Umfragen in der Bevölkerung versucht haben, den Gebrauch einzuschätzen. Das Review enthält sowohl große Zufallsstichproben mit Privathaushalten (inklusive sekundärer Analysen) als auch namhafte Forschung auf der Grundlage von Gelegenheitsstichproben. Es werden auch kurze Hinweise auf neue Methoden und Datenquellen des Gesundheitsmonitorings gegeben, die das Verständnis für diese Substanzen verbessern könnten. Zusammenfassend wird klar, dass die Prävalenz von NPS trotz wachsender öffentlicher und politischer Aufmerksamkeit gering bleibt und der Gebrauch einiger bekannter Substanzen sogar abnimmt. Allerdings bleibt das Gebiet methodologisch schwach und während Angaben aus allgemeinen Bevölkerungsstichproben vermutlich eine Unterschätzung des Gebrauchs darstellen, leiden Umfragen in „Hochrisikogruppen" bezüglich der Wahrscheinlichkeit des Gebrauchs unter zahlreichen Verzerrungen (biases). Es gibt außerdem einen Mangel an Daten über NPS-Gebrauch und den damit verbundenen Verhaltensweisen in Bevölkerungsgruppen, die möglicherweise einen höheren Interventions- und Behandlungsbedarf aufweisen, wie zum Beispiel Personen mit besonderen Bedürfnissen – inklusive problematischem Drogengebrauch –, psychischen Erkrankungen, Obdachlose und jene, die in Kontakt mit dem Strafvollzugssystem sind.

Schlüsselwörter

Neue Psychoaktive Substanzen • Research Chemicals • Epidemiologie • Prävalenzschätzungen • Methodik

Inhalt

1 Einleitung 264
2 Datenerhebungen in Zufallsstichproben 265
3 Erhebungen auf der Grundlage von Ermessensstichproben 271
4 Weitere Methoden und nationale Monitoring-Systeme 274
5 Zusammenfassung und Schlussfolgerungen 276
Literatur 277

H. Sumnall (✉)
Centre for Public Health, Liverpool John Moores University, Liverpool, UK
E-Mail: H.Sumnall@ljmu.ac.uk

© Springer-Verlag GmbH Deutschland 2018
M. von Heyden et al. (Hrsg.), *Handbuch Psychoaktive Substanzen*, Springer Reference Psychologie,
https://doi.org/10.1007/978-3-642-55125-3_94

1 Einleitung

Dieses Kapitel bietet einen kurzen, nicht-systematischen Überblick der veröffentlichten Daten über die Prävalenz des Konsums von neuen psychoaktiven Substanzen (NPS), wobei die Veröffentlichung von Sumnall et al. aus dem Jahr 2013 aktualisiert wird (Sumnall et al. 2013). Die reviewten Daten wurden methodisch hochwertigen Studien entnommen, die im Zeitraum von Januar 2013 bis Juni 2015 veröffentlicht wurden. Diese zeitliche Beschränkung wurde wegen der dynamischen Entwicklung des NPS-Marktes gesetzt, wo neue Produkte (relativ) schnell per Gesetz verboten werden können. Der Review fokussiert in erster Linie englischsprachige Publikationen. Wenn möglich, werden jedoch anderssprachige Quellen herangezogen. Es werden Daten aus den zuletzt durchgeführten Erhebungen vorgelegt, obwohl in einigen Fällen in den Vorjahren von einer größeren Anzahl von Substanzen berichtet wurde. Dies ist ein nicht-systematisches Review, wenngleich eine strukturierte Suche nach relevanten Studien in Datenbanken manuell erfolgte (vollständige Methodologie ist auf Anfrage vom Autor erhältlich). Die Mehrzahl der Daten basiert auf Selbstauskunft, obwohl auch nach zusätzlichen Validierungstools gesucht wurde (z. B. Speichel-, Haar- und Urinproben).

Die in diesem Kapitel verwendete Definition von NPS stammt aus dem Durchführungsbeschluss des EU-Rates 2005/387/JI: „Im Sinne dieses Beschlusses bezeichnet der Ausdruck „neue psychoaktive Substanz" einen neuen Suchtstoff oder einen neuen psychotropen Stoff in reiner Form oder als Zubereitung, der nicht in den Übereinkommen der Vereinten Nationen aufgeführt ist und eine mit den in ihren Anlagen aufgeführten Substanzen vergleichbare Bedrohung für die Gesundheit der Bevölkerung darstellen kann."

Diese Definition schließt jene psychoaktiven Substanzen mit ein, die neu synthetisiert wurden und jene, die neue Verwendungen finden. Allerdings wurde Mephedron, das für die Aufnahme in den Anhang II der Konventionen im Mai 2015 empfohlen wurde, in dieses Review aufgenommen, da es als prototypische NPS gilt und im Gegensatz zu anderen Substanzen relativ reichhaltige Daten für diese verfügbar sind. Darüber hinaus wurden missbrauchte Medikamente (Barrett et al. 2008) und jene Stoffe, die nicht im Anhang II der Konventionen der Vereinten Nationen erwähnt sind, aber eine lange Verwendungstradition (z. B. Ketamin und Psilocybin) haben, ausgeschlossen. Schließlich ist darauf hinzuweisen, dass Detailfragen zu NPS in der Regel nur in speziellen Erhebungen enthalten sind, oder wenn eine bestimmte Substanz von politischem Interesse ist (z. B. unter staatliche Kontrolle gestellt werden soll oder dieser bereits unterliegt). Daher finden sich nur wenige hochqualitative (inter-)nationale Studien, die zu diesem Themenschwerpunkt durchgeführt wurden.

Wie zuvor erläutert (Sumnall et al. 2011, 2013), gibt es zusätzlich zu den Herausforderungen, denen Forscher im Rahmen von Drogenprävalenzstudien ohnehin begegnen, eine Reihe von Herausforderungen, die für NPS einzigartig sind und die eine genaue Abschätzung der Konsumprävalenz verhindern. Dazu gehören die Klassifizierung und Beschreibung von NPS in Studien (z. B. können Studien sowohl staatlich kontrollierte, als auch nicht kontrollierte Substanzen einschließen, was die Selbstauskunft über den Konsum von Stoffen, die in einigen Ländern als „Legal Highs" bezeichnet werden, beeinflussen kann), mangelnde Validierung von Studienfragenformulierung (z. B. wissen Befragte nicht, auf welche Stoffe Bezug genommen wird), Verwirrung über die Identität der konsumierten Substanzen (Substanzen können unter unterschiedlichen Namen bekannt sein und beispielsweise eine chemische Bezeichnung, einen Markennamen, eine allgemeine und eine umgangssprachliche Bezeichnung haben), und Stichprobenverzerrungen, wenn einige Bevölkerungsgruppen ausgeschlossen werden, innerhalb derer eine größere Neigung zu NPS vermutet wird (z. B. Personen mit psychischen Störungen) (Lally et al. 2013). Weiterhin bedeutet der Mangel an vergleichbarer Methodologie, dass internationale Vergleiche der NPS-Prävalenz unter Verwendung der betrachteten Daten erschwert sind. Alle in diesem Kapitel angegebenen Daten weisen diese Schwierigkeiten auf, weshalb diese im Folgenden nicht wiederholt werden, es sei denn, eine Studie hat versucht, sie zu lösen, oder sie war von zusätzlichen Problemen betroffen. In diesem Kapitel wird zur Beschreibung der Daten bevorzugt der Begriff NPS verwendet, jedoch werden, wann immer möglich, auch die Originalterminologie und Fragetexte aus den jeweiligen Originalquellen angegeben. Das Kapitel endet mit einem kurzen Überblick über repräsentative Beispiele von alternativen und ergänzenden Methoden und Datenquellen, die zusätzliche Informationen zu den Erhebungen mittels Selbstauskunft liefern können.

Während die Daten über die allgemeine Bevölkerung (wie sie etwa im Rahmen von staatlich finanzierten Studien erhoben werden, und die in der Regel von relativ hoher methodischer Qualität sind) wichtig sind, um die Verbreitung von Drogentrends zu veranschaulichen, ist es auch wichtig, die Prävalenz und neu entstehende Trends innerhalb von Schlüssel- und Zielgruppen zu erkennen und zu bewerten. Dies sind die Kriterien, die nur wenige an die allgemeine Bevölkerung gerichtete Studien erfüllen können. Daher werden auch Daten aus anderen wichtigen Untersuchungen, die meist auf nicht-probabilistischen Stichproben basieren. Konsum-Vorgeschichten, die in Studien zur Bewertung eines anderen Drogenkonsumverhaltens präsentiert werden (z. B. kognitive Auswirkungen von Drogenkonsum), in dieser Übersicht nicht enthalten sind. Unabhängige Sekundäranalysen (z. B. Untersuchungen von Prädiktoren des Drogenkonsums) sind nur von repräsentativen Studien enthalten.

2 Datenerhebungen in Zufallsstichproben

In Studien, die den Zufall zur Stichprobengenerierung verwenden, hat jeder Teilnehmer eine bekannte (nicht Null)-Chance, für die Stichprobe ausgewählt zu werden. Diese Studienart ist in der Regel repräsentativ für die Zielpopulation; weshalb die Ergebnisse jenseits der Stichprobe verallgemeinert werden können. Das macht diese Art der Studie besonders für das Monitoring politischer Vorgehensweisen wichtig, denn sie trägt zum besseren Verständnis der Popularität des NPS-Konsums bei. Allerdings ist sie mit hohem Kostenaufwand verbunden, insbesondere für Verhaltensweisen mit niedriger Prävalenz wie dem NPS-Konsum; und die eingesetzten Stichprobenziehungs- und Datenerhebungsmethoden (z. B. das Wählen einer beliebigen Telefonnummer) können dazu führen, dass das Verhalten in einigen relevanten Untergruppen unterschätzt wird. Zum Beispiel würde eine allgemeine Haushaltsbefragung eine gute Gesamteinschätzung des Drogenkonsums für eine Nation ergeben, wenn jedoch spezielle „Booster-Stichproben" nicht einbezogen werden, kann der Konsum in Gruppen mit höherer Priorität (z. B. Häftlinge oder Bewohner von Sozialwohnungen) nicht erfasst werden.

2.1 Studien mit Jugendlichen und Schülern

Die *Europäische Schülerstudie zu Alkohol und anderen Drogen (European School Survey Project on Alcohol and Other Drugs; ESPAD)* stellt die weltweit größte internationale Umfrage zum Drogenkonsum bei Jugendlichen dar (Hibell et al. 2012). Alle vier Jahre werden neue Ergebnisse präsentiert, der letzte Bericht aus dem Jahr 2011 wurde 2012 veröffentlicht. Wenngleich die Studie aus dem Jahr 2011 keine Daten zu NPS enthält, so beinhaltet die Befragung aus dem Jahr 2015 diesbezügliche Items. Dies ist eine Modellfrage aus der Studie:

„Neue Psychoaktive Substanzen" imitieren den Effekt von illegalen Substanzen wie zum Beispiel Cannabis oder Ecstasy. „Neue psychoaktive Substanzen" werden auch „Legal Highs" oder „Research Chemicals" genannt und werden in unterschiedlichen Formen hergestellt und verkauft, zum Beispiel als Kräutermischung, als Puder oder in Form von Kristallen oder Tabletten. Hast du jemals solche Substanzen konsumiert?" Mögliche Antworten sind: „Ja, ich habe solche Substanzen konsumiert; Nein, ich habe nie solche Substanzen konsumiert; Weiß nicht/bin mir nicht sicher."

Eine Überprüfung der Validität dieser Frage, die in Island, Italien, Montenegro und der Ukraine unternommen wurde, ergab, dass nur diejenigen

Schüler, die noch nie zuvor von NPS gehört hatten, es schwer fanden, diese Frage zu beantworten, wobei sich die meisten Probanden, die diese Frage bejahend beantwortet haben, auf „Räuchermischungen" (d. h. synthetische Cannabinoide) bezogen haben (Hibell 2014).

Die *Flash-Eurobarometer-Umfragen* umfassen schnelle thematische Telefoninterviews und werden im Auftrag der Europäischen Kommission durchgeführt. Das Flash-Eurobarometer 401 (European Commission 2014) konzentrierte sich auf Einstellungen und Wahrnehmungen gegenüber Drogen, einschließlich des NPS-Konsums (diese waren als „Legal Highs" angegeben, wobei in der Umfrage die oben dargestellte Modell-Frage verwendet wurde). Im Juni 2014 wurden in der Umfrage Bewohner aller 28 EU-Mitgliedstaaten im Alter zwischen 15 und 24 erfasst. Im Rahmen der Umfrage wurde in allen Ländern eine standardisierte Methodologie (mehrstufige Wahrscheinlichkeitsstichprobe) eingesetzt, wobei insgesamt 13.128 Probanden erfasst wurden, zumeist 500 Befragte je Land. Obwohl aufgrund der relativ kleinen Stichprobengröße in den einzelnen Ländern einige Vorsicht geboten ist, und im Rahmen einer supranationalen Umfrage unerwartete und nicht gemeldete Unterschiede bei deren Umsetzung entstehen können, stellt diese Umfrage ein nützliches Mittel für den Vergleich von NPS-Konsum in den EU-Ländern dar, die unterschiedliche Ansätze in Bezug auf Drogenkontrolle und -politik haben.

Insgesamt gaben im Jahr 2014 8 % der Befragten in der EU an, dass sie in ihrem Leben schon einmal NPS konsumiert haben, 1 % in den letzten 30 Tagen, 4 % in den letzten 12 Monaten und 4 % vor mehr als 12 Monaten. In der Vorgänger-Umfrage aus dem Jahr 2011 berichteten 5 %, mindestens einmal NPS genommen zu haben. Je nach Land betrug die Lebenszeitprävalenz zwischen 0 % in Zypern und 22 % in Irland, wobei aus Irland und Spanien der größte Konsum in den letzten 12 Monaten (5 %) berichtet wurde. Im Vergleich zu 2011 hat sich der Anteil der Befragten mit einer Lebenszeitprävalenz vor allem in Spanien (+8 %), Frankreich (+7 %), der Slowakei (+7 %) und Irland (+6 %) erhöht, während auf Zypern die Zahl der Konsumenten (−2 %) gesunken ist. In der gesamten EU hat sich die selbstberichtete Lebenszeitprävalenz um 3 % erhöht. Von den vier Ländern mit dem höchsten Zuwachs hat Irland 2010 ein pauschales Verbot des Vertriebs von NPS verhängt und die Slowakei führte im Jahr 2013 neue Befugnisse ein, um den Absatz von neuen Stoffen mit möglichem Missbrauchspotenzial rasch zu verbieten. Frankreich und Spanien haben bisher keine neuen gesetzlichen Regelungen bezüglich der NPS entwickelt.

Das Flash-Eurobarometer untersuchte auch den Konsum von NPS in Relation zu anderen illegalen Drogen. Schätzungsweise hatten 35 % der Befragten, die von Cannabis-Konsum in den letzten 30 Tagen berichteten, in ihrem Leben auch mindestens eine NPS konsumiert, wobei 17 % der Befragten dies im gleichen Zeitraum taten. Die NPS wurde nicht näher spezifiziert, weswegen ein Vergleich des Konsums von verschiedenen Drogen zwischen den einzelnen Ländern schwerfällt.

Auf die Frage, wie die NPS erworben wurden, gaben die meisten an, diese von Freunden erhalten oder bei ihnen gekauft zu haben. Dies waren etwa 68 %; allerdings würde dies auch eine Sekundärversorgung aus anderen Quellen miteinbeziehen. Ferner erfolgt der Kauf bei Drogendealern (27 %, keine Angabe), Fachgeschäften (10 %, „Head Shops" oder „Smart Shops") und aus dem Internet (3 %, Clearnet und Darknet-Websites wurden nicht differenziert).

Die jährlich in den USA durchgeführte *Monitoring the Future-Studie* (MTF) ist eine repräsentative nationale Schülerbefragung, die im Jahr 2014 die Prävalenz von Substanzkonsum an 377 Schulen bei 41.600 Jugendlichen im Schulalter (8. Klasse: 13–14 Jahre, 10. Klasse: 14–16 Jahre, und 12. Klasse: 17–18 Jahre) erhoben hat. Die einzelnen Erhebungsmodule zur zeitlichen Prävalenz des Konsums von benannten Stoffen werden nach dem Zufallsprinzip ausgewählt. Die Umfrage enthält seit 2011 Fragen über synthetische Cannabinoide (als „synthetisches Marihuana" bezeichnet und unter den allgemein bekannten Handelsnamen „Spice" und „K2" geführt), seit 2012 Fragen über „Badesalze" (d. h. substituierte Cathinone) sowie seit 2009 über das natürliche Halluzinogen Salvia Divinorum

(2009 nur für 12. Klassen, seit 2010 werden alle Klassen erfasst).

Die Zahl der befragten Schüler aus den 12. Klassen, die im Selbstbericht einen Konsum von synthetischen Cannabinoiden im Vorjahr angaben, betrug 11,4 % im Jahr 2011 (dem Jahr, in dem diese Stoffe in den USA als illegal eingestuft wurden) und fiel auf 11,3 % im Jahr 2012, 7,9 % im Jahr 2013, und 5,8 % im Jahr 2014 (Miech et al. 2015). Die Prävalenz war bei jüngeren Befragten niedriger und zeigte einen ähnlichen Rückgang des Konsums im zeitlichen Verlauf (8,8 % im Jahr 2011, 7,4 % 2012, 5,4 % 2014 in 10. Klassen; bzw. 4,4 % im Jahr, 4,0 % 2012, 3,3 % 2014 in 8. Klassen). Der Rückgang des Konsums zwischen 2013 und 2014 war nur unter Befragten aus den 10. und 12. Klassen statistisch signifikant. Aktueller Konsum (sprich in den letzten 30 Tagen) wurde zum ersten Mal im Jahr 2014 erhoben und lag bei 4,4 %, 6,8 % und 2,7 % entsprechend in den 8., 10., bzw. 12. Klassen. Die Häufigkeit lag in allen Altersgruppen bei 1–2 Gelegenheiten, was darauf hindeutet, dass der Konsum mehrheitlich experimentell war.

Weitere Analysen wurden im Jahr 2012 durchgeführt, um Profile der Konsumenten von synthetischen Cannabinoiden zu untersuchen. 94 % der Konsumenten im vorangegangenen Jahr hatten im gleichen Zeitraum Cannabis konsumiert, 31 % waren aktuell (in den letzten 30 Tagen) tägliche Cannabiskonsumenten, 60 % gaben an, im vergangenen Jahr andere illegale Drogen außer Cannabis konsumiert zu haben, 54 % rauchten Zigaretten in den letzten 30 Tagen und 79 % tranken Alkohol in den letzten 30 Tagen (Johnson et al. 2012). Dies deutete darauf hin, dass synthetische Cannabinoide nicht als Substitut für Cannabis eingesetzt, sondern dem bestehenden Repertoire zum Drogenkonsum hinzugefügt wurden.

Während keine MTF-Daten über die wahrgenommene Verfügbarkeit synthetischer Cannabinoide erhoben wurden, fiel das wahrgenommene Risiko eines „gelegentlichen Konsums" (Prozentzahl von Personen, die diesen Konsum als „großes Risiko" einschätzten) in den 8. Klassen von 36,8 % im Jahr 2012 auf 32,4 % im Jahr 2014. Die entsprechenden Werte für Schüler der 10. Klassen betrugen 34,9 % und 30,7 %. Im Gegensatz dazu hat sich der Anteil der Schüler aus den 12. Klassen, die dieser Einschätzung zustimmten, von 32,7 % auf 39,4 % erhöht. In der gleichen Zeit gab es einen entsprechenden Rückgang in der Risikowahrnehmung von Marihuana in diesen Schulklassen (20,6 % auf 16,4 %).

Die kombinierte Lebenszeitprävalenz des Konsums von substituierten Cathinonen („Badesalze") aller drei Klassenstufen lag bei 0,9 % im Jahr 2012, 0,9 % im Jahr 2013 und 0,8 % im Jahr 2014. Dementsprechende Angaben für Salvia divinorum beliefen sich auf 3,5 % im Jahr 2011, sowie 3,6 %, 2,7 %, 2,3 % und zuletzt 1,4 % im Jahr 2014, was einen statistisch signifikanten Rückgang des Konsums zwischen 2013 und 2014 beinhaltete.

Palamar unternahm eine Sekundäranalyse von 2012 erhobenen MTF-Daten, um Prädiktoren für den Konsum von substituierten Cathinonen in den 12. Klassen im vergangenen Jahr zu ermitteln (Palamar 2015). 1,1 % der Schüler gaben an, die Stoffe ein- bis zweimal im vergangenen Jahr konsumiert zu haben (33 %). 18 % der im letzten Jahr Konsumierenden gaben an, die Stoffe 40-mal oder häufiger konsumiert zu haben. Signifikante Prädiktoren für den Konsum waren Familienstruktur (Zusammenleben mit einem oder zwei Elternteilen ging mit geringerem Konsum einher als das Leben ohne Eltern), Wochenverdienst ab $51 oder mehr (verglichen mit $10 oder weniger), die Ausgehzeit zwischen 2 und 7 Nächten in der Woche (gegenüber <1) sowie gleichzeitiger Konsum von anderen Drogen. Diese Prädiktoren gelten auch für den Konsum von illegalen Drogen im Allgemeinen, weshalb die Ergebnisse nicht überraschten (Hawkins et al. 1992).

Palamar und Acosta untersuchten ebenfalls die Prädiktoren für die Häufigkeit des Konsums von synthetischen Cannabinoiden in der gleichen Altersgruppe (Palamar und Acosta 2015). Ausgehend von einem multivariaten Regressionsmodell wurde der Konsum in den letzten 12 Monaten durch das Vorliegen männlichen Geschlechts, Ausgehen in 2 bis 7 Nächten in der Woche und den (Lebenszeit)-Konsum von Alkohol, Zigaretten, Cannabis und anderen illegalen Drogen. Ein häufiger Konsum von synthetischen Cannabinoiden (mehr als 6-mal) wurde vorhergesagt durch geringes Bildungsniveau der Eltern, 4 und 7 Ausgehnächten in der Woche, Lebenszeitkonsum von Alkohol, gelegentlichem oder regelmäßigem Rauchen sowie Lebenszeit-Konsum von Cannabis und anderen illegalen Drogen vorhergesagt.

Das USA *Youth Risk Behavior Surveillance System* (YRBSS) ist eine alle zwei Jahre durchgeführte Studie, deren Ergebnisse zuletzt im Jahr 2013 berichtet wurden (Kann et al. 2014). Der Fragebogen aus dem Jahr 2015 enthielt Fragen zum Lebenszeitkonsum von „synthetischem Marihuana", die Ergebnisse werden voraussichtlich im Sommer 2016 veröffentlicht werden.

Der *Canadian Student Tobacco, Alcohol and Drugs Survey* (früher bekannt als Youth Smoking Survey) umfasst Fragen zu „synthetischem Marihuana", Salvia Divinorum, BZP/TFMPP und „Badesalzen" (Propel Centre for Population Health 2014). Dies ist eine repräsentative nationale Umfrage bei Schülern der 6.–12. Klassen und wird alle zwei Jahre durchgeführt. Im letzten Berichtszeitraum 2012/13 gaben 1,4 % der Schüler an, „synthetisches Marihuana" im Vorjahr konsumiert zu haben (das Durchschnittsalter bei Erstkonsum lag bei 13,6 Jahren), 0,6 % „Badesalze" (Erstkonsum 12,6 Jahre), 2,0 % Salvia (Erstkonsum 14,5 Jahre) und 0,5 % BZP/TFMPP (Erstkonsum 12,6 Jahre). Die Prävalenz war für alle Drogen höher bei Jungen, insbesondere in den 10.–12. Klassen im Vergleich zu den 7.–9. Klassen. In der Umfrage 2010/11 wurde nur Salvia Divinorum erfasst, und die kombinierte Prävalenzschätzung lag bei 3,4 %, das Durchschnittsalter bei Erstkonsum betrug 14,4 Jahre.

Schließlich wird seit 1998 jährlich die Studie *Smoking, Drinking and Drug Use among Young People in England* durchgeführt (Fuller 2015). Es ist eine Befragung der englischen Schüler der Sekundarstufe aus den 7.–11. Klassen (11 bis 15 Jahre). Im Jahr 2014 umfasste sie 6.173 Schüler an 210 Schulen. NPS wurden erstmals im Jahr 2014 in die Umfrage aufgenommen (die entsprechende Frage bezog sich auf „neue Substanzen, die die gleichen Wirkungen wie Drogen wie Cannabis, Ecstasy oder Kokain haben. Diese werden manchmal auch Legal Highs genannt und sind in verschiedenen Formen anzutreffen, wie z. B. Kräutermischungen, Pulver, Kristalle oder Tabletten"). 51 % der Schüler hatte von dieser Art von Drogen gehört und dies korrelierte mit dem Alter: 21 % der 11-Jährigen berichteten, diese zu kennen, aufsteigend bis zu 74 % bei 15-Jährigen. Im Gegensatz dazu war der Konsum nur gering: 2,5 % berichteten Lebenszeitkonsum, 2,0 % von einem Konsum im Vorjahr und 0,9 % von einem Konsum im letzten Monat. Dies spiegelte sich im Anteil der Schüler wieder, denen schon mal NPS angeboten wurden: 1 % bei 11-Jährigen und 13 % bei 15-Jährigen. Im Vergleich dazu haben 48 % der 15-Jährigen andere Arten von Drogen angeboten bekommen: am häufigsten Cannabis (41 %), gefolgt von Stimulanzien (21 %), Psychedelika (13 %) und Inhalantien (10 %).

2.2 Allgemeine Bevölkerungsumfragen

Vier repräsentative nationale Umfragen in englischer Sprache, nämlich der *Crime Survey for England and Wales (CSEW)*, der *Drug Use in Ireland and Northern Ireland Survey*, der australische *National Drug Strategy Household Survey (NDSHS)*, der *National Survey on Drug Use and Health* aus den USA sowie der deutschsprachige *Epidemiologische Suchtsurvey (ESA)* untersuchen den Gebrauch von NPS bei Erwachsenen.

Die *CSEW* ist eine allgemeine Haushaltsbefragung von mehr als 25.000 Erwachsenen im Alter von 16–59 Jahren in England und Wales (Lader 2015). Sie findet jährlich statt und ist die größte Umfrage mittels Selbstauskunft über Kriminalität in Großbritannien und enthält einen thematischen Teil, der Drogen gewidmet ist. 2014/15 wurde ein allgemeines Item zu NPS aufgenommen: „Es gibt eine Reihe von Stoffen, die manchmal als „Legal Highs" bezeichnet werden, die die gleichen Wirkungen wie Drogen wie Cannabis, Ecstasy oder Kokain haben. Dies sind pflanzliche oder synthetische Stoffe, die man einnimmt, um sich zu berauschen, die legal oder illegal erworben werden können. Diese Substanzen können in verschiedenen Formen angetroffen werden: rauchbare Kräutermischungen, Pulver, Kristalle, Tabletten oder Flüssigkeiten." Die vorangegangenen Jahre hatten noch individuelle Drogen wie Salvia Divinorum und Lachgas berücksichtigt. Mephedron wurde separat von NPS berichtet.

Ein Lebenszeitkonsum von NPS wurde im Zeitraum 2014/15 von 2,9 % der 16–59-Jährigen angegeben (Männer 3,9 %; Frauen 1,9 %) und von 6,1 % der 16–24-Jährigen (Männer 8,0 %; Frauen 4,2 %). Der Konsum in den letzten 12 Monaten war mit 0,9 % niedriger (Männer 1,3 %; Frauen 0,4 %) bzw. entsprechend 2,8 % (Männer 4,0 %; Frauen 1,5 %). Bei den 16–24-Jährigen, die von NPS-Konsum im Vorjahr berichtet hatten, konsumierten 12,3 % auch eine illegale Droge, und nur 0,6 % keine. „Kräuterrauchmischungen" waren hierbei die häufigste NPS-Form (64 %), gefolgt von „anderen Stoffen" (17 %), Pulvern, Kristallen, Tabletten (21 %) und Flüssigkeiten (6 %). Fachgeschäfte waren dabei die Hauptquelle, aus der die NPS zuletzt bezogen wurden (39 %), gefolgt von Freunden, Nachbarn oder Kollegen (37 %) und bekannten Dealern (11 %), während nur 1 % angaben, Drogen im Internet gekauft haben.

Der Lebenszeitkonsum von Mephedron bei 16–59-Jährigen stieg zwischen 2012 und 2015 nicht signifikant an (von 1,9 % im Jahr 2012 auf 2,2 % im Jahr 2013), aber der Vorjahreskonsum ist seit 2010, dem Jahr, in dem es zu einer staatlich kontrollierten Substanz wurde, zurückgegangen (1,3 % in 2010/11; 0,5 % in 2014/15). Dies entspricht rund 730.000 Lebenszeit- und 164.000 Vorjahreskonsumenten. Nur 0,2 % berichteten von einem Konsum im letzten Monat, das sind rund 53.000 Menschen. Bei jüngeren Altersgruppen (16–24 Jahre) ist der Lebenszeitkonsum ebenfalls gestiegen (von 4,5 % in den Jahren 2011/12 auf 5,3 % in den Jahren 2014/15), wobei der Vorjahrskonsum in ähnlicher Weise sank (44,4 % 2010/11; 1,9 % 2014/15). Im Vergleich dazu stieg der Konsum von Ecstasy im vergangenen Monat von 3,3 % auf 5,4 % im gleichen Zeitraum.

Bis 2014/15 (als die Substanz aus der Umfrage entfernt wurde), war Lachgas die populärste NPS in England und Wales und der Konsum nahm zu; 7,6 % der 16–24-Jährigen gaben 2014/15 einen Konsum im Vorjahr an, im Vergleich zu 6,1 % im Zeitraum 2012/13 (Home Office Statistics 2014). Der Konsum der erwachsenen Bevölkerung im Alter von 16 bis 59 Jahren war viel niedriger – 2,0 % im Zeitraum 2013/14 und 2,3 % in den Jahren 2012/13. Im Vergleich dazu war der Vorjahreskonsum von Salvia Divinorum relativ gering, mit 1,8 % bei den 16–24-Jährigen und 0,5 % bei den 16–59-Jährigen. Allerdings gab es einen statistisch signifikanten Anstieg des Konsums bei den 16–59-Jährigen im Vergleich zu 0,3 % im Zeitraum 2013/14.

Drug use in Ireland and Northern Ireland ist eine Haushaltsbefragung mit Erwachsenen im Alter von 15–64 Jahren, und hat eine Stichprobengröße von 7.669 in den zwei Gebieten (National Advisory Committee on Drugs and Public Health Information and Research Branch 2011). Der NPS-Konsum im Vorjahr wurde zum ersten Mal 2010/11 in die Erhebung einbezogen. Jedoch wurden für NPS zwei verschiedene Deskriptoren verwendet, was bedeutet, dass die Daten möglicherweise nicht vergleichbar sind. Darüber hinaus wurde aufgrund des Neue-Psychoaktive-Substanzen-Gesetzes im Jahr 2010 der Verkauf aller psychoaktiven Stoffe in Irland verboten, während in Nordirland ein Kontrollsystem beibehalten wurde, das auf Gesetzen gegen einzelne benannte Drogen oder Gruppen von Inhaltsstoffen basiert. Die Umfrage enthielt eine Mischung von Slang-Bezeichnungen und generischen Namen von NPS (oft wurden mehrere Namen für den gleichen Stoff aufgenommen) und deren Verkaufsformen (wie *Kräuter-Räuchermischungen*, *Partypillen* oder *herbal highs*, *Badesalze*, *Kratom* (Krypton), *Salvia Magic Mint*, *Magic Mint* oder *Sally D* – alles umgangssprachliche Begriffe für Salvia Divinorum) sowie von anderen NPS, die von den Befragten genannt wurden. In Nordirland umfasste die Kategorie „Legal Highs" *Partypillen*, *herbal highs*, *party powders*, *Kratom* und *Salvia Divinorum*. Insgesamt haben im Vorjahr am häufigsten junge Menschen NPS-Konsum berichtet (6,7 % der 15–34-Jährigen, gegenüber 1 % der 35–64-Jährigen). In Nordirland lag der Lebenszeitkonsum von Mephedron schätzungsweise bei 2,0 % der 15–64-Jährigen, während dies in England und Wales 1,3 % bei den 16–59-Jährigen waren.

Die *NDSHS* erhebt Daten über Alkohol- und Tabakkonsum sowie über den Konsum von illegalen Drogen in der Allgemeinbevölkerung Australiens (Australian Institute of Health and Welfare 2014). Die Ergebnisse der Umfrage beziehen sich auf Personen ab einem Alter von 14 Jahren. NPS und synthetische Cannabinoide wurden in die Umfrage zum ersten Mal im Jahr 2013 aufgenommen (letzte verfügbare Daten). 1,2 % der Bevölkerung (rund 230.000 Personen) hatten synthetische Cannabinoide in den letzten 12 Monaten konsumiert, und 0,4 % (ca. 80.000 Personen) hatten andere Arten von NPS (meist Mephedron) konsumiert. Im Gegensatz zu anderen NPS, bei denen Personen im Alter von 20 bis 29 den höchsten Konsum (1,3 %, sowohl im Vorjahr als auch lebenszeitlich) angaben, konsumierten junge Menschen im Alter von 14–19 Jahren eher synthetische Cannabinoide (2,7 % im letzten Jahr im Vergleich zu 2,5 %). Der Großteil der Konsumenten von synthetischen Cannabinoiden berichtete auch den Konsum von klassischen illegalen Drogen, auch wenn ein geringer Anteil (4,5 %) angab, in den letzten 12 Monaten nur synthetische Cannabinoide konsumiert zu haben.

Das *National Survey on Drug Use and Health (NSDUH)* ist eine repräsentative Haushaltsbefragung in den USA und beinhaltet Daten von rund 70.000 Befragten ab einem Alter von 12 Jahren (Substance Abuse and Mental Health Services Administration 2014a). Obwohl Daten zu einer großen Anzahl von verschiedenen Drogen gesammelt werden, z. B. auch denen, die unter die Kategorie „Sonstige" fallen (Palamar et al. 2015), wurde nur die primäre Analyse von *Salvia Divinorum* in den Hauptbericht des NSDUH aufgenommen. Von den Befragten berichteten im Jahr 2013 2,1 % Salvia-Konsum, was einen statistisch signifikanten Anstieg gegenüber dem Jahr der erstmaligen Verzeichnung 2006 darstellt (0,7 %). Allerdings war im Jahr 2013 die Konsumprävalenz im vergangenen Jahr (0,2 %) und im letzten Monat (0,1 %) niedriger als im Jahr 2006. Der höchste Lebenszeitkonsum wurde bei 18–25-Jährigen (7,2 %) im Jahr 2013 festgestellt, was im Vergleich zu 2006 deutlich höher (3,6 %), zu den Jahren davor jedoch deutlich geringer war (z. B. 8,1 % im Jahr 2012; 8,8 % im Jahr 2011).

Palamar et al. haben eine Sekundäranalyse der NSDUH-Daten, aufbauend auf den Angaben über „sonstige Drogen" in der Umfrage von 12–24-Jährigen, durchgeführt (Palamar et al. 2015). Insgesamt wurden 57 NPS (eingestuft als Phenethylamine, NBOMe Serie, 2-C-Serie, die DOx-Serie, Cathinone, Tryptamine, synthetische Cannabinoid-Rezeptor-Agonisten, Dissoziativa und andere nicht phenethylaminhaltige Psychedelika) im Rahmen einer Querschnittsanalyse von fünf Studienjahren untersucht. 1,2 % der Stichprobe berichteten Lebenszeitkonsum von NPS, wobei die NPS-Klassifizierung dieser Autoren auch Drogen wie Dimethyltryptamin (DMT) einschließt, die von den Vereinten Nationen gelistet werden und daher thematisch nicht in dieses Kapitel gehören. Bezogen auf die Gesamtstichprobe war der NPS-Konsum sehr gering, obwohl sich in den letzten Jahren der Umfrage ein Anstieg verzeichnen lässt. Abgesehen von der Lebenszeitprävalenz von psychedelischen Tryptaminen (1,1 %), lag der Gebrauch von anderen Stoffarten unter 1,0 %. Unter denjenigen 1,2 % der Befragten, die NPS-Konsum angaben, wurden Tryptamine am häufigsten konsumiert (86,1 %), gefolgt von psychedelischen Phenethylaminen (17,5 %), Stoffen der 2-C-Serie (15,8 %) und Cathinonen (3,9 %). Die festgestellten demografischen Prädiktoren für den Konsum waren wenig überraschend. Junge Männer im Alter von 18–25 Jahren, die in Großstädten lebten und erwerbstätig waren und ein gewisses Maß an Universitätsbildung hatten, gaben den Konsum am häufigsten an. Fast alle (95 %) hatten auch den Konsum einer anderen illegalen Droge bzw. den von Alkohol oder Zigaretten berichtet. Im Hinblick auf synthetische Cannabinoide war der Konsum relativ hoch bei 12–17-Jährigen (26,8 % jener Befragten, die NPS-Konsum angaben) Frauen, Hispanoamerikanern und Menschen, die in kleineren Ballungsräumen wohnten. Interessanterweise stellten die Autoren beim Vergleich mit der Prävalenz in den entsprechenden Altersgruppen in der MTF-Umfrage eine systematische Untererfassung des Drogenkonsums im NSDUH fest, was darauf hindeutet, dass die Genauigkeit der Prävalenzschätzungen in der Gesamtbevölkerung verbessert werden kann, wenn explizit nach einzelnen Stoffen gefragt wird, anstatt sich auf Selbstauskünfte und Freitext zu verlassen.

Die jüngste allgemeine Bevölkerungsumfrage in Deutschland, der *Epidemiologische Suchtsurvey (ESA)*, wurde im Jahr 2012 durchgeführt (Kraus et al. 2014). 9084 Menschen im Alter von 18–64 Jahren beantworteten die Fragebögen per Post, Telefon oder Internet. Die Prävalenz des Konsums von illegalen Substanzen im Vorjahr wurde auf 4,9 % im Jahr 2012 geschätzt und ungefähr 0,6 % aller Befragten gaben an, schon einmal NPS (definiert als *Spice, Smoke, Space, Badesalze, Cathinone* und ähnliche Stoffe) konsumiert zu haben, während die Prävalenz des NPS-Konsums im Vorjahr 0,2 % betrug und die Prävalenz im letzten Monat bei 0,1 % lag; diese Kennzahlen sind mit denen für Heroin vergleichbar. Der größte Lebenszeitkonsum von NPS fand sich mit 2,5 % bei 25–29-Jährigen (Gebrauch in den letzten 12 Monaten: 0,7 %; Gebrauch in den letzten 30 Tagen: 0,3 %), gefolgt von 21–24-Jährigen (1,4 %; Gebrauch in den letzten 12 Monaten: 0,1 %; Gebrauch in den letzten 30 Tagen: 0,0 %) und 18–20-Jährigen (1,3 %; Gebrauch in den letzten 12 Monaten: 0,7 %; Gebrauch in den letzten 30 Tagen: 0,3 %).

3 Erhebungen auf der Grundlage von Ermessensstichproben

Bei Erhebungen mittels sogenannter Ermessensstichproben (auch „willkürliche Stichproben" genannt) werden typischerweise Stichproben genutzt, die leicht zugänglich sind und die ein starkes Interesse an dem Forschungsthema haben. Die bei dieser Art von Erhebung gewonnenen Daten können nicht generalisierend auf die breite Bevölkerung übertragen werden (d. h. die externe Validität ist reduziert), auch wenn sie anhand einer großen Stichprobe generiert wurden. Daher tragen die Ergebnisse nur dazu bei, die untersuchte Gruppe besser zu verstehen (Johnson 2014). Diese Art der Stichprobe wird am häufigsten für NPS-Prävalenzstudien verwendet, da sie eine relativ einfache Möglichkeit bietet, schnell Daten zu sammeln. Die Erhebungen finden oft online statt, um die Rekrutierungs- und andere Verwaltungskosten zu senken. Das Bias durch Selbstselektion ist ein besonderes Problem, da sich Menschen mit einem größeren Interesse am Thema viel eher für die Teilnahme an der Umfrage bereit erklären. Das Verhalten dieser Art von Teilnehmern kann daher überrepräsentiert sein, und bei einem kontroversen Thema wie Drogenkonsum könnten sie eine gesteigerte Motivation haben, Verhalten anzugeben, das eine bestimmt Meinung oder Ansicht unterstützt. Obwohl einige der Studien, die unten aufgeführt werden, über mehrere Jahre wiederholt wurden, können sie nicht verwendet werden, um Trenddaten über einen bestimmten Zeitraum zu generieren, weil bei jeder Datensammlung unterschiedliche Stichprobenverfahren mit unabhängigen Gruppen angewendet wurden. Sie sollten daher als thematisch miteinander verbundene Reihe von Querschnittsstudien betrachtet werden. Daher werden hier nur die jüngsten Daten präsentiert.

Unter Berücksichtigung dieser Schwächen können diese Studien trotzdem nützliche Daten liefern; beispielsweise bei der Ermittlung der Entstehung neuer lokaler Drogentrends in bestimmten Subgruppen (z. B. Nutzer von Nadel- und Spritzentauschprogrammen, Teilnehmer von Musikfestivals). Allerdings können die Ergebnisse dieser Studien nicht als repräsentativ angesehen werden, unterliegen vielen systematischen Fehlern (bias), und sind daher mit Vorsicht zu interpretieren.

Eine der bekanntesten internationalen Umfragen zu Suchtstoffen ist die *Global Drug Survey* (GDS). Die Umfrage aus dem Jahr 2015 (die Daten wurden 2014 erhoben) hatte eine Stichprobengröße von rund 102.000 Teilnehmern aus über 50 Ländern. Eine kurze Zusammenfassung von Daten ist der Website des Projekts zu entnehmen und detailliertere Analysen sind in wissenschaftlichen Artikeln erschienen, aber bisher wurde für 2015 kein Sammelbericht veröffentlicht. Die Umfrage verläuft online und bedient sich einer Stichprobe, bei der Probanden durch Medienartikel, Social Media, wissenschaftliche Netzwerke und Online-Schneeballverfahren rekrutiert werden (convenience sample). Es ist nicht bekannt, ob die von den Forschern entwickelten Fragen und Skalen vor der Verwendung validiert wurden. Es ist auch nicht bekannt, wie repräsentativ die Stichprobe war, da keine Gewichtung angewendet wurde. Dennoch vermittelt die Studie einen nützlichen Einblick in aktuelle und aufkommende Trends des NPS-Konsums bei einigen Drogenkonsumenten, die bei der Entwicklung von Strategien in Politik und Gesundheitswesen von Nutzen sein können.

In der Umfrage aus dem Jahr 2015 gaben 8,6 % der Befragten an, im Vorjahr NPS konsumiert zu haben, dieser Wert war am höchsten bei den Befragten aus Polen (31 %) (Winstock 2015). Die Vorjahresprävalenz betrug 20 % für 2012, 12 % für 2013 und 10,6 % für 2014. Dies waren jedoch unabhängige Stichproben, die mithilfe verschiedener Methoden rekrutiert wurden und nicht als Trend betrachtet werden sollten. Die Umfrage enthielt zudem Fragen danach, welche psychoaktiven Substanzen über das Darknet gekauft wurden: 7,1 % der Befragten gaben den Kauf von 25I-NBOMe, 4,5 % von 25C-NBOMe, 4,0 % von Mephedron, 3,9 % von Methoxetamin und 3,4 % von 2C-E an.

Lawn et al. unternahmen eine detaillierte Analyse des NBOMe-Konsums bei 22.289 GDS-2013-Teilnehmern (Datenerhebung aus dem Jahr 2012) (Lawn et al. 2014). Die Lebenszeitprävalenz von NBOMe-Stoffen betrug 2,6 % in der Gesamtstichprobe und im letzten Monat hatten 0,8 % konsumiert, wobei 25I-NBOMe am beliebtesten war (2,0 %). Im Vergleich dazu ergab eine Befragung von Besuchern von Gay-Clubs in London (89 % männlich), die im selben Jahr durchgeführt wurde, eine Lebenszeitprävalenz von 4,8 % (Lovett et al. 2014). Insgesamt waren synthetische Cannabinoide die am häufigsten angegebenen NPS in der GDS-Analyse (4,5 % im Vorjahr), gefolgt von Mephedron (3,9 %), Methoxetamin (2,4 %), und 5/6-APB (1,4 %). Männer konsumierten eher NBOMe als Frauen, das Durchschnittsalter lag dabei bei 21,5 Jahren (SD $\pm$ 5,3). Dies war jünger als das Durchschnittsalter von Konsumenten klassischer Halluzinogene (LSD, psilocybinhaltige Pilze: 26,2 %). Die Mehrheit der Vorjahreskonsumenten stammte aus den USA (21,3 %) und dem Vereinigten Königreich (10,2 %). Die meisten Befragten, die angaben, NBOMe innerhalb des letzten Jahres konsumierten zu haben, hatten auch ein klassisches Halluzinogen im selben Jahr konsumiert (86 %).

Das *Australian Ecstasy and Related Drugs Reporting System (EDRS)* ist ein Sentinel-Surveillance-System für den Ecstasy-Markt und zielt darauf ab, neue Trends in der Epidemiologie des Drogenkonsums sowie verwandte Themen in den Hauptstädten der einzelnen australischen Bundesstaaten und Territorien zu überwachen (Sindicich und Burns 2015). Die Teilnehmer werden durch eine Vielzahl von Techniken rekrutiert. In der Studie des Jahres 2014 (2015 veröffentlicht) wurden Medienanzeigen, Plakate, Schlüsselinformanten und ein Schneeballsystem eingesetzt. Die Teilnahme an der Studie war für jeden ab 16 Jahren offen, der mindestens sechsmal in den letzten sechs Monaten Drogen (einschließlich NPS) genommen hatte und Bewohner der Hauptstadt eines Bundesstaates war. Insgesamt lag das Durchschnittsalter der Befragten bei 23 Jahren. 67 % waren männlich, und 88 % identifizierten sich als heterosexuell. Zehn Prozent der Teilnehmer hatten zuvor schon am EDRS teilgenommen.

Im Jahr 2014 berichteten 36 % der Teilnehmer von NPS-Konsum in den letzten sechs Monaten, einschließlich 7 %, die den Konsum von synthetischem Cannabis angaben, sowie 5 % den Konsum von Mephedron. Obwohl es wegen der Verwendung von unabhängigen Proben nicht möglich ist, die Ergebnisse der vorherigen Umfrage direkt zu vergleichen, merkten die Forscher der Studie an, dass der berichtete Konsum von synthetischen Cannabinoiden gegenüber 16 % im Jahr 2013 signifikant gesunken war. Die durchschnittliche Anzahl von Tagen, an denen die beiden Drogen in den letzten 6 Monate genommen wurden, war gering (2,5 Tage, Spannweite 1–50 für synthetische Cannabinoide; 2 Tage, Spannweite 1–60 für Mephedron) im Vergleich zum Ecstasy-Konsum (13 Tage, Spannweite 1–180).

Die Umfrage berichtet außerdem den Konsum der Phenethylamine 2C-I (6 %), 2C-B (12 %) und 2C-E (1 %) in den letzten 6 Monaten, die, obwohl sie seit den 1990er-Jahren populär sind, als NPS gelten, weil sie in den UN-Konventionen nicht erwähnt sind. In jüngster Zeit wurde Besorgnis über den Konsum von „NBOMe" zum Ausdruck gebracht (die N-Benzyl-Oxy-Methyl-Derivate 25I-NBOMe (25I), 25C-NBOMe (25C) und 25B-NBOMe (25B)), da sie mit einer Reihe von Todesfällen assoziiert sind und wegen Fehlbeschriftung/Fehlidentifizierung mit LSD verwechselt wurden (Rose et al. 2012; Hill et al. 2013). Die Lebenszeitprävalenz für NBOMe-Konsum betrug in dieser Stichprobe 13 %, und in den letzten sechs Monaten 9 %.

Der Lebenszeitkonsum von anderen psychoaktiven Substanzen, die von der Studie erfasst wurden, beträgt: 6-APB (1 %), 5-IAI (<1 %), DOI (2 %), bk-MDMA (9 %), MDPV (3 %), MDAI (2 %), DMT (27 %), MXE (3 %), 5-MeO-DMT (2 %), Salvia (11 %) und PMA (2 %).

In dem *Young Adult Drug and Alcohol Survey (YADAS)* in Westaustralien wurden 472 Studenten (das Durchschnittsalter lag bei 24,1 Jahren im Altersraster zwischen 18–35 Jahren; 75 % weiblich) durch eine Kombination von gezielter Auswahl und Schneeball-Methoden rekrutiert (Goggin et al. 2015). Diese Online-Umfrage enthielt Fragen zu einer Vielzahl von Stoffen, einschließlich NPS. 17,6 % der Teilnehmer berichteten von Lebenszeitkonsum von NPS (23,5 % männlich und 15,6 % weiblich), während 6,6 % den Konsum im Vorjahr (9,2 % männlich; 5,7 % weiblich) angaben. Fast zwei Drittel (62,2 %) der NPS-Lebenszeitkonsumenten hatten noch eine andere NPS konsumiert, und fast alle (98,9 %) hatten in ihrem Leben eine illegale Droge wie Cannabis, Ecstasy oder Amphetamine konsumiert. Die Autoren berichteten, dass es keine signifikanten demografischen Unterschiede zwischen NPS-Lebenszeitkonsumenten und denen, die solche Substanzen nie konsumiert hatten, gab. Der Großteil der namentlich erwähnten NPS wurden von weniger als 1 % der Befragten erwähnt. Am häufigsten wurden synthetische Cannabinoide (12,1 % Lebenszeitkonsum; 3 % im letzten Jahr), Salvia Divinorum (2,1 % Lebenszeitkonsum; 0,2 % im letzten Jahr), und Mephedron (1,7 % Lebenszeitkonsum; 0,2 % im letzten Jahr) genannt. Geschlechtsunterschiede wurden für den Lebenszeitkonsum von Drogen einschließlich Salvia Divinorum, DMT, Methylon und NBOMe berichtet sowie für den Konsum von Methylon und NBOMe im letzten Jahr.

Barratt et al. unternahmen eine Online-Befragung mit selektiver Auswahl von Konsumenten synthetischer Cannabinoide in Australien (Barratt et al. 2013). Es wurden 316 Teilnehmer rekrutiert, die Mehrheit war männlich (77 %, das Medianalter lag bei 27 Jahren, Interquartilbereich (IQB) 23–34). Zu beachten ist, dass ein Viertel der Befragten älter als 35 Jahre war. Die durchschnittliche Konsumdauer betrug sechs Monate (IQB 2–10), 35 % gaben wöchentlichen oder häufigeren Gebrauch an, und 7 % berichteten täglichen Gebrauch. Hinsichtlich eines wöchentlichen oder noch häufiger stattfindenden Konsums gab es keine Geschlechtsunterschiede, Befragte mit häufigerem Konsum waren jedoch tendenziell älter. Die Mehrheit (70 %) gab an, synthetische Cannabinoide mehr als 10-mal konsumiert zu haben, 32 % hatten sie mehr als 100-mal in ihrem Leben konsumiert. 64 % der Befragten berichteten vom gleichzeitigen Konsum anderer psychoaktiver Substanzen, überwiegend Tabak (40 %), Alkohol (33 %) und Cannabis (13 %). Die häufigste Bezugsquelle der Substanzen waren Fachgeschäfte (nicht-online) (31 %), Internet (22 %), Freunde (19 %), „adult shops" (14 %), Tabakläden (9 %), Familienmitglieder (2 %), Drogenhändler (1 %), und „andere" (1 %).

Champion et al. sammelten Daten zu NPS als Teil einer RCT-Studie über das schulische Suchtpräventionscurriculum *Climate Schools: Ecstasy and Emerging Drugs* (Champion et al. 2015). Dies ist eine fortlaufende Cluster-randomisierte Studie in Australien mit 11 Schulen, wobei als Baseline 1126 Schüler (Durchschnittsalter 14,9 Jahre) befragt wurden. Drei Prozent der Schüler berichteten, schon einmal eine NPS (einschließlich „synthetischer Cannabinoide" und Stimulanzien) konsumiert zu haben, wovon 2,4 % auf synthetische Cannabinoide und 0,4 % auf synthetische Stimulanzien entfallen. Von denen, die synthetische Cannabinoide konsumiert hatten, hatten 63 % diese in den letzten 6 Monaten und 30 % in den letzten 3 Monaten konsumiert. 49 % der Befragten hatten schon einmal von NPS gehört, und 12 % berichteten, dass ihnen NPS angeboten wurden. Die weitere Analyse ergab, dass die NPS-Lebenszeitkonsumenten im Gegensatz zu Nicht-NPS-Konsumenten wesentlich häufiger von einem erhöhten Alkoholkonsum („binge-drinking" definiert als fünf oder mehr alkoholische Getränke in Folge) in den letzten sechs Monaten, sowie von

Tabakkonsum, höherer psychischer Belastung und geringerer wahrgenommener Selbstwirksamkeit beim Widerstehen gegenüber Gruppendruck berichteten. Allerdings unterschieden sich NPS-Lebenszeitkonsumenten nicht signifikant von den Konsumenten anderer illegaler Drogen in allen untersuchten Kategorien.

In einer Umfrage mit 3.011 italienischen Teilnehmern im Alter zwischen 16 und 24 Jahren (44,7 % männlich), die durch ein Schneeballverfahren rekrutiert wurden, berichteten 53,3 %, von NPS zu wissen, obwohl nur 4,7 % Lebenszeitkonsum berichteten (Martinotti et al. 2015). Mephedron (3,3 %) war die am häufigsten genannte NPS, gefolgt von synthetischen Cannabinoiden (1,2 %) und Salvia (0,3 %). Die Autoren analysierten Konsummuster auf der Basis der Urbanität des Wohnsitzes, stellten aber keine Unterschiede im NPS-Konsum zwischen den Einwohnern städtischer und ländlicher Gebiete fest.

Miller und Stogner führten eine randomisierte klassenbasierte Umfrage zu „Badesalz"-Konsum (d. h. substituierte Cathinone) mit 2.349 Studenten der Universität Georgia, USA, durch (Miller und Stogner 2014). Die befragte Gruppe war zu 48,4 % männlich, 68,9 % weiß und hatte ein Durchschnittsalter von 20,1 Jahren. Der Lebenszeitkonsum war gering (1,1 %) und von diesen gaben 52 % an, im Vorjahr konsumiert zu haben, wobei 75 % im letzten Monat nicht konsumiert hatten. Das Durchschnittsalter beim Erstkonsum betrug 17,3 Jahre, der Lebenszeitkonsum war bei Männern dreimal so hoch (1,7 %) wie bei Frauen (0,5 %). In der Regressionsanalyse wurde der Lebenszeitkonsum nur durch Universitätssport, Vollzeitbeschäftigung und Selbstidentifikation als LGBT vorhergesagt. Passend zu den Ergebnissen anderer hier vorgestellter Untersuchungen, gaben Badesalz-Konsumenten viel eher den darüber hinausgehenden Konsum psychoaktiver Substanzen an, als Nichtkonsumenten.

4 Weitere Methoden und nationale Monitoring-Systeme

Das *Drug Abuse Warning Network (DAWN)* ist ein repräsentatives nationales Gesundheitsüberwachungssystem in den USA, das drogenbedingte Vorstellungen in der Notaufnahme von Krankenhäusern überwacht (Substance Abuse and Mental Health Services Administration 2013). Das System erfasst Notaufnahme-Konsultationen, bei denen angenommen wird, dass Drogen eine direkte Ursache des Besuchs oder ein dazu beitragender Faktor sind. Ausgehend von den DAWN-Daten werden thematische Briefings veröffentlicht. Während diese nicht unbedingt eine Abschätzung des Konsums in der allgemeinen Bevölkerung zulassen, können Trends in den Notaufnahme-Vorstellungen zusammen mit anderen Quellen – wie Gift-Informationssystemen – nützliche epidemiologische Zusatzindikatoren für die Daten-Triangulation aufzeigen (Wood et al. 2014).

Trotz nationaler Illegalisierung durch Aufnahme in die Betäubungsmittelliste der USA stieg die Anzahl der Notaufnahme-Vorstellungen, bei denen synthetische Cannabinoide gemeldet wurden, deutlich von 11.406 im Jahr 2010 auf 28.531 im Jahr 2011 (dem Jahr, von dem die aktuellsten Daten vorliegen), was auch einen Anstieg in der forensischen Erkennung dieser Substanzen widerspiegelt (US Department of Justice et al. 2014; Substance Abuse and Mental Health Services Administration 2014c). Hierbei lag die Gesamtzahl der DAWN-Patientenvorstellungen in der Notaufnahme bei 2.460.000 im Jahr 2011. Die meisten Patienten waren junge Männer (79 %), obwohl die Anzahl von sowohl männlichen, als auch weiblichen Patienten anstieg. Bei Männern im Alter von 18–20 Jahren wurden die höchsten Vorstellungsraten verzeichnet (Rate: 60 pro 100.000 Einwohner im Jahr 2011, was einem Anstieg von 13,8 pro 100.000 Einwohner im Jahr 2010 entspricht). Bei 65 % der Notaufnahme-Vorstellungen von Patienten im Alter von 12–20 Jahren, bei denen synthetische Cannabinoide gemeldet wurden, waren ausschließlich synthetische Cannabinoide involviert; in der Altersgruppe ab 21 Jahre waren bei 47 % der Konsultationen aufgrund synthetischer Cannabinoide ausschließlich diese konsumiert worden.

Das DAWN-System verzeichnete auch einen Anstieg von substituierten Cathinonen (in den USA als „Badesalze" (bath salts) bekannt) (Substance Abuse and Mental Health Services Administration 2014b). 22.904 Notaufnahmen aufgrund dieser Substanzen wurden im Jahr 2011 (frühere Daten nicht verfügbar) verzeichnet. In einem Drittel (33 %) der Fälle wurden nur substituierte Cathinone konsumiert, in 15 % außerdem Cannabis oder synthetische Cannabinoide und in 52 % andere Drogen.

Die *American Association of Poison Control Centers (AAPCC)* veröffentlicht Jahresberichte auf der Grundlage eines schnellen Monitoring-Systems und enthält Falldaten aus den Giftnotrufzentralen der USA, die in das National Poison Data System (NPDS) eingetragen werden (Mowry et al. 2014). Obwohl die untersuchten Fälle nicht meldepflichtig sind und das System sowohl Expositionen als auch ärztliche Befunde erfasst (Expositionen werden verzeichnet, wenn jemand mit einer Substanz in irgendeiner Weise Kontakt hatte, beispielsweise durch Einnehmen, Einatmen, Absorption über die Haut oder die Augen usw.), tragen Giftnotrufzentralen zur besseren Überwachung von Veränderungen im NPS-Konsum und von Entwicklungen neuer Zusammensetzungen bei (Young et al. 2015). Zwischen Januar und Juli 2015 wurden 5053 Kontakte mit synthetischen Cannabinoiden durch die AAPCC gemeldet (American Association of Poison Control Centers 2015). Im Jahr 2011 waren es 6969 Fälle, 5230 im Jahr 2012, 2668 in 2013 und 3682 in 2014 (Centers for Disease Control 2015). In den ersten vier Monaten des Jahres 2015 gab es einen Anstieg der aufgezeichneten Fälle um 330 %, von 349 im Januar auf 1501 im April, diese gingen jedoch im Juni 2015 auf 649 zurück.

Das *National Poisons Information System (NPIS)* in Großbritannien steht Patienten, die eine Vergiftung hatten, bei Diagnose, Behandlung und Versorgung beratend zur Seite. Die aufgenommenen Daten beziehen sich auf Service-Anfragen und dienen medizinischem Personal bei der Vorbereitung auf künftige Vergiftungsvorfälle. Die Daten können daher die Interessen von Medizinern und der breiten Öffentlichkeit bei der Behandlung von potenziellen Vergiftungen durch Drogen widerspiegeln. Zwischen 2012/13 und 2013/14 gab es einen Anstieg von 1330,8 % (n = 131 in den Jahren 2013/14) in der Anzahl der telefonischen Anfragen und ein Anstieg von 252,8 % (n = 2367 in den Jahren 2013/14) in der Anzahl der Online-Datenbankabfragen in Bezug auf synthetische Cannabinoide (National Poisons Information Service 2014). Im selben Zeitraum gab es einen Rückgang der Zahl von Mephedron-Anfragen ($-14{,}5$ %, n = 57; $-16{,}3$ %, n = 7061 entsprechend). Anfragen zu „Legal Highs" im Allgemeinen (umgangssprachlicher Begriff für NPS in Großbritannien) stiegen um 63,1 % und 65,9 %.

Die Methode der Abwasseranalyse, die im letzten Jahrzehnt weiterentwickelt wurde, erlaubt die Identifizierung und Quantifizierung von psychoaktiven Substanzen und deren Metaboliten in Abwasserprobenahmen am Kläranlagenzulauf. Kürzlich wurden Fortschritte im Hinblick auf die Verbesserung der Genauigkeit der Schätzungen des Konsums von Cannabis, Kokain und MDMA gemacht, aber die Methoden zur Bewertung von NPS sind derzeit begrenzt (EMCDDA 2015). Während diese Methode andere Techniken ergänzt, kann sie nicht angewendet werden, um die Prävalenz und die Häufigkeit des Konsums zu beurteilen bzw. herauszufinden, welche Bevölkerungsgruppen konsumieren und über welche Verabreichungswege. Unsicherheiten rund um die Reinheit der Substanzen, die Stabilität von Drogen und Metaboliten im Abwasser, Inkonsistenzen in der Methodik zwischen Labors und Unstimmigkeiten mit den Ergebnissen der Erhebungen mittels Selbstauskunft bedeuten, dass eine Verfeinerung der Technik erforderlich ist. Aufgrund der Dynamik des NPS-Markts – wo Produkte schnell entstehen und verschwinden können – und der relativ geringen Anzahl von Konsumenten müssen Kriterien entwickelt werden, um zu priorisieren, auf welche Stoffe man sich konzentrieren sollte. Neuere Forschungserkenntnisse aus Europa legen jedoch nahe, dass solche Techniken versprechen, nützliche Erhebungsinstrumente für die Erkennung von neuen Verbindungen auf geografisch begrenzten Drogenmärkten zu werden (z. B. Städte, Einrichtungen und Veranstaltungsorte). Sie können zudem frühe Indikatoren für Drogen sein, die in anderen Datenerhebungsinstrumenten wie Umfragen dann namentlich genannt werden können (Reid et al. 2014; Kinyua et al. 2015).

Eine Alternative zur Abwasseranalyse im großen Stil ist die Analyse von gepoolten Urinproben kleiner Standorte. Beispielsweise sammelten Archer et al. Bioproben in öffentlichen Pissoirs (nur Männer), die in einer Nacht im April 2014 in neun Städten in ganz Großbritannien aufgestellt waren (Archer et al. 2015). Diese Autoren argumentieren, dass, obwohl es immer noch Unsicherheiten rund um NPS-Stabilität und Stoffwechsel gab, diese Methode Vorteile gegenüber der großen Abwasseranalytik hatte, weil die Proben direkt von Konsumenten stammten und so die Auswirkungen von Einflussfaktoren wie Drogenstabilität, Verdünnung und Stoffwechsel, reduziert (allerdings nicht ganz aufgehoben) wurden. Neben Techniken wie forensischen Analysen von polizeilichen Sicherstellungen und „amnesty bins" in Nachtklubs, dient diese Methode als Ergänzung zu Erhebungen mittels Selbstauskunft. Die gesammelten Proben wurden auf das Vorhandensein von Drogen, einschließlich NPS analysiert. Neun verschiedene NPS wurden festgestellt: Mephedron, Methiopropamin, Methylhexanamin, Methoxetamin, TFMPP, BZP, Pentedron, Methylon und Glaucin. Jedoch gab es Unterschiede in der Erkennung, und die Anzahl der NPS, die pro Stadt nachgewiesen wurde, reichte von 0 bis 5. Insgesamt wurde Mephedron am häufigsten nachgewiesen (fünf Städte), gefolgt von Methiopropamin (drei Städte). Frühere Arbeiten dieser Forschungsgruppe, die über einen Zeitraum von sechs Monaten in London (UK) (Juli bis Dezember 2012) durchgeführt wurden, identifizierten in jedem Monat konsistent Mephedron und Methylhexanamin. Andere häufig nachgewiesene NPS waren Methiopropamin (5 Monate), Pipradrol (4 Monate), Cathinon (4 Monate), 5-(2-Aminopropyl)benzofuran (3 Monate) und 4-Methylmethcathinon (3 Monate). Jedoch wurden Methoxetamin und synthetische Cannabinoid-Rezeptor-Agonisten in keiner Probe nachgewiesen, obwohl sie zu der Zeit beliebte NPS in Großbritannien waren. Einige NPS wurden nur während einer kurzen Zeitdauer erkannt; 1,4-Methoxyphenylpiperazin (MeOPP) und 4-Fluoroephedrin wurden in nur einer Probe aus einem Monat identifiziert.

5 Zusammenfassung und Schlussfolgerungen

Dieses Kapitel hat einen kurzen Überblick über die jüngsten Erhebungen, die die Prävalenz des NPS-Konsums bei Jugendlichen und Erwachsenen behandeln, gegeben, welche die Prävalenz trotz der öffentlichen und politischen Aufmerksamkeit sind die Prävalenzraten im Vergleich zum Konsum von anderen illegalen Drogen niedrig. Es hat sich keine abgrenzbare Bevölkerungsgruppe herausgebildet, die ausschließlich von NPS-Konsum berichtet hätte. Die Analyse von Profilen der NPS-Konsumenten deutet darauf hin, dass sie sich von jenen der Konsumenten anderer Drogen nicht unterscheiden, obwohl einige Haushaltsbefragungen in den USA ergaben, dass NPS-Konsumenten eher über eine Arbeitsbeschäftigung sowie ein höheres höheres Bildungsniveau verfügen. Dies kann an der mangelnden Verbreitung von NPS auf Mainstream-Drogenmärkten und der Bedeutung des Internets als wichtige Bezugsquelle liegen. Weitere methodologische Arbeit zur Verbesserung von Stichprobenverfahren durch gezielte Erhebungen in Hochrisikogruppen ist notwendig, um eine höhere Repräsentativität und Verallgemeinerbarkeit der Prävalenzschätzungen erreichen zu können. Angesichts der geringen Prävalenz des NPS-Konsums in der Allgemeinbevölkerung ist es wahrscheinlich, dass sich Politik und Interventionen gezielt auf Hochrisikogruppen fokussieren werden. Dies erfordert jedoch bessere Schätzungen des Konsums sowie ein besseres Verständnis der Verhaltensweisen, die mit dem Konsum von NPS assoziiert sind.

Obwohl es im Hinblick auf Erhebungsmethodik und Verwendung von standardisierten Fragen einige Entwicklungen gab (z. B. die Modell-Frage der ESPAD/EMCDDA), tritt in nationalen Erhebungen ein Underreporting (Mindermeldungen) von NPS-Konsum auf. Die Genauigkeit der Daten kann erhöht werden, indem man namentlich genannte NPS in Umfragen einbezieht, statt sich auf offene Antworten zu verlassen. Aber in

Anbetracht der potenziell großen Zahl von psychoaktiven Substanzen, die verfügbar sind, der chaotischen Natur des Marktes sowie der Schwierigkeiten für die Konsumenten, eingenommene Substanzen zu identifizieren, ist es ist für Entwickler von Umfragen schwierig, alle relevanten Substanzen zu spezifizieren. Die Verwendung von komplementären forensischen Techniken, wie beispielsweise der Abwasseranalyse, kann die Triangulation von NPS-Prävalenzschätzungen unterstützen. Diese Methoden bedürfen jedoch weiterer Entwicklung, ehe sie zu nützlichen Erhebungsinstrumenten werden.

Literatur

American Association of Poison Control. (2015). *Synthetic Marijuana Data*. http://www.aapcc.org/alerts/synthetic-cannabinoids. Zugegriffen im September 2015.

Archer, J. R., Hudson, S., Jackson, O., Yamamoto, T., Lovett, C., Lee, H. M., et al. (2015). Analysis of anonymized pooled urine in nine UK cities: Variation in classical recreational drug, novel psychoactive substance and anabolic steroid use. *QJM, 108*(12), 929–933.

Australian Institute of Health and Welfare. (2014). *National Drug Strategy Household Survey detailed report 2013. Drug statistics series*. Canberra: Australian Institute of Health and Welfare.

Barratt, M. J., Cakic, V., & Lenton, S. (2013). Patterns of synthetic cannabinoid use in Australia. *Drug and Alcohol Review, 32*, 141–146.

Barrett, S. P., Meisner, J. R., & Stewart, S. H. (2008). What constitutes prescription drug misuse? Problems and pitfalls of current conceptualizations. *Current Drug Abuse Reviews, 1*, 255–262.

Centers for Disease Control. (2015). Notes from the field: Increase in reported adverse health effects related to synthetic cannabinoid use – United States, January–May 2015. *Morbidity and Mortality Weekly Report, 64*, 618–620.

Champion, K. E., Teesson, M., & Newton, N. C. (2015). Patterns and correlates of new psychoactive substance use in a sample of Australian high school students. *Drug and Alcohol Review, 35*(3), 338–344.

EMCDDA. (2015). *Perspectives on drugs: Wastewater analysis and drugs: A European multi-city study*. Lisbon: EMCDDA.

European Commission. (2014). *Flash Eurobarometer 401 (young people and drugs)*. Brüssel: European Commission.

Fuller, E. (2015). *Smoking, drinking and drug use among young people in England in 2014*. London: Health and Social Care Information Centre.

Goggin, L. S., Gately, N., & Bridle, R. I. (2015). Novel psychoactive substance and other drug use by young adults in Western australia. *Journal of Psychoactive Drugs, 47*, 140–148.

Hawkins, J. D., Catalano, R. F., & Miller, J. Y. (1992). Risk and protective factors for alcohol and other drug problems in adolescence and early adulthood: Implications for substance abuse prevention. *Psychological Bulletin, 112*, 64–105.

Hibell, B. (2014). *A test of the EMQ module about New Psychoactive Substances (NPS). EMCDDA annual GPS expert meeting*. Lisbon: EMCDDA.

Hibell, B., Guttormsson, U., Ahlstrom, S., Balakireva, O., Bjarnason, T., Kokkevi, A., et al. (2012). *The 2011 ESPAD report. Substance use among students in 36 - European countries*. Stockholm: Swedish Council for Information on Alcohol and Other Drugs (CAN).

Hill, S. L., Doris, T., Gurung, S., Katebe, S., Lomas, A., Dunn, M., et al. (2013). Severe clinical toxicity associated with analytically confirmed recreational use of 25I-NBOMe: Case series. *Clinical Toxicology, 51*, 487–492.

Home Office Statistics. (2014). *Drug misuse: Findings from the 2013/14 Crime Survey for England and Wales*. London: Home Office.

Johnson, T. P. (2014). Sources of error in substance use prevalence surveys. *International Scholarly Research Notices*, 1–21. doi:10.1155/2014/923290.

Johnson, L. D., O'Malley, P. M., Bachmann, J. G., & Schulenberg, J. E. (2012). *Monitoring the future national results on adolescent drug use: Overview of key findings, 2011*. Ann Arbor: Institute for Social Research, The University of Michigan.

Kann, L., Kinchen, S., Shanklin, S., Flint, K. H., Hawkins, J., Harris, W. A., et al. (2014). Youth risk behavior surveillance – United Sates, 2013. *Morbidity and Mortality Weekly Report, 63*(4), 13–24.

Kinyua, J., Covaci, A., Maho, W., McCall, A. K., Neels, H., & van Nujis, A. L. (2015). Sewage-based epidemiology in monitoring the use of new psychoactive substances: Validation and application of an analytical method using LC-MS/MS. *Drug Testing and Analysis, 7*, 812–818.

Kraus, L., Pabst, A., Gomes de Matos, E., & Piontek, D. (2014). *Kurzbericht Epidemiologischer Suchtsurvey 2012. Tabellenband: Prävalenz des Konsums illegaler Drogen, multipler Drogenerfahrung und drogenbezogener Störungen nach Geschlecht und Alter im Jahr 2012*. München: Institut für Therapieforschung.

Lader, D. (2015). *Drug misuse: Findings from the 2014/15 Crime Survey for England and Wales*. London: Home Office.

Lally, J., Higaya, E. E., Nisar, Z., Bainbridge, E., & Hallahan, B. (2013). Prevalence study of head shop drug usage in mental health services. *The Psychiatrist, 37,* 44–48.

Lawn, W., Barratt, M., Williams, M., Horne, A., & Winstock, A. (2014). The NBOMe hallucinogenic drug series: Patterns of use, characteristics of users and self-reported effects in a large international sample. *Journal of Psychopharmacology, 28,* 780–788.

Lovett, C. J., Measham, F., Dargan, P., & Wood, D. M. (2014). Awareness and use of the NBOMe novel psychoactive substances is lower than those of mephedrone in a high drug using population. *Clinical Toxicology, 52,* 361.

Martinotti, G., Lupi, M., Carlucci, L., Cinosi, E., Santacroce, R., Acciavatti, T., et al. (2015). Novel psychoactive substances: Use and knowledge among adolescents and young adults in urban and rural areas. *Human Psychopharmacology, 30,* 295–301.

Miech, R. A., Johnston, L. D., O'Malley, P. M., Bachman, J. G., & Schulenberg, J. E. (2015). *Monitoring the future national survey results on drug use, 1975–2014: Volume I, secondary school students.* Ann Arbor: Institute for Social Research, The University of Michigan.

Miller, B. L., & Stogner, J. M. (2014). Not-so-clean fun: A profile of bath salt users among a college sample in the United States. *Journal of Psychoactive Drugs, 46,* 147–153.

Mowry, J. B., Spyker, D. A., Cantilena, L. R., McMillan, N., & Ford, M. (2014). 2013 annual report of the American Association of Poison Control Centers' National Poison Data System (NPDS): 31st annual report. *Clinical Toxicology, 52,* 1032–1283.

National Advisory Committe on Drugs (NACD), & Public Health Information and Research Branch (PHIRB). (2011). *Drug use in Ireland and Northern Ireland: First results from the 2010/11 drug prevalence survey.* Dublin: NACD & PHIRB.

National Poisons Information Service. (2014). *National poisons information service report 2013/14.* London: Public Health England.

Palamar, J. J. (2015). „Bath salt" use among a nationally representative sample of high school seniors in the United States. *The American Journal on Addictions, 24*(6), 488–491.

Palamar, J. J., & Acosta, P. (2015). Synthetic cannabinoid use in a nationally representative sample of US high school seniors. *Drug and Alcohol Dependence, 149,* 194–202.

Palamar, J. J., Martins, S. S., Su, M. K., & Ompad, D. C. (2015). Self-reported use of novel psychoactive substances in a US nationally representative survey: prevalence, correlates, and a call for new survey methods to prevent underreporting. *Drug and Alcohol Dependence, 156,* 112–119.

Propel Centre for Population Health. (2014). *2012/13 youth smoking survey: Results profile for Canada.* Waterloo: University of Waterloo.

Reid, M. J., Derry, L., & Thomas, K. V. (2014). Analysis of new classes of recreational drugs in sewage: Synthetic cannabinoids and amphetamine-like substances. *Drug Testing and Analysis, 6,* 72–79.

Rose, S. R., Cumpston, K. L., Stromberg, P. E., & Wills, B. K. (2012). Severe poisoning following self-reported use of 25-I, a novel substituted amphetamine. *Clinical Toxicology, 50,* 707–708.

Sindicich, N., & Burns, L. (2015). *Australian trends in ecstasy and related drug markets 2014. Findings from the Ecstasy and Related Drugs Reporting System (EDRS). Australian drug trends series.* Sydney: National Drug and Alcohol Research Centre, UNSW Australia.

Substance Abuse and Mental Health Services Administration. (2013). *Drug abuse warning network, 2011: National estimates of drug-related emergency department visits.* Rockville: Substance Abuse and Mental Health Services Administration.

Substance Abuse and Mental Health Services Administration. (2014a). *Results from the 2013 National Survey on Drug Use and Health: Summary of national findings.* Rockville: Substance Abuse and Mental Health Services Administration.

Substance Abuse and Mental Health Services Administration. (2014b). *Dawn report september 2014: „Bath Salts" were involved in over 20,000 drug-related emergency department visits in 2011. Data spotlight.* Rockville: Substance Abuse and Mental Health Services Administration.

Substance Abuse and Mental Health Services Administration. (2014c). *Update: Drug-related emergency department visits involving synthetic cannabinoids.* Rockville: Substance Abuse and Mental Health Services Administration.

Sumnall, H. R., Evans-Brown, M., & McVeigh, J. (2011). Social, policy, and public health perspectives on new psychoactive substances. *Drug Testing and Analysis, 3,* 515–523.

Sumnall, H. R., Brown, M. E., & McVeigh, J. (2013). Epidemiology of use of novel psychoactive substances. In P. Dargan & D. M. WOOD (Hrsg.), *Novel psychoactive substances* (S. 79–103). London: Academic Press.

U.S. Department of Justice, U.S. Drug Enforcement Administration, & Office of Diversion Cotrol. (2014). *National Forensic Laboratory Information System (NFLIS) special report: Synthetic cannabinoids and synthetic cathinones reported in NFLIS, 2010–2013.* Springfield: U.S. Drug Enforcement Administration.

Winstock, A. R. (2015). The global drug survey 2015 findings. Global Drug Survey. http://www.globaldrugsurvey.com/the-global-drug-survey-2015-findings. Zugegriffen im September 2015.

Wood, D. M., Hill, S. L., Thomas, S. H., & Dargan, P. I. (2014). Using poisons information service data to assess the acute harms associated with novel psychoactive substances. *Drug Testing and Analysis, 6,* 850–860.

Young, M. M., Dubeau, C., & Corazza, O. (2015). Detecting a signal in the noise: Monitoring the global spread of novel psychoactive substances using media and other open-source information. *Human Psychopharmacology, 30,* 319–326.

Teil VI

Prävention

Suchtpräventive Ansätze: eine transnationale Perspektive

Gregor Burkhart

Zusammenfassung

Mit dem Auftreten neuer psychoaktiver Substanzen ist Prävention wieder mehr in den Blickpunkt des medialen und politischen Interesses geraten. Allerdings scheint das auch dazu geführt zu haben, dass überholte und zweifelhafte Ansätze wie Informationsvermittlung wieder an Bedeutung gewinnen, wenn auch in modernerer Aufmachung. Dennoch beruhen sie auf Fehlannahmen über menschliches Verhalten, nämlich darauf, dass wir rational handeln würden, dass sich Impulskontrolle mit Aufklärung meistern ließe, dass Jugendliche wie Erwachsene funktionieren würden oder dass Risikoreduzierung verschieden von Prävention wäre. Gerade jugendliches Risikoverhalten ist vor allem von der Wahrnehmung sozialer Normen und vom Grad der eigenen Impulskontrolle geprägt. Daher beruhen wirksame präventive Ansätze eher auf Techniken, die den sozialen und physischen Kontext verändern – wie z. B. elterliche und soziale Normen oder Regulierung bestimmter Industrien – oder in Individuen bestimmte Fähigkeiten trainieren, wie z. B. Impulskontrolle oder soziale- und Selbstkompetenz. Es ist damit auch weit nützlicher, die wirklichen Inhalte und Wirkprinzipien von Maßnahmen zu analysieren, als deren ideologische Etiketten wie z. B. „Schadensminimierung versus Prävention". In Europa gibt es Erfahrungen mit einigen wirksamen Ansätzen in der Sucht- oder Gewaltprävention, die sich auch in Situationen sich wandelnder Konsummuster einsetzen ließen, weil sie generell weitgehend substanzunspezifisch sind. Damit erfordert das NPS-Phänomen auch keine Rundumerneuerung der Suchtprävention sondern lediglich einen gut und weit implementierten Einsatz wirksamer Ansätze in den entscheidenden Einsatzfeldern Schule, Familie, Internet und Partysettings, sowie ein ernsthaftes Engagement für die Verhältnisprävention. Andernfalls besteht die Gefahr, dass unbedachte informative Maßnahmen Schaden anrichten, indem sie entweder die selektive Wahrnehmung für eigentlich seltene Substanzen erhöhen oder deskriptive Normen und damit den Eindruck von Normalität und Akzeptiertheit verstärken. Ebenso können sie sozioökonomische Ungleichheiten verschärfen, da sie für vulnerable Zielgruppen besonders nutzlos sind. Eine Reihe jüngst publizierter Standards für die Suchtprävention können hilfreich dabei sein, die Suchtprävention zu verbessern, wenn sie auf politischer Ebene die EntscheidungsträgerInnen mehr dazu verpflichten, wirksame Maßnahmen zu bevorzugen und die Ausbildung der Präventionsfachkräfte zu intensivieren oder wenn sie auf operativer Ebene die Implementierungs-

G. Burkhart (✉)
EMCDDA, Lissabon, Portugal
E-Mail: Gregor.Burkhart@emcdda.europa.eu

systeme für Suchtprävention funktioneller und nachhaltiger machen.

> **Schlüsselwörter**
> Prävention · Europa · Evidenz · Iatrogenie · Verhaltenssteuerung

Inhalt

1	Einleitung	282
2	Die Problemlage 1 – wenig Daten	283
3	Die Problemlage 2 – Fehlannahmen in der Prävention	285
4	Inhalte von Präventionsmaßnahmen: worin bestehen sie?	290
5	Welche Ansätze lassen sich auch bei neuen Trends einsetzen?	292
6	Einsatzbereiche von Präventionsmaßnahmen	293
7	Ausblicke für die Prävention in Europa	298
	Literatur	300

1 Einleitung

In diesem Kapitel werden die vorherrschenden Präventionsansätze in Europa vorgestellt und kritisch diskutiert. In wichtigen Aspekten unterscheidet sich die Sachlage für NPS von den üblichen Herausforderungen der Prävention: die Suchtprävention und die Prävention von Problemverhalten konzentrieren sich vor allem auf Phänomene, deren Prävalenzraten ungefähr bekannt und meist so hoch sind, dass sie Public-Health-relevant werden. Auch die damit assoziierten Verhaltensweisen oder Probleme sind meist sichtbar, zumindest für einen Teil der Bevölkerung. Dies ist für NPS nicht unbedingt der Fall, denn wir verfügen zurzeit lediglich über Daten, welche die Märkte für NPS beschreiben; einige Länder haben Daten zu Todesfällen, die damit in Verbindung gebracht werden. Im Gegensatz zu den klassischen Drogen wie Alkohol, Tabak und Cannabis wissen wir aber relativ wenig über die Zahl der KonsumentInnen von NPS und über die Formen und sozialen Zusammenhänge des Konsums.

Das limitiert die Auswahl von Präventionsmaßnahmen, denn vor allem informationsbasierte, universelle Ansätze sollten aus ethischen Gründen vermieden werden. Da für den Einstieg in den Konsum legaler oder illegaler Drogen vor allem die Wahrnehmung sozialer Normen und der Normalität des Konsums ausschlaggebend ist, kann reine Informationsvermittlung schädliche Effekte haben. Massenmedial warnende Interventionen sind daher eher zu vermeiden, um keinen Aufmerksamkeitsbias zu erzeugen. Generell sind – vor allem bei Jugendlichen – keine wesentlichen Wirkungen von Informations- und auch erzieherischen Maßnahmen zu erwarten, da Impulskontrolle, soziale Wahrnehmung und automatische Prozesse die kognitiven Einflüsse auf Verhalten weit übertreffen, gerade in Risikosituationen. Verhältnispräventive Ansätze dagegen haben den Vorteil, dass sie auf gerade jene automatischen Prozesse abzielen, die menschliches Verhalten maßgeblich beeinflussen: soziale Kontrolle und Akzeptanz, Aufmerksamkeitssteuerung und Gelegenheit. Dazu gehört auch die Familie als Interventionsfeld, denn Eltern als Zielgruppe sind ein relativ unterschätztes Potential und familienzentrierte Ansätze in der Prävention haben ein hohes Maß an Evidenzbasiertheit, welches sich auch für NPS einsetzen ließe. Für Konsuminteressierte oder -erfahrene sind gezielte Maßnahmen wie besondere Websites oder Interventionen in Partysettings indiziert, die auf kontrollierten Konsum oder Konsumreduktion abzielen und entsprechende Informationen selektiv nur für die Betroffenen bereitstellen. Ein Großteil der Präventionsstrategien in Europa ist allerdings noch stark von der Grundannahme geprägt, dass menschliches Verhalten vor allem rational wäre und sich mit Informationen und Erziehung steuern ließe, und dabei weitgehend außen vorlässt, dass Menschen als soziale Wesen oft automatisch und impulsiv handeln. Das schlägt sich besonders in der Prävention in Schulen und in Partysettings nieder, wo informierende oder warnende Ansätze sehr häufig sind. In dieser Hinsicht bieten allerdings auch die Kritiker von traditionellen Präventionsparadigmen keine überzeugenden Alternativen an, denn Konzepte wie „Drogenmündigkeit" und *„informed choices"* beruhen ebenso auf der Illusion, dass Menschen ihr Verhalten unabhängig, rational und emotionslos in allen Situationen steuern. Mangelnde Impulskontrolle dagegen scheint sich zunehmend als wesentliche Determinante von Problemverhalten zu etablieren und hat möglicherweise einen sozialen Gradienten. Rein informierende Ansätze, die auf der Basis von kognitiven Prozessen und Kompetenzen funktionieren, sind damit elitär und ethisch angreifbar, wenn nicht alle in einer Zielgruppe über diese Ressourcen verfügen.

2 Die Problemlage 1 – wenig Daten

Neue psychoaktive Substanzen (NPS) haben in letzter Zeit erhöhte Aufmerksamkeit seitens der Medien und der Politik erhalten, welche nun dementsprechend spezifische und am besten neue Präventionsansätze für die „NPS-Prävention" einfordern.

Als Antwort darauf kann dieses Kapitel natürlich keine Übersicht über „NPS-spezifische-Prävention" in Europa geben, da prinzipiell der Großteil wirksamer Präventionsansätze substanzunspezifisch ist und nicht unbedingt auf einzelne Substanzen abzielt. Dementsprechend sind NPS-spezifische Interventionen selten in Europa. Wirksame Präventionskonzepte und -programme enthalten nur zu einem relativ geringen Anteil Komponenten, die über die jeweiligen Substanzen und deren Risiken informieren.

Um die LeserInnen mit der verfügbaren Evidenz zur Suchtprävention vertraut zu machen, würde eine gründliche Lektüre der kürzlich erschienenen Neuauflage der Expertise zur Suchtprävention (Bühler und Thrul 2013), der International Standards on Drug Use Prevention (UNODC 2013) und ein Durchschweifen im Best Practice Portal der EBDD (http://www.emcdda. europa.eu/best-practice) ausreichen, denn alle diese Publikationen geben einen aktualisierten und gründlichen Überblick über das bisher verfügbare Wissen über wirksame (und weniger wirksame) Ansätze in der Prävention. Dieses Kapitel zielt jedoch darauf ab, den LeserInnen Kriterien an die Hand zu geben, um einige dieser Prinzipien für diese besondere Problemlage der NPS abzuwägen und auszuwählen. Denn hier treffen zwei erschwerende Bedingungen aufeinander: dass es wenig nützliche Informationen über das Phänomen gibt und dass geläufige Präventionsstrategien allgemein von illusorischen Annahmen über jugendliches Verhalten oder Verhalten überhaupt ausgehen.

Es ist ein Grundprinzip in der Prävention (Brotherhood und Sumnall 2011; UNODC 2013), dass Maßnahmen sich auf epidemiologische und (idealerweise) ätiologische Daten stützen, aufgrund derer entsprechende Interventionen entwickelt und angewandt werden sollen. Prävention als aufgeregter Schuss in den Nebel kann kontraproduktiv sein. Trotz aller Nachrichten über NPS in Medien und Pressemeldungen sind nützliche Daten über NPS aber kaum verfügbar. Wir wissen wenig über Konsumprävalenz und noch weniger über Vulnerabilitätsfaktoren oder Typologien von KonsumentInnen. NPS sind Substanzen aus heterogenen Gruppen, die in der Bevölkerung noch relativ unbekannt sind; sie stellen daher eine Herausforderung an die Verständlichkeit und damit Zuverlässigkeit von verhaltensbezogenen Umfragen dar. So gibt die Eurobarometer-Umfrage von 2014 (Eurobarometer 2014) für Jugendliche eine Prävalenz von 8 % Lebenszeit, 3 % im letzten Jahr und 1 % im letzten Monat an. Bei der vorhergehenden Umfrage 2011 war noch eine Lebenszeitprävalenz von 5 % angegeben. Allerdings lässt schon die Fragestellung in der Umfrage, vor allem in der relativ freien deutschen Übersetzung, einigen Spielraum für Interpretationen: „In bestimmten Ländern werden einige neue Substanzen als legale Substanzen verkauft, die die Effekte von illegalen Drogen imitieren, in Form von – zum Beispiel – Pulver, Tabletten/Pillen oder Kräutern. Haben Sie jemals solche Substanzen konsumiert?" Das erinnert an ähnliche Probleme mit der ESPAD Studie von 2007 in Österreich (Uhl et al. 2014): als die angegebenen 8 % Lebenszeitprävalenz für Amphetamine und 14 % für Lösungsmittel in einer weiteren Studie validiert wurden, ergab sich, dass die meisten SchülerInnen Energiedrinks (z. B. Red Bull) als Stimulantien/Amphetamine und zufälliges Einatmen von Benzin (z. B. in der Tankstelle) oder Klebstoff (z. B. beim Basteln) als „Schnüffeln" verstanden hatten. Es ist nicht auszuschließen, dass der

Eurobarometer-Fragebogen vergleichbare falsch positive Antworten ausgelöst hat, nicht zuletzt deswegen, weil der Medienhype um NPS jüngst so weit zugenommen hat, dass allein schon Aufmerksamkeitsbias als mögliche Ursache für die Zunahme der angegebenen Lebenszeiterfahrung in Frage kommt. Dies wurde jüngst u. a. als Erklärung für die unerwartete Zunahme der 12-Monatsprävalenz um fast 60 % für Cannabis unter chilenischen Jugendlichen innerhalb von nur 2 Jahren diskutiert: in dieser Zeit hatten vehemente Mediendebatten über Cannabislegalisierung stattgefunden (http://www.senda.gob.cl).

Aber selbst wenn die Daten von Eurobarometer die Sachlage korrekt abbilden, handelt es sich hier – wie auch bei den Resultaten der britischen Umfragen (The NPS Review Expert Panel 2014) – immer noch um sehr niedrige Konsumraten, die kaum bevölkerungsbezogene Maßnahmen rechtfertigen.

In Partysettings stellt sich die Lage anders dar. Beim Drug Checking Angebot *Checkit* in Wien hat der Anteil von NPS unter den analysierten Proben seit 2010 kontinuierlich abgenommen. Die selbstselektierende Online Umfrage Global Drug Survey (Global Drug Survey 2014) fand, dass 12,5 % regulärer Klubbesucher Mephedron im letzten Jahr konsumiert hatten. In einer schweizerischen Online Umfrage hatten 18 % der Befragten schon einmal Methamphetamin oder eine neue psychoaktive Substanz (NPS) konsumiert. Allerdings hatte dort auch jede/r achte Befragte bereits Erfahrungen mit Heroin gemacht. Dennoch war die 12-Monats-Prävalenz für NPS selbst in dieser Stichprobe nur 7,8 % und die 30-Tage-Prävalenz 3 %, nur noch untertroffen von Heroin (Maier et al. 2014). Da der NPS-Konsum in einer typischen Partynacht auch nur 0,8 % ausmachte, kommen sogar für Partysettings Zweifel auf, ob spezifische Maßnahmen für NPS hier angezeigt sind. Grundsätzlich sind Angaben in Online Fragebogen mit Vorsicht zu betrachten, denn es ist zu erwarten, dass NPS KonsumentInnen sich häufiger im Internet über psychoaktive Substanzen informieren, dadurch auf solche Fragebogen stoßen und auch eher geneigt sind, Auskunft zu geben.

In Pressemitteilungen (Drogenbeauftragte der Bundesregierung 2015) wird auch über ein Ansteigen von Todesfällen durch NPS berichtet. Beim genaueren Hinsehen scheint es hier aber ein Problem der Definitionen zu geben (King und Nutt 2014a), denn ein wesentlicher Teil der den NPS zugeschriebenen Todesfällen wurde wohl durch Substanzen ausgelöst, die nicht einmal unter die NPS-Definition fallen („A new narcotic or psychotropic drug, in pure form or in preparation, that is not controlled by the 1961 United Nations Single Convention on Narcotic Drugs or the 1971 United Nations Convention on Psychotropic Substances, but which may pose a public health threat comparable to that posed by substances listed in these conventions" (King und Nutt 2014b)).

Bei den Daten der EBDD (Sedefov et al. 2013; www.emcdda.europa.eu) handelt es sich praktisch ausschließlich um Analysen der illegalen Märkte, die keine direkten Aussagen über das Niveau des wirklichen Konsums dieser Substanzen erlauben. Sie haben aber zweifellos zu einer gewissen Alarmstimmung unter EntscheidungsträgerInnen geführt.

Die wenigen verfügbaren Informationen (Maier et al. 2014; Measham 2015; Sumnall et al. 2013) über die KonsumentInnen ergeben ein Bild, das so uneinheitlich ist wie diese Substanzen selbst. Ein Teil der NPS-Interessierten scheint sie als Substitutionsprodukte für etablierte illegale Substanzen zu benutzen, wenn diese schwerer zu erhalten sind und stärker kontrolliert werden oder in der Qualität nachlassen (Bruneel et al. 2013). Für Schweizer PartydrogenbenutzerInnen dagegen waren diese Motive kaum relevant. Für die unter 18-jährigen ist möglicherweise der de facto legale Status von NPS attraktiv, vor allem in Ländern mit hohem Verfolgungsdruck. Dabei können die synthetischen Cannabinoide interessant für diejenigen sein, die bei Straßenrandkontrollen nicht entdeckt werden wollen. PsychonautInnen scheinen den Konsum als Lifestyle, zur Gewichtsreduktion, zur Selbstmedikation oder evtl. zum Neuroenhancement zu suchen. Mephedron scheint erfahrenere Gruppen (z. B. in Gay Clubs) mit härteren Konsummustern oder sogar OpiatkonsumentInnen anzuziehen (Measham 2015).

Die subjektiven Konsummotive scheinen ähnlich zu sein wie für andere illegale Drogen: Neugier, Langeweile, Peerdruck, und Alleinsein; und danach Zufriedenheit mit den positiven Effekten (Measham 2015).

Es scheint, dass es sich bei den PsychonautInnen unter den NPS-KonsumentInnen zumeist um ältere und eher schon konsumerfahrene Jugendliche über 18 handelt, die sozusagen mit NPS eine Raffinierung und Spezialisierung ihrer Drogenerfahrungen vornehmen. So fand eine spanische Umfrage unter NPS-KonsumentInnen in Partysettings heraus, dass 100 % von ihnen sich schon vorab über Risikoreduktionsstrategien online informiert hatte (González et al. 2013). Diese Bevölkerungsgruppen sind also relativ gut informiert oder wissen, wie sie an Informationen kommen. Die Konsummotive sind dementsprechend auch eher die Neugierde, Abwechslung und spezifische psychoaktive Wirkungen; auch das Wachsein, um Party zu machen (Maier et al. 2014). Da sind offensichtlich wenige Faktoren dabei, die sich mit zusätzlicher Informationsvermittlung oder Aufklärung adressieren ließen. Dennoch ist es augenscheinlich für viele EntscheidungsträgerInnen schwer zu verstehen, dass eine kleine Anzahl von Menschen Drogen gezielt benutzt, obwohl sie sich der Risiken bewusst sind, und also nicht aus Mangel an Informationen heraus handeln. Es gibt jedoch Hinweise (Davey et al. 2010) darauf, dass die Informationen über NPS im Internet oft inkorrekt sind; und es ist möglich, dass ein Teil der KonsumentInnen wenig über sich selbst weiß. Dies ergibt einige wenige Anhaltspunkte, um Präventionsmaßnahmen auszuwählen. Generell jedoch ist der epidemiologische und vor allem ätiologische Informationsstand über NPS viel zu unklar (King und Nutt 2014a; Sumnall 2016), um zuverlässig eine vernünftige spezifische Präventionsstrategie daraus abzuleiten. Es gibt praktisch keine Informationen über die psychosozialen oder persönlichen Charakteristika der (potenziellen) KonsumentInnen, die z. B. selektive oder indizierte Präventionsmaßnahmen ermöglichen würden.

Genau das stellt nun ein erstes ethisches Dilemma dar. Denn während jede Form von Behandlung zustande kommt, wenn die Betroffenen subjektiv sich selbst dafür entscheiden und darum nachsuchen (das Prinzip der Autonomie), wird die Entscheidung für Präventionsmaßnahmen von ExpertInnen (idealerweise) aufgrund von Daten gefällt und nicht von den Betroffenen selbst initiiert. Umso mehr muss sichergestellt werden, dass solche Interventionen das Problem nicht verschlimmern und dass das alte hippokratische Prinzip des *Noli Nocere*, „Du sollst nicht schaden" eingehalten wird (Präkautionsprinzip). Diese Herausforderung ist ja für NPS nun weit größer, weil schon von einer unklaren Datenlage aus gehandelt wird. Selten nämlich wird von Präventionsfachleuten verlangt, dass sie bevölkerungsbezogene Maßnahmen für ein Phänomen einleiten, dessen Ausmaß nur dadurch bestimmt ist, dass legale und illegale Märkte analysiert wurden und Todesfälle damit in Verbindung gebracht wurden, ohne aber über Daten zu verfügen, die für fundierte Präventionsmaßnahmen brauchbar wären.

3 Die Problemlage 2 – Fehlannahmen in der Prävention

Ein gutes Beispiel von intuitions- aber nicht evidenzgeleiteten Reaktionen sind Informationsmaßnahmen, wie sie von z. B. in einem Tweet der EU-Kommission (EU Justice on Twitter 2014) zu NPS gefordert wurden. Um zu erklären, warum solche und andere wenig wirksame oder potenziell gefährliche Ansätze so populär sind, während evidenzbasierte Interventionen sich kaum durchsetzen, ist es hilfreich, zunächst einige landläufige Grundannahmen über Prävention und menschliches Verhalten genauer anzuschauen.

„Wir handeln rational, reflektiert und selbstbestimmt"
Viele Menschen geben sich der Illusion hin, rationale Wesen zu sein, die ihr Verhalten aufgrund von Informationsinput steuern und an Gefahrensituationen anpassen. Als rationale Wesen würden

sie bei Entscheidungen bewusst zwischen Pros und Contras abwägen, zum Beispiel – wie auf manchen Websites zu lesen – zwischen dem Genussgewinn und den möglichen Risiken einer Pille. Dazu wäre dann nur „korrekte, glaubhafte und konsistente Information" nötig, um „informierte Entscheidungen" zu treffen, wie noch das britische Advisory Council on the Misuse of Drugs (2006) empfahl. Das erklärt aber nicht, warum Menschen Verhalten entwickeln, von dem sie wissen, dass es kurz- oder langfristig zu wohlbekannten negativen Konsequenzen führt. Dafür scheinen eher Mechanismen von impliziter Kognition verantwortlich zu sein (Rooke et al. 2008; Stacy und Wiers 2010): spontan und automatisch folgen Menschen bestimmten positiven Reizen. Je schwächer ihre persönliche Impulskontrolle ist, desto häufiger und intensiver wiederholen sie diese Annäherung an positive Reize (Fleming und Bartholow 2014; Grant und Chamberlain 2014; Ostafin et al. 2014; van Hemel-Ruiter et al. 2014). Nach mehreren Gewöhnungen entwickelt sich eine verstärkte selektive Wahrnehmung (attention bias) und die entsprechenden Reize bekommen Vorrang in der Wahrnehmung, vor allem unter stark stimulierenden visuellen Reizen oder sozialen Situationen. Solche Prozesse sind sehr gut für Alkohol und andere Drogen dokumentiert (Cousijn et al. 2013; Grant und Chamberlain 2014; Houben und Wiers 2008; Rooke et al. 2008). So fördert die Anwesenheit von visuellen Reizen in der Umgebung – ohne dass das überhaupt bewusst wird – den verstärkten Konsum von z. B. Lebensmitteln, die weder benötigt noch ersehnt werden (Watson et al. 2014), von Tabak (Lipperman-Kreda et al. 2014) und sogar Cannabis (Freisthler und Gruenewald 2014), allein wegen der Sichtbarkeit von Verkaufsstellen oder des Produktes selbst. Vor allem für Alkohol ist dieser Zusammenhang häufig gefunden worden (Fleming und Bartholow 2014; Kuntsche und Kuendig 2005; Young et al. 2013). Schon diese Erkenntnisse bringen das Bild des selbstbestimmten, rationalen menschlichen Handelns zum Wackeln und weisen auf die Bedeutung von Umweltreizen und automatischen Prozesse hin. Gibt es also ein rationales Abwägen von Pros und Kontras einer Partypille, wenn a) die angenehmen Effekte der Substanz schon bekannt sind, b) inmitten eines anregenden, aufregenden, rhythmisierten und vielleicht erotisierten Umfelds, also voller stimulierender assoziierter Reize? Kontrollierter Konsum ist da eine besondere Herausforderung und verlangt Erfahrung und Selbstkenntnis, anstatt Information.

Schon lange bevor Kahnemann (2011) über duale (d. h. schnelle und eher automatische vs. wirklich reflektierte) Denkprozesse schrieb, gab es viele Hinweise darauf, dass Menschen oft automatisch handeln, um dann hinterher die passenden Begründungen für dieses Verhalten praktisch einfach zu erfinden (Nisbett und Wilson 1977). Auch aus den Studien über kognitive Dissonanz von Festinger (1957) war schon bekannt, dass Testpersonen ihre Reaktionsweisen a posteriori rationalisierten und anders erklärten je nachdem ob das belohnt wurde oder nicht. Dementsprechend sind die Motivationen menschlichen Verhaltens oft nicht bewusst sondern automatisch, aber werden hinterher sinnhaft konstruiert. Das sollte übrigens auch Zweifel daran aufwerfen, ob es wirklich Sinn macht, die Zielgruppe (also meist Jugendliche) in die Entwicklung des Konzeptes von Interventionen einzubeziehen oder Strategien entlang der subjektiv angegebenen Konsummotive zu konstruieren.

Automatische Prozesse erklären also gut, warum oft Verhaltensweisen praktiziert werden, die bekannte Risiken und Konsequenzen auf lange Sicht mit sich bringen. Kognitive Dissonanz erklärt dagegen, dass der eigene Konsum zumeist als kontrolliert eingeschätzt wird, oder als Begründung „Mangel an Information" angebracht wird, wenn dann wirklich Probleme auftreten; so wie wohl die meisten behaupten, das Stoppschild nicht gesehen zu haben, welches sie gerade überfahren haben.

Aber auch die Wahrnehmung der sozialen und physischen Umwelt ist zum Teil automatisch gelenkt, wie z. B. die von sozialen Normen. Genauer gesagt, beschreiben deskriptive Normen das, was anscheinend alle machen (z. B. Verkehrsregeln einhalten oder nicht), während injunktive Normen sich auf Verhaltensweisen beziehen, die von anderen ohne Ekel oder Empörung toleriert oder akzeptiert werden (z. B. betrunkene Frauen, den Verkehr behindern). Ein wesentlicher Teil menschlichen Verhaltens ist – zunächst meist unbewusst – von diesen sozialen Wahrnehmungsprozessen gelenkt und wirkt sich auf den Einstieg in den Konsum von Alkohol (Dieterich et al. 2013; Lee et al. 2007; Rimal 2008; Szmigin et al. 2011), Tabak (Eisenberg et al. 2008; Franca et al. 2009) und Cannabis (Buckner 2013; Ecker und Buckner 2014) aus. Vor allem junge Menschen nehmen ein Verhalten an, wenn sie es als normal, häufig oder akzeptiert wahrnehmen (Perkins 1986).

Die iatrogenen, in diesem Fall konsuminduzierenden Wirkungen von einigen Massenmedienkampagnen lassen sich im Übrigen auf diese selben Prozesse zurückführen. Eine große US-amerikanische Kampagne gegen Cannabis hatte bei bestimmten Gruppen – die sich vorher nicht für Cannabis interessiert hatten – solche Auswirkungen (GAO 2006). Die nachweisbare Ursache (Hornik et al. 2008) war, dass die Kampagne bei diesen Jugendlichen den Eindruck vermittelt hatte, dass Cannabiskonsum weitverbreitet und normal wäre, was wiederum ihre Konsumabsichten erhöhte. Von wenigen Ausnahmen abgesehen (Crano 2010; Wakefield et al. 2010) gelten isolierte Massenmedienansätze gegen Substanzkonsum ohnehin als wirkungslos (Ferri et al. 2013; UNODC 2013). Mit der Ausnahme weniger Länder (z. B. Österreich), werden dennoch solche Kampagnen in Europa weiterhin durchgeführt. Die oben besprochenen automatischen Prozesse können solche Maßnahmen bei seltener benutzten Substanzen wie (Cannabis, NPS, usw.) in zweierlei Hinsicht gefährlich machen: weil sie einerseits deskriptive Normen beeinflussen und als implizite Botschaft vermitteln, dass der Konsum häufig und normalisiert ist; andererseits können sie die Aufmerksamkeit überhaupt erst auf noch unbekannte Substanzen lenken. In einer kleinen amerikanischen Pilotstudie führte Informationsvermittlung über Schnüffelstoffe bei Kindern zu erhöhten Konsumabsichten durch verstärkte selektive Wahrnehmung (attention bias). Unter Studenten im Allgemeinen erwies sich eine Überschätzung des Konsums anderer als besonders gravierend bezüglich NPS, während dieser Effekt bei NPS-KonsumentInnen selbst nicht durchgängig nachweisbar war. Konsum-induzierende Wirkungen bei NPS sind deswegen bei Konsum-Unerfahrenen zu befürchten (Sanders et al. 2013). Es sollte also mit Vorsicht (Präkautionsprinzip) entschieden werden, in welcher Phase einer „Epidemie" wirklich die ganze Bevölkerung über ein neues Phänomen (wie z. B. NPS) informiert werden muss, denn die Auswirkungen auf implizite Kognition können gefährlich sein.

„Aufklärung ist präventiv"

Es ist natürlich und zu erwarten, dass Laien darauf vertrauen, dass sich mit Informationen und Warnungen das Verhalten von Menschen ändern lässt und dass somit Prävention einfach nur Aufklärung ist. Wer sich mit dem Thema Prävention oder den Verhaltenswissenschaften etwas befasst hat, sollte aber schon tiefe Zweifel darüber entwickelt haben, ob informationelle Ansätze einen Nutzen haben, und auch „edukative" Maßnahmen kritisch bewerten. Informationsvermittlung und davon abgeleitete Ansätze werden in keinem der internationalen Referenzwerke (Bühler und Thrul 2013; UNODC 2013) als wirksam erwähnt. Dennoch gibt es kaum einen Blog oder ein Interview mit ExpertInnen, wo nicht – nach Hinweisen auf die Gefahren legaler, illegaler oder „a-legaler" Substanzen – *Informationsvermittlung* als die bestmögliche Präventionsstrategie empfohlen wird. Regulative Maßnahmen werden im gleichen Atemzug dann als Prohibition abgetan. In dieser Hinsicht unterscheiden sich auch VertreterInnen der Schadensminimierung wenig von den Verfechtern herkömmlicher Art von Prävention. Obwohl es intuitiv plausibel scheint, dass Menschen ein gewisses Verhalten vermeiden würden, wenn sie nur über die verbundenen Gefahren informiert wären, so gibt es doch kaum empirische Belege dafür. Dagegen fand eine neuere Studie unter Schweizer Rekruten z. B. Cannabiskonsumenten als eindeutig gesundheitsbewusster und -informierter als Nicht-Konsumenten (Dermota et al. 2013). Damit ist also Cannabiskonsum sehr wohl mit Gesundheitsbewusstsein und Informiertheit vereinbar. Das bedeutet nicht unbedingt, dass Information in der Prävention völlig nutzlos ist. Sicherlich ist gute Information eine wichtige Bedingung für bessere Gesundheit, aber sie ist weder eine notwendige – Verhältnisprävention kommt auch ohne aus – noch eine ausreichende Bedingung: die meisten Leute können das erworbene Wissen nicht konsistent in Verhalten umsetzen. Es sollte Klarheit darüber bestehen, wo man Informationsvermittlung am besten einsetzt. Mit Information lässt sich Verhalten verbessern (z. B. Ernährung, Hygiene) oder einleiten (z. B. sich anschnallen, Müll trennen); aber es ist kaum zu erwarten, dass sich Verhalten damit vermeiden lässt (Drogen probieren, zu schnell fahren). Wenn ein Verhalten sowieso weitverbreitet ist (z. B. Alkoholkonsum unter erwachsenen Europäern) oder fast sicher auftreten wird (z. B. Sex ab der Pubertät), dann ist zusätzliche Information erwiesenermaßen hilfreich, um dieses Verhalten besser zu regulieren oder zu optimieren: wie die Beispiele von einigen schulischen Präventionsprogrammen zu Alkohol und Cannabis unten gut illustrieren. Dennoch kommen auch solche Ansätze nur zur Wirkung, wenn die Zielgruppe über genügend Impulskontrolle und Kapazität zur Umsetzung verfügt. Dies ist bei Jugendlichen aber noch weniger gegeben als bei Erwachsenen.

„Jugendliche sollten wie Erwachsene behandelt werden"
Die größten neuronalen Umbauprozesse im Verlauf eines menschlichen Lebens geschehen während der Pubertät. Vor allem Strukturen, die für Impulskontrolle und Verhaltenssteuerung zuständig sind, haben sich deswegen und gerade während der Adoleszenz unter Substanzkonsum als besonders störungsanfällig erwiesen (Lisdahl et al. 2013; Volkow et al. 2014). Das ist der Hauptgrund, warum Substanzkonsum ab dem Erwachsenenalter andere Konsequenzen hat als für Jugendliche und warum Prävention bei Jugendlichen ansetzt. Aber abgesehen von der allbekannten erhöhten Vulnerabilität des jugendlichen Zentralnervensystems gibt es kognitive Besonderheiten, die besonders wichtig für die Prävention, aber weitgehend unbekannt sind. Innerhalb des limbischen Systems des menschlichen Gehirns, in dem viele automatische, instinktive und emotionale Prozesse verortet sind, werden Impulse und Motivationen v. a. vom Nucleus Accumbens ausgelöst. Dessen Aktivität erhöht sich bei Beginn der Pubertät und damit die Impulsivität des Verhaltens (Galvan et al. 2006). Das Frontalhirn und seine impulshemmenden Funktionen, die gerade für abwägendes, soziales und ausgleichendes Verhalten notwendig sind, gelangen aber erst mit durchschnittlich 26 Jahren zur vollen Reife (Somerville et al. 2010). Dieses charakteristische Ungleichgewicht des Jugendalters zwischen mehr Impulsivität (N. Accumbens) bei noch gering entwickelten Kontrollfunktionen (Frontalhirn) derselben, führt allein genommen jedoch meist nicht zu eindeutigen Beeinträchtigungen des Urteilsvermögens von Jugendlichen. Jedoch ergibt sich in derselben Zeitspanne auch, dass sich in den Bereichen des limbischen Systems, die dem Belohnungssystem zugerechnet werden, auch die Rezeptoren für Oxytoxin erhöhen, eben jenes Botenstoffes, der mit Empathie, Wärme, Bindung an andere und Kooperationsfreudigkeit in Beziehung gebracht wird. Das führt anscheinend dazu, dass gerade das jugendliche Belohnungssystem zunehmend von sozialen Reizen (z. B. die Nähe von Gleichaltrigen) aktiviert wird und erklärt dieses jugendliche Bedürfnis nach Konformität mit einer Clique (Tribe) in Aussehen, Sprachgebrauch, Überzeugungen und Verhaltensweisen (Steinberg 2008). Dieses zusätzliche – evolutionär sehr sinnvolle – Phänomen hat nun aber zur Folge, dass das labile aber meist ausreichende Gleichgewicht zwischen Impulsen und Impulskontrolle gerade dann nicht mehr funktioniert, wenn Jugendliche mit Gleichaltrigen einfach nur zusammen sind, ohne dass der berüchtigte „Gruppendruck" explizit (im Sinn von Überredung) im Spiel sein muss (L. Steinberg 2010). Denn allein der Enthusiasmus des Gruppengefühls zusammen mit der Tendenz zur Impulsivität „überstimmen" dann die noch schwachen Kontrollinstanzen im Frontalhirn und führen zu riskanten oder tollkühnem Verhalten trotz besseren Wissens, vor allem bei männlichen Jugendlichen. Vor dem Hintergrund dieser Gegebenheiten wird noch klarer, warum Jugendliche in den entscheidenden Situationen (z. B. Konsumeinstieg oder Autofahren mit Freunden) ihr Wissen über Risiko oder zu erwartende Konsequenzen praktisch nicht verwenden. Das ist nicht Irrationalität oder Fehleinschätzung, sondern eine evolutionäre Besonderheit, die sich nicht einfach mit Information

oder Überzeugungsarbeit beheben lässt. Die erhöhte Sensibilität Jugendlicher für soziale Interaktion – also auch für deskriptive und injunktive Normen – lässt sich aber in Präventionsmaßnahmen (Korrektur von Normwahrnehmung, Sozialkompetenztraining) mit einigem Erfolg angehen. Jedenfalls macht es weniger Sinn, jugendliche Formen des Denkens und Reagierens ändern zu wollen, als vielmehr das Umfeld so zu gestalten, dass diese neurobiologischen Besonderheiten so wenig Schaden wie möglich anrichten können (Stern 2005). Als eine entscheidende Determinante für menschliches Verhalten scheint sich damit Impulskontrolle herausgestellt zu haben (Dougherty et al. 2014; Eigsti et al. 2006; Musci et al. 2014; Zimmermann 2010). Sie für sich selbst zu erlernen ist zum Beispiel ein wichtiger Inhalt der indizierten Prävention (Brewer und Potenza 2008; EMCDDA 2009b), und ein Großteil wirksamer präventiver Maßnahmen beruht auf einer Mischung aus externer, meist sozialer Kontrolle und interner Kontrolle, u. a. über Selbstkompetenztraining.

Weiter unten werden mehrere Beispiele aus Europa illustrieren, dass es bei Prävention um Selbstregulation (auch innerhalb kompetenter Sozialgruppen) geht und nicht primär um Abstinenz oder Vermeidung jeglicher risikobeladenen Aktivität. Dennoch scheint es weiterhin en vogue zu sein, Prävention und Risikominderung als Gegensätze darzustellen.

„Prävention zielt auf Abstinenz, akzeptierende Ansätze sind deswegen Harm Reduction"

Vor einigen Jahren kam in Deutschland ein Buch über „das Elend der Suchtprävention" (Quensel 2004) heraus, in dem der Autor die theoretischen Grundlagen der Prävention zerpflückt und diagnostiziert, dass es da meist darum ginge, auf Jugendliche ein Defizitmodel anzuwenden und sie mit Lebenskompetenztraining zu manipulieren, damit sie bloß nicht mit Drogen experimentieren.

Des Weiteren beschreiben einige Autoren (McKay et al. 2014; Midford et al. 2012, 2015) bestimmte Präventionsprogramme, vor allem über Alkohol, als Harm Reduction Programme und stellen sie als neue Alternative zu traditionellen Präventionsprogrammen (Skager 2007) dar. Bei genauer Betrachtung finden sich aber weder in den Inhalten noch in den Resultaten wesentliche Unterschiede zwischen z. B. SAHRP (Midford et al. 2015) als „Alkohol Harm Reduction" Programm und „Unplugged" (Faggiano et al. 2010) als ein standardmäßiges Präventionsprogramm: beide verwenden interaktives Training von sozialer und Selbstkompetenz, Diskussion von realistischen Konsumsituationen und selbstgesetzte Ziele. Beide reduzieren für Alkohol den Übergang in problematische Trinkmuster. Lediglich die Etiketten und explizite Ziele sind anders. Bei Cannabis lassen sich analoge Beobachtungen über „Climate Schools" (Vogl et al. 2014) in Australien – ein deklariertes „harm reduction" Programm – und XKPTS.com (Ariza et al. 2013) in Barcelona – als Präventionsprogramm – machen: es gibt praktisch keine Unterschiede in den Resultaten und Inhalten. Es ist richtig, dass viele Präventionsaktionen in Europa von einem hysterischen Warnen vor Drogen bestimmt sind. Das trifft aber nicht auf die evidenzbasierten Programme zu, die sich langsam in Europa ausbreiten. Gerade bei indizierten und selektiven Programmen, die sich an vulnerable Personen bzw. Gruppen richten, geht es keineswegs um Abstinenz oder Verteufelung des Konsums, sondern um Vermeidung fortschreitender oder riskanter Konsummuster und vor allem um ein Zurechtkommen mit den sozialen oder persönlichen Anfälligkeiten, die u. a. auch mit problematischem Konsum von Substanzen verbunden sind. Kaum jemand würde deshalb sagen, dass es sich hier dabei nicht um Präventions- sondern Risikoreduktionsprogramme handeln würde. Das Konzept ist ja implizit in der Definition von Prävention enthalten, „nicht nur dem Konsum vorzubeugen, sondern auch die Initiation zu verzögern, eine Intensivierung des Konsums zu reduzieren oder Eskalation in Problemkonsum zu vermeiden" (http://www.emcdda.europa.eu/topics/prevention). Harm Reduction dagegen zielt eigentlich darauf ab, nicht den Konsum sondern damit assoziierte Schäden zu verringern, vor allem bei denjenigen, die den Konsum entweder nicht verringern können oder wollen. Die neue Klassifikation in universelle, selektive und indizierte Prävention (Gordon 1983) hat eben diesen Vorteil, dass sie nicht mehr auf Konsumniveaus beruht (kein Konsum = Primärprävention, Konsum = Sekundärprävention) sondern auf Vulnerabilität, also Konsum (und damit auch Abstinenz davon) gar nicht zum Thema macht.

Natürlich dreht es sich bei der Präventionsforschung vor allem um Vulnerabilität (Sloboda und Petras 2014). Das ist aber nicht Ausdruck eines „Defizitmodels" sondern Konsequenz der Erkenntnis aus Langzeitstudien, dass es eben bemerkenswerte Unterschiede darin gibt, wie gut Menschen je nach Herkunft, Erziehungsstil der Eltern und ihren Persönlichkeitsmerkmalen ihren Weg ins Erwachsensein und in die Teilnahme an einer Gesellschaft (Arbeit, Bildung, Familie, Institutionen) bewältigen. Nicht für alle gehört Experimentieren mit Rauschzuständen als Übergangsritual zur Entwicklung dazu und einige haben nicht die notwendigen kognitiven und emotionalen Ressourcen, um diese vulnerable Phase des Jugendalters unbeschadet zu überstehen (Perry et al. 2011). Es ist richtig, dass die Suche und das Bewältigen von neuen und riskanten Erfahrungen vor allem den Risikofreudigsten helfen kann, sich selbst zu kontrollieren und langfristige Ziele anzustreben (Romer et al. 2010) aber die wesentliche Frage bleibt dennoch offen: wie sehr kann diese Selbstkontrolle wirklich erlernt werden und wie sehr ist das unabhängig von sozialen- und Umwelteinflüssen und vom eigenen Temperament? Das „Elend der Suchtprävention" liegt vielleicht vielmehr darin, dass auch ihre „Erneuerer" lediglich Ansätze vorzubringen haben, die empirisch ziemlich schwach untermauert sind: meist kognitive Modelle („Informed Choices", Drogenmündigkeit), die davon ausgehen, dass alle Menschen den Umgang mit Substanzen durch bessere Aufklärung oder Erfahrung erlernen können und rational handeln. Diese unterscheiden sich übrigens kaum von den Paradigmen der Alkoholindustrie, die ebenso „verantwortungsvolles Trinken" und „gemäßigten Konsum" propagieren, als seien nur die Individuen alleine für ihren Umgang mit Substanzen verantwortlich (Szmigin et al. 2011). Die Wirksamkeit solch informationeller und individualistischer Konzepte ist so schwach, dass eine neue Evaluationsstudie mehrerer Präventionsprojekte zu alkoholbedingter Gewalt sogar die darauf basierenden Projekte als Kontrollgruppe gegenüber den sozialkompetenzbasierten Projekten genommen hat und dabei longitudinal signifikante Unterschiede fand (Strobl 2015).

Um Präventionsmaßnahmen pragmatisch zu beschreiben, zu vergleichen und zu bewerten ist es somit viel relevanter, deren Inhalte zu kennen, anstatt ihre Konsumziele oder ihre ideologische Einordnung.

4 Inhalte von Präventionsmaßnahmen: worin bestehen sie?

Aufgrund der vorausgehenden Überlegungen wird es umso wichtiger, besser als bisher beschreiben zu können, worin denn Präventionsmaßnahmen eigentlich bestehen; zum einen, um über so haarspalterische und ideologiebeladene Diskussionen wie „Schadensminimierung vs. Prävention" hinweg zu kommen und zum anderen, um abschätzen zu können, wie tauglich bestimmte Maßnahmen wohl sind. Dies ist umso wichtiger, weil nur ein kleiner Teil von Interventionen in Europa überhaupt evaluiert wird und evaluiert werden kann. Um Wirkprinzipien von wenigen positiv evaluierten Programmen in anderen Interventionen anwenden zu können, sollten solche wirksamen Inhalte aber identifizierbar und klar beschrieben sein. Klassisch wird gefordert, dass Präventionsmaßnahmen auf soliden Theorien beruhen sollen (UNODC 2013), denn viele Theorien definieren Komponenten und deren Wirkmechanismen. Die Erfahrung bei der Erhebung von Präventionsmaßnahmen innerhalb der EU hat jedoch gezeigt, dass Theorien ziemlich strapazierbar sind: zum einen stützen sich die meisten Programme auf mehrere Theorien gleichzeitig, und zum anderen berufen sich auch bekannt unwirksame Programme auf renommierte Theorien. Letztendlich geht es in der Prävention ja darum, nicht Einstellungen oder Wissen, sondern Verhalten zu ändern und zu stabilisieren, damit es vor allem in kritischen Situationen zum Tragen kommt. Susan Michie et al. (Abraham und Michie 2008; Michie et al. 2011) haben dafür jüngst eine praktische Taxonomie vorgeschlagen, um alle möglichen Maßnahmen anhand ihrer verwendeten Behavioural Change Techniques (BCT), also „Verhaltensänderungstechniken" inhaltlich zu beschreiben. Sie schlagen 9 BCTs vor, die eigentlich die Bandbreite fast aller möglichen Präventionsmaßnahmen abdecken. Sie lassen sich in drei Kategorien einteilen: „Informieren" (Überreden – Erziehen – Modelle aufzeigen), „Befähigen" (Trainieren – Unterstützen) und „Schubsen" [Nudge auf Englisch] (Normdruck, Restriktion, Umweltänderung, Anreize). Die erste Gruppe beruht vor allem auf kognitiven Prozessen, also rationalem reflektiertem Vorgehen, wie gerade besprochen. Nur bei den Ansätzen, wo Verhaltensmodelle aufgezeigt werden, wie z. B. die älteren TutorInnen (UnistudentInnen) im REBOUND Programm (Kroninger-Jungaberle et al. 2014) oder bei Mentoring Programmen, spielen auch emotionale Prozesse eine wichtige Rolle. Die zweite Gruppe („Befähigen") zielt auf reflektierte Motivation und ist die Grundlage vieler wirksamer Lebenskompetenzansätze: Menschen ändern ihre Wahrnehmung und Einstellungen entsprechend ihren Erfahrungen und ihrem eigenen Handeln; Einstellung ist Folge von Handeln, nicht Auslöser (Foxcroft 2014). Das heißt: gemachte Erfahrungen bestimmen menschliches Denken und Bewerten. Wenn Kleinkinder mit anderen spielen, werden die Spiegelneuronen aktiviert, welche Einfühlungsvermögen und soziales Lernen erst ermöglichen; beim Trainieren von Selbst- und sozialer Kompetenz interaktiv in einer Gruppe Jugendlicher werden Empathie, Sich-Selbst-Behaupten, kritisches Hinterfragen von Gruppennormen und soziale Wahrnehmung gestärkt. Auch die Idee der Erlebnispädagogik beruht auf ähnlichen Prinzipien des Erfahrungen-Machens. Allerdings lassen selbst solche BTCs außen vor, dass menschliches Verhalten stärker als angenommen von sozialen Normen, kollektivem Verhalten und automatischer Verarbeitung von Umweltreizen bestimmt wird. Die letzte Gruppe („Nudge") beruht nun auf solch automatischer Motivation und der Modellierung von Umweltreizen. Obwohl bekannt ist, dass von der ersten (Information) zur dritten Gruppe (Nudge) die Wirksamkeit zunimmt (Foxcroft 2013), lässt sich für Europa aufzeigen, dass es sich mit der Häufigkeit der Maßnahmen eher umgekehrt verhält. Maßnahmen, die auf die automatischen Prozesse des menschlichen Verhaltens abzielen und seinen Kontext modellieren, sind deutlich weniger bekannt und viel weniger akzeptiert als überholte informativ-kognitive Ansätze (Burkhart 2011). Es ist verständlich, dass wirksame Elemente aus der Nudge-Gruppe wie zum Beispiel Restriktionen (z. B. des Konsums in der Öffentlichkeit, des Alters für den Erwerb von Substanzen oder für den Zutritt zu Clubs) oder normativer Druck (z. B. Normen über Verhalten in der Schule, in der Klasse, auf der Straße oder in Partysettings) nicht einfach akzeptiert werden. Der Widerstand erstreckt sich weniger auf solche Maßnahmen, die man als Choice Architecture (Hollands et al. 2013) bezeichnet und lediglich Anreize, Widerstände oder Gelegenheiten verändert, die praktisch unbewusst menschliches Verhalten beeinflussen, wie z. B. die Größe und Form von Gläsern; den Preis nichtalkoholischer Getränke; den Lärm, die Enge und Beleuchtung in Partysettings; das Klima in Schulen oder die Sauberkeit, Belebtheit und Sicherheit von Vierteln und Straßenzügen. Menschen scheinen aber wirksame Maßnahmen systematisch dann abzulehnen, wenn sie sie als beeinträchtigend wahrnehmen, und ziehen wenig wirksame, aber dafür wenig beeinträchtigende Strategien wie Informationsvermittlung und Erziehung vor, oder eben solche, die das Verhalten anderer regulieren sollen (Diepeveen et al. 2013; Pechey et al. 2014). Mit den gleichen Einwänden – nämlich Einschränkung persönlicher Freiheiten und Rechte – lehnen auch die Alkoholindustrie und einige VerfechterInnen von Schadensminimierung jegliche Regulation ab. Daher muss das Thema Ethik am Ende dieses Kapitels noch diskutiert werden. Wirksame und zugleich akzeptable Präventionstechniken sind also eher unsichtbar. Das ist ein Dilemma für PolitikerInnen und AktivistInnen, deren Existenzberechtigung darauf beruht, Bemerkbares zu tun. Womöglich erklärt das die allgemein verbreitete Vorliebe für Aufklärung und Erziehung: Kampagnen sind äußerst sichtbar und werden meist – wenn überhaupt – nur daraufhin evaluiert, ob sie erinnert werden und attraktiv sind. Das ist meist der Fall. Dass sie ziemlich selten Verhalten in die erwünschte Richtung ändern, scheint Wenige zu stören.

Es galt hier aufzuzeigen, dass eine klare Klassifikation der wirklichen Inhalte von Präventionsmaßnahmen Voraussetzung dafür ist, mit wenig ideologischem Überbau die Möglichkeiten und den Zustand der Prävention in Europa zu beschreiben, besonders im Hinblick auf NPS. Sich die BCTs, also die „Inhaltsstoffe" von Präventionsmaßnahmen anzuschauen, macht es möglich, den Nutzen verschiedener nicht-evaluierter Maßnahmen abzuschätzen, auch wenn die Präventionsforschung bisher nur die Wirksamkeit ganzer Programme (also „Kombipräparate mehrerer Inhaltsstoffe") untersucht hat und wir streng genommen wenig über die Wirksamkeit einzelner Komponenten wissen.

5 Welche Ansätze lassen sich auch bei neuen Trends einsetzen?

Angesicht neu auftauchender Substanzen und den heftigen Alarmreaktionen darauf sollten Präventionsstrategien am besten so gestaltet werden, dass auch seltene Substanzen mit abgedeckt sind, ohne allerdings zu großen Lärm um diese zu machen. Also empfiehlt es sich, bewährt wirksame Techniken einzusetzen und nicht unter dem Druck von wenig fundierten Meldungen auf seit langem überholte Warn- und Aufklärungsmethoden zurückzugreifen. Die Präventionsforschung hat mittlerweile eine Reihe von wirksamen Ansätzen zusammengetragen, die für die meisten Substanzen einsetzbar sind und bevorzugt werden sollten. KritikerInnen von Präventionsstrategien, die nur evidenzbasierte Maßnahmen favorisieren, weisen zu Recht darauf hin, dass methodische Probleme es im Grunde nicht erlauben, a) weitreichende allgemeine Aussagen zur Wirksamkeit von Maßnahmen in der Prävention zu machen und b) evidenzbasierte Maßnahmen zu identifizieren, die unter allen möglichen Bedingungen wirksam sind (Uhl 2013). Sicherlich hängt die Wirksamkeit von Maßnahmen oft mehr davon ab, wer, wie und bei wem eine Intervention durchgeführt wird (Kroeninger-Jungaberle und Schuldt 2014), als von den wirksamen Inhalten der Maßnahme selbst. Kontextuelle Faktoren und die Kompetenzen derer, die die Maßnahmen umsetzen, lassen sich natürlich wenig standardisieren und vorhersagen. Dies trifft vor allem für Ansätze zu, wo es um den Erwerb von Kompetenzen geht („Befähigen").

Nun ist es ja aber keineswegs so, dass in Europa viele Maßnahmen durchgeführt würden, deren Wirksamkeit in den Studien methodisch genauer hinterfragt werden müsste. Alle Daten über Prävention in Europa (EMCDDA 2009a, 2010, 2011) deuten vielmehr darauf hin, dass ganz überwiegend solche Maßnahmen durchgeführt werden, die kaum oder überhaupt nie auf Wirksamkeit untersucht wurden oder deren Unwirksamkeit von vornherein naheliegt. Zu Hauf werden ja angeblich bewährte und „erfahrungsbasierte" (siehe Homöopathie) Interventionen durchgeführt, die intuitiv plausibel wirken, aber bei empirischer Überprüfung kaum hilfreich und teilweise sogar schädlich sind, wie z. B. Aufklärungskampagnen, Ex-Drogenabhängige in Schulen, Besuche in Suchtkliniken, Drogentage, aber auch Gruppenangebote nur für anfällige Jugendliche, die ja für schädliche Effekte bekannt sind (Lochman et al. 2015; Mager et al. 2005; Poulin und Dishion 2001). Vieles was in der Prävention jedoch wirksam ist, ist eher kontraintuitiv und auch „schwer zu verkaufen": elterliche Aufsicht, Regeln in der Familie, Änderungen der Normwahrnehmung, Schulnormen, Regulierung der Partysettings, usw.

Auch wenn einige evidenzbasierte Prinzipien ihre wissenschaftlichen Versprechen zugegebenermaßen nicht immer einhalten können, scheint es dennoch besser, sich auf solche Maßnahmen zu konzentrieren, deren Wirksamkeit einigermaßen erwiesen ist, als weiterhin das Feld (und öffentliche Gelder) denjenigen zu überlassen, die sich nur auf Erfahrung und gute Absichten berufen. Die Erkenntnisse, dass menschliche Wahrnehmung selektiv auf bestimmte Stimuli (Attention Bias) hingelenkt werden kann (Franken und Wiers 2013; Sharbanee et al. 2013; van Hemel-Ruiter et al. 2014) und dass Verhalten von deskriptiven Normen (Hornik et al. 2008) beeinflusst ist, sollte ins Bewusstsein rufen, dass Prävention sehr wohl schädlich sein kann. Eine Reihe von Maßnahmen bewirkt nichts anderes, als Substanzkonsum als häufig, normal, abenteuerlich, alternativ identitätsstiftend oder aufregend gefährlich darzustellen. Seltene oder neu auftretende Risikoverhaltensweisen sollten damit nicht verschwiegen werden. Es sollte aber sachlich klargemacht werden, dass sie selten sind und keinen neuen – aufregend gefährlichen – Trend darstellen.

6 Einsatzbereiche von Präventionsmaßnahmen

Schulen

Die Europäische Kommission äußerte sich in einer Pressemitteilung (European Commission 2014) zur schon erwähnten Eurobarometer Studie bestürzt darüber, dass über ein Viertel (29 %) der Jugendlichen in Europa noch nie mittels Massenmedienkampagnen und Präventionsprogrammen in Schulen über die Gefahren von NPS informiert worden sind (Eurobarometer 2014) und erklärt es als Hauptaufgabe der Zukunft, dies zu ändern.

Über den Unsinn und mögliche Schäden von Massenmedienkampagnen muss hier nicht mehr eingegangen werden. Offensichtlich scheint aber auch Erklärungsbedarf über das Wesen und Inhalte von Präventionsprogrammen in Schulen zu bestehen. Evidenzbasierte Präventionsprogramme bestehen nur zu einem sehr geringen Teil aus Aufklärung über Substanzen und ihre Wirkungen. Diese Informationskomponenten tragen auch meist nicht zu deren Wirksamkeit bei (z. B. Giannotta et al. 2013). Substanzspezifische Programme existieren in geringerem Umfang für häufiger benutzte Substanzen und scheinen für Cannabis (Ariza et al. 2013; Porath-Waller et al. 2010) und teilweise auch für Alkohol (McKay et al. 2014; Midford et al. 2015) wirksam zu sein. Allerdings sind keine spezifischen Programme für so niedrigprävalente Substanzen wie Kokain und Ecstasy bekannt, und es ist völlig unklar ob alle Techniken aus Cannabis- und Alkoholprogrammen auf noch seltener benutzte Substanzen wie NPS überhaupt anwendbar sind.

Wirksame Präventionsprogramme für Schulen (Bühler und Thrul 2013; UNODC 2013) basieren auf Lebenskompetenzmodellen und auf der Korrektur von Normwahrnehmung („die meisten Gleichaltrigen konsumieren gar nicht und finden am Konsum nichts Tolles"). Da es hier vor allem um das interaktive Training von sozialen- und Selbstkompetenzen für typische kritische Lebenssituationen geht, werden nur die wichtigsten Substanzen überhaupt diskutiert und in einigen Programmen die selteneren Substanzen nicht einmal erwähnt. Diese generischen Inhalte effektiver Präventionsprogramme könnten möglicherweise protektive Effekte auch gegen NPS haben und auch mit normativer Erziehung könnte den Jugendlichen nahegebracht werden, dass trotz des Lärms von Medien und PolitikerInnen der Konsum von NPS doch sehr selten, sicherlich nicht die Norm und keineswegs aufregend ist.

Für so seltene Substanzen wie NPS sind daher auch einige Inhalte von sonst wirksamen Programmen weniger indiziert, in denen kontrollierter Umgang mit dem Konsum von Alkohol, (wie z. B. SHAHRP (Midford et al. 2015)), von Cannabis (wie z. B. xkpts.com (Ariza et al. 2013)) oder von beiden (wie z. B. REBOUND (Kroninger-Jungaberle et al. 2014)) trainiert wird. Der kontrollierte Umgang mit seltenen Substanzen wie NPS muss ja nicht unbedingt mit der großen Überzahl der Jugendlichen trainiert werden, die NPS überhaupt noch nicht kennen. Dafür sind indizierte Interventionen besser geeignet. Eine der wenigen Studien, die das überprüfte (Poulin und Nicholson 2005), bestätigte, dass eher für ältere SchülerInnen Interventionen über kontrollierten Konsum indiziert sind, aber nicht so für jüngere SchülerInnen, die kaum Konsumerfahrung haben. Ein Pilotprojekt via Internet in Australien über Ecstasy und NPS (Champion et al. 2015), richtet sich daher auch gezielt an ältere SchülerInnen von 15–16 Jahren, ist aber noch nicht evaluiert.

Über die Prävention in Schulen, erstellt aus ExpertInnenschätzungen aus den Mitgliedstaaten (siehe Abb. 1), stellt sich europaweit ein Bild dar, in dem wirksame Ansätze wie Kompetenztraining und einige verhältnispräventive Ansätze jetzt weit

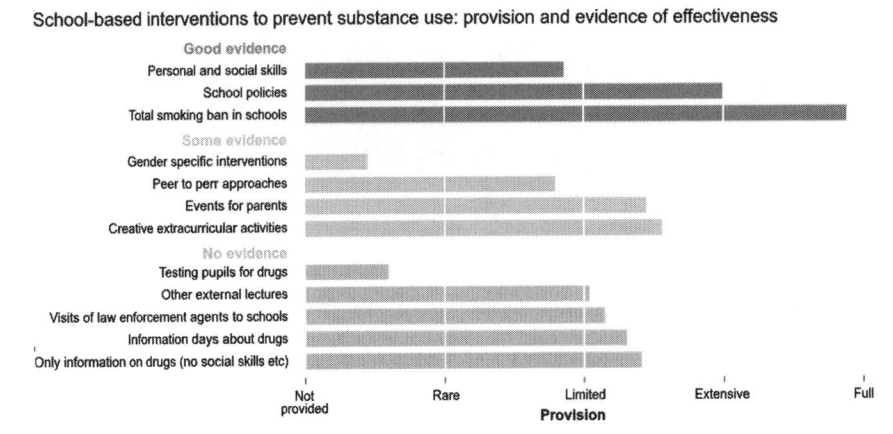

School-based interventions to prevent substance use: provision and evidence of effectiveness

Good evidence
- Personal and social skills
- School policies
- Total smoking ban in schools

Some evidence
- Gender specific interventions
- Peer to perr approaches
- Events for parents
- Creative extracurricular activities

No evidence
- Testing pupils for drugs
- Other external lectures
- Visits of law enforcement agents to schools
- Information days about drugs
- Only information on drugs (no social skills etc)

Provision: Not provided | Rare | Limited | Extensive | Full

Note: The information on level of provision provided here is based on the opinion of an expert (or panel of experts) in each country.
Key for ratings: 0 Not provided: does not exist; 1 Rare: exists in just a few relevant locations; 2 Limited: exists in more than a few relevant locations (but not in a majority of them); 3 Extensive: exists in a majority of relevant locations (but not in nearly all of them); 4 Full: exists in nearly all relevant locations.

Abb. 1 Quelle: (EMCDDA 2015)

verbreitet sind, ebenso aber auch recht nutzlose Interventionen, bei denen es lediglich um Information und Abschreckung geht.

Es kommt hinzu, dass die oben erwähnten wirklichen Programme, also manualisierte und detaillierte Leitfäden für Diskussionen und Rollenspiele über mehrere Sitzungen, in den meisten Ländern Europas kaum eingesetzt werden. Ausnahmen sind Spanien, Kroatien, UK, Niederlande und in letzter Zeit vor allem Deutschland und Schweden, wo viel für eine bessere Evidenzbasierung der Prävention getan wurde. Oft lehnen PraktikerInnen in anderen Ländern Europas evidenzbasierte Programme als zu rigide, zu kompliziert oder als kulturell inadäquat (d. h. meist: zu „amerikanisch") ab. Obwohl einiges dagegen spricht (Burkhart 2013) ziehen sie es vor, ihre eigenen Interventionen zu entwickeln, die sie dann meist aber nicht evaluieren können. Daher bleibt dann unklar, wie wirksam oder vielleicht schädlich sie sind. Es gibt in Europa aber auch eine Anzahl gut evaluierter indizierter Programme, die für Individuen mit besonders vulnerablen Persönlichkeitsprofilen bestimmt sind und bei Alkohol (Conrod et al. 2011) und Cannabis (Mahu et al. 2015) gute Erfolge gezeigt haben.

Natürlich haben auch verhältnispräventive Ansätze in Schulen ein besonders interessantes Potential (UNODC 2013), weil die Wirkungen substanzunspezifisch sind und vorrangig auf der Wahrnehmung sozialer Normen, emotionalen Bindungen und auf Stressreduktion basieren. In einer Verlaufsstudie (Evans-Whipp et al. 2015) in Schulen, wo Regeln wenig eingehalten wurden aber wo auf Regelbrüche gleich mit Schulausschluss reagiert wurde, war der Konsum von Cannabis fast doppelt so hoch wie an Schulen mit Beratungsanboten und strikten Regeln gegen jeglichen Substanzkonsum. Auch gutes Schulklima und vertrauensvolle Bindungen an LehrerInnen sind protektiv gegen Substanzkonsum (Fletcher et al. 2008; Monahan et al. 2010; Wang und Dishion 2012), möglicherweise weil solch positive Einflüsse eines so entwicklungsentscheidenden sozialen Umfeldes den Sense of Coherence günstig beeinflussen, der seinerseits ein Schutzfaktor zu sein scheint (Wippermann et al. 2015). Auf dieser Überlegung beruht auch die Entscheidung Finnlands, überhaupt keine Präventionsprogramme durchzuführen und stattdessen alle Präventionsressourcen in ein protektives und lernförderndes Klima in Schulen zu investieren.

Fazit: Für die Prävention an Schulen in Europa wäre es wichtiger, generell die geläufigen Methoden zu aktualisieren und wirksame interaktive Inhalte zu bevorzugen. Diese sind substanzunspezifisch und könnten damit auch gegen NPS schützen. Da es sich bei SchülerInnen mehrheitlich um wenig konsumerfahrene Jugendliche handelt, ist es – um keine selektive Wahrnehmung zu erzeugen – kaum angesagt, NPS stark über Informationsvermittlung zu thematisieren. Verhältnispräventive regulative und fördernde Maßnahmen innerhalb schulischer Einrichtungen sind es wert, weiter ausgebaut werden.

Familien

In den letzten Jahren war die Aufmerksamkeit vieler Präventionsfachleute vor allem auf den Einfluss der Gleichaltrigen konzentriert, weil man annahm, dass ab der Pubertät der Einfluss der Familie auf Jugendliche ohnehin nachrangig wird. Erst in diesem Jahrtausend wurde klar, dass vor allem elterliche Aufsicht (*Monitoring*) und ein zugewandter aber limitierender Erziehungsstil über die ganze Adoleszenz hinweg einen klar schützenden Einfluss auf jugendliches Verhalten haben kann, und zwar auch bei Familien, die in sozialen Brennpunkten (Sariaslan et al. 2013) leben, über verschiedene Kulturen hinweg (Ghandour 2009) und auch in sozial benachteiligten Familien (Hardaway et al. 2012), anscheinend weil das die Selbstkontrolle der Jugendlichen verbessert. Ein kürzlich erschienener Artikel (Males 2015) führt aufgrund von Querschnitterhebungen in USA an, dass nicht jugendliche Impulsivität sondern Armut delinquentes Verhalten bedingen würde, weil in sozial benachteiligten Gegenden sogar Erwachsene häufiger Problemverhalten aufwiesen als Jugendliche in sozial bessergestellten Vierteln. Allerding wurde hier der Einfluss elterlicher Erziehungsstile nicht berücksichtigt. Das Erlernen von Selbstkontrolle und vor allem Belohnungsaufschub – also langfristige, aber höherwertige Ziele zu bevorzugen – ist entscheidend für späteren persönlichen und beruflichen Erfolg (Mischel et al. 1989), gehört aber eher zum Erziehungsrepertoire sozial bessergestellter Schichten. Studien, die das berücksichtigen (Sariaslan et al. 2013; Sariaslan et al. 2014) finden keinerlei Einfluss des sozialen Status' auf jugendliches Problemverhalten. Die entscheidende Weichenstellung, ob sich jugendliche Impulsivität auf Verhalten auswirkt, erfolgt also erstrangig durch die elterliche Fähigkeit, diese unter Kontrolle zu halten (Chen und Jacobson 2013).

Damit ist elterliche Aufsicht und Fähigkeit, Regeln durchzusetzen, im Jugendalter ein weit unterschätztes Potential für die Prävention von Delinquenz, Gewalttätigkeit und Substanzkonsum, mit möglicherweise stärkerem Einfluss als die Schule (Dever et al. 2012; Fagan et al. 2012; Fulkerson et al. 2008) und kann die Anzahl konsumierender Freunden reduzieren (Tornay et al. 2013) und auch die Häufigkeit, mit der Jugendliche Cannabis angeboten bekommen (Siegel et al. 2014). Familiäre Regeln zu Tabak und Alkoholkonsum wirken sich auch auf Cannabiskonsum aus (de Looze et al. 2012) und allein schon regelmäßige gemeinsame Abendessen haben anscheinend einen präventiven Effekt (Eisenberg et al. 2008) auf Substanzkonsumverhalten. Elterliche Nähe scheint diese Wirkung nicht zu haben (Van Der Vorst et al. 2006). Verglichen mit der eher spärlichen Wirksamkeit von peer-basierten Ansätzen scheinen elternbasierte Ansätze also ein bisher wenig bekanntes Potential aufzuweisen, vorausgesetzt, sie basieren auf wirksamen Prinzipien und nicht nur auf Informationen und Elternabenden, wie sie in vielen Ländern Europas noch populär sind. Die Rolle des „Redens über Drogen" ist hier überhaupt nicht eindeutig. Zumindest bei Alkohol gibt es Hinweise, dass Kommunikation über Alkohol in der Familie den Konsum Jugendlicher eher erhöhen kann (van der Vorst et al. 2005), möglicherweise durch Erhöhung der selektiven Wahrnehmung, wenn Alkohol laufend thematisiert wird. In einer entsprechenden Studie über Risikokommunikation zu Alkohol (Krank et al. 2010) ergab sich, dass auch negative Assoziationen zu Alkohol in der Erinnerung positiv gespeichert wurden. Womöglich investiert deswegen die Alkoholindustrie überall so viel in Websites, die Eltern zum Reden über Alkohol anregen sollen (z. B. http://www.drinksinitiatives.eu). Unter den Ergebnissen des SAHRP Programmes (Midford et al. 2015) wurde – als angeblich charakteristisch für einen Risikoreduktionsansatz – hervorgehoben, dass es die Kommunikation der Jugendlichen mit ihren Eltern über Alkohol intensiviert hat. Seltsamerweise ergab sich aber derselbe Effekt auch bei einem Programm mit Motto „In control: No alcohol!" in den Niederlanden (Vermeulen-Smit et al. 2014), das die elterliche Aufsicht verbesserte.

Vor allem Schweden hat in den letzten Jahren viel in familienzentrierte Präventionsforschung investiert (Stattin et al. 2015), und ein schwedisches Programm (EFFEKT) wurde auch in anderen Ländern (Verdurmen et al. 2014) erfolgreich eingesetzt. Auch bei diesen Evaluationen zeigte es sich, dass die entscheidende wirksame Komponente die bessere elterliche Überwachung und Einhaltung von Familienregeln war und dass zusätzliche Inhalte keinen weiteren Nutzen brachten. Ein auf EFFEKT basiertes Programm (PAS) war auch in den Niederlanden effektiv, weil es bessere elterliche Kontrolle und damit die Selbstkontrolle der Jugendlichen ermöglichte (Koning et al. 2015). Dieselben Ingredienzien haben sich auch für Cannabiskonsum als präventiv erwiesen (Vermeulen-Smit et al. 2015), selbst wenn die Eltern eigene Cannabiserfahrung haben. Zudem ist diese neuere Generation von Programmen weniger lang und wahrscheinlich einfacher durchzuführen als das evidenzbasierte Strengthening Family Program, das in einigen Ländern Europas eingesetzt wird (Burkhart 2013), auch in Deutschland (Bröning et al. 2014). Seine Stärke ist, dass es oft Nudge Elemente – Transport, Babysittern, Essen – enthält, die die Teilnahmebereitschaft gerade der sozial benachteiligten Familien erhöht. In mehreren Ländern der EU scheint es (http://www.emcdda.europa.eu/countries/prevention-profiles) mehrere Präventionsmaßnahmen für benachteiligte, dysfunktionale oder suchtbetroffene Familien zu geben, aber es gibt kaum Informationen über die Inhalte dieser Maßnahmen. Manualisierte Programme wie die oben erwähnten sind auch im Familienbereich in den meisten Ländern eher selten. Ähnlich den lokalen Ansätzen in nordischen Ländern hat es sich bemerkenswerterweise eine spanische Initiative (http://www.ferya.es/) zum Ziel gesetzt, dass Eltern und Elternverbände landesweit als Teil der Zivilgesellschaft eine aktiv überwachende und Einfluss nehmende Rolle auf lokale Jugendschutzverordnungen und deren Einhaltung aneignen.

Fazit: Wirksame Präventionsansätze, die Eltern und Familien adressieren, zielen auf die entscheidenden Determinanten von Substanzkonsum und Problemverhalten generell und sind daher für alle Arten von Substanzen angebracht: elterliche Aufsicht und Regeln in der Familie, aber nicht so sehr Nähe und „über Substanzen reden". Ein Problem allerdings ist die schwere Erreichbarkeit von Eltern und dass nur wenige Länder in evidenzbasierte Programme investiert haben, die sich auch an vulnerable Familien richten. Die kurzlebigen Alarmstimmungen, die über neue Substanzen bisweilen erzeugt werden, ließen sich allerdings gut ins Positive wenden, wenn dadurch mehr Eltern an wirksamen Trainingsprogrammen teilnähmen.

Internet

Die Eurobarometer Umfrage (Eurobarometer 2014) zeigt auch, dass generell das Internet für Jugendliche bei weitem die bevorzugte Informationsquelle über legale und illegale Drogen ist. Der Vorteil des Internet aus einer ethischen Perspektive ist, dass die Information aktiv und nur von den Interessierten abgerufen wird und damit nur ganz gezielt vermittelt wird („*Pull*-Information"). Im Gegensatz zu bevölkerungsgerichteten Strategien („*Push*-Information") werden also nicht „Unberührte und Uninteressierte" mit Informationen über ein doch recht marginales Phänomen belästigt und ihre Aufmerksamkeit darauf gelenkt. Dieser negative Effekt zeigte sich ja schon für Cannabis bei der großen Cannabis-Kampagne der US-Regierung (Hornik et al. 2008). Der Nachteil dieses Mediums ist natürlich, dass die Korrektheit, Ausgewogenheit und ideologische Unterfütterung der Informationen kaum zu kontrollieren ist. Vor allem NPS KonsumentInnen sind zumindest in der Schweiz und UK schon ziemlich konsumerfahren, mischen mehr mit anderen Drogen und hatten mehr Probleme dadurch (Maier et al. 2014). Sie brauchen also sicherlich keine Informationen von Schulpräventionsprogrammen oder Aufklärungskampagnen im Allgemeinen, sondern gezielte personalisierte Informationen über Probleme des Mischkonsums oder Falschannahmen über den Konsum selbst. Gerade dieses aktive Informationssuchverhalten zumindest von Schweizer NPS KonsumentInnen enthält ein präventives Potential: Freizeitdrogenkonsumierende, die bereits NPS konsumiert haben, scheinen sich dort signifikant häufiger als Konsumunerfahrene mittels Internetseiten mit Substanzinformationen, Foren, Sites mit Drug Checking Warnungen, Dokumentarfilmen, Fachbüchern, oder Flyern und Broschüren zu informieren. Nur eine kleine Minderheit informiert sich überhaupt nicht (Maier et al. 2014). Auch die Pompidou Gruppe (2013) empfiehlt mehr Diskretion bei den Medien, um nicht dadurch alternative Märkte zu bewerben, sowie Schadensminimisierung online oder aktive Teilnahme in Online Communities. Für KonsumentInnen oder Konsuminteressierte können also gezielte Internetseiten nützlich sein, um Konsumverhalten zu verbessern. Aber auch hier gibt es Unterschiede in den wirksamen Elementen, die solche Seiten anbieten. Ein Europäisches Projekt (http://www.clickforsupport.eu) hat empfehlenswerte Elemente für webbasierte Interventionen zusammengetragen. Jenseits der allfälligen Inhalte, die eben über neue Substanzen informieren und Foren dazu anbieten (Corazza et al. 2013; Davey et al. 2010), gibt es auch Möglichkeiten, Verhalten gezielter zu beeinflussen, entweder (Taylor et al. 2015) mittels normativem Feedback („Dein Konsum im Vergleich zu anderen Deiner Gegend, Alters, Geschlecht, Status ist...", wie z. B. im https://www.drugsmeter.com/des Global Drugs Survey), direkten online Chats mit Therapeuten, die Motivationales Interviewen durchführen können, oder eben Konsumtagebüchern. Mehrere dieser Elemente helfen bei der Korrektur der oft illusorischen Selbstbilder von Genuss-KonsumentInnen, die alles im Griff haben.

Partysettings

Obwohl Partysettings ein Umfeld sind, wo neue und klassische Substanzen mehr als anderswo konsumiert werden, beschränken sich die meisten Präventionsaktivitäten im selben Umfeld auf die immer selben persuasiven und aufklärenden Ansätze: Informationsstände, Broschüren über Risiken oder sichereren Konsum und im besten Fall noch individuell beratende Peer-zu-Peer Ansätze. Drug Checking, d. h. die qualitative und quantitative Laboranalyse von kleinen Proben aus Pillen der KonsumentInnen entweder on-site (auf Partys) oder off-site (die Proben werden eingeschickt) wird zwar oft diskutiert, existiert aber nur an einigen Orten in wenigen Ländern (Spanien, Portugal, Österreich, Schweiz und Luxemburg on-site, und Niederlande und Frankreich off-site). In über 15 Jahren ihrer Existenz wurden über solch heftig debattierte Ansätze erschütternd wenige Studien publiziert, die wirkliche Verhaltensänderungen nachweisen könnten. Es gibt auch bisher keine durchgängigen Nachweise dafür, dass KonsumentInnen wirklich ihr Verhalten ändern, wenn sie die Inhalte der Pillen kennen. Eine ältere Studie über KonsumentInnen (Benschop et al. 2002) konnte wenigstens nachweisen, dass Drug Checking keine Änderung deskriptiver Normen bei Nicht-KonsumentInnen als negative Auswirkungen mit sich bringt. Auch wenn die Evidenz von Drug Checking schwach ist (Bolier et al. 2011; Calafat et al. 2009), ist es doch eine ausgezeichnete Strategie, um schwer zu erreichende PartydrogenkonsumentInnen anzuziehen, die oft kein Problembewusstsein haben und sich aus eigenem Antrieb nie an Hilfsangebote wenden würden. Das Zeitfenster, in dem sie auf die Resultate warten, ist eine einzigartige Gelegenheit für Kurzinterventionen mit Motivational Interviewing. Als in der Tschechei Drug Checking verboten wurde, ging die Zahl der potenziellen KlientInnen für derartige Interventionen an den Beratungsständen in Partys massiv zurück. Dass das Personal an den Beratungsständen auch die zertifizierte Ausbildung für Kurzinterventionen aufweist, steht aber lediglich in den Leitlinien für Partysetting des Party +Netzwerks (http://www.safernightlife.org/). Ob das auch überall der Fall ist, ist keineswegs garantiert. Auch für Peer-zu-Peer Ansätze ist die Evidenz generell schwach (UNODC 2013), aber Peer-Netzwerke in Partysettings können unter bestimmten Umständen (Calafat et al. 2011) helfen, den Konsum zu kontrollieren. Damit bleiben als einzige empirisch nachgewiesen wirksame Ansätze in Partysettings solche von verhältnispräventiver Natur (Bolier et al. 2011; Bühler und Thrul 2013; Calafat et al. 2009; UNODC 2013), wie sie in den Standards von IREFREA erwähnt werden (http://www.irefrea.eu/uploads/PDF/STANDARDS_Manual_EN.pdf). Dabei handelt es sich vor allem um Management- und ökonomische Aspekte, wie Angebote von Wasser und Chill-out Räumen, Überwachung der Umgebung, Beleuchtung und Belüftung, Vermeidung von Flat-Rate Alkohol Angeboten, Eingangskontrollen, Personaltraining und die Kooperation mit Präventions- und Ordnungsstellen.

Besser regulierte Partysettings scheinen damit wirksamer als personenzentrierte Ansätze zu sein, sind aber gerade in den europäischen Hochburgen der Vergnügungsindustrie im südlichen Europa eher die Ausnahme (z. B. Katalonien). Gerade dort findet aber die Initiation und Eskalation des Substanzkonsums für viele junge EuropäerInnen statt.

Fazit: Das Feld erweist sich also als hochkonservativ in dem Sinne, dass Informationsvermittlung und der Glaube an rationale Entscheidungen inmitten einer stark stimulierenden sozialen und sensoriellen Umgebung vorherrschen. Relativ selten sind wirksamere Ansätze, die die ökonomischen oder unbewussten Determinanten des Substanzkonsums in Partysettings verändern.

Verhältnisprävention

Verhältnispräventive Ansätze auf Macro- (d. h. Bevölkerungs- und Gesellschafts-) Ebene verwenden zumeist BCTs aus dem Nudge Bereich. Wie schon im Schulsetting erwähnt, geht es hier darum, Akzeptanz, Gelegenheiten und deskriptive Normwahrnehmung von Substanzkonsum zu reduzieren. Prohibition ist die radikalste Form davon, aber es bestehen Zweifel daran, ob sie effektiv auf Konsumverhalten einwirkt: Veränderungen in der Cannabisgesetzgebung mehrerer Länder in den letzten Jahren stehen in keinem Zusammenhang mit Veränderungen der Prävalenzdaten (EMCDDA 2011) und in den Konsumentscheidungen Jugendlicher hat die Legalität von Substanzen wenig Gewicht. Regulatorische Maßnahmen, wie sie für Tabak und Alkohol möglich sind, aber oft nicht ausgeschöpft werden, gelten als sehr wirksam (Bühler und Thrul 2013; UNODC 2013) und können in der Tobacco Control Scale und dem Alcohol Control Score für jedes Europäisches Land verglichen werden (http://www.emcdda.europa.eu/countries/prevention-profiles). Es ist unklar, ob sie für so selten benutzte und wenig sichtbare Substanzen (wie NPS) relevant sind. Eine kurze Übersicht über regulatorische Strategien in den Mitgliedsstaaten wurde 2015 von der EMCDDA publiziert (http://www.emcdda.europa.eu/publications/2015/innovative-laws). Es gibt mehrere Hinweise aus anderen Feldern, dass volle Prohibition keine notwendige und keine hinreichende Bedingung ist, um entscheidende Verhaltensdeterminanten wie die Wahrnehmung von Normalität, Akzeptanz, Glamour und Harmlosigkeit von Substanzkonsum zu verändern. Soziale Normen können ein Ersatz für formelle Gesetzgebung sein (Druzin 2015) und auch durch sinnvolle Regulierung von Märkten kann De-glamourisierung und Denormalisierung (Saloner et al. 2015) erreicht werden. Die Erfahrungen mit Regulierung von Cannabis in den Niederlanden (Hall und Weier 2015) können in dieser Hinsicht hilfreich sein, während die Legalisierungsansätze in den Vereinigten Staaten kein gutes Beispiel sind, allein schon, weil dort wegen des Ersten Zusatzartikels in der US Verfassung keine Werbung verboten werden kann.

Aber Verhältnisprävention ist gerade im deutschsprachigen Raum ohnehin nicht besonders hoch entwickelt, obwohl hier das sprachliche Konzept, welches in anderen Sprachen erst umschrieben werden muss, schon immer existierte. Obwohl es in EU-Gremien vor allem deutsche und österreichische Forderungen sind, man müsste „Sucht-" und nicht „Drogenprävention" sagen und schreiben, weil es ja nicht nur um illegale Drogen gehe, gehören doch gerade diese beiden Länder im Bereich der Verhältnisprävention – z. B. Tabak-(Joossens und Raw 2014) und Alkoholkontrolle (Lindemann et al. 2015) – zu den Schlusslichtern in Europa.

Fazit: Regulation der Märkte, Veränderungen der sozialen und physischen Umwelt, und Einflussnahme auf deskriptive Normen sind wirksame und in Europa wenig aber zunehmend genutzte Maßnahmen in der Prävention bei klassischen Substanzen. Möglicherweise wären sie eine Alternative zu vorrangig repressiven Maßnahmen auch bei NPS.

7 Ausblicke für die Prävention in Europa

Augenscheinlich genügt es also keineswegs, wirksame Techniken oder Programme verfügbar und bekannt zu machen, denn das allein führt noch lange nicht dazu, dass sie in der Praxis dann auch eingesetzt werden. Oft übersehene aber entscheidende Einflussgrößen sind die verschiedenen Präventionssysteme: wer bezahlt und wer entscheidet in der Prävention; wer führt sie aus, mit welchen Mitteln, und mit welcher Ausbildung? Die Unterschiede in den Präventionskulturen und -systemen innerhalb Europas erklären einen Teil der Schwierigkeiten, die Prävention zu verbessern.

In den französischsprachigen Ländern wird Prävention einzig als Früherkennung von Substanzkonsum und individualisierte frühtherapeutische Interventionen gesehen. Praktisch unbekannt ist dort das eigentliche Prinzip moderner Prävention, nämlich substanzunabhängig je nach Vulnerabilitätsprofil meist gruppen- oder populationsbezogene Intervention durchzuführen. Daher gibt es dort auch praktisch keine manualisierten Präventionsprogramme. In deutschsprachigen Länder ist Drogenmündigkeit ein häufig erwähntes Konzept und damit der Glaube an das erlernbare kontrollierte Umgehen mit Drogen als normale Sozialisation (Quensel 2004). Das erklärt vielleicht einige Widerstände gegen normative verhältnispräventive Ansätze und gegen das Konzept der Vulnerabilität im Allgemeinen. In den Ländern im Süden ist das Ausbildungsniveau von Präventionsfachkräften höher als anderswo; sie haben oft Psychologieabschlüsse, während die Fachkräfte anderswo eher Sozialarbeits- oder vergleichbare Ausbildungen haben. SozialarbeiterInnen ihrerseits scheinen aber größere Widerstände gegen evidenzbasierte Maßnahmen zu haben (Gray et al. 2013). Einfache evidenzbasierte Techniken wie Motivational Interviewing werden daher womöglich (Berger et al. 2009) weit weniger angewandt als möglich wäre. Besonders nachteilig ist das für Maßnahmen in Partysettings: gerade während des Wartens auf die Ergebnisse on Drug Checking könnte MI gut eingesetzt werden, wenn die Präventionsfachkräfte dazu ausgebildet wären.

Auch inhaltlich sind die Unterschiede groß: in Spanien, Polen, Tschechien und Kroatien gibt es verschiedene Lebenskompetenzprogramme und ein lebhaftes Interesse an Präventionsforschung, was in Italien nur im Norden zu finden ist, und in Portugal, Griechenland und Slowenien nur selten.

Der Transfer wirksamer Programme aus Nordamerika nach Europa limitiert sich auf vor allem auf Länder mit protestantischen Traditionen (Burkhart 2013), wo Ansätze nicht sofort deswegen auf Ablehnung stoßen, weil sie Problemverhalten thematisieren und soziale Kontrolle einsetzen.

Ethische Fragestellungen kommen damit immer mehr in den Vordergrund. Im Bereich der Prävention scheinen diese sich aber vor allem darauf zu konzentrieren, ob wirksame Public Health Maßnahmen stigmatisieren könnten (Williamson et al. 2014) oder ob Nudge Interventionen paternalistisch sind (Hausman und Welch 2010). Andere wichtige ethische Prinzipien wie das der Präkaution (Nachweis der Unschädlichkeit), des Nutzens und der Gerechtigkeit (mindestens gleich gute Effekt für die schwächer gestellten) werden selten in den Raum gestellt. Das ist erstaunlich, denn während die Evidenz über Stigma nicht eindeutig ist, hat doch z. B. Impulskontrolle einen deutlichen sozialen Gradienten. In sozial schwächeren Schichten scheint Impulskontrolle weniger vermittelt zu werden. Wenn aber die kognitiven und exekutiven Funktionen sozial ungleich verteilt sind, dann sind doch solche Strategien zumindest zynisch, die auf Selbstverantwortung und fundierte Entscheidungen (informed choices) setzen: die sind sicherlich sehr schön für die kognitiv und kompetenzmäßig besser Ausgestatteten. Ohne auch nur die möglichen epigenetischen Gründe für soziale Ungleichheiten in der Lebensbewältigung weiter diskutieren zu müssen, besteht wohl Einigkeit darüber, dass allein die Möglichkeiten, soziale, persönliche und kognitive Kompetenzen zu erlernen, sozial nicht gerecht verteilt sind. Damit sind doch viele aufklärende und informierende Maßnahmen eher „Mittelschicht" Prävention: man geht einfach davon aus, dass alle ein ähnliches Niveau von Impulskontrolle, alternativen Entwürfen und Gelegenheit haben, um – nur per Beratung und Information – einen kontrollierten, und genussmaximierten Konsum zu erreichen. Dass dies ein ethisches Dilemma ist, wird selten thematisiert. Auch wenn Wirksamkeit kein ausreichendes Kriterium für ethische Unbedenklichkeit ist, ist sie doch wichtiger als viele nationale DrogenstrategInnen annehmen, denn erst im Jahr 2015 wurden auf Europäischer Ebene Minimalstandards (Council of the European Union 2015) verabschiedet, die wirksame Maßnahmen verlangen. Es bestehen ja begründete Besorgnisse, dass unwirksame Maßnahmen den Konsumeinstieg fördern können. Vor diesem Hintergrund (kein Schaden, gerechte Wirkungen) sollten Präventionsmaßnahmen unter dem Eindruck neuer und stark mediatisierter Trends bewertet werden.

- Bei Substanzen mit geringer oder unbekannter Prävalenz und relativ geringer Mortalität ist Vorsicht vor dem Verstärken selektiver Wahrnehmung angezeigt. Massenmedien sollten daher aus ethischen Gründen nur mit großem Vorbehalt eingesetzt werden. Nicht alle Unbeteiligten müssen über NPS informiert werden, wenn diese Substanzen praktisch nur von Konsumerfahrenen benutzt werden. Aus vergleichbaren Gründen erwähnen auch Präventionsprogramme nur die Substanzen, die auch in den entsprechenden Altersgruppen am häufigsten konsumiert werden und lassen aus gutem Grunde die weniger bekannten Substanzen außen vor. Die geforderte Erwähnung von NPS in schulbasierten Programmen sollte hinterfragt werden.
- Substanzspezifische Maßnahmen sollten sich auf KonsumentInnen oder Konsumaffine konzentrieren und – speziell bei NPS – risikoreduzierende Prävention online mit gezielter Beratung vermitteln. CannabiskonsumentInnen zum Beispiel könnte nahegelegt werden, eher bei Cannabis zu bleiben anstatt mit Cathinonen zu experimentieren.
- Risikoreduktion als bevölkerungsbasierte Strategie macht Sinn für verbreitete Substanzen wie Alkohol, wo Vermeidung schwer einzuhalten ist, und b) wo die Prävalenz und Normalisierung sehr hoch ist. Das ist nicht der Fall für NPS und hier sollten solche Strategien nur selektiv angewendet werden.
- Wenn keine ausreichenden ätiologischen Daten über die KonsumentInnen und ihre Konsumverläufe vorhanden sind, ist es vorsichtiger, nur evidenzgestützte Maßnahmen einzusetzen, vor allem in Partysettings, im Internet, mit gezielten Maßnahmen wie Kurzinterventionen und vor allem mit familienbasierten Ansätzen. Bewährtes scheint auch bei neuen Substanzen wirksam zu sein.

Als wichtigste Schlussfolgerung dieses Kapitels soll daran erinnert werden, dass es bei jedweder Prävention letztendlich um Änderung oder Stabilisierung von Verhalten geht, und daran sollte Ihr Wert bemessen werden; nicht an Zielen wie Aufklärung und Kenntnissen über Risiken. Diese können hilfreich für die sozial- und temperamental Bessergestellten sein, sind aber alleine völlig unzureichend als allgemeines Präventionsprinzip. Es ist naiv, von jungen Menschen zu erwarten, dass sie ihre Reaktionen auf Umweltreize und ihre Impulse aufgrund guter Information kontrollieren, auch wenn das für ältere erfahrene KonsumentInnen wohl möglich ist (Lau et al. 2015). Dazu braucht es von früh auf Kompetenztraining und Veränderung der sozialen und physischen Umgebung. Es gibt mannigfaltige wirksame präventive Möglichkeiten, die allerdings nicht voll genutzt werden und meist kontraintuitiv sind, wie vieles in der Prävention.

Literatur

Abraham, C., & Michie, S. (2008). A taxonomy of behavior change techniques used in interventions. *Health Psychology: Official Journal of the Division of Health Psychology, American Psychological Association, 27*(3), 379–387. doi:10.1037/0278-6133.27.3.379.

Advisory Council on the Misuse of Drugs. (2006). *Pathways to problems.* London: Crown Copyright.

Ariza, C., Pérez, A., Sánchez-Martínez, F., Diéguez, M., Espelt, A., Pasarín, M. I., & Nebot, M. (2013). Evaluation of the effectiveness of a school-based cannabis prevention program. *Drug and Alcohol Dependence, 132*(1–2), 257–64. doi:10.1016/j.drugalcdep.2013.02.012.

Benschop, A., Rabes, M., & Korf, D. (2002). *Pill testing – Ecstasy and prevention. A scientific evaluation in three European cities.* Amsterdam: Rozenberg Publishers.

Berger, L. K., Otto-Salaj, L. L., Stoffel, V. C., Hernandez-Meier, J., & Gromoske, A. N. (2009). Barriers and facilitators of transferring research to practice: An exploratory case study of motivational interviewing. *Journal of Social Work Practice in the Addictions, 9*(2), 145–162. doi:10.1080/15332560902806199.

Bolier, L., Voorham, L., Monshouwer, K., van Hasselt, N., Bellis, M., & Hasselt, N. V. (2011). Alcohol and drug prevention in nightlife settings: A review of experimental studies. *Substance Use & Misuse, 46*(13), 1569–1591. doi:10.3109/10826084.2011.606868.

Brewer, J. A., & Potenza, M. N. (2008). The neurobiology and genetics of impulse control disorders: Relationships to drug addictions. *Biochemical Pharmacology, 75*(1), 6. doi:10.1016/j.bcp.2007.06.043.

Bröning, S., Sack, P.-M., Thomsen, M., Stolle, M., Wendell, A., Stappenbeck, J., et al. (2014). Implementing and evaluating the German adaptation of the „Strengthening Families Program 10–14" – a randomized-controlled multicentre study. *BMC Public Health, 14*(1), 83. doi:10.1186/1471-2458-14-83.

Brotherhood, A., & Sumnall, H. R. (2011). In EMCDDA (Hrsg.), *European drug prevention quality standards – a manual for prevention professionals*. Luxembourg: The Publications Office of the European Union. doi:10.2810/48879.

Bruneel, C.-A., Lakhdar, C. B., & Vaillant, N. G. (2013). Are „Legal Highs" users satisfied? Evidence from online customer comments. *Substance Use & Misuse, 2001*, 1–10. doi:10.3109/10826084.2013.841243.

Buckner, J. D. (2013). College cannabis use: The unique roles of social norms, motives, and expectancies. *Journal of Studies on Alcohol and Drugs, 74*(5), 720–726.

Bühler, A., & Thrul, J. (2013). *Expertise zur Suchtprävention – Aktualisierte und erweiterte Neuauflage der „Expertise zur Prävention des Substanzmissbrauchs."* Köln: BZGA.

Burkhart, G. (2011). Environmental drug prevention in the EU. Why is it so unpopular? *Adicciones, 23*(2), 87–100.

Burkhart, G. (2013). *North American drug prevention programmes: Are they feasible in European cultures and contexts?* Lisbon: EMCDDA. doi:10.2810/41791.

Calafat, A., Juan, M., & Duch, M. A. (2009). Preventive interventions in nightlife: A review. *Adicciones, 21*(4), 387–413.

Calafat, A., Kronegger, L., Juan, M., Duch, M., & Kosir, M. (2011). Influence of the friends' network in drug use and violent behaviour among young people in the nightlife recreational context. *Psicothema, 23*, 544–551.

Champion, K. E., Teesson, M., & Newton, N. C. (2015). Development of a universal internet-based prevention program for ecstasy and new psychoactive substances. *Open Journal of Preventive Medicine, 05*(01), 23–30. doi:10.4236/ojpm.2015.51003.

Chen, P., & Jacobson, K. C. (2013). Impulsivity moderates promotive environmental influences on adolescent delinquency: A comparison across family, school, and neighborhood contexts. *Journal of Abnormal Child Psychology, 41*(7), 1133–1143. doi:10.1007/s10802-013-9754-8.

Conrod, P. J., Castellanos-Ryan, N., & Mackie, C. (2011). Long-term effects of a personality-targeted intervention to reduce alcohol use in adolescents. *Journal of Consulting and Clinical Psychology, 79*(3), 296–306.

Corazza, O., Assi, S., Simonato, P., Corkery, J., Bersani, F. S., Demetrovics, Z., & Schifano, F. (2013). Promoting innovation and excellence to face the rapid diffusion of novel psychoactive substances in the EU: The outcomes of the ReDNet project. *Human Psychopharmacology, 28*(4), 317–323. doi:10.1002/hup.2299.

Council of the European Union. (2015). *Council conclusions on the implementation of the EU Action Plan on Drugs 2013–2016 regarding minimum quality standards in drug demand reduction in the European Union*. Brussels: Council of the European Union.

Cousijn, J., Watson, P., Koenders, L., Vingerhoets, W. A. M., Goudriaan, A. E., & Wiers, R. W. (2013). Cannabis dependence, cognitive control and attentional bias for cannabis words. *Addictive Behaviors, 38*(12), 2825–2832.

Crano, W. D. (2010). Applying established theories of persuasion to problems that matter: On becoming susceptible to our own knowledge. In J. P. Forgas, J. Cooper & W. D. Crano (Hrsg.), *The psychology of attitudes and attitude change*. New York: Psychology Press.

Davey, Z., Corazza, O., Schifano, F., & Deluca, P. (2010). Mass-information: Mephedrone, myths, and the new generation of legal highs. *Drugs and Alcohol Today, 10*(3), 24–28. doi:10.5042/daat.2010.0467.

de Looze, M., van den Eijnden, R., Verdurmen, J., Vermeulen-Smit, E., Schulten, I., Vollebergh, W., et al. (2012). Parenting practices and adolescent risk behavior: Rules on smoking and drinking also predict cannabis use and early sexual debut. *Prevention Science, 13*(6), 594–604. doi:10.1007/s11121-012-0286-1.

Dermota, P., Wang, J., Dey, M., Gmel, G., Studer, J., & Mohler-Kuo, M. (2013). Health literacy and substance use in young Swiss men. *International Journal of Public Health, 58*(6), 939–948. doi:10.1007/s00038-013-0487-9.

Dever, B. V., Schulenberg, J. E., Dworkin, J. B., O'Malley, P. M., Kloska, D. D., & Bachman, J. G. (2012). Predicting risk-taking with and without substance use: The effects of parental monitoring, school bonding, and sports participation. *Prevention Science, 13*(6), 605–615. doi:10.1007/s11121-012-0288-z.

Diepeveen, S., Ling, T., Suhrcke, M., Roland, M., & Marteau, T. M. (2013). Public acceptability of government intervention to change health-related behaviours: A systematic review and narrative synthesis. *BMC Public Health, 13*(1), 756. doi:10.1186/1471-2458-13-756.

Dieterich, S. E., Stanley, L. R., Swaim, R. C., & Beauvais, F. (2013). Outcome expectancies, descriptive norms, and alcohol use: American Indian and white adolescents. *The Journal of Primary Prevention*. doi:10.1007/s10935-013-0311-6.

Dougherty, D. M., Charles, N. E., Mathias, C. W., Ryan, S. R., Olvera, R. L., Liang, Y., et al. (2014). Delay discounting differentiates pre-adolescents at high and low risk for substance use disorders based on family history. *Drug and Alcohol Dependence, 143*, 105–111. doi:10.1016/j.drugalcdep.2014.07.012.

Drogenbeauftragte der Bundesregierung. (2015). Synthetische Drogen auf dem Vormarsch. http://www.drogenbeauftragte.de/fileadmin/dateien-dba/Presse/Presse

mitteilungen/Pressemitteilungen_2015/150421_PM_PK_Rauschgift.pdf. Zugegriffen am 15.05.2015.

Druzin, B. H. (2015). Using social norms as a substitute for law. *Albany Law Review, 9*(1), 67–100.

Ecker, A. H., & Buckner, J. D. (2014). Cannabis use behaviors and social anxiety: The roles of perceived descriptive and injunctive social norms. *Journal of Studies on Alcohol and Drugs, 75*(1), 74–82.

Eigsti, I.-M., Zayas, V., Mischel, W., Shoda, Y., Ayduk, O., Dadlani, M. B., & Casey, B. J. (2006). Predicting cognitive control from preschool to late adolescence and young adulthood. *Psychological Science, 17*(6), 478–84. doi:10.1111/j.1467-9280.2006.01732.x.

Eisenberg, M. E., Neumark-Sztainer, D., & Fulkerson, J. A. (2008). Family meals and substance use: Is there a long-term protective association? *Journal of Adolescent Health, 43*(2), 151–156.

EMCDDA. (2009a). *Annual report 2009: The state of the drug problems in Europe*. Luxembourg: Publications Office of the European Union.

EMCDDA. (2009b). *Preventing later substance use disorders in at-risk children and adolescents: A review of the theory and evidence base of indicated prevention*. Luxembourg: Publications Office of the European Union.

EMCDDA. (2010). *Annual report 2010: The state of the drug problems in Europe*. Luxembourg: Publications Office of the European Union.

EMCDDA. (2011). *Annual report 2011: The state of the drug problems in Europe*. Luxembourg: Publications Office of the European Union.

EMCDDA. (2015). *European drug report – Trends and developments*. Luxembourg: Publications Office of the European Union. doi:10.2810/084165.

EU Justice on Twitter. (2014). @EurobarometerEU study shows young people less informed about #legalhighs. Time to inform about the lethal risks. https://twitter.com/EU_Justice/status/502398915640295425/photo/1. Zugegriffen am 15.05.2015.

Eurobarometer. (2014). *Flash report: Young people and drugs*. Brussels: European Commission, Directorate – General for Justice.

European Commission. (2014). European Commission – Press release – Spreading information on the risks of drug use: A European challenge. http://europa.eu/rapid/press-release_MEMO-14-508_en.htm. Zugegriffen am 13.05.2015.

Evans-Whipp, T. J., Plenty, S. M., Catalano, R. F., Herrenkohl, T. I., & Toumbourou, J. W. (2015). Longitudinal effects of school drug policies on student marijuana use in washington state and victoria. Australia. *American Journal of Public Health, 105*(5), 994–1000. doi:10.2105/AJPH.2014.302421.

Fagan, A. A., Horn, M. L., David Hawkins, J., & Jaki, T. (2012). Differential effects of parental controls on adolescent substance use: For whom is the family most important? *Journal of Quantitative Criminology, 29*(3), 347–368. doi:10.1007/s10940-012-9183-9.

Faggiano, F., Vigna-Taglianti, F., Burkhart, G., Bohrn, K., Cuomo, L., Gregori, D., & Group, the E.-D. S. (2010). The effectiveness of a school-based substance abuse prevention program: 18-Month follow-up of the EU-Dap cluster randomized controlled trial. *Drug Alcohol Depend, 108*(108), 56–64. doi:10.1016/j.drugalcdep.2009.11.018.

Ferri, M., Allara, E., Bo, A., Gasparrini, A., & Faggiano, F. (2013). Media campaigns for the prevention of illicit drug use in young people. *The Cochrane Database of Systematic Reviews, 6*, CD009287. doi:10.1002/14651858.CD009287.pub2.

Festinger, L. (1957). *A theory of cognitive dissonance*. Stanford: Stanford University Press.

Fleming, K. A., & Bartholow, B. D. (2014). Alcohol cues, approach bias, and inhibitory control: Applying a dual process model of addiction to alcohol sensitivity. *Psychology of Addictive Behaviors: Journal of the Society of Psychologists in Addictive Behaviors, 28*(1), 85–96.

Fletcher, A., Bonell, C., & Hargreaves, J. (2008). School effects on young people's drug use: A systematic review of intervention and observational studies. *Journal of Adolescent Health*. doi:10.1016/j.jadohealth.2007.09.020. Elsevier Science.

Foxcroft, D. R. (2013). Can prevention classification be improved by considering the function of prevention? *Prevention Science*. doi:10.1007/s11121-013-0435-1.

Foxcroft, D. (2014). „La forma siempre sigue a la funcion. Esta es la ley". Una taxonomia de la prevencion basada en una tipologia funcional. *Adicciones, 26*(1), 10–14.

Franca, L. R., Dautzenberg, B., Falissard, B., & Reynaud, M. (2009). Are social norms associated with smoking in French university students? A survey report on smoking correlates. *Substance Abuse Treatment, Prevention, and Policy, 4*(1), 4.

Franken, I. H., & Wiers, R. (2013). Motivational processes in addiction: The role of craving, salience and attention. *Tijdschrift Voor Psychiatrie, 55*(11), 833–840.

Freisthler, B., & Gruenewald, P. J. (2014). Examining the relationship between the physical availability of medical marijuana and marijuana use across fifty California cities. *Drug and Alcohol Dependence, 143*, 244–250.

Fulkerson, J. A., Pasch, K. E., Perry, C. L., & Komro, K. (2008). Relationships between alcohol-related informal social control, parental monitoring and adolescent problem behaviors among racially diverse urban youth. *Journal of Community Health, 33*(6), 425–433. doi:10.1007/s10900-008-9117-5.

Galvan, A., Hare, T. A., Parra, C. E., Penn, J., Voss, H., Glover, G., et al. (2006). Earlier development of the accumbens relative to orbitofrontal cortex might underlie risk-taking behavior in adolescents. *The Journal of Neuroscience, 26*(25), 6885–6892.

GAO. (2006). *ONDCP MEDIA CAMPAIGN contractor national evaluation did not find that the youth anti-drug media campaign was effective in reducing youth drug use*. Washington, DC: United States Government Accountability Office.

Ghandour, L. (2009). *Young adult alcohol involvement: The role of parental monitoring, child disclosure, and parental knowledge during childhood.* Johns Hopkins University: Baltimore.

Giannotta, F., Vigna-Taglianti, F., Rosaria Galanti, M., Scatigna, M., & Faggiano, F. (2013). Short-term mediating factors of a school-based intervention to prevent youth substance use in Europe. *The Journal of Adolescent Health: Official Publication of the Society for Adolescent Medicine, 54*(5), 565–573. doi:10.1016/j.jadohealth.2013.10.009.

Global Drug Survey. (2014). The global drug survey 2014 findings. http://www.globaldrugsurvey.com/facts-figures/the-global-drug-survey-2014-findings/. Zugegriffen am 15.05.2015.

González, D., Ventura, M., Caudevilla, F., Torrens, M., & Farre, M. (2013). Consumption of new psychoactive substances in a Spanish sample of research chemical

Joossens, L., & Raw, M. (2014). *The tobacco control scale 2013 in Europe.* Brussels: Association of European Cancer Leagues.

Kahnemann, D. (2011). *Thinking fast and slow.* New York: Farrar, Straus and Giroux.

King, L. A., & Nutt, D. J. (2014a). Deaths from „legal highs": A problem of definitions. *Lancet, 383*(9921), 952. doi:10.1016/S0140-6736(14)60479-7.

King, L. A., & Nutt, D. J. (2014b). Legal highs: A problem of definitions? – Authors' reply. *Lancet, 383*(9930), 1715–1716. doi:10.1016/S0140-6736(14)60824-2.

Koning, I. M., Maric, M., MacKinnon, D., & Vollebergh, W. A. M. (2015). Effects of a combined parent-student alcohol prevention program on intermediate factors and adolescents' drinking behavior: A sequential mediation model. *Journal of Consulting and Clinical Psychology.* doi:10.1037/a0039197.

Krank, M. D., Ames, S. L., Grenard, J. L., Schoenfeld, T., & Stacy, A. W. (2010). Paradoxical effects of alcohol ... on alcohol outcome expectancies. *Alcoholism: Clinical and Experimental Research, 34*(7), ...1200. doi:10.1111/j.1530-0277.2010.01196.x.

...er-Jungaberle, H., & Schuldt, F. (2014). Abschied ...ler Homogenität – Eine Interaktions-Typologie ...ugendlichen in der Prävention des Missbrauchs ... Alkohol und anderen Drogen. *Rausch, 1*(3), ...

...r-Jungaberle, H., Nagy, E., von Heyden, M., DuBois, ...llrich, J., Wippermann, C., & Brommond, M. ...). REBOUND: A media-based life skills and risk ...tion programme. *Health Education Journal,* Online ...doi:10.1177/0017896914557097.

...e, E. N., & Kuendig, H. (2005). Do school sur-...dings matter? Alcohol outlet density, perception of ...scent drinking in public, and adolescent alcohol ... *Addictive Behaviors, 30*(1), 151–158.

... Sales, P., Averill, S., Murphy, F., Sato, S.-O., & ...phy, S. (2015). Responsible and controlled use: ...r cannabis users and harm reduction. *The Inter-...nal Journal on Drug Policy, 26*(8), 709–718. ...10.1016/j.drugpo.2015.03.008.

...M., Geisner, I. M., Lewis, M. A., Neighbors, C., & ...mer, M. (2007). Social motives and the interaction ...veen descriptive and injunctive norms in college ...ent drinking. *Journal of Studies on Alcohol and ...gs, 68*(5), 714–721.

...ann, M., Karlsson, T., & Österberg, E. (2015). *...iction and lifestyles in contemporary Europe.* ...://www.alicerap.eu/.

...nan-Kreda, S., Mair, C., Grube, J. W., Friend, K. B., ...kson, P., & Watson, D. (2014). Density and proxi-...y of tobacco outlets to homes and schools: Relations ...h youth cigarette smoking. *Prevention Science,* ...5), 738–744.

...l, K. M., Gilbart, E. R., Wright, N. E., & Shollen-...ger, S. (2013). Dare to delay? The impacts of ado-...cent alcohol and marijuana use onset on cognition, ...in structure, and function. *Frontiers in Psychiatry, 4,* ... . doi:10.3389/fpsyt.2013.00053.

Lochman, J. E., Dishion, T. J., Powell, N. P., Boxmeyer, C. L., Qu, L., & Sallee, M. (2015). Evidence-based preventive intervention for preadolescent aggressive children: One-year outcomes following randomization to Group Versus Individual Delivery. *Journal of Consulting and Clinical Psychology*. doi:10.1037/ccp0000030.

Mager, W., MILICH, R., & Harris, M. J. (2005). Intervention Groups for adolescents with conduct problems: Is aggregation harmful or helpful? *Journal of Abnormal Child Psychology, 33*(3), 349–362.

Mahu, I. T., Doucet, C., O'Leary-Barrett, M., & Conrod, P. J. (2015). Can cannabis use be prevented by targeting personality risk in schools? 24-month outcome of the adventure trial on cannabis use: A cluster randomized controlled trial. *Addiction (Abingdon, England). 110* (10), 1625–1633. doi:10.1111/add.12991.

Maier, L. J., Bachmann, A., Bücheli, A., & Schaub, M. P. (2014). *Erarbeitung Instrumente zur Früherkennung und Frühintervention von problematischem Substanzkonsum im Schweizer Nachtleben (2011–2013)*. Zürich: Schweizer institut für Sucht und Gesundheitsforschung.

Males, M. (2015). Age, poverty, homicide, and gun homicide: Is young age or poverty level the key issue? *SAGE Open, 5*(1), 2158244015573359. doi:10.1177/2158244015573359.

McKay, M., Sumnall, H., McBride, N., & Harvey, S. (2014). The differential impact of a classroom-based, alcohol harm reduction intervention, on adolescents with different alcohol use experiences: A multi-level growth modelling analysis. *Journal of Adolescence, 37*(7), 1057–1067. doi:10.1016/j.adolescence.2014.07.014.

Measham, F. (2015, Im Druck). What's so new about new psychoactive substances: Motivations and key user groups. In T. Kolind, B. Thom, & G. Hunt (Hrsg.), *The SAGE handbook of drug & alcohol studies*: SAGE Publishing, London.

Michie, S., van Stralen, M. M., & West, R. (2011). The behaviour change wheel: A new method for characterising and designing behaviour change interventions. *Implementation Science, 6*, 42. doi:10.1186/1748-5908-6-42.

Midford, R., Cahill, H., Ramsden, R., Davenport, G., Venning, L., Lester, L., & Pose, M. (2012). Alcohol prevention: What can be expected of a harm reduction focused school drug education programme? *Drugs: Education, Prevention, and Policy*. doi:10.3109/09687637.2011.639412.

Midford, R., Ramsden, R., Lester, L., Cahill, H., Mitchell, J., Foxcroft, D. R., & Venning, L. (2015). Alcohol prevention and school students: Findings from an Australian 2-year trial of integrated harm minimization school drug education. *Journal of Drug Education*, 00472 37915579886. doi:10.1177/0047237915579886.

Mischel, W., Shoda, Y., & Rodriguez, M. I. (1989). Delay of gratification in children. *Science (New York, N.Y.), 244*(4907), 933–938. doi:10.1126/science.2658056.

Monahan, K. C., Oesterle, S., & Hawkins, J. D. (2010). Predictors and consequences of school connectedness: The case for prevention. *Part of a Special Issue: Promoting School Connectedness, 17*(3), 3–6.

Musci, R. J., Bradshaw, C. P., Maher, B., Uhl, G. R., Kellam, S. G., & Ialongo, N. S. (2014). Reducing aggression and impulsivity through school-based prevention programs: A gene by intervention interaction. *Prevention Science: The Official Journal of the Society for Prevention Research, 15*(6), 831–840. doi:10.1007/s11121-013-0441-3.

Nisbett, R. E., & Wilson, T. D. (1977). Telling more than we can know: Verbal reports on mental processes. *Psychological Review, 84*(3), 231–259.

Ostafin, B. D., Kassman, K. T., de Jong, P. J., & van Hemel-Ruiter, M. E. (2014). Predicting dyscontrolled drinking with implicit and explicit measures of alcohol attitude. *Drug and Alcohol Dependence, 141*, 149–152.

Pechey, R., Burge, P., Mentzakis, E., Suhrcke, M., & Marteau, T. M. (2014). Public acceptability of population-level interventions to reduce alcohol consumption: A discrete choice experiment. *Social Science & Medicine (1982), 113*, 104–109. doi:10.1016/j.socscimed.2014.05.010.

Perkins, H. W. (1986). Perceiving the community norms of alcohol use among students: Some research implications for campus alcohol education programming. *The International Journal of the Addictions, 21*(9–10), 961–976.

Perry, J. L., Joseph, J. E., Jiang, Y., Zimmerman, R. S., Kelly, T. H., Darna, M., & Bardo, M. T. (2011). Prefrontal cortex and drug abuse vulnerability: Translation to prevention and treatment interventions. *Brain Research Reviews, 65*(2), 124–149. doi:10.1016/j.brainresrev.2010.09.001.

Pompidou Group. (2013). *Drug related cybercrime and associate use of the internet*. Strasbourg: Council of Europe.

Porath-Waller, A. J., Beasley, E., & Beirness, D. J. (2010). A meta-analytic review of school-based prevention for cannabis use. *Health Education & Behavior, 37* (1552–6127 (Electronic)), 709–723.

Poulin, F., & Dishion, T. J. (2001). 3-Year iatrogenic effects associated with aggregating high-risk adolescents in cognitive-behavioral preventive interventions. *Applied Developmental Science, 5*(4), 214–224.

Poulin, C., & Nicholson, J. (2005). Should harm minimization as an approach to adolescent substance use be embraced by junior and senior high schools? *International Journal of Drug Policy, 16*(6), 403–414. doi:10.1016/j.drugpo.2005.11.001.

Quensel, S. (2004). *Das Elend der Drogenprävention. Springer: Verlag für Sozialwissenschaften*. Wiesbaden: Verlag für Sozialwissenschaften. doi:10.1007/978-3-663-07648-3.

Rimal, R. N. (2008). Modeling the relationship between descriptive norms and behaviors: A test and extension of the theory of normative social behavior (TNSB). *Health Communication, 23*(2), 103–116. doi:10.1080/10410230801967791.

Romer, D., Duckworth, A. L., Sznitman, S., & Park, S. (2010). Can adolescents learn self-control? Delay of gratification in the development of control over risk taking. *Prevention Science: The Official Journal of the Society for Prevention Research, 11*(1573–6695 (Electronic)), 319–330. doi:10.1007/s11121-010-0171-8.

Rooke, S. E., Hine, D. W., & Thorsteinsson, E. B. (2008). Implicit cognition and substance use: A meta-analysis. *Addictive Behaviors, 33*(10), 1314–1328.

Saloner, B., McGinty, E. E., & Barry, C. L. (2015). Policy strategies to reduce youth recreational marijuana use. *Pediatrics*. doi:10.1542/peds.2015-0436.

Sanders, A., Stogner, J. M., & Miller, B. L. (2013). Perception vs. reality: An investigation of the misperceptions concerning the extent of peer novel drug use. *Journal of Drug Education, 43*(2), 97–120. doi:10.2190/DE.43.2.a.

Sariaslan, A., Långström, N., D'Onofrio, B., Hallqvist, J., Franck, J., & Lichtenstein, P. (2013). The impact of neighbourhood deprivation on adolescent violent criminality and substance misuse: A longitudinal, quasi-experimental study of the total Swedish population. *International Journal of Epidemiology, 42*(4), 1057–1066. doi:10.1093/ije/dyt066.

Sariaslan, A., Larsson, H., D'Onofrio, B., Langstrom, N., & Lichtenstein, P. (2014). Childhood family income, adolescent violent criminality and substance misuse: Quasi-experimental total population study. *The British Journal of Psychiatry*, bjp.bp.113.136200. doi:10.1192/bjp.bp.113.136200.

Sedefov, R., Gallegos, A., Mounteney, J., & Kenny, P. (2013). Monitoring novel psychoactive substances. A global perspective. *Novel Psychoactive Substances: Classification, Pharmacology and Toxicology*, 29–54. doi:10.1016/B978-0-12-415816-0.00002-X.

Sharbanee, J. M., Stritzke, W. G. K., Wiers, R. W., & MacLeod, C. (2013). Alcohol-related biases in selective attention and action tendency make distinct contributions to dysregulated drinking behaviour. *Addiction (Abingdon, England), 108*(10), 1758–1766. doi:10.1111/add.12256.

Siegel, J. T., Tan, C. N., Navarro, M. A., Alvaro, E. M., & Crano, W. D. (2014). The power of the proposition: Frequency of marijuana offers, parental knowledge, and adolescent marijuana use. *Drug and Alcohol Dependence*. doi:10.1016/j.drugalcdep.2014.11.035.

Skager, R. (2007). Replacing ineffective early alcohol/drug education in the United States with age-appropriate adolescent programmes and assistance to problematic users. *Drug and Alcohol Review, 26*(6), 577–584.

Sloboda, Z., & Petras, H. (2014). An integrated prevention science model: A conceptual foundation for prevention research. In Z. Sloboda & H. Petras (Hrsg.), *Defining prevention science* (S. 251–274). New York: Springer.

Somerville, L. H., Jones, R. M., & Casey, B. J. (2010). A time of change: Behavioral and neural correlates of adolescent sensitivity to appetitive and aversive environmental cues. *Brain and Cognition, 72*(1), 124–133.

Stacy, A. W., & Wiers, R. W. (2010). Implicit cognition and addiction: A tool for explaining paradoxical behavior. *Annual Review of Clinical Psychology, 6*, 551–575. doi:10.1146/annurev.clinpsy.121208.131444.

Stattin, H., Enebrink, P., Özdemir, M., & Giannotta, F. (2015). A national evaluation of parenting programs in Sweden: The short-term effects using an RCT effectiveness design. *Journal of Consulting and Clinical Psychology*. doi:10.1037/a0039328.

Steinberg, L. (2008). A social neuroscience perspective on adolescent risk-taking. *Developmental Review, 28* (0273–2297), 78–106.

Steinberg, L. (2010). A behavioral scientist looks at the science of adolescent brain development. *Brain and Cognition, 72*(1090–2147 (Electronic)), 160–164.

Stern, P. (2005). Individuals' environmentally significant behaviour. *Environmental Law Reporter News and Analysis, 35*, 10785–10790.

Strobl, R. (2015). In Landeskriminalamt Baden-Württemberg (Hrsg.), *Prävention alkoholbedingter Jugendgewalt*. Stuttgart: Innenministerium Baden-Württemberg.

Sumnall, H. (2016). Epidemology of use of psychoactive substances. In H. Jungaberle & M. von Heyden (Hrsg.), *Handbuch der psychoaktiven Substanzen*. Berlin/Heidelberg: Springer.

Sumnall, H., McVeigh, J., & Evans-Brown, M. J. (2013). Epidemiology of use of novel psychoactive substances. *Novel Psychoactive Substances: Classification, Pharmacology and Toxicology, 79*–103. doi:10.1016/B978-0-12-415816-0.00004-3.

Szmigin, I., Bengry-Howell, A., Griffin, C., Hackley, C., & Mistral, W. (2011). „Social marketing, individual responsibility and the" culture of intoxication. *European Journal of Marketing, 45*(5), 759–779.

Taylor, M. J., Vlaev, I., Maltby, J., Brown, G. D. A., & Wood, A. M. (2015). Improving social norms interventions: Rank-framing increases excessive alcohol drinkers' information-seeking. *Health Psychology: Official Journal of the Division of Health Psychology, American Psychological Association*. doi:10.1037/hea0000237.

The NPS Review Expert Panel. (2014). *New psychoactive substances review – Report of the expert panel*. London: Home Office.

Tornay, L., Michaud, P.-A., Gmel, G., Wilson, M. L., Berchtold, A., & Surís, J.-C. (2013). Parental monitoring: A way to decrease substance use among Swiss adolescents? *European Journal of Pediatrics, 172*(9), 1229–1234. doi:10.1007/s00431-013-2029-0.

Uhl, A. (2013). Evidenzbasierung der Suchtprävention – Kontra. *Suchttherapie, 14*(03), 112–113. doi:10.1055/s-0033-1349111.

Uhl, A., Hunt, G., van den Brink, W., & Stimson, G. V. (2014). How credible are international databases for understanding substance use and related problems? *International Journal of Drug Policy*. doi:10.1016/j.drugpo.2014.10.014.

UNODC. (2013). *International standards on drug use prevention*. Vienna: UNITED NATIONS.

van der Vorst, H., Engels, R. C. M. E., Meeus, W., & Dekovic Jan Van, M., & L. (2005). The role of alcohol-specific socialization in adolescents' drinking behaviour. *Addiction, 100*(10), 1464–1476.

Van Der Vorst, H., Engels, R. C. M. E., Meeus, W., & Dekovic, M. (2006). Parental attachment, parental control, and early development of alcohol use: A longitudinal study. *Psychology of Addictive Behaviors Journal of the Society of Psychologists in Addictive Behaviors, 20*(2), 107–116.

van Hemel-Ruiter, M. E., de Jong, P. J., Ostafin, B. D., & Wiers, R. W. (2014). Reward sensitivity, attentional bias, and executive control in early adolescent alcohol use. *Addictive Behaviors, 40C*, 84–90. doi:10.1016/j.addbeh.2014.09.004.

Verdurmen, J. E. E., Koning, I. M., Vollebergh, W. A. M., van den Eijnden, R. J. J. M., & Engels, R. C. M. E. (2014). Risk moderation of a parent and student preventive alcohol intervention by adolescent and family factors: A cluster randomized trial. *Preventive Medicine, 60*, 88–94. doi:10.1016/j.ypmed.2013.12.027.

Vermeulen-Smit, E., Mares, S. H. W., Verdurmen, J. E. E., Van der Vorst, H., Schulten, I. G. H., Engels, R. C. M. E., et al. (2014). Mediation and moderation effects of an in-home family intervention: The „In control: No alcohol!" pilot study. *Prevention Science, 15*(5), 633–642. doi:10.1007/s11121-013-0424-4.

Vermeulen-Smit, E., Verdurmen, J. E. E., Engels, R. C. M. E., & Vollebergh, W. A. M. (2015). The role of general parenting and cannabis-specific parenting practices in adolescent cannabis and other illicit drug use. *Drug and Alcohol Dependence, 147*, 222–228. doi:10.1016/j.drugalcdep.2014.11.014.

Vogl, L. E., Newton, N. C., Champion, K. E., & Teesson, M. (2014). A universal harm-minimisation approach to preventing psychostimulant and cannabis use in adolescents: A cluster randomised controlled trial. *Substance Abuse Treatment, Prevention, and Policy, 9*(1), 24. doi:10.1186/1747-597X-9-24.

Volkow, N. D., Baler, R. D., Compton, W. M., & Weiss, S. R. B. (2014). Adverse health effects of marijuana use. *New England Journal of Medicine, 370*(23), 2219–2227. doi:10.1056/NEJMra1402309.

Wakefield, M. A., Loken, B., & Hornik, R. C. (2010). Use of mass media campaigns to change health behaviour. *Lancet, 376*(9748), 1261–1271. doi:10.1016/S0140-6736(10)60809-4.

Wang, M.-T., & Dishion, T. J. (2012). The trajectories of adolescents' perceptions of school climate, deviant peer affiliation, and behavioral problems during the middle school years. *Journal of Research on Adolescence, 22*(1), 40–53. doi:10.1111/j.1532-7795.2011.00763.x.

Watson, P., Wiers, R. W., Hommel, B., & de Wit, S. (2014). Working for food you don't desire. Cues interfere with goal-directed food-seeking. *Appetite, 79*, 139–148. doi:10.1016/j.appet.2014.04.005.

Williamson, L., Thom, B., Stimson, G. V., & Uhl, A. (2014). Stigma as a public health tool: Implications for health promotion and citizen involvement – A response to Bayer and Fairchild. *The International Journal on Drug Policy, 26*(7), 615–616. doi:10.1016/j.drugpo.2015.04.004.

Wippermann, C., Grevenstein, D., Nagy, E., Neubert, J., Verres, R., & Kröninger-Jungaberle, H. (2015). Sense of Coherence und Konsum psychoaktiver Substanzen bei Jugendlichen. *Zeitschrift Für Gesundheitspsychologie, 23*(1), 31–42.

Young, R., Macdonald, L., & Ellaway, A. (2013). Associations between proximity and density of local alcohol outlets and alcohol use among Scottish adolescents. *Health & Place, 19*(null), 124–130.

Zimmermann, G. (2010). Risk perception, emotion regulation and impulsivity as predictors of risk behaviours among adolescents in Switzerland. *Journal of Youth Studies, 13*(1), 83–99. doi:10.1080/13676260903173488.

Qualität in der Suchtprävention: Was können Qualitätsstandards leisten?

Angelina Brotherhood

Zusammenfassung

Suchtprävention hat sich zu einem eigenständigen Arbeitsfeld entwickelt, sodass heute eine Vielzahl suchtpräventiver Maßnahmen angeboten wird. Über die Qualität dieser Maßnahmen ist jedoch wenig bekannt. Dies liegt auch daran, dass zu wenig Konsens darüber herrscht, was Qualität überhaupt ist: Wirksamkeit, Effizienz, Evidenzbasierung? Der Beitrag argumentiert für ein breitangelegtes Verständnis von Qualität. Qualitätsstandards sind hilfreich, da sie unterschiedliche Vorstellungen darüber, was Qualität ausmacht, in ein gemeinsam geteiltes Verständnis überführen. Zwei Beispiele von Qualitätsstandards, die für die Qualitätssicherung, -prüfung und -entwicklung der Suchtprävention nutzbar sind, werden vorgestellt (Qualität in der Prävention QIP; European Drug Prevention Quality Standards EDPQS). Die erfolgreiche Umsetzung von Qualitätsstandards erfordert jedoch, dass Förder-, Ausbildungs- und Kommunikationsstrukturen qualitativ hochwertiges Arbeiten ermöglichen und unterstützen.

Schlüsselwörter

Gesundheitsförderung • Prävention • Suchtprävention • Qualitätssicherung • Qualitätsentwicklung • Qualitätsprüfung • Evidenzbasierung • Wirksamkeit • Ethik • Systeme

Inhalt

1 Qualität in der Suchtprävention 308
2 Qualitätsstandards für die Suchtprävention 312
3 Welchen Beitrag können Qualitätsstandards für die Suchtprävention leisten? 316
4 Die Umsetzung von Qualitätsstandards in der Praxis der Suchtprävention 320
5 Zusammenfassung und Ausblick 323
Literatur 325

Die Präventionslandschaft ist unübersichtlich geworden. Im Jahr 2010 wurden in Deutschland 16.467 suchtpräventive Maßnahmen dokumentiert, die sich direkt an EndadressatInnen (vor allem Kinder und Jugendliche) richten (Spahlinger o. J., S. 13–14). Sind all diese Maßnahmen qualitativ hochwertig? Wie könnte man das herausfinden und die Qualität gegebenenfalls weiterentwickeln; und was ist mit Qualität überhaupt gemeint? Diesen Fragen widmet sich der vorliegende Beitrag, mit speziellem Augenmerk auf Qualitätsstandards.

Der Beitrag gliedert sich in fünf Abschnitte. Zuerst (1) wird die Bedeutung von Qualität in der Suchtprävention reflektiert, um dann (2) verschiedene Arten von Qualitätsstandards vorzustellen. Im Kern dieses Beitrags (3) wird die Frage beant-

A. Brotherhood (✉)
Centre for Public Health, Liverpool John Moores University, Liverpool, Großbritannien
E-Mail: A.Brotherhood@ljmu.ac.uk

wortet, wie Qualitätsstandards die Präventionsarbeit theoretisch wie auch praktisch unterstützen können. Anschließend (4) werden Herausforderungen bei der Umsetzung skizziert sowie die Bedeutung der Systemebene für die Qualität aufgezeigt. Ausblickend (5) wird die Leserin bzw. der Leser angeleitet, die eigenen Ansprüche an Prävention zu reflektieren.

1 Qualität in der Suchtprävention

1.1 Qualitativ hochwertige Präventionsarbeit – eine Selbstverständlichkeit?

> Am Höhepunkt des „Krieges gegen Drogen" dominierten manipulative und abschreckende Inhalte, die nicht von professionellen Suchtpräventionsfachkräften gestaltet wurden – weil es diese Profession erstens noch nicht gab und zweitens, weil die hier engagierten Entscheidungsträger/-innen gar keine Notwendigkeit sahen, ihre Strategien kritisch und fachlich zu reflektieren. (Uhl 2015, S. 5)

Die in diesem Zitat erwähnten EntscheidungsträgerInnen waren so davon überzeugt, dass ihre Strategien zielführend sein würden, dass sie die Möglichkeit keiner oder unerwünschter Effekte gar nicht in Betracht zogen. Es liegt auf der Hand, dass Prävention nur dann Sinn macht, wenn sie ihre gesetzten Ziele auch tatsächlich erreicht. Obwohl die konkreten Ziele von Projekt zu Projekt unterschiedlich sind, sollte Projekten das langfristige Ziel gemein sein, Menschen ein langes, glückliches und gesundes Leben zu ermöglichen; im Fachjargon spricht man etwa von geringerer Morbidität und Mortalität sowie erhöhter Lebensqualität. Kurz- und mittelfristigere Zielsetzungen auf dem Weg dorthin können zum Beispiel die Vermeidung oder Verringerung des Konsums schädlicher Substanzen sein, oder etwa die positive Beeinflussung von bekannten Schutz- und Risikofaktoren (siehe auch Hallmann et al. 2007; European Prevention Standards Partnership 2015; Burkharts Beitrag in diesem Band). Dies stellt eine Abkehr von der moralisch-ideologischen Begründung von Präventionsmaßnahmen dar, die im Zitat oben deutlich wird.

In der Forschung ist allerdings belegt, dass Präventionsmaßnahmen auch keine oder sogar unerwünschte (sog. iatrogene) Wirkungen haben können (wie erhöhter Konsum oder Stigmatisierung) (z. B. Bühler und Thrul 2013, S. 86). Auch eine prinzipiell effektive Maßnahme kann wirkungslos sein, wenn sie schlecht ausgeführt wird (Stichwort: Implementationsforschung). Des Weiteren kann die Maßnahme selbst unangebracht sein, etwa weil die theoretischen Annahmen über den Wirkungsmechanismus der Maßnahme fehlerhaft oder zu kurz gegriffen sind. Zum Beispiel ist inzwischen bekannt, dass ausschließliche Wissensvermittlung als „primärpräventive" Maßnahme nicht zielführend ist, weshalb sie in der modernen Suchtprävention nur in Kombination mit anderen Maßnahmen bzw. zur Förderung der Risiko- und Gesundheitskompetenzen eine Rolle spielt (Brotherhood et al. 2013; Uhl 2015).

Über die Qualität bzw. Wirksamkeit des tatsächlichen Präventionsangebots ist jedoch wenig bekannt. Obwohl Evidenzen und Empfehlungen über wirksame Ansätze auf Grund von Evaluationen vorliegen (z. B. Bühler und Thrul 2013; Brotherhood et al. 2013; UNODC 2015), sind Evaluationen im Präventionsalltag relativ selten. Loss (2014, S. 8) schätzte in einem Vortrag, dass „ca. 10–20 % der Anbieter [in Deutschland] eine Ergebnisevaluation mit zumindest einigermaßen belastbaren Daten durch[führen]". Die bundesweite Online-Datenbank „Dot.sys" der Bundeszentrale für gesundheitliche Aufklärung (BZgA) erhebt vor allem deskriptive Daten zu Setting, Zielgruppe, Zielsetzung u. Ä., sowie einfache Daten zu Dokumentation und Evaluation (ob und wie). Dies ist zwar für eine allgemeine Bestandsaufnahme sehr hilfreich; die Daten sind aber aufgrund der nötigen Kürze des Fragebogens nur bedingt geeignet, um die Qualität bzw. Wirksamkeit der Maßnahmen beurteilen zu können. Der Ergebnisbericht 2010 zeigte, dass 59 % der Maßnahmen schriftlich dokumentiert wurden; ein verlässliches Abschätzen des Anteils an evaluierten Maßnahmen war aus methodologischen Gründen nicht möglich (Spahlinger o. J., S. 30).

Ausführlichere Daten erhebt zum Beispiel das Projekt „Qualität in der Prävention" (QIP) (siehe dazu auch Abschn. 2). Im Rahmen dieses Projekts werden Maßnahmen aus verschiedenen Feldern der Gesundheitsförderung und Prävention von geschulten ExpertInnen auf ihre Qualität hin begutachtet. Den über 16.000 in „Dot.sys" erfassten suchtpräventiven Maßnahmen (Stand: 2010) stehen aber nur rund 330 Projekte (nicht auf Suchtprävention beschränkt; Stand: Dezember 2011, Tempel et al. 2013, S. 86) gegenüber, die sich durch QIP begutachten haben lassen, und für die daher ausführlichere Informationen zur Qualität vorhanden sind. So ist es nicht überraschend, dass Tempel et al. in einer Studie zur Qualitätssicherung in der Gesundheitsförderung zum Schluss kommen, dass „Versorgungsanalysen der Prävention und Gesundheitsförderung [fehlen], die Rückschlüsse auf das Qualitätsniveau insgesamt und die Verteilung von Qualität zulassen" (2013, S. 199).

Schon seit einigen Jahren wird also die Qualität suchtpräventiver Maßnahmen verstärkt hinterfragt und gefördert. Hallmann (2013) zeichnet die Entwicklungen in Deutschland ab den 1970er-Jahren sehr anschaulich nach. Er zeigt, dass das Thema „Qualität" ab den 1990er-Jahren durch spezielle Fachtagungen, die Gründung von Arbeitskreisen, u. Ä. vermehrt in den Fokus rückte. In den letzten Jahren wurden in Deutschland auch drei Fachtagungen speziell zum Thema abgehalten, die sich mit praktischen Fragen der Qualitätssicherung und -entwicklung auseinandersetzten (siehe die Tagungsbände: ginko Stiftung für Prävention 2009; Sächsisches Staatsministerium für Soziales und Verbraucherschutz 2012; Bayerisches Landesamt für Gesundheit und Lebensmittelsicherheit (LGL) 2014). Dabei unterscheidet Hallmann (2013) in der Qualitätsdebatte zwischen einer inhaltlichen Entwicklung (welche Ansätze sind zu verfolgen?) und einer strukturellen Entwicklung (welche Strukturen ermöglichen qualitativ hochwertige Prävention?). Auf diese Unterscheidung kommt der Beitrag später noch zurück.

Führen wir uns nochmals das anfängliche Zitat vor Augen, so ist klar, dass sich die Situation seit den 1970er-Jahren verändert hat. Dieser Wandel hin zu verstärkter Selbstreflektion und Qualitätsorientierung ist in einer Reihe von parallelen Entwicklungen begründet, von denen die wichtigsten hier skizziert werden.

Zuerst ist festzuhalten, dass „Qualität" nicht nur in der (Sucht)Prävention ein Thema ist, sondern auch in der medizinischen und psychosozialen Versorgung. Dort gab es in den letzten Jahrzehnten qualitätsbezogene Entwicklungen, die das Denken in der Suchtprävention nachhaltig beeinflusst haben (Stichwort: evidenzbasierte Medizin) (Experten- u. Expertinnengruppe „Kölner Klausurwoche" 2014). Aber auch Prozesse in der Suchtprävention selbst haben zu diesem Wandel beigetragen. Hallmann et al. (2007, S. 4) betonen etwa die zunehmende Professionalisierung des Präventionsbereichs, womit auch die Entwicklung von Prävention hin zu einem eigenständigen Arbeitsfeld gemeint ist. Das Interesse an „Qualität" kann daher als eng verknüpft mit dem Herausbilden eines professionellen Selbstverständnisses bei den Präventionsfachkräften gesehen werden. „Qualität" bot den Präventionsfachkräften darüber hinaus auch einen Rahmen, mit dem neu gewonnene Erkenntnisse darüber, was funktioniert und was nicht, festgehalten werden konnten (Hallmann 2013).

Zeitgleich hat sich das Angebot an Präventionsmaßnahmen vervielfacht, was auch zu einer Diversifizierung von Ansätzen und AkteurInnen geführt hat. Angesichts eines unüberschaubaren Präventionsangebots gewinnt ein Fokus auf „Qualität" als Orientierungshilfe an Bedeutung (Schlömer und Kalke 2013), vor allem wenn Ressourcen knapp sind. Ein Fokus auf „Qualität" kann auch eine Strategie sein, um zu verhindern, dass Maßnahmen zwar günstig, aber auch mit geringer Qualität angeboten werden. Als letzter Punkt soll erwähnt werden, dass EntscheidungsträgerInnen stärker als zuvor Rechenschaft über ihre Investitionen ablegen müssen. Neben der Wirksamkeit rückt so die Effizienz (Wirtschaftlichkeit) von Maßnahmen in den Vordergrund, was uns zu der Frage bringt: Was heißt „Qualität" eigentlich?

1.2 Was bedeutet Qualität in Bezug auf Suchtprävention?

Im vorangehenden Abschnitt wurden „Qualität" und „Wirksamkeit" fast synonym verwendet. Eine ähnliche Handhabung des Qualitätsbegriffs findet sich oft auch in der öffentlichen Diskussion. Dies ist aber nur bedingt gerechtfertigt, denn einerseits umfasst Qualität mehr als die Wirksamkeit einer Maßnahme, andererseits kann auch eine ansonsten qualitativ hochwertige Maßnahme wirkungslos sein (siehe dazu Abschn. 3).

In Bezug auf Qualität ist die Unterscheidung zwischen Struktur-, Prozess- und Ergebnisqualität (auch als Wirkungsqualität bezeichnet) gängig, welche auf Donabedian (2005) (zuerst 1966 publiziert) zurückgeht. Donabedian argumentierte, dass es nicht angebracht sei, Qualität nur anhand der Ergebnisse zu messen. Er schlug vor, darüber hinaus auch die zugrunde liegenden Strukturen und Prozesse zu berücksichtigen. In Bezug auf die Suchtprävention beschreiben Hallmann et al. (2007, S. 15) bzw. Hallmann (2013, S. 105) die drei Dimensionen wie folgt:

- *Strukturqualität* meint die Rahmenbedingungen der Präventionsarbeit, wie etwa gesetzliche Regelungen, finanzielle, personelle und andere Ressourcen, erforderliche Qualifikationen der Präventionsfachkräfte, usw.;
- *Prozessqualität* bezieht sich darauf, wie konkrete Maßnahmen geplant und durchgeführt werden (sowohl inhaltlich als auch in Bezug auf Zeit, Finanzen, usw.); und
- *Ergebnisqualität* zeigt sich in den Ergebnissen, wobei auch das Kosten-Nutzen-Verhältnis und die Nachhaltigkeit der Ergebnisse zu berücksichtigen sind.

Obwohl diese Unterscheidung gebräuchlich ist, muss erinnert werden, dass die drei Qualitätsdimensionen noch nicht klären, was Qualität ausmacht. Sie helfen lediglich, den Blick für verschiedene Aspekte von Qualität jenseits einer einseitigen Fixierung auf Ergebnisse zu öffnen, und bieten eine grobe Orientierungshilfe. Es gibt auch andere Möglichkeiten, Aspekte von Qualität anzuordnen (zum Beispiel entlang eines Projektkreislaufs, siehe Abschn. 2) und gelegentlich finden sich die drei Dimensionen von Donabedian um weitere ergänzt (z. B. Konzeptqualität). Wichtig ist jedenfalls, dass Verfahren und Instrumente der Qualitätssicherung und -bewertung mehrere und nicht nur eine Qualitätsdimension abdecken (Tempel et al. 2013, S. 17; Schlömer und Kalke 2013).

Damit bleibt die Frage offen, welche konkreten Merkmale eine qualitativ hochwertige Maßnahme kennzeichnen. Am Ende des vorigen Abschnitts wurde, zusätzlich zur Wirksamkeit, die Effizienz als Kriterium eingeführt; und bei genauerem Hinsehen geht es im anfänglichen Zitat (Abschn. 1.1) um die ethische Angemessenheit von Maßnahmen (sollten Zielgruppen überhaupt manipuliert und erschreckt werden?). Sind dies wichtige Merkmale, und gibt es weitere?

Ein weiteres Kriterium könnte Evidenzbasierung sein. So schreiben zum Beispiel Bühler und Thrul (2014, S. 38): „,Evidenzbasierung' wird derzeit als das wichtigste Kriterium gehandelt, um eine Entscheidung für oder gegen die Implementation einer Maßnahme zu begründen". Was aber genau heißt Evidenzbasierung in der Suchtprävention? Zu dieser Frage tagte im Februar 2014 in Köln eine interdisziplinäre ExpertInnengruppe. Die Hauptaussage des resultierenden Memorandums ist, dass zwar nicht jede suchtpräventive Maßnahme hinsichtlich ihrer Wirkungen evaluiert werden kann, dass aber jede Maßnahme bei der Konzeptionserarbeitung das bereits vorhandene Wissen aus Praxis und Forschung „gewissenhaft, vernünftig und systematisch" nutzen sollte (Experten- u. Expertinnengruppe „Kölner Klausurwoche" 2014, S. 7). Evidenz*generierung* wird so von Evidenz*basierung* unterschieden. Entsprechend wird folgende Arbeitsdefinition von evidenzbasierter Suchtprävention vorgeschlagen:

> Evidenzbasierte Suchtprävention entspricht der gewissenhaften, vernünftigen und systematischen Nutzung der gegenwärtig bestmöglichen theoretisch und empirisch ermittelten wissenschaftlichen Erkenntnisse als auch des Praxiswissens sowie des Wissens der Zielgruppen für die Planung, Implementierung, Evaluation, Verbreitung und Weiterentwicklung von verhältnis- und verhaltensbezogenen Maßnahmen. (Experten- u. Expertinnengruppe „Kölner Klausurwoche" 2014, S. 8)

Auf den ersten Blick scheint es, dass das Memorandum Qualität auf Evidenzbasierung reduziert, was auch von Schlömer (2015, S. 18) bemängelt wird. Tatsächlich nennt das Memorandum aber, wenn auch nur nebenbei, zusätzliche Struktur- und Prozessaspekte, die für Qualität von Bedeutung sind, etwa finanzielle Bedingungen, ausreichend qualifiziertes Personal, die Klärung ethischer Fragen oder angemessene Dokumentation (Experten- u. Expertinnengruppe „Kölner Klausurwoche" 2014, S. 4, 13, 18).

Evidenzbasierung war auch das Thema der Fachtagung „Qualität in der Suchtprävention", die im Juni 2013 in Augsburg stattfand (Bayerisches Landesamt für Gesundheit und Lebensmittelsicherheit (LGL) 2014). Die Fachtagung widmete sich in ihren Vorträgen und Workshops jedoch auch anderen Aspekten, die für „Qualität" von Bedeutung sein können, zum Beispiel Zielorientierung in der Planung, Orientierung an den Bedürfnissen und Lebenswelten der Zielgruppe (Bedarfsanalyse, Diversity-Kompetenzen), transparente und angemessene Kommunikation, oder auch Vernetzung und Zusammenarbeit verschiedener AkteurInnen.

Schon diese wenigen Beispiele zeigen, dass „Qualität" viele verschiedene Facetten umfassen kann. Dies zeigte sich auch in einer Studie von Brotherhood et al. (2010, S. 46–48). Hier wurden 19 vorhandene Qualitätsstandards und Empfehlungen für die Suchtprävention im Rahmen eines EU-geförderten Projekts zur Erarbeitung europäischer Qualitätsstandards („European Drug Prevention Quality Standards", EDPQS) gesichtet und hinsichtlich ihrer Inhalte verglichen. Während Aspekte wie Bedarfsanalyse, Ziel- und Zielgruppendefinition oder Evaluation in (fast) allen Dokumenten genannt wurden, kamen andere Aspekte wie etwa Finanzmittelbeschaffung und Nachhaltigkeit seltener vor bzw. wurden sie weniger stark gewichtet. Ethische Aspekte wurden nur in sieben Dokumenten explizit angesprochen – gerade beim Thema „Ethik" wird aber klar, dass Häufigkeit der Nennung nicht mit Wichtigkeit gleichgesetzt werden kann.

Das EDPQS-Projekt ist auch deshalb interessant, weil versucht wurde, die Frage „was ist Qualität?" zu beantworten. Demnach gelten Maßnahmen als qualitativ hochwertig, wenn sie die folgenden Merkmale aufweisen (European Prevention Standards Partnership 2015, S. 7, meine Übersetzung):

- *Relevant* (entspricht den Bedürfnissen der Zielgruppe, stellt einen Bezug zu drogenpolitischen Strategien her)
- *Ethisch* (berücksichtigt Prinzipien ethischen Handelns)
- *Evidenzbasiert* (nutzt das beste verfügbare Wissen aus Forschung und Praxis)
- *Evidenzgenerierend* (stellt die Informationen bereit, die für die Planung und Umsetzung suchtpräventiver Maßnahmen notwendig sind [Anmerkung: hiermit sind nicht ausschließlich Evaluationen im Sinne von Wirkungsnachweisen gemeint, sondern auch das Festhalten von praktischen Erfahrungen, welche für die eigene zukünftige Arbeit wichtig sind])
- *Effektiv und Wirtschaftlich* (Engl. *cost-effective*) (erreicht die gesetzten Ziele mit einer angemessenen Menge an Ressourcen und ohne der Zielgruppe zu schaden)
- *Praktikabel* (mit den vorhandenen Ressourcen durchführbar, mit einer in sich konsistenten Logik entwickelt)
- *Nachhaltig* (verfügt über ausreichende Mittel, um die Maßnahme solange fortzusetzen wie dies die Zielgruppe benötigt)

Diese sieben Merkmale qualitativ hochwertiger Präventionsarbeit („Prinzipien") sind einerseits voneinander abhängig, da davon auszugehen ist, dass eine Maßnahme, die evidenzbasiert ist und den Bedürfnissen der Zielgruppe entspricht, mit größerer Wahrscheinlichkeit auch effektiv sein wird. Andererseits sind die Prinzipien relativ unabhängig voneinander, da eine Maßnahme zwar höchst effektiv sein könnte (weil sie Substanzkonsum erfolgreich verhindert), aber gleichzeitig unwirtschaftlich (weil sie unangemessen viele Ressourcen aufbraucht) und ethisch bedenklich (zum Beispiel weil Zielpersonen gegen ihren Willen an der Maßnahme teilnehmen müssen).

Obwohl diese Prinzipien weiter diskutiert werden könnten, so bilden sie das Konzept „Qualität" jedenfalls systematischer und umfassender ab als das in der öffentlichen Diskussion oft der Fall ist. Darüber hinaus wurde versucht, verschiedene Perspektiven und Anforderungen (Zielgruppe, Politik, Wissenschaft, Praxis) widerzuspiegeln. Auch ähneln die EDPQS-Prinzipien zum Teil den Attributen, die Donabedian (1990) für die Bewertung von Qualität im Gesundheitswesen vorgeschlagen hat (im englischen Original: *efficacy, effectiveness, efficiency, optimality, acceptability, legitimacy, equity*). Die EDPQS-Prinzipien könnten daher einem Nachdenken über „Qualität" dienlicher sein als ein Fokus auf einzelne Aspekte wie Evidenzbasierung, Evaluation/Effektivität oder Effizienz.

Festzuhalten ist auch, dass die vormals genannten Aspekte diesen sieben Prinzipien zugeordnet werden können. So gedacht helfen zum Beispiel Bedarfsanalysen, die Relevanz von Maßnahmen zu sichern; transparente Kommunikation ist u. a. ethisch von Bedeutung; Bezug auf bestehende Theorien und empirische Befunde sichert die Evidenzbasierung; angemessene Dokumentation sichert die Evidenzgenerierung; präzise Zielformulierungen und Evaluationen sind Voraussetzungen, um die Effektivität einer Maßnahme überprüfen zu können; die Zusammenarbeit verschiedener Akteure hilft, die Wirtschaftlichkeit und Nachhaltigkeit der Maßnahme zu sichern; und so weiter.

Die EDPQS-Prinzipien explizieren also das Verständnis von Qualität, das vielen Dokumenten und Diskussionen implizit zugrunde liegt. Qualitätsstandards selbst sind genau das: Explizitmachen von Selbstverständlichem.

2 Qualitätsstandards für die Suchtprävention

2.1 Drei Typen von Qualitätsstandards für die Suchtprävention

Der Präventionsarbeit liegen immer bestimmte Vorstellungen darüber zugrunde, was Qualität ausmacht. Qualitätsstandards verfolgen das Ziel, diese Vorstellungen explizit zu machen, zu formalisieren und zu verschriftlichen. Die Standardisierung erfolgt an dem Punkt, an dem unterschiedliche Vorstellungen darüber, was Qualität ausmacht, zusammengeführt und vereinheitlicht werden. Dieser Prozess wurde in Abschn. 1.2 dieses Beitrags rhetorisch durchgespielt, indem verschiedene Vorstellungen über Qualität (Fokus auf Effektivität, Effizienz, Ethik, Evidenzbasierung, usw.) beispielhaft in ein einheitliches System (die EDPQS-Prinzipien) überführt wurden.

Im Bereich der Suchtprävention unterscheidet Burkhart (2015, S. 21–26) drei Typen von Qualitätsstandards:

- Der erste Typ von Standards spezifiziert die konkreten Inhalte und Methoden der Präventionsarbeit („*what* to do in prevention"). Burkhart (2015, S. 29) bezeichnet diese auch als „effectiveness standards". Als Beispiel nennt Burkhart die „International Standards on Drug Use Prevention" (UNODC 2015, zuerst 2013 publiziert), welche auf Basis einer Literaturübersicht festlegen, welche Ansätze in welchem Lebensabschnitt und in welchem Setting zu bevorzugen bzw. zu vermeiden sind. Dieser Typ von Standards ist eher selten; normalerweise werden solche Empfehlungen in Form von Richtlinien (Engl. *guidelines, guidance*) abgegeben.
- Der zweite Typ von Standards spezifiziert, wie die Planung, Durchführung, Evaluation und/oder Verbreitung von qualitativ hochwertigen Maßnahmen zu gestalten ist („*how* to do prevention"). Das soll sichern, dass prinzipiell effektive (Engl. *efficacious*) Maßnahmen auch tatsächlich Wirkung zeigen und nicht an schlechter Umsetzung scheitern. Burkhart (2015, S. 29) bezeichnet diese auch als „process standards". Solche Standards behandeln den Kontext, in dem Präventionsarbeit stattfindet. Sie beziehen sich daher auf die Ebenen der Struktur- und Prozessqualität. Die meisten Qualitätsstandards im Bereich Suchtprävention sind diesem Typus zuzurechnen.
- Der dritte Typ von Standards spezifiziert das Wissen bzw. Können, die Ausbildung und/oder Qualifikationen von jenen, die Präventionsarbeit planen, durchführen und/oder eva-

luieren. Diese Standards beziehen sich also auf die Ebene der Strukturqualität. Es gibt bereits einige nationale und internationale Beispiele für solche Standards (siehe dazu Burkhart 2015) und in diesem Bereich sind auch auf europäischer Ebene in den nächsten Jahren wesentliche Entwicklungen zu erwarten.

Erinnern wir uns an die Unterscheidung von Hallmann (2013) zwischen einer inhaltlichen Entwicklung (welche Ansätze sind zu verfolgen) und einer strukturellen Entwicklung (welche Strukturen ermöglichen qualitativ hochwertige Prävention) in der Qualitätsdebatte, so finden wir diese hier widergespiegelt. Tatsächlich sind die drei Typen von Standards jedoch oft vermischt, sodass Qualitätsstandards, die sich hauptsächlich mit der Prozessebene beschäftigen, ebenso die Inhalte und Methoden der Prävention behandeln können wie auch die Kompetenzen der Handelnden (Burkhart 2015).

Burkhart (2015, S. 20–21) argumentiert, dass diese drei Typen von Standards drei wesentlichen Bausteinen der Prävention entsprechen:

- Maßnahmen (Programme, Projekte, Interventionen) (Engl. *programmes*),
- Anbietern (Organisationen, Einrichtungen) (*providers*), womit nicht nur spezifisch suchtpräventive Anbieter gemeint sind, sondern zum Beispiel auch Schulen, Universitäten, Gesundheitszentren oder die Polizei; und
- Menschen (*people*), womit ebenfalls nicht nur Präventionsfachkräfte im engeren Sinn gemeint sind, sondern zum Beispiel auch LehrerInnen, SozialarbeiterInnen oder PolizistInnen.

In der Praxis ist es jedoch so, dass auch jene Qualitätsstandards, die dem zweiten Typ zuzurechnen sind, oft auf einzelne Maßnahmen angewandt werden und *nicht* auf die Anbieter selbst. Dies mag überraschen, denn schließlich sollten das Handeln nach ethischen Prinzipien, die Orientierung an den Bedürfnissen der Zielgruppe, die Routinen, die eine angemessene Dokumentation sichern, usw. maßnahmenunabhängig in der Organisationskultur eines Anbieters verankert sein. Das Problem ist jedoch, dass Anbieter oft mehrere verschiedene Präventionsprojekte durchführen, die sich in wesentlichen Merkmalen unterscheiden können. Auch kann die Wirksamkeit von Präventionsarbeit nur in Bezug auf konkrete Maßnahmen festgestellt bzw. abgeschätzt werden. In der Praxis werden Qualitätsstandards daher eher in Bezug auf Maßnahmen als auf Anbieter formuliert.

Der restliche Beitrag bezieht sich auf Standards des zweiten Typs (also jene, welche die Planung, Durchführung, Evaluation und/oder Verbreitung von Maßnahmen behandeln), wenngleich vieles auch für die zwei anderen Typen von Standards zutreffend sein wird.

2.2 Wie entstehen Qualitätsstandards für die Suchtprävention?

Manche Qualitätsstandards entstehen in „bottom-up"-Prozessen, etwa weil Präventionsfachkräfte selbst im Rahmen eines Qualitätszirkels eine gemeinsame Grundlage für ihre Arbeit erarbeiten wollen (Hallmann 2013, S. 105). In anderen Fällen werden Qualitätsstandards „top-down" eingeführt, sodass zum Beispiel ein Geldgeber, eine Regierungsstelle oder andere zentrale Einrichtung Qualitätsstandards vorgibt, an denen sich Präventionsanbieter orientieren können (oder zu deren Einhaltung sie in manchen Fällen verpflichtet sind). Im dritten Fall werden Qualitätsstandards ausgearbeitet, um Maßnahmen begutachten und bewerten zu können. Dies trifft zum Beispiel dann zu, wenn Empfehlungslisten zusammengestellt werden. Qualitätsstandards werden dann als Kriterien formuliert, anhand derer entschieden werden kann, welche Maßnahmen in die Liste aufgenommen bzw. empfohlen werden können.

Qualitätsstandards leiten sich für gewöhnlich aus dem Zusammenspiel von Theorie und Praxis ab (Tempel et al. 2013, S. 193). Wissenschaftliche Studien liefern die Evidenzen zu Aspekten der Wirksamkeit, für andere Bereiche (z. B. was ethisches Handeln oder angemessene Dokumentation betrifft) muss erst ein Konsens hergestellt werden. Mit der Entwicklung von Qualitätsstandards, vor allem wenn diese als offizielles Dokument einer führenden Einrichtung veröffentlicht werden sollen, wird daher für gewöhnlich ein ExpertInnengremium beauftragt oder zumindest als Beirat hinzugezogen (Brotherhood et al. 2010; Brotherhood et al. 2015). In solchen Gremien sitzen VertreterInnen aus Wissenschaft, Politik und Praxis (selten auch aus der Zielgruppe). Meistens wird auch eine Literaturrecherche durchgeführt, um systematisch zu erfassen, was erfolgreiche von weniger erfolgreichen Maßnahmen unterscheidet. Vermehrt werden auch bereits bestehende Standards als Basis herangezogen. Um sicherzustellen, dass die Standards in der Praxis gut anwendbar und brauchbar sind, werden erste Entwürfe meist potenziellen NutzerInnen zur Begutachtung und eventuell auch für einen Praxis-Check vorgelegt.

Qualitätsstandards unterscheiden sich dementsprechend auch hinsichtlich ihrer Inhalte und Anordnung. So sind manche Qualitätsstandards speziell für die Suchtprävention entwickelt worden, andere für Prävention im Allgemeinen, für den gesamten Bereich der Gesundheitsförderung oder zum Beispiel für die offene Jugendarbeit. Im Bereich Suchtprävention richten sich manche Standards nur an Projekte, die illegale Substanzen behandeln, während andere Qualitätsstandards auch Projekte einschließen, die legale Substanzen behandeln bzw. substanzunspezifisch sind. Diese Entscheidungen sind oft eher pragmatischer als theoretischer Natur (zum Beispiel von bestehenden Förderstrukturen abhängig). Inhaltlich macht das hauptsächlich dort einen Unterschied, wo es um zu erhebende Daten geht (zum Beispiel wenn Qualitätsstandards spezifizieren, welche Art von Informationen über die Zielgruppe im Rahmen einer Bedarfsanalyse oder Ergebnisevaluation einzuholen sind). Ebenso gibt es generische Instrumente wie auch Instrumente, die für spezielle Ansätze oder Settings entwickelt worden sind.

Von der Anordnung her gibt es drei grundsätzliche Ansätze:

1. Unterscheidung nach Struktur-, Prozess- und Ergebnisqualität im Sinne Donabedians (eventuell um weitere Qualitätsdimensionen erweitert)
2. Nach Themen geordnet (zum Beispiel Ziele, Zielgruppe, Evaluation, Methoden, Mitwirkende)
3. Nach Projektphasen in einem Projektkreislauf angeordnet (siehe dazu auch Tempel et al. 2013, S. 14)

Die Anordnung wird einerseits vom Zweck der Qualitätsstandards bestimmt. Qualitätsstandards, die dem Projektkreislauf nachempfunden sind, sind zur Orientierung und für die Qualitätsentwicklung unter Umständen besser geeignet, während für die Projektbegutachtung die anderen beiden Systeme leichter handhabbar sein können. Andererseits hängt es davon ab, was die EntwicklerInnen bzw. NutzerInnen gewohnt sind und was ihnen daher intuitiv nachvollziehbar und logisch erscheint (z. B. nehmen manche Präventionsfachkräfte die Einteilung in Struktur-, Prozess- und Ergebnisqualität als ‚fachfremd' wahr; EQUS 2011, S. 8).

Qualitätsstandards werden auch deshalb immer wieder neu ausgearbeitet, weil der Prozess der Ausarbeitung selbst von Bedeutung ist. Oft muss nämlich ein gemeinsames Verständnis von Qualität erst hergestellt werden. Wo dieses fehlt, kann es schwierig sein, vorhandene Qualitätsstandards einfach zu übernehmen. Eine Praxisanleitung für das Erarbeiten von Qualitätsstandards auf Basis der EDPQS bieten im Übrigen Brotherhood et al. (2015).

2.3 Konkrete Beispiele für Qualitätsstandards in der Suchtprävention

Zwei Beispiele für Qualitätsstandards wurden bereits in Abschn. 1 genannt; auf diese wird im Folgenden näher eingegangen.

Bei „Qualität in der Prävention" (QIP) handelt es sich um ein Verfahren zur Qualitätsentwicklung im Bereich der Gesundheitsförderung und Prävention (also nicht nur Suchtprävention), das in Kooperation zwischen dem Universitätsklinikum Hamburg-Eppendorf (UKE) und der Bundeszentrale für gesundheitliche Aufklärung (BZgA) entwickelt wurde. In einem Dokumentationsbogen beschreiben Anbieter systematisch und genau ihre präventive Aktivität und fügen gegebenenfalls vorhandene Dokumentation bei. Die Maßnahme wird von mindestens drei geschulten ExpertInnen anhand evidenzgestützter Kriterien (7 Haupt- und 22 Teildimensionen) auf ihre Qualität hin begutachtet. Die Anbieter erhalten dann ein Feedback zu ihrer Maßnahme. Die sieben Qualitätsdimensionen der Maßnahme werden dabei einerseits einer von vier Stufen zugeordnet (von „Problemzone" bis „Vorbild"); andererseits werden sie in Bezug zu anderen, bereits begutachteten Maßnahmen aus demselben Arbeitsfeld verortet. Ein „Qualitätsprofil" zeigt, wie die Maßnahme jeder Qualitätsdimension quantitativ entspricht. Darüber hinaus erhalten die Anbieter konkrete Empfehlungen für die Verbesserung der Maßnahme. Bei diesem Verfahren entsprechen die Kriterien, die für die Erstellung der Gutachten verwendet werden, den zugrunde gelegten Qualitätsstandards. Die sieben Hauptdimensionen in QIP sind: Konzeptqualität, Planungsqualität, Mitwirkende, Vermittlung des Angebots, Verlaufsgestaltung/Projektmanagement, Erfolgskontrolle und Evaluation, sowie nachhaltige Qualitätsentwicklung. QIP findet auch außerhalb Deutschlands Anwendung. So wurde QIP im Rahmen der IQ^{hiv}-Initiative (http://www.iqhiv.org) für den internationalen Einsatz in der HIV-Prävention angepasst. In dem EU-geförderten Projekt „Quality Action" wurde QIP-HIV in verschiedenen europäischen Ländern angewandt; zudem wurden international QIP-TrainerInnen und -GutachterInnen qualifiziert (http://www.qualityaction.eu). Zum Zeitpunkt der Fertigstellung dieses Beitrags wurde das QIP-Verfahren web-basiert weiterentwickelt. Weitere Information zu QIP finden sich auf der Projekthomepage (http://www.uke.de/extern/qip); sowie bei Tempel et al. (2013, S. 82–87) und Töppich und Lehmann (2009).

Die „European Drug Prevention Quality Standards" (EDPQS) wurden als Qualitätsstandards speziell für die Suchtprävention und mit europaweiter Geltung entwickelt. Der Hintergrund des Projekts war, dass es Qualitätsstandards in Europa davor nur vereinzelt auf nationaler Ebene gab und es zwischen diesen nationalen Standards hinsichtlich der Inhalte und Entwicklungszusammenhänge teilweise starke Unterschiede gab. Es fehlte daher an einem europäischen Maßstab für Qualität in der Suchtprävention; die EDPQS sollten diese Lücke schließen (Brotherhood et al. 2010, S. 12). Die EDPQS basieren einerseits auf bestehenden Dokumenten zu Qualität in der Prävention (darunter auch die Qualitätsdimensionen des deutschen QIP), andererseits auf Umfragen und Fokusgruppen mit in der Suchtprävention tätigen AkteurInnen in sechs EU-Mitgliedsstaaten (weitere Details zur Entwicklung der EDPQS sind bei Brotherhood et al. 2010 nachzulesen). In der Folge wurden umfangreiche Standards über acht Projektphasen hinweg erarbeitet (Bedarfs- und Ressourcenanalyse, Programmformulierung, Maßnahmendesign, Management und Aktivierung der Ressourcen, Umsetzung und Controlling, abschließende Evaluationen, sowie Verbreitung der Ergebnisse und Verbesserung des Programms). Zusätzlich wurden Standards zu vier übergreifenden Aspekten formuliert (Nachhaltigkeit und Finanzierung, Kommunikation und Einbindung wichtiger Akteure, Personalentwicklung, und Ethik). Für jede Projektphase spezifizieren die EDPQS die Erwartungen an ein qualitativ hochwertiges Projekt. Dabei werden Basisstandards, an denen sich alle Maßnahmen der Suchtprävention orientieren sollten, von Expertenstandards, die nur für manche Projekte anwendbar sind oder größere Ressourcen benötigen, unterschieden. Die Standards wurden von der Europäischen Beobachtungsstelle für Drogen und Drogensucht (EMCDDA) als Handbuch (*Manual*) bzw. Kurzleitfaden (*Quick Guide*) veröffentlicht (Brotherhood und Sumnall 2011; Brotherhood und Sumnall 2013). In einem Folgeprojekt wurden die EDPQS anwendungsorientiert für unterschiedliche Nutzergruppen (EntscheidungsträgerInnen, PraktikerInnen, TrainerInnen, und regionale bzw. nationale KoordinatorInnen) aufbereitet. Die resultierenden Toolkits sowie weitere Informationen über die EDPQS und verwandte Standards sind über http://www.prevention-standards.eu abrufbar.

Aus Platzgründen ist es nicht möglich, an dieser Stelle weitere Standards im Detail zu beschreiben. Stattdessen werden daher Publikationen und

Webportale angeführt, in denen interessierte LeserInnen weitere Beispiele finden können:

- Für Deutschland ist die Publikation „Qualitätssicherung von Projekten zur Gesundheitsförderung in Settings" der Bundeszentrale für gesundheitliche Aufklärung (BZgA) (Tempel et al. 2013) zu empfehlen. Tempel et al. ermittelten bestehende Instrumente und Verfahren zur Qualitätssicherung in der Gesundheitsförderung, welche sodann im Detail beschrieben und hinsichtlich ihrer Stärken und Schwächen analysiert wurden. Insgesamt 26 Instrumente und Verfahren stellt der Bericht vor, sowie ein Raster für die Stärken-Schwächen-Betrachtung von Qualitätsstandards (siehe Tempel et al. 2013, S. 32–33). Die enthaltenen Qualitätsstandards sind überwiegend aus Deutschland, aber das schweizerische Qualitätssicherungs- und Projektmanagementtool „quint-essenz" wird ebenso vorgestellt wie das niederländische „Preffi 2.0".
- Für Informationen zu lokal oder regional gültigen Qualitätsstandards wenden sich LeserInnen am besten an die jeweilige (Landes-) Fachstelle für Suchtprävention.
- Die Europäische Beobachtungsstelle für Drogen und Drogensucht (EMCDDA) sammelt in ihrem Best Practice Portal (http://www.emcdda.europa.eu/best-practice/guidelines) Richtlinien und Qualitätsstandards im Bereich der Bedarfsreduzierung. Die Liste ist nicht kommentiert, BenutzerInnen können jedoch direkt auf die Original-Dokumente als PDF-Dateien zugreifen. Über Filter ist es möglich, Dokumente nur für die Prävention bzw. für ein bestimmtes Land aufzurufen. Neben Dokumenten aus EU-Mitgliedsstaaten finden sich auch europaweite sowie internationale Standards, auch zu Settings (z. B. Partyszene). Hier findet sich auch eine Auswahl an Qualitätsstandards aus Österreich.
- Im Abschlussbericht des ersten EDPQS-Projekts (Brotherhood et al. 2010, S. 25–48) werden Qualitätsstandards aus Europa und Nordamerika hinsichtlich ihrer Entwicklung, Inhalte, Zielsetzungen und intendierten Nutzergruppen beschrieben (viele davon sind auch im Best Practice Portal der EMCDDA aufgelistet). Die Inhalte der verschiedenen Dokumente wurden auch in einer Übersichtstabelle miteinander verglichen.
- Qualitätsstandards außerhalb Europas beschreibt Burkhart (2015). Er stellt Standards zu den drei in Abschn. 2.1 genannten Typen, vor allem aus Nord- und Südamerika, vor.

Festzuhalten ist an dieser Stelle also, dass es nicht *den* einen Standard zur Qualität in der Suchtprävention gibt, sondern viele verschiedene Dokumente, die aus verschiedenen Zusammenhängen heraus und für unterschiedliche Zwecke entwickelt wurden. Dies kann für potenzielle AnwenderInnen verwirrend bzw. überfordernd sein (Tempel et al. 2013, S. 8). Auf diese Herausforderung bzw. die Frage, ob ein einzelnes „Königsinstrument" nicht besser wäre, kommt der Beitrag in Abschn. 4 zurück. Zuvor soll geklärt werden, wie Qualitätsstandards der Präventionsarbeit überhaupt nutzen können.

3 Welchen Beitrag können Qualitätsstandards für die Suchtprävention leisten?

3.1 Was Qualitätsstandards in der Suchtprävention bewirken sollen

Bevor der Beitrag die praktischen Anwendungsmöglichkeiten von Qualitätsstandards aufzeigt, soll zuerst deutlich werden, wie Qualitätsstandards aus theoretischer Sicht überhaupt zu Verbesserungen in der Qualität der Präventionsarbeit führen können.

Im Rahmen des EDPQS-Projekts (in den vorangehenden Abschnitten beschrieben) wurde eine entsprechende Wirkungskette als *Theory of Change* ausformuliert (Brotherhood 2015). Abb. 1 zeigt eine vereinfachte Darstellung der Wirkungskette, die, obwohl für die EDPQS entwickelt, auch auf andere Qualitätsstandards übertragbar sein sollte.

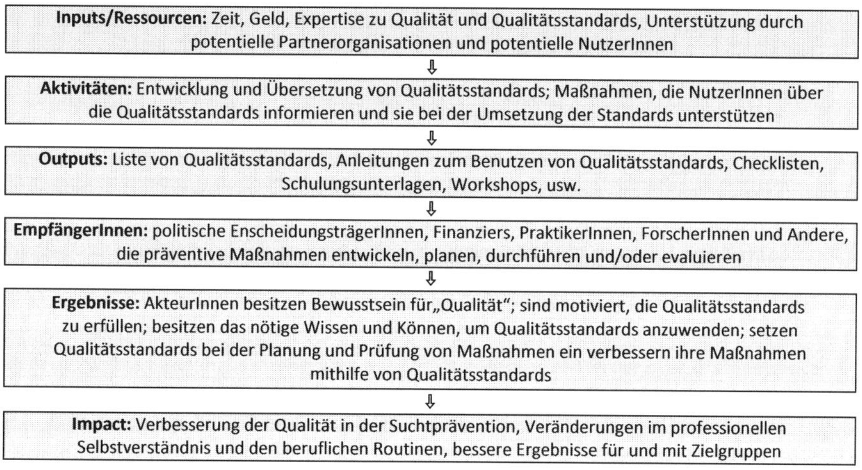

Inputs/Ressourcen: Zeit, Geld, Expertise zu Qualität und Qualitätsstandards, Unterstützung durch potentielle Partnerorganisationen und potentielle NutzerInnen
Aktivitäten: Entwicklung und Übersetzung von Qualitätsstandards; Maßnahmen, die NutzerInnen über die Qualitätsstandards informieren und sie bei der Umsetzung der Standards unterstützen
Outputs: Liste von Qualitätsstandards, Anleitungen zum Benutzen von Qualitätsstandards, Checklisten, Schulungsunterlagen, Workshops, usw.
EmpfängerInnen: politische EnscheidungsträgerInnen, Finanziers, PraktikerInnen, ForscherInnen und Andere, die präventive Maßnahmen entwickeln, planen, durchführen und/oder evaluieren
Ergebnisse: AkteurInnen besitzen Bewusstsein für „Qualität"; sind motiviert, die Qualitätsstandards zu erfüllen; besitzen das nötige Wissen und Können, um Qualitätsstandards anzuwenden; setzen Qualitätsstandards bei der Planung und Prüfung von Maßnahmen ein verbessern ihre Maßnahmen mithilfe von Qualitätsstandards
Impact: Verbesserung der Qualität in der Suchtprävention, Veränderungen im professionellen Selbstverständnis und den beruflichen Routinen, bessere Ergebnisse für und mit Zielgruppen

Abb. 1 Vereinfachte Darstellung der EDPQS Theory of Change. (Quelle: Brotherhood 2015, S. 5 (Grafik und Text für diesen Beitrag bearbeitet))

Die Wirkungskette zeigt hypothetisch, wie Qualitätsstandards zu einer Verbesserung der Qualität in der Prävention beitragen sollen. Wesentlich ist dabei, dass die in der Suchtprävention tätigen AkteurInnen lernen (bzw. dabei unterstützt werden), die Standards als Instrument zur Qualitätssicherung und -entwicklung bei der Planung bzw. Durchführung von Maßnahmen einzusetzen. Die Notwendigkeit von Qualitätsstandards wird damit begründet, dass es eine einheitliche Vorstellung darüber braucht, was Qualität ist, bevor die Qualität der Präventionsarbeit bewertet und weiterentwickelt werden kann (Brotherhood 2015, S. 6). Somit hilft die Wirkungskette, Qualitätsstandards nicht als Ergebnis für sich, sondern als Mittel zum Zweck zu verstehen: nämlich die Ziele der Präventionsarbeit zu erreichen. Zu den Zielen der Suchtprävention zählt, die Lebenszusammenhänge von Kindern, Jugendlichen und Erwachsenen positiv zu beeinflussen und ihre individuellen Kompetenzen zu stärken, um negativen Folgen von Substanzgebrauch vorzubeugen (Hallmann et al. 2007, S. 6, siehe auch Abschn. 1.1).

Ferner ist das Verhältnis zwischen Qualitätsstandards und Evaluation zu klären. Die Einhaltung von Qualitätsstandards kann die Durchführung von Evaluationen nämlich nicht ersetzen (und umgekehrt). Obwohl es sich sowohl bei Qualitätsstandards als auch bei Evaluationen um wichtige Instrumente bzw. Verfahren zur Qualitätssicherung und -entwicklung handelt, unterscheiden sie sich wesentlich. In aller Kürze sei dazu gesagt, dass sich Ergebnisevaluationen auf die *Wirksamkeit* einer Maßnahme beziehen, während die Beurteilung einer Maßnahme hinsichtlich ihrer *Qualität* auch andere Aspekte berücksichtigen sollte (siehe dazu Abschn. 1).

Es sollte stets in Erinnerung gerufen werden, dass das Einhalten von Qualitätsstandards die Wirksamkeit einer Maßnahme nicht *garantieren* kann. Das Einhalten von Qualitätsstandards bedeutet, dass neue Maßnahmen den formulierten Qualitätsanforderungen entsprechend entwickelt und umgesetzt werden. Im Fall von Maßnahmen, die schon anderswo evaluiert und für wirksam befunden worden sind, beziehen sich Qualitätsstandards auf die qualitativ hochwertige Adaptierung und Durchführung dieser Maßnahmen. Theoretisch könnte sich aber auch eine perfekt geplante und perfekt durchgeführte Maßnahme als wirkungslos erweisen (Schlömer und Kalke 2013, S. 125). Darüber hinaus ist bislang noch kaum erforscht, ob und inwieweit das Einhalten von Qualitätsstandards tatsächlich die Wirksamkeit von Maßnahmen erhöht. Obwohl es also plausibel ist, dass die Einhaltung von Qualitätsstandards die Wirksamkeit einer Maßnahme erhöht, gibt es dazu kaum empirische Befunde (Tempel et al. 2013, S. 195). Daher sind, auch wenn Qualitätsstandards eingehalten werden, Evaluationen trotzdem notwendig, um die Wirksamkeit einer Maßnahme beurteilen zu können (Brotherhood und Sumnall 2011, S. 30). Andererseits sind Ergebnisevaluationen nicht immer möglich (etwa weil nicht praktisch durchführbar oder nicht ausreichend Ressourcen zur Verfügung stehen) (z. B. Experten- u. Expertinnengruppe „Kölner Klausurwoche" 2014; Loss 2014, S. 8–9; Hallmann et al. 2007, S. 19). In solchen Fällen kann das Einhalten von Qualitätsstandards das Vertrauen in die Wirksamkeit der Maßnahme erhöhen; die eben erwähnten Einschränkungen sind jedoch zu beachten.

3.2 Praktische Anwendungsmöglichkeiten für Qualitätsstandards in der Suchtprävention

Die vorangehenden Abschnitte haben bereits angedeutet, wie Qualitätsstandards in der Praxis von PraktikerInnen, EntscheidungsträgerInnen und anderen AkteurInnen der Suchtprävention genutzt werden können; dies wird hier mit einigen Ergänzungen zusammengefasst. Qualitätsstandards können also unter anderem folgende Aktivitäten unterstützen:

- *Qualitätssicherung* meint „alle organisatorischen und technischen Maßnahmen, die vorbereitend, begleitend und prüfend der Schaffung und Erhaltung einer definierten Qualität eines Produkts oder einer Dienstleistung dienen" (Springer Gabler Verlag 2015a, zit. in Hallmann 2013, S. 104). Dabei ist wichtig festzuhalten, dass Qualitätssicherung in der Suchtprävention auch viele Aktivitäten (z. B. Planungstreffen, Einbindung der Zielgruppe, Dokumentation, Selbstreflektion, externes Feedback einholen) umfasst, die so „selbstverständlich" sein können, dass Anbieter sie gar nicht explizit als Qualitätssicherung wahrnehmen (Brotherhood et al. 2014). Qualitätsstandards können dabei nutzbringend als Grundlage für die Erarbeitung von Leitfäden, Arbeitsabläufen, Checklisten usw. dienen. Gerade bei der Entwicklung neuer (auch innovativer) Maßnahmen ermöglichen Qualitätsstandards in Form von Checklisten eine systematische Planung sowie einen Soll-Ist-Vergleich.
- *Qualitätsentwicklung* meint „den Prozess der Qualitätserstellung selbst und damit einen schrittweisen und kontinuierlichen Entwicklungsprozess, für den verschiedene Qualitätsanstrengungen nötig sind" (Tempel et al. 2013, S. 14). Qualitätsstandards helfen, Stärken und Schwächen von Maßnahmen bzw. innerhalb der Anbieter zu identifizieren und somit Entwicklungspotenziale zu erkennen und gezielte Verbesserungen vorzunehmen (z. B. wie gut wird die Zielgruppe bei der Maßnahmenentwicklung eingebunden? Wie gut funktionieren die internen Kommunikationsabläufe?). Standards, die zwischen mehreren Qualitätsstufen unterscheiden (z. B. vier Stufen bei QIP, zwei Stufen bei EDPQS), unterstützen einen schrittweisen Entwicklungsprozess (Burkhart 2015, S. 24).
- *Qualitätsmanagement* meint die „Planung, Steuerung und Überwachung der Qualität eines Prozesses bzw. Prozessergebnisses; [es] umfasst Qualitätsplanung, -lenkung, -prüfung, -verbesserung und -sicherung" (Springer Gabler Verlag 2015b, zit. in Hallmann 2013, S. 104). Qualitätsmanagement geht somit über die (unter Umständen relativ informelle) Qualitätssicherung hinaus und formalisiert den Prozess, für gewöhnlich mit Bezug auf ein bestimmtes Qualitätsmanagementsystem oder -modell (z. B. DIN EN ISO 9000, EFQM) (Tempel et al. 2013, S. 16). Im Zuge des Qualitätsmanagements können zum Beispiel neue Qualitätsstandards entwickelt oder bereits bestehende Standards als Handlungsprinzipien in das Unternehmensleitbild aufgenommen werden.
- *Antragstellung.* Abgesehen davon, dass Qualitätsstandards als systematische Checkliste die Vorbereitung eines Förderantrags erleichtern können, kann die explizite Bezugnahme auf Qualitätsstandards auch helfen, Entschei-

dungsträger Innen von der Qualität einer Maßnahme zu überzeugen. Dabei sollten jedoch pauschale Aussagen, die keinen wirklichen Bezug zwischen den Standards und der Maßnahme herstellen, vermieden werden. Um die Nachvollziehbarkeit zu gewährleisten, sollte stattdessen beschrieben werden, wie relevante Qualitätsstandards konkret, also durch welche Handlungen des Anbieters, erfüllt werden (auch wenn dies bei komplexen Qualitätsstandards nur beispielhaft und für ausgewählte Standards praktikabel sein wird). Falls sich Anbieter zur Einhaltung bestimmter Qualitätsstandards selbstverpflichtet haben, so kann dies ebenfalls erwähnt werden.

- *Qualitätsprüfung bei der Auswahl von Maßnahmen.* Anbieter, die eine bereits bestehende Maßnahme verwenden (adaptieren) möchten, oder Geldgeber, die über zu fördernde Maßnahmen entscheiden müssen, können Qualitätsstandards als Kriterien bei der Auswahl von Maßnahmen heranziehen. Dies erlaubt ihnen, vorhandene Maßnahmen systematisch zu begutachten, miteinander zu vergleichen und eine gut begründbare Auswahl zu treffen. Darüber hinaus können Qualitätsstandards auch zur Formulierung von Verbesserungsvorschlägen verwendet werden (siehe auch Abb. 2).
- *Erstellung von Versorgungsanalysen, Empfehlungslisten, usw.* Solche Ressourcen bieten einen Überblick über vorhandene Maßnahmen entlang vorab festgelegter Kriterien (z. B. Ziele, Zielgruppe, Setting). Bei Empfehlungslisten (wie zum Beispiel die „Grüne Liste Prävention" des Landespräventionsrates Niedersachsen, http://www.gruene-liste-praevention.de) bestimmen Kriterien, welche Programme aufgenommen bzw. als empfehlenswert eingestuft werden (siehe dazu auch Schlömer und Kalke 2013; Burkhart 2015). Wo Aussagen über die Qualität der Maßnahmen getroffen werden (z. B. Stärken und Schwächen), fließen bestimmte Vorstellungen über Qualität in die Kriterien ein; Qualitätsstandards können daher bei der Entwicklung der Kriterien helfen. Für die NutzerInnen kann der explizite Bezug auf Qualitätsstandards auch die Transparenz erhöhen.
- *Akkreditierung bzw. Zertifizierung.* Diese Begriffe werden oft synonym verwendet, wobei die Bedeutung auch kontextabhängig ist. Burkhart (2015, S. 31) schlägt speziell für den Qualitätsdiskurs in der Suchtprävention vor, dass Präventionsanbieter und Präventionsfachkräfte akkreditiert werden, während Maßnahmen zertifiziert werden. In beiden Fällen helfen Qualitätsstandards, die Anforderungen, die für eine Akkreditierung bzw. Zertifizierung erfüllt sein müssen, zu formulieren. Dies ist ein Bereich, der sich zukünftig noch stärker entwickeln dürfte (siehe dazu weiter Burkhart 2015).
- *Über Prävention nachdenken und kommunizieren.* Last but not least sollten Qualitätsstandards für eine gemeinsame Vision qualitativ hochwertiger Prävention stehen. Zusammen mit der einheitlichen Sprache und Struktur, die Qualitätsstandards bieten, kann dies die Kommunikation zwischen verschiedenen AkteurInnen der Suchtprävention erleichtern (Tempel et al. 2013, S. 259). Sie können daher zum Beispiel in Schulungen oder Teambesprechungen, aber auch in Verhandlungen zwischen Anbietern und Geldgebern von Nutzen sein, um eine gemeinsame Basis zu finden.

Diese Aufstellung erhebt keinen Anspruch auf Vollständigkeit, sondern soll lediglich einen Einblick in die vielfältigen Anwendungsmöglichkeiten bieten. Konkrete Anwendungen von Qualitätsstandards am Beispiel EDPQS sind auf http://www.prevention-standards.eu dokumentiert. Es sollte deutlich geworden sein, dass Qualitätsstandards nicht nur „in der Theorie" von Bedeutung sind, sondern vor allem den Arbeitsalltag ganz praktisch durch verbesserte Kommunikation, strukturiertere Arbeitsabläufe usw. erleichtern können (der Nutzen unterschiedlicher Instrumente und Verfahren wird auch bei Tempel et al. 2013 beschrieben, zusammenfassend auf S. 194). Qualitätsstandards, die nicht in der Praxis angewendet werden, sind nutzlos. Viele Qualitätsstandards sind daher anwendungsorientiert aufbereitet oder um Materialien (z. B. Checklisten) ergänzt, welche diese praktische Anwendung fördern und unterstützen sollen.

4 Die Umsetzung von Qualitätsstandards in der Praxis der Suchtprävention

4.1 Herausforderungen bei der Anwendung und Umsetzung von Qualitätsstandards

Im letzten Abschnitt wurden Anwendungsmöglichkeiten für Qualitätsstandards in der Praxis der Suchtprävention aufgezeigt. Die *Anwendung* von Qualitätsstandards ist aber nicht mit ihrer *Umsetzung* zu verwechseln. Wenn zum Beispiel Qualitätsstandards in Form einer Checkliste bei der Planung einer Maßnahme verwendet werden, so kann das zwar helfen, Schwächen im Konzept aufzudecken, behoben sind diese Schwächen dadurch aber noch nicht. Dies erfordert weitere Handlungen durch die für die Maßnahme Verantwortlichen. Eine Studie zu „Qualität in der Prävention" (QIP) (siehe Abschn. 2) zeigte, dass 40 % der Anbieter innerhalb von vier Monaten nach Erhalt des Feedbacks konkrete Verbesserungen durchgeführt hatten, was als ein hoher Anteil eingestuft wird (Kliche 2009; zit. in Tempel et al. 2013, S. 86). Bedenklich ist dies trotzdem, denn bei Qualitätsstandards, die nicht in ein Verfahren wie QIP eingebettet sind, dürfte der Anteil jener, die aufgrund der Anwendung von Qualitätsstandards Verbesserungen an ihrer Maßnahme vornehmen, wesentlich niedriger sein. Doch auch schon vor diesem Punkt können Schwierigkeiten auftreten, sodass es nicht einmal zur Anwendung kommt. So zeigte sich in der schon erwähnten BZgA-Studie, dass von 46 identifizierten Instrumenten und Verfahren zur Qualitätssicherung nur bei höchstens 27 (59 %) auch davon ausgegangen werden konnte, dass diese tatsächlich in der Praxis Anwendung finden (Stand: 2010; Tempel et al. 2013, S. 26). Was sind also mögliche Herausforderungen, die solche Befunde erklären könnten? Auf Basis der im Rahmen der EDPQS-Projekte gewonnenen Erkenntnisse (z. B. Brotherhood et al. 2010) scheinen drei Bereiche in dieser Hinsicht besonders relevant zu sein.

Erstens stellt Ressourcenknappheit eine wesentliche Herausforderung dar. Dass Qualitätsstandards nicht verwendet werden, kann beispielsweise daran liegen, dass die EntwicklerInnen nicht die nötigen Ressourcen zur Verfügung hatten, um die Instrumente bzw. Verfahren ausreichend bekannt zu machen bzw. potenzielle NutzerInnen bei der Anwendung zu unterstützen. Ressourcen müssen daher nicht nur für die Entwicklung von

Abb. 2 Beispiel eines einfachen Entscheidungsbaums zur Bewertung und Entwicklung von Projekten mit Hilfe von Qualitätsstandards. (Quelle: eigene Darstellung)

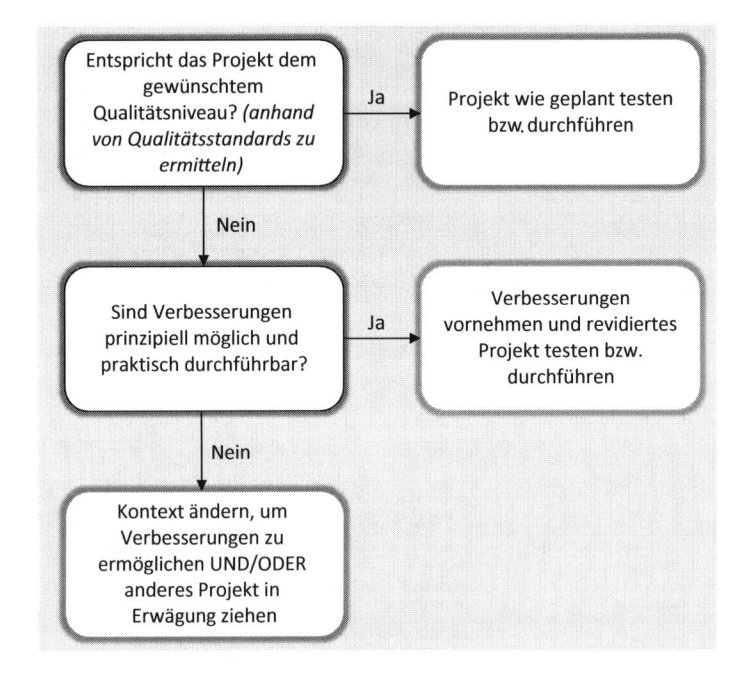

Qualitätsstandards, sondern auch für effektive Methoden der Bekanntmachung eingeplant werden (Brotherhood et al. 2015). Auch können NutzerInnen die Anwendung der Qualitätsstandards als zu ressourcenintensiv wahrnehmen, vor allem wenn die Materialien relativ komplex bzw. umfangreich sind. Da die meisten Materialien frei verfügbar sind, stellt der Zeitaufwand für Einarbeitung und Anwendung den größten Kostenpunkt dar (Tempel et al. 2013, S. 192). Schulungen können helfen, die (wahrgenommenen) Kosten für die NutzerInnen zu reduzieren, indem die Einarbeitung in die Materialien erleichtert wird. Letztendlich bestimmen Ressourcen auch die Möglichkeiten zur Umsetzung. Selbst wenn Anbieter Schwächen identifiziert haben, an denen sie arbeiten wollen, können Ressourcen für Verbesserungen fehlen oder bestehende Strukturen (z. B. Förderbedingungen) keine Veränderungen zulassen. Das kann Frustration bewirken bzw. dazu führen, dass Qualitätsstandards als rein theoretische Anforderungen wahrgenommen werden, die in der Praxis unerfüllbar sind (Brotherhood et al. 2014).

Ein zweites wichtiges Thema ist Unsicherheit bei potenziellen NutzerInnen. Angesichts der Vielzahl an verfügbaren Instrumenten (siehe Abschn. 2), können potenzielle NutzerInnen schon mit der Auswahl eines für sie passenden Instruments überfordert sein (Tempel et al. 2013, S. 8). Gelegentlich wird daher der Wunsch nach einem „einheitlichen, qualitativ hochwertigen Bewertungsinstrument" (Experten- u. Expertinnengruppe „Kölner Klausurwoche" 2014, S. 24) bzw. einem „Königsinstrument" (Schlömer und Kalke 2013, S. 126) zur Bewertung von Maßnahmen, vor allem im Kontext von Empfehlungslisten, geäußert. Dass sich ein einzelnes Instrument konsequent durchsetzen könnte, erscheint allerdings unrealistisch und mag auch nicht wünschenswert sein. Wie in Abschn. 2 angedeutet, unterscheiden sich bestehende Instrumente aufgrund der verschiedenen Zielsetzungen, Entwicklungszusammenhänge, Präferenzen, usw., sodass jedes Instrument seine Vor- und Nachteile hat. Dies lässt sich auf europäischer Ebene gut veranschaulichen, denn auch hier gibt es inzwischen drei settingunabhängige Qualitätsstandards speziell für die Suchtprävention: die EDPQS (Brotherhood und Sumnall 2011); die EQUS (Uchtenhagen und Schaub 2011); sowie die Standards, die im September 2015 vom europäischen Rat angenommen wurden (General Secretariat of the Council 2015). Die drei Dokumente unterscheiden sich weniger in Bezug auf ihre Kernaussagen, sondern vor allem was ihren Zweck – und damit ihre Länge und Struktur – betrifft. Während zum Beispiel komplex aufgebaute Standards wie die EDPQS für die Qualitätsentwicklung gut nutzbar sind, könnten die anderen beiden Dokumente, die einfacher aufgebaut sind, als Grundlage für Zertifizierung brauchbarer sein. Sinnvoller als ein einzelnes Instrument erscheinen daher Publikationen und Portale, welche nicht nur die Vor- und Nachteile verschiedener Instrumente beschreiben, sondern auch klären, unter welchen Bedingungen welches Instrument am nutzbringendsten eingesetzt werden kann (ähnlich Tempel et al. 2013, S. 9, 196). Unterstützung bei der Auswahl des richtigen Instruments könnten auch die jeweiligen Fachstellen für Suchtprävention (etwa auf Länderebene) bieten. Bei Empfehlungslisten wäre wichtig, die zugrunde gelegten Qualitätsstandards so transparent darzustellen, dass NutzerInnen schnell feststellen können, ob diese ihren eigenen Erwartungen und Bedürfnissen entsprechen oder nicht.

Unsicherheit spielt aber auch bei der Anwendung und Umsetzung eine große Rolle. Bei der Anwendung ist eine wesentliche Frage, ob ein Qualitätsstandard erfüllt ist oder nicht. Ohne Schulungen oder ausführliche Anleitungen mit zahlreichen Praxisbeispielen kann dies, gerade bei settingunabhängigen Standards, schwierig zu ermitteln sein. Die Gefahr besteht dann, dass Standards als erfüllt betrachtet werden, obwohl sie es nicht sind (oder auch umgekehrt) und dass kein Nutzen aus der Anwendung gezogen werden kann (Brotherhood et al. 2014). Nicht umsonst werden zum Beispiel bei QIP mindestens drei geschulte ExpertInnen eingesetzt (Tempel et al. 2013, S. 85). Bei der Umsetzung sind NutzerInnen dann mit der Herausforderung konfrontiert, allgemeine Empfehlungen in die konkrete Praxis umzusetzen. Wo es zum Beispiel darum geht, Planungsprozesse zu verbessern, können Methoden wie die Zielorientierte Projektplanung (ZOPP) oder Projektmanagementtools wie „quint-essenz" helfen. Bei Themen wie Evidenzbasierung oder Evaluation gestaltet sich die Sache allerdings schwieriger. So argumentiert zum Beispiel Schlömer (2015, S. 19), dass die Forderung des Kölner Memorandums zur Evidenzbasierung (nämlich, das bereits vorhandene Wissen aus Praxis und Forschung gewissenhaft, vernünftig und systematisch zu nutzen) für PraktikerInnen im Arbeitsalltag nicht einfach umzusetzen ist und diese daher überfordern könnte. Auch kann von PraktikerInnen nicht ohne Weiteres erwartet werden, dass sie Maßnahmen evaluieren, wenn selbst in der Wissenschaft die Frage nach geeigneten Evaluationsmethoden für die Suchtprävention noch nicht zufriedenstellend beantwortet ist (siehe dazu z. B. Loss 2014; Uhl 2015). Die Umsetzung solcher Qualitätsstandards muss daher zum Beispiel durch die stärkere Zusammenarbeit von Forschung und Praxis unterstützt werden (Experten- u. Expertinnengruppe „Kölner Klausurwoche" 2014, S. 23).

Das dritte Thema, das hier nur angeschnitten werden kann, betrifft die externe Verpflichtung zur Einhaltung von Qualitätsstandards, also wenn die Einhaltung von Qualitätsstandards von Geldgebern und ähnlichen Institutionen („top-down") gefordert und nicht von den PraktikerInnen selbst („bottom-up") initiiert wird. Wenn solche Prozesse nicht vorsichtig geplant und implementiert werden, können sie dazu führen, dass PraktikerInnen aus einer defensiven Position in die Qualitätsdebatte einsteigen. Schnell kann der Eindruck entstehen, dass PraktikerInnen, um ihre Existenz zu legitimieren, die Qualität ihres Angebotes messbar machen und dokumentieren müssen anstatt sich ihrer eigentlichen Aufgabe, nämlich der Arbeit mit der Zielgruppe, widmen zu können: „Wer minutiös dokumentieren muss, was er arbeiten würde, wenn er nicht mit der Dokumentation beschäftigt wäre, für den verkürzt sich der Ausdruck ‚Qualitätssicherung' zur ‚Qual'" (Uhl 2015, S. 7). Unter solchen Bedingungen können Qualitätsstandards nicht wirken wie intendiert. Stattdessen könnten sie im Extremfall dazu führen, dass eigentliche Qualitätsentwicklung an Bedeutung verliert, während Zeit darin investiert wird, die Dokumentation so zu verbessern, dass die Maßnahme in einem günstigeren Licht erscheint (European Prevention Standards Partnership 2015, S. 7–8). Bei „top-down"-Initiativen ist es daher unbedingt erforderlich, PraktikerInnen schon bei der Entwicklung der Qualitätsstandards einzubeziehen und sie bei der Umsetzung zu unterstützen (etwa durch angemessene Förderungen, Schulungen, Projektbegleitung; Brotherhood et al. 2015) anstatt ihnen nur mit Budgetkürzungen bei Nichteinhaltung der Qualitätsstandards zu „drohen".

4.2 Die Umsetzung von Qualitätsstandards erfordert den Blick auf das System der Prävention

Aus dem bislang Geschriebenen ergibt sich, dass Qualitätsstandards nicht für sich stehen können und als isolierte Einzelaktion die Qualität in der Suchtprävention *nicht* verbessern können. Vor allem bei „top-down"-Initiativen können überhöhte Erwartungen an Qualitätsstandards entstehen (etwa, dass alleine die Einführung von Qualitätsstandards zu deutlichen Verbesserungen in der Qualität führen wird), die in Enttäuschung enden und im schlimmsten Fall zu einer Abwendung vom Thema „Qualität" führen können. An dieser Stelle soll daher betont werden, dass Qualitätsstandards nur dann wirken können, wenn sie in Systeme eingebettet sind, die ebenfalls auf Qualität ausgerichtet sind.

Zum einen geht es dabei um den konkreten Zusammenhang, in dem Qualitätsstandards zur Anwendung kommen, d. h. ob Qualitätsstandards in Verfahren eingebettet sind, die ihre Anwendung und die Umsetzung der Erkenntnisse systematisch unterstützen. Das mag innerhalb des Anbieters selbst sein (z. B. Anwendung von Qualitätsstandards im Rahmen der üblichen Qualitätssicherung), oder kann auch von außen unterstützt werden (wie bei QIP, siehe Abschn. 2).

Zum anderen geht es dabei um den größeren Zusammenhang, in dem Prävention stattfindet. In den letzten Jahren ist Prävention als System (Engl. *prevention system*) vermehrt in den Fokus gerückt. Im Oktober 2013 lud zum Beispiel die Europäische Beobachtungsstelle für Drogen und Drogensucht (EMCDDA) ExpertInnen aus 11 EU-Mitgliedsstaaten (auch Deutschland) zu einem Treffen mit dem Titel „Prevention systems: how to transform evidence into practice" (die Dokumentation ist unter http://www.emcdda.europa.eu/activities/expert-meetings/2013/prevention abrufbar). Auch beschreiben die „International Standards on Drug Use Prevention" in einem eigenen, empfehlenswerten Kapitel, wie ein gutes System für die Suchtprävention aussehen könnte (UNODC 2015, S. 31–37).

Gemeint ist mit diesem Systembegriff die Art und Weise, wie Präventionsarbeit innerhalb einer administrativen Einheit (z. B. Gemeinde, Bundesland, Staat) organisiert ist. Das System der Prävention beinhaltet somit „all jene Strategien, Strukturen, Organisationen, Menschen und Handlungen, die hauptsächlich darauf ausgerichtet sind, Gesundheit durch präventive Maßnahmen zu fördern, wiederherzustellen oder zu sichern" (European Prevention Standards Partnership 2015, S. 8, meine Übersetzung). Ist man an Qualität in der Prävention interessiert, so ist jeder Bestandteil des Systems daraufhin zu überprüfen, ob er zur Qualität in der Prävention beiträgt oder diese hindert. Konkret heißt dies zum Beispiel (siehe auch Brotherhood et al. 2015, Step 2, S. 12; Burkhart 2015; Experten- u. Expertinnengruppe „Kölner Klausurwoche" 2014; Hallmann et al. 2007; Hallmann 2013; Tempel et al. 2013; UNODC 2015):

- Gibt es eine zentrale Stelle, die Aktivitäten im Bereich Prävention erfolgreich koordiniert und auch hinsichtlich ihrer Qualität überprüft bzw. begleitet? Gibt es eigene Qualitätsbeauftragte und Arbeitskreise zu Qualität, auch auf lokaler Ebene?
- Gibt es von politischer Seite ein echtes Bekenntnis zu Qualität, das mit der Bereitstellung adäquater Geldmittel und anderer Ressourcen für nachhaltige Forschung und Praxis einhergeht?
- Werden Projektausschreibungen auf Basis von Bedarfserhebungen erstellt? Inwieweit wird bei der Finanzierung von Maßnahmen deren Qualität berücksichtigt? Gibt es die Möglichkeit zur Zertifizierung von Maßnahmen?
- Inwieweit sichern bestehenden Strukturen zur Aus- und Weiterbildung, dass Präventionsfachkräfte das nötige Wissen und Können für qualitativ hochwertiges Arbeiten besitzen? Gibt es für Präventionsfachkräfte die Möglichkeit der Akkreditierung?
- Wie gut funktioniert der (reale und virtuelle) Austausch zwischen EntscheidungsträgerInnen, PraktikerInnen und WissenschafterInnen? Wie gut funktioniert der Informationsfluss zwischen der lokalen, regionalen, nationalen und internationalen Ebene?
- Gibt es Online-Portale, die vorhandene epidemiologische Daten, wissenschaftliche Befunde zur Wirksamkeit von Maßnahmen, empfohlene Programme, verpflichtende und empfohlene Richtlinien, Instrumente zur Qualitätssicherung, Bedarfsanalyse, Evaluation usw., kostenlos und übersichtlich bereitstellen? Sind diese bekannt und werden sie genutzt?

Qualität in der Suchtprävention ist somit das Produkt der *Gesamtheit* all dessen, was in der Prävention auf Systemebene vor sich geht (ähnlich Hallmann 2013, S. 106). Die Forschung zur Suchtprävention als System steckt allerdings noch in den Kinderschuhen, sodass zum Beispiel noch nicht empirisch geklärt ist, welche Bestandteile oder Merkmale eines Systems für die Qualität der Präventionsarbeit besonders von Bedeutung sind. Dies ist ein Bereich, der in Zukunft noch besser erforscht werden sollte (Experten- u. Expertinnengruppe „Kölner Klausurwoche" 2014, S. 16).

5 Zusammenfassung und Ausblick

In den letzten Jahrzehnten hat es wesentliche Fortschritte im Diskurs rund um die Qualität der Suchtprävention gegeben, die sich unter anderem an der kontinuierlichen Weiterentwicklung der theoretischen Grundlagen sowie der eigentlichen Präventionsansätze ablesen lassen (siehe auch Burkharts Beitrag in diesem Band). Qualitätsstandards gelten als ein wichtiges Instrument, um diesen Prozess weiter voranzutreiben. Sie können beispielsweise dabei helfen, die Qualität der (eigenen) Präventionsarbeit zu belegen, Maßnahmen zu reflektieren und weiterzuentwickeln, Arbeitsabläufe zu strukturieren, und allgemein über Prävention nachzudenken und zu kommunizieren. Dadurch sollte sich auch der Nutzen der Präventionsarbeit für die EndadressatInnen erhöhen. Obwohl qualitativ hochwertiges Arbeiten natürlich auch ohne verschriftlichte Qualitätsstandards möglich ist, erlaubt die Verschriftlichung den in der Prävention Handelnden, ein gemeinsames Ziel vor Augen zu haben.

Mittlerweile gibt es eine Vielzahl an Qualitätsstandards, als Statements formuliert und/oder anwendungsorientiert als Planungsbögen, Checklisten, usw. aufbereitet, die im Rahmen der Qualitätssicherung, -prüfung und -entwicklung eingesetzt werden können. Obgleich die Anzahl an verfügbaren Instrumenten zunächst überwältigend sein kann, so bedeutet dies auch, dass Präventionsfachkräfte jenes Instrument nutzen können, das ihren Bedürfnissen am besten entspricht. Weitere Arbeit ist hier nötig, um die Auswahl des passenden Instruments zu erleichtern (Tempel et al. 2013, S. 196–199). Die verfügbaren europäischen Qualitätsstandards zur Suchtprävention (EDPQS) können als Referenzwerk dienen, um Inhalte abzugleichen und die eigenen Standards weiterzuentwickeln.

Gerade aufgrund des bisher Erreichten besteht nun die Gefahr, dass das Thema „Qualität" als erledigt betrachtet wird. Dies wäre fatal, denn Qualitätssicherung hat keinen Endpunkt, sondern Qualität muss immer wieder bei der Planung, im Austausch mit KollegInnen und in Kontakt mit der Zielgruppe neu hergestellt werden (Hallmann et al. 2007). Gerade das Kölner Memorandum zur Evidenzbasierung und die Reaktionen darauf zeigen, dass wir noch nicht alle dasselbe meinen, wenn wir von „Qualität" sprechen. Qualität wird aber nicht nur über die Anwendung von Qualitätsstandards gesichert, sondern auch durch das Präventionssystem erzeugt. Strukturelle Bedingungen wie Ressourcenknappheit, Legitimierungsdruck (und damit verbundener Fokus auf das Messbare) sowie abnehmende Steuerungsmöglichkeiten angesichts zunehmender Dezentralisierung können die Qualität der Präventionsarbeit beeinträchtigen, sodass wider besseren Wissens Maßnahmen durchgeführt werden, die modernen Qualitätsansprüchen nicht gerecht werden (Hallmann 2013, S. 108). Um Qualität zu erreichen, bedarf es eines Systems, das Qualität nicht nur fordert, sondern auch fördert. Eine zukünftige Herausforderung wird daher darin bestehen, unsere Präventionssysteme, die eher gewachsen als geplant sind, auf Qualität auszurichten.

Das Thema „Qualitätsstandards" mag zunächst wenig Interesse hervorrufen, da es vielleicht eher mit Bürokratie und Einengung des Handlungsspielraums in Verbindung gebracht wird. Tatsächlich beantworten Qualitätsstandards aber wesentliche Fragen der Prävention: was ist gute Präventionsarbeit; und wie können wir den Bedürfnissen der Zielgruppe bestmöglich entsprechen? Zum Abschluss sei daher die Leserin bzw. der Leser dazu angeleitet, die eigene Position zu reflektieren: Was bedeutet für mich Qualität? Wie wird Qualität aktuell in meiner Arbeit gesichert? Wo bin ich mit der Qualität selbst nicht zufrieden? Bin ich mir darüber im Klaren, was für Qualitätsstandards meiner Arbeit zugrunde liegen? Hoffentlich können die aus diesem Beitrag gewonnenen Erkenntnisse bei der Beantwortung dieser Fragen helfen.

Danksagung Ich bedanke mich bei Gregor Burkhart für hilfreiche Verbesserungsvorschläge, sowie bei Thomas Kliche und Jürgen Töppich für die Klärung meiner Fragen zu „Qualität in der Prävention" (QIP). Die Projekte zu den „European Drug Prevention Quality Standards" (EDPQS) wurden durch die Europäische Union im Rahmen des „Programme of Community Action in the field of Public Health" und des „Drug Prevention and Information Programme (DPIP)" gefördert. Die dargelegten Gedanken sind im Gespräch mit vielen KollegInnen entstanden. Ich möchte insbesondere dem Projektleiter Harry Sumnall danken, sowie Gregor Burkhart und den übrigen ProjektpartnerInnen; darüber hinaus Frederick Groeger-Roth, der es ermöglichte, im Rahmen der Fachtagung „Bedarfsanalyse als fachliche Herausforderung für die Praxis: Professionalisierung kommunaler Alkoholprävention" (Hannover, November 2012) die EDPQS mit deutschen PraktikerInnen zu diskutieren; letztendlich den Herausgebern dieses Sammelbands für die Zusammenarbeit am EDPQS-Projekt und die Möglichkeit, mit diesem Beitrag das Thema „Qualität in der Prävention" einer breiteren Öffentlichkeit nahe zu bringen.

Literatur

Bayerisches Landesamt für Gesundheit und Lebensmittelsicherheit (LGL). (Hrsg.). (2014). *Qualität in der Suchtprävention 2013: Evidenz schaffen für die Wirksamkeit suchtpräventiver Maßnahmen*. Dokumentation der Augsburger Fachtagung (24./25. Juni 2013). Erlangen/Köln: LGL, Bundeszentrale für gesundheitliche Aufklärung (BZgA).

Brotherhood, A. (2015). *EDPQS theory of change: How can the introduction of quality standards help improve prevention practice and lead to better outcomes for target populations?* Liverpool: Centre for Public Health. http://prevention-standards.eu/theory-of-change/. Zugegriffen am 15.07.2016.

Brotherhood, A., & Sumnall, H. R. (2011). *European drug prevention quality standards: A manual for prevention professionals* (EMCDDA Manual 7). Luxembourg: Publications Office of the European Union. http://prevention-standards.eu/manual/. Zugegriffen am 15.07.2016.

Brotherhood, A., & Sumnall, H. R. (2013). *European drug prevention quality standards: A quick guide* (EMCDDA Ad-hoc Publications). Luxembourg: Publications Office of the European Union. http://prevention-standards.eu/quick-guide/. Zugegriffen am 15.07.2016.

Brotherhood, A., Sumnall, H. R., & the Prevention Standards Partnership. (2010). *European drug prevention quality standards*. Final Report to the Executive Agency for Health and Consumers (D7). Liverpool: Centre for Public Health. http://prevention-standards.eu/wp-content/uploads/2013/06/EDPQS-Phase-1-project-report-web.pdf. Zugegriffen am 15.07.2016.

Brotherhood, A., Atkinson, A. M., Bates, G., & Sumnall, H. R. (2013). *Adolescents as customers of addiction. Background report 2: Review of reviews*. ALICE RAP Deliverable 16.1, Work Package 16. Liverpool: Centre for Public Health. http://www.alicerap.eu/resources/documents/doc_download/154-deliverable-16-1-adolescents-as-customers-of-addictions.html. Zugegriffen am 15.07.2016.

Brotherhood, A., Lee, J. T., Sumnall, H. R., & the Prevention Standards Partnership. (2014). *Case study review of 'real world' application of drug prevention quality standards*. Deliverable 1.2, Workstream 1, Promoting Excellence in Drug Prevention in the EU – Phase 2 of the European Drug Prevention Quality Standards Project. Liverpool: Centre for Public Health.

Brotherhood, A., Sumnall, H. R., & the Prevention Standards Partnership. (2015). *EDPQS Toolkit 4: Promoting quality standards in different contexts („Adaptation and Dissemination Toolkit")*. Liverpool: Centre for Public Health. http://prevention-standards.eu/toolkit-4/. Zugegriffen am 15.07.2016.

Bühler, A., & Thrul, J. (2013). *Expertise zur Suchtprävention*. Aktualisierte und erweiterte Neuauflage der „Expertise zur Prävention des Substanzmissbrauchs" (Forschung und Praxis der Gesundheitsförderung Band 46). Köln: Bundeszentrale für gesundheitliche Aufklärung (BZgA).

Bühler, A., & Thrul, J. (2014). Wie kommt Evidenz in die Praxis? In Bayerisches Landesamt für Gesundheit und Lebensmittelsicherheit (LGL) (Hrsg.), *Qualität in der Suchtprävention 2013: Evidenz schaffen für die Wirksamkeit suchtpräventiver Maßnahmen*. Dokumentation der Augsburger Fachtagung (24./25. Juni 2013) (S. 36–45). Erlangen, Köln: LGL, BZgA.

Burkhart, G. (2015). International standards in prevention: How to influence prevention systems by policy interventions? *International Journal of Prevention and Treatment of Substance Use Disorders, 1*(3–4), 18–37.

Donabedian, A. (1990). The seven pillars of quality. *Archives of Pathology & Laboratory Medicine, 114*, 1115–1118.

Donabedian, A. (2005). Evaluating the quality of medical care. 1966. *Milbank Quarterly, 83*(4), 691–729.

EQUS (2011) *Building an EU consensus for minimum quality standards in the prevention, treatment and harm reduction of drugs*. Conference Summary of the European Conference (Brussels, 15–17 June 2011). http://ec.europa.eu/justice/newsroom/anti-drugs/events/110615/conference-summary-final-11-08-22_en.pdf. Zugegriffen am 15.07.2015.

European Prevention Standards Partnership. (2015). *EDPQS position paper: Defining „drug prevention" and „quality"*. Liverpool: Centre for Public Health. http://prevention-standards.eu/position-paper/. Zugegriffen am 15.07.2016.

Experten- u. Expertinnengruppe „Kölner Klausurwoche" (2014). *Memorandum Evidenzbasierung in der Suchtprävention: Möglichkeiten und Grenzen*. Köln: Deutsches Institut für Sucht- und Präventionsforschung der Katholischen Hochschule NRW, Abt. Köln.

General Secretariat of the Council. (2015). *Council conclusions on the implementation of the EU Action Plan on Drugs 2013–2016 regarding minimum quality standards in drug demand reduction in the European Union*. Council of the European Union (11985/15). http://data.consilium.europa.eu/doc/document/ST-11985-2015-INIT/en/pdf. Zugegriffen am 22.09.2015.

ginko Stiftung für Prävention. (2009). *Qualität in der Suchtprävention*. Dokumentation der Fachtagung am 5. und 6. Mai 2009 in Düsseldorf. Mülheim an der Ruhr: ginko Stiftung für Prävention; Bundeszentrale für gesundheitliche Aufklärung (BZgA).

Hallmann, H.-J. (2013). Qualitätssicherung der Suchtprävention – Stand der Dinge in Deutschland aus Sicht der Praxis. *Suchttherapie, 14*(3), 103–109.

Hallmann, H.-J., Holterhoff-Schulte, I., & Merfert-Diete, C. (2007). *Qualitätsanforderungen in der Suchtprävention*. Hamm, Hannover, Mülheim. http://www.dhs.de/fileadmin/user_upload/pdf/Arbeitsfeld_Praevention/Qualitaetsanforderungen_in_der_Suchtpraevention_2007.pdf. Zugegriffen am 15.07.2016.

Kliche, T. (2009). Qualitätssicherung – wozu ist die denn nütze? *HAGE Hintergrund. Forum für Gesundheitsförderung und Prävention, 15*(2), 4–5.

Loss, J. (2014). Evidenz und Evidenzgewinn für die Wirksamkeit suchtpräventiver Maßnahmen. In Bayerisches Landesamt für Gesundheit und Lebensmittelsicherheit (LGL) (Hrsg.), *Qualität in der Suchtprävention 2013: Evidenz schaffen für die Wirksamkeit suchtpräventiver Maßnahmen*. Dokumentation der Augsburger Fachtagung (24./25. Juni 2013) (S. 8–17). Erlangen, Köln: LGL, BZgA.

Sächsisches Staatsministerium für Soziales und Verbraucherschutz. (Hrsg.). (2012) *Qualität in der Suchtprävention*. Dokumentation der Fachtagung am 2. und 3. Mai 2011 in Dresden. Köln: Bundeszentrale für gesundheitliche Aufklärung (BZgA).

Schlömer, H. (2015). „Memorandum Evidenzbasierung in der Suchtprävention" – ein hilfreicher Beitrag zur Qualitätssicherung aus Sicht der Praxis? In akzept e.V. Bundesverband, Deutsche AIDS-Hilfe & JES e.V. Bundesverband (Hrsg.), *2. Alternativer Drogen- und Suchtbericht 2015* (S. 14–20). Lengerich: Pabst Science Publishers.

Schlömer, H., & Kalke, J. (2013). Bewertungs- und Klassifikationsinstrumente für die Suchtprävention: Aktueller Stand und zukünftige Herausforderungen. *Suchttherapie, 14*(3), 121–127.

Spahlinger, P. (o. J.). *Dot.sys – Dokumentationssystem der Suchtvorbeugung: Ergebnisbericht der bundesweiten Datenerhebung des Jahres 2010 (01. Januar – 31. Dezember 2010)*. Köln: Bundeszentrale für gesundheitliche Aufklärung (BZgA).

Springer Gabler Verlag. (2015a). Gabler Wirtschaftslexikon: Stichwort: Qualitätssicherung. http://wirtschaftslexikon.gabler.de/Archiv/57713/qualitaetssicherung-v5.html. Zugegriffen am 15.07.2015.

Springer Gabler Verlag. (2015b). Gabler Wirtschaftslexikon: Stichwort: Total Quality Management (TQM). http://wirtschaftslexikon.gabler.de/Archiv/73551/total-quality-management-tqm-v6.html. Zugegriffen am 15.07.2015.

Tempel, N., Bödeker, M., Reker, N., Schaefer, I., Klärs, G., & Kolip, P. (2013). *Qualitätssicherung von Projekten zur Gesundheitsförderung in Settings: Ein Kooperationsprojekt zwischen der Bundeszentrale für gesundheitliche Aufklärung und der Fakultät für Gesundheitswissenschaften der Universität Bielefeld* (Forschung und Praxis der Gesundheitsförderung, Bd. 42). Köln: BZgA.

Töppich, J., & Lehmann, H. (2009). QIP – Qualität in der Prävention: Ein Verfahren zur kontinuierlichen Qualitätsverbesserung in der Gesundheitsförderung und Prävention. In P. Kolip & V. E. Müller (Hrsg.), *Qualität von Gesundheitsförderung und Prävention* (S. 223–238). Bern: Hans Huber.

Uchtenhagen, A., & Schaub, M. P. (2011). *Minimum quality standards in drug demand reduction EQUS: Final report*. http://ec.europa.eu/justice/anti-drugs/files/equs_main_report_en.pdf. Zugegriffen am 15.07.2015.

Uhl, A. (2015). Wertewandel, Professionalisierung und Qualität in der Suchtprävention. *proJugend, 2*(2015), 4–7.

UNODC United Nations Office on Drugs and Crime. (2015). *International standards on drug use prevention*. Wien: Vereinte Nationen. https://www.unodc.org/unodc/en/prevention/prevention-standards.html. Zugegriffen am 22.09.2015.

Drug Checking und Aufklärung vor Ort in der niedrigschwelligen Präventionsarbeit

Sonja Grabenhofer, Karl Kociper, Constanze Nagy, Anton Luf und Rainer Schmid

Zusammenfassung

Der Konsum von illegalen psychoaktiven Substanzen wie *Ecstasy* und Amphetaminen ist in gewissen Musik- und Jugendkulturen ein nicht zu unterschätzendes Faktum. Illegale Substanzen werden auf dem Schwarzmarkt erworben, somit stellt die Ungewissheit bezüglich der Substanzzusammensetzung eines der größten Risiken im Zusammenhang mit dem Konsum dar. Da sogenannte Freizeitdrogenkonsumenten/innen selten auffällig werden und demnach traditionelle Einrichtungen der Drogenhilfe kaum in Anspruch nehmen, bedarf es spezieller Angebote um diese Risikogruppe mit Präventionsbotschaften zu erreichen. Integriertes Drug Checking (IDC) ist eine Möglichkeit auf dieses Phänomen im Sinne eines schadensminimierenden Präventionsansatzes zu reagieren. Dabei handelt es sich um ein aufsuchendes, lebensweltorientiertes und niedrigschwelliges Angebot, das die chemisch-toxikologische Analyse von Substanzen mit Information und Beratung durch Präventionsfachkräfte kombiniert. Ziele des IDC sind neben dem Erreichen der Zielgruppe, Risikoreduktion durch Vermittlung neutraler Informationen, Verhinderung von gesundheitlichen Schäden und in weiterer Folge Gewinnung von wissenschaftlichen Erkenntnissen über Konsumverhalten, -motive und -trends. Um diese Ziele zu erreichen, muss eine Vielzahl an organisatorischen, institutionellen und analytischen Rahmenbedingungen erfüllt sein.

Schlüsselwörter

Integriertes Drug Checking · Schadensminimierung · Harm Reduction · Prävention · Risikoreduktion · Chemisch-toxikologische Analyse · Freizeitdrogenkonsum · Frühintervention · Risikobewusstsein · Monitoring

Inhalt

1 Einleitung 328
2 Prävalenzen und mögliche gesundheitliche Risiken im Zusammenhang mit dem Konsum von illegalen psychoaktiven Substanzen 329
3 Begriffsklärung Drug Checking 329

S. Grabenhofer (✉) · K. Kociper (✉) · C. Nagy (✉) · R. Schmid (✉)
Checkit!, Suchthilfe Wien gGmbH, Wien, Österreich
E-Mail: sonja.grabenhofer@suchthilfe.at; karl.kociper@suchthilfe.at; constanze.nagy@suchthilfe.at; rainer.schmid@meduniwien.ac.at

A. Luf (✉)
Institut für Labormedizin, Medizinische Universität Wien, Wien, Österreich
E-Mail: anton.luf@meduniwien.ac.at

4 Integriertes Drug Checking (IDC) am
   Beispiel von *checkit!* 330
5 Analytisch-Chemische Aspekte des Drug
   Checking 332
6 Nutzen von Drug Checking 334
Literatur 337

1 Einleitung

In den 1990er-Jahren entwickelten sich Musik- und Jugendkulturen, bei denen bislang kaum verbreitete psychoaktive Substanzen wie *Ecstasy* (3,4-Methylendioxy-N-methylamphetamin; MDMA) und Amphetamine eine relevante Rolle spielten. Die Konsumenten/innen dieser damals neuen Substanzen – häufig unter dem Begriff *Party-, Klub-* oder *Dance Drugs* subsummiert – stellten Prävention und Behandlung vor neue Herausforderungen. Die Konsummuster und -motivationen waren nicht bekannt und die User/innen suchten keinen Kontakt zum Hilfssystem. Die logische Antwort auf dieses neue Phänomen waren aufsuchende, lebensweltorientierte und niedrigschwellige Angebote, die Kontakt zu den Betroffenen herstellten und Informationen über Gefahren, Inhalte und Wirkungen vermeintlich psychoaktiver Substanzen vermittelten. Es zeigte sich in diesem Kontext sehr bald, dass der Begriff der *Dance Drugs* zu kurz gegriffen war, da sich der Konsum nicht nur auf das Partysetting sondern auf das gesamte Freizeitverhalten bezog. So wurde der Begriff *recreational drug use* aus dem englischsprachigen Raum übernommen, der mit rekreationalem Konsum übersetzt werden kann und bis heute die Konsummotivation und -muster einer sehr heterogenen Gruppe von Drogenkonsumenten/innen beschreibt. Zu den so definierten *Freizeitdrogen* zählen neben den bereits erwähnten, weitere illegale psychoaktive Substanzen wie Kokain, LSD und Cannabis, aber auch legale Substanzen wie Alkohol und Nikotin.

Obwohl die meisten Freizeitdrogenkonsumenten/innen nicht oder kaum psychisch, medizinisch oder sozial auffällig werden, handelt es sich dennoch um eine Risikogruppe. Da illegale Substanzen auf dem Drogenschwarzmarkt erworben werden, stellt die Unwissenheit bezüglich der Substanzzusammensetzung eines der größten Risiken im Zusammenhang mit dem Konsum dar. So können beispielsweise Dosierung oder unerwartete Beimengungen (Streckmittel) nicht eingeschätzt und beurteilt werden. Drug Checking (DC) – die chemisch toxikologische Analyse von psychoaktiven Substanzen – bietet die Möglichkeit diese Wissenslücke zu schließen. Eine hochwertige Substanzanalyse stellt somit eine wichtige schadensminimierende Maßnahme dar und dient unter anderem als Basis zur Risikoeinschätzung beim Konsum von Freizeitdrogen. In diesem Sinn wurde 1997 in Österreich das wissenschaftliche DC Projekt *checkit!* gegründet. *checkit!* vermittelt bildungs- und szenespezifisches Wissen über Gefahren, Inhalte und Wirkungen vermeintlich psychoaktiver Substanzen sowie alternative Strategien der Problembewältigung, mit dem Ziel der Entstehung von Suchtverhalten und problematischen Konsummustern vorzubeugen. *checkit!* begegnet Konsumenten/innen mit einer akzeptierenden Haltung und bewertet ihr Verhalten nicht. Der Fokus in der Beratung liegt dabei nicht ausschließlich auf dem (Drogen)konsum, sondern der/die Konsument/in werden in ihrer Ganzheit wahrgenommen und der Konsum unter Berücksichtigung der individuellen Lebenssituation beleuchtet. Durch diese neutrale und unvoreingenommene Begegnung wird die Reflexion problematischer Situationen und daraus folgend eine Verhaltensänderung möglich gemacht.

In den nahezu 20 Jahren der Umsetzung von DC wurden durchaus auch kritische Stimmen laut. Diese sprachen von Unterstützung beim Konsum, Animierung zum Konsum oder von *Qualitätskontrolle*. Benshop et al. (2002, S. 108) belegten die Wirksamkeit von DC in folgenden Punkten: Warnungen vor gesundheitsgefährdenden Substanzen genießen ein höre Akzeptanz und Vertrauen, wenn sie von DC Programmen geliefert werden. Durch DC werden neben einer Bewusstseinsbildung bezüglich des Risikos von Substanzkonsum und der damit zusammenhängenden Anhebung des Wissenstandes ein risikokompetenteres und dadurch sichereres Verhalten bei konsumierenden Partygästen gefördert. Darüber hinaus wird in der Studie klar beschrieben, dass DC den Konsum von *Ecstasy* nicht fördert, sondern im Gegenteil den

Erstkonsum sogar verzögert beziehungsweise verhindert. Zum Kritikpunkt der Qualitätskontrolle weisen die Autoren/innen des vorliegenden Beitrags klar darauf hin, dass DC immer in Kombination mit professionellen Informations- und Beratungsangeboten gekoppelt werden muss (vgl. auch NEWIP 2013, S. 36). Nur so ist es möglich im Sinne eines integrierten Ansatzes die bereits genannten Ziele zu erreichen (siehe Abschn. 4 in diesem Kapitel: Integriertes Drug Checking (IDC) am Beispiel von *checkit!*). Auch die Art und Qualität der Analyseergebnisse ist als Basis für genaue Informationen wesentlich (siehe Abschn. 5 in diesem Kapitel: Analytisch-Chemische Aspekte des Drug Checking).

Es wird festgehalten, dass DC sowohl eine zielführende Methode zur Kontaktaufnahme mit einer schwer erreichbaren Gruppe von Drogenkonsumenten/innen darstellt, als auch eine wichtige Maßnahme zur Schadensminimierung (*Harm-Reduction*) ist. Darüber hinaus liefern DC Ergebnisse relevante Daten über die Zusammensetzung von psychoaktiven Substanzen und leisten einen Beitrag zur Beobachtung des *Drogenmarkts* (Monitoring).

Seit Beginn der Umsetzung von DC zeigt sich, dass sich die Aufgabenstellungen kaum geändert haben. War Mitte der 1990er-Jahre das fehlende objektive Wissen über die (damals) neue Substanz *Ecstasy* im Vordergrund, so sind es heute eine Vielzahl an neuen psychoaktiven Substanzen (NPS), die bislang kaum erforscht sind. Der sich immer schneller verändernde *Drogenmarkt* gibt DC somit ein immer stärkeres Gewicht und stellt eine Möglichkeit dar auf neue Phänomene rasch und effizient zu reagieren.

2 Prävalenzen und mögliche gesundheitliche Risiken im Zusammenhang mit dem Konsum von illegalen psychoaktiven Substanzen

In Europa haben geschätzte 15,6 Millionen Menschen schon irgendwann in ihrem Leben Kokain, 12,3 Millionen Menschen Ecstasy (MDMA) und circa 12 Millionen Menschen Amphetamine konsumiert (EMCDDA 2015b, S. 15). Der Besitz beziehungsweise je nach Rechtssystem auch der Konsum dieser Substanzen ist verboten. Die Erfahrung der letzten Jahrzehnte hat gezeigt, dass repressive Maßnahmen alleine nicht alle Menschen vom Konsum psychoaktiver Substanzen abhalten können. Illegale Substanzen werden produziert, da die Nachfrage danach weiter besteht. Zwei der wesentlichen Faktoren, die den Schwarzmarkt bestimmen, sind der Handel im Verborgenen sowie die daraus resultierende Motivation der Produzenten/innen die Einkünfte zu maximieren. Eine Möglichkeit der Gewinnsteigerung im Handel ergibt sich daraus, dass illegale Substanzen häufig durch andere, billigere oder einfacher verfügbare Substanzen ersetzt und auch mit diversen Beimengungen gestreckt werden (NEWIP 2013, S. 15). Für den/die Konsument/in besteht daher nicht nur aufgrund des Konsums einer psychoaktiven Substanz ein (Gesundheits-) Risiko, sondern auch aufgrund des Nichtwissens über Zusammensetzung (Reinheit) und Dosierung der konsumierten Substanz.

3 Begriffsklärung Drug Checking

DC Projekte unterscheiden sich hinsichtlich des Umgebungskontextes, der angewandten Analysemethoden und hinsichtlich des Grades der Professionalisierung der Mitarbeiter/innen. Je nach Einsatzort kann zwischen stationärem und mobilem (on-site) DC unterschieden werden. Stationäres DC bezeichnet das Angebot, Substanzproben zu festgelegten Öffnungszeiten direkt in einer Einrichtung zur Analyse abzugeben, wobei Analyseergebnisse zu einem späteren Zeitpunkt an die Klienten/innen weiter gegeben werden. Das mobile DC, das auch von der Wiener Einrichtung *checkit!* durchgeführt wird, versteht sich als aufsuchendes, niedrigschwelliges und lebensweltorientiertes Angebot und erreicht die Zielgruppe dort, wo Konsum (von Freizeitdrogen) häufig stattfindet – nämlich im Partysetting. Hungerbuehler et al. (2011) vergleichen die Zielgruppen von stationärem mit mobilen DC und stellen dabei fest, dass Menschen, die zu einem stationären

DC kommen, signifikant häufiger älter sind, als jene, die bei einem mobilen DC Angebot Substanzen analysieren lassen. Weiter handelt es sich bei den stationären Testern/innen des Öfteren um Frauen, arbeitslose Menschen und Menschen mit höherer Ausbildung. Mobiles DC erreicht hingegen eher jüngere Konsumenten/innen, die häufiger Mischkonsum betreiben und bisher kaum Kontakt mit einem Analyseangebot hatten.

Wie bereits oben erwähnt, wird DC mit dem Einsatz unterschiedlicher Analyseverfahren durchgeführt (siehe Abschn. 5 in diesem Kapitel: Analytisch-Chemische Aspekte des Drug Checking).

Die Wiener Einrichtung *checkit!* bietet Konsumenten/innen mobiles DC in Klubs, auf Partys und Festivals an. Diese Entscheidung basiert auf der Erkenntnis, dass Konsumenten/innen von *Freizeitdrogen* zu einer schwer erreichbaren Zielgruppe gehören, die durch herkömmliche Drogenberatungseinrichtungen kaum erreicht werden können. Die Kombination aus DC mit einem aufsuchenden und lebensweltorientierten Informations- und Beratungsangebot spricht die Zielgruppe an und erreicht (jüngere) Konsumenten/innen, häufig bevor problematische Konsummuster entstehen. Winstock and Shiner (2015) stellen fest, dass Substanzkonsum am häufigsten in einem Alter von 18 bis 34 Jahren stattfindet und sich der Konsum danach vielfach von allein einstellt, wenn Konsumenten/innen in eine andere Lebensphase eintreten. Darum sprechen Winstock and Shiner (2015) die gesundheitspolitische Empfehlung aus, junge Menschen in ihrer Konsum-Episode so zu unterstützen, dass sie diese Zeit unbeschadet überstehen. Die Arbeit von *checkit!* beinhaltet folglich die Vermittlung von Risikoreduktionsbotschaften im Sinne von *Harm Reduction*. Die jahrelange Erfahrung der Autoren/innen zeigt, dass Substanzanalyse nicht alleine stehen darf, sondern in weitere Angebote eingebettet sein muss: dazu gehören die Vermittlung objektiver Information zu psychoaktiven Substanzen, die Möglichkeit zur Konsumreflexion und Beratung sowie zur Weitervermittlung im Bedarfsfall. Dieser integrierte Ansatz (Integriertes Drug Checking, IDC) wird nachfolgend näher beleuchtet.

4 Integriertes Drug Checking (IDC) am Beispiel von *checkit!*

Das wissenschaftlich begleitet Suchtpräventionsprojekt *checkit!* verfolgt in seiner Arbeit folgende Ziele:

- Risikoreduktion durch objektive Information über Wirkung und Gefahren von sogenannten Freizeitdrogen
- Verhinderung von gesundheitlichen Schäden (*Harm Reduction*)
- Frühintervention bei Konsumenten/innen, die an der Schwelle eines problematischen Konsums stehen
- Förderung von Risikobewusstsein, Risikokompetenz und einer drogenkonsumkritischen Haltung
- Warnung vor gesundheitlich bedenklichen Substanzen
- Gewinn wissenschaftlicher Erkenntnisse über Substanzen, Konsumverhalten, Motive und Trends

Diese Ziele können mit dem Angebot von DC alleine nicht erreicht werden. Wie bereits angeführt, muss DC immer in ein vielfältiges Angebot integriert sein, um den optimalen präventiven Nutzen zu erzielen. Folglich sprechen die Autoren/innen von integriertem Drug Checking (IDC). Für eine grafische Darstellung des IDC siehe Abb. 1.

4.1 Organisation, Vorbereitung und Ablauf eines Event-Einsatzes

Im ersten Schritt kommt es zur Kontaktaufnahme mit den Veranstaltern/innen, um die Bereitschaft zur Kooperation abzuklären. Der Erfahrung der Autoren/innen nach, findet zunehmend eine Umkehrung dieser Reihenfolge statt, indem Veranstalter/innen ihrerseits Kontakt mit *checkit!* aufnehmen. Organisatoren/innen nehmen damit ihre Verantwortung ernst und leisten so einen Beitrag zur Suchtprävention im Partysetting.

Abb. 1 Integriertes Drug Checking. (Quelle: *checkit!* – Suchthilfe Wien gGmbH)

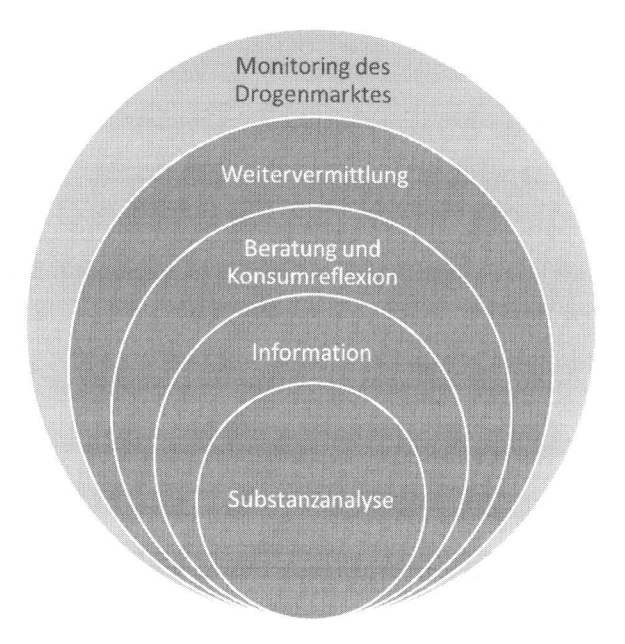

Am Tag des Events wird am Festival oder im Klub ein Informations- und Beratungsbereich eingerichtet, der neben einem Infotisch, aus einem Zelt zur anonymen Probenabgabe sowie portablen Wänden zur Präsentation der Analyseergebnisse besteht. Für den Aufbau wird ein angenehmer, möglichst ruhiger Ort gewählt, der jedoch für Partygäste gut sichtbar und uneingeschränkt zugänglich ist.

Die Größe des Beraterteams richtet sich nach der Anzahl der erwarteten Partygäste und ist möglichst geschlechterparitätisch zusammengestellt. Um die Beratung qualitativ hochwertig zu halten, verfügen sämtliche Mitarbeiter/innen über unterschiedliche Ausbildungen in psychosozialen Professionen. Um das Beratungsteam auf den aktuellsten Informationsstand zu bringen, werden neben Vor- und Nachbesprechungen am Einsatzort regelmäßige Weiterbildungen abgehalten.

Vor dem Eventbeginn findet eine Vernetzung mit allen vor Ort tätigen Einsatzkräften statt, um bei etwaigen Notfällen und Überdosierungen schnell und adäquat reagieren zu können.

4.2 Abgabe von Substanzproben

Die Probenabgabe findet in einem Zelt statt, um die Anonymität der Besucherinnen und Besucher zu gewährleisten. Bei jeder Abgabe werden Daten zur Substanzprobe, zum Konsumverhalten und demografische Daten erhoben. Der Partygast bereitet wenige Milligramm der zu analysierenden Substanz vor, die anschließend im Labor untersucht werden. Jeder Probe wird eine fortlaufende Nummer zugeordnet, anhand derer das Ergebnis an der für alle Partygäste sichtbaren Ergebniswand einsehbar ist. Die Analyseresultate werden einer von drei Ergebniskategorien zugeordnet. Dabei steht die Codierung *weiß* für ein *erwartetes Ergebnis*, die Codierung *gelb* für ein *unerwartetes Ergebnis* und die Codierung *rot* für eine *Warnung*. Mit Hilfe dieser farblichen Darstellung auf der Ergebniswand entsteht ein aussagekräftiges Bild, das die Aufmerksamkeit der Feiernden auf sich zieht und zur Auseinandersetzung mit dem Thema einlädt. Dies soll zur Sensibilisierung beitragen, dass in illegalen Substanzen häufig unerwartete Inhaltsstoffe zu finden sind.

4.3 Präsentation und Besprechung der Analyseergebnisse

Das Konzept des IDC sieht vor, Analyseergebnisse niemals unkommentiert weiter zu geben. Die Resultate der analysierten Proben werden als

Grundlage verwendet, um mit Konsumenten/innen ins Gespräch einzusteigen, Informationen weiterzugeben, eine Konsumreflexion anzuregen und risikobewusstere Entscheidungen zu fördern (Benshop et al. 2002, S. 104). Bei Bedarf werden Konsumenten/innen an Einrichtungen der Drogenhilfe weitervermittelt um individuelle Bedürfnisse abzudecken. Das IDC kann somit auch ein Türöffner für die Aufnahme in ein geeignetes Behandlungssetting sein.

5 Analytisch-Chemische Aspekte des Drug Checking

Eine qualitativ hochwertige Analyse ist das Kernstück des IDC. Dementsprechend ist die jeweilige angewandte Methode von großer Relevanz. Im Folgenden werden gängige Möglichkeiten und Grenzen analytisch-chemischer Verfahren beleuchtet.

5.1 Grundsätzliche Anforderungen und Zielsetzung beim mobilen DC

Das oben beschriebene Problemfeld stellt eine Reihe von technisch-methodologischen Ansprüchen an das DC, speziell wenn es im Rahmen von vor-Ort Analysen stattfindet. Für eine chemische Analytik psychoaktiver Substanzen steht dabei eine Reihe von verschiedenen Analyse-Verfahren zur Verfügung, die eine qualitative, aber auch eine quantitativer Analyse erlauben.

Die im mobilen DC eingesetzten analytischen Verfahren sollen die genaue chemisch-strukturelle Identität aller pharmakologisch aktiven Substanzen in einer Probe eindeutig bestimmen und gleichzeitig auch die absoluten Mengen der festgestellten Inhaltsstoffe erfassen. Dies gilt für alle unterschiedlichen Formen, in denen psychoaktive Substanzen vorkommen: Dabei kann es sich um ein (kristallines) Pulver in loser Form, eine Tablette, eine Flüssigkeit oder aufgebracht auf einer festen Trägersubstanz (wie ein Stück Filterpapier) handeln.

5.2 Strategische Ansätze und apparative Umsetzung eines mobilen DC

Der Einsatz der verschiedenen Analyse-Methoden zur Bestimmung von psychoaktiven Substanzen vor Ort bringt eine Reihe von speziellen Faktoren mit sich, die bei der instrumentellen Standard-Analytik unter Laborbedingungen eine untergeordnete Rolle spielen: die Mobilität der Apparate ist beim on-site Einsatz eine Grundvoraussetzung. Außerdem müssen die Geräte wechselnden und oft extremen Umgebungsbedingungen (Temperatur, Luftfeuchtigkeit und Erschütterungen) standhalten. Für die Analyse psychoaktiver Substanzen vor Ort sind daher schnelle und robuste analytische Methoden mit entsprechend hoher Selektivität und Sensitivität erforderlich, welche auch bei einem mobilen Einsatz zuverlässige qualitative und quantitative Ergebnisse liefern können.

Die analytischen Verfahren, die beim DC zum Nachweis pharmakologisch aktiver Verbindungen zur Anwendung kommen, sind vielfältig, jedoch eignet sich nicht jede Herangehensweise für einen mobilen Einsatz. Im Folgenden werden einige der analytischen Verfahren und deren Möglichkeiten für einen mobilen DC Einsatz diskutiert:

Nasschemische Nachweismethoden, die auf Farbreaktionen beruhen – wie beispielsweise der *Marquis Test* – wurden und werden von verschiedenen DC-Initiativen und auch von Konsumenten/innen selbst zur Identifizierung von MDMA und verwandten Verbindungen eingesetzt. Diese Tests sind billig, schnell und scheinbar einfach in der Anwendung. Sie benötigen keine Messgeräte und sind dafür ausgelegt, von Personen ohne Laborpraxis ausgeführt zu werden. Jedoch ist die Interpretation solcher Farbreaktionen in vielen Fällen problematisch: Ihre wesentliche Schwäche liegt in der begrenzten Trennschärfe der Farbreaktionen. Besonders heute, im großen Feld der NPS, lässt diese Teststrategie keine zuverlässige Differenzierung einzelner Verbindungen mit ähnlicher Molekülstruktur (Strukturisomere) zu. Zudem lassen nasschemische Nachweise keine Schlüsse über die tatsächliche quantitative Zusammensetzung einer

Probe zu. Die Gefahr mit diesem Verfahren irreführende Ergebnisse zu erhalten und ein falsches Gefühl von Sicherheit zu erzeugen, ist ähnlich hoch wie bei der sogenannten *Pill-Identification*. Dabei wird die Erscheinungsform unbekannter Tabletten mit bereits analysierten Tabletten verglichen (Murray et al. 2003, S. 1238–1244; Winstock et al. 2001, S. 1139–1148).

Auch der einfache analytische Ansatz, der auf der Trennung von Substanzen beruht – wie etwa bei der *Dünnschichtchromatographie* – muss mit Vorsicht diskutiert werden. Trotz des einfachen Trennschrittes in Kombination mit einer angewandten Farbreaktion, weist dieses Verfahren ohne erweiterte Detektion (wie beispielsweise mit direkter Massenspektrometrie) ebenfalls keine ausreichende Spezifität für eine eindeutige Substanzidentifikation auf. (Ostermann et al. 2014, S. 254–258).

Als eine geeignetere Alternative zu den kolorimetrischen Tests mit höherer Selektivität, kann die tragbare *Fourier Transform Infrarot Spektrometrie* (FTIR) genannt werden. Sie ermöglicht eine direkte und schnelle Identifizierung von psychoaktiven Substanzen – auch in einem mobilen Setting (Tsujikawa et al. 2008, S. 95–103). Ein vergleichbares Verfahren ist die *Raman Spektroskopie* – eine Methode, die auf ähnlichen Messprinzipien basiert und grundsätzlich auch in der mobilen Analyse einsetzbar ist. Durch Einsatz aktueller Datenbanken von Referenzspektren, die mehrere hundert relevanten Verbindungen enthalten können, ist es möglich, Reinsubstanzen oder auch Mischungen von (wenigen) Substanzen nebeneinander nachzuweisen und sie auch näherungsweise zu quantifizieren (Christie et al. 2014, S. 651–657). Beide Verfahren zeichnen sich durch ihre einfache Handhabung, geringe Probenvorbereitungszeit und einen geringen apparativen Aufwand aus. Bei komplexen Mischungen, wie sie oft bei Freizeitdrogen zu finden sind, werden jedoch oftmals einzelne Komponenten in geringen Konzentrationen nicht detektiert. Auch ist es nicht immer möglich, Strukturisomere zu differenzieren (Russell und Bogun 2011, S. 174–181). Diese beiden Methoden als alleinige Analyseverfahren sind daher für einen DC Ansatz nicht optimal, können jedoch als komplementäre Verfahren in Kombination mit anderen, wie HPLC-MS (*High Performance Liquid Chromatography – MassSpectrometry*) oder GC-MS, wie weiter unten beschrieben, wertvolle Strukturinformationen liefern (Tsujikawa et al. 2008, S. 95–103).

Eines der potentesten instrumentellen spektroskopischen Verfahren zur Substanzidentifizierung und Strukturaufklärung in der Analytik ist die *Nuclear Magnetic Resonance Spectroscopy* (NMR). Im Gegensatz zu den anfangs erwähnten Methoden ermöglicht NMR im hohen Maße den Erhalt von strukturellen Informationen. In Kombination mit massenspektrometrischen Daten werden beide Verfahren primär für die molekulare Strukturaufklärung eingesetzt, jedoch ist sie finanziell noch sehr kostspielig und für den mobilen Einsatz derzeit nicht geeignet.

Die Kombination von *Gaschromatografie* zur Trennung von Substanzgemischen und anschließender Detektion mit *Massenspektrometrie* (GC-MS) ist heute weiterhin eines der Standardverfahren in der forensischen Analytik. Wegen der teils aufwendigen Probenvorbereitung und der langen Gesamt-Analysenzeiten ist sie jedoch für on-site Testing ungeeignet. In Kombination mit komplementären analytischen Verfahren stellt sie allerdings durchaus eine Methode der Wahl dar. Durch Vergleich von Substanz – Retentionszeiten und der dazugehörigen Spektren mit kommerziell verfügbaren und selbst erstellten Datenbanken ist eine eindeutige Identifizierung von Substanzen und deren Quantifizierung auch in komplexen Gemischen möglich (Dawling 2004, S. 425–499).

Eine der vielseitigsten Methoden zur Identifizierung und Quantifizierung von psychoaktiven Substanzen in komplexen Gemischen, wie im Bereich des Freizeitdrogenkonsums oft der Fall, ist die *Hochleistungsflüssigkeitschromatografie* (*high performance liquid chromatography – HPLC*) in Kombination mit einem geeigneten Detektionsverfahren. In Kopplung mit Massenspektrometrie erlaubt dieses Verfahren eine sehr rasche und relativ einfache Differenzierung eines großen Substanzspektrums (Kupiec et al. 2004, S. 500–534) und kann derzeit als Methode der Wahl für die komplexe on-site DC Analyse betrachtet werden.

5.3 Mobiles Drug Checking am Beispiel von *checkit!*

Im Wiener Modell des mobilen DC sind vier parallel betriebene, idente HPLC-Systeme mit jeweils vier *Dioden Array-Detektoren* (DAD) kombiniert. Bei der on-site Analyse kommt zusätzlich ein robustes Massenspektrometer als zusätzlicher Detektor zum Einsatz. Die mittels DAD aufgenommenen Spektren werden – kombiniert mit den chromatografischen Retentionszeiten der Substanzpeaks – zur Identifizierung der häufigsten Freizeitdrogen (wie z. B. MDMA oder Amphetamin) herangezogen. Zur Analyse komplexerer Substanzgemische und vor allem von neuen psychoaktiven Substanzen (NPS) werden zusätzlich Massenspektren herangezogen. Damit können auch bislang nicht identifizierte, neue Substanzen nachgewiesen werden. (Ostermann et al. 2014, S. 254–258). Als einziger Probenvorbereitungsschritt in der Analyse müssen wenige Milligramm der Probe eingewogen werden. Nach dem Lösen werden anschließend unlösliche Proben abfiltriert und in eines der chromatografischen Systeme injiziert.

Mit diesem Ansatz ist es möglich, auch bei sehr hohem Probenaufkommen, die aktuellen Analyseenergebnisse rasch an die Berater/innen vor Ort weiterzugeben: Die Analysendauer pro Probe inklusive Probenvorbereitung und Auswertung beträgt in diesem Ansatz etwa 15 Minuten, wobei bei dem (theoretischen) Durchsatz von 25 Proben pro Stunde bis zu 150 Proben pro Einsatznacht analysiert werden können. On-site lassen sich so mehr als 200 Substanzen eindeutig identifizieren und in den meisten Fällen auch quantifizieren. Unbekannte Verbindungen, die sich vor Ort nicht eindeutig identifizieren lassen, können nach dem Einsatz einer erweiterten Analyse mit hochauflösender Massenspektrometrie inklusive erweiterter Fragmentierung unterzogen und in die Spektren-Datenbanken für zukünftige Einsätze integriert werden.

Als Limitierung dieser Methode muss die umfangreiche Erfahrung und das technische Verständnis des Analysepersonals für Betrieb und Instandhaltung der HPLC-MS Geräte und die dafür notwendige Laborausstattung erwähnt werden. Dies gilt jedoch durch die komplexe Aufgabenstellung in einem differenzierenden DC grundsätzlich auch für andere ähnlich leistungsfähige Analyseverfahren.

Mobile HPLC-MS Methoden müssen durch ihr breites Anwendungspotenzial und ihre Flexibilität bei Anpassung an wechselnde analytische Anforderungen eindeutig als Analysemethode der Wahl bezeichnet werden. Aber auch diese Verfahren stoßen bezüglich Kapazität und Geschwindigkeit an ihre Grenzen. Eine große Herausforderung dabei ist, laufend neue, verbesserte Methoden für die stetig wachsende, aus chemischer Sicht, äußerst heterogene Gruppe der Freizeitdrogen zu entwickeln und sie an die aktuellen Gegebenheiten anzupassen.

Um in Zukunft den immer komplexer werdenden Anforderungen des DC mittels mobiler Substanzanalyse gerecht zu werden, muss eine kombinierte Anwendung verschiedener, schneller und differenzierender Analyseverfahren, verbunden durch intelligente Analysealgorithmen, angedacht werden. Nur so können die Kapazitätsgrenzen der einzelnen Methoden im mobilen DC durchbrochen werden. Dadurch kann im Sinne des *Harm Reduction*-Modells der größtmögliche Effekt erzielt werden.

6 Nutzen von Drug Checking

Der Nutzen von DC ist vielfältig und wird im Folgenden aus Perspektive der (potenziellen) Konsumenten/innen sowie aus Perspektive der Prävention betrachtet.

6.1 Bedeutung von Drug Checking für (potenzielle) Konsumenten/innen

Jugendliche und junge Erwachsene, die in ihrer Freizeit synthetische Substanzen konsumieren, sehen sich in der Regel nicht als Drogenkonsumenten/innen im *klassischen* Sinn. Da im Partysetting meist stimulierende Substanzen bevorzugt werden (NEWIP 2012, S. 15), grenzen sie sich gegenüber Menschen, die Substanzen wie Opiate konsumieren, stark ab. Die Erfahrung von *checkit!* hat gezeigt, dass daher kaum Angebote von herkömmlichen Drogeneinrichtungen in Anspruch genommen werden – selbst wenn ein problematischer Konsum oder gesundheitsbezogene Probleme vorliegen (Eggerth et al. 2005, S. 95). DC ist daher als Kontaktwerkzeug von besonderer Bedeutung, da durch das Angebot die schwer zugängliche Zielgruppe überhaupt erst erreicht wird (Benshop et al. 2002, S. 86; Brunt und Niesink 2011, S. 2).

Durch die Präsenz des DC Teams im Partysetting werden nicht nur User/innen von synthetischen Substanzen angesprochen, sondern auch potenzielle Konsumenten/innen und Interessierte. Auch Partybesucher/innen, die mit solchen Substanzen noch nicht in Kontakt gekommen sind, werden durch die öffentliche Präsentation der Analyseergebnisse auf Risiken im Zusammenhang mit dem Konsum aufmerksam gemacht. Dadurch hat DC präventiven Charakter. Dafür sprechen auch die Zahlen: So ist die Anzahl der Informations- und Beratungsgespräche im Schnitt mindestens drei Mal so hoch wie die Anzahl der analysierten Proben. Entgegen der Kritik, dass durch DC Drogenkonsum gefördert werde, fanden Benshop et al. (2002, S. 81) einen gegenteiligen Effekt: durch die Sensibilisierung für unterschiedliche Beimengungen und gänzlich andere Inhaltsstoffe in vermeintlich reinen Substanzen wird der Erstkonsum bei unentschlossenen Personen verzögert oder verhindert. Wiese und Verthein (2014, S. 317) befragten Jugendliche und junge Erwachsene wie sie sich verhalten würden, wenn die Analyse auf eine hochriskante Substanz hinweisen würde. 90 % der befragten Personen gaben an, die Substanz unter derlei Umständen nicht zu konsumieren. Außerdem wünschten sich 41 % explizit ein Informationsgespräch mit Experten. *Safer Use Botschaften*, die im Zuge der Ergebnisbesprechungen und Beratungen transportiert werden, erreichen auch User/innen, die für solche Informationen sonst nicht zugänglich wären (Johnston et al. 2006, S. 466). Nach einer Studie von Chinet et al. (2007) sind Partygäste besonders zugänglich für Präventionsmaßnahmen durch professionelles DC Personal.

Die chemisch-toxikologische Analyse von Substanzen ermöglicht die Vermittlung von neutralen Informationen zur Qualität und Quantität der Inhaltsstoffe. Die Voraussetzungen für eine realistische Risikoabschätzung sind umfassende Information über die pharmakologischen Inhaltsstoffe der jeweiligen Substanz (EMCDDA 2001, S. 17). Information ist somit nach wie vor die Voraussetzung für einen risikominimierten Umgang mit Substanzen im Sinne des *Harm Reduction* Konzepts (Schroers 2001, S. 28). Benshop et al. (2002, S. 57) konnten zeigen, dass die Glaubwürdigkeit von substanzspezifischen Informationen im Zusammenhang mit DC höher eingeschätzt wird, als ohne ein solches Angebot. Die Tatsache, dass nicht nur Konsumierende, sondern auch Menschen, die den Konsum ablehnen, DC schätzen, spricht für eine allgemeinere Akzeptanz dieses niedrigschwelligen Angebots.

Eine neutrale Haltung bei der Vermittlung der drogenbezogenen Information wird durch die wissenschaftlich fundierten Ergebnisse gewährleistet. Ebenso von Bedeutung ist jedoch die neutrale Haltung der Berater/innen, die im Namen des DC Angebots aufklärend tätig sind. Eine neutrale Haltung – wie sie auch im *Motivational Interviewing* vorausgesetzt wird – unterstützt Selbstverantwortung und -reflexion der Zielgruppe (Chinet et al. 2007, S. 288). Ein hohes Maß an kognitiver Reife und Selbstverantwortung ist nach Weibel et al. (2007, S. 8) wiederum unabdingbar, um sich kritisch mit Gesundheitsproblemen und sowohl Abhängigkeit erzeugenden Substanzen als auch Abhängigkeit erzeugenden Verhaltensweisen auseinanderzusetzen. Mit anderen Worten, wird durch die Bereitstellungvon neutralen Informationen im Zusammenhang mit der Substanzanalyse die Entwicklung eines individuellen Risikomanagements gestärkt (Schmolke und Harrach 2014, S. 67).

Eine große Stärke von DC Angeboten ist die sanfte aber nachhaltige Korrektur von Fehlinformationen und Mythen im Zusammenhang mit Substanzkonsum. So hält sich beispielsweise der

Irrglaube, ein gewisses Maß an Konsumerfahrung ermögliche die eigenständige Bestimmung der Inhaltsstoffe einer Substanz durch Geschmack, Geruch oder Aussehen bei Konsumenten/innen-nach wie vor hartnäckig (Winstock et al. 2001, S. 1140). Dass die genannten Charakteristika zu keiner zuverlässigen Aussage über die tatsächlichen Inhaltsstoffe einer Substanz beitragen können und alle daraus resultierenden Schlüsse lediglich Vermutungen sind, lässt sich durch professionelles DC belegen (Benshop et al. 2002, S. 86). Die vermittelten Informationen haben dabei nicht nur Auswirkungen auf den Wissensstand der Feiernden, sondern auch auf deren Verhalten selbst: Benshop et al. (2002, S. 66) konnten nachweisen, dass das Partyverhalten umso sicherer wird, je öfter DC in Anspruch genommen wird. Das ist insofern nicht verwunderlich, da mit jedem Testing in der Regel auch die Inanspruchnahme des psychosozialen Angebotes im Sinne von Information und Beratung steigt (EMCDDA 2001, S. 11). Nicht zu unterschätzen ist dabei die Reichweite der vermittelten Informationen. Da sich Personen im Partysetting zumeist in einem sozialen Gefüge bewegen, haben *Safer Use Botschaften* und drogenspezifische Informationen nicht nur eine direkte Reichweite, sondern verbreiten sich auch auf indirektem Weg – nämlich über die Tester/innen im jeweiligen Freundeskreis (Benshop et al. 2002, S. 73).

Eggerth et al. (2005, S. 95) stellten fest, dass ein Großteil der Personen, die mit dem DC Angebot in Kontakt kommen, durch Angebote herkömmlicher Drogeneinrichtungen nicht erreicht werden. Neben dem wissensvermittelnden Aspekt kann DC somit auch die Schwellenangst von Konsumierenden senken, Angebote der Drogenhilfe in Anspruch zu nehmen. Metaphorisch können niedrigschwellige und akzeptanzorientierte Informations- und Beratungsangebote mit Substanzanalyse als Foyer der Drogenhilfe verstanden werden: durch frühzeitige Intervention sollen einerseits Risiken in Zusammenhang mit dem Konsum erkannt und reduziert werden, andererseits sollen Menschen im Bedarfsfall an adäquate Einrichtungen der Suchthilfe weitervermittelt werden.

6.2 Bedeutung von Drug Checking für Prävention und Öffentlichkeit

DC hat neben seiner Rolle als effektives *Harm Reduction* Instrument auch eine große Bedeutung als *Monitoring-Tool* (Chinet et al 2007, S. 288). Unter Monitoring versteht man den wissenschaftlichen Zugang, der durch die systematische Sammlung von Daten Erkenntnisse für Suchtforschung und Prävention liefert (EMCDDA 2001, S. 11).

Die Sammlung wissenschaftlicher Daten über Drogenzusammensetzungen und die Verbreitung bestimmter Substanzen ermöglicht nicht nur Einblicke in den illegalen Drogenmarkt, sondern beinhalten auch Frühwarncharakter. Die Europäische Beobachtungsstelle für Drogen und Drogensucht ist die Zentrale eines europaweiten Informations- und Frühwarnsystems. Gesundheitlich bedenkliche Substanzen, die im Rahmen des DC identifiziert werden, werden von *checkit!* und anderen Projekten mit chemisch-toxikologischer Analyse an die Europäische Drogenbeobachtungsstelle in Lissabon weitergemeldet und im Sinne eines Frühwarnsystems anderen Einrichtungen des Hilfssystems zur Verfügung gestellt (Benshop 2002, S. 86). Durch die Aktualität der Daten und die zeitliche Nähe der Übermittlung liefern DC Projekte einen wichtigen Beitrag zur Beobachtung von Schwarzmarkt, Konsummustern und Trends sowie deren Veränderung auf nationaler und internationaler Ebene (EMCDDA 2001, S. 11).

DC hat ebenso für Trendforschung einen hohen Nutzen, weil die gesammelten Daten auf unterschiedlichen Quellen beruhen. Durch die Befragung der Zielgruppe können Zahlen zu Konsummuster und -motiven sowie Prävalenzen erhoben werden, während die direkte Erfahrung des Personals vor Ort Aufschluss über aktuelle Konsumtrends und favorisierte Substanzen zulässt. Setting-spezifische Fachkräfte, die ebenfalls im Partysetting involviert sind – wie beispielsweise Sanitäter/innen – können durch die Erfassung von Überdosierungen und Drogennotfällen die Datenlage noch zusätzlich verbessern. Somit ist die Datenqualität weit aus höher als bei Daten die durch Beschlagnahmungen durch die Exekutive zusammengetragen werden (Brunt und Niesink 2011, S. 2).

Während Daten von Beschlagnahmungen nur einen Einblick in die Vielfalt der im Umlauf befindlichen Substanzen zulassen, spiegeln DC Ergebnisse wieder, was tatsächlich konsumiert wird. Abgesehen davon können durch Rückmeldungen der Konsumenten/innen wichtige Informationen über die Effekte psychoaktiver Substanzen gesammelt werden.

DC Angebote folgen – wie bereits beschrieben – dem Prinzip der niedrigschwelligen und aufsuchenden Drogenarbeit. Durch die Lebensweltorientierung und den direkten Kontakt mit Personen im Partysetting können auch personenbezogene Daten wissenschaftlich erhoben werden; zumal Personen, die DC in Anspruch nehmen auch bereit sind, an themenspezifischen Umfragen teilzunehmen (EMCDDA 2001, S. 15). Erkenntnisse, die in diesem Rahmen gewonnen werden, können in weiterer Folge für die Optimierung des Angebots genutzt werden. Eggerth et al. (2005) konnten in einer Fragebogenstudie verschiedene Konsumtypen innerhalb der Gruppe der Freizeitdrogenkonsumenten/innen identifizieren. Die Autoren/innen empfehlen auf Grund der unterschiedlichen Konsummuster und der individuellen Bedürfnisse des Klientels die Kombination von Beratung vor Ort – also in der Szene – und einem kontinuierlichen Angebot in einer Beratungsstelle, wie es sich bei *checkit!* seit 2006 etabliert hat.

Zusatzinformationen über Applikationsformen und Konsummuster sowie von Usern/innen berichtete Effekte sind besonders dann hilfreich, wenn es sich um neue psychoaktive Substanzen (NPS) handelt, da in diesen Fällen keine bzw. kaum Informationen über Dosierung, Risiko und mögliche Langzeitwirkungen vorhanden sind. Seit 2005 ist ein kontinuierlicher Anstieg im Auftauchen von NPS zu verzeichnen, der im Jahr 2014 mit 101 Meldungen von neuen synthetische Substanzen die Höchstzahl erreicht hat (EMCDDA 2015a, S. 4). Der kontinuierliche Anstieg der Identifikation neuer Substanzen unterstreicht die Relevanz von DC.

Im Zusammenhang mit neuen synthetischen Substanzen hat DC einen weiteren wichtigen Aspekt für die Öffentlichkeit. Das Auftauchen neuer Substanzen wird medial oft sehr verzerrt dargestellt und entbehrt nicht selten jeder wissenschaftlichen Grundlage. Dieses Phänomen ist kein neues! Schneider (2009, S. 87) spricht in diesem Zusammenhang von vermeintlichen Drogenwellen, die über die Medien verbreitet werden. Durch das Abfragen von DC Ergebnissen können derartige Meldungen jedoch einer sachlichen Überprüfung unterzogen werden. Im Gegenzug können DC Ergebnisse natürlich auch eine wichtige Grundlage für Informationskampagnen sein, wenn besonders bedenkliche Substanzen im Umlauf sind (Schroers 2001, S. 28). So wurden zwischen November 2014 und Februar 2015 in Amsterdam Warnungen großflächig medial verbreitet, das es durch den Konsum von als Kokain verkauftem weißen Heroin zu einigen lebensbedrohlichen Vorfällen, teilweise mit tödlichem Ausgang, kam. Durch DC können Personen, die sich bewusst für den Konsum von synthetischen Substanzen entscheiden, erreicht und medizinische Notfälle verhindert werden. Somit trägt DC wesentlich zur Erhaltung der öffentlichen Gesundheit bei.

Literatur

Benshop, A., Rabes, M., & Korf, D. (2002). *Pill testing – Ecstasy & Prävention*. Amsterdam: Rozenberg Publishers.

Brunt, T. M., & Niesink, R. J. M. (2011). The drug information and monitoring system (DIMS) in the Netherlands: Implementation, results, and international comparison. *Drug Testing and Analysis, 2011*. doi.10.1002/dta.323.

Chinet, L., Stéphan, P., Zobel, F., & Halfon, O. (2007). Party drug use in techno nights: A field survey among French-speaking Swiss attendees. *Pharmacology Biochemistry and Behavior, 86*, 284–289.

Christie, R., Horan, E., Fox, J., O'Donnell, C., Byrne, H. J., McDermott, S., & Kavanagh, P. (2014). Discrimination of cathinoneregioisomers, sold as ‚legal highs', by Raman spectroscopy. *Drug Testing and Analysis, 6* (7–8), 651–657. doi:10.1002/dta.1518.

Dawling, S. (2004). Gas Chromatography. In A. C. Moffat, M. D. Osselton & B. Widdop (Hrsg.), *Clarke's analysis of drugs and poisons* (Bd. 1, 3. Aufl., S. 425–499). Pharmaceutical Press: London.

Eggerth, A., Keller-Ressel, M., Lachout, S., & Schmid, R. (2005). Konsumtypenbei Freizeitdrogenkonsumenten in Österreich. *Sucht, 51*(2), 88–96.

EMCDDA. (2001). On-site-pill-testing interventions in the European Union. http://www.emcdda.europa.eu/index.

cfm?fuseaction=public.AttachmentDownload&nNodeID=2878. Zugegriffen am 23.04.2015.

EMCDDA. (2015a). New psychoactive substances in Europe. An update from the Early Warning System. http://www.emcdda.europa.eu/publications/2015/new-psychoactive-substances. Zugegriffen am 13.03.2015.

EMCDDA. (2015b). Europäischer Drogenbericht 2015. http://www.emcdda.europa.eu/attachements.cfm/att_239505_DE_TDAT15001DEN.ppd. Zugegriffen am 16.07.2015.

Hungerbuehler, I., Buecheli, A., & Schaub, M. (2011). Drug checking: A prevention measure for a heterogenous group with high consumption frequency and polydrug use – evaluation of zurich´s drug checking service. *Harm Reduction Journal, 8*(16), 1–6.

Johnston, J., Baratt, M. J., Fry, C. L., Kinner, S., Stoové, M., Degenhardt, L., George, J., Jenkinson, R., Dunn, M., & Bruno, R. (2006). A survey of regular ecstasy user´s knowledge and practices around determing pill content and purity: Implications for policy and practice. *International Journal of Drug Policy, 17*(2006), 464–472.

Kupiec, T., Slawson, M., Pragst, F., & Herzler, M. (2004). High performance liquid chromatography. In A. C. Moffat, M. D. Osselton & B. Widdop (Hrsg.), *Clarke's analysis of drugs and poisons* (Bd. 1, 3. Aufl., S. 500–534). Pharmaceutical Press: London.

Murray, R. A., Doering, P. L., Boothby, L. A., Merves, M. L., McCusker, R. R., Chronister, C. W., & Goldberger, B. A. (2003). Putting an Ecstasy test kit to the test: Harm reduction or harm induction? *Pharmacotherapy, 23*(10), 1238–1244. doi:10.1592/phco.23.12.1238.32704.

NEWIP – Nightlife Empowerment & Well-being Implementation Project. (2012). Guidelines for drug checking methodology. http://www.tediproject.org/uploads/guide_lines_file_1343031809.pdf. Zugegriffen am 16.07.2015.

NEWIP – Nightlife Empowerment & Well-being Implementation Project. (2013). Drug checking service – good practice standards. http://www.emcdda.europa.eu/attachements.cfm/att_231074_EN_INT15_NEWIP_Drug%20checking_standards-final_20.12-A4.pdf. Zugegriffen am 16.07.2015.

Ostermann, K. M., Luf, A., Lutsch, N. M., Dieplinger, R., Mechtler, T. P., Metz, T. F., & Kasper, D. C. (2014). MALDI Orbitrap mass spectrometry for fast and simplified analysis of novel street and designer drugs. *ClinicaChimicaActa, 433*(0), 254–258. doi:10.1016/j.cca.2014.03.013.

Russell, M. J., & Bogun, B. (2011). New „party pill" components in New Zealand: The synthesis and analysis of some β-ketone analogues of 3,4-methylenedioxymethamphetamine (MDMA) including βk-DMBDB (β-ketone-N,N-dimethyl-1-(1,3-benzodioxol-5-yl)-2-butanamine). *Forensic SciInt, 210*(1–3), 174–181. doi:10.1016/j.forsciint.2011.03.005.

Schmolke, R., & Harrach, T. (2014). Drug checking. *Alternativer Drogen- und Suchtbericht, 2014*, 67–68.

Schneider, W. (2009). Gegrillte Bananenschalen machen high – oder Suchtprävention als funktional-symbolische Drogenpolitik. *Wiener Zeitschrift für Suchtforschung, 32*(3–4), 85–94.

Schroers, A. (2001). Drogenanalysen (Drug-Checking) im Rahmen von Monitoring – Neue Wege der Prävention und Drogentrendforschung im Bereich „neuer synthetischer Drogen". *Wiener Zeitschrift für Suchtforschung, 24*(1), 28–35.

Tsujikawa, K., Kuwayama, K., Miyaguchi, H., Kanamori, T., Iwata, Y. T., Yoshida, T., & Inoue, H. (2008). Development of an on-site screening system for amphetamine-type stimulant tablets with a portable attenuated total reflection Fourier transform infrared spectrometer. *Anal ChimActa, 608*(1), 95–103. doi:10.1016/j.aca.2007.12.002.

Weibel, J., Scheuber, N., Blankeney, C., Blankeney, R., & Rhis-Middel, M. (2007). Risikokompetenz und Drogenmündigkeit im Spannungsfeld von Kritik und Genussfähigkeit: Literaturanalyse und Empfehlungen für die Praxis der Suchtprävention. https://www.stadtzuerich.ch/content/dam/stzh/ssd/Deutsch/Gesundheit%20Praevention/Suchtpraevention/Publikationen%20und%20Broschueren/Berichte/Bericht_Risikokompetenz_Margret_Rihs-Middel.pdf. Zugegriffen am 27.06.2015.

Wiese, S., & Verthein, U. (2014). Drug-Checking für Drogenkonsumenten – Risiken für Potenziale. *Sucht, 60*(6), 315–322.

Winstock, A. R. & Shiner, M. (2015). The best antidote to drug use isn't tougher laws – it's growing old. http://www.theguardian.com/commentisfree/2015/jun/09/global-drug-survey-antidote-drug-use-growing-old. Zugegriffen am 11.07.2015.

Winstock, A., Wolff, K., & Ramsey, J. (2001). Ecstasy pill testing: Harm minimisation gone too far? *Addiction, 96*, 1139–1148.

Teil VII
Pharmakologische Grundlagen

Pharmakologische Grundlagen: Das Schicksal psychoaktiver Substanzen im menschlichen Körper

Nicolas Hohmann

Zusammenfassung

Grundlage der pharmakologischen Wirkung einer psychoaktiven Substanz ist die Substanzkonzentration am Wirkort. Für exogene Substanzen (Xenobiotika) ist diese abhängig von den pharmakokinetischen Eigenschaften der Substanz, also der Freisetzung, der Aufnahme in den Körper, der Verteilung und Verstoffwechslung im menschlichen Körper sowie der Elimination aus dem Körper. Dieses Kapitel stellt die grundlegenden Konzepte und die Prozesse, die die Konzentration am Wirkort psychoaktiver Substanz determinieren, qualitativ und quantitativ dar.

Schlüsselwörter

Psychoactive substances · Drugs of abuse · Drug metabolism · Pharmacokinetics · CYP

Inhalt

1 Pharmakologische Grundlagen der Wirkung psychoaktiver Substanzen 341
2 Pharmakokinetik: Das Schicksal von Substanzen im menschlichen Körper 342
Literatur 361

N. Hohmann (✉)
Abteilung Klinische Pharmakologie und Pharmakoepidemiologie, Universitätsklinikum Heidelberg, Heidelberg, Deutschland
E-Mail: Nicolas.Hohmann@med.uni-heidelberg.de

1 Pharmakologische Grundlagen der Wirkung psychoaktiver Substanzen

Die Grundlage der pharmakologischen Wirkung einer Substanz im menschlichen Körper ist die Substanzkonzentration am Wirkort. Der Wirkort von Substanzen ist in den meisten Fällen ein Zielprotein, ein Rezeptor oder ein nachgeschaltetes Element in der biologischen Signalgebung, welches auf oder in Zellen der Zielorgane exprimiert wird. Durch die Bindung der Substanz mit ihrem Ziel wird ein physiologischer oder pathologischer Signalweg aktiviert, verändert oder unterbunden. Hierdurch kommt es zu einer erlebbaren, messbaren oder klinisch beobachtbaren Reaktion. In der Regel haben Substanzen mehr als ein Zielprotein. So kann es neben den Wirkungen durch die Modulation des (vom Untersucher festgelegten) Zielproteins der Substanz (sog. *On-Target-Effekte*) zu Wirkungen durch andere Proteine (sog. *Off-Target-Effekte*) kommen. Diese Effekte sind konzentrationsabhängig. Bei einer definierten Konzentration kann es z. B. nur zu Effekten über ein Zielprotein kommen, und erst bei höheren Konzentrationen werden *Off-Target-Effekte* ausgelöst. *Idiosynkratische* (überempfindliche) Reaktionen sind von Dosis bzw. Konzentration unabhängig und unvorhersehbar. Meist löst dabei eine kovalente Bindung an Membranproteinen eine schädliche immunologische Reaktion aus, wozu bereits relativ kleine Mengen Substanz ausreichen können.

Für die Pharmakologie ist, neben der qualitativen Komponente, die quantitative Komponente wesentlich:

- Welche Dosis führt zu welcher Konzentration (Dosis-Expositions-Beziehung)?
  - Wie gelangt die Substanz an den Wirkort (Absorption, Distribution)?
  - Wie lange verweilt sie dort bzw. wie wird die Substanz vom Wirkort entfernt (Metabolisierung, Elimination)?
- Welche Konzentration erzeugt welche Wirkung (Expositions-Wirkungs-Beziehung)?

Um diese Fragen zu beantworten, ist das Wissen um die Wirkung (Pharmakodynamik bzw. Toxikodynamik) und die Faktoren, die die Höhe der Substanzkonzentration und ihren zeitlichen Verlauf am Wirkort bestimmen (Pharmakokinetik bzw. Toxikokinetik) wesentlich (Abb. 1) (Atkinson 2009, S. 194).

Variabilität. Jeder Mensch ist unterschiedlich. Jeder Teilprozess der Pharmakokinetik oder Pharmakodynamik kann einer teilweise erheblichen intra- und interindividuellen Variabilität unterliegen. Die Einnahme derselben Substanz/Droge bei zwei unterschiedlichen Menschen kann qualitativ oder quantitativ sehr unterschiedliche Effekte (gewünscht/unerwünscht/toxisch) erzeugen. Die Kenntnis über die Ursachen für Variabilität erlaubt eine differenzierte Beobachtung der Patienten und ist die Grundlage für eine individuelle Vorhersage.

2 Pharmakokinetik: Das Schicksal von Substanzen im menschlichen Körper

Pharmakokinetik ist die quantitative Beschreibung der Prozesse der Absorption, Distribution, Metabolisierung und Elimination (ADME) einer Substanz. Die Dosis einer Substanz wird in Zusammenhang mit ihrer Konzentration in biologischen Flüssigkeiten bzw. Kompartimenten des Körpers gesetzt. Die Konzentration am Wirkort bestimmt den pharmakologischen Effekt.

Zur Beschreibung der ADME-Prozesse ist die Betrachtung des einfachsten Falls, Plasmakonzentrationen einer Substanz nach intravenöser Verabreichung, hilfreich.

2.1 Verteilung (Distribution)

Nach intravenöser Injektion einer Substanz verteilt sie sich innerhalb der Gefäße, in den korpuskulären Anteilen des Blutes (Blutzellen), außerhalb der Gefäße im Körperwasser (Extravasalraum), und im Gewebe. Je nach Eigenschaften der Substanz (Proteinbindung, Löslichkeit in Fett oder Wasser, aktive Aufnahme der Substanz durch die Zellen eines Organs etc.) kann die Verteilung im menschlichen Körper sehr unterschiedlich ausfallen. Das Verteilungsvolumen als pharmakokinetischer Parameter hilft abzuschätzen, wie gut sich eine Substanz im Körper verteilt (Atkinson 2009, S. 194).

Das Verteilungsvolumen ist wie folgt definiert:

$$V_d = \frac{D}{C_0}$$

V_d, Verteilungsvolumen; D, Dosis; C_0, Konzentration zum Zeitpunkt t = 0. C_0 wird durch retrograde Extrapolation der Plasmakonzentration zum Zeitpunkt 0 berechnet. Eine absolute Angabe (L) oder eine Normalisierung auf das Körpergewicht ist möglich (L/kg).

Das Verteilungsvolumen entspricht keinem definierten anatomischen Raum oder Kompartiment. Es ist eine virtuelle Größe. Sie korreliert die Plasmakonzentration mit der Menge an Substanz im Körper. Man kann sich das Verteilungsvolumen als die Größe eines mit Wasser gefüllten Gefäßes vorstellen, das notwendig wäre, um die gemessene Konzentration zu erreichen, wenn man die verabreichte Dosis darin löst.

Je mehr sich die Substanz im Gewebe verteilt oder anreichert, umso höher ist das Verteilungsvolumen. Lipophile Stoffe mit geringer Proteinbindung haben eher ein hohes Verteilungsvolumen, da es zur Ansammlung im Fettgewebe

Pharmakologische Grundlagen: Das Schicksal psychoaktiver Substanzen im menschlichen Körper

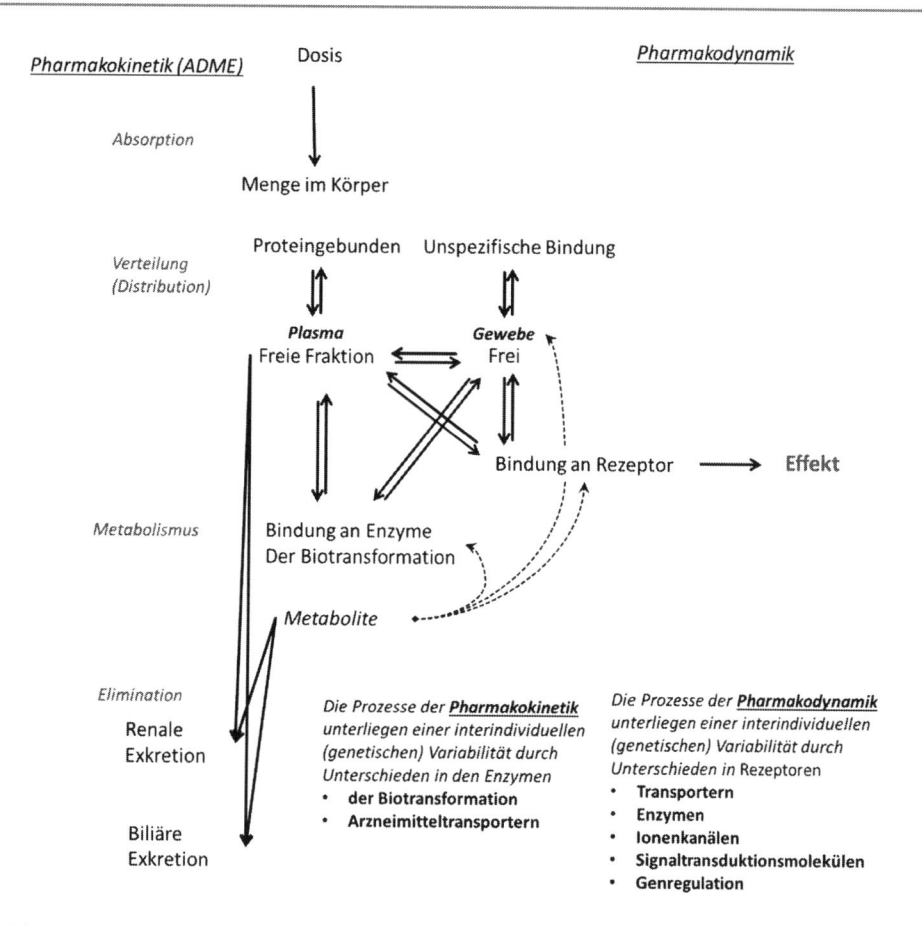

Abb. 1 Die Prozesse der Absorption, Distribution, Metabolisierung und Elimination (ADME) bestimmen den zeitlichen Verlauf der freien Plasmakonzentration und folglich die Konzentrationen im Gewebe und am Rezeptor (Pharmakokinetik). Der rezeptorgebundene Anteil des Wirkstoffs bestimmt den Effekt (erwünscht, schädlich) einer Substanz (Pharmakodynamik). Metabolite können ähnlich zur Muttersubstanz beschrieben werden und ebenfalls als Ligand an Rezeptoren fungieren. Interindividuelle Unterschiede der Substanzwirkung können auf Unterschieden in pharmakokinetischen oder pharmakodynamischen Prozessen begründet sein

kommt. Auch aktiver Transport in Zellen hinein, beeinflusst das Verteilungsvolumen. Polare Substanzen mit hoher Proteinbindung haben ein eher kleines Verteilungsvolumen, da sie eher im Intravasalraum verbleiben. Das Verteilungsvolumen trifft keine Aussage über die Konzentration am Wirkort selbst.

Kompartimente/Gewebe. Die physikochemischen Charakteristika einer Substanz und die Affinität für aktive Transporter auf den Zelloberflächen bestimmen im Wesentlichen die Verteilung innerhalb des Organismus. Als Kompartimente werden die unterschiedlichen, voneinander getrennten (Reaktions-)Räume bezeichnet, die realen anatomischen Begebenheiten entsprechen können, aber auch nur rein virtuell sein können. Innerhalb der einzelnen physiologischen Kompartimente des Körpers werden dabei unterschiedliche Konzentrationen erreicht. Die Geschwindigkeit, mit der die Umverteilung vom Intravasalraum in das Gewebe stattfindet, ist abhängig von der Durchblutung des Gewebes und der Permeabilität der Membranen für die Substanz. Die Permeabilität wiederum ist abhängig von den Substanzeigenschaften wie Lipophilie und der Existenz aktiver oder passiver Transporter in die oder aus den Zellen. Die Plasmakonzentrationen korrelieren erst mit dem Effekt, wenn die Umverteilung abgeschlossen ist und ein Fließgleichgewicht zwischen der Plasmakonzentration und der Gewebekonzentrationen herrscht (Rowland und Towzer 2011a, S. 74–80).

Proteinbindung. Proteinbindung ist eine reversible Interaktion zwischen einer chemischen Substanz und den Proteinen im Plasma und im Gewebe. Ein Fließgleichgewicht zwischen gebundener und ungebundener Substanz stellt sich rasch ein. Die wichtigsten Proteine, an die Substanzen gebunden sind, sind Albumin, α_1-saures Glykoprotein und Lipoproteine. Albumin und α_1-saures Glykoprotein haben spezielle Bindungstaschen für körpereigene und für exogene Substanzen. Diese Bindungsstellen sind ähnlich wie Bindungsstellen an Rezeptoren, es folgt jedoch kein Effekt auf die Bindung. Es gelten dieselben Masse-Wirkungs-Beziehungen wie bei anderen Bindungen auch. Die Proteinbindung ist prinzipiell ebenfalls sättigbar. Demnach sind die Konzentration des Bindungsproteins, die Konzentration der Substanz und die Affinität des Bindungsproteins für die Substanz entscheidend für die gebundene und die freie Fraktion (f_u) der Substanz (Atkinson et al. 1991, S. 98; Benet und Hoener 2002, S. 117–119).

Arzneimitteltransporter. Transporter transportieren aktiv Substanzen über eine Membran hinweg. Dabei kann es sich um Influxtransporter handeln, die Substanzen von extrazellulär nach intrazellulär transportieren oder Effluxtransporter, welche Substanzen von intrazellulär nach extrazellulär verschieben. Transporter sind an Verteilung und Elimination von Substanzen und deren Metaboliten beteiligt. Wichtige Expressionsorte von Transportern sind der Darm, die Leber, die Niere und die Blut-Hirn-Schranke (BHS). Wichtige Transporter und ihre Expressionsorte sind in Tab. 1 zusammengefasst (Malcom und Towzer 2011, S. 80–84).

Insbesondere an Organen, die entweder eine wichtige Barrierefunktion erfüllen (Darm, BHS, Plazenta) oder die an der Elimination von Substanzen beteiligt sind (Leber, Niere) spielen Transporter eine außerordentlich wichtige Rolle. Für die Wirkung von psychoaktiven Substanzen ist die Verteilung in das Gehirn über die BHS hinweg von essenzieller Bedeutung. Das Opioid Loperamid ist beispielsweise ein sehr affines Substrat für P-Glykoprotein (P-gp,) während die Affi-

Tab. 1 Wichtige Transporter und Substanzgruppen (Morrissey et al. 2012; Nishimura und Naito 2005)

Transporter	Expressionsort
P-gp (MDR1)	Leber, Dünndarm, Niere, Plazenta, Gehirn
BCRP (ABCG2)	Leber, Niere, Dünndarm, Plazenta, Gehirn
MRP1 (ABCC1)	Leber, Niere, Dünndarm, Plazenta, Gehirn
OATP1A2 (SLCO1A2)	Leber, Niere, Dünndarm, Plazenta, Gehirn
OATP1B1 (SLCO1B1)	Leber, Gehirn, Niere
OATP1B3 (SLCO1B3)	Leber, Niere
OATP2B1 (SLCO2B1)	Leber, Dünndarm, Plazenta, Niere, Gehirn
OCT1 (SLC22A1)	Leber, Dünndarm, Gehirn, Niere, Plazenta
OCT2 (SLC22A2)	Niere, Leber, Gehirn, Plazenta
OCT3 (SLC22A3)	Leber, Plazenta, Niere, Dünndarm, Gehirn
BSEP (ABCB11)	Leber, Niere

ABC, ATP-binding cassette; BCRP, breastcancer resistance protein; BSEP, bile salt extrusion protein; MDR, multidrug resistance protein; MRP, multidrug resistance-related protein; OATP, organic anion transporting polypeptide; OCT, organic cation transporters; P-gp, P-glycoprotein; SLC, solute carrier

nität für Morphin schwächer ist (Wandel et al. 2002, S. 916–918). Loperamid übt jedoch aufgrund dieser Tatsache, im Gegensatz zu Morphin, keine zentralnervösen Effekte aus. Das pflanzliche Cannabinoid Cannabidiol (CBD) ist *in vitro* ebenfalls ein P-gp-Inhibitor und ‚multidrug resistance-related protein' (MRP)1-Inhibitor (Zhu et al. 2006, S. 52–55; Holland et al. 2008, S. 129–130). Allerdings wird durch medizinisches Marihuana die Verfügbarkeit der P-gp-Substrate Irinotecan und Docetaxel nicht beeinflusst (Engels et al. 2007, S. 296–299). Δ9-Tetrahydrocannabinol (THC), Cannabinol und CBD hemmen auch das 'breast cancer resistance protein' (BCRP) (Holland et al. 2007, S. 818–822).

Blut-Hirn-Schranke (BHS). Die Funktion der BHS ist der Schutz des zentralen Nervensystems (ZNS) vor potenziell schädlichen (exogenen) Substanzen und der Erhalt der zentralnervösen Homöostase. Der erschwerte Zugang zum ZNS wird durch eine Kombination von *Tight Junctions* – Proteinen, die die Endothelzellen der Gefäße dicht abriegeln und den Transport von Substanzen an den Zellen vorbei (parazellulärer Transport) verhindern – sowie durch Influx- und Effluxtransporter, die die transzelluläre Bewegung von gelösten Substanzen verhindern oder ermöglichen, erzeugt. Diese neurovaskuläre (Nerven- und Blutgefäße betreffende) Einheit ist die Grundlage der Barrierefunktion der BHS (Abb. 2).

Über die BHS sind verschiedene Transportarten möglich (Abbott et al. 2006, S. 41–44):

- *Lipid-vermittelter Transport* kleiner (<400 Da) lipidlöslicher Moleküle, diese können die BHS frei überwinden. In der Praxis sind dies sehr wenige Substanzen, die therapeutisch eingesetzt werden. Gut wasserlösliche (also wenig lipophile) Moleküle können jedoch durch die Modifikation der funktionellen Gruppen, die Wasserstoffbrücken ausbilden, lipophiler und membrangängiger gemacht werden. So führt z. B. die Veresterung der Hydroxy-Gruppen von Morphin mit Acetylresten zu Heroin, welches leichter als Morphin in das ZNS penetriert. Solche Beispiele sind allerdings selten, häufig scheitert der Versuch, wasserlösliche Substanzen lipophiler und damit ZNS-gängiger zu machen.
- *Aktiver Transport* über die BHS mithilfe von Transportern (*carrier-mediated transport*). Kleine Moleküle, z. B.: Glucose, Aminosäuren und Purine werden über Transporter transzellulär in das ZNS transportiert.
- *Rezeptor-vermittelter Transport* von Proteinen und Peptiden. Diese Moleküle sind deutlich größer als kleine Moleküle und müssen ebenfalls aktiv über die BHS transportiert werden. Dies geschieht rezeptorvermittelt durch die Zelle hindurch (Transzytose). Ein Beispiel ist das Peptid Insulin, welches aktiv in das zentrale Nervensystem transportiert wird.
- *Effluxtransporter* verhindern das Eindringen von Arzneimitteln und anderen Substanzen in das zentrale Nervensystem. P-gp kommt die besondere Rolle als Torhüter an der Blut-Hirn-Schranke zu. Es ist sehr stark auf den Endothelzellen der luminalen (zum Blutgefäß gerichteten) Seite der Bluthirnschranke exprimiert, aber auch auf anderen Zellen wie auf Astrozyten und dem Plexus choroideus. Auch andere Transporter wie das BCRP, OATP- und MRP-Isoformen sind zu finden. Sie transportieren Substanzen wieder aus den Endothelzellen heraus und verhindern die Penetration in das zentrale Nervensystem. Eine Sättigung der Transporter ist möglich, sodass bei Sättigung die Barriere, die diese Transporter bilden, überwunden werden kann. Bei Mäusen, denen P-gp fehlt, gelangen Arzneimittel (Loperamid, Domperidon u. a.), die P-gp-Substrate sind und normalerweise auch keine zentralnervöse Wirkung ausüben, ins Gehirn. Beispielsweise hat Morphin bei P-gp-defizienten Mäusen eine stärkere analgetische Wirkung als bei Mäusen, die P-gp exprimieren. In der Theorie besteht die Möglichkeit durch medikamentöse Hemmung von Effluxtransportern ähnliche Wirkungen zu erzielen. Während die pharmakokinetischen Effekte einer P-gp-Hemmung im Darm gut beschrieben sind, ist eine erhöhte ZNS-Gängigkeit von P-gp-Substraten durch P-gp-Hemmung an der BHS im Menschen weniger gut belegt (de Lange und Hammarlund-Udenaes 2015, S. 388–392).

2.2 Elimination

Die beiden Hauptwege der Elimination einer körperfremden Substanz aus dem Körper ist die Ausscheidung über die Niere sowie die Biotransformation (Metabolisierung, Verstoffwechslung) in der Leber. Die Metaboliten können anschließend renal oder über die Gallenflüssigkeit (biliär) ausgeschieden werden. Eine direkte biliäre Ausscheidung von unveränderten exogenen Substanzen ist ebenfalls möglich. Für die quantitative Erfassung der Ausscheidungsprozesse, die die Wahl von Dosis und Dosierungsschema sowie die Abschätzung der Akkumulation der Substanz unterstützen, ist der Begriff der *Clearance* zentral.

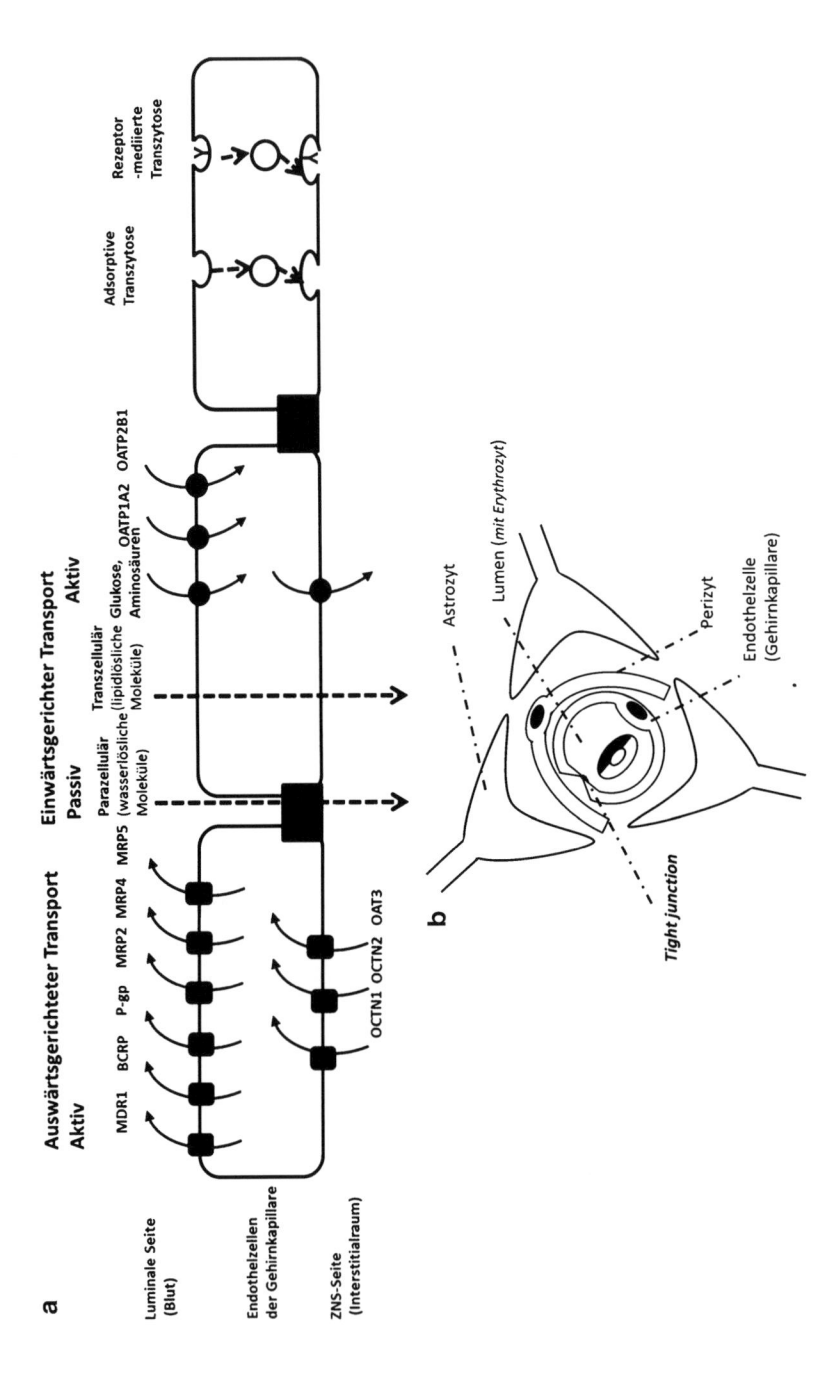

Abb. 2 Die Endothelzellen der Gehirnkapillare (**a**) sind durch beinah undurchlässige Verbindungsproteine (*tight junctions*) miteinander verbunden, die lediglich einen geringen passiven parazellulären Transport wasserlöslicher Ionen oder Moleküle erlauben. Die Endothelzellen selbst sind dicht mit aktiven sowohl einwärts- als auch auswärts gerichteten Transportmolekülen besetzt. Die auswärts gerichteten Transporter, am wichtigsten hiervon P-Glykoprotein (P-gp), pumpen exogene Substanzen wieder aus der Kapillarzelle heraus und bilden die Grundlage für die Undurchlässigkeit der Blut-Hirn-Schranke (BHS) für eine Vielzahl von Substanzen. Passiver transzellulärer Transport lipidlöslicher Moleküle und aktiver Transport über die apikale (blutseitige) und basale (ZNS-seitige) Membran erlauben die Versorgung mit essenziellen Substraten wie Aminosäuren oder Glucose. Peptide, bspw. Insulin, können durch Transzytose (adsorptiv oder rezeptorvermittelt) die BHS passieren. Nicht nur die Kapillarendothelzellen sind am Aufbau der BHS beteiligt. Astrozytenfortsätze und Perizyten bilden gemeinsam mit den Kapillaren die neurovaskuläre Einheit (**b**) (integrierte Daten aus Abbott et al. 2006, S. 41–53; Morrissey et al. 2012, S. 545–546)

Clearance. Die *Clearance* beschreibt die Effizienz der irreversiblen Elimination einer Substanz aus dem systemischen Kreislauf. Sie entspricht einem virtuellen Volumen an Flüssigkeit (z. B. Plasma oder Blut), welches innerhalb einer Zeiteinheit vollständig von der Substanz geklärt wird. In diesem Zusammenhang beschreibt Elimination die Exkretion unveränderter Substanz in den Urin, in den Darminhalt, Atemluft, Schweiß und ähnliches sowie die Umwandlung der Substanz in eine andere chemische Substanz (Stoffwechsel, Biotransformation). Die Biotransformation spielt sich hauptsächlich in der Leber ab, zu einem geringeren Anteil aber auch in anderen Organen (Darm, Niere, Lunge etc.). Wenn eine Substanz metabolisiert wurde, ist sie vom System geklärt, auch wenn der Metabolit noch im Körper verweilt und zum Teil ebenfalls pharmakologisch aktiv ist. Die Umverteilung der unveränderten Substanz in andere Kompartimente des Körpers hingegen ist keine *Clearance*, da die Substanz noch im Körper verweilt. Die Substanz befindet sich nur in anderem Gewebe als dem Plasma und kann später wieder in das Intravasalkompartiment zurückgelangen, um anschließend dauerhaft eliminiert zu werden (Rowland und Towzer 2011b, S. 115–119).

Die Gesamt-*Clearance* (systemische *Clearance*) lässt sich wie folgt berechnen:

$$CL_{sys} = V_D \times k_e = \frac{D}{AUC}$$

AUC, *area under the curve* (Fläche unter der Zeit-Konzentrationskurve); CL_{sys}, systemische *Clearance*; D, Dosis; V_D, Verteilungsvolumen.

Wobei die Eliminationskonstante (k_e) und die Halbwertszeit der Substanz, im Regelfall einer Kinetik erster Ordnung, in folgendem Verhältnis stehen:

$$k_e = \frac{ln(2)}{t_{1/2}}$$

Ausnahmen zur Kinetik 1. Ordnung (Kinetik 0. Ordnung und nicht-lineare Pharmakokinetik) werden weiter unten besprochen.

Die Elimination einer Substanz kann parallel über verschiedene Wege gleichzeitig erfolgen. Die *Clearances* über mehrere parallele Eliminationswege addieren sich auf.

$$CL_{total} = CL_{renal} + CL_{hepatisch}(+ \ldots)$$

Elimination durch renale Exkretion. Die Niere ist Eliminationsorgan sowohl für unveränderte exogene Substanzen als auch für deren wasserlösliche Metaboliten. Um den Anteil der Niere an der Elimination einer Substanz abzuschätzen, hilft der Q_0-Wert. Der Q_0-Wert einer Substanz beschreibt den extrarenalen Anteil der Elimination. Demnach ergibt sich aus $1-Q_0$ der Anteil der Niere an der Elimination (Atkinson 2009, S. 200–201).

Bei Passage durch die kleinste funktionelle Einheit der Niere, den *Glomeruli*, werden etwa 10 % als Plasmawasser filtriert. Bei einer Nierendurchblutung von 1200 ml/min entspricht dies einer glomerulären Filtrationsrate (GFR) von 120 ml/min. Ungebundene, im Plasma befindliche Substanz, folgt dem filtrierten Wasser, während die proteingebundene Fraktion nicht filtriert wird. Wenn keine weiteren Prozesse die Substanz beeinflussen, dann entspricht dieser Prozess der netto renalen *Clearance*. Zwei weitere Mechanismen können an der renalen *Clearance* beteiligt sein: *aktive Sekretion* und *Rückresorption*. Die netto renale Elimination einer exogenen Substanz ist die Summe dieser Prozesse (Rowland und Towzer 2011b, S. 129–140):

$$\text{Renale Clearance} = \text{Filtration} + \text{Sekretion} - \text{Rückresorption}$$

Dabei kann die renale Clearance ohne aktive Sekretion nicht größer als der renale Blutfluss sein.

Die *aktive Sekretion* ins Tubuluslumen erfolgt über aktive Transportmechanismen (siehe Arzneimitteltransporter), die die Substanz vom Blut in das Tubuluslumen transportieren. Die Effektivität des Transportprozesses kann sehr unterschiedlich ausfallen. Es gibt mehrere Transportsysteme für Moleküle mit unterschiedlichen Eigenschaften, beispielsweise einen für negativ geladene (schwach saure) Ionen und eine für positiv geladene (schwach basische) Ionen. Beim aktiven Transport können zwei Substanzen im Blut um denselben Transporter konkurrieren. In der Folge hemmt eine Substanz die Elimination der anderen (transporterbasierte Wechselwirkung), ihre renale Clearance sinkt. Wie für die BHS beschrieben, können Transporter auch gesättigt werden. Ab Konzentrationen, die den Transporter sättigen, reduziert sich der Anteil der renalen Elimination an der Gesamtelimination, die *Clearance* ist dann dosisabhängig (nicht-lineare Pharmakokinetik).

Tubuläre Rückresorption. Von den 120 ml/min glomerulär filtriertem Plasmawasser wird i. d. R. das meiste bis auf 1–2 ml/min, die der Urinproduktion entsprechen, rückresorbiert. Da der Primärharn bei der Passage durch das Tubulussystem konzentriert wird, baut sich ein Konzentrationsgradient zwischen Harn und Blut auf. Substanzen, die selbst passiv die Membran überwinden können, folgen diesem Gradienten und werden mit der tubulären Flüssigkeit ins Blut rückabsorbiert. Hierfür ist der Grad der Urinkonzentration entscheidend. Bei einem hohen Fluss von Primärharn sind die Konzentrationen gering, der Gradient zwischen Nierenmark und Primärharn ebenfalls. Für die passive Rückresorption gilt, je geringer der Konzentrationsgradient zwischen Mark und Harn, desto geringer ist die Rückresorption der Substanz, und umso größer ist dann auch die renale Clearance. Die zweite Determinante für die passive Rückresorption ist die Eigenschaft des Moleküls, Zellmembranen passiv zu permeieren. Dies wird durch die Lipidlöslichkeit des nicht ionisierten Moleküls und der Ionisierbarkeit des Moleküls bei einem gegebenen pH-Wert im Urin bestimmt. Nicht ionisiert, da geladene Moleküle nur sehr schwer die unpolare Biomembran passiv überwinden können. Die renale Clearance lipidlöslicher Moleküle ist also vom Urinfluss und vom Urin-pH abhängig. Beispielsweise wird Methamphetamin im sauren pH-Bereich (pH 4,9–5,3) sehr gut über den Urin ausgeschieden, während bei basischem pH-Wert des Urins (pH 7,8–8,2) nur geringe Mengen Methamphetamin über den Urin ausgeschieden werden (Beckett und Rowland 1965, S. 1260–1261). Da der pH-Wert des Urins beeinflussbar ist, kann man die Elimination solcher Substanzen durch Ansäuerung oder Alkalisierung steuern (Rowland und Towzer 2011b, S. 129–140).

Hepatische Elimination. Beim Fluss durch die Leber wird ein Teil der im Blut befindlichen Substanz unwiederbringlich vom Blut entfernt, sei es durch biliäre Ausscheidung oder durch Biotransformation in den Leberparenchymzellen (Hepatozyten). Der Anteil der Gesamtkonzentration der Substanz, die bei einer Leberpassage entfernt (extrahiert) wird, nennt man Extraktionsrate. Die hepatische *Clearance* (CL_{hep}) berechnet sich aus dem Produkt von Leberblutfluss (Q) und der Extraktionsrate (E_{hep}) (Rowland und Towzer 2011b, S. 119–129; Buxton und Benet 2011, S. 27–30):

$$CL_{hep} = Q_{hep} \times E_{hep}$$

Die determinierenden Faktoren der hepatischen Extraktionsrate sind die freie Fraktion der Substanz im Plasma, die intrinsische Aktivität des abbauenden Enzyms sowie der Leberblutfluss. Sie stehen in folgendem Zusammenhang:

$$E_{hep} = \frac{f_u \times CL_{int}}{Q_{hep} + f_u \times CL_{int}}$$

CL_{int}, intrinsische Clearance; E_{hep}, hepatische Extraktionsrate; f_u, freie Fraktion; Q, Leberblutfluss.

Der *Leberblutfluss* beträgt etwa 1500 ml/min. Eine Substanz kann nicht schneller über die Leber geklärt werden als die Rate mit der sie der Leber präsentiert wird. Daher limitiert der Leberblutfluss die hepatische Clearance.

Die Elimination über die Leber wird weiterhin durch die Proteinbindung der Substanz, ihrer Akkumulation in anderen Kompartimente oder Zellen limitiert. Der Hepatozyt kann nur den freien, ungebundenen Anteil der Substanz im Plasma durch passiven oder aktiven Transport aufnehmen. Daher ist die *freie Fraktion* im Plasma eine entscheidende Determinante für die hepatische Extraktion.

Die Fähigkeit des Hepatozyten, die Substanz – unabhängig von allen anderen Faktoren wie der Verfügbarkeit des Arzneimittels im Hepatozyten (limitiert durch Proteinbindung und Leberblutfluss) – durch Biotransformation oder biliäre Sekretion zu eliminieren, wird als *intrinsische Clearance* bezeichnet. Sie beschreibt, wie schnell das arzneimittelmetabolisierende Enzym das Substrat abbaut und kann durch die biochemischen Größen der maximalen Abbaugeschwindigkeit des Enzyms (V_{max}) und der Affinität des Substrats für das Enzym (Michaelis-Menten-Konstante, K_m) beschrieben werden.

$$CL_{int} = \frac{V_{max}}{K_M}$$

V_{max} beschreibt die maximale Geschwindigkeit mit der das Enzym das Substrat umsetzen kann, wenn es gesättigt ist. K_M ist ein Maß für die Affinität des Substrats zu seinem Enzym, und beschreibt die Konzentration bei der das Substrat mit halb-maximaler Geschwindigkeit umgesetzt wird ($V_{max}/2$).

Um die Bedeutung der Extraktionsrate zu verdeutlichen, lassen sich zwei Extreme formulieren (Rowland und Towzer 2011b, S. 121–125):

1. Bei sehr niedriger Enzymaktivität ist $Q_{hep} > f_u \times CL_{int}$. Vereinfachend lässt sich daher formulieren: $CL_{hep} = f_u \times CL_{int}$

Diese Substanzen haben eine niedrige hepatische Extraktionsrate ($E_{hep} < 0{,}3$). Die hepatische *Clearance* ist nur von der Proteinbindung und der Enzymaktivität beeinflusst. Die Enzymaktivität limitiert also die *Clearance*.

2. Bei sehr hoher Enzymaktivität ist $Q_{hep} < f_u \times CL_{int}$, daher lässt sich die *Clearance* vereinfachend als $CL_{hep} = Q_{hep}$ schreiben. Diese Substanzen haben eine hohe hepatische Extraktionsrate (>0,7), die Clearance wird durch den Blutfluss limitiert.

Substanzen mit intermediärer hepatischer Extraktionsrate ($E_{hep} = 0{,}3$–$0{,}7$) werden von allen drei Prozessen beeinflusst.

Biotransformation (Stoffwechsel körperfremder Substanzen). Um über die Niere oder die Gallenflüssigkeit aus dem Körper eliminiert werden zu können, müssen einige Substanzen zunächst in eine wasserlöslichere Form umgewandelt werden (Biotransformation). Dies geschieht hauptsächlich durch im Hepatozyten befindliche arzneimittelverstoffwechselnde Enzyme (*drug metabolising enzymes*). Arzneimittelverstoffwechselnde Enzyme katalysieren chemische Reaktionen, die die Hydrophilie der Substanz erhöhen und damit die Elimination in wässrigen Medien wie den Urin oder die Gallenflüssigkeit erleichtern soll. Der Prozess wird in zwei Phasen (Phase I und Phase II) eingeteilt (Gonzalez et al. 2011, S. 24–26).

Phase-I-Enzyme fügen oft durch eine oxidative Reaktion eine funktionelle chemische Gruppe ein, die es in einem zweiten Schritt erlaubt, eine polare Gruppe, bspw. Glucuronsäure oder Sulfatreste anzuhängen. Dies erhöht die Wasserlöslichkeit der Substanz stark.

Drug metabolising enzymes, Phase I. Die wichtigsten arzneimittelverstoffwechselnden Enzyme sind die Cytochrom-P450-Isoenzyme (CYPs). Es handelt sich dabei um mischfunktionelle Oxidoreduktasen, die unter Verbrauch von Sauerstoff verschiedene oxidative Reaktionen wie Hydroxylierungen oder N-Oxidation katalysieren.

CYPs sind in Leber, Darm, Niere, Lunge, Gehirn und weiteren Organen exprimiert. Wichtigster Ort für die Biotransformation von Substanzen ist die Leber, bei oraler Einnahme auch der Darm. CYPs sind nicht nur an der Biotransformation exogener Substanzen beteiligt, sondern auch am Stoffwechsel körpereigener, endogener Substanzen wie Cortisol oder Cholesterol.

Die Nomenklatur der CYPs setzt sich aus Ziffern und Buchstaben zusammen. Die erste arabische Ziffer beschreibt die Genfamilie (>40 % Sequenz-Homologie), der Buchstabe steht für die Subfamilie (>55 % Homologie) und die letzte Zahl steht für ein spezifisches Gen der Familie, bspw. CYP3A4 (Nebert et al. 1991, S. 1–14). Die Enzyme sind in Leber und Darm unterschiedlich exprimiert (Tab. 2).

Für die Praxis relevant ist nicht nur das Wissen um die Expression des Proteins, sondern auch um die Arzneimittel oder Drogen, die über die spezifischen CYP-Isoformen verstoffwechselt werden. Einige CYPs katalysieren den Stoffwechsel sehr

Tab. 2 Verteilung der CYPs in Leber und Darm nach (Paine et al. 2006, S. 880–886)

Isoenzym	Darm	Leber
CYP1A2	NA	18 %
CYP2A6	NA	6 %
CYP2B6	NA	<1 %
CYP2C	2C9: 14 % 2C19: 2 %	25 %
CYP2D6	0,7 %	2 %
CYP2E1	NA	9 %
CYP2J2	1,4 %	NA
CYP3A	82 %	40 %

CYP, Cytochrom P450; NA, nicht exprimiert

homogener Substanzgruppen, beispielsweise CYP2E1, das eher substituierte Alkanketten verstoffwechselt, während andere CYPs wie 3A4 eine sehr heterogene und breite Gruppe von Substanzen verstoffwechseln kann (Flockhart 2007). Eine Substanz kann mehreren sequenziellen oder parallelen Biotransformationsschritten unterworfen sein.

Neben CYP-Enzymen gibt es noch andere Enzyme, die an der Biotransformation exogener Substanzen beteiligt sind: Flavinmonooxygenasen, Carboxyesterasen, Monoaminoxidasen (MAO), Alkoholdehydrogenasen, Aldehyddehydrogenasen und Epoxidhydroxylasen.

Drug metabolising enzymes, Phase II. In der Phase II-Reaktion werden die aktivierten Metaboliten mit einem polaren und somit hydrophilen Rest konjugiert, um wasserlöslich und besser über Urin und Galle eliminierbar zu sein. Zum Transport aus der Zelle (meist dem Hepatozyten), in der die Reaktion stattfand, sind Effluxtransporter notwendig, da die Metaboliten nun die Membran noch schlechter überwinden können. Der Transport aus der Zelle wird gelegentlich als Phase III bezeichnet.

Phase II-Enzyme sind beispielsweise UDP-Glucuronosyltransferasen (UGTs), die aktivierte Substanzen mit einem Glucuronsäurerest versehen, N-Acetylasen (NAc), die die Substanzen mit einem Acetylrest versehen oder Sulfotransferasen (SULT), die die Substanzen mit einem Sulfatrest versehen (Fisher et al. 2001, S. 280).

In Tab. 3 sind die bekannten Phase I und/oder Phase II-Stoffwechselwege psychoaktiver Substanzen verschiedener Gruppen zusammengefasst, wie sie aus In-vitro-Experimenten mit humanen Lebermikrosomen oder rekombinanten CYP-Enzymen oder aus humanpharmakologischen Studien bekannt sind. Hierbei muss es sich nicht um den Hauptstoffwechselweg im Menschen handeln.

Metaboliten. Metaboliten zirkulieren nach Bildung ebenfalls im Blut, verteilen sich im Gewebe und werden eliminiert oder weiter verstoffwechselt. Sie können auf dieselbe Art und Weise durch pharmakokinetische Parameter beschrieben werden; mit der Ausnahme, dass sie endogen aus der Muttersubstanz gebildet werden. Der Nachweis von Drogenkonsum gelingt meistens durch Nachweis von Metaboliten in Blut oder Urin. Die Frage nach den Stoffwechselprodukten der Muttersubstanz hat eine direkte diagnostische bzw. analytische Bedeutung.

Es gibt pharmakologisch aktive Metaboliten, die als Agonist ähnlich zur Muttersubstanz an ihrer Zielstruktur wirken, oder die entgegengesetzte Wirkung als Antagonist ausüben. Die Eliminationshalbwertszeit sowie die Verteilung von Metaboliten kann sich von der Muttersubstanz unterscheiden, ebenso der Eliminationsweg der Substanz. Bei *Prodrugs* ist die Muttersubstanz inaktiv, sie wird im Körper bioaktiviert, der entstehende Metabolit ist die eigentliche pharmakologisch aktive Substanz. Die Bildung (reaktiver) Metabolite kann auch für unerwünschte Substanzwirkungen oder Toxizitäten ursächlich sein, so steht der Cocain-Metabolit Norcocain, der durch N-Dealkylierung durch das CYP-System entsteht, im Verdacht hepatotoxisch zu sein (Ndikum-Moffor et al. 1998, S. 413–419).

Eliminationshalbwertszeit. Im Regelfall wird stets ein konstanter Anteil der zirkulierenden Substanz pro Zeiteinheit eliminiert, in diesem Fall folgt die Elimination einer Kinetik erster Ordnung. Die Zeit, nach der die Menge einer im Körper zirkulierenden Substanz (Plasmakonzentration, Vollblutkonzentration etc.) auf die Hälfte ihres Ausgangswerts abgefallen ist, ist die Eliminationshalbwertszeit ($t_{1/2}$). Bei linearer Auftragung ist der Abfall exponentiell, bei semilogarithmischer Auftragung ergibt sich eine Gerade (Abb. 3).

Die Konzentration zu einem beliebigen Zeitpunkt t nach intravenöser Einnahme einer Substanz lässt sich durch die Formel

$$C(t) = C_0 \times e^{-k_e \times t}$$

beschreiben (Rowland und Towzer 2011b, S. 138).

Die Eliminationskonstante (k_e) beschreibt den Anteil der im Körper zirkulierenden Substanz (Einheit/h), der pro Stunde eliminiert wird. Beispielsweise wenn $k_e = 0.2/h$ werden 20 % der im Körper zirkulierenden Menge an Substanz pro Stunde eliminiert.

Die Umrechnung in die Eliminationshalbwertszeit aus o. g. Gleichung ergibt:

$$C(t) = 0,5 C_0$$

$$\Rightarrow t_{1/2} = \frac{\ln(2)}{k_e}$$

Die Eliminationskonstante bzw. Eliminationshalbwertszeit ist ein aus *Clearance* und Verteilungsvolumen abgeleiteter pharmakokinetischer Parameter.

$$k_{el} = \frac{CL}{V_D}$$

bzw.

$$t_{1/2} = \ln(2) \frac{V_D}{CL}$$

Die Eliminationshalbwertszeit steigt, wenn sich das Verteilungsvolumen vergrößert oder sich die *Clearance* verringert. Eine Substanz mit großem Verteilungsvolumen aufgrund von hoher Lipidlöslichkeit und starker Bindung im Adipozyten wird eine längere Eliminationshalbwertszeit haben als eine wasserlösliche Substanz mit gleicher *Clearance*. Da das Verteilungsvolumen die Plasmakonzentration bestimmt, führt eine Änderung im Verteilungsvolumen zu einer Änderung der Eliminationshalbwertszeit. Eine Substanz mit hohem Verteilungsvolumen, die möglicherweise im Gewebe akkumuliert wurde, hat eine niedrige Plasma- oder Vollblutkonzentration. Entscheidend für die Elimination durch Organe (hepatische Elimination durch Biotransformation oder renale Elimination) ist die Plasma- bzw. Vollblutkonzentration, da nur diese Substanz den Eliminationsorganen zugänglich ist, dementsprechend verweilen Substanzen hoher Gewebepenetration und ausgiebiger Verteilung länger im Körper (Rowland und Towzer 2011b, S. 138–139).

Bei Einnahme einer Einzeldosis bestimmt die Eliminationshalbwertszeit die Dauer der Wirkung, allerdings nicht in einem linearen, sondern einem logarithmischen Verhältnis. Das bedeutet, dass man, um die Wirkdauer zu verdoppeln, die Dosis vervierfachen müsste. Bei einer Dauermedikation bzw. Mehrfachdosierung im Falle von Drogen bestimmt die Eliminationshalbwertszeit die Akkumulation der Substanz und die Zeit bis das Fließgleichgewicht (steady-state) erreicht ist. Im Fließgleichgewicht halten sich die Menge an eingenommener und ausgeschiedener Substanz die Waage, sodass im Mittel stabile Konzentrationen über ein Dosisintervall erreicht werden. Es braucht i. d. R. 3–5 Halbwertszeiten bis das Fließgleichgewicht erreicht ist (Abb. 4) (Rowland und Towzer 2011c, S. 294–302; Buxton und Benet 2011, S. 32).

2.3 Abhängigkeit vom Applikationsweg, Absorption

Wird eine Substanz nicht intravenös und folglich nicht direkt ohne Verlust in den Blutkreislauf injiziert, muss sie zunächst von ihrem Ort der Anwendung/Applikation (oral, intramuskulär, inhalativ) in den Körper bzw. den systemischen Blutkreislauf aufgenommen werden. Die Auf-

Tab. 3 Bekannter In-vitro-Metabolismus und Wechselwirkungspotenzial von psychoaktiven Substanzen

Substanz	Stoffwechselwege/ Wechselwirkungspotenzial	Referenz
Cannabinoide		
Δ^9-THC	CYP2C9 CYP3A4 CYP2C9-Inhibitor	(Watanabe et al. 2007, S. 1415–1419) (Yamaori et al. 2012, S. 294–300)
Cannabidiol	CYP2C19 CYP3A4 CYP1A1-Inhibitor CYP1A1-Induktor CYP2C19-Inhibitor CYP2D6-Inhibitor CYP3A-Inhibitor	(Jiang et al. 2011, S. 165–170). (Yamaori et al. 2014, S. 62–68) (Yamaori et al. 2015, S. 87–93) (Jiang et al. 2013, S. 332–338) (Yamaori et al. 2011a, S. 2049–2056) (Yamaori et al. 2011b, S. 730–736)
Cannabinol	CYP2C9 CYP3A4 CYP1A-Inhibitor	(Watanabe et al. 2007, S. 1415–1419) (Yamaori et al. 2010, S. 1691–1698)
JWH-018	Phase I: CYP1A2 CYP2C9 Phase II: UGT1A3 UGT2B7 UGT1A1 UGT1A9 UGT1A10	(Chimalakonda et al. 2012, S. 2174–2184) (Chimalakonda et al. 2011, S. 1967–1976)
JWH-073	Phase II: UGT1A3 UGT2B7 UGT1A1 UGT1A9 UGT1A10	(Chimalakonda et al. 2011, S. 1967–1976)
AB-PINACA	CES1	(Thomsen et al. 2015, S. 565–576)
AB-FUBINACA	CES1	(Thomsen et al. 2015, S. 565–576)
PB-22	CES1	(Thomsen et al. 2015, S. 565–576)
5 F-PB-22	CES1	(Thomsen et al. 2015, S. 565–576)
AM-2201	CYP1A2 CYP2C9	(Chimalakonda et al. 2012, S. 2174–2184)
UR-144	CYP3A4 CYP1A2 CYP2C19	(Nielsen et al. 2015)
XLR-11	CYP3A4 CYP1A2 CYP2C19	(Nielsen et al. 2015)
AKB-48	CYP3A4	(Holm et al. 2015, S. 1237–1245)
AB-CHMINACA	CYP3A4	(Erratico et al. 2015, S. 866–876)
Opioide		
Morphin	Phase II: UGT2B7	(Coffman et al. 1998, S. 73–77)
Heroin		
Methadon	CYP3A4 CYP2B6 CYP2C8	(Foster et al. 1999, S. 403–412) (Gerber et al. 2004, S. 36–44) (Kharasch et al. 2004, S. 250–269)

(*Fortsetzung*)

Tab. 3 (Fortsetzung)

Substanz	Stoffwechselwege/ Wechselwirkungspotenzial	Referenz
	CYP2C19 CYP2D6 CYP2C9	(Wang und DeVane 2003, S. 742–747)
Sufentanil	CYP3A4	(Guitton et al. 1997, S. 1613–1619)
Remifentanil	Plasmaesterasen Gewebeesterasen	(Westermoreland et al. 1993, S. 893–903.
Fentanyl	CYP3A4	(Guitton et al. 1997, S. 1613–1619)
Alfentanil	CYP3A4	(Guitton et al. 1997, S. 1613–1619)
Buprenorphin	CYP3A4 CYP3A5 CYP2C8	(Chang et al. 2006, S. 440–448) (Picard et al. 2005, S. 689–695)
Oxycodon	CYP3A4 CYP2D6	(Samer et al. 2010, S. 907–918)
Hydrocodon	CYP2D6 CYP3A4	(Hutchinson et al. 2004, S. 287–297)
Codein	CYP2D6	(Dayer et al. 1988, S. 411–416)
Tramadol	CYP3A4 CYP2D6 CYP2B6	(Subrahmanyam et al. 2001, S. 1146–1155)
Tilidin	CYP3A4	(Weiss et al. 2008, S. 275–282)
Amphetaminderivate		
p-methoxymethamphetamin (PMMA)	CYP2D6	(Staack et al. 2004a, S. 379–381).
α-pyrrolidinovalerophenon (α-PVP)	CYP2B6 CYP2D6 CYP2C19	(Negreira et al. 2015, S. 5803–5816)
Methylendioxypyrovaleron (MDPV)	CYP2C19 CYP2C9 CYP2D6 CYP2B6 CYP1A2	(Negreira et al. 2015, S. 5803–5816)
Methedron	CYP2D6	(Negreira et al. 2015, S. 5803–5816)
5-(2-aminopropyl)benzofuran 5-APB	CYP1A2 CYP2B6 CYP2C19 CYP2D6	(Welter et al. 2015a, S. 1371–1388)
1-(benzofuran-5-yl)-N-methylpropan-2-amine (5-MAPB)	CYP1A2 CYP2B6 CYP2C19 CYP2D6	(Welter et al. 2015a, S. 1371–1388)
6-(2-aminopropyl)benzofuran (6-APB)	CYP1A2 CYP2D6 CYP3A4	(Welter et al. 2015b, S. 3457–70)
1-(benzofuran-6-yl)-N-methylpropan-2-amine (6-MAPB)	CYP1A2 CYP2D6 CYP3A4	(Welter et al. 2015b, S. 3457–70)

(*Fortsetzung*)

Tab. 3 (Fortsetzung)

Substanz	Stoffwechselwege/ Wechselwirkungspotenzial	Referenz
Mephedron	CYP2D6	(Pedersen et al. 2013a, S. 430–438).
Methylon	CYP2D6 CYP1A2 CYP2B6 CYP2C19	(Pedersen et al. 2013b, S. 1247–1255)
3,4-methylenedioxymethamphetamin (MDMA, Ecstasy)	CYP2D6 Mild CYP1A2-Inhibitor CYP2D6-Inhibitor	(Maurer et al. 2000, S. 133–142) (Yubero-Lahoz et al. 2012, S. 605–613) (Yubero-Lahoz et al. 2011, S. 319–329) (O'Mathúna et al. 2008, S. 523–529)
4-methyl-2,5-dimethoxy-amphetamin (DOM)	CYP2D6 CYP2D6 kompetitiver Inhibitor	(Ewald und Maurer 2008, S. 52–57)
4-iodo-2,5-dimethoxy-amphetamin (DOI)	CYP2D6 CYP2D6 kompetitiver Inhibitor	(Ewald und Maurer 2008, S. 52–57)
4-chloro-2,5-dimethoxy-amphetamin (DOC)	CYP2D6 CYP2D6 kompetitiver Inhibitor	(Ewald und Maurer 2008, S. 52–57)
4-bromo-2,5-dimethoxy-amphetamin (DOB)	CYP2D6 CYP2D6 kompetitiver Inhibitor	(Ewald und Maurer 2008, S. 52–57)
4-bromo-2,5-dimethoxy-methamphetamin (MDOB)	CYP2D6 CYP2D6 kompetitiver Inhibitor	(Ewald und Maurer 2008, S. 52–57)
2,4,5-trimethoxy-amphetamin (TMA-2)	CYP2D6 CYP2D6 kompetitiver Inhibitor	(Ewald und Maurer 2008, S. 52–57)
Cathin	CYP2D6-Inhibitor	(Bedada et al. 2015, S. 694–699)
Andere		
Ethanol	Phase II-Nebenwege: UGT1A9 UGT2B7	(Al Saabi et al. 2013, S. 568–574)
1-Benzylpiperazin (BZP)	CYP2D6 CYP1A2 CYP3A4 CYP2D6-Inhibitor CYP1A2-Inhibitor CYP3A4-Inhibitor CYP2C19-Inhibitor CYP2C9-Inhibitor	(Antia et al. 2009, S. 877–882)
Trifluormethylphenylpiperazin (TFMPP)	CYP2D6 CYP1A2 CYP3A4 CYP2D6-Inhibitor CYP1A2-Inhibitor CYP3A4-Inhibitor CYP2C19-Inhibitor CYP2C9-Inhibitor	(Antia et al. 2009, S. 877–882)
1-(4-methoxyphenyl)piperazin (MeOPP)	CYP2D6	(Staack et al. 2004b, S. 179–192)
4'-methyl-alpha-pyrrolidinobutiophenon	CYP2D6 CYP2C19 CYP1A2	(Peters et al. 2007, S. 163–168)

(*Fortsetzung*)

Tab. 3 (Fortsetzung)

Substanz	Stoffwechselwege/ Wechselwirkungspotenzial	Referenz
Cocain	Unspezifische Plasma- und Gewebeesterasen CYP3A4	(Pellinen et al. 1994, S. 35–43)
Phencyclidin	CYP3A4 CYP2B6-Inhibitor	(Laurenzana und Owens 1997, S. 557–563) (Jushchyshyn et al. 2003, S. 46–52)
Ketamin	CYP3A4 CYP2B6	(Yanagihara et al. 2001, S. 887–890)
Methoxetamin	CYP3A4 CYP2B6	(Meyer et al. 2013, S. 6307–6321)

CES, Carboxylesterase; CYP, Cytochrom P450-Isoenzym; UGT, UDP-Glucuronosyl-Transferase

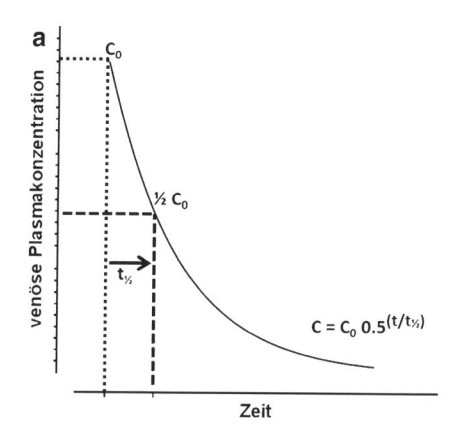

Abb. 3 In der Eliminationsphase nimmt die Konzentration (C) einer Substanz im Blut exponentiell ab (Kinetik 1. Ordnung). Die Ausgangskonzentration (C_0) halbiert sich innerhalb einer Halbwertszeit ($t_{1/2}$) (**a**). Bei semilogarithmischer Darstellung ergibt sich eine Grade, die Steigung entspricht der Eliminationskonstante (k_{el}) (**b**)

nahme (Absorption) und die Elimination sind gegenläufige Prozesse, welche zu einer charakteristischen Form der venösen Plasmakonzentrationen führt (sog. Bateman-Kurve, Abb. 5) (Atkinson 2009, S. 195–199).

Die verschiedenen Applikationswege einer Substanz unterscheiden sich bezüglich der Höhe der Maximalkonzentration, der Geschwindigkeit der Absorption und bezüglich des Weges, den die Substanz durch den Körper geht. Infolgedessen können sich für die Wirkung der Substanz relevante pharmakokinetische Parameter stark unterscheiden und damit die gewünschte Wirkung und Toxizität der Substanz beeinflussen. Der Art und Weise, wie Drogen von Nutzern konsumiert werden, sind fast keine Grenzen gesetzt. Durch die geeignete Wahl des Applikationsweges können in vielen Fällen die gewünschten Effekte erst erreicht oder maximiert werden.

Die *orale Einnahme* ist ein beliebter Einnahmeweg für Substanzen, die einen systemischen Effekt auslösen sollen, seien es Arzneimittel oder Drogen. Die Form der oralen Einnahme kann sehr unterschiedlich sein, und von einer einfachen oralen Trinklösung bis zu sehr ausgefeilten Darreichungsformen mit verzögerter und/oder gezielter Freisetzung des Wirkstoffs in definierten Abschnitten des Gastrointestinaltraktes (GI-Trakt) reichen. Naturgemäß sind die oralen Applikationsformen von Drogen eher einfach gehalten, bspw. in Form einer einfachen, gepressten Tablette.

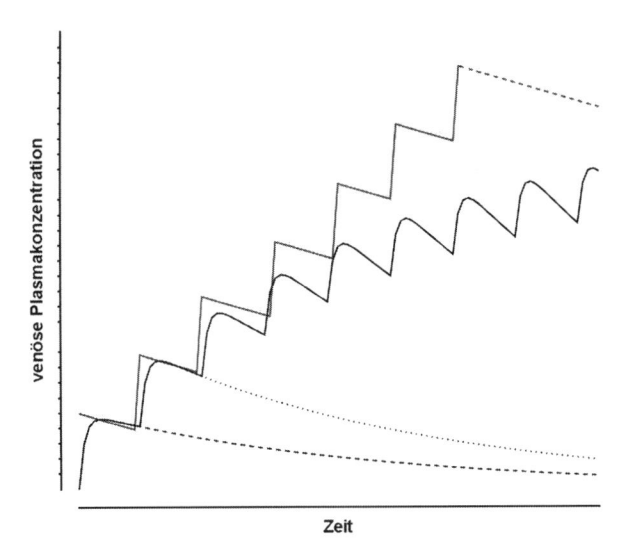

Abb. 4 Bei Mehrfachdosierung kann die zirkulierende Substanzmenge kumulieren, die venöse Plasmakonzentration steigt mit jeder weiteren Dosis bis das Fließgleichgewicht (*steady-state*) erreicht ist. Die Fläche unter der Zeit-Konzentrationskurve (AUC) einer Einzeldosis bis ins unendliche extrapoliert ($AUC_{0-\infty}$), entspricht der AUC im Dosisintervall im Fließgleichgewicht (AUC_τ). Der Verlauf der Plasmakonzentration multipler oraler Dosen einer Substanz, die mit einer Kinetik 1. Ordnung eliminiert wird (schwarz), ist einer Substanz, die einer Sättigungskinetik folgt (rot), gegenübergestellt. Die Elimination erfolgt linear statt exponentiell mit der Konsequenz, dass die Substanz mit jeder Dosis stärker akkumuliert

Abb. 5 Die resultierende Zeit-Plasmakonzentrationskurve ergibt sich aus Aufnahme der Substanz in den systemischen Kreislauf (vom Applikationsweg abhängig) und Elimination der zirkulierenden Substanz

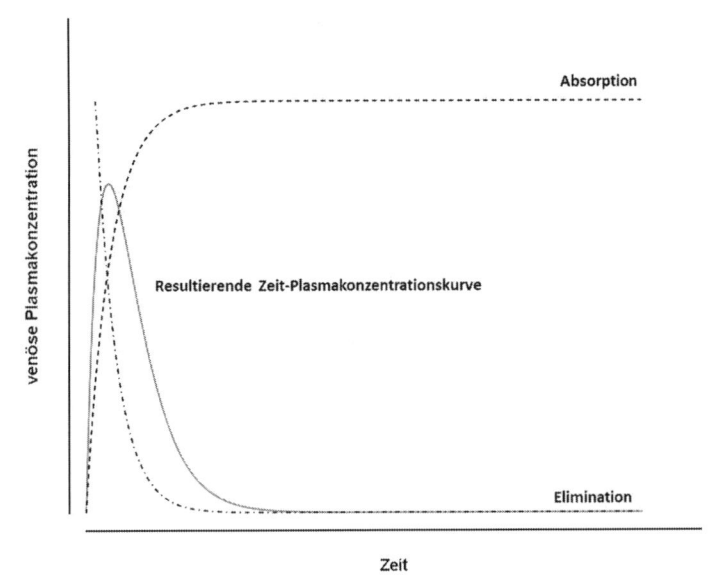

Bei der Passage durch den GI-Trakt löst sich die Tablette zunächst im Magen auf (Liberation), die Absorption spielt sich zum größten Teil im Dünndarm ab, findet aber auch in anderen Abschnitten des Darms statt. Die Absorption beschreibt die Menge an intakter Substanz die vom Darmlumen ins Pfortaderblut aufgenommen wird. Die Fraktion, die absorbiert wird, wird mit F_g abgekürzt. Eine Elimination einer Substanz aus dem Pfortaderblut bei der ersten Passage durch die Leber nennt sich First-Pass-Clearance. Die Fraktion des Pfortaderblutes, die durch die Leber

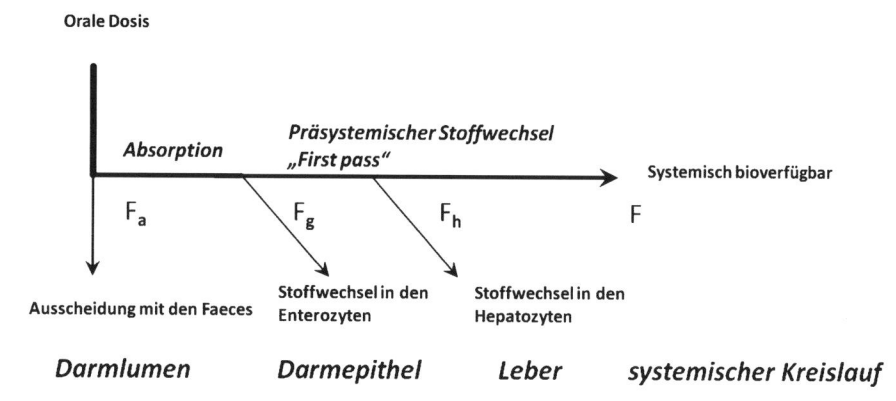

Abb. 6 Die systemische Bioverfügbarkeit einer oral zugeführten Substanz ergibt sich aus der intestinal absorbierten Fraktion (F_A) sowie den Anteilen (F_G und F_H), die nicht durch Stoffwechsel in Enterozyten oder Hepatozyten präsystemisch eliminiert werden (*First-Pass-Effekt*)

unbeschadet hindurchgelangt, wird mit F_H abgekürzt (Rowland und Towzer 2011d, S. 190).

Die (orale) Bioverfügbarkeit (F) ist die Fraktion der Dosis, die nach Einnahme die systemische Zirkulation erreicht. Die Bioverfügbarkeit hängt von der aus dem Darm absorbierten Menge und der Menge, die nicht im Rahmen der First-Pass-Clearance eliminiert wird, ab (Abb. 6).

$$F = F_A \times F_G \times F_H.$$

F, absolute Bioverfügbarkeit; F_A, absorbierte Fraktion; F_G, gastrointestinale Fraktion; F_H, hepatische Fraktion.

Die Bioverfügbarkeit von exogenen Substanzen ist stark variabel und wird von der Darreichungsform, den physikochemischen Eigenschaften, sowie den Eigenschaften als Substrat für arzneimittelabbauende Enzyme oder Arzneimitteltransporter beeinflusst. Die Einflussgrößen, welche die Absorption vom GI-Trakt beeinflussen, sind in Tab. 4 zusammengefasst. Für die hepatische *First-Pass-Clearance* ist die hepatische Extraktionsrate aus dem Pfortaderblut von zentraler Bedeutung. Man unterscheidet zwischen *high extraction drug* und *low extraction drug*.

Low extraction drugs werden nur zu einem geringen Anteil von der Leber extrahiert. Da bei einer Passage durch die Leber wenig Substanz extrahiert wird, ist die Bioverfügbarkeit hoch, wenn die Absorption entsprechend hoch ist. Eine Steigerung des extrahierten Anteils, ändert die Bioverfügbarkeit nicht sehr. Verdoppelt sich der in der Leber extrahierte Anteil bei einer Bioverfügbarkeit von 99 %, reduziert sich die Bioverfügbarkeit auf 98 %. Eine Änderung, die wenig klinische Relevanz hat.

Bei *high extraction drugs*, die sehr gut von der Leber extrahiert werden, gelangt nur eine kleine Portion aus dem Pfortaderblut in den systemischen Kreislauf. Änderungen im hepatischen Stoffwechsel haben eine große Auswirkung, da durch kleine Änderungen der Extraktionsrate große Änderungen der Bioverfügbarkeit erzielt werden. Hat eine Substanz bei vollständiger Absorption bspw. eine Bioverfügbarkeit von 5 %, so steigt bei Halbierung des hepatisch extrahierten Anteils die Bioverfügbarkeit auf 52,5 %; dies entspräche einer Dosissteigerung um den Faktor 10. Die orale Bioverfügbarkeit von *high extraction drugs* ist also eher anfällig für Veränderungen der Aktivität der arzneimittelverstoffwechselnden Enzyme in der Leber, während deren systemische *Clearance* eher vom Leberblutfluss bestimmt wird (Rowland und Towzer 2011b, S. 121).

Weitere Einnahmewege. Bei *inhalativem* Konsum gelangt die Substanz über die Lunge direkt in den kleinen Kreislauf. Ein Stoffwechsel von exogenen Substanzen in der Lunge ist in der Regel vernachlässigbar. Dadurch, dass der kleine Kreislauf direkt ins Herz mündet und anschließend den

Tab. 4 Einflussgrößen auf die Absorption exogener Substanzen (Martinez und Amidon 2002, S. 620–643).

- Auflösung der Substanz (Dissolution)
  - Physikochemische Eigenschaften der Substanz
  - Kristallgröße und Form
  - Spezielle Dosierungsformen (bei Drogengebrauch z. B. *bombing* zur bolusartigen Freisetzung der oral eingenommenen Substanz (z. B. MDMA))
  - pH-Wert von Magen und Dünndarm
- Magenentleerungsrate
  - Stabilität der Substanz bei pH-Werten des Magens
  - Lösung bzw. feste Form (Lösungen und kleine Partikel werden schneller absorbiert, u. a. aufgrund einer kürzeren Magenverweilzeit)
  - Veränderbar durch: Nahrungsaufnahme, Arzneimittel (Opiate, Metoclopramid, Anticholinergika, Antazida), Krankheiten (autonome Neuropathie)
- Wechselwirkungen im Darmlumen
  - Komplexierung (Tetrazykline mit mehrwertigen Kationen)
  - Adsorption (Ionenaustauscherharze)
  - Nahrungsmittelwechselwirkungen (Antibiotika)
  - Abbau im Magen-Darm-Trakt durch mikrobiologische Flora
- Passage durch die Darmwand
  - Physikochemische Eigenschaften der Substanz (polar, lipophil, Molekülgröße)
  - Stoffwechselenzyme im Darm
  - Transporter (Influx- oder Effluxpumpen)

arteriellen Schenkel des großen Kreislaufs speist, werden sehr rasch hohe arterielle Konzentrationen erzielt und somit auch hohe Spitzenkonzentrationen im Gehirn (Weg: Kleiner Kreislauf → Herz → arterieller Schenkel des großen Kreislaufs → venöser Schenkel des großen Kreislaufs). Bei oraler Einnahme oder direkter intravenöser Applikation verteilt sich die Substanz zunächst im venösen System, gelangt dann über das Herz und den kleinen Kreislauf in den arteriellen Schenkel des großen Kreislaufs (Weg: venöser Schenkel des großen Kreislaufs → Herz → kleiner Kreislauf → arterieller Schenkel des großen Kreislaufs). Zum Beispiel ist die inhalative Aufnahme von Nikotin verglichen mit einer oralen oder transdermalen Aufnahme durch höheren Konzentrationen am Wirkort (Gehirn), die zudem schnell erreicht werden, gekennzeichnet (Lunell et al. 2000, S. 737–741). Auch im Vergleich zu der direkten intravenösen Verabreichung sind die Spitzenkonzentrationen höher (Abb. 7) (Schneider et al. 2001, S. 661–684).

Der *intranasale* Konsum von Substanzen hat einige Vorteile. Die Nasenschleimhaut ist gut durchblutet und kann so die Absorption der Substanz in den venösen Kreislauf leisten. Die direkte Absorption ohne Umweg über den GI-Trakt und die fehlende Passage durch die Leber (kein *First Pass*) erhöht die Verfügbarkeit der Substanz. In vielen Fällen ist die intranasale Aufnahme vergleichbar mit der intravenösen Applikation. Aufgrund der anatomischen Nähe können durch eine intranasale Aufnahme die Maximalkonzentrationen in Gehirn und Liquor schneller erreicht werden als durch eine intravenöse Gabe (Buxton und Benet 2011, S. 20–24).

Ähnlich verhält sich dies bei der *sublingualen* Einnahme; durch Umgehung der First-Pass-Clearance und durch die direkte venöse Aufnahme werden Substanzen mit niedriger oraler Bioverfügbarkeit besser aufgenommen (Buxton und Benet 2011, S. 20–24).

Der *intramuskuläre* und *subkutane* Einsatz bildet im Gewebe ein Depot, aus dem die Substanz mehr oder weniger langsam resorbiert wird. In der Regel werden geringere Spitzenkonzentrationen erreicht und diese auch zu einem späteren Zeitpunkt als bei anderen Aufnahmewegen. Der Vorteil bei diesen Applikationswegen ist ebenfalls, dass der GI-Trakt und der First-Pass-Metabolismus durch die Leber umgangen werden. Dies spielt vor allem für Substanzen, die bei einer oralen Einnahme entweder durch das saure Milieu im Magen zerstört werden oder nicht über das Darmepithel resorbiert werden (bspw. Peptide), eine wichtige Rolle (Buxton und Benet 2011, S. 20–24).

Eine Aufnahme von Arzneimitteln über die Haut (*transdermal*) bspw. von Fentanyl über spezialisierte Pflastersysteme oder auch von Nikotin zur Unterstützung der Entwöhnung ist möglich. Die Plasmakonzentrationen werden hierbei langsam aufgebaut (Buxton und Benet 2011, S. 20–24).

Ein Drittel des rektalen Blutflusses wird nicht über die Pfortader dräniert, sondern fließt an der Leber vorbei direkt in die untere Hohlvene. Infolgedessen unterliegt bei rektaler Anwendung eine

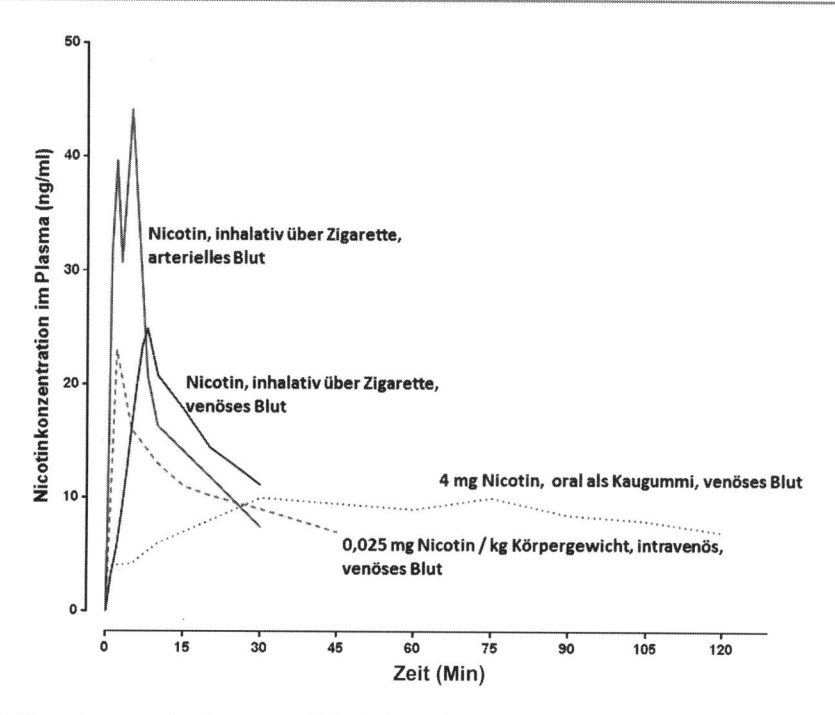

Abb. 7 Zeit-Plasmakonzentrationskurven von Nikotin in gesunden Probanden nach Nikotinaufnahme über verschiedene Applikationswege. Bei Aufnahme durch das Rauchen einer Zigarette werden arteriell (rot) höhere Spitzenkonzentrationen als venös (schwarz) erreicht. Bei intravenöser Bolusgabe (grau gestrichelt) werden die venösen Spitzenkonzentrationen früher erreicht als beim Rauchen einer Zigarette. Im Vergleich hierzu werden beim Kauen eines Nikotinkaugummis eher langsam konstante Nikotinkonzentrationen im venösen Plasma aufgebaut (schwarz gepunktet). Daten zusammengestellt aus (Lunell et al. 2000, S. 737–741; Feyerabend et al. 1985, S. 239–247; Benowitz et al. 1988, S. 23–28)

Substanz nicht vollständig dem *First-Pass-Effekt* und ist in höherem Maße systemisch verfügbar. Der systemisch verfügbare Anteil ist im Vergleich zur oralen und intravenösen Verabreichung allerdings sehr unvorhersehbar und unterliegt einer hohen interindividuellen Variabilität. Dadurch werden die pharmakodynamischen Effekte der Substanz ebenfalls unvorhersehbar (Buxton und Benet 2011, S. 20–24).

Vaginal verabreichte Substanzen können ebenfalls systemisch verfügbar sein. Die vaginale Verabreichung von Arzneimitteln um lokal Effekte zu erzeugen, insbesondere bei Gabe von Hormonen und Substanzen, auf die der Uterus reagiert, sind von medizinischer Bedeutung. Aufgrund der Anatomie der vaginalen Durchblutung mit ihrer venösen Dränage über die Schamvenen, Vaginalvenen, Uterusvenen, Blasenvenen und Rektosigmoidalvenen der mittleren und oberen Vagina, die direkt in die untere Hohlvene führen und damit die Leber und Pfortader umgehen, kann der First-pass-Effekt reduziert oder vermieden werden. Analog zur rektalen Verabreichung führt die Umgehung von GI-Trakt und präsystemischer Metabolisierung, zu einer höheren Bioverfügbarkeit von Substanzen, die sonst erheblich präsystemisch eliminiert werden. Die vaginale Aufnahme von Alkohol, um einen schnelleren und stärkeren Rausch zu erreichen, gehört allerdings eher in das Reich der urbanen Legenden (Stogner et al. 2014, S. 74–78).

2.4 Nicht-lineare Pharmakokinetik

Die Begriffe „lineare Pharmakokinetik" bzw. „nicht-lineare Pharmakokinetik" beschreiben die

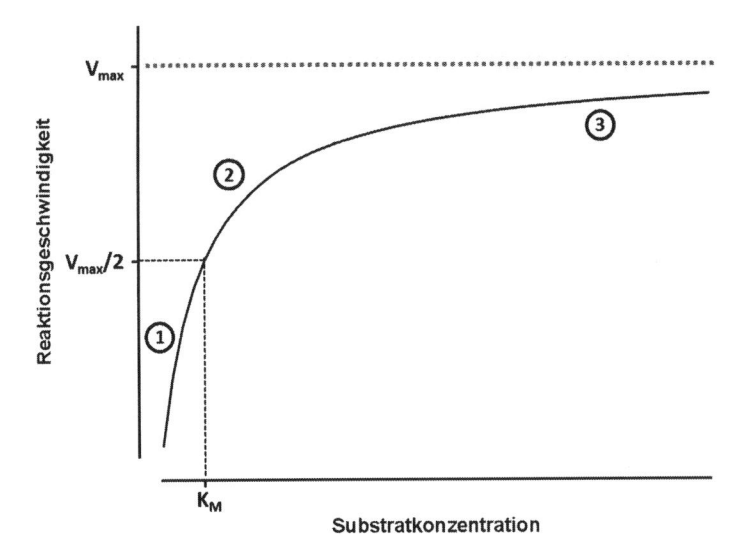

Abb. 8 Reaktionsgeschwindigkeit eines Enzyms in Abhängigkeit von der Substratkonzentration. Die Michaelis-Menten-Konstante (K_M) entspricht der Konzentration, der die Reaktionsgeschwindigkeit der halben Maximalgeschwindigkeit entspricht. Liegt die Konzentration eines Substrats unterhalb von K_M des arzneimittelverstoffwechselnden Enzyms, ändert sich die Geschwindigkeit quasi-linear mit der Substratkonzentration, die *Clearance* ist in diesem Bereich (1) konstant, die Substanz wird mit einer Kinetik 1. Ordnung eliminiert. Liegt die Substratkonzentration über K_M (2) wird das Enzym gesättigt, die Substanz wird nun nicht mehr nach 1. Ordnung eliminiert. Im Plateau (3) ist die Reaktionsgeschwindigkeit konstant ($V = V_{max}$), es wird nur noch eine fixe Menge pro Zeiteinheit abgebaut (Elimination 0. Ordnung)

Beziehung zwischen Dosis und Exposition. Bei einer linearen Kinetik erreicht man bei einer Verdoppelung der Dosis auch eine Verdoppelung der Plasma- oder bzw. Vollblutkonzentrationen. Die weiter oben ausgeführten Grundsätze bezüglich Exposition und Dosis gelten unabhängig von der verabreichten Dosis. Es gibt allerdings Fälle, bei denen es zu einem supraproportionalen oder subproportionalen Anstieg der pharmakokinetischen Parameter bei einer Steigerung der Dosis kommt. Dies kann aus einer dosisabhängigen Veränderung der Bioverfügbarkeit durch Sättigung oder Hemmung von präsystemischem Stoffwechsel oder einem Influx- oder Effluxtransporter des Darms erfolgen. Auf systemischer Ebene kann nicht lineare Pharmakokinetik durch die Sättigung oder Hemmung des systemischen Stoffwechsels oder von Arzneimittel-Transportern, die an der Exkretion beteiligt sind, entstehen. Dosisabhängige Veränderungen der Proteinbindung einer Substanz als Ursache für eine nichtlineare Pharmakokinetik ist selten (Rowland und Towzer 2011e, S. 449).

Die Enzymkinetik (Michaelis-Menten-Kinetik) hilft zum Verständnis der Prozesse bei einer Enzymsättigung. Die freie Substanzkonzentration ist meist deutlich geringer als die Michaelis-Menten-Konstante des Enzyms ($C_u < K_M$). Die Umsatzrate steigt quasi-linear mit der Substratkonzentration an (Abschn. 1 in der Abb. 8). Die intrinsische Clearance ist konstant und dosisunabhängig ($CL_{int} \approx V_{max}/K_M$). Nähert sich die freie Substanzkonzentration dem K_M-Wert des Enzyms, flacht die Kurve ab, die intrinsische Clearance wird variabel und dosisabhängig ($CL_{int} = V_{max}/K_M + C_u$) (Abschn. 2 und 3 in Abb. 8). In der Konsequenz verändert sich auch der Eliminationsprozess von einem exponentiellen Prozess, bei dem immer eine gewisse Fraktion der vorhandenen Menge eliminiert wird (Kinetik 1. Ordnung) zu einem linearen Prozess, bei dem pro Zeiteinheit eine feste Menge eliminiert wird (0. Ordnung). Für Transporter, insofern sie bei der Elimination involviert sind, gelten im Prinzip dieselben Mechanismen wie für arzneimittelabbauende Enzyme (Rowland und Towzer 2011e, S. 447–449).

Substanzen, deren Konzentration, bei der sie eine pharmakologische Wirkung entfalten, schon in der Nähe oder oberhalb ihres K_M liegen, bergen die Gefahr, dass sie mit einer Kinetik 0. Ordnung eliminiert werden. Infolgedessen kommt es bei einer multiplen Dosierung zu einer starken Akkumulation (Abb. 4, rote Kurve). Prominentes Beispiel hierfür ist Ethanol („Trinkalkohol"). Der K_M-Wert der abbauenden Alkoholdehydrogenase (ADH) ist sehr niedrig (0,05–0,1 g/L). Bei Genuss von Alkohol liegt die Blutalkoholkonzentration (BAK) rasch darüber, weshalb der Alkoholabbau einer Sättigungskinetik (0. Ordnung) folgt und erst bei niedrigen BAK-Werten wieder in eine Elimination 1. Ordnung übergeht (Norberg et al. 2003, S. 18–24). Stoffwechselsättigung ist auch bei Intoxikationen aufgrund von absichtlicher oder unabsichtlicher Überdosis von Relevanz. Die Elimination kann aufgrund der Sättigungskinetik sehr verzögert erfolgen.

Literatur

Abbott, N. J., Rönnbäck, L., & Hansson, E. (2006). Astrocyte-endothelial interactions at the blood–brain barrier. *Nature Reviews Neuroscience, 7*(1), 41–53.

Al Saabi, A., Allorge, D., Sauvage, F. L., Tournel, G., Gaulier, J. M., Marquet, P., & Picard, N. (2013). Involvement of UDP-glucuronosyltransferases UGT1A9 and UGT2B7 in ethanol glucuronidation, and interactions with common drugs of abuse. *Drug Metabolism and Disposition, 41*(3), 568–574.

Antia, U., Tingle, M. D., & Russell, B. R. (2009). Metabolic interactions with piperazine-based ‚party pill' drugs. *Journal of Pharmacy and Pharmacology, 61*(7), 877–882.

Atkinson, A. J. (2009). Pharmacokinetics. In S. A. Waldman & A. Terzic (Hrsg.), *Pharmacology and therapeutics: Principles to practice* (S. 193–202). Philadelphia: Saunders Elsevier.

Atkinson, A. J., Ruo, T. I., & Frederiksen, M. C. (1991). Physiological basis of multicompartmental models of drug distribution. *Trends in Pharmacological Sciences, 12*(3), 96–101.

Beckett, A. H., & Rowland, M. (1965). Urinary excretion kinetics of methylamphetamine in man. *Nature, 206*(990), 1260–1261.

Bedada, W., de Andrés, F., Engidawork, E., Pohanka, A., Beck, O., Bertilsson, L., Llerena, A., & Aklillu, E. J. (2015). The Psychostimulant Khat (Catha edulis) inhibits CYP2D6 enzyme activity in humans. *Journal of Clinical Psychopharmacology, 35*(6), 694–699.

Benet, L. Z., & Hoener, B. A. (2002). Changes in plasma protein binding have little clinical relevance. *Clinical Pharmacology and Therapeutics, 71*(3), 115–121.

Benowitz, N. L., Porchet, H., Sheiner, L., & Jacob, P. (1988). Nicotine absorption and cardiovascular effects with smokeless tobacco use: Comparison with cigarettes and nicotine gum. *Clinical Pharmacology and Therapeutics, 44*(1), 23–28.

Buxton, I. L. O., & Benet, L. Z. (2011). Pharmacokinetics: The dynamics of drug absorption, distribution, metabolism, and elimination. In L. Brunton, B. Chabner & B. Knollmann (Hrsg.), *Goodman & Gilman's the pharmacological basis of therapeutics* (S. 17–39). New York: McGrawHill.

Chang, Y., Moody, D. E., & McCance-Katz, E. F. (2006). Novel metabolites of buprenorphine detected in human liver microsomes and human urine. *Drug Metabolism and Disposition, 34*(3), 440–448.

Chimalakonda, K. C., Bratton, S. M., Le, V. H., Yiew, K. H., Dineva, A., Moran, C. L., James, L. P., Moran, J. H., & Radominska-Pandya, A. (2011). Conjugation of synthetic cannabinoids JWH-018 and JWH-073 metabolites by human UDP-glucuronosyltransferases. *Drug Metabolism and Disposition, 39*(10), 1967–1976.

Chimalakonda, K. C., Seely, K. A., Bratton, S. M., Brents, L. K., Moran, C. L., Endres, G. W., James, L. P., Hollenberg, P. F., Prather, P. L., Radominska-Pandya, A., & Moran, J. H. (2012). Cytochrome P450-mediated oxidative metabolism of abused synthetic cannabinoids found in K2/Spice: Identification of novel cannabinoid receptor ligands. *Drug Metabolism and Disposition, 40*(11), 2174–2184.

Coffman, B. L., King, C. D., Rios, G. R., & Tephly, T. R. (1998). The glucuronidation of opioids, other xenobiotics, and androgens by human UGT2B7Y(268) and UGT2B7H(268). *Drug Metabolism and Disposition, 26*(1), 73–77.

Dayer, P., Desmeules, J., Leemann, T., & Striberni, R. (1988). Bioactivation of the narcotic drug codeine in human liver is mediated by the polymorphic monooxygenase catalyzing debrisoquine 4-hydroxylation (cytochrome P-450 dbl/bufI). *Biochemical and Biophysical Research Communications, 152*(1), 411–416.

de Lange, E. C., & Hammarlund-Udenaes, M. (2015). Translational aspects of blood–brain barrier transport and central nervous system effects of drugs: from discovery to patients. *Clinical Pharmacology and Therapeutics, 97*(4), 380–394.

Engels, F. K., de Jong, F. A., Sparreboom, A., Mathot, R. A., Loos, W. J., Kitzen, J. J., de Bruijn, P., Verwei, J., & Mathijssen, R. H. (2007). Medicinal cannabis does not influence the clinical pharmacokinetics of irinotecan and docetaxel. *The Oncologist, 12*(3), 291–300.

Erratico, C., Negreira, N., Norouzizadeh, H., Covaci, A., Neels, H., Maudens, K., & Van Nuijs, A. L. (2015). In vitro and in vivo human metabolism of the synthetic cannabinoid AB-CHMINACA. *Drug Testing and Analysis, 7*(10), 866–876.

Ewald, A. H., & Maurer, H. H. (2008). 2,5-Dimethoxyamphetamine-derived designer drugs: Studies on the identification of cytochrome P450 (CYP) isoenzymes involved in formation of their main metabolites and on their capability to inhibit CYP2D6. *Toxicology Letters, 183*(1–3), 52–57.

Feyerabend, C., Ings, R. M., & Russel, M. A. (1985). Nicotine pharmacokinetics and its application to intake from smoking. *British Journal of Clinical Pharmacology, 19*(2), 239–247.

Fisher, M. B., Paine, M. F., Strelevitz, T. J., & Wrighton, S. A. (2001). The role of hepatic and extrahepatic UDP-glucuronosyltransferases in human drug metabolism. *Drug Metabolism Reviews, 33*(3–4), 273–297.

Flockhart, D. A. (2007). Drug interactions: Cytochrome P450 drug interaction table. Indiana University School of Medicine. http://medicine.iupui.edu/clinpharm/ddis/clinical-table. Zugegriffen am 01.12.2015.

Foster, D. J., Somogyi, A. A., & Bochner, F. (1999). Methadone N-demethylation in human liver microsomes: Lack of stereoselectivity and involvement of CYP3A4. *British Journal of Clinical Pharmacology, 47*(4), 403–412.

Gerber, J. G., Rhodes, R. J., & Gal, J. (2004). Stereoselective metabolism of methadone N-demethylation by cytochrome P4502B6 and 2C19. *Chirality, 16*(1), 36–44.

Gonzalez, F. J., Coughtrie, M., & Tukey, R. H. (2011). Drug metabolism. In L. Brunton, B. Chabner & B. Knollmann (Hrsg.), *Goodman & Gilman's the pharmacological basis of therapeutics* (S. 17–39). New York: McGrawHill.

Guitton, J., Buronfosse, T., Désage, M., Lepape, A., Brazier, J. L., & Beaune, P. (1997). Possible involvement of multiple cytochrome P450S in fentanyl and sufentanil metabolism as opposed to alfentanil. *Biochemical Pharmacology, 53*(11), 1613–1619.

Holland, M. L., Lau, D. T., Allen, J. D., & Arnold, J. C. (2007). The multidrug transporter ABCG2 (BCRP) is inhibited by plant-derived cannabinoids. *British Journal of Pharmacology, 152*(5), 815–824.

Holland, M. L., Allen, J. D., & Arnold, J. C. (2008). Interaction of plant cannabinoids with the multidrug transporter ABCC1 (MRP1). *European Journal of Pharmacology, 591*(1–3), 128–131.

Holm, N. B., Nielsen, L. M., & Linnet, K. (2015). CYP3A4 mediates oxidative metabolism of the synthetic cannabinoid AKB-48. *The AAPS Journal, 17*(5), 1237–1245.

Hutchinson, M. R., Menelaou, A., Foster, D. J., Coller, J. K., & Somogyi, A. A. (2004). CYP2D6 and CYP3A4 involvement in the primary oxidative metabolism of hydrocodone by human liver microsomes. *British Journal of Clinical Pharmacology, 57*(3), 287–297.

Jiang, R., Yamaori, S., Takeda, S., Yamamoto, I., & Watanabe, K. (2011). Identification of cytochrome P450 enzymes responsible for metabolism of cannabidiol by human liver microsomes. *Life Science, 89*(5–6), 165–170.

Jiang, R., Yamaori, S., Okamoto, Y., Yamamoto, I., & Watanabe, K. (2013). Cannabidiol is a potent inhibitor of the catalytic activity of cytochrome P450 2C19. *Drug Metabolism and Pharmacokinetics, 28*(4), 332–338.

Jushchyshyn, M. I., Kent, U. M., & Hollenberg, P. F. (2003). The mechanism-based inactivation of human cytochrome P450 2B6 by phencyclidine. *Drug Metabolism and Disposition, 31*(1), 46–52.

Kharasch, E. D., Hoffer, C., Whittington, D., & Sheffels, P. (2004). Role of hepatic and intestinal cytochrome P450 3A and 2B6 in the metabolism, disposition, and miotic effects of methadone. *Clinical Pharmacology and Therapeutics, 76*(3), 250–269.

Laurenzana, E. M., & Owens, S. M. (1997). Metabolism of phencyclidine by human liver microsomes. *Drug Metabolism and Disposition, 25*(5), 557–563.

Lunell, E., Molander, L., Ekberg, K., & Wahren, J. (2000). Site of nicotine absorption from a vapour inhaler-comparison with cigarette smoking. *European Journal of Clinical Pharmacology, 55*(10), 737–741.

Martinez, M. N., & Amidon, G. L. (2002). A mechanistic approach to understanding the factors affecting drug absorption: A review of fundamentals. *Journal of Clinical Pharmacology, 42*(6), 620–643.

Maurer, H. H., Bickeboeller-Friedrich, J., Kraemer, T., & Peters, F. T. (2000). Toxicokinetics and analytical toxicology of amphetamine-derived designer drugs („Ecstasy"). *Toxicology Letters, 112*(113), 133–142.

Meyer, M. R., Bach, M., Welter, J., Bovens, M., Turcant, A., & Maurer, H. H. (2013). Ketamine-derived designer drug methoxetamine: Metabolism including isoenzyme kinetics and toxicological detectability using GC-MS and LC-(HR-)MSn. *Analytical and Bioanalytical Chemistry, 405*(19), 6307–6321.

Morrissey, K. M., Wen, C. C., Johns, S. J., Zhang, L., Huang, S. M., & Giacomini, K. M. (2012). The UCSF-FDA TransPortal: A public drug transporter database. *Clinical Pharmacology and Therapeutics, 92*(5), 545–546.

Ndikum-Moffor, F. M., Schoeb, T. R., & Roberts, S. M. (1998). Liver toxicity from norcocaine nitroxide, an N-oxidative metabolite of cocaine. *Journal of Pharmacology and Experimental Therapeutics, 284*(1), 413–419.

Nebert, D. W., Nelson, D. R., Coon, M. J., Estabrook, R. W., Feyereisen, R., Fujii-Kuriyama, Y., Gonzalez, F. J., Guengerich, F. P., Gunsalus, I. C., & Johnson, E. F. (1991). The P450 superfamily: Update on new sequences, gene mapping, and recommended nomenclature. *DNA and Cell Biology, 10*, 1–14.

Negreira, N., Erratico, C., Kosjek, T., van Nuijs, A. L., Heath, E., Neels, H., & Covaci, A. (2015). In vitro phase I and phase II metabolism of α-pyrrolidinovalerophenone (α-PVP), methylenedioxypyrovalerone (MDPV) and methedrone by human liver microsomes and human liver cytosol. *Analytical and Bioanalytical Chemistry, 407*(19), 5803–5816.

Nielsen, L. M., Holm, N. B., Olsen, L., & Linnet, K. (2015). Cytochrome P450-mediated metabolism of the synthetic cannabinoids UR-144 and XLR-11. *Drug Testing and Analysis.* doi:10.1002/dta.1860.

Nishimura, M., & Naito, S. (2005). Tissue-specific mRNA expression profiles of human ATP-binding cassette and solute carrier transporter superfamilies. *Drug Metabolism and Pharmacokinetics, 20*(6), 452–477.

Norberg, A., Jones, A. W., Hahn, R. G., & Gabrielsson, J. L. (2003). Role of variability in explaining ethanol pharmacokinetics: Research and forensic applications. *Clinical Pharmacokinetics, 42*(1), 1–31.

O'Mathúna, B., Farré, M., Rostami-Hodjegan, A., Yang, J., Cuyàs, E., Torrens, M., Pardo, R., Abanades, S., Maluf, S., Tucker, G. T., & de la Torre, R. (2008). The consequences of 3,4-methylenedioxymethamphetamine induced CYP2D6 inhibition in humans. *Journal of Clinical Psychopharmacology, 28*(5), 523–529.

Paine, M. F., Hart, H. L., Ludington, S. S., Haining, R. L., Rettie, A. E., & Zeldin, D. C. (2006). The human intestinal cytochrome P450 „pie". *Drug Metabolism and Disposition, 34*(5), 880–886.

Pedersen, A. J., Reitzel, L. A., Johansen, S. S., & Linnet, K. (2013a). In vitro metabolism studies on mephedrone and analysis of forensic cases. *Drug Testing and Analysis, 5*(6), 430–438.

Pedersen, A. J., Petersen, T. H., & Linnet, K. (2013b). In vitro metabolism and pharmacokinetic studies on methylone. *Drug Metabolism and Disposition, 41*(6), 1247–1255.

Pellinen, P., Honkakoski, P., Stenbäck, F., Niemitz, M., Alhava, E., Pelkonen, O., Lang, M. A., & Pasanen, M. (1994). Cocaine N-demethylation and the metabolism-related hepatotoxicity can be prevented by cytochrome P450 3A inhibitors. *European Journal of Pharmacology, 270*(1), 35–43.

Peters, F. T., Meyer, M. R., Theobald, D. S., & Maurer, H. H. (2007). Identification of cytochrome P450 enzymes involved in the metabolism of the new designer drug 4'-methyl-alpha-pyrrolidinobutyrophenone. *Drug Metabolism and Disposition, 36*(1), 163–168.

Picard, N., Cresteil, T., Djebli, N., & Marquet, P. (2005). In vitro metabolism study of buprenorphine: Evidence for new metabolic pathways. *Drug Metabolism and Disposition, 33*(5), 689–695.

Rowland, M., & Towzer, T. N. (2011a). Membranes and distribution. In M. Rowland & T. N. Towzer (Hrsg.), *Clinical pharmacokinetics and pharmacodynamics: Concepts and applications* (S. 73–110). Baltimore/Philadelphia: Lippincott Williams & Wilkins.

Rowland, M., & Towzer, T. N. (2011b). Elimination. In M. Rowland & T. N. Towzer (Hrsg.), *Clinical pharmacokinetics and pharmacodynamics: Concepts and applications* (S. 111–157). Baltimore/Philadelphia: Lippincott Williams & Wilkins.

Rowland, M., & Towzer, T. N. (2011c). Multiple dosing regimens. In M. Rowland & T. N. Towzer (Hrsg.), *Clinical pharmacokinetics and pharmacodynamics: Concepts and applications* (S. 293–329). Baltimore/Philadelphia: Lippincott Williams & Wilkins.

Rowland, M., & Towzer, T. N. (2011d). Absorption. In M. Rowland & T. N. Towzer (Hrsg.), *Clinical pharmacokinetics and pharmacodynamics: Concepts and applications* (S. 183–215). Baltimore/Philadelphia: Lippincott Williams & Wilkins.

Rowland, M., & Towzer, T. N. (2011e). Nonlinearities. In M. Rowland & T. N. Towzer (Hrsg.), *Clinical pharmacokinetics and pharmacodynamics: Concepts and applications* (S. 445–482). Baltimore/Philadelphia: Lippincott Williams & Wilkins.

Rowland, M., & Towzer, T. N. (2011f). Drug interactions. In M. Rowland & T. N. Towzer (Hrsg.), *Clinical pharmacokinetics and pharmacodynamics: Concepts and applications* (S. 483–525). Baltimore/Philadelphia: Lippincott Williams & Wilkins.

Samer, C. F., Daali, Y., Wagner, M., Hopfgartner, G., Eap, C. B., Rebsamen, M. C., Rossier, M. F., Hochstrasser, D., Dayer, P., & Desmeules, J. A. (2010). The effects of CYP2D6 and CYP3A activities on the pharmacokinetics of immediate release oxycodone. *British Journal of Pharmacology, 160*(4), 907–918.

Schneider, N. G., Olmstead, R. E., Franzon, M. A., & Lunell, E. (2001). The nicotine inhaler: Clinical pharmacokinetics and comparison with other nicotine treatments. *Clinical Pharmacokinetics, 40*(9), 661–684.

Staack, R. F., Theobald, D. S., Paul, L. D., Springer, D., Kraemer, T., & Maurer, H. H. (2004a). Identification of human cytochrome P450 2D6 as major enzyme involved in the O-demethylation of the designer drug p-methoxymethamphetamine. *Drug Metabolism and Disposition, 32*(4), 379–381.

Staack, R. F., Theobald, D. S., Paul, L. D., Springer, D., Kraemer, T., & Maurer, H. H. (2004b). In vivo metabolism of the new designer drug 1-(4-methoxyphenyl) piperazine (MeOPP) in rat and identification of the human cytochrome P450 enzymes responsible for the major metabolic step. *Xenobiotica, 34*(2), 179–192.

Stogner, J. M., Eassey, J. M., Baldwin, J. M., & Miller, B. L. (2014). Innovative alcohol use: Assessing the prevalence of alcohol without liquid and other non-oral routes of alcohol administration. *Drug and Alcohol Dependence, 142*, 74–78.

Subrahmanyam, V., Renwick, A. B., Walters, D. G., Young, P. J., Price, R. J., Tonelli, A. P., & Lake, B. G. (2001). Identification of cytochrome P-450 isoforms responsible for cis-tramadol metabolism in human liver microsomes. *Drug Metabolism and Disposition, 29*(8), 1146–1155.

Thomsen, R., Nielsen, L. M., Holm, N. B., Rasmussen, H. B., Linnet, K., & INDICES Consortium. (2015). Synthetic cannabimimetic agents metabolized by carboxylesterases. *Drug Testing and Analysis, 7*(7), 565–576.

Wandel, C., Kim, R., Wood, M., & Wood, A. (2002). Interaction of morphine, fentanyl, sufentanil, alfentanil, and loperamide with the efflux drug transporter P-glycoprotein. *Anesthesiology, 96*(4), 913–920.

Wang, J. S., & DeVane, C. L. (2003). Involvement of CYP3A4, CYP2C8, and CYP2D6 in the metabolism of (R)- and (S)-methadone in vitro. *Drug Metabolism and Disposition, 31*(6), 742–747.

Watanabe, K., Yamaori, S., Funahashi, T., Kimura, T., & Yamamoto, I. (2007). Cytochrome P450 enzymes involved in the metabolism of tetrahydrocannabinols and cannabinol by human hepatic microsomes. *Life Science, 80*(15), 1415–1419.

Weiss, J., Sawa, E., Riedel, K. D., Haefeli, W. E., & Mikus, G. (2008). In vitro metabolism of the opioid tilidine and interaction of tilidine and nortilidine with CYP3A4, CYP2C19, and CYP2D6. *Naunyn Schmiedebergs Archives of Pharmacology, 378*(3), 275–282.

Welter, J., Kavanagh, P., Meyer, M. R., & Maurer, H. H. (2015a). Benzofuran analogues of amphetamine and methamphetamine: Studies on the metabolism and toxicological analysis of 5-APB and 5-MAPB in urine and plasma using GC-MS and LC-(HR)-MS (n) techniques. *Analytical and Bioanalytical Chemistry, 407*(5), 1371–1388.

Welter, J., Brandt, S. D., Kavanagh, P., Meyer, M. R., & Maurer, H. H. (2015b). Metabolic fate, mass spectral fragmentation, detectability, and differentiation in urine of the benzofuran designer drugs 6-APB and 6-MAPB in comparison to their 5-isomers using GC-MS and LC-(HR)-MS(n) techniques. *Analytical and Bioanalytical Chemistry, 407*(12), 3457–3470.

Westmoreland C.L., Hoke J.F., Sebel P.S., Hug C.C., Muir K.T. (1993). Pharmacokinetics of remifentanil (GI87084B) and its major metabolite (GI90291) in patients undergoing elective inpatient surgery. *Anesthesiology, 79*(5), 893–903.

Yamaori, S., Kushihara, M., Yamamoto, I., & Watanabe, K. (2010). Characterization of major phytocannabinoids, cannabidiol and cannabinol, as isoform-selective and potent inhibitors of human CYP1 enzymes. *Biochemical Pharmacology, 79*(11), 1691–1698.

Yamaori, S., Okamoto, Y., Yamamoto, I., & Watanabe, K. (2011a). Cannabidiol, a major phytocannabinoid, as a potent atypical inhibitor for CYP2D6. *Drug Metabolism and Disposition, 39*(11), 2049–2056.

Yamaori, S., Ebisawa, J., Okushima, Y., Yamamoto, I., & Watanabe, K. (2011b). Potent inhibition of human cytochrome P450 3A isoforms by cannabidiol: Role of phenolic hydroxyl groups in the resorcinol moiety. *Life Science, 88*(15–16), 730–736.

Yamaori, S., Koeda, K., Kushihara, M., Hada, Y., Yamamoto, I., & Watanabe, K. (2012). Comparison in the in vitro inhibitory effects of major phytocannabinoids and polycyclic aromatic hydrocarbons contained in marijuana smoke on cytochrome P450 2C9 activity. *Drug Metabolism and Pharmacokinetics, 27*(3), 294–300.

Yamaori, S., Okushima, Y., Yamamoto, I., & Watanabe, K. (2014). Characterization of the structural determinants required for potent mechanism-based inhibition of human cytochrome P450 1A1 by cannabidiol. *Chemico-Biological Interactions, 215*, 62–68.

Yamaori, S., Kinugasa, Y., Jiang, R., Takeda, S., Yamamoto, I., & Watanabe, K. (2015). Cannabidiol induces expression of human cytochrome P450 1A1 that is possibly mediated through aryl hydrocarbon receptor signaling in HepG2 cells. *Life Science, 136*, 87–93.

Yanagihara, Y., Kariya, S., Ohtani, M., Uchino, K., Aoyama, T., Yamamura, Y., & Iga, T. (2001). Involvement of CYP2B6 in n-demethylation of ketamine in human liver microsomes. *Drug Metabolism and Disposition, 29*(6), 887–890.

Yubero-Lahoz, S., Pardo, R., Farré, M., O'Mahony, B., Torrens, M., Mustata, C., Pérez-Mañá, C., Carbó, M. L., & de la Torre, R. (2011). Sex differences in 3,4-methylenedioxymethamphetamine (MDMA; ecstasy)-induced cytochrome P450 2D6 inhibition in humans. *Clinical Pharmacokinetics, 50*(5), 319–329.

Yubero-Lahoz, S., Pardo, R., Farre, M., Mathuna, B. Ó., Torrens, M., Mustata, C., Perez-Mañá, C., Langohr, K., Carbó, M. L., & de la Torre, R. (2012). Changes in CYP1A2 activity in humans after 3,4-methylenedioxymethamphetamine (MDMA, ecstasy) administration using caffeine as a probe drug. *Drug Metabolism and Pharmacokinetics, 27*(6), 605–613.

Zhu, H. J., Wang, J. S., Markowitz, J. S., Donovan, J. L., Gibson, B. B., Gefroh, H. A., & Devane, C. L. (2006). Characterization of P-glycoprotein inhibition by major cannabinoids from marijuana. *Journal of Pharmacology and Experimental Therapeutics, 317*(2), 850–857.

Pharmakologische Grundlagen: Mechanismen und Variabilität der Wirkung psychoaktiver Substanzen

Nicolas Hohmann

Zusammenfassung

Grundlage der pharmakologischen Wirkung einer psychoaktiven Substanz ist die Substanzkonzentration am Wirkort. Dies kann ein Zielprotein, ein Rezeptor oder ein nachgeschaltetes Element in der biologischen Signalgebung des zentralen Nervensystems sein. Durch die Bindung der Substanz mit ihrem Ziel wird ein physiologischer oder pathologischer Signalweg aktiviert, verändert oder unterbunden. Hierdurch kommt es zu einer erlebbaren, messbaren oder klinisch beobachtbaren Reaktion, die sich von Mensch zu Mensch unterscheiden kann. Dieses Kapitel stellt die Zielstrukturen psychoaktiver Substanzen sowie die Prozesse, die zur Bindung an ihr Ziel und Wirkung von psychoaktiver Substanz führen, sowie die Ursachen für Variabilität selbiger qualitativ und quantitativ dar.

Schlüsselwörter

Psychoactive substances · Drugs of abuse · Pharmacodynamics · Pharmacogenetics · Drug interactions

N. Hohmann (✉)
Abteilung Klinische Pharmakologie und Pharmakoepidemiologie, Universitätsklinikum Heidelberg, Heidelberg, Deutschland
E-Mail: Nicolas.Hohmann@med.uni-heidelberg.de

Inhalt

1 Pharmakodynamik: Molekulare Mechanismen der Substanzwirkung 365
2 Transmittersysteme 370
3 Variabilität 380
Literatur 385

1 Pharmakodynamik: Molekulare Mechanismen der Substanzwirkung

Die Dosis von Arzneimitteln, Drogen und anderen am Menschen angewendeten Substanzen wird als Masse angegeben werden, die entscheidende Größe für die Wirkung der Substanz ist allerdings die Konzentration am Wirkort. Die Pharmakokinetik (ADME) determiniert die in den einzelnen Kompartimenten vorherrschenden Konzentrationen und ihren zeitlichen Verlauf (Dosis-Exposition). Pharmakodynamik beschreibt die Effektorsysteme, welche eine bestimmte Wirkstoffkonzentration in einem Kompartiment in eine messbare Antwort auf molekularer Ebene, zellulärer Ebene, Organebene und/oder Organismusebene übersetzen (Exposition – Effekt).

Auf zellulärer Ebene üben Substanzen ihre Wirkung durch die Interaktion mit Rezeptoren aus. Rezeptoren sind Makromoleküle, die gelöst auf der Zelloberfläche, im Zytosol oder dem Zellkern lokalisiert und in der chemischen Signalübermittlung zwischen Zellen und innerhalb von

Zellen, zwischen Zelloberfläche und Zellinnerem involviert sind. Moleküle (Arzneimittel, Drogen, Hormone, Toxine, Neurotransmitter und andere Mediatoren), die über Rezeptorbindung eine pharmakologische Wirkung auslösen, nennen sich – unabhängig von der Richtung der Antwort – Liganden (Waldman 2009, S. 51–65).

Rezeptoren sind eine heterogene Klasse biologisch aktiver funktioneller Makromoleküle. Die meisten Rezeptoren sind Proteine; andere chemische Gruppen wie Kohlenhydrate oder Ribonukleinsäuren sind auch möglich. Proteine sind die am besten charakterisierten Rezeptoren. Prinzipiell gibt es bei Rezeptoren zwei Zustände: Ligandenbindung führt zu einer Aktivierung der nachrangigen Effektormechanismen (Agonismus), oder aber die Bindung eines Liganden löst keine weitere Rezeptorwirkung aus (Antagonismus). Letzterer Fall verhindert auch die Bindung anderer Agonisten und somit die Aktivierung der Effektormechanismen. Dies kann therapeutisch oder in anderweitiger Intention genutzt werden. Die quantitative Beziehung zwischen Konzentration und Wirkung (Exposition – Effekt) ist darüber hinaus aber auch vom Anteil rezeptorgebundener Moleküle abhängig. Zwei Größen bestimmen den Anteil rezeptorgebundener Substanz: die Affinität und die Spezifität. Die Affinität beschreibt die ‚Attraktivität', die der Rezeptor auf den Liganden ausübt, also die Stärke der Liganden-Rezeptor-Wechselwirkung. Affinität definiert die Wahrscheinlichkeit für eine bestimmte Rezeptorbesetzung bei einer bestimmten Konzentration. Die Spezifität beschreibt, wie gut der Ligand für den Rezeptor passt, analog zu einem Schlüssel, der ins Schloss passt. Mit wenigen Ausnahmen ist die Rezeptorbindung ein reversibler Prozess. Wenn sich Ligand und Rezeptor assoziieren kommt es zu einer Wirkung (oder zur Blockade der Bindungsstelle im Falle eines Antagonisten). Die Dissoziation des Liganden vom Rezeptor beendet im Falle eines Agonisten das Signal und somit die pharmakologische Wirkung. Bindet ein Agonist an seinen Rezeptor, verändert sich der Rezeptor, was wiederum eine Effektorkaskade auslöst und das Signal weiterleitet. Dies überträgt die Information in Form einer Ligandenkonzentration am Rezeptor in eine biologische Antwort (Waldman 2009, S. 51–61; Abdel-Rahman und Kauffman 2004).

1.1 Zielstrukturen von Arzneimitteln/Substanzen

Besonders wichtige Rezeptor/Zielstrukturgruppen sind:

G-Protein-gekoppelte Rezeptoren. Charakteristisch für G-Protein-gekoppelte Rezeptoren sind die sieben Transmembrandomänen. Bei Aktivierung können sie über ihre α-Untereinheit stimulierend (G_s) oder inhibierend ($G_{i/o}$) auf das intrazellulär vorhandene Enzym Adenylatcyclase wirken oder über die Phospholipase ihr Signal weiterleiten (G_q). Die Adenylatcyclase katalysiert die Reaktion, die das wichtige intrazelluläre Signalmolekül (sog. *second messenger*) cyclisches Adenosinmonophosphat (cAMP) bildet. Stimulierende G-Proteine erhöhen die intrazelluläre cAMP-Konzentration, inhibierende G-Proteine hemmen diese. Über die β/γ-Untereinheit der G-Proteine können diese, bei Aktivierung, noch über einen weiteren Weg Signale intrazellulär weiterleiten. Durch die Bildung von Inositol-3,4,5-triphosphat (IP_3) und Diacylglycerol (DAG) aus Phosphatidylinositol-4,5-biphosphat (PIP_2) wird aus intrazellulären Speichern Calcium freigesetzt, was zur Aktivierung der Proteinkinase (PKC) führen kann. Diese kann wiederum durch Anhängen eines Phosphatrests an Enzyme innerhalb der Zelle zu deren Aktivierung oder Deaktivierung führen. Ein anderer *second messenger*, der auf ähnliche Weise funktioniert, ist cGMP, welches durch die Guanylylcyclase gebildet wird (Abb. 1a) (Oldham und Hamm 2008, S. 60–71).

Rezeptortyrosinkinasen. Rezeptortyrosinkinasen sind Oberflächenrezeptoren, die aus mehreren gleichen (homodimere) oder ungleichen (heterodimere) Untereinheiten bestehen. Bei Bindung eines Agonisten aktivieren sich die Untereinheiten gegenseitig durch kovalente Bindung eines Phosphatrestes (*Autophosphorylierung*). In der Folge werden durch die Rezeptortyrosinkinase weitere Enzyme innerhalb der Zelle mit einem Phosphatrest versehen (phosphoryliert), wodurch

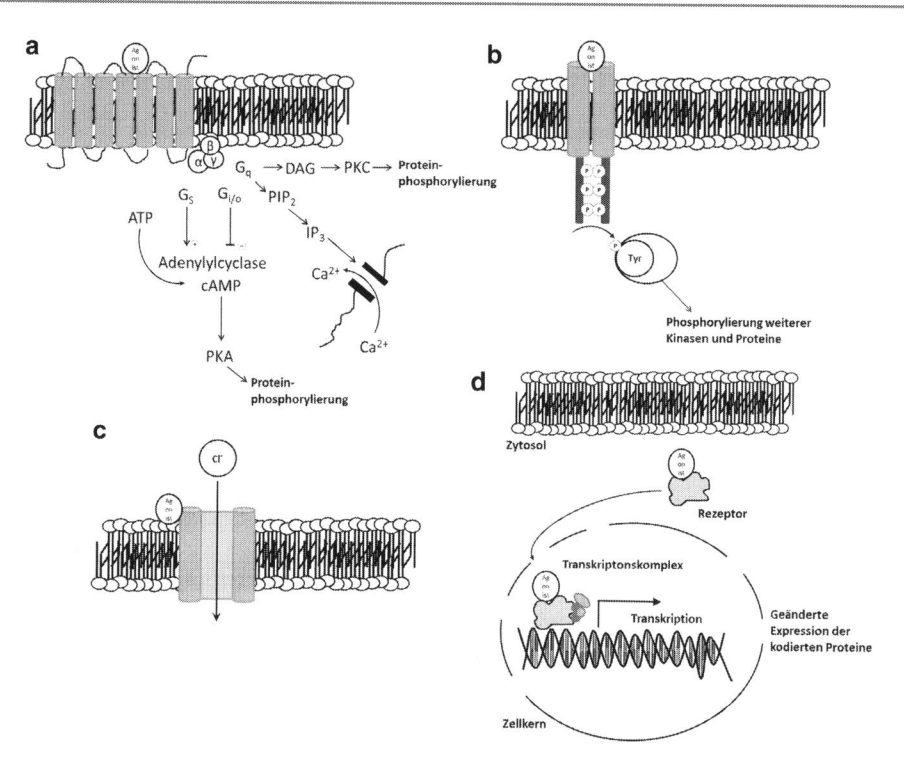

Abb. 1 (**a**) Bei Bindung eines Agonisten an den G-Protein-gekoppelten Rezeptor kann über eine stimulierende Untereinheit (G_s) die Aktivität der Adenylatcyclase gesteigert werden, oder aber durch eine inhibitorische Untereinheit ($G_{i/o}$) die Aktivität reduziert werden. Die intrazellulären Konzentrationen an cyclischem Adenosinmonophosphat (cAMP) steigen, bzw. fallen. Die Proteinkinase A (PKA) wird über cAMP reguliert und steuert weitere physiologische Funktionen. Über den Phosphatidylinositolbisphosphat-Weg (PIP_2-Weg) wird über Inositoltriphosphat (IP_3) und Diacylglycerol (DAG) Calcium aus intrazellulären Speichern freigesetzt und die Proteinkinase C (PKC) reguliert. (**b**) Bei Bindung eines Agonisten an Rezeptortyrosinkinasen bilden sich Dimere. Durch Autophosphorylierung ihrer intrazellulären Domänen wird das Signal in die Zelle weitergeleitet. Weitere intrazelluläre Signaltransduktionsproteine werden in Folge phosphoryliert und dadurch aktiviert oder inaktiviert. (**c**) Ionenkanäle können verschiedene Zustände einnehmen, welche die Wahrscheinlichkeit, dass sie für Ionen durchlässig sind, beeinflusst. Bei Bindung eines Agonisten nimmt der Kanal einen Zustand mit einer höheren Wahrscheinlichkeit ein, sodass er für die Ionen offen ist. Dadurch nimmt der Ionenstrom über die Zellmembran zu und das elektrochemische Potenzial über die Membran ändert sich. (**d**) Bei Bindung eines Agonisten an den intrazellulär im Zytosol vorliegenden Rezeptor, transloziert dieser in den Zellkern und bindet an eine DNA-Bindungsstelle. Zusätzliche Faktoren werden für den Transkriptionskomplex rekrutiert. Durch veränderte Transkription und Translation ändert sich die von der Zelle exprimierte Proteinmenge. In der Regel wird ein Gen induziert, das Protein also vermehrt gebildet

diese aktiviert oder inaktiviert werden. Auf diese Art gelangt das Signal von der Membranoberfläche in die Zelle. Die Phosphoreste, die an die einzelnen Enzyme angebracht werden, wirken als ein An- oder Ausschalter für das Enzym. Das Muster der Phosphorylierung intrazellulärer Proteine verändert die enzymatischen Stoffwechselprozesse innerhalb der Zelle und bestimmt auf diese Art die Wirkung (Abb. 1b) (Citri und Yarden 2006, S. 505–516).

Enzyme. Die Liganden können auch direkt an funktionelle Enzyme binden und damit ihre Funktionsweise beschleunigen oder hemmen. Damit wird direkt eine physiologische Funktion der Zelle verändert, beispielsweise ist bei Hemmung der Monoaminoxidase (MAO) der Abbau der Monoamine gestört, welche dann kumulieren. Die erhöhte Konzentration an Monoaminen zieht dann weitere physiologische Effekte nach sich.

Ionenkanäle. Die Bindung von Liganden an Ionenkanäle verändert deren Leitfähigkeit und damit das Spannungspotenzial über der Zellmembran. Durch die Potenzialänderung können spannungsempfindliche Kanäle oder Transporter aktiviert werden, die das Signal elektrochemisch weiterleiten, beispielsweise bei der axonalen Fortleitung eines Aktionspotenzials (Abb. 1c).

Genregulation. Durch Liganden kann auch die Genexpression einer Zelle, also die Rate, mit der Gene abgelesen und *messenger ribonucleic acid (mRNA)* gebildet wird, beeinflusst werden. Die Rezeptoren regulieren hierbei die Übersetzung eines oder mehrerer Gene über *mRNA* in Proteine. Bei Rezeptorbindung bindet er gemeinsam mit Kofaktoren als Transkriptionskomplex an das regulatorische Element der DNA, die Transkriptionsrate des Gens ändert sich und letztlich mit einer gewissen Latenz die Proteinexpression der Zelle (Abb. 1d). Durch diese chronischen Effekte kann sich die Funktionsweise der Zelle langfristig ändern. Die Normalisierung der Genexpression bei Absetzen des Agonisten geht auch wieder mit einer gewissen Latenz einher, die von der *Turnover*-Zeit (Neubildungsrate) des Proteins abhängig ist (Tata 2002, S. 702–710).

1.2 Exposition – Effekt

Die quantitativen Zusammenhänge zwischen Konzentration am Wirkort – und somit über die durch Affinität und Spezifität definierte Menge an rezeptorgebundener Substanz – und Effekt lassen sich auf verschiedenen Ebenen herstellen (Zelle, Organismus, Population). Hierbei wird eine Dosis oder eine Konzentration (bspw. im Plasma oder in einem Kompartiment) mit dem Effekt korreliert. Durch Pharmaka erzeugte Effekte sind durch ein Maximum begrenzt, weitere Dosis- oder Konzentrationssteigerungen können den Effekt darüber hinaus nicht erhöhen. Die Wirkung hat ein Plateau. Die Intensität des Effektes lässt sich durch das E_{max}-Modell beschreiben (Meibohm und Derendorf 1997, S. 401–413):

$$E = \frac{E_{max} + C^{\gamma}}{C^{\gamma} + EC_{50}^{\gamma}}$$

E, Effekt; EC_{50}, Konzentration bei der der halbmaximale Effekt ausgelöst wird; E_{max}, maximaler Effekt; C, Konzentration der Substanz; γ, *shape factor.*

Stellt man die Wirkstoff-Konzentration bzw. Dosis logarithmisch dar, handelt es sich um eine sigmoidale Kurve (Abb. 2). Der Effekt wird durch die Bindung an den Rezeptor und die Aktivierung von Effektormechanismen ausgelöst. Die Fähigkeit an einen Rezeptor zu binden, und die Fähigkeit diese nachrangigen Mechanismen auszulösen, sind zwei unterschiedliche Dinge und hängen mit der Struktur der Substanz zusammen. Die Fähigkeit, die nachrangigen Effektormechanismen stark oder weniger stark auszulösen, ist die *intrinsische Aktivität*. Substanzen, die sich denselben Rezeptor als Ziel teilen, können eine unterschiedliche intrinsische Aktivität aufweisen. Folglich ist auch der maximale Effekt bei vollständiger Bindung (Plateau) möglicherweise ein unterschiedlicher. Intrinsische Aktivität und Rezeptoraffinität sind unabhängige physikochemische Eigenschaften einer Substanz (Waldman 2009, S. 53–60).

Die *Potenz* einer Substanz ist die Konzentration, die notwendig ist, um einen Effekt auszulösen. Vergleicht man Liganden desselben Rezeptors miteinander, so benötigen Substanzen mit einer hohen Potenz eine niedrigere Konzentration, um vergleichbare Effekte auszulösen. Potenz ist von der Affinität der Substanz für den Rezeptor abhängig.

Efficacy (Wirksamkeit) ist die Fähigkeit einer Substanz, einen biologischen Effekt zu erzeugen. Substanzen mit einer größeren *Efficacy* produzieren einen größeren biologischen Effekt (höheres E_{max}) als Substanzen mit einer niedrigeren *Efficacy*, wenn sie an denselben Rezeptor binden. Diese Eigenschaft hängt mit der intrinsischen Aktivität einer Substanz zusammen.

Wie intrinsische Aktivität und Rezeptoraffinität sind Potenz und Wirksamkeit zwei voneinander unabhängige Eigenschaften. Eine Substanz kann also sehr potent sein, aber eine geringe Wirksamkeit haben. Ein weiteres Charakteristikum der Konzentrations-Wirkungskurve ist die Steilheit der Kurve in der Mittelphase (*shape factor*), der die Schnelligkeit der Veränderung der Antwort

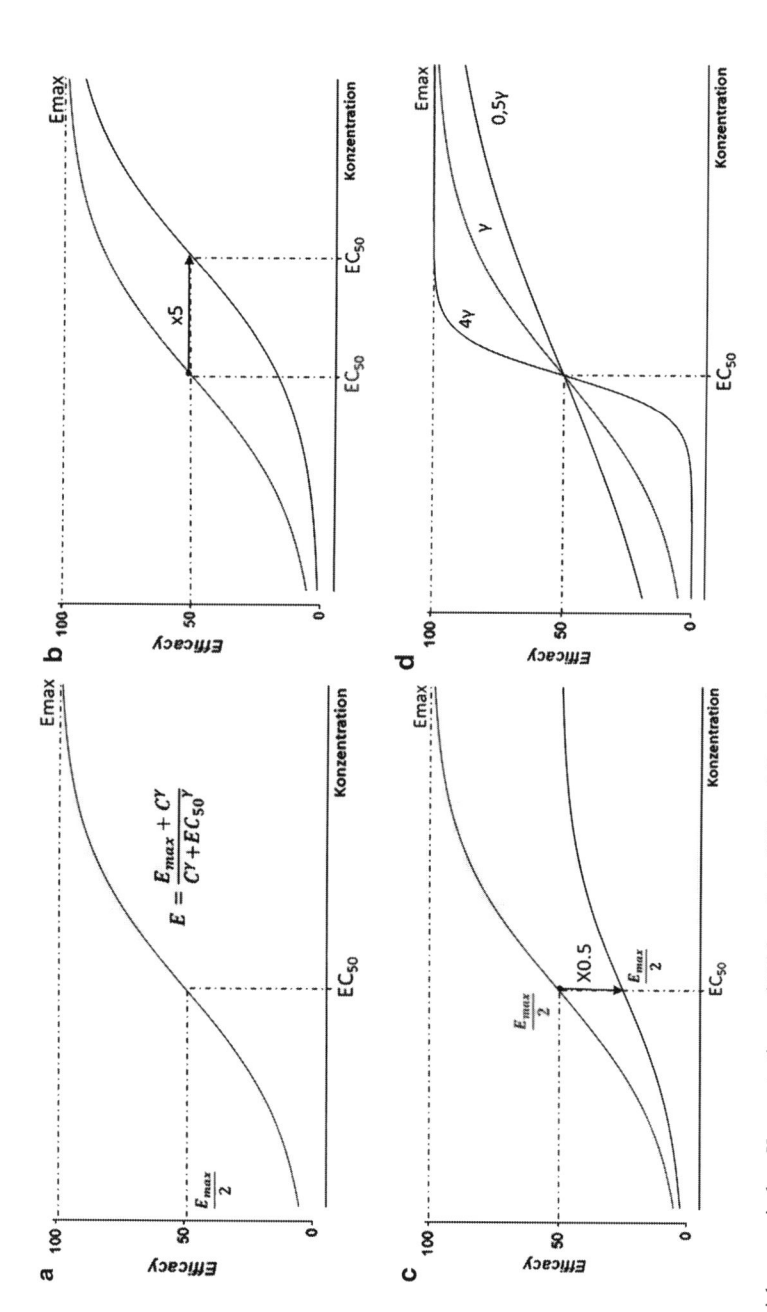

Abb. 2 Die Beziehung zwischen Konzentration und Wirksamkeit (*Efficacy*) lässt sich durch das E_{max}-Modell (**a**), welches bei logarithmischer Auftragung der Konzentration eine Kurve mit sigmoidaler Form bildet, darstellen. Ändert sich die mittlere effektive Konzentration (EC_{50}), verschiebt sich die Kurve entlang der Abszisse (**b**). Wird die maximale Wirksamkeit (Emax) verändert, wird die Kurve entlang der Ordinate gestaucht/gestreckt (**c**). Eine weitere Variable ist der *shape factor*, der die Steilheit der Kurve im Mittelteil beschreibt (**d**) und darüber die Skalierbarkeit des Effekts bei Konzentrationsänderungen (und folglich Dosisänderungen) bestimmt

$$E = \frac{E_{max} + C^\gamma}{C^\gamma + EC_{50}^\gamma}$$

bei Dosis-/Konzentrationsänderungen beschreibt (Waldman 2009, S. 58–65).

Der halbe maximale Effekt wird bei der EC_{50} erreicht. Dieses Konzept lässt sich auf die Dosis übertragen; die ED_{50} entspricht der Dosis, bei der der halbe Effekt erreicht wird. Ein Effekt kann entweder eine gewünschte oder eine unerwünschte Substanzwirkung sein. Das Verhältnis zwischen ED_{50} der gewünschten Wirkung und dem ED_{50} einer unerwünschten Wirkung gibt einen Hinweis auf den therapeutischen (sicheren) Bereich der Substanz und auf die Spezifität des Effekts. Hierzu kann man auch den aus Tierexperimenten ermittelten therapeutische Index (TI) nutzen (Blumenthal und Garrison 2011, S. 49; Osterhoudt und Penning 2011, S. 73–75).

$$TI = \frac{LD_{50}}{ED_{50}}$$

ED_{50}, effektive Dosis bei der die halbe Effektstärke erreicht wird; LD_{50}, Dosis bei der die Hälfte der Versuchstiere sterben.

Agonist, partieller Agonist, Antagonist. Agonisten sind Liganden, die bei Rezeptorbindung die nachgeschalteten Effektormechanismen und folglich eine biologische Antwort auslösen. Dies können endogene Substanzen oder Xenobiotika sein. Sie werden weiter eingeteilt in volle Agonisten, die 100 % der biologischen Wirkung bezogen auf den körpereigenen Liganden auslösen können, Superagonisten, die eine größere Wirkung als der endogene Agonist auslösen, und partielle Agonisten, die weniger als 100 % erreichen. Partielle Agonisten können, wenn der endogene Ligand oder ein voller Agonist anwesend ist, bei einer höheren Affinität dessen Wirkung reduzieren und somit wie ein Antagonist wirken.

Antagonisten lösen keine biologische Antwort aus, sondern blockieren den Rezeptor, sodass auch von einem Agonisten (endogen, exogen) keine Antwort ausgelöst werden kann. Kompetitive Antagonisten verschieben auf der Konz-Wirkungskurve die EC_{50} nach rechts. Nicht-kompetitive Antagonisten, die das Rezeptormolekül so verändern, dass es weniger effektiv funktioniert, reduzieren E_{max} (Blumenthal und Garrison 2011, S. 44–49).

Veränderung von Pharmakodynamik über die Zeit. Toleranz ist die Abnahme der Stärke der pharmakologischen Antwort auf eine Substanz nach längerer Exposition mit der Substanz. Sie wurde für Morphin, Cocain, Benzodiazepine, Nicotin etc. gezeigt. Tachyphylaxie ist eine schnelle Form der Toleranzentwicklung. Mechanismen, die der Toleranz unterliegen, können sein:

- Rezeptor-Herabregulation (weniger Rezeptoren werden auf der Zelle ausgebildet)
- Herabgesetzte Affinität zwischen Rezeptor und Ligand
- Herabgesetzte Intensität der Antwort (*second messenger*) nach Bindung an den Rezeptor
- Kann sich kurzfristig (Minuten bis Stunden) und langfristig (Tage bis Wochen) ausbilden.

Sensitivierung ist der gegenteilige Effekt von Toleranz. Die Stärke der pharmakologischen Antwort nimmt nach längerer Exposition bei gleicher Dosis/gleichem Wirkort zu, beispielsweise durch eine höhere Anzahl von Rezeptoren auf den Zellen des Effektorgans.

2 Transmittersysteme

2.1 Neurotransmission

Die Übertragung elektrischer Signale von einem Neuron auf das andere erfolgt chemisch über Neurotransmission an der Synapse. Eine pharmakologische Beeinflussung der Neurotransmission kann bei jedem einzelnen Schritt des Prozesses im Endköpfchen, an der präsynaptischen Membran, im synaptischen Spalt oder der postsynaptischen Membran, welche die Rezeptoren und nachgeschalteten Effektorsysteme trägt, erfolgen. Im Einzelnen tragen folgende Mechanismen hierzu bei (Abb. 3) (Benarroch 2009, S. 92):

- Präsynaptische Ereignisse:
  - Biosynthese der Neurotransmitter
  - Speicherung
  - Exocytose/Freisetzung

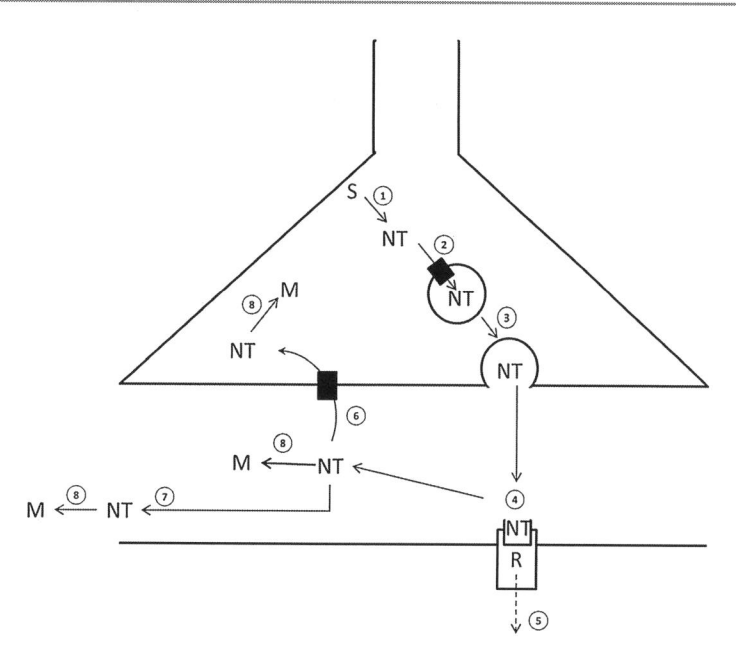

Abb. 3 Grundlegende Mechanismen der Neurotransmission. 1: Neurotransmittersynthese; 2: Aufnahme in das synaptische Vesikel; 3: Exocytose des Neurotransmitters in den synaptischen Spalt; 4: Bindung an den Rezeptor; 5: Postsynaptische Effekte; 6: Wiederaufnahme des Neurotransmitters in das präsynaptische Endköpfchen; 7: Aufnahme aus dem synaptischen Spalt, z. B. in umliegende Astrozyten; 8: Metabolisierung des Neurotransmitters. M, Metabolit; NT, Neurotransmitter; S, Vorläufermolekül des Neurotransmitters; R, Rezeptor

- Wiederaufnahme des Neurotransmitters
- Enzymatischer Abbau
- Postsynaptische Ereignisse:
  - Klassische Neurotransmission, Exzitation (Anregung; Natriumionen-Einstrom) oder Inhibition (Hemmung; Chloridionen-Einstrom) über Ionenkanäle
  - Neuromodulation über G-Protein-gekoppelte Rezeptoren (Signaltransduktionskaskade)

Die Neurotransmission wird entsprechend der endogenen Substanzen, die als Neurotransmitter dienen, in verschiedene Systeme eingeteilt. Jedem System können definierte Rollen im zentralen Nervensystem zugewiesen werden, auch wenn das alte Dogma ‚ein Neuron – ein Neurotransmitter' nicht zu halten ist. Vielmehr können Neurone ein Set aus verschiedenen Transmittern freisetzen, die als Ausdruck der Plastizität des zentralen Nervensystems veränderlich sind (Benarroch 2009, S. 94–95).

Glutamaterge Transmission. Glutamat ist der wichtigste exzitatorische Neurotransmitter des zentralen Nervensystems. Glutamaterge Neurotransmission ist an vielfältigen neuronalen Prozessen, wie sensorischer Verarbeitung, Bewegungskontrolle, Emotionen und kognitiven Mechanismen, beteiligt. Glutamaterge Transmission ist wesentlich für die synaptische Plastizität während der neuronalen Entwicklung (Raiteri 2006, S. 173–174; Benarroch 2009, S. 96–97).

Der Vorläufer des Glutamats, α-Ketoglutarat, wird durch das Enzym Glutamatdehydrogenase (GDH) aus Glutamat synthetisiert. Transporter auf der Membran der intrazellulären Vesikel, vesikuläre Glutamattransporter (VGLUT), reichern Glutamat in Vesikeln an. Nach Freisetzung in den synaptischen Spalt löst Glutamat seine Effekte entweder durch ionotrope Glutamat-Rezeptoren (iGluRs) und/oder metabotrope Glutamat-Rezeptoren (mGluRs) aus (Benarroch 2009, S. 96–97).

Die *iGluRs* erzeugen schnelle Exzitation in der Mehrheit der Synapsen. Man kann eine Unterteilung in NMDA (N-Methyl-D-Aspartat) und non-NMDA-Rezeptoren vornehmen.

Bindung eines Agonisten an den *NMDA-*Rezeptor führt zu einem Calciumionen-Einstrom, der wiederum das Protein Calmodulin aktiviert, welches dann intrazelluläre Zielproteine verändert. Eine Besonderheit des NDMA-Rezeptors ist, dass die Aktivierung nicht nur die Bindung von Glutamat voraussetzt, sondern auch die Anwesenheit von Glycin oder Serin an der *modulatory site* und die Verschiebung von Magnesiumionen durch eine Potenzialänderung voraussetzt. Somit ist der NMDA-Rezeptor in der Lage, Koinzidenzen wie das gleichzeitige Feuern zweier Neurone zu detektieren (Raiteri 2006, S. 173–174; Benarroch 2009, S. 96–97).

Wichtige Subtypen der non-NMDA-Rezeptoren sind der *AMPA* (α-amino-3-hydroxy-5-methyl-4-isoxazolepropionic acid)-Rezeptor und der Kainat-Rezeptor (Agonist: Kaininsäure). Der AMPA-Rezeptor führt zu einem Natriumionen-Einstrom, der ein exzitatorisches post-synaptisches Potenzial (EPSP) erzeugt. Es sind mehrere Varianten mit unterschiedlicher Permeabilität für Natrium- und Calciumionen bekannt, was eine feingranulierte Modulation der Rezeptorwirkung erlaubt. Die Möglichkeit, die Rezeptorstruktur durch Phosphorylierung zu ändern, sowie die Internalisierung bzw. Integration in die postsynaptische Membran als Reaktion auf *second messenger* erlauben eine weitere Plastizität der AMPA-Rezeptoren (Raiteri 2006, S. 173–174; Benarroch 2009, S. 96–97).

Die *mGluRs* sind G-Protein-gekoppelte Rezeptoren, die über nachgeschaltete intrazelluläre Signaltransduktionsmechanismen ihre Effekte ausüben. Sie werden in drei Hauptgruppen eingeteilt (Raiteri 2006, S. 173–174; Benarroch 2009, S. 96–97):

- *Gruppe I* (mGluR1 und mGluR5) werden postsynaptisch exprimiert. Es handelt sich um G_q-gekoppelte Rezeptoren, die zu einer intrazellulären Calcium-Freisetzung aus dem endoplasmatischen Reticulum führen. Dies potenziert die Calciumfreisetzung aus der Aktivierung von NMDA-Rezeptoren.

- *Gruppe II* (mGluR 2 und 3) und *Gruppe III* (mGluR 4, 7 und 8) sind inhibitorische $G_{i/o}$ gekoppelte Rezeptoren. Durch Hemmung der Adenylatcyclase reduzieren sie die neuronale Erregbarkeit.

Die Beseitigung von Glutamat aus dem synaptischen Spalt erfolgt durch die Aufnahme von Glutamat in die umliegenden Astrozyten oder das postsynaptische Neuron durch eine Gruppe von Aminosäuretransportern (EAATs, Excitatory Amino Acid Transporters). Exzessive exzitatorische glutamaterge Neurotransmission ist neurotoxisch. Es kommt zu Schäden an Neuronen und Glia. Diese Exzitotoxizität kann bei Hypoxie, zerebraler Ischämie, Trauma, Epilepsie und neurodegenerativen Erkrankungen auftreten (Raiteri 2006, S. 173–174; Benarroch 2009, S. 96–97).

Es bestehen vielfältige Möglichkeiten die glutamaterge Neurotransmission pharmakologisch zu beeinflussen, sei es in therapeutischer oder in hedonistischer Intention. So hemmt das Antiepileptikum Lamotrigin die Glutamat-Freisetzung und dämpft darüber hinaus Exzitation. Das Antiepileptikum Felbamat ist ein Antagonist an der Glycinbindungsstelle des NMDA-Rezeptors. Ketamin ist ein allosterischer NMDA-Hemmer und wird als dissoziatives Anästhetikum verwendet aber auch zu Rauschzwecken missbraucht (Kavalali und Monteggia 2012, S. 1150–1156). Das Ketaminanalogon Methoxetamin wird ebenfalls missbräuchlich verwendet. Phenylcyclidin (PCP) ist Ligand derselben Bindungsstelle wie Ketamin.

GABAerge Transmission. GABA (γ-Aminobuttersäure) ist der wichtigste inhibitorische Neurotransmitter des zentralen Nervensystems. GABAerge Neurone finden sich in vielen Bereichen des ZNS: im zerebralen Kortex, dem Thalamus, den Basalganglien und im Kleinhirn. GABA findet sich auch in Motoneuronen und sensorischen Neuronen in Hirnstamm und Rückenmark. GABA ist der primäre Transmitter in Neuronen des Striatums, Globus pallidus, und Purkinjezellen des Kleinhirns. Außerhalb des zentralen Nervensystems findet man sie im endokrinen Pankreas und dem enterischen Nervensystem. In den meisten Regionen bilden GABAerge Neurone einen inhibitorischen

Schaltkreis, der für die Kontrolle und Regulation neuronaler Exzitabilität, bspw. zur Verhinderung von Krampfanfällen durch Übererregung, sensorisches Prozessieren und Bewegungskontrolle wesentlich ist. Glycin trägt ebenfalls zur schnellen, hemmenden Neurotransmission im Rückenmark und dem Hirnstamm bei (Raiteri 2006, S. 171–173; Benarroch 2009, S. 98–99).

Die Synthese von GABA erfolgt durch Decarboxylierung von L-Glutamat. GABA wird ebenfalls in Vesikeln gespeichert, in denen es durch die Aktivität des Transporters VGAT (vesicular γ-amino butyric acid transporter), der auch Glycin transportiert, angereichert wird (Raiteri 2006, S. 171–173; Benarroch 2009, S. 98–99).

Die GABA-Rezeptoren lassen sich in zwei große Gruppen einteilen (Raiteri 2006, S. 171–173; Benarroch 2009, S. 98–99):

- Die *GABA-A-Rezeptoren* sind Kanäle für Chloridionen, die bei Bindung ihre Wahrscheinlichkeit für den offenen Zustand ändern. Sie wirken insgesamt durch prä- und postsynaptische Hemmung inhibitorisch auf die neuronale Aktivität. Es existiert eine große Bandbreite an Subtypen, die sich unter anderem in ihrer Sensitivität der allosterischen Benzodiazepin-Bindungsstelle unterscheiden. Der Glycinrezeptor ist ein dem GABA-A-Rezeptor sehr ähnlicher Chloridkanal.
- Die *GABA-B-Rezeptoren* sind inhibitorische $G_{i/o}$-Protein-gekoppelte Rezeptoren. Sie werden sowohl präsynaptisch als auch postsynaptisch exprimiert. Postsynaptisch führt die Aktivierung der GABA-B-Rezeptoren zu einem langsamen Kaliumeinstrom in die Zelle, und erzeugt somit ein langsames inhibitorisches post-synaptisches Potenzial (IPSP) über einen GIRK (G-protein-coupled inwardly-rectifying potassium channel). Präsynaptische GABA-B-Rezeptor-Aktivierung reduziert die Leitfähigkeit von Calcium-Ionenkanälen und reduziert darüber die Freisetzung von Neurotransmittern wie Glutamat, Monoaminen und Neuropeptiden. Weiterhin liegen GABA-B-Rezeptoren als Autorezeptoren auf den GABA-freisetzenden Neuronen vor und reduzieren so die eigene GABA-Freisetzung von inhibitorischen Interneuronen.

Nach Ausschüttung wird GABA über einen Aminosäuretransporter aus dem synaptischen Spalt entfernt. Der Abbau findet dann über GABA-Transaminase statt. Glycin als inhibitorischer Neurotransmitter wird aus Serin produziert und nach Freisetzung durch präsynaptische Wiederaufnahme über die Aminosäuretransporter GLYT-1 und -2 aus dem synaptischen Spalt entfernt und dann in den Mitochondrien weiter verstoffwechselt.

Pharmakologische Modulation der GABAergen Neurotransmission erlaubt therapeutische Anwendungen, die auch missbräuchliche Verwendung finden können: GABA als Neurotransmitter schützt durch seine hemmende Wirkung vor Übererregbarkeit. Zahlreiche Antiepileptika greifen in die GABAerge Neurotransmission ein. Valproinsäure verstärkt GABAerge hemmende Neurotransmission durch Hemmung des GABA-Aminosäuretransporters (GAT) und Modulation der allosterischen GABA-Bindungsstelle. Tiagabin ist ein weiterer GAT-Inhibitor und wird bei fokalen Anfällen verwendet. Der Hemmer der GABA-Transaminase Vigabatrin ist ebenfalls antiepileptisch wirksam (Raiteri 2006, S. 171–173; Benarroch 2009, S. 98–99).

Eine große Arzneimittelgruppe, die durch Modulation GABAerger Neurotransmission wirkt, ist die Klasse der *Benzodiazepine*, welche als Hypnotika und Sedativa verwendet und missbraucht werden können. Sie verstärken die GABAerge inhibitorische Neurotransmission durch Bindung an eine allosterische Bindungsstelle. Am GABA-A-Rezeptor finden sie Verwendung als Hypnotikum, zur Behandlung von Krampfanfällen, Angstzuständen, Insomnie, Spastizität und Stiff-Man-Syndrome. Flumazenil, das Antidot zu den Benzodiazepinen, ist ein Antagonist an der allosterischen Bindungsstelle, löst dort also keinen Effekt aus, blockiert aber die Bindungsstelle für Benzodiazepine. *Z-drugs* wie Zolpidem haben eine hohe Affinität zur α_1-Untereinheit des GABA-A-Rezeptors und wirken fast nur hypnotisch. Barbiturate sind ebenfalls allosterische Modulatoren des GABA-A-Rezeptors. Thiopental kann zur Allgemeinanästhesie eingesetzt werden, Phenobarbital als Schlafmittel und als Antiepileptikum. Weiterhin verstärken die Anästhetika Propfol, Etomidat und Isofluran die GABAerge Neurotransmission positiv. Baclofen ist ein spezifischer Agonist für den GABA-B-Rezeptor mit zentraler muskelrelaxierender und analgetischer Wirkung. Baclofen findet Verwendung bei Spastizität nach hypoxischem Hirnschaden und multipler Sklerose. Der GABA-A-Rezeptor verfügt über verschiedene Bindungsstellen. Der endogene Ligand GABA, Benzodiazepine, Barbiturate und Etomidat binden an verschiedene Bindungsstellen des Rezeptors, woraus unterschiedliche toxikologische Eigenschaften der einzelnen Substanzen resultieren. (Raiteri 2006, S. 171–173; Benarroch 2009, S. 98–99).

Dopaminerges System. Die Hauptgruppe der dopaminergen Neuronen befindet sich in der Pars compacta der Substantia nigra, die das Striatum innervieren und beim Morbus Parkinson untergegangen sind sowie in den ventralen Anteilen des Tegmentums, die u. a. das limbische System innervieren. Das dopaminerge System erzeugt Belohnungssignale, die für Aufmerksamkeit, Verhalten und Antrieb, Entscheidungsprozesse und Selektion des motorischen Programms eine bedeutende Rolle spielen. Dopaminerge Neurone steuern die Prolaktinfreisetzung in der Hypophyse. In der Area postrema erzeugen sie Brechreiz. Weiterhin ist Dopamin ein wichtiger Transmitter im autonomen Nervensystem (Raiteri 2006, S. 167–168; Benarroch 2009, S. 103–104).

Die Biosynthese erfolgt über mehrere Schritte aus L-Tyrosin. Zunächst wird über das Enzym Tyrosinhydroxylase L-DOPA gebildet, welches anschließend durch die L-Aminosäure Decarboxylase zu Dopamin umgewandelt wird. Die Speicherung erfolgt in synaptischen Vesikeln über den vesikulären Monoamintransporter (VMAT2). Exogene Substanzen wie Tyramin, Amphetamin und Methylphenidat konkurrieren um die Aufnahme in die Vesikel über VMAT2 und verdrängen Dopamin aus den Speichervesikeln.

Die Beendigung der dopaminergen Signalgebung erfolgt durch Rückaufnahme in das präsynaptische Endköpfchen über den Dopamintransporter (DAT). Die Drogen Cocain und Amphetamin sind DAT-Hemmer. Darüber hinaus hemmt Cocain auch andere Monoamin-Wiederaufnahmetransporter (DAT, SERT, NAT). Amphetamin, Methamphetamin, MDMA, u. a. hemmen ebenfalls DAT und andere Monoamintransporter und konkurrieren darüber hinaus noch um die Aufnahme in Vesikel über VMAT2. Durch die Anwesenheit von Amphetaminen kommt es zu einem Anstieg der Dopamin-Konzentration im synaptischen Endköpfchen. Die DAT-Funktion kehrt sich um und setzt Dopamin im synaptischen Spalt frei (Raiteri 2006, S. 167–168; Benarroch 2009, S. 103–104).

Dopamin wird durch Wiederaufnahme aus dem synaptischen Spalt entfernt. Der weitere Abbau erfolgt im Mitochondrium über die Monoaminoxidase (MAO) B, hierbei entsteht Wasserstoffperoxid (H_2O_2) das zur Bildung freier Radikale neigt. Der entstehende Dopamin-Metabolit wird über die Catechol-O-Methyltransferase (COMT) weiter zu Homovanillinsäure verstoffwechselt. Homovanillinsäure ist der finale Metabolit, der durch renale Elimination in den Urin ausgeschieden wird (Raiteri 2006, S. 167–168; Benarroch 2009, S. 103–104).

Eine reduzierte Dopamin-Speicherkapazität durch die Anwesenheit und Konkurrenz dopaminähnlicher Substanzen erhöht die Menge freien Dopamins. Dies führt beim Abbau-Prozess zur vermehrten Entstehung reaktiver oxidativer Spezies. Es kommt zur Dopamin-Toxizität, die den Untergang dopaminerger Neurone nach sich zieht. Substanzen, die Dopamintoxizität auslösen, sind geeignet, parkinsonähnliche Symptome auszulösen – zum einen im Tier als Modell für die Erforschung von Krankheiten wie den M. Parkinson – oder als schwerwiegende Toxizität im Menschen nach Drogenkonsum wie im Fall von 1-Methyl-4-phenyl-4-propion-oxy-piperidin (MPPP) (Langston et al. 1983, S. 979–980).

Die Dopaminrezeptoren sind G-Protein-gekoppelte Rezeptoren, die sich in zwei große Unterfamilien einteilen lassen (Raiteri 2006, S. 167–168; Benarroch 2009, S. 103–104):

- Die D_1-*ähnlichen* (D_1-*like*), D_1- und D_5-*Rezeptoren* sind G_S-gekoppelt und stimulieren bei Agonistenbindung die Adenylatcyclase. Die cAMP-Konzentration in der Zielzelle steigt an, die Proteinkinase A (PKA) wird aktiviert. PKA aktiviert die Proteinphosphatase DARPP-32 (Dopamine- and cAMP-regulated phosphoprotein, Molecular weight 32 KDa). Dies wiederum beeinflusst Kalium- und Calciumionenkanäle. DARPP-32 ist ein Integrator dopaminerger Neurotransmission, über den eine komplexe Modulation neuronaler Erregbarkeit erreicht wird (Svenningsson et al. 2004, S. 269–296).

- Die D_2-ähnlichen (D_2-like), D_2-, D_3- und D_4-Rezeptoren sind inhibitorische $G_{i/o}$-Protein-gekoppelte Rezeptoren, die die Adenylatcyclase hemmen. Durch Reduktion der intrazellulären cAMP-Konzentration sinkt die PKA-Aktivität und in der Folge die DARPP-32-Aktivität. Die β/γ-Untereinheit des D_2-Rezeptors ist darüber hinaus noch in der Lage, die Leitfähigkeit von Kalium- und Calciumionenkanälen zu verändern.

Über diese komplexen Vorgänge bei dopaminerger Neurotransmission werden multiple Effekte bzgl. Aufmerksamkeit, Wahrnehmung, Emotion, Bewegungskontrolle und endokrine Regulation erreicht. Das Indikationsgebiet von Modulatoren des dopaminergen Systems ist daher breit. Sie finden bei Krankheiten wie M. Parkinson, Schizophrenie, Aufmerksamkeitsdefizit-Hyperaktivitäts-Syndrom (ADHS), Substanzmissbrauch und Hyperprolaktinämie Anwendung.

Die Antipsychotika Chlorpromazin und Haloperidol sind beide D_2-Rezeptorantagonisten. Aripiprazol, ist ein partieller D_2-Agonist. Atypische Neuroleptika wirken ebenfalls als D_2-Antagonisten, hemmen Serotoninrezeptoren vom Subtyp 2A allerdings stärker. Nicht nur als Antipsychotika, sondern auch als potente Antiemetika finden D_2-Antagonisten Anwendung, wie im Fall von Metoclopramid und Domperidon. Da sie die Blut-Hirn-Schranke nicht überwinden, erzeugen sie in der Regel keine zentralnervösen Effekte und auch selten Extrapyramidalmotorische Nebenwirkungen (Raiteri 2006, S. 167–168; Benarroch 2009, S. 103–104).

Serotonerges System. Neurone des serotonergen Systems sind im zentralen Nervensystem – in den Raphe-Kernen im Mittelhirn – lokalisiert. Es erfüllt homöostatische Funktionen mit Einfluss auf den Schlaf-Wach-Zyklus und der Modulation von Schmerz und Motorfunktionen. Serotonin wird außerhalb des zentralen Nervensystems in den enterochromaffinen Zellen des Darms gebildet, die enterische Reflexe kontrollieren (Raiteri 2006, S. 168–171; Benarroch 2009, S. 108–109).

Die Biosynthese erfolgt über mehrere Schritte aus L-Tryptophan. Durch das Enzym Tryptophanhydroxylase wird der Metabolit 5-Hydroxytryptophan gebildet, der über die Aminosäure-Decarboxylase zu 5-Hydroxytryptamin (Serotonin, 5-HT) umgewandelt wird. Serotonin wird in synaptischen Vesikeln gespeichert, in denen es durch den VMAT-Transporter angereichert wird. Nach seiner Freisetzung in den synaptischen Spalt existieren für Serotonin vielfältige Rezeptoren. Insgesamt können 7 Familien mit Untertypen beschrieben werden. Bei allen bis auf den 5-HT_3-Rezeptor handelt es sich um G-Protein-gekoppelte Rezeptoren (Raiteri 2006, S. 168–171; Benarroch 2009, S. 108–109).

- Die *5-HT_1-Rezeptoren* sind inhibitorische $G_{i/o}$-gekoppelte Rezeptoren. Die α-Untereinheit hemmt die Adenylatcyclase mit der Konsequenz gesenkter Konzentrationen des second messengers cAMP in der Zelle. Die β/γ-Untereinheit öffnet den GIRK-Ionenkanal und schließt N- und Q/T-Calciumkanäle.

Der Untertyp 5-HT_{1A} ist v. a. in den Raphe-Kernen und den limbischen Arealen des zentralen Nervensystems zu finden, findet aber weite Verbreitung als präsynaptischer, postsynaptischer oder als somatodendritischer Rezeptor mit inhibitorischer Wirkung. Ein bekannter starker 5-HT_{1A}-Agonist ist Lysergsäurediamid (LSD), der die Feuerrate in Raphe-Neuronen unterdrückt.

Der 5-HT_{1D}-Untertyp ist in hoher Dichte auf den Basalganglien, im limbischen System und dem frontalen Kortex exprimiert.

- Die *5-HT_2-Rezeptoren* sind G_q-gekoppelte Rezeptoren, die zur Freisetzung von Calciumionen führen und die Leitfähigkeit von Kaliumkanälen herabsetzen. Damit erhöht sich die neuronale Exzitabilität. 5-HT_2-Rezeptoren sind in der Regel postsynaptische Rezeptoren, die im ZNS vor allem im zerebralen Kortex, dem limbischen System und den Basalganglien exprimiert werden.

Der 5-HT$_{2A}$-Subtyp liegt zusätzlich noch in den kranialen und spinalen Motoneuronen vor, wo sie die exzitatorischen Signale durch glutamaterge Neurotransmission potenzieren. Peripher sind 5-HT$_{2A}$-Rezeptoren an Vasokonstriktion und Thrombozytenaggregation beteiligt. Sie sind auch ohne Ligand konstitutiv aktiv. Weitere Subtypen sind der 5-HT$_{2B}$-, 5-HT$_{2C}$- und 5-HT$_{2D}$-Rezeptor.

- Rezeptoren der 5-HT$_3$-Familie sind im Gegensatz zu den anderen 5-HT-Rezeptoren Kationenkanäle. Ihre Aktivierung führt zu schneller präsynaptischer oder postsynaptischer Depolarisation. Sie sind in vielen Neuronen u. a. der Area postrema postsynaptisch exprimiert, wo sie nach Dopamin-Ausschüttung in den synaptischen Spalt Übelkeit und Brechreiz erzeugen.
- Die 5-HT$_{4-7}$-Rezeptoren sind G$_S$-Protein gekoppelt. Sie stimulieren die Adenylatcyclase, die zu intrazellulär höheren Konzentrationen des *second messengers* cAMP und einer höheren PKA-Aktivität führt.

Nach der Ausschüttung von Serotonin erfolgt die Wiederaufnahme in das präsynaptische Endköpfchen über den Serotoninwiederaufnahmetransporter SERT. Serotonin wird anschließend über die MAO-A zu 5-Hydroxyindolessigsäure metabolisiert, welche dann ausgeschieden wird.

Modulatoren serotonerger Transmission finden einen breiten Einsatz bei vielfältigen Erkrankungen wie Depression, Angstzustände, Psychose, Migräne-Kopfschmerzen, Übelkeit und gastrointestinale Motilitätsstörungen. Insbesondere selektive Serotoninwiederaufnahme-Hemmer (SSRI) finden Einsatz bei der Depression. Wichtige Beispiele für Inhibitoren der Serotoninwiederaufnahme, die klinisch eingesetzt werden, sind: Fluoxetin, Fluvoxamin, Paroxetin, Sertralin, Citalopram und Escitalopram. Venlafaxin hemmt den SERT und NET wie auch Amitriptylin, Nortriptylin und Clomipramin. Trazodon, Nefazodon und Mirtazapin sind 5-HT$_2$-Antagonisten. Viele halluzinogene Drogen greifen ebenfalls in den Serotoninstoffwechsel des Neurons ein. Die Droge 3,4-Methylendioxy-N-methylamphetamin (MDMA, Ecstasy) hemmt SERT und VMAT. Die Serotoninakkumulation im präsynaptischen Endköpfchen führt zu einer Serotoninfreisetzung in den synaptischen Spalt durch einen auswärtsgerichteten Transport über SERT (Raiteri 2006, S. 168–171; Benarroch 2009, S. 108–109).

(Nor-)Adrenerges System. Noradrenalin und Adrenalin sind wichtige Neurotransmitter des autonomen und des zentralen Nervensystems. Im zentralen Nervensystem existieren zwei voneinander getrennte Systeme, eines vom *Locus coeruleus* ausgehend, das andere im lateralen Tegmentum. Das noradrenerge System spielt für Aufmerksamkeit, Reaktion auf neue Reize und Stimuli, kortikale Erregung und die endokrine und autonome Antwort auf Stress eine wichtige Rolle. Im peripheren Nervensystem ist Noradrenalin der primäre Neurotransmitter der sympathischen Ganglionneurone, außer jenen, die die Schweißdrüsen innervieren. Es löst Dilatation bzw. Konstriktion verschiedener Gefäßbette, kardiale Stimulation, Bronchodilatation, Relaxation viszeraler glatter Muskulatur und Pupillendilatation aus (Raiteri 2006, S. 167; Benarroch 2009, S. 105–107).

Die Biosynthese von Noradrenalin und Adrenalin erfolgt wie Dopamin zunächst aus L-Tyrosin durch die Tyrosinhydroxylase mit der Bildung von L-DOPA. Nach Transport in die synaptischen Vesikel über den Transporter VMAT2 wird aus L-DOPA durch das Enzym Dopamin-β-Hydroxylase Noradrenalin gebildet. Adrenalin-ausschüttende Neurone enthalten in ihren synaptischen Vesikeln darüber hinaus noch das Enzym Phenylethanolamin-N-Methyltransferase, welches Noradrenalin in Adrenalin umwandelt (Raiteri 2006, S. 167; Benarroch 2009, S. 105–107).

Die Adrenozeptoren lassen sich in drei Familien, α_1, α_2 und β, einteilen. Adrenozeptoren sind alle G-Protein-gekoppelte Rezeptoren. Die Familien unterscheiden sich bezüglich Verteilung im zentralen und peripheren Nervensystem, sowie den daran gekoppelten Effektormechanismen.

- Die α_1-Rezeptoren lassen sich weiter in einen α_{1A}-, α_{1B}- und α_{1D}-Subtyp unterteilen. Es sind G$_q$-Protein-gekoppelte Rezeptoren, die die PLC-IP$_3$-DAG-Kaskade aktivieren, was zur intrazellulären Freisetzung von Calciumionen im postsynaptischen Neuron führt und die Proteine PKC und Calcium-Modulin-Kinase II (CaMKII) aktiviert. Die α_1-Rezeptoren lösen hauptsächlich exzitatorische Signale aus. Im zentralen Nervensystem liegen sie hauptsächlich postsynaptisch auf Zielneuronen catecholaminerger Erregung im zerebralen Kortex, dem Thalamus, Hippocampus, Striatum, und Hypothalamus verteilt. Peripher sind α_1-Adrenozeptoren auf viszeraler glatter Muskulatur exprimiert, die bei sympathischer Stimulation Kontraktionen der Muskulatur auslösen (Benarroch 2009, S. 105–107).

α_2-Rezeptoren werden weiter in die Subtypen α_{2A}, α_{2B} und α_{2C} unterteilt. Es handelt sich um inhibitorische $G_{i/o}$-gekoppelte Rezeptoren, die die Adenylatcyclase hemmen, Kaliumkanäle öffnen und Calciumkanäle schließen. Zentralnervös vermitteln α_2-Adrenozeptoren inhibitorische präsynaptische und postsynaptische Effekte (Benarroch 2009, S. 105–107).

- In der Familie der β-Rezeptoren lassen sich die Subtypen β_1, β_2 und β_3 unterscheiden. Es sind G_s-Protein-gekoppelte Rezeptoren, die die Adenylatcyclase stimulieren. In der Konsequenz steigen die cAMP-Konzentrationen und die PKA wird aktiviert, die durch Phosphorylierung Calcium-Kanäle aktiviert und damit einen Calcium-Einstrom erleichtert. Zentralnervös sind β_2-Adrenozeptoren eher in supratentoriellen Arealen exprimiert, während β_1-Rezeptoren im Kleinhirn, Hirnstamm, in Astrozyten und Blutgefäßen exprimiert sind. Im Gehirn verbessert die noradrenalinerge Signalgebung das Signal-zu-Rauschen-Verhältnis kortikaler und thalamischer Neurone. Es reduziert ihre Grundaktivität und erhöht die Antwort auf neue synaptische Stimuli. Im Rückenmark hemmt Noradrenalin die Transmission nozizeptiver Eindrücke und hemmt polysynaptische nozizeptive Flexor-Reflexe (Benarroch 2009, S. 105–107).

Das Noradrenalinsignal wird hauptsächlich durch Beseitigung von Noradrenalin aus dem synaptischen Spalt und Wiederaufnahme ins synaptische Endköpfchen durch den selektiven Noradrenalintransporter (NET) beendet. Amphetamine werden ebenfalls durch NET transportiert und treten in Konkurrenz mit Noradrenalin (kompetitive Hemmung). amphetaminähnliche Drogen bewirken so eine Erhöhung der cytosolischen Noradrenalinkonzentration sowie eine Freisetzung durch Umkehrung der NET-Aktivität und Freisetzung in den synaptischen Spalt, ähnlich zum Dopamin. Nach neuronaler Wiederaufnahme wird Noradrenalin durch MAO-A und COMT abgebaut. Cocain ist ebenfalls ein NET-Hemmer (Raiteri 2006, S. 167; Benarroch 2009, S. 105–107).

Modulation. Das noradrenerge und das serotonerge System spielen bei psychiatrischen Erkrankungen wie Depression und Angststörungen sowie auch bei peripheren autonomen Störungen eine wesentliche Rolle. Klassische trizyklische Antidepressiva wie Desipramin und Paroxetin hemmen auch den NET. Die neue Generation von Antidepressiva, wie Venlafaxin und Reboxetin, sind ebenfalls NET-Inhibitoren. Mirtazapin blockiert präsynaptische α_2-Rezeptoren, die die Freisetzung von Noradrenalin oder Serotonin hemmen. MAO-Hemmer verhindern global den Abbau der Catecholamine, so auch den Noradrenalin-Abbau. Die Hemmung zentraler präsynaptischer α_2-Rezeptoren durch Clonidin senkt den Sympathikotonus und wirkt so blutdrucksenkend, es senkt die Herzfrequenz und wirkt sedierend. Eine erhöhte *Locus coeruleus*-Aktivität wird ebenfalls gesenkt. Clonidin kann bei einem Opiatentzug und einem Alkoholentzug eingesetzt werden (Raiteri 2006, S. 167; Benarroch 2009, S. 105–107).

Aufgrund der bedeutenden Rolle adrenerger und noradrenerger Transmission für das periphere Nervensystem, lassen sich Modulatoren der (nor)adrenergen Transmission breit einsetzen, z. B. bei Bluthochdruck (Hypertonie), Hypotonie, Schock, Herzinsuffizienz, Herzrhythmusstörungen, Glaukom, Asthma, Krankheiten der Harnblase und der harnableitenden Wege.

Acetylcholin. Acetylcholin ist ein wichtiger Neurotransmitter des zentralen und peripheren Nervensystems. Das acetylcholinerge System umfasst somatomotorische Neurone aus Hirnstamm und Rückenmark, die die Skelettmuskel innervieren, Hirnstamm- und Rückenmarksneurone, die das autonome Nervensystem innervieren, parasympathische Ganglien, die die viszeralen Organe innervieren und weitere. Im ZNS ist Acetylcholin bei den Prozessen von Aufmerksamkeit, Gedächtnis und an der motorischen Kontrolle beteiligt. Peripher ist Acetylcholin der Neurotransmitter an der neuromuskulären Endplatte und ein wichtiger Botenstoff für die Vermittlung vegetativer Funktionen (Raiteri 2006, S. 165–167; Benarroch 2009, S. 100–102).

Die Bildung von Acetylcholin erfolgt aus Acetyl-Coenzym A durch die Cholinacetyltransferase (ChAT). Acetyl-Coenzym A muss erst über einen Cholin-Transporter von extrazellulär aufgenommen werden, bevor es von der ChAT zu Acetylcholin umgewandelt werden kann. Die Aktivität der ChAT und des Cholintransporters kann mittels Phosphorylierung reguliert werden. Acetylcholin wird durch einen vesikulären Transporter in die Vesikel aufgenommen und dort bis zur Freisetzung gespeichert. Die Wirkung innerhalb der Synapse wird durch Hydrolyse von Acetylcholin durch die Acetylcholinesterase beendet (Raiteri 2006, S. 165–167; Benarroch 2009, S. 100–102).

Acetylcholinrezeptoren werden im Wesentlichen an der neuromuskulären Endplatte sowie auf Neuronen exprimiert. Sie lassen sich in nicotinerge und muscarinerge Rezeptoren einteilen.

Die nicotinergen Acetylcholin-Rezeptoren sind ligandengesteuerte Kationenkanäle, die für Natrium-, Kalium- und Calciumionen permeabel sind. Dies löst eine Membrandepolarisation aus. Subtypen nicotinerger Acetylcholinrezeptoren sind heterogen, sie setzen sich aus verschiedensten Untereinheiten zusammen.

Die muscarinergen Acetylcholinrezeptoren sind G-Protein-gekoppelte Rezeptoren, die in fast allen Zellen und Organen vorhanden sind. Die Subtypen M_1, M_3 und M_5 sind G_q-Protein-gekoppelt, M_2 und M_4 sind $G_{i/o}$-gekoppelt (Raiteri 2006, S. 165–167; Benarroch 2009, S. 100–102).

- Der M_1-Rezeptor ist postsynaptisch exprimiert, und möglicherweise in Lernprozessen und der Funktion des Gedächtnisses involviert.
- Der M_3-Rezeptor ist zentral und peripher in von autonomen Fasern innervierten Geweben exprimiert. Er ist wichtig für die Aktivierbarkeit durch Acetylcholin sowie für die Kontraktion viszeraler Hohlorgane.
- Der M_5-Rezeptor ist auf dopaminergen Neuronen exprimiert. Er erleichtert die Dopamin-Freisetzung im Striatum (Nucleus accumbens) und ist möglicherweise in die molekularen Ursachen von Drogensucht involviert.
- Der M_2-Rezeptor wird im ZNS und in der Peripherie im Herzen und der viszeralen glatten Muskulatur exprimiert. Eine Aktivierung von M_2 hemmt die Adenylatcyclase über die α-Untereinheit. Die β/γ-Untereinheit aktiviert einen GIRK-Kanal und hemmt präsynaptisch die Calciumkanäle vom N- und P/Q-Typ. Postsynaptische M_2-Rezeptoren erzeugen eine langsame Hyperpolarisation in den Zielneuronen und senken damit ihre Erregbarkeit und Feuerfrequenz. Präsynaptische M_2-Rezeptoren hemmen die Neurotransmitterfreisetzung der Zielneuronen – sowohl die Autoinhibition cholinerger Neurone als auch die anderer Neurone. Er erfüllt ebenfalls regulatorische Aufgaben bei Lern- und Gedächtnisprozessen.
- M_4-Rezeptoren finden sich hauptsächlich im zentralen Nervensystem, v. a. im Striatum. Auffällig ist die Co-Lokalisation mit dem D_1-Rezeptor. In einem komplexen Wechselspiel antagonisiert der M_4-Rezeptor die Dopamin-Effekte, vereinfacht aber die Dopamin-Freisetzung.

Die Beeinflussung der cholinergen Transmission kann durch vielfältige Substanzen erfolgen. Die reversible Hemmung der Acetylcholinesterase durch Ephodronium, Neostigmin und Pyridostigmin reduziert den Acetylcholinabbau. Da diese Substanzen einen quartären Stickstoff enthalten, überwinden sie die Blut-Hirn-Schranke nicht. Betroffen ist also v. a. die periphere, mit nicotinergen Acetylcholinrezeptoren besetzte, neuromuskuläre Endplatte. Es wird durch eine längere Verweildauer von Acetylcholin im synaptischen Spalt eine verlängerte Wirkung erzielt. Donepezil, Rivastigmin und Galantamin sind reversible Hemmer der Acetylcholinesterase, die die Blut-Hirn-Schranke überwinden können (Raiteri 2006, S. 165–167; Benarroch 2009, S. 100–102).

Der namensgebende Agonist für die nicotinergen Acetylcholinrezeptoren ist Nicotin. Es überwindet die Blut-Hirn-Schranke und wirkt stimulierend. Vareniclin ist ein partieller Agonist des $\alpha_4\beta_2$-Subtyps des nicotinergen Acetylcholinrezeptors und kann klinisch zur Behandlung einer Nicotinabhängigkeit eingesetzt werden. Das Prinzip der Blockade des muskulären nicotinergen Acetylcholinrezeptors zur Muskelrelaxation, z. B. mit Vecuronium oder Rocuronium wird in der Allgemeinanästhesie verwendet (Raiteri 2006, S. 165–167; Benarroch 2009, S. 100–102).

Namensgebender Agonist des muscarinergen Acetylcholinrezeptors ist Muscarin, ein Giftstoff aus dem Fliegenpilz (*Amanita muscaria*). Eine Vielzahl von Substanzen wirken als Ligand für die Muscarin-Rezeptoren. Typische Antagonisten sind Atropin und Scopolamin. Atropin und Scopolamin können halluzinogen wirken. Antidepressiva wie Amitriptylin, Neuroleptika wie Chlorpromazin und Antihistaminika wie Diphenhydramin wirken ebenfalls anticholinerg, dies ist unter anderem Grund für die unerwünschten Arzneimittelwirkungen bei diesen Substanzen (Raiteri 2006, S. 165–167; Benarroch 2009, S. 100–102).

2.2   Opioidsystem

Die Opioid-Rezeptoren sind inhibitorische $G_{i/o}$-gekoppelte Rezeptoren. Die Bindung eines Agonisten und Aktivierung des Rezeptors führt zur Hemmung der Adenylatcyclase und folglich zu einer reduzierten intrazellulären cAMP-Konzentration, zur Hyperpolarisierung durch Aktivierung von Kaliumionenkanälen, sowie zu einer Hemmung von spannungsabhängigen Calciumkanälen (Yaksh 2011, S. 482–488).

Opioid-Rezeptoren werden zentral sowohl in aufsteigenden Schmerzbahnen als auch in absteigenden hemmenden Bahnen exprimiert. Weiterhin werden sie im Gehirn (vor allem im Thalamus), Rückenmark und Magen-Darm-Trakt exprimiert. Eine Bindung eines Agonisten an Opioidrezeptoren erzeugt auf spinaler und supraspinaler Ebene Analgesie. Endogene – im Körper gebildete – Liganden sind die Opioidpeptide Dynorphin,
Enkephalin, Endomorphin und Nociceptin (Yaksh 2011, S. 482–488).

Drei wichtige Rezeptor-Subtypen lassen sich unterscheiden: µ-Rezeptoren, k-Rezeptoren und δ-Rezeptoren.

- Die *µ-Rezeptoren* lassen sich weiter differenzieren. Der μ_1-Rezeptor kommt präsynaptisch vor. Er ist $G_{i/o}$-gekoppelt und senkt durch Reduktion der Adenylatcyclase-Aktivität die cAMP-Konzentration, hierdurch kommt es zu reduziertem Calciumionen-Einstrom und geringerer Transmitterfreisetzung. μ_1-Rezeptoren vermitteln Analgesie und Harnverhalt. μ_2-Rezeptoren sind postsynaptisch lokalisiert. Sie vermitteln die Öffnung von Kaliumkanälen, was zu einer Hyperpolarisierung der Zelle durch Kaliumionenausstrom führt. Dies vermindert die physiologische Reaktion auf einen steigenden CO_2-Partialdruck und wirkt daher atemdepressiv. Miosis, Euphorie, reduzierte GI-Motilität und physische Abhängigkeit werden ebenfalls durch den μ_2-Rezeptor vermittelt.
- *k-Rezeptoren* vermitteln spinale Analgesie und wirken antikonvulsiv und sedierend. Weiterhin werden psychiatrische Effekte wie Depression, dissoziative und halluzinogene Wirkungen mit ihnen in Verbindung gebracht. Die selektive Aktivierung von k-Rezeptoren erzeugt Dysphorie. Die für Opioidkonsum typische Miosis sowie Diurese wird ebenfalls über k-Rezeptoren erzeugt.
- *δ-Rezeptoren* werden mit Analgesie, antidepressivem Effekt und pro-konvulsivem Effekt assoziiert und sind an der Genese einer physischen Abhängigkeit beteiligt.
- Darüber hinaus sind weitere Subtypen beschrieben, aber weniger gut charakterisiert; darunter der ε-Rezeptor, ζ-Rezeptor, Nociceptin und *opioid-like receptor* (ORL). Der σ-Rezeptor wird nicht zu den Opioid-Rezeptoren gezählt.

2.3   Endocannabinoid-System

Das Endocannabinoid-System ist an verschiedenen physiologischen Prozessen wie Appetit, Schmerzen, Stimmung und Gedächtnis beteiligt.

Die Rezeptoren sind gut charakterisierte $G_{i/o}$-Protein-gekoppelte Rezeptoren (CB_1 und CB_2). Weiterhin besteht das System aus endogenen Lipid-Liganden sowie den Enzymen, die an derer Biosynthese und Biotransformation beteiligt sind. Endogene Liganden sind die Lipidmediatoren Arachidonoylethanolamid (Anandamid) und 2-Arachidonoylglycerol (2-AG). Beide agieren nur kurz, und werden bei Bedarf aus Membranbestandteilen synthetisiert. Der Abbau erfolgt über die Enzyme Fettsäureamidhydrolase und Monoglycerolipase (Schlicker und Kathmann 2001, S. 565–572; Vemuri und Makriyannis 2015, S. 553–558).

Der *CB_1-Rezeptor* ist ein $G_{i/o}$-Protein-gekoppelter Rezeptor, der besonders stark im Gehirn exprimiert ist. Er befindet sich präsynaptisch auf glutamatergen und GABAergen Neuronen und wirkt als Neuromodulator durch Freisetzung von Glutamat (reduzierte Exzitabilität) und GABA (reduzierte Hemmung). Die Mehrfachgabe von Agonisten (beispielsweise im Falle eines Substanzmissbrauchs mit Cannabinoid-Rezeptor-Agonisten) führt durch Rezeptorinternalisierung und Reduktion der Menge an Signaltransduktionsproteinen zu Tachyphylaxie. CB_1-Rezeptoren sind im menschlichen Körper weit verbreitet, man findet sie im Rückenmark auf Interneuronen des Dorsalhorns. Diese sind mit einem analgetischen Effekt assoziiert. Weitere Expressionsorte sind Hirnanhangsdrüse, Schilddrüse, Adipozyten, Myozyten, Hepatozyten, GI-Trankt, Lunge, Niere, Leydigzellen, Spermien, Eierstock. Sie spielen womöglich eine Rolle in der gesunden Entwicklung des Embryos. Endogene Liganden sind 2-AG und Anandamid (Raiteri 2006, S. 175–176; Schlicker und Kathmann 2001, S. 565–572; Vemuri und Makriyannis 2015, S. 553–558).

CB_2-Rezeptoren sind ebenfalls $G_{i/o}$-Protein-gekoppelte Rezeptoren. Als solche hemmen sie die Adenylatcyclase, und die intrazelluläre Konzentration des *second messengers* cAMP- sinkt. Weiterhin aktivieren CB_2-Rezeptoren den MAP-ERK-Signaltransduktionsweg. Hauptligand ist 2-AG. CB_2-Rezeptoren werden im Immunsystem, in der Milz, in den Tonsillen, im Thymus sowie in Monozyten, Macrophagen, T-Zellen und B-Zellen exprimiert (Vemuri und Makriyannis 2015, S. 553–558). Im Gehirn findet man sie auf der Mikroglia, aber nicht auf Neuronen. Im GI-Trakt sind CB_2-Rezeptoren an der Modulation der Inflammationsantwort beteiligt. Im peripheren Nervensystem findet man sie auf Mastzellen, nicht aber auf Neuronen.

Weitere Rezeptoren des Endocannabinoid-Systems sind möglicherweise die *orphan receptors* GPR18, GPR55 und GPR119.

3 Variabilität

Die individuelle Reaktion von Menschen, die eine gleiche Dosis derselben Substanz einnehmen, unterliegt beträchtlichen Unterschieden. Bei illegalen Drogen aus zweifelhaften Bezugsquellen kommt noch die Frage nach der Identität und der Reinheit der konsumierten Substanz hinzu. Einige Konsumenten werden den gewünschten Effekt erleben, andere gar keinen Effekt, wieder andere werden unerwünschte Wirkungen erfahren und manche starke, möglicherweise letale toxische Wirkungen erleiden. Eine Vorhersage für eine individuelle Person ist schwierig. Für Morphin ist eine Variabilität um den Faktor 1000 für den Dosisbedarf einzelner Individuen beschrieben (Expert Working Group of the European Association for Palliative Care 1996, S. 823–826). Ursachen für die Variabilität der Wirkung einer Substanz sind in allen Prozessen zu suchen, die zur Wirkung der psychoaktiven Substanzen beitragen. Unterschiede im ADME-Prozess führen bei gleicher Dosis zu unterschiedlichen Konzentrationen am Wirkort. Interindividuell unterschiedliche Pharmakokinetik-Profile von Substanzen haben intrinsische (bspw. genetische) und extrinsische (bspw. andere eingenommene Substanzen oder Begleiterkrankungen) Gründe. Auch Veränderungen an aktiven Transportprozessen (bspw. in das Zielorgan oder Zielkompartiment) können die Exposition und damit die Wirkung verändern. Für die Wirkung psychoaktiver Substanzen ist die Blut-Hirn-Schranke wichtig, da psychoaktive Substanzen zentralnervös wirken. Veränderungen der aktiven Transportprozesse an der BHS sowie der Blut-Liquor-Schranke können die Konzentrationen im

Hirngewebe bzw. Liquor bestimmen. Hereditäre Varianten in verstoffwechselnden Enzymen und Transportern können die Verteilung oder Exposition mit der Substanz determinieren.

Gründe für die Variabilität sind u. a. Geschlecht, Gewicht, Körperfettgehalt, Alkoholkonsum, Drogenmischkonsum und Begleitmedikamente, Ernährungsstatus, Leber- und Nierenfunktion, kardiovaskuläre Funktion und Umweltgifte.

Weiterhin besteht zwischen Individuen Variabilität bezüglich des Effektes, der bei einer gleichen vorherrschenden Konzentration am Wirkort ausgelöst wird (pharmakodynamische Variabilität). Unterschiede in der Aktivität oder Genexpression, manchmal aufgrund erblicher Varianten in Zielstrukturen der Substanzen – wie Rezeptoren, Ionenkanäle, Transporter, Lipoproteine und anderer Faktoren –, die die Funktionsweise der Substanz beeinflussen, führen zu Unterschieden im Effekt.

3.1 Pharmakogenetik

Prominentes Beispiel für polymorphe arzneimittelabbauende Enzyme ist CYP2D6. CYP2D6 macht nur etwa 1–2 % des hepatischen Gesamt-CYP-Gehaltes aus, verstoffwechselt aber etwa 30 % der auf dem Markt befindlichen Arzneimittel und ist auch am Stoffwechsel von Drogen wie Amphetaminen oder Opioiden beteiligt. Es sind über 70 Polymorphismen für das Enzym bekannt. Eingeteilt werden Menschen in *poor metabolizer* (PMs) mit zwei Allelen, die für ein Enzym mit deutlich herabgesetzter Funktion kodieren, *extensive metabolizer* (EM) mit normal funktionierendem Enzym, *intermediate metabolizer* (IM), die ein funktionierendes und ein defektes Allel tragen und *ultrarapid metabolizer* (UM), die aufgrund einer Verdoppelung der Gene mehr Genkopien tragen und daher mehr Gen-Produkt, also CYP2D6, bilden. Die Konsequenz dieser unterschiedlichen Genotypen für die Pharmakokinetik von CYP2D6-Substraten ist eine multimodale Verteilung der Exposition (Abb. 4). Menschen, die diese nur sehr langsam verstoffwechseln und eliminieren haben daher eine hohe Exposition mit CYP2D6-Substraten (Zanger et al. 2003, S. 23–37). Umgekehrt haben Menschen, die CYP2D6-Substrate sehr schnell verstoffwechseln eine entsprechend niedrigere Exposition. CYP2D6 PMs benötigen in der Regel geringere Dosen von CYP2D6-Substraten; höhere Dosierung kann zu protrahierter Wirkung und erhöhter Toxizität führen. Bei Hemmung der funktionierenden CYP2D6-Proteine von IMs, EMs und UMs durch Enzym-Hemmer wird deren Funktion ebenfalls gestört, sodass sie dann den Phänotyp eines PMs mit niedriger Stoffwechselrate und hoher Exposition aufweisen (*phenoconversion*) (Shah und Smith 2015, S. 222–240).

Für psychoaktive Substanzen besitzt CYP2D6 eine Bedeutung bei Intoxikationen mit Amphetaminen, Opiaten/Opioiden und Antidepressiva (Haufroid und Hantson 2015, S. 501–510). Codein wird durch CYP2D6 zu Morphin umgewandelt. Bei CYP2D6-PMs ist die analgetische Wirkung von Codein herabgesetzt, es wird kein Morphin gebildet; bei UMs wird vermehrt Morphin gebildet, mit potenziell toxischen Wirkungen (Kirchheiner et al. 2007, S. 257–265). Ähnliche Unterschiede sind im Amphetamin-Stoffwechsel von CYP2D6-EMs, -PMs und -UMs beschrieben (Miranda et al. 2007, S. 31–36). Eine reduzierte CYP2D6-Aktivität ist auch mit einem geringeren Sucht-Risiko assoziiert (Otani et al. 2008, S. 88–92).

Für die arzneimittelverstoffwechselnden Enzyme CYP2C9 und CYP2C19 sind ebenfalls klinisch relevante Polymorphismen beschrieben. Für andere CYPs und andere arzneimittelverstoffwechselnden Enzyme sind Genvarianten beschrieben, so gibt es, wenn auch selten, Nullallel-Varianten für CYP3A4. Das Isoenzym CYP3A5 wird ebenfalls nicht von allen Menschen exprimiert. Diese spielen aber insgesamt eine eher untergeordnete Rolle im Vergleich zu den gut charakterisierten Polymorphismen CYP2D6, 2C9 und 2C19.

Es existieren auch genetische Unterschiede in Arzneimitteltransportern, die die Verteilung einer Substanz in Zellen, die Exkretion einer Substanz, oder die Häufigkeit und Stärke einer toxischen Wirkung beeinflussen können. Das Risiko, eine Muskelschädigung bis hin zur schweren Rhabdomyolyse unter dem Cholesterinsenker Simvastatin zu erleiden, ist stark abhängig vom

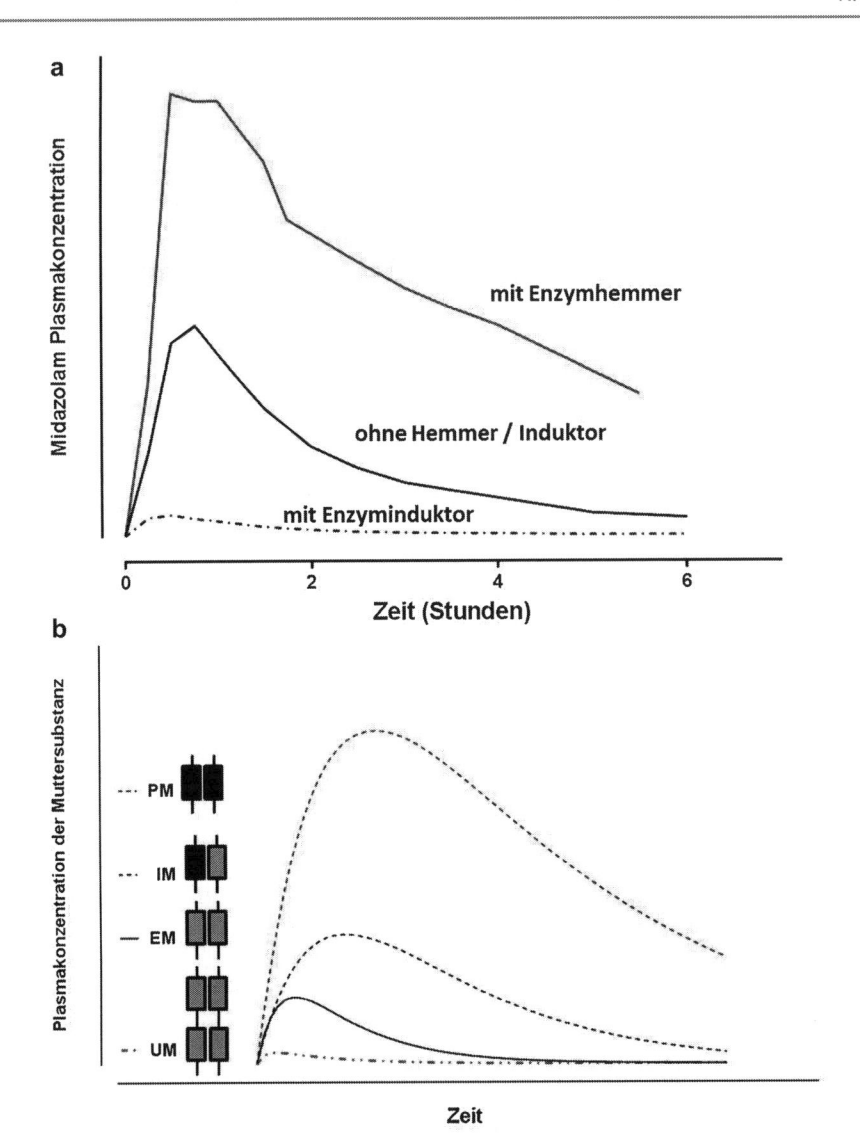

Abb. 4 (**a**) Relatives Verhältnis der venösen Plasmakonzentrationen des Benzodiazepins Midazolam in gesunden Probanden nach Einnahme einer oralen Dosis ohne Zugabe weiterer Arzneimittel (schwarz), unter Zugabe eines CYP3A4-Hemmstoffs (rot) und nach chronischer Gabe eines potenten Enzyminduktors (gestrichelt). (**b**) Bei polymorphen CYP-Enzymen (CYP2D6, 2C9 und 2C19) liegen die Plasmakonzentrationen entsprechender Substrate bei *poor metabolizern* (PM, rot durchbrochen) mit zwei defekten Allelen des Gens durch reduzierte Stoffwechselleistung viel höher. *Intermediate metabolizer* (IM, grau, durchbrochen) tragen ein defektes und ein funktionierendes Allel, phänotypisch sind sie ein Mischbild zwischen dem PM und dem *extensive metabolizer* (EM, schwarz) mit zwei funktionierenden Allelen. *Ultrarapid metabolizer* (UM) können mehrere Genkopien tragen und verstoffwechseln Substrate daher schneller (schwarze gepunktete Linie)

SLCO1B1*3-Polymorphismus, der Unterschiede im OATP1B1-Kanal erzeugt (SEARCH Collaborative Group 2008, S. 89–99). Für den an der BHS wichtigen Arzneimitteltransporter P-gp sind ebenfalls Polymorphismen beschrieben. Ein Effekt von genetischen Varianten auf die Effluxrate von Substanzen aus den Endothelzellen der BHS und somit auf die Exposition im ZNS wurde postuliert, eindeutige Belege *in vivo* sind jedoch bisher nicht erbracht (Dennis et al. 2014).

Rezeptor-Polymorphismen tragen ebenso zur Variabilität von Substanzwirkung bei. So sind positive Cocain-Effekte mit ANKK1-Genotypen (*ankyrin repeat and kinase domain containing 1*) assoziiert (Spellicy et al. 2014, S. 559–564), während Polymorphismen im DR (*dopamine receptor*) D_2-Gen oder dem SLC6A3 *(solute carrier family 6 member 3;* Gen für den Dopamin-Transporter) das Ansprechen auf eine Cocainentzugstherapie modulieren.

3.2 Krankheiten

Das Vorliegen einer Krankheit kann sowohl die Pharmakokinetik als auch Pharmakodynamik von Substanzen in dem betroffenen Menschen beeinflussen. Besonders zu beachten ist dies bei der Population von intravenösen Drogenkonsumenten. Diese ist teilweise sehr multimorbide (gesteigertes Hepatitis- und HIV-Infektionsrisiko). Insbesondere Leberdysfunktion (reduzierte Hepatozytenzahl, veränderte Transporterfunktion oder veränderte Funktion der arzneimittelverstoffwechselnden Enzyme) und Nierenfunktionsstörungen führen zu verzögerter Elimination und möglicherweise übersteigerter Wirkung.

3.3 Wechselwirkungen: Einfluss von Medikamenten und Mischkonsum

Der Mischkonsum von mehreren Drogen gleichzeitig oder gemeinsam mit Alkohol und/oder Nicotin ist häufig. Auch Drogenkonsum bei kranken Menschen, die Medikamente einnehmen, kommt vor (insbesondere bei Infektionskrankheiten wie Hepatitis B und C oder Infektion mit dem humanen Immundefizienzvirus (HIV)). Arzneimittel können die Aufnahme, Verteilung, Metabolisierung und Elimination anderer Substanzen verändern (pharmakokinetische Wechselwirkungen). Genauso können Arzneimittel die Wirkweise einer Substanz an ihrem Ziel (Rezeptor, Ionenkanal etc.) beeinflussen (pharmakodynamische Wechselwirkung). Dies kann in Form einer synergistischen Wirkung oder gesteigerten Wirkung erfolgen, wenn das gleiche Ziel angesteuert wird oder es eine gemeinsame Endstrecke gibt.

Beispiel ist die Steigerung der Serotoninkonzentration im synaptischen Spalt bei gleichzeitiger Gabe von MAO-Hemmern und selektiven Serotoninwiederaufnahme-Hemmern.

Pharmakodynamische Wechselwirkungen sind meist klassenspezifisch und gehen aus dem Wirkprinzip der Substanz hervor, daher sind sie logisch herleitbar. Ausnahmen können bei ungewöhnlichen Nebenwirkungen durch *Off-Target-Effekte* auftreten. Pharmakokinetische Wechselwirkungen sind substanzspezifisch, daher können Substanzen aus derselben Klasse ein sehr unterschiedliches Wechselwirkungspotenzial aufweisen. Für den Alltag muss – auch aufgrund der großen Anzahl an Kombinationsmöglichkeiten – in diesen Fällen auf Tabellen oder Datenbanken, die die Evidenz zusammenfassen, zurückgegriffen werden.

Pharmakokinetische Wechselwirkungen. Betrachtet man die Elimination einer Substanz durch Biotransformation aus dem Blut, so ist prinzipiell denkbar, dass die Funktion des abbauenden Enzyms durch andere Substanzen (Abb. 4) ...

(a) ... gehemmt werden kann. Hierdurch wird die Elimination verlangsamt. Die Halbwertszeit steigt, die Wirkung kann protrahiert sein. Durch Hemmung der präsystemischen Elimination steigt die Bioverfügbarkeit, es wird mehr Substanz aufgenommen, hierdurch steigen Spitzenkonzentration und AUC der Muttersubstanz an, während weniger Metabolit gebildet wird. Gesteigerte Toxizität und protrahierte Wirkung bei einer pharmakologisch aktiven Substanz kann drohen. Bei Prodrugs droht eine verringerte Wirkung, denn erst der Metabolit ist pharmakologisch aktiv (Rowland und Towzer 2011f, S. 502).

Enzymatische Inhibition ist der häufigste Fall. Insbesondere ist bei infektiologischen Therapieregimen (z. B. zur Behandlung von HIV, Hepatitis), die gemeinsam mit den sogenannten *pharmacoenhancern* Ritonavir und Cobicistat verabreicht werden, von Wechselwirkungen mit einer CYP-Hemmung auszugehen.

(b) ... induziert werden kann. Durch vermehrte Transkription und Translation wird mehr Protein ausgebildet. Ausgelöst wird dies, indem die Induktoren an nukleäre Faktoren im Enterozyten bzw. Hepatozyten binden, die anschließend Bindungsstellen der DNA besetzen und einen Transkriptionskomplex rekrutieren, was zu vermehrter Genexpression führt. Bis die Wirkung der vermehrten Proteinbildung einsetzt, vergehen einige Tage, da die Proteinbildung Zeit benötigt. Genauso verschwinden die Effekte auch nach einigen Tagen. Die Clearance steigt, die Halbwertszeit sinkt, insgesamt sinkt auch die Exposition. Bei oral eingenommenen Substanzen kann auch die präsystemische Elimination gesteigert sein. Hierdurch wird die aufgenommene Menge (Bioverfügbarkeit) reduziert, die Exposition (AUC) und die Spitzenkonzentration des Substrats sinken. Die Menge an gebildeten Metaboliten steigt. Es droht Wirkungsverlust, wenn die Substanz pharmakologisch aktiv ist. Sind die Metaboliten pharmakologisch aktiv, kann es zur gesteigerten Wirkung kommen (Rowland und Towzer 2011f, S. 510–512).

(c) ... aktiviert werden kann. Hierbei handelt es sich um einen seltenen Fall, der z. B. für Efavirenz und CYP3A4 beschrieben ist (Keubler et al. 2012, S. 1178–1182). Durch die schnellere Elimination von Substanz pro Enzym, steigt insgesamt die Eliminationsleistung. Die Effekte auf die Pharmakokinetik von CYP3A4-Substraten sind mit Enzyminduktion vergleichbar – mit der Ausnahme, dass diese früher einsetzen.

(d) Bei der Repression wird durch Genregulation die Menge an Enzymen reduziert, es handelt sich um den gegenteiligen Effekt zur Induktion. Letztlich wird die Elimination reduziert, damit steigt die Exposition mit der Substanz. Dieser Effekt ist für Entzündungszustände als Wirkung von Entzündungsmediatoren wie Interleukin-6 beschrieben (Dickmann et al. 2012, S. 930–937). Der Effekt auf die Pharmakokinetik gleicht dem der Enzymhemmung, nur, dass diese zeitversetzt zum Stimulus einsetzt.

MDMA ist nicht nur ein CYP2D6-Substrat, sondern auch gleichzeitig ein CYP2D6-Hemmer. Da es ein Inhibitor ist, der das Enzym dauerhaft bis zur Neubildung inaktiviert, kann sich die CYP2D6-Funktion erst durch De-Novo-Synthese erholen. Genotypen-unabhängig werden durch die Inhibition alle vom Phänotyp her gesehen Langsammetabolisierer (de la Torre et al. 2012). Dies reduziert die klinische Bedeutung der Genotypen für den MDMA-Konsumenten, kann aber bei Mischkonsum anderer Amphetamine, die zum großen Teil 2D6-Subtrate sind, das Risiko einer Überdosis relativ zur Eliminationskapazität unter gehemmter Enzymfunktion erhöhen.

Bei gleichzeitiger Gabe von Ritonavir, einem Arzneimittel aus der antiretroviralen HIV-Therapie, welches ein CYP2D6 und CYP3A-Hemmer ist, ist die Elimination von MDMA verlangsamt, sodass es hier zur Überdosis und Toxizität kommen kann. Die Spitzenkonzentration von MDMA stieg in einem Fall um den Faktor 10 und führte zum Tod (Henry und Hill 1998, S. 1751–1752). In einem zweiten Schritt werden MDMA-Metabolite durch die COMT weiter metabolisiert. Bei gleichzeitiger Gabe eines COMT-Hemmers kann es zur Akkumulation der Metabolite mit erhöhtem Risiko für Toxizität kommen (de la Torre et al. 2012).

Pharmakokinetische und Pharmakodynamische Wechselwirkungen können auch gleichzeitig auftreten. So erhöht die tägliche Gabe von 20 mg Paroxetin über mehrere Tage die MDMA-AUC um 30 % durch eine CYP2D6-Hemmung des Paroxetins. Gleichzeitig mindert Paroxetin die physiologischen und psychologischen Effekte von MDMA durch Wechselwirkung am Serotoninrezeptor. Trotz höherer Exposition wird subjektiv weniger Wirkung verspürt. Dies kann zur Dosiserhöhung verleiten, welche langsamer abgebaut wird, und letztendlich die Gefahr einer *Off-target-Toxizität* erhöht (Farré et al. 2007, S. 954–962).

CYP3A4-basierte Wechselwirkungen spielen insbesondere bei Patienten, die eine antiretrovirale Kombinationstherapie gegen eine HIV-Infektion einnehmen, eine Rolle. Dies betrifft nicht nur MDMA und Amphetamine, die über CYP2D6 abgebaut werden, sondern auch die CYP3A4-abhängige Elimination von Benzodiazepinen, Cocain und Opiaten/Opioiden. So ist das kurzwirksame Benzodiazepin Midazolam ausschließlich ein Substrat von CYP3A4. Durch Ritonavir bedingte Hemmung von CYP3A4 steigt die AUC um den Faktor 28 und die orale Clearance sinkt um den Faktor 4,2 (Greenblatt et al. 1999, S. 293–296). Ähnliches gilt für die Benzodiazepine Triazolam und Alprazolam. Die Verstoffwechslung von Cocain zu Norcocain erfolgt ebenfalls über CYP3A4, sodass die gleichzeitige Einnahme von Ritonavir und anderen CYP3A4-Hemmern (z. B. Cobicistat) zur Erhöhung der Cocain-Konzentration führen kann.

Auch Kombinationen von Drogen können potenziell zu Wechselwirkungen führen. Beim *Speedballing* wird Cocain und Heroin gleichzeitig verabreicht. Beide werden über die gleichen Carboxylesterasen verstoffwechselt, sodass es (*in vitro*) zu einer kompetitiven Hemmung der Carboxylesterasen durch Cocain kommt. Der Stoffwechsel von Heroin zu 6-MAM und von 6-MAM zu Morphin ist *in vitro* verlangsamt. Es liegen bezüglich der Pharmakokinetik keine Daten aus dem Menschen vor; eine Wechselwirkung mit protrahierter Wirkung und möglicherweise gesteigerter Toxizität ist aber denkbar (Kamendulis et al. 1996, S. 713–717).

Kinetisch: Transporter-basierend. Nicht nur arzneimittelverstoffwechselnde Enzyme, sondern auch Arzneimitteltransporter können gehemmt werden; und damit einer geht eine Veränderung der Verteilung der Substanzen oder Metaboliten in die Zielgewebe oder eine Veränderung der Absorption bzw. Elimination. Sowohl für die Funktion der BHS als auch für die Bioverfügbarkeit in der Darmwand ist P-gp wichtig. Hemmung des Transporters sollte in der Theorie zu einer verstärkten Aufnahme in das Zielgewebe führen. Während eine Steigerung der oralen Bioverfügbarkeit von P-gp-Substraten durch Hemmung der Effluxpumpe auf intestinaler Ebene gut belegt ist, ist die Evidenz für eine klinisch relevante, erhöhte zentralnervöse Disposition der Arzneimittel im Menschen begrenzt.

Chinidin ist ein bekannter P-gp-Hemmer. Die gleichzeitige Gabe von Chinidin mit oralem Morphin erhöht die Aufnahme aus dem GI-Trakt, sodass die Plasmaspiegel steigen. Auf intravenöses Morphin hat Chinidin keinen Effekt. Eine vermehrte Aufnahme von Morphin über die BHS hinweg durch P-gp-Hemmung konnte nicht festgestellt werden (Skarke et al. 2003a, S. 303–311; Kharasch et al. 2003, S. 543–554). Auch bei Loperamid ist die Frage nach einer Modulation der ZNS-Konzentrationen und zentralnervöser Wirkung durch P-gp-Inhibition eher fraglich (Skarke et al. 2003b, S. 651–660; Kurnik et al. 2008, S. 1092–1099).

Dynamisch. Wechselwirkungen zwischen einzelnen Substanzen geschehen nicht nur auf pharmakokinetischer Ebene, sondern auch auf pharmakodynamischer Ebene (Rowland und Towzer 2011f, S. 516–519).

Generell kann es . . .

(A) . . . wenn zwei oder mehr Agonisten desselben Rezeptors verabreicht werden, zu einer Wirkverstärkung kommen. Abhängig von E_{max} und der Affinität der Substanzen kann jedoch auch schon das Plateau der Wirkung erreicht sein, sodass es nicht zur zusätzlichen Verstärkung kommt.
Beispiel: Gleichzeitige Einnahme zweier synthetischer Cathinon-Derivate.

(B) . . . wenn zwei oder mehr Substanzen über verschiedene Mechanismen dieselbe Effektorkette ansteuern, zu einer überadditiven Wirkung kommen. Bei Gabe eines SSRIs und eines MAO-Hemmers wird die Konzentration an Serotonin im synaptischen Spalt sowohl durch gehemmte Rückaufnahme als auch durch gehemmten Abbau erhöht. Das Risiko für ein Serotoninsyndrom steigt.

(C) . . . bei gleichzeitiger Gabe eines Agonisten und eines Antagonisten zum Wirkungsverlust der Substanz kommen. Dies wird therapeutisch mit Antidoten genutzt, beispielsweise bei der Umkehr der Wirkung eines Benzodiazepins durch Flumazenil oder der Behandlung einer Opiatintoxikation durch Naloxon.

Literatur

Abdel-Rahman, S. M., & Kauffman, R. E. (2004). The integration of pharmacokinetics and pharmacodynamics: Understanding dose-response. *Annual Review of Pharmacology and Toxicology, 44,* 111–136.

Benarroch, E. E. (2009). Neurotransmitters. In S. A. Waldman & A. Terzic (Hrsg.), *Pharmacology and therapeutics: Principles to practice* (S. 9–113). Philadelphia: Saunders Elsevier.

Blumenthal, D. K., & Garrison, J. C. (2011). Pharmacodynamics: Molecular mechanisms of drug action. In L. Brunton, B. Chabner & B. Knollmann (Hrsg.), *Goodman & Gilman's the pharmacological basis of therapeutics* (S. 42–72). New York: McGrawHill.

Citri, A., & Yarden, Y. (2006). EGF-ERBB signalling: Towards the systems level. *Nature Reviews Molecular Cell Biology, 7*(7), 505–516.

de la Torre, R., Yubero-Lahoz, S., Pardo-Lozano, R., & Farré, M. (2012). MDMA, methamphetamine, and CYP2D6 pharmacogenetics: What is clinically relevant? *Frontiers in Genetics, 3*, 235. doi:10.3389/fgene.2012.00235.

Dennis, B. B., Bawor, M., Thabane, L., Sohani, Z., & Samaan, Z. (2014). Impact of ABCB1 and CYP2B6 genetic polymorphisms on methadone metabolism, dose and treatment response in patients with opioid addiction: A systematic review and meta-analysis. *PLoS One, 9*(1), e86114. doi:10.1371/journal.pone.0086114.

Dickmann, L. J., Patel, S. K., Wienkers, L. C., & Slatter, J. G. (2012). Effects of interleukin 1β (IL-1β) and IL-1β/interleukin 6 (IL-6) combinations on drug metabolizing enzymes in human hepatocyte culture. *Current Drug Metabolism, 13*(7), 930–937.

Expert Working Group of the European Association for Palliative Care. (1996). Morphine in cancer pain: Modes of administration. *British Medical Journal, 312*(7034), 823–826.

Farré, M., Abanades, S., Roset, P. N., Peiró, A. M., Torrens, M., O'Mathúna, B., Segura, M., & de la Torre, R. (2007). Pharmacological interaction between 3,4-methylenedioxymethamphetamine (ecstasy) and paroxetine: Pharmacological effects and pharmacokinetics. *Journal of Pharmacology and Experimental Therapeutics, 323*(3), 954–962.

Greenblatt, D. J., von Moltke, L. L., Daily, J. P., Harmatz, J. S., & Shader, R. I. (1999). Extensive impairment of triazolam and alprazolam clearance by short-term low-dose ritonavir: The clinical dilemma of concurrent inhibition and induction. *Journal of Clinical Psychopharmacology, 19*(4), 293–296.

Haufroid, V., & Hantson, P. (2015). CYP2D6 genetic polymorphisms and their relevance for poisoning due to amfetamines, opioid analgesics and antidepressants. *Clinical Toxicology, 53*(6), 501–510.

Henry, J. A., & Hill, I. R. (1998). Fatal interaction between ritonavir and MDMA. *The Lancet, 352*(9142), 1751–1752.

Kamendulis, L. M., Brzezinski, M. R., Pindel, E. V., Bosron, W. F., & Dean, R. A. (1996). Metabolism of cocaine and heroin is catalyzed by the same human liver carboxylesterases. *Journal of Pharmacology and Experimental Therapeutics, 279*(2), 713–717.

Kavalali, E. T., & Monteggia, L. M. (2012). Synaptic mechanisms underlying rapid antidepressant action of ketamine. *American Journal of Psychiatry, 169*(11), 1150–1156.

Keubler, A., Weiss, J., Haefeli, W. E., Mikus, G., & Burhenne, J. (2012). Drug interaction of efavirenz and midazolam: Efavirenz activates the CYP3A-mediated midazolam 1′-hydroxylation in vitro. *Drug Metabolism and Disposition, 40*(6), 1178–1182.

Kharasch, E. D., Hoffer, C., Whittington, D., & Sheffels, P. (2003). Role of P-glycoprotein in the intestinal absorption and clinical effects of morphine. *Clinical Pharmacology and Therapeutics, 74*(6), 543–554.

Kirchheiner, J., Schmidt, H., Tzvetkov, M., Keulen, J. T., Lötsch, J., Roots, I., & Brockmöller, J. (2007). Pharmacokinetics of codeine and its metabolite morphine in ultra-rapid metabolizers due to CYP2D6 duplication. *Pharmacogenomics Journal, 7*(4), 257–265.

Kurnik, D., Sofowora, G. G., Donahue, J. P., Nair, U. B., Wilkinson, G. R., Wood, A. J., & Muszkat, M. (2008). Tariquidar, a selective P-glycoprotein inhibitor, does not potentiate loperamide's opioid brain effects in humans despite full inhibition of lymphocyte P-glycoprotein. *Anesthesiology, 109*(6), 1092–1099.

Langston, J. W., Ballard, P., Tetrud, J. W., & Irwin, I. (1983). Chronic Parkinsonism in humans due to a product of meperidine-analog synthesis. *Science, 219* (4587), 979–980.

Meibohm, B., & Derendorf, H. (1997). Basic concepts of pharmacokinetic/pharmacodynamic (PK/PD) modelling. *International Journal of Clinical Pharmacology and Therapeutics, 35*(10), 401–413.

Miranda, G. E., Sordo, M., Salazar, A. M., Contreras, C., Bautista, L., Rojas García, A. E., & Ostrosky-Wegman, P. (2007). Determination of amphetamine, methamphetamine, and hydroxyamphetamine derivatives in urine by gas chromatography–mass spectrometry and its relation to CYP2D6 phenotype of drug users. *Journal of Analytical Toxicology, 31*(1), 31–36.

Oldham, W. M., & Hamm, H. E. (2008). Heterotrimeric G protein activation by G-protein-coupled receptors. *Nature Reviews Molecular Cell Biology, 9*(1), 60–71.

Osterhoudt, K. C., & Penning, T. M. (2011). Drug toxicity and poisoning. In L. Brunton, B. Chabner & B. Knollmann (Hrsg.), *Goodman & Gilman's the pharmacological basis of therapeutics* (S. 73–87). New York: McGrawHill.

Otani, K., Ujike, H., Sakai, A., Okahisa, Y., Kotaka, T., Inada, T., Harano, M., Komiyama, T., Hori, T., Yamada, M., Sekine, Y., Iwata, N., Iyo, M., Sora, I., Ozaki, N., & Kuroda, S. (2008). Reduced CYP2D6 activity is a negative risk factor for methamphetamine dependence. *Neuroscience Letters, 434*(1), 88–92.

Raiteri, M. (2006). Functional pharmacology in human brain. *Pharmacological Reviews, 58*(2), 162–193.

Rowland M., Towzer T. N. Drug interactions. (2011f). In M. Rowland and T. N. Towzer (Hrsg.), Clinical Pharmacokinetics and Pharmacodynamics: Concepts and Applications. (S.483–525). Baltimore, Philadelphia: Lippincott Williams & Wilkins, a Wolters Kluwer business.

Schlicker, E., & Kathmann, M. (2001). Modulation of transmitter release via presynaptic cannabinoid receptors. *Trends in Pharmacological Sciences, 22*(11), 565–572.

SEARCH Collaborative Group. (2008). SLCO1B1 variants and statin-induced myopathy – A genomewide study. *New England Journal of Medicine, 359*(8), 789–799.

Shah, R. R., & Smith, R. L. (2015). Addressing phenoconversion: The Achilles' heel of personalized medicine. *British Journal of Clinical Pharmacology, 79*(2), 222–240.

Skarke, C., Jarrar, M., Erb, K., Schmidt, H., Geisslinger, G., & Lötsch, J. (2003a). Respiratory and miotic effects of morphine in healthy volunteers when P-glycoprotein is blocked by quinidine. *Clinical Pharmacology and Therapeutics, 74*(4), 303–311.

Skarke, C., Jarrar, M., Schmidt, H., Kauert, G., Langer, M., Geisslinger, G., & Lötsch, J. (2003b). Effects of ABCB1 (multidrug resistance transporter) gene mutations on disposition and central nervous effects of loperamide in healthy volunteers. *Pharmacogenetics, 13*(11), 651–660.

Spellicy, C. J., Harding, M. J., Hamon, S. C., Mahoney, J. J., Reyes, J. A., Kosten, T. R., Newton, T. F., de La Garza, R., & Nielsen, D. A. (2014). A variant in ANKK1 modulates acute subjective effects of cocaine: A preliminary study. *Genes, Brain and Behavior, 13*(6), 559–564.

Svenningsson, P., Nishi, A., Fisone, G., Girault, J. A., Nairn, A. C., & Greengard, P. (2004). DARPP-32: An integrator of neurotransmission. *Annual Review of Pharmacology and Toxicology, 44,* 269–296.

Tata, J. R. (2002). Signalling through nuclear receptors. *Nature Reviews Molecular Cell Biology, 3*(9), 702–710.

Vemuri, V. K., & Makriyannis, A. (2015). Medicinal chemistry of cannabinoids. *Clinical Pharmacology and Therapeutics, 97*(6), 553–558.

Waldman, S. A. (2009). Drug-receptor interactions. In S. A. Waldman & A. Terzic (Hrsg.), *Pharmacology and therapeutics: Principles to practice* (S. 51–65). Philadelphia: Saunders Elsevier.

Yaksh T. L. and Wallace M. S. (2011). Opioids, analgesia, and pain management. In L. Brunton, B. Chabner, B. Knollmann (Hrsg.), Goodman & Gilman's The Pharmacological Basis of Therapeutics, Twelfth Edition. (S. 481–525). New York: McGrawHill.

Zanger, U. M., Raimundo, S., & Eichelbaum, M. (2003). Cytochrome P450 2D6: Overview and update on pharmacology, genetics, biochemistry. *Naunyn-Schmiedeberg's Archives of Pharmacology, 369*(1), 23–37.

Pharmakologie und Toxikologie synthetischer Cannabinoidrezeptor-Agonisten

Björn Moosmann und Volker Auwärter

Zusammenfassung

Synthetische Cannabinoidrezeptor-Agonisten, von denen in den vergangenen Jahrzehnten sehr viele in Forschungseinrichtungen synthetisiert und basispharmakologisch untersucht wurden, verursachen ähnliche Effekte wie THC, der Hauptwirkstoff der Cannabispflanze. Vor mehr als zehn Jahren tauchten die ersten Produkte auf, die zunächst als natürlicher Cannabisersatz angepriesen wurden, tatsächlich aber synthetische Cannabinoide als Wirkstoffe enthielten. Seit vielen Jahren kamen jedes Jahr dutzende neue Wirkstoffe auf den Markt, die häufig zu Überdosierungen und zum Teil zu schweren, bisweilen tödlichen Vergiftungen führten. In diesem Kapitel werden die bisher verfügbaren Daten zu Pharmakologie und Toxikologie dieser chemisch-strukturell sehr inhomogenen Substanzklasse zusammengetragen.

Schlüsselwörter

Spice · Endocannabinoid-System · Toxizität · Metabolismus · Nachweismethoden

Inhalt

1 Einleitung 389
2 Klassifizierung 390
3 Pharmakologie und Toxikologie 392
Literatur 404

1 Einleitung

Synthetische Cannabinoidrezeptor-Agonisten, die umgangssprachlich als synthetische Cannabinoide bezeichnet werden, sind Substanzen, die ähnliche Effekte verursachen wie THC, der Hauptwirkstoff von Cannabis, jedoch nicht natürlichen Ursprungs sind. Nachdem 1965 die erste Totalsynthese von THC publiziert wurde (Mechoulam und Gaoni 1965) und insbesondere nach der Identifizierung der Cannabinoidrezeptoren CB_1 und CB_2 (Huffman und Padgett 2005; Makriyannis und Deng 2007; Matsuda et al. 1990; Munro et al. 1993), begann die Synthese und Testung verschiedener Strukturklassen mit dem Ziel, neue Therapeutika zur Behandlung verschiedenster Symptome und Erkrankungen (z. B. Schmerzen, Appetitlosigkeit, Wasting-Syndrom, Multiple Sklerose, Glaukom) zu entwickeln (Compton et al. 1992a, b; Melvin et al. 1984). Im Vordergrund stand hierbei vor allem die Entwicklung von Substanzen, die keine cannabistypischen Nebenwirkungen aufweisen (z. B. psychotrope Wirkung) und im Gegensatz zu THC auch synthetisch leicht zugänglich sind.

B. Moosmann · V. Auwärter (✉)
Institut für Rechtsmedizin, Universitätsklinikum Freiburg, Freiburg, Deutschland
E-Mail: bjoern.moosmann@kssg.ch; volker.auwaerter@uniklinik-freiburg.de

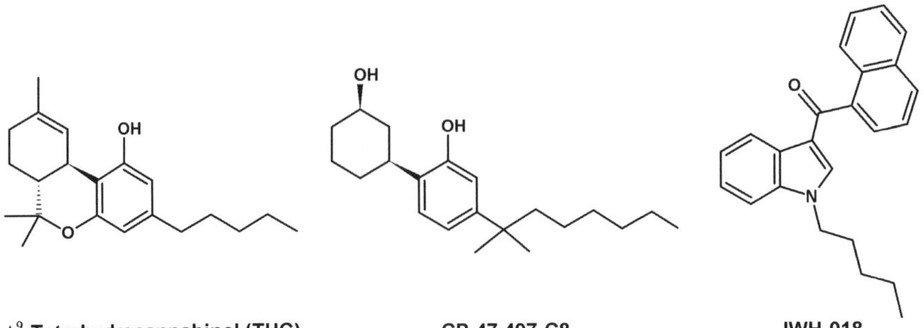

Δ⁹-Tetrahydrocannabinol (THC)   **CP-47,497-C8**   **JWH-018**

Abb. 1 Chemische Strukturen von THC und den synthetischen Cannabinoiden der „ersten Generation"

Zusätzlich wurden die Struktur-Wirkungs-Beziehungen der Cannabinoide intensiv untersucht (Aung et al. 2000; Huffman et al. 2005; Melvin et al. 1993; Wiley et al. 2014).

Vermutlich im Jahr 2004 wurden im Internet die ersten synthetischen Cannabinoide, getarnt als Räuchermischungen („Spice"), als legale Alternative zu Cannabis angeboten (Auwärter et al. 2009, 2013; Griffiths et al. 2010). Beworben wurden diese Produkte als rein pflanzlicher Natur. Im Jahr 2008 stieg die Popularität von „Spice" rapide an. Dies war zu einem erheblichen Anteil der hohen medialen Aufmerksamkeit zum damaligen Zeitpunkt geschuldet. Im Dezember 2008 wurden schließlich die beiden synthetischen Cannabinoide JWH-018 und CP-47,497-C8 in „Spice" identifiziert, die dem Pflanzenmaterial zugesetzt wurden und für die psychoaktive Wirkung verantwortlich waren (Auwärter et al. 2009) (Abb. 1).

2   Klassifizierung

Der Begriff synthetische Cannabinoidrezeptor-Agonisten umfasst eine sehr heterogene Gruppe chemischer Strukturen, die mittlerweile aufgrund der hohen chemisch-strukturellen Diversität nicht mehr stringent in eine überschaubare Anzahl von Klassen unterteilt werden können. Diese strukturelle Vielfalt ist als Folge der Illegalisierung einer großen Zahl einzelner synthetischer Cannabinoide bzw. von ganzen Stoffgruppen anzusehen. Während in den ersten Jahren des „Spice"-Phänomens eine Unterteilung in klassische Cannabinoide, nicht-klassische Cannabinoide, Eicosanoide, und von Aminoalkylindolen abgeleiteten Strukturen ausreichte, bietet sich für die letztgenannten, die den ganz überwiegenden Teil der in den letzten Jahren neu eingeführten Wirkstoffe ausmachen, eine zusätzliche Betrachtung und Klassifizierung der wesentlichen Strukturmerkmale dieser Strukturklasse („Baustein"-Prinzip) an.

Die bisher als Rauschmittel angebotenen synthetischen Cannabinoide können fast ausnahmslos gedanklich aus vier Bausteinen aufgebaut werden: Einer Kernstruktur, einer Seitenkette, die über ein Stickstoffatom der Kernstruktur gebunden ist, einer Brücke an der Kernstruktur und einem Brückenrest. Die beiden Kernstrukturen, die nahezu alle derzeit gehandelten Substanzen aufweisen, sind das Indol und das Indazol. Gängige Seitenketten am Stickstoff (N1) des Indols/Indazols sind Alkylketten (z. T. terminal fluoriert), Benzyl- und Cyclohexylmethylgruppen. Die Verbindung (Brücke) zwischen Kernstruktur und Brückenrest kann z. B. über eine Carbonyl-, eine Carboxamido- oder eine Carboxylgruppe erfolgen. Als Brückenrest finden sich häufig Naphthyl-, Phenyl-, 4-Fluorbenzyl-, Tetramethylcyclopropyl-, Adamantyl-, Quinolinyl- oder Cumyl-Reste. Neuerdings dominieren Valin-Säureamid- und Valin-Säureesterreste (Abb. 2). Als Kernstruktur treten seit Mitte 2015 auch vereinzelt Pyrazol- und Carbazolderivate auf (Girreser et al. 2015; McLaughlin et al. 2016) (Abb. 3).

Darüber hinaus werden Fettsäureamidhydrolase-Hemmer (FAAH-Inhibitoren), die ihre Wirkung nicht über eine Bindung an die Cannabinoidrezeptoren CB_1 und CB_2 entfalten, sondern über die Hemmung des Abbaus von Endocannabinoiden wirken, im Internet angeboten. Diese Stoffe haben sich bisher am Markt allerdings nicht durchsetzen

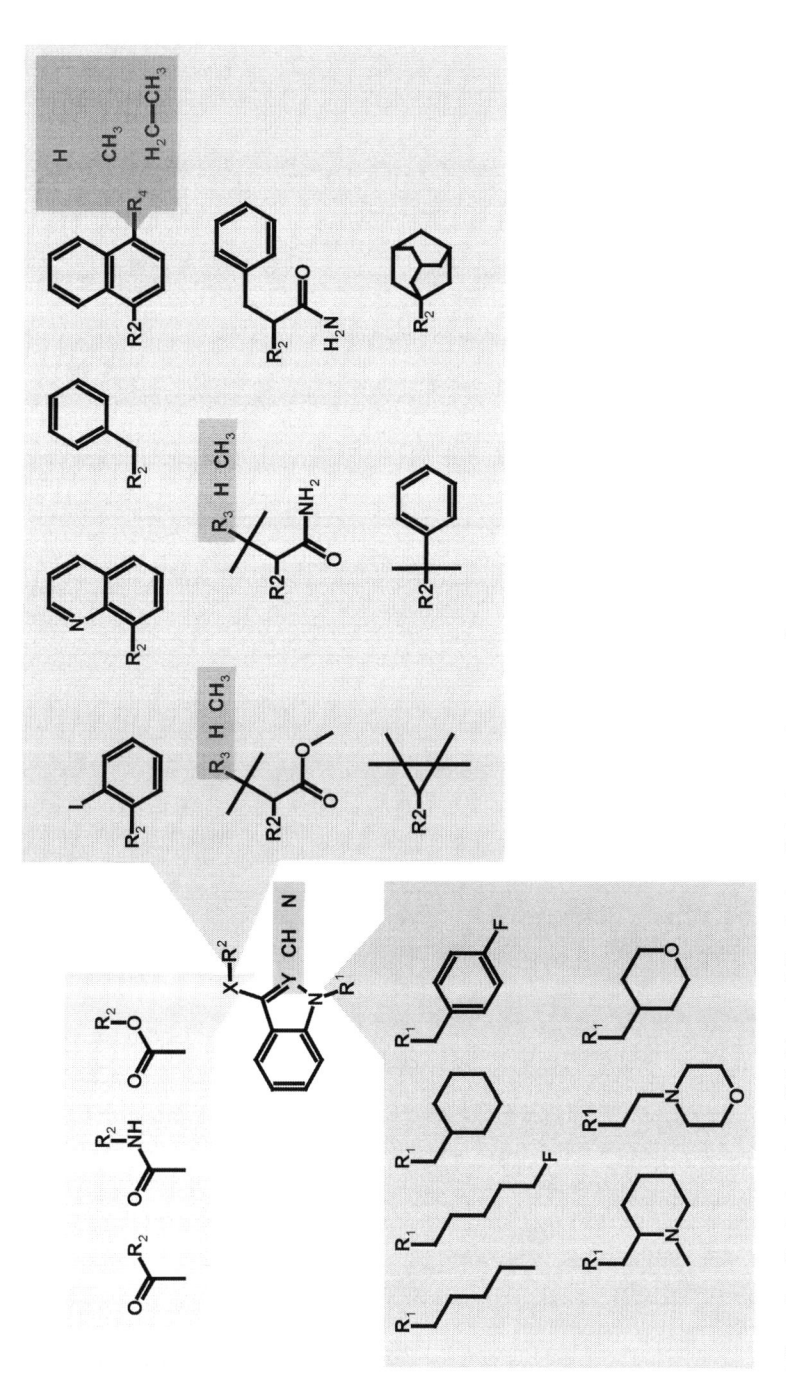

Abb. 2 Darstellung des „Baukastenprinzips". In blau sind die gängigen Seitenketten, in orange die verschiedenen Brücken für die in der Mitte dargestellten Kernstrukturen und in grün die verbundenen Brückenreste dargestellt

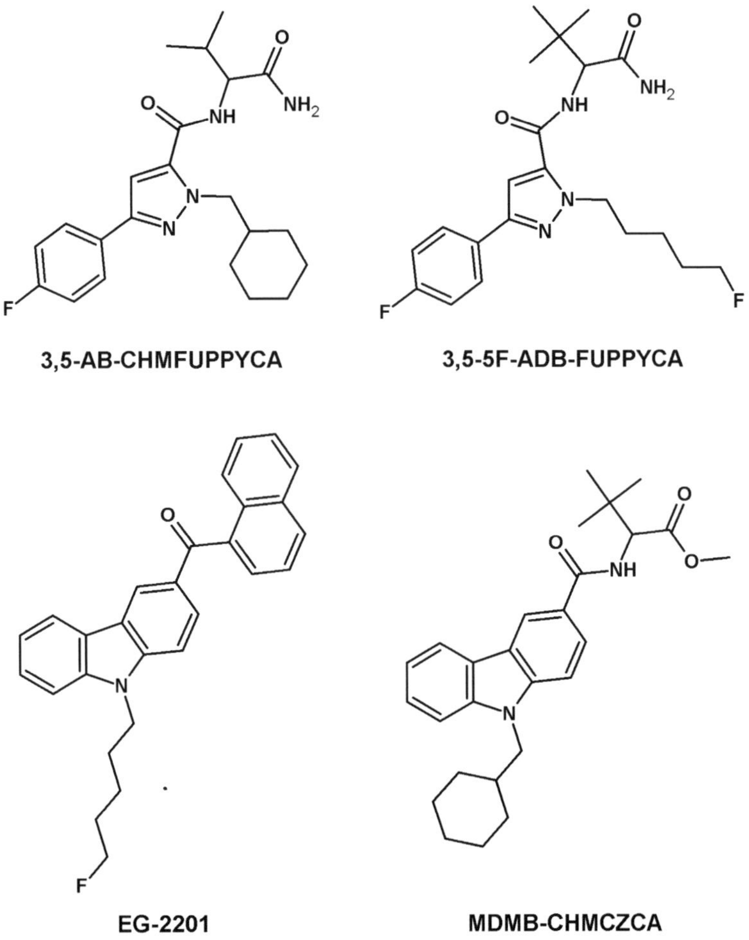

Abb. 3 Chemische Strukturformeln für im Internet angebotene Pyrazol- und Carbazolderivate

3,5-AB-CHMFUPPYCA

3,5-5F-ADB-FUPPYCA

EG-2201

MDMB-CHMCZCA

können, spielen aber in der Entwicklung neuer Arzneistoffe eine wichtige Rolle. Bisher konnte allerdings für keinen dieser Stoffe eine Zulassung als Arzneimittel erlangt werden. Bei einer klinischen Studie (Phase I) zu einem Vertreter dieser Stoffklasse (BIA-102474) kam es Anfang 2016 in Frankreich bei einigen Testpersonen zu schwerwiegenden Nebenwirkungen und einem Todesfall (Casassus 2016).

3 Pharmakologie und Toxikologie

Die beiden bisher identifizierten Cannabinoidrezeptoren CB_1 (Matsuda et al. 1990) und CB_2 (Munro et al. 1993) sind Teil des Endocannabinoidsystems, bei dem es sich um ein sehr komplexes und bisher nicht vollständig verstandenes physiologisches System handelt, das an wichtigen Funktionen der Homöostase beteiligt ist. CB_1-Rezeptoren sind in hoher Dichte an präsynaptischen Nervenenden in der Großhirnrinde, im Hippocampus, in den Basalganglien und im Kleinhirn vorhanden, in geringere Dichte auch im Hypothalamus und Rückenmark. Des Weiteren sind CB_1-Rezeptoren auch in peripheren Nerven (nozizeptives System und Gastrointestinaltrakt) zu finden. Die nahezu fehlende Exprimierung von CB_1-Rezeptoren im Hirnstamm, der für viele lebenserhaltende Funktionen zuständig ist, wird häufig als Erklärung für die vergleichsweise geringe akute Toxizität von Cannabis genannt. CB_2-Rezeptoren sind hingegen vorwiegend in der Milz und in Zellen des Immunsystems lokalisiert. Für diese Rezeptoren wurden mittlerweile mehrere endogene Liganden identifiziert:

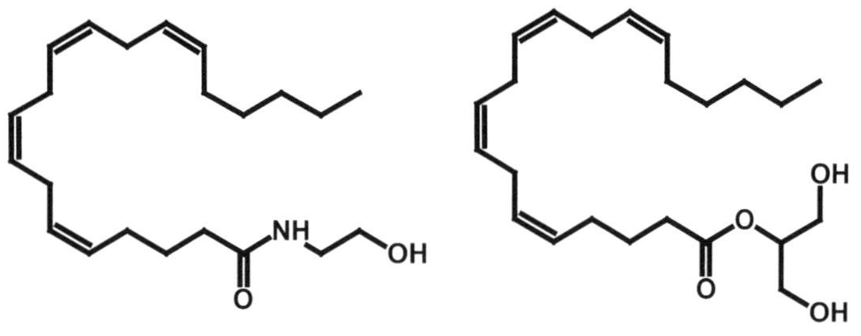

Abb. 4 Chemische Strukturformeln der beiden bedeutendsten Endocannabinoide Arachidonylethanolamid (Anandamid) und 2-Arachidonylglycerol (2-AG)

Arachidonylethanolamid (Anandamid)

2-Arachidonylglycerol (2-AG)

Die bisher bedeutendsten sind Arachidonylethanolamid (Anandamid) und 2-Arachidonylglycerol (2-AG) (Abb. 4).

Bei beiden Cannabinoidrezeptoren handelt es sich um G-Protein-gekoppelte Rezeptoren, deren Aktivierung zu einer Hemmung der Adenylatcyclase und somit zu einer Verringerung der zellulären cAMP-Spiegel führt. Des Weiteren wurden Wechselwirkungen mit Kaliumkanälen und die Aktivierung mitogenaktivierter Proteinkinasen nachgewiesen. Das Endocannabinoidsystem ist an vielen Prozessen der Homöostase wie z. B. der Regulation des Blutdrucks und des Schlaf-Wach-Rhythmus beteiligt. Auch das so genannte Belohnungssystem wird angesprochen. Die für die psychotrope Wirkung der Cannabinoide verantwortlichen CB_1-Rezeptoren sind in der Regel präsynaptisch lokalisiert und die Aktivierung führt letztlich zu einer Verringerung der Erregbarkeit und einer Verminderung an Neurotransmitterausschüttung in den synaptischen Spalt. Während zentral über CB_1-Rezeptoraktivierung die Wahrnehmung, das Gedächtnis, die Motorik und die Schmerzverarbeitung beeinflusst werden, kommt es peripher zu antinozizeptiven und kardiovaskulären Effekten. Typische Effekte nach der Aktivierung von CB_1-Rezeptoren durch exogene Zufuhr von Cannabinoiden beinhalten: Sedierung, kognitive Störungen, Tachykardie, Mundtrockenheit, Störungen der Bewegungskoordination (Ataxie), Immunsuppression, orthostatische Dysregulation (z. B. Blutdruckabfall bei plötzlicher Lageänderung) und psychotrope Effekte (veränderte Sinneswahrnehmungen). Eine Aktivierung von CB_2-Rezeptoren führt hingegen u. a. zu einem entzündungshemmenden Effekt und scheint sich auch bei verschiedenen Schmerzzuständen positiv auszuwirken. Daher wird der CB_2-Rezeptor als vielversprechende Zielstruktur bei der Entwicklung neuer Medikamente für die Schmerztherapie angesehen.

Viele der synthetischen Cannabinoide, die bisher auf dem Drogenmarkt angeboten wurden, sind im Gegensatz zu dem Partialagonisten THC volle Agonisten am CB_1-Rezeptor. Darüber hinaus besitzen sie in der Regel eine deutlich höhere Affinität gegenüber dem CB_1-Rezeptor als THC (Tab. 1).

Aus diesen beiden Eigenschaften erklärt sich vermutlich das häufige Auftreten schwerer Intoxikationen, da potente Wirkstoffe bei der Dosierung problematisch sein können und eine Überstimulation der Rezeptoren ausgelöst werden kann.

Im Gegensatz zu THC, für das bisher lediglich ein psychoaktiv wirksamer Metabolit (11-OH-THC) identifiziert wurde, besteht bei synthetischen Cannabinoiden aufgrund ihrer umfangreichen Metabolisierung die Möglichkeit der Bildung einer Vielzahl von Metaboliten, die mit hoher Affinität an den CB_1-Rezeptor binden und zu der Gesamtwirkung beitragen können. Dies konnte durch *in vitro* und *in vivo* Untersuchungen für mehrere hydroxylierte Metaboliten von AM-2201, JWH-018 und JWH-073 gezeigt werden (Seely et al. 2012). Im Falle von AM-2201 wirken z. B. die Metaboliten AM-2201 N-(4-OH-pentyl) und JWH-018 N-(5-OH-pentyl) ebenfalls als volle Agonisten am CB_1-Rezeptor (Chimalakonda et al. 2012). JWH-018-COOH bindet hingegen ähnlich wie THC-COOH nicht an den CB_1-Rezeptor (Chimalakonda et al. 2012). Des Weiteren bindet der Phase II Metabolit JWH-018 N-(-5-OH-pentyl)-

Tab. 1 In Räuchermischungen (RM) identifizierte Cannabimimetika mit Angabe ausgewählter Literaturdaten zu pharmakologischen Eigenschaften

Substanz	Molekülformel	Rezeptorbindungsstudien bzw. Aktivitätsmessungen*	
		CB_1 [nM]	CB_2 [nM]
$(-)$-Δ^9-THC	$C_{21}H_{30}O_2$	K_i (h): 40,7 ± 1,7 K_i (r): 10,2 ± 0,78 K_i (h): 53,3 ± 8,3 K_i (h): 15,29 ± 4,52 IC_{50} (r): 5,8 ± 0,7 IC_{50} (h): 16,5 ± 1,2 EC_{50} (h): 167,4 ± 84,7	K_i (h): 36,4 ± 10 K_i (h): 75,3 ± 8,4 K_i (h): 14,8 ± 1,5 IC_{50} (h): 57,9 ± 19,8 IC_{50} (h): 41,8 ± 21
AB-001	$C_{24}H_{31}NO$	IC_{50} (h): 927 EC_{50} (r): 35	IC_{50} (h): 899 EC_{50} (h): 48
AB-CHMINACA	$C_{20}H_{28}N_4O_2$	K_i: 0,52	n. b.
AB-FUBINACA	$C_{20}H_{21}FN_4O_2$	K_i (h): 0,9 EC_{50} (h): 23,2	n. b.
AB-PINACA	$C_{18}H_{26}N_4O_2$	n. b.	n. b.
AB-PINACA-5 F	$C_{18}H_{25}FN_4O_2$	n. b.	n. b.
ADB-CHMINACA	$C_{21}H_{30}N_4O_2$	n. b.	n. b.
ADB-FUBINACA	$C_{21}H_{23}FN_4O_2$	K_i (h): 0,36 EC_{50} (h): 0,98	n. b.
AKB48/APINACA	$C_{23}H_{31}N_3O$	IC_{50} (h): 824	IC_{50} (h): 430
AKB48-5 F/APINACA-5 F	$C_{23}H_{30}FN_3O$	n. b.	n. b.
AM-2201	$C_{24}H_{22}FNO$	K_i (r): 1,0 EC_{50} (r): 24,4	K_i (m): 2,6
APICA/2NE1/SDB-001	$C_{24}H_{32}N_2O$	IC_{50} (h): 175 EC_{50} (r): 34	IC_{50} (h): 176 EC_{50} (h): 29
$(1RS, 3SR)$-CP-47,497	$C_{21}H_{34}O_2$	K_i (r): 9,54 ± 0,35 K_i (r): 2,2 ± 0,47	n. b.
$(1RS, 3SR)$-CP-47,497-C_8/ Cannabicyclohexanol	$C_{22}H_{36}O_2$	K_i (r): 4,73 ± 1,34 K_i (r): 0,834 ± 0,10	n. b.
EAM-2201	$C_{26}H_{26}FNO$	n. b.	n. b.
FUB-AMB	$C_{21}H_{22}FN_3O_3$	n. b.	n. b.
FUB-PB-22	$C_{25}H_{17}FN_2O_2$	n. b.	n. b.
JWH-018/AM-678	$C_{24}H_{23}NO$	K_i (h): 9,5 ± 4,5 K_i (r): 9,0 ± 5,0 K_i (h): 9,8 ± 2,8 K_i (h): 1,22 ± 0,29 IC_{50} (h): 169 IC_{50} (h): 14,7 ± 3,9 EC_{50} (h): 6,82 ± 2,48	K_i (h): 2,94 ± 2,65 K_i (r): 2,94 ± 2,65 K_i (h): 3,1 ± 0,3 K_i (h): 5,6 ± 2,4 IC_{50} (h): 3,6 ± 2,2 IC_{50} (h): 593 EC_{50} (r): 36
JWH-073	$C_{23}H_{21}NO$	K_i (r): 8,9 ± 1,8 K_i (h): 12,9 ± 3,4 EC_{50} (h): 276,5 ± 65,3	K_i (r): 38 ± 24 K_i (h): 9,8 ± 0,9 IC_{50} (h): 16,9 ± 1,9
JWH-081	$C_{25}H_{25}NO_2$	K_i (r): 1,2 ± 0,03	K_i (r): 12,4 ± 2,23
JWH-122	$C_{25}H_{25}NO$	K_i (r): 0,69 ± 0,05 EC_{50} (r): 32,9	K_i (r): 1,2 ± 1,2
JWH-210	$C_{26}H_{27}NO$	K_i (r): 0,46 ± 0,03 EC_{50} (r): 20,4	K_i (h): 0,69 ± 0,01
JWH-307	$C_{26}H_{24}FNO$	K_i (r): 7,7 ± 1,8	K_i (h): 3,3 ± 0,2 K_i (h): 7,1 ± 0,2
MAM-2201	$C_{25}H_{24}NOF$	n. b.	n. b.
MDMB-CHMICA	$C_{23}H_{32}N_2O_3$	n. b.	n. b.

(Fortsetzung)

Tab. 1 (Fortsetzung)

Substanz	Molekülformel	Rezeptorbindungsstudien bzw. Aktivitätsmessungen*	
		CB$_1$ [nM]	CB$_2$ [nM]
NE-CHMIMO	C$_{26}$H$_{25}$NO	n. b.	n. b.
PB-22-5 F	C$_{23}$H$_{21}$FN$_2$O$_2$	n. b.	n. b.
STS-135	C$_{24}$H$_{31}$FN$_2$O	n. b.	n. b.
THJ-018	C$_{23}$H$_{22}$N$_2$O	n. b.	n. b.
THJ-2201	C$_{23}$H$_{21}$FN$_2$O	n. b.	n. b.
UR-144	C$_{21}$H$_{29}$NO	K$_i$ (h): 150	K$_i$ (h): 1,8 EC$_{50}$ (h): 29–43
XLR-11/FUR-144/UR-144-5 F	C$_{21}$H$_{28}$FNO	n. b.	n. b.

*K$_i$ steht für die Dissoziationskonstante (je kleiner der Wert, desto höher ist die Bindungsaffinität des Wirkstoffs); EC$_{50}$ bzw. IC$_{50}$ stehen für die Konzentration, bei der ein halbmaximaler Effekt bzw. eine halbmaximale Inhibition erreicht wird (je kleiner der Wert, desto höher die Potenz des Wirkstoffs); Variierende Werte für dieselbe Substanz beruhen auf unterschiedlichen Versuchsbedingungen
n. b.: nicht bekannt, (h): human, (m): Maus (r): Ratte
Atwood et al. 2010, 2011; Aung et al. 2000; Banister et al. 2013, 2015; Brents et al. 2011, 2012; Buchler et al. 2009; Chin et al. 1999; Compton et al. 1992a,b, 1993; D'Ambra et al. 1996; Devane et al. 1992; Felder et al. 1995; Frost et al. 2010; Griffin et al. 1998; Hruba et al. 2012; Huffman et al. 2003, 2005, 2006; Huffman und Padgett 2005; Järbe et al. 2011; Johnson et al. 1982; Koller et al. 2013; Kuster et al. 1993; Lu et al. 2005; Makriyannis und Deng 2007; Martin et al. 1991; McMahon 2011; Melvin et al. 1984, 1993; Nakajima et al. 2011; Pertwee et al 2010; Rajasekaran et al. 2013; Reggio und Huffman 2009; Showalter et al. 1996; Uchiyama et al. 2012a; Weissman et al. 1982; Wiley et al. 1998, 2012a, 2015; Yan et al. 1994

glucuronid als neutraler Agonist an den CB$_1$-Rezeptor (Chimalakonda et al. 2011). Aufgrund der relativ geringen Affinität (K$_i$: 922 nM) und der zu erwartenden niedrigen Serumspiegel ist es in diesem Fall allerdings fraglich, ob es zu einer relevanten Beeinflussung der Wirkung kommt.

Im Falle von synthetischen Cannabinoiden, die sowohl an den CB$_1$ als auch an den CB$_2$-Rezeptor binden, ist eine Beeinflussung des Immunsystems denkbar.

Verhaltensstudien mit Tieren Eines der gängigsten Tiermodelle, das zur Untersuchung der cannabimimetischen Potenz von Substanzen eingesetzt wird, ist das Tetraden-Modell (Martin et al. 1991), bei dem der Einfluss einer Substanz auf vier typische Effekte an Mäusen untersucht wird. Die vier beobachteten Reaktionen sind Schmerzreduktion, Hypothermie (Absenkung der Körpertemperatur), Katalepsie (abruptes „Innehalten" in fließenden Bewegungen) und Sedierung. Zur Kontrolle, ob die Effekte tatsächlich über CB$_1$-Rezeptoren vermittelt werden, kann überprüft werden, ob die Effekte durch Gabe eines CB$_1$-Rezeptor-Antagonisten gehemmt werden. Ein weiteres Tiermodell ist das „Drug-Discrimination-Modell", in dem die subjektive Wirkungswahrnehmung eines Versuchstiers untersucht wird. Hierbei wird dem Tier (in der Regel Ratte oder Affe) mehrfach THC bzw. Placebo injiziert und das Tier durch Belohnung mit Futtermittel geschult, entsprechend der applizierten Lösung zwei verschiedene Hebel zu betätigen. In dieser Trainingsphase lernt das Tier die subjektiven cannabistypischen Effekte von dem Placebo zu unterscheiden. Im Anschluss erhalten die Tiere die zu untersuchende Substanz und im Falle einer Betätigung des dem THC-Effekt zugewiesenen Hebels kann eine THC-ähnliche Wirkung angenommen werden.

Poklis et al. untersuchten das Verhalten von Mäusen nach der Inhalation des Rauches von 200 mg Räuchermischung (3,6 % JWH-018; 5,7 % JWH-073 und <0,1 % JWH-398) (Poklis et al. 2012) und Wiebelhaus et al. nach der Inhalation des Rauches von 10, 20 bzw. 50 mg Räuchermischung (5,4 % JWH-018) (Wiebelhaus et al. 2012) mittels des Tetraden-Modells. Hierbei verursachte z. B. der Rauch von 50 mg Räuchermischung (2,7 mg JWH-018) ähnliche Effekte wie der Rauch von 200 mg Marihuana (14,8 mg THC). In beiden Studien konnte JWH-018 in dem Gehirngewebe der Versuchstiere nachgewiesen werden. Weitere Untersuchungen mit dem Tetraden-Modell wurden für JWH-018 (Wiley et al. 1998, 2012a), JWH-073, UR-114 (Wiley et al. 2013), XLR-11 (Wiley et al. 2013), AB-CHMINACA (Wiley et al. 2015), AB-PINACA (Wiley et al. 2015) und FUBIMINA (Wiley et al. 2015) durchgeführt, wobei das letztgenannte Cannabinoid bei Dosen bis zu 100 mg/kg i. p. keine pharmakologische Aktivität zeigte. Mit der Ausnahme des Benzimidazolderivats FUBIMINA zeigten alle der oben genannten synthetischen Cannabinoide im Tetraden-Modell eine höhere Aktivität als THC.

Drug-Discrimination Studien wurden für wenige Substanzen mit THC-trainierten Ratten bzw. mit THC-trainierten Rhesusaffen durchgeführt. JWH-018 zeigte im Rattenmodell eine 8-fach höhere Potenz als THC (Järbe et al. 2010, 2011) und im Rhesusaffenmodell eine 3,4-fach höhere Potenz als THC (Ginsburg et al. 2012). JWH-073 zeigte hingegen eine in etwa gleiche Potenz wie THC (Ginsburg et al. 2012). Für beide synthetischen Cannabinoide wurde im Vergleich zu THC eine deutlich kürzere Wirkdauer nachgewiesen (4 Stunden (THC), 2 Stunden (JWH-018), 1 Stunde (JWH-073)). Basierend auf der kürzeren Wirkdauer schlussfolgern die Autoren der Studie, dass hieraus eine Erhöhung der Konsumfrequenz und infolgedessen ein erhöhtes Missbrauchs- und Abhängigkeitspotenzial resultieren könne. In einer Studie von Gatch und Forster waren alle getesteten Substanzen (JWH-018, JWH-073, JWH-200, JWH-203, JWH-250, AM-2201 und CP47,497-C8 Homolog) für die THC-trainierten Ratten (3 mg/kg THC) (Gatch und Forster 2014) nicht von THC unterscheidbar, wobei die meisten Substanzen einen gegenüber THC beschleunigten Wirkungseintritt aufwiesen. Im Gegensatz zu den oben genannten Studien zeigte JWH-073 eine längere Wirkdauer als THC. Studien mit THC-trainierten Mäusen (5,6 mg/kg THC) zeigten, dass UR-144, XLR-11 und AB-CHMINACA ebenfalls vollständig THC substituierten (Wiley et al. 2013, 2015). Im Falle von AB-PINACA konnte jedoch nicht zwischen Dosen, die THC-ähnliche Effekte hervorrufen und Dosen, die deutliche toxische Effekte verursachen, unterschieden werden. Dieser Befund deutet darauf hin, dass rauscherzeugende Dosen sehr nahe bzw. nicht unterscheidbar sind von Dosierungen die Vergiftungen hervorrufen (Wiley et al. 2015). FUBIMINA hingegen scheint zwar cannabimimetische Effekte hervorrufen zu können, allerdings werden hierfür aufgrund der geringen Potenz der Substanz relativ hohe Dosen benötigt.

Untersuchungen von Uchiyama et al. über die Effekte von JWH-018 auf das Energiespektrum des Elektroenzephalogramms (EEG) und auf die motorische Aktivität von Ratten deuten darauf hin, dass sich die Effekte von THC und JWH-018 diesbezüglich unterscheiden. Insgesamt unterdrückte JWH-018 die motorische Aktivität und veränderte das EEG Energiespektrum deutlicher und für eine längere Zeit als THC (Uchiyama et al. 2012a).

Wechselwirkungen Für JWH-018 und JWH-073 konnten von Brents et al. synergistische Effekte nachgewiesen werden, die allerdings sowohl abhängig von dem Verhältnis beider Substanzen zueinander als auch von dem untersuchten Effekt waren (Brents et al. 2013). Daten aus einer Studie von Chimalakonda et al. zu JWH-018 deuten darauf hin, dass bei gleichzeitiger Einnahme von Medikamenten oder Drogen, welche die Isoenzyme CYP1A2 (z. B. Ciprofloxacin, Fluvoxamin) oder CYP2C9 (z. B. Fluconazol, Valproinsäure) hemmen, oder im Falle von Individuen, die aufgrund eines Polymorphismus diese Enzyme schwächer exprimieren („Poor Metabolizer"), höhere JWH-018 Konzentrationen auftreten können (Chimalakonda et al. 2013). (s. Kap. ▶ „Pharmakologische Grundlagen: Mechanismen und Variabilität der Wirkung psychoaktiver Substanzen").

Pharmakokinetik Die gebräuchlichste Konsumform für synthetische Cannabinoide sind so genannte Räuchermischungen. Diese werden in der Regel geraucht, wobei das pflanzliche Material meist in ähnlicher Weise wie Marihuana vorbereitet wird (Rauchen als Tabakmischung in einem Joint oder einer Wasserpfeife/„Bong"). Die Wirkung setzt bei dieser Konsumart innerhalb weniger Minuten ein, sodass erfahrene Konsumenten die Wirkung „titrieren" können, indem sie so lange rauchen, bis der gewünschte Grad der Rauschwirkung erreicht ist. Eine weitere

Konsumart besteht im Verdampfen der Wirksubstanzen in einem „Vaporizer" (meist Einsatz des reinen Wirkstoffs, aber auch mit Räuchermischungen möglich) oder einer E-Zigarette (Einsatz des Wirkstoffs in gelöster Form als „E-Liquid", Verdampfen durch Erhitzen). Da die Siedepunkte vieler synthetischer Cannabinoide wesentlich höher liegen als der Siedepunkt von THC, ist ein Konsum mittels „Vaporizer" nicht für alle Wirkstoffe möglich. Auch für E-Liquids ist nicht geklärt, welche Voraussetzungen ein Stoff erfüllen muss, um in dieser Form konsumierbar zu sein. Dennoch werden bereits seit Jahren E-Liquids, die synthetische Cannabinoide enthalten, vermarktet. Der Unterschied zum Rauchen besteht bei diesen Konsumarten vor allem in den niedrigeren Temperaturen und damit einhergehend einer höheren Bioverfügbarkeit, da geringere Verluste durch Verbrennung auftreten. Da bei den Verdampfungstechniken im Unterschied zum Rauchen in der Regel auch weniger Verluste durch Seitenstromrauch auftreten, genügen geringere Substanzmengen, um eine Wirkung zu erzeugen. Bei Verdampfen der Substanz entsteht wesentlich weniger Kondensat, das im Vergleich zum Rauchkondensat ein geringeres die Atemwege schädigendes Potenzial besitzt. Die Gefährlichkeit dieser Konsumart ist daher insbesondere für chronisch Konsumierende im Vergleich zu Rauchkonsum niedriger anzusiedeln. Das Verdampfen mittels Vaporizer oder E-Zigarette scheint bisher jedoch nicht sehr verbreitet zu sein, auch wenn es Anzeichen dafür gibt, dass sich ein Trend in diese Richtung entwickeln könnte (z. B. zunehmendes Angebot von E-Liquids, die synthetische Cannabinoide enthalten). Sowohl für das Rauchen als auch für das Verdampfen gilt, dass der Anteil des über die Lungen aufgenommenen Wirkstoffs sich je nach Inhalationstechnik stark unterscheiden kann („Paffen" versus Inhalieren, Temperatur in der Glut bzw. dem Verdampfer etc.).

Wie bei Cannabis konsumiert ein relativ geringer Anteil der Konsumenten die Substanzen oral, z. B. nach Herstellung eines Aufgusses. Bei oraler Aufnahme tritt die Wirkung mit einer erheblichen Verzögerung von einer halben bis zu mehreren Stunden ein und die Resorption unterliegt je nach Nahrungsaufnahme und weiteren Randbedingungen enormen Schwankungen. Dies erschwert es für den Konsumenten, die „richtige" Dosierung vorzunehmen. Bei oraler Aufnahme ist die zum Erreichen einer Wirkung erforderliche Dosis höher anzusetzen als bei Rauchen/Verdampfen. Von anderen Aufnahmewegen wie der Injektion, die aufgrund der sehr schnellen Anflutung und der Infektionsgefahr generell als besonders riskant anzusehen ist, wurde bisher im Zusammenhang mit synthetischen Cannabinoiden nicht berichtet. Aus Daten der Vergiftungsinformationszentrale Freiburg geht hervor, dass in weit über 90 % der Fälle, die nach Konsum synthetischer Cannabinoide ärztliche Hilfe aufsuchten, Rauchkonsum vorgelegen hat (persönliche Kommunikation).

Bei oraler Aufnahme ist von einem hohen First-Pass Metabolismus auszugehen. Die Bioverfügbarkeit kann ggf. durch Löslichkeits- bzw. Absorptionsprobleme oder durch auswärtsgerichtete Drug-Transporter (z. B. Multidrug-Resistance-Protein 1) weiter reduziert werden. Nach oralen Dosen von 10 mg AM-694 (Grigoryev et al. 2013), 26 mg AB-001 (Grigoryev et al. 2012), 5 mg AM-2201 (Hutter et al. 2013), 5 mg 5F-PB-22, 5 mg AB-FUBINACA oder 0,6 mg Cumyl-PINACA (eigene Daten) wurden keine psychotropen Effekte bei den Probanden festgestellt, während ähnliche Dosierungen bei inhalativer Aufnahme bereits mit hoher Wahrscheinlichkeit zu Intoxikationserscheinungen führen würden. Die orale Aufnahme von 5 mg AM-2201 führte zu einer maximalen Serumkonzentration von 0,56 ng/ml (1 h 35 min nach der Einnahme) und das synthetische Cannabinoid war noch fünf Tage nach der Applikation im Serum nachweisbar (Nachweisgrenze: 0,8 pg/ml) (Hutter et al. 2013). (siehe Kap. ▶ „Pharmakologische Grundlagen: Das Schicksal psychoaktiver Substanzen im menschlichen Körper").

Metabolismus Synthetische Cannabinoide werden sehr umfangreich verstoffwechselt und nahezu alle in Drogenzubereitungen angebotenen synthetischen Cannabinoide werden nicht unverändert im Urin ausgeschieden. Hauptmetabolisierungsschritte sind vor allem Mono- und Dihydroxylierungsreaktionen sowie die anschließende Oxidierung zur Carbonsäure. Es konnten mehrere Enzyme der

Cytochrom P450 (CYP) Familie identifiziert werden, die am Metabolismus beteiligt sind. Im Falle von z. B. JWH-018 und AM-2201 wurden als Hauptenzyme CYP2C9 und CYP1A2 identifiziert (Chimalakonda et al. 2012). Eine Besonderheit der synthetischen Cannabinoide, die eine terminal fluorierte Pentylseitenkette aufweisen, ist die Tatsache, dass es im Rahmen der Metabolisierung zu einer oxidativen Defluorierung kommt. Verschiedene Studien zeigen die Beteiligung von CYP2E1 (Sobolevsky et al. 2012), 1A2, 2C9 und 2C19 (Chimalakonda et al. 2012) an dieser Reaktion. In Folge der Defluorierung können bei derartigen Substanzen identische Metaboliten wie die des unfluorierten Analogons auftreten. Eine solche Verstoffwechselung wurde bisher unter anderem für AM-694 (Grigoryev et al. 2013), AM-2201 (Hutter et al. 2013), XLR-11 (Wohlfarth et al. 2013),

MAM-2201 (Jang et al. 2014), 5F-AKB-48 (Holm et al. 2015), STS-135 (Gandhi et al. 2015) und 5F-PB-22 (Wohlfarth et al. 2014) nachgewiesen. In vielen dieser Fälle eignet sich der 4-OH-pentyl-Metabolit als Marker für die Aufnahme des unfluorierten Analogons. Beispielhaft ist in Abb. 5 der Metabolismus von AM-2201 und JWH-018 (unfluoriertes Analogon) dargestellt.

Im Rahmen des Metabolismus von synthetischen Cannabinoiden mit Carbonsäureestern als Brücke (z. B. PB-22, 5F-PB-22, BB-22, NM-2201, SDB-005, 5F-SDB-005 und FUB-PB-22) kommt es neben der pyrolytischen Spaltung (siehe Hitzebeständigkeit) zu einer enzymatischen Spaltung der Esterbindung (eigene Daten). Im Falle von PB-22, 5F-PB-22 und BB-22 zeigte die Carboxylesterase 1 (CES1b) eine 2- bis 5-fach höhere Aktivität als die Carboxylesterase

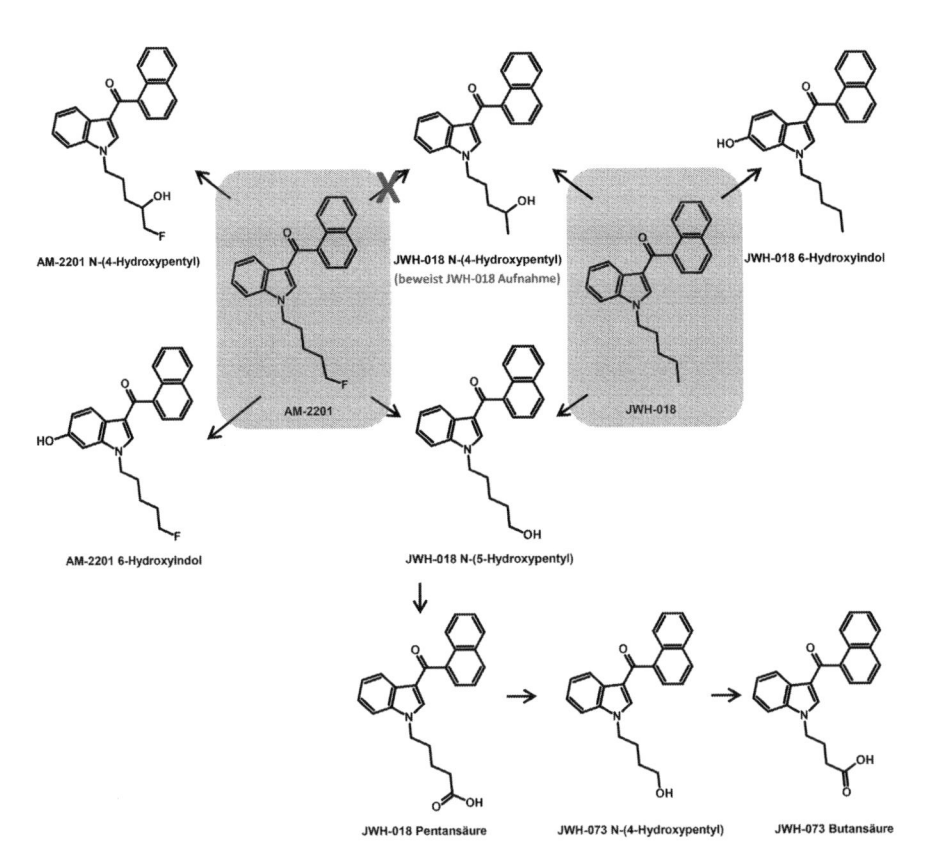

Abb. 5 Metabolisierungsschema für die synthetischen Cannabinoide JWH-018 und AM-2201. Infolge einer oxidativen Defluorierung von AM-2201 entstehen zum Teil identische Metaboliten (JWH-018 N-(5-Hydroxypentyl) u. a.) wie nach dem Konsum von JWH-018. Der Beweis einer JWH-018 Aufnahme kann jedoch durch den Nachweis von JWH-018 N-(4-Hydroxypentyl) im Urin erfolgen

2 (Thomsen et al. 2014). In Serum konnte hingegen keine Esterspaltung beobachtet werden. In der Regel werden die Esterspaltprodukte vor der Ausscheidung hydroxyliert und konjugiert (z. B. an Glucuronsäure gebunden) (Wohlfarth et al. 2014).

Bei synthetischen Cannabinoide mit Valin-Säureamidgruppen als Brückenrest (z. B. AB-FUBINACA, AB-CHMINACA und AB-PINACA) kommt es primär zu einer Hydrolyse des Carboxamids zur Carbonsäure. Thomsen et al. konnten im Falle von AB-PINACA und AB-FUBINACA ebenfalls die Carboxylesterase 1 (CES1b) als Enzym mit der höchsten Aktivität identifizieren (Thomsen et al. 2014). Bei den chemisch-strukturell sehr ähnlich aufgebauten *tert*-butyl-Analoga (Methylvalin-Säureamidgruppe als Brückenrest) (z. B. ADB-FUBINACA, ADB-CHMINACA und ADB-PINACA) ist dieser Metabolisierungsschritt jedoch vermutlich aufgrund von sterischer Hinderung weniger stark ausgeprägt (eigene Daten). Zu einer Esterhydrolyse kommt es auch bei den Methylester-Analoga der oben genannten Substanzen (z. B. FUB-AMB, MA-CHMINACA und AMB), wobei Metaboliten entstehen, die identisch mit den entsprechenden Valinamidmetaboliten sind. Im Rahmen der Urinanalytik kann daher häufig kein eindeutiger Rückschluss auf die konsumierte Substanz gezogen werden. Als Vorteil ergibt sich, dass eine geringere Anzahl von Metaboliten erfasst werden muss, um das volle Substanzspektrum abzudecken (Abb. 6).

Die beiden synthetischen Cannabinoide Cumyl-PINACA und 5F-Cumyl-PINACA werden *in vitro* (pHLM) sehr stark metabolisiert, wobei Hydroxy-

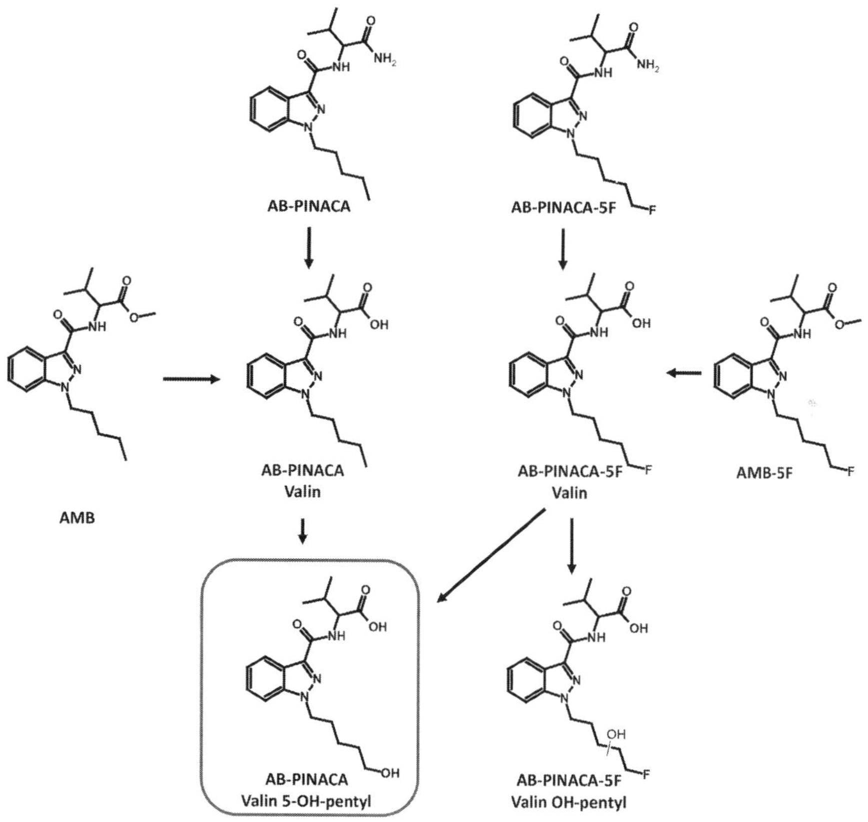

Abb. 6 Metabolisierungsschema für die vier synthetischen Cannabinoide AMB, AMB-5F, AB-PINACA und AB-PINACA-5F. Durch den Nachweis des Metaboliten AB-PINACA Valin 5-OH-pentyl kann der Konsum dieser Substanzen durch das Erfassen von nur einem Stoffwechselprodukt nachgewiesen werden. Es ist jedoch basierend auf diesem Stoffwechselprodukt nicht möglich einen Rückschluss zu ziehen, welche der vier Substanzen eingenommen wurde

lierungsreaktionen an der Pentylseitenkette und die hydrolytische Defluorierung im Falle von 5F-Cumyl-PINACA dominieren (eigene Daten).

Bisher sind nur wenige Daten zum Phase II Metabolismus von synthetischen Cannabinoiden publiziert. Chimalakonda et al. identifizierten die UDP-Glucuronosyltransferasen UGT1A1, UGT1A9 und UGT2B7 als die Hauptenzyme für die Konjugation der Phase I Metaboliten von JWH-018 und JWH-073 mit Glucuronsäure (Chimalakonda et al. 2011). Die Tatsache, dass fast alle Metaboliten von synthetischen Cannabinoiden als Ester- oder Etherglucuronid ausgeschieden werden, macht eine enzymatische Spaltung vor der Analyse von Urinproben zwingend erforderlich, sofern die Phase I Metaboliten die Zielanlyten darstellen (Chimalakonda et al. 2011, 2012; De Brabanter et al. 2013; Gandhi et al. 2013, 2015; Holm et al. 2015; Wohlfarth et al. 2013a, 2014).

Hitzebeständigkeit Insbesondere bei synthetischen Cannabinoiden aus der Gruppe der Tetramethylcyclopropylindole (UR-144 und XLR-11) sowie bei synthetischen Cannabinoiden mit einer Carbonsäureesterfunktion (z. B. PB-22, BB-22, 5F-PB-22, SDB-005 und NM-2201) kommt es beim Erhitzen zu thermolytischen Reaktionen. Im Falle von UR-144 findet sowohl eine thermolytischen Ringöffnung (Shevyrin et al. 2013) als auch eine elektrophile Addition von Wasser statt (Grigoryev et al. 2013; Kavanagh et al. 2013) (Abb. 7).

Nach dem Konsum von UR-144 kann in vielen Fällen im Blut/Serum das ringgeöffnete Isomer in einer ähnlichen Konzentration wie UR-144 selbst nachgewiesen werden (Adamowicz et al. 2013) (eigene Daten). Des Weiteren finden sich in Urinproben auch Metaboliten des ringgeöffneten Isomers (Adamowicz et al. 2013). Bei den chemisch-strukturell verwandten Substanzen XLR-11 und XLR-12 ist von ähnlichen Instabilitäten auszugehen. Derzeit ist nicht bekannt, ob das ringgeöffnete Artefakt eine Affinität gegenüber dem CB_1-Rezeptor aufweist und zur Wirkung beiträgt. Bei synthetischen Cannabinoiden mit einer Carbonsäureesterfunktion als Brücke ist bereits beim Rauchen von einer hohen Rate an pyrolytischer Esterspaltung zu inaktiven Produkten auszugehen (Tsujikawa et al. 2014). Dieser Tatsache ist vermutlich auch die Beobachtung geschuldet, dass Räuchermischungen mit derartigen Substanzen häufig besonders hohe Anteile an zugesetztem Wirkstoff aufweisen (z. B. bis zu 40 Gewichts-% NM-2201, eigene Daten). Die thermische Abspaltung des Fluoratoms an einer in 5-Position fluorierten Pentylseitenkette kann sowohl zu ungesättigten als auch zu defluorierten Analoga führen (Abb. 8) (Donohue und Steiner 2012). Die Menge der über diesen Weg erzeugten Artefakte scheint allerdings sehr gering zu sein und ein Nachweis der Reaktionsprodukte im Blut nach Rauchkonsum dieser Stoffe erscheint unwahrscheinlich (Hutter et al. 2013).

Nachweismethoden in biologischen Matrices - Der Nachweis einer Aufnahme von synthetischen Cannabinoiden ist sowohl in Blut-/Serum- als auch in Urinproben möglich (Ammann et al. 2012; Dresen et al. 2010; Huppertz et al. 2014;

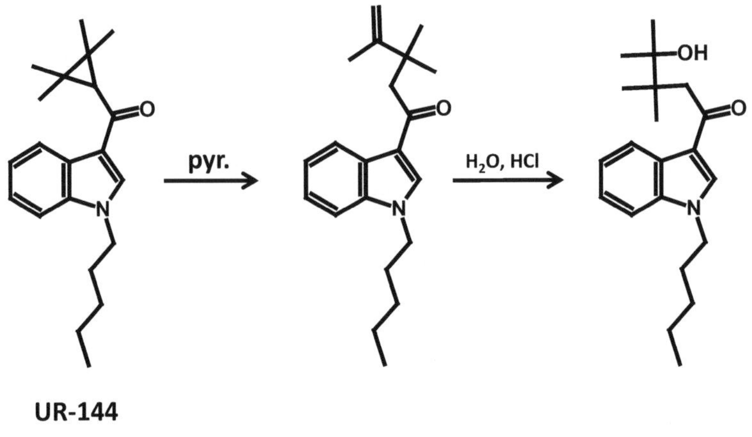

Abb. 7 Beim Erhitzen des synthetischen Cannabinoids UR-144 kommt es zu einer thermolytischen Ringöffnung mit anschließender elektrophiler Addition von Wasser

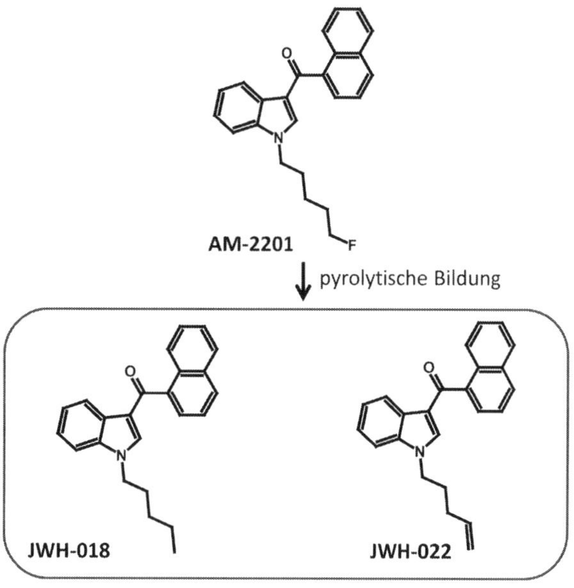

Abb. 8 Beim Erhitzen des synthetischen Cannabinoids AM-2201 entstehen geringe Mengen der synthetischen Cannabinoide JWH-018 und JWH-022

Hutter et al. 2012a; Kneisel und Auwärter 2012; Kronstrand et al. 2013; Wohlfarth et al. 2013a). Aufgrund der in der Regel sehr niedrigen zu erwartenden Wirkstoffkonzentrationen (Kneisel und Auwärter 2012) kann der Einsatz von LC-MS/MS-Geräten mit hoher Messempfindlichkeit als Goldstandard angesehen werden. Im Rahmen der Urinanalytik ist zu beachten, dass nahezu alle synthetischen Cannabinoide praktisch nicht unverändert ausgeschieden werden und somit die Hauptmetaboliten bekannt sein müssen. Darüber hinaus besteht die Möglichkeit, synthetische Cannabinoide in Oral Fluid („Spucke") (Kneisel et al. 2013a,c) oder Haarproben (Hutter et al. 2012b, 2015; Kim et al. 2013, 2015; Salomone et al. 2012) nachzuweisen. Im Falle von Oral Fluid handelt es sich vorwiegend um eine Kontamination der Mundhöhle, die einen Hinweis auf einen zeitnahen Konsum der nachgewiesenen Stoffe geben können (Kneisel et al. 2013). Im Bereich der Haaranalytik auf synthetische Cannabinoide kann durch den Nachweis der unveränderten Substanz lediglich der Beweis erbracht werden, dass der Betroffene Kontakt mit dem entsprechenden synthetischen Cannabinoid hatte (Hutter et al. 2015; Moosmann et al. 2015b; Saito et al. 2015; Sasaki et al. 2015). Dies legt zwar eine aktive Aufnahme nahe, kann aber ggf. auch über eine passive Rauchexposition erklärt werden.

Grund hierfür ist die Tatsache, dass es sowohl durch den Rauch als auch durch das Hantieren mit Räuchermischungen oder synthetischen Cannabinoiden als Reinstoff zu einer externen Kontamination der Haare kommen kann, die auch durch Waschvorgänge nicht mehr vollständig entfernt werden kann (Hutter et al. 2015; Saito et al. 2015). Inwieweit ein Nachweis von Metaboliten im Haar eine Aufnahme zwingend beweisen kann, ist bisher nicht geklärt. Zumindest im Falle synthetischer Cannabinoide mit labilen Ester- oder Amidbindungen kommt auch eine Bildung typischer Abbauprodukte außerhalb des Körpers in Betracht (Franz et al. 2016).

Mehrere Unternehmen bieten mittlerweile Immunoassay-Tests für den Nachweis synthetischer Cannabinoide in biologischen Proben an. Größtenteils sind die Zielstrukturen der Antikörper, auf denen dieses Testprinzip beruht, die Pentansäuremetaboliten von JWH-018 (JWH-018-COOH) und UR-144 (UR-144-COOH). Während anfängliche Evaluierungen den Eindruck erweckten, dass derartige Tests einen zuverlässigen Nachweis einer Aufnahme synthetischer Cannabinoide ermöglichen (Arntson et al. 2013; Barnes et al. 2014; Castaneto et al. 2015), ist dies inzwischen aufgrund von zwei Aspekten sehr in Frage zu stellen. Zum einen ist in der Regel aufgrund der hohen Marktdynamik und der damit verbundenen gro-

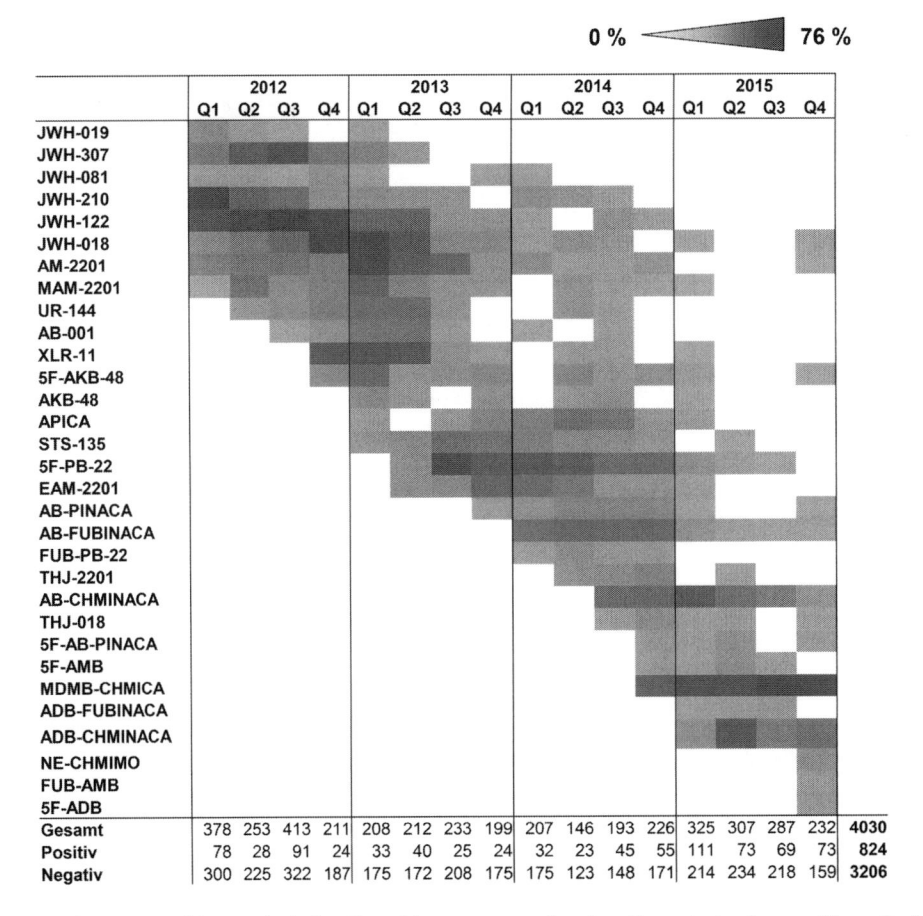

	2012				2013				2014				2015				
	Q1	Q2	Q3	Q4	Q1	Q2	Q3	Q4	Q1	Q2	Q3	Q4	Q1	Q2	Q3	Q4	
JWH-019																	
JWH-307																	
JWH-081																	
JWH-210																	
JWH-122																	
JWH-018																	
AM-2201																	
MAM-2201																	
UR-144																	
AB-001																	
XLR-11																	
5F-AKB-48																	
AKB-48																	
APICA																	
STS-135																	
5F-PB-22																	
EAM-2201																	
AB-PINACA																	
AB-FUBINACA																	
FUB-PB-22																	
THJ-2201																	
AB-CHMINACA																	
THJ-018																	
5F-AB-PINACA																	
5F-AMB																	
MDMB-CHMICA																	
ADB-FUBINACA																	
ADB-CHMINACA																	
NE-CHMIMO																	
FUB-AMB																	
5F-ADB																	
Gesamt	378	253	413	211	208	212	233	199	207	146	193	226	325	307	287	232	4030
Positiv	78	28	91	24	33	40	25	24	32	23	45	55	111	73	69	73	824
Negativ	300	225	322	187	175	172	208	175	175	123	148	171	214	234	218	159	3206

Abb. 9 Prävalenz ausgewählter synthetischer Cannabinoide in Serumproben die seit 2012 im Institut für Rechtmedizin Freiburg untersucht wurden. Die farbliche Codierung gibt den Prozentsatz der positiven Proben im Verhältnis zu allen positiven Proben in dem entsprechenden Quartal an (Abbildung bereitgestellt von F. Franz)

ßen Substanzvielfalt mit chemisch-strukturell völlig unterschiedlichen Substanzklassen eine Kreuzreaktivität der entsprechenden Antikörper häufig nicht gegeben. Der zweite Aspekt sind die sehr niedrigen Konzentrationen der gesuchten Stoffe in Serum- und Urinproben (Kneisel und Auwärter 2012). Damit kommt es selbst bei ausreichender Kreuzreaktivität der Antikörper aufgrund mangelnder Messempfindlichkeit zu falsch negativen Ergebnissen. Abb. 9 zeigt deutlich, wie stark sich das Spektrum der konsumierten synthetischen Cannabinoide innerhalb der letzten drei Jahre gewandelt hat (Daten basierend auf der Analyse von über 4.000 Serumproben, die zwischen Anfang 2012 und Ende 2015 am Institut für Rechtsmedizin Freiburg analysiert wurden (Positivrate 20 %)). Es wird deutlich, dass die meisten Substanzen, für die eine nennenswerte Kreuzreaktivität der verwendeten Immunoassays ermittelt wurde, ab Mitte/Ende 2013 nur noch vereinzelt detektiert wurden. Insbesondere die seit 2014 stark dominierenden Cannabinoide mit Valin-artigen Brückenresten zeigen praktisch keine Kreuzreaktivität (Franz et al. 2015a, b, c).

Synthetische Cannabinoide in Drogenzubereitungen Die häufigste Form, in der synthetische Cannabinoide angeboten werden, sind Räuchermischungen. Hierbei wird die Wirksubstanz auf pflanzliches Trägermaterial z. B. durch Aufsprühen einer synthetischen cannabinoidhaltigen Lösung oder durch Einweichen von Pflanzenmaterial in dieser Lösung aufgebracht. Zu Beginn des „Spice"-Phänomens wurden häufig ungewöhnliche und potenziell psychoaktive Pflanzen wie z. B. Sibirisches Herzgespann (*Leonurus sibiricus*), Blauer Lotus (*Nymphaecea caerulea*), Bay Bean (*Canavalia maritima*) oder Indian Warrior (*Pedicularis densiflora*) als Inhaltstoffe auf den Verpackungen angegeben. Diese Pflanzen wurden allerdings nicht in den Produkten nachgewiesen. Als Trägermaterial werden dagegen in der Regel Damiana (*Turnera diffusa*) oder Eibisch (*Althaea officinalis*) verwendet, die wesentlich billiger als die zuvor genannten Kräuter sind.

Herstellungsbedingt kommt es sehr häufig zu erheblichen Schwankungen des Wirkstoffgehalts, wodurch das Risiko einer Überdosierung stark zunimmt. Zahlreiche Autoren berichten sowohl von Schwankungen der Wirkstoffgehalte zwischen einzelnen Verkaufseinheiten als auch innerhalb einzelner Verpackungen (Choi et al. 2013; Langer et al. 2014; Logan et al. 2012). In der bisher umfangreichsten Studie wurden 311 Räuchermischungen (31 Marken), die von einem Onlinehändler stammten, quantitativ untersucht (Moosmann et al. 2015a). In dieser Studie wurden Schwankungen der Wirkstoffgehalte innerhalb von Verkaufseinheiten von 2–20 % (relative Standardabweichung) ermittelt wobei die höchste ermittelte Spanne bei 91–165 mg/g lag. Des Weiteren lagen die Schwankungen der Wirkstoffgehalte zwischen einzelnen Verkaufseinheiten im Bereich von 2–33 % (relative Standardabweichung) und die maximal ermittelte Spanne an Wirkstoffgehalt bei 26–100 mg/g. Als besonders kritisch ist der häufige Austausch der zugesetzten synthetischen Cannabinoide bei gleichem Produktnamen und unveränderter Verpackung anzusehen. Häufig erfolgt dies ohne eine Änderung des Wirkstoffgehalts, obwohl die Potenz der Wirkstoffe stark variiert. Hierdurch kann es zu unbeabsichtigten Überdosierungen kommen, insbesondere wenn der neue Wirkstoff deutlich potenter ist als der vorher zugesetzte.

Toxikologische Eigenschaften
Unerwünschte Wirkungen, die nach dem Konsum synthetischer Cannabinoide in der Literatur berichtet wurden, umfassen Tachykardie, Agitation, Halluzinationen, Bluthochdruck, leichte Erhöhung des Blutzuckerspiegels, Hypokaliämie, Erbrechen, Schmerzen in der Brust, Krämpfe, Myoklonien, Angstzustände bis hin zu Panikattacken und akute Psychosen (Angerer et al. 2016; Hermanns-Clausen et al. 2012, 2013, 2016; Pant et al. 2012; Papanti et al. 2013; Westin et al. 2016).

Toxizität Koller et al. untersuchten die zytotoxische, genotoxische, immunomodulatorische und hormonelle Aktivität von JWH-018, JWH-073, JWH-122, JWH-210 und AM-694 in verschiedenen humanen Zelllinien (Koller et al. 2013). Hierbei konnte keine signifikante akute Toxizität oder östrogene Wirkung beobachtet werden. Ferner konnte keine Änderung der Immunfunktion detektiert werden. Zytotoxizität wurde erst bei der höchsten getesteten Konzentration (100 µM) beobachtet. Diese liegt ca. 2 bis 3 Größenordnungen höher als typische Serumkonzentrationen. Dennoch kann eine Zellschädigung z. B. im oberen Atemtrakt aufgrund der höheren Konzentrationen im Rauch, der mit diesen Geweben direkt in Kontakt kommt, nicht ausgeschlossen werden. Alle getesteten Substanzen wiesen einen anti-östrogenen Effekt auf. JWH-073 und JWH-122 induzierten DNA-Migration in Bukkal- und Leberzellen und JWH-210 in Leberzellen. In einer zweiten Studie von Koller et al. konnte für einen der getesteten Stoffe DNA-Migration nachgewiesen werden und alle vier untersuchten Stoffe (UR-144, 5F-AKB-48, AM-2201-IC und AM-2201) hemmten die Zellteilung (Koller et al. 2015). Des Weiteren deuten die Ergebnisse darauf hin, dass alle vier Subtanzen eine Schädigung des genetischen Materials hervorrufen können, allerdings ebenfalls erst bei Erreichen sehr hoher Wirkstoffkonzentrationen. Studien bezüglich der toxikologischen Eigenschaften des Cyclohexylphenols CP-47,497-C8 zeigen, dass diese Substanz lediglich gering zytotoxisch ist. Allerdings konnte auch bei dieser Substanz eine Verursachung chromosomaler Schäden nachgewiesen werden (Koller et al. 2014). Studien von Tomiyama et al. zeigen eine potenziell neurotoxische Wirkung acht verschiedener synthetischer Cannabinoide (CP-55,940; CP-47,497; CP-47,497-C8; HU-210; JWH-018; JWH-210; AM-2201 und MAM-2201) in einer Vorderhirnzelllinie der Maus. Die Ergebnisse dieser Studie deuten darauf hin, dass die Zytotoxizität durch CB$_1$-Rezeptoren vermittelt wird und mittels Apoptose (programmierter Zelltod) abläuft (Tomiyama und Funada 2014). Rückschlüsse auf die *in vivo* Zytotoxizität im Menschen sind jedoch nur bedingt möglich, da die üblicherweise bei Konsumenten erreichten Wirkstoffkonzentrationen im Serum (unterer nM-Bereich) deutlich unterhalb der von Tomiyama et al. angewendeten Konzentrationen (10 10 μM mu;M und 30 μM) liegen. Allerdings kann aufgrund des lipophilen Charakters der synthetischen Cannabinoide nicht ausgeschlossen werden, dass in tieferen Kompartimenten (Akkumulation) oder in Epithelzellen des Atemwegtraktes, die dem Rauch oder der Reinsubstanz direkt ausgesetzt sind, höhere Konzentrationen auftreten können.

In der Literatur wurden bisher keine Daten zu potenziell teratogenen Wirkungen synthetischer Cannabinoide veröffentlicht. Allerdings ist das Endocannabinoid-System von der Empfängnis an im zentralen Nervensystems vorhanden und für THC und das synthetische Cannabinoid WIN-55,212-2 wurde gezeigt, dass es durch Störung des Endocannabinoid-Systems zu Anenzephalie und neurologisch bedingten Verhaltensstörungen im Nachwuchs kommen kann (Psychoyos und Vinod 2013). Es ist nicht sicher belegt, dass synthetische Cannabinoide die Blut-Plazenta-Schranke überwinden. Auf Grundlage ihrer physikalisch-chemischen Eigenschaften kommt jedoch in Betracht, dass das fötale Gewebe über die Plazenta effektiv erreicht wird.

Literatur

Adamowicz, P., Zuba, D., & Sekuła, K. (2013). Analysis of UR-144 and its pyrolysis product in blood and their metabolites in urine. *Forensic Science International, 233*(1), 320–327.

Ammann, J., McLaren, J. M., Gerostamoulos, D., & Beyer, J. (2012). Detection and quantification of new designer drugs in human blood: Part 1 – Synthetic cannabinoids. *Journal of Analytical Toxicology, 36*(6), 372–380.

Angerer, V., Franz, F., Schwarze, B., Moosmann, B., & Auwärter, V. (2016). Reply to ‚sudden cardiac death following use of the synthetic cannabinoid mdmb-chmica'. *Journal of Analytical Toxicology. 40*(3), 240–242.

Arntson, A., Ofsa, B., Lancaster, D., Simon, J. R., McMullin, M., & Logan, B. (2013). Validation of a novel immunoassay for the detection of synthetic cannabinoids and metabolites in urine specimens. *Journal of Analytical Toxicology, 37*(5), 284–290.

Atwood, B. K., Huffman, J., Straiker, A., & Mackie, K. (2010). JWH018, a common constituent of ‚spice' herbal blends, is a potent and efficacious cannabinoid CB1 receptor agonist. *British Journal of Pharmacology, 160*(3), 585–593.

Atwood, B. K., Lee, D., Straiker, A., Widlanski, T. S., & Mackie, K. (2011). CP47,497-C8 and JWH073, commonly found in ‚spice' herbal blends, are potent and efficacious CB1 cannabinoid receptor agonists. *European Journal of Pharmacology, 659*(2–3), 139–145.

Aung, M. M., Griffin, G., Huffman, J. W., Wu, M.-J., Keel, C., Yang, B., et al. (2000). Influence of the n-1 alkyl chain length of cannabimimetic indoles upon CB1 and CB2 receptor binding. *Drug and Alcohol Dependence, 60*(2), 133–140.

Auwärter, V., Dresen, S., Weinmann, W., Müller, M., Pütz, M., & Ferreiros, N. (2009). ‚Spice' and other herbal blends: Harmless incense or cannabinoid designer drugs? *Journal of Mass Spectrometry, 44*(5), 832–837.

Auwärter, V., Dargan, P. I., & Wood, D. M. (2013). Chapter 13 – Synthetic cannabinoid receptor agonists. In P. I. Dargan & D. M. Wood (Hrsg.), *Novel psychoactive substances* (S. 317–343). Boston: Academic.

Banister, S. D., Wilkinson, S. M., Longworth, M., Stuart, J., Apetz, N., English, K., et al. (2013). The synthesis and pharmacological evaluation of adamantane-derived indoles: Novel cannabimimetic drugs of abuse. *ACS Chemical Neuroscience, 4*(7), 1081–1092.

Banister, S. D., Moir, M., Stuart, J., Kevin, R. C., Wood, K. E., Longworth, M., et al. (2015). Pharmacology of indole and indazole synthetic cannabinoid designer drugs AB-FUBINACA, ADB-FUBINACA, AB-PINACA, ADB-PINACA, 5F-AB-PINACA, 5F-ADB-PINACA, ADBICA, and 5F-ADBICA. *ACS Chemical Neuroscience, 6*(9), 1546–1559.

Barnes, A. J., Young, S., Spinelli, E., Martin, T. M., Klette, K. L., & Huestis, M. A. (2014). Evaluation of a homogenous enzyme immunoassay for the detection of synthetic cannabinoids in urine. *Forensic Science International, 241*, 27–34.

Brents, L. K., Reichard, E. E., Zimmerman, S. M., Moran, J. H., Fantegrossi, W. E., & Prather, P. L. (2011). Phase I hydroxylated metabolites of the K2 synthetic cannabinoid JWH-018 retain *in vitro* and *in vivo* cannabinoid 1 receptor affinity and activity. *PLoS ONE, 6*(7), e21917.

Brents, L. K., Gallus-Zawada, A., Radominska-Pandya, A., Vasiljevik, T., Prisinzano, T. E., Fantegrossi, W. E., et al. (2012). Monohydroxylated metabolites of the K2 synthetic cannabinoid JWH-073 retain intermediate to high cannabinoid 1 receptor (CB1r) affinity and exhibit neutral antagonist to partial agonist activity. *Biochemical Pharmacology, 83*(7), 952–961.

Brents, L. K., Zimmerman, S. M., Saffell, A. R., Prather, P. L., & Fantegrossi, W. E. (2013). Differential drug-drug interactions of the synthetic cannabinoids JWH-018 and JWH-073: Implications for drug abuse liability and pain therapy. *Journal of Pharmacology and Experimental Therapeutics, 346*(3), 350–361.

Buchler, I. P., Hayes, M. J., & Hedge, S. G. (2009). Indazol derivatives. United States Patent WO 2009/106980 A2.

Casassus, B. (2016). France investigates drug trial disaster. *Lancet, 387*(10016), 326.

Castaneto, M. S., Barnes, A. J., Concheiro, M., Klette, K. L., Martin, T. A., & Huestis, M. A. (2015). Biochip array technology immunoassay performance and quantitative confirmation of designer piperazines for urine workplace drug testing. *Analytical and Bioanalytical Chemistry, 407*(16), 4639–4648.

Chimalakonda, K. C., Bratton, S. M., Le, V. H., Yiew, K. H., Dineva, A., Moran, C. L., et al. (2011). Conjugation of synthetic cannabinoids JWH-018 and JWH-073, metabolites by human UDP-glucuronosyltransferases. *Drug Metabolism and Disposition: The Biological Fate of Chemicals, 39*(10), 1967–1976.

Chimalakonda, K. C., Seely, K. A., Bratton, S. M., Brents, L. K., Moran, C. L., Endres, G. W., et al. (2012). Cytochrome P450-mediated oxidative metabolism of abused synthetic cannabinoids found in K2/Spice: Identification of novel cannabinoid receptor ligands. *Drug Metabolism and Disposition, 40*(11), 2174–2184.

Chimalakonda, K., James, L., Radominska-Pandya, A., & Moran, J. H. (2013). Sulfaphenazole and α-naphthoflavone attenuate the metabolism of the synthetic cannabinoids JWH-018 and AM2201 found in K2/Spice. *Drug Metabolism Letters, 7*(1), 34–38.

Chin, C.-N., Murphy, J. W., Huffman, J. W., & Kendall, D. A. (1999). The third transmembrane helix of the cannabinoid receptor plays a role in the selectivity of aminoalkylindoles for CB2, peripheral cannabinoid receptor. *Journal of Pharmacology and Experimental Therapeutics, 291*(2), 837–844.

Choi, H., Heo, S., Choe, S., Yang, W., Park, Y., Kim, E., et al. (2013). Simultaneous analysis of synthetic cannabinoids in the materials seized during drug trafficking using GC-MS. *Analytical and Bioanalytical Chemistry, 405*(12), 3919–3963.

Compton, D. R., Gold, L. H., Ward, S. J., Balster, R. L., & Martin, B. R. (1992a). Aminoalkylindole analogs: Cannabimimetic activity of a class of compounds structurally distinct from delta 9-tetrahydrocannabinol. *Journal of Pharmacology and Experimental Therapeutics, 263*(3), 1118–1126.

Compton, D. R., Johnson, M. R., Melvin, L. S., & Martin, B. R. (1992b). Pharmacological profile of a series of bicyclic cannabinoid analogs: Classification as cannabimimetic agents. *Journal of Pharmacology and Experimental Therapeutics, 260*(1), 201–209.

Compton, D. R., Rice, K. C., De Costa, B. R., Razdan, R. K., Melvin, L. S., Johnson, M. R., et al. (1993). Cannabinoid structure-activity relationships: Correlation of receptor binding and in vivo activities. *Journal of Pharmacology and Experimental Therapeutics, 265*(1), 218–226.

Cone, E. J., & Johnson, R. E. (1986). Contact highs and urinary cannabinoid excretion after passive exposure to marijuana smoke. *Clinical Pharmacology and Therapeutics, 40*(3), 247–256.

D'Ambra, T. E., Eissenstat, M. A., Abt, J., Ackerman, J. H., Bacon, E. R., Bell, M. R., et al. (1996). C-attached aminoalkylindoles: Potent cannabinoid mimetics. *Bioorganic & Medicinal Chemistry Letters, 6* (1), 17–22.

De Brabanter, N., Esposito, S., Geldof, L., Lootens, L., Meuleman, P., Leroux-Roels, G., et al. (2013). In vitro and in vivo metabolisms of 1-pentyl-3-(4-methyl-1-naphthoyl) indole (JWH-122). *Forensic Toxicology, 31*(2), 212–222.

Devane, W. A., Breuer, A., Sheskin, T., Jarbe, T. U., Eisen, M. S., & Mechoulam, R. (1992). A novel probe for the cannabinoid receptor. *Journal of Medicinal Chemistry, 35*(11), 2065–2069.

Donohue, K. M., & Steiner, R. R. (2012). JWH-018 and JWH-022 as combustion products of AM2201. *Microgram Journal, 9*(2), 52–56.

Dresen, S., Kneisel, S., Weinmann, W., Zimmermann, R., & Auwärter, V. (2010). Development and validation of a liquid chromatography-tandem mass spectrometry method for the quantitation of synthetic cannabinoids of the aminoalkylindole type and methanandamide in serum and its application to forensic samples. *Journal of Mass Spectrometry, 46*(2), 163–171.

Felder, C. C., Joyce, K. E., Briley, E. M., Mansouri, J., Mackie, K., Blond, O., et al. (1995). Comparison of the pharmacology and signal transduction of the human cannabinoid CB1 and CB2 receptors. *Molecular Pharmacology, 48*(3), 443–450.

Franz F., Angerer V., Hermanns-Clausen M., Auwärter V., & Moosmann B. (2016). Metabolites of synthetic cannabinoids in hair-proof of consumption or false friends for interpretation? *Analytical and Bioanalytical Chemistry, 408*(13), 3445–3452.

Franz, F., Ertl, H., Angerer, V., & Auwärter, V. (2015a). *Screening for synthetic cannabinoids in urine by immunoassay versus LC-MS/MS – An evaluation of the diagnostic efficiency*. Paper presented at the 7th European Academy of Forensic Science Conference, Prague.

Franz, F., Weinfurtner, G., Moosmann, B., & Auwärter, V. (2015b). Immunoassay screening in urine for synthetic cannabinoids – A feasible approach for forensic applications? *Toxichem Krimtech, 39*(82), 140–150.

Franz, F., Weinfurtner, G., Schwörer, N., Angerer, V., Moosmann, B., & Auwärter, V. (2015c). *Immunoassay screening in urine for synthetic cannabinoids – A feasible approach for forensic applications?* Paper presented at the 53rd Annual Meeting of the International Association of Forensic Toxicologists (TIAFT), Firenze.

Franz F., Angerer, V., Hermanns-Clausen, M., Auwärter, V., & Moosmann, B. (2016). Metabolites of synthetic cannabinoids in hair—proof of consumption or false friends for interpretation? *Analytical and Bioanalytical Chemistry, 408*(13), 3445–3452.

Frost, J. M., Dart, M. J., Tietje, K. R., Garrison, T. R., Grayson, G. K., Daza, A. V., et al. (2010). Indol-3-ylcycloalkyl ketones: Effects of N1 substituted indole side chain variations on CB2 cannabinoid receptor activity. *Journal of Medicinal Chemistry, 53*(1), 295–315.

Gandhi, A. S., Zhu, M., Pang, S., Wohlfarth, A., Scheidweiler, K. B., Liu, H.-f., et al. (2013). First characterization of AKB-48 metabolism, a novel synthetic cannabinoid, using human hepatocytes and high-resolution mass spectrometry. *The AAPS Journal, 15*(4), 1091–1098.

Gandhi, A. S., Wohlfarth, A., Zhu, M., Pang, S., Castaneto, M., Scheidweiler, K. B., et al. (2015). High-resolution mass spectrometric metabolite profiling of a novel synthetic designer drug, N-(adamantan-1-yl)-1-(5-fluoropentyl)-1H-indole-3-carboxamide (STS-135), using cryopreserved human hepatocytes and assessment of metabolic stability with human liver microsomes. *Drug Testing and Analysis, 7*(3), 187–198.

Gatch, M. B., & Forster, M. J. (2014). Δ9-tetrahydrocannabinol-like discriminative stimulus effects of compounds commonly found in K2/Spice. *Behavioural Pharmacology, 25*(8), 750–757.

Ginsburg, B. C., Schulze, D. R., Hruba, L., & McMahon, L. R. (2012). JWH-018 and JWH-073: Delta(9)-tetrahydrocannabinol-like discriminative stimulus effects in monkeys. *Journal of Pharmacology and Experimental Therapeutics, 340*(1), 37–45.

Girreser, U., Rösner, P., & Vasilev, A. (2015). Structure elucidation of the designer drug N-(1-amino-3,3-dimethyl-1-oxobutan-2-yl)-1-(5-fluoropentyl)-3-(4-fluorophenyl)-pyrazole-5-carboxamide and the relevance of predicted 13C NMR shifts – A case study. *Drug Testing and Analysis. 8*(7), 668–675.

Griffin, G., Atkinson, P. J., Showalter, V. M., Martin, B. R., & Abood, M. E. (1998). Evaluation of cannabinoid receptor agonists and antagonists using the guanosine-5'-O-(3-[35S]thio)-triphosphate binding assay in rat cerebellar membranes. *The Journal of Pharmacology and Experimental Pharmaceutics, 285*(2), 553–560.

Griffiths, P., Sedefov, R., Gallegos, A. N. A., & Lopez, D. (2010). How globalization and market innovation challenge how we think about and respond to drug use: ,Spice' a case study. *Addiction, 105*(6), 951–953.

Grigoryev, A., Kavanagh, P., & Melnik, A. (2012). The detection of the urinary metabolites of 3-[(adamantan-1-yl)carbonyl]-1-pentylindole (AB-001), a novel cannabimimetic, by gas chromatography–mass spectrometry. *Drug Testing and Analysis, 4*(6), 519–524.

Grigoryev, A., Kavanagh, P., & Melnik, A. (2013). The detection of the urinary metabolites of 1-[(5-fluoropentyl)-1H-indol-3-yl]-(2-iodophenyl)methanone (AM-694), a high affinity cannabimimetic, by gas chromatography – Mass spectrometry. *Drug Testing and Analysis, 5*(2), 110–115.

Grigoryev, A., Kavanagh, P., Melnik, A., Savchuk, S., & Simonov, A. (2013). Gas and liquid chromatography-mass spectrometry detection of the urinary metabolites of UR-144 and its major pyrolysis product. *Journal of Analytical Toxicology, 37*(5), 265–276.

Hermanns-Clausen, M., Kneisel, S., Szabo, B., & Auwarter, V. (2012). Acute toxicity due to the confirmed consumption of synthetic cannabinoids: Clinical and laboratory findings. *Addiction, 108*(3), 534–544.

Hermanns-Clausen, M., Kneisel, S., Hutter, M., Szabo, B., & Auwärter, V. (2013). Acute intoxication by synthetic cannabinoids – Four case reports. *Drug Testing and Analysis, 5*(9–10), 790–794.

Hermanns-Clausen, M., Kithinji, J., Spehl, M., Angerer, V., Franz, F., Eyer, F., et al. (2016). Adverse effects after the use of JWH-210–a case series from theEU Spice II plus project. *Drug Testing and Analysis. 8*(10), 1030–1038.

Holm, N. B., Pedersen, A. J., Dalsgaard, P. W., & Linnet, K. (2015). Metabolites of 5F-AKB-48, a synthetic cannabinoid receptor agonist, identified in human urine and liver microsomal preparations using liquid chromatography high-resolution mass spectrometry. *Drug Testing and Analysis, 7*(3), 199–206.

Hruba, L., Ginsburg, B. C., & McMahon, L. R. (2012). Apparent inverse relationship between cannabinoid agonist efficacy and tolerance/cross-tolerance produced by Δ9-tetrahydrocannabinol treatment in rhesus monkeys. *Journal of Pharmacology and Experimental Therapeutics, 342*(3), 843–849.

Huffman, J. W., & Padgett, L. W. (2005). Recent developments in the medicinal chemistry of cannabimimetic indoles, pyrroles and indenes. *Current Medicinql Chemistry, 12*(12), 1395–1411.

Huffman, J. W., Mabon, R., Wu, M. J., Lu, J., Hart, R., Hurst, D. P., et al. (2003). 3-indolyl-1-naphthylmethanes: New cannabimimetic indoles provide evidence for aromatic stacking interactions with the CB1 cannabinoid receptor. *Bioorganic and Medicinal Chemistry, 11*(4), 539–549.

Huffman, J. W., Zengin, G., Wu, M.-J., Lu, J., Hynd, G., Bushell, K., et al. (2005). Structure-activity relationships for 1-alkyl-3-(1-naphthoyl)indoles at the cannabinoid CB1 and CB2 receptors: Steric and electronic effects of naphthoyl substituents. New highly selective CB2 receptor agonists. *Bioorganic & Medicinal Chemistry, 13*(1), 89–112.

Huffman, J. W., Padgett, L. W., Isherwood, M. L., Wiley, J. L., & Martin, B. R. (2006). 1-alkyl-2-aryl-4-(1-naphthoyl)pyrroles: New high affinity ligands for the cannabinoid CB1 and CB2 receptors. *Bioorganic & Medicinal Chemistry Letters, 16*(20), 5432–5435.

Huppertz, L. M., Kneisel, S., Auwärter, V., & Kempf, J. (2014). A comprehensive library-based, automated screening procedure for 46 synthetic cannabinoids in serum employing liquid chromatography-quadrupole ion trap mass spectrometry with high-temperature electrospray ionization. *Journal of Mass Spectrometry, 49*(2), 117–127.

Hutter, M., Broecker, S., Kneisel, S., & Auwärter, V. (2012a). Identification of the major urinary metabolites in man of seven synthetic cannabinoids of the aminoalkylindole type present as adulterants in ‚herbal mixtures' using lc-ms/ms techniques. *Journal of Mass Spectrometry, 47*(1), 54–65.

Hutter, M., Kneisel, S., Auwärter, V., & Neukamm, M. A. (2012b). Determination of 22 synthetic cannabinoids in human hair by liquid chromatography-tandem mass spectrometry. *Journal of Chromatography B, 903*, 95–101.

Hutter, M., Moosmann, B., Kneisel, S., & Auwärter, V. (2013). Characteristics of the designer drug and synthetic cannabinoid receptor agonist AM-2201 regarding its chemistry and metabolism. *Journal of Mass Spectrometry, 48*(7), 885–894.

Hutter, M., Moosmann, B., Auwärter, V., & Neukamm, M. (2015). Hair analysis for JWH-018, JWH-122, and JWH-210 after passive in vivo exposure to synthetic cannabinoid smoke. *Forensic Toxicology, 33*(1), 69–76.

Jang, M., Shin, I., Yang, W., Chang, H., Yoo, H. H., Lee, J., et al. (2014). Determination of major metabolites of MAM-2201 and JWH-122 in in vitro and in vivo studies to distinguish their intake. *Forensic Science International, 244*, 85–91.

Järbe, T. U., Li, C., Vadivel, S. K., & Makriyannis, A. (2010). Discriminative stimulus functions of methanandamide and Δ^9-THC in rats: Tests with aminoalkylindoles (WIN55,212–2 and AM678) and ethanol. *Psychopharmacology, 208*(1), 87–98.

Järbe, T. U., Deng, H., Vadivel, S. K., & Makriyannis, A. (2011). Cannabinergic aminoalkylindoles, including am678 = jwh018 found in ‚spice', examined using drug (Δ^9-THC) discrimination for rats. *Behavioural Pharmacology, 22*(5–6), 498–507.

Johnson, M. R., Melvin, L. S., & Milne, G. M. (1982). Prototype cannabinoid analgetics, prostaglandins and opiates – A search for points of mechanistic interaction. *Life Sciences, 31*(16–17), 1703–1706.

Kavanagh, P., Grigoryev, A., Savchuk, S., Mikhura, I., & Formanovsky, A. (2013). UR-144 in products sold via the internet: Identification of related compounds and characterization of pyrolysis products. *Drug Testing and Analysis, 5*(8), 683–692.

Kim, J., In, S., Park, Y., Park, M., Kim, E., & Lee, S. (2013). Deposition of JWH-018, JWH-073 and their metabolites in hair and effect of hair pigmentation. *Analytical and Bioanalytical Chemistry, 405*(30), 9769–9778.

Kim, J., Park, Y., Park, M., Kim, E., Yang, W., Baeck, S., et al. (2015). Simultaneous determination of five naphthoylindole-based synthetic cannabinoids and metabolites and their deposition in human and rat hair. *Journal of Pharmaceutical and Biomedical Analysis, 102*, 162–175.

Kneisel, S., & Auwärter, V. (2012). Analysis of 30 synthetic cannabinoids in serum by liquid chromatography-electrospray ionization tandem mass spectrometry after liquid-liquid extraction. *Journal of Mass Spectrometry, 47*(7), 825–835.

Kneisel, S., Auwärter, V., & Kempf, J. (2013a). Analysis of 30 synthetic cannabinoids in oral fluid using liquid chromatography-electrospray ionization tandem mass spectrometry. *Drug Testing and Analysis, 5*(8), 657–669.

Kneisel, S., Speck, M., Moosmann, B., & Auwärter, V. (2013b). Stability of 11 prevalent synthetic cannabinoids in authentic neat oral fluid samples: Glass versus polypropylene containers at different temperatures. *Drug Testing and Analysis, 5*(7), 602–606.

Kneisel, S., Speck, M., Moosmann, B., Corneillie, T., Butlin, N., & Auwärter, V. (2013c). LC/ESI-MS/MS method for quantification of 28 synthetic cannabinoids in neat oral fluid and its application to preliminary studies on their detection windows. *Analytical and Bioanalytical Chemistry, 405*(14), 4691–4706.

Koller, V., Zlabinger, G., Auwärter, V., Fuchs, S., & Knasmueller, S. (2013). Toxicological profiles of selected synthetic cannabinoids showing high binding affinities to the cannabinoid receptor subtype cb1. *Archives of Toxicology, 87*(7), 1287–1297.

Koller, V. J., Auwärter, V., Grummt, T., Moosmann, B., Mišík, M., & Knasmüller, S. (2014). Investigation of the in vitro toxicological properties of the synthetic cannabimimetic drug CP-47,497-C8. *Toxicology and Applied Pharmacology, 277*(2), 164–171.

Koller, V. J., Ferk, F., Al-Serori, H., Mišík, M., Nersesyan, A., Auwärter, V., et al. (2015). Genotoxic properties of representatives of alkylindazoles and aminoalkylindoles which are consumed as synthetic cannabinoids. *Food and Chemical Toxicology, 80*, 130–136.

Kronstrand, R., Roman, M., Andersson, M., & Eklund, A. (2013). Toxicological findings of synthetic cannabinoids in recreational users. *Journal of Analytical Toxicology, 37*(8), 534–541.

Kuster, J. E., Stevenson, J. I., Ward, S. J., D'Ambra, T. E., & Haycock, D. A. (1993). Aminoalkylindole binding in rat cerebellum: Selective displacement by natural and synthetic cannabinoids. *Journal of Pharmacology and Experimental Therapeutics, 264*(3), 1352–1363.

Langer, N., Lindigkeit, R., Schiebel, H. M., Ernst, L., & Beuerle, T. (2014). Identification and quantification of synthetic cannabinoids in ‚spice-like' herbal mixtures: A snapshot of the german situation in the autumn of 2012. *Drug Testing and Analysis, 6*(1–2), 59–71.

Logan, B. K., Reinhold, L. E., Xu, A., & Diamond, F. X. (2012). Identification of synthetic cannabinoids in herbal incense blends in the united states. *Journal of Forensic Sciences, 57*(5), 1168–1180.

Lu, D., Meng, Z., Thakur, G. A., Fan, P., Steed, J., Tartal, C. L., et al. (2005). Adamantyl cannabinoids: A novel class of cannabinergic ligands. *Journal of Medicinal Chemistry, 48*(14), 4576–4585.

Makriyannis, A., & Deng, H. (2007). Cannabimimetic indole derivatives United States Patent US7241799 B2.

Martin, B. R., Compton, D. R., Thomas, B. F., Prescott, W. R., Little, P. J., Razdan, R. K., et al. (1991). Behavioral, biochemical, and molecular modeling evaluations of cannabinoid analogs. *Pharmacology Biochemistry and Behavior, 40*(3), 471–478.

Matsuda, L. A., Lolait, S. J., Brownstein, M. J., Young, A. C., & Bonner, T. I. (1990). Structure of a cannabinoid receptor and functional expression of the cloned cDNA. *Nature, 346*(6284), 561–564.

McLaughlin, G., Morris, N., Kavanagh, P. V., Power, J. D., Twamley, B., O'Brien, J., et al. (2016). The synthesis and characterization of the ‚research chemical' N-(1-amino-3-methyl-1-oxobutan-2-yl)-1-(cyclohexylmethyl)-3-(4-fluorophenyl)-1H-pyrazole-5-carboxamide (3,5-AB-CHMFUPPYCA) and differentiation from its 5, 3-regioisomer. *Drug Testing and Analysis. 8*(9), 920–929.

McMahon, L. R. (2011). Chronic Δ9-tetrahydrocannabinol treatment in rhesus monkeys: Differential tolerance and cross-tolerance among cannabinoids. *British Journal of Pharmacology, 162*(5), 1060–1073.

Mechoulam, R., & Gaoni, Y. (1965). A total synthesis of DL-Δ1-tetrahydrocannabinol, the active constituent of hashish. *Journal of the American Chemical Society, 87*(14), 3273–3275.

Melvin, L. S., Johnson, M. R., Harbert, C. A., Milne, G. M., & Weissman, A. (1984). A cannabinoid derived prototypical analgesic. *Journal of Medicinal Chemistry, 27*(1), 67–71.

Melvin, L. S., Milne, G. M., Johnson, M. R., Subramaniam, B., Wilken, G. H., & Howlett, A. C. (1993). Structure-activity relationships for cannabinoid receptor-binding and analgesic activity: Studies of bicyclic cannabinoid analogs. *Molecular Pharmacology, 44*(5), 1008–1015.

Moosmann, B., Angerer, V., & Auwärter, V. (2015a). Inhomogeneities in herbal mixtures: A serious risk for consumers. *Forensic Toxicology, 33*(1), 54–60.

Moosmann, B., Valcheva, T., Neukamm, M., Angerer, V., & Auwärter, V. (2015b). Hair analysis of synthetic cannabinoids: Does the handling of herbal mixtures affect the analyst's hair concentration? *Forensic Toxicology, 33*(1), 37–44.

Munro, S., Thomas, K. L., & Abu-Shaar, M. (1993). Molecular characterization of a peripheral receptor for cannabinoids. *Nature, 365*(6441), 61–65.

Nakajima, J., Takahashi, M., Nonaka, R., Seto, T., Suzuki, J., Yoshida, M., et al. (2011). Identification and quantitation of a benzoylindole (2-methoxyphenyl)(1-pentyl-1H-indol-3-yl)methanone and a naphthoylindole 1-(5-fluoropentyl-1H-indol-3-yl)-(naphthalene-1-yl) ethanone (AM-2201) found in illegal products obtained via the internet and their cannabimimetic effects evaluated by in vitro [^{35}S]GTPγS binding assays. *Forensic Toxicology, 29*(2), 132–141.

Pant, S., Deshmukh, A., Dholaria, B., Kaur, V., Ramavaram, S., Ukor, M., et al. (2012). Spicy seizure. *American Journal of the Medical Sciences, 344*(1), 67–68.

Papanti, D., Schifano, F., Botteon, G., Bertossi, F., Mannix, J., Vidoni, D., et al. (2013). „Spiceophrenia": A systematic overview of „spice"-related psychopathological issues and a case report. *Human Psychopharmacology, 28*(4), 379–389.

Pertwee, R. G., Howlett, A. C., Abood, M. E., Alexander, S. P. H., Di Marzo, V., Elphick, M. R., et al. (2010). International union of basic and clinical pharmacology. LXXIX. Cannabinoid receptors and their ligands: Beyond CB1 and CB2. *Pharmacological Reviews, 62*(4), 588–631.

Poklis, J. L., Amira, D., Wise, L. E., Wiebelhaus, J. M., Haggerty, B. J., Lichtman, A. H., et al. (2012). Determination of naphthalen-1-yl-(1-pentylindol-3-yl) methanone (JWH-018) in mouse blood and tissue after inhalation exposure to ‚buzz' smoke by HPLC/MS/MS. *Biomedical Chromatography, 26*(11), 1393–1398.

Psychoyos, D., & Vinod, K. Y. (2013). Marijuana, spice ‚herbal high', and early neural development: Implications for rescheduling and legalization. *Drug Testing and Analysis, 5*(1), 27–45.

Rajasekaran, M., Brents, L. K., Franks, L. N., Moran, J. H., & Prather, P. L. (2013). Human metabolites of synthetic cannabinoids JWH-018 and JWH-073 bind with high affinity and act as potent agonists at cannabinoid type-2 receptors. *Toxicology and Applied Pharmacology, 269*, 100–108.

Reggio, P. H., & Huffman, J. W. (2009). Cannabimimetic indoles, pyrroles, and indenes: Structure–activity relationships and receptor interactions. In D. B. Bylund (Hrsg.), *The cannabinoid receptors* (S. 49–94). Humana Press, New York City.

Saito, T., Sasaki, C., Namera, A., Kurihara, K., & Inokuchi, S. (2015). Experimental study on external contamination of hair by synthetic cannabinoids and effect of hair treatment. *Forensic Toxicology, 33*(1), 155–158.

Salomone, A., Gerace, E., D'Urso, F., Di Corcia, D., & Vincenti, M. (2012). Simultaneous analysis of several synthetic cannabinoids, THC, CBD and CBN, in hair by ultra-high performance liquid chromatography tandem mass spectrometry. Method validation and application to real samples. *Journal of Mass Spectrometry, 47*(5), 604–610.

Sasaki, C., Saito, T., Shinozuka, T., Irie, W., Murakami, C., Maeda, K., et al. (2015). A case of death caused by abuse of a synthetic cannabinoid N-1-naphthalenyl-1-pentyl-1H-indole-3-carboxamide. *Forensic Toxicology, 33*(1), 165–169.

Seely, K. A., Lapoint, J., Moran, J. H., & Fattore, L. (2012). Spice drugs are more than harmless herbal blends: A review of the pharmacology and toxicology of synthetic cannabinoids. *Progress in Neuro-Psychopharmacology and Biological Psychiatry, 39*(2), 234–243.

Shevyrin, V., Melkozerov, V., Nevero, A., Eltsov, O., Morzherin, Y., & Shafran, Y. (2013). Identification and analytical properties of new synthetic cannabimimetics bearing 2,2,3,3-tetramethylcyclopropanecarbonyl moiety. *Forensic Science International, 226*(1), 62–73.

Showalter, V. M., Compton, D. R., Martin, B. R., & Abood, M. E. (1996). Evaluation of binding in a transfected cell line expressing a peripheral cannabinoid receptor (CB2): Identification of cannabinoid receptor subtype selective ligands. *Journal of Pharmacology and Experimental Therapeutics, 278*(3), 989–999.

Sobolevsky, T., Prasolov, I., & Rodchenkov, G. (2012). Detection of urinary metabolites of AM-2201 and UR-144, two novel synthetic cannabinoids. *Drug Testing and Analysis, 4*(10), 745–753.

Thomsen, R., Nielsen, L. M., Holm, N. B., Rasmussen, H. B., & Linnet, K. (2014). Synthetic cannabimimetic agents metabolized by carboxylesterases. *Drug Testing and Analysis, 7*(7), 565–576.

Tomiyama, K. I., & Funada, M. (2014). Cytotoxicity of synthetic cannabinoids on primary neuronal cells of the forebrain: The involvement of cannabinoid CB receptors and apoptotic cell death. *Toxicology and Applied Pharmacology, 274*(1), 17–23.

Tsujikawa, K., Yamamuro, T., Kuwayama, K., Kanamori, T., Iwata, Y. T., & Inoue, H. (2014). Thermal degradation of a new synthetic cannabinoid qupic during analysis by gas chromatography-mass spectrometry. *Forensic Toxicology, 32*(2), 201–207.

Uchiyama, N., Kawamura, M., Kikura-Hanajiri, R., & Goda, Y. (2012a). URB-754: A new class of designer drug and 12 synthetic cannabinoids detected in illegal products. *Forensic Science International, 227*(1–3), 21–32.

Uchiyama, N., Kikura-Hanajiri, R., Matsumoto, N., Huang, Z.-L., Goda, Y., & Urade, Y. (2012b). Effects of synthetic cannabinoids on electroencephalogram power spectra in rats. *Forensic Science International, 215*(1), 179–183.

Weissman, A., Milne, G. M., & Melvin, L. S. (1982). Cannabimimetic activity from CP-47,497, a derivative of 3-phenylcyclohexanol. *Journal of Pharmacology and Experimental Therapeutics, 223*(2), 516–523.

Westin, A. A., Frost, J., Brede, W. R., Gundersen, P. O. M., Einvik, S., Aarset, H., et al. (2016). Sudden cardiac death following use of the synthetic cannabinoid MDMB-CHMICA. *Journal of Analytical Toxicology, 40*(1), 86–87.

Wiebelhaus, J. M., Poklis, J. L., Poklis, A., Vann, R. E., Lichtman, A. H., & Wise, L. E. (2012). Inhalation exposure to smoke from synthetic „marijuana" produces potent cannabimimetic effects in mice. *Drug and Alcohol Dependence, 126*(3), 316–323.

Wiley, J. L., Compton, D. R., Dai, D., Lainton, J. A., Phillips, M., Huffman, J. W., et al. (1998). Structure-activity relationships of indole-and pyrrole-derived cannabinoids. *Journal of Pharmacology and Experimental Therapeutics, 285*(3), 995–1004.

Wiley, J. L., Marusich, J. A., Martin, B. R., & Huffman, J. W. (2012a). 1-pentyl-3-phenylacetylindoles and JWH-018 share in vivo cannabinoid profiles in mice. *Drug and Alcohol Dependence, 123*(1–3), 148–153.

Wiley, J. L., Smith, V. J., Chen, J., Martin, B. R., & Huffman, J. W. (2012b). Synthesis and pharmacology of 1-alkyl-3-(1-naphthoyl)indoles: Steric and electronic effects of 4- and 8-halogenated naphthoyl substituents. *Bioorganic & Medicinal Chemistry, 20*(6), 2067–2081.

Wiley, J. L., Marusich, J. A., Lefever, T. W., Grabenauer, M., Moore, K. N., & Thomas, B. F. (2013). Cannabinoids in disguise: Δ9-tetrahydrocannabinol-like effects of tetramethylcyclopropyl ketone indoles. *Neuropharmacology, 75*, 145–154.

Wiley, J. L., Marusich, J. A., & Huffman, J. W. (2014). Moving around the molecule: Relationship between chemical structure and in vivo activity of synthetic cannabinoids. *Life Sciences, 97*(1), 55–63.

Wiley, J. L., Marusich, J. A., Lefever, T. W., Antonazzo, K. R., Wallgren, M. T., Cortes, R. A., et al. (2015). AB-CHMINACA, AB-PINACA, and FUBIMINA: Affinity and potency of novel synthetic cannabinoids in producing Δ9-tetrahydrocannabinol-like effects in mice. *Journal of Pharmacology and Experimental Therapeutics, 354*(3), 328–339.

Wohlfarth, A., Pang, S., Zhu, M., Gandhi, A. S., Scheidweiler, K. B., Liu, H.-f., et al. (2013a). First metabolic profile of XLR-11, a novel synthetic cannabinoid, obtained by using human hepatocytes and high-resolution mass spectrometry. *Clinical Chemistry, 59*(11), 1638–1648.

Wohlfarth, A., Scheidweiler, K. B., Chen, X., Liu, H. F., & Huestis, M. A. (2013b). Qualitative confirmation of 9 synthetic cannabinoids and 20 metabolites in human urine using LC-MS/MS and library search. *Analytical Chemistry, 85*(7), 3730–3738.

Wohlfarth, A., Gandhi, A. S., Pang, S., Zhu, M., Scheidweiler, K. B., & Huestis, M. A. (2014). Metabolism of synthetic cannabinoids PB-22 and its 5-fluoro analog, 5F-PB-22, by human hepatocyte incubation and high-resolution mass spectrometry. *Analytical and Bioanalytical Chemistry, 406*(6), 1763–1780.

Yan, G., Yin, D., Khanolkar, A. D., Compton, D. R., Martin, B. R., & Makriyannis, A. (1994). Synthesis and pharmacological properties of 11-hydroxy-3-(1′,1′-dimethylheptyl)hexahydrocannabinol: A high affinity cannabinoid agonist. *Journal of Medicinal Chemistry, 37*(16), 2619–2622.

Endogene Cannabinoide und das Endocannabinoidsystem

Franjo Grotenhermen

Zusammenfassung

Das Endocannabinoidsystem mit seinen endogenen Cannabinoiden, Cannabinoid- und anderen Rezeptoren sowie Proteinen, die für die Biosynthese und den Abbau von Endocannabinoiden wie Anandamid (*N*-Arachidonoylethanolamid) und 2-AG (2-Arachidonoylglycerol) verantwortlich sind, übt im zentralen Nervensystem und in vielen anderen Organen wichtige biologische Funktionen aus. Heute sind etwa 200 endocannabinoidähnliche Substanzen bekannt. Störungen der normalen Funktionsweise dieses Neurotransmittersystems können zu Beeinträchtigungen von Organfunktionen führen, wie beispielsweise Störungen der Hirnleistungsfähigkeit, von Fortpflanzungs-, Immun- und Magendarmfunktionen. Seine Hauptfunktion besteht in der Hemmung der Freisetzung anderer Neurotransmitter. Bei Erkrankungen kann eine spezifische Beeinflussung des Endocannabinoidsystems, beispielsweise durch eine Hemmung des Abbaus von Endocannabinoiden oder die Zufuhr pflanzlicher Cannabinoide, die an Cannabinoidrezeptoren binden oder die Konzentration von Endocannabinoiden beeinflussen, von Nutzen sein.

Schlüsselwörter

Endocannabinoid · Endocannabinoidsystem · Cannabinoidrezeptor · Anandamid · 2-Arachidonoylglycerol · Arachidonoylethanolamid · Endogenes Cannabinoid · Neurotransmitter · Cannabis

Inhalt

1 Einleitung 411
2 Erste Schritte der Erforschung des Endocannabinoidsystems 412
3 Cannabinoidrezeptoren 412
4 Funktionsweise der Endocannabinoide 414
5 Synthese und Abbau der Endocannabinoide 415
6 Weniger gut erforschte Endocannabinoide ... 416
7 Funktionen der Endocannabinoide 416
Literatur 419

1 Einleitung

Mitte der 1980er-Jahre begann die Erforschung eines endogenen Cannabinoidsystems mit spezifischen Rezeptoren, endogenen Liganden sowie Enzymen zur Biosynthese und zum Katabolismus der Endocannabinoide. Dieses Endocannabinoidsystem ist phylogenetisch sehr alt und wurde unter anderem nicht nur bei Säugetieren, sondern auch bei anderen Wirbeltieren – Vögeln und Fischen – nachgewiesen (Elphick

F. Grotenhermen (✉)
Chemiepark Knapsack, nova-Institut GmbH, Hürth, Deutschland
E-Mail: franjo.grotenhermen@nova-institut.de

© Springer-Verlag GmbH Deutschland 2018
M. von Heyden et al. (Hrsg.), *Handbuch Psychoaktive Substanzen*, Springer Reference Psychologie, https://doi.org/10.1007/978-3-642-55125-3_39

2012). Während Cannabinoid-1- und Cannabinoid-2-Rezeptoren nur in Wirbeltieren vorkommen, finden sich Enzyme zur Produktion und zum Abbau von Endocannabinoiden im gesamten Tierreich (Elphick 2012). Das Endocannabinoidsystem ist an vielen Körperfunktionen beteiligt (Übersichten: Maccarrone et al. 2015; Mechoulam 2013). Das Verständnis dieses Regulationssystems ermöglicht es, auch die Wirkungsweise von Cannabisprodukten bzw. einzelner Cannabinoide der Hanfpflanze und synthetischer Modulatoren des Endocannabinoidsystems zu verstehen.

2 Erste Schritte der Erforschung des Endocannabinoidsystems

Die moderne Cannabinoidforschung, die vor etwa 50 Jahren begann, wurde zunächst initiiert, um die Wirkung einer illegalen Droge zu verstehen. Nachdem die Chemie der Hanfpflanze (Cannabis sativa L.) und die pharmakologischen und psychologischen Wirkungen von THC, ihres wichtigsten Inhaltsstoffes, in den 60er- und 70er-Jahren zumindest teilweise verstanden waren, veränderte sich das Forschungsfeld. Ab Mitte der 80er begann die Erforschung der Wirkungsweise von THC und anderer Cannabinoide im Körper und damit die Entdeckung des Endocannabinoidsystems. Bald wurde klar, dass sein Verständnis einen neuen Blick auf grundlegende biologische Prozesse während Gesundheit und Krankheit sowie die Funktionsweise des Gehirns eröffnet.

Im Jahr 1964 gelang die vollständige Aufklärung der chemischen Struktur des Delta-9-Tetrahydrocannabinol (THC). Etwa 30 Jahre später wurden die ersten körpereigenen Cannabinoide entdeckt, N-Arachidonoylethanolamid (Anandamid, AEA) im Jahr 1992 (Devane et al. 1992) und 2-Arachidonoylglycerol (2-AG) im Jahr 1995 (Mechoulam et al. 1995).

3 Cannabinoidrezeptoren

Ursprünglich war man davon ausgegangen, dass THC über nicht spezifische Mechanismen auf Zellmembranen wirkt, indem es beispielsweise wie Alkohol ihre Fluidität und Permeabilität verändert. Mitte der 80er-Jahre änderte sich diese Sichtweise, da es vermehrt Hinweise auf eine hohe Stereospezifität der Wirkungen synthetischer Cannabinoide gab. Schließlich konnte eine Arbeitsgruppe 1987 nachweisen, dass es in der Tat spezifische Bindungsstellen im Gehirn für THC geben muss (Devane et al. 1988). Ihre Verteilung im Gehirn stimmte mit den pharmakologischen Eigenschaften von THC und synthetischen Cannabinoiden, die psychische Wirkungen verursachen, überein. Im Jahr 1990 gelang es schließlich, die chemische Struktur des ersten Cannabinoidrezeptors zu entschlüsseln (Matsuda et al. 1990). Es handelt sich um einen Zellmembranrezeptor aus der Gruppe der G-Protein-gekoppelten Rezeptoren (GPCR), auch metabotrope Rezeptoren genannt, der die intrazelluläre Adenylatcyclase-Aktivität hemmt. GPCR stellen mit mehr als 1000 Mitgliedern die größte Proteinfamilie dar. Drei Jahre später wurde ein zweiter Cannabinoid-Rezeptor in der Milz nachgewiesen (CB_2-Rezeptor) (Munro et al. 1993). Wie alle GPCR besitzen CB-Rezeptoren sieben transmembrane Domäne, Bereiche mit stabiler Faltungsstruktur (siehe Abb. 1).

3.1 Der Cannabinoid-1-Rezeptor

Zunächst bestand die Annahme, dass der CB_1-Rezeptor nur im zentralen Nervensystem zu finden ist, so dass er als Gehirn-Cannabinoidrezeptor betrachtet wurde. Er zählt zu den häufigsten GPC-Rezeptoren im Gehirn (Mechoulam und Parker 2013), kommt jedoch in vielen weiteren Organen und Geweben vor (Endokrine Drüsen, Speicheldrüsen, Leukozyten, Milz, Herz, Respirationstrakt, Haut, Knochen, Reproduktionsorgane, ableitende Harnwege, Magendarmtrakt), wenn seine Konzentration in einigen dieser Organe auch relativ niedrig ist. Die höchsten Konzentrationen finden sich unter anderem in den Basalganglien des Gehirns, die eine Rolle bei der Koordination von Bewegungen spielen, und im Hippocampus, der wichtig für die Umwandlung kurzzeitiger Informationen in langzeitige Gedächtnisinhalte und für die räumliche Orientierung ist.

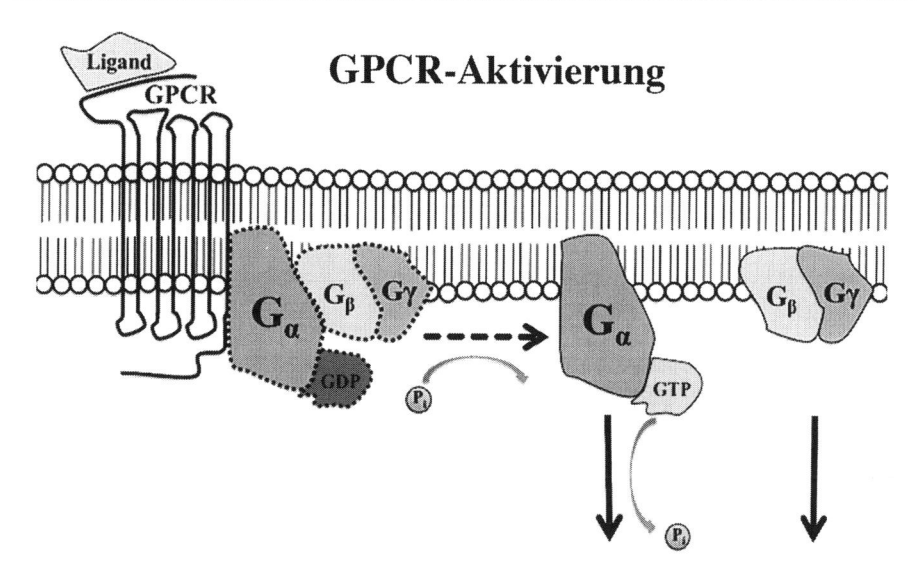

Abb. 1 Schematische Darstellung eines GPCR (G-Protein-gekoppelten Rezeptors) (modifiziert nach einer Grafik in: Belmonte und Blaxall 2011). Im Falle von Cannabinoidrezeptoren sind die endogenen Liganden Endocannabinoide

Niedrig ist dagegen die Konzentration von CB_1-Rezeptoren im Hirnstamm, das unter anderem für die Kontrolle elementarer Lebensfunktionen, wie Atmung und Kreislauf, verantwortlich ist (Hu und Mackie 2015). Man geht davon aus, dass es bei Gesunden keine Todesfälle durch eine Überdosis Cannabis oder THC gibt, weil die Funktionen des Hirnstammes selbst durch eine extreme Überdosierung nicht erheblich beeinträchtigt werden können.

3.2 Die Schutzfunktion des CB_1-Rezeptors

Der CB_1-Rezeptor findet sich primär in der Präsynapse zentraler und peripherer Nervenzellen. Diese Lokalisation erleichtert seine Hemmung der Neurotransmitterfreisetzung, die Hauptfunktion des Endocannabinoidsystems (Mechoulam und Parker 2013). Durch die Aktivierung von CB_1-Rezeptoren wird eine Überaktivität aller anderen Neurotransmitter (Acetylcholin, Dopamin, γ-Aminobuttersäure (GABA), Histamin, Serotonin, Glycin, Glutamat, Noradrenalin) gehemmt (siehe Tab. 1). Das Endocannabinoidsystem übt auf diese Weise vielfältige Schutzfunktionen vor Übererregungen von Neuronen aus. Das erklärt das breite therapeutische Wirkungsspektrum von THC bzw. Cannabis. Wenn THC an CB1-Rezeptoren bindet, dann werden zu viel Aktivität in Schmerzregelkreisen des Gehirns, beispielsweise im periaquäduktalen Grau, gehemmt und Schmerzen gelindert. Wenn im Brechzentrum der Formatio reticularis und anderen Regionen, die für Übelkeit und Erbrechen verantwortlich sind, eine zu hohe Aktivität an Neurotransmittern auftritt, dann kann eine Aktivierung des CB_1-Rezeptors diese erhöhte emetische Aktivität reduzieren. Durch ähnliche Mechanismen werden ein erhöhter Muskeltonus, eine verstärkte Krampfneigung, Angststörungen, Zwangsstörungen, ein Spasmus der Bronchien und weitere Krankheitssymptome gehindert.

3.3 Der Cannabinoid-2-Rezeptor

Die menschlichen CB_1- und CB_2-Rezeptoren besitzen eine Aminosäurenübereinstimmung von 44 %. Der CB_2-Rezeptor findet sich auf Immunzellen, vor allem T-Lymphozyten, Makrophagen, B-Lymphozyten und blutbildenden Zellen und im gesamten Gehirn auf verschiedenen Zellen, vor

Tab. 1 Neurotransmitterfunktionen unter Kontrolle des Endocannabinoidsystems (Baker et al. 2003)

Neurotransmitter	Entsprechende Störung
Erregende Aminosäuren	
Glutamat	Epilepsie, Nervenzelltod bei Ischämie und Hypoxie (Schlaganfall, Schädel-Hirn-Trauma, Schädigung durch Nervengas)
Hemmende Aminosäuren	
GABA (Gamma-Amino-Buttersäure)	Störungen der Funktion des Rückenmarks, Epilepsie, Angst
Glycin	Schreckhaftigkeits-Syndrome
Monoamine	
Noradrenalin	Autonome Homöostase, Hormone, Depressionen
Serotonin	Depressionen, Angst, Migrain, Erbrechen
Dopamin	Parkinson-Erkrankung, Schizophrenie, Erbrechen, Epiphysenhormone, Drogenabhängigkeit
Azetylcholin	Neuromuskuläre Störungen, Autonome Homöostase (Herzfrequenz, Blutdruck), Demenz, Parkinsonismus, Epilepsie, Schlaf-Wach-Rhythmus
Neuropeptide (Endorphine, Enkephaline)	Schmerzen, Bewegung, neurale Entwicklung, Angst

allem auf Mikroglia-Zellen (Onaivi et al. 2008). Im Magendarmtrakt sind sie beteiligt an der Regulierung der Entzündungsaktivität (Wright et al. 2008). Säugetiere besitzen ein hoch entwickeltes Immunsystem, das sie vor potenziell schädlichen äußeren Einflüssen schützt und darauf abzielt, den Schaden zu verhindern, abzuschwächen und zu reparieren. Das Endocannabinoidsystem stellt über seine CB_2-Rezeptoren einen Teil dieses Schutzmechanismus dar.

4 Funktionsweise der Endocannabinoide

Die Entdeckung von Cannabinoidrezeptoren legte nahe, dass es körpereigene Substanzen gibt, die an diese Rezeptoren binden. Das erste, im Jahr 1992 nachgewiesene endogene Cannabinoid Anandamid bzw. *N*-Arachidonoylethanolamid (AEA) ist ein Amid der Arachidonsäure, das zweite, im Jahr 1995 entdeckte Endocannabinoid 2-Arachidonoylglycerol (2-AG) ein Ester aus Arachidonsäure und Glycerol. Es wurde in der Folge eine Vielzahl weiterer Anandamid-ähnlicher Verbindungen entdeckt, sie sind bisher jedoch noch nicht oder kaum erforscht. Im Gegensatz zu den meisten Neurotransmittern werden Endocannabinoide nicht von der präsynaptischen Nervenzelle produziert, die ein Signal an eine andere Nervenzelle weitergibt, sondern von der postsynaptischen Nervenzelle, die das Signal empfängt. Endocannabinoide werden permanent produziert, das Endocannabinoidsystem ist „tonisch aktiv". Vor allem wenn das Signal zwischen den zwei beteiligten Nervenzellen stark, also die Konzentration anderer Neurotransmitter groß ist, werden verstärkt Endocannabinoide in der postsynaptischen Nervenzelle gebildet und in den synaptischen Spalt abgegeben, was über die Aktivierung von Cannabinoid-Rezeptoren auf der präsynaptischen Nervenzelle diese übermäßige Neurotransmitter-Aktivität reduziert (siehe Abb. 2). Man spricht daher von retrograder Hemmung. Endocannabinoide werden im Gegensatz zu anderen Neurotransmittern nicht in Vesikeln der Nervenzellen gespeichert und bei Bedarf abgegeben, sondern auf Abruf aus Lipid-Vorstufen in den Membranen produziert.

Verschiedene Endocannabinoide können nicht nur an Cannabinoid-Rezeptoren binden, sondern auch an den GPR55-Rezeptor (G-Protein-gekoppelter Rezeptor 55) und weitere „orphane"-Rezeptoren (GPR119, GPR18), an den Vanilloid-

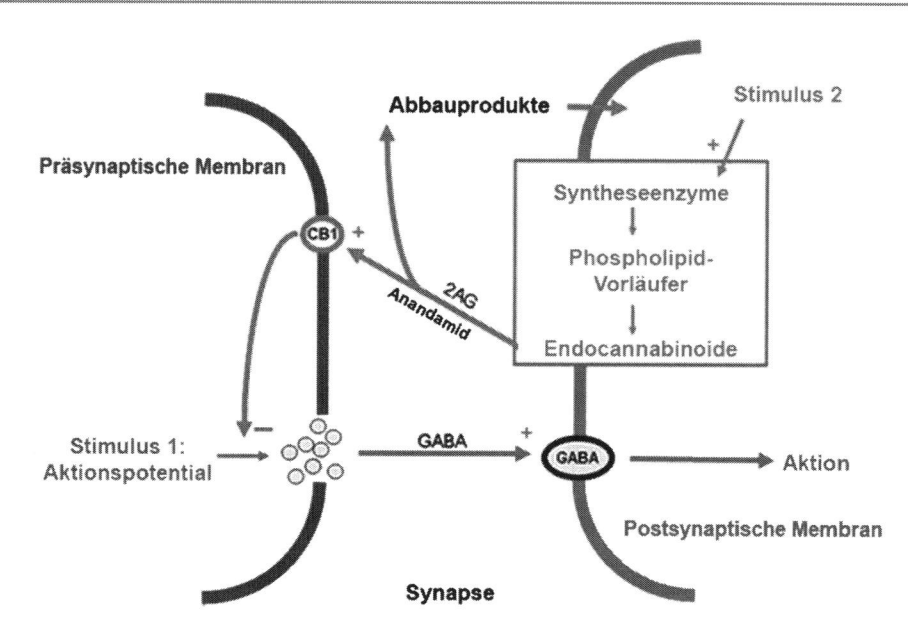

Abb. 2 Endocannabinoide, die in der postsynaptischen Zelle produziert werden, hemmen retrograd durch die Aktivierung von Cannabinoidrezeptoren die Neurotransmitterfreisetzung – in der Abbildung GABA – von der präsynaptischen Zelle (modifiziert nach einer Grafik von: de Kloet und Woods 2009)

Rezeptor Typ 1, auch TrpV1 genannt. Andere Bindungsstellen für Endocannabinoide wie der PPAR-Gamma (Peroxisom-Proliferator-aktivierter Rezeptor-Gamma), befinden sich im Zellkern. Die Bezeichnung von Anandamid, das auch an den TrpV1 bindet, als „Endocannabinoid" ist daher nur ein Teil der physiologischen Realität. Man könnte das Molekül auch als „Endovanilloid" bezeichnen.

Abb. 3 N-Arachidonoylethanolamid (AEA, Anandamid), ein 1992 entdecktes Endocannabinoid

5 Synthese und Abbau der Endocannabinoide

Anandamid (AEA) (siehe Abb. 3) wird vor allem durch die aufeinanderfolgende Aktivität der N-Acyltransferase (NAT) und N-Acylphosphatidylethanalamin-spezifische Phospholipase D (NAPE-PLD) aus in den Membranen befindlichen Phospholipid-Vorstufen gebildet. Dagegen wird die Synthese von 2-AG (2-Arachidonoylglycerol) (siehe Abb. 4) durch Diacylglycerol-Lipase (DAGL) katalysiert. Im Gegensatz zu exogen aufgenommenen Cannabinoiden werden die

Abb. 4 2-Arachidonylglycerol (2-AG), ein 1995 entdecktes Endocannabinoid

durch Endocannabinoide vermittelten Wirkungen schnell durch deren, vor allem hydrolytischen Abbau beendet.

Das wichtigste Protein für die Hydrolyse von Anandamid ist die Fettsäureamidhydrolase (FAAH) und für die Hydrolyse von 2-AG Monoacylglycerollipase (MAGL), aber in geringerem Umfang auch FAAH. Alternativ zur Hydrolyse können AEA und 2-AG auch oxidiert werden, durch Cyclocoxygenase-2 (COX-2), bestimmte Lipoxygenasen (LOX) oder Cytochrom P-450 (CYP) (Maccarrone et al. 2015). Der Tonus des Endocannabinoidsystems kann durch FAAH- bzw. MAGL-Hemmer gesteigert werden, was von therapeutischem Nutzen sein könnte.

6 Weniger gut erforschte Endocannabinoide

Es gibt etwa 200 Anandamid-ähnliche Substanzen, die im Gehirn entdeckt wurden. Nur von wenigen wurde bisher ihre Wirkung untersucht. Bei denen, die untersucht wurden, konnten recht unterschiedliche pharmakologische Effekte festgestellt werden. So hat beispielsweise Arachidonoylserin gefäßerweiternde Eigenschaften und wirkt neuroprotektiv. Nach traumatischer Hirnverletzung fördert es die Neubildung von Nervenzellen (Cohen-Yeshurun et al. 2013). Seine Wirkung scheint indirekt über den CB_2-Rezeptor vermittelt zu werden. 2-Arachidonylglyceryläther (Noladinäther) bindet an den CB_1-Rezeptor und verursacht Sedierung, Hypothermie, Reduzierung der Darmbewegungen und Analgesie (Hanus et al. 2001). Virodhamin (O-Arachidonoylethanolamid, OAE) verhält sich wie ein CB_1-Rezeptorantagonist (Porter et al. 2002). Oleoylserin weist Wirkungen gegen die Osteoporose auf (Smoum et al. 2010). Oleoylethanolamid reguliert die Nahrungsaufnahme und das Körpergewicht (Fu et al. 2011). Stearoylethanolamid weist apoptotische Aktivitäten auf, fördert also den programmierten Zelltod. Zudem weist es appetithemmende Eigenschaften auf (Terrazzino et al. 2004). Palmitoylethanolamid wirkt entzündungshemmend und könnte neuroprotektiv beim Schlaganfall sein (Naccarato et al. 2010). Arachidonoylglycin wirkt analgetisch (Bradshaw et al. 2009). Arachidonoyldopamin (NADA) beeinflusst die Signalgebung dopaminerger Nervenzellen durch die Aktivierung von Cannabinoid- und Vanilloidrezeptoren (Marinelli et al. 2007).

7 Funktionen der Endocannabinoide

Endocannabinoide üben im zentralen Nervensystem und pheripheren Organen und Geweben eine Vielzahl physiologischer Funktionen aus. Es muss einen Grund geben, warum unser Körper so viele unterschiedliche Endocannabinoide produziert und nicht nur einige wenige. Man kann beispielsweise darüber spekulieren, ob unterschiedliche Konzentrationen von Endocannabinoiden mit ihren subtilen physiologischen und psychologischen Wirkungen im Gehirn mitverantwortlich für unterschiedliche Persönlichkeitsstrukturen sind (Mechoulam und Parker 2013).

7.1 Funktionen der Endocannabinoide im Gehirn

Das Endocannabinoidsystem spielt im Gehirn eine Rolle bei Angst und Depressionen, bei der Neubildung von Nervenzellen (Neurogenese), es wirkt auf das Belohnungssystem des Gehirns und hat damit einen Einfluss auf die Abhängigkeit von Drogen und andere Abhängigkeiten (Übersicht: Mechoulam und Parker 2013). Das Endocannabinoidsystem beeinflusst unsere kognitive Leistungsfähigkeit, die Lernfähigkeit und das Gedächtnis. In diesem Zusammenhang wird die Auslöschung (Extinktion) unangenehmer Erfahrungen durch das Endocannabinoidsystem bei der Therapie der posttraumatischen Belastungsstörung genutzt. Die Wirkungen von Endocannabinoiden im Gehirn werden vor allem über CB_1-Rezeptoren vermittelt, zum Teil auch über CB_2-Rezeptoren.

Eine der wichtigsten Funktionen des Endocannabinoidsystems im Gehirn ist die Regulation eines Systems, das der Stressbewältigung dient.

Interessanterweise könnte der Gedächtnisverlust im Alter durch die Aktivierung des Endocannabinoidsystems verringert werden. So zeigten Mäuse, die keine CB_1-Rezeptoren besitzen, beschleunigte altersabhängige Defizite der geistigen Leistungsfähigkeit (Bilkei-Gorzo et al.

2005). Sie verloren zudem wichtige Nervenzellen im Hippocampus, was von einer Entzündung der Neuronen begleitet war. Diese Befunde legen nahe, dass CB_1-Rezeptoren im Hippocampus vor einer altersbedingten Abnahme der kognitiven Leistungsfähigkeit schützen könnten.

7.2 Funktion der Endocannabinoide im Herzkreislaufsystem

Das Endocannabinoidsystem spielt eine wichtige Rolle bei der Entwicklung oder dem Fortschreiten von Herz-Kreislauf-Erkrankungen (Übersicht: O'Sullivan 2015). Bei diesen Erkrankungen ist das Endocannabinoidsystem gestört. Die Aktivierung von CB_1-Rezeptoren hat im Allgemeinen negative Auswirkungen auf Verletzungen und Entzündungen im Herzkreislaufsystem, während die Aktivierung von CB_2-Rezeptoren diese schädlichen Effekte eher abschwächt. Beispielsweise gibt es Hinweise, dass die Aktivierung von CB_1-Rezeptoren zur Entwicklung und zum Fortschreiten der Arteriosklerose beiträgt, während die Aktivierung von CB_2-Rezeptoren protektive Auswirkungen hat. Ähnliche gegensätzliche Wirkungen wurden im Tierexperiment für Herzinfarkt und Schlaganfall beobachtet.

7.3 Funktion der Endocannabinoide im Magen-Darm-Trakt

Nahezu alle gastrointestinalen Funktionen werden durch Endocannabinoide reguliert, und das Endocannabinoidsystem ist entscheidend für die Kontrolle metabolischer Funktionen durch das zentrale Nervensystem (Übersicht: Maccarone et al. 2015). Auf Nervenzellen, Zellen der Schleimhaut, der Enterozyten, der Drüsenzellen und der Immunzellen des Magen-Darm-Trakts finden sich reichlich Cannabinoid-Rezeptoren.

Die Aktivierung von CB_1-Rezeptoren stimuliert die Darmbewegungen, unterdrückt die Sekretion von Säure und Flüssigkeit und verursacht eine Weitung der Blutgefäße, die den Darm versorgen. Die Aktivierung von CB_1-Rezeptoren auf Hormonzellen im Darm aktiviert Substanzen wie Cholezystokinin, die Hunger signalisieren (Sykaras et al. 2012). Die Aktivierung des CB_2-Rezeptors kann bei Darmerkrankungen die Darmbeweglichkeit normalisieren, was beispielsweise bei Reizdarm genutzt werden könnte.

7.4 Funktion der Endocannabinoide in der Leber

In der gesunden Leber ist die Zahl der Cannabinoidrezeptoren gering. Bei Lebererkrankungen nimmt sie jedoch zu. Werden Tiere fettreich ernährt, so wird die Fettproduktion durch die Leber angeregt. Das fördert Übergewicht und die Ausbildung einer Fettleber (Übersicht: Maccarrone et al. 2015). Dazu sind CB_1-Rezeptoren erforderlich. Bei einer Leberzirrhose ist die Zahl der CB_1-Rezeptoren in der Leber deutlich erhöht, vor allem in Endothelzellen. Sie fördern die Weitung der Blutgefäße, was bei Patienten mit Leberzirrhose eine Flüssigkeitsansammlung im freien Bauchraum (Ascites) fördert. Die Aktivierung von CB_2-Rezeptoren hat dagegen offenbar positive Wirkungen bei Lebererkrankungen. So hemmt ihre Aktivierung Entzündungen im Rahmen einer alkoholischen Fettleber (Louvet et al. 2011). Es ist offensichtlich so, dass CB_1- und CB_2-Rezeptoren in der Leber gegensätzliche Wirkungen ausüben.

7.5 Funktion der Endocannabinoide im Immunsystem

Endocannabinoide sind an der Kommunikation zwischen verschiedenen Immunzellen wie B- und T- Lymphozyten beteiligt (Übersicht: Maccarrone et al. 2015). Sie beeinflussen die Produktion von Zytokinen, Chemokinen und anderen Botenstoffen im Immunsystem. Zellen des Immunsystems exprimieren vor allem CB_2-Rezeptoren und weniger CB_1-Rezeptoren. Ihre Aktivierung hemmt die Wanderung von Immunzellen und die Freisetzung proinflammatorischer Zytokine, wie TNF-Alpha (Tumor-Nekrose-Faktor-Alpha) und IFN-Gamma (Interferon-Gamma) (Cencioni et al. 2010).

Heute werden bei der Therapie chronisch-entzündlicher Erkrankungen wie Rheuma, Psoriasis und Colitis ulcerosa „Biologika" eingesetzt, die solche entzündungsfördernden Botenstoffe hemmen.

7.6 Funktion der Endocannabinoide in der Muskulatur

Muskelzellen produzieren ebenfalls Endocannabinoide und auf ihrer Oberfläche befinden sich CB_1- und CB_2-Rezeptoren (Übersicht: Maccarrone et al. 2015). Das Endocannabinoidsystem ist sowohl an der Kontrolle des Energiestoffwechsels in der Muskulatur als auch an der Bildung von Muskelfasern beteiligt. So wurde beobachtet, dass das Endocannabinoidsystem in der Muskulatur bei Übergewicht verstärkt aktiv ist. Diese Überaktivität führt offenbar dazu, dass die Insulin-Resistenz der Muskulatur gefördert und der Glukose-Stoffwechsel gestört wird sowie sich Fettsäuren ansammeln.

7.7 Funktion der Endocannabinoide in den Knochen

Das Endocannabinoidsystem ist an der Regulierung der Knochenverlängerung beim Wachstum als auch bei späteren Knochenveränderungen beteiligt (Übersicht: Maccarrone et al. 2015). Es beeinflusst das Wachstum von und die Kommunikation zwischen Knochenzellen. Das Skelettsystem passt sich ständig mechanischen Anforderungen, etwa bei sportlicher Tätigkeit oder Bettlägerigkeit, an und wird ständig umgebaut. Knochen wird ständig durch Osteoklasten abgebaut und durch Osteoblasten neu gebildet. Knochenzellen produzieren Anandamid und 2-AG, und sie erreichen im Knochengewebe so hohe Konzentrationen wie im Gehirn. Eine Aktivierung von CB_2-Rezeptoren führt zu einer verstärkten Bildung von Osteoblasten. Interessanterweise haben Mäuse ohne CB_2-Rezeptoren eine geringere Knochendichte mit einem verstärkten Knochenumbau. Diese Situation erinnert an die Osteoporose beim Menschen. Die Aktivierung von CB_2-Rezeptoren führt offenbar zu einem verstärkten Knochenwachstum, was auf ein therapeutisches Potenzial bei Osteoporose hindeutet (Ofek et al. 2006).

7.8 Funktion der Endocannabinoide bei der Reproduktion

Das Endocannabinoidsystem ist am Erhalt der normalen Spermienfunktion und damit der männlichen Fruchtbarkeit beteiligt (Übersicht: Maccarrone et al. 2015). Es könnte sein, dass sich durch die Beeinflussung des Endocannabinoidsystems die Fruchtbarkeit bei Männern verbessern lässt, die an unterschiedlichen Störungen der Spermienfunktion leiden.

Es gibt Hinweise, nach denen Cannabis auch die Fortpflanzung bei Frauen beeinflussen kann. Die Konzentrationen von Anandamid und des CB_1-Rezeptors sind in der Gebärmutter von Mäusen in Phasen höher, in denen keine Einnistung befruchteter Eizellen stattfinden kann, und niedriger, wenn eine Einnistung möglich ist. Dies legt nahe, dass eine gut ausbalancierte Signalgebung im Endocannabinoidsystem wichtig für die Einnistung von Eizellen ist. Das Endocannabinoidsystem ist für weitere Phasen der weiblichen Fortpflanzung von Bedeutung, darunter den Embryotransport vor der Einnistung, die Schwangerschaft sowie für die Geburt.

Die Befruchtungsfähigkeit von Spermien wird durch die Bindung von Anandamid an den CB_1-Rezeptor der Samenzellen gefördert, denn diese Bindung verursacht die Akrosom-Redaktion, die es dem Spermium ermöglicht, in die Eizelle einzudringen. Andererseits wurde gezeigt, dass Endocannabinoide aufgrund ihrer entzündungshemmenden und antioxidativen Eigenschaften bei Männern mit unerklärlicher Unfruchtbarkeit von Nutzen sein könnten, indem sie die Spermienbeweglichkeit verbessern.

7.9 Funktion der Endocannabinoide in der Haut

Das Endocannabinoidsystems spielt eine Schlüsselrolle bei der Regulierung biologischer Prozesse der Haut (Übersicht: Bíró et al. 2009). Viele Bereiche der Haut, wie Haarfolikel, Talgdrüsen, Schweißdrüsen und die Hautzellen selbst produzieren Endocannabinoide. In den meisten Hautzelltypen wurden auch CB_1- und CB_2-Rezeptoren nachgewiesen. Anandamid hemmt die Vermehrung menschlicher Keratozyten, Zellen in der Hornhaut, durch Aktivierung von CB_1-Rezeptoren. CB_1-Rezeptoren kontrollieren auch die Bildung von Melanin, die zur Bräunung der Haut führt, in den Melanozyten. Cannabinoide hemmen die Vermehrung von überaktiven Keratozyten, was bei Psoriasis und Neurodermitis von Nutzen sein könnte (Bíró et al. 2009).

Literatur

Baker, D., Pryce, G., Giovannoni, G., & Thompson, A. J. (2003). The therapeutic potential of cannabis. *Lancet Neurology, 2*(5), 291–298.

Belmonte, S. L., & Blaxall, B. C. (2011). G protein coupled receptor kinases as therapeutic targets in cardiovascular disease. *Circulation Research, 109*(3), 309–319.

Bilkei-Gorzo, A., Racz, I., Valverde, O., Otto, M., Michel, K., Sastre, M., et al. (2005). Early age-related cognitive impairment in mice lacking cannabinoid CB1 receptors. *Proceedings of the National Academy of Sciences of the United States of America, 102*(43), 15670–15675.

Bíró, T., Tóth, B. I., Haskó, G., Paus, R., & Pacher, P. (2009). The endocannabinoid system of the skin in health and disease: Novel perspectives and therapeutic opportunities. *Trends in Pharmacological Sciences, 30*(8), 411–420.

Bradshaw, H. B., Rimmerman, N., Hu, S. S., Burstein, S., & Walker, J. M. (2009). Novel endogenous N-acyl glycines identification and characterization. *Vitamins and Hormones, 81*, 191–205.

Cencioni, M. T., Chiurchiù, V., Catanzaro, G., Borsellino, G., Bernardi, G., Battistini, L., et al. (2010). Anandamide suppresses proliferation and cytokine release from primary human T-lymphocytes mainly via CB2 receptors. *Public Library of Science One, 5*(1), e8688.

Cohen-Yeshurun, A., Willner, D., Trembovler, V., Alexandrovich, A., Mechoulam, R., Shohami, E., et al. (2013). N-arachidonoyl-L-serine (AraS) possesses proneurogenic properties in vitro and in vivo after traumatic brain injury. *Journal of Cerebral Blood Flow and Metabolism, 33*(8), 1242–1250.

de Kloet, A. D., & Woods, S. C. (2009). Minireview: Endocannabinoids and their receptors as targets for obesity therapy. *Endocrinology, 150*(6), 2531–2536.

Devane, W. A., Dysarz, F. A., 3rd, Johnson, M. R., Melvin, L. S., & Howlett, A. C. (1988). Determination and characterization of a cannabinoid receptor in rat brain. *Molecular Pharmacology, 34*(5), 605–613.

Devane, W. A., Hanus, L., Breuer, A., Pertwee, R. G., Stevenson, L. A., Griffin, G., et al. (1992). Isolation and structure of a brain constituent that binds to the cannabinoid receptor. *Science, 258*(5090), 1946–1949.

Elphick, M. R. (2012). The evolution and comparative neurobiology of endocannabinoid signalling. *Philosophical Transactions of the Royal Society, B: Biological Sciences, 367*(1607), 3201–3215.

Fu, J., Bottegoni, G., Sasso, O., Bertorelli, R., Rocchia, W., Masetti, M., et al. (2011). A catalytically silent FAAH-1 variant drives anandamide transport in neurons. *Nature Neurosciene, 15*(1), 64–69.

Hanus, L., Abu-Lafi, S., Fride, E., Breuer, A., Vogel, Z., Shalev, D. E., et al. (2001). 2-arachidonyl glyceryl ether, an endogenous agonist of the cannabinoid CB1 receptor. *Proceedings of the National Academy of Sciences of the United States of America, 98*(7), 3662–3665.

Hu, S. S., & Mackie, K. (2015). Distribution of the endocannabinoid system in the central nervous system. *Handbook of Experimental Pharmacology, 231*, 59–93.

Louvet, A., Teixeira-Clerc, F., Chobert, M. N., Deveaux, V., Pavoine, C., Zimmer, A., et al. (2011). Cannabinoid CB2 receptors protect against alcoholic liver disease by regulating Kupffer cell polarization in mice. *Hepatology, 54*(4), 1217–1226.

Maccarrone, M., Bab, I., Bíró, T., Cabral, G. A., Dey, S. K., Di Marzo, V., et al. (2015). Endocannabinoid signaling at the periphery: 50 years after THC. *Trends in Pharmacological Sciences, 36*(5), 277–296.

Marinelli, S., Di Marzo, V., Florenzano, F., Fezza, F., Viscomi, M. T., van der Stelt, M., et al. (2007). N-arachidonoyl-dopamine tunes synaptic transmission onto dopaminergic neurons by activating both cannabinoid and vanilloid receptors. *Neuropsychopharmacology, 32*(2), 298–308.

Matsuda, L. A., Lolait, S. J., Brownstein, M. J., Young, A. C., & Bonner, T. I. (1990). Structure of a cannabinoid receptor and functional expression of the cloned cDNA. *Nature, 346*(6284), 561–564.

Mechoulam, R., Ben-Shabat, S., Hanus, L., Ligumsky, M., Kaminski, N. E., Schatz, A. R., et al. (1995). Identification of an endogenous 2-monoglyceride, present in canine gut, that binds to cannabinoid receptors. *Biochemical Pharmacology, 50*(1), 83–90.

Mechoulam, R., & Parker, L. A. (2013). The endocannabinoid system and the brain. *Annual Review of Psychology, 64*, 21–47.

Munro, S., Thomas, K. L., & Abu-Shaar, M. (1993). Molecular characterization of a peripheral receptor for cannabinoids. *Nature, 365*(6441), 61–65.

Naccarato, M., Pizzuti, D., Petrosino, S., Simonetto, M., Ferigo, L., Grandi, F. C., et al. (2010). Possible Anandamide and Palmitoylethanolamide involvement in human stroke. *Lipids in Health and Disease, 9*, 47.

Ofek, O., Karsak, M., Leclerc, N., Fogel, M., Frenkel, B., Wright, K., et al. (2006). Peripheral cannabinoid receptor, CB2, regulates bone mass. *Proceedings of the National Academy of Sciences of the United States of America, 103*(3), 696–701.

Onaivi, E. S., Ishiguro, H., Gong, J. P., Patel, S., Meozzi, P. A., Myers, L., et al. (2008). Functional expression of brain neuronal CB2 cannabinoid receptors are involved in the effects of drugs of abuse and in depression. *Annals of the New York Academy of Sciences, 1139*, 434–449.

O'Sullivan, S. E. (2015). Endocannabinoids and the cardiovascular system in health and disease. *Handbook of Experimental Pharmacology, 231*, 393–422.

Porter, A. C., Sauer, J. M., Knierman, M. D., Becker, G. W., Berna, M. J., Bao, J., et al. (2002). Characterization of a novel endocannabinoid, virodhamine, with antagonist activity at the CB1 receptor. *Journal of Pharmacology and Experimental Therapeutics, 301*(3), 1020–1024.

Smoum, R., Bar, A., Tan, B., Milman, G., Attar-Namdar, M., Ofek, O., et al. (2010). Oleoyl serine, an endogenous N-acyl amide, modulates bone remodeling and mass. *Proceedings of the National Academy of Sciences of the United States of America, 107*(41), 17710–17715.

Sykaras, A. G., Demenis, C., Case, R. M., McLaughlin, J. T., & Smith, C. P. (2012). Duodenal enteroendocrine I-cells contain mRNA transcripts encoding key endocannabinoid and fatty acid receptors. *Public Library of Science One, 7*(8), e42373.

Terrazzino, S., Berto, F., Dalle Carbonare, M., Fabris, M., Guiotto, A., Bernardini, D., et al. (2004). Stearoylethanolamide exerts anorexic effects in mice via down-regulation of liver stearoyl-coenzyme A desaturase-1 mRNA expression. *Federation of American Societies for Experimental Biology Journal, 18*(13), 1580–1582.

Wright, K. L., Duncan, M., & Sharkey, K. A. (2008). Cannabinoid CB2 receptors in the gastrointestinal tract: a regulatory system in states of inflammation. *British Journal of Pharmacology, 153*(2), 263–270.

Teil VIII

Biologische Grundlagen

Neurobiologische Grundlagen der Wirkung von Psychedelika

Franz X. Vollenweider und Katrin H. Preller

Zusammenfassung

Dieses Kapitel beschäftigt sich mit den neuropharmakologischen und neurobiologischen Wirkungsweisen von serotonergen Halluzinogenen (Ergolide und Indolalkylamine). Die ersten vier Abschnitte des Kapitels beleuchten ihre Wirkungsweisen auf Rezeptorebene. So zeigt sich, dass die Aktivierung der Serotonin 2A Rezeptoren einen notwendigen jedoch nicht hinreichenden Mechanismus in der Generierung der subjektiven psychedelischen Erfahrungen und objektiv erfassten kognitiven Veränderungen darstellt. Des Weiteren wird die Bedeutung des Glutamat- und Dopaminsystems diskutiert. Die weiteren Abschnitte untersuchen die spezifischen neurobiologischen Grundlagen von Psychedelika-induzierten Veränderungen der visuellen Wahrnehmung, Emotionalität, sozialen Kognition und Selbstwahrnehmung, die mit Hilfe von bildgebenden und elektrophysiologischen Verfahren untersucht wurden. So scheint beispielsweise ein Netzwerk aus medio-, latero- und orbitofrontalen, sowie cingulären und subkortikalen Regionen an den erlebten Lockerungen der Ich-Grenzen beteiligt zu sein. Abschliessend werden zwei Modelle zur allgemeinen Wirkung von Psychedelika vorgestellt, die einerseits eine veränderte Filterfunktion des Thalamus, andererseits eine verringerte Kopplung von kortikalen Netzwerken als den psychedelischen Erfahrungen unterliegender Mechanismus postulieren.

Schlüsselwörter

Serotonin · 5-HT2A Rezeptor · Dopamin · Glutamat · Visuelle Wahrnehmung · Soziale Kognition · Neuropharmakolgie

Inhalt

1 Einteilung der Halluzinogene und chemische Struktur 424
2 Interaktion mit dem Serotonin Rezeptor System 424
3 Funktionelle Selektivität am Serotonin 5-HT2A Rezeptor System 426
4 Interaktion mit dem Glutamat und Dopamin System 427
5 Grundlagen der Wirkung von Psychedelika auf die visuelle Wahrnehmung 429
6 Grundlagen der Wirkung von Psychedelika auf die emotionale und soziale Verarbeitung 429
7 Grundlagen der Wirkung von Psychedelika auf die Selbstwahrnehmung 430
8 Neurobiologische Modelle der durch Psychedelika ausgelösten veränderten Bewusstseinszustände 431

Literatur 433

F.X. Vollenweider (✉) · K.H. Preller
Department of Psychiatry, Psychotherapy and Psychosomatics, Zentrum für Psychiatrische Forschung, Heffter Research Center Zürich, Psychiatric University Hospital Zürich, Zürich, Schweiz
E-Mail: vollen@bli.uzh.ch; preller@bli.uzh.ch

1 Einteilung der Halluzinogene und chemische Struktur

Die klassischen Halluzinogene werden aufgrund ihrer chemischen Struktur in die beiden Hauptklassen Indolamine und Phenylalkylamine eingeteilt (Nichols 2016).

Zu den Indolaminen gehören die tertrazyklischen Ergolide wie LSD (Lysergsäure-diäthylamid) und dessen Derivate sowie die chemisch einfacheren Indolalkylamine wie DMT (N,N-Dimethyltryptamin (DMT), 5-MeO-DMT (5-methoxy-DMT), Psilocybin (4-phosphoryloxy-DMT) und dessen aktiven Metaboliten Psilocin (4-hydroxy-DMT). Während LSD eine halbsynthetische Verbindung darstellt, sind Indolalkylamine wie DMT oder Psilocybin natürliche Substanzen, die in verschieden Pflanzen (z. B. Psychotria viridis) oder Pilzen (z. B. Psilocybe mexicana, „magic mushrooms") vorkommen.

Die Phenylalkylamine werden in die beiden Gruppen Phenylisopropylamine und Phenethylamine eingeteilt. Wichtige Vertreter der Phenethylamine sind das in Kakteen (z. B. Lophophora williamsii) vorkommende Meskalin (3,4,5-trimethoxyphenethylamine) sowie die davon abgeleiteten synthetisch hergestellten Verbindungen 2C-B (2,5-Dimethoxy-4-bromophenethyl und 2C-I (2,5-Dimethoxy-4-iodophenethylamin). Zu den Phenylisopropylaminen gehören neben vielen anderen die halluzinogenen synthetischen Amphetam-Derivate wie DOI (2,5-dimethoxy-4-iodoamphetamine), DOB (2,5-dimethoxy-4-bromoamphetamine) und DOM (2,5-Dimethoxy-4-methylamphetamin, die vor allem in der tierexperimentellen Forschung Anwendung finden.

2 Interaktion mit dem Serotonin Rezeptor System

Die strukturelle Ähnlichkeit von LSD und Serotonin (5-HT) führte schon in den 1950er-Jahren zur Hypothese, dass Halluzinogene ihre psychedelische Wirkung primär über eine Interaktion mit dem serotonergen System entfalten (Hofmann 1968). Jedoch erst mit der Entwicklung serotonerger Liganden konnte in den 1980er-Jahren gezeigt werden, dass Indolamine und Phenylalkylamine mit hoher Affinität an spezifische 5-HT Rezeptoren binden. Während Phenylalkylamine wie Meskalin selektiv an die Unterklassen von serotonergen Rezeptoren 5-HT2A, 5-HT2B und 5-HT2C binden, interagieren Indolamine wie LSD relative unspezifisch mit verschiedenen Subtypen der 5-HT Rezeptoren, binden jedoch mit hoher Affinität an die 5-HT1A, 5-HT1B, 5-HT2A, 5-HT2C, 5-HT6, und 5-HT7 Rezeptoren (Nichols 2016). Entgegen der ursprünglichen Annahme, dass klassische Halluzinogene die serotonerge Signalübertragung hemmen, wiesen Glennon und Mitarbeiter 1983 (Glennon et al. 1984) erstmals darauf hin, dass beide Halluzinogen-Hauptklassen den 5-HT2A Rezeptor aktivieren. Spezifisch konnten sie in einer vergleichenden Verhaltensstudie in Ratten zeigen, dass die durch Halluzinogene ausgelösten Diskriminationsreize mit dem selektiven 5-HT2A Rezeptor Antagonisten Ketanserin blockiert werden. Bald darauf konnten Sanders-Bush und Mitarbeiter (Sanders-Bush et al. 1988) mittels biochemischen sowie andere Gruppen mittels elektrophysiologischen Methoden nachweisen, dass sowohl LSD wie auch DOI partielle 5-HT2A Rezeptor Agonisten sind und Pyramidenzellen in frontalen Kortexregionen aktivieren (Lambe et al. 2000; Rasmussen und Aghajanian 1988). Des Weiteren weisen Ergebnisse aus Verhaltensmodellen im Tierexperiment auf eine entscheidende Rolle der 5-HT2A Rezeptoren in der Auslösung substanzinduzierter Effekte von Halluzinogenen hin. Zum Beispiel fanden Geyer und Mitarbeiter (Geyer et al. 2001), dass sowohl LSD wie DOI über 5-HT2A Rezeptoren in Nagern einen sogenannten „head twitch response" (HTR) auslösen und die Präpulsinhibition (PPI) des akustischen Schreckreflexes signifikant beeinträchtigen. Die PPI ist ein translationales Maß zur Erfassung der sensomotorische Reizfilterung in Tier und Mensch. Neuroanatomische und funktionelle Untersuchungen in Ratten zeigen, dass diese Reizfilterung über cortiko-striato-thalamo-cortikale Regelschleifen aufrechterhalten und reguliert wird (Swerdlow et al. 2000). Dabei sprechen viele Befunde dafür, dass Halluzinogene die Informationsverarbeitung in diesen Regelschleifen stören und dadurch deren

Funktion, wichtige und relevante externe und interne Stimuli selektiv herauszufiltern, herabsetzen. Diese beeinträchtigte Reizfilterung dürfte schlussendlich zu einer kortikalen Reizüberflutung führen, welche zumindest einen Teil der halluzinogeninduzierten Verhaltensveränderungen im Tier und Symptome beim Menschen erklären könnte (Geyer und Vollenweider 2008). Interessanterweise fanden Geyer und Mitarbeiter, dass die halluzinogeninduzierten PPI-Defizite nicht nur durch selektive 5-HT2A Antagonisten normalisiert wurden, sondern auch 5-HT1A Agonisten (Krebs-Thomson und Geyer 1998). Des Weiteren konnte nachgewiesen werden, dass Psilocin und 5-MeO-DMT in genmanipulierten 5-HT2A Rezeptor knock-out Mäusen keine HTR auslösen und die gleichzeitig beobachtete lokomotorische Aktivierung auf einer Stimulierung von 5-HT1A Rezeptoren beruhte (Halberstadt et al. 2011).

Zusammenfassend kann aus diesen Befunden gefolgert werden, dass die Aktivierung kortikaler und/oder subkortikaler 5-HT2A Rezeptoren der primäre Wirkmechanismus beider Halluzinogen-Hauptklassen darstellt, der für die Auslösung der gemeinsamen psychedelischen Symptome beim Menschen verantwortlich sein dürfte. Während Phenylethylamine ihre Wirkung primär über eine Aktivierung der 5-HT2A Rezeptoren auslösen, verhalten sich jedoch Indolamine wie LSD und Psilocybin als gemischte 5-HT2A/1A Rezeptor Agonisten. Die gleichzeitige Aktivierung der 5-HT1A Rezeptoren scheint der 5-HT2A Rezeptor vermittelten Wirkung, z. B. der Störung der sensomotorischen Reizfilterung, entgegenzuwirken.

Diese Hypothese haben Vollenweider et al. (1998) in einer klinischen Studie mit Psilocybin bei gesunden Probanden erstmals überprüft. Dabei zeigte sich, dass sowohl der selektive 5-HT2A Antagonist Ketanserin wie auch der gemischte 5-HT2A/D2 Antagonist Risperidon Psilocybin-ausgelöste Bewusstseinsveränderungen vollständig blockierten. Spezifisch konnte gezeigt werden, dass beide Antagonisten die 5D-ASC-Skalenwerte für „Ozeanische Ich-Entgrenzung" (OSE), „Angstvolle Ich-Auflösung" (AIA) und „Visuelle Umstrukturierung" (VUS) sowie die neuropsychologisch erfasste Beeinträchtigung des Arbeitsgedächtnis dosis-abhängig normalisieren. Hingegen führte die Verabreichung des spezifischen D2 Rezeptor Antagonisten Haloperidol zu keinerlei Hemmung der Psilocybin-induzierten perzeptiven Veränderungen, insbesondere der visuellen Halluzinationen (VUS). Haloperidol reduzierte jedoch moderat die Werte für OSE (30 %), verstärkte aber die Werte für AIA (Vollenweider et al. 1998). Die Resultate lassen vermuten, dass das dopaminerge System zur Ozeanischen Entgrenzung beiträgt.

Dass der 5-HT2A Rezeptor für die Auslösung psychedelischer Erfahrungen eine notwendige Rolle spielt, wurde in verschiedene neueren Studien mit Psilocybin, LSD und Ketanserin bestätigt (Carter et al. 2007; Kometer et al. 2013; Preller et al. 2017). Zudem beeinträchtigen LSD sowie Psilocybin die sensomotorische Reizfilterung (PPI) auch bei Menschen, unter Psilocybin assoziiert mit einer Reduktion der gehaltenen Aufmerksamkeit (Aghajanian und Marek 1999; Vollenweider et al. 2007; Schmid et al. 2015). Quednow et al. (2012) konnten zeigen, dass das Psilocybin-induzierte PPI-Defizit sowie die Beeinträchtigung automatisierter inhibitorischer frontokortikaler Kontrollprozesse (z. B. Stroop Task) auch beim Menschen über eine Aktivierung der 5-HT2A Rezeptoren vermittelt wird. Hingegen bewirkte die Applikation von Ketanserin keine hemmende Wirkung auf die Psilocybin-induzierte Veränderung der binokularen Rivalität (Carter et al. 2007). Die Autoren spekulierten, dass diese Veränderung auf einer Psilocybin-induzierten Aktivierung der 5-HT1A Rezeptoren basieren dürfte (Carter et al. 2007; Nagamine et al. 2008). Kürzlich untersuchten Pokorny et al. (2016), die aus dem Tierversuch abgeleitete Hypothese, dass 5-HT1A Agonisten eine hemmende Wirkung auf die durch Psilocybin induzierten subjektiven psychedelischen Effekte haben dürften. Dabei fanden sie, dass der partielle 5-HT1A Rezeptor Agonist Buspiron elementare und komplexe visuelle Halluzinationen signifikant abschwächte (ca. 50 %), sonst aber keine Wirkung auf weitere Psilocybin-ausgelöste psychedelische Symptome zeigte. Zusammenfassend lassen die aktuellen Befunde den Schluss zu, dass die Aktivierung der 5-HT2A Rezeptoren ein notwendiger, jedoch nicht hinreichender Mechanismus in der Generierung der verschiedenen Spektren Psychedelischer Erfahrungen darstellt. Der spezifische Beitrag der 5-HT1A zu den verschiedenen Färbungen der Psychedelischen Erfahrung bedarf weiterer Untersuchungen.

3 Funktionelle Selektivität am Serotonin 5-HT2A Rezeptor System

Obwohl in den letzten Jahren enorme Fortschritte in der Aufklärung der molekularen Grundlagen der Halluzinogenwirkung erzielt wurden, ist die Frage „Warum bewirkt Serotonin selbst keine Halluzinationen?" noch unklar. Diesem Rätsel hofft man durch Untersuchungen der molekularen Rezeptormechanismen der Halluzinogene auf die Spur zu kommen. Die differenzielle Aktivierung intrazellulärer Signalübertragungswege wird als „funktionelle Selektivität" bezeichnet und könnte durchaus für bestimmte substanzspezifische Unterschiede in der Halluzinogenwirkung verantwortlich sein (Abb. 1). Der 5-HT2A-Rezeptor ist ein membranständiger G-Protein-gekoppelter Rezeptor (GPCR), der nach Ankopplung eines Agonisten (z. B. Serotonin, Halluzinogen) die Signale über GTP-bindende Proteine (G-Proteine) in das Zellinnere weiterleitet (Signaltransduktion).

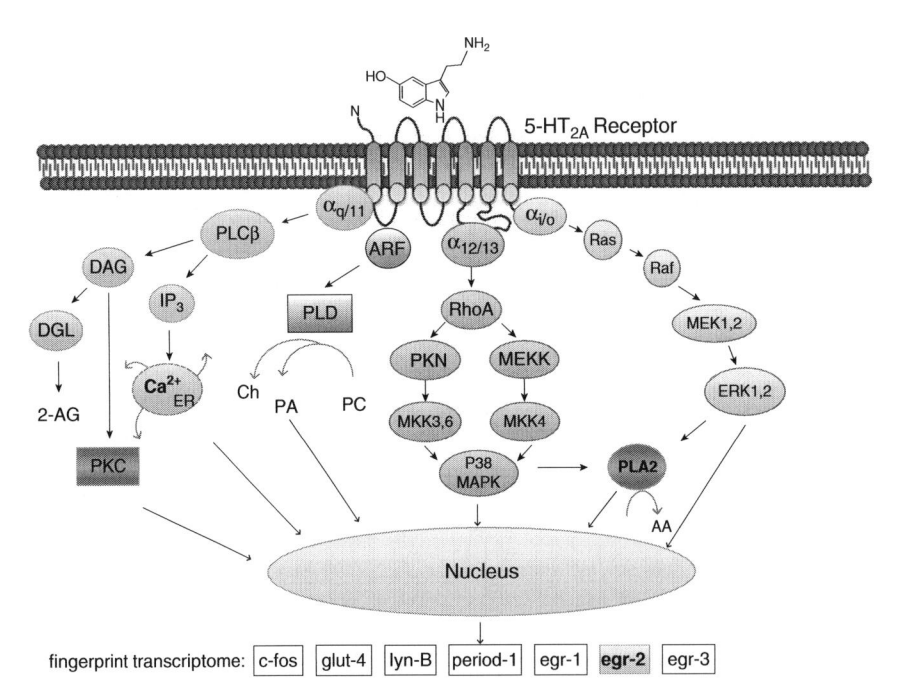

Abb. 1 Der 5-HT2-Rezeptor ist ein G-Protein-gekoppelter Rezeptor (G protein-coupled receptor, GPCR) Die Signalübertragung wird über verschiedene G-Proteine (z. B. Gq/11, Go/i) in das Zellinnere beziehungsweise das Innere des Endosoms vermittelt. Diese an G-Proteine gekoppelte Signalübertragungswege werden durch verschiedene 5-HT2A Agonisten unterschiedlich aktiviert (funktionelle Selektivität), was z. B. durch Untersuchung der aktivierten Proteinmuster (fingerprint transcriptome) erfasst werden kann. Zum Beispiel stimulieren alle bekannten halluzinogenen 5-HT2A Agonisten die Synthese von egr-2, im Gegensatz dazu wird die Bildung von egr-2 durch nicht-halluzinogene 5-HT2 Agonisten wie Ergotamin oder Lisurid nicht stimuliert. Abkürzungen: AA, arachidonic acid; 2-AG, 2-arachidonoylglycerol; ARF, ADP-ribosylation factor-1; DAG, diacyl-glycerol; DGL, diacylglycerol lipase; Erg-2, Protein; ERK1/2, extracellular-regulated kinases 1 and 2; GRB, growth factor receptor-bound protein 2; IP3, inositol triphosphate; p38 MAPK, p38mitogen-activated protein kinase; MEK1/2, mitogen/extracellular signal-regulated kinases 1 and 2; MKK3/6, MAPK kinases 3 and 6; MKK4, MAPK kinase 4; MEKK, MAPKkinase kinase; PA, phosphatidic acid; PC, phosphatidyl choline; PIP2, phosphatidylinositol 4,5-biphosphate; PLA2, phospholipase A2; PKC, protein kinase C; PLC, phospholipase C; Ras, protein; Raf, protein; RhoA, protein. Adaptiert nach (Weinstein 2005; Blaazer et al. 2008)

Obwohl die vorherrschende Meinung ist, dass die Signalweiterleitung beim 5-HT2A Rezeptor primär über eine Aktivierung des Gαq-Proteins und einer Aktivierung der Phospholipase C (PLC) vermittelt wird, zeigt die neuere Forschung, dass die Signalweiterleitung auch noch über weitere G-Proteine wie Gi/0 oder G-Protein-unabhängig über Arrestin, ein Protein, das die Aktivität von Rezeptoren reguliert, ablaufen kann (Nichols 2016).

Neue Untersuchungen zeigen, dass serotonerge Halluzinogene im Vergleich zu Serotonin tatsächlich unterschiedlich in den 5-HT2A Rezeptor eindocken und dadurch auch unterschiedlich oder unterschiedlich ausgeprägt die verschiedenen Signalübertragungspfade aktivieren (Blaazer et al. 2008; Fribourg et al. 2011; Nichols 2016).

Ein weiterer interessanter Befund ist, dass verschiedene 5-HT2A Agonisten unterschiedliche Gene aktivieren und damit nachgelagert auch verschiedene Gen-Produkte (fingerprint transcriptome) aktivieren. Diesbezüglich konnten Gonzalez-Maeso et al. (2007) zeigen, dass halluzinogene 5-HT2A Agonisten wie LSD, Psilocybin oder Meskalin die Bildung von egr-1 (early growth response protein 1) und egr-2 bewirken und in Mäusen einen HTR. Hingegen stimulieren nichthalluzinogene 5-HT2A Agonisten wie Lisurid oder Ergotamin die Bildung dieser Proteine nicht und lösen auch keinen HTR aus. Diese Befunde untermauern die Annahme, das funktionelle Selektivität und Verhalten eng zusammenhängen dürften.

4 Interaktion mit dem Glutamat und Dopamin System

Seit den späten 1990er-Jahren demonstrierten verschiedene Studien, dass serotonerge Halluzinoge die glutamaterge (Glu) Neurotransmission im Gehirn aktivieren. Aghajanian und Marek waren die ersten, die in einer Reihe bahnbrechender Studien zeigten, dass DOI (und LSD) die späte Phase glutamat-abhängiger exzitatorischer postsynaptischer Potenziale (excitatory postsynaptic Potenzials: EPSPs) in Schicht V Pyramidenzellen im Frontalkortex sowie anderen Hirnregionen erhöhen (Marek und Aghajanian 1996, 1999). Diese DOI-induzierte späte Erhöhung der EPSP konnte nicht nur mir selektiven 5-HT2A Antagonisten, sondern auch mit glutamatergen mGluR2 Rezeptor Agonisten blockiert werden, während mGluR2/3 Rezeptor Antagonisten diese verstärkten (Marek et al. 2000). Aufgrund weiterführender pharmakologischer Studien und der Beobachtung, dass LSD, DOM und DOI die extrazelluläre Glutamatkonzentration u. a. in präfrontalen Hirnregionen erhöhen, folgerten Lambe und Aghajanian (2006), dass serotonerge Halluzinogene über eine Aktivierung kortikaler 5-HT2A Rezeptoren eine phasische Glutamatfreisetzung (glutamate spillover) bewirken, welche für die phasische Erregung der Pyramidenzellen verantwortlich sein dürfte (Lambe und Aghajanian 2006). Obwohl verschieden Befunde dafür sprechen, dass Halluzinogene Glutamat aus den Endterminals aufsteigender thalamokortikaler Bahnen freisetzen (Marek et al. 2001), zeigen neuere Studien, dass die Glutamatfreisetzung in Schicht V Pyramiden Zellen eher auf einer Aktivierung einer Subpopulation großer Neurone in tiefen Kortexschichten basieren dürfte (Beique et al. 2007).

Von besonderem Interesse für die Halluzinogenforschung ist die funktionelle Interaktion zwischen 5-HT2A und mGluR2/3 Rezeptoren, also der direkte Einfluss der serotonergen Rezeptoren auf Glutmat-Rezeptoren. Neben der Normalisierung Halluzinogen-induzierter biochemischer Parameter in Frontalkortexneuronen durch mGluR2/3 Agonisten oder positive allosterische mGluR2/3 Modulatoren (Benneyworth et al. 2008; Molinaro et al. 2009), konnten auch halluzinogen-induzierte Verhaltensänderungen in Tiermodellen gezeigt werden. Metabotrophe mGluR2/3 Agonisten normalisieren zum Beispiel DOI-indizierte Störungen in der Impulskontrolle (Wischhof et al. 2011; Wischhof und Koch 2012), reduzieren DOI-induzierten Head Shake Response (HSR) (Gewirtz und Marek 2000; Moreno et al. 2012) und PPI-Defizite (Wischhof und Koch 2012) in Nagern. Diese Befunde sprechen dafür, dass eine halluzinogen-induzierte glutamaterge Übererregung in frontalen und anderen Kortexregionen auch in der Genese psychedelischer Symptome beim Menschen eine wichtige Rolle spielen dürfte.

Auch Versuche der Behandlung von Psychosen liefern Hinweise für die Relevanz von mGlu2/3

5-HT / Glu Receptor Heterocomplex

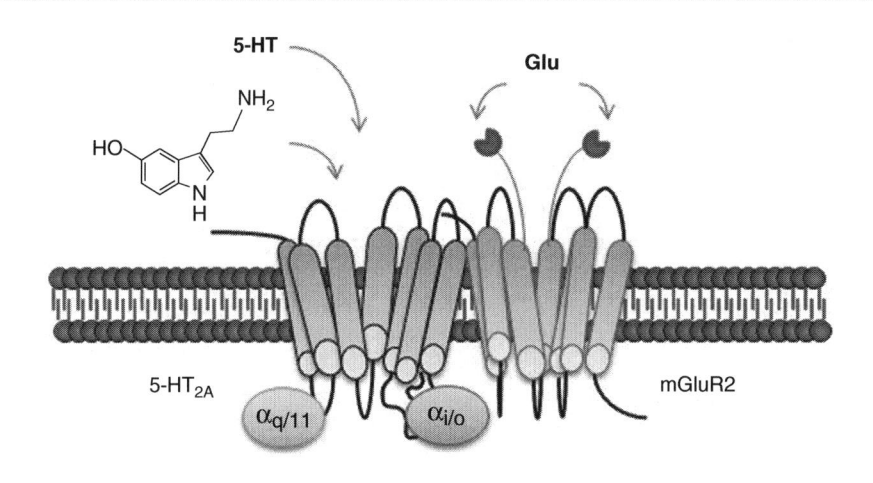

Rezeptor-Dimere:	5-HT2A	—	mGluR2
Endogene Transmitter:	5-HT		Glu
Halluzinogene Wirkung:	5-HT2A Agonisten (induzieren PPI-Defizite)		mGluR2 Antagonisten? (induzieren PPI-Defizite)
Antihalluzinogene Wirkung:	5-HT2A Antagonisten (hemmen z.B. PPI-Defizite)		mGluR2 Agonisten (hemmen z.B. PPI-Defizite)

Abb. 2 Serotonerge 5-HT2A und metabotrope glutamaterge mGluR2 Rezeptoren können in kortikalen Neuronen als 5-HT2A-mGluR2 Heterokomplexe (Dimere) auftreten, was ein direktes cross-talking zwischen den beiden Rezeptoren ermöglicht. mGluR Agonisten reduzieren die Wirkung von halluzinogenen 5-HT2A Agonisten, hemmen z. B. LSD-ausgelöste PPI-Defizite. Umgekehrt lösen mGluR2 Antagonisten PPI-Defizite im Mausmodell aus, was vermuten lässt, dass mGluR2 Antagonisten im Menschen halluzinogene Eigenschaften haben dürften. Abkürzung: 5-HT, Serotonin; Glu, Glutamat; PPI, Präpulse Inhibition. Adaptiert nach Gonzalez-Maeso et al. 2007; Fribourg et al. 2011

insbesondere für sogenannte Positivsymptome bei ersterkrankt Schizophreniekranken, für welche mechanistische Gemeinsamkeiten mit Halluzinogen-induzierten Zuständen angenommen werden, und die durch mGlu2/3 Agonisten-abgeschwächt werden (Patil et al. 2007). Des Weiteren fanden Vollenweider et al. (2006), dass der unspezifische Glutamatfreisetzungshemmer Lamotrigin partiell Psilocybin-ausgelöste Symptome und Aufmerksamkeitsstörungen bei gesunden Probanden abschwächt. Gonzalez-Maeso et al. (2008) berichteten zudem, dass 5-HT2A-Rezeptoren auf Pyramidenzellen in verschiedenen Kortexregionen mit dem mGlu2/3-Rezeptor funktionelle Dimere bilden (Gonzalez-Maeso et al. 2008). Dieser Mechanismus impliziert, dass die Aktivierung der 5-HT2A Rezeptoren (z. B. durch LSD) die Affinität der mGlu2/3 Rezeptoren für Glutamat direkt abschwächt und umgekehrt (Abb. 2).

Psilocybin und LSD aktivieren neben serotonergen Rezeptoren auch das dopaminerge System, wenn auch über verschieden Mechanismen. Wie die Bildgebung zeigt, bewirkt Psilocybin über sekundäre Interaktionen eine Dopaminfreisetzung im ventralen Striatum, die zumindest partiell für die maniforme Depersonalisationserscheinungen verantwortlich zu sein scheint und auf Dopamin-D2-Antagonisten anspricht (Vollenweider et al. 1998, 1999). Hingegen aktiviert LSD neben 5-HT2A-Rezeptor auch direkt D2-Rezeptoren z. B. im Striatum und erhöht ebenso sekundär wie Psilocybin, etwa 2–3 Stunden nach Applikation, die

Dopaminfreisetzung in Nagern (Marona-Lewicka et al. 2005). Dieser zweifache Angriffspunkt von LSD auf die Dopaminfreisetzung könnte für die in der 2. Phase der LSD-Wirkung besonders unter höheren Dosierungen häufiger als bei Psilocybin auftretenden, eher angstvollen und psychotischen Symptome verantwortlich sein.

5   Grundlagen der Wirkung von Psychedelika auf die visuelle Wahrnehmung

Einer der charakteristischsten Effekte von Psychedelika ist die Veränderung der visuellen Wahrnehmung. Die Wirkung kann von einer angeregten Vorstellungskraft über Illusionen bis zu Halluzinationen reichen (Studerus et al. 2011). Kometer et al. (2011) zeigten auf, dass eine Reduktion der N170 EEG-Komponente und, im gleichen Zeitfenster, eine reduzierte Aktivierung des extrastriatalen Kortex und posterioren parietalen Regionen mit Psilocybin-induzierten Halluzinationen zusammen hängen könnten. Die Reduktion der N170 Komponente konnte durch Ketanserin blockiert werden, was darauf schliessen lässt, dass die Stimulation der 5-HT2A Rezeptoren durch Psilocybin grundlegend zur Auslösung von Veränderungen der visuellen Wahrnehmung beiträgt (Kometer et al. 2013). Kometer et al. (2013) zeigten, dass durch die Stimulation dieser Rezeptoren alpha-Oszillationen in parieto-occipitalen Netzwerken so verändert werden, dass die spontane neuronale Erregbarkeit in visuellen Netzwerken ohne externe Reize erhöht wird, was wiederum die Kapazität des Systems auf visuelle Reize zu reagierten reduziert. Diese durch Psilocybin ausgelöste Dysbalance könnte zur Entstehung von visuellen Phänomenen wie Halluzinationen führen (Kometer et al. 2013). Veränderungen der alpha-Oszillationen im visuellen Kortex und deren Zusammenhang mit visuellen Halluzinationen wurde auch unter LSD bestätigt (Carhart-Harris et al. 2016b). Des Weiteren wurden auch ein verstärkter zerebraler Blutfluss, sowie Veränderungen der funktionellen Konnektivität des primären visuellen Kortexes mit LSD-induzierten Halluzinationen in Verbindung gebracht (Carhart-Harris et al. 2016b). Roseman et al. (2016) zeigten außerdem, dass die Veränderung der funktionellen Konnektivität im visuellen Kortex durch LSD dazu führt, dass sich frühe visuelle Areale unter LSD-Einfluss mit geschlossenen Augen so verhalten, als ob sie visuellen Input bekommen würden. Eine angeregtere visuelle Vorstellungskraft mit geschlossenen Augen während dem Hören von Musik unter LSD-Einfluss scheint dagegen mit einer verstärkten funktionellen Konnektivität zwischen dem Parahippocampus und dem visuellen Kortex einherzugehen (Kaelen et al. 2016).

6   Grundlagen der Wirkung von Psychedelika auf die emotionale und soziale Verarbeitung

In einer Stichprobe von 110 gesunden Probanden zeigten Studerus et al. (2011), dass die Einnahme von Psilocybin akut zu einer signifikanten Stimmungsaufhellung und zu emotionaler Anregung führt. Auch nach der Einnahme von LSD zeigte sich eine verstärkte emotionale Anregung (Schmid et al. 2015), sowie ein Anstieg der negativen und positiven Stimmung im Vergleich zu Placebo (Preller et al. 2017). Preller et al. (2017) konnten außerdem zeigen, dass die Änderung der Stimmung auf die Stimulation von 5-HT2A Rezeptoren durch LSD zurückzuführen ist.

Des Weiteren wurde gezeigt, dass Psilocybin und LSD die Verarbeitung von negativen Reizen (z. B. negativen emotionalen Bildern oder Gesichtern) abschwächen (Kometer et al. 2012; Schmidt et al. 2013; Kraehenmann et al. 2014; Dolder et al. 2016). Dies könnte insbesondere wichtig sein, da dieser Wirkmechanismus dem postulierten antidepressiven und anxiolytischen Potenzial psychedelischer Substanzen zugrunde liegen könnte (Gasser et al. 2014; Carhart-Harris et al. 2016a). Durch die Reduzierung der Verarbeitung negativer Stimuli könnten Psychedelika den in der Depression vorherrschenden und klinisch relevanten negativen emotionalen Bias zugunsten positiver Reize verschieben und so antidepressiv wirken (Vollenweider und Kometer 2010). Mittels EEG konnte gezeigt werden, dass Psilocybin die P300 Komponente valenzspezifisch abschwächt (Kometer et al. 2012). Dies könnte bedeuten, dass die Einnahme von Psilocybin dazu führt, dass das Prozessieren im Besonderen von negativen und neutralen Reizen reduziert ist, was wiederum zu einem positiven Verarbeitungsbias führen kann (Kometer et al. 2012). Eine weitere Studie zeigte, dass Psilocybin auch die N170 Komponente beim Betrachten angstvoller Gesichter reduziert, was nicht nur auf eine schlechtere Verarbeitung, sondern auch auf eine schlechtere strukturelle Enkodierung negativer Reize schließen lässt (Schmidt et al. 2013). Der zugrunde liegende Mechanismus scheint in einer Psilocybin-induzierten Reduktion der durch negative Reize modulierten Verbindung zwischen der Amygdala und dem visuellen Kortex zu bestehen (Kraehenmann et al. 2016).

Neue Studien weisen außerdem darauf hin, dass sich diese Ergebnisse auch auf die Verarbeitung von sozialen Reizen übertragen lassen. Preller und Kollegen (2016) konnten zeigen, dass die Verarbeitung von sozialem Schmerz, der durch sozialen Ausschluss entsteht, durch Psilocybin gelindert wird. Dies ging mit einer reduzierten Aktivierung im dorsalen anterioren Cingulum und Frontalkortex einher. Mittels Magnetresonanzspektroskopie wiesen die Autoren außerdem einen Zusammenhang zwischen der durch Psilocybin reduzierten Verarbeitung von sozialem Schmerz und dem Aspartatsystem – ein exzitatorisches Neurotransmittersystem – nach. Des Weiteren wurde gezeigt, dass Psilocybin und LSD die Empathie für andere Personen erhöhen und prosoziales Verhalten verstärken (Dolder et al. 2016; Pokorny et al. 2017). Präliminäre Analysen deuten darauf hin, dass auch die durch Psychedelika induzierten Veränderungen in der sozialen Wahrnehmung auf die Wirkung der Substanzen am Serotonin-2A Rezeptor zurückzuführen sind (Preller et al. 2017).

Diese Ergebnisse sind einerseits wichtig, da sie die Rolle des Serotoninsystems, insbesondere des Serotonin 2A Rezeptors, und möglicherweise auch des Aspartatsystems bei der Verarbeitung von sozialen Reizen betonen und so helfen, die Neuropharmakologie der sozialen Kognition aufzuklären. Dies kann dazu beitragen, neue, dringend notwendige pharmakologische Behandlungsansätze für soziale Defizite, die bei den meisten psychiatrischen Krankheiten eine entscheidende Rolle spielen, aufzudecken. Andererseits zeigen die Ergebnisse auf, dass Psychedelika bei einem potenziellen Einsatz in der Therapie dazu beitragen könnten, soziale Hürden abzubauen, somit es dem Patienten leichter machen könnten, sich zu öffnen und entsprechend die Patienten-Therapeuten-Beziehung zu fördern.

7 Grundlagen der Wirkung von Psychedelika auf die Selbstwahrnehmung

Psychedelika können, vor allem bei der Einnahme von mittleren und höheren Dosen, eine Veränderung der Selbstwahrnehmung auslösen, die sich z. B. in einer Lockerung der Ich-Grenzen bis hin zur Ich-Auflösung äußert (Leuner 1962). Vollenweider et al. (1997) untersuchten mittels 18 F-fluorodeoxyglucose Positronen-Emissions-Tomografie (PET) die neurobiologischen Prozesse, die einer Psilocybin-induzierten Veränderung der Ich-Grenzen zugrunde liegen. Korrelationsanalysen zeigten, dass die Intensität der als positiv erlebten Ich-Veränderung mit einem erhöhten regionalen zerebralen Glukosemetabolismus in frontomedialen, frontolateralen und inferolateralen Präfrontalen Regionen, sowie im anterioren Cingulum, inferior parietalen und occipitomedialen Arealen einhergehen (Vollenweider und Geyer 2001). Negative Korrelationen wurden dagegen mit dem Metabolismus im Hippocampus, Nucleus Caudatus, in der Amygdala und dem ventralen Striatum gefunden. Dieses als „Hyperfrontalität" bezeichnete Aktivierungsmuster wurde außerdem auch unter dem Einfluss anderer Halluzinogene, wie Meskalin und DMT, gezeigt (Hermle et al. 1993; Riba et al. 2006). Eine als negativ und angstvoll erlebte Ich-Auflösung war hingegen mit erhöhtem Glukosemetabolismus im Thalamus und dem temporomedialen Gyrus und erniedrigtem Metabolismus im Orbitofrontalcortex und anterioren Cingulum assoziiert (Vollenweider und Geyer 2001).

In einer weiteren Studie wurde die Psilocybin-induzierte Ich-Auflösung mit einer verminderten funktionellen Konnektivität zwischen anteriorem Parahippocampus und kortikalen Regionen, einer Disintegration des Aufmerksamkeitsnetzwerks und reduzierter inter-hemisphärischer Kommunikation assoziiert (Lebedev et al. 2015). Unter LSD-Einfluss wurde eine verminderte funktionelle Konnektivität zwischen Parahippocampus und retrosplenialem Kortex gemessen und mit dem Gefühl der Ich-Auflösung in Verbindung gebracht (Carhart-Harris et al. 2016b). Ein ähnliches Netzwerk bestehend aus Parahippocampus, retrosplenialem Kortex und Orbitofrontalkortex wurde auch mittels EEG mit spirituellen Erfahrungen nach der Einnahme von Psilocybin in Verbindung gebracht (Kometer et al. 2015). In dieser Studie wurde gezeigt, dass diese Erfahrungen mit einer erhöhten Synchronisierung der Delta-Oszillationen in diesem Netzwerk korreliert sind.

Derzeit sind die neurobiologischen Grundlagen der durch Psychedelika-induzierten Veränderungen der Selbstwahrnehmung erst in wenigen Studien untersucht worden. Vermutlich bedingt durch die Anwendung verschiedener methodischer Ansätze, einerseits in der Erfassung der Veränderungen der Selbstwahrnehmung und andererseits in Bezug auf unterschiedliche elektrophysiologische und bildgebende Methoden und Auswertungsstrategien, lässt sich derzeit noch kein eindeutiges neurobiologisches Modell der Selbstwahrnehmungsveränderungen ableiten. Es erscheint wahrscheinlich, dass ein Netzwerk aus mediofrontalen, laterofrontalen, orbitofrontalen, cingulären und subkortikalen Regionen an den erlebten Lockerungen der Ich-Grenzen beteiligt ist. Weitere Studien sind aber nötig, um die genauen Zusammenhänge und Veränderungen zu klären.

8 Neurobiologische Modelle der durch Psychedelika ausgelösten veränderten Bewusstseinszustände

Ein Modell der durch Psychedelika ausgelösten veränderten Bewusstseinszustände ist das auf Human- und Tierstudien basierende CSTC (cortico-striato-thalamocortical)-Modell (Vollenweider und Geyer 2001, 2008). Im Zentrum des Modells steht der Einfluss von serotonergen Halluzinogenen auf die kortiko-striato-thalamo-kortikalen Feedback Schleifen (Abb. 3). Da dieses Netzwerk für das Filtern von internalen und externen Reizen zum Kortex wichtig ist, resultiert eine Veränderung der Aktivität in diesem Netzwerk in einer defizitären frühen Informationsverarbeitung, die die unter den Einfluss von Psychedelika beobachteten Symptome bedingen kann (Vollenweider und Geyer 2001). Psychedelika führen laut diesem Modell dazu, dass exteroceptive und interoceptive Reize nicht mehr gefiltert und inhibiert werden können, was zu einer sensorischen Überladung und letztendlich zu einem Zusammenbruch der kognitiven Integrität und damit Halluzinationen und Ich-Störungen führt. Unterstützt wird dieses Modell durch Studien, die zeigen, dass präattentives sensomotorisches Filtern durch Psilocybin und LSD beeinträchtigt wird (Vollenweider et al. 2007; Quednow et al. 2012; Schmid et al. 2015) und dass dies im Zusammenhang mit Defiziten in kognitiven Funktionen steht (Vollenweider et al. 2007; Quednow et al. 2012). In diesem Modell spielt der Thalamus eine entscheidende Rolle als Filter der Information zum Kortex und ist entsprechend wichtig für die Regulation von Bewusstseinsprozessen und Aufmerksamkeit (Vollenweider et al. 2007; Geyer und Vollenweider 2008). Des Weiteren wurde mittels bildgebenden Studien gezeigt, dass serotonerge Halluzinogene in die Aktivität von frontomedialen und frontolateralen Regionen sowie den Basalganglien und dem Thalamus eingreifen (Hermle et al. 1993; Vollenweider et al. 1997; Gouzoulis-Mayfrank et al. 1999; Riba et al. 2006).

Ein weiteres Modell der veränderten Bewusstseinszustände basiert auf neuen Untersuchungen der Effekte von intravenöser Applikation von Psilocybin und LSD in Kombination mit fMRT und MEG Messungen (Carhart-Harris et al. 2012, 2013, 2014; Muthukumaraswamy et al. 2013; Tagliazucchi et al. 2014). Dieses Modell erklärt die Veränderung der Bewusstseinszustände durch einen Zusammenhang mit der Entropie der Gehirnaktivität. Dieser Zusammenhang wird in der Form einer umgekehrten U-Funktion beschrieben: Während in Zuständen der Betäubung z. B. durch Anästhetika ein eher starrer, unflexi-

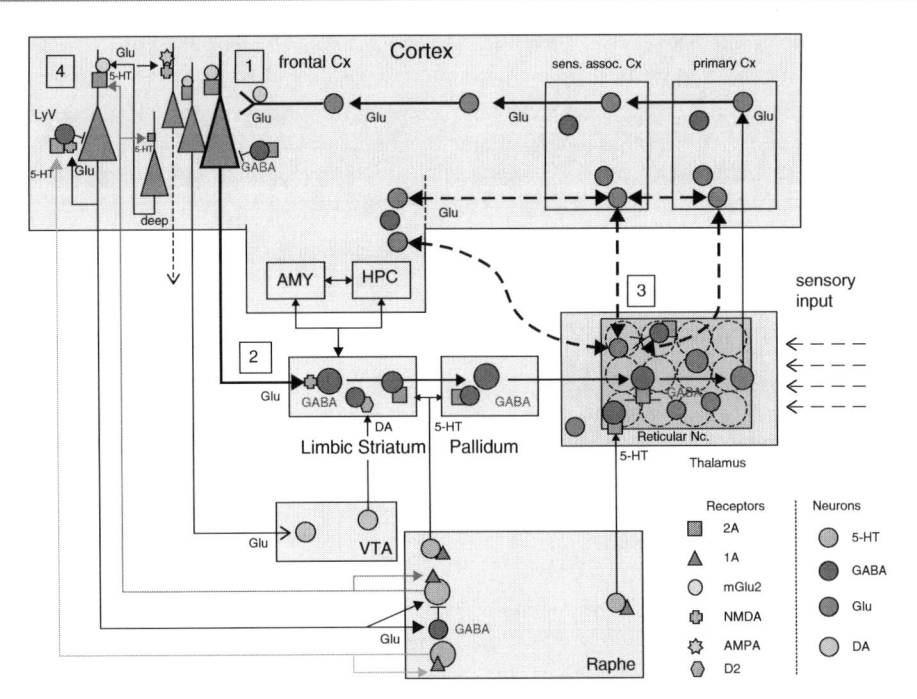

Abb. 3 Wirkung der Halluzinogene auf cortico-striato-thalamo-cortikale (CSTC) und thalamo-cortico-thalamische Regelkreise der sensorischen Informationsfilterung und -Synchronisation. Das CTSC-Modell geht davon aus, dass serotonerge Halluzinogene Layer 5 Pyramidenzellen über 5-HT2A Rezeptor stimulieren, was auf systemischer Ebene zu einer Störung cortiko-striatärer-thalamischer Feedackscheifen und der thalamischen Filterfuntion für interne und externe Reizfilterung resultiert. Des Weiteren scheinen auf lokaler kortikaler und limbischer Ebene Halluzinogen über 5-HT2A Rezeptoren sogenannte Deep-Layer-Neurone zu aktivieren, was zu in einer Auschüttung von Glutamat und einer weiteren Stimulierung von Layer 5 Pyramidenzellen führen dürfte. Abkürzungen: 2A, serotonerge 5-HT2A Rezeptoren; 1A, serotonerge 5-HT1A Rezeptoren; mGluR2, metabotrope GluR2 Rezeptoren; NMDA, glutamaterge NMDA Rzeptoren; AMPA, glutamaterge AMPA Rezeptoren; DA, Dopamin D2 Rezeptoren; 5-HT, Serotonin; GABA, Glu, Glutamat, DA, Dopamin. Adaptiert nach Vollenweider 2001; Geyer und Vollenweider 2008

bler Zustand herrscht, der durch niedrige Entropie gekennzeichnet ist, ist das Gegenteil in psychedelischen Zuständen der Fall – es herrscht erhöhte Flexibilität und Entropie, die Gehirnaktivität so wie die Kognition wird zufälliger (Carhart-Harris et al. 2014). Generell beschreibt dieses Modell einen desorganisierten Zustand der Gehirnaktivität als neurobiologische Grundlage der Halluzinogen-induzierten Veränderungen des Bewusstseins. Dieses Modell stützt sich auf Befunde, die zeigen, dass die BOLD-Signal Varianz unter Psilocybineinfluss zunimmt, die funktionelle Konnektivität innerhalb des sogenannten Default Mode Networks (DMN) abnimmt, die Antikorrelation zwischen DMN und Task Positive Networks (TPN) abnimmt und kortikale Oszillationen weniger synchron sind (Carhart-Harris et al. 2012, 2013; Muthukumaraswamy et al. 2013; Tagliazucchi et al. 2014). Unter LSD-Einfluss zeigte sich außerdem, dass eine größere gemessene Entropie zwei Wochen später mit einer Verstärkung des Persönlichkeitsmerkmals „Offenheit" einherging (Lebedev et al. 2016).

Während sich beide Modelle nicht gegenseitig ausschließen, ist weitere Forschung nötig, um die neurologischen Grundlangen von veränderten Bewusstseinszuständen mechanistisch erklären zu können. Es ist davon auszugehen, dass methodische Abweichungen (Art der Administration, Messinstrumente) für z. T. widersprüchliche Ergebnisse verantwortlich sein können. Insbesondere, da das Erleben der veränderten Bewusstseinszustände individuell stark variieren und von verschiedenen externen und internen Faktoren beeinflusst sein kann (Studerus et al. 2012), sind kontrollierte Studien angebracht, die durch ihr Studiendesign und ihre Auswertungsstrategie kausale und mechanistische Aussagen zulassen und so zum Verständnis von Bewusstseinsprozessen beitragen.

Literatur

Aghajanian, G. K., & Marek, G. J. (1999). Serotonin, via 5-HT2A receptors, increases EPSCs in layer V pyramidal cells of prefrontal cortex by an asynchronous mode of glutamate release. *Brain Research, 825*(1–2), 161–171.

Beique, J. C., Imad, M., Mladenovic, L., Gingrich, J. A., & Andrade, R. (2007). Mechanism of the 5-hydroxytryptamine 2A receptor-mediated facilitation of synaptic activity in prefrontal cortex. *Proceedings of the National Academy of Sciences of the United States of America, 104*(23), 9870–9875.

Benneyworth, M. A., Smith, R. L., & Sanders-Bush, E. (2008). Chronic phenethylamine hallucinogen treatment alters behavioral sensitivity to a metabotropic glutamate 2/3 receptor agonist. *Neuropsychopharmacology, 33*(9), 2206–2216.

Blaazer, A. R., Smid, P., & Kruse, C. G. (2008). Structure-activity relationships of phenylalkylamines as agonist ligands for 5-HT(2A) receptors. *ChemMedChem, 3*(9), 1299–1309.

Carhart-Harris, R. L., Erritzoe, D., Williams, T., Stone, J. M., Reed, L. J., Colasanti, A., et al. (2012). Neural correlates of the psychedelic state as determined by fMRI studies with psilocybin. *Proceedings of the National Academy of Sciences of the United States of America, 109*(6), 2138–2143.

Carhart-Harris, R. L., Leech, R., Erritzoe, D., Williams, T. M., Stone, J. M., Evans, J., et al. (2013). Functional connectivity measures after psilocybin inform a novel hypothesis of early psychosis. *Schizophrenia Bulletin, 39*(6), 1343–1351.

Carhart-Harris, R. L., Leech, R., Hellyer, P. J., Shanahan, M., Feilding, A., Tagliazucchi, E., et al. (2014). The entropic brain: A theory of conscious states informed by neuroimaging research with psychedelic drugs. *Frontiers in Human Neuroscience, 8*, 20.

Carhart-Harris, R. L., Bolstridge, M., Rucker, J., Day, C. M., Erritzoe, D., Kaelen, M., et al. (2016a). Psilocybin with psychological support for treatment-resistant depression: An open-label feasibility study. *The Lancet Psychiatry, 3*, 619–627.

Carhart-Harris, R. L., Muthukumaraswamy, S., Roseman, L., Kaelen, M., Droog, W., Murphy, K., et al. (2016b). Neural correlates of the LSD experience revealed by multimodal neuroimaging. *Proceedings of the National Academy of Sciences of the United States of America, 113*(17), 4853–4858.

Carter, O. L., Hasler, F., Pettigrew, J. D., Wallis, G. M., Liu, G. B., & Vollenweider, F. X. (2007). Psilocybin links binocular rivalry switch rate to attention and subjective arousal levels in humans. *Psychopharmacology, 195*(3), 415–424.

Dolder, P. C., Schmid, Y., Muller, F., Borgwardt, S., & Liechti, M. E. (2016). LSD acutely impairs fear recognition and enhances emotional empathy and sociality. *Neuropsychopharmacology, 41*, 2638–2646.

Fribourg, M., Moreno, J. L., Holloway, T., Provasi, D., Baki, L., Mahajan, R., et al. (2011). Decoding the signaling of a GPCR heteromeric complex reveals a unifying mechanism of action of antipsychotic drugs. *Cell, 147*(5), 1011–1023.

Gasser, P., Holstein, D., Michel, Y., Doblin, R., Yazar-Klosinski, B., Passie, T., et al. (2014). Safety and efficacy of lysergic acid diethylamide-assisted psychotherapy for anxiety associated with life-threatening diseases. *Journal of Nervous and Mental Disease, 202*(7), 513–520.

Gewirtz, J. C., & Marek, G. J. (2000). Behavioral evidence for interactions between a hallucinogenic drug and group II metabotropic glutamate receptors. *Neuropsychopharmacology, 23*(5), 569–576.

Geyer, M. A., & Vollenweider, F. X. (2008). Serotonin research: Contributions to understanding psychoses. *Trends in Pharmacological Sciences, 29*(9), 445–453.

Geyer, M. A., Krebs-Thomson, K., Braff, D. L., & Swerdlow, N. R. (2001). Pharmacological studies of prepulse inhibition models of sensorimotor gating deficits in schizophrenia: A decade in review. *Psychopharmacology (Berlin), 156*(2–3), 117–154.

Glennon, R. A., Titeler, M., & McKenney, J. D. (1984). Evidence for 5-HT2 involvement in the mechanism of action of hallucinogenic agents. *Life Sciences, 35*, 2505–2511.

Gonzalez-Maeso, J., Weisstaub, N. V., Zhou, M., Chan, P., Ivic, L., Ang, R., et al. (2007). Hallucinogens recruit specific cortical 5-HT(2A) receptor-mediated signaling pathways to affect behavior. *Neuron, 53*(3), 439–452.

González-Maeso, J., Ang, R. L., Yuen, T., Chan, P., Weisstaub, N. V., López-Giménez, J. F., Zhou, M., Okawa. Y., Callado, L. F., Milligan, G., Gingrich, J. A., Filizola, M., Meana, J. J., & Sealfon, S. C. (2008). Identification of a serotonin/glutamate receptor complex implicated in psychosis. *Nature, 452*(7183), 93–97.

Gouzoulis-Mayfrank, E., Schreckenberger, M., Sabri, O., Arning, C., Thelen, B., Spitzer, M., et al. (1999). Neurometabolic effects of psilocybin, 3,4-methylenedioxyethylamphetamine (MDE) and d-methamphetamine in healthy volunteers. A double-blind, placebo-controlled PET study with [18 F]FDG. *Neuropsychopharmacology, 20*(6), 565–581.

Halberstadt, A. L., Koedood, L., Powell, S. B., & Geyer, M. A. (2011). Differential contributions of serotonin receptors to the behavioral effects of indoleamine hallucinogens in mice. *Journal of Psychopharmacology, 25*(11), 1548–1561.

Hermle, L., Fünfgeld, M., Oepen, G., Botsch, H., Borchard, D., Gouzoulis, E., et al. (1993). Mescaline-induced psychopathological, neuropsychological, and neurometabolic effects in normal subjects: Experimental psychosis as a tool for psychiatric research. *Biological Psychiatry, 32*, 976–991.

Hofmann, A. (1968). Psychotomimetic agents. In A. Burger (Hrsg.), *Chemical constitution and pharmacodynamic actions* (S. 169–235). New York: M.Dekker.

Kaelen, M., Roseman, L., Kahan, J., Santos-Ribeiro, A., Orban, C., Lorenz, R., et al. (2016). LSD modulates music-induced imagery via changes in parahippocampal connectivity. *European Neuropsychopharmacology, 26*(7), 1099–1109.

Kometer, M., Cahn, B. R., Andel, D., Carter, O. L., & Vollenweider, F. X. (2011). The 5-HT2A/1A agonist psilocybin disrupts modal object completion associated with visual hallucinations. *Biological Psychiatry, 69*(5), 399–406.

Kometer, M., Schmidt, A., Bachmann, R., Studerus, E., Seifritz, E., & Vollenweider, F. X. (2012). Psilocybin biases facial recognition, goal-directed behavior, and mood state toward positive relative to negative emotions through different serotonergic subreceptors. *Biological Psychiatry, 72*(11), 898–906.

Kometer, M., Schmidt, A., Jancke, L., & Vollenweider, F. X. (2013). Activation of serotonin 2A receptors underlies the psilocybin-induced effects on alpha oscillations, N170 visual-evoked potentials, and visual hallucinations. *Journal of Neuroscience, 33*(25), 10544–10551.

Kometer, M., Pokorny, T., Seifritz, E., & Volleinweider, F. X. (2015). Psilocybin-induced spiritual experiences and insightfulness are associated with synchronization of neuronal oscillations. *Psychopharmacology, 232*(19), 3663–3676.

Kraehenmann, R., Preller, K. H., Scheidegger, M., Pokorny, T., Bosch, O. G., Seifritz, E., et al. (2014). Psilocybin-induced decrease in amygdala reactivity correlates with enhanced positive mood in healthy volunteers. *Biological Psychiatry, 78*, 572–581.

Kraehenmann, R., Schmidt, A., Friston, K., Preller, K. H., Seifritz, E., & Vollenweider, F. X. (2016). The mixed serotonin receptor agonist psilocybin reduces threat-induced modulation of amygdala connectivity. *NeuroImage: Clinical, 11*, 53–60.

Krebs-Thomson, K., & Geyer, M. A. (1998). Evidence for a functional interaction between 5-HT$_{A1}$ and 5-HT$_2$ receptors in rats. *Psychopharmacology, 697*, 1–6.

Lambe, E. K., & Aghajanian, G. K. (2006). Hallucinogen-induced UP states in the brain slice of rat prefrontal cortex: Role of glutamate spillover and NR2B-NMDA receptors. *Neuropsychopharmacology, 31*(8), 1682–1689.

Lambe, E. K., Goldman-Rakic, P. S., & Aghajanian, G. K. (2000). Serotonin induces EPSCs preferentially in layer V pyramidal neurons of the frontal cortex in the rat. *Cerebral Cortex, 10*(10), 974–980.

Lebedev, A. V., Lovden, M., Rosenthal, G., Feilding, A., Nutt, D. J., & Carhart-Harris, R. L. (2015). Finding the self by losing the self: Neural correlates of ego-dissolution under psilocybin. *Human Brain Mapping, 36*(8), 3137–3153.

Lebedev, A. V., Kaelen, M., Lovden, M., Nilsson, J., Feilding, A., Nutt, D. J., et al. (2016). LSD-induced entropic brain activity predicts subsequent personality change. *Human Brain Mapping, 37*, 3203–3213.

Leuner, H. (1962). *Die experimentelle Psychose*. Berlin/Göttingen/Heidelberg: Springer.

Marek, G. J., & Aghajanian, G. K. (1996). LSD and the phenethylamine hallucinogen DOI are potent partial agonists at 5-HT2A receptors on interneurons in rat piriform cortex. *The Journal of Pharmacology and Experimental Therapeutics, 278*(3), 1373–1382.

Marek, G. J., Wright, R. A., Schoepp, D. D., Monn, J. A., & Aghajanian, G. K. (2000). Physiological antagonism between 5-hydroxytryptamine(2A) and group II metabotropic glutamate receptors in prefrontal cortex. *Journal of Pharmacology and Experimental Therapeutics, 292*(1), 76–87.

Marek, G. J., Wright, R. A., Gewirtz, J. C., & Schoepp, D. D. (2001). A major role for thalamocortical afferents in serotonergic hallucinogen receptor function in the rat neocortex. *Neuroscience, 105*(2), 379–392.

Molinaro, G., Traficante, A., Riozzi, B., Di Menna, L., Curto, M., Pallottino, S., et al. (2009). Activation of mGlu2/3 metabotropic glutamate receptors negatively regulates the stimulation of inositol phospholipid hydrolysis mediated by 5-hydroxytryptamine2A serotonin receptors in the frontal cortex of living mice. *Molecular Pharmacology, 76*(2), 379–387.

Moreno, J. L., Muguruza, C., Umali, A., Mortillo, S., Holloway, T., Pilar-Cuellar, F., et al. (2012). Identification of three residues essential for 5-hydroxytryptamine 2A-metabotropic glutamate 2 (5-HT2A.mGlu2) receptor heteromerization and its psychoactive behavioral function. *Journal of Biological Chemistry, 287*(53), 44301–44319.

Marona-Lewicka, D., Thisted, R. A., & Nichols, D. E. (2005). Distinct temporal phases in the behavioral pharmacology of LSD: Dopamine D2 receptor-mediated effects in the rat and implications for psychosis. *Psychopharmacology (Berlin), 180*(3), 427–435.

Muthukumaraswamy, S. D., Carhart-Harris, R. L., Moran, R. J., Brookes, M. J., Williams, T. M., Errtizoe, D., et al. (2013). Broadband cortical desynchronization underlies the human psychedelic state. *Journal of Neuroscience, 33*(38), 15171–15183.

Nagamine, M., Yoshino, A., Miyazaki, M., Takahashi, Y., & Nomura, S. (2008). Effects of selective 5-HT1A agonist tandospirone on the rate and rhythmicity of binocular rivalry. *Psychopharmacology, 198*(2), 279–286.

Nichols, D. E. (2016). Psychedelics. *Pharmacological Reviews, 68*(2), 264–355.

Patil, S. T., Zhang, L., Martenyi, F., Lowe, S. L., Jackson, K. A., Andreev, B. V., et al. (2007). Activation of mGlu2/3 receptors as a new approach to treat schizophrenia: A randomized Phase 2 clinical trial. *Nature Medicine, 13*(9), 1102–1107.

Pokorny, T., Preller, K. H., Kometer, M., Dziobek, I., & Vollenweider, F. X. (2017). Effect of the preferential 5-HT2A/1A agonist psilocybin on empathy and moral decision-making. (in Begutachtung).

Pokorny, T., Preller, K. H., Kraehenmann, R., & Vollenweider, F. X. (2016). Modulatory effect of the 5-HT1A agonist buspirone and the mixed non-hallucinogenic 5-HT1A/2A agonist ergotamine on psilocybin-induced psychedelic experience. *European Neuropsychopharmacology, 26*(4), 756–766.

Preller, K. H., Schilbach, L., Pokorny, T., Flemming, J., Kraehenmann, R., Stämpfli, P., Liechti, M. E., Seifritz, E., & Vollenweider, F. X. (2017). The role of the serotonin 2A receptor system in self and other initiated social interaction in LSD-induced states. (in Begutachtung).

Preller, K. H., Pokorny, T., Hock, A., Kraehenmann, R., Stampfli, P., Seifritz, E., et al. (2016). Effects of serotonin 2A/1A receptor stimulation on social exclusion processing. *Proceedings of the National Academy of Sciences of the United States of America, 113*(18), 5119–5124.

Preller, K. H., Herdener, M., Pokorny, T., Planzer, A., Kraehenmann, R., Stämpfli, P., Liechti, M. E., Seifritz, E., & Vollenweider, F. X. (2017). The fabric of meaning and subjective effects in LSD-induced states depend on serotonin 2A receptor activation. *Current Biology, 27*(3), 451–457.

Quednow, B. B., Kometer, M., Geyer, M. A., & Vollenweider, F. X. (2012). Psilocybin-induced deficits in automatic and controlled inhibition are attenuated by ketanserin in healthy human volunteers. *Neuropsychopharmacology, 37*(3), 630–640.

Rasmussen, K., & Aghajanian, G. K. (1988). Potency of antipsychotics in reversing the effects of a hallucinogenic drug on locus coeruleus neurons correlates with 5-HT2 binding affinity. *Neuropsychopharmacology, 1*(2), 101–107.

Riba, J., Romero, S., Grasa, E., Mena, E., Carrio, I., & Barbanoj, M. J. (2006). Increased frontal and paralimbic activation following ayahuasca, the pan-amazonian inebriant. *Psychopharmacology, 186*, 93–98.

Roseman, L., Sereno, M. I., Leech, R., Kaelen, M., Orban, C., McGonigle, J., et al. (2016). LSD alters eyes-closed functional connectivity within the early visual cortex in a retinotopic fashion. *Human Brain Mapping, 37*, 3031–3040.

Sanders-Bush, E., Burries, K. D., & Knoth, K. (1988). Lysergic acid diethylamide and 2,5-dimethoxy-4-methylamphetamine are partial agonists at serotonin receptors linked to phosphoinositide hydrolysis. *The Journal of Pharmacology and Experimental Therapeutics, 246*, 924–928.

Schmid, Y., Enzler, F., Gasser, P., Grouzmann, E., Preller, K. H., Vollenweider, F. X., et al. (2015). Acute effects of lysergic acid diethylamide in healthy subjects. *Biological Psychiatry, 78*(8), 544–553.

Schmidt, A., Kometer, M., Bachmann, R., Seifritz, E., & Vollenweider, F. X. (2013). The NMDA antagonist ketamine and the 5-HT agonist psilocybin produce dissociable effects on structural encoding of emotional face expressions. *Psychopharmacology, 225*(1), 227–239.

Studerus, E., Kometer, M., Hasler, F., & Vollenweider, F. X. (2011). Acute, subacute and long-term subjective effects of psilocybin in healthy humans: A pooled analysis of experimental studies. *Journal of Psychopharmacology, 25*(11), 1434–1452.

Studerus, E., Gamma, A., Kometer, M., & Vollenweider, F. X. (2012). Prediction of psilocybin response in healthy volunteers. *PLoS One, 7*(2), e30800.

Swerdlow, N. R., Braff, D. L., & Geyer, M. A. (2000). Animal models of deficient sensorimotor gating: What we know, what we think we know, and what we hope to know soon. *Behavioural Pharmacology, 11*(3–4), 185–204.

Tagliazucchi, E., Carhart-Harris, R., Leech, R., Nutt, D., & Chialvo, D. R. (2014). Enhanced repertoire of brain dynamical states during the psychedelic experience. *Human Brain Mapping, 35*(11), 5442–5456.

Vollenweider, F. X., Vontobel, P., Hell, D., & Leenders, K. L. (1999). 5-HT modulation of dopamine release in basal ganglia in psilocybin-induced psychosis in man – a PET study with [11C]raclopride. *Neuropsychopharmacology, 20*(5), 424–433.

Vollenweider, F. X. (2001). Brain mechanisms of hallucinogens and entactogens. *Dialogues in Clinical Neuroscience, 3*(4), 265–279.

Vollenweider, F. X., & Geyer, M. A. (2001). A systems model of altered consciousness: Integrating natural and drug-induced psychoses. *Brain Research Bulletin, 56*(5), 495–507.

Vollenweider, F. X., & Kometer, M. (2010). The neurobiology of psychedelic drugs: Implications for the treatment of mood disorders. *Nature Review Neuroscience, 11*(9), 642–651.

Vollenweider, F. X., Leenders, K. L., Scharfetter, C., Maguire, P., Stadelmann, O., & Angst, J. (1997). Positron emission tomography and fluorodeoxyglucose studies of metabolic hyperfrontality and psychopathology in the psilocybin model of psychosis. *Neuropsychopharmacology, 16*(5), 357–372.

Vollenweider, F. X., Vollenweider-Scherpenhuyzen, M. F. I., Babler, A., Vogel, H., & Hell, D. (1998). Psilocybin induces schizophrenia-like psychosis in humans via a serotonin-2 agonist action. *NeuroReport, 9*(17), 3897–3902.

Vollenweider, F. X., Hell, D., Robbins, T., & Geyer, M. A. (2006). Cognitive effects of psilocybin, the role of 5HT(1) and 5HT(2) receptors in cognition. *Journal of Pharmacological Sciences, 101*, 22–22.

Vollenweider, F. X., Csomor, P. A., Knappe, B., Geyer, M. A., & Quednow, B. B. (2007). The effects of the preferential 5-HT2A agonist psilocybin on prepulse inhibition of startle in healthy human volunteers depend on interstimulus interval. *Neuropsychopharmacology, 32*(9), 1876–1887.

Weinstein, H. (2005). Hallucinogen actions on 5-HT receptors reveal distinct mechanisms of activation and signaling by G protein-coupled receptors. *The AAPS Journal, 7*(4), E871–E884.

Wischhof, L., & Koch, M. (2012). Pre-treatment with the mGlu2/3 receptor agonist LY379268 attenuates DOI-induced impulsive responding and regional c-Fos protein expression. *Psychopharmacology, 219*(2), 387–400.

Wischhof, L., Hollensteiner, K. J., & Koch, M. (2011). Impulsive behaviour in rats induced by intracortical DOI infusions is antagonized by co-administration of an mGlu2/3 receptor agonist. *Behavioural Pharmacology, 22*(8), 805–813.

Die Rolle von psychoaktiven Substanzen bei Lern- und Anpassungsprozessen

Ansgar Rougemont-Bücking

Zusammenfassung

Dieses Kapitel richtet sich in erster Linie an den psychotherapeutisch aktiven Leser, da es gängige neurobiologische Lernprozesse darstellt, die im Zusammenhang mit dem Gebrauch von psychoaktiven Substanzen wichtig sind. Anhand von Phänomenen wie z. B. dem assoziativen Lernen, dem sogenannten *prediction error* oder auch dem *free- choice paradigm* soll gezeigt werden, dass Lernen ein lebenslanger Prozess ist, dessen Ziel es ist, das Individuum an eine sich stetig wandelnde Umwelt anzupassen. Hierbei ist weiterhin die Rolle des endogenen Opiatsystems von großer Bedeutung, da dieses System sowohl das Vorliegen als auch das Fehlen von zufriedenstellender sozialer Interaktion, an denen das Individuum sich erfreut oder auch leidet, auf neurobiologischer Ebene vermittelt.

Psychoaktive Substanzen haben die Eigenschaft, intensive Gefühlszustände zu induzieren oder nachzuahmen. Dadurch wirken sie am „Motor" von vielen Lernprozessen, da eine Information leichter gelernt, erinnert oder auch verändert wird, wenn sie in Zusammenhang mit einer emotionalen Anregung auftritt, im Vergleich zur Informationsverarbeitung, die bei einem Menschen stattfindet, der sich in einem neutralen Gefühlszustand befindet.

Dieses Wissen um die stimulierenden Eigenschaften von vielen psychoaktiven Substanzen auf Lernprozesse ist hilfreich, wenn es darum geht, den Einsatz dieser Substanzen im Rahmen von substanzgestützter Psychotherapie zu verstehen.

Schlüsselwörter

Assoziatives Lernen · Lernen aus Erfahrung · *Prediction error* · Endogenes Opiatsystem · Karenzsubstitution · Homöostase · Komorbidität · Psychischer Schmerz · Prävention · Psychotherapie · Psychopharmaka · Aufdeckende psychoaktive Substanzen

Inhalt

1 Die Bedeutung von Emotionen bei Anpassungsvorgängen 438
2 Assoziatives Lernen, *prediction error*, *free-choice* Paradigma 440
3 Trennungsschmerz und Analogie von physischem und psychischem Schmerz 442
4 Palliativer oder integrativer Gebrauch von psychoaktiven Substanzen 444
5 Substanzgestützte *Reconsolidation* und *Reprocessing*: Perspektiven für affekt-zentrierte Psychotherapie 447
Literatur 450

A. Rougemont-Bücking (✉)
Centre Hospitalier Universitaire Vaudois, Lausanne, Schweiz
E-Mail: ansgar.rougemont-buecking@chuv.ch

1 Die Bedeutung von Emotionen bei Anpassungsvorgängen

Vom Beginn bis zum Ende ihrer Existenz sind alle Lebewesen einem fortlaufenden Lern- und Anpassungsprozess unterworfen. Ziel dieses Prozesses ist primär das Überleben der Art, sekundär auch das Überleben des Individuums. Für ein vertieftes Verständnis dieses lebenslangen Anpassungsvorganges bei höher entwickelten Tieren, zu denen auch der Mensch zählt, verweist diese Einführung auf das neuroevolutionäre Modell der Affekte von J. Panksepp (Panksepp und Biven 2012). Hierbei wird von einem SEEKING-System („seeking" im Sinne von „das Streben nach", oder auch „freudvolle Erwartung") wie auch von einem PANIC- (und Trauer-)System ausgegangen.[1] Beide Systeme leiten das Empfinden und Handeln des Individuums im Hinblick auf den Zugang und Erhalt von überlebenswichtigen Ressourcen. Diese Grundvoraussetzungen des Lebens sind vor allem: Ernährung und physische Integrität, sexuelle Reproduktion sowie die Verbundenheit mit den Artgenossen (*social bonding*). Für den Menschen bedeutet dies, dass das SEEKING-System aktiviert wird und stimulierend auf den gesamten Organismus wirkt, sobald die Möglichkeit erkannt wird, dass eines dieser Grundbedürfnisse durch ein Verhalten befriedigt werden kann. Im Gegenzug aktiviert sich das PANIC-System bei tatsächlichem oder drohendem Verlust einer der vitalen Grundvoraussetzungen. Beispiele sind Hunger, Verletzung, das Erleben eines Angriffs auf die physische Integrität, Todesangst, schwere Krankheit, Tod eines Kindes, Verlust eines Lebenspartners, Einsamkeit und soziale Ausgrenzung etc. Ereignisse also, die, wenn sie real oder hypothetisch-imaginär beim Menschen auftreten, dessen PANIC-System aktivieren. Die Aktivierung des PANIC-Systems ist hochgradig unangenehm, so wie das Im-SEEKING-Modus-Sein meistens hochgradig angenehm ist.

Das PANIC-System befindet sich anatomisch in den tiefen subkortikalen Strukturen, im Bereich eines Areals, welches periaquäduktales Grau genannt wird. Von dort gibt es Verbindungen mit anderen Strukturen, wie dem dorsomedialen Thalamus oder auch dem anterioren Bereich des Gyrus cinguli. Das SEEKING-System hat anatomisch seinen Ursprung im ventralen Tegmentum, von dort aus strahlt es mit dopaminergen Efferenzen in verschiedene Hirnareale aus, darunter befindet sich auch der Nucleus accumbens und der präfrontale Kortex. Insofern konvergiert das SEEKING-System mit dem sogenannten *Belohnungssystem*, wobei das Panksepp'sche Konzept des SEEKING-Systems weit über die Begrifflichkeit dieser Strukturen im Sinne von hedonistischen *Hotspots* hinausgeht.

Es ist anzunehmen, dass sämtliche psychoaktive Substanzen diese beiden emotionalen Basissysteme mehr oder weniger stark beeinflussen, wobei das SEEKING-System durch Dopamin „angetrieben" wird und die Aktivität des PANIC-Systems durch endogene oder auch exogene Opioide, sowie durch Oxytocin und Prolaktin moduliert wird. So gesehen wirken psychoaktive Substanzen am „Mischpult" des menschlichen Erlebens, wobei eine affektive Befindlichkeit erzeugt wird, die der Wahrnehmung des Vorliegens oder der Erreichbarkeit – bzw. des tatsächlichen oder hypothetischen Verlusts – von Lebensressourcen entspricht. Exogene, zugeführte psychoaktive Substanzen führen diesen Wahrnehmungszustand auf externe Weise herbei, das affektive Erleben entspricht in vielen Fällen einem Vortäuschen (*mimicking*) des jeweiligen Zustandes. Dennoch ist das Erleben dieser substanzinduzierten Zustände für das Individuum real, und wirkt faktisch als ein gewichtiger neurochemischer Faktor, der dem Erstellen von neuen Lerninhalten dient. Diese somit erworbenen Lerninhalte haben ihrerseits in Folge die Funktion, die Motivation und Reaktivität auf die gegebenen Lebensumstände durch das Erzeugen von Affektzuständen zu steuern. Affekte sind nämlich vereinfacht nichts anderes als zielgerichtete Verhaltensprogramme. Ziel der Affekte ist es, das Verhalten des Organismus im Hinblick auf eine eingetretene Aktivierung des SEEKING- oder aber des PANIC-Systems zu lenken und zu optimieren.

---

[1] Die Begriffe SEEKING, PANIC, RAGE, FEAR, PLAY, CARE und LUST werden in Großbuchstaben geschrieben, um sie als die sieben affektiven Primärprozesse, die im Panksepp'schen Modell etabliert sind, zu kennzeichnen.

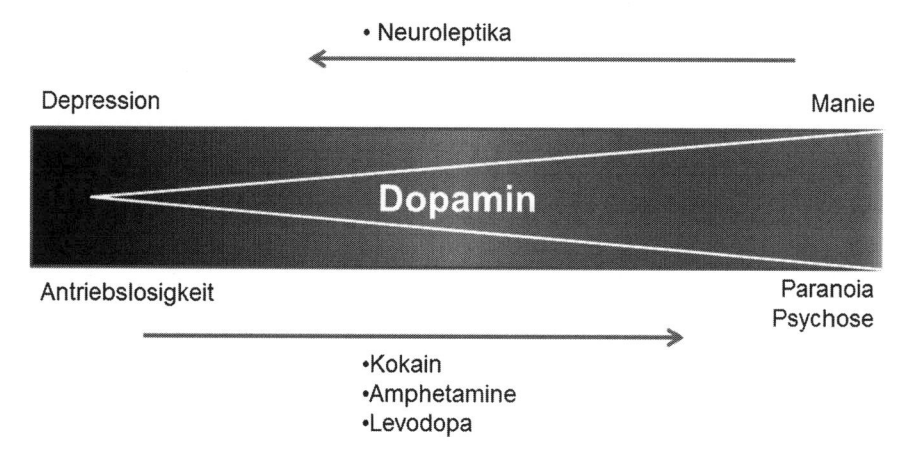

Abb. 1 Übersicht über das Kontinuum des SEEKING-Systems sowie über wichtige pharmakologische Beeinflussung desselben (Abbildung freundlicherweise von Jaak Panksepp zur Verfügung gestellt).

Von dieser Perspektive aus gesehen, dienen Affekte also in erster Linie dem Erhalt der Homöostase des Organismus innerhalb seiner Umwelt.

Abb. 1 zeigt eine Übersicht über das Kontinuum des SEEKING-Systems sowie über wichtige pharmakologische Beeinflussung desselben. Überwie auch Unterstimulation dieses Systems wird mit wichtigen psychiatrischen Störungen wie Manie und Depression in Verbindung gebracht, und gerade die dopaminerge Wirkung von Kokain kann in vielen Fällen als Beispiel für eine versuchte Selbstmedikation verstanden werden, durch die es dem Betroffenen kurzfristig gelingt, einen quälenden Zustand von Antriebslosigkeit zu verlassen.

Die im neuroevolutionären Emotionsmodell identifizierten (d. h. sowohl beim Menschen als auch im Tierreich experimentell klar zuordenbaren) primären Affektzustände sind – neben den bereits erwähnten Grundaffekten SEEKING und PANIC – Wut (RAGE), Angst (FEAR), Freude in der sozialen Interaktion (PLAY), Fürsorge (CARE) sowie sexuelle Lust (LUST). Beim Menschen sind natürlich eine Vielzahl von komplexen Gefühlszuständen beschrieben (wie z. B. Stolz, Scham, Eifersucht, Schuld, Liebe etc.). Hierbei handelt es sich – dem neuroevolutionären Modell zufolge – um im kulturellen Kontext erworbene Ausprägungen der zugrunde liegenden primären Affekte.

Der Verweis auf das Begreifen von Affekten als phylogenetisch tief verankerte, den gesamten Organismus betreffende, dem Überleben dienende, zielgerichtete Verhaltensprogramme ist von elementarer Bedeutung für das Verständnis der Wirkung von psychoaktiven Substanzen auf Anpassungs- und Lernprozesse des Organismus.

Dieses Wissen ist aber gerade auch in der klinischen Praxis von großem Nutzen. Viele Patienten konsultieren den Therapeuten, weil sie wünschen, von problematischen Verhaltensweisen und Gefühlen „befreit" zu werden. Die psychoedukative Intervention, den Patienten darüber aufzuklären, dass sein Problem in seinem Ursprung kein Problem war, sondern vielmehr eine adäquate Lösung für ein Problem, welches in der Vergangenheit eine große Herausforderung darstellte, kann in vielen Fällen eine tiefgehende Öffnung beim Patienten bewirken. So gesehen ist das Problem von heute die unpassend gewordene Lösung von gestern. Mit anderen Worten: Ziel einer Psychotherapie ist es, durch einen Lernprozess Verhaltensweisen zu entwickeln, die besser zu den Anforderungen des Hier-und-Jetzt passen, als Verhaltensweisen aus der Vergangenheit, welche initial notwendig und naheliegend waren, aber im veränderten Kontext der Gegenwart zu einem Problem geworden sind.

Diese Vorstellung, welche Gefühle als naturgegebene Handlungsanweisungen an den Organismus betrachtet, wurde bereits von Pierre Janet in seinem Konzept der *psychologischen Automatismen* formuliert (Van der Hart und Dorahy 2006). Erfreulicherweise hat diese Idee, die hinreichend durch neurowissenschaftliche Forschung belegt ist, mittlerweile Eingang in mehrere Therapieschulen gefunden, z. B. in die Schematherapie nach G. Young (Young et al. 2005) oder auch in die Therapie der strukturellen Dissoziation nach Van der Hart (Van der Hart et al. 2008).

2 Assoziatives Lernen, *prediction error*, *free-choice* Paradigma

Wie in der Einführung erwähnt, haben die Anpassungsvorgänge, die der Organismus fortwährend durchläuft, das Ziel, seine Homöostase in der Wechselwirkung mit einer sich ständig verändernden Umwelt aufrechtzuerhalten. Um diese Anpassung möglichst effizient zu gestalten, ist es von großer Bedeutung, dass Vorhersagen über positive oder auch negative Ereignisse, die den Organismus betreffen, gemacht werden können. Die wichtigste Form dieses Lernprozesses ist das Herstellen von Assoziationen zwischen identifizierbaren Reizen und den mit ihnen verknüpften angenehmen oder unangenehmen Konsequenzen (wobei das Vorliegen einer kausalen Verknüpfung vollkommen irrelevant ist). Das bekannteste Beispiel für assoziatives Lernen ist natürlich der Pawlow'sche Hund. So banal dieses Beispiel auch erscheinen mag, so ist letztlich die Variabilität und Komplexität von assoziativen Lernprozessen unendlich, wobei es sich meistens um automatisierte, implizierte Vorgänge handelt, welche dem Menschen teilweise kognitiv bewusst gemacht werden können.

Beim Erlernen einer Vorhersage des Verhältnisses zwischen Reiz und Reaktion findet eine Verschiebung der dopaminergen Markierung der Ereignisse statt. Zunächst erfolgt eine Kennung des Vorliegens eines angenehmen oder unangenehmen Erlebens (Belohnung bzw. Bestrafung im behavioralen Sinn) durch Erzeugung eines dopaminergen Signals in den mesostriatalen Bahnen. Wird im weiteren Verlauf (d. h. bei Wiederholung der Ereignisse) festgestellt, dass die Belohnung oder Bestrafung mit anderen Reizen verknüpfbar ist, so verschiebt sich die dopaminerge Markierung weg von der Belohnung oder Bestrafung (welche nunmehr als Reaktion assoziiert ist) und hin zu den identifizierten Reizen, die die Reaktion ankündigen (*siehe* Abb. 2).

Auf diese Weise ist also eine Vorhersage möglich (Reiz A sagt Reaktion B, welche angenehmappetitiv oder auch unangenehm-aversiv sein kann, voraus). Wichtig ist hierbei festzustellen, dass im Erleben des Individuums die Wahrnehmung des Reizes auf affektivem Niveau intensiver sein kann, als das Erleben der Reaktion. Klinisch entspricht das der Vorfreude bzw. der antizipatorischen Furcht, wenn z. B. beim Erscheinen einer Person damit zu rechnen ist, dass es in der weiteren Abfolge zu einer Belohnung (appetitive Reaktion) oder zu einer Bestrafung (aversive Reaktion) kommen wird. Beim Ausbleiben einer vorhergesagten angenehmen Reaktion empfindet das Individuum ein unangenehmes Gefühl der Enttäuschung, beim Ausbleiben einer vorhergesagten unangenehmen Reaktion empfindet das Individuum ein angenehmes Gefühl der Erleichterung. Dieses Zusammenspiel von Vorhersage und tatsächlichem Auftreten von vorhergesagten Ereignissen wird *prediction error* genannt. Auf diese Weise wird fortlaufend die Stabilität der gelernten Assoziation (Reiz A – Reaktion B) überprüft (Schultz 2001). Kommt es in der Folge regelmäßig zu einer falschen Vorhersage, so wird die nunmehr nicht mehr gültige Assoziation Reiz A – Reaktion B aufgelöst (keineswegs aber „vergessen", d. h. gelöscht). Dieser Vorgang wird Extinktion genannt.

Viele psychoaktive Substanzen interagieren auf sehr starke Weise mit den hier geschilderten implizierten Lernprozessen. Gerade Kokain, welches im Vergleich zu anderen Drogen sehr direkt auf die dopaminerge Signaltransmission im Nucleus accumbens wirkt, hat die Eigenschaft, auf sehr schnelle Weise starke Assoziationen herzustellen. Klinisch äußert sich dies durch eine hochgradige Reaktivität gegenüber den mit dem Kokainkonsum assoziierten Reizen wie z. B. Orten, Gegenständen oder Personen. Die zuvor beschriebene Verschiebung der Dopaminkennung hin zum assoziierten Reiz entspricht dann im pathologischen Fall einem kaum noch zu kontrollierenden Drang, in der weiteren zeitlichen Folge auch tatsächlich Kokain einzunehmen; dieser Drang ist als *Craving* gut bekannt und ein Kardi-

Keine Belohnung vorgesehen
Belohnung tritt unerwartet ein

Dopaminausschüttung – Kein konditionierter Stimulus (KS) – Belohnung – Zeit

Belohnung durch KS vorhergesagt
Belohnung tritt ein

Dopaminausschüttung – Konditionierter Stimulus (KS) – Belohnung – Zeit

Belohnung durch KS vorhergesagt
Belohnung bleibt aus

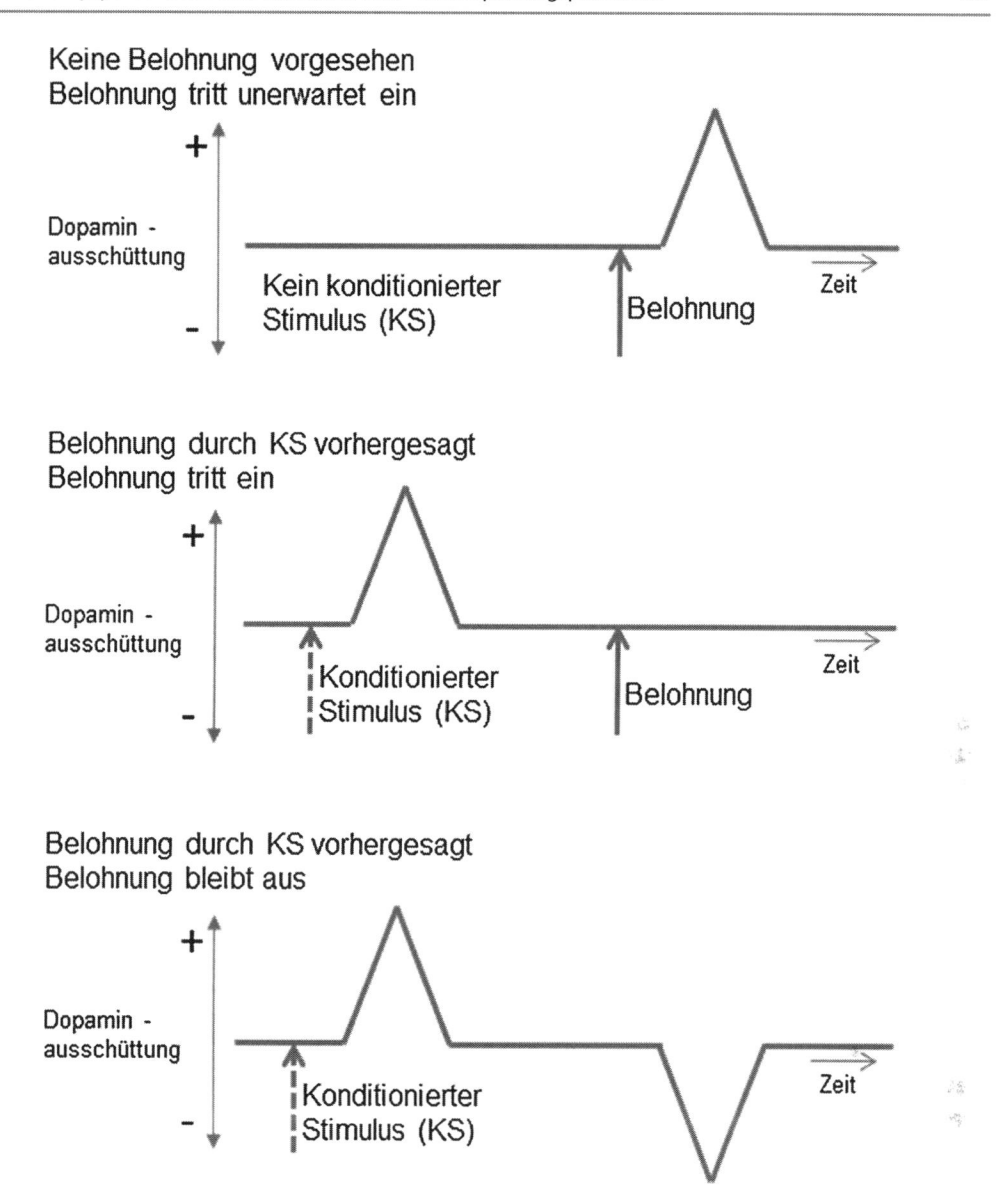

Dopaminausschüttung – Konditionierter Stimulus (KS) – Zeit

Abb. 2 *Prediction Error*. Dopaminerge Neuronen im ventralen Tegmentum codieren das Erleben eines appetitiven (oder auch aversiven) Ereignisses. Ist ein solches Ereignis zeitlich mit einem anderen Stimulus gekoppelt (konditionierter Stimulus, KS) verschiebt sich das Dopaminsignal hin zu diesem Stimulus; das Erleben der erwarteten Belohnung führt zu keiner Zunahme des Dopaminsignals. Falls sich die somit erstellte Vorhersage als falsch erweist (d. h. die erwartete Belohnung bleibt aus), wird eine Abnahme des Dopaminsignals in dem Moment, in dem die Belohnung erwartet wurde, beobachtet. Weitere Erläuterungen im Text.

nalsymptom von vielen Suchtstörungen (Sayette et al. 2000; vgl. Kap. ▶ „Sucht, Abhängigkeit und schädlicher Gebrauch"). Eine andere Konsequenz der sehr starken und direkten Wirkung von Kokain auf den Nucleus accumbens ist darin zu sehen, dass die Stimulation dieses Systems, dessen Aufgabe es ist, die Relevanz von appetenten Reizen festzustellen, Kokain als einen Stimulus etabliert, der vom Organismus als stärkere und wichtigere Belohnung wahrgenommen wird, als sämtliche normalen Alltagsbelohnungen (wie z. B. Essen, sozialer Kontakt, Sex). Klinisch äußert sich diese Kokainausrichtung des SEEKING-Systems beim Kokainsüchtigen in Form einer als oft sehr quälend empfundenen Anhedonie, d. h. der Unfähigkeit, Freude beim Erleben einer Alltagsbelohnung zu empfinden.

Bei anderen psychoaktiven Substanzen, die weniger direkt auf den Nukleus accumbens wirken, wie z. B. Alkohol oder Opiate, ist ein weiterer wichtiger Grundmechanismus des implizierten Lernens von großer Bedeutung. Es handelt sich um das als Paradigma der freien Wahl bekannte Phänomen (*free choice paradigm;* oder auch *Lernen aus Erfahrung* im erweiterten Sinne) (Wolffgramm und Heyne 1995). Werden z. B. Versuchstiere in Ermangelung von Alternativen gezwungen, eine mit Opiaten versetzte Wasserlösung zu trinken, wenn sie Durst haben, so werden alle Tiere nach einiger Zeit eine physiologische Anpassung an die wiederholte Darreichung des Opiats zeigen; dies in Form der klassischen Symptome der chemischen Abhängigkeit: Toleranzbildung wie auch Entzugssymptomatik beim Absetzen des Opiats. Diese Tiere sind aber nicht abhängig im Sinne der behavioralen Definition einer Suchterkrankung (Goodman 1990). Zu einer pathologischen Bevorzugung eines Verhaltens, welches Substanzkonsums beinhaltet – im Vergleich zu anderen Verhaltensweisen, in denen Substanzkonsum nicht vorkommt –, kann es also nur kommen, wenn das Individuum sein Verhalten und Erleben mit und ohne Substanzwirkung in verschiedenen Situationen ausprobieren kann. Wenn das Versuchstier also zwischen Wasser und einer mit Opiaten versetzten Wasserlösung wählen kann, so werden manche Tiere die Erfahrung machen, dass sie experimentelle Stresssituationen besser ertragen oder bewältigen können, wenn sie zuvor Opiate eingenommen haben. Auf diese Weise entsteht bei dem Versuchstier eine Motivation, Opiate einzunehmen; nicht weil es Durst hat, sondern vielmehr, um mit einer Stresssituation besser umgehen zu können (*coping*). Die Einnahme einer psychoaktiven Substanz wird also erst durch die wiederholte, differenzierte Erfahrung der Auswirkung dieser Substanz auf das Meistern einer Herausforderung zu einem bevorzugten Copingmechanismus (Boening 2001).

Ein klinisches Korrelat dieses Lernprozesses ist z. B. der Morphinist, der ein Opiat zunächst aufgrund eines Schmerzzustands einnimmt, dann aber feststellt, dass Opiate ihm helfen, auch mit anderen Lebensbelastungen besser umgehen zu können. Schließlich greift er zum Opiat, um die Vielzahl von Alltagsbelastungen meistern zu können, wobei natürlich die physiologische Anpassung des Körpers an diese Substanzgruppe eine eventuell gewünschte Änderung dieser problematischen Verhaltenspräferenz zusätzlich erschwert.

3 Trennungsschmerz und Analogie von physischem und psychischem Schmerz

Da die medizinische Verschreibung von Opiaten im Rahmen einer substitutionsbasierten Bewältigungsstrategie bei Opiatabhängigkeit die derzeit weltweit einzige Form von rechtlich möglicher Verwendung einer hochpotenten psychoaktiven Substanzgruppe in der Psychiatrie ist, widmet sich dieser Absatz dem Verständnis der Opiatsubstitution aus neuroevolutionärer Sicht.

Das Opiatsystem ist sowohl bei Menschen als auch bei Tieren sehr gut erforscht. Dies liegt zum einen am sehr weitläufigen Vorhandensein von Opiatrezeptoren im zentralen Nervensystem, zum anderen aber wohl auch am Wissen um die starke analgetische Wirkung wie auch an der Verfügbarkeit von Opiatwirkstoffen, welche spätestens seit dem Mittelalter einen festen Platz in der Pharmakopöe haben.

Die Hauptindikation für die Verwendung von Opiaten ist die der Schmerzbehandlung. Kurzfristige peri- und postoperative Opiatmedikation gehört heutzutage zum Goldstandard; chronische Opiatverschreibungen zur Schmerztherapie sind im Rahmen von onkologischen, in manchen Fällen auch von nicht-tumorbedingten Krankheitszuständen empirisch anerkannt. Dieser schmerzfokussierte Opiatgebrauch ist erstaunlich, wenn in Erinnerung gerufen wird, dass das Opiatsystem auch eine große Bedeutung bei der zentralnervösen Erfassung und Verarbeitung von Reizen spielt, die die soziale Bindung und freudvolle Interaktion mit Artgenossen codieren. Das wichtigste Beispiel hierfür ist sicher der Trennungsschmerz zwischen Mutter und neugeborenem Kind, welcher im Tiermodell sehr eindrücklich als Aktivierung des P<small>A</small>-

NIC-Systems provoziert und beobachtet werden kann. Seit den 1970er-Jahren ist bekannt, dass von allen bekannten psychoaktiven Substanzen, exogene Opiate den beobachtbaren Trennungsschmerz am effektivsten lindern können (Panksepp et al. 1978). Darüber hinaus spielen endogene Opiate eine wichtige Rolle bei der Codierung von freudvollem Erleben im Rahmen von kooperativer oder auch spielerischer sozialer Interaktion (PLAY), bis hin zur tief angenehmen affektiven Färbung im Zusammenhang mit sexueller Aktivität (LUST). Nicht zuletzt ist auch der Placeboeffekt zumindest teilweise ein opioidvermitteltes Phänomen, da es sich „gut anfühlt", wenn Menschen füreinander sorgen (CARE) (Benedetti et al. 2005).

Das Beispiel der Linderung des Trennungsschmerzes durch exogen zugeführte Opiate ist zugleich auch ein Hinweis auf die soziale Substitutwirkung dieser Substanzen. D. h., wenn das Individuum eine tatsächliche Karenzsituation erlebt, z. B. dadurch, dass wichtige Partner nicht mehr zugänglich oder gestorben sind, oder auch im Falle, dass sich das Individuum als gesellschaftlich geächtet erlebt (soziale Exklusion), ist diese für das Individuum hochgradig unangenehme Karenzsituation neurochemisch durch Opiate substituierbar. Die in der Klinik diesem Effekt entsprechende starke antidepressive Wirkung von Opiaten ist seit Jahrzehnten bekannt (Berrocoso et al. 2009). Aufgrund ihres Suchtpotenzials ist die Verwendung von Opiaten zur Behandlung von Depressionen allerdings bekanntlich nicht zugelassen (wobei angemerkt werden kann, dass auch moderne Antidepressiva täglich eingenommen werden müssen, um wirksam zu sein, und dass es auch bei ihnen zu einem unangenehmen Diskontinuationssyndrom kommt, wenn sie abrupt abgesetzt werden).

Sicherlich wäre es für ein tiefergehendes Verständnis für Menschen mit Opiatabhängigkeit hilfreich, diese Zusammenhänge zwischen sozialer Exklusion, dem darauffolgenden Karenzsyndrom des endogenen Opioidsystems sowie auch die Substituierbarkeit dieser Karenz durch exogene Opiate, einer breiten Öffentlichkeit verständlich zu machen. Hilfreich für das Verstehen dieser Sichtweise sind gerade auch neuere Forschungsarbeiten, welche mithilfe zerebraler Bildgebung die Gleichwertigkeit der Wahrnehmung von physischem Schmerz im Vergleich zu der Wahrnehmung von psychischem Schmerz auf zerebraler Ebene eindrücklich belegen (Eisenberger 2012).

Ein weiteres wichtiges Argument für diese Sichtweise ist in der hohen Komorbidität von Suchterkrankungen und Traumafolgestörungen zu sehen. Große epidemiologische Studien, wie z. B. die *Adverse childhood Experiences Study* (Adverse Childhood Experiences (ACE) study) konnten zeigen, dass das Auftreten einer schweren Abhängigkeitserkrankung signifikant mit der Zahl an hochgradig belastenden Lebensereignissen, denen Kinder und Jugendliche in ihrem Alltagsumfeld ausgesetzt sind, korreliert. Zu diesen typischen, d. h. häufigen negativen Lebensereignissen, mit denen Menschen in jungen Jahren konfrontiert sind, gehören unter anderem der Tod eines Familienmitglieds, die schwere Erkrankung der Eltern, eine psychische Erkrankung innerhalb der Familie, Gewalt, Armut, Misshandlung, Missbrauch etc. Der sich entwickelnde, fürsorgebedürftige junge Mensch hat gegenüber der Destruktivität solcher Lebensumstände nur einen sehr beschränkten Anpassungsspielraum. Psychische und auch chemische Dissoziation gehören demnach zum Repertoire der „Lösungen", die ein junger Mensch entwickelt, um in einer solchen Situation zu überleben (Mulder et al. 1998). Ist zum Beispiel die Flucht aus einer Misshandlungssituation nicht möglich (was bei einem Kind die Regel ist), so kann das Opfer repetitiver Misshandlung lernen, sich dieser Situation durch einen veränderten Bewusstseinszustand zu entziehen, der entweder psychisch-dissoziativer oder chemisch-anästhesierender Natur sein kann.

Falls sich beim Opfer von traumatischen Lebensereignissen eine Traumafolgestörung entwickelt, wie z. B. eine Posttraumatische Belastungsstörung, so gibt es für die erkrankte Person weitere wichtige Gründe, psychoaktive Substanzen zu konsumieren. Diese Gründe liegen in den für Traumafolgestörungen typischen intrusiven Symptomen wie Flashbacks, Albträume oder auch das immer wieder neue Triggern von Paniksymptomen in Reaktion auf eine Vielzahl von Reizen, denen im Alltag oft nicht ausgewichen werden kann. So gesehen ist es von besonderem Interesse anzumerken,

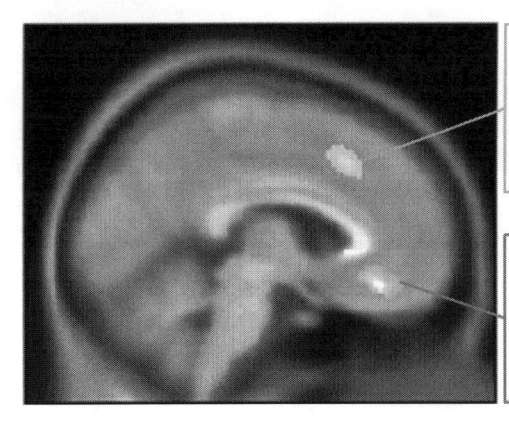

Abb. 3 Die kortikale Steuerung von Angst- und Suchtverhalten wird von größtenteils identischen Arealen der Großhirnrinde reguliert. Aktivität des medialen präfrontalen Kortex (mPFC; blau-weißes Areal) führt zu einer Verminderung von Angst- und Suchtreaktionen, wohingegen eine Aktivierung des dorsalen anterioren cingulären Kortex (dACC; oranges Areal) zu einer Verstärkung von Angst- und Suchtverhalten führt.
Abbildung durch den Autor unter Verwendung einer anatomischen Vorlage der SPM-Software (statistical parametric mapping) erstellt.

dass beide Störungen infolge eines Lernprozesses erworben werden, bei dem es zu einem Kontrollverlust gegenüber appetitiv (Sucht-)assoziierten oder aber auch aversiv (Trauma-)assoziierten Reizen gekommen ist. Beide Erkrankungen beeinflussen sich wechselseitig in negativer Weise. Auf kortikaler Ebene wird die Steuerung von Angst- und Suchtsymptomatik zudem von den identischen Arealen der präfrontalen Großhirnrinde reguliert (*siehe* Abb. 3). So korreliert sowohl die Manifestation von Angst als auch der Wunsch, Drogen zu konsumieren, mit einer Überaktivität des dorsalen anterioren cingulären Kortex, wie auch mit der Hypoaktivität des orbitofrontalen Kortex (Peters et al. 2009). Diese Erkenntnisse aus der zerebralen funktionellen Bildgebung dienen also als Beispiel für die erworbene gestörte Reizverarbeitung und geben eine Erklärung für die fatale Verwobenheit zwischen Substanzmissbrauch und Traumafolgestörung.

Für Klinik und Therapie bedeutet das, dass versucht werden sollte, die kortikale Kontrolle der subkortikalen Aktivierung (oder Hemmung) von Angst- oder Suchtsymptomatik durch psychotherapeutische oder aber durch pharmakologische Interventionen zu modifizieren. Des Weiteren ergeht aus den hier geschilderten Lernprozessen, dem Zusammenspiel zwischen der Verfügbarkeit von psychoaktiven Substanzen einerseits und dem Vorliegen von hochgradig belastenden Lebenssituationen andererseits, folgende gesundheitspolitische Empfehlung:

„Da hochgradig belastende Lebensereignisse während der Kindheit für die Hälfte bis zu 2/3 der schweren Probleme mit Substanzgebrauch verantwortlich sind, ist das Ziel, Substanzmissbrauch in der Bevölkerung einzudämmen, nur dann zu erreichen, wenn von Erziehern und Pädiatern eine erhöhte Aufmerksamkeit für derartige belastende und die Entwicklung störenden Ereignisse aufgewendet wird." (Dube et al. 2003, S. 570–571)

4 Palliativer oder integrativer Gebrauch von psychoaktiven Substanzen

Die vorangegangenen Absätze gaben einen Einblick in die herausragenden Eigenschaften von psychoaktiven Substanzen, wenn es darum geht, einen Lernprozess des Individuums mitzugestalten (Festlegung von Prioritäten und Motivation; Aktivierung des SEEKING-Systems) oder auch bei Anpassungsmechanismen eine tragende Rolle zu spielen (Schmerzlinderung und Karenzsubstitution; Dämpfung des PANIC-Systems).

Die heute in der Psychiatrie anerkannten Indikationen für die Verschreibung von psychoaktiven Substanzen sind in erster Linie im Bereich der palliativen Symptomminderung zu sehen (z. B. Anxiolyse durch Benzodiazepine, Opiatsubstitution zur Minderung von Entzugssymptomatik wie auch als Substitut sozialer und affektiver Karenz). Für einen Heroinabhängigen, dessen psychische, physische und materielle Ressourcen sich über Monate oder Jahre hinweg durch die kompulsive Suche nach seiner Droge erschöpft haben, ist die Bereitstellung einer geregelten Versorgung mit einem pharmakologischen Substitut oft gleichbedeutend mit dem Erreichen eines sicheren Hafens durch ein Schiff nach einem verheerenden Sturm. Die erfolgreiche Einführung einer Substitutionsverschreibung entspricht also dem Verlassen eines durch die „überlebensnotwendige" Suchtmittelbeschaffung kompromittierten Allostasezustandes des Organismus, der somit wieder in die Lage versetzt wird, seine physiologischen Ressourcen in den Dienst von Lern- und Anpassungsprozessen zu stellen (Koob und Le Moal 2001). Patient und Arzt wandeln also das chaotische und mit hohen Risiken verbundene Allostasesystem von Suchtmittelbeschaffung und -konsum in ein stabilisiertes, medikalisiertes Allostasesystem um.

Leider ist im weiteren Verlauf einer Substitutionstherapie (oder auch einer sedierenden oder stabilisierenden Psychopharmakotherapie) häufig zu beobachten, dass das Schiff diesen sicheren Hafen nicht mehr verlässt, obwohl eine Weiterfahrt zu neuen Horizonten der eigentlichen Bestimmung dieses Apparates und seiner Mannschaft entspräche.

So gesehen wird also eine schmerzlindernde Therapie über lange Zeit aufrechterhalten, ohne dass viel Aufmerksamkeit für die kausalen Zusammenhänge, die den Schmerz begründen, aufgewendet wird. Oder um eine Analogie aus der Medizin zu benutzen: Der Patient benötigt dauerhaft starke Schmerzmittel, um Zahnschmerzen, die auf einen Wurzelabszess zurückzuführen sind, zu mindern. Eine dauerhafte Schmerzmedikation gepaart mit der Unterlassung, die Ursache des Schmerzes zu beheben (wie in diesem Beispiel durch eine chirurgische Sanierung), führt jedoch längerfristig nur zu noch größeren Komplikationen.

Aus diesem Grunde ist es wichtig, psychiatrische Komorbiditäten bei der Behandlung von Substanzmissbrauch zu berücksichtigen. Keinesfalls sollte versucht werden, den Substanzkonsum des Patienten zu unterbinden, ohne gleichzeitig konkrete und durchführbare Techniken zur affektiven Regulierung mit dem Patienten einzuüben, die die stützende Rolle der Substanz übernehmen. Geschieht dies nicht, läuft man Gefahr, dem Patienten sein Haltegerüst zu nehmen (die Substanzwirkung), ohne ihm zugleich ein funktionierendes, alternatives Haltegerüst zur Verfügung zu stellen. Zusammenbruch des Allostasesystems und oft schwere Komplikationen in Form von psychiatrischen Krisen wären die Folge.

Es stellt sich aber nunmehr auch die Frage, ob manche psychoaktive Substanzen beim Patienten hilfreich als adjuvante Therapie beim Erschließen funktioneller Ressourcen einsetzbar sind. Vor allem Substanzen, die die Gefühls- und Erlebniswelt erweitern oder öffnen können, kommen hierfür in Frage. Um dies aus psychotherapeutischer Sicht zu begründen, sei auf den Wirkungsmechanismus der motivierenden Gesprächsführung verwiesen (*motivational interviewing*). Diese Therapie hat sich in den letzten 30 Jahren in vielen Bereichen der Psychotherapie, Gesundheitsförderung und auch im Coaching fest etabliert. Ein Grundprinzip dieser Therapietechnik ist es, die Einsicht in die verschiedenen, oft widersprüchlichen Befindlichkeiten und Zielsetzungen des Patienten zu fördern. Diese vertiefte Einsicht in die eigene Erlebniswelt führt dann häufig zur Verstärkung eines Ambivalenzgefühls im Hinblick auf häufig feststellbare und scheinbar unvereinbare Gegensätze. Diese gesteigerte Ambivalenz wird manchmal als unangenehm wahrgenommen, und dieser Affekt kann als Motor in einem Änderungsprozess genutzt werden. Bei diesem Prozess geht es dann darum, Entscheidungen zu treffen, mit dem Ziel, die bewusst gemachte Ambivalenz zu reduzieren. Aufgrund der vertieften Einsicht werden diese Entscheidungen als richtig und kohärent empfunden und dieses Empfinden hilft wiederum, die entsprechenden Verhaltensänderungen durchzuführen. Ziel des therapeutischen Prozesses ist es also insgesamt, die zugrunde liegenden Widersprüche und die damit verbundenen unangenehmen Gefühle aufzulösen (Miller und Rollnick 2009).

Ein Großteil der heutzutage verschriebenen Psychopharmaka, wie z. B. Antidepressiva, Benzodiazepine oder Antipsychotika haben eine stabilisierende oder sedierende Funktion. Kurz- und mittelfristig bewirken diese Medikamente beim Patienten eine Dämpfung ihres als quälend empfundenen psychischen Erlebens. Dennoch muss gerade aufgrund dieser dämpfenden Wirkung davon ausgegangen werden, dass diese Art der Psychopharmakotherapie es dem Patienten schwerer macht, sich seiner persönlichen Problematik, wie z. B. der zuvor geschilderten intrapsychischen Ambivalenz, bewusst zu werden. Aufgrund der abschirmenden Wirkung dieser Psychopharmaka kann also in vielen Fällen keine Auflösung der intrapsychischen Konflikte erfolgen. Vielmehr kann eine langfristige sedierend-abschirmende Pharmakotherapie dazu beitragen, dass sich ein psychisches Leiden chronifiziert oder gar verschlechtert. Über die Frage nach dem Nutzen oder dem Schaden einer langfristig verschriebenen psychiatrischen Medikation wird immer wieder heftig debattiert (Gotzsche 2014; Nutt et al. 2014), doch bietet dieses Kapitel nicht den Rahmen, auf diese Kontroverse einzugehen. Dennoch ist es von großer Bedeutung anzuerkennen, dass psychisches Leiden, welches durch interpersonelle Gewalt verursacht wurde, eher durch die Erfahrung einer tragenden therapeutischen Beziehung zu behandeln ist, als durch die bloße Einnahme einer psychiatrischen Medikation (Nemeroff et al. 2003).

Neben den gängigen Psychopharmaka, welche als stabilisierend-dämpfende psychoaktive Substanzen regelmäßig und langfristig vom Patienten eingenommen werden müssen, gibt es auch eine Vielzahl von psychoaktiven Substanzen, die bei einmaliger oder sporadisch-episodischer Einnahme das psychische Erleben nachhaltig beeinflussen können. Die Beschreibung und Einteilung dieser Substanzen mit „aufdeckender Wirkung" erfolgt in den anderen Kapiteln dieses Handbuchs.

Im Hinblick auf die Wirkung von aufdeckenden psychoaktiven Substanzen, wie z. B. Entaktogene, Dissoziativa oder Halluzinogene, ist es also vorstellbar, dass die Einnahme einer solchen Substanz innerhalb eines klar definierten therapeutischen Settings es dem Patienten erleichtern kann, einen Zugang in seine tiefgelegene innere Erlebniswelt, wie auch zu transpersonalen Erfahrungen zu bekommen (Metzner 1998). Dieser Zugang zu „tiefen", z. T. subkortikalen Inhalten, wird gerade auch durch die Dämpfung von kortikaler Aktivität und Konnektivität, welche in neueren bildgebenden Studien als eine Wirkung von psychoaktiven Substanzen gezeigt werden konnte, unterstützt (Palhano-Fontes et al. 2015; Roseman et al. 2014; vgl. Kap. ▶ „Pharmakologische Grundlagen: Mechanismen und Variabilität der Wirkung psychoaktiver Substanzen") In diesem Sinne reduzieren z. B. Halluzinogene das quälende Verharren in vergangenheitsbezogenen Ruminationen und erleichtern den Eintritt in einen Bewusstseinsmodus, welcher zukunftsorientiert ist, bei gleichzeitig vertiefter Bewusstwerdung der Ressourcen wie auch der Herausforderungen, die sich für das Individuum ergeben. Diese Abschwächung von hochgradig kulturell erworbenen, kortikalen Wissensinhalten und die Stärkung eines Erlebens, welches durch eine offene und affektiv-kohärente Wahrnehmung der Gegenwart charakterisierbar ist – all dies gepaart mit einem positiv-ästhetischen Erleben (angenehmes Setting; Musik) wie auch durch die empathische Begleitung des Therapeuten –, erleichtern einen Lernprozess, der vom Individuum selbst unterhalten (d. h. durch den sogenannten *inner healer*) und nicht von außen vorgegeben wird, wie dies beim *Lernen am Modell* der Fall wäre.

Gerade bei PTSD-Patienten ist es typisch, dass das Bewusstwerden von affektiven Zuständen, Körperwahrnehmung und bestimmten Erinnerungen hochgradig vermieden werden, da diese Stimuli einen extrem belastenden Panikzustand triggern können. Durch diese Vermeidung von traumatisch-assoziierten Triggern ist es dem Patienten aber nicht möglich, die Widersprüche in seiner Lebenssituation wahrzunehmen und konstruktiv zu integrieren. Konkret bedeutet dies bei einem PTSD-Patienten, dass er auch in der sicheren Gegenwart fortlaufend damit rechnet, dass gefährliche und unkontrollierbare Ereignisse ihn treffen könnten, und sei es in Form von traumatischen Intrusionen. Diese Furcht- und

Vermeidungshaltung steht aber auch im Widerspruch zu dem Wissen, dass die Gegenwart womöglich weitestgehend frei von Gefahren ist – und zu dem Wunsch des Patienten, aktiv und affektiv engagiert am Leben teilzunehmen. Dieses Phänomen, sich an veränderte Umweltbedingungen nur schlecht anpassen zu können, und stattdessen fortlaufend in der Vergangenheit zu verharren, wird auch als *Kontextualisierungsdefizit* bezeichnet und ist gerade für PTSD-Patienten typisch (Liberzon und Sripada 2008). Eine substanzgestützte Psychotherapie kann also einen Lernprozess anstossen, indem schwer zugängliche Wünsche, vergessene Kompetenzen, irrationale Ängste und rationale Wissenselemente erlebbar gemacht und miteinander in Verbindung gebracht werden (Johansen und Krebs 2009). Dieser integrative Austausch von verschiedenen, oft widersprüchlichen, zum Teil angstbesetzten Erlebens- und Wissenskomponenten ist dem Patienten normalerweise aufgrund seiner ausgeprägten Vermeidungshaltung nicht möglich. Da dieser integrative Prozess typischerweise auch eine Exposition gegenüber schmerzhaft-traumatischen Material beinhaltet, ist es durchaus typisch, dass die Patienten phasenweise intensive und auch negative emotionale Zustände durchleben.

So gesehen ähneln substanzgestützte Therapiesitzungen anderen etablierten Therapieformen, wie z. B. verlängerter Expositionstherapie oder auch EMDR, bei denen es ebenfalls häufig zum Durchleben intensiver, oft schmerzhafter Emotionen kommt. Durch das Überwinden der Vermeidungshaltung und das Bewusstwerden von Ängsten, Widersprüchen, Wünschen – aber auch von Ressourcen – kann es dann zu einem Prozess einer ausgewogenen Informationsverarbeitung kommen (Solomon und Shapiro 2008). Bei der therapeutischen Begleitung eines Patienten sollte sich der Therapeut also fragen, ob und wie lange eine eher dämpfend-pharmakologische bzw. stabilisierende psychotherapeutische Intervention indiziert ist, oder ob nicht auch zu einem bestimmten Zeitpunkt eine aufdeckend-integrative psychotherapeutische Intervention indiziert wäre, welche in manchen Fällen durch einen adjuvanten Substanzgebrauch potenzierbar wäre.

5 Substanzgestützte *Reconsolidation* und *Reprocessing*: Perspektiven für affekt-zentrierte Psychotherapie

Es ist mittlerweile durch die Neurowissenschaften eindrücklich belegt, dass Lernprozesse am effizientesten vonstattengehen (d. h. der Lerninhalt wird schnell erworben und relativ solide gespeichert), wenn sich der Organismus im Zustand einer intensiven affektiven Erregung (*affective arousal*) befindet (Storbeck und Clore 2008). Das Erleben eines Affekts begünstigt also Lernprozesse, unabhängig davon, ob diese in einem pathogenen oder auch salutogenen Zusammenhang stattfinden (Dolan 2002). Wie eingangs bereits erwähnt, kann man psychoaktive Substanzen allgemein als affektinduzierende oder auch affektvortäuschende Agentien konzeptualisieren. Aus diesem Wissen sollte sich also die Frage ableiten, ob nicht durch die gezielte und kontrollierte Anwendung von psychoaktiven Substanzen Lernprozesse therapeutisch optimiert werden könnten. Das große Potential von psychoaktiven Substanzen liegt hierbei in ihrer Eigenschaft begründet, verlässlich intensive affektive Zustände hervorzurufen, welche normalerweise nicht durch die hauptsächlich kortikale Informationsverarbeitung, wie sie im Rahmen einer konventionellen Gesprächspsychotherapie stattfindet, erreicht werden können. Hierbei ist es wichtig, daran zu erinnern, dass das emotionale Erleben eher Kognition und Denken beeinflusst, als umgekehrt. D. h. es ist viel schwerer und oft unmöglich ein affektives Erleben durch eine rein kognitive Restrukturierung nachhaltig zu beeinflussen. Dagegen folgt das Denken bei einer Veränderung des Affekts in der Regel der entsprechenden negativen oder positiven Färbung des Affekts, ohne dass hierzu eine besondere Anstrengung der betroffenen Person oder des Therapeuten notwendig wäre (Clore und Huntsinger 2007).

Eine in diesem Zusammenhang weitere wichtige Erkenntnis aus den Neurowissenschaften betrifft das Wissen um die Manipulierbarkeit von Gedächtnisinhalten (Besnard et al. 2012). Ein neu erworbener Gedächtnisinhalt wird durch einen Prozess, der *Consolidation* genannt wird, in das Langzeitgedächtnis übertragen und dort dauerhaft gespeichert. Falls der Organismus auf diesen Inhalt zugreifen muss, kann diese Information wieder aufgerufen werden; dieser Prozess wird *Retrieval* oder auch *Recall* genannt. Wichtig ist es nun zu wissen, dass die gespeicherte Information während des erneuten Ablesens aktiviert wird – und dadurch unstabil und modifizierbar. Nach dem Ablesen des Gedächtnisinhaltes muss die Information für die langfristige Speicherung also wieder in einen stabilen Zustand zurückgeführt werden; diesen Prozess nennt man *Reconsolidation*. Hierbei, d. h. bei der durch das Aufrufen stattfindenden Aktivierung sowie auch bei der beim erneuten Speichern erforderlichen Neucodierung, kann die erinnerte Information durch vielfältige Techniken tiefgreifend abgeändert werden. Diese Veränderung von gespeicherten Informationen im Rahmen eines Erinnerungsvorgangs wird *Reprocessing* genannt. Pharmakologisch wurden bereits einige Substanzen auf ihre Eigenschaften hin getestet, eine Wirkung auf *Reconsolidation* und *Reprocessing* zu zeigen, dennoch sind diese pharmakologischen Ansätze insgesamt, so vielversprechend sie auch erscheinen mögen, derzeit noch weit von der klinischen Anwendung entfernt.

Ein weiterer wichtiger Aspekt bei der Bewertung des therapeutischen Potentials von Substanzen im Rahmen von Lernprozessen ist der der Neurogenese: Seit einigen Jahren ist bekannt, dass auch im erwachsenen Gehirn neue Nervenzellen nachwachsen. Diese Erneuerung von Nervenzellen findet v. a. im Hippocampus statt und ist anscheinend notwendig, damit neue Informationen gespeichert werden können. Interessanterweise scheinen einige psychoaktive Substanzen, wie z. B. Psilocybin und Ketamin, aber auch die SSRI-Antidepressiva einen positiven Effekt auf die hippocampale Neurogenese zu haben (Gandy 2015; Mahar et al. 2014).

Obgleich die Modifizierbarkeit von Gedächtnisinhalten seit vielen Jahren bekannt ist, gibt es bisher nur wenige therapeutische Ansätze, die versuchen, dieses Phänomen gezielt zu nutzen. Dennoch wurden in den letzten Jahren verschiedene Therapieinterventionen entwickelt, die eine erhöhte Effizienz zu haben scheinen, dadurch, dass sie beim Aufrufen von Erinnerungen die affektive Komponente simultan mit der kognitiv-deklarativen Komponente aktivieren. Es handelt sich hierbei um nonverbale Interventionen, die komplementär zu herkömmlichen Verfahren der gesprächsbasierten Therapie eingesetzt werden können. Hierzu zählen die Anwendung von Musik (Bernatzky et al. 2011; Blood und Zatorre 2001), körperzentrierte Interventionen (Ogden et al. 2006), die bilateral-alternierende Aktivierung von Gehirnarealen durch Augenbewegungen oder auch durch akustische oder taktile Stimulation wie im EMDR praktiziert (Bergmann 2010), und letztlich auch die substanzgestützte Psychotherapie, wie sie z. B. von Mithoefer (Mithoefer et al. 2013) durchgeführt wird.

Was den therapeutischen Einsatz psychoaktiver Substanzen vom Typus Halluzinogene und Entaktogene angeht, so steht bisher die zellulär-organische Toxizität mancher dieser Substanzen bei der Abwägung von Vorteilen und Risiken ihrer Anwendung im Vordergrund (Halpin et al. 2014). Generell gilt in der Pharmakotherapie, dass jede wirksame Substanz auch ihre spezifischen und in der Regel dosisabhängigen Nebenwirkungen besitzt, welchen bei der Anwendung Rechnung getragen werden muss. Bei der Betrachtung von Risiken und Nebenwirkungen in der Anwendung von psychoaktiven Substanzen, welche intensive Wechselwirkungen mit dem affektiven Erleben und mit Lern- und Erinnerungsprozessen haben, ist vielmehr aber auch eine Betrachtung der funktionellen Toxizität dieser Substanzen notwendig. Als Beispiel gelte die überaus reiche, z. T. widersprüchliche Literatur zum Thema „MDMA und Beeinträchtigung des Arbeitsgedächtnisses" (Doblin et al. 2014; Murphy et al. 2012; Nulsen et al. 2010; Parrott 2013). So gesehen scheint MDMA eine gewisse funktionelle Toxizität, die einer Verlangsamung und Behinderung des Arbeitsgedächtnisses entspricht, zu besitzen. Diese Tatsache sollte aber nicht darüber hinwegtäuschen, dass gerade diese substanzbedingte und bei einmaliger oder sporadischer Einnahme vorübergehende Beeinträchtigung des Arbeitsgedächtnisses im Rahmen eines spezifischen therapeutischen Settings gerade nicht ausschließlich als ein negativer Effekt anzusehen ist, sondern vielmehr auch positiv nutzbar sein könnte. Die Tatsache, dass eine Substanz Gehirnprozesse bremst, beschleunigt oder in sonstiger Weise abändert, kann also genauso gut als Nachteil wie auch als Vorteil dieser Substanzwirkung angesehen werden. So wird z. B. eine therapiebedingte Beeinträchtigung des Kurzzeitgedächtnisses als ein wesentlicher Wirkungsmechanismus der EMDR-Therapie angesehen (Maxfield et al. 2008). Eine funktionelle Toxizität kommt also in erster Linie durch die Sichtweise und Erwartungshaltung bezüglich der Ergebnisse zustande sowie durch das Setting, in dessen Rahmen die Anwendung einer Substanz mehr oder weniger indiziert ist. Aus diesen Gründen erfordert die substanzgestützte Psychotherapie eine fundierte Ausbildung des Therapeuten, der nicht nur die Beziehungskompetenzen haben sollte, die in der konventionellen Gesprächspsychotherapie grundlegend wichtig sind, sondern der auch über weitreichende Kenntnisse bezüglich der potenziellen therapeutischen Spezifizität jeder verordneten Substanz sowie auch ihrer Nebenwirkungen auf zellulär-organischer Ebene und auf funktioneller Ebene verfügen sollte.

Hierbei fällt auf, dass die Wirksamkeit vieler psychoaktiver Substanzen auf elementare Lernprozesse im Tiermodell nur unvollständig erforscht wurde. Um beim Beispiel des MDMA zu bleiben: Es gibt zahllose wissenschaftliche Publikationen, die die organisch-zelluläre und funktionelle Toxizität dieser Substanz zum Thema haben, zugleich gibt es bisher erst eine Publikation, die die Auswirkungen von MDMA auf das Erwerben von *fear extinction* (d. h. das eingangs erwähnte Verlernen einer Furchtreaktion) untersucht. Das Erlernen von *fear extinction* gilt gemeinhin als ein anerkanntes Modell für Lernprozesse, die sowohl beim Tier als auch beim Menschen stattfinden, und die zu einer Verminderung von Angstsymptomatik beitragen (Mineka und Oehlberg 2008). Young et al. (2015) konnten im Tierversuch eindrucksvoll darstellen, dass die einmalige Gabe von MDMA vor dem Erlernen von *fear extinction* zu einer signifikant erhöhten, dauerhaften und sogar auch generalisierten Abnahme von konditionierten Furchtreflexen führte. Zudem konnte gezeigt werden, dass diese veränderte Reaktivität auf furchtinduzierende Stimuli mit der Freisetzung eines Neurotransmittors (BDNF, *brain derived neurotrophic factor*) in Mandelkern im Zusammenhang steht. Diese Beobachtung legt nahe, dass MDMA über Freisetzung von BDNF im Mandelkern einen Lernprozess initiiert, welches dem Verlernen von Furcht und dem neuen Erlernen von Furchtlosigkeit im gegebenen Untersuchungssetting entspricht (*consolidation of extinction learning*). Auch für Psilocybin konnte gezeigt werden, dass geringe Dosen dieser Substanz im Tierversuch zu einem schnelleren Erwerb von *fear extinction* führen, im Vergleich zur unbehandelten Kontrollgruppe (Catlow et al. 2013). Die Erkenntnisse aus diesen Arbeiten sind von grosser Bedeutung, wenn es darum geht, klinische Studien am Menschen durchzuführen, denn sie zeigen nicht nur, dass psychoaktive Substanzen wie MDMA und Psilocybin tatsächlich Lernprozesse positiv beeinflussen, sondern geben auch Hinweise über die zugrundelegenden neurophysiologischen Mechanismen. Insgesamt steckt die präklinische und klinische Forschung im Bereich der Anwendung von Substanzen, welche Lernprozesse beeinflussen können, noch in den Kinderschuhen, aber dieses Forschungsfeld erscheint als hochgradig relevant und zukunftsweisend, wenn es darum geht, neue Therapieformen zur Minderung von Angststörungen zu entwickeln (Singewald et al. 2015). Traumafolgestörungen sowie auch Suchterkrankungen sind erworbene Krankheiten mit weltweit sehr hoher gesundheitspolitischer Relevanz. Da diese Störungen zugleich im Tiermodell gut erforschbar sind, wäre es wünschenswert, gerade im Bereich der translationalen Forschung, die Wirkung von psychoaktiven Substanzen auf Lernprozesse beim Tier und beim Menschen voranzutreiben – dies vor allem aber auch in Hinblick auf die erhebliche soziale und juristische Ächtung, welche diesen Therapieoptionen bisher weltweit entgegengebracht wird. Solide ausgeführte Tierversuche, bei denen die Integrität der Labortiere weitgehend respektiert werden kann (McMillan 2005), wären ein weiterer wichtiger Baustein auf dem Weg zu einer wissenschaftlichen Rehabilitierung und Konsolidierung von substanzgestützten Therapieformen am Menschen. Oder wie dies von Jaak Panksepp ausgedrückt wird: „Die Antworten auf die drängendsten Fragen in der Psychiatrie müssen aus der Anwendung von *präklinischen* (Hervorhebung durch Panksepp) Modellen über affektive Zustände und Prozesse erschlossen werden, welche beim gesunden wie auch beim erkrankten Individuum beobachtbar sind." (Panksepp und Biven 2012, S. 478)

Literatur

Adverse Childhood Experiences (ACE) study. http://www.cdc.gov/violenceprevention/acestudy. Zugegriffen am 02.08.2016.

Benedetti, F., Mayberg, H. S., Wager, T. D., Stohler, C. S., & Zubieta, J. K. (2005). Neurobiological mechanisms of the placebo effect. *The Journal of Neuroscience, 25*(45), 10390–10402. doi:10.1523/JNEUROSCI.3458-05.2005.

Bergmann, U. (2010). EMDR's neurobiological mechanisms of action: A survey of 20 years of searching. *Journal of EMDR Practice and Research, 4*, 22–42. doi:10.1891/1933-3196.4.1.22.

Bernatzky, G., Presch, M., Anderson, M., & Panksepp, J. (2011). Emotional foundations of music as a non-pharmacological pain management tool in modern medicine. *Neuroscience & Biobehavioral Reviews, 35*(9), 1989–1999. doi:10.1016/j.neubiorev.2011.06.005.

Berrocoso, E., Sanchez-Blazquez, P., Garzon, J., & Mico, J. A. (2009). Opiates as antidepressants. *Current Pharmaceutical Design, 15*(14), 1612–1622. doi:10.2174/138161209788168100.

Besnard, A., Caboche, J., & Laroche, S. (2012). Reconsolidation of memory: A decade of debate. *Progress in Neurobiology, 99*(1), 61–80. doi:10.1016/j.pneurobio.2012.07.002.

Blood, A. J., & Zatorre, R. J. (2001). Intensely pleasurable responses to music correlate with activity in brain regions implicated in reward and emotion. *Proceedings of the National Academy of Sciences of the United States of America, 98*(20), 11818–11823. doi:10.1073/pnas.191355898.

Boening, J. A. (2001). Neurobiology of an addiction memory. *Journal of Neural Transmission, 108*(6), 755–765. doi:10.1007/s007020170050.

Catlow, B. J., Song, S., Paredes, D. A., Kirstein, C. L., & Sanchez-Ramos, J. (2013). Effects of psilocybin on hippocampal neurogenesis and extinction of trace fear conditioning. *Experimental Brain Research, 228*(4), 481–491. doi:10.1007/s00221-013-3579-0.

Clore, G. L., & Huntsinger, J. R. (2007). How emotions inform judgment and regulate thought. *Trends in Cognitive Sciences, 11*(9), 393–399. doi:10.1016/j.tics.2007.08.005.

Doblin, R., Greer, G., Holland, J., Jerome, L., Mithoefer, M. C., & Sessa, B. (2014). A reconsideration and response to Parrott AC (2013) „Human psychobiology of MDMA or ‚Ecstasy': An overview of 25 years of empirical research". *Human Psychopharmacology, 29*(2), 105–108. doi:10.1002/hup.2389.

Dolan, R. J. (2002). Emotion, cognition, and behavior. *Science, 298*(5596), 1191–1194. doi:10.1126/science.1076358.

Dube, S. R., Felitti, V. J., Dong, M., Chapman, D. P., Giles, W. H., & Anda, R. F. (2003). Childhood abuse, neglect, and household dysfunction and the risk of illicit drug use: The adverse childhood experiences study. *Pediatrics, 111*(3), 564–572. doi:10.1542/peds.111.3.564.

Eisenberger, N. I. (2012). The neural bases of social pain: Evidence for shared representations with physical pain. *Psychosomatic Medicine, 74*(2), 126–135. doi:10.1097/PSY.0b013e3182464dd1.

Gandy, S. (2015). Harnessing neurogenesis: Psychedelics and beyond. In D. King, D. Luke, B. Sessa, C. Adams & A. Tollan (Hrsg.), *Neurotransmissions: Essays on psychedelics from breaking convention*. London: Strange Attractor Press.

Goodman, A. (1990). Addiction: Definition and implications. *British Journal of Addiction, 85*(11), 1403–1408. doi:10.1111/j.1360-0443.1990.tb01620.x.

Gotzsche, P. C. (2014). Why I think antidepressants cause more harm than good. *The Lancet Psychiatry, 1*(2), 104–106. doi:10.1016/S2215-0366(14)70280-9.

Halpin, L. E., Collins, S. A., & Yamamoto, B. K. (2014). Neurotoxicity of methamphetamine and 3,4-methylenedioxymethamphetamine. *Life Sciences, 97*(1), 37–44. doi:10.1016/j.lfs.2013.07.014.

Johansen, P. O., & Krebs, T. S. (2009). How could MDMA (ecstasy) help anxiety disorders? A neurobiological rationale. *Journal of Psychopharmacology, 23*(4), 389–391. doi:10.1177/0269881109102787.

Koob, G. F., & Le Moal, M. (2001). Drug addiction, dysregulation of reward, and allostasis. *Neuropsychopharmacology, 24*(2), 97–129. doi:10.1016/s0893-133x(00)00195-0.

Liberzon, I., & Sripada, C. S. (2008). The functional neuroanatomy of PTSD: A critical review. *Progress in Brain Research, 167*, 151–169. doi:10.1016/s0079-6123(07)67011-3.

Mahar, I., Bambico, F. R., Mechawar, N., & Nobrega, J. N. (2014). Stress, serotonin, and hippocampal neurogenesis in relation to depression and antidepressant effects. *Neuroscience & Biobehavioral Reviews, 38*, 173–192. doi:10.1016/j.neubiorev.2013.11.009.

Maxfield, L., Melnyk, W. T., & Hayman, G. C. A. (2008). A working memory explanation for the effects of eye movements in EMDR. *Journal of EMDR Practice and Research, 2*, 247–261. doi:10.1891/1933-3196.2.4.247.

McMillan, F. (Hrsg.). (2005). *Mental health and wellbeing in animals*. Oxford: Blackwell.

Metzner, R. (1998). Hallucinogenic drugs and plants in psychotherapy and shamanism. *Journal of Psychoactive Drugs, 30*(4), 333–341. doi:10.1080/02791072.1998.10399709.

Miller, W. R., & Rollnick, S. (2009). *Motivierende Gespächsführung* (3. Aufl.). Lambertus: Freiburg i. B.

Mineka, S., & Oehlberg, K. (2008). The relevance of recent developments in classical conditioning to understanding the etiology and maintenance of anxiety disorders. *Acta Psychologica, 127*(3), 567–580. doi:10.1016/j.actpsy.2007.11.007.

Mithoefer, M. C., Wagner, M. T., Mithoefer, A. T., Jerome, L., Martin, S. F., Yazar-Klosinski, B., et al. (2013). Durability of improvement in post-traumatic stress disorder symptoms and absence of harmful effects or drug dependency after 3,4-methylenedioxymethamphetamine-assisted psychotherapy: A prospective long-term follow-up study. *Journal of Psychopharmacology, 27*(1), 28–39. doi:10.1177/0269881112456611.

Mulder, R. T., Beautrais, A. L., Joyce, P. R., & Fergusson, D. M. (1998). Relationship between dissociation, childhood sexual abuse, childhood physical abuse, and mental illness in a general population sample. *American Journal of Psychiatry, 155*(6), 806–811.

Murphy, P. N., Bruno, R., Ryland, I., Wareing, M., Fisk, J. E., Montgomery, C., et al. (2012). The effects of ‚ecstasy' (MDMA) on visuospatial memory performance: Findings from a systematic review with meta-analyses. *Human Psychopharmacology, 27*(2), 113–138. doi:10.1002/hup.1270.

Nemeroff, C. B., Heim, C. M., Thase, M. E., Klein, D. N., Rush, A. J., Schatzberg, A. F., et al. (2003). Differential responses to psychotherapy versus pharmacotherapy in patients with chronic forms of major depression and childhood trauma. *Proceedings of the National Academy of Sciences of the United States of America, 100*(24), 14293–14296. doi:10.1073/pnas.2336126100.

Nulsen, C. E., Fox, A. M., & Hammond, G. R. (2010). Differential effects of ecstasy on short-term and working memory: A meta-analysis. *Neuropsychology Review, 20*(1), 21–32. doi:10.1007/s11065-009-9124-z.

Nutt, D. J., Goodwin, G. M., Bhugra, D., Fazel, S., & Lawrie, S. (2014). Attacks on antidepressants: Signs of deep-seated stigma? *Lancet Psychiatry, 1*(2), 102–104. doi:10.1016/S2215-0366(14)70232-9.

Ogden, P., Minton, K., & Pain, C. (2006). *Trauma and the body: A sensorimotor approach to psychotherapy.* New York: Norton.

Palhano-Fontes, F., Andrade, K. C., Tofoli, L. F., Santos, A. C., Crippa, J. A., Hallak, J. E., et al. (2015). The psychedelic state induced by ayahuasca modulates the activity and connectivity of the default mode network. *PLoS One, 10*(2). doi:10.1371/journal.pone.0118143.

Panksepp, J., & Biven, L. (2012). *The archaeology of mind: Neuroevolutionary origins of human emotions.* New York: Norton.

Panksepp, J., Herman, B., Conner, R., Bishop, P., & Scott, J. P. (1978). The biology of social attachments: Opiates alleviate separation distress. *Biological Psychiatry, 13*(5), 607–618.

Parrott, A. C. (2013). Human psychobiology of MDMA or ‚Ecstasy': An overview of 25 years of empirical research. *Human Psychopharmacology, 28*(4), 289–307. doi:10.1002/hup.2318.

Peters, J., Kalivas, P. W., & Quirk, G. J. (2009). Extinction circuits for fear and addiction overlap in prefrontal cortex. *Learning & Memory, 16*(5), 279–288. doi:10.1101/lm.1041309.

Roseman, L., Leech, R., Feilding, A., Nutt, D. J., & Carhart-Harris, R. L. (2014). The effects of psilocybin and MDMA on between-network resting state functional connectivity in healthy volunteers. *Frontiers in Human Neuroscience.* doi:10.3389/fnhum.2014.00204.

Sayette, M. A., Shiffman, S., Tiffany, S. T., Niaura, R. S., Martin, C. S., & Shadel, W. G. (2000). The measurement of drug craving. *Addiction, 95*(2), 189–210.

Schultz, W. (2001). Reward signaling by dopamine neurons. *The Neuroscientist, 7*(4), 293–302.

Singewald, N., Schmuckermair, C., Whittle, N., Holmes, A., & Ressler, K. J. (2015). Pharmacology of cognitive enhancers for exposure-based therapy of fear, anxiety and trauma-related disorders. *Pharmacology & Therapeutics, 149*, 150–190. doi:10.1016/j.pharmthera.2014.12.004.

Solomon, R. M., & Shapiro, F. (2008). EMDR and the adaptive information processing model – Potential mechanisms of change. *Journal of EMDR Practice and Research, 2*, 315–325. doi:10.1891/1933-3196.2.4.315.

Storbeck, J., & Clore, G. L. (2008). Affective arousal as information: How affective arousal influences judgments, learning, and memory. *Social and Personality Psychology Compass, 2*(5), 1824–1843. doi:10.1111/j.1751-9004.2008.00138.x.

Van der Hart, O., & Dorahy, M. (2006). Pierre Janet and the concept of dissociation. *American Journal of Psychiatry, 163*(9), 1646. doi:10.1176/appi.ajp.163.9.1646-a. author reply 1646.

Van der Hart, O., Nijenhuis, E., & Steele, K. (2008). *Das verfolgte Selbst: Strukturelle Dissoziation und die Behandlung chronischer Traumatisierung* (2. Aufl.). Paderborn: Junfermann.

Wolffgramm, J., & Heyne, A. (1995). From controlled drug intake to loss of control: The irreversible development of drug addiction in the rat. *Behavioural Brain Research, 70*(1), 77–94. doi:10.1016/0166-4328(95)00131-c.

Young, J. E., Klosko, J. S., & Weishaar, M. E. (2005). *Schematherapie. Ein praxisorientiertes Handbuch.* Paderborn: Junfermann.

Young, M. B., Andero, R., Ressler, K. J., & Howell, L. L. (2015). 3,4-Methylenedioxymethamphetamine facilitates fear extinction learning. *Translational Psychiatry, 5*, e634. doi: 10.1038/tp.2015.138

Teil IX

Psychiatrische und suchtmedizinische Aspekte

Die Behandlung von Suchterkrankungen in Deutschland

Jens Ullrich

Zusammenfassung

Für Menschen mit riskanten und problematischen Formen des Konsums psychoaktiver Substanzen, vor allem aber Substanzabhängigkeiten, steht in der Bundesrepublik Deutschland ein insgesamt gutes und sehr ausdifferenziertes Angebot an Beratungsstellen, stationären Einrichtungen wie spezialisierten Kliniken oder Fachabteilungen und Rehabilitationsprogrammen zur Verfügung. Schwierigkeiten ergeben sich oftmals bei der Zugänglichkeit, Kooperation und Vernetzung verschiedener medizinischer und therapeutischer Angebote. Besondere Problemstellungen in der therapeutischen Arbeit mit Abhängigen ergeben sich oft beim Aufbau ausreichender Änderungsmotivation und in der Behandlung spezieller Komorbiditäten wie den sogenannten Doppeldiagnosen „Sucht und Psychose". Dieser Beitrag gibt einen Überblick über Therapieprogramme, Behandlungsansätze und die Bedeutung von Richt- und Leitlinien in der therapeutischen Arbeit mit Suchtpatienten.

Schlüsselwörter

Suchthilfe · Suchttherapie · Behandlungsleitlinien Behandlungsansätze · Abhängigkeit · Therapieansätze · Suchtmedizin

Inhalt

1   Einleitung 455
2   Suchthilfesystem am Beispiel Deutschland ... 456
3   Therapieprogramme, Behandlungsansätze, Richt- und Leitlinien 457
4   Besondere Herausforderungen: Motivation, Zielvereinbarungen und Komorbidität 459
Literatur 461

1 Einleitung

In der Bundesrepublik Deutschland existiert ein insgesamt gut entwickeltes und sehr ausdifferenziertes Angebot für Menschen mit subtanzbezogenen Problemen (vor allem Abhängigkeit und Missbrauch). Hierzu gehören vor allem psychosoziale (Sucht- oder Drogen-Beratungsstellen) neben spezialisierten Abteilungen psychiatrischer Kliniken, Fachambulanzen, Angebote zur Selbsthilfe (z. B. Narcotics Anonymous oder die AA-Meetings der Anonymen Alkoholiker) sowie ambulante Dienste von niedergelassenen Psychotherapeuten und Ärzten. Ambulante Beratungsstellen übernehmen neben Beratungsdiensten auch Aufgaben der Prävention, Diagnostik, ambulanten Suchttherapie, Rehabilitation, Nachsorge oder niederschwellige Angebote wie z. B. Spritzentausch. Entsprechend der Prävalenzverteilung des Konsums unterschiedlicher psychoaktiver Substanzen, bilden Menschen mit Alkoholproblemen den weitaus größten Teil der Klienten.

J. Ullrich (✉)
Praxis für Psychotherapie, Coaching & Supervision, Neustadt an der Weinstraße, Deutschland
E-Mail: ullrich@therapie-nw.de

Mittlerweile haben sich bei der Behandlung substanzbezogener Störungen, nicht zuletzt aufgrund des steigenden Kostendrucks, zahlreiche Maßnahmen zur Evidenzbasierung und Qualitätssicherung durchgesetzt. Hierzu gehören beispielsweise Leitlinien medizinischer Fachgesellschaften für die Behandlung von substanzbezogenen Störungen (Schmidt et al. 2006; Arbeitsgemeinschaft der Wissenschaftlichen Medizinischen Fachgesellschaften 2015) oder auch die fachlichen Auflagen der Rentenversicherung (die einen Großteil der Kosten für ambulante und stationäre Suchttherapien übernehmen). Mit solchen Richt- und Leitlinien soll sichergestellt werden, dass flächendeckend wissenschaftlich fundierte Behandlungsmethoden eingesetzt werden.

Das Vorliegen eines differenzierten und empirisch validierten Behandlungsangebots darf aber nicht über die Tatsache hinwegtäuschen, dass viele Abhängige über Monate oder Jahre hinweg den Kontakt zu spezialisierten Anlaufstellen meiden. Ein wesentlicher Grund hierfür kann u. a. in der immer noch sehr stark ausgeprägten moralischen Wertung von Sucht und Abhängigkeit gesehen werden (vgl. Kap. ▶ „Sozialwissenschaftliche Perspektiven auf Drogen und Sucht" in diesem Band). Dementsprechend sind Zugang wie auch Akzeptanz und Mitwirkung bei therapeutischen Prozessen durch die religiöse, ideologische und kulturelle Prägung des Abhängigen in vielen Fällen erschwert. Diesem Sachverhalt gilt es beispielsweise bei der Gestaltung von Behandlungsangeboten – sowohl für den alkoholkranken Bildungsbürger als auch für den heroinabhängigen Kleinkriminellen – Rechnung zu tragen.

2   Suchthilfesystem am Beispiel Deutschland

Behandlungsangebote lassen sich nach *ambulanten* vs. *stationären Angeboten* (Beratungsstellen, Kliniken etc.), *Substanzen* (z. B. Alkohol, Medikamente, Cannabis), *Konsumentengruppen* (z. B. Jugendliche vs. Erwachsene, Erstauffällige, Schwerstabhängige) oder auch nach *Behandlungsansätzen* (z. B. beratende, psychosoziale und psychotherapeutische Angebote, medikamentöse Behandlung und Substitution) unterscheiden. Hinsichtlich der zeitlichen Abfolge verschiedener Maßnahmen lassen sich nach Müller-Fahrnow et al. (2002) drei Phasen (*Vorphase, Rehabilitationsphase, Nachsorgephase*) differenzieren, an denen einzelne Institutionen wie Beratungsstellen, Kliniken etc. unterschiedlich beteiligt sein können.

Im Mittelpunkt der *Vorphase* stehen sogenannte Frühinterventionen (*early/brief interventions*), bei denen Diagnostik, Beratung und Motivierung zur Verhaltensänderung im Vordergrund stehen. Es sind insbesondere bei Alkohol-, Medikamenten- oder Opiatabhängigkeit die niedergelassenen Allgemeinmediziner oder Allgemeinkrankenhäuser, z. B. internistische Abteilungen, die häufig wegen akuter Intoxikation oder Substanzfolgestörungen konsultiert werden und daher oftmals die erste Anlaufstelle bilden. Hier kann dann ggf. eine Kontaktaufnahme mit (Sucht und Drogen-) Beratungsstellen, Fachambulanzen oder Selbsthilfegruppen angeraten werden.

Ein Beispiel für eine Früh- bzw. Kurzintervention bildet der *ASSIST* (*Alcohol, Smoking and Substance Involvement Screening Test*) der WHO (2002): An ein kurzes, substanzübergreifendes Screening mittels standardisierter Fragen angeschlossen, sollen weitere Interventionen zur Informationsvermittlung, Beratung und Motivierung zur Verhaltensänderung angeboten werden. Im Mittelpunkt derartiger Früh- oder Kurzinterventionen stehen neben dem Erkennen riskanter oder gesundheitsgefährdender Konsummuster auch erste beratende und motivierende Interventionsstrategien. Sind die unterschiedlichen Akteure in der Suchthilfe gut miteinander vernetzt bzw. pflegen sie eine gute Kooperation und reicht die Compliance (d. h. Kooperationsbereitschaft des betreffenden Menschen) aus, dann kann ein Patient aus einer somatischen Abteilung eines Allgemeinkrankenhauses an weitere Behandlungsangebote (s. o.) verwiesen werden.

Anhand des Beispiels problematischen Cannabis-Konsums sollen weitere Maßnahmen der Frühintervention vorgestellt werden. So existieren heute zahlreiche, zum Teil gut evaluierte,

Tab. 1 Exemplarische Darstellung von Frühinterventionen bei problematischem Cannabiskonsum

Multidimensionale Familientherapie (MDFT): Ursprünglich in den USA entwickelt und im Rahmen des INCANT-Projekts (International Cannabis Need of Treatment), einer multizentrischen Therapiestudie, evaluiert. Die MDFT verbindet Einzeltherapien, Eltern-Coaching sowie Familientherapien und unterhält Kooperationen im Sozialraum der Jugendlichen, z. B. mit Schulen (Gantner 2011).
Realize it!: Ein Kurzinterventionsprogramm, das ursprünglich als deutsch-schweizerisches Projekt entwickelt und später durch das Bundesministerium für Gesundheit gefördert und in Beratungsstellen implementiert wurde. Das Programm umfasst fünf manualisierte Einzelsitzungen und eine Gruppensitzung. Gearbeitet wird vor allem mit Methoden des Verhaltensmanagements, zur Förderung der Selbststeuerung und dem „Transtheoretischen Modell der Verhaltensänderung", welches mit Interventionen aus den Konzepten des „Motivational Interviewing" (Motivierende Gesprächsführung) verbunden wird (Tossmann und Kasten 2010).
SKOLL-Selbstkontrolltraining für verantwortungsbewussten Umgang bei riskantem Konsumverhalten: Ein vom deutschen Caritasverband gefördertes Interventionsprogramm, welches sich an Jugendliche und Erwachsene richtet, die den eigenen Konsum von Cannabis oder auch anderen psychoaktiven Substanzen kritisch hinterfragen sollen. Ziele des Programms sind nicht nur Abstinenz, sondern gegebenenfalls auch die Stabilisierung oder Reduzierung des Konsums. Das Programm wird u. a. in Beratungsstellen implementiert (Kliche et al. 2012).
CANDIS: Ein an der Technischen Universität Dresden entwickeltes, verhaltenstherapeutisches Behandlungsprogramm für Jugendliche ab 16 Jahren und Erwachsene, die ihren Cannabiskonsum überdenken, einschränken oder beenden wollen. Das Programm besteht aus zehn Sitzungen Einzeltherapie, über einen Zeitraum von zwei bis drei Monaten, basierend auf drei Modulen: Motivierende Gesprächsführung, kognitive Verhaltenstherapie und ein verhaltenstherapeutisches Problemlösetraining (Hoch et al. 2007).

Frühinterventionen (Tossmann und Gantner 2016). Tab. 1 gibt hierzu einen Überblick.

An die eben beschriebene *Vorphase* kann sich eine *Rehabilitations- und Nachsorgephase* anschließen. Diese umfasst neben psychotherapeutischen auch sozialtherapeutische Maßnahmen und ggf. auch medikamentöse Behandlungen. Idealerweise erfolgen auch Maßnahmen zur Nachsorge, Rückfallprophylaxe, weitergehenden Stabilisierung der Abstinenz sowie sozialer und ggf. beruflicher Reintegration. Nachsorge wird neben Selbsthilfeangeboten auch von ambulanten Diensten in Beratungsstellen (meist von Sozialarbeitern mit entsprechender suchttherapeutischer Zusatzqualifikation) durchgeführt oder von niedergelassenen Psychotherapeuten und Ärzten getragen. In die hier beschriebene Nachsorge-Phase, welche sich unmittelbar an die Entwöhnungsbehandlung anschließen sollte, gehören auch Behandlungsangebote sogenannter Adaptionseinrichtungen. Adaption meint im Kontext der Suchttherapie den Einsatz von Maßnahmen zur Unterstützung bei der Wiedereingliederung des Patienten in den Arbeitsmarkt und die Gesellschaft (Schay 2006).

Einzelne therapeutische Behandlungsansätze aus der *Rehabilitations-* und der *Nachsorgephase* werden im nächsten Abschnitt näher beschrieben.

3 Therapieprogramme, Behandlungsansätze, Richt- und Leitlinien

Suchttherapeutische Ansätze innerhalb der bereits beschriebenen *Rehabilitations-* und *Nachsorgephase* werden heute zunehmend von Behandlungsleitlinien und Richtlinien mitgeprägt. Behandlungsleitlinien lassen sich als wissenschaftlich begründete und mehr oder weniger praxisorientierte Entscheidungshilfen für eine angemessene Vorgehensweise bei substanzbezogenen Störungen (insbesondere Abhängigkeit und Missbrauch) verstehen. Leitlinien zur Diagnostik und Behandlung werden in der Regel von medizinischen Fachgesellschaften herausgegeben und sind im Gegensatz zu Richtlinien nicht verbindlich.

Beispielsweise stellen Schmidt et al. (2006) in ihrer *Behandlungsleitlinie Substanzbezogene Störungen* solche Therapiestandards vor, die Behandlungsoptionen für psychotherapeutische, medikamentöse und soziotherapeutische Maßnahmen für viele verschiedene psychoaktive Substanzen wie Alkohol, Tabak, Medikamente, Cannabis u. a. bilden. Auch die *Arbeitsgemeinschaft Wissenschaftlich Medizinischer Fachgesellschaften* (AWMF) erarbeitet regelmäßig Behandlungsleitlinien für die ambulante und stationäre Behandlung, so auch für substanzbezogene Probleme. Beispielsweise kann hier die S3-Leitlinie *Screening, Diagnose und Behandlung alkoholbezogener Störungen* (Arbeitsgemeinschaft der Wissenschaftlichen Medizinischen Fachgesellschaften 2015) erwähnt werden. Diese gibt Empfehlungen zur Behandlung von Menschen mit riskantem, schädlichem und abhängigem Alkoholgebrauch, hauptsächlich im medikamentösen Bereich aber auch im Bereich psychosozialer Maßnahmen.

Die Deutsche Rentenversicherung (DRV) als zentraler Kostenträger ambulanter und stationärer Behandlungen formuliert eigene *Reha-Therapiestandards* als Teil der Qualitätssicherung im Rahmen jener Maßnahmen, welche von der DRV getragen werden. Sie sollen als Entscheidungshilfen bei der Auswahl geeigneter Behandlungsmethoden helfen aber auch eine stärkere Fokussierung des Leistungsspektrums auf solche rehabilitativen Strategien und Therapien bewirken, deren Wirkung wissenschaftlich begründbar ist (Klosterhuis 2011). Ein weiteres Beispiel für Maßnahmen zur Sicherung der Prozess- und Behandlungsqualität bildet die sogenannte *Klassifikation therapeutischer Leistungen* (KTL), welche in Tab. 2 auszugsweise dargestellt wird.

Was die ambulanten Behandlungsangebote von niedergelassenen Psychotherapeuten und Ärzten anbelangt, so werden diese von der Gesetzlichen Krankenversicherung (GKV) getragen. Hierbei regeln die *Psychotherapie-Richtlinien* des Gemeinsamen Bundesausschusses (G-BA) verbindlich für alle Gruppen von Behandlern, was, bei wem, wie lange usw. suchttherapeutisch zu Lasten der GKV durchgeführt werden darf. So wurden diese Richtlinien vom G-BA beispielsweise 2011 dahingehend verändert, dass ambulante Psychotherapie zur Behandlung der Abhängigkeit von Alkohol, Drogen oder Medikamenten unter bestimmten, in der Richtlinie dargelegten Bedingungen, auch bei noch nicht vorliegender Suchtmittelfreiheit bzw. Abstinenz zulässig ist. Hierdurch sollte unter anderem die Schwelle beim Übergang von stationärer zu ambulanter Behandlung gesenkt werden. Für medikamentöse Behandlungsansätze konkretisiert die *Arzneimittel-Richtlinie* (AM-RL) die Verordnung von Arzneimitteln im Rahmen der vertragsärztlichen Versorgung in der Gesetzlichen Krankenversicherung in Deutschland. Sie wird ebenfalls vom Gemeinsamen Bundesausschuss (G-BA) beschlossen.

Neben Medikamenten, die während der Entzugsbehandlung bei Alkoholabhängigkeit eingesetzt werden, finden auch *pharmakologische Anti-Craving-Therapien* mit Acamprosat, Naltrexon und Nalmefen (beides Opiatantagonisten), Topiramat oder Baclofen (beide wirken u. a. am GABA-Rezeptor) zunehmend Verbreitung. Einen Überblick über pharmakologische Therapien der Alkoholabhängigkeit geben Kiefer und Löber (2008). Da die Wirksamkeit vieler dieser Substanzen zwar empirisch gesichert, die Substanzen aber in Deutschland innerhalb relevanter Richtlinien nicht zugelassen sind, werden sie zum Teil „off-label" eingesetzt (d. h. Verordnung eines

Tab. 2 Exemplarische Darstellung von evidenzbasierten Therapiemodulen (ETM) gemäß der Klassifikation therapeutischer Leistungen (KTL) der Deutschen Rentenversicherung DRV (Deutsche Rentenversicherung 2011).

Allgemeine Psychotherapie: Verhaltenstherapeutisch orientierte Psychotherapie, tiefenpsychologisch orientierte Psychotherapie und andere psychotherapeutische Leistungen (insbesondere Gesprächspsychotherapie, Gestalttherapie, Psychodrama).

Indikative Therapien: Themenzentrierte Interventionen zur psychischen Komorbidität, Förderung psychosozialer Kompetenz, Angehörigenorientierte Interventionen. Arbeitsbezogene Leistungen für Arbeitslose, Rehabilitanden mit Arbeit und Nicht-Erwerbstätige.

Entspannungstraining.

Sport- und Bewegungstherapie.

Gestalterische Interventionen: Ergotherapie, künstlerische Therapien und Freizeitgestaltung.

Arbeitsbezogene Leistungen: Klinische Sozialarbeit für Arbeitslose, Rehabilitanden mit Arbeit und Nicht-Erwerbstätige.

Förderung sozialer Integration: Klinische Sozialarbeit.

Medikaments außerhalb des in der Zulassung durch nationale oder europäische Zulassungsbehörden genehmigten Gebrauchs). Ziel pharmakologischer Therapien ist es vor allem, das Rückfallrisiko durch Verringerung des Substanzverlangens (Craving) zu senken (Kiefer und Mann 2005).

Psychotherapeutische Therapieansätze sind oftmals *substanzspezifisch* ausgerichtet (vgl. Kap. ▶ „Therapie der Cannabisabhängigkeit" in diesem Band).

Ein weiteres Beispiel *substanzspezifischer*, *psychotherapeutischer* Ansätze bildet das Therapiemanual *GAMOA – Gruppentherapie zur Abstinenz- und Motivationsstärkung bei Opiat-Abhängigen Patienten* (Franke und Schildberg 2009). Das Programm wird in der Rehabilitationsphase z. B. im Rahmen qualifizierter Entzugsbehandlungen, psychosozialer Betreuung oder ambulanter Rehabilitation in Beratungsstellen und Fachambulanzen eingesetzt. Das verhaltenstherapeutisch ausgerichtete Programm besteht aus 27 Therapiemodulen zu fünf Themen: Informationsvermittlung bzw. Psychoedukation, Aufbau von Veränderungsmotivation, Umgang mit Craving bzw. „Suchtdruck", Rückfallprophylaxe und abstinente Zielaufrechterhaltung.

Für die psychotherapeutische Behandlung von *Alkoholabhängigen* wurden bereits mehrere Manuale publiziert. Ein gutes Beispiel hierfür ist das von Lindenmeyer (2005) veröffentlichte Therapieprogramm zur Therapie der Alkoholabhängigkeit. Es beinhaltet typische suchttherapeutische Elemente wie die motivierende Gesprächsführung, Analyse von Risikosituationen, Ablehnungstraining und Rollenspiele. Zudem wird mit einer ebenfalls klassischen verhaltenstherapeutischen Methode, der „cue exposure" (Reiz-Konfrontation), gearbeitet. Da davon ausgegangen wird, dass Craving oftmals durch Schlüsselreize, sogenannte „drug cues", ausgelöst wird, soll durch die gezielte Reizkonfrontation mit Geruch und Aussehen alkoholischer Getränke das Verlangen nach Alkohol langfristig gesenkt werden.

Als letztes Beispiel für psychotherapeutische Konzepte in der Suchttherapie soll die von Bowen et al. (2012) publizierte, achtsamkeitsbasierte Rückfallprävention bei Substanzabhängigkeit erwähnt werden. Hier wird, anders als in den gerade beschriebenen Ansätzen, *substanzübergreifend* gearbeitet. Zentrale Methode bildet die in der Psychotherapie mittlerweile weit verbreitete Achtsamkeitsarbeit, wobei mithilfe einer Kombination verschiedener kognitiv-verhaltenstherapeutisch ausgerichteter Methoden folgende Bereiche gefördert werden sollen: Achtsame Wahrnehmung von Auslösern für Craving bzw. „Suchtdruck" (Achtsamkeit in Rückfallrisikosituationen) sowie achtsames eigenes Denken und Selbstfürsorge zur Verbesserung der Stressbewältigung sowie der emotionalen Kompetenzen (z. B. im Umgang mit belastenden Emotionen wie z. B. Angst und Wut, welche erneuten Substanzkonsum wahrscheinlicher machen).

4 Besondere Herausforderungen: Motivation, Zielvereinbarungen und Komorbidität

Beinahe alle im ambulanten wie im stationären verbreiteten psychotherapeutischen Verfahren arbeiten zu Beginn mit den Methoden *Problemanalyse* und *Zielfindung*. Dabei gilt es als wesentlich, dass Patient und Therapeut nach gemeinsamen, realistischen bzw. erreichbaren Zielvorstellungen suchen. Dies reduziert einerseits Frustration z. B. aufgrund überzogener Erwartungen der Klienten, andererseits soll somit auch eine ausreichende Änderungsmotivation aufgebaut werden (Kanfer et al. 2012). In der ambulanten und stationären Suchttherapie wird allerdings schon lange eine Diskussion über die Frage geeigneter Zielsetzungen (Abstinenz, Konsumreduktion, kontrollierter Konsum) geführt (Körkel 2004; Kolte und Schmidt-Semisch 2005; Schneider 2012). Letztlich wäre es ein Widerspruch, einerseits selbstbestimmte Ziele erarbeiten zu wollen, dann aber nur den dauerhaften und absoluten Konsumverzicht als einzig akzeptables Ziel der Suchttherapie zuzulassen. Verständlicherweise führt es immer wieder zu motivationalen Problemen in der Suchttherapie, wenn Suchtpatienten nicht dauerhaft abstinent leben möchten oder können und wenn die Zielsetzungen von Patienten nicht in Einklang mit den Vorgaben des therapeutischen Systems zu bringen sind.

Gerade die Notwendigkeit einer guten Änderungsmotivation stellt ein zentrales Problem bei der Behandlung aller substanzbezogenen Störungen dar. Reicht die Motivation nicht zur dauerhaften Sicherung der angestrebten Veränderungen, so ist mit Therapieabbrüchen und Rückfällen zu rechnen. Dabei sind „einmalige Ausrutscher" bis hin zu totalen Rückfällen in hochfrequente Konsummuster ein kontinuierliches Charakteristikum der Lebensläufe abhängiger Menschen. Mangelnde oder wechselnde Therapiemotivation kann daher als zentrale therapeutische Herausforderung jeder Suchttherapie beschrieben werden. Ein konstruktiver Umgang mit Therapieabbrüchen, Rückfällen und motivationalen Problemen erfordert eine Berufspraxis der Therapeuten, in der Supervision und Intervision zwingend erforderlich sind.

Im Kontext motivationaler Probleme ist zudem ein therapeutisches Vorgehen sinnvoll, welches sich am Stufenmodell der Verhaltensänderung (Prochaska und DiClemente 1982; Miller und Rollnick 1991) orientiert, was viele der in den vorangegangenen Abschnitten vorgestellten Ansätze und Programme auch tun. So sollte beispielsweise bei fehlender Änderungsmotivation zunächst u. a. mit Psychoedukation und Methoden zur Entscheidungs- und Zielfindung an der Motivation für weitere Veränderungen gearbeitet werden. Änderungsorientierte Ansätze und Methoden werden vermutlich in den Modell-Stadien 1 *Absichtslosigkeitsstadium (precontemplation)* und 2 *Absichtsbildungsstadium (contemplation)* nicht passend sein bzw. von den Klienten nicht angenommen werden. Ein auf die individuelle Änderungsmotivation abgestimmtes, therapeutisches Vorgehen dürfte daher bei jeder Suchttherapie eine wichtige Vorgehensweise sein.

Eine weitere Herausforderung in der Suchttherapie stellt die häufig anzutreffende *Komorbidität* dar, d. h. das gleichzeitige Bestehen substanzbezogener Störungen und weiteren psychischen Erkrankungen wie z. B. Angststörungen, Traumafolgestörungen, Persönlichkeitsstörungen, insbesondere aber Psychosen wie die Schizophrenie. Gerade bei den sogenannten *Doppeldiagnosen Psychose und Sucht* als Spezialfall von Komorbidität haben sich auf diese Gruppe zugeschnittene Therapieansätze bewährt (Moggi und Donati 2003; Walter und Gouzoulis-Mayfrank 2013). In der Vergangenheit wurden gerade diese Doppeldiagnose-Patienten nicht selten zwischen den verschiedenen Abteilungen von Allgemeinpsychiatrie und Suchtmedizin „hin und hergeschoben". Durch zielgruppenspezifische Behandlungsansätze soll heute versucht werden, die komplexe Wechselwirkung zwischen Substanzkonsum und Pharmakotherapie bei der Problemanalyse und Therapieplanung zu berücksichtigen.

Eine weitere wichtige Komorbidität stellen Kombinationen von *Sucht und Traumafolgestörungen* dar. Viele Patienten weisen traumatisierende Erfahrungen in der Biografie auf, welche auch viele Jahre später Ängste, Schlafstörungen und Verhaltensstörungen verursachen können. Vermutlich sind insbesondere jene von illegalen Substanzen wie Heroin, Crack oder Methamphetamin abhängigen Menschen zudem einem größeren Risiko ausgesetzt, Opfer von psychischer und physischer Gewalt oder Misshandlung zu werden (Schäfer und Krausz 2006). Sucht und Traumafolgestörung beeinflussen sich gegenseitig in negativer Weise und diese Wechselwirkung führt in vielen Fällen zu chronischen und schweren Krankheitsverläufen (Roberts et al. 2015). Mittlerweile wurden verschiedene Therapieverfahren entwickelt, die diesem Zusammenhang Rechnung tragen, indem versucht wird, die gegenseitige Beeinflussung von Sucht, Traumatisierung und Traumafolgen zu vermindern. Hierbei wird meist vorrangig versucht, eine zugrunde liegende Traumafolgestörung zu behandeln, mit dem Ziel, die soziale und emotionale Kompetenz der Betroffenen zu stärken. Oft sind zusätzlich noch suchtspezifische Behandlungsinterventionen – wie im hiesigen Kapitel beschrieben – notwendig, um die Gesamtbehandlung erfolgreich abzuschließen. Beispiele für Behandlungsansätze bei gleichzeitigem Vorliegen von Sucht und Trauma geben die Veröffentlichungen von Najavits (2001), Lüdecke et al. (2010) sowie Schäfer und Krausz (2006).

Supervision und Qualitätszirkel bzw. Intervision sollten aufgrund der herausfordernden

Komplexität der Behandlung substanzbezogener Störungen unbedingt zur Berufspraxis aller hier tätigen Klinikmitarbeiter, Ärzte und Therapeuten gehören.

Literatur

Arbeitsgemeinschaft der Wissenschaftlichen Medizinischen Fachgesellschaften AWMF. (2015). *S3-Leitlinie „Screening, Diagnose und Behandlung alkoholbezogener Störungen"*. Online-Dokument. Arbeitsgemeinschaft der Wissenschaftlichen Medizinischen Fachgesellschaften.

Bowen, S., Chawla, N., & Marlatt, G. A. (2012). *Achtsamkeitsbasierte Rückfallprävention bei Substanzabhängigkeit: Das MBRP-Programm*. Weinheim: Beltz.

Bühringer, G., & Behrendt, S. (2011). Störungen durch Substanzkonsum. Eine Einführung. In H.-U. Wittchen & J. Hoyer (Hrsg.), *Klinische Psychologie und Psychotherapie* (S. 697–714). Berlin/New York: Springer.

Deutsche Rentenversicherung DRV. (2011). *Reha-Therapiestandards Alkoholabhängigkeit Leitlinie für die medizinische Rehabilitation der Rentenversicherung*. Online-Dokument. Deutsche Rentenversicherung. http://www.deutsche-rentenversicherung.de/BraunschweigHannover/de/Inhalt/2_Rente_Reha/02_Reha/05_Fachinformationen/03_Infos_Reha_Einrichtungen/RH_Therapiestandards_Alkohol.pdf.pdf?__blob=publicationFile&v=4. Zugegriffen am 30.03.2016.

Franke, P., & Schildberg, F. (2009). *Gruppentherapie zur Abstinenz- und Motivationsstärkung bei Opiat-Abhängigen Patienten (GAMOA). Ein verhaltenstherapeutisches Manual*. Tübingen: Dgvt Verlag.

Gantner, A. (2011). Therapeutische Frühintervention: MDFT in der Jugendsuchthilfe. *SuchtMagazin, 5*, 18–21.

Hoch, E., Noack, R., Rohrbacher, H., Pixa, A., Henker, J., & Dittmer, K. (2007). Gezielte Behandlung von Cannabisstörungen – Das modulare, kognitiv-behaviorale Entwöhnungsprogramm „CANDIS". *Sucht Aktuell, 14*, 57–59.

Kanfer, F. H., Reinecker, H., & Schmelzer, D. (2012). *Selbstmanagement-Therapie: Ein Lehrbuch für die klinische Praxis*. Berlin/New York: Springer.

Kiefer, F., & Löber, S. (2008). Pharmakologische Rückfallprophylaxe bei Alkoholabhängigkeit. *PSYCH up2date, 2*, 9–20.

Kiefer, F., & Mann, K. (2005). New achievements and pharmacotherapeutic approaches in the treatment of alcohol dependence. *European Journal of Pharmacology, 526*, 163–171.

Kliche, T., Post, M., Griebenow, B., Henn, R., Israel, B., Kremser, S., & Pfitzner, R. (2012). *Evaluation des Selbstkontrolltrainings SKOLL – Ein suchtmittelübergreifender Ansatz zur Frühintervention bei Jugendlichen und Erwachsenen: Gesundheits- und Versorgungseffekte des Programms (Abschlussbericht 2012)*. Online-Dokument. Bundesministerium für Gesundheit. http://www.bmg.bund.de/fileadmin/dateien/Publikationen/Gesundheit/Forschungsberichte/Abschlussbericht_Evaluation_des_Selbstkontrolltrainings_SKOLL.pdf. Zugegriffen am 30.03.2016.

Klosterhuis, H. (2011). Reha-Therapiestandards und Qualitätssicherung der Rehabilitation. *Neurologie & Rehabilitation, 17*, 152–156.

Kolte, B., & Schmidt-Semisch, H. (2005). Kontrollierter Drogenkonsum: Ein prekäres Paradigma. In A. Legaro & A. Schmieder (Hrsg.), *Drogenkonsum als Lebenskontrolle. Jahrbuch Suchtforschung* (S. 7–24). Münster/Hamburg/London: LIT Verlag.

Körkel, J. (2004). Abstinenz und kontrolliertes Trinken: Sich ergänzende Ziele in der Suchtbehandlung. In J. Rink (Hrsg.), *Die Suche nach der Kontrolle – Von der Abstinenzabhängigkeit zur Kontrollabhängigkeit. Beiträge zum Wandel der Zieldiskussion in der Suchtkrankenhilfe* (S. 66–93). Geesthacht: Neuland.

Lindenmeyer, J. (2005). *Alkoholabhängigkeit*. Göttingen: Hogrefe.

Lüdecke, C., Sachsse, U., & Faure, H. (Hrsg.). (2010). *Sucht – Bindung – Trauma: Psychotherapie von Sucht und Traumafolgen im neurobiologischen Kontext*. Stuttgart: Schattauer.

Miller, W. S., & Rollnick, S. (1991). *Motivational interviewing: Preparing people to change addictive behavior*. New York: Guilford.

Moggi, F., & Donati, R. (2003). *Psychische Störungen und Sucht: Doppeldiagnosen. Fortschritte der Psychotherapie*. Bern/Toronto/Seattle: Hogrefe.

Müller-Fahrnow, W., Ilchmann, U., Kühner, S., Spyra, K., & Stoll, S. (2002). *Sucht-Rehabilitation in Deutschland: Bestandsaufnahme und Perspektiven* (DRV-Schriften 32). Frankfurt a. M.: Verband Deutscher Rentenversicherungsträger.

Najavits, L. M. (2001). *Seeking safety – A treatment manual for PTSD and substance abuse*. New York: Guilford.

Prochaska, J. O., & DiClemente, C. C. (1982). Transtheoretical therapy: Toward a more integrative model of change. *Psychotherapy: Theory, Research and Practice, 19*, 276–288.

Roberts, N. P., Roberts, P. A., Jones, N., & Bisson, J. I. (2015). Psychological interventions for post-traumatic stress disorder and comorbid substance use disorder: A systematic review and meta-analysis. *Clinical Psychology Review, 38*, 25–38.

Schäfer, I., & Krausz, M. (Hrsg.). (2006). *Trauma und Sucht: Konzepte – Diagnostik – Behandlung*. Stuttgart: Klett-Cotta.

Schay, P. (2006). *Innovationen in der Drogenhilfe: Beispiele alternativer Finanzierungsmöglichkeiten und inhaltlicher Weiterentwicklung*. Wiesbaden: VS Verlag.

Schmidt, L. G., Gastpar, M., Falkai, P., & Gaebel, W. (Hrsg.). (2006). *Evidenzbasierte Suchtmedizin. Behandlungsleitlinie Substanzbezogene Störungen*. Köln: Deutscher Ärzte-Verlag.

Schneider, R. (2012). Abstinenz oder was? Was ist das Ziel der Suchttherapie? *Psychotherapie im Dialog, 13*, 64–68.

Tossmann, P., & Gantner, A. (2016). Frühintervention, Beratung und Behandlung bei Cannabisstörungen. *Suchttherapie, 17*(2), 85–89.

Tossmann, P., & Kasten, L. (2010). *Realize it! Abschlussbericht des Bundestransfers von „Realize it".* Drogenbeauftragte der Bundesregierung. http://www.drogenbeauftragte.de/fileadmin/dateien-dba/DrogenundSucht/Illegale_Drogen/Cannabis/Downloads/Realize_it-Transfer__Abschlussbericht.pdf. Zugegriffen am 30.03.2016.

Walter, M., & Gouzoulis-Mayfrank, E. (Hrsg.). (2013). *Psychische Störungen und Suchterkrankungen: Diagnostik und Behandlung von Doppeldiagnosen.* Stuttgart: Kohlhammer.

WHO ASSIST Working Group. (2002). The Alcohol, Smoking and Substance Involvement Screening Test (ASSIST): Development, reliability and feasibility. *Addiction, 97*(9), 1183–1194.

Psychodynamik des Rauschs und der Sucht

Peter Subkowski

Zusammenfassung

Nach einer Definition des Begriffs Abhängigkeit bzw. Sucht wird auf die Ätiopathogenese einer Suchtentwicklung mit ihrer Wechselbeziehung zwischen Droge, Individuum und Gesellschaft und mögliche Persönlichkeitsstrukturelemente eingegangen. Danach erfolgt eine Auseinandersetzung mit dem Verhältnis zwischen Sucht, Rausch und Kreativität. Es werden dann aus triebtheoretischer, narzissmustheoretischer, Ich-psychologischer und objektbeziehungstheoretischer Sucht verschiedene psychoanalytische Modelle der Suchtdynamik und die unbewussten Abwehr- bzw. Bewältigungsmechanismen der Sucht eingehend beschrieben.

Schlüsselwörter

Rausch · Kreativität · Abwehrmechanismus · Psychoanalyse · Pharmakogene Regression

Inhalt

1 Einleitung und Begriffsbestimmung 463
2 Zum Verhältnis zwischen Kreativität, Rausch und Sucht 464
3 Psychoanalytische Modelle der Suchtdynamik 468
Literatur 475

P. Subkowski (✉)
Paracelsus-Kliniken Bad Essen, Bad Essen, Deutschland
E-Mail: dr.subkowski.paracelsus@t-online.de

1 Einleitung und Begriffsbestimmung

Nach der WHO stellt Abhängigkeit (hier synonym gebraucht mit Sucht) einen Zustand periodischer oder chronischer Intoxikation dar, der durch wiederholten Gebrauch einer Droge hervorgerufen wird und der für das Individuum und die Gesellschaft schädlich ist. Dabei wird die psychische Abhängigkeit mit dem überwältigenden Verlangen nach dem Suchtstoff, dem sogenannten Craving, von der physischen Abhängigkeit mit Toleranz- und Dosissteigerung sowie Entzugssymptomen unterschieden.

Nach Feuerlein (1995) kann das Suchtgeschehen als Dreieck aus sich wechselweise bedingender und beeinflussender Primärpersönlichkeit, Droge und Umwelt verstanden werden. So können z. B. die körperlichen Folgeschäden einer Abhängigkeit auch die psychodynamischen Prozesse stark beeinflussen und umgekehrt. Für die Alkoholabhängigkeit ist inzwischen auch eine genetische Prädisposition von ca. 50 bis 60 % nachgewiesen worden (Mann und Heinz 2001). Eine für alle Süchtigen einheitliche, sogenannte „Suchtpersönlichkeit" bzw. „Suchtstruktur" konnte dagegen nicht gefunden werden (Wanke 1987; Ellgring und Vollmer 1991), da sich eine Abhängigkeit auf unterschiedlichen Ich-Strukturniveaus entwickeln bzw. als unbewusste Abwehr bei verschiedensten neurotischen Konflikten eingesetzt werden kann. Dem wird in den heutigen psychodynamischen Suchtmodellen Rechnung getragen.

Schon 1945 formulierte Fenichel (1945): „Ursprung und Wesen der Sucht werden also nicht durch die chemische Wirkung der Rauschmittel bestimmt, sondern durch die seelische Struktur eines Patienten. Die prämorbide Persönlichkeit entscheidet ...". Dabei stellten Heigl-Evers und Standke (1989) in einer persönlichkeitstestpsychologischen Untersuchung fest, dass alkoholabhängige Patienten im Vergleich zu anderen Patienten mit psychosomatischen Erkrankungen und zu Patienten mit Psychoneurosen ein insgesamt relativ niedriges Selbst-Strukturniveau besitzen, d. h. ihre Impulskontrolle, ihre Affektregulierung und Realitätswahrnehmung sind im Mittel gleichermaßen schlecht ausgeprägt. Selbststruktur, ein Begriff, der auf den Psychoanalytiker Kohut (1973) zurückgeht, kann nach der aktuellen Operationalisierten Psychodynamischen Diagnostik (OPD II) auf vier Dimensionen in Bezug zum Selbst und im Bezug zu den Objekten (‚anderen Menschen') beschrieben werden. Der Bezug zum Selbst umfasst dabei Selbstwahrnehmung, Selbstregulierung, Kommunikation nach innen und Bindung an innere Objekte, der Bezug zu den Objekten der Außenwelt Objektwahrnehmung, Regulierung des Objektbezugs, Kommunikation nach außen und Bindung an äußere Objekte. Das Strukturniveau definiert dabei jeweils die unterschiedliche Integration und den Reifegrad der psychischen Funktionen und der Persönlichkeitsstruktur eines Menschen und erfasst damit eine zusätzliche Ebene neben dem klassischen psychoanalytischen Umgang mit unbewussten Konflikten (Konfliktpathologie). Als strukturelle Störungen auf niedrigem, mittlerem bzw. hohem Strukturniveau werden psychische Störungen bezeichnet, in denen die Verfügbarkeit über psychische Funktionen mehr oder weniger eingeschränkt ist.

Es besteht heute allgemein der Konsens, dass die Ätiopathogenese einer stofflichen Suchterkrankung von einem multifaktoriellen Ursachenbündel bestimmt wird, die in dem Biopsychosozialen Modell (Uexküll 1986) beschrieben werden kann. Hierbei verflechten und beeinflussen sich genetische und konstitutionelle Faktoren, frühe internalisierte Beziehungserfahrungen, unbewusste Abwehr- und Bewältigungsmechanismen des Ichs, aktuelle soziale Beziehungen und die physiologisch-biochemischen Auswirkungen der Droge gegenseitig im Sinne einer Ergänzungsreihe. Aus psychoanalytischer Sicht kann dabei das Symptom „süchtiges Verhalten" auf unterschiedlichen Strukturebenen im Sinne der Abwehr eingesetzt sein. Daher können alle im Folgenden dargestellten Ansätze zum Verständnis der jeweiligen Psychodynamik und der daraus abgeleiteten psychotherapeutischen Interventionen beitragen helfen.

2 Zum Verhältnis zwischen Kreativität, Rausch und Sucht

Dem Drogenkonsum wird Kreativität oft zugeschrieben v. a. wegen seiner Fähigkeit, im Rausch veränderte Bewusstseinszustände zu erzeugen. Diese veränderten Zustände können je nach verwendeter Droge mehr oder weniger durch folgende Merkmale gekennzeichnet sein (Ludwig 2001):

1. Veränderungen im Denken, in denen Unterschiede zwischen Ursache und Wirkung verschwimmen und logische Unvereinbarkeiten parallel nebeneinander bestehen können (primärprozesshaftes Denken).
2. Störungen im Zeitsinn, wodurch das Gefühl von Zeit und Chronologie stark verändert werden kann.
3. Ein Gefühl des Kontrollverlustes, in dem die Person weniger gehemmt und selbstbeherrscht ist (Lähmung des Über-Ichs).
4. Eine Erleichterung des emotionalen Ausdrucks.
5. Eine Änderung des Körpererlebens, mit der Auflösung von Grenzen zwischen sich selbst und der Welt, was zu transzendentalen oder mystischen Erfahrungen von Einheit bzw. einem ozeanischen Gefühl führt.
6. Wahrnehmungsstörungen, einschließlich Illusionen, Pseudohalluzinationen, erhöhte Schärfe und verdichtete Bildsprache.
7. Hypersuggestibilität mit Abnahme der kritischen Denkfähigkeiten.

8. Ein gesteigertes Gefühl von Sinn und Bedeutung.
9. Ein Gefühl des Unbeschreiblichen, bei dem die Erfahrung nicht in Worten ausgedrückt werden kann und
10. Gefühle der Wiedergeburt und Erneuerung.

Der Rausch und das Streben nach ihm ist ein Wesensbestandteil nahezu jeder Kultur und durchaus nicht nur in den Randkulturen gängig. Dabei macht der Einsatz von Drogen diesen Rausch in gewissen Grenzen steuerbar. Tatsächlich ermöglicht es ein Rauschzustand manchen Künstlern, primärprozesshafte, unbewusste Wahrnehmungen jenseits der sekundärprozesshaften, kritisch-logischen Weltsicht zu erleben, und erhöht so ‚scheinbar' ihre Kreativität. Dass Künstler gerade in emotionaler Hinsicht oft extrem leben, fördert weiterhin ihre Affinität zu rauscherzeugenden Substanzen.

Der künstlerische Mensch regrediert – auch schon ohne zusätzliche Drogen – bei seinem kreativen Gestalten auf frühere psychische Entwicklungsstufen, entgegen dem von Sigmund Freud (1923) für die Psychoanalyse formulierten allgemeinen Ich-psychologischen Ziel: „Wo Es war, soll Ich werden". Diese Regression geschieht aber im Dienste des Ichs, wie dies schon Kris (1952) beschrieb. Das Ich kann, wenn der kreative Prozess gelingt, aus ihm gestärkt wieder hervorgehen, um in der Folgezeit konstruktiver und angstfreier mit inneren und äußeren Konflikten umzugehen. Hiermit gehen dann eine Förderung des Gefühls der persönlichen Identität einher und ein Anstoßen von inneren psychischen Reifungsprozessen. Viele Menschen kennen aus eigenem Erleben, dass man aus einem Traum oder aus einem kreativen gestalterischen Prozess gelassener, gestärkter und erfrischter wiederauftauchen und sich dann den Forderungen der täglichen Realität neu stellen kann. Anders dagegen nach einem süchtigen Rausch, bei dem der Abhängige auch regrediert, aber am anderen Tag i. d. R. mit Schuldgefühlen und Beschämung wieder daraus hervorgeht. Hier resultiert keine Ich-Stärkung, sondern es setzt stattdessen oft ein süchtiger Circulus vitiosus mit schädlichen psychischen, sozialen und wirtschaftlichen Folgen ein.

Wie ist es aber bei einem gesunden Menschen, kann hier ein Rauschzustand nicht auch eine positive kreative Wirkung hervorrufen? Von einigen wenigen Psychotherapeuten, wie z. B. Grof (1983), werden z. B. sogenannte psychodysleptische halluzinogene Drogen wie LSD und Psilocybin therapeutisch eingesetzt. Hierdurch hervorgerufene, außergewöhnliche Bewusstseinszustände bzw. „Bewusstseinserweiterungen" sollen Erfahrungsmuster, die Grof selbst perinatale Matrizen nannte, hervorbringen und verändern können. Eine psychotherapeutisch durch drogeninduzierte Rauschzustände angestoßene, positive Persönlichkeitsentwicklung ist letztlich wissenschaftlich nicht nachgewiesen. In der Biografie einzelner Künstler ist aber zumindest dokumentiert, dass sie, angeregt durch Suchtmittel, kreativer und produktiver geworden zu sein glaubten, wie z. B. die Impressionisten durch die ‚grüne Fee' Absinth, der durch das in ihm enthaltene Neurotoxin Thujon in Kombination mit Alkohol zu stärkerem (Farb-)Empfinden verhalf. Absinth und Alkohol inspirierten Künstler wie Toulouse Lautrec und die Impressionisten Manet, Renoir, Van Gogh, Gaugin, aber auch Schriftsteller wie Baudelaire, Verlaine, Oscar Wilde und Ernest Hemingway. Und Charles Baudelaire, der in seinem Essay *Die künstlichen Paradiese* einen Lobgesang auf Drogen und ihre berauschende Wirkung schrieb, nahm z. B. regelmäßig Opium und Cannabis. Die Musiker der 60er-Jahre, wie *Grateful Dead*, *13th Floor Elevators* und *Jefferson Airplane*, setzten LSD und Psilocybin als Inspirationsquelle für ihre psychedelische Musik ein, die diese halluzinogenen Rauschzustände nachzugestalten versuchte.

Schmidbauer und vom Scheidt schreiben hierzu: „Gemeint sind jene Bewusstseinszustände, in denen der Berauschte Zugang zu ‚anderen Wirklichkeiten' erhält. Religion, Mystik und Transpersonale Psychologie sind die Bereiche, die – auch – dadurch erschlossen werden können, dass bestimmte Substanzen, in erster Linie Halluzinogene, normalerweise verschlossene Zonen des Unbewussten öffnen und die Sinnesorgane bestimmter Filter ‚berauben'" (Scheidt und Schmidbauer 1999, S. 368). LSD eröffnet, psychoanalytisch gesehen, einen breiten Zugang zum Unbewussten. Da der Berauschte seine

Vorstellungen weniger kontrolliert und überwacht, werden unbewusste Konflikte schneller aktualisiert. Sie müssen nicht mehr, wie in der traditionellen Psychoanalyse, aus freien Einfällen und Träumen erschlossen werden, sondern treten im LSD-Rausch bildhaft in das Bewusstsein des Menschen. Sie können ihn erschrecken; aber die Konfrontation mit ihnen kann ihn auch persönlich ein Stück weiterbringen (Scheidt und Schmidbauer 1999, S. 225). Diese Autoren schreiben aber auch richtig: „Schon Baudelaire wusste, dass die Drogen nur anregen können, was im Drogenbenutzer ohnehin enthalten ist" (Scheidt und Schmidbauer 1999, S. 406). Das heißt, auch wenn bestimmte Drogen unbestritten unbewusste Inhalte freisetzen können, ist es die individuelle Kreativität des Künstlers, die über einen dann gelingenden kreativen Prozess entscheidet. Ein solcher ist grundsätzlich aber immer auch ohne künstliche Katalysatoren möglich. Im Gegenteil ist ab Beginn einer manifesten Abhängigkeit die künstlerische Kreativität und Aktivität grundlegend gestört bis unmöglich, wie Beispiele abhängiger Künstler zeigen. So starb der alkoholabhängige E. A. Poe kurz vor seinem 41. Lebensjahr im Delirium tremens. Kreative Genies wie u. a. Truman Capote, Rainer Werner Fassbinder, Billie Holiday und Charlie Parker starben ebenfalls z. T. früh an den Folgen ihrer Sucht.

Wissenschaftlich belegt ist es letztlich nicht, dass Drogen die Kreativität begünstigen, auch wenn eine aktuelle Studie von MacLean (MacLean et al. 2011) eine auch nach über 12 Monaten noch nachweisbare Veränderung der Persönlichkeitsdimension „openness" nach einmaliger Gabe von Psilocybin zeigte, was allerdings nicht zwangsläufig mit gesteigerter Kreativität gleichzusetzen ist. Studien zeigen, dass Untersuchungsteilnehmer allenfalls bei einer geringen Alkoholmenge, etwa ein bis zwei Glas Wein, das Gefühl hatten, sie wären kreativer (Ludwig 1990, 2001). Dieses Gefühl tritt aber nur auf, wenn sie schon vorher glaubten, Alkohol steigert schöpferische Impulse. Der sogenannte kreative Rausch wird letztlich subjektiv überschätzt. Er verhindert eher künstlerische Kreativität, als dass er sie befördert, auch wenn es hier einzelne Ausnahmen geben soll. Mithilfe von Drogen kann man sich zwar in teilweise konstruktive Krisen stürzen, „um das Bewusstsein zu erweitern"; nur besteht dann – wie bei jeder Krise – die Gefahr, dass der Betroffene seine Situation hierdurch noch weiter verschlechtert, aus der Krise alleine nicht mehr herauskommt und letztlich eine Abhängigkeit oder einen psychotischen Zusammenbruch entwickelt.

Müller-Braunschweig (1984) fasst aus psychoanalytischer Sicht folgende Wirkungen der kreativen Aktivität zusammen, die im Kontrast stehen zu einer süchtigen Haltung:

1. Künstlerische Kreativität bietet die *Möglichkeit zur Überwindung früherer seelischer Traumen*. Durch die Verschiebung auf ein weniger konfliktuöses Ersatzgebiet kann belastenden Beziehungen und ängstigenden Introjekten zumindest partiell ihr bedrohlicher Charakter, sei er libidinös oder aggressiv, genommen werden. Süchtiges Ausagieren wiederholt dagegen nur den altbekannten Zyklus von Rausch und enttäuschender Ernüchterung.
2. Für den künstlerisch Tätigen besteht die Möglichkeit eines intensiven *Gefühlsaustauschs mit dem entstehenden Werk*, das als ein erweitertes Selbstobjekt zu einer Art Partner werden und dennoch als selbstgeschaffenes Objekt beherrschbar und damit als nicht beängstigend erlebt werden kann. Dieser Austausch ist im toxischen ‚narzisstischen' Rausch nicht möglich, sondern zeigt sich spätestens im Zustand der Ernüchterung als nichtfassbare Chimäre.
3. Die künstlerische Tätigkeit bietet auch die Gelegenheit, *sich im künstlerischen Werk als heil und ganz zu erleben*, sich mit ihm zu identifizieren und damit die Chance, frühere narzisstische Kränkungen und Defizite der Persönlichkeit auszugleichen. Ähnliche Gefühle im Rausch weichen in der Ernüchterung einer erneuten Beschämung und dem Gefühl, versagt zu haben.
4. Es besteht schließlich für den Künstler die Möglichkeit, über die Anerkennung seines fertigen Werks *narzisstische Bestätigung* von anderen zu erleben und sich über seine Kunst neue Kommunikationswege zu anderen

Menschen zu eröffnen. Dem Süchtigen dagegen schlägt i. d. R. gesellschaftliche Verachtung bis schließlich Ausstoßung entgegen.

Kreativität und Kunst einerseits und Sucht und Rausch andererseits zeigen also gewisse Ähnlichkeiten im Hinblick auf Motivation und psychische Funktion. Sowohl der kreativ Tätige wie auch der Süchtige streben u. a. nach narzisstischer Bestätigung und nach Selbstintegration und zeichnen sich durch einen starken Drang nach Befriedigung und Lustgewinn aus. Sowohl kreative Prozesse wie auch süchtiges Verhalten können u. a. dem Versuch dienen, frühere seelische Traumen zu überwinden und sich psychisch ‚vollkommener und runder' zu fühlen. Durch den Einsatz exogener Suchtmittel hervorgerufene Rauschzustände können zumindest noch in einer Vorstufe der Abhängigkeit, dem Missbrauch, kreative Prozesse fördern helfen, indem durch Enthemmung und Aufhebung der repressiven Abwehr unbewusste psychische Inhalte leichter freigesetzt, ausgedrückt und im Weiteren externalisiert werden können. Mit fortschreitender Entwicklung des Suchtprozesses wird aber eine andere Entwicklung in Gang gesetzt. Anstelle einer Suche nach Auseinandersetzung mit der Realität und nach dem ‚Neuen' im kreativen Prozess tritt dann in der Abhängigkeit und im Rausch das Streben nach der unbewussten ewigen Wiederholung des Gleichen ohne Möglichkeit zur psychischen Weiterentwicklung und Reifung.

Für das Erleben im Rausch ist dabei charakteristisch, dass sich der Abhängige selbst in diesem Zustand i. d. R. überaus originell, kreativ und intelligent fühlt und scheinbar die Lösung seiner Konflikte – oder auch die aller Probleme dieser Welt – in der Hand hält, um dann im Zustand der Ernüchterung festzustellen, dass er einer narzisstischen, pharmakogen ausgelösten Illusion aufgesessen ist. Wie Radó (1934) schreibt, wird in der pharmakogen erzeugten Rauschstimmung unter Rückgriff auf die Oralität ein regressiver Zustand erreicht, der dem ursprünglichen, kindlichen, narzisstischen Zustand magischer Größe und Unversehrtheit des kleinen Babys entspricht. In dem Zustand der dann folgenden Ernüchterung drängt sich der Wunsch nach einem erneuten Rausch umso mehr auf, als dass das Trinken vom Abhängigen als weiteres Versagen erlebt wird. Der erneuten depressiven Verstimmung im ‚Kater' wird durch einen weiteren Rausch entgegengewirkt, woraus sich ein Circulus vitiosus von Rauschzuständen und Selbstentwertungsgefühlen ergibt. Im Rauschgeschehen kann nach Radó (1926) auch ein pharmakogener Orgasmus gesehen werden, der unter Umgehung erogener Zonen metaerotisch direkt auf das Gehirn wirkt. Hierdurch verliert die anstrengendere genitale Erregung und z. B. auch kreative Betätigung, zunehmend an Bedeutung und Attraktivität für den Süchtigen. Dies führt zu einer fortschreitenden Regression und zum Verlust bereits erworbener psychischer Ich-struktureller Strukturen im Sinne einer Entdifferenzierung sowie zur Freisetzung aggressiv-destruktiver Kräfte und masochistischer Tendenzen.

Im Gegensatz zu kreativen Prozessen ist der Mensch in der süchtigen Verstrickung nicht mehr in der Lage, von seinen narzisstischen Größenideen Abstand zu nehmen. Im Unterschied zu kreativen Entwicklungsprozessen, die mit der Entwicklung von Neuem, von Veränderung und von Auseinandersetzung auch mit Schicksalsschlägen, Lebenskrisen und Grenzen des Daseins geprägt sind, ist in der süchtigen Haltung das sich der Realität des Lebens mit allem Leiden und möglichem Scheitern Stellen nicht mehr möglich. Gerade bei fortschreitender Abhängigkeit und Festigung der süchtigen Haltung geht auch die Fähigkeit zur Beziehungsaufnahme und zur Öffnung anderen Menschen gegenüber verloren, was zum sozialen Rückzug, zur Isolation und zum Versanden von kreativen Potenzialen führt. Der Drang nach sozialer Bestätigung, Vervollkommnung, nach Befriedigung durch kreative Leistung, nach Ausdruck und Verarbeitung von psychischen Prozessen ist in der süchtigen Haltung beim abhängigen Menschen kanalisiert in seiner Fixierung und Abhängigkeit vom Suchtmittel und einer narzisstischen Regression. Somit stellt die süchtige Haltung letztlich immer mehr einen antagonistischen Gegenentwurf zur potenziellen Kreativität des Menschen dar und führt auf Dauer zur Blockade, Lähmung und Hemmung von kreativen und künstlerischen Prozessen und Leistungen.

3 Psychoanalytische Modelle der Suchtdynamik

3.1 Triebtheoretische Modelle

Vor der Entwicklung der psychoanalytischen Methode unternahm Freud im Rahmen seiner Erforschung der Kokainwirkung Selbstversuche, von denen er in seinem Brief an seine Verlobte Martha Bernais vom 21. April 1884 (Freud und Freud 1960, Brief 122–123) berichtete. Anzieu (1986, S. 40) schließt aus diesen, dass Freud damals hoffte, seine geplante Heirat zu beschleunigen, indem er eine Hauptentdeckung über diese noch wenig bekannte, aber bemerkenswert erscheinende Droge machte. Bevor ihr süchtig machendes Potenzial bekannt wurde, sah Freud im Kokain ein wirkungsvolles Mittel zur Behandlung von Verdauungsstörungen, Ermüdung, Depression und Morphinabhängigkeit. Er verwendete es damals selbst, ohne aber eine Abhängigkeit zu entwickeln und empfahl es auch Freunden, einschließlich seiner Verlobten Martha. 1884 veröffentlichte Freud dann seine Arbeit *Über Coca* (Freud 1884), die sich mit dessen analgetischer und stimulierender Wirkung auseinandersetzte. Als immer mehr Beweise über die Gefahren des Kokains gefunden wurden und sein Freund Ernst von Fleischl-Marxow über Freuds Empfehlung kokainabhängig geworden war, musste Freud anerkennen, dass Kokain nicht die magische Lösung für jeden medizinisch Kranken war. Er wandte seine Aufmerksamkeit in der Folge zunächst wieder der Neurologie zu.

Nach Anzieus Bewertung (Anzieu 1986, S. 41) könnte aus diesem beruflichen und persönlichen Versagen Freuds erstens sein erstaunlicher, lebenslang bestehender Optimismus bezüglich zukünftiger psychopharmakologischer Entwicklungen resultieren, den er bis 1938 äußerte: „Die Zukunft mag uns lehren, mit besonderen chemischen Stoffen die Energiemengen und deren Verteilungen im seelischen Apparat direkt zu beeinflussen. Vielleicht ergeben sich noch ungeahnte andere Möglichkeiten der Therapie; vorläufig steht uns nichts Besseres zu Gebote als die psychoanalytische Technik und darum sollte man sie trotz ihrer Beschränkungen nicht verachten" (Anzieu 1986, S. 108). Zweitens könnte mit dieser traumatischen Lebenserfahrung auch Freuds ebenfalls lebenslang bestehender Widerstand gegen die systematische psychoanalytische Untersuchung der Drogenabhängigkeit erklärt werden, die damit anders als die meisten psychopathologischen Auffälligkeiten für ihn ein weitgehend unerforschter Bereich blieb. Freud war seit seinem 24. Lebensjahr und auch wie sein Vater, ein schwerer Raucher und kam dabei von zuerst einigen Zigaretten auf einen Durchschnitt von zwanzig Zigarren pro Tag (Anzieu 1986, S. 43). Bei mehr als einer Gelegenheit unterwarf sich Freud den Qualen des Versuchs, sein Rauchen aufzugeben, scheiterte aber hieran. Gay schreibt in seiner Freud-Biografie (Gay 1995, S. 196 f.) über diese Abhängigkeit Freuds: „Wenn Freuds hilflose Liebe zu den Zigarren das Überleben primitiver oraler Bedürfnisse bezeugt, so enthüllt sein Sammeln von Antiquitäten Überreste von nicht minder primitiven analen Befriedigungen im Erwachsenenleben". Über Freuds Interesse an dem Prähistorischen sagte sein Arzt Max Schur, dies war „eine Sucht, die an Stärke nur von seiner Nikotinsucht übertroffen wurde" (Schur 1972, S. 243).

Freud veröffentlichte nie eine zusammenhängende Arbeit zur Psychodynamik der Abhängigkeit. Seine Bemerkungen zum Verständnis der Suchtentwicklung sind insgesamt eher spärlich und auf mehrere Arbeiten verstreut. Er betrachtete (Freud 1898) Sucht schon früh als gewohnheitsmäßige, lustvolle Körperveränderung und als direkten oder indirekten Ersatz für lustvolle sexuelle Spannungsabfuhr. Er sah in der ausgiebigen Masturbation den Prototyp und Vorläufer aller Süchte, gewissermaßen die Ursucht, was im aktuellen Phänomen der Internet-Pornosucht wiederzufinden ist. Freud betonte den triebhaften oralen Charakter der Sucht als Ausdruck des regressiven Rückgriffs auf das lustvolle, kindliche Lutschen und Saugen. Auf den oralen Modus greift der Abhängige in Anbetracht der ängstigenden und unlustvollen Realität und in Konfliktlagen seines Lebens wieder zurück, also auf das lustvolle kindliche Lutschen und Saugen, das auf einer konstitutionellen Verstärkung der erogenen Bedeutung der Lippenzonen beruht.

In seiner Arbeit *Das Unbehagen in der Kultur* unterstreicht Freud (1930), dass das Suchtmittel einerseits unmittelbare Lustempfindungen verschafft und andererseits den Menschen auch zur Aufnahme von Unlustregungen untauglich macht, was ihm eine feste Stellung in der Libidoökonomie der Völker und dem Individuum ein heiß ersehntes Stück Unabhängigkeit von der Außenwelt verschafft. Dies geht dann aber, so können wir sagen, der kreativen Auseinandersetzung mit dieser äußeren Realität verloren.

Diesen Gedanken griff später Simmel (1928) auf, der in der Sucht eine künstliche Manie zur Abwehr der melancholischen Reaktion sah: „Er ist ein Melancholischer, der seinen Über-Ich-Wächter mit demselben Gift betrunken macht, mit dem er das Objekt im Ich mordet. Im Aspekt aber ist er ein Manischer, solange er im Genuss des Giftes steht, weil alle Ansprüche eines toxisch gelähmten (temporär kastrierten) Über-Ichs entfallen." Die Abstinenzkur mit ihren Entziehungsqualen verhält sich dann zur Genusszeit des Rauschmittels wie die Melancholie zur Manie.

Auch Abraham (1908) stellt bei der Suchtdynamik die Verschiebung der Lust vom genitalen Sexualakt auf die prägenitale, von Partialtrieben bestimmten Vorlust als wichtigen Mechanismus für die Suchtentwicklung ins Zentrum seines Verständnisses. Er sieht hierin einen der Perversion analogen Mechanismus. Diese Verschiebung geschieht unter der Bedingung der Aufhebung von Triebhemmung, Verdrängung und Sublimierung, die durch die toxische Suchtmittelwirkung erleichtert wird. Beispielhaft führt Abraham hierfür die erleichterte Manifestation sexueller Neigungen und Handlungen im Alkoholrausch an, deren projektive Abwehr auch schon Freud (1911) bei der Entstehung des Eifersuchtswahns des Alkoholikers als wichtiges Motiv anführte. Nach Völkel (1992) kann der Alkohol in Analogie zur Kompromissbildung des neurotischen Symptoms den Weg zur abgewehrten, mit Angst- und Schuldgefühlen verbundenen Homosexualität bahnen, aber dabei gleichzeitig durch den Rausch auch die Realisierung dieser verpönten Triebwünsche verhindern. Die durch die Regression bedingte Triebentmischung von libidinösen und destruktiven Trieben erleichtert aber nicht nur libidinöse, sondern auch aggressive Triebäußerungen, wie sadistische und masochistische Handlungen (Abraham 1908).

Der ungarische Psychoanalytiker Radó sieht in seiner ersten wegweisenden Arbeit zur Sucht von 1926 (Radó 1926) im Rauschgeschehen einen pharmakogenen Orgasmus, der unter Umgehung erogener Zonen metaerotisch direkt auf das Gehirn wirkt. Hierdurch verliert die anstrengendere genitale Erregung und Betätigung zunehmend an Bedeutung und Attraktivität für den Süchtigen. Dies führt zu einer fortschreitenden Regression und zum Verlust bereits erworbener psychischer Strukturen im Sinne einer Entdifferenzierung sowie zur Mobilisierung aggressiv-destruktiver Kräfte und masochistischer Tendenzen. Ausgangspunkt der Suchtentwicklung ist nach Radó die hohe Unlustspannung des Süchtigen und seine Intoleranz gegen Unlust, eine sogenannte Initialverstimmung, die er auf einen ungenügenden Reizschutz des Ichs gegen die mit Triebversagung verbundenen, unlustvollen Affekte zurückführt. Das Suchtmittel ist in der Lage, durch seine analgetische und das Ich stimulierende Wirkung diesen dringend benötigten Reizschutz zu bieten.

Der argentinische Psychoanalytiker Rascovsky (1997) geht in seiner zeitgenössischen Arbeit ebenfalls von einem triebtheoretischen Ansatz aus. Er beschreibt dabei die ungleiche Triebdynamik der inhomogenen Gruppe der Süchtigen auf unterschiedlich tiefen Regressionsniveaus:

1. In der am wenigsten gestörten ersten Gruppe der neurotischen Süchtigen charakterisiert Raskovsky die Droge als Möglichkeit zur Erleichterung bei ausgeprägtem Über-Ich-Druck, bei großer Diskrepanz zwischen Ich und Ich-Ideal und als Mittel zur Erleichterung für die am Lustprinzip orientierte narzisstische Regression und libidinöse Rückbesetzung des instabilen Ichs des Süchtigen. Mit dem Suchtmittel wird dabei gegen unerträgliche Gefühle von Angst, Scham, Wut, Abscheu, Skrupel sowie Schuldgefühle angegangen. Diese Patienten leiden übermäßig an der unlustbereitenden Realität. Sie sind überangepasst oder

ständig hochwach aufgrund ihrer neurotischen Angst. Im Rausch wird die Welt wie der vorödipale Körper der Mutter mit glücklicher Befriedigung und ohne Grenzen erlebt. So erfolgt ein vorübergehender Triumph über das Über-Ich, über das frühere narzisstische Trauma und letztendlich ein kannibalischer Triumph über den Vater, der mitsamt den ödipalen väterlichen Regeln geschluckt und vernichtet wird. Bei dieser Gruppe der Abhängigen bleibt der Kontakt zur Realität noch weitgehend erhalten, trotz des impulsiven Ausagierens in der Sucht mit dem Versuch, die Verdrängung außer Kraft zu setzen.

2. Bei der zweiten Gruppe kommt es dagegen zu einem ausgeprägteren narzisstischen Rückzug von den fragilen Objektbeziehungen zur halluzinatorischen, visuellen, dem Lustprinzip folgenden Befriedigung in der Fantasie. Die Quasi-Realität der Droge stellt nun zunehmend eine Alternative zur und ein Refugium von der realen externen Welt dar. Es kommt zu einer Überbesetzung der inneren visuellen Bilder mit einem Vorherrschen des primärprozesshaften Denkens. Im Rausch herrschen unerfüllte Wünsche, ein Triumph über frühere narzisstische traumatische Situationen oder ihre Verleugnung vor. Nach dem Rausch entsteht schmerzvolle Enttäuschung oder Wut und Hass gegen die externe Welt. Raskovsky beschreibt auch ein gehäuftes Vorkommen von perversen Episoden bei Süchtigen (s. a. weiter unten), das nach seinem triebtheoretischen Verständnis aus drei Gründen resultiert:

   a) Drogen helfen, angsterzeugende Situationen in sexuelle Situationen umzudeuten.
   b) Drogen tragen durch die Enthemmung von Trieben und dadurch, dass die Kastrationsangst verleugnet wird, zur narzisstischen Strukturierung des Ichs (Regression) bei. Das reife, die Verdrängung tragende Ich wird dabei ausgeschaltet.
   c) Drogen führen zu einer gesteigerten libidinösen Besetzung der prägenitalen erotischen Zonen (mit Folgen für das Sehen, Hören, die Haut, homosexuelle Wünsche) im Gegensatz zur reifen, phallisch-genitalen Sexualität.

3. In der dritten Gruppe der schwer gestörten süchtigen Patienten kommt es zu einem massiven Eingriff in die hierarchische Ordnung der Triebe und zu einer zunehmenden Außerkraftsetzung der psychischen Organisation. Die Droge steht jetzt ganz im Zentrum des Interesses. Triebwünsche werden gänzlich aufgegeben und letztlich im Nichtsein des Todes eine „nichtobjektale körperliche Befriedigung in der Herabsetzung der Triebspannung auf Null" gesucht (Nirvana-Prinzip, Freud 1920). Das Ich-Ideal als Ziel und als Mittel der Triebsublimierung wird dabei aufgegeben und innere Fantasien spielen keine Rolle mehr. Da die Realität von keinem sexuellen Interesse mehr ist, bietet sie für diesen Süchtigen bis auf die notwendige Rauschmittelbesorgung überhaupt nichts Interessantes mehr. Die Ich-Kapazität und Interessen des süchtigen Menschen versanden und die genitale Organisation der Triebe bricht zusammen. Dies resultiert nach Raskovsky dadurch, dass die Libido von den triebhaft besetzten Dingrepräsentanzen abgezogen wird und es zu einer Regression in die autoerotische Phase kommt. Auch der Körper selbst erleidet einen Verlust an triebhafter Besetzung und wird dann vom Abhängigen im Sinne von Depersonalisationsgefühlen als fremd erlebt. Die Droge selbst ist in der Lage, als eine Art Bypass die Triebspannungsreduzierung herbeizuführen. Durch die aufgegebene libidinöse Bindung an die Objekte und durch die rückgängig gemachte Triebmischung wird auch der Todestrieb ungemildert freigesetzt. So kann der Mangel des Süchtigen an jeglichem Interesse und an Sorge für sich selbst und sein Gefühl, nur als passiver Beobachter an der Welt teilzunehmen sowie die Verleugnung und Zurückweisung von Wahrnehmungen verstanden werden als Suche nach einem Zustand fehlender Triebspannung. Dies stellt ein Verlangen nach dem Nichtsein dar, d. h. das Leben und die Triebquelle für ein Nichts aufzugeben, um nicht mehr an der Welt leiden zu müssen. Als kausale Ursache der Suchtentwicklung postuliert Raskovsky eine Selbstwertkatastrophe bei der Mutter des später Süchtigen, die dadurch

bedingt schon früh nicht angemessen an ihrem Kind Anteil nehmen konnte.

Aus heutiger Sicht kommen suchttherapeutisch tätige Psychoanalytiker zur Einschätzung, dass von der frühen triebtheoretisch orientierten Psychoanalyse der orale Akt der Einverleibung überschätzt wurde, und dass der toxische Rausch das eigentlich intendierte Ziel des Süchtigen ist, wie es sich beispielsweise im ‚Fixen' des Heroinabhängigen oder im ‚Schnüffeln' des Klebstoffabhängigen zeigt. Darüber hinaus wird der Schwerpunkt heute nicht mehr auf die gesteigerte Suche nach Lustgewinnung, sondern auf den Versuch der Unlustvermeidung und der narzisstischen Selbstheilung gelegt.

3.2 Narzissmustheoretische Ansätze

Radó stellt in einer späteren Arbeit (Radó 1934) die Verbindung zwischen der Suchtentwicklung und dem instabilen Selbstgefühl des Süchtigen, das im Rausch durch Allmachts- und Verschmelzungswünsche kompensiert werden kann, in den Mittelpunkt seines Verständnisses der Suchtdynamik. In der pharmakogen erzeugten Rauschstimmung wird unter Rückgriff auf die Oralität ein regressiver Zustand erreicht, der dem ursprünglichen kindlichen narzisstischen Zustand magischer Größe und Unversehrtheit entspricht. In dem Zustand der dann folgenden Ernüchterung drängt sich der Wunsch nach einem erneuten Rausch umso mehr auf, als das Trinken vom Abhängigen als weiteres Versagen erlebt wird. Der erneuten depressiven Verstimmung im ‚Kater' wird durch einen weiteren Rausch entgegengewirkt, woraus sich ein Circulus vitiosus von Rauschzuständen und Selbstentwertungsgefühlen ergibt.

Vom Scheid (Scheid 1984) betont in Nachfolge der Selbstpsychologie Kohuts (Kohut 1973) die innere Leere und Depression des Süchtigen, die in der Verschmelzung mit dem Selbstobjekt Droge als Ersatz für die fehlenden Selbstobjekte der Frühzeit bekämpft und reguliert werden soll. Im Rausch wird ein narzisstisches Größenselbst als Prothese in das fragile Ich des Patienten eingesetzt, die das Über-Ich, das üblicherweise das Selbstwertgefühl über eine stützende, bestätigende Beziehung zwischen Ich und einem inneren Ideal stabilisiert, ersetzen soll. „Der Süchtige ... braucht die Droge, weil er meint, die Droge könne den zentralen Defekt in seinem Selbst heilen. Sie wird für ihn zum Ersatz für ein Selbstobjekt ..." (Kohut 1976). Die Sucht ist also ein missglückter Selbstheilungsversuch, ein „falscher Weg zum Selbst" (Scheid 1976), „um das pathologische Größenselbst ‚wieder aufzutanken' und sich dessen Omnipotenz und Schutzfunktion gegenüber einer überwiegend als frustrierend und feindlich erlebten Umwelt, die nicht mehr genug an Befriedigung und Bewunderung zu bieten hat, zu versichern" (Kernberg 1978). Letztendlich kann die Einnahme der Droge, die innerlich nach Kohut an die Stelle der fehlenden psychischen Struktur tritt, aber keine wirkliche psychische Struktur aufbauen, sodass dieser Versuch scheitern muss.

3.3 Ich-psychologische Ansätze der Suchtdynamik

Krystal und Raskin (1970) gehen von einer besonderen Affektintoleranz des Süchtigen aus und von einem allumfassenden, undifferenzierten, schmerzlichen Uraffekt, einer diffusen, chaotischen, somatischen Angst mit Ohnmachts- und Lähmungsgefühlen, die dem Suchtgeschehen zugrunde liegt. Dieser Affekt, der als Angst vor Desintegration verstanden werden kann, ist analog dem Vernichtungsgefühl mit dem ein Baby auf Verlassenwerden reagiert. Wie auf dieser frühkindlichen Entwicklungsstufe differenziert der Süchtige dabei nicht zwischen Schmerz und Angst, sondern reagiert affektiv global auf eine Bedrohung seiner Existenz. Bei einer schlecht ausgebildeten Affektdifferenzierung und geringer Frustrationstoleranz regrediert der Süchtige unter Belastung schnell auf diesen Uraffekt, den er dann mit dem Suchtmittel im Sinne eines Selbstheilungsversuchs bekämpft. Der Süchtige hat während seiner Entwicklung aufgrund der fehlenden oder mangelhaften mütterlichen Objektbeziehung eine unzureichende Affekttoleranz gegen jede Form von Angst und Depression entwickelt und versucht diese durch eine exogen ausgelöste Bewusstseinsänderung zu bewältigen.

Heigl-Evers (1977) stellt, aufbauend auf Krystal und Raskin, aus ihrer Erfahrung mit Süchtigen heraus, dass der süchtige Patient kein ausreichend gutes Introjekt der Mutter bzw. des Vaters in sich errichten konnte, das für die Selbstregulation im Erwachsenenleben zur Verfügung stünde. Die Objekte wurden stattdessen als sehr ambivalent erlebt, sodass der Patient nicht die Möglichkeit hatte, sich mit ihnen zu identifizieren und so sein Selbst zu stärken. In der Droge findet er einen Ersatz für ein solches, gutes, menschliches Liebesobjekt. Die Droge kann dann im Inneren des Patienten zumindest vorübergehend zu einem guten Introjekt werden und beruhigen und trösten.

In ihrer Arbeit zu den basalen Störungen bei Abhängigkeit und Sucht (Heigl und Heigl-Evers 1991) beziehen Heigl-Evers und Heigl als notwendige, aber nicht hinreichende, Bedingung für die Entwicklung einer Abhängigkeit eine objektbeziehungstheoretisch basierte, strukturelle Störung mit mangelnder Abgrenzung zwischen Selbst- und Objektrepräsentanzen und kaum integrierten Selbst- bzw. Objektrepräsentanzen ein (Kernberg 1978), die zu unzureichenden inneren Regulationsfunktionen führt. Mithilfe primitiver Abwehrmechanismen werden in der Folge Teilobjektbeziehungen hergestellt, bei denen das positive Teilobjekt entweder: a) eine substituierende, triebbefriedigende, b) über eine Fusion mit dem idealisierten Selbst und Realselbst eine narzisstisch stabilisierende oder c) über seine Hilfsichfunktion eine reizschützende Wirkung oder auch andere Ichfunktionen übernehmen kann. Wenn das Teilobjekt diese Rolle in den primitiven, funktionalisierten Übertragungsbeziehungen nicht übernimmt, bricht die v. a. durch die Realitätsverkennung aufrechterhaltene Abwehr zusammen. Statt des guten Teilobjekts gewinnt dann ein versagendes, böses Teilobjekt in der Wahrnehmung die Oberhand und das Größenselbst schlägt um in ein entwertetes Selbst. Durch die dann fehlende Reizschutzfunktion treten im Süchtigen stärkere Unlustzustände und Panik auf. Die illusionär erwartete Außenstützung kann nun unbewusst an den Suchtstoff delegiert werden. Den basalen Ichfunktionsdefiziten des zunächst psychosozial und schließlich stofflich Abhängigen mit seinen Störungen der Affektencodierung bzw. -decodierung wird eine große Rolle beigemessen. Hierauf ist dann auch die von Heigl-Evers entwickelte interaktionell-psychoanalytische Methode (PIM) abgestimmt, bei der der Therapeut durch Affektidentifizierungen und -klarifizierungen vorrübergehend Hilfs-Ich-Funktionen für den Patienten übernimmt.

Wurmser (1983, 1987) stellt in seinem Über-Ich-zentrierten Ansatz die psychosomatische und durch das Suchtmittel verstärkte Regression des Süchtigen in den Vordergrund, die aus schwer erträglichen Scham- und Schuldgefühlen bei einem sadistisch gefärbten Ich-Über-Ich-Konflikt resultiert. Drogen dienen hierbei vor allem einer künstlichen Affektabwehr als pharmakologisch massiv verstärkte Verleugnung von Gefühlen, die sonst das Ich zu überwältigen drohen. Die Patienten regredieren auf ein undifferenziertes Entwicklungsstadium und setzen die Droge als phobisches Schutzobjekt vor allem gegen jede Form von höchst ambivalent erlebter Nähe und Bindung ein. Die Droge hat hierbei – wie ein geliebter/gehasster Partner, ein als wichtig erlebter Therapeut oder magisch wirksame Handlungen – den Charakter einer Schutzfantasie und eines narzisstisch überschätzten Objekts. Der Patient verdeckt sein Gefühl von Ohnmacht und Hilflosigkeit oft unter einer dicken Kruste narzisstischer Abwehr mit Abwertungen und Distanzierungen. Identität und Gewissen nehmen beim Süchtigen einen sonderbar zwiespältigen, ungewissen Charakter im Sinne einer Identitätsspaltung an. Es sind akute narzisstische Krisen bei Enttäuschungen, die die beschriebenen überwältigenden Affekte auslösen und den Patienten in die Sucht treiben. An Abwehrformen finden sich nach Wurmser vor allem die pharmakologisch verstärkte Verleugnung, die Wendung ins Gegenteil (hier insbesondere: Wendung vom Passiven ins Aktive, Rollenvertauschung und Identifizierung mit dem Angreifer), die Affektmobilisierung, Affektblockierung und Externalisierung. Bei der Sucht verbindet sich das Ich gemeinsam mit dem Es gegen die sadistischen, unerfüllbaren Ansprüche des Über-Ichs, die initial zu unerträglichen Scham- oder Schuldgefühlen führten und auch gegen die Ansprüche der Außenwelt. Das Ich wehrt sich damit gegen eine äußere Realität mit Grenzen, Verpflichtungen, Verantwortung und gegen den Aufschub von Wünschen und deren Befriedigung. Wurmser stellt die Sucht als psychodynamisches Gegenbild zur Neurose dar, bei der sich das Ich mit dem Über-Ich und der Außenwelt gegen das Es verbündet.

3.4 Objektbeziehungstheoretische Aspekte

Rost (1987) beschreibt ein differenziertes Modell der verschiedenen Stadien einer Alkoholabhängigkeit, welches sich auch auf andere Suchtformen anwenden lässt. Dabei kann die schwere chronische Sucht im engeren Sinne, nicht zuletzt bedingt durch die somatischen Folgeschäden, aber schon als eigenständiges Krankheitsbild angesehen werden.

1. Die soziologische Dimension tritt sehr selten in den Vordergrund, z. B. bei bestimmten Berufsgruppen, die ein erhöhtes Risiko haben, eine Abhängigkeit zu entwickeln. Rost gebraucht diese Kategorie, „um jene Fälle zu verstehen und zu erfassen, bei denen eine Alkoholabhängigkeit trotz einer relativ reifen, gesunden Persönlichkeitsentwicklung auftritt, nämlich aufgrund extrem ungünstiger äußerer, sozialer Umstände".
2. Eine kleine Gruppe von Süchtigen bilden die aus triebpsychologischer Sicht gut zu verstehenden, neurotischen Trinker. Es ist bekannt, dass libidinöse und aggressive Triebregungen im berauschten Zustand leichter und angstfreier verwirklicht werden können. Das Über-Ich ist derjenige Teil des Selbst, der in Alkohol gut löslich ist (Fenichel 1983). Auf dieser Ebene ermöglicht der Alkohol häufig erst, neurotisch gehemmte libidinöse und/oder aggressive Impulse freier auszuleben. Es finden sich in dieser Gruppe z. B. Frauen, die sich als Ausgang des Ödipuskomplexes unbewusst mit ihrem trinkenden Vater identifizierten oder nur unter Alkohol in der Lage sind, ohne Schuldgefühle Sexualität zu erleben. Bei anderen, im nüchternen Zustand ausgesprochenen zwanghaften, kontrollierenden Patienten zeigt sich dagegen im ‚nassen Zustand' oft eine ausgesprochene Tendenz zur Verwahrlosung.
3. Bei einer größeren Gruppe der Alkoholabhängigen ist die Ich-Struktur und Identitätsentwicklung gestört und nicht nur die Triebabfuhr bzw. Spannungsregulation. Die Droge ist bei diesen Patienten Selbstheilungsmittel, um Ich-Leistungen überhaupt erst zu ermöglichen. Zahlreiche Funktionen des Ichs sind hier defizitär oder nur rudimentär ausgebildet, wie die Affektregulierung von Wut, Furcht, Angst, aber auch die Nähe-Distanz-Regulierung, die Frustrationstoleranz und die Steuerung von Impulsen. Die Droge hat bei diesen Patienten eine Reizschutzfunktion nach innen und außen.
4. Ist bei der letztgenannten Gruppe noch ein Ich und Urvertrauen vorhanden, eine Uridentifikation also geglückt, so ist dies bei der letzten Gruppe der Süchtigen anders. Diese Patienten sind am besten in einem objektbeziehungstheoretischen Modell zu verstehen. Hier herrschen psychosomatische Prozesse, Autodestruktion und primitive Abwehrmechanismen vor. Entscheidend für die Drogenwahl ist dabei nach Glover (1933) das Moment des Sadismus, da mit der Droge im Inneren des Patienten Repräsentanzen vernichtet werden sollen. Die Mutter wurde vom Süchtigen schon früh unbewusst als böse und vergiftende Brust (Klein 1972) erlebt, die kannibalisch angegriffen und introjiziert wird. Die sich so bildenden bösen inneren Introjekte überwiegen die wenigen guten Introjekte vollständig und sind daher nicht integrierbar. Die Entwicklungsaufgabe der Integration (Kernberg 1978) ist nicht erfüllbar, da dabei die wenigen guten Introjekte überschwemmt und vernichtet würden. Diese bösen Introjekte werden unbewusst auf das Suchtmittel projiziert, das aber bewusstseinsnäher mit scheinbar guten mütterlichen Eigenschaften ausgestattet wird. Es wird immer wieder aufs Neue introjiziert und entwickelt im Inneren kurzfristig eine entspannende Wirkung, wandelt sich dann aber dort in ein

zerstörerisches inneres Introjekt. Von diesen abhängigen Patienten werden gegensätzliche Affekte gleichzeitig und schwer lokalisierbar erlebt. Diese werden als bedrohlich empfunden und müssen durch die Droge ‚irgendwie weggemacht werden'. Bei dieser Form der schweren Sucht dreht sich alles Denken und Fühlen um die Droge, die vom Süchtigen massiv libidinös überbesetzt wird. Es geht um existenzielle Fragen des Seins oder Nichtseins. Diese massive Pathologie kann sich nur auf der Basis einer sehr frühen Entwicklungsstörung entfalten. Letztgenannte Gruppe stellt auch die größte therapeutische Herausforderung dar.

Voigtel (1996) rekapituliert eingangs, dass den meisten psychoanalytischen Suchtkonzepten folgende Struktur gemein ist:

a) als Ausgangspunkt liegt eine *basale Verstimmung* vor, eine Initialverstimmung, ein bedrohlicher Uraffekt, unerträgliche depressive Gefühle, Scham- oder Schuldaffekte. Diese unlustvolle bis bedrohliche basale Affektlage soll durch den Rausch-Entzugs-Zyklus aus der Wahrnehmung ausgeschaltet werden.

b) Als *auslösende Gründe* werden von den Autoren unterschiedliche Schwerpunkte gesetzt, die aber nach Voigtel letztlich alle zu einer psychischen Prädisposition für eine Suchtentwicklung beitragen können, so z. B. die ungenügende Selbst- und Objektdifferenzierung auf dem Hintergrund überwiegend unlustvoller frühkindlicher Erfahrung oder die fehlende Fähigkeit des Patienten, gut von böse für sich zu unterscheiden. Damit fehlen ein abgegrenztes Körpergefühl wie auch die Fähigkeit, Gefühle prägnant und im Zusammenhang mit Beziehungserlebnissen wahrzunehmen, sie zu verbalisieren und zu kommunizieren. Der Süchtige spürt diese Defizite und verurteilt und verachtet sich hierfür, oder er reagiert mit einem Kränkungsgefühl auf diesen Mangel. Das schlechte Selbstbild kann als Folge der unzureichenden Präsenz von guten Selbstobjekten zur Zeit der frühkindlichen Entwicklung verstanden werden, mit dem später daraus resultierenden Mangel an genügend guten Introjekten für die Selbstwert- und Affektregulation.

c) Die *Funktion der Droge* richtet sich nun gegen die Urverstimmung und das damit verbundene negative Selbstbild. Dieser Ausgleich durch das Suchtmittel gelingt bekanntlich aber nur vorübergehend. In der Ernüchterung kommen die alten negativen Affekte zurück, d. h. die Droge ist nur kurzfristig ‚gut'. Im Körperinneren wandelt sie sich zum bösen Objekt. Damit wird deutlich, dass sich in und mit der Droge auch die negativen, traumatischen Erfahrungen des Menschen im Sinne des Wiederholungszwanges reinszenieren.

Nach der Zusammenschau der Suchtkonzepte stellt Voigtel die Überlassung des Süchtigen an ein *unbelebtes* Objekt in den Vordergrund, dass das seiner Einschätzung nach Spezifische der Sucht in Abgrenzung zu anderen Krankheitsbildern ist. Die Droge ist für den Süchtigen berechenbar, verlässlich, verfügbar, nicht verschlingend und stellt keine unerfüllbaren Forderungen. Sie ist für den selbstschwachen Abhängigen nicht enttäuschend, beschämend, ängstigend und hilflos machend wie ein menschliches Objekt. Ihre wesentliche, beruhigende Eigenschaft ist ihre Sachlichkeit, respektive Unbezogenheit. Die Droge oder die süchtige Handlung wird projektiv zum Träger zwischenmenschlicher Zuwendung und gleichzeitig auch wieder zum Träger der früher erlebten traumatischen Ablehnung. Sie hilft im Sinne einer Kompromissbildung einen Abhängigkeitswunsch und eine Beziehung zu einem Außen herzustellen, aber eben verschoben auf ein unbelebtes Objekt, wie beispielsweise auf einen Glücksspielautomaten, mit dem der Abhängige verschmilzt. Die Verschiebung auf ein unbelebtes Objekt erlaubt einerseits die Illusion einer unbegrenzten Befriedigung und andererseits das Erleben einer maßlosen Enttäuschung, ohne jedoch von *jemandem* enttäuscht zu werden, d. h. die wahre, lebendige, traumatische Enttäuschung bleibt verdrängt. Vom Süchtigen wird die Freiheit der Objektlosigkeit gesucht, ohne, dass dabei zumindest vorübergehend der Kontakt zu den Objekten der Außenwelt völlig verloren gehen soll. Je nach Ausprägungsgrad und Fortschreiten der

Sucht kann dann aber auch der Wunsch des Süchtigen nach Abtötung seines eigenen fragilen, differenzierungs- und konfliktunfähigen Selbst und letztendlich die Selbstzerstörung mit dem sich Auslöschen im Tod wiedergefunden werden.

Zur weiteren Vertiefung sei verwiesen auf die psychoanalytischen Arbeiten von Rost (1987), Subkowski (2000) und Bilitza (2008).

Literatur

Abraham, K. (1908). Die psychologischen Beziehungen zwischen Sexualität und Alkoholismus. *Zeitschrift für Sexualwissenschaft, 8,* 449–458.

Anzieu, D. (1986). *Freud's self analysis.* Madison: International University Press.

Bilitza, K. W. (2008). *Psychodynamik der Sucht – Psychoanalytische Beiträge zur Theorie.* Göttingen: Vandenhoeck & Ruprecht.

Ellgring, H., & Vollmer, H. C. (1991). Veränderungen von Persönlichkeitsfaktoren in der Therapie. In A. Heigl-Evers, I. Helas & H. C. Vollmer (Hrsg.), *Suchttherapie, psychoanalytisch, verhaltenstherapeutisch* (S. 140–151). Göttingen: Vandenhoeck & Ruprecht.

Fenichel O (1945). The psychoanalytic theory of neurosis. Dt. Fenichel O (1983) Psychoanalytische Neurosenlehre, Bd. II. Ullstein, Frankfurt/M./Berlin/Wien.

Feuerlein, W. (1995). Definition, Diagnose, Entstehung und Akuttherapie der Alkoholkrankheit. In H. K. Seitz (Hrsg.), *Handbuch Alkohol, Alkoholismus, alkoholbedingte Organschäden* (S. 1–20). Leipzig/Heidelberg: Barth.

Freud, S. (1884). Über Coca. *Zentralblatt für die gesamte Therapie, 2,* 289–314.

Freud, S. (1898). *Die Sexualität in der Ätiologie der Neurosen. Gesammelte Werke Band 1.* Frankfurt a. M.: Fischer.

Freud, S. (1911). *Psychoanalytische Bemerkungen über einen autobiografisch beschriebenen Fall von Paranoia (Dementia paranoides). Gesammelte Werke Band VIII.* Frankfurt a. M.: Fischer.

Freud, S. (1920). *Jenseits des Lustprinzips. Gesammelte Werke Band XIII.* Frankfurt a. M.: Fischer.

Freud, S. (1923). *Das Ich und das Es. Gesammelte Werke Band XIII.* Frankfurt a. M.: Fischer.

Freud, S. (1930). *Das Unbehagen in der Kultur. Gesammelte Werke Band XIV.* Frankfurt a. M.: Fischer.

Freud, E., & Freud, L. (Hrsg.). (1960). *Sigmund Freud. Briefe 1873–1939.* Frankfurt a. M.: Fischer.

Gay, P. (1995). *Freud – eine Biografie unserer Zeit.* Frankfurt a. M.: Fischer.

Glover, E. (1933). Zur Ätiologie der Sucht. *Internationale Zeitschrift für Psychoanalyse, 19,* 170–197.

Grof, S. (1983). *LSD-Psychotherapie.* Stuttgart: Klett-Cotta.

Heigl, F. S., & Heigl-Evers, A. (1991). Basale Störungen bei Abhängigkeit und Sucht. In A. Heigl-Evers, I. Helas & H. C. Vollmer (Hrsg.), *Suchttherapie, psychoanalytisch, verhaltenstherapeutisch* (S. 128–139). Göttingen: Vandenhoeck & Ruprecht.

Heigl-Evers, A. (1977). *Möglichkeiten und Grenzen einer analytisch orientierten Kurztherapie bei Suchtkranken.* Kassel: Nicol.

Heigl-Evers, A., & Standke, G. (1989). Sachbericht zum Forschungsprojekt Selbsterleben und Objektbeziehungen von Alkoholkranken. *Suchtgefahren, 35,* 191–201.

Kernberg, O. (1978). *Borderline-Störungen und pathologischer Narzißmus.* Frankfurt a. M.: Suhrkamp.

Klein, M. (1972). *Das Seelenleben des Kleinkinds und andere Beiträge zur Psychoanalyse.* Reinbek: Rowohlt.

Kohut H (1973). Narzißmus – Eine Theorie der psychoanalytischen Behandlung narzißtischer Persönlichkeitsstörungen. Suhrkamp, Frankfurt a. M.: Suhrkamp.

Kris, E. (1952). *Psychoanalytic explorations in art.* New York: International University Press.

Krystal, H., & Raskin, H. A. (1970). *Drug dependance – Aspects of ego function.* Detroit: Wayne State University Press. Deutsche Ausgabe: Krystal, H., & Raskin, H. A. (1983). *Drogensucht: Aspekte der Ichfunktion.* Göttingen: Vandenhoeck und Ruprecht.

Ludwig, A. M. (1990). Alcohol input and creative output. *British Journal of Addiction, 85,* 953–963.

Ludwig, A. M. (2001). *Creativity and drugs.* New York/Detroit/San Francisco/London/Boston/Woodbridge: The Gale Group.

MacLean, K. A., Johnson, M. W., & Griffiths, R. R. (2011). Mystical experiences occasioned by the hallucinogen psilocybin lead to increases in the personality domain of openness. *Journal of Psychopharmacology, 11,* 1453–1461.

Mann, K., & Heinz, A. (2001). Neurobiologie der Alkoholabhängigkeit. *Deutsches Ärzteblatt, 98,* 2279–2283.

Müller-Braunschweig, H. (1984). Aspekte einer psychoanalytischen Kreativitätstheorie. In H. Kraft (Hrsg.), *Psychoanalyse, Kreativität und Kunst heute* (S. 122–145). Köln: Dumont.

Radó, S. (1926). Die psychischen Wirkungen der Rauschgifte. *Psyche, 29,* 360–376.

Radó, S. (1934). Psychoanalyse der Pharmakothymie. *Internationale Zeitschrift für Psychoanalyse, 20,* 16–32.

Rascovsky, A. (1997). On drug addiction. A psychoanalytic perspektive. In A. Rascovsky (Hrsg.), *Psychoanalysis in Argentina. Selected articles 1942–1997* (S. 291–318). Buenos Aires: Ediciones Tauro.

Rost, W. D. (1987). *Psychoanalyse des Alkoholismus.* Stuttgart: Klett-Cotta.

Scheid, J. v., & Schmidbauer, W. (1999). *Handbuch der Rauschdrogen.* Frankfurt a. M.: Fischer.

Schur, M. (1972). *Freud: Living and dying.* London: Hogarth.

Simmel, E. (1928). Die psychoanalytische Behandlung in der Klinik. *Internationale Zeitschrift für Psychoanalys, 14,* 352–379.

Subkowski, P. (2000). Die psychoanalytische Sicht der Abhängigkeitserkrankungen. *Psychotherapeut, 4,* 253–265.

Scheid, J. v. (1976). *Der falsche Weg zum Selbst.* München: Kindler.

Uexküll, T. v. (1986). *Psychosomatische Medizin.* München/Wien/Baltimore: Urban & Schwarzenberg.

Voigtel, R. (1996). Zur Diagnostik der Sucht. *Psyche, 8,* 715–741.

Völkel, H. (1992). Tiefenpsychologische Aspekte der Sucht. In M. Steinhauer (Hrsg.), *Tagungsband 10 Jahre Spannungsfeld Suchtklinik Auf der Egge* (S. 33–49). Arnsberg.

Wurmser, L. (1983). Drogengebrauch als Abwehrmechanismus. In D. J. Lettieri & R. Welz (Hrsg.), *Drogenabhängigkeit – Ursachen und Verlaufsformen* (S. 84–88). Weinheim: Beltz.

Wurmser, L. (1987). *Flucht vor dem Gewissen.* Berlin: Springer.

Flashbacks und anhaltende Wahrnehmungsstörungen nach Einnahme von serotonergen Halluzinogenen

Tomislav Majić, T. T. Schmidt und Leopold Hermle

Zusammenfassung

Serotonerge Halluzinogene wie LSD und Psilocybin besitzen kein abhängigkeitserzeugendes Potenzial und zeigen eine niedrige Toxizität. Sie stehen jedoch im Verdacht, das Auftreten von Störungsbildern begünstigen zu können, die die akute Wirkung der Substanz überdauern oder erst verzögert auftreten. Zu diesen zählt vor allem die Gruppe der Flashbacks und der anhaltenden Wahrnehmungsstörung nach Einnahme von Halluzinogenen (HPPD), die in internationalen Klassifikationssystemen operationalisiert wird. In diesem Artikel konzeptuelle, klinische und epidemiologische Aspekte dieser Phänomene dargestellt, um einen Beitrag zur Einschätzung des Risikopotenzials dieser Substanzen geben zu können.

Schlüsselwörter

Flashbacks · Hallucinogen Persisting Perception Disorder · HPPD · LSD · Psilocybin · Serotonerge Halluzinogene · Klassische Halluzinogene · Panikstörung · Drogeninduzierte Psychose

Inhalt

1 Einleitung 477
2 Symptomatologie 480
3 Diagnose und Differenzialdiagnose 480
4 Epidemiologie 481
5 Ätiopathogenese 482
6 Therapie 482
7 Zusammenfassung 483
7 Anhang 483
Literatur 484

T. Majić (✉)
Psychiatrische Universitätsklinik der Charité im St. Hedwig Krankenhaus, Charité Campus Mitte, Charité Universitätsmedizin Berlin, Berlin, Deutschland
E-Mail: tomislav.majic@charite.de

T.T. Schmidt (✉)
Institut für Kognitionswissenschaft, Universität Osnabrück, Osnabrück, Deutschland

Fachbereich Erziehungswissenschaft und Psychologie, Freie Universität Berlin, Berlin, Deutschland
E-Mail: timoschm@uos.de

L. Hermle (✉)
Christophsbad GmbH & Co. Fachkrankenhaus KG, Göppingen, Deutschland
E-Mail: leo.hermle@christophsbad.de

1 Einleitung

Es besteht ein breiter Konsens darüber, dass klassische oder serotonerge Halluzinogene aus der Gruppe der Indolamine wie Lysergsäure-Diethylamid (LSD), Psilocybin, Psilocin oder N,N-Dimethyltryptamin (DMT) selbst in hohen Dosierungen nur eine niedrige Toxizität aufweisen und kaum ein Abhängigkeitspotenzial besitzen (Halpern und Pope 1999; Passie et al. 2008; Johnson et al. 2008; Nutt et al. 2010; Morgan et al. 2010; Studerus et al.

2011). Weniger klar beantwortet ist die Frage, inwieweit diese Substanzen bei bestimmten Menschen Störungen auslösen können (Hermle et al. 2008), möglicherweise sogar schon nach einmaliger Einnahme (Shick und Smith 1970). Diese Frage ist auch insofern relevant, als es in den letzten 15 Jahren zu einer Rückkehr der psychedelischen Substanzen in der Grundlagen- und klinischen Forschung gekommen ist (Sessa 2012; Majić et al. 2015).

Eine aktuelle Studie bei über 190.000 US-amerikanischen Bürgern zeigte für Halluzinogen-Konsumenten eine verbesserte Stressbelastung und reduzierte suizidale Gefährdung während des letzten Jahres im Vergleich zu Menschen, die keine Drogen konsumiert hatten; im Vergleich zeigten Konsumenten anderer illegaler Drogen ein erhöhtes Vorkommen all dieser Probleme (Hendricks et al. 2015). Ein ähnliches Bild wurde von zwei epidemiologischen Befragungen mit jeweils ca. 130.000 US-Amerikanern (davon je ca. 20.000, die bereits serotonerge Halluzinogene konsumiert hatten) gezeichnet (Krebs und Johansen 2013; Johansen und Krebs 2015). Während sich hier epidemiologisch keine Hinweise darauf ergaben, dass der Konsum von serotonergen Halluzinogenen das Risiko erhöht, eine anhaltende, behandlungsbedürftige psychiatrische Erkrankung zu entwickeln, konnten sie nicht nachweisen, ob diese Substanzen im Einzelfall nicht als Triggerfaktoren den Ausbruch solcher Störungen begünstigen können. Derzeit werden v. a. drei Arten von Halluzinogen-induzierten Störungsbildern diskutiert: (1) die Induktion von sogenannten „latenten Psychosen", also eine erste Manifestation einer psychotischen Erkrankung, die ohne Einnahme der Substanz nicht aufgetreten wäre (Vardy und Kay 1983); (2) die Auslösung einer Angst- bzw. Panikstörung (Bonn-Miller et al. 2007); sowie (3) rezidivierende oder anhaltende Wahrnehmungsstörungen (Halpern und Pope 2003), die vor allem visueller Natur sind, und auf denen der Fokus dieses Kapitels liegt.

Die drogeninduzierten Psychosen sind substanzunspezifisch und lassen sich im ICD-10 (Dilling et al. 2004) oder DSM-5 (American Psychiatric Association 2013) als Substanz-induzierte psychotische Störung im Zusammenhang mit verschiedensten Substanzen – unter F10.xx-F19.xx nach ICD-10 – verschlüsseln. Das Potenzial, psychotische Symptome zu provozieren, unterscheidet sich von Substanz zu Substanz jedoch erheblich. Während dopaminerge Stimulanzien wie Kokain (Roncero et al. 2014) oder (Meth-) Amphetamin (McKetin et al. 2013) eindeutig zu einer Zunahme von psychotischen Symptomen führen können, und es diesbezüglich auch für Cannabinoide deutliche Hinweise gibt (Gage et al. 2015), führen z. B. Opiate wie Heroin oder Benzodiazepine eher nicht zur Auslösung einer Psychose. Bei serotonergen Halluzinogenen hingegen erscheint eine Einschätzung dieses Gefahrenpotenzials derzeit wesentlich weniger eindeutig (Hermle et al. 2008). So ist es denkbar, dass LSD das Auftreten einer schizophrenen Psychose bei Menschen begünstigen kann, bei denen eine Vulnerabilität für dieses Krankheitsbild besteht; dabei ist im Einzelfall unklar, ob eine Psychose bei diesen Personen nicht auch ohne die Einnahme der Substanz – möglicherweise zu einem späteren Zeitpunkt – aufgetreten wäre (Vardy und Kay 1983). Ähnlich uneindeutig sind die vorhandenen Daten in Bezug auf die Auslösung einer Angsterkrankung: In einer Querschnitts-Befragung von 4.745 Personen war ein regelmäßiger bis exzessiver Konsum von halluzinogenen Substanzen mit einem erhöhten Risiko für Panikstörungen assoziiert (Bonn-Miller et al. 2007). Hingegen zeigte ein sporadischer Konsum kein erhöhtes Risiko. Allerdings wurde ein Zusammenhang zwischen dem Auftreten von Angststörungen auch für Konsumenten von Substanzen wie Heroin oder Benzodiazepinen berichtet, Substanzen, die eher eine angstlösende Wirkung haben, und damit ätiologisch eher nicht als auslösendes Agens in Frage kommen (Sareen et al. 2006). Damit ist gut denkbar, dass die Angststörung in vielen Fällen bereits vor der Einnahme der Halluzinogene vorhanden war und somit als ein unspezifischer Risikofaktor für einen exzessiven Konsum gelten kann.

Die Definitionen von Flashback-Phänomenen variieren seit ihrer Erstbeschreibung 1954 erheblich. Es handelt sich um kurzzeitige visuelle Pseudohalluzinationen, die nach einem drogenfreien Intervall als spontane, zumeist unkontrollierbare

Wiederholung früherer Erlebnisse unter Substanzeinfluss auftreten (Hermle et al. 2015). Diese werden als „Flashbacks", „Nachhall"- bzw. „Echo"-Phänomene oder auch als „Free Trips" bezeichnet. Dabei können zwei Hauptformen unterschieden werden:

Flashbacks   Passagere, für wenige Sekunden bis Minuten anhaltende (v. a. visuelle) Wahrnehmungsveränderungen, die den Phänomenen ähneln, wie sie unter der akuten Halluzinogen-Wirkung erlebt wurden. Diese werden von den Betroffenen meist nicht als störend erlebt und führen kaum je zu hilfesuchendem Verhalten.

HPPD   *(Hallucinogen Persisting Perception Disorder):* Persistierende Wahrnehmungsstörungen, die über Monate bis Jahre anhalten können, zu einem ausgeprägten Leidensdruck mit verschiedenartigen Beeinträchtigungen führen und meistens zur Inanspruchnahme des medizinischen Hilfesystems führen.

Der Begriff des HPPD hat Eingang in das DSM-IV-TR (American Psychiatric Association 2000) gefunden, nachdem das Konzept bereits im DSM-III (American Psychiatric Association 1980) als „Post Hallucinogen Persisting Disorder" aufgeführt wurde. Im ICD-10 taucht eine entsprechende Diagnose nicht auf, und ist am ehesten einer der Diagnosen von F16.5-F16.9 zuzuordnen (Dilling et al. 2004). Dabei ist zu betonen, dass die Kriterien für die Diagnose eines HPPD kaum je auf Flashbacks zutreffen, da es in der Regel zu keiner psychischen Belastung oder Beeinträchtigung durch Flashbacks kommt. Man beachte, dass der Ausdruck „Flashback" umgangssprachlich sehr variabel verwendet wurde (Halpern und Pope 2003). Die Vielzahl unterschiedlicher Definitionsansätze sowie die gängige Bezeichnung von Rückerinnerungsereignissen jeglicher Arten ist jedoch klar von der oben gegebenen Definition abzugrenzen, welche im Wesentlichen Wahrnehmungsphänomene und nicht Erinnerungszustände oder emotionales Wiedererleben beschreibt, schon gar nicht im Sinne eines Flashbacks, wie er etwa im Rahmen einer Traumafolgestörung beschrieben wird (Jones et al. 2003). Einige Autoren halten aus diesen Gründen die Verwendung des Begriffs „Flashback" für irreführend (Halpern und Pope 2003). Der Großteil der Literatur verwendet dennoch die Unterscheidung von Flashbacks versus HPPD (Halpern und Pope 2003; Hermle et al. 2013a), während andere Autoren beide als Unterformen von HPPD konzeptualisieren (HPPD Typ I: der passagere Typ, und Typ II: der chronisch persistierende Typ) (Lerner et al. 2014). Dementsprechend ist auch nicht abschließend geklärt, inwiefern es sich bei Flashbacks und HPPD um ätiologisch unterschiedliche Störungsentitäten handelt (Hermle et al. 2013a). Einerseits ist hinsichtlich der Symptomatik eine Ähnlichkeit zwischen den beiden Phänomenen naheliegend, andererseits wäre es denkbar, dass es sich dabei um ein Kontinuum von Wahrnehmungsveränderungen mit unterschiedlichen Schweregraden handelt (Baggott et al. 2011). Der Persistenz-Begriff legt ein schweres und chronifizierendes Störungsbild nahe, das jedoch nur für HPPD im engeren Sinne zutrifft, während die deutlich häufigeren passageren Flashback-Phänomene nach kurzer Zeit wieder abklingen und kaum je zu einem Leidensdruck führen (Halpern und Pope 2003; Hermle et al. 2008; Lerner et al. 2014). Vielmehr erleben viele Konsumenten Flashbacks als Ausdruck eines erweiterten Bewusstseins, einer gesteigerten Offenheit für sich, andere und ihre Umgebung, wie sie im Sinne von erwünschten Effekten häufig noch nach vielen Monaten nach Einnahme z. B. von Psilocybin nachweisbar sind (MacLean et al. 2011). In diesem Sinne ist auch der Begriff der „Free Trips" zu verstehen, den manche Konsumenten für die Erfahrung von Flashbacks verwenden (Lerner et al. 2002). Fasst man beide Formen unter einen Begriff zusammen, so ergibt sich damit eine deutlich höhere Prävalenz von HPPD und eine stärkere Pathologisierung auch der Phänomene, die unter dem Begriff „Flashback" zusammengefasst werden.

2 Symptomatologie

Die Symptome von Flashbacks/HPPD beschränken sich vorwiegend auf den Bereich der visuellen Wahrnehmungsstörungen, deren Trugcharakter dem Betroffenen meistens bewusst ist. Das entscheidende Charakteristikum von Flashbacks/HPPD wird in DSM-5 wie folgt definiert: *das Auftreten von v. a. visuellen Wahrnehmungsphänomenen bei erhaltener Realitätskontrolle in drogen-freiem Zustand bei Personen, die in ihrem Leben bereits mindestens einmal Halluzinogene eingenommen haben.* Die Beschreibung derartiger Phänomene gehen vorwiegend auf eine Studie zurück, in der 123 Personen, die in ihrem Leben mindestens einmal LSD eingenommen hatten, mit 40 gesunden Probanden hinsichtlich des Auftretens und der Symptomatik von Flashbacks/HPPD verglichen wurden (Abraham 1983). Hier wurden folgende Phänomene am häufigsten berichtet: geometrische Pseudohalluzinationen (Wahrnehmung geometrischer Figuren, deren Trugcharakter jedoch bewusst ist), illusionäre Wahrnehmung von Bewegung im peripheren Gesichtsfeld, sogenannte „Trailing"-Phänomene (bewegte Objekte ziehen eine ‚Spur' hinter sich, die Bewegung eines Objekts wird also als Abfolge von hintereinander stehenden Bildern gesehen), Farbblitze, bildhafte Pseudohalluzinationen (die Wahrnehmung von Bildern, deren Trugcharakter bewusst ist) und intensiviertes Farbensehen für jeweils einen kurzen Zeitraum. Andere visuelle Phänomene wurden insgesamt von weniger als 1/3 der Personen berichtet. Diese umfassten weitere Symptome wie neu aufgetretene Farbverwechslungen, Leseschwierigkeiten mit unterschiedlichen Begründungen, geometrische Phosphene (diverse, unspezifische Licht- und Farbphänomene, die bei geschlossenen Augen auftreten), Halo-Effekte (nebelartige, z. T. farbige Umrandungseffekte von Objekten), Makropsie (Objekte werden größer gesehen als sie sind) und Mikropsie (Objekte werden kleiner wahrgenommen als sie sind). Auch „Nachbilder" von Objekten wurden berichtet, d. h. die Wahrnehmung eines Objekts, das das Feld des Sehens verlassen hat. Dabei werden positive (die Farbe des Bildes entspricht der Farbe des gesehenen Objekts) und negative (die Farbe ist komplementär zum gesehenen Objekt) Nachbilder unterschieden. Zusätzlich werden auch Pareidolien berichtet, also dass in Dingen und Mustern vermeintliche Gesichter oder Gegenstände erkannt werden, wie dies auch beim Beobachten von Wolkenformationen auftreten kann.

3 Diagnose und Differenzialdiagnose

Die Diagnose einer HPPD kann nach aktuellem DSM-IV-TR gestellt werden, wenn folgende Kriterien erfüllt sind (American Psychiatric Association 2000):

A) Wiedererleben von einem oder mehreren Wahrnehmungssymptomen, wie sie unter dem akuten Effekt eines Halluzinogens erfahren wurden, nach der Beendigung der Einnahme von Halluzinogenen (z. B. geometrische Halluzinationen, Trugwahrnehmungen von Bewegungen in der Peripherie des Gesichtsfelds, Farbblitze, intensivierte Farbwahrnehmung, „Trails" von Bildern sich bewegender Objekte, positive Nachbilder, Halo-Effekte um Objekte herum, Makropsie und Mikropsie).

B) Die Symptome aus A) stellen eine erhebliche Belastung oder Beeinträchtigung in sozialen, beruflichen oder sonstigen wichtigen Funktionsbereichen dar.

C) Die Symptome sind nicht Folge einer somatischen Erkrankung (z. B. anatomische Läsionen und Infektionen des Gehirns, visuelle Epilepsien) und werden nicht besser durch eine andere psychische Störung (z. B. Delir, Demenz, Schizophrenie) oder hypnopompe Halluzinationen erklärt.

Differenzialdiagnostisch sind also vor allem ZNS-Erkrankungen zu berücksichtigen, insbesondere Epilepsien, Delirien, demenzielle Störungen oder Enzephalitiden. Auch im Rahmen von Migräne-Auren, insbesondere im Rahmen eines visuellen Status migraenosus, können HPPD-artige Symptome auftreten (Schankin et al. 2014). Eine akute Intoxikation mit einer anderen psychoaktiven Substanz oder eine delirante

Entzugssymptomatik bei Abhängigkeitserkrankung ist auszuschließen. Neben hirnorganischen Störungen sind auch primär psychotische Störungen aus dem schizophrenen Formenkreis, oder affektive Störungen mit psychotischen Symptomen wie Manien oder schwere depressive Episoden auszuschließen. Ansonsten sind differenzialdiagnostisch auch dissoziative Symptome bei anderen Krankheitsbildern auszuschließen, insbesondere bei posttraumatischen Belastungsstörungen, in deren Rahmen „Flashbacks" im Sinne von szenisch-optischen Wiedererinnerungen traumatischer Erlebnisse auftreten können. Auch Depersonalisations- und Derealisationssymptome im Rahmen von Angststörungen sind davon sind abzugrenzen (Halpern und Pope 2003).

4 Epidemiologie

Wie an anderer Stelle ausgeführt, haben pflanzliche serotonerge Halluzinogene, v. a. Tryptamine und Meskalin, eine wahrscheinlich jahrtausendealte Tradition der Einnahme in rituellen Kontexten (Schultes et al. 2001). Bis zum heutigen Tag werden Meskalin-haltige Kakteen sowie z. B. DMT-haltige Tees im Rahmen von Ritualen eingenommen. In einer Untersuchung von etwa 500 Mitgliedern der Native American Church (NAC), die Meskalin über mehrere Jahre über je mindestens 100 Male eingenommen hatten, konnte unter naturalistischen Bedingungen kein einziger Fall eines HPPD festgestellt werden (Halpern et al. 2005). In früheren Studien wurde eine relative Prävalenz von Flashbacks/HPPD von zwischen 5 % und 50 % geschätzt (Halpern und Pope 2003). In diese Schätzungen gingen unterschiedliche Personen ein: von Menschen, die Halluzinogene in kontrollierten (religiösen oder wissenschaftlichen) Kontexten eingenommen haben, bis zu Mischkonsumenten aus dem Partykontext. Die meisten Berichte mit Beschreibungen eines plausiblen Zusammenhangs zwischen der Einnahme eines serotonergen Halluzinogens und Symptomen, die die DSM-IV-Kriterien für HPPD erfüllen, sind mit der Einnahme von LSD assoziiert (Hermle et al. 2012; Litjens et al. 2014). Auch in einer anonymen Online-Befragung war das Auftreten von HPPD am stärksten mit der vorausgegangenen Einnahme von LSD assoziiert (Baggott et al. 2011). Ob das an bestimmten pharmakologischen Eigenschaften von LSD oder der relativen Häufigkeit der LSD-Einnahme im Vergleich zu anderen Substanzen liegt, ist ungeklärt. Es gibt jedoch auch wenige Berichte über HPPD nach Einnahme von MDMA (Litjens et al. 2014), Cannabis (Ellison-Wright und Sessa 2015), Ketamin (Perel und Davidson 1976) und Psilocybin (Espiard et al. 2005).

Obwohl serotonerge Halluzinogene seit der Entdeckung der psychoaktiven Effekte von LSD-25 durch Albert Hofmann im Jahre 1942 (Hofmann 1959) weltweit von vielen Menschen eingenommen wurden, existieren kaum verlässliche Daten über die Häufigkeit von Flashbacks/HPPD, sodass eine Risikoeinschätzung für den Einzelfall schwer abzugeben ist. Bisher wurden nur Berichte über einzelne oder mehrere Fälle abgegeben, es gibt mehrere Übersichtsartikel und Kommentare, jedoch liegt eine systematische Untersuchung der Häufigkeit von Flashbacks/HPPD nach der Einnahme von Halluzinogenen bisher nicht vor. Diese unbefriedigende Datenlage scheint vor allem dem Umstand geschuldet zu sein, dass Schätzungen über Konsumhäufigkeit ohne legale Konsummöglichkeit kaum eine zuverlässige Datenerhebung erlauben. In einer Internet-basierten anonymen Befragung gaben in einer Stichprobe von 2.455 Halluzinogen-Konsumenten 60 % der Befragten an, auch im Drogen-freien Zustand bereits visuelle Phänomene erlebt zu haben, die den Wahrnehmungsveränderungen unter Halluzinogenen geähnelt hätten (Baggott et al. 2011). Das Auftreten dieser Phänomene war assoziiert mit der Menge bzw. Häufigkeit von vorheriger Einnahme von Halluzinogen. Von dieser Gruppe war ein Anteil von 4,2 % so sehr belastet, dass die Inanspruchnahme von medizinischer oder therapeutischer Hilfe erwogen wurde. Halpern und Pope (Halpern und Pope 2003) weisen darauf hin, dass trotz millionenfacher Einnahme von serotonergen Halluzinogenen weltweit vorwiegend nur Einzelfallberichte und nur sehr wenige Fallserien berichtet wurden. Darüber hinaus scheint das Risiko für das Auftreten von Flashbacks/HPPD auch stark von dem Setting abhängig zu sein, in dem die Substanzen eingenommen wurden. So gibt es aus den zahlreichen Studien der letzten 15 Jahre, in denen serotonerge Halluzinogene in einem kontrollierten wissenschaftlichen oder klinischen Setting verabreicht wurden, keine Berichte über anhaltende Wahrnehmungsstörungen nach der Einnahme der Substanzen (Studerus et al. 2011).

Somit liegt nahe, dass es sich bei HPPD um ein sehr seltenes Störungsbild handelt. Trotz seiner anzunehmenden Seltenheit wurde dieses jedoch wiederholt mit relativ konsistenter Symptomatik beschrieben und kann bei den Betroffenen zu einem erheblichen Leidensdruck führen.

5 Ätiopathogenese

Eine Hypothese zur pathophysiologischen Grundlage von persistierendem HPPD geht davon aus, dass es sich um eine Disinhibition der visuellen Reizverarbeitung handle, die auf einem Verlust von Serotonin-Rezeptoren auf inhibierenden Interneuronen beruht (Abraham und Duffy 1996). Mit anderen Worten: Durch eine zentrale Enthemmung wird die Verarbeitung von Reizen fortgeführt, obwohl der Stimulus das Blickfeld bereits wieder verlassen hat (Abraham 1983). Eine gestörte Inhibition der visuellen Reizverarbeitung wird auch als Pathomechanismus von visuellen Migräne-Auren berichtet, die auch phänomenologisch bisweilen Ähnlichkeit mit Flashbacks/HPPD haben können (Strigaro et al. 2015). Denkbar wäre auch eine Störung von prä-attentionalen Gating-Prozessen (Majić et al. 2011), d. h. eine Beeinträchtigung der zerebralen Filterfunktionen, die wesentliche Reize von unwesentlichen trennen und so eine Fokussierung der Wahrnehmung ermöglichen. Hier geht man von einem Signal und einem „Hintergrundrauschen" (noise) aus. Wird das Verhältnis von Signal zu „Noise" zu klein, so wird es immer schwieriger für das Individuum, sich auf das Wesentliche zu fokussieren.

Bisher existieren nur zwei Studien, die sich mit den elektrophysiologischen Korrelaten von HPPD beschäftigten (Abraham und Duffy 1996, 2001). Beide Studien geben erste Hinweise auf eine veränderte Reizverarbeitung in visuellen Arealen. Sowohl veränderte visuell evozierte Potenziale als auch Hinweise auf eine veränderte Interaktion zwischen visuellen und anderen Regionen wurden berichtet, wobei die Stärke der Effekte teils mit dem Schweregrad der Erkrankung korrelierten.

Im Sinne eines Kindling-Phänomens wäre zu erwarten, dass diese neurophysiologischen Korrelate mit den wahrnehmungsverändernden Mechanismen der akuten Drogenwirkung in Verbindung stehen. Für die akute Gabe von serotonergen Halluzinogenen wie Psilocybin konnten deutliche Effekte auf das visuelle System und damit in Verbindung stehende elektrophysiologische Korrelate gezeigt werden (Kometer et al. 2013; Bernasconi et al. 2014). Direkte Parallelen können aufgrund unterschiedlicher Methodik allerdings bisher nicht klar dargestellt werden.

Für das Auftreten von Flashbacks konnten verschiedene begünstigende Faktoren identifiziert werden, zum Beispiel das Eintreten in die Dunkelheit, die Einnahme von bestimmten psychotropen Substanzen wie Cannabis, Phenothiazinen, Amphetaminen oder Alkohol (Abraham 1983). Aber Flashbacks scheinen von manchen Menschen auch willentlich induziert werden zu können (Baggott et al. 2011).

6 Therapie

Empfehlungen zur Behandlung (der persistierenden Form) von HPPD beruhen allesamt auf Fallberichten, sodass insgesamt von einer geringen Evidenz auszugehen ist. Zahlreiche Fallberichte erwähnen eine Verschlechterung und vielleicht sogar primäre Begünstigung von HPPD-Symptomen durch Gabe von Butyrophenonen, Phenothiazinen und anderen Neuroleptika (Shick und Smith 1970; Freedman 1968), sodass diese Stoffklassen in der deutschen AWMF-Leitlinie von 2004 als kontraindiziert betrachtet werden (Thomasius et al. 2004) und auch weiterhin nicht als Medikamente der ersten Wahl eingesetzt werden sollten, auch wenn es mittlerweile einige Berichte über günstige Effekte von atypischen Antipsychotika gibt, die insgesamt jedoch noch kein einheitliches Bild ergeben (Risperidon: günstige Effekte: Subramanian und Doran 2014; ungünstige Effekte: Abraham und Mamen 1996; Olanzapin: Aldurra und Crayton 2001). Benzodiazepine werden als die wirksamsten Substanzen empfohlen. Falls die Symptomatik sich unter Benzodiazepinen nicht bessert oder wenn stärkere Bedenken bzgl. des Einsatzes von Benzodiazepinen bestehen, z. B. bei einem suchtgefährdeten Patienten, gibt es Berichte über positive Effekte von Clonidin (Lerner et al. 2000), selektive Serotonin Reuptake Inhibitoren (SSRIs) wie Sertralin (Espiard et al. 2005), Naltrexon (Abraham 2001) und Lamotrigin (Hermle et al. 2013b). Es existieren jedoch auch Fallberichte über ungünstige Effekte von SSRIs (Markel et al. 1994). Bei diesen Berichten ist jedoch nicht abschließend geklärt, ob es sich um effektive Behandlungen oder Spontanremissionen der Symptomatik handelte (Hermle et al. 2013b).

7 Zusammenfassung

Flashback-Phänomene und HPPD sind per Definition mit der Einnahme von Halluzinogenen assoziiert, aber auch nach der Einnahme von anderen Substanzen berichtet worden. Es bleibt unklar, inwiefern es sich um verschiedene Ausprägungen einer Störungsentität handelt, oder ob es unterschiedliche Phänomene sind, die dadurch beschrieben werden. Zu beiden Phänomenen bestehen bisher nur Einzelfallberichte und vereinzelte Fallserien. Dies betrifft insbesondere auch die Therapie dieses Störungsbildes, für die es bisher keine kontrollierten Studien und keine evidenzbasierten Empfehlungen gibt. Die vorhandenen epidemiologischen Erhebungen stammen aus einer Zeit, in der das Störungsbild in den gängigen Klassifikationssystemen noch nicht operationalisiert wurde. Bei diesen Studien wurde häufig nicht für andere schwerwiegende Störungsbilder kontrolliert. Dies liegt vermutlich an der mangelnden Schärfe der Definition dieses Störungsbildes, wie auch an der vermutlich sehr geringen relativen Gesamtprävalenz. Systematische Untersuchungen zur Prävalenz und kontrollierte Studien zur Behandlung sind erforderlich, um eine bessere Einschätzung des Risikopotenzials der serotonergen Halluzinogene zu gewinnen und Empfehlungen für die Therapie von HPPD geben zu können.

Da auch die akuten Effekte von LSD, Psilocybin und anderen Substanzen bei verschiedenen Menschen außerordentlich vielgestaltig und nicht voraussehbar sind, ist es kaum möglich, eine Einschätzung des individuellen Risikos für Flashbacks/HPPD abzugeben. Das allgemeine Risiko, bei Einnahme eines serotonergen Halluzinogens eine behandlungsbedürftige, persistierende visuelle Wahrnehmungsstörung im Sinne eines HPPD zu entwickeln, erscheint jedoch sehr gering. Dies gilt insbesondere im Kontext eines geschützten therapeutischen oder wissenschaftlichen Settings. Denn im Zuge des Wiederbeginns der Humanforschung mit serotonergen Halluzinogenen in den vergangenen 15 Jahren (Sessa 2012) wurden bisher keine Berichte über persistierende Effekte nach Abklingen der akuten Substanzwirkung berichtet. Analysierte gepoolte Daten von akut oder verzögert auftretenden unerwünschten Nebenwirkungen bei gesunden Probanden, welche an doppelblind placebokontrollierten Studien mit Psilocybin teilnahmen, erbrachten den Nachweis, dass die meisten Probanden ihre Erlebnisse als angenehm und nicht bedrohlich beurteilten. Auch im Follow-up fanden sich keinerlei Hinweise auf HPPD und keine psychotischen Symptome (Studerus et al. 2011).

Anhang

Fallvignette 1 Ein 36-jähriger Mann, der früher regelmäßig in hohen Mengen Cannabis konsumiert hatte, nahm einmalig eine mittlere Dosis Psilocybin-haltiger Pilze ein, und am gleichen Tag einen LSD-haltigen Blotter in einer unklaren Dosierung. Davor hatte er vor vielen Jahren einmalig Psilocybin eingenommen. Einige Tage nach der Einnahme der Substanzen beobachtete er an bestimmten Autoscheinwerfern nachts mehrfarbige haloartige Ringe. Er hatte den Eindruck, dass er das Licht der Scheinwerfer besser und tiefer wahrnehmen könne, ja, dass die Farben, die in den Scheinwerfern sowieso enthalten seien, für ihn nun erst wirklich wahrnehmbar seien. Diese Phänomene traten nur bei bestimmten, kreisförmigen Scheinwerfern auf und nur nachts. Sonstige Wahrnehmungsveränderungen traten zu keinem Zeitpunkt auf. Diese Phänomene erlebte er als Bereicherung, sie erzeugten keinen Leidensdruck und klangen nach etwa 10 Monaten spontan wieder ab.

Fallvignette 2 Ein Mitte 20-jähriger Mann nahm seit einigen Jahren mehr oder weniger regelmäßig verschiedene serotonerge Halluzinogene ein. Neben den traditionellen Substanzen LSD, Psilocybin, DMT, Meskalin und MDMA experimentierte er auch mit diversen synthetischen Tryptaminen und Phenethylaminen, die man zu den „Neuen Psychoaktiven Substanzen" zählen würde. Einmalig nahm er die relativ seltenen synthetischen Halluzinogene 4-Methyl-2,5-Dimethoxyphenethylamin (2C-D) und 5-Methoxy-N,N-Diisopropyltryptamin (5-MeO-DIPT) zusammen an einem Tag ein. Nach einem komplikationslosen Rauschverlauf mit einem intensivierten visuellen und emotionalen Erleben kam es nachts zu Schlafstörungen. Am nächsten Morgen bemerkte er nach dem Konsum einer Tasse Kaffee plötzlich, dass die psychedelischen Effekte vom Vortag nicht vollständig abgeklungen waren. Neben visuellen Wahrnehmungsveränderungen, wie dem Sehen von farblosen Mustern bei geschlossenen Augen und Bewegungsphänomenen, trat auch eine erhebliche emotionale Begleitkomponente wieder auf, wie er sie unter der Wirkung der Halluzinogene erfahren hatte. Diese Effekte klangen über viele Monate nicht ab, verschlechterten sich im Laufe des Tages und bei Konsum von Kaffee, und führten zu schweren subjektiven Beeinträchtigungen. Insbesondere kam es zu schweren Schlafstörungen, da die Phänomene auch in Ruhe und in der Dunkelheit deutlich zunahmen. Dadurch kam es zu einer reaktiv-depressiven Begleitsymptomatik, einschließlich von belastenden Schuldgefühlen. Erst nach etwa 6–7 Monaten kam es nach und nach zu einer Spontanremission dieser Beschwerden, ohne dass er medizinische Hilfe in Anspruch genommen hatte.

Literatur

Abraham, H. D. (1983). Visual phenomenology of the LSD flashback. *Archives of General Psychiatry, 40*(8), 884–889.
Abraham, H. D. (2001). New hope for hallucinogen-induced persistent perceptual disorder? *Journal of Clinical Psychopharmacology, 21*(3), 344.
Abraham, H. D., & Duffy, F. H. (1996). Stable quantitative EEG difference in post-LSD visual disorder by split-half analysis: Evidence for disinhibition. *Psychiatry Research, 67*(3), 173–187.
Abraham, H. D., & Duffy, F. H. (2001). EEG coherence in post-LSD visual hallucinations. *Psychiatry Research, 107*(3), 151–163.
Abraham, H. D., & Mamen, A. (1996). LSD-like panic from risperidone in post-LSD visual disorder. *Journal of Clinical Psychopharmacology, 16*(3), 238–241.
Aldurra, G., & Crayton, J. W. (2001). Improvement of hallucinogen-induced persistent perception disorder by treatment with a combination of fluoxetine and olanzapine: Case report. *Journal of Clinical Psychopharmacology, 21*(3), 343–344.
American Psychiatric Association. (1980). *Diagnostic and statistical manual of mental disorders: DSM-3.* Washington, DC: American Psychiatric Publishing.
American Psychiatric Association. (2000). *Diagnostic and statistical manual of mental disorders: DSM-4.* Washington, DC: American Psychiatric Publishing.
American Psychiatric Association. (2013). *Diagnostic and statistical manual of mental disorders: DSM-5.* Washington, DC: American Psychiatric Publishing.
Baggott, M. J., Coyle, J. R., Erowid, E., Erowid, F., & Robertson, L. C. (2011). Abnormal visual experiences in individuals with histories of hallucinogen use: A web-based questionnaire. *Drug and Alcohol Dependence, 114*(1), 61–67.
Bernasconi, F., Schmidt, A., Pokorny, T., Kometer, M., Seifritz, E., & Vollenweider, F. X. (2014). Spatiotemporal brain dynamics of emotional face processing modulations induced by the serotonin 1A/2A receptor agonist psilocybin. *Cereb Cortex, 24*(12), 3221–31.
Bonn-Miller, M. O., Bernstein, A., Sachs-Ericsson, N., Schmidt, N. B., & Zvolensky, M. J. (2007). Associations between psychedelic use, abuse, and dependence and lifetime panic attack history in a representative sample. *Journal of Anxiety Disorders, 21*(5), 730–741.
Dilling, H., Freyberger, H. J., Mombour, W., & Schulte-Markwort, E. (2004). *Internationale Klassifikation psychischer Störungen: ICD-10 Kapitel V (F): diagnostische Kriterien für Forschung und Praxis.* Bern: Huber.
Ellison-Wright, Z., & Sessa, B. (2015). A persisting perception disorder after cannabis use. *Progress in Neurology and Psychiatry, 19*(1), 10–13.
Espiard, M. L., Lecardeur, L., Abadie, P., Halbecq, I., & Dollfus, S. (2005). Hallucinogen persisting perception disorder after psilocybin consumption: A case study. *European Psychiatry, 20*(5), 458–460.

Freedman, D. X. (1968). On the use and abuse of LSD. *Archives of General Psychiatry, 18*(3), 330–347.

Gage, S. H., Hickman, M., & Zammit, S. (2015). Association between cannabis and psychosis: Epidemiologic evidence. *Biological Psychiatry, 79*(7), 549–556.

Halpern, J. H., & Pope, H. G., Jr. (1999). Do hallucinogens cause residual neuropsychological toxicity? *Drug and Alcohol Dependence, 53*(3), 247–256.

Halpern, J. H., & Pope, H. G., Jr. (2003). Hallucinogen persisting perception disorder: What do we know after 50 years? *Drug and Alcohol Dependence, 69*(2), 109–119.

Halpern, J. H., Sherwood, A. R., Hudson, J. I., Yurgelun-Todd, D., & Pope, H. G., Jr. (2005). Psychological and cognitive effects of long-term peyote use among Native Americans. *Biological Psychiatry, 58*(8), 624–631.

Hendricks, P. S., Thorne, C. B., Clark, C. B., Coombs, D. W., & Johnson, M. W. (2015). Classic psychedelic use is associated with reduced psychological distress and suicidality in the United States adult population. *Journal of Psychopharmacology, 29*(3), 280–288.

Hermle, L., Kovar, K. A., Hewer, W., & Ruchsow, M. (2008). Halluzinogen-induzierte psychische Störungen. *Fortschritte der Neurologie-Psychiatrie, 76*(6), 334–342.

Hermle, L., Simon, M., Ruchsow, M., & Geppert, M. (2012). Hallucinogen-persisting perception disorder. *Therapeutic Advances in Psychopharmacology, 2*(5), 199–205.

Hermle, L., Simon, M., Ruchsow, M., Batra, A., & Geppert, M. (2013a). Hallucinogen Persisting Perception Disorder (HPPD) and Flashbacks – are they Identical? *Alcoholism and Drug Dependence, 1*(121). doi:10.4172/2329-6488.1000121.

Hermle, L., Szlak-Rubin, R., Täschner, K. L., Peukert, P., & Batra, A. (2013b). Substanzbezogene Störungen. *Der Nervenarzt, 84*(3), 315–325.

Hermle, L., Ruchsow, M., & Täschner, K. L. (2015). Halluzinogen-induzierte Persistierende Wahrnehmungsstörung (HPPD) und Flashback-Phänomene – Differenzialdiagnose und Erklärungsmodelle. *Fortschritte der Neurologie-Psychiatrie, 83*(9), 506–515.

Hofmann, A. (1959). Psychotomimetic drugs. *Acta Physiologica et Pharmacologica Neerlandica, 8*, 240–258.

Jones, E., Vermaas, R. H., McCartney, H., Beech, C., Palmer, I., Hyams, K., Wessely, S. (2003). Flashbacks and post-traumatic stress disorder: the genesis of a 20th-century diagnosis. *Br J Psychiatry, 182*:158–63.

Johansen, P. Ø., & Krebs, T. S. (2015). Psychedelics not linked to mental health problems or suicidal behavior: A population study. *Journal of Psychopharmacology, 29*(3), 270–279.

Johnson, M., Richards, W., & Griffiths, R. (2008). Human hallucinogen research: Guidelines for safety. *Journal of Psychopharmacology, 22*(6), 603–620.

Kometer, M., Schmidt, A., Jäncke, L., & Vollenweider, F. X. (2013). Activation of serotonin 2A receptors underlies the psilocybin-induced effects on a oscillations, N170 visual-evoked potentials and visual hallucinations. *The Journal of Neuroscience, 33*(25), 10544–10551.

Krebs, T. S., & Johansen, P. Ø. (2013). Psychedelics and mental health: A population study. *PLoS One.* doi:10.1371/journal.pone.0063972.

Lerner, A. G., Gelkopf, M., Oyffe, I., Finkel, B., Katz, S., Sigal, M., et al. (2000). LSD-induced hallucinogen persisting perception disorder treatment with clonidine: an open pilot study. *International Clinical Psychopharmacology, 15*(1), 35–37.

Lerner, A. G., Gelkopf, M., Skladman, I., & Oyffe, I. (2002). Flashback and hallucinogen persisting perception disorder: Clinical aspects and pharmacological treatment approach. *The Israel Journal of Psychiatry and Related Sciences, 39*(2), 92.

Lerner, A. G., Rudinski, D., Bor, O., & Goodman, C. (2014). Flashbacks and HPPD: A clinical-oriented concise review. *The Israel Journal of Psychiatry and Related Sciences, 51*(4), 296–301.

Litjens, R. P., Brunt, T. M., Alderliefste, G. J., & Westerink, R. H. (2014). Hallucinogen persisting perception disorder and the serotonergic system: A comprehensive review including new MDMA-related clinical cases. *European Neuropsychopharmacology, 24*(8), 1309–1323.

MacLean, K. A., Johnson, M. W., & Griffiths, R. R. (2011). Mystical experiences occasioned by the hallucinogen psilocybin lead to increases in the personality domain of openness. *Journal of Psychopharmacology, 25*(11), 1453–1461.

Majić, T., Rentzsch, J., Gudlowski, Y., Ehrlich, S., Juckel, G., Sander, T., et al. (2011). COMT Val108/158Met genotype modulates human sensory gating. *NeuroImage, 55*(2), 818–824.

Majić, T., Schmidt, T. T., & Gallinat, J. (2015). Peak experiences and the afterglow phenomenon: When and how do therapeutic effects of hallucinogens depend on psychedelic experiences? *Journal of Psychopharmacology, 29*(3), 241–253.

Markel, H., Lee, A., Holmes, R. D., & Domino, E. F. (1994). LSD flashback syndrome exacerbated by selective serotonin reuptake inhibitor antidepressants in adolescents. *Journal of Pediatrics, 125*(5), 817–819.

McKetin, R., Lubman, D. I., Baker, A. L., Dawe, S., & Ali, R. L. (2013). Dose-related psychotic symptoms in chronic methamphetamine users: evidence from a prospective longitudinal study. *JAMA Psychiatry, 70*(3), 319–324.

Morgan, C. J., Muetzelfeldt, L., Muetzelfeldt, M., Nutt, D. J., & Curran, H. V. (2010). Harms associated with psychoactive substances: Findings of the UK National Drug Survey. *Journal of Psychopharmacology, 24*(2), 147–153.

Nichols, D. E. (2016). Psychedelics. *Pharmacol Rev, 68*(2), 264–355.

Nutt, D. J., King, L. A., Phillips, L. D., & Independent Scientific Committee on Drugs. (2010). Drug harms in the UK: A multicriteria decision analysis. *The Lancet, 376*(9752), 1558–1565.

Passie, T., Halpern, J. H., Stichtenoth, D. O., Emrich, H. M., & Hintzen, A. (2008). The pharmacology of lysergic acid diethylamide: A review. *CNS Neuroscience & Therapeutics, 14*(4), 295–314.

Perel, A., & Davidson, J. T. (1976). Recurrent hallucinations following ketamine. *Anaesthesia, 31*(8), 1081–1083.

Roncero, C., Daigre, C., Grau-López, L., Barral, C., Pérez-Pazos, J., Martínez-Luna, N., et al. (2014). An international perspective and review of cocaine-induced psychosis: A call to action. *Substance Abuse, 35*(3), 321–327.

Sareen, J., Chartier, M., Paulus, M. P., & Stein, M. B. (2006). Illicit drug use and anxiety disorders: Findings from two community surveys. *Psychiatry Research, 142*(1), 11–17.

Schankin, C. J., Maniyar, F. H., Digre, K. B., & Goadsby, P. J. (2014). „Visual snow" – A disorder distinct from persistent migraine aura. *Brain, 137*(5), 1419–1428.

Schultes, R. E., Hofmann, A., & Rätsch, C. (2001). *Plants of the gods: Their sacred, healing, and hallucinogenic powers*. Rochester: Healing Arts Press.

Sessa, B. (2012). *The psychedelic renaissance: Reassessing the role of psychedelic drugs in 21st century psychiatry and society*. London: Muswell Hill Press.

Shick, J. F. E., & Smith, D. E. (1970). Analysis of the LSD flashback. *Journal of Psychoactive Drugs, 3*(1), 13–19.

Strigaro, G., Cerino, A., Falletta, L., Mittino, D., Comi, C., Varrasi, C., & Cantello, R. (2015). Impaired visual inhibition in migraine with aura. *Clin Neurophysiol*, 126(10):1988–93.

Studerus, E., Kometer, M., Hasler, F., & Vollenweider, F. X. (2011). Acute, subacute and long-term subjective effects of psilocybin in healthy humans: A pooled analysis of experimental studies. *Journal of Psychopharmacology, 25*(11), 1434–1452.

Subramanian, N., & Doran, M. (2014). Improvement of hallucinogen persisting perception disorder (HPPD) with oral risperidone: Case report. *Irish Journal of Psychological Medicine, 31*(01), 47–49.

Thomasius, R., & Gouzoulis-Mayfrank, E. (2004). AWMF-Behandlungsleitlinie: Psychische und Verhaltensstörungen durch Kokain, Amphetamine, Ecstasy und Halluzinogene. *Fortschritte der Neurologie-Psychiatrie, 72*(12), 679–695.

Vardy, M. M., & Kay, S. R. (1983). LSD psychosis or LSD-induced schizophrenia? A multimethod inquiry. *Archives of General Psychiatry, 40*(8), 877–883.

Therapie der Cannabisabhängigkeit

Andreas Gantner

Zusammenfassung

In den vergangenen 15 Jahren wurden in Deutschland mehrere cannabisspezifische Beratungs- und Behandlungsprogramme entwickelt, evaluiert und in die Praxis implementiert. Infolgedessen konnten Cannabisklienten deutlich besser erreicht und behandelt werden als noch in den 80er- oder 90er-Jahren. Die Behandlungsnachfrage ist sowohl im ambulanten als auch stationären Setting stark angestiegen und steht in Deutschland an erster Stelle im Bereich der illegalen Drogen. Cannabisklienten bilden eine sehr heterogene Gruppe. Dieser Umstand begründet – gepaart mit der Vielfalt diagnostizierbarer cannabisbezogener Störungen – die Notwendigkeit von differenzierten, abgestuften Beratungs- und Behandlungskonzepten. Die therapeutische Arbeit mit Jugendlichen und Cannabisabhängigen mit komorbiden Störungen stellt eine Herausforderung für die Weiterentwicklung des Hilfesystems dar.

Schlüsselwörter

Cannabisabhängigkeit · Cannabisstörungen · Frühintervention und Therapie von Cannabisstörungen · Forschungs-Praxis-Transfer evidenzbasierter Cannabisprogramme

A. Gantner (✉)
Verein zur sozialen und psychotherapeutischen Betreuung Suchtmittelgefährdeter e.V., Therapieladen e.V., Berlin, Deutschland
E-Mail: a.gantner@therapieladen.de

Inhalt

1 Einleitung 487
2 Cannabisbezogene Störungen 488
3 Diagnostik cannabisbezogener Störungen 490
4 Beratungs- und Frühinterventionsansätze bei Cannabismissbrauch 491
5 Behandlung der Cannabisabhängigkeit 493
6 Evidenzbasierte Behandlungsansätze und Praxisalltag 494
7 Fazit 495
Literatur 495

1 Einleitung

In den Einrichtungen der deutschen Suchtkrankenhilfe spielte Cannabis bis spät in die 90er-Jahre eine eher untergeordnete Rolle. Sowohl die Drogenberatungsstellen als auch die stationären Einrichtungen der medizinischen Rehabilitation Drogenabhängiger waren hauptsächlich mit Heroinabhängigen und nur vergleichsweise selten mit Cannabiskonsumenten befasst. Dies zeigte sich auch in der Jahresstatistik der professionellen Suchtkrankenhilfe aus dem Jahr 2000 (Welsch 2001), wonach Cannabis als Hauptdiagnose mit 6 % im ambulanten und mit 1 % im stationären Setting nur einen kleinen Anteil der Gesamtfallzahl ausmachte. Erst im Jahr 2013 überstieg der Anteil der Klienten mit Hauptdiagnose Cannabismissbrauch den mit der Hauptdiagnose

Missbrauch von Opioiden und machte somit die größte Einzelpopulation unter den Konsumenten illegaler Drogen aus (Brand et al. 2014). Nach einer Zunahme des Konsums von Cannabis insbesondere unter Jugendlichen und jungen Erwachsenen in der zweiten Hälfte der 90er-Jahren hat das Bundesministerium für Gesundheit mehrere Modell- und Forschungsprojekte initiiert bzw. gefördert, die eine Verbesserung von Präventions- und Hilfemaßnahmen zum Ziel hatten.

Nach den Ergebnissen einer Studie des *European Monitoring Centre for Drugs and Drug Addiction* (EMCDDA) verfügt Deutschland heute über ein vergleichsweise differenziertes Angebot an professionellen Interventionen für Cannabiskonsumentinnen und -konsumenten (Schettino et al. 2015). Im Folgenden soll zunächst ein grober Überblick über cannabisbezogene Störungsbilder skizziert werden, bevor im Anschluss unterschiedliche Beratungs- und Behandlungsangebote für die heterogene Zielgruppe der Cannabisklientel beschrieben werden.

2 Cannabisbezogene Störungen

In der Beratung und Behandlung Cannabisabhängiger zeigt sich ein breites Spektrum von cannabisbezogenen Störungen, die in der Regel im Zusammenhang mit komorbiden Störungen auftreten. Die Intensität und Ausprägung der klinisch relevanten Störungsbilder sind Grundlage für die Indikation unterschiedlicher Behandlungsangebote. Neben der Diagnostik suchtbezogener Aspekte sind in einer umfassenderen psychosozialen und klinischen Diagnostik weitere Problembereiche für eine Behandlungsplanung von Relevanz.

Akute Intoxikation. Reine Cannabisintoxikationen sind in der Regel nicht lebensbedrohlich, solange sich Konsumierende nicht in einer gefährlichen Situation befinden (Straßenverkehr, Arbeit u. ä.). In diesem Sinne ist bislang kein Todesfall in Folge einer Überdosierung bekannt, wohl aber z. B. Unfälle mit Todesfolge. Die Symptomatik einer akuten Cannabisintoxikation klingt in der Regel nach 3–5 Stunden ab. Die folgenden Symptome werden unter klinisch-psychiatrischer Sicht als Folge einer akuten Intoxikation beschrieben.

- Euphorie („high") mit konsekutiver Müdigkeit
- Entspannung und psychomotorische Verlangsamung
- Motorische Störungen
- Kognitive Störungen (Konzentration, Aufmerksamkeit, Reaktionszeit usw.)
- Formale Denkstörungen (assoziative Lockerung, Weitschweifigkeit u. a.)
- Wahrnehmungsstörungen (Zeiterleben, Synästhesien, Halluzinationen u. a.)
- Depersonalisations- und Derealisationserleben
- Appetitzunahme, sowie auch Übelkeit und Erbrechen
- Situationsinadäquates Witzeln, Gleichgültigkeit bis akute Panikreaktion
- Seltener akute psychotische Reaktion
- Bei sehr hohen Dosen: toxisches Delirium (Verwirrtheit, Amnesie, Halluzinationen)

Für die Konsumierenden selbst kann die Rauschwirkung überwiegend positiv erlebt werden. Die Rauschwirkung von Cannabis (und somit die Ausprägung der „akuten Intoxikation") ist abhängig von Dosis, Frequenz, Applikationsform, Vorerfahrung und persönlicher Disposition sowie vom situativen Kontext des Konsums. Positiv und negativ erlebte Rauschwirkungen aus Sicht der Cannabiskonsumenten werden in Tab. 1 dargestellt.

Abhängigkeitssyndrom. Es ist heute unbestritten, dass der regelmäßige Konsum von Cannabis zu einer Cannabisabhängigkeit führen kann. In der deutschen Allgemeinbevölkerung erfüllt 1 % der Erwachsenen die DSM-IV-Kriterien eines Cannabismissbrauchs (0,5 %) oder einer Cannabisabhängigkeit (0,5 %). Im Vergleich dazu liegen höhere Prävalenzraten für Alkoholmissbrauch und -abhängigkeit (3,1 % beziehungsweise 3,4 %) und Nikotinabhängigkeit (10,8 %) vor. Die Abhängigkeit von anderen illegalen Substanzen, zum Beispiel von Amphetamin oder Kokain (0,2 % und 0,3 %), liegt seltener vor (Pabst et al. 2013). Insgesamt entwickeln etwa 9 % aller Cannabiskonsumenten über die Lebenszeit eine Cannabisabhängigkeit. Diese Rate beträgt 17 %, wenn der Cannabiskonsum in der Adoleszenz beginnt, und 25–50 %, wenn Cannabinoide täglich konsumiert werden (Hall 2015; Hoch et al. 2015).

Tab. 1 Funktionsspektrum der Cannabiswirkung. (Quelle: Therapieladen e.V. Broschüre: Cannabis denn Sünde sein http://www.therapieladen.de/publikationen-broschueren.php)

Erlebte Rauschwirkung Positiv		Erlebte Rauschwirkung Negativ
Übliche Denkmuster verblassen, neuartige Ideen und Einsichten, hinter die Oberfläche schauen, kreativ sein	Denken	Sich in fixe Ideen reinsteigern, von Gedanken besessen sein, geistige Selbstüberschätzung, Größenwahn
Witzige Assoziationen und starke Gedankensprünge	Konzentration	Konzentrationsschwäche, keinen klaren Gedanken fassen können, „Peilung" verlieren
Sich amüsieren, weil man sich nicht an die vorletzten fünf Minuten bzw. am Ende eines Satzes nicht an dessen Anfang erinnern kann	Gedächtnis	Eingeschränkte Merkfähigkeit, Erinnerungslücken, Filmrisse
Die gewohnte Ordnung beim Sehen, Hören, Riechen, Tasten verändert sich; sonst Nebensächliches wird deutlicher wahrgenommen, Intensivierung von Empfindungen, Zeitgefühl verändert sich	Wahrnehmung Empfindung	Wenig von der Umwelt mitkriegen, im eigenen Film gefangen sein, sich in Einzelheiten reinsteigern, Überempfindlichkeit, Überreaktionen bis hin zu Halluzinationen und Horrortrips
Eindruck, als ob man die Gedanken der anderen kennt und teilt, gemeinsame Albernheit, Gemeinschaftserleben	Kommunikation Beziehung	Kontakt verlieren, „abdrehen", sich nicht mehr mitteilen können, sich ausgegrenzt erleben, nur noch abhängen
Euphorie, „High-sein", gleichzeitig: Gefühle sind gedämpft, emotionaler Abstand zu allem, Gelassenheit	Fühlen	Ängste, Panik, Verfolgungsideen, Gefühle von Fremdheit, Ich-Auflösung, Verwirrung, Verlassenheit
Wohlige Entspannung, Wattegefühl, Leichtigkeit, Pulsfrequenz steigt, trotzdem Verlangsamung der Bewegung, geringe Schmerzempfindlichkeit, Appetitanregung	Körper Körpererleben	„Breit", „fett", träge, lahm sein. Oder Überdrehtheit, Übelkeit, Schwindel, Herzrasen bis zum Kreislaufkollaps

Abhängigkeit durch Cannabinoide wird sowohl im DSM-5 als auch im ICD-10 definiert. Während im ICD-10 zwischen schädlichem und abhängigem Cannabisgebrauch unterschieden wird, lässt sich im aktualisierten DSM-5 die Schwere der gesundheitlichen Störung in drei Abstufungen (leicht, mittel, schwer) auf einem Kontinuum bewerten. Beide Klassifikationssysteme beschreiben auch ein spezifisches Cannabisentzugssyndrom, das innerhalb von 48 Stunden nach dem Cannabiskonsum auftreten kann. Mindestens zwei psychische Beschwerden (zum Beispiel Reizbarkeit, Unruhe, Ängstlichkeit, Depressivität, Aggressivität, Appetitverlust, Schlafprobleme) und mindestens ein weiteres vegetatives Symptom (zum Beispiel Schmerzen, Zittern, Schwitzen, erhöhte Körpertemperatur, Kälteschauer) müssen für die Diagnosestellung vorliegen. Die Beschwerden sind in der ersten Woche am intensivsten und können bis zu einem Monat anhalten. Der Entzug von Cannabis ist klinisch meist komplikationslos, dies ist jedoch abhängig von Dauer und Schwergrad und dem Auftreten zusätzlicher komorbider Störungen.

Kognitive Störungen. In verschiedenen Studien ließen sich bei akutem Cannabiskonsum leichte kognitive Einschränkungen in den Bereichen „Abstraktes Denken", „Aufmerksamkeit", „Merkfähigkeit" und „Lernen" nachweisen (Hall 2015; Hoch et al. 2015). Diese Effekte waren jedoch nach vierwöchiger Abstinenz reversibel. Eine neuseeländische Langzeitstudie liefert Hinweise für einen ungünstigen Einfluss des regelmäßigen Cannabiskonsums im Jugendalter auf die spätere Intelligenzleistung. Diese Befunde deuten auf eine erhöhte Vulnerabilität von Jugendlichen für neurokognitive Beeinträchtigungen durch regelmäßigen Cannabiskonsum hin, deren Reversibilität fraglich ist. Trotz zunehmender methodischer Kontrolle konfundierender Faktoren in den Studiendesigns zur Cannabisforschung bleibt die Frage des ursächlichen Zusammenhangs der kognitiven Folgestörungen noch umstritten, wenngleich die Evidenz für länger andauernde kognitive Störungen durch frühen, regelmäßigen Konsum in der Pubertät größer wird. Wenn Jugendliche vor dem 16. Lebensjahr regelmäßig Cannabis konsumieren, sind deshalb in der Regel gravierende Auswirkungen auf den weiteren Bildungsverlauf die Folge. Ebenso ist die Bewältigung weiterer Entwicklungsaufgaben der Adoleszenz durch frühen und chronischen Cannabiskonsum eingeschränkt.

Psychosen. Früher, regelmäßiger, langandauernder und hoch dosierter Konsum von Cannabis – in Kombination mit anderen Stressoren, wie zum Beispiel Gewalt- und Missbrauchserfahrungen in der Kindheit oder Psychosen in der Ursprungsfamilie – geht mit einem erhöhten Risiko für psychotische Störungen einher. Nach einer Metaanalyse verdoppelt sich das Risiko für Psychosen nach häufigem Cannabiskonsum (Moore et al. 2007). Entsprechend des Vulnerabilitäts-Stress-Modells werden verschiedene Zusammenhänge der Psychoseentwicklung mit Cannabiskonsum diskutiert. Ähnlich wie beim Zusammenhang von Cannabiskonsum und kognitiven Störungen gibt es hinsichtlich des Psychoserisikos keine eindeutigen kausalen Zusammenhänge. Favorisiert werden komplexe Wechselwirkungsmodelle bei denen vermutlich genetische Aspekte eine Rolle spielen.

Unabhängig von den Wirkungszusammenhängen verschlechtert fortgesetzter Cannabiskonsum bei diagnostizierter Psychose längerfristig den Krankheitsverlauf und wirkt sich ungünstig auf die Gesundung und Rehabilitation der Klienten aus.

Komorbidität. Insgesamt wird bei Cannabisabhängigen ein hoher Anteil (zwischen 50 % und 90 %) komorbider Störungen diagnostiziert. Hierzu zählen auch andere Substanzstörungen sowie insbesondere affektive Störungen, Angststörungen, ADHS und Verhaltensstörungen im Jugendalter bzw. Persönlichkeitsstörungen (Bonnet et al. 2004). Diskutiert werden hierbei ebenfalls die Zusammenhänge und Wirkrichtungen von Cannabisabhängigkeit und komorbider Störung. Insbesondere bei Angststörungen und manisch-depressiven Störungen werden stärkere Zusammenhänge mit Cannabisabhängigkeit beobachtet als dies im Zusammenhang mit Depressionen und Suizidalität der Fall ist. Bei Angststörungen ergaben epidemiologische Untersuchungen ein 2,5- bis 6-fach erhöhtes Risiko für Angststörungen bei Cannabisabhängigen, während die Studienlage zu Suizidalität und Depressionen heterogen ist und weder eine klare Aussage zur Höhe des Risikos für Suizidalität gemacht noch durchgehend ein kausaler Zusammenhang belegt werden konnte.

3 Diagnostik cannabisbezogener Störungen

Eine an Leitlinien orientierte, umfassende, multiaxiale Diagnostik findet in der Regel nur in den psychiatrischen Kliniken bzw. ambulanten oder stationären Suchtbehandlungseinrichtungen statt, durchgeführt von einem multidisziplinären Team. Neben Suchtanamnese können dort körperliche und neurologische Untersuchungen sowie die Diagnostik komorbider Störungen und deren Beziehungen zum Substanzkonsum im Verlauf genauer erfasst werden. Im ambulanten Beratungssetting werden im Rahmen der allgemeinen Suchtanamnese Konsumeinstieg, Konsumdauer und -verlauf, Frequenz, Dosierung und situativer Kontext erfasst und hinsichtlich der Abhängigkeitskriterien eingestuft. Bei jugendlichen Cannabiskonsumenten sind entwicklungsspezifische Faktoren der Adoleszenz besonders zu berücksichtigen, da die psychiatrischen Klassifikationssysteme hinsichtlich der Suchtdiagnosen über keine altersbezogenen Kriterien verfügen.

Laborwerte, in der Regel Urinscreenings, bilden kein sicheres Kriterium über das aktuelle Ausmaß des Konsums aufgrund großer Schwankungsbreiten in der Cannabinoid-konzentration im Urin und der langen Halbwertszeit der Abbauprodukte (Metabolite). Der Einsatz von Drogenscreenings ist abhängig vom Anlass und Auftraggeber. In der medizinischen Suchtrehabilitation sind Laborwerte Grundlage der Behandlung.

Motive und Funktionsaspekte des Cannabiskonsums. Neben der standardisierten Diagnostik ist ein Verständnis verschiedener Funktions- und Motivationsaspekte des Cannabiskonsums für die Arbeit mit Cannabisklienten bedeutsam.

Cannabis hat sich neben Alkohol und Nikotin zur illegalen Alltagsdroge entwickelt und hat heute einen anderen Stellenwert im gesellschaftlich-kulturellen Kontext als noch in den 80er-/90er-Jahren. Cannabis ist wie keine andere illegale Droge stark in jugendkulturellen

Moden und Stilen verankert. Insbesondere über das Medium Musik wird das mit dieser Droge verbundene Lebensgefühl transportiert. Generelle *jugendtypische und psychosoziale Motive des Konsums* sind: Neugier und Risikobereitschaft, cool sein, anders sein, Gemeinschaftsgefühl, Selbsterfahrung sowie Protestverhalten.

Im Jugendalter sind mit dem Kiffen insbesondere zwei zentrale psychosoziale Motive bedient. Die Zugehörigkeit zu einer Gruppe und die Abgrenzung von anderen. Kiffen verbindet und Kiffen grenzt gleichzeitig aus! In dieser identitätsstiftenden Funktion kann der Cannabiskonsum durchaus im Dienst der Ablösung und Autonomieentwicklung des Heranwachsenden stehen.

Ein konstruktives Spannungsverhältnis zwischen Herkunftsfamilie und der Gruppe der Gleichaltrigen spielt in der Adoleszenz eine wichtige Rolle. Gelingt es der Familie nicht, in dieser Umbruchszeit den emotionalen Kontakt zu halten und die Entwicklungsaufgabe ‚Ablösung vom Elternhaus' zu bewältigen, kann sich der Cannabiskonsum zu einer Art ‚Übergangsobjekt' entwickeln. Das Kiffen bekommt dann für diese Jugendlichen (und die Eltern) eine emotional größere Bedeutung als für andere Konsumenten. Hierbei wird deutlich, dass ‚normale' entwicklungsbedingte psychosoziale Funktionen des Konsums durch individuelle, familien- und psychodynamische Motive verändert bzw. überlagert werden können.

Die klinische Erfahrung (Gantner 2004) zeigt, dass die *psychodynamischen Funktionen des Cannabiskonsums* nur vor dem Hintergrund der jeweiligen Persönlichkeitsstruktur zu verstehen sind. Mangelnde *Ich-Stärke* bzw. *Ich-strukturelle Störungen* gelten als Risikofaktoren für eine spätere Suchtentwicklung. Dem Suchtmittel wird die Funktion einer Objektrepräsentanz zugeschrieben, welches als Ersatz für nicht ausreichend entwickelte innere Selbst- und Objektrepräsentanzen fungiert. Ob es einen Zusammenhang zwischen abhängigen Cannabiskonsumenten und spezifischen Persönlichkeitsstrukturen gibt, ist bisher nicht belegt. Dennoch kann in der praktischen Arbeit im Einzelfall die Psychodynamik des Cannabiskonsums im Zusammenhang mit anderen Problembereichen identifiziert werden. Im gemeinsamen Herausarbeiten dieser Aspekte mit den Klienten zeigen sich immer wieder folgende Funktionsweisen:

- Cannabis zur Regulierung starker innerer Spannung und Impulse
- Cannabis zur Anregung von Gedanken und Phantasien
- Cannabis zur Milderung von Ängsten
- Cannabis zur Reduktion von depressiven Stimmungen
- Cannabis als beruhigendes, sicher verfügbares Objekt und zur Abwehr von Leere und Verlassenheitsgefühlen
- Cannabis zur Bewältigung drohender Ich-Fragmentierung

Je nach Ausformung und Entwicklungsstand der Persönlichkeitsstruktur des Konsumenten wirken verschiedene Funktionen zusammen oder es kommen nur bestimmte Funktionen zur Geltung. Für die therapeutische Arbeit mit Cannabisabhängigen ist von Bedeutung, wie lange der Cannabiskonsum die Funktionen bereits übernommen hat und mit welcher Intensität und Ausschließlichkeit sie zum Einsatz kommen.

4 Beratungs- und Frühinterventionsansätze bei Cannabismissbrauch

Im Folgenden werden cannabisspezifische Beratungs- und Frühinterventionsansätze beschrieben, die in Deutschland zunächst als Modellprojekte gefördert und evaluiert wurden. Gemeinsame konzeptionelle Grundlage aller Beratungsangebote sind zum einen das *Transtheoretische Modell der Verhaltensänderung* (Prochaska und DiClemente 1984) sowie das darauf bezogene Konzept der *Motivierenden Gesprächsführung* (Miller und Rollnick 1991). Im Fokus dieser Beratungsansätze steht die Förderung einer kritischen Selbstreflektion und bei Bedarf die Veränderung des aktuellen Konsumverhaltens in Richtung reduzierten Konsums oder Abstinenz.

Im Jahr 2000 hat das Bundesministerium für Gesundheit das Modellprogramm *FreD – Frühintervention bei erstauffälligen Drogenkonsumenten* initiiert, das bis heute in mehr als 100 Sucht- und Drogenberatungsstellen durchgeführt wird (Görgen et al. 2003). Ziel dieses Programms ist es, junge Drogenkonsumentinnen und -konsumenten zu einem möglichst frühen Zeitpunkt über die Risiken des Substanzkonsums zu informieren, zu einer Reflexion des eigenen Umgangs mit psychoaktiven Substanzen anzuregen und zu einer Verhaltensänderung zu motivieren. Theoretische Basis von *FreD* ist die *Motivierende Gesprächsführung*, die Miller und Rollnick für die Arbeit mit suchtmittelkonsumierenden Menschen entwickelt haben. Die Intervention besteht aus einem Einzelgespräch (In-Take-Gespräch) und einem achtstündigen Kursangebot (viermal zwei Stunden bzw. zweimal vier Stunden), das in Gruppen umgesetzt wird.

Mit dem Projekt *CAN Stop* wurde ein Gruppentrainingsprogramm für Jugendliche und junge Erwachsene im Alter zwischen 14 und 21 Jahren mit problematischem Cannabiskonsum entwickelt, umgesetzt und evaluiert. Das Projekt wurde von Februar 2008 bis Ende 2011 vom *Deutschen Zentrum für Suchtfragen des Kindes- und Jugendalters* (DZSKJ) in Hamburg gemeinsam mit der *Klinik für Psychiatrie, Neurologie, Psychosomatik und Psychotherapie im Kindes- und Jugendalter* der Universität Rostock durchgeführt. Das manualisierte Gruppenprogramm *CAN Stop* wurde in Settings der ambulanten Jugend- und Suchthilfe, der ambulanten und stationären medizinischen Versorgung sowie in Jugendstrafanstalten eingeführt und von Laientrainern erfolgreich umgesetzt (Baldus et al. 2011).

Das Beratungsprogramm *realize it* wurde im Rahmen eines binationalen Modellprojekts (2004 bis 2006) in Kooperation mit jeweils drei Beratungsstellen aus Baden-Württemberg und der Nordwest-Schweiz entwickelt und vom Bundesamt für Gesundheit (Bern) und dem Bundesministerium für Gesundheit gefördert (Tossmann und Kasten 2010). Nach Abschluss der Modellphase wurde das Programm in mehr als 150 Sucht- und Drogenberatungsstellen in Deutschland transferiert. Gemeinsam mit den etwa 15- bis 30-jährigen Klientinnen und Klienten soll eine signifikante Reduktion des Cannabiskonsums erreicht werden. Angezielt werden konsumfreie Tage, Konsumpausen oder die Cannabisabstinenz. Die konzeptionellen Grundlagen des *realize it*-Programms bilden zum einen die *Theorie zur Selbstregulation* (Kanfer 1986) und das *Transtheoretische Modell der Verhaltensänderung* (Prochaska und DiClemente 1984) und zum anderen die Interventionskonzepte des *Motivational Interviewing* und der *Kurzintervention bei substanzspezifischen Problemen* (Berg und Miller 2000). Das *realize it*-Programm wird vorwiegend in der Beratung in ambulanten Suchthilfeeinrichtungen eingesetzt. Ab 2016 wird eine Kombination der persönlichen Vor-Ort-Beratung mit einer webbasierten Variante des *realize it*-Programms verfügbar sein. Teilnehmerinnen und Teilnehmer werden dann über ihr Smartphone Zugang zu ihrem persönlichen Begleitbuch haben und mit ihren Beraterinnen bzw. Beratern in Kontakt treten können.

Das Onlineprogramm *quit the shit* ist eine Maßnahme der indikativen Prävention und wurde von der Bundeszentrale für gesundheitliche Aufklärung BZgA im Jahr 2004 etabliert. Es richtet sich an Cannabiskonsumierende im Alter zwischen 15 und 30 Jahren, die ihren Konsum einstellen, zumindest aber reduzieren wollen. Nach dem Aufnahmegespräch wird das Online-Tagebuch von *quit the shit* freigeschaltet. In diesem passwortgeschützten, persönlichen Bereich des Beratungsprogramms können die Teilnehmer über einen Zeitraum von 50 Tagen alle relevanten Aspekte ihres Cannabiskonsums festhalten. Regelmäßig – d. h. einmal pro Woche – erhalten alle Teilnehmer hierauf qualifizierte Feedbacks, in denen neben dem Konsum (aktuell, im Verlauf) auch die psychosoziale Situation der teilnehmenden Person oder der Beratungsprozess thematisiert werden. Das Abschlussgespräch findet ebenfalls im Chat von *quit the shit* statt. Konzeptionelle Grundlage der Programmstruktur und der Beratung von *quit the shit* sind die lerntheoretischen Prinzipien der Selbstregulation und der Selbstkontrolle und die Interventionskonzeption des lösungsorientierten Ansatzes. Die Wirksamkeit dieses Beratungsansatzes wurde im Rahmen einer randomisiert-kontrollierten Studie überprüft (Tossmann et al. 2011).

5 Behandlung der Cannabisabhängigkeit

Die Entscheidung, in welchem Behandlungsumfang und Rahmen eine Therapie mit Cannabisabhängigen stattfinden soll und welche therapeutischen Interventionen angemessen sind, ist abhängig von verschiedenen diagnostischen Aspekten. Je nach Alter, Schweregrad der Abhängigkeit und akutem komorbidem Störungsbild kann eine Behandlung im Kontext der Jugendhilfe, der Suchthilfe, der ambulanten Psychotherapiepraxis oder der Psychiatrie stattfinden. Neben den schon beschriebenen Beratungskonzepten im Rahmen von Früh- und Kurzinterventionen wurden in Deutschland ab 2006 mit *Candis* und *MDFT* zwei spezifische Therapieprogramme für Cannabisabhängige im Rahmen von RCT-Studien evaluiert. Unabhängig davon werden Cannabisabhängige mit Behandlungsbedarf überwiegend im Rahmen der Suchtrehabilitation oder in psychiatrischen Kliniken mit integrativen Therapiekonzepten behandelt.

Candis. Das modulare, kognitiv-behaviorale Candis-Programm (Hoch et al. 2007) besteht aus zehn Behandlungseinheiten und adressiert gezielt das motivationale, psychische und soziale Problemprofil von älteren Jugendlichen ($\geq$16 Jahre) und Erwachsenen mit Cannabismissbrauch und -abhängigkeit. Die drei wesentlichen Behandlungsmodule sind die motivierende Gesprächsführung, die kognitiv-behaviorale Therapie und ein psychosoziales Problemlösetraining. Die zehn Therapiesitzungen sind thematisch vorgegeben und unterstützen den Therapieablauf mit Arbeitsbögen und edukativen Informationselementen. Es werden die Wirkweise von Cannabis im Gehirn erklärt und individuelle Mechanismen des Weges in die Abhängigkeit identifiziert. Zur Entwicklung bzw. Stärkung von Therapie- und Veränderungsmotivation werden die Vorteile des Konsums gegen die Vorteile einer Veränderung abgewogen und Ambivalenzen identifiziert und daraufhin Verhaltensänderung geplant und durchgeführt. Weitere Inhalte sind der Aufbau von alternativem Verhalten und das Einholen von sozialer Unterstützung. Im Rahmen eines Problemlösetrainings lernen Patienten schließlich, Probleme aus unterschiedlichen Lebensbereichen zu bewältigen. Zum Abschluss werden komorbide Störungen und soziale Kompetenzen thematisiert. Vorliegende begleitende psychische Störungen werden diagnostiziert und benannt zurückgemeldet, die Funktionalität des Cannabiskonsums in diesem Zusammenhang analysiert und Lösungs- bzw. weiterführende Behandlungsansätze aufgezeigt.

MDFT (Multidimensionale Familientherapie). Die Multidimensionale Familientherapie wurde im Rahmen der transnationalen INCANT-Studie (2005–2009) vom Bundesministerium für Gesundheit gefördert, wissenschaftlich evaluiert (Tossmann et al. 2012) und in fünf europäischen Ländern eingeführt. Im Anschluss an die Studie wurde der Ansatz in vier weitere Einrichtungen der Jugend- und Suchthilfe transferiert (Gantner 2014). MDFT wurde von der Europäischen Drogenbeobachtungsstelle als *Best Practice*-Ansatz für jugendliche Cannabiskonsumenten eingestuft (European Monitoring Centre for Drugs and Drug Addiction 2014). MDFT ist als ambulantes Behandlungssystem in unterschiedlicher Kontaktfrequenz erprobt. Es hat sich für stark cannabismissbrauchende Jugendliche unter 18 Jahren als intensive, ambulante Alternative zu stationären Angeboten bewährt. In der MDFT werden Einzelsitzungen mit Jugendlichen und Eltern verbunden mit Familiensitzungen, in denen es um die Veränderung familiärer Interaktionsmuster geht. Ergänzend wird das relevante außerfamiliäre soziale Umfeld miteinbezogen. Das Pendeln zwischen verschiedenen Subsystemen ist grundlegendes Kennzeichen therapeutischer Interventionen. Therapiesitzungen umfassen telefonische Kontakte, Sitzungen in den Therapieeinrichtungen und zu Hause in den Familien sowie in kommunalen Institutionen (Schule, Jugendgericht, Freizeitbereich). Die Behandlungsdauer der MDFT wurde im Studiendesign auf maximal sechs Monate festgelegt. Auf unterschiedlichen Ebenen sind zwei, manchmal drei Kontakte pro Woche der Normalfall. Eine festgelegte Gesamtanzahl von Sitzungen ist nicht vorgesehen, diese ist vielmehr flexibel und fallspezifisch entsprechend der individuellen Fallplanung zu bestimmen (Spohr et al. 2011).

6 Evidenzbasierte Behandlungsansätze und Praxisalltag

Frühintervention und Drogenberatung gehören zu den zentralen Aufgaben kommunal geförderter Sucht- und Drogenberatungsstellen. Somit waren mit dem Transfer der evaluierten cannabisspezifischen Beratungsprogramme in das Regelangebot auch keine zusätzlichen Kosten verbunden. Die Implementierung dieser Programme hat die Zugangsschwelle von Cannabisklienten in die Beratungsstellen gesenkt und in den vergangenen zehn Jahren zu einer deutlichen Verbesserung und gestiegenen Inanspruchnahme der Angebote für Konsumenten mit Cannabisproblemen geführt.

Deutlich schwieriger gestaltet sich der Transfer bei den beforschten Behandlungsprogrammen *Candis* und der *MDFT* in die Praxis. *Candis* versteht sich als psychotherapeutisches Angebot und wendet sich mit dem Therapiemanual eher an Kassenpsychotherapeuten (Hoch et al. 2011) als an Professionelle in Suchtberatungsstellen. Psychotherapeuten in eigenen Praxen können heute unter bestimmten Voraussetzungen mit Drogenmissbrauch bzw. leichten Abhängigkeitsproblemen therapeutisch arbeiten, wenn innerhalb eines kurzen Zeitrahmens Abstinenz gesichert ist. Klienten mit schwerer Cannabisabhängigkeit und damit verbundener Motivationsambivalenz können somit nicht im klassischen Psychotherapiesystem versorgt werden und werden deshalb in der Regel in das Suchthilfesystem vermittelt. Entsprechend den Regularien der Suchtrehabilitation, wonach eine Suchtbehandlung in die Interventionsphasen Motivierung, Entgiftung, Entwöhnung und Nachsorge untergliedert wird, liegt *Candis* jedoch ‚quer' zu diesen formalrechtlich abgegrenzten Behandlungskonzepten. Erfahrungen aus der Praxis zeigen auch, dass für Cannabisabhängige mit (teilweise schweren) komorbiden Störungen das 10-Stunden-Behandlungsprogramm keinen nachhaltigen Behandlungserfolg ermöglicht. Neben affektiven Störungen und Angststörungen, wie beispielsweise der Posttraumatischen Belastungsstörung (PTBS), sind die Aufmerksamkeits-Defizit-Hyperaktivitätsstörung (ADHS) sowie verschiedene Persönlichkeitsstörungen und Psychoseerkrankungen häufige Begleitstörungen des chronischen Cannabismissbrauchs. Die gleichzeitige psychotherapeutische Behandlung von Sucht und komorbiden Störungen erfordert ein individualisiertes und störungsspezifisch-differenziertes Behandlungskonzept, welches im Rahmen der ambulanten Rehabilitationstherapie, in besonders schweren Fällen auch in stationärer Rehabilitation, geleistet werden kann. Beispielhaft sei das im Therapieladen e.V. seit 1995 bestehende ambulante Entwöhnungsprogramm für Cannabisabhängige genannt (Therapieladen 2015), in dem auch störungsspezifische Module für Cannabisklienten mit Psychosen (Double Trouble) entwickelt wurden (Spohr et al. 2006). In Bezug auf diese hoch belastete Zielgruppe wurde in einer klinischen Studie eine integrative Therapie bei Psychose und Sucht untersucht. Die Autoren (Gouzoulis-Mayfrank et al. 2015) kommen zu dem Ergebnis, dass ein langfristig angelegtes, motivationsbasiertes, integratives, sektorübergreifendes Behandlungsprogramm mit kognitiv-behavioralen Elementen Vorteile im Vergleich zu einer Standardbehandlung bietet. Die Patienten des integrativen Behandlungsprogramms waren zufriedener mit der Therapie, entwickelten eine höhere Abstinenzmotivation und kontrollierten zumindest kurzfristig ihr Konsumverhalten stärker. Die Patienten waren im störungsspezifischen Therapieprogramm durchgehend zufriedener mit der Behandlung. Ihre Abstinenzmotivation schien über den gesamten Follow-up-Zeitraum zu wachsen und der relative Vorteil hinsichtlich des Funktionsniveaus zeichnete sich erst nach sechs Monaten ab. Die letzteren Ergebnisse könnten darauf hinweisen, dass die Patienten im integrativen Behandlungsprogramm von dem langfristigen Behandlungs- und Beziehungsangebot profitierten, obwohl Substanzen wie Cannabis weiterhin eingenommen wurden. In diesem Zusammenhang wird darauf hingewiesen, dass die Erwartungen an dauerhafte

Abstinenzentwicklung für diese Patientengruppe zu hoch seien und deshalb auch moderate Ziele im Sinne von *Harm-Reduction-Ansätzen* zu verfolgen seien.

Neben der Behandlung von erwachsenen Cannabisklienten gestaltet sich der Transfer der jugendspezifischen Multidimensionalen Familientherapie in die Versorgungspraxis deutlich schwieriger. Obgleich sich dieser systemische Behandlungsansatz für jugendliche Cannabisabhängige in mehreren internationalen Studien als evident erwiesen hat, ist eine regelhafte Finanzierung und Implementierung der Multidimensionalen Familientherapie derzeit nicht gesichert. Eine Herausforderung sind hier die längerfristigen strukturellen und organisatorischen Bedingungen, die erforderlich sind, um MDFT entsprechend den festgelegten Qualitätskriterien in den Einrichtungen zu verankern. Hierbei spielen personelle und finanzielle Ressourcen sowie notwendige Vernetzungsstrukturen zwischen Jugend- und Suchthilfe, wie auch der kinder- und jugendpsychiatrischen Versorgung eine Rolle.

7 Fazit

In der vergangenen Dekade konnten in Deutschland Cannabisklienten mithilfe cannabisspezifischer Interventionsprogramme deutlich besser erreicht und behandelt werden als noch in den 80er- oder 90er-Jahren. In der ambulanten und stationären Suchthilfe sind Klienten mit Cannabisdiagnosen mittlerweile die am häufigsten behandelte Klientengruppe aus dem Spektrum illegaler Drogen. Dennoch werden von den Konsumenten mit Cannabisstörungen lediglich ca. 5 % durch die Suchthilfe erreicht. Cannabisklienten bilden eine sehr heterogene Gruppe, die differenzierte und unterschiedlich abgestufte Beratungs- und Behandlungskonzepte erfordert. Diese sind jedoch noch längst nicht in der Breite etabliert. Insbesondere minderjährige Cannabismissbrauchende bzw. -abhängige werden derzeit noch sehr unzureichend erreicht und nicht adäquat behandelt. Hierzu bedarf es einer Verstärkung von systemisch-familientherapeutischen Angeboten wie der MDFT, da für diese Konzepte die höchste Wirksamkeit für Jugendliche Cannabismissbraucher nachgewiesen ist. Ein rein individuumszentrierter Ansatz ohne Einbezug der Eltern und des sozialen Umfelds kann ambivalent motivierte Jugendliche nur schwer erreichen. Für erwachsene Cannabisklienten stehen teilweise ambulante und stationäre Entwöhnungsangebote zur Verfügung. Während in der Cannabistherapieforschung Evidenz für MDFT, Motivational Interviewing und kognitiv-verhaltenstherapeutische Konzepte vorliegt, wissen wir noch wenig über die Wirksamkeit von methodenintegrativen Therapieprogrammen in der Suchtrehabilitation. Manualisierte Cannabisprogramme sind hilfreich für den Einstieg und die Initiierung von Abstinenzphasen, stoßen jedoch an ihre Grenzen, wenn es um die Versorgung von hoch komorbiden Patienten geht, die ein störungsspezifisches, flexibles, multidisziplinäres therapeutisches Vorgehen erfordert. Neben dem Transfer von evidenzbasierten Cannabisprogrammen in die Praxis bedarf es deshalb in Zukunft einer stärkeren Versorgungsforschung, um multimodale bzw. methodenintegrative Angebote für Cannabisabhängige zu evaluieren und nachhaltig zu implementieren.

Literatur

Baldus, C., Thomasisus, R., & Reis, O. (2011). *CAN Stop-Psychoedukation und Rückfallprävention für junge Menschen mit problematischem Cannabiskonsum – Entwicklung und Evaluation eines Gruppenbehandlungsprogramms. Abschlussbericht an das BMG.* Online-Dokument. Drogenbeauftragte der Bundesregierung. http://www.drogenbeauftragte.de/fileadmin/dateien-dba/DrogenundSucht/Illegale_Drogen/Cannabis/Downloads/CAN_Stop_Abschlussbericht.pdf. Zugegriffen am 18.10.2016.

Berg, I. K., & Miller, S. D. (2000). *Kurzzeittherapie bei Alkoholproblemen. Ein lösungsorientierter Ansatz.* Heidelberg: Carl-Auer-Systeme Verlag.

Bonnet, U., Harries-Hedder, K., Leweke, F. M., Schneider, U., & Tossmann, P. (2004). AWMF-Leitlinie: Cannabis-bezogene Störungen. *Fortschritte der Neurologie Psychiatrie, 72,* 318–329.

Brand, H., Steppan, M., & Künzel, J. (2014). *Suchthilfe in Deutschland 2013. Jahresbericht der Deutschen Suchthilfestatistik (DSHS).* München: Institut für Therapieforschung IFT.

European Monitoring Centre for Drugs and Drug Addiction EMCDDA. (2014). *Multidimensional family therapy for adolescent drug users: A systematic review.* EMCDDA.

http://www.emcdda.europa.eu/system/files/publications/786/TDAU13008ENN_460882.pdf. Zugegriffen am 18.10.2016.

Gantner, A. (2004). Diagnostik und Therapie des Cannabismissbrauchs. In R. Gaßmann (Hrsg.), *Cannabis. Neue Beiträge zu einer alten Diskussion* (S. 81–97). Freiburg: Lambertus.

Gantner, A. (2014). *Nationaler Transfer der in der IN-CANT Studie evaluierten MDFT als familienbasierter Frühintervention in die Jugendsuchthilfe. Sachbericht.* Bundesministerium für Gesundheit. Drogenbeauftragte der Bundesregierung. http://www.drogenbeauftragte.de/fileadmin/dateien-dba/DrogenundSucht/Illegale_Drogen/Cannabis/Downloads/Sachbericht_MDFT_Transfer-INCANT.pdf. Zugegriffen am 18.10.2016.

Görgen, W., Hartmann, R., & Oliva, H. (2003). *Frühintervention bei erstauffälligen Drogenkonsumenten – FreD. Abschlussbericht der wissenschaftlichen Begleitung.* Bonn: Bundesministerium für Gesundheit und Soziale Sicherung.

Gouzoulis-Mayfrank, E., König, S., Koebke, S., Schnell, T., Schmitz-Buhl, M., & Daumann, J. (2015). Transsector integrated treatment in psychosis and addiction – A randomized controlled study of a motivational, cognitive behavioral therapy program under standard hospital treatment conditions. *Deutsches Ärzteblatt International, 112*, 683–691. doi:10.3238/arztebl.2015.0683.

Hall, W. (2015). What has research over the past two decades revealed about the adverse health effects of recreational cannabis use? *Addiction, 110*(1), 19–35. doi:10.1111/add.12703.

Hoch, E., Zimmermann, P., & Henker, J. (2007). *Modulare Therapie von Cannabisstörungen: Das CANDIS-Programm.* Göttingen: Hogrefe.

Hoch, E., Noack, R., & Rohrbacher, H. (2011). Behandlung von Cannabisstörungen – Eine Aufgabe für Psychotherapeuten in Deutschland. *Psychotherapeutenjournal, 4*, 362–367.

Hoch, E., Bonnet, U., Thomasius, R., Ganzer, F., Havemann-Reinecke, U., & Preuss, U. W. (2015). Risks associated with the non-medicinal use of cannabis. *Deutsches Ärzteblatt International, 112*, 271–278. doi:10.3238/arztebl.2015.0271.

Kanfer, F. H. (1986). Implications of a self-regulation model of therapy for treatment of addictive behaviors. In W. R. Miller & N. Heather (Hrsg.), *Treating addictive behaviors. Process of change* (S. 29–47). New York: Plenum Press.

Miller, W. R., & Rollnick, S. (1991). *Motivational interviewing – Preparing people to change addictive behavior.* New York: The Guilford Press.

Moore, T. H., Zammit, S., & Lingford-Hughes, A. (2007). Cannabis use and risk of psychotic or affective mental health outcomes: A systematic review. *The Lancet, 370*, 319–328.

Pabst, A., Kraus, L., Gomes de Matos, E., & Piontek, D. (2013). Substanzkonsum und substanzbezogene Störungen in Deutschland im Jahr 2012. *Sucht, 59*, 321–323.

Prochaska, J. O., & DiClemente, C. C. (1984). *The transtheoretical approach: Crossing traditional boundaries of therapy.* Homewood: Dow Jones/Irwin.

Schettino, J., Leuschner, F., & Kasten, L. (2015). *Treatment of cannabis-related disorders in Europe.* Lisbon: European Monitoring Centre for Drugs and Drug Addiction EMCDDA.

Spohr, B., Steffen, R., & Jockers-Scherübl, M. C. (2006). „Double Trouble": Eine integriertes psychotherapeutisch-psychoedukatives Gruppenprogramm für Patienten mit der Doppeldiagnose Schizophrenie und Cannabismissbrauch. *Gemeindenahe Psychiatrie, 1*(2), 17–30.

Spohr, B., Gantner, A., Bobbink, J., & Liddle, H. (2011). *Multidimensionale Familientherapie. Jugendliche bei Drogenmissbrauch und Verhaltensproblemen wirksam behandeln.* Göttingen: Vandenhoeck & Ruprecht.

Therapieladen. (2015). *Therapieladen 1985–2015. 20 Jahre.* Therapieladen. http://www.therapieladen.de/01scripts/01files/download.php?fileid=87. Zugegriffen am 18.10.2016.

Tossmann, H. P., & Kasten, L. (2010). Realize it. Abschlussbericht des Bundestransfers. Drogenbeauftragte der Bundesregierung. http://www.drogenbeauftragte.de/fileadmin/dateien-dba/DrogenundSucht/Illegale_Drogen/Cannabis/Downloads/Realize_it-Transfer_Abschlussbericht.pdf. Zugegriffen am 18.10.2016.

Tossmann, H. P., Jonas, B., & Tensil, M. D. (2011). A controlled trial of an internet-based intervention program for cannabis users. *Cyberpsychology, Behavior and Social Networking, 14*(11), 673–679.

Tossmann, H. P., Jonas, B., & Rigter, H. (2012). Multidimensionale Familientherapie (MDFT) bei cannabisbezogenen Störungen. *Sucht, 58*(3), 157–166.

Welsch, K. (2001). Jahresstatistik der professionellen Suchtkrankenhilfe. In Deutsche Hauptstelle für Suchtfragen DHS (Hrsg.), *Jahrbuch Sucht 2002* (S. 151–168). Geesthacht: Neuland-Verlagsgesellschaft.

Therapie der Alkoholabhängigkeit

Johannes Lindenmeyer

Zusammenfassung

In diesem Kapitel werden zunächst die spezifischen Rahmenbedingungen (Entzugsbehandlung, Entwöhnungsbehandlung und Nachsorge) sowie 5 übergreifende Grundprinzipien in der Therapie der Alkoholabhängigkeit herausgearbeitet. Im Anschluss werden geeignete Instrumente zur Diagnostik bei Alkoholabhängigkeit und zur Struktur der Therapiesitzungen empfohlen. Schließlich wird das therapeutische Vorgehen zur Motivationsförderung, zur integrierten Behandlung von komorbiden psychischen Störungen, zur Einbeziehung von Angehörigen, zur Rückfallprävention sowie zum therapeutischen Umgang mit Rückfallen skizziert.

Schlüsselwörter

Alkoholabhängigkeit · Motivational Interviewing · Rückfallprävention · Komorbidität · Angehörige

Inhalt

1 Vorbemerkung 497
2 Der spezifische Behandlungsrahmen in der Therapie der Alkoholabhängigkeit 498
3 Spezifische Grundprinzipien der Therapie der Alkoholabhängigkeit 499
4 Anamneseerhebung, Diagnostik und Differentialdiagnostik 501
5 Behandlungsverfahren in der Therapie der Alkoholabhängigkeit 502
6 Der Einbezug von Angehörigen 512
7 Therapeutischer Umgang mit Rückfällen während der Behandlung 513
Literatur 513

1 Vorbemerkung

Dieses Kapitel konzentriert sich auf die Behandlung von Alkoholabhängigen, da dies eine relevante Personengruppe darstellt, für die es hierzulande ein spezifisches Behandlungssystem gibt. Allerdings existiert über die Gruppe der Alkoholabhängigen hinaus eine wesentlich größere Gruppe von Personen mit einem riskanten oder schädlichen Alkoholkonsum, ohne dass die Kriterien für eine Abhängigkeit erfüllt wären. Zu Behandlungsoptionen bei diesen Betroffenen sei auf das Manual von Lindenmeyer (2013) verwiesen. Wenn sich dieses Kapitel außerdem auf die psychotherapeutischen Aspekte der Behandlung konzentriert, so geschieht dies in dem Bewusstsein, dass Psychotherapie bei Alkoholabhängigen nur im Zusammenwirken eines interdisziplinären Behandlungsansatzes erfolgreich sein kann. Alle Inhalte orientieren sich an den in 2015 verabschiedeten S3 Leitlinien zur Behandlung alkoholbezogener Störungen (AWMF 2015).

J. Lindenmeyer (✉)
salus klinik Lindow, Lindow, Deutschland
E-Mail: lindenmeyer@salus-lindow.de

2 Der spezifische Behandlungsrahmen in der Therapie der Alkoholabhängigkeit

Bei einer Alkoholabhängigkeit handelt es sich nicht um ein einheitliches Phänomen, vielmehr können im Einzelfall eine Vielfalt von körperlichen, sozialen und psychischen Folgeschäden das klinische Bild dominieren und jeweils spezifische Behandlungsangebote erforderlich machen. Außerdem handelt es sich häufig um einen chronischen Krankheitsverlauf, bei dem erst durch wiederholte Behandlungsversuche ein Erfolg erzielt werden kann. Entsprechend wurde für die Therapie von Alkoholabhängigen im Rahmen des sog. Suchthilfesystems ein spezifisches Hilfesystem geschaffen (vgl. Tab. 1).

Dabei sind drei Behandlungsphasen zu unterscheiden sind, in denen jeweils unterschiedliche Therapieschwerpunkte im Vordergrund stehen

2.1 Entzugsbehandlung innerhalb der Akutversorgung

Im Mittelpunkt der Akutversorgung stehen die medizinische Behandlung der körperlichen Beschwerden und das sichere, gegebenenfalls medikamentös unterstützte Handling des Entzugssyndroms. Wegen der sichereren Handhabung wird eine Entzugsbehandlung meist stationär durchgeführt. Es dauert dann zwischen 3 bis 7 Tagen, bis die körperlichen Entzugserscheinungen vollkommen abgeklungen sind. Die S3 Leitlinie (AWMF 2015) empfiehlt in Abhängigkeit der Schwere des Entzugs die Gabe von Medikamenten (z. B. Benzodiazepine oder Clomethiazol). Außerdem können bestimmte Medikamente (z. B. Carbamazepin) zur Verhütung von Krampfanfällen erforderlich sein. Psychotherapie kann sich in diesem Kontext allenfalls auf Krisenintervention und eine gezielte Motivationsförderung zur weiteren Inanspruchnahme des Suchthilfesystems beschränken. Ein Erfolg dieser Bemühungen stellt sich manchmal erst über mehrere Wiederaufnahmen ein. Von daher wird in vielen Entzugseinrichtungen über die reine körperliche Entgiftung hinaus ein psychosoziales Unterstützungsprogramm angeboten. Dieser sogenannte „qualifizierte Entzug" dauert ca. 14 Tage und enthält ein dichtes Angebot von Gruppentherapie, Informationsveranstaltungen und Maßnahmen zur Entspannung und Ablenkung. Auf diese Weise können wesentlich mehr Betroffene dazu bewegt werden, im Anschluss die erforderlichen Hilfen in Anspruch zu nehmen, um dauerhaft abstinent zu bleiben.

2.2 Entwöhnungsbehandlung als medizinische Rehabilitationsmaßnahme

Hierbei handelt es sich in der Regel um eine durch die Rentenversicherung finanzierte mehrmonatige stationäre oder ambulante Behandlung in einer Spezialeinrichtung für Suchtkranke. Im Vordergrund stehen der Aufbau einer stabilen Abstinenzmotivation, die Behandlung psychischer Komorbidität, die (Wieder)Erlangung beruflicher und sozialer Teilhabe, die Einbeziehung des sozialen Stützsystems und die Rückfallprävention. Entsprechend verfügen Entwöhnungseinrichtungen über ein breites, interdisziplinäres Behandlungsangebot, aus dem ein individueller Therapieplan für den einzelnen Patienten zusammengestellt wird. Zu beachten ist, dass in diesem Kontext unter dem Schlagwort BORA (Beruflich Orientierte Rehabilitation Abhängigkeitskranker) eine viel stärkere Orientierung an beruflichen Leistungsanforderungen erfolgt als im Akutsystem: Im Vordergrund steht die Wiederherstellung bzw. Sicherung der Erwerbsfähigkeit (DRV 2014).

2.3 Nachsorgemaßnahmen

Die Überwindung einer Alkoholabhängigkeit stellt in der Regel einen etwa einjährigen Veränderungsprozess dar. Entsprechend ereignen sich in diesem kritischen Zeitfenster auch die meisten Rückfälle. In der Leitlinie zur Behandlung alkoholbezogener Störungen (AWMF 2015) wird

Tab. 1 Behandlungsangebote für Alkoholabhängige in Deutschland

Behandlungsart	Behandlungsschwerpunkte	Setting	Behandlungseinrichtung	Dauer
Entzugsbehandlung	Überwindung von Entzugserscheinungen Motivierung zu weiteren Behand-lungsmaßnahmen	stationär	Allgemeinkrankenhäuser Spezialstationen in Psychiatrischen Kliniken	7–14 Tage 2–4 Wochen
		ambulant	Niedergelassener Arzt	7–14 Tage
Entwöhnungs-behandlung	Aufbau von Abstinenzmotivation soziale Stabilisierung Wiederherstellung der Erwerbsfähigkeit Rückfallprävention	stationär teil-stationär	Fachkliniken Spezialstationen in Psychiatrischen Kliniken	2–3 Monate
		ambulant	Suchtberatungsstellen	6 Monate
Ambulante Nachsorge	Abstinenzstabilisierung Behandlung von Komorbidität	ambulant	Suchtberatungsstellen Niedergelassener Therapeut	2–6 Monate
Adaptionsbehandlung	Berufliche Wiedereingliederung	stationär	Adaptionseinrichtungen	2–3 Monate
Langzeitbehandlung	Soziale Stabilisierung	stationär	Soziotherapeutische Heime	≥12 Monate
Selbsthilfegruppen	Aufbau von abstinenten Lebensstils und Identität	ambulant	Anonymen Alkoholiker Guttempler Orden Blaues Kreuz Kreuzbund Freundeskreise	Mindestens ein Jahr

daher eine Gesamtbetreuung der Betroffenen über 1 Jahr empfohlen, in dem es je nach individueller Ausgangslage der Betroffenen eines unterschiedlichen Ausmaßes an sogenannter Nachsorgemaßnahmen bedarf. Diese können von einer ambulanten Psychotherapie zu Lasten der Krankenkasse bis hin zu spezifischen Angeboten für Alkoholabhängige in Suchtberatungsstellen, Adaptionseinrichtungen, Langzeiteinrichtungen und betreuten Wohngemeinschaften zu Lasten der Rentenversicherung oder der Kommunen reichen. Gemeinsames Ziel all dieser Angebote ist, die langfristige Stabilisierung und Reintegration der Betroffenen zu unterstützen. Psychotherapeutische Ansätze dienen hierbei der Rückfallprävention und -bewältigung, der Behandlung von komorbiden Störungen und der Bewältigung von Konflikt- und Stresssituationen im (beruflichen) Alltag.

3 Spezifische Grundprinzipien der Therapie der Alkoholabhängigkeit

Settingübergreifend gelten für die Therapie der Alkoholabhängigkeit folgende Prinzipien:

3.1 Eingeschränkte Wahlmöglichkeiten hinsichtlich des Therapieziels

Für Alkoholpatienten ist es nicht einfach, lebenslange Alkoholabstinenz als einziges Therapieziel zu akzeptieren. Entsprechend gibt es immer wieder Initiativen, kontrolliertes Trinken bzw. Konsumreduktion als gleichwertige Therapieziele zur Wahl zu stellen. Demgegenüber muss hingewiesen werden, dass alle durch Krankenkassen oder Rentenversicherungsträger finanzierten Behandlungsangebote für Alkoholabhängige ausnahmslos Abstinenz als Therapieziel vorsehen. Auch in der Behandlungsleitlinie (AWMF 2015) wird Alkoholabstinenz eindeutig als erstes Therapieziel der Wahl in der Behandlung von Alkoholabhängigen empfohlen. Lediglich wenn die Erreichung von Abstinenz aktuell nicht möglich ist, wird zu einer (vorübergehenden) Trinkmengenreduktion geraten. Hierbei ist zu beachten, dass Kontrolliertes Trinken bei Alkoholabhängigen kein unbefangenes Trinken wie früher bedeutet, sondern ein stark reglementiertes und diszipliniertes Verhalten darstellt.

Wissenschaftlich ist die Frage, ob Alkoholabhängige mit Hilfe einer entsprechenden Behandlung wieder zu einem kontrollierten Trinkstil zurückführen können, bis heute nicht eindeutig zu entscheiden: Einerseits wurden Studien vorgelegt, denen zufolge zumindest ein gewisser Teil von Alkoholikern auch längerfristig ein gemäßigtes Trinkverhalten zeigten. Andererseits zeigt die neurobiologische Suchtforschung eindrucksvoll, dass bei Alkoholabhängigen die selbstbestimmte Regulation des Alkoholkonsums durch vielfältige neuropsychologische Veränderungen dauerhaft erschwert ist.

3.2 Motivationspsychologische Niedrigschwelligkeit anstelle von Konfrontation

Im Schnitt vergehen ca. 12 Jahre bis Alkoholabhängige sich erstmals in eine geeignete Suchtbehandlung begeben. Insgesamt werden überhaupt nur ca. 10 % aller Alkoholabhängigen jemals von spezifischen Therapieangeboten erreicht. Dies macht deutlich, dass die traditionell konfrontative Grundhaltung von Suchttherapeuten: *„Ein Alkoholiker muss erst physisch und sozial am Boden sein, um ausreichend für eine Behandlung motiviert zu sein"*, aus ethischen Gründen abzulehnen ist:

- Hierdurch können schwerwiegende körperliche und soziale Folgen eintreten, die dann auch durch Alkoholabstinenz nicht mehr rückgängig gemacht werden können.
- Durch eine fortschreitende, suchtbedingte Zerstörung des sozialen Stützsystems sinken die Abstinenzchancen eines Betroffenen immer mehr (vgl. Abb. 1).
- Ambivalenzkonflikte bei Veränderungsprozessen sowie die selbstwertbedrohliche Stigmatisierung von Alkoholikern können zu verfestigtem Widerstand und Reaktanzphänomenen auf Seiten der Betroffenen führen.
- Fehlende alternative Verhaltensweisen, automatisierte suchtspezifische Grundannahmen, fehlendes Feedback in einer gestört-permissiven Trinkkultur sowie komorbide psychische Störungen können den eigenständigen Aufbau von stabiler Veränderungsmotivation bei Alkoholabhängigen gänzlich verunmöglichen.

Entsprechend sind alle Therapieangebote für Alkoholabhängige nach motivationspsychologischen Gesichtspunkten so niedrigschwellig wie möglich zu gestalten, um möglichst viele Betroffene möglichst frühzeitig zu erreichen.

3.3 Beachtung von psychischer Komorbidität und Alkoholfolgeschäden bei der Behandlungsplanung

Angesichts der hohen Rate an komorbiden Störungen und insbesondere der fast immer im Verlauf einer Alkoholabhängigkeit entstandenen schwerwiegenden körperlichen und sozialen Folgeschäden kann sich die Behandlung von Alkoholabhängigen in der Regel nicht auf das Suchtverhalten

Abb. 1 Der negative Zusammenhang zwischen alkoholbedingten Folgeschäden und Abstinenzchancen (Lindenmeyer 2016a)

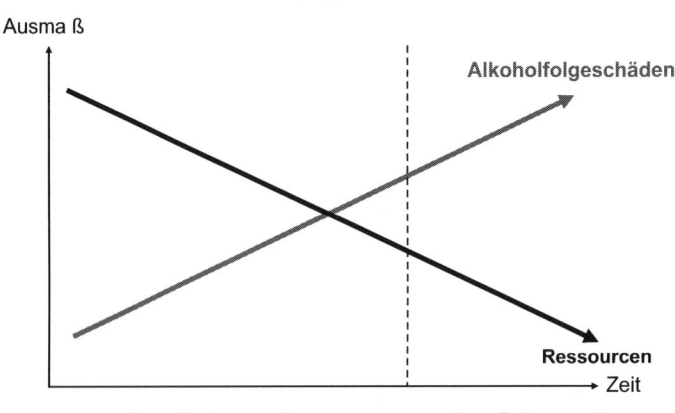

beschränken. Schon gar nicht ist es in der Behandlung mit dem Aufbau von Einsicht, Offenheit und Veränderungsmotivation getan, weswegen Kurzinterventionen bei Alkoholabhängigkeit auch keine ausreichende Evidenzbasierung aufweisen. Erforderlich ist vielmehr ein koordinierter Behandlungsansatz, der medizinische, psychotherapeutische und sozialtherapeutische Elemente umfasst und nur durch die interdisziplinäre Zusammenarbeit von ausreichend mit Suchtproblemen erfahrener Behandler realisiert werden kann. Dies bedeutet zwangsläufig auch, dass eine ambulante oder tagesklinische Behandlung in kleineren Therapieeinrichtungen bei vielen Alkoholabhängigen nicht ausreicht, weil hier die Ausstattung bzw. Kompetenz zur qualifizierten Behandlung komorbider Störungen nicht gegeben ist bzw. angesichts der drückenden psychosozialen Folgeprobleme nur innerhalb des geschützten Rahmens einer stationären Einrichtung eine stabile Alkoholabstinenz erzielt werden kann.

3.4 Beachtung subkortikaler Prozesse und eingeschränkter Willensfreiheit der Betroffenen

Die neuropsychologischen Suchtmodelle verdeutlichen, dass sich bei Alkoholabhängigen bildlich gesprochen die Machtverhältnisse zwischen rational-willentlicher Steuerung (Großhirn) und emotional-automatisierten Anreizprozessen (Zwischenhirn) dauerhaft verschoben haben, wodurch die Gefahr eines Rückfalls ebenso wie die Schwierigkeit einen Rückfall wieder zu stoppen erhöht ist. Es ist daher nicht ausreichend, Alkoholabhängige mittels psycho- und sozialtherapeutischer Interventionen eine bessere Bewältigung ihres Alltags auch ohne Alkohol zu ermöglichen (Kompensationsparadigma). Da ein Schutz vor allen alkoholbezogenen Versuchungen illusorisch ist, müssen vielmehr gezielte Interventionen zur Rückfallprävention die Betroffenen dazu befähigen, die in persönlich relevanten Risikosituationen ausgelösten neuropsychologischen Automatismen nicht in einen Rückfall ausarten zu lassen bzw. bei einem Rückfall überwinden zu können. Angesichts des hohen Automatisierungsgrades der postulierten Suchtprozesse ist anstelle komplexer, kognitiver Rückfallprävention hieraus die Notwendigkeit der gründlichen, d. h. oft wiederholten Einübung möglichst einfacher und hochgeneralisierter Bewältigungsstrategien abzuleiten.

3.5 Zukunftsorientierung der Behandlung

Bei der Erreichung von dauerhafter Alkoholabstinenz handelt es sich um einen Prozess, der stärker von den Bedingungen im Anschluss an die Behandlung als von den Entstehungsbedingungen einer Alkoholabhängigkeit bestimmt wird. Um der häufig ungünstigen sozialen Situation der Betroffenen gerecht zu werden, ist daher eine ausreichende Realitäts- und Zukunftsorientierung aller Behandlungsangebote zu Lasten einer primär rückwärtsgewandten Aufarbeitung der Suchtvergangenheit bzw. der Analyse von aktuellen Gruppenprozessen oder Befindlichkeiten innerhalb der Behandlung erforderlich (vgl. Abb. 2).

4 Anamneseerhebung, Diagnostik und Differentialdiagnostik

Bei der Anamneseerhebung und der Durchführung der diagnostischen Untersuchungen ist zu berücksichtigen, dass Alkoholabhängige in der Regel nicht aus eigener Motivation Hilfe suchen. Meist treiben sie körperliche Probleme oder erheblicher Außendruck durch Arbeitgeber oder Bezugspersonen. Der Therapeut kann insofern nicht damit rechnen, dass ihm der Patient bereitwillig Auskunft gibt und seinen Ratschlägen folgt. Stattdessen stellt bereits der Anamnese- und Diagnostikprozess einen entscheidenden Motivierungsversuch dar, von dessen Erfolg es abhängt, ob überhaupt eine Behandlung erfolgen wird. Es geht neben der Informationsgewinnung somit in erster Linie darum, den Betroffenen im Verlauf der Untersuchungen die Erfahrung machen zu lassen, dass es sich für ihn lohnt, offen mit dem Therapeuten über seine Alkoholprobleme zu sprechen.

Abb. 2 Notwendigkeit ausreichender Realitäts- und Zukunftsorientierung anstelle von rückwärtsgewandter Aufarbeitung der Suchtvergangenheit und Analyse aktueller Gruppenprozesse oder Befindlichkeiten (Lindenmeyer 2016b)

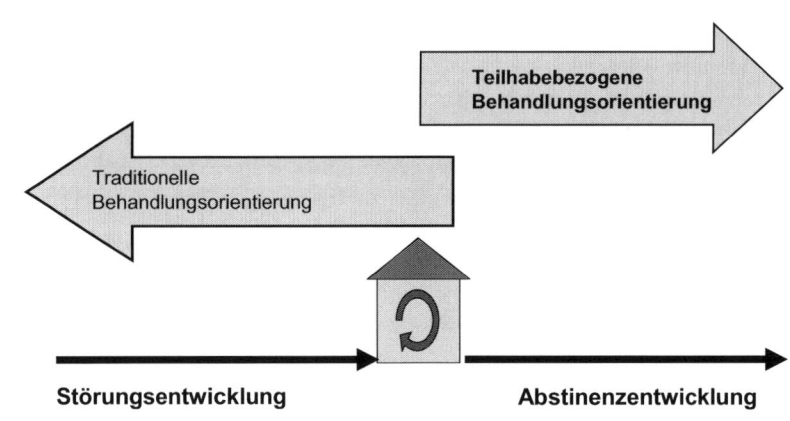

Zur Begrenzung des Zeitaufwandes bei der Datenerhebung, zur Herstellung von Vergleichbarkeit und zur Verringerung der retrospektiven subjektiven Verzerrung durch die Patienten empfiehlt sich der Einsatz von standardisierten Fragebogen, strukturierten Interviews und Dokumentationssystemen bei der Exploration des Alkoholkonsums sowie seiner sozialen und psychischen Folgen (vgl. Tab. 2). Der Einsatz der Instrumente ist bei Lindenmeyer (2016b) ausführlicher beschrieben.

5 Behandlungsverfahren in der Therapie der Alkoholabhängigkeit

Angesichts der geschilderten Vielfalt von Therapieangeboten für Alkoholabhängige existiert kein einheitlicher Behandlungsansatz für diese Klientel. Der interessierte Leser sei auf die in Tab. 3 dargestellte Übersicht an veröffentlichten Manualen verwiesen.

In der Behandlungsleitlinie (AWMF 2015) werden kognitive Verhaltenstherapie, Motivational Interviewing, tiefenpsychologisch fundierte Suchtbehandlung sowie Paartherapie als Methoden der ersten Wahl angegeben. Im Folgenden sollen einzelne psychotherapeutische Behandlungselemente ausführlicher dargestellt werden, die in allen Settings durchgeführt werden können.

5.1 Strukturierung der Therapiesitzungen

Der oftmals mangelnde Leidensdruck sowie die oft ambivalente Veränderungsmotivation von Alkoholabhängigen bewirken, dass dem Therapeuten eine besonders große Verantwortung bei der systematischen Organisation der Behandlung obliegt:

- Solange sie abstinent sind, sehen viele Patienten keinerlei Notwendigkeit zur Auseinandersetzung mit ihrer Abhängigkeitsentwicklung bzw. zur Veränderung ihrer Person. Insbesondere eine stationäre Behandlung verleitet zu einer unrealistischen Wahrnehmung der Wirklichkeit und einem Ausblenden von Alltagssorgen.
- Andererseits drohen Alkoholrückfälle während der Behandlung oder mangelnder Compliance die therapeutische Beziehung sowie bis dahin vereinbarte Therapieplanung immer wieder grundsätzlich in Frage zu stellen und erfordern ein höchst flexibles Reagieren des Therapeuten.
- Die interdisziplinäre Zusammenarbeit bei der Behandlung von Alkoholabhängigen erfordert eine transparente Rollenaufteilung und eine Integration aller Behandlungsmaßnahmen zu einem schlüssigen Gesamtkonzept.

Tab. 2 Instrumente zur Anamneseerhebung und Diagnostik in der Behandlung von Alkoholabhängigen

Fragebogen	Inhalte	Therapieziel	Quelle
MATE (Measurements in the Addictions for Triage and Evaluation)	• Suchtmittelkonsum • Schweregrad von Suchtmittelproblemen, • Suchtmittelverlangen, • psychische Symptome (Angst, Depression, Stress) • Psychiatrische Störungen • Persönlichkeitsstörung • Einschränkungen der Teilhabe	Ermittlung des individuellen Behandlungsaufwandes (Behandlungsdauer, Behandlungssetting)	Buchholz et al. (2009)
RMK-Fragebogen (Rehabilitanden-Management-Kategorien)	• substanzbezogene Beeinträchtigung • psychische Beeinträchtigung • soziale Beeinträchtigung	Ermittlung des individuellen Therapiebedarfs hinsichtlich der 3 Dimensionen und einer darauf abgestimmten Therapieempfehlung	www.salus-materialien.de
Trierer Alkoholismus Inventar (TAI)	• Schweregrad der Alkoholproblematik • sozialer Trinkkontext • süchtiges Trinken • Trinkmotive, • Alkoholfolgeschäden • alkoholbedingte Partnerprobleme • Trinken wegen Partnerproblemen	Systematisch Erfassung der Alkoholprobleme anhand der 7 Dimensionen	Funke et al. (1987)
Composite International Diagnostik Interviews (DIAX-M-CIDI)	Systematische Abfrage der Diagnosekriterien, Konsummengen und –häufigkeit zu Tabak, Alkohol sowie andere psychotrope Substanzen	umfassende diagnostische Beurteilung hinsichtlich aller im ICD-10 und DSM-5 aufgeführten Substanzbereiche	Wittchen et al. (1997)
Fragebogen zum funktionalen Trinken (FFT)	• exzitative Wirkung des Alkohols • psychopharmakologische Wirkung des Alkohols • soziale Funktion des Trinkens • Normausnutzendes Hintergrundtrinken • Symptome psychischer und physischer Abhängigkeit.	Erfassung der beabsichtigten bzw. erlebten positiven Alkoholwirkungen sowie der sozialen Funktionen des Alkoholkonsums	Berlitz-Weihmann und Metzler (1997)
Inventory of Drug Taking Situations für Alkohol (IDTSA)	Häufigkeit des Alkoholkonsums bei: • neg. Gefühlszuständen • körperl. Beschwerden • Versuch kontrolliert zu trinken, • pos. Gefühlszuständen • plötzlichem Verlangen • interpers. Konflikten • Geselligkeit • sozialer Verführung	Ermittlung von Rückfallrisikosituationen	www.salus-materialien.de
Drug Taking Confidence Questionaire für Alkohol (DTCQA)	Abstinenzzuversicht bei: • neg. Gefühlszuständen • körperl. Beschwerden • Versuch kontrolliert zu trinken,	Ermittlung von Rückfallrisikosituationen	www.salus-materialien.de

(Fortsetzung)

Tab. 2 (Fortsetzung)

Fragebogen	Inhalte	Therapieziel	Quelle
	• pos. Gefühlszuständen • plötzlichem Verlangen • interpers. Konflikten • Geselligkeit • sozialer Verführung		
Drinker Inventory of Consequences (DrInC)	• körperliche Folgen • zwischenmenschliche Folgen • psychische Folgen • fehlende Impulskontrolle • soziale Folgen	Erfassung der Schwere eines Alkoholproblems	www.salus-materialien.de
Form-90	• alkoholfreie Tage • typische Trinktage • untypische Trinkepisoden	Ermittlung des Alkoholkonsums innerhalb der letzten 90 Tage	Lindenmeyer (2013)
Elektronisches Therapietagebuch	• Alkoholverlangen • Alkoholkonsum	Ermittlung des situativen Kontextes von Alkoholverlangen und Rückfällen	www.therapietagebuchalkohol.de; www.salus-materialien.de

Tab. 3 Manuale für die Behandlung der Alkoholabhängigkeit

Behandlungsprogramm	Setting	inhaltlicher Schwerpunkt
Petry (1996)	Stationäre Gruppentherapie	Motivierung
Schneider (1982)	Stationäre Gruppentherapie	Breitbandtherapie
Wetterling und Veltrup (1997)	Ambulante Einzelbetreuung durch niedergelassenen Arzt	Motivierung
Miller und Rollnick (2015)	Ambulante und stationäre Einzeltherapie	Motivierung
Körkel und Schindler (2003)	Ambulante und stationäre Gruppentherapie	Rückfallprävention
Altmannsberger (2004)	Ambulante und stationäre Gruppentherapie	Rückfallprävention
Baltin und Häring (2003)	Stationäre Gruppentherapie	Entzugsbehandlung/Motivierung
Wilcken und Rochow (2000)	Stationäre Gruppentherapie	Rückfallprävention
Bowen et al. (2012)	Ambulante Gruppentherapie	Achtsamkeitsbasierte Rückfallprävention
Gutwinski et al. (2016)	Stationäre Gruppentherapie	Motivierung
Brueck und Mann (2007)	Ambulante Einzeltherapie	Kein inhaltlicher Schwerpunkt
Lindenmeyer (2016b)	Ambulante und stationäre Einzel- und Gruppentherapie	Entwöhnungsbehandlung
Lippert (2010)	Stationäre Gruppentherapie	Motivierung

5.1.1 Strukturierung der Einzeltherapiesitzungen

Um den Behandlungsfokus immer auf der Alkoholabhängigkeit zu halten und außerdem die Möglichkeiten der interdisziplinären Zusammenarbeit in einem Behandlungsteam optimal zu nutzen, wird folgende Struktur der Einzeltherapiesitzungen (Lindenmeyer 2016b) empfohlen:

- Begrüßung
- Gab es Alkoholkonsum/Beinahekonsum oder Situationen, in denen Alkoholverlangen verspürt wurde? (wenn ja, vorrangig bearbeiten)
- Gab es sog. „therapieschädigendes Verhalten", z. B. Nichtteilnahme, Nichterledigen

> von Aufgaben, Regelverstöße, negative Äußerungen über Therapie, kritische Rückmeldungen von therapeutischen Kollegen? (wenn ja, vorrangig bearbeiten)
> - Besprechen der Therapieaufgabe des Patienten aus der letzten Sitzung.
> - Thema der Stunde
> - Erneute Therapieaufgabe bzw. Wochenplanung für den Patienten
> - Gemeinsame Dokumentation mit dem Patienten

> - Gab es Alkoholkonsum/Beinahekonsum oder Situationen, in denen Alkoholverlangen verspürt wurde? (wenn ja, vorrangig bearbeiten)
> - Gibt es Konflikte zwischen einzelnen Gruppenmitgliedern? (wenn ja, vorrangig bearbeiten)
> - Thema der Stunde
> - Verabschiedung ausscheidender Gruppenmitglieder

Die jeweilige Themenabfolge ist hierarchisch gedacht. Insofern kann es vorkommen, dass man längerer Zeit nicht über Punkt 2 oder 3 hinauskommt. Dadurch kann es zwar zu Verzögerungen der geplanten Therapieinhalte kommen. Ein solches Vorgehen verhindert aber, dass die Behandlungsplanung an den tatsächlichen Bedürfnissen und Gegebenheiten des Patienten vorbeiläuft.

5.1.2 Strukturierung der Gruppentherapiesitzungen

Besonders wichtig ist die Strukturierung im Rahmen von Gruppentherapie, weil sonst z. B. der vom Therapeuten übersehene bzw. heimliche Rückfall eines einzigen Patienten das Vertrauen aller anderen Patienten in die Sinnhaftigkeit und Wirksamkeit der Behandlung grundsätzlich erschüttern oder ein unausgesprochener Konflikt zwischen Gruppenmitgliedern die Offenheit und themenbezogenes Arbeit in den Therapiesitzungen vollständig blockieren kann. Priorität hat zunächst immer das Herstellen von instrumentellen Gruppenbedingungen, indem zu Beginn jeder Gruppensitzung die Möglichkeit eines tatsächlichen oder drohenden Rückfalls oder schwerwiegende Konflikte zwischen den Gruppenmitgliedern abgeklärt wird, bevor mit dem „eigentlich" geplanten Thema der Sitzung begonnen werden kann (Lindenmeyer 2016b):

> - Begrüßung/Vorstellung neuer Gruppenmitglieder

5.2 Motivationial Interviewing zur Entwicklung von Änderungsbereitschaft

Der traditionell konfrontative Interaktionsstil in der Behandlung von Alkoholabhängigen hat sich in zahlreichen Studien als wenig effektive Motivierungsstrategie erwiesen. „Motivational Interviewing (MI)" von Miller und Rollnik (2015) stellt dagegen eine der am besten evaluierten Interventionsmethoden dar, um Veränderungsambivalenzen zu überwinden (Phase 1) und konkrete Veränderungsziele und -wege zu erarbeiten (Phase 2). MI umfasst 4 Behandlungsprinzipien, die über 7 Methoden in konkretes Therapeutenverhalten umgesetzt werden (vgl. Abb. 3).

Miller et al. (2011) haben hierbei konkrete Verhaltensweisen von Suchtpatienten innerhalb der Therapiestunde operationalisiert, an denen ein Therapeut unmittelbar erkennen kann, ob seine therapeutische Intervention veränderungsförderlich oder eher veränderungshinderlich für seinen Patienten ist:

- *Change Talk*: Alle Äußerungen des Patienten, die einen Änderungsbedarf hinsichtlich seines Alkoholkonsums anzeigen (z. B.: „Manchmal ist es tatsächlich etwas viel gewesen");
- *Commitment Talk*: Alle Äußerungen des Patienten, die erkennen lassen, dass er eine Änderung seines Alkoholkonsum anstrebt (z. B.: „Ich werde keinen Alkohol mehr trinken");

Abb. 3 Komponenten des Motivational Interviewing (in Anlehnung an Körkel und Veltrup 2003)

Interventionsprinzipien des MI

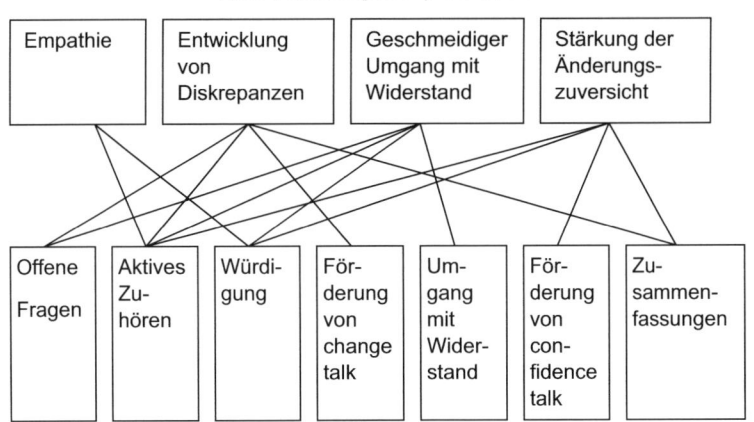

| Empathie | Entwicklung von Diskrepanzen | Geschmeidiger Umgang mit Widerstand | Stärkung der Änderungszuversicht |

| Offene Fragen | Aktives Zuhören | Würdigung | Förderung von change talk | Umgang mit Widerstand | Förderung von confidence talk | Zusammenfassungen |

Methoden des MI

- *Sustain Talk:* Argumente des Patienten, sich nicht zu verändern (z. B.: „Ich vertrage eben mehr als andere");
- *Resistance Talk*: Aufbegehren des Patienten gegen die therapeutische Beziehung in Form von Streiten, Abwertung, Ignorierung, Unterbrechung oder Feindseligkeit (z. B.: „Mein Alkoholkonsum geht Sie gar nichts an").

Es ist einer der wichtigsten Grundsätze des Motivational Interviewing, dass Widerstand und Leugnung kein internales Problem von Patienten mit Alkoholproblemen darstellen, sondern in erster Linie als Reaktion auf ungeschicktes Therapeutenverhalten auftreten. Entsprechend ist das Therapeutenverhalten immer dergestalt zu optimieren, dass im Verlauf der Therapiesitzungen die Rate an Change Talk und Commitment Talk beim Patienten zunimmt, während die Rate an Sustain Talk und Resistance Talk abnimmt, da dies wiederum die Wahrscheinlichkeit tatsächlicher Veränderungsbemühungen nachweislich erhöht.

Eines der wichtigsten Instrumente des Motivational Interviewing ist die Verwendung des sog. „Zufriedenheitslineal" (siehe Abb. 4).

Dabei wird der Patient zunächst gebeten, anzukreuzen wie zufrieden er selbst mit seinem Alkoholkonsum ist. Im Anschluss bittet der Therapeut um Erläuterung, warum der Patient sein Kreuz genau an dieser Stelle gemacht hat. Es geht hierbei darum, dass der Patient ermutigt wird, sowohl positive wie negative Aspekte seines Alkoholkonsums zu beleuchten. Es geht dabei darum, dass der Therapeut dem Patienten durch aktives Zuhören explizit verdeutlicht, dass er an seiner Sichtweise interessiert ist und ihm keine fremde Sichtweise aufdrängen will. Wenn überhaupt, dann soll der Patient in diesem Moment nur „lernen", dass sein Alkoholkonsum – wie die meisten anderen Dinge im Leben auch – zwei Seiten, d. h. Vor- und Nachteile hat, und dass es sich lohnt, gemeinsam mit dem Therapeuten hierüber nachzudenken.

5.3 Informationsvermittlung und Auseinandersetzung mit der eigenen Abhängigkeitsentwicklung

Viele Patienten erleben aufgrund der kulturellen Integriertheit von Alkohol die therapeutisch begründete Aufforderung konsequenter Alkoholabstinenz als Bedrohung ihres Selbstwertgefühls bzw. soziale Ausgrenzung. Aber auch Alkoholabhängige, die ernsthaft ihren Alkoholkonsum aufgeben wollen, haben häufig keine Vorstellung davon, was sie hierzu über ihre ernst gemeinte Absichtserklärung hinaus konkret tun können. Ähnlich geht es rückfälligen Patienten, die außer

```
|0%                Zufriedenheit                100%|
```

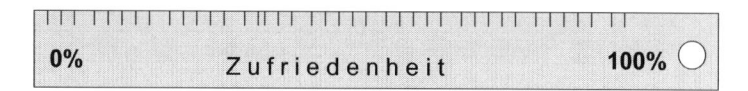

Abb. 4 Das Zufriedenheitslineal (in Anlehnung an Miller und Rollnick 2015)

der Tatsache ihres Rückfalls keine Vorstellung davon haben, was sie nach einer Phase der Abstinenz falsch gemacht haben. Einer sorgfältigen Erarbeitung eines individuellen Erklärungsmodells für die eigene Abhängigkeitsentwicklung und der daraus abzuleitenden Behandlungsmethoden in Form einer gezielten Informationsvermittlung kommt somit größte Bedeutung in der in der Therapie von Alkoholabhängigen zu.

Aus der Einstellungsforschung ist bekannt, dass Informationen, die im Widerspruch zu der bisherigen Einstellung einer Person stehen, nur unter der Bedingung zu einem Einstellungswandel führen können, dass sie ein bestimmtes Maß an Diskrepanz zu den bisherigen Grundüberzeugungen und dem Selbstkonzept eines Menschen nicht überschreiten. Ansonsten werden die diskrepanten Informationen angezweifelt, abgewertet oder schlicht nicht zur Kenntnis genommen. Die Integration von therapieförderlichen Informationen in das Selbstkonzept von Alkoholpatienten kann dadurch erheblich erleichtert werden, wenn bei der Informationsaneignung genügend Spielraum besteht, um sich zunächst schrittweise mit jenen Aspekten der Neuinformation auseinanderzusetzen, die in keinem Widerspruch zu den bisherigen Überzeugungen stehen (Prinzip der dosierten Informationsvermittlung, vgl. Abb. 5). Wenn beispielsweise die Selbsteinschätzung eines alkoholabhängigen Patienten auf den Überzeugungen fußt: „Ich habe ganz normal getrunken", „Ich vertrage eben mehr als andere" und „Ich brauche keine Hilfe", könnte eine gezielte Informationsvermittlung die ansonsten unausweichlichen Konflikte in der Behandlung dadurch verringern, indem sie folgende Botschaften transportiert:

- „Man muss als Alkoholiker nicht auffallen." Dem Patienten wird zunächst ausdrücklich bestätigt, dass er möglicherweise tatsächlich insofern vollkommen normal getrunken hat, als er gegen keine sozialen Trinknormen verstoßen hat bzw. nicht auffällig wurde. Alle weiteren Informationen verdeutlichen, welche Risiken und Schäden durch Alkohol fester Bestandteil unserer Trinkkultur sind.
- „Gerade eine hohe Alkoholverträglichkeit birgt enorme Risiken." Hier wird die Selbstwahrnehmung des Patienten hinsichtlich seiner besonderen Trinkfestigkeit ebenfalls nicht in Frage gestellt, aber er wird gerade unter dieser Annahme über das Risiko einer Suchtentwicklung informiert.
- „Mithilfe der Behandlung wird man schlauer als der Rest der Welt." Der Unterschied besteht darin, dass man dem Patienten ausdrücklich keine Hilfsbedürftigkeit unterstellt, sondern die Informationsvermittlung als eine Art Fortbildung begreift, die einen Wissensvorsprung in Sachen Alkohol gegenüber der Normalbevölkerung verschafft.

Idealerweise besteht die dosierte Informationsvermittlung aus folgenden drei Komponenten:

(1) **Informationsvermittlung:** Informationsvermittlung kann durch den Therapeuten oder mittels geeigneter Lektüre (vgl. Tab. 4) durch den Patienten selbst geschehen.
(2) **Selbstbezug der Information:** Der Patient wird mittels Fragebogen oder entsprechender Therapieaufgaben gebeten zu überprüfen, inwieweit die vermittelten Informationen auf ihn selbst zutreffen (z. B. Lindenmeyer 2016a).
(3) **Gruppenaktivität:** Der Patient kann im Rahmen von Gruppensitzungen Erfahrung damit sammeln, was die Übernahme der suchtmittelbezogenen Informationen für sein Selbstwertkonzept bzw. seine sozialen Bezüge bedeuten würde (Gutwinski et al. 2016).

```
                    Ich bin ein wertvoller Mensch
        ┌───────────────────┼───────────────────┐
Ich habe ganz normal    Ich vertrage eben mehr    Ich brauche keine Hilfe
    getrunken                als andere
       💣                      💣                        💣
        ↑                      ↑                         ↑
Man muss bei schädlichem  Gerade eine hohe Alkohol-   Durch die Behandlung
Alkoholkonsum nicht auffallen  verträglichkeit birgt   wird man schlauer als
                          enorme Risiken              der Rest der Welt
```

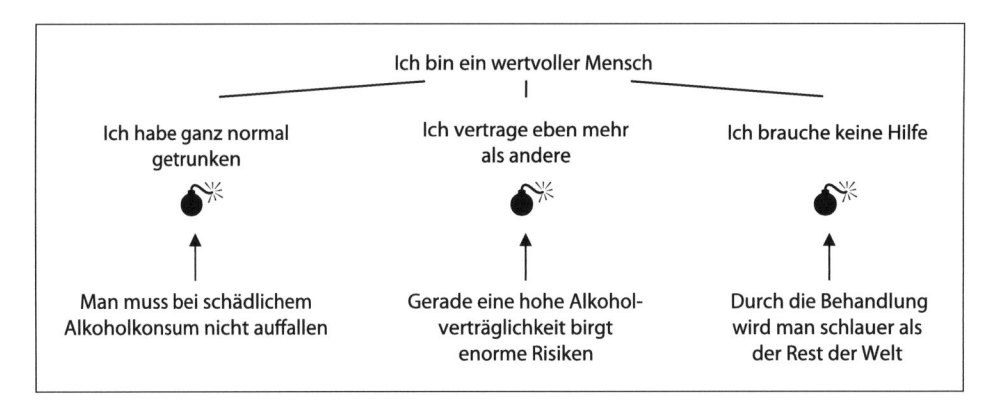

Abb. 5 Das Prinzip der dosierten Informationsvermittlung (Lindenmeyer 2016b). Die Botschaften über Alkohol werden so vermittelt, dass das Selbstwertgefühl des Patienten nicht beschädigt wird

Tab. 4 Informationsmaterialien für Alkoholabhängigkeit

„Die Suchtfibel"	100 Frage-Antwort Texte zum Selbststudium oder gemeinsamen Durcharbeiten in Patientengruppen	Schneider (2013)
„Lieber schlau als blau"	14 Kapitel zum Selbststudium mit jeweils anschließendem Fragebogen als Vorbereitung für die ersten Therapiesitzungen	Lindenmeyer (2016a) www.lieberschlaualsblau.de
„Ratgeber Alkoholabhängigkeit"	Kurzinformation insbesondere zur Vermittlung in Suchthilfesystem aus ambulanter ärztlicher oder therapeutischer Betreuung	(Lindenmeyer 2003)
„Ich höre auf, ehrlich"	11 Kapitel und 8 Fallbeispiele zur kognitiven Umstrukturierung bei Alkoholabhängigkeit	Merkle (2011)
„Rückfall muss keine Katastrophe sein"	4 Kapitel zur Rückfallbewältigung für Betroffene, Angehörig und Selbsthilfegruppen	Körkel (2010)
„Die Zeit danach"	7 Kapitel zur Vorbereitung auf das erste Jahr nach einer Entwöhnungsbehandlung	Küfner (2013)

5.4 Erarbeiten eines individuellen Störungsmodells

Bislang existiert kein einheitliches Störungsmodell für die Entstehung einer Alkoholabhängigkeit. Alle eindimensionalen Hypothesen (z. B. Persönlichkeit, Genetik, Herkunftsfamilie) haben nur begrenzte empirische Bestätigung gefunden, weswegen ein bio-psycho-soziales Modell am ehesten geeignet erscheint, die Entstehung und Aufrechterhaltung der Erkrankung zu beschreiben. Für die Behandlung ist entscheidend, dass ein einfaches, auf den Einzelfall abgestimmtes Erklärungsmodell vermittelt wird, aus dem unmittelbare Interventionen abgeleitet werden können. Anstelle von trait-orientierten Begriffen wie „Kontrollverlust", „Willensschwäche" oder „Suchtcharakter" lässt sich mithilfe der zwei folgenden Suchtmechanismen ein verhaltenstheoretisches Modell mit dem Patienten erarbeiten, das die situative Einbettung des Alkoholkonsums betont.

1) **Zwei-Phasen-Wirkung des Alkohols.** Unmittelbar im Anschluss an die kurzfristig angenehm erlebte Alkoholwirkung treten langfristig aversive Zustände ein, die wiederum Auslöser für erneute n Alkoholkonsum werden. Hierdurch kann gemäß dem Paradigma der operanten Konditionierung die immer größere Attraktivität des Alkohols für den Betroffenen erklärt werden. Es wird vom Einzelfall abhängen, ob bei den aversiven Zuständen eher intrapsychische Folgen des verstärkten Alkoholkonsums

(z. B. negatives Selbstbild, Coping-Defizite, Resignation nach einem Rückfall), somatische Veränderungen (z. B. Toleranzsteigerung, Entzugserscheinungen) oder negative psychosoziale Auswirkungen (z. B. Konflikte) im Vordergrund stehen.

2) **Automatisieren des Alkoholkonsums.** Im Verlauf einer Abhängigkeitsentwicklung wird der Alkoholkonsum allerdings immer mehr zu einer situativ automatisch ausgelösten und ritualisierten Handlung, die einer rationalen Kontrolle immer schwerer zugänglich ist. Über Prozesse der Klassischen Konditionierung (cue reactivity), der Entwicklung automatisierter Suchtkognitionen („Jetzt brauche ich einen Schluck") bzw. eine Sensitivierung des Belohnungssystems entsteht mit der Zeit ein sog. „Suchtgedächtnis" in Form einer immer engeren Koppelung von neuronaler Aktivität an alkoholbezogene Stimuli, die selbst dann nur schwer zu löschen ist, wenn gar keine subjektiv angenehme Alkoholwirkung mehr erlebt wird. Entsprechend haben Alkoholabhängige mitunter wenig Bewusstheit darüber, warum sie immer wieder zu Alkohol greifen. Hierdurch können auch plötzlich auftretendes Alkoholverlangen und scheinbar unerklärliche Rückfälle selbst nach längeren Abstinenzphasen erklärt werden.

Am besten werden beide Suchtmechanismen anhand der wichtigsten Situationen, in denen der Patient zu Alkohol gegriffen hat, durch das Aufzeichnen und Erläutern einer Risikokurve dargestellt (vgl. Abb. 6). Ziel ist es, dass der Patient „entdeckt":

- dass verschiedene Situationsmerkmale (Ort, Zeit, anwesende Personen, Anblick bzw. Geruch von Alkohol, Verhalten der Interaktionspartner) sowie internale Bedingungen (Stimmung, Gedanken, Wirkungserwartung, Durst, physiologische Reaktionen) als sogenannte „Trigger" additiv die Wahrscheinlichkeit für das Trinken von Alkohol erhöhen (Automatisierung des Alkoholkonsums),
- dass die kurzfristig angenehme Alkoholwirkung langfristig einen unangenehmen Zustand erzeugt, der ebenfalls die Wahrscheinlichkeit für weiteres Alkoholtrinken erhöht (Zweiphasenwirkung des Alkoholkonsums).

5.5 Stellenwert komorbider Störungen

Angesichts der sehr hohen Komorbiditätsraten stellt sich in der Praxis immer wieder die Frage der Handhabung von Komorbiden Störungen in der Behandlung von Alkoholabhängigen. An dieser Stelle sei vor einfachen und allgemeingültigen Kausalmodellen gewarnt, die eine starke Verführung für Betroffene und ihre Behandler darstellen. Schuckit (2006) unterscheidet allein fünf mögliche Formen des Zusammenhangs zwischen einer Alkoholabhängigkeit und einer komorbiden Störung:

1. Die psychische Störung verursacht/begünstigt die Entwicklung einer Alkoholabhängigkeit.
2. Beide Störungen sind vollkommen unabhängig,
   - beeinträchtigen aber ihre jeweilige Behandlung,
   - beeinträchtigen nicht ihre jeweilige Behandlung.
3. Die Alkoholabhängigkeit verursacht/begünstigt die Entstehung einer weiteren psychischen Störung.
4. Die Alkoholabhängigkeit bewirkt vorübergehende psychische Symptome, die bei einer erfolgreichen Suchtbehandlung von selbst verschwinden.
5. Beide Störungen haben eine gemeinsame dritte Ursache (z. B. Impulskontrollstörung oder Aufmerksamkeitsdefizit-Syndrom).

Insofern ist eine Klärung des Zusammenhangs zwischen Suchterkrankung und komorbider Störung bei jedem Patienten im Einzelfall zu fordern, bevor eine geeignete Behandlungsstrategie abgeleitet werden kann. In den S3 Leitlinien (AWMF 2015) wird eine integrierte Behandlung beider Störungen empfohlen. In den meisten Fällen ist hierbei eine stationäre Behandlung in einer Spezialeinrichtung mit nahtloser ambulanter Psychotherapie im Anschluss erforderlich.

Dabei wird im Verlauf der Behandlung manchmal mehr die Alkoholabhängigkeit und manchmal

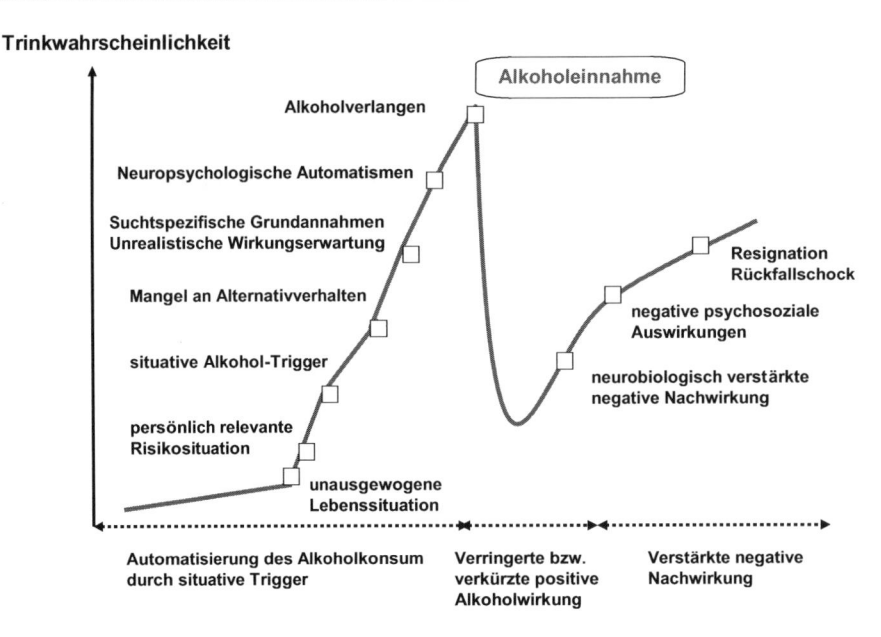

Abb. 6 Beispiel für ein individualisiertes Suchtmodell (Lindenmeyer 2016b)

Abb. 7 Unterschiedliche Gewichtung des inhaltlichen Schwerpunkts im Behandlungsverlauf

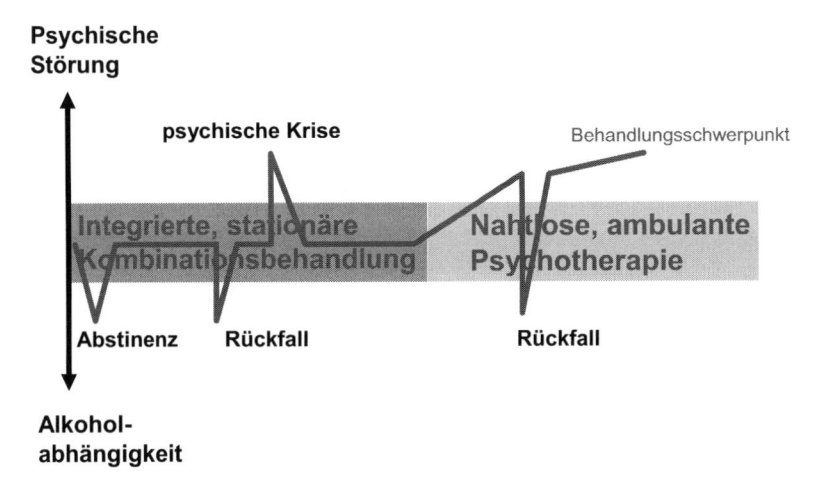

mehr die psychische Komorbidität im Vordergrund stehen müssen (vgl. Abb. 7):

- Der geschützte Rahmen einer stationären Behandlung kann zunächst eine kurzfristige Entlastung der Betroffenen von ihrer psychischen Symptomatik bewirken und gleichzeitig den Suchtkreislauf durch räumlichen Abstand durchbrechen. Dies erleichtert die Erarbeitung und Durchführung erster Veränderungsschritte hinsichtlich beider Störungsbereiche im weiteren Verlauf der Behandlung.

- Alkoholrückfälle bzw. psychische Krisen stehen jeweils kurzfristig im Mittelpunkt der Behandlung.
- Gegen Ende der stationären Behandlung ist der Schwerpunkt einer gezielten Rückfallprävention darauf gerichtet, die Betroffenen auf ein Leben mit immer wieder auftauchenden Symptomen der Primärstörung ohne Alkoholrückfall vorzubereiten.
- Eine längerfristige ambulante Weiterbehandlung wird dann vorrangig die psychische Komorbidität zum Gegenstand haben und die Be-

troffenen bei einer raschen Überwindung von eventuellen Alkoholrückfällen unterstützen.

Es existieren die in Tab. 5 aufgeführten integrierten Behandlungsmanuale.

5.6 Rückfallprävention

Die ersten drei Monate nach Behandlungsende stellen erfahrungsgemäß die Zeit des größten Rückfallrisikos dar. Innerhalb des ersten Jahres begehen nochmals relativ viele Patienten Rückfälle, danach eher selten. Als entscheidend für das Rückfallverhalten erwiesen sich zum einen die Lebensumstände nach Ende der Behandlung (kritische Lebensereignisse, soziale Unterstützung, drohende negative Folgen eines Rückfalls) und zum anderen die Bewältigungsfertigkeiten der Betroffenen im Umgang mit sogenannten „Risikosituationen". Etwa drei Viertel aller Rückfälle ereigneten sich in zeitlicher Nähe zu unangenehmen Gefühlszuständen, sozialen Konfliktsituationen und sozialer Verführung. Ausgehend von dem sozialkognitiven Rückfallmodell von Marlatt und Gordon (1985) wurden eine Vielzahl von spezifischen Therapieverfahren zur Rückfallprävention entwickelt (vgl. Lindenmeyer 2008):

Ablehnungstraining Immer wieder fühlen sich abstinent lebende Alkoholabhängige von Außenstehenden dazu gedrängt, Alkohol (mit)zutrinken. In derartigen „sozialen Verführungssituationen" kommt es darauf an, die Aufforderung der Umwelt selbstsicher ablehnen zu können, ohne sich in eine längere Diskussion verwickeln zu lassen. Entsprechende Risikosituationen werden im Rollenspiel möglichst realistisch durchgespielt und dabei die eigenen Verhaltensmöglichkeiten schrittweise verbessert. Unter anderem gilt es in diesem Zusammenhang zu überlegen, in welchen Situationen die Betroffenen beim Ablehnen offen zu ihrer Alkoholabhängigkeit stehen wollen und in welchen dies eher nicht angezeigt ist.

Vorstellungsübungen. Ziel ist, alkoholbezogene Assoziationsmuster und automatisierte Trinkgewohnheiten durch gezielte Bewältigungsstrategien

Tab. 5 Behandlungsmanuale für eine integrierte Behandlung von Alkoholabhängigkeit und psychischer Komorbidität

Indikation	
Borderline und Sucht	Kienast und Bermpohl (2013)
Persönlichkeitsstörung und Sucht	Schmitz et al. (2001)
Essstörung und Sucht	Beisel et al. (2015)
Pathologisches Glücksspiel und Sucht	Petry (2010[2])
Posttraumatische Belastungsstörung und Sucht	Najavits und Schäfer (2008)
Bipolare Störung und Sucht	Salkow et al. (2015)
Psychose und Sucht	Gouzoulis-Mayfrank (2007)
Doppeldiagnosen	Moggi und Donati (2004) Walter und Gouzoulis-Mayfrank (2013)

und Abstinenzgedanken nach dem Paradigma der „verdeckten Kontrolle" zu überschreiben. Der Patient entwirft hierzu ein möglichst anschauliches Szenario einer möglichen Rückfallsituation und beschreibt, wie er diese Situation gerade noch rechtzeitig abstinent bewältigt. Er spricht das so entstandene Skript auf einen Tonträger und hört es sich im Sinne einer selbstgeleiteten Vorstellungsübung regelmäßig an.

Expositionsübungen Ziel ist es, durch die absichtliche Konfrontation mit persönlich relevanten Auslösebedingungen (z. B. unmittelbare Konfrontation mit Alkohol, Stimmungsinduktion durch Musik, gezielte Erinnerungen, Aufsuchen bestimmter Örtlichkeiten oder Personen) erhebliches Alkoholverlangen zu erzeugen und die Situation dann abstinent zu bewältigen. Entscheidend ist, dass der Patient (selbst bei zunächst erfolglosen Bewältigungsbemühungen) ausreichend Abstinenzzuversicht behält, um selbst starkem Alkoholverlangen in einer Risikosituation standhalten zu können. Bei der ersten Expositionsübung bedarf es einer genaueren Instruktion durch den Therapeuten.

AntiAlkoholtraining (AAT) Bei dem computergesteuerten Training (Cognitive Bias Modification) trainieren die Patienten, auf dem Bildschirm erscheinende Abbildungen mit alkoholischen Getränken mittels eines Joysticks möglichst schnell von sich wegzuschieben und Abbildungen mit nichtalkoholischen Getränken möglichst schnell zu sich heranzuziehen (vgl. Abb. 8). Hierdurch konnte die Abstinenzrate dauerhaft gesteigert werden.

Notfallplan zur Rückfallüberwindung Da ein Rückfall selbst bei bester Prognose niemals mit Sicherheit auszuschließen ist, sollte jeder Alkoholabhängige auf die Möglichkeit eines Rückfalls vorbereitet werden. Ziel ist es hierbei, Rückfälle, wenn sie schon nicht verhindert werden konnten, im Sinne einer Schadenbegrenzung möglichst rasch beenden zu lernen. Aufgrund des drohenden Rückfallschocks kommt es hierbei darauf an, dass der Patient und – falls möglich – die Angehörigen über einen einfachen und vor allem fest eingeprägten „Notfallplan" verfügen. Ein Notfallplan sollte folgende Elemente enthalten:

- Wer ist der geeignete Ansprechpartner bei einem Rückfall?
- Festlegung der geeigneten Reihenfolge von Maßnahmen
- Wiedergewinnen von Abstinenzzuversicht

6   Der Einbezug von Angehörigen

Eine Alkoholabhängigkeit stellt eine schwere Belastung für alle Bezugspersonen des Betroffenen. Angehörige von Alkoholabhängigen haben hierbei v. a. zu leiden unter der Unzuverlässigkeit, emotionalen Instabilität oder Aggression und Gewalttätigkeit des Betroffenen sowie unter Vernachlässigung, sexuellen Übergriffen oder Missbrauch, vermehrten Partnerschafts- und Familien-Konflikten, finanziellen Schwierigkeiten, drohender oder tatsächlicher Arbeitslosigkeit und Notsituationen durch Alkoholintoxikation. Aufgrund der geschlechtsspezifischen Häufigkeit und Ausprägung von Alkoholproblemen haben weibliche Angehörige die Hauptlast dieser negativen Folgen zu tragen. Indirekt wird die Situation zusätzlich durch mangelndes Verständnis, Schuldzuweisungen oder Rückzug von Seiten des sozialen Umfeldes belastet. Entsprechend ist die Rate von psychischen Störungen bei Ehepartnern und Kindern von Alkoholabhängigen deutlich erhöht. Die Belastung von Angehörigen endet nicht mit der Behandlung eines Abhängigen. Die Einmischung durch Therapeuten aber auch das bleibende Misstrauen und die ständige Angst vor einem Rückfall bedeuten eine erhebliche Belastung. Hieraus ergibt sich die Notwendigkeit einer systematischen Einbeziehung von den wichtigsten Bezugspersonen in die Behandlung von Alkoholabhängigen. Es wurden daher verschiedene Behandlungsangebote entwickelt (vgl. Tab. 6).

Im Einzelfall stehen dabei folgende Inhalte im Vordergrund:

- Vermitteln eines therapierelevanten Modells über Abhängigkeit, Partnerschaft und Familie, das einerseits alle Beteiligten von gegenseitigen Schuldzuweisungen entlastet, andererseits aber ihre gemeinsamen Einflussmöglichkeiten

Abb. 8 Das AntiAlkoholtraining AAT (Bezugsquelle: www.salus-materialien.de)

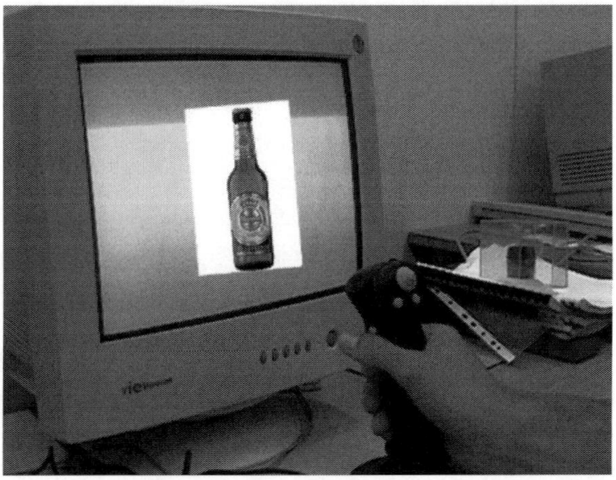

Tab. 6 Behandlungsmanual zur Angehörigenarbeit

	Inhaltlicher Schwerpunkt	
CRAFT	Ambulantes Gruppen- und Einzelprogramm für Angehörige von Alkoholabhängigen	Smith und Meyers (2012)
Das Trampolin-Programm	Ambulantes Gruppenprogramm für Kinder von 8–12 Jahren aus alkoholbelasteten Familien	Klein et al. (2013)
Paarbehandlung	Ambulante Paartherapie bei Alkoholabhängigkeit	O'Farrel und Fals-Stewart (2006)
Partnerseminare	Einbeziehung von Lebenspartnern in die Entwöhnungsbehandlung	Lindenmeyer 2016b

auf die Erzielung und Aufrechterhaltung der Abstinenz betont.
- (Wieder-)Aufbau positiven Erlebens und gegenseitigen Verstehens, um dadurch die Abstinenzzuversicht aller Beteiligten zu erhöhen (Reziprozitätstraining).
- Verbessern der Kommunikations- und Konfliktlösefertigkeiten der Beteiligten, um dadurch die Voraussetzung für das gemeinsame Bewältigen von Rückfallrisiken zu verbessern (kontrollierter Dialog).
- Erarbeiten eines gemeinsamen Notfallplans im Umgang mit drohenden oder eingetretenen Rückfällen.

7 Therapeutischer Umgang mit Rückfällen während der Behandlung

Rückfälle während der Behandlung stellen heute üblicherweise keinen Entlassungsgrund mehr dar, solange der Patient bei der Bewältigung des Rückfalls kooperiert und sinnvolle Konsequenzen aus dem Rückfall für die Weiterbehandlung gezogen werden können. Allerdings ist ein konkretes Prozedere im Umgang mit Rückfällen erforderlich, um potenzielle Gefahren eines Rückfalls sicher handhaben zu können und die emotionale Belastung für Patienten, Angehörige, aber auch Therapeuten begrenzen zu können.

Medizinische Abklärung und Versorgung Ein Alkoholrückfall ist ein potenziell gefährlicher Krisenzustand. Es ist daher dringend zu empfehlen, rückfällige Patienten als erstes einem Arzt vorzustellen, damit dieser über das medizinisch indizierte Prozedere und die gegebenenfalls notwendige Medikation entscheidet.

Die aktuelle Krisensituation bewältigen Es ist zu klären, wie der rückfällige Patient wieder nüchtern werden kann, ohne eine Überforderung von Angehörigen oder des therapeutischen Personals bzw. eine unzumutbare Belästigung von Mitpatienten darzustellen. Längere Gespräche und unsystematische Zuwendung insbesondere bei stark intoxikierten oder demoralisierten Patienten sind kontraindiziert, da sie eine ungewollte Verstärkung des Symptomverhaltens durch vermehrte Zuwendung und Aufmerksamkeit darstellen. Erforderlich ist vielmehr eine klare Struktur, um den Patienten zu verantwortlichem Verhalten und damit einem Wiederaufbau seiner Selbstwirksamkeitsüberzeugung zurückzuführen. Dem Patienten sollte klar gemacht werden, dass eine Weiterbehandlung seine Kooperation voraussetzt.

Therapie- und Abstinenzsicherung Erst wenn der Patient wieder nüchtern ist, sollte das Rückfallverhalten genauer untersucht werden. Allerdings sollte der Patient hierbei von demoralisierender Ursachenforschung über die vermeintlichen Hintergründe seines Rückfalls abgehalten werden. Stattdessen ist seine Aufmerksamkeit auf die künftige Bewältigung von Risikosituationen bzw. auf erforderliche Konsequenzen in der Therapie zu lenken.

Literatur

Altmannsberger, W. (2004). *Kognitiv-verhaltenstherapeutische Rückfallprävention bei Alkoholabhängigkeit*. Göttingen: Hogrefe.
Arbeitsgemeinschaft der Wissenschaftlichen Medizinischen Fachgesellschaften AWMF. (2015). S3-Leitlinie –

Screening, Diagnose und Behandlung von alkoholbezogenen Störungen. www.awmf.de.

Baltin, B., & Häring, B. (2003). *Manual für eine qualifizierte Entzugsbehandlung*. Lengerich: Pabst.

Beisel, S., Cina, R., & Lindenmeyer, J. (2015). Essstörungen und Sucht – Behandlungskonzept. www.salus-lindow.de.

Berlitz-Weihmann, E., & Metzler, P. (1997). *Fragebogen zum funktionalen Trinken (FFT)*. Frankfurt: Swets & Zeitlinger.

Bowen, S., Chawla, N., & Marlatt, G. A. (2012). *Achtsamkeitsbasierte Rückfallprävention bei Substanzabhängigkeit*. Weinheim: Psychologie Verlags Union.

Brueck, R., & Mann, K. (2007). *Alkoholismusspezifische Psychotherapie. Manual mit Behandlungsmodulen*. Köln: Deutscher Ärzteverlag.

Buchholz, A., Rist, F., Küfner, H., & Kraus, L. (2009). Die deutsche Version des measurements in the additions for triage and evalutation MATE: Reliabilität, Validität und Anwendbarkeit. *Sucht, 55*, 219–242.

Deutsche Rentenversicherung DRV. (2014). *BORA – Beruflich Orientierte Rehabilitation Abhängiger*. Berlin: Eigenverlag.

Funke, W., Funke, J., Klein, M., & Scheller, R. (1987). *Trierer Alkoholismus Inventar (TAI)*. Göttingen: Hogrefe.

Gouzoulis-Mayfrank, E. (2007). *Komorbidität Psychose und Sucht. Grundalgen und Praxis*. Darmstadt: Steinkopf.

Gutwinski, R., Kienast, A., Lindenmeyer, J., Köb, M., Löber, S., & Heinz, A. (2016). *Alkoholabhängigkeit. Ein Leitfaden zur Gruppentherapie* (2. Aufl.). Stuttgart: Kohlhammer.

Kienast, T., & Bermpohl, F. (2013). DBT bei Patienten mit Borderline- Persönlichkeitsstörung und komorbider Abhängigkeitserkrankung. *Psychotherapie, 18*, 77–94.

Klein, M., Moesgen, D., Bröning, S., & Thomasius, R. (2013). *Kinder aus suchtbelasteten Familien stärken. Das Trampolin-Programm*. Göttingen: Hogrefe.

Körkel, J., & Veltrup, C. (2003). Motivational Interviewing: Eine Übersicht. *Suchttherapie, 4*, 115–124.

Körkel, J. (2010). *Rückfall muss keine Katstrophe sein*. Wuppertal: Blaukreuz Verlag.

Körkel, J., & Schindler, C. (2003). *Rückfallprävention mit Alkoholabhängigen. Das strukturierte Trainingsprogramm STAR*. Heidelberg: Springer.

Küfner, H. (2013). *Die Zeit danach*. München: Röttger Verlag.

Lindenmeyer, J. (2003). *Ratgeber Alkoholabhängigkeit*. Göttingen: Hogrefe.

Lindenmeyer, J. (2008). Rückfallprävention. In J. Margraf (Hrsg.), *Handbuch der Verhaltenstherapie* (S. 565–584). Berlin: Springer.

Lindenmeyer, J. (2013). *Ich bin kein Alkoholiker. Die Behandlung von Alkoholproblemen in der ambulanten Psychotherapie*. Heidelberg: Springer.

Lindenmeyer, J. (2016a). *Lieber schlau als blau. Entstehung und Behandlung von Alkohol- und Medikamentenabhängigkeit* (9. Aufl.). Weinheim: Beltz.

Lindenmeyer, J. (2016b). *Alkoholabhängigkeit* (Fortschritte der Psychotherapie, Bd. 6, 3. Aufl.). Göttingen: Hogrefe.

Lippert, A. (2010). *Therapieprogramm zur Integrierten Qualifizierten Akutbehandlung bei Alkohol- und Medikamentenproblemen (TIQUAM)*. Tübingen: DGVT-Verlag.

Marlatt, G. A., & Gordon, J. R. (1985). *Relapse prevention*. New York: Guilford Press.

Merkle, R. (2011). *Ich höre auf, ehrlich. Ein praktischer Ratgeber für Betroffene und Angehörige*. Mannheim: PAL-Verlag.

Miller, W. R., & Rollnick, S. (2015). *Motivierende Gesprächsführung. Ein Konzept zur Beratung von Menschen mit Suchtproblemen* (3. Aufl.). Freiburg: Lambertus.

Miller, W. R., Forcehimes, A. A., & Zweben, A. (2011). *Treating addiction. A guide for professionals*. New York: Guilford Press.

Moggi, F., & Donati, R. (2004). *Psychische Störungen und Sucht: Doppeldiagnosen* (Fortschritte der Psychotherapie, Bd. 21). Göttingen: Hogrefe.

Najavits, L. M., & Schäfer, I. (2008). *Posttraumatische Belastungsstörung und Substanzmissbrauch*. Göttingen: Hogrefe.

O'Farell, T. J., & Fals-Stewart, W. (2006). *Behavioural couples therapy for alcoholism and drug abuse*. New York: Guilford Press.

Petry, J. (1996). *Alkoholismustherapie. Gruppentherapeutische Motivierungsstrategien* (3. Aufl.). Weinheim: Beltz.

Petry, J. (2010^2). Psychotherapie bei pathologischem Glücksspielen und Abhängigkeitserkrankung. In M. Vogelgesang & P. Schuhler (Hrsg.), *Psychotherapie der Sucht: Methoden, Komorbidität und klinische Praxis* (S. 322–342). Lengerich: Pabst.

Salkow, K., Cina, R., & Lindenmeyer, J. (2015). Bipolare Störungen und Sucht. Behandlungskonzept. www.salus-lindow.de.

Schmitz, B., Schuhler, P., Handke-Raubach, A., & Jung, A. (2001). *Kognitive Verhaltenstherapie bei Persönlichkeitsstörungen und unflexiblen Persönlichkeitsstilen*. Lengerich: Pabst.

Schneider, R. (2013). *Die Suchtfibel. Informationen zur Abhängigkeit von Alkohol und Medikamenten*. Baltmannsweiler: Schneider.

Schuckit, M. A. (2006). Comorbidity between substance use disorders and psychiatric conditions. *Addiction, 101*, 76–88.

Smith, J. E., & Meyer, R. J. (2012). *Mit Suchtfamilien arbeiten: CRAFT – Ein neuer Ansatz in der Angehörigenarbeit*. Köln: Psychiatrie Verlag.

Walter, M., & Gouzoulis-Mayfrank, E. (2013). *Psychische Störungen und Suchterkrankungen*. Stuttgart: Kohlhammer.

Wilcken, S., & Rochow, M. (2000). *Rückfallprävention bei Alkoholismus. Fähigkeiten im Fokus: Ein Manual*. Bern: Huber.

Wittchen, H. U., Zaudig, M., & Fydrich, T. (1997). *Strukturiertes Klinisches Interview für DSM-IV (SKID-I und SKID-II)*. Deutsche Bearbeitung. Frankfurt: Swets & Zeitlinger.

Teil X

Psychoaktive Substanzen

Stimulanzien

Maximilian von Heyden

Zusammenfassung

Dieser Beitrag gibt einen Überblick über die diversen psychoaktiven Substanzen, die aufgrund ihrer Wirkphänomenologie und pharmakologischen Eigenschaften den Stimulanzien zugeordnet werden. Sie können sowohl medizinische als auch nicht medizinische Verwendung finden. Der Beitrag legt einen besonderen Schwerpunkt auf klassische Psychostimulanzien, Kokain und dessen funktionelle Analoga. Psychostimulanzien erhöhen die Konzentration primärer Katecholamine im synaptischen Spalt. Sie können in niedriger Dosierung steigernde Effekte auf Vigilanz, Aufmerksamkeit sowie Lernen und Gedächtnis vermitteln. Insbesondere Leistungen bei repetitiven, Daueraufmerksamkeit erfordernden Aufgaben können zum Teil erheblich gesteigert werden. Unter anderem deshalb werden sie weltweit regelmäßig von Millionen Menschen konsumiert. Psychostimulanzien sind insbesondere im Bereich der hyperkinetischen Störungen häufig verschriebene Arzneimittel. Motiv für den nicht medizinischen Gebrauch von Psychostimulanzien ist neben dem *Cognitive Enhancement* insbesondere die Rekreation, häufig im Kontext von Lebensstil- und Jugendkulturszenen. Die mit dem nicht medizinischen Gebrauch von Psychostimulanzien assoziierten Risiken umfassen neben zum Teil erheblichen akuten und langfristigen somatischen sowie psychischen Risiken auch solche, die mit polyvalentem Konsum und prohibitionsbedingten Faktoren – wie der Unwissenheit über die quantitative und qualitative Zusammensetzung der konsumierten Substanzen – zusammenhängen.

Schlüsselwörter

Stimulanzien · Psychostimulanzien · Amphetamine-type stimulants · ATS · Amphetamin · Methamphetamin · Modafinil · Methylphenidat · Atomoxetin · MDPV · Cognitive Enhancement · Doping · Stimulant Use Disorder · Dopamin · Crystal Meth · Ephedrin · Khat · Phenethylamin · Kokain · Crack · Cholinergika · Xanthine · Entaktogene · Empathogene

Inhalt

1 Einleitung 518
2 Klassische Psychostimulanzien, Kokain und dessen funktionelle Analoga 521
Literatur 531

M. von Heyden (✉)
FINDER Institut für Präventionsforschung, Berlin, Deutschland

Institut für Sexualwissenschaft und Sexualmedizin, Centrum für Human- und Gesundheitswissenschaften, Charité - Universitätsmedizin Berlin, Berlin, Deutschland
E-Mail: maximilian.von-heyden@charite.de

1 Einleitung

Die diversen Substanzen, welche Gegenstand dieses Beitrages sind, weisen eine große chemische und pharmakologische Heterogenität auf. In einem breiteren Verständnis sind sie alle Stimulanzien des zentralen Nervensystems (ZNS), aktivieren oder verstärken also die neuronale Aktivität. Lewin (1924) typologisierte diese Substanzklasse, deren Begriff sich vom lateinischen *stimulus* (Stachel, Reiz) ableitet, als Excitantia bzw. Erregungsmittel. Diese können in moderater Dosierung kurzzeitig leistungs- und konzentrationssteigernd wirken, Erschöpfungszustände mildern und das Hungergefühl unterdrücken. Der Gebrauch einiger Vertreter dieser Substanzklasse, insbesondere solcher pflanzlichen Ursprungs, ist zum Teil so weit verbreitet, dass sie von weiten Teilen der Bevölkerung oft nicht mehr als psychotrope Wirkstoffe, sondern als Nahrungs- oder Genussmittel aufgefasst werden, wie die Beispiele des weltweit verbreiteten Kaffee-, Tabak- und Betelkonsums zeigen.

Stimulanzien wirken in verschiedenen Neurotransmittersystemen und unterscheiden sich hinsichtlich ihrer Wirkmechanismen. So wirken z. B. Nikotin, Arecolin und Muscarin als pflanzliche Vertreter der Cholinergika an Acetylcholinrezeptoren, Koffein und andere Methylxanthine an Adenosinrezeptoren und Ephedrin, Cathinon, Kokain und die diversen amphetaminartigen Substanzen im katecholaminergen System, vor allem Dopamin und Noradrenalin.

In das breitere Spektrum der Stimulanzien gehören aber auch Hemmer der Monoaminooxidasen (MAOI), diverse Antidepressiva aus dem Spektrum der Serotonin- und Serotonin-Noradrenalin-Wiederaufnahmehemmer (SNRI, SSRI), Entaktogene (z. B. MDMA) und ein Teil der unter einer Vielzahl von taxonomischen Begriffen wie z. B. Psychedelika und Psychotomimetika klassifizierten Substanzen, welche aufgrund ihrer distinkten phänomenologischen Wirkung dem halluzinogenen Wirkspektrum zugeordnet werden.

1.1 Geschichte

Die Wirkung von Stimulanzien wurde in der Menschheitsgeschichte bereits früh entdeckt. Pflanzen, welche zentralnervös stimulierende Wirkstoffe enthalten, gehören zu den ältesten bekannten Medizinalpflanzen. *Catha edulis, Coffea arabica, Camellia sinensis, Ephedra vulgaris, Erythroxylum coca* und *Nicotiana tabacum* sind nur einige Beispiele für bereits frühgeschichtlich kultivierte Pflanzen mit psychostimulativer Wirkung. Der Nachweis des Gebrauchs der als *Khat* bekannten Pflanze *Catha edulis* geht auf eine Chronik des abessinischen Herrschers Amda Seyon zurück, der dort von 1314–1344 herrschte (Alles et al. 1961). Das Kauen von *Khat* ist auch heute noch im Jemen und anderen ostafrikanischen Ländern verbreitet. In Europa wird es von Immigranten aus ebendiesen Ländern konsumiert (World Health Organization 2006). Die Verwendung koffeinhaltiger Pflanzen ist im Falle von *Coffea arabica* bis vor 1500 Jahren (Anthony et al. 2002) und bei *Camellia sinensis* bis vor 4000 Jahren nachweisbar (Weisburger 1997). Koffein ist die weltweit am häufigsten konsumierte Substanz mit psychotroper Wirkung. Chen (1925) konnte zeigen, dass das in China als *Ma Huang* bekannte Ephedra-Kraut bereits vor 5100 Jahren für seine stimulierenden Eigenschaften bekannt war, ehe das wirksame Prinzip Ephedrin isoliert und beschrieben wurde. Der Nachweis über den Gebrauch der Blätter von *Erythroxylum coca* lässt sich in Südamerika bereits für das Altholozän (10.–5. Jahrtausend v. Chr.) erbringen (Dillehay et al. 2010) und ist dort bis in die heutige Zeit verbreitet. Das aus den Blättern von *Erythroxylum coca* herstellbare Kokain, welches heute medizinisch nahezu keine Verwendung mehr findet, wird seit dem 19. Jahrhundert vorwiegend aufgrund seiner psychostimulativen Eigenschaften geschätzt (Freud 1884), und gelangte infolge freier Verfügbarkeit, zunehmender kultureller Popularität und Kommerzialisierung zu gesundheitspolitischer Relevanz, was zu Beginn des 20. Jahrhunderts in umfassende Verbote mündete. Der rituelle und medizinische Gebrauch des aus den verschiedenen

Pflanzen der Gattung *Nicotiana* gewonnenen Tabaks reicht in Süd- und Zentralamerika weit in präkolumbianische Zeit zurück (Charlton 2004; Elferink 1983; Robicsek et al. 1978). Heutzutage stellt der Tabakkonsum mit jährlich mehr als sechs Millionen Menschen das global größte vermeidbare Gesundheitsrisiko dar (Eriksen et al. 2013). Amphetamin als bekanntestes synthetisches Psychostimulans wurde bereits 1935 zur Behandlung der Narkolepsie (Prinzmetal und Bloomberg 1935) verwendet. Ein konzentrations- und leistungssteigernder Effekt wurde 1937 an verhaltensauffälligen Kindern festgestellt (Bradley 1937). In den Folgejahrzehnten kam es zu einem Zuwachs medizinischer Anwendungsgebiete und der massenhaften medizinischen, paramedizinischen und militärischen Verwendung von Amphetamin und Metamphetamin (Hedblom 1975). Obgleich diese beiden Wirkstoffe seit den 1960er-Jahren strengen Regularien unterliegen, und deren medizinische Relevanz stark abgenommen hat, bleibt die globale Nachfrage nach Stimulanzien mit amphetaminähnlicher Wirkung (amphetamine-type stimulants, ATS) ungebrochen groß (EMCDDA 2011). Von zunehmender gesellschaftlicher Relevanz ist das 1944 von Leandro Panizzon erstsynthetisierte Methylphenidat, welches heute insbesondere im Rahmen der Behandlung hyperkinetischer Störungen mit 60 Millionen definierten Tagesdosen (DDD) im Jahr 2012 (Schwabe und Paffrath 2013) eine besondere Rolle spielt. Zur Pharmakotherapie der Narkolepsie hat der Wirkstoff Modafinil andere Stimulanzien indes verdrängt. Modafinil, Methylphenidat und viele weitere Substanzen spielen in den Diskursen zur pharmazeutischen Leistungssteigerung im Sport und dem *Neuro-* bzw. *Cognitive Enhancement* eine wichtige Rolle (Maier 2016).

1.2 Subgruppen der Stimulanzien

Das Spektrum von Substanzen mit zentralnervös stimulierender Wirkung ist außerordentlich heterogen und umfasst neben ausschließlich psychostimulativen Wirkstoffen auch eine Reihe von Substanzen, die zwar auch ein sympathomimetisches, dennoch klar von klassischen Psychostimulanzien abzugrenzendes Wirkprofil aufweisen (insb. Psychedelika).

Substanzgruppen mit psychostimulierender Wirkung:

- *Klassische Psychostimulanzien*, Kokain und dessen funktionelle Analoga (ATS)
- *Cholinergika* wie Nikotin und die Wirkstoffe der Arecanuss (Betel)
- *Methylxanthine* wie Koffein, Theobromin und Theophyllin
- *Empathogene/Entaktogene* wie MDMA und dessen Derivate
- *Psychedelika* wie Meskalin, LSD, 2C-B

1.2.1 Klassische Psychostimulanzien, Kokain und funktionelle Analoga

Kokain und Substanzen mit amphetaminartiger Wirkung (amphetamine-type stimulants, ATS) konstituieren eine Substanzgruppe, deren wichtigste Vertreter neben Kokain das von Edeleano 1887 erstsynthetisierte Amphetamin und dessen N-Methyl-Homolog (Methamphetamin) sind. In diese Gruppe fallen nach WHO-Definition aber auch andere Substanzen mit vergleichbarer oder indirekt sympathomimetischer Wirkung, wie zum Beispiel Methylphenidat, Methcathinon, Ephedrin und eine Reihe sogenannter „Designerdrogen" (Shulgin et al. 2011; Trachsel et al. 2013).

Laut UNODC (2014) sind synthetische Stimulanzien direkt nach Cannabis die am weitesten verbreiteten, nicht medizinisch verwendeten illegalen psychoaktiven Substanzen. Die Lebenszeitprävalenz des Konsums von ATS beträgt in der EU etwa 3,4 %, von Kokain 4,2 % (EMCDDA 2015a). Im globalen Vergleich finden sich Unterschiede hinsichtlich der regionalen Präferenz von Kokain, Amphetamin und Methamphetamin, wobei letzteres vorwiegend in Nordamerika, Asien und zunehmend Osteuropa konsumiert wird. Auch die jährlich zunehmende Zahl neuer psychoaktiver Substanzen (NPS) umfasst eine Vielzahl Substanzen vom ATS-Typ (vorwiegend synthetische Cathinone und deren Pyrollidin-Derivate).

1.2.2 Cholinergika

Das Acetylcholin-System besteht aus muskarinischen und nikotinischen Acetylcholinrezeptoren. Acetylcholin vermittelt als Transmitter sowohl sympathikotone als auch parasympathikotone Effekte. Von medizinischer Bedeutung sind Agonisten an muskarinischen Acetylcholinrezeptoren, welche am häufigsten zur Therapie des Glaukoms eingesetzt werden. Weitere Indikationen sind Speicheldrüsenunterfunktion, Sjögren-Syndrom und Darmatonie. Hemmer der Acetylcholinesterase werden zudem zur Behandlung von Anticholinergika-Intoxikation, neurogener Blasenentleerungsstörung und Myasthenia gravis eingesetzt (Böhm 2012). Wichtigster psychotroper Wirkstoff dieser Subgruppe ist das 1828 erstmals von Posselt und Reimann aus der Tabakpflanze isolierte Nikotin, dessen Wirkung über nikotinische Acetylcholinrezeptoren sowohl peripher als auch zentral vermittelt wird (Balfour und Fagerström 1996). Weltweit konsumieren circa 20 % der erwachsenen Bevölkerung regelmäßig nikotinhaltige Produkte (Eriksen et al. 2013).

Das in der westlichen Hemisphäre überwiegend unbekannte Kauen von *Betel*, d. h. mit gelöschtem Kalk bestrichene Blätter von *Piper betle*, in welche die zerkleinerte Nuss von *Areca catechu* eingewickelt wurde, ist im südlichen Asien weitverbreitet. Damit ist *Betel* nach *Koffein*, *Alkohol* und *Nikotin* nach Prävalenzzahlen eine der am häufigsten konsumierten psychotropen Substanzen, mit mehreren hundert Millionen Konsumenten (Gupta und Ray 2004). Die aktiven Prinzipien der Betelnuss sind neben anderen strukturell mit *Nikotinsäure* verwandten Alkaloiden *Arecolin* und *Arecaidin*, welche eine dem *Nikotin* ähnliche Wirkung entfalten (Meltzer und Rosecrans 1981). Neben dem Gebrauch als Psychostimulans gibt es in Asien eine lange Tradition der medizinischen Verwendung der diversen Inhaltsstoffe der Betelnuss (Peng et al. 2015).

1.2.3 Methylxanthine

Die drei wichtigsten Vertreter dieser Stimulanzien-Subgruppe sind die methylierten Xanthine Koffein, Theobromin und Theophyllin, die als nicht selektive Adenosinrezeptorantagonisten und Phosphodiesterasehemmer wirken (Daly et al. 1983; Horrobin et al. 1977). Diese Purinalkaloide kommen in unterschiedlicher Quantität in diversen Pflanzen, unter anderem den Gattungen *Coffea* und *Cola*, sowie den Sträuchern und Bäumen *Theobroma cacao*, *Camellia sinensis* und *Ilex paraguariensis* vor. Das Wirkspektrum umfasst neben psychostimulativen auch bronchodilatative, diuretische und kreislaufstimulierende Effekte. Diese beruhen vorwiegend auf dem Antagonismus des Adenosin A_1-Subtyps (Hänsel und Pertz 2010). Medizinisch bedeutsam ist Theophyllin im Rahmen der Therapie von *Asthma bronchiale* (Schwabe und Paffrath 2013) und als Kombinationswirkstoff diverser Analgetikapräparate. Bezüglich der Konsumentenzahlen ist Koffein die mit Abstand weitverbreitetste psychoaktive Substanz und wird in unterschiedlichster Darreichungsform weltweit von Menschen aller Altersstufen konsumiert. In der Bundesrepublik Deutschland betrug allein der tägliche Konsum von Bohnenkaffee im Jahr 2015 etwa 0,41 Liter pro Person (Statista 2015).

1.2.4 Entaktogene (Empathogene)

Der Umgangs- und Schwarzmarktname „Ecstasy" ist ein Sammelbegriff für sympathomimetische Substanzen mit einer spezifischen emotionalen und prosozialen Wirkung, welche in Pulver, kristalliner oder Tablettenform, letztere meist mit Identifikationsmerkmalen wie bestimmten Logos, Formen oder Farben verkauft werden. Der von Konsumenten beim Kauf erwartete Inhaltstoff ist das 1912 von Merck erstsynthetisierte MDMA, welches prototypisch für die ganze Gruppe der Entaktogene steht. Die Lebenszeitprävalenz des Konsums von Ecstasy beträgt in der EU etwa 3,1 % (EMCDDA 2015a). Der Begriff Entaktogen („das Innere berührend") ist ein Neologismus, welcher auf David Nichols (1986) zurückgeht. Der häufig synonym für diese Subgruppe verwendete Begriff „Empathogen" betont die interpersonelle Dimension der Wirkphänomenologie, die durch erhöhtes Einfühlungsvermögen, verminderte soziale Ängstlichkeit und taktiles Berührungsbedürfnis ausgezeichnet ist. Nichols postulierte ausgehend von Diskriminationsstudien (Nichols und Oberlender 1990), dass MDMA und ähnlich wirkende Substanzen eine eigene Substanzklasse darstellen, da ihre Wirkung so einzigartig sei, dass sie weder als klassische Psychostimulanzien, noch als Halluzinogene charakterisiert werden könnten. Diese Definition basiert auch auf der Erkenntnis, dass Patienten unter MDMA-Wirkung in psychotherapeutischem Kontext einen weitgehend angstfreien Zugang zu sonst verdrängten, unterdrückten und schmerzvollen Emotionen zeigen (Grinspoon und Bakalar 1986; Mithoefer et al. 2011). Andere entaktogene Wirkstoffe mit sympathomimetischer Wirkung sind Benzofuran-, Indan- und Tetralinanaloga des MDMA (Monte et al. 1993), sowie deren β-Keton-Analoga (z. B. Methylon).

2 Klassische Psychostimulanzien, Kokain und dessen funktionelle Analoga

2.1 Überblick

Als Prototyp für Stimulanzien des zentralen Nervensystems (ZNS) gilt das erstmals 1887 von Edeleano in Berlin synthetisierte Amphetamin (Edeleano 1887). Dieses beinhaltet 2-Phenylethylamin (PEA) als Grundstruktur und ist strukturchemisch mit den Katecholaminen Dopamin und Noradrenalin verwandt. Ein weiterer wichtiger Vertreter ist das Kokain, welches durch Niemann 1860 in Göttingen aus den Blättern von *Erythroxylum coca* isoliert wurde und auf eine lange Tradition volksheilkundlicher Verwendung in Südamerika zurückblickt (Martin 1970). Klassische Psychostimulanzien erhöhen die Konzentration primärer Katecholamine (v. a. Dopamin, Noradrenalin und z. T. Serotonin) im synaptischen Spalt. Die unterschiedliche Gewichtung der einzelnen Katecholamine trägt dabei zu den unterschiedlichen psychoaktiven und vegetativen Effekten der einzelnen Substanzen bei. Sie können steigernde Effekte auf Vigilanz, Aufmerksamkeit, Lernen und Gedächtnis vermitteln. Insbesondere Leistungen bei repetitiven, Daueraufmerksamkeit erfordernden Aufgaben können zum Teil erheblich gesteigert werden. Dies ist aber nur einer der Gründe warum sie weltweit regelmäßig von Millionen von Menschen konsumiert werden (UNODC 2014). Bei höheren Dosierungen und Konsumformen, die zu einem schnellen Wirkungseintritt führen, können sie Stimmungsaufhellung bis hin zu Euphorie bewirken, zu einer psychovegetativen Stimulation und zum Teil zur Steigerung des sexuellen Verlangens bei gleichzeitiger Zunahme des Selbstvertrauens und der Selbstzufriedenheit. Atomoxetin und Modafinil sind atypische Psychostimulanzien mit von klassischen Psychostimulanzien abweichendem, pharmakologischem Profil und geringerem Missbrauchspotential.

Trotz der Strukturverwandtschaft mit den Katecholaminen wirken Amphetamin und ähnliche Stimulanzien (ATS) nicht als Agonisten am Dopamin- oder Noradrenalin-Rezeptor. Stattdessen vermitteln sie (1) die Freisetzung primärer Katecholamine aus den synaptischen Speichervesikeln, (2) hemmen sie die Wiederaufnahme von Dopamin und Noradrenalin und (3) hemmen sie in höheren Dosierungen die Monoaminooxidasen (Rothman et al. 2001; Seiden et al. 1993). Kokain, Amphetamin und Methamphetamin sind zudem Liganden des Spurenamin-assoziierten Rezeptor 1 (TAAR1), welcher aufgrund seiner Rolle bei der Entstehung von Abhängigkeit zunehmend im Forschungsinteresse steht (Thorn et al. 2014; Zucchi et al. 2006).

Der Wirkmechanismus von Methylphenidat und Kokain beruht im Unterschied zu den Amphetaminen nicht primär auf der Entleerung synaptischer Speichervesikel, sondern auf der Hemmung der Wiederaufnahme von Noradrenalin, Dopamin (Methylphenidat, Kokain) und in geringerem Maße Serotonin (Kokain) (Kuczenski und Segal 1997; Scheel-Krüger 1971). Insbesondere der Affinität für den Dopamintransporter (DAT) kommt sowohl für die Wirkung als auch das Abhängigkeitspotenzial von Kokain besondere Bedeutung zu (Kuhar et al. 1991).

Psychostimulanzien sind insbesondere im Bereich der hyperkinetischen Störungen häufig verschriebene Arzneimittel. Zudem werden sie zur Pharmakotherapie der Narkolepsie eingesetzt (De la Herrán-Arita und García-García 2013). Bei therapieresistenter Depression werden sie in

Nordamerika off-label zur Augmentation der Pharmakotherapie mit Antidepressiva eingesetzt (Corp et al. 2014). Außerhalb der Medizin werden sie im Hochleistungssport, beim Militär, zur Leistungssteigerung im Alltag sowie zu rekreational-hedonistischen Zwecken verwendet. Die überwiegende Zahl der Psychostimulanzien unterliegt betäubungsmittelrechtlichen Vorschriften und gilt als nicht verschreibungs- und verkehrsfähig (BfArM 2015). Gerade für die weltweit am häufigsten eingenommenen Substanzen Amphetamin und Methamphetamin trifft dies jedoch nur zum Teil zu.

Die subjektiven Effekte der klassischen Psychostimulanzien unterscheiden sich hinsichtlich der Abstinenzphänomene kaum voneinander: Langandauerndem und intensivem Konsum folgt eine Rebound-Phase, geprägt von extremer Erschöpfung und affektiver Verstimmtheit bis hin zu Depressivität und Suizidgedanken. Merkmal chronischer Gebrauchsphasen ist das Vorhandensein einer nur milden körperlichen Entzugssymptomatik bei gleichzeitig intensivem psychischen Verlangen (Craving). Allerdings nimmt Kokain in Bezug auf den Verlauf der Rauschphasen eine Sonderrolle ein, da es – auch abhängig von der Applikationsform – zu einer intensiven Euphorie führt, die jedoch nur sehr kurz anhält, wodurch es schon bei der ersten Einnahme zu starken Reinforcing-Effekten kommen kann.

In epidemiologischen Publikationen wird Kokain meist getrennt von vollsynthetischen Psychostimulanzien behandelt. Diese Unterscheidung gründet nicht allein auf pharmakologischen Kriterien, sondern auf historisch bedingten Divergenzen hinsichtlich Konsumenten-, Herstellungs- und Vertriebsstrukturen. Psychostimulanzien sind neben Alkohol, Tabak, Betel, Cannabis und „Ecstasy" die weltweit am häufigsten konsumierten psychoaktiven Substanzen bzw. Drogen (UNODC 2014). Hinsichtlich der Prävalenz herrschen im europäischen Vergleich auf der Ebene einzelner Mitgliedsstaaten entweder synthetische Psychostimulanzien oder Kokain vor (EMCDDA 2015a). Letzteres wird mit einer 12-Monats-Prävalenz von 1,7 % der 15- bis 34-Jährigen europäischen Bevölkerung deutlich häufiger konsumiert als die Gesamtheit synthetischer Psychostimulanzien, welche mit 0,9 % (12-Monats-Prävalenz) dennoch von Relevanz sind (EMCDDA 2015a). Allerdings ist es in den letzten Jahren weltweit zu einer deutlichen relativen Zunahme des Konsums synthetischer Psychostimulanzien im Vergleich zu Kokain gekommen, was insbesondere durch die Zunahme des Methamphetamin-Konsums begründet sein mag.

In der Bundesrepublik Deutschland lag die Lebenszeitprävalenz des Konsums von Amphetamin und ATS im Jahr 2012 in der Altersgruppe 18–64 Jahre bei 3,1 %; in der Alterskohorte 25–29 Jahre sind die Lebenszeit-, 12-Monats- und 30-Tage-Prävalenz am höchsten (LZ: 6,8 %, 12-M: 2,4 %, 30-T: 1,5 %). Die Konsumprävalenz der Männer ist in allen Altersgruppen unter 50 Jahren höher als die der Frauen (Piontek et al. 2014). Die Lebenszeit-, 12-Monats- und 30-Tage-Prävalenz des Kokainkonsums der 18- bis 64-Jährigen in der Bundesrepublik Deutschland ist geringfügig höher als die des Konsums von Amphetaminen (LZ: 3,4 %, 12-M: 0,8 %, 30-T: 0,3 %) (Pfeiffer-Gerschel et al. 2014).

2.2 Stammverbindungen und Leitsubstanz klassischer Psychostimulanzien

Das 2-Phenylethylamin (PEA) ist Stammverbindung und Pharmakophor zahlreicher Naturstoffe wie Aminosäuren (z. B. Phenylalanin, Tyrosin), Hormonen (z. B. Adrenalin, Noradrenalin), Neurotransmittern (z. B. Dopamin) und Pflanzenalkaloiden (z. B. Ephedrin, Cathinon). Zugleich liegt die Struktur den meisten neuen psychoaktiven Substanzen mit amphetaminähnlicher Wirkung zugrunde (Tab. 1). Zur Vertiefung sei auf die Grundlagenwerke von A.T. Shulgin et al. (Shulgin et al. 2011) und Trachsel et al. (2013) verwiesen.

PEA selbst ist ebenfalls pharmakologisch aktiv und induziert, ähnlich wie Amphetamin, die Ausschüttung von Noradrenalin und Dopamin (Karoum et al. 1982), entfaltet aufgrund rascher Desaminierung durch MAO-B (Suzuki et al. 1981) jedoch keine zentralnervösen Effekte. Humanversuche

Stimulanzien

Tab. 1 Strukturverwandte Substanzen des 2-Phenylethylamin

2-Phenylethylamin	Phenylalanin	Tyrosin
	Noradrenalin	Dopamin
	Ephedrin	Cathinon
	Amphetamin	Mephedron

mit bis zu 1600 mg peroraler und 50 mg intravenöser Applikation verblieben ohne subjektiv feststellbare Wirkung (Shulgin und Shulgin 1991). Bei Gabe eines MAO-B-Hemmers kommt es zu einer Potenzierung von endogenem PEA (Sabelli et al. 1978). Zahlreiche mit PEA strukturell verwandte Substanzen weisen keinerlei psychoaktive Wirkung auf.

2.3 Einsatz von Psychostimulanzien in der Pharmakotherapie

Die medizinische Verwendung stimulierender Naturstoffe ist im Falle von *Erythroxylum coca* und *Ephedra vulgaris* bereits für das Mittelneolithikum dokumentiert (Chen 1925; Dillehay et al. 2010). Der Nachweis des Gebrauchs der als *Khat* bekannten Pflanze *Catha edulis* geht auf eine Chronik des abessinischen Herrschers Amda Seyon aus dem 14. Jahrhundert zurück (Alles et al. 1961). Die in *Khat* enthaltenen Wirkstoffe *Cathin* und *Cathinon* sind Phenethylamin-Derivate und wurden zur Verwendung als Medikamente strukturell weiterentwickelt (z. B. Amfepramon). Auch heute sind Psychostimulanzien für einige Indikationen wichtige Arzneistoffe. Derzeit führt die medikamentöse Behandlung hyperkinetischer Störungen im Kindes- und Jugendalter die bundesdeutschen Verschreibungsstatistiken unter den Indikationen für Psychostimulanzien an. Dieses Störungsbild hat in den vergangenen 20 Jahren zu einem kontinuierlichen Anstieg der Verordnung diverser Psychostimulanzien geführt. Seit einigen Jahren gerät zunehmend auch die Therapie hyperkinetischer Störungen im Erwachsenenalter in den Fokus (Schwabe und Paffrath 2015). Die Betrachtung der nachfolgend dargestellten Substanzen liegt schwerpunktmäßig auf den Wirkungen auf das ZNS. Diese Schwerpunktsetzung soll nicht darüber hinwegtäuschen, dass Psychostimulanzien auch signifikante vegetative Wirkungen haben. Diese können bei nicht medizinischem, hochfrequentem Gebrauch und mit Tachyphylaxie einhergehender Dosissteigerung neben der Entwicklung einer Stimulanzienabhängigkeit zu schweren psychischen und somatischen Neben- und Folgewirkungen führen.

2.3.1 Kokain

Das im Jahre 1855 von Gaedcke isolierte und 1860 von Niemann erstmals in Reinform dargestellte Kokain wurde ab 1884 zur Lokalanästhesie und von 1899 bis zu seiner Ablösung durch das vollsynthetische Lokalanästhetikum Procain (1905) zur Leitungsanästhesie verwendet (Einhorn 1905; Gaedcke 1855; Koller 1884; Niemann 1860). Bis zum Ende des 19. Jahrhunderts galt Kokain in der Medizin als Panazee und wurde gegen eine Vielzahl von Krankheiten verschrieben (Schweer und Strasser 1994a). Als Ironie der Geschichte kann aus heutiger Perspektive der Versuch betrachtet werden, Alkohol- und Morphinabhängigkeit mit Kokain zu behandeln (Bentley 1880). Die in der Folgezeit zunehmende Popularisierung des Kokainkonsums durch angesehene Persönlichkeiten (Freud 1884), lässt sich jedoch nicht nur auf die euphorische Haltung damaliger Medizinerkreise zurückführen. Der Konsum stimulierender Substanzen traf in Zeiten der Industrialisierung auch außerhalb intellektueller Kreise auf fruchtbaren Boden und wurde durch die Vermarktung kokainhaltiger Getränke (z. B. *Coca-Cola* und *Vin Mariani*, Kokawein) und in Ermangelung von Erkenntnissen über die Folgen des chronischen Konsums bis zur Aufnahme in das internationale Opiumabkommen und dessen Umsetzung im Jahre 1919 beschleunigt (Mills 2014; Schweer und Strasser 1994b). In der Bundesrepublik Deutschland kann Kokain derzeit medizinisch noch im Rahmen der ophthalmologischen Untersuchung eingesetzt werden.

Abzugrenzen von der europäischen und nordamerikanischen Medizin- und Kulturgeschichte über die Verwendung des Kokains ist die Rolle des vielfältigen und traditionsreichen Gebrauchs der Blätter von *Erythroxylum coca* (Martin 1970), der sich in Südamerika bereits für das Alt- und Mittelholozän erbringen lässt (Dillehay et al. 2010; Rivera et al. 2005) und dort bis in die heutige Zeit andauert.

2.3.2 Amphetamin und Methamphetamin

Das 1887 von Edeleano erstsynthetisierte Amphetamin wurde 1932 durch den Biochemiker Gordon Alles patentiert (Alles 1932; Edeleano

1887). Dieser war auf der Suche nach einem Substitut für das 1926 eingeführte Ephedrin, welches wiederum das oral schlecht verfügbare Adrenalin als Mittel zur Linderung asthmatischer Beschwerden substituieren sollte. Rasmussen (2008) legt in seiner medizinhistorischen Analyse dar, dass für Amphetamin neben der Behandlung von Asthma- und Heuschnupfenbeschwerden systematisch neue Indikationen zur Vermarktung gesucht, Nebenwirkungen verschwiegen oder relativiert wurden. So galt Amphetamin bald als das erste wirksame Antidepressivum und wurde öffentlich für verschiedene Zielgruppen beworben (Abb. 1). Die verschreibungsfreie Verfügbarkeit und massenhafte Vergabe im Zweiten Weltkrieg trugen in den USA in besonderem Maße zum riskanten und schädlichen Gebrauch in der Zivilgesellschaft bei.

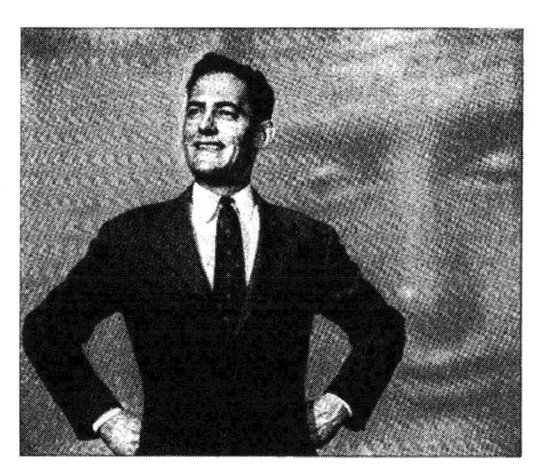

Auch in Deutschland wurde medizinische und militärische Forschung mit den hierzulande als Weckaminen bezeichneten Substanzen betrieben (Bonhoff und Lewrenz 1954). Der Wirkstoff Methamphetamin war bis zur Aufnahme in das Reichsopiumgesetz im Jahr 1941 verschreibungsfrei in Apotheken erhältlich und bis 1988 in der Bundesrepublik Deutschland als Fertigpräparat unter dem Namen Pervitin im Handel. Um dem zunehmenden nicht-medizinischen Gebrauch von Methamphetamin zu begegnen, ist es seit Inkrafttreten der *21. Verordnung zur Änderung betäubungsmittelrechtlicher Vorschriften* (BtMÄndV) im Jahre 2008 nicht mehr verschreibungsfähig. In den USA sind sowohl Amphetamin als auch Methamphetamin für diverse Indikationen als zugelassene Arzneimittel verfügbar. In der Bundesrepublik Deutschland gilt Amphetamin neben Atomoxetin als Mittel zweiter Wahl bei der psychopharmakologischen Behandlung hyperkinetischer Störungen (Walitza et al. 2009).

2.3.3 Methylphenidat

Das mit 60 Millionen DDD im Jahr 2012 in der Bundesrepublik Deutschland mit Abstand meistverordnete Psychostimulans (Schwabe und Paffrath 2013) ist das 1944 von Panizzon synthetisierte und 1950 patentierte Methylphenidat. Die Substanz wurde 1954 als Präparat mit dem Handelsnamen Ritalin in Deutschland und der Schweiz eingeführt (Meier et al. 1954). Der Name des Präparats ist dem Spitznamen von Panizzons Frau Marguerite – „Rita" – entlehnt, die den Wirkstoff für seine Eigenschaften als Stimulans persönlich schätzte. Zunächst wurde es ähnlich wie Amphetamin intensiv zur Behandlung affektiver Störungen, Narkolepsie und Fatigue-Syndrom beworben. Zudem wurde es als Adjuvans in der Psychotherapie erprobt (Blair et al. 1959) und als Kombipräparat mit Hormon- und Vitaminzusatz gegen Altersmüdigkeit vertrieben (Abb. 2) (Natenshon 1958). Ab den 1960er-Jahren rückte die Behandlung von Lern- und Konzentrationsstörungen bei Kindern in den Fokus der Forschung (Conners und Eisenberg 1963), wofür es schließlich zugelassen wurde und noch heute im Handel ist. Der angenommene Wirkmechanismus geht auf Erkenntnisse über den Zusammenhang

Abb. 1 Werbeanzeige für Amphetamin als Antidepressivum (California and Western Medicine Advertising Section 1945)

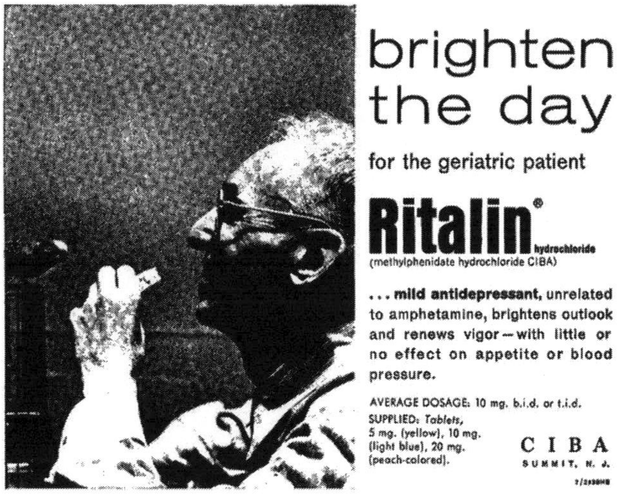

Abb. 2 Werbeanzeige für die medizinische Nutzung von Ritalin (Bulletin of the New York Academy of Medicine – Advertisements 1957)

zwischen Erregungsniveau und kognitiver Leistung zurück, die im Sinne einer invertierten U-Kurve dargestellt werden kann (Yerkes und Dodson 1908) und in enger Beziehung zur dopaminergen Wirkung der Psychostimulanzien steht: sowohl zu viel als auch zu wenig Dopamin beeinträchtigen die kognitive Leistungsfähigkeit (Cools und D'Esposito 2011). Da Methylphenidat als wirksame Therapie persistenter hyperkinetischer Störungen im Erwachsenenalter gilt, ist auch hier mit einem Anstieg der Verordnungen zu rechnen (Rösler und Römer 2014; Weyandt et al. 2014).

2.3.4 Modafinil

Modafinil ist ein Wirkstoff mit psychostimulierender Wirkung, der sich sowohl strukturell als auch pharmakologisch von Amphetamin und Methylphenidat unterscheidet. Trotz umfangreicher Forschung ist der Wirkmechanismus noch nicht vollständig aufgeklärt (Saper und Scammell 2004). Die Erhöhung der Histamin-, Noradrenalin-, Serotonin- und Dopaminspiegel wird dabei vermutlich über indirekte Mechanismen vermittelt. Zudem bewirkt es die Verringerung des kortikalen GABA-Spiegels (Minzenberg und Carter 2008).

Bis zur Sicherheitsneubewertung durch die *Europäische Arzneimittelagentur* (European Medicines Agency 2011) wurde es zur Behandlung der Narkolepsie, idiopathischen Hypersomnie, obstruktiven Schlafapnoe und des Fatigue-Syndroms verwendet. Aufgrund seltener, jedoch zum Teil schwerer psychiatrischer und dermatologischer Nebenwirkungen ist es nur noch zur Behandlung exzessiver Schläfrigkeit zugelassen, die mit Narkolepsie (mit und ohne Kataplexie) einhergeht. Infolge waren die Verschreibungszahlen mit 0,7 Millionen DDD im Jahr 2012 stark rückläufig, wobei Daten über Off-label-Verschreibung nicht vorliegen (Schwabe und Paffrath 2013).

2.3.5 Atomoxetin

Atomoxetin ist ein selektiver Norepinephrin-Wiederaufnahmehemmer (SNRI) und unterscheidet sich damit von den klassischen Psychostimulanzien, die auch im Dopaminsystem wirken. Der Wirkstoff wurde bereits 1984 unter dem Namen Tomoxetin in klinischen Studien als potenzielles Antidepressivum untersucht (Chouinard et al. 1984; Zerbe et al. 1985), erwies sich zu diesem Zweck aber als nur wenig wirksam. Um Verwechslungen mit dem Wirkstoff Tamoxifen auszuschließen, wurde der Name infolge einer Beanstandung durch die FDA zu Atomoxetin geändert. Seit 2005 ist es in der Bundesrepublik Deutschland unter dem Handelsnamen Strattera zur Behandlung hyperkinetischer Störungen bei Kindern und Erwachsenen zugelassen und spielt in der Verschreibungspraxis mit 2,2 Mio. DDD im Jahr 2012 eine im Vergleich zu Methylphenidat eher untergeordnete Rolle (Schwabe und Paffrath 2013). Studien deuten auf eine mit Methylphenidat vergleichbare Wirksamkeit hin (Maier 2007; Newcorn et al. 2008). Aufgrund des als gering eingeschätzten Missbrauchspotenzials unterliegt es keinen betäubungsmittelrechtlichen Vorschriften.

2.4 Militärische Nutzung

Bereits während des Zweiten Weltkrieges wurden sowohl von den Achsenmächten als auch den Alliierten Amphetamin und Methamphetamin millionenfach zu militärischen Zwecken eingesetzt. Die deutsche Wehrmacht setzte das von den Temmler-Werken unter dem Handelsnamen *Pervitin* (Abb. 3) vertriebene Methamphetamin zur Vigilanzsteigerung, insbesondere für motorisierte Verbände und Soldaten im Dauereinsatz ein (Kemper 2002). Psychostimulanzien waren auch Gegenstand menschenverachtender militärischer Medizinforschung an KZ-Häftlingen (Neumann 2014; Pieper 2002). Sowohl in den USA als auch dem Deutschen Reich kam es aufgrund der leichten Verfügbarkeit zu einem zunehmend missbräuchlichen und zum Teil süchtigen Gebrauch der massenhaft eingesetzten Psychostimulanzien durch Militärangehörige und Zivilbevölkerung (Rasmussen 2015; Steinkamp 2006). Aus diesem Grunde wurde *Pervitin* im Deutschen Reich im Jahre 1941 dem Reichsopiumgesetz unterstellt (RGBl I, S. 328). Wenngleich Nikotin nicht ein im Sinne dieses Beitrages klassisches Psychostimulans darstellt, spielte es eine bedeutende Rolle für das Militär, obwohl die Gesundheitsrisiken des Tabakrauchens bereits 1941 Gegenstand von Überlegungen zur nationalsozialistischen Gesundheitspolitik waren (Merki 1998): „Die Nationalsozialisten konnten auf dieses polyvalente und multifunktionelle Psychopharmakon, das sowohl sedativ wie stimulierend wirken kann, kaum verzichten" (Merki 1998, S. 20). Tabakprodukte gehörten noch bis zum Jahre 1975 zur Standardration der US-Soldaten (Nelson und Pederson 2008). Auch gegenwärtig ist der Einsatz von Psychostimulanzien von hoher Bedeutung bei militärischen Dauereinsätzen. Zunehmend wird Amphetamin aufgrund des günstigeren Nebenwirkungsprofils jedoch durch Modafinil ersetzt (Eliyahu et al. 2007; Estrada et al. 2012).

2.5 Leistungssteigerung in Sport, Beruf und Studium

Das psychophysisch leistungssteigernde Wirkprofil von Stimulanzien birgt auch außerhalb des eng begrenzten medizinischen Kontextes einen Nutzwert. So ist es nicht verwunderlich, dass insbesondere in Betätigungsfeldern mit hoher Beanspruchung – wie dem Leistungssport, aber auch dem Freizeit- und Breitensport (z. B. Bodybuilding), sowie anderen Dauerleistung erfordernden Tätigkeiten in Beruf und Studium, neben den frei verfügbaren Substanzen *Nikotin* und *Koffein* auch verschreibungspflichtige und betäubungsmittelrechtlich regulierte Psychostimulanzien eingenommen werden. Dabei ist zwischen dem sportbezogenen (Doping) und dem Berufs- und Studienalltag bezogenen Kontext (Pharmakologisches Neuro-Enhancement) zu unterscheiden.

Der zum Ende des 19. Jahrhunderts etablierte Dopingbegriff bezeichnete ursprünglich die später verbotene Praxis, Pferden im Reitsport Substanzen zu deren Leistungssteigerung zu verabreichen (Müller 2010). Der Versuch, sich bei Wettkämpfen einen Vorteil durch die Einnahme von leistungssteigernden Mitteln zu verschaffen, sowie Maßnahmen gegen derartige Praktiken sind jedoch kein neuzeitliches Phänomen, wie Überlieferungen über die antiken Olympischen Spiele belegen (Prokop 1970). Insbesondere Amphetamine kamen seit

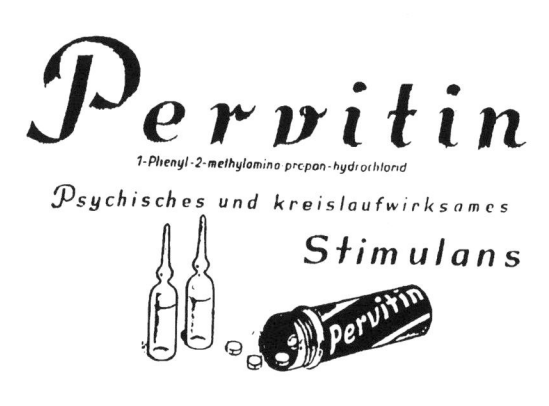

Abb. 3 Werbung für Pervitin (Kemper 2002, S. 133)

ihrer Entdeckung bis 1960 häufig im deutschen Wettbewerbssport zum Einsatz (Strang et al. 2013). Die Umsetzung von Anti-Doping-Regelungen ist aufgrund der zunehmenden Zahl geeigneter Substanzen einer hohen Dynamik ausgesetzt. Psychostimulanzien stellen dabei nur einen Teil des Spektrums dar und sind gemäß der WADA-Regularien nur während des Wettkampfes verboten (WADA 2015b). Im Jahr 2014 gab es für Stimulanzien 474 positive Dopingbefunde bei 305.888 durch WADA akkreditierte Laboratorien durchgeführten Proben (WADA 2015a).

In Abgrenzung zur Behandlung krankheitsassoziierter kognitiver Störungen durch Psychostimulanzien beschreibt *Cognitive Enhancement* die Verbesserung kognitiver Leistungen bei Gesunden. Neben der weitverbreiteten Praxis des Koffeinkonsums gibt es die sowohl aus ethischer als auch medizinischer Perspektive kritisch zu betrachtende Tendenz, potente bis hochpotente Psychostimulanzien wie z. B. Amphetamin und dessen Derivate, Kokain, Methylphenidat und Modafinil sowie eine Reihe weiterer Substanzen aus dem Spektrum der *Antidementiva* (Nootropika) zur Leistungssteigerung in Beruf und Studium einzunehmen (Franke et al. 2011; McCabe et al. 2004; Porsdam Mann und Sahakian 2015). Auch das durch Psychostimulanzien gesteigerte Selbstvertrauen kann abhängig von der Persönlichkeitsstruktur und dem beruflichen Kontext zu einer gesteigerten Konsummotivation beitragen (Maier 2016).

2.6 Rekreationaler Gebrauch

Weiteres Motiv für den nicht medizinischen Gebrauch von Psychostimulanzien ist neben dem *Cognitive Enhancement* insbesondere der Genuss, häufig im Kontext von Lebensstil- und Jugendkulturszenen (z. B. elektronische Tanzmusik) (Werse et al. 2014, S. 104). Als positive Wirkungen werden Stimmungsaufhellung bis hin zu Euphorie, mentale und physische Stimulation und bei einigen Menschen die Steigerung des sexuellen Verlangens bei gleichzeitiger Zunahme des Selbstvertrauens und der Selbstzufriedenheit berichtet (Boys et al. 2001; Milin et al. 2014).

2.6.1 Polyvalenter Konsum

Als Merkmal des rekreationalen Stimulanziengebrauchs kann der nahezu ubiquitär vorherrschende polyvalente Konsum betrachtet werden. So haben laut *Epidemiologischem Suchtsurvey* (ESA) die Mehrheit der Amphetaminkonsumenten in ihrem Leben Erfahrungen mit anderen psychoaktiven Substanzen gemacht und 94,1 % in den letzten 12 Monaten zusätzlich mindestens eine weitere illegale psychoaktive Substanz neben Amphetamin oder ATS konsumiert, wobei Cannabis mit 90,5 % die am häufigsten zusätzlich konsumierte Substanz war (Piontek et al. 2014). Als Motiv für den zusätzlichen Gebrauch von Cannabis wird häufig die Dämpfung oder Beendigung der Wirkung genannt (Milin et al. 2014). Der Mischkonsum mit Alkohol wird in Szenegruppen als überwiegend positiv bewertet (Eul et al. 2004), wenngleich anzumerken gilt, dass die Wahrscheinlichkeit einer Alkoholvergiftung aufgrund der Unterdrückung dessen sedierender Wirkung und der damit verbundenen Möglichkeit, erhöhte Mengen ohne prominente Ausfallerscheinungen einzunehmen, zunimmt. Der polyvalente Konsum von Alkohol und Kokain oder Alkohol und Methylphenidat, führt zur Bildung der aktiven Metaboliten Cocaethylen (Ethylbenzoylecgonin) bzw. Ethylphenidat (Markowitz et al. 2000; McCance et al. 1995). Zum Mischkonsum mit Tabak liegen wenige Daten vor, Szeneberichte weisen aber darauf hin, dass Raucher unter Einfluss der Wirkung von Psychostimulanzien zum Teil erheblich mehr Tabak konsumieren (Cousins et al. 2001; Roll et al. 1997). Die bronchodilatative Wirkung der Stimulanzien wird dabei als angenehm empfunden und reduziert die Wahrnehmung des unangenehmen Begleitgefühls der kontinuierlichen Inhalation von Tabakrauch.

2.6.2 Erscheinungsbild und Applikationsformen

Illegal produzierte und vertriebene Psychostimulanzien liegen für gewöhnlich in Pulverform als Hydrochlorid-Salz oder freie Base vor; synthetische ATS seltener auch in Form von Tabletten oder Kapseln. Der quantitative Wirkstoffgehalt und die Zusammensetzung illegal gehandelter

Psychostimulanzien weisen eine erhebliche Varianz auf (Cole et al. 2011).

Amphetamin wird selten als solches, sondern eher unter Szenenamen gehandelt (z. B. Speed, Pep, Schnelles, Amphe). Der durchschnittliche Wirkstoffgehalt beschlagnahmter Proben auf dem europäischen Kontinent reichte 2013 von 4,82 % in der Türkei bis 46,8 % in den Niederlanden (EMCDDA 2015c). Häufig wird das in Europa gehandelte Amphetamin gestreckt, zum Teil auch mit psychoaktiven Wirkstoffen, darunter z. B. Koffein, Lactose und Glucose, seltener auch mit anderen ATS. Dennoch wird Amphetamin auch in Reinform gehandelt, wie Beschlagnahmungsstatistiken zeigen (EMCDDA 2015b).

Der durchschnittliche Wirkstoffgehalt der beschlagnahmten Methamphetamin-Proben in Europa reichte 2013 von 7,19 % in Rumänien bis 89,1 % in Portugal (EMCDDA 2015e). Ebenso wie Amphetamin wird Methamphetamin mit zum Teil psychoaktiven Wirkstoffen gestreckt. Bei *Crystal Meth* handelt es sich um das Hydrochlorid-Salz von Methamphetamin mit einem meist hohen Reinheitsgrad in Form größerer Kristalle.

Der durchschnittliche Wirkstoffgehalt des in Europa beschlagnahmten Kokains rangierte im Jahr 2013 zwischen 20 % und 75 % (EMCDDA 2015d). Kokain ist sehr häufig mit diversen psychoaktiven und nicht psychoaktiven Substanzen verunreinigt. Darunter unter anderem Levamisol, welches in der Vergangenheit als Anthelminthikum und zur Immunmodulation Anwendung fand (Larocque und Hoffman 2012), sowie diverse Lokalanästhetika wie z. B. Procain und Lidocain, aber auch Koffein und Glucose. Der Siedepunkt von Kokain ist zu hoch, um es rauchen zu können. Durch Aufbereitung mit Backpulver entsteht Crack-Kokain, das durch diese Verarbeitung in eine rauchbare Form überführt wird. Im Gegensatz dazu ist Kokain-Base die Rückführung von Kokainhydrochlorid durch Beimischung von Ammoniak in eine Vorstufe, die auf dem Weg der Synthese von Kokainhydrochlorid entsteht. Kokain-Base ist ebenso wie Crack-Kokain und die sogenannte Kokain-Paste (eine weitere Vorstufe) ebenfalls rauchbar. Die psychovegetativen Effekte dieser rauchbaren Zubereitungen sind nahezu identisch, es geht immer darum, einen möglichst raschen Übertritt einer hohen Dosierung des Alkaloids Kokain über die Blut-Hirn-Schranke zu erreichen (Majić et al. 2016). Im Gegensatz zu Crack lässt Kokain-Base sich jedoch nicht injizieren, da dies schwere toxische Reaktionen auslöst. Während Crack-Kokain v. a. in Nordamerika und Europa konsumiert wird, findet sich Kokain-Base und Kokain-Paste v. a. in den Anbaugebieten der Koka-Pflanze in den südamerikanischen Anden- und Amazonas-Regionen (Majić et al. 2016).

Die Applikationsform von Psychostimulanzien ist ausschlaggebend für die Intensität des subjektiven Erlebens, jedoch auch für das Risiko der Entwicklung eines Abhängigkeitssyndroms. Das addiktive Potenzial steht hierbei in engem Zusammenhang mit der Intensität der euphorisierenden und das Selbstvertrauen steigernden Wirkung sowie der Wirkdauer (Nutt 2012). Entscheidend für die Wirkung und das Abhängigkeitspotenzial sind dabei neben den pharmakodynamischen v. a. aber die pharmakokinetischen Eigenschaften der Substanz. Substanzen und Applikationsformen mit kurzer aber starker Wirkamplitude wie z. B. der inhalative Gebrauch von Methamphetamin oder Crack-Kokain, lösen häufig bei Abnahme der Wirkung ein intensives Verlangen nach Wiedereinnahme aus, wobei das initiale Erleben auch bei Erhöhung der Dosierung häufig unerreicht bleibt (Majić et al. 2016) (Tab. 2).

2.6.3 Neue Psychoaktive Substanzen

Trotz der geringen Prävalenz des rekreationalen Gebrauchs von Psychostimulanzien aus dem Spektrum der neuen psychoaktiven Substanzen

Tab. 2 Applikationsformen verbreiteter Psychostimulanzien im nicht medizinischen Gebrauchskontext.

Amphetamin	Intranasal, peroral, seltener intravenös oder rektal
Methamphetamin	Intranasal, inhalativ, seltener peroral oder intravenös
Kokain	Intranasal, seltener inhalativ oder intravenös

(NPS) (Sumnall 2016), werden diese gelegentlich im Rahmen von Drug-Checking-Analysen als Beimengung oder Hauptwirkstoff festgestellt. Es handelt sich dabei vorwiegend um β-Keto-substituierte und α-methylierte Phenylethylamine (z. B. Ethcathinon, Flephedron, 3-FA) sowie deren Pyrollidin-Derivate (z. B. MDPV, MDPPP), aber auch Pipradol-Derivate (z. B. Desoxypipradol) oder Strukturverwandte des Methylphenidat (z. B. Ethyl- und Isopropylphenidat).

Exkurs: 3,4-Methylendioxypyrovaleron (MDPV) als Beispiel für die „neuen" Psychostimulanzien.

MDPV ist ein hochpotentes Analogon von Pyrovaleron, einem in den 1960er-Jahren als Stimulans und Anorektikum eingesetzten Pharmakon, das nach Fällen von Missbrauch und Abhängigkeit (Deniker et al. 1975) vom Markt genommen wurde. MDPV wurde erstmals von dem Pharmakonzern Boehringer und Ingelheim synthetisiert und 1969 patentiert, jedoch nicht medizinisch eingesetzt. Als „research chemical" fand es zu Beginn des 21. Jahrhunderts weltweit Verbreitung und konnte unter anderem in Japan (Uchiyama et al. 2008), Deutschland (Westphal et al. 2009), den USA (Yohannan und Bozenko 2010) und Großbritannien (Brandt et al. 2010) in sichergestellten oder im Internet erworbenen Produkten nachgewiesen werden. Ojanperä et al. (2011) konnten bei einem Sample finnischer Patienten in Opioid-Substitutionstherapie in bis zu einem Viertel aller Urinproben MDPV nachweisen, was für eine weite Verbreitung in einschlägigen Kreisen im Jahr 2010 spricht. Diese benutzten MDPV nach eigenen Aussagen hauptsächlich als Ersatzstoff für Amphetamin. Die Popularität von MDPV fand 2010 einen Höhepunkt, als dem Legal-High-Markt durch Berichte über Mephedron größere mediale Aufmerksamkeit zuteilwurde. Einer der größten chinesischen Research-Chemical-Händler gab 2010 gegenüber der britischen Tageszeitung *Daily Mail* an, dass sein monatliches Produktionsvolumen von MDPV zwei Tonnen betrage (Power 2013). MDPV wurde am 26.07.2012 mit der *26. Verordnung zur Änderung betäubungsmittelrechtlicher Vorschriften* in Anlage 2 (verkehrsfähige, aber nicht verschreibungsfähige Stoffe) des BtMG aufgenommen.

2.7 Gesundheitliche Risiken

Die mit dem nicht-medizinischen Gebrauch von Psychostimulanzien assoziierten Risiken umfassen neben akuten und langfristigen somatischen (insbesondere Neurotoxizität) sowie psychischen Risiken (wie z. B. einer toxischen Psychose oder der Entwicklung eines Abhängigkeitssyndroms) auch solche, die mit polyvalentem Konsum und prohibitionsbedingten Faktoren – wie der Unwissenheit über die quantitative und qualitative Zusammensetzung der konsumierten Substanzen – zusammenhängen. Parrott (2015) folgert aus der Zusammenschau von Erkenntnissen zu den neuropsychobiologischen Auswirkungen des rekreationalen Konsums von Psychostimulanzien, dass deren wiederholte Einnahme grundlegende neurobiologische Prozesse negativ verändert, was sich im Individuum insbesondere durch Craving und Rebound-Phänomene wie z. B. Abgeschlagenheit zeige. Unerwünschte Wirkungen von Psychostimulanzien sind u. a. verminderter Appetit, Ängstlichkeit, erhöhte Reizbarkeit und Schlafstörungen (Ogeil und Phillips 2015). Andere negative und potenziell lebensbedrohliche Folgen des Konsums sind Krampfanfälle, kardiale Arrhythmien und Myokardinfarkt. Die (wiederholte) Einnahme hoher Dosen, die im rekreationalen Kontext typischerweise zur Steigerung oder Aufrechterhaltung der als positiv erlebten Wirkung dient, kann außerdem zur Entwicklung einer toxischen Psychose (Halluzinationen, Paranoia), Desorientierung, Tremor und Übelkeit führen. Der chronische Konsum birgt das Risiko der Entwicklung eines Abhängigkeitssyndroms und weiterer psychiatrisch relevanter Störungsbilder (Majić et al. 2016).

Die im Rahmen des *Epidemiologischen Suchtsurveys* (2012) kalkulierten Schätzungen zur Prävalenz von Abhängigkeit im Zusammenhang mit Psychostimulanzien (DSM-IV) in der Gesamtbevölkerung der Bundesrepublik Deutschland gehen von 0,2 % mit einer Kokainabhängigkeit (ca. 100.000 Personen in Deutschland), 0,2 % mit einem Missbrauch von Amphetaminen (ca. 100.000 Personen in Deutschland) und 0,1 % mit einer Abhängigkeit von Amphetaminen (ca. 50.000 Personen in Deutschland) aus. Die Diagnosen betrafen überwiegend Personen unter dem 30. Lebensjahr und männlichen Geschlechts (Pfeiffer-Gerschel et al. 2014). Es ist davon auszugehen, dass die Prävalenz durch die Inklusion „diagnostischer Waisen" aufgrund der Adaption der Diagnosekriterien des DSM-V (Substanzgebrauchsstörungen) ansteigen werden (Rumpf und Kiefer 2011).

Literatur

Alles, G. A. (1932). US 1879003 A. Es handelt sich um eine Patentschrift..

Alles, G. A., Fairchild, M. D., Jensen, M., & Alles, A. (1961). Chemical pharmacology of Catha edulis. *Journal of Medicinal and Pharmaceutical Chemistry, 3*(2), 323–352. doi:10.1021/jm50015a010.

Anthony, F., Combes, M., Astorga, C., Bertrand, B., Graziosi, G., & Lashermes, P. (2002). The origin of cultivated Coffea arabica L. varieties revealed by AFLP and SSR markers. *Theoretical and Applied Genetics, 104*(5), 894–900. doi:10.1007/s00122-001-0798-8.

Balfour, D. J. K., & Fagerström, K. O. (1996). Pharmacology of nicotine and its therapeutic use in smoking cessation and neurodegenerative disorders. *Pharmacology & Therapeutics, 72*(1), 51–81. doi:10.1016/S0163-7258(96)00099-X.

Bentley, W. (1880). Erthroxylon coca in the opium and alcohol habits. *Detroit Therapeutic Gazette, 1*, 253–254.

BfArM. (2015). Betäubungsmitteltabelle. Bundesinstitut für Arzneimittel und Medizinprodukte. http://www.bfarm.de/SharedDocs/Downloads/DE/Bundesopiumstelle/Betaeubungsmittel/BtM-Stoffe.xls. Zugegriffen am 26.05.2017.

Blair, R. A., Shafar, S., & Krawiecki, J. A. (1959). Methylphenidate („Ritalin"): An adjunct to psychotherapy. *The British Journal of Psychiatry, 105*(441), 1032–1044.

Böhm, S. (2012). *Vegetatives System Pharmakologie & Toxikologie* (S. 203–227). Berlin/Heidelberg: Springer.

Bonhoff, G., & Lewrenz, H. (1954). *Historisches Über Weckamine* (S. 1–5). Berlin/Heidelberg: Springer.

Boys, A., Marsden, J., & Strang, J. (2001). Understanding reasons for drug use amongst young people: A functional perspective. *Health Education Research, 16*(4), 457–469. doi:10.1093/her/16.4.457.

Bradley, C. (1937). The behavior of children receiving benzedrine. *American Journal of Psychiatry, 94*(3), 577–585.

Brandt, S. D., Sumnall, H. R., Measham, F., & Cole, J. (2010). Analyses of second-generation ‚legal highs' in the UK: Initial findings. *Drug Testing and Analysis, 2*(8), 377–382. doi:10.1002/dta.155.

Bulletin of the New York Academy of Medicine – Advertisements. (1957). *Bulletin of the New York Academy of Medicine, 33*(5), 369–377.

California and Western Medicine Advertising Section. (1945). *California and Western Medicine, 62*(4), 33.

Charlton, A. (2004). Medicinal uses of tobacco in history. *Journal of the Royal Society of Medicine, 97*(6), 292–296.

Chen, K. K. (1925). A pharmacognostic and chemical study of Ma Huang (Ephedra vulgaris var. helvetica). *Journal of the American Pharmaceutical Association, 14*(3), 189–194. doi:10.1002/jps.3080140305.

Chouinard, G., Annable, L., & Bradwejn, J. (1984). An early phase II clinical trial of tomoxetine (LY139603) in the treatment of newly admitted depressed patients. *Psychopharmacology, 83*(1), 126–128.

Cole, C., Jones, L., McVeigh, J., Kicman, A., Syed, Q., & Bellis, M. (2011). Adulterants in illicit drugs: A review of empirical evidence. *Drug Testing and Analysis, 3*(2), 89–96. doi:10.1002/dta.220.

Conners, C. K., & Eisenberg, L. (1963). The effects of methylphenidate on symptomatology and learning in disturbed children. *American Journal of Psychiatry, 120*(5), 458–464.

Cools, R., & D'Esposito, M. (2011). Inverted-U-shaped dopamine actions on human working memory and cognitive control. *Biological Psychiatry, 69*(12), e113–e125. doi:10.1016/j.biopsych.2011.03.028.

Corp, S. A., Gitlin, M. J., & Altshuler, L. L. (2014). A review of the use of stimulants and stimulant alternatives in treating bipolar depression and major depressive disorder. *Journal of Clinical Psychiatry, 75*(9), 1010–1018. doi:10.4088/JCP.13r08851.

Cousins, M., Stamat, H., & De Wit, H. (2001). Acute doses of d-amphetamine and bupropion increase cigarette smoking. *Psychopharmacology, 157*(3), 243–253. doi:10.1007/s002130100802.

Daly, J., Butts-Lamb, P., & Padgett, W. (1983). Subclasses of adenosine receptors in the central nervous system: Interaction with caffeine and related methylxanthines. *Cellular and Molecular Neurobiology, 3*(1), 69–80. doi:10.1007/BF00734999.

De la Herrán-Arita, A., & García-García, F. (2013). Current and emerging options for the drug treatment of narcolepsy. *Drugs, 73*(16), 1771–1781. doi:10.1007/s40265-013-0127-y.

Deniker, P., Loo, H., Cuche, H., & Roux, J. M. (1975). Abuse of pyrovalerone by drug addicts. *Annales Médico-Psychologiques, 2*(4), 745–748.

Dillehay, T. D., Rossen, J., Ugent, D., Karathanasis, A., Vásquez, V., & Netherly, P. J. (2010). Early Holocene coca chewing in northern Peru. *Antiquity, 84*(326), 939–953.

Edeleano, L. (1887). Ueber einige Derivate der Phenylmethacrylsäure und der Phenylisobuttersäure. *Berichte der Deutschen Chemischen Gesellschaft, 20*(1), 616–622. doi:10.1002/cber.188702001142.

Einhorn, A. (1905). Novocain. *Deutsche Medizinische Wochenschrift, 31*, 1668–1672.

Elferink, J. G. R. (1983). The narcotic and hallucinogenic use of tobacco in Pre-Columbian Central America. *Journal of Ethnopharmacology, 7*(1), 111–122. doi:10.1016/0378-8741(83)90084-3.

Eliyahu, U., Berlin, S., Hadad, E., Heled, Y., & Moran, D. S. (2007). Psychostimulants and military operations. *Military Medicine, 172*(4), 383–387.

EMCDDA. (2011). *Amphetamine: A European Union perspective in the global context*. European Monitoring Centre for Drugs and Drug Addiction. http://www.emcdda.europa.eu/system/files/publications/621/EMCDDA-Europol_Amphetamine-joint-publication_319089.pdf. Zugegriffen am 26.05.2017.

EMCDDA. (2015a). *European drug report*. European Monitoring Centre for Drugs and Drug Addiction. http://www.emcdda.europa.eu/attachements.cfm/att_239505_EN_TDAT15001ENN.pdf. Zugegriffen am 26.05.2017.

EMCDDA. (2015b). *Maximum purity of Amphetamine (REITOX data) 2013*. European Monitoring Centre for Drugs and Drug Addiction. http://www.emcdda.europa.eu/data/stats2015#displayTable:PPP-100-0. Zugegriffen am 26.05.2017.

EMCDDA. (2015c). *Mean purity of Amphetamine (REITOX data) 2013*. European Monitoring Centre for Drugs and Drug Addiction. http://www.emcdda.europa.eu/data/stats2015#displayTable:PPP-101-0. Zugegriffen am 26.05.2017.

EMCDDA. (2015d). *Mean purity of Cocaine (REITOX data) 2013*. European Monitoring Centre for Drugs and Drug Addiction. http://www.emcdda.europa.eu/data/stats2015#displayTable:PPP-88-0. Zugegriffen am 26.05.2017.

EMCDDA. (2015e). *Mean purity of Methamphetamine (REITOX data) 2013*. European Monitoring Centre for Drugs and Drug Addiction. http://www.emcdda.europa.eu/data/stats2015#displayTable:PPP-107-0. Zugegriffen am 26.05.2017.

Eriksen, M., Mackay, J., & Ross, H. (2013). *The tobacco atlas*. Atlanta: American Cancer Society.

Estrada, A., Kelley, A. M., Webb, C. M., Athy, J. R., & Crowley, J. S. (2012). Modafinil as a replacement for dextroamphetamine for sustaining alertness in military helicopter pilots. *Aviation, Space, and Environmental Medicine, 83*(6), 556–567. doi:10.3357/ASEM.3129.2012.

Eul, J., Barsch, G., & Harrach, T. (2004). Prävalenzen und Konsumbewertungen-Drogenmischkonsum anders verstehen. *Wiener Zeitschrift für Suchtforschung, 27*(4), 49–60.

European Medicines Agency. (2011). *Fragen und Antworten zu der Überprüfung von Modafinilhaltigen Arzneimitteln Einschränkung der Indikationen nach einem Prüfungsverfahren gemäß Artikel 31 der Richtlinie 2001/83/EG in der geltenden Fassung*. European Medicines Agency. www.emea.europa.eu/docs/de_DE/document_library/Referrals_document/Modafinil_31/WC500099177.pdf. Zugegriffen am 26.05.2017.

Franke, A. G., Bonertz, C., Christmann, M., Huss, M., Fellgiebel, A., Hildt, E., et al. (2011). Non-medical use of prescription stimulants and illicit use of stimulants for cognitive enhancement in pupils and students in Germany. *Pharmacopsychiatry, 44*(02), 60–66. doi:10.1055/s-0030-1268417.

Freud, S. (1884). Über Coca. *Zentralblatt für die gesamte Therapie, 2*, 289–314.

Gaedcke, F. (1855). Ueber das Erythroxylin, dargestellt aus den Blättern des in Südamerika cultivirten Strauches Erythroxylon Coca Lam. *Archiv der Pharmazie, 132*(2), 141–150.

Grinspoon, L., & Bakalar, J. B. (1986). Can drugs be used to enhance the psychotherapeutic process? *American Journal of Psychotherapy, 40*(3), 393–404.

Gupta, P. C., & Ray, C. S. (2004). Epidemiology of betel quid usage. *Annals of the Academy of Medicine, Singapore, 33*(S4), 31–36.

Hänsel, R., & Pertz, H. (2010). Alkaloide. In R. Hänsel & O. Sticher (Hrsg.), *Pharmakognosie – Phytopharmazie* (S. 1217–1386). Berlin/Heidelberg: Springer.

Hedblom, P. (1975). *The speed culture: Amphetamine use and abuse in America*. Cambridge: Harvard University Press.

Horrobin, D., Manku, M., Franks, D., & Hamet, P. (1977). Methyl xanthine phosphodiesterase inhibitors behave as prostaglandin antagonists in a perfused rat mesenteric artery preparation. *Prostaglandins, 13*(1), 33–40.

Karoum, F., Speciale, S., Chuang, L., & Wyatt, R. (1982). Selective effects of phenylethylamine on central catecholamines: A comparative study with amphetamine. *Journal of Pharmacology and Experimental Therapeutics, 223*(2), 432–439.

Kemper, W. (2002). Pervitin – Die Endsieg-Droge? In W. Pieper (Hrsg.), *Nazis on speed: Drogen im 3. Reich*. Löhrbach: Pieper & The Grüne Kraft.

Koller, K. (1884). Über die Verwendung des Cocain zur Anästhesierung am Auge. *Wiener Medizinische Wochenschrift, 43*, 1309–1311.

Kuczenski, R., & Segal, D. S. (1997). Effects of methylphenidate on extracellular dopamine, serotonin, and norepinephrine: Comparison with amphetamine. *Journal of Neurochemistry, 68*(5), 2032–2037.

Kuhar, M. J., Ritz, M. C., & Boja, J. W. (1991). The dopamine hypothesis of the reinforcing properties of cocaine. *Trends in Neurosciences, 14*(7), 299–302. doi:10.1016/0166-2236(91)90141-G.

Larocque, A., & Hoffman, R. S. (2012). Levamisole in cocaine: Unexpected news from an old acquaintance. *Clinical Toxicology, 50*(4), 231–241. doi:10.3109/15563650.2012.665455.

Lewin, L. (1924). *Phantastica: Über die berauschenden, betäubenden und erregenden Genußmittel*. Berlin: Georg Stilke.

Maier, M. A. (2007). Die Behandlung der adulten Aufmerksamkeitsdefizit-Hyperaktivitäts-Störung (ADHS) mit Methylphenidat versus Atomoxetin: systematische Review. (Inauguraldissertation), Eberhard-Karls-Universität zu Tübingen. Universität Tübingen. https://publikationen.uni-tuebingen.de/xmlui/bitstream/handle/10900/45119/pdf/Doktorarbeit_ENDVERSION_27032007.pdf. Zugegriffen am 26.05.2017.

Maier, L. J. (2016). Pharmakologisches Neuroenhancement. In M. von Heyden, H. Jungaberle & T. Majic (Hrsg.), *Handbuch Psychoaktive Substanzen*. Berlin/Heidelberg: Springer.

Majic, T., Kienast, T., Heinz, A., & Soyka, M. (2016). Drogen- und Medikamentenabhängigkeit. In H. Möller, G. Laux & H. Kapfhammer (Hrsg.), *Psychiatrie, Psychosomatik, Psychotherapie* (S. 1371–1409). New York/Heidelberg/Berlin: Springer.

Markowitz, J. S., DeVane, C. L., Boulton, D. W., Nahas, Z., Risch, S. C., Diamond, F., et al. (2000). Ethylphenidate formation in human subjects after the administration of a single dose of methylphenidate and ethanol. *Drug Metabolism and Disposition, 28*(6), 620–624.

Martin, R. T. (1970). The role of coca in the history, religion, and medicine of South American Indians. *Economic Botany, 24*(4), 422–438. doi:10.1007/BF02860746.

McCabe, S. E., Teter, C. J., Boyd, C. J., & Guthrie, S. K. (2004). Prevalence and correlates of illicit methylphenidate use among 8th, 10th, and 12th grade students in the United States, 2001. *Journal of Adolescent Health, 35*(6), 501–504. doi:10.1016/j.jadohealth.2004.02.004.

McCance, E. F., Price, L. H., Kosten, T. R., & Jatlow, P. I. (1995). Cocaethylene: Pharmacology, physiology and behavioral effects in humans. *Journal of Pharmacology and Experimental Therapeutics, 274*(1), 215–223.

Meier, R., Gross, F., & Tripod, J. (1954). Ritalin, eine neuartige synthetische Verbindung mit spezifischer zentralerregender Wirkungskomponente. *Klinische Wochenschrift, 32*(19–20), 445–450. doi:10.1007/BF01466968.

Meltzer, L. T., & Rosecrans, J. A. (1981). Investigations on the CNS sites of action of the discriminative stimulus effects of arecoline and nicotine. *Pharmacology Biochemistry and Behavior, 15*(1), 21–26. doi:10.1016/0091-3057(81)90332-4.

Merki, C. M. (1998). Die nationalsozialistische Tabakpolitik. *Vierteljahrshefte für Zeitgeschichte, 46*(1), 19–42. doi:10.2307/30197490.

Milin, S., Lotzin, A., Degkwitz, P., Verthein, U., & Schäfer, I. (2014). *Amphetamin und Methamphetamin – Personengruppen mit missbräuchlichem Konsum und Ansatzpunkte für präventive Maßnahmen*. Drogenbeauftragte der Bundesregierung. https://www.berlin-suchtpraevention.de/wp-content/uploads/2016/10/2014_ZiS_ATS-Studie_komplett.pdf.

Mills, J. H. (2014). Cocaine and the British Empire: The drug and the diplomats at the Hague Opium Conference, 1911–12. *The Journal of Imperial and Commonwealth History, 42*, 400–419. doi:10.1080/03086534.2014.894701.

Minzenberg, M. J., & Carter, C. S. (2008). Modafinil: A review of neurochemical actions and effects on cognition. *Neuropsychopharmacology, 33*(7), 1477–1502.

Mithoefer, M. C., Wagner, M. T., Mithoefer, A. T., Jerome, L., & Doblin, R. (2011). The safety and efficacy of ±3,4-methylenedioxymethamphetamine-assisted psychotherapy in subjects with chronic, treatment-resistant posttraumatic stress disorder: The first randomized controlled pilot study. *Journal of Psychopharmacology, 25*(4), 439–452.

Monte, A. P., Marona-Lewicka, D., Cozzi, N. V., & Nichols, D. E. (1993). Synthesis and pharmacological examination of benzofuran, indan, and tetralin analogs of 3, 4-(methylenedioxy) amphetamine. *Journal of Medicinal Chemistry, 36*(23), 3700–3706.

Müller, R. (2010). History of doping and doping control. In D. Thieme & P. Hemmersbach (Hrsg.), *Doping in sports: Biochemical principles, effects and analysis* (S. 1–23). Berlin/Heidelberg: Springer.

Natenshon, A. (1958). Ritonic; a new geriatric supplement. *Journal of the American Geriatrics Society, 6*(7), 534.

Nelson, J. P., & Pederson, L. L. (2008). Military tobacco use: A synthesis of the literature on prevalence, factors related to use, and cessation interventions. *Nicotine & Tobacco Research, 10*(5), 775–790. doi:10.1080/14622200802027123.

Neumann, A. (2014). *Wolfgang Lutz: die höhenphysiologischen Experimente im Konzentrationslager Dachau 1942 und deren Auswirkungen auf seine Biographie*. Universitätsbibliothek Gießen. http://geb.uni-giessen.de/geb/volltexte/2014/11008. Zugegriffen am 26.05.2017.

Newcorn, J., Kratochvil, C., Allen, A., Casat, C., Ruff, D., Moore, R., et al. (2008). Atomoxetine and osmotically released methylphenidate for the treatment of attention deficit hyperactivity disorder: Acute comparison and differential response. *American Journal of Psychiatry, 165*(6), 721–730.

Nichols, D. E. (1986). Differences between the mechanism of action of MDMA, MBDB, and the classic hallucinogens. Identification of a new therapeutic class: Entactogens. *Journal of Psychoactive Drugs, 18*(4), 305–313.

Nichols, D. E., & Oberlender, R. (1990). Structure-activity relationships of MDMA and related compounds: A new class of psychoactive drugs? *Annals of the New York Academy of Sciences, 600*(1), 613–623.

Niemann, A. (1860). Ueber eine neue organische Base in den Cocablättern. *Archiv der Pharmazie, 153*(2), 129–155.

Nutt, D. J. (2012). *Drugs without the hot air*. Cambridge, UK: UIT Cambridge Limited.

Ogeil, R. P., & Phillips, J. G. (2015). Commonly used stimulants: Sleep problems, dependence and psychological distress. *Drug and Alcohol Dependence, 153*, 145–151. doi:10.1016/j.drugalcdep.2015.05.036.

Ojanperä, I. A., Heikman, P. K., & Rasanen, I. J. (2011). Urine analysis of 3,4-methylenedioxypyrovalerone in opioid-dependent patients by gas chromatography–mass spectrometry. *Therapeutic Drug Monitoring, 33*(2), 257–263. doi:10.1097/FTD.0b013e318208b693.

Parrott, A. C. (2015). Why all stimulant drugs are damaging to recreational users: An empirical overview and psychobiological explanation. *Human Psychopharmacology: Clinical and Experimental, 30*(4), 213–224. doi:10.1002/hup.2468.

Peng, W., Liu, Y.-J., Wu, N., Sun, T., He, X.-Y., Gao, Y.-X., et al. (2015). Areca catechu L. (Arecaceae): A review of its traditional uses, botany, phytochemistry, pharmacology and toxicology. *Journal of Ethnopharmacology, 164*, 340–356. doi:10.1016/j.jep.2015.02.010.

Pfeiffer-Gerschel, T., Jakob, L., & Stumpf, D. (2014). *Bericht 2014 des nationalen REITOX-Knotenpunkts an die EBDD. Neue Entwicklung und Trends Deutschland. Drogensituation 2013/2014*. Deutsche Hauptstelle für Suchtfragen. http://www.dhs.de/fileadmin/user_upload/pdf/EBDD_Jahresberichte/REITOX_Report_2014_Germany_DE.pdf. Zugegriffen am 26.05.2017.

Pieper, W. (2002). *Nazis on speed: Drogen im 3. Reich*. Löhrbach: Pieper & The Grüne Kraft.

Piontek, D., Pfeiffer-Gerschel, T., Jakob, L., Pabst, A., & Kraus, L. (2014). *Sekundäranalysen im Rahmen des BMG-Projekts „Missbrauch von Amphetaminen in Deutschland: Studie zur Motivation und zu den Konsumgewohnheiten von missbräuchlich Amphetaminkonsumierenden"*. Institut für Therapieforschung. http://ift.de/fileadmin/user_upload/Literatur/Berichte/2014-05-21_Sachbericht_kompl.pdf. Zugegriffen am 26.05.2017.

Porsdam Mann, S., & Sahakian, B. J. (2015). The increasing lifestyle use of modafinil by healthy people: Safety and ethical issues. *Current Opinion in Behavioral Sciences, 4*, 136–141. doi:10.1016/j.cobeha.2015.05.004.

Power, M. (2013). *Drugs 2.0: The web revolution that's changing how the world gets high*. London: Granta Publications.

Prinzmetal, M., & Bloomberg, W. (1935). The use of benzedrine for the treatment of narcolepsy. *Journal of the American Medical Association, 105*(25), 2051–2054. doi:10.1001/jama.1935.02760510023006.

Prokop, L. (1970). Zur Geschichte des Dopings und seiner Bekämpfung. *Sportarzt und Sportmedizin, 21*(6), 125–132.

Rasmussen, N. (2008). America's first amphetamine epidemic 1929–1971: A quantitative and qualitative retrospective with implications for the present. *American Journal of Public Health, 98*(6), 974.

Rasmussen, N. (2015). Chapter two – Amphetamine-type stimulants: The early history of their medical and non-medical uses. In A. L. Pille Taba & S. Katrin (Hrsg.), *International review of neurobiology* (S. 9–25). London/Oxford/Boston/New York/San Diego: Academic.

Rivera, M. A., Aufderheide, A. C., Cartmell, L. W., Torres, C. M., & Langsjoen, O. (2005). Antiquity of coca-leaf chewing in the South Central Andes: A 3,000 year archaeological record of coca-leaf chewing from Northern Chile. *Journal of Psychoactive Drugs, 37*(4), 455–458. doi:10.1080/02791072.2005.10399820.

Robicsek, F., Coe, M. D., & Goodnight, B. A. (1978). *The smoking gods: Tobacco in Maya art, history, and religion*. Norman: University of Oklahoma Press.

Roll, J. M., Higgins, S. T., & Tidey, J. (1997). Cocaine use can increase cigarette smoking: Evidence from laboratory and naturalistic settings. *Experimental and Clinical Psychopharmacology, 5*(3), 263–268.

Rösler, M., & Römer, K. D. (2014). ADHS mit Persistenz im Erwachsenenalter–Symptomatik und Therapie. *Lege artis – Das Magazin zur ärztlichen Weiterbildung, 4*(03), 162–167.

Rothman, R. B., Baumann, M. H., Dersch, C. M., Romero, D. V., Rice, K. C., Carroll, F. I., et al. (2001). Amphetamine-type central nervous system stimulants release norepinephrine more potently than they release dopamine and serotonin. *Synapse, 39*(1), 32–41.

Rumpf, H.-J., & Kiefer, F. (2011). DSM-V: Die Aufhebung der Unterscheidung von Abhängigkeit und Missbrauch und die Öffnung für Verhaltenssüchte. *Sucht, 57*(1), 45–48. doi:10.1024/0939-5911.a00.

Sabelli, H. C., Borison, R. L., Diamond, B. I., Havdala, H. S., & Narasimhachari, N. (1978). Phenylethylamine and brain function. *Biochemical Pharmacology, 27*(13), 1707–1711. doi:10.1016/0006-2952(78)90543-9.

Saper, C. B., & Scammell, T. E. (2004). Modafinil: A drug in search of a mechanism. *Sleep, 27*, 11–12.

Scheel-Krüger, J. (1971). Comparative studies of various amphetamine analogues demonstrating different interactions with the metabolism of the catecholamines in the brain. *European Journal of Pharmacology, 14*(1), 47–59.

Schwabe, U., & Paffrath, D. (2013). *Arzneiverordnungs-Report 2013*. Berlin/Heidelberg: Springer.

Schwabe, U., & Paffrath, D. (2015). *Arzneiverordnungs-Report 2015*. Berlin/Heidelberg: Springer.

Schweer, T., & Strasser, H. (1994a). *Kokain als Wunderdroge. Cocas Fluch* (S. 79–84). Wiesbaden: VS Verlag für Sozialwissenschaften.

Schweer, T., & Strasser, H. (1994b). *Vom Wunder- zum Unheilmittel. Cocas Fluch* (S. 85–104). Wiesbaden: VS Verlag für Sozialwissenschaften.

Seiden, L. S., Sabol, K. E., & Ricaurte, G. A. (1993). Amphetamine: Effects on catecholamine systems and behavior. *Annual Review of Pharmacology and Toxicology, 33*(1), 639–676.

Shulgin, A., & Shulgin, A. (1991). *PiHKAL*. Berkeley: Transform.

Shulgin, A. T., Manning, T., & Daley, P. F. (2011). *The Shulgin index. Volume 1. Psychedelic phenethylamines and related compounds*. Berkeley: Transform Press.

Statista. (2015). *Pro-Kopf-Verbrauch von Getränken am Tag in Deutschland im Jahr 2008 (in Litern)*. Statista. http://de.statista.com/statistik/daten/studie/76145/umfrage/getraenke—pro-kopf-verbrauch-in-litern-am-tag-in-deutschland. Zugegriffen am 26.05.2017.

Steinkamp, P. (2006). *Pervitin testing, use and misuse in the German Wehrmacht Man, medicine, and the state: The human body as an object of government sponsored medical research in the 20th century* (S. 61–71). Stuttgart: Franz Steiner Verlag.

Strang, H., Spitzer, G., Krüger, M., & Meier, E. (2013). *Doping in Deutschland von 1950 bis heute aus historisch-soziologischer Sicht im Kontext ethischer Legitimation, Projekt gefördert durch das Bundesinstitut für Sportwissenschaft (FKZ 2509BI1904)*. Akademie für Sport, Gesundheit & Ernährung. http://www.akademie-sge.de/wp-content/uploads/2013/09/Zusammenfassender_Bericht_WWU_HU.pdf. Zugegriffen am 26.05.2017.

Sumnall, H. (2016). Epidemiologie des Konsums von neuen psychoaktiven Substanzen. In M. von Heyden, H. Jungaberle & T. Majic (Hrsg.), *Handbuch Psychoaktive Substanzen*. Berlin/Heidelberg: Springer.

Suzuki, O., Katsumata, Y., & Oya, M. (1981). Oxidation of ß-phenylethylamine by both types of monoamine oxidase: Examination of enzymes in brain and liver mitochondria of eight species. *Journal of Neurochemistry*, 36(3), 1298–1301. doi:10.1111/j.1471-4159.1981.tb01734.x.

Thorn, D. A., Jing, L., Qiu, Y., Gancarz-Kausch, A. M., Galuska, C. M., Dietz, D. M., et al. (2014). Effects of the trace amine-associated receptor 1 agonist RO5263397 on abuse-related effects of cocaine in rats. *Neuropsychopharmacology*, 39(10), 2309–2316. doi:10.1038/npp.2014.91.

Trachsel, D., Lehmann, D., & Enzensperger, C. (2013). *Phenethylamine: von der Struktur zur Funktion*. Solothurn: Nachtschatten.

Uchiyama, N., Kikura-Hanajiri, R., Kawahara, N., & Goda, Y. (2008). Analysis of designer drugs detected in the products purchased in fiscal year 2006. *Yakugaku Zasshi*, 128(10), 1499–1505. doi:10.1248/yakushi.128.1499.

UNODC. (2014). *Global synthetic drugs assessment – Amphetamine type substances and new psychoactive substances*. United Nations Office on Drugs and Crime. http://www.unodc.org/documents/scientific/2014_Global_Synthetic_Drugs_Assessment_web.pdf. Zugegriffen am 26.05.2017.

WADA. (2015a). *2014 anti-doping testing figures report*. World Anti-Doping Agency. https://www.wada-ama.org/sites/default/files/wada_2014_anti-doping-testing-figures_full-report_en.pdf. Zugegriffen am 26.05.2017.

WADA. (2015b). *The 2015 prohibited list: The world anti-doping code. International standard*. World Anti-Doping Agency. https://www.wada-ama.org/sites/default/files/resources/files/wada-2015-world-anti-doping-code.pdf. Zugegriffen am 26.05.2017.

Walitza, S., Romanos, M., & Warnke, A. (2009). Aufmerksamkeits-Defizit-/Hyperaktivitäts-Störungen. In M. Gerlach, A. Warnke, C. Mehler-Wex, S. Walitza & C. Wewetzer (Hrsg.), *Neuro-Psychopharmaka im Kindes- und Jugendalter* (S. 365–382). Wien: Springer.

Weisburger, J. H. (1997). Tea and health: A historical perspective. *Cancer Letters*, 114(1–2), 315–317. doi:10.1016/S0304-3835(97)04691-0.

Werse, B., Morgenstern, C., & Sarvari, L. (2014). *MoSyD Jahresbericht 2013 – Drogentrends in Frankfurt am Main*. Universität Frankfurt. http://www.uni-frankfurt.de/52060909/MoSyD_Jahresbericht-2013_final.pdf. Zugegriffen am 26.05.2017.

Westphal, F., Junge, T., Rösner, P., Sönnichsen, F., & Schuster, F. (2009). Mass and NMR spectroscopic characterization of 3,4-methylenedioxypyrovalerone: A designer drug with a-pyrrolidinophenone structure. *Forensic Science International*, 190(1–3), 1–8. doi:10.1016/j.forsciint.2009.05.001.

Weyandt, L. L., Oster, D. R., Marraccini, M. E., Gudmundsdottir, B. G., Munro, B. A., Zavras, B. M., et al. (2014). Pharmacological interventions for adolescents and adults with ADHD: Stimulant and nonstimulant medications and misuse of prescription stimulants. *Psychology Research and Behavior Management*, 7, 223–249. doi:10.2147/prbm.s47013.

World Health Organization. (2006). *Assessment of khat (Catha edulis Forsk)*. Paper presented at the Expert Committee on Drug Dependence. World Health Organization. http://www.who.int/medicines/areas/quality_safety/4.4KhatCritReview.pdf. Zugegriffen am 26.05.2017.

Yerkes, R. M., & Dodson, J. D. (1908). The relation of strength of stimulus to rapidity of habit-formation. *Journal of Comparative Neurology and Psychology*, 18(5), 459–482. doi:10.1002/cne.920180503.

Yohannan, J. C., & Bozenko, J. S. (2010). The characterization of 3, 4-methylenedioxypyrovalerone (MDPV). *Microgram Journal*, 7(1), 12–15.

Zerbe, R. L., Rowe, H., Enas, G. G., Wong, D., Farid, N., & Lemberger, L. (1985). Clinical pharmacology of tomoxetine, a potential antidepressant. *Journal of Pharmacology and Experimental Therapeutics*, 232(1), 139–143.

Zucchi, R., Chiellini, G., Scanlan, T. S., & Grandy, D. K. (2006). Trace amine-associated receptors and their ligands. *British Journal of Pharmacology*, 149(8), 967–978. doi:10.1038/sj.bjp.0706948.

Methamphetamin

Felix Betzler und Stephan Köhler

Zusammenfassung

Methamphetamin, (Grundlage des sog. „Crystal Meth") bewirkt eine subjektiv empfundene Leistungssteigerung, eine Reduktion körperlicher und psychischer Müdigkeitserscheinungen sowie Euphorie. Seine Wirkung entfaltet es zentralnervös hauptsächlich über eine Konzentrationserhöhung von Noradrenalin und Dopamin im synaptischen Spalt.

Obwohl Methamphetamin keine neue Substanz ist, spielt es aufgrund der wachsenden Verbreitung in unserem Gesundheitssystem eine immer größere Rolle und erhält zunehmend mediale Aufmerksamkeit.

Es wird von einem breiten Spektrum von Konsumenten mit sehr unterschiedlichen Konsummotivationen eingenommen, darunter zur Leistungssteigerung am Arbeitsplatz, zur Bewältigung von Alltagssituationen und in bestimmten Teilen der Partyszene.

Schäden bei langfristigem Konsum betreffen mehrere Organsysteme und die Neurotoxizität führt zu deutlichen Defiziten in kognitiven Funktionen. Exzessive Gebrauchsmuster führen häufig zu psychiatrischen Symptombildern wie der sog. Amphetaminpsychose.

Schlüsselwörter

Metamphetamin · Amphetamin · Crystal Meth · Ice · Desoxyn · Pervitin

Inhalt

1 Biologisch-naturwissenschaftliche Perspektive 537
2 Sozialwissenschaftlich-epidemiologische Perspektive 540
Literatur 547

F. Betzler (✉)
Campus Charité Mitte, Charité Universitätsmedizin Berlin, Berlin, Deutschland
E-Mail: felix.betzler@charite.de

S. Köhler
Campus Charité Mitte, Charité Universitätsmedizin Berlin, Berlin, Deutschland
Clinical Scientist Programm, das finanziert wird durch die Charité-Universitätsmedizin Berlin und das Berlin Institute of Health, Berlin, Deutschland
E-Mail: stephan.koehler@charite.de

1 Biologisch-naturwissenschaftliche Perspektive

1.1 Physis

Das Psychostimulans Methamphetamin („Crystal Meth"), ursprünglich als Medikament Anfang des 20. Jahrhunderts entwickelt, hat sich in den letzten Jahren nach Cannabis zu der am häufigsten illegal konsumierten Substanz weltweit entwickelt (UNODC 2011) und ist aufgrund der schwerwiegenden langfristigen körperlichen Nebenwirkungen

Tab. 1

	Synonyme	*N*-Methylamphetamin (MA) (*S*)-2-Methylamino-1-phenylpropan Desoxyephedrin
	IUPAC-Name	(*S*)-*N*-Methyl-1-phenylpropan-2-amin
	CAS-Nummern	537-46-2 (*S*)-Methamphetamin 51-57-0 (*S*)-Methamphetamin-Hydrochlorid 7632-10-2 (*R,S*)-Methamphetamin 300-42-5 (*R,S*)-Methamphetamin-Hydrochlorid
	CID	1615
	Summenformel	$C_{10}H_{15}N$ Methamphetamin $C_{10}H_{15}N \cdot HCl$ Methamphetamin-Hydrochlorid
	M_R	149,23 z $\cdot$ mol^{-1} (Methamphetamin) 185,69 g $\cdot$ mol^{-1} (Methamphetamin-Hydrochlorid)
	LD_{50}	15 mg $\cdot$ kg^{-1} (Maus, i. p., Hydrochlorid)[5] 34 mg $\cdot$ kg^{-1} (LD_{50}, Maus, oral) 10 mg $\cdot$ kg^{-1} (LD_{Lo}, Hund, oral)
Handelsnamen in illegalen Märkten		Meth, Crystal, Ice

zu einem weltweiten Gesundheitsproblem geworden (Tab. 1). Auch in Deutschland hat die Verbreitung von Methamphetamin in den letzten Jahren besonders in grenznahen Gebieten zur Tschechischen Republik zugenommen (Pabst et al. 2013; Piontek et al. 2013). Zugleich ist der wissenschaftliche Kenntnisstand bezüglich der Wirkweise, den Konsequenzen der Abhängigkeit als auch der Behandlung der Metamphetaminabhängigkeit in den letzten Jahren stetig angestiegen.

Methamphetamin wird bei manchen Krankheitsbildern noch als Medikament (insbesondere in den USA) eingesetzt, jedoch reduziert sich die Anzahl der Indikationen mit der Zunahme wirksamer Alternativen. Aktuell ist der nichtmedizinische Gebrauch als Droge bei dieser Substanz gesundheitspolitisch von größerer Bedeutung als ihr medizinischer Gebrauch. Gehandelt wird es auf dem Schwarzmarkt üblicherweise in grobkristalliner Form mit stark schwankendem Reinheitsgehalt. Der Konsum erfolgt nasal, inhalativ oder teilweise intravenös (Thomasius et al. 2004).

1.2 Pharmakologie

Methamphetamin („Crystal Meth") ist ein Psychostimulans der Phenethylamingruppe. Methamphetamin liegt in zwei Isomeren vor, wobei das D-Methamphetamin eine ca. vierfach höhere Wirkung im ZNS entfaltet als das L-Methamphetamin (Ciccarone 2011). Methamphetamin liegt als D-Methamphetamin oder als Racemat vor, wobei sowohl Pulver als auch Kristalle („Ice", „Crystal" oder „Crystal Meth") mögliche Zustandsformen sind (Cruickshank und Dyer 2009). Das kristalline Methamphetamin enthält im Wesentlichen das D-Methamphetamin und wird häufig geraucht (was nur bei dieser Form möglich ist – bei anderen Formen wird bei der dafür notwendigen Erhitzung die aktive Wirkform zerstört) und ist die Konsumform mit der höchsten Rate an Abhängigen, was wiederum zu Teilen auf diese Applikationsform mit schnellem Wirkeintritt zurückzuführen ist (McKetin et al. 2006). Methamphetamin wird sowohl nasal, oral und inhalativ, seltener auch intravenös konsumiert (Iversen 2005).

1.2.1 Pharmakodynamik

Methamphetamin führt zu einer Euphorisierung, allgemeinen Aktivierung und Herabsetzung von Angst durch Freisetzung der Monoamine Dopamin und Noradrenalin, sowie – geringfügig – Serotonin aus der Präsynapse sowie einer reduzierten Wiederaufnahme der genannten Neurotransmitter (Rasmussen 2015). Hierbei verdrängt Methamphetamin die eigentlichen Substrate aus den entsprechenden Dopamin-, Serotonin- oder

Noradrenalin-Transportern, was zu einer erhöhten Konzentration der Monoamine und entsprechenden Aktivierung postsynaptischer Rezeptoren führt (Cruickshank und Dyer 2009). Die erhöhten Monoaminkonzentrationen führen zu einer Aktivierung u. a. mesolimbischer, mesokortikaler und nigrostriataler Netzwerke. Dieses wird mit der euphorisierenden Wirkung in Zusammenhang gebracht (Homer et al. 2008). Durch die Stimulation aller monoaminergen Neurotransmitter wird auch deutlich, dass die Wirkweise von Methamphetamin komplex und vielfältig ist und von reduzierter Schmerzsensitivität und erhöhtem sexuellen Verlangen (Serotonin) bis zu verändertem Belohnungsverhalten (Dopamin) und Antriebssteigerung (Noradrenalin) reicht (Cruickshank und Dyer 2009). Das hohe Abhängigkeitspotenzial ist möglicherweise aber nicht nur über die dopaminerge Wirkung zu erklären: Insbesondere zeigt sich in neueren Arbeiten, dass eine Interaktion von Methamphetamin mit dem endogenen Opiat-System des Körpers stattfindet (Chiu et al. 2006), was ebenfalls zu einem erheblichen Anteil an der Modulation des mesolimbischen Belohnungssystems beiträgt (Ford et al. 2006) und folglich durch Methamphetamin verstärkt wird.

1.2.2 Pharmakokinetik

Methamphetamin wird durch die zusätzliche Methylgruppe schneller im ZNS wirksam als Amphetamin. Die schnellere Anflutung und der schnellere Übertritt durch die Blut-Hirn-Schranke, was mit einem höheren Euphoriceerleben assoziiert ist, sind u. a. für das erhöhte Suchtpotenzial verantwortlich, da die erlebte Wirkung der Droge durch schnelleren Wirkungseintritt stärker mit dem Einnahmevorgang assoziiert wird. Zudem bewirkt die modifizierte Molekülstruktur eine mindestens doppelt höhere biologische Wirksamkeit im Vergleich zu Amphetamin, bei jedoch vergleichbarer Ausprägung der Nebenwirkungen (Iversen 2005). Die begrenzte Dosiseinnahme von Amphetamin, die durch körperliche Nebenwirkungen bestimmt ist, spielt daher beim Methamphetamin eine im Verhältnis kleinere Rolle, was oft zu deutlich intensiveren und aufgrund der höheren Halbwertszeit von 10–30 Stunden auch zu längeren Rauschverläufen führt. Methamphetamin wird hauptsächlich in der Leber zu seinen Metaboliten verstoffwechselt, wobei in der Folge bis zu 50 % des ursprünglichen Methamphetamins über die Niere ausgeschieden werden. Über eine Akkumulation bei regelmäßigem Konsum ist ein Nachweis im Urin bis zu drei bis vier Tage nach Konsum eine sichere Nachweismethode. Rauchen ist die häufigste Methode der Methamphetamin-Einnahme und führt, neben der i. v.-Einnahme, zu einem fast sofortigen Wirkeintritt. Die nasale oder orale Einnahme hingegen führen zu einem verzögerten Wirkeintritt und haben eine Wirkdauer von 8 bis 12 Stunden (Meredith et al. 2005). Die orale Bioverfügbarkeit ist über das Rauchen ebenfalls deutlich erhöht im Vergleich zur oralen Einnahme (90,3 % vs. 67 %; Caldwell et al. 1972).

1.3 Synthese

Insgesamt bestehen mehrere Möglichkeiten der Synthese von Methamphetamin. In Europa sind fünf häufig verwendete Synthesewege beschrieben. Die heutzutage wohl häufigste Herstellungsform findet über die Erkältungszusatzmittel Ephedrin oder Pseudoephedrin statt: Hierbei wird das S-Enantiomer von Methamphetamin meist durch Reduktion von Ephedrin oder von Pseudoephedrin mit Iodwasserstoffsäure und rotem Phosphor hergestellt. Zwei weitere Synthesewege auf Basis von Ephedrin und Pseudoephedrin beinhalten deren Reduktion durch Lithium und Ammoniak, sowie durch Phosphinsäure und Iod. Diese drei Synthesewege stellen einfache, einschrittige Reaktionen dar. Sowohl Ephedrin wie Pseudoephedrin sind kommerziell erhältlich und werden in einigen Arzneimitteln verwendet. Ephedrin kann auch aus Pflanzen wie z. B. der Ephedra vulgaris L. extrahiert werden (in der chinesischen Medizin bekannt als „Ma Huang"). Diese verfahren sind in Zentraleuropa (Deutschland, Tschechien, Polen) die häufigsten Verfahren (EMCDDA 2014).

Zwei weitere Herstellungsmöglichkeiten bedienen sich der Ausgangssubstanz 1-Phenyl-2-propanon, zum einen über die sogenannte

„Leuckart-Route" (Hydrolisierung) oder reduktive Aminierung. Diese Verfahren finden hauptsächlich Anwendung außerhalb Europas, so z. B. in China und Russland, vereinzelt jedoch auch in Europa (EMCDDA 2014).

Zahlreiche mehr oder weniger professionelle Schritt-für-Schritt-Anleitungen zur Methamphetaminherstellung kursieren im Internet, darüber hinaus gibt es mehrere Bücher, die eine detaillierte Anleitung enthalten (Fester 2009), jedoch stellt dieser einfache Zugang ein Risiko dar, da er die Schwelle zur Synthese dieser Gesundheitsschädigenden Substanzen deutlich herabsetzt.

1.4 Medizinische Anwendung von Methamphetamin

Im Rahmen des Einsatzes von Amphetamin-Inhalatoren zur symptomatischen Behandlung von Erkältungen (siehe Abschn. 2.1), wurde auch Methamphetamin eingesetzt (Wyamine®-Inhaler). Seit dem Verbot zentral wirksamer Substanzen in Inhalatoren durch die Food and Drug Administration (FDA) im Jahr 1959, sind in den USA nur noch Inhalatoren erhältlich, die Amphetaminderivate enthalten, die lediglich auf den Noradrenalinhaushalt des *peripheren* Nervensystems wirken und damit das Suchtpotenzial stark erniedrigt ist oder gänzlich fehlt. Dennoch gibt es auch heute noch Inhalatoren, die Metamphetamin enthalten: So enthält beispielsweise der aktuell gebräuchliche Vicks®-Inhaler 50 mg Methamphetamin (als Inhaltsstoff auf dem Etikett ‚Desoxyephedrine' genannt). Hierbei handelt es sich jedoch um das peripher wirksame L-Methamphetamin, welches keine zentralnervösen Wirkungen besitzt. Dennoch kann die Verwendung dieses Inhalers zu Konflikten mit dem Gesetz führen, sofern die Drogen(schnell)tests nicht zwischen der D- und L-Form des Methamphetamins unterscheiden (Iversen 2005).

In den USA wird Methamphetamin weiterhin medizinisch eingesetzt. Indikationen umfassen dabei den Einsatz bei Aufmerksamkeitsdefizit-/Hyperaktivitätsstörung (ADHS) oder Adipositas z. B. als Desoxyn® (Recordati Rare Diseases Inc 2013).

2 Sozialwissenschaftlich-epidemiologische Perspektive

2.1 Entdeckungs- und Sozialgeschichte

Der Startschuss der „Erfolgsgeschichte" der Amphetamine, so auch Methamphetamin, sind die Inhalatoren der frühen 1930er-Jahre, welche als Benzedrin®-Inhalatoren, in diesem Fall Amphetamin als Wirksubstanz, zur symptomatischen Therapie von Erkältungen eingesetzt wurden. Kurz darauf, als Antwort auf die starke Nachfrage, die vielleicht weniger dem Abschwellen der Nasenschleimhäute geschuldet war, als vielmehr den euphorisierenden und subjektiv leistungssteigernden Effekten der Amphetamine, erschienen zahlreiche weitere Inhalatoren mit Amphetaminen, darunter auch Methamphetamin z. B. als Inhaltstoff in dem Inhalator der Firma Burroughs Wellcome.

Kurz nachdem Amphetamin 1939 als Mittel gegen Übergewicht in den USA zugelassen wurde, folgte einige Jahre später Methamphetamin mit derselben Indikation. Amphetamine zur Gewichtsreduktion führten zu einer enorm hohen Absatzrate: 1948 wurden in den USA zur Behandlung der Adipositas in 90 % der Fälle Amphetamine eingesetzt (Grinspoon und Hedblom 1976). Bereits früh konnte gezeigt werden, dass sich die gewichtsreduzierenden Eigenschaften, die im Wesentlichen auf einen reduzierten Appetit zurückzuführen sind, nur in den ersten Monaten der Behandlung bestanden und sich die Amphetaminwirkung nach mehrmonatiger Behandlung diesbezüglich abnutzte (Adlersberg und Mayer 1949; Gelvin und Mc 1949). Dennoch wurden Amphetamine in der Behandlung der Adipositas weiter hochfrequent verschrieben und zahlreiche Amphetaminderivate wurden zusätzlich mit dieser Indikation zugelassen, alle in ihrer Wirkung stark vergleichbar (Iversen 2005).

Der Beginn des 2. Weltkrieges fiel zeitlich mit der Einführung von Methamphetamin als Medikament zusammen. Systematische Studien zur Wirksamkeit von Methamphetamin lagen zu dieser Zeit noch nicht vor, jedoch der klinische und insbesondere subjektive Eindruck von Leistungssteigerung und erhöhtem Durchhaltevermögen. Dies führte dazu, dass die Wehrmacht des 3. Reiches die Substanz ohne größer angelegte Studien zur Leistungsfähigkeit bei Soldaten der Wehrmacht unter dem Namen „Pervitin" in Tablettenform einsetzte. Die Einnahme erfolgte bedarfsorientiert und ohne strenge Restriktion oder genaue Einnahmeempfehlungen, was zu einem regelrecht epidemischen Methamphetaminkonsum der deutschen Soldaten zwischen 1939 und 1940 führte (10 Mio. Tabletten (3 mg) in einem Jahr, entsprechend ca. 10 Tabletten/Mann/Monat, (Rasmussen 2015)). Nachdem deutlich wurde, dass dieser Konsum ein hohes Missbrauchspotenzial und die längere Einnahme in hohen Dosen entsprechende Komplikationen mit sich brachte, wurde die Abgabe 1942 strenger reguliert und der Gebrauch ging stark zurück.

Just als Methamphetamin von deutscher Seite reguliert wurde und auf die Liste gefährlicher Narkotika mit hohem Suchtpotenzial gelangte, begannen die Alliierten nach systematischen Tests zur Leistungsfähigkeit, 1942 Amphetamin (nicht Methamphetamin) im militärischen Kontext einzusetzen. Erst gegen Ende des Krieges relativierte sich das Kosten-Nutzen-Verhältnis der Substanzen zu Ungunsten der Amphetamine. Dies geschah im Zuge der mittlerweile vielfach bestätigten Beobachtung, dass sich die leistungssteigernden Effekte der Amphetamine auf ein sehr schmales Spektrum im Bereich der Leistungsfähigkeit erstrecken und die subjektiv empfundenen Leistungssteigerungen nicht den tatsächlichen Leistungen entsprechen.

Erst in den 60er-Jahren erfolgten erste systematische Studien zum Missbrauchspotenzial von Amphetaminen, welche zeigten, dass sich nach initial medizinischem Gebrauch von Amphetamin häufig ein Missbrauch oder eine Abhängigkeit einstellten (Brandon und Smith 1962; Kiloh und Brandon 1962).

In den letzten zwanzig Jahren hat der Gebrauch von Amphetaminen im medizinischen Kontext wieder stark zugenommen. Insbesondere im Rahmen der Behandlung von ADHS, in erster Linie bei Kindern, jedoch zunehmend auch bei ADHS des Erwachsenenalters (Rasmussen 2008; Drug Enforcement Administration 2014), werden sowohl Amphetamin als auch Methamphetamin eingesetzt (siehe „Medizinische Anwendungen").

2.2 Handelspreis

Der Handelspreis schwankt regional abhängig stark. Nahe den tschechischen Grenzgebieten oder in der Tschechischen Republik selbst findet sich ein deutlich niedrigerer Preis als in Gebieten die weiter entfernt von den Produktionsstätten liegen. Der durchschnittliche Preis in Europa liegt derzeit für ein Gramm zwischen 15 € und 66 € (EMCDDA 2016). In den USA sind die Preise für Methamphetamin ebenfalls regional stark schwankend, tendenziell eher günstiger als in Europa.

2.3 Gebrauchsformen und -kontexte

Methamphetamin ist aufgrund seiner hohen weltweiten Prävalenz und der schwerwiegenden langfristigen körperlichen Nebenwirkungen zu einem globalen Gesundheitsproblem geworden. Auch in Deutschland hat die Verbreitung von Methamphetamin in den letzten Jahren zugenommen, wobei sich hinsichtlich der Verbreitung regional starke Unterschiede zeigen. In den grenznahen Gebieten zu der Tschechischen Republik lag der Anteil substanzbezogener Störungen im Hinblick auf Methamphetamin nahezu zehnmal höher als in der Bundesstichprobe (Pabst et al. 2013; Piontek et al. 2013). Die Sicherstellungsfälle von Methamphetamin in Deutschland erhöhten sich vom Jahr 2006 (Beginn der Erfassung) bis 2014 von 416 auf 3905 Fälle, in Kilogramm entspricht das einem Anstieg von 11 kg auf 73 kg (BKA 2014). In den Ländern Slowakei, Lettland, Litauen und der Tschechischen Republik ist Methamphetamin das am häufigsten sichergestellte Stimulans (Vergleiche z. B. Deutschland und Skandinavien: Amphetamin; Frankreich, Spanien, Italien und Großbritannien: Kokain; Rumänien und Türkei: MDMA) (EMCDDA 2016). Die überwiegende Mehrzahl der europäischen Produktionsstätten für Methamphetamin befindet sich weiterhin in der Tschechischen Republik, in der zunächst meist kleine, lokal versorgende Produktionsstätten aufgedeckt wurden, in den letzten Jahren jedoch zunehmend auch größere Produktionsstätten im Zusammenhang organisierter Kriminalität. Im Jahr 2013 entfielen von den 294 aufgedeckten Methamphetamin-Produktionsstätten in Europa allein 261 auf die Tschechische Republik (EMCDDA 2016).

Zunächst primär als Partydroge konsumiert ist die Substanz mittlerweile auch weit verbreitet zur Leistungssteigerung am Arbeitsplatz als auch bei Schülern und Studenten: In einer Studie des Zentrums für Interdisziplinäre Suchtforschung (ZIS) der Universität Hamburg gaben knapp 50 % der Befragten an, Crystal Meth auch zur beruflichen Leistungssteigerung zu nutzen, wobei der häufigste Anlass (ca. 60 %) die Einnahme in der Freizeit ist (Piontek et al. 2013). Anlass zur Besorgnis gibt insbesondere der Methamphetaminkonsum innerhalb der Subgruppe homosexueller Konsumenten, in Kombination mit risikoreichem Sexualverhalten („Chem-Sex-Parties", „Slamming-Parties") aufgrund der Gefahr einer Verbreitung von Infektionskrankheiten (EMCDDA 2015). Trotz der potenziell lebensbedrohlichen langfristigen Nebenwirkungen stellt Methamphetamin eine vor allem billige Alternative zu anderen Stimulantien dar (Preis in Europa ca. 10–40 € pro Gramm, vergleiche Kokain: 50–70 €) (EMCDDA 2016). Die genaue Verbreitung sowie Menge und Frequenz des Konsums von Crystal Meth in Deutschland sind jedoch weiterhin unklar. Der 2012 durchgeführte epidemiologische Suchtsurvey ermittelte eine 12-Monatsprävalenz von 0,7 % für Amphetaminkonsum in Deutschland, wobei hier nicht zwischen Amphetamin und Methamphetamin unterschieden wurde. Einen Missbrauch von Amphetaminen zeigten laut dieser Arbeit 0,2 % der Befragten, weitere 0,1 % erfüllten die Kriterien für eine Abhängigkeit (Pabst et al. 2013). Eine Trennung der Amphetamintypen in zukünftigen Erhebungen erscheint aufgrund der unterschiedlichen Wirkung, des Abhängigkeitspotenzials, der Konsumenten und der damit unterschiedlichen gesellschaftlichen Bedeutung der Substanzen sinnvoll. Zahlen des Bundeskriminalamts zeigen eine deutliche Zunahme der Erstauffälligen Methamphetaminkonsumenten was für eine Zunahme der Bedeutung dieser Substanzklasse im Konsum illegaler Drogen spricht (Abb. 1).

2.4 Typische Dosis

Die typischerweise eingenommene Dosis im im Rahmen des illegalen Konsums schwankt abhängig von der Applikationsform, die großen Einfluss auf die Bioverfügbarkeit hat, sowie von der erwünschten Wirkung von Seiten des Konsumenten. Etablierte (User-)Plattformen wie Erowid (www.erowid.org) geben je nach Applikationsform als Dosisbereich mit schwacher Wirkung 5–15 mg, mittlerer Wirkung 10–30 mg, sowie starker Wirkung 30–60 mg an. Diese Werte dienen jedoch nur einer groben Orientierung, die eigentliche Wirkung fällt je nach Metabolismus, Körpergewicht (Verteilungsvolumen), Gewöhnung an die Substanz, Applikationsform und Reinheitsgehalt des Produktes stark unterschiedlich aus.

Die typische Dosis von Methamphetamin als Medikation (Desoxyn®) in der Anwendung bei ADHS liegt bei initial 5 mg bis zu 25 mg täglich. In der Anwendung bei Adipositas liegt die Dosis üblicherweise bei 5 mg täglich (Recordati Rare Diseases Inc 2013).

2.5 Risiko Schwarzmarkt und typisch vorgefundene Reinheit

Wie bei allen illegal auf dem Schwarzmarkt verfügbaren Substanzen, bestehen auch bei Methamphetamin entsprechende Risiken, beispielsweise bezüglich eines schwankenden Reinheitsgehalts der Substanz. Dieser liegt derzeit (Stand: Jahr 2016) bei Methamphetamin in Europa mit Werten zwischen 28 % und 67 % vergleichsweise hoch (Vergleiche Amphetamin 12–27 %, Kokain 36–50 %) (EMCDDA 2016).

2.6 Risiken und Nebenwirkungen

2.6.1 Neurotoxizität und Neurokognitive Veränderungen bei chronischem Methamphetaminkonsum

Chronischer Methamphetamin-Konsum führt zu erheblichen neurotoxisch bedingten Veränderungen im serotonergen und noradrenergen Neurotransmit-

Abb. 1 Erstauffällige Konsumenten für Amphetamin, Methamphetamin und MDMA im Vergleich (BKA 2014)

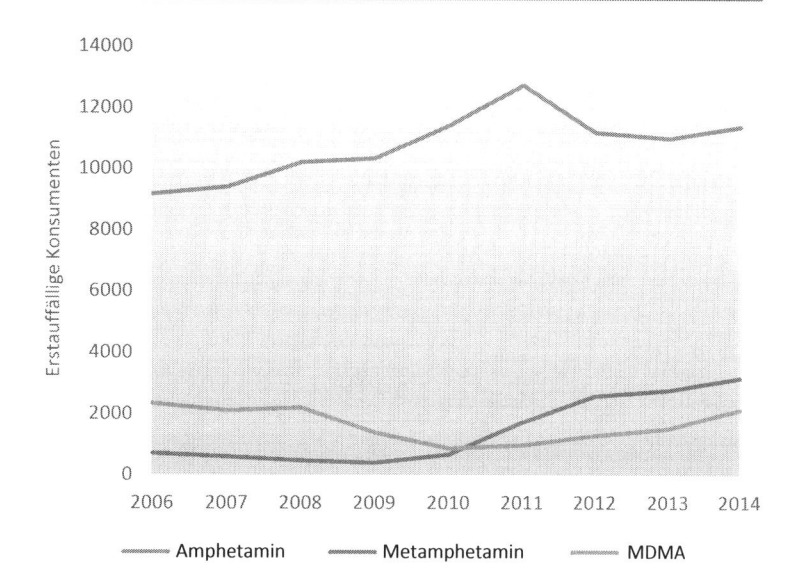

tersystem, was zu einem irreversiblen Verlust von Nervenzellen führen kann (Cho und Melega 2002). Eine Hypothese für den Zelluntergang ist, dass die erhöhte Konzentration der Neurotransmitter, insbesondere von Dopamin, zu erhöhten freien Radikalen und oxidativem Stress führen (Berman et al. 2008). Untersuchungen im Rahmen von Positronenemissionstomographie-Untersuchungen (PET) und funktioneller Magnetfeldresonanztomografie (fMRI) bei Methamphetamin-Konsumenten zeigten u. a. eine reduzierte striatale Dopamin- und Serotonintransporterdichte (Volkow et al. 2001c; Sekine et al. 2006). Diese spezifischen Veränderungen scheinen auch im Zusammenhang mit entsprechenden kognitiven und Verhaltensänderungen, wie zum Beispiel Gedächtnisstörungen und psychomotorischen Koordinationsstörungen (Dopamin) sowie erhöhten aggressiven Verhaltensweisen (Serotonin) zu stehen. Weiterhin zeigen sich auch strukturelle zerebrale Veränderungen bei chronischen Methamphetamin-Konsumenten wie eine reduzierte weiße Substanz, oder auch Volumenminderung im cingulären Cortex und limbischen System sowie einer spezifischen hippocampalen Volumenminderung (Thompson et al. 2004). Korrespondierend zur Abnahme im Volumen spezifischer Hirnareale konnte ebenfalls eine Minderaktivierung des Glukosestoffwechsels im medialen Präfrontalcortex (mPFC) und cingulären Cortex und eine Überaktivierung in der Amygdala, im ventralen Striatum und im lateralen orbitofrontalen Cortex (OFC) festgestellt werden (London et al. 2004). Entsprechend zeigten sich bei längerer Abstinenz eine Reversibilität der genannten Befunde (Volkow et al. 2001; Berman et al. 2008).

Chronischer Methamphetaminkonsum führt zu Veränderungen in diversen neurokognitiven Domänen, mit besonders starken negativen Auswirkungen bei jungen Konsumenten (Dean et al. 2013). Neben Alter scheinen weitere Faktoren wie Ausbildungsgrad und Genotyp einen Einfluss auf das Ausmaß der kognitiven Einschränkungen nach Methamphetamin-Konsum zu haben (Dean et al. 2013). In einer metaanalytischen Auswertung von 18 Studien zeigten sich bei Methamphetamin-abhängigen Patienten mittlere Effekte hinsichtlich der Einschränkung insbesondere des episodischen Gedächtnisses, der Exekutivfunktionen, der Informationsverarbeitungsgeschwindigkeit und psychomotorischer Funktionen. Geringe Einschränkungen konnten für das Aufmerksamkeit- und Arbeitsgedächtnis sowie Sprachfunktionen festgestellt werden (Scott et al. 2007). Diese Veränderungen konnten auch in einer Reihe von fMRT-Untersuchungen verifiziert werden (Aron und Paulus 2007). So zeigten sich beispielsweise im fMRT bei gleichzeitiger Durchführung von Lernaufgaben eine reduzierte Aktivität des PFC (Salo et al. 2013), der anterioren Insula und des anterioren cingulären Kortex (Nestor et al. 2011).

Auch auf Ebene der dopaminergen Neurotransmission zeigen sich entsprechende Veränderungen: In einer PET-Untersuchung an Affen konnte nachgewiesen werden, dass die spezifischen Veränderungen im Lernverhalten vor- und nach Methamphetamingabe mit einer veränderten Verfügbarkeit von Dopaminrezeptoren (Typ D2) im Striatum korrelierten (Groman et al. 2012). Auch hinsichtlich Prozessen der Entscheidungsfindung konnte in mehreren Arbeiten (u. a. Paulus et al. 2003) nachgewiesen werden, dass im Vergleich zu Kontrollprobanden Methamphetamin-Konsumenten eine geringe Aktivität im dorsolateralen PFC (dlPFC) und rechten OFC aufweisen (in einem „two-prediction choice"). Interessanterweise zeigte sich das Ausmaß der frühzeitigen funktionellen Veränderungen als signifikanter Prädiktor für einen Rückfall im Follow-Up (Paulus et al. 2005).

Zusammenfassend zeigen sich erhebliche Veränderungen in verschiedenen neurokognitiven Domänen bei Methamphetamin-Konsumenten, deren neurobiologisches Korrelat darauf hinweisen, dass eine Veränderung in der dopaminergen Neurotransmission bei gleichzeitiger klinischer Bedeutsamkeit hinsichtlich der Rückfallraten eine entscheidende Rolle für die Entstehung und Aufrechterhaltung der Methamphetamin-Abhängigkeit darstellen (Courtney und Ray 2014).

2.6.2 Organische Veränderungen durch Methamphetaminkonsum

Die somatischen Komplikationen einer Methamphetaminabhängigkeit sind vielfältig, insbesondere internistische und neurologische Komplikationen können durch Myokardinfarkt, kardiale Rhythmusstörungen, Rhabdomyolyse oder Hirnblutungen (bedingt durch hypertensive Krisen) und Krampfanfälle, sowie durch Suizide und Unfälle unter Methamphetamineinfluss letal enden (Herbeck et al. 2015). Klinisch werden insbesondere bei langfristigem und regelmäßigem Konsum eine deutliche Kachexie und Infektionsanfälligkeit auffällig. Erst in den letzten Jahren wurde immer deutlicher, dass die Infektionsanfälligkeit nicht nur ein Sekundäreffekt von vernachlässigender Lebensführung bei Substanzabhängigkeit ist, sondern auch das Immunsystem selbst durch regelmäßigen Konsum von Methamphetamin erhebliche Veränderungen durchläuft, welche sich in einer deutlich gesteigerten Rate verschiedener Infektionserkrankungen zeigen kann und was nicht nur durch potenziell gefährliches Verhalten der Konsumenten bedingt ist (MRSA, opportunistische Pilzerkrankungen, HIV). Ursächlich wird hierbei angenommen, dass pro-inflammatorische Prozesse gesteigert und die natürliche Immunantwort geschwächt werden (Salamanca et al. 2014). Die durch Methamphetamin bedingte Neurotoxizität wird zunehmend auch auf molekularer Ebene besser verstanden: So werden durch dauerhaften Konsum von Methamphetamin proinflammatorische Prozesse mit konsekutiver Gliose und Apoptose angestoßen (Yu et al. 2015). Hierzu zählt die Schädigung der Blut-Hirn- Schranke, insbesondere im Hippocampus, was zu einer erhöhten Permeabilität der Blut-Hirn-Schranke und damit einer erhöhten Anfälligkeit des ZNS für (mikrobielle) Toxine führt. Der chronische Konsum kann sich auf vielfältige Organsysteme auswirken und Folgeerkrankungen wie u. a. eine Niereninsuffizienz, Magenulcera, Hautentzündungen, die Destruktion der Schleimhäute und auch verstärkte Karies („Meth-Mund") verursachen. Letztere beruht u. a. auf einer Kalzifizierungsstörung der Zähne, die damit zur Brüchigkeit führt. Allerdings muss hierbei auf die Verdeutlichung von Seiten diverser Aufklärungskampagnen hingewiesen werden, die sich dieser Auswirkung als besonders abschreckendes Beispiel bedienen. Nicht zuletzt hat Karies bei exzessivem Drogenkonsum in erster Linie mit mangelnder Zahnhygiene zu tun, die auch bei Exzessivem Konsum anderer Drogen auftritt und zu einem entsprechenden Zahnstatus führt. Auch hat Methamphetamin einen erheblichen Einfluss auf die Kortisol-Stress-Achse (Zuloaga et al. 2015), die in Zusammenhang mit Abhängigkeit und Rückfallverhalten zu stehen scheint (Kiefer und Wiedemann 2004; Hillemacher et al. 2007): Methamphetaminkonsum induziert über eine Veränderung der Expression von Proteinen die Glukokortikoidsynthese. Diese steht im Mausmodell im Zusammenhang mit erhöhtem Suchtverhalten was durch eine medikamentöse Blockade (Kortisolsyntheseblocker) positiv beeinflusst werden kann. Eine Übertragung dieses Therapieansatzes auf den Menschen ist derzeit Forschungsgegenstand (Zuloaga et al. 2015).

2.6.3 Psychische Veränderungen : Akute Intoxikation, Entzugssyndrom, Abhängigkeit

Methamphetamin ist durch seine Wirkweise ein starkes ZNS-Stimulans. In niedrigen Dosierungen (5–30 mg/Tag) führt es zu Erregung, Euphorie, Tachykardie, reduziertem Appetit, reduzierter Müdigkeit, kurzfristiger kognitiver Leistungssteigerung und Temperatursteigerung (Cruickshank und Dyer 2009). In höheren Dosierungen führt es, insbesondere bei häufigem Konsum in kurzer Zeit und Schlafdeprivation, häufig zu psychotischen Rauschverläufen (Amphetamin-Psychose) und kann in der Folge auch längere psychotische Episoden, im Sinne einer drogeninduzierten Psychose, auslösen (Ujike und Sato 2004; Hermens et al. 2009). Die sogenannte Amphetamin-Psychose mit einer Prävalenz von bis zu 40 % bei den Konsumenten, ist klinisch gekennzeichnet durch starke Unruhe, Fremdaggressivität sowie Halluzinationen verschiedener Sinnesqualitäten (Glasner-Edwards und Mooney 2014). Insbesondere die Differenzialdiagnostik zu anderen psychotischen Erkrankungen ist häufig schwierig.

Durch den schnellen Beginn der Wirkung finden auch sehr schnell entsprechende synaptische Anpassungsprozesse statt (Down-Regulation der Rezeptoren; Barr et al. 2006). Hieraus erklären sich auch die erheblichen Entzugssymptome mit Angstzuständen, Aggressivität, Irritabilität, und starkem Craving (Meredith et al. 2005). Im Rahmen exzessiven Konsums von Methamphetamin kann es zu langen, mehrtägigen Phasen von Schlafkarenz und gleichzeitiger ausgeprägter körperlicher Aktivität kommen. Dies kann bis zu völliger Erschöpfung und einem konsekutiven Rebound-Phänomen mit Hypersomnie führen. Insbesondere der für Methamphetamin typische „Binge-Konsum", also der hochfrequente Konsum innerhalb einer Konsumreihe, führt zu einer hohen Wahrscheinlichkeit des Auftretens psychiatrischer Komplikationen. Hiermit verbunden zeigen sich häufig depressive Symptome bis hin zu Suizidalität. Entgiftungen von Methamphetamin können sich teilweise mit sehr schwerer psychomotorischer Unruhe darstellen. Insbesondere die schwere depressive Symptomatik steht im Rahmen des Entzugssyndroms im Mittelpunkt (Zorick et al. 2010). Die Dauer des Entzugssyndroms kann von Tagen über protrahierte Verläufe mit wochenlanger Symptomatik anhaltend sein und steht in starkem Zusammenhang mit Menge und Dauer der Einnahme.

Klinisch können (Meth-)Amphetaminkonsumenten bezüglich ihres Konsumverhaltens und des Verlaufs des Missbrauchs und der Abhängigkeit von Methamphetamin in Gelegenheitskonsumenten (Ziel: Leistungssteigerung) bzw. chronische oder episodische Konsumenten mit teilweise exzessivem Suchtverhalten unterteilt werden, die sich meist erheblich in ihrem klinischen Phänotyp unterscheiden (Herman-Stahl et al. 2007; McKetin et al. 2008). Während Gelegenheitskonsumenten zumeist ein hohes Funktionsniveau aufrechterhalten können, teilweise mit stabilem Konsummuster, tritt hingegen unter exzessivem Konsum unter den Konsumierenden von (Meth-)amphetamin eine Toleranzentwicklung mit entsprechend massiver Dosiserhöhung auf, begleitet von körperlichen Komplikationen (Iversen 2005).

Zusammenfassend stellt Methamphetamin mit seinen vielfältigen psychiatrischen und neurologischen Nebenwirkungen und Langzeitschäden für Psychiaterinnen und Psychiater in den nächsten Jahren eine der bedeutsamsten illegalen Drogen dar (Rusyniak 2013).

2.7 Behandlung Methamphetamin-assoziierter Erkrankungen

2.7.1 Pharmakologische Behandlung

Kürzlich ist die S3-Leitlinie „Methamphetaminbezogene Störungen" veröffentlicht worden (Bundesministerium für Gesundheit und Bundesärztekammer (2016). Im Fokus der Leitlinie stehen evidenzbasierte Aussagen zur Wirksamkeit von medikamentösen und psychotherapeutischen Interventionen hinsichtlich Akut- als auch Postakutbehandlung. Eine Methamphetamin-Entzugsbehandlung sollte hiernach stationär erfolgen und mindestens drei Wochen umfassen.

Medikamentös sollen Benzodiazepine (bei starker Unruhe, ggf. auch sedierende Antidepressiva) und bei psychotischen Symptomen atypische Antipsychotika, jedoch beide möglichst zeitlich limitiert, Anwendung finden wie oben Auch für die medikamentöse Unterstützung des Entzugs mit Dexamphetamin ret. sieht die Leitlinie eine Indikation nach Scheitern alternativer Strategien.

Aufgrund des massiven Abhängigkeitspotenzials und den damit einhergehenden neurobiologischen Veränderungen, wurde in den letzten Jahren versucht, pharmakologische Strategien in der Langzeitbehandlung der Methamphetamin-Abhängigkeit zu etablieren, wobei Substanzen untersucht wurden und werden, die Einfluss auf das serotonerge, dopaminerge, GABAerge und glutamaterge Neurotransmittersystem (Vocci und Appel 2007) und sogar auf das Opiatsystem haben (Brensilver et al. 2013). Zusammengefasst ist die Evidenz bezüglich der Wirksamkeit der pharmakologischen Therapiestrategien in der Langzeitbehandlung der Methamphetaminabhängigkeit schlecht: Therapieversuche mit Antidepressiva (Sertralin) und Antipsychotika (Aripiprazol) zeigten sich gegenüber Placebo sogar nachteilig hinsichtlich Craving und der Konsumhäufigkeit (Brensilver et al. 2013).

In insgesamt drei randomisierten, kontrollierten und doppelblinden Studien konnten hingegen positive Effekte für Methylphenidat, Bupropion, Mirtazapin und Naltrexon beschrieben werden, die zu einer reduzierten Konsumhäufigkeit führten (Jayaram-Lindstrom et al. 2004; Karila et al. 2010; Colfax et al. 2011).

Zudem konnten für Topiramat Hinweise für ein reduziertes Rückfallrisiko gefunden werden (Brensilver et al. 2013; Courtney und Ray 2014). Ebenso ergaben sich Hinweise, dass Naltrexon in der Rückfallprophylaxe bei (Meth)amphetamin-Abhängigkeit wirksam ist (Tiihonen et al. 2012; Comer et al. 2013).

In der S3-Leitlinie wird festgestellt, dass „bei Patienten mit moderatem, nicht täglichem Methamphetamin-Konsum ein Therapieversuch mit Bupropion unternommen werden kann". Für Sertralin, Modafinil und auch Amphetamine wird hingegen von einer Behandlung abgeraten wie oben Aufgrund der zunehmenden Relevanz der Methamphetamin-Abhängigkeit sind weitere Substanzen im Fokus klinischer Studien, insbesondere in Hinblick auf das dopaminerge, serotonerge und Opiat-System (Brensilver et al. 2013). Dennoch zeigt sich bisher am meisten positive Evidenz für eine Behandlung der Methamphetaminabhängigkeit mit kognitiver Verhaltenstherapie und psychoedukativen Maßnahmen (Thomasius et al. 2004).

2.7.2 Psychosoziale Therapien

Hinsichtlich der langfristigen Behandlung der Methamphetaminabhängigkeit werden verschiedene Empfehlungen mit unterschiedlicher Evidenz durch die S3-Leitlinie ausgesprochen: Bereits in der Entzugsbehandlung sollen zusätzlich Psychoedukation und optional psychotherapeutische Interventionen durchgeführt werden. Hinsichtlich der Postakutbehandlung der Methamphetaminabhängigkeit werden verschiedene Empfehlungen mit unterschiedlicher Evidenz durch die S3-Leitlinie gegeben: Zunächst sollte die Methamphetamin-Abstinenz das Therapieziel sein. Auch sollte eine Entwöhnung oder eine einjährige suchtbezogene Behandlung erfolgen. Die Einbindung von bedarfsspezifischen Selbsthilfegruppen und die Angehörigenarbeit als auch sozialarbeiterische Hilfe im Falle eines Rückfalls sollen hierbei integraler Bestandteil aller Angebote sein. Eine zentrale Rolle in der Langzeittherapie nimmt die Verringerung des Suchtdruckes (Craving) und damit des Rückfallrisikos ein. Daher soll allen Patienten ein bedarfs- bzw. motivationsgerechtes psychotherapeutisches Beratungs- bzw. Therapieangebot gemacht werden. Allerdings ist die Evidenz für spezifische Psychotherapieformen und Konzepten weiterhin begrenzt. Eine psychotherapeutische Behandlung wird in der S3-Leitlinie als Therapiemöglichkeit empfohlen wie oben.

In einem systematischen Review hinsichtlich kognitiv-behavioraler Therapieansätze in der spezifischen Behandlung der Methamphetaminabhängigkeit, zeigten diese akzeptable klinische Ergebnisse (KVT mit oder ohne „Motivational Interviewing" sowie Kontingenzmanagement, (Lee und Rawson 2008)). Wie durch Courtney und Kollegen (2014) jedoch zurecht diskutiert wird, muss bei diesen Arbeiten kritisch die langfristige Wirksamkeit hinterfragt werden, da insbesondere niedrige Teilnahme- und Fortführungsraten der KVT zu Selektionseffekten und damit falschpositiven Ergebnissen führen können (Baicy und London 2007).

2.8 Rechtslage

Methamphetamin unterliegt in Deutschland dem Betäubungsmittelgesetz, hierbei fällt es unter Anlage II, also in die Klasse der verkehrsfähigen, aber nicht verschreibungsfähigen Betäubungsmittel, die im Gegensatz zur Anlage I jedoch (derzeit) keine medizinische Anwendung finden (BMJV 2001). Der Grund, weshalb die Substanz nicht in Anlage I, also nicht verkehrsfähige Betäubungsmittel, eingeordnet wurde, besteht darin, dass Methamphetamin als Ausgangsstoff für weitere Arzneimittel dient. Die „nicht geringe Menge", also die Menge, ab deren Überschreitung eine Strafverfolgung zwangsläufig erfolgt, beläuft sich bei Methamphetamin auf 5 mg (gemeint ist hier die nicht-medizinische Form, vorliegend als Methamphetaminbase, entspricht 6,2 mg Methamphetaminhydrochlorid; BGH Urteil 2008). Dies bedeutet jedoch keine Straffreiheit bei geringeren Mengen, entscheidend ist diesbezüglich auch bei geringeren Mengen der Kontext des Eigengebrauchs und die Abwesenheit einer Fremdgefährdung (Patzak und Bohnen 2010). In den USA untersteht Methamphetamin der „Schedule II", also der Regulationsklasse, die Substanzen mit einem hohen Missbrauchspotenzial aufführt, deren Gebrauch zu schwerwiegender psychischer oder physischer Abhängigkeit führt und die als gefährlich eingestuft werden (Drug Enforcement Administration 2016).

2.9 Grad des wissenschaftlichen Erkenntnisstands

Methamphetamin ist hinsichtlich seiner Leistungssteigernden Effekte gut untersucht. Auch hinsichtlich der Wirkmechanismen scheint die Substanz bereits zu großen Teilen verstanden. Auch die Neurotoxizität wurde phänomenologisch gut beschrieben. Forschungsgegenstand sind dabei weiterhin die komplexen Zusammenhänge die der Neurotoxizität zu Grunde liegen, die hauptsächlich in tierexperimentellen Studien untersucht wurden. Des Weiteren werden derzeit pharmakologische und psychotherapeutische Möglichkeiten zur Behandlung methamphetaminbezogener Abhängigkeitserkrankungen beforscht.

Literatur

Adlersberg, D., & Mayer, M. E. (1949). Results of prolonged medical treatment of obesity with diet alone, diet and thyroid preparations, and diet and amphetamine. *Journal of Clinical Endocrinology and Metabolism, 9*(3), 275–284.

Aron, J. L., & Paulus, M. P. (2007). Location, location: Using functional magnetic resonance imaging to pinpoint brain differences relevant to stimulant use. *Addiction, 102*(Suppl 1), 33–43.

Baicy, K., & London, E. D. (2007). Corticolimbic dysregulation and chronic methamphetamine abuse. *Addiction, 102*(Suppl 1), 5–15.

Barr, A. M., Panenka, W. J., MacEwan, G. W., Thornton, A. E., Lang, D. J., Honer, W. G., et al. (2006). The need for speed: An update on methamphetamine addiction. *Journal of Psychiatry and Neuroscience, 31*(5), 301–313.

Berman, S., O'Neill, J., Fears, S., Bartzokis, G., & London, E. D. (2008). Abuse of amphetamines and structural abnormalities in the brain. *Annals of the New York Academy of Sciences, 1141*, 195–220.

Berman, S. M., Voytek, B., Mandelkern, M. A., Hassid, B. D., Isaacson, A., Monterosso, J., et al. (2008). Changes in cerebral glucose metabolism during early abstinence from chronic methamphetamine abuse. *Molecular Psychiatry, 13*(9), 897–908.

BKA. (2014). Synthetische Drogen auf dem Vormarsch – Drogenbeauftragte der Bundesregierung und BKA-Präsident stellen die Rauschgiftlage und die Zahlen der Drogentoten 2014 vor. Bundeskriminalamt.

BMJV. (2001). Gesetz über den Verkehr mit Betäubungsmitteln (Betäubungsmittelgesetz – BtMG) Anlage II (zu § 1 Abs. 1, verkehrsfähige, aber nicht verschreibungsfähige Betäubungsmittel). B. d. J. u. f. Verbraucherschutz.

Brandon, S., & Smith, D. (1962). Amphetamines in general practice. *The Journal of the College of General Practitioners, 5*, 603–606.

Brensilver, M., Heinzerling, K. G., & Shoptaw, S. (2013). Pharmacotherapy of amphetamine-type stimulant dependence: An update. *Drug and Alcohol Review, 32*(5), 449–460.

Caldwell, J., Dring, L. G., & Williams, R. T. (1972). Metabolism of (14 C)methamphetamine in man, the guinea pig and the rat. *Biochemical Journal, 129*(1), 11–22.

Chiu, C. T., Ma, T., & Ho, I. K. (2006). Methamphetamine-induced behavioral sensitization in mice: Alterations in mu-opioid receptor. *Journal of Biomedical Science, 13*(6), 797–811.

Cho, A. K., & Melega, W. P. (2002). Patterns of methamphetamine abuse and their consequences. *Journal of Addictive Diseases, 21*(1), 21–34.

Ciccarone, D. (2011). Stimulant abuse: Pharmacology, cocaine, methamphetamine, treatment, attempts at pharmacotherapy. *Primary Care, 38*(1), 41–58. v-vi.

Colfax, G. N., Santos, G. M., Das, M., Santos, D. M., Matheson, T., Gasper, J., et al. (2011). Mirtazapine to reduce methamphetamine use: A randomized controlled trial. *Archives of General Psychiatry, 68*(11), 1168–1175.

Comer, S. D., Mogali, S., Saccone, P. A., Askalsky, P., Martinez, D., Walker, E. A., et al. (2013). Effects of acute oral naltrexone on the subjective and physiological effects of oral D-amphetamine and smoked cocaine in cocaine abusers. *Neuropsychopharmacology, 38*(12), 2427–2438.

Courtney, K. E., & Ray, L. A. (2014). Methamphetamine: An update on epidemiology, pharmacology, clinical phenomenology, and treatment literature. *Drug and Alcohol Dependence, 143*, 11–21.

Cruickshank, C. C., & Dyer, K. R. (2009). A review of the clinical pharmacology of methamphetamine. *Addiction, 104*(7), 1085–1099.

Drug Enforcement Administration. (2016). Drug scheduling. Drug Enforcement Administration. Virginia, USA: Springfield.

Dean, A. C., Groman, S. M., Morales, A. M., & London, E. D. (2013). An evaluation of the evidence that methamphetamine abuse causes cognitive decline in humans. *Neuropsychopharmacology, 38*(2), 259–274.

Die Drogenbeauftragte der Bundesregierung, Bundesministerium für Gesundheit (BMG) and Bundesärztekammer (BÄK). (2016). S3-Leitlinie Methamphetamin-bezogene Störungen, Konsultationsfassung.

Drug Enforcement Administration. (2014). Final adjusted aggregate production quotas for schedule I and II controlled substances and assessment of annual needs for the list I chemicals ephedrine, pseudoephedrine, and phenylpropanolamine for 2013. DEA. Virginia, USA: Springfield.

EMCDDA. (2014). *Exploring methamphetamine trends in Europe*. Luxembourg: Publications Office of the European Union.

EMCDDA. (2015). European drug report. EMCDDA.

EMCDDA. (2016). European drug report. EMCDDA.

Fester. (2009). *Secrets of methamphetamine manufacture*. Green Bay: Festering Publications.

Ford, C. P., Mark, G. P., & Williams, J. T. (2006). Properties and opioid inhibition of mesolimbic dopamine neurons vary according to target location. *The Journal of Neuroscience, 26*(10), 2788–2797.

Gelvin, E. P., & Mc, G. T. (1949). Dexedrine and weight reduction. *New York State Journal of Medicine, 49*(3), 279–282.

Glasner-Edwards, S., & Mooney, L. J. (2014). Methamphetamine psychosis: Epidemiology and management. *CNS Drugs, 28*(12), 1115–1126.

Grinspoon, L., & Hedblom, P. (1976). *Speed culture: Amphetamine use and abuse in America*. Cambridge, MA: Harvard University Press.

Groman, S. M., Lee, B., Seu, E., James, A. S., Feiler, K., Mandelkern, M. A., et al. (2012). Dysregulation of D (2)-mediated dopamine transmission in monkeys after chronic escalating methamphetamine exposure. *The Journal of Neuroscience, 32*(17), 5843–5852.

Herbeck, D. M., Brecht, M. L., & Lovinger, K. (2015). Mortality, causes of death and health status among methamphetamine users. *Journal of Addictive Diseases, 34*(1), 88–100.

Herman-Stahl, M. A., Krebs, C. P., Kroutil, L. A., & Heller, D. C. (2007). Risk and protective factors for methamphetamine use and nonmedical use of prescription stimulants among young adults aged 18 to 25. *Addictive Behaviors, 32*(5), 1003–1015.

Hermens, D. F., Lubman, D. I., Ward, P. B., Naismith, S. L., & Hickie, I. B. (2009). Amphetamine psychosis: A model for studying the onset and course of psychosis. *The Medical Journal of Australia, 190*(4 Suppl), S22–S25.

Hillemacher, T., Kornhuber, J., & Bleich, S. (2007). Neurobiological mechanisms and pharmacological treatment options for alcohol craving. *Fortschritte der Neurologie-Psychiatrie, 75*(1), 26–32.

Homer, B. D., Solomon, T. M., Moeller, R. W., Mascia, A., DeRaleau, L., & Halkitis, P. N. (2008). Methamphetamine abuse and impairment of social functioning: A review of the underlying neurophysiological causes and behavioral implications. *Psychological Bulletin, 134*(2), 301–310.

Iversen, L. (2005). *Speed, ecstasy, ritalin*. Oxford: Oxford University Press.

Jayaram-Lindstrom, N., Wennberg, P., Hurd, Y. L., & Franck, J. (2004). Effects of naltrexone on the subjective response to amphetamine in healthy volunteers. *Journal of Clinical Psychopharmacology, 24*(6), 665–669.

Karila, L., Weinstein, A., Aubin, H. J., Benyamina, A., Reynaud, M., & Batki, S. L. (2010). Pharmacological approaches to methamphetamine dependence: A focused review. *British Journal of Clinical Pharmacology, 69*(6), 578–592.

Kiefer, F., & Wiedemann, K. (2004). Neuroendocrine pathways of addictive behaviour. *Addiction Biology, 9*(3–4), 205–212.

Kiloh, L. G., & Brandon, S. (1962). Habituation and addiction to amphetamines. *British Medical Journal, 2*(5296), 40–43.

Lee, N. K., & Rawson, R. A. (2008). A systematic review of cognitive and behavioural therapies for methamphetamine dependence. *Drug and Alcohol Review, 27*(3), 309–317.

London, E. D., Simon, S. L., Berman, S. M., Mandelkern, M. A., Lichtman, A. M., Bramen, J., et al. (2004). Mood disturbances and regional cerebral metabolic abnormalities in recently abstinent methamphetamine abusers. *Archives of General Psychiatry, 61*(1), 73–84.

McKetin, R., Kelly, E., & McLaren, J. (2006). The relationship between crystalline methamphetamine use and methamphetamine dependence. *Drug and Alcohol Dependence, 85*(3), 198–204.

McKetin, R., Ross, J., Kelly, E., Baker, A., Lee, N., Lubman, D. I., et al. (2008). Characteristics and harms associated with injecting versus smoking methamphetamine among methamphetamine treatment entrants. *Drug and Alcohol Review, 27*(3), 277–285.

Meredith, C. W., Jaffe, C., Ang-Lee, K., & Saxon, A. J. (2005). Implications of chronic methamphetamine use: A literature review. *Harvard Review of Psychiatry, 13*(3), 141–154.

Nestor, L. J., Ghahremani, D. G., Monterosso, J., & London, E. D. (2011). Prefrontal hypoactivation during cognitive control in early abstinent methamphetamine-dependent subjects. *Psychiatry Research, 194*(3), 287–295.

Pabst, A., Kraus, L., Gomes de Matos, E., & Piontek, D. (2013). Substanzkonsum und substanzbezogene Störungen in Deutschland im Jahr 2012. *SUCHT, 59*(6), 321–331.

Patzak, J., & Bohnen, W. (2010). *Betäubungsmittelrecht*. München: C.H. Beck.

Paulus, M. P., Hozack, N., Frank, L., Brown, G. G., & Schuckit, M. A. (2003). Decision making by methamphetamine-dependent subjects is associated with error-rate-independent decrease in prefrontal and parietal activation. *Biological Psychiatry, 53*(1), 65–74.

Paulus, M. P., Tapert, S. F., & Schuckit, M. A. (2005). Neural activation patterns of methamphetamine-dependent subjects during decision making predict relapse. *Archives of General Psychiatry, 62*(7), 761–768.

Piontek, D., Pfeiffer-Gerschel, T., Jakob, L., Pabst, A., & Kraus, L. (2013). Sekundäranalysen im Rahmen des Projekts „Missbrauch von Amphetaminen in Deutschland: Studie zur Motivation und zu den Konsumgewohnheiten von missbräuchlich Amphetaminkonsumierenden. B. f. Gesundheit. Bern: Hogrefe AG.

Rasmussen, N. (2008). America's first amphetamine epidemic 1929–1971. *American Journal of Public Health, 98*(6), 974–985.

Rasmussen, N. (2015). Amphetamine-type stimulants: The early history of their medical and non-medical uses. *International Review of Neurobiology, 120*, 9–25.

Recordati Rare Diseases Inc. (2013). *Medication guide – Desoxyn*. Lebanon: Food and Drug Administration.

Rusyniak, D. E. (2013). Neurologic manifestations of chronic methamphetamine abuse. *The Psychiatric Clinics of North America, 36*(2), 261–275.

Salamanca, S. A., Sorrentino, E. E., Nosanchuk, J. D., & Martinez, L. R. (2014). Impact of methamphetamine on infection and immunity. *Frontiers in Neuroscience, 8*, 445.

Salo, R., Fassbender, C., Buonocore, M. H., & Ursu, S. (2013). Behavioral regulation in methamphetamine abusers: An fMRI study. *Psychiatry Research, 211*(3), 234–238.

Scott, J. C., Woods, S. P., Matt, G. E., Meyer, R. A., Heaton, R. K., Atkinson, J. H., et al. (2007). Neurocognitive effects of methamphetamine: A critical review and meta-analysis. *Neuropsychology Review, 17*(3), 275–297.

Sekine, Y., Ouchi, Y., Takei, N., Yoshikawa, E., Nakamura, K., Futatsubashi, M., et al. (2006). Brain serotonin transporter density and aggression in abstinent methamphetamine abusers. *Archives of General Psychiatry, 63*(1), 90–100.

Thomasius, R., Gouzoulis-Mayfrank, E., Karus, C., Wiedenmann, H., Hermle, L., Sack, P. M., et al. (2004). AWMF-Behandlungsleitlinie: Psychische und Verhaltensstörungen durch Kokain, Amphetamine, Ecstasy und Halluzinogene. *Fortschritte der Neurologie-Psychiatrie, 72*(12), 679–695.

Thompson, P. M., Hayashi, K. M., Simon, S. L., Geaga, J. A., Hong, M. S., Sui, Y., et al. (2004). Structural abnormalities in the brains of human subjects who use methamphetamine. *The Journal of Neuroscience, 24*(26), 6028–6036.

Tiihonen, J., Krupitsky, E., Verbitskaya, E., Blokhina, E., Mamontova, O., Fohr, J., et al. (2012). Naltrexone implant for the treatment of polydrug dependence: A randomized controlled trial. *The American Journal of Psychiatry, 169*(5), 531–536.

Ujike, H., & Sato, M. (2004). Clinical features of sensitization to methamphetamine observed in patients with methamphetamine dependence and psychosis. *Annals of the New York Academy of Sciences, 1025*, 279–287.

UNODC. (2011). http://www.unodc.org/documents/ATS/ATS_Global_Assessment_2011.pdf.

Vocci, F. J., & Appel, N. M. (2007). Approaches to the development of medications for the treatment of methamphetamine dependence. *Addiction, 102*(Suppl 1), 96–106.

Volkow, N. D., Chang, L., Wang, G. J., Fowler, J. S., Franceschi, D., Sedler, M., et al. (2001a). Loss of dopamine transporters in methamphetamine abusers recovers with protracted abstinence. *The Journal of Neuroscience, 21*(23), 9414–9418.

Volkow, N. D., Chang, L., Wang, G. J., Fowler, J. S., Franceschi, D., Sedler, M. J., et al. (2001b). Higher cortical and lower subcortical metabolism in detoxified methamphetamine abusers. *The American Journal of Psychiatry, 158*(3), 383–389.

Volkow, N. D., Chang, L., Wang, G. J., Fowler, J. S., Leonido-Yee, M., Franceschi, D., et al. (2001c). Association of dopamine transporter reduction with psychomotor impairment in methamphetamine abusers. *The American Journal of Psychiatry, 158*(3), 377–382.

Yu, S., Zhu, L., Shen, Q., Bai, X., & Di, X. (2015). Recent advances in methamphetamine neurotoxicity mechanisms and its molecular pathophysiology. *Behavioural Neurology, 2015*, 103969.

Zorick, T., Nestor, L., Miotto, K., Sugar, C., Hellemann, G., Scanlon, G., et al. (2010). Withdrawal symptoms in abstinent methamphetamine-dependent subjects. *Addiction, 105*(10), 1809–1818.

Zuloaga, D. G., Jacobskind, J. S., & Raber, J. (2015). Methamphetamine and the hypothalamic-pituitary-adrenal axis. *Frontiers in Neuroscience, 9*, 178.

MDMA

Leopold Hermle und Felix Schuldt

Zusammenfassung

3,4-Methylendioxymethamphetamin (MDMA) ist ein Phenylethylamin mit primärer Serotonin-freisetzender Wirkung. In den 1980er-Jahren beschrieben A. Shulgin und D. Nichols die einzigartige Wirkung mit gehobener Stimmung, gesteigerter Empathie und Selbstsicherheit sowie verstärkter interpersoneller Kommunikationsfähigkeit, welche von Nichols 1986 mit dem Begriff *Entactogen* (*das Innere berührend*) bezeichnet wurde. Der zunehmende Missbrauch als Freizeitdroge führte ab 1985 ausgehend von den USA zu einem weltweiten Verbot von MDMA. Tierexperimentelle Untersuchungen bei Ratten und Primaten ergaben seit 1985 Hinweise, dass MDMA nach wiederholten hohen Dosen neurotoxische Effekte auf zentrale sertonerge Neurone haben kann. Inwiefern diese präklinischen Effekte auf den Menschen übertragbar sind, ist ungeklärt. Die Wirkung von MDMA gegenüber psychotraumatischer Erfahrungen führt dazu, dass Patienten lernen, sich von maladaptiven Einstellungen durch selbstwirksame Neuerfahrung zu lösen.

L. Hermle (✉)
Christophsbad GmbH & Co. Fachkrankenhaus KG, Göppingen, Deutschland
E-Mail: leo.hermle@christophsbad.de

F. Schuldt (✉)
Universität Heidelberg, Heidelberg, Deutschland
E-Mail: felix.schuldt@finder-akademie.de

Schlüsselwörter

MDMA · Ecstasy · Pharmakologie · MDMA-gestützte Psychotherapie · Medizinische Komplikationen

Inhalt

1 Biologisch-naturwissenschaftliche Perspektive 551
2 Sozialwissenschaftlich-epidemiologische Perspektive 554
Literatur 562

1 Biologisch-naturwissenschaftliche Perspektive

1.1 Physis

3,4-Methylendioxymethamphetamin (MDMA, Straßennamen: *Ecstasy, Molly, Mandy, XTC* oder *E*) gilt einerseits als vielversprechendes psychotherapeutisches Adjuvans in der Traumatherapie und andererseits aufgrund seiner globalen Verbreitung als potenziell gefährliche Partydroge. MDMA ist die am kontroversesten diskutierte psychoaktive Substanz der 1980er- und 1990er-Jahre (Tab. 1). Die seit den 1980er-Jahren weltweit große Popularität von MDMA beruht auf seiner distinkt *entaktogenen* (*das Innere berührenden*) Wirkung: MDMA wirkt sowohl als Psychostimulans und steigert Antrieb und Mitteilungsbedürfnis, es erhöht aber

Tab. 1

MDMA	Synonyme	3,4-Methylendioxymethamphetamin 3,4-Methylendioxy-N-methylamphetamin N-α-Dimethyl-1,3-benzodioxol-5-ethanamin Methylendioxy-N- methylamphetamin N-Methyl-3,4-methylendioxyphenylisopropylamin
	IUPAC-Name	(RS)-1-(Benzo[d][1,3]dioxol-5-yl)-N-methylpropan-2-amine
	CAS-Nummern	42542-10-9
	CID	1615
	Summenformel	$C_{11}H_{15}NO_2$
	M_R	193.24 g/mol
	LD_{50}	97 mg/kg (Maus, i.p.) 49 mg/kg (Ratte, i.p.) 98 mg/kg (Meerschweinchen, i.p.)
Handelsnamen in illegalen Märkten		Ecstasy, E; X; XTC; Molly; Mandy; Adam

auch die Selbst- und Fremdakzeptanz. Aufgrund der prosozialen Wirkung von MDMA mit gesteigerter Einfühlung und zwischenmenschlichem Näheerleben wird dessen Wirkung auch als *empathogen* bezeichnet.

In höheren Dosierungen wirkt MDMA auch als mildes Psychedelikum mit Wahrnehmungsintensivierung und der Aufweichung von Ich-Grenzen und Widerständen. In Tabletten gepresste Konsumeinheiten von MDMA erlangten in den 1990ern besondere Bekanntheit unter der *Marke Ecstasy*. Seit Anfang der 2000er-Jahre wird es vermehrt in Form von weißem Pulver oder durchscheinenden, meist farblosen Kristallen gehandelt. In beiden Verkaufsformen treten notorisch Vermischungen mit weiteren, teils gefährlicheren psychoaktiven Substanzen auf. MDMA kommt praktisch ausschließlich in Form des Hydrochlorid-Salzes in den Handel (MDMA-HCl). Der MDMA-Gehalt in Schwarzmarktprodukten kann zwischen 0 und 100 % schwanken (Green et al. 2012b; Smith et al. 2009; Vogels et al. 2009).

1.2 Pharmakologie

1.2.1 Pharmakodynamik

Pharmakologische Studien zeigen, dass MDMA zu einer Erhöhung der extrazellulären Konzentration vor allem des Neurotransmitters Serotonin, aber auch von Dopamin und Noradrenalin führt; seine Wirkung beruht hauptsächlich darauf, dass es an den Serotonintransporter bindet und dessen Transportrichtung umpolt (Green et al. 2003; Liechti und Vollenweider 2001). Darüber hinaus verfügt MDMA über eine moderate Affinität zu einigen serotonergen, histaminergen, muskarinergen und adrenergen Rezeptoren (Green et al. 2003). Für die distinkten subjektiven Effekte ist möglicherweise insbesondere seine agonistische – und damit entspannende – Wirkung am alpha2-Adrenorezeptor (Lavelle et al. 1999), sowie seine Affinität zum $5-HT_{1A}$-Rezeptor und dadurch vermittelte Freisetzung des als *Kuschelhormon* bekannten Neuropeptids Oxytocin mitverantwortlich (Carson et al. 2013). Die milden psychedelischen Effekte sind in einer Affinität zum $5-HT_{2A}$-Rezeptor begründet (Liechti et al. 2000).

Bei allen Amphetaminderivaten sind aufgrund des asymmetrischen C-Atoms Enantiomerenpaare möglich. Während bei halluzinogen wirksamen Amphetaminderivaten das (R)-Isomer wesentlich stärker wirksam ist, ist bei MDMA das (S)-Isomer für die typische *entaktogene* Wirkung verantwortlich (Shulgin et al. 1991; Spitzer et al. 2001).

1.2.2 Pharmakokinetik

MDMA wird in der Leber von den Enzymen CYP2D6 und Catechol-O-Methyltransferase (COMT) verstoffwechselt und größtenteils über den Urin ausgeschieden (De la Torre et al. 2004). Die Metaboliten von MDMA bilden vermutlich einen Komplex mit diesen Enzymen, daher hemmt MDMA seinen eigenen Metabolismus, was zu einer nicht linearen Pharmakokinetik führt: höhere Dosierungen haben überproportional starke Wirkung.

Der maximale Serumspiegel wird nach zwei Stunden erreicht, die Eliminationshalbwertszeit beträgt acht Stunden (Cole und Sumnall 2003). Die stärksten subjektiven Effekte halten etwa vier bis fünd Stunden an.

MDMA und MDE werden teilweise zu MDA desalkyliert. 7 % einer MDMA Dosis werden als MDA im Urin ausgeschieden. Die Nachweisbarkeit (Cut-off) im Urin (Nachweiszeit 1 bis 3 Tage) von MDMA liegt bei 500 ng/ml und von MDA bei 1500 ng/ml (von Minden 2012).

1.3 Synthese

Hydrastin und Narcotin lassen sich durch Oxidation mit Salpetersäure zum Hydrastinin (1-Hydroxy-6,7-methylendioxy-N-methyl-1,2,3,4-tetrahydroisocinolin) abbauen (E. Merck Jahresbericht 1912). Wie aus dem Jahresbericht hervorgeht, betrachtete die Firma Merck die Phenethylamine nur als Zwischenprodukte für Hydrastininderivate. Man erwartete sich Steigerungen der Wirksamkeit und besseren Verträglichkeit eines eventuell klinisch anwendbaren Hämostatikums und Antiseptikums (Benzenhöfer und Passie 2006, 2010).

Als Grundstoff für die Synthese von MDMA dient Piperonal. Piperonal wird mit Nitroethan zu 1-(3,4-Methylendioxyphenyl)-2-nitropropen umgesetzt. Dieses wird zu Piperonyl-methylketon hydriert. Die Umsetzung mit Methylamin und gleichzeitiger Hydrierung ergibt MDMA.

1.4 Medizinische Anwendung

Es wurde häufig anekdotisch berichtet, dass MDMA einen leicht kontrollierbaren veränderten Wachbewusstseinszustand mit emotionaler und sinnlicher Tönung (Euphorie, Gefühl der Nähe und des Vertrauens zu anderen Menschen) erzeugt (Shulgin und Nichols 1978): Angst und Abwehrvorgänge würden dadurch vermindert und kommunikative Hemmungen abgebaut. Diese Eigenschaften führten dazu, dass MDMA vorwiegend in den USA ab etwa Mitte der 1970er-Jahre ohne offizielle Zulassung im Rahmen von psychotherapeutischen Sitzungen und in Selbsterfahrungskontexten angewandt wurde (Adamson und Metzner 1988; Beck 1994; Greer und Strassman 1985; Greer und Tolbert 1986, 1998; Stolaroff 2004). Der zunehmend weiter verbreitete rekreationale Gebrauch des damals noch frei erhältlichen MDMA führte allerdings ab 1985 gegen den Widerstand einiger Wissenschaftler und Therapeuten ausgehend von den USA zu einem weltweiten Verbot (Shulgin 1986; *WHO Expert Committee on Drug Dependence: Twenty-second Report* 1985). Eine wissenschaftliche Untersuchung der toxikologischen Eigenschaften stand zu diesem Zeitpunkt allerdings aus, die Erforschung des therapeutischen Potentials wurde durch das Verbot um viele Jahre verzögert, während der Siegeszug von Ecstasy als *Straßendroge* allerdings nicht aufzuhalten war.

Es liegen bisher nur wenige kontrollierte Humanstudien im Rahmen einer MDMA-unterstützten Psychotherapie vor. In Zusammenarbeit mit einem von der Multidisciplinary Association for Psychedelic Studies (MAPS) unterstützten Grundlagenprojekt wurden seit 2004 erste randomisierte, doppelblinde, Placebo-kontrollierte Studien zur MDMA-unterstützten Psychotherapie durchgeführt, die von der zuständigen amerikanischen Food and Drug Administration (FDA) genehmigt und inzwischen abgeschlossen worden sind (Mithoefer et al. 2011, 2013). Die Analyse der durchgeführten Therapien bei Patienten mit therapieresistenter PTBS ergab, dass bei 17 von 19 Teilnehmern im Verlauf der 17 bis 74 Monate umfassenden kontrollierten Follow-up Studie die Diagnosekriterien für eine PTBS nicht mehr erreicht wurden. Weitere Pilotstudien zeigten ebenfalls eine Symptomreduktion bei therapieresistenten Patienten mit schwer verlaufender PTBS (Bouso et al. 2008; Chabrol und Oehen 2013; Oehen et al. 2013).

In Bezug auf die Wirkfaktoren einer von MDMA-unterstützen Psychotherapie kann postuliert werden, dass die unter der Wirkung von MDMA auftretende Entängstigung, Verminderung von Vermeidungstendenzen gegenüber traumatischen Inhalten sowie die damit gegebene Möglichkeit korrigierender Neuerfahrungen im intra- und interpersonellen Bereich dazu führt, dass Patienten lernen, auf eigene Ressourcen zurückzugreifen und sich von maladaptiven kognitiven Strukturen zu lösen (Schuldt 2015). Dies hat wichtige therapeutische Implikationen in Bezug auf eine Stärkung der Selbstwirksamkeit im Sinne der von Grawe postulierten „neurobiologischen Umformung durch Neuerfahrung" (Grawe 2004). Dazu kommt die empathogene Wirkung von MDMA, welche sich günstig auf die therapeutische Allianz auswirkt.

Die Forschung zur psychotherapeutischen Anwendung von MDMA steht mit einer bisher geringen Zahl von Studien und Kontexten jedoch noch am Anfang.

2 Sozialwissenschaftlich-epidemiologische Perspektive

2.1 Entdeckungs- und Sozialgeschichte

2.1.1 Entdeckungsgeschichte

Über die Frühgeschichte von MDMA herrschte lange Zeit Unklarheit (Benzenhöfer und Passie 2006, 2010). Es hielt sich über Jahrzehnte der Mythos, dass der deutsche Chemiker Fritz Haber 1898 MDMA entdeckt habe. Der tatsächliche Entdecker war jedoch Dr. Anton Köllisch, der sich laut Jahresbericht der Firma *Merck KGaA*, in Darmstadt 1912 mit Hydrastinin beschäftigte und in diesem Zusammenhang zufällig MDMA als Zwischenprodukt synthetisierte. Die Firma Merck beantragte am 24. Dezember 1912 ein Patent mit dem Titel *Verfahren zur Darstellung von Alkyloxaryl-, Dialkyloxyaryl-und Alkylendioxyarylamino-propanen, bzw. deren am Stickstoff monoalkylierten Derivaten*, welches am 15. Oktober 1914 erteilt wurde. Experimentelle Untersuchungen zur Wirkung von MDMA wurden seinerzeit nicht durchgeführt (Freudenmann et al. 2006; Shulgin et al. 1991). Die psychoaktiven Effekte von MDMA waren seit Anfang der 1970er-Jahre bekannt, da es zu dieser Zeit bereits in Tablettenform auf dem grauen Markt gehandelt wurde (Gaston und Rasmussen 1972). Die erste klinische Studie wurde allerdings erst 1978 veröffentlicht (Shulgin und Nichols 1978).

2.1.2 Kulturgeschichtliche Wegmarken

Untrennbar mit der Kulturgeschichte von MDMA verknüpft ist der Name des US-amerikanischen Chemikers und Psychopharmakologen Alexander (*Sasha*) Shulgin (1925–2014). Shulgin war zwar nicht an der Entdeckung, aber umso mehr an der Popularisierung der ungewöhnlichen psychopharmakologischen Eigenschaften von MDMA ab Mitte der 1970er-Jahre beteiligt (Shulgin et al. 1991). Über Shulgin und den mit ihm befreundeten Psychotherapeuten Leo Zeff gelangte MDMA zu rascher Bekanntheit unter einer Gruppe von Psychotherapeuten und Psychiatern (Adamson und Metzner 1988; Stolaroff 2004). Obwohl MDMA damals auch schon außerhalb formaler therapeutischer Settings verwendet wurde – genannt sei der Gebrauch in Teilen der *Human Potential*- bzw. *New Age*-Bewegung (Rosenbaum und Doblin 1991; Watson und Beck 1991) –, war der Gebrauch bis etwa Anfang der 1980er-Jahre weitgehend beschränkt auf die Nutzung als Adjuvans in der Psychotherapie. Es blieb dabei aber im Untergrund und fand zunächst keinen Zugang zur akademischen Psychiatrie und Psychologie. MDMA wurde von den entsprechenden Psychotherapeuten durchaus gezielt im Untergrund gehalten, da man ähnliche Entwicklungen wie mit LSD während der 1960er-Jahre vermeiden wollte. Die dann rapide globale Verbreitung als Partydroge kam für viele der damaligen Protagonisten überraschend.

MDMA in Pillenform, verkauft unter der *Marke Ecstasy* traf den Zeitgeist und traf auf Resonanz bei einigen damals in Entstehung begriffenen Subkulturen – ab Ende der 1980er-Jahre, insbesondere mit der aufkeimenden Techno-Bewegung (Holland 2001). Ecstasy wurde so auch zum Symbol rebellischer Jugendbewegungen, was es zum Zielobjekt wiederkehrender massenmedial transportierter *Moral Panics* machte (Critcher 2000; Rosenbaum 2002). MDMA wurde nicht nur 1986 weltweit illegalisiert, sondern in den folgenden Jahren auch in Party- und spirituellen Szenen mystifiziert sowie – weitgehend unabhängig von seinem tatsächlichen Risikopotential – von politischer Seite gezielt dämonisiert. Sein medizinisches Potential blieb durch diese Entwicklungen weitgehend im Hintergrund.

Einige Ärzte der 1985 in der Schweiz gegründete Schweizerische Ärztegesellschaft für Psycholytische Therapie (SÄPT), hatten in der Zeit von 1988 bis 1994 vom Bundesamt für Gesundheitswesen die Bewilligung zur Durchführung sogenannter psycholytischer Therapien mit LSD, Psilocybin und MDMA bei neurotischen Patienten erhalten (Benz 1989). Eine systematische wissenschaftliche Begleitung und Evaluation wurde allerdings verabsäumt.

Die unerlaubte Weiterführung des psycholytischen Therapieverfahrens im Untergrund der Bundesrepublik Deutschland prägte 2009 den öffentlichen Diskurs über die Risiken von der Psychotherapie mit MDMA und dem in diesem Falle primär verwendeten funktionellen Analogon Methylon (Szenenamen: *Explosion, Ease, Neocor*), auch bekannt als MDMC (3,4-*M*ethylendi-oxy-*N*-*m*ethyl*c*athinon). MDMC war ein zu dieser Zeit gehandeltes *Methylon*-haltiges Legal-High Produkt. Dieses verwendete ein Berliner Arzt neben *MDMA* im Rahmen seiner Tätigkeit als Psychotherapeut. Die unerlaubten Handlungen des Arztes wurden durch einen von ihm verursachten Fehler bei der Dosierung öffentlich, in dessen Folge zwei Personen starben (Geschwinde 2013).

Heute genießt MDMA als Partydroge nach wie vor große Popularität und erlebte ein Rebranding in der Form von *Molly* – das heißt MDMA in vorgeblich purer kristalliner Form – und erreicht so auch neue Konsumentenschichten. Abseits des Gebrauchs als Freizeitdroge scheint MDMA derzeit zu seinen Wurzeln in der Psychotherapie zurückzukehren: Mittelfristig ist eine evidenzbasierte Zulassung von MDMA als Medikament zur Unterstützung der Psychotherapie vor allem bei Traumapatienten denkbar (vgl. Emerson et al. 2014).

2.2 Handelspreis

Abhängig vom Ort und der Menge illegal erworbenen MDMAs variiert der Preis stark. In den USA und in Kanada ist dieser auf dem illegalen Markt deutlich höher als in Europa. Der Kaufpreis einer Ecstasytablette beträgt in der Regel 10–25 $, in seltenen Fällen bis zu 50 $. Zwischen 80–200 $ pro Gramm (entspricht 8–25 $ pro Einzeldosis) werden derzeit in den USA auf dem Schwarzmarkt bezahlt. In Europa liegt der Straßenpreis für Konsumenten zwischen 30–80 € pro Gramm MDMA, der für eine Ecstasytablette bei etwa 7–10 €. Im *Direktvertrieb* über das Internet, der in den letzten Jahren zunehmend wichtiger geworden ist, liegen die Preise oft deutlich darunter.

2.3 Gebrauchsformen und -kontexte

2.3.1 Epidemiologie

Die Stichprobe des Epidemiologischen Suchtsurveys (ESA) im Jahr 2012 umfasste insgesamt 9084 Personen im Alter zwischen 18 und 64 Jahren (Pabst et al. 2013). Die 12-Monats-Prävalenz des Konsums von Ecstasy lag mit 1,7 % in der Altersgruppe der 25- bis 29-Jährigen mehr als doppelt so hoch wie bei den 18- bis 24-Jährigen. Die Lebenszeitprävalenz des Ecstasykonsums lag hochgerechnet bei 2,7 %. Die Lebenszeitprävalenz ist als Indikator für aktuelle Veränderungen nicht geeignet, da sie keinen Aufschluss über das aktuelle Konsumverhalten der Befragten gibt. Deshalb wird in Tab. 2 ausschließlich die 12-Monats-Prävalenz als Referenz herangezogen, da sie im Falle von Ecstasy aufgrund des eher

Tab. 2 12-Monats-Prävalenz des Ecstasy Konsums bei Jugendlichen von 12 bis 17 Jahren und bei Erwachsenen von 18 bis 64 Jahren; Angaben in Prozent (BzgA 2012; Pabst et al. 2013)

Substanzen	Drogenaffinitätsstudie 2011 (12 bis 17 Jahre)			Epidemiologischer Suchtsurvey 2012 (18 bis 64 Jahre)		
	Gesamt	Männlich	Weiblich	Gesamt	Männlich	Weiblich
Ecstasy	0,2	0,3	0,1	0,4	0,7	0,1

sporadischen Konsumverhaltens validere Prävalenzwerte liefert. Die Lebenszeitprävalenz für Ecstasy-Konsum junger Menschen (15–34 Jahre) liegt in der Europäischen Union im Bereich zwischen 0,1 % und 12,2 % (EMCDDA 2013). Die EMCDDA schätzt, dass etwa 1,3 Mio. Europäer im Alter von 15 bis 34 Jahren Ecstasy konsumieren. Dies entspricht einer 12-Monats-Prävalenz von 1 % für Ecstasy (EMCDDA 2014).

2.3.2 Applikationsformen und -kontexte

MDMA wird vorwiegend peroral konsumiert, oft auch intranasal, selten wird es intravenös oder rektal appliziert. Abgesehen von regelmäßig in als MDMA verkauften Zubereitungen enthaltenen psychoaktiven Verschnittstoffen, wird MDMA intentional häufig mit Alkohol und Cannabis, seltener auch mit anästhetischen Dissoziativa wie Ketamin und diversen Psychedelika kombiniert, welche die Wirkung von MDMA synergistisch verstärken. MDMA ist heute besonders in Szenen der elektronischen Musik verbreitet und ist als klassische Partydroge bekannt. Es wird von vielen Konsumenten aber auch quasi-therapeutisch in Selbstbehandlungsversuchen, oder mehr oder weniger ritualisiert im Rahmen spiritueller Motive, zur selbstgestalteten Paartherapie oder zur Persönlichkeitsentwicklung eingesetzt. Bei den Konsummotiven kann wie bei anderen psychedelisch wirksamen Substanzen von einem therapeutisch-rekreationalen Kontinuum (vgl. Beck 1994) ausgegangen werden.

2.4 Typische Dosis

Zur Dosierung ist anzumerken, dass sich bei MDMA die Wirkung eher nicht mehr verstärkt, sondern lediglich verlängert, wenn es später als

Tab. 3 Daten der Harm-Reduction-Plattform Erowid

Dosis peroral (p. o.)	Wissenschaftliche Quellen	www.erowid.org (https://erowid.org/chemicals/mdma/mdma_dose.shtml.)
Schwellendosis	–	30 mg
Niedrige Dosis	75–100 mg (Bedi et al. 2009; De la Torre et al. 2004)	40–75 mg
Mittlere Dosis	80–125 mg p. o. (Passie et al. 2005)	75–125 mg
Hohe Dosis	–	150–200 mg
Extreme Dosis	–	>250 mg

90–120 Minuten nach einer initialen Dosis erneut eingenommen wird. Dieser Effekt wird auch im Rahmen therapeutischer Studien mit Hilfe einer Nachdosierung von 50 % der Initialdosis gezielt ausgenutzt um die Dauer der therapeutisch nutzbaren Effekte zu verlängern (Mithoefer et al. 2011). Wird MDMA mehrfach in höheren Dosen nachdosiert, treten die empathogenen Effekt in den Hintergrund und die Neben- und Nachwirkungen verstärken sich (Tab. 3).

2.5 Risiko Schwarzmarkt und typisch vorgefundene Reinheit

Die Mechanismen des unregulierten Schwarzmarktes haben zur Folge, dass MDMA besonders häufig mit diversen psychoaktiven Substanzen gestreckt oder auch imitiert wird. Zubereitungen, die als Ecstasy oder auch als MDMA verkauft werden, enthalten neben oder anstatt MDMA häufig stimulierende, empathogene, teils auch psychedelisch oder dissoziativ wirksame Substanzen wie Amphetamin, Coffein, MDA, MDE, MDEA,

MBDB, 2C-B, Methoxetamin, diverse Cathinonverbindungen – insbesondere Methylon (bk-MDMA) – sowie Piperazine (z. B. BZP, TFMPP, mCPP) und die besonders gefährlichen PMA und PMMA, et cetera. Der MDMA-Anteil, beziehungsweise die Dosis pro Konsumeinheit ist dabei grundsätzlich extrem variabel und kann nicht anhand des Erscheinungsbilds einer Schwarzmarktdosis (Tablette, Kapsel, Pulver oder Kristalle) abgeschätzt werden. Obwohl sowohl Reinheit also auch Dosis von als MDMA oder Ecstasy verkauften Substanzen in den letzten Jahren zunehmen und derzeit 80–90 % aller Proben MDMA als einzigen Wirkstoff enthalten (vgl. Tätigkeitsbericht 2014, checkit! Suchthilfe Wien gGmbH 2014), birgt der Konsum von ungetesteten Zubereitungen daher immer ein besonderes Risiko.[1] Psychoaktive Streckmittel mit erheblich höherer Toxizität als MDMA tauchen nach wie vor regelmäßig auf und führen auch zu Todesfällen.

Auf Grund dieser Problematik haben sich mittlerweile in einigen Ländern so genannte Drug-Checking-Einrichtungen etabliert, die Beratung, Feldforschung und chemische Analyse von psychoaktiven Substanzen miteinander verbinden (vgl. Kriener et al. 2001; Schroers 2002). Werden gefährliche Zubereitungen – dabei handelt es sich im Allgemeinen um psychoaktive Streckmittel mit hochproblematischem Sicherheitsprofil oder extrem hoch dosierte Pillen – gefunden, können mittlerweile europaweit Warnungen herausgegeben werden.

2.6 Potentiale, Risiken und Nebenwirkungen

2.6.1 Subjektive Wirkweise

Die Ergebnisse einer systematischen Befragung von 100 MDMA-erfahrenen Studenten an zwei amerikanischen Universitäten sind in Tab. 4 zusammengefasst: Dabei wurde ein *Gefühl der Nähe zu anderen Menschen* als der mit Abstand häufigste Effekt von MDMA angegeben (Peroutka et al. 1988). Mit Abklingen der akuten MDMA-Wirkung können nach Peroutka in 21 % depressive Verstimmungen und in 12 % Angstzustände auftreten. Als weitere Nachwirkungen werden Schlafstörungen, Müdigkeit, Erschöpfungszustän-

Tab. 4 Ergebnisse einer anonymen Befragung über MDMA-Effekte (N = 100) (Peroutka et al. 1988)

Subjektiv erlebte akute Wirkungen (Bejaht von)	
Gefühl der Nähe zu anderen Menschen	90 %
Erhöhte Reaktionsbereitschaft und Vigilanz	50 %
Leuchten visueller Objekte	42 %
Konzentrationsstörungen	38 %
Parästhesien	35 %
Schlafstörungen	33 %
Optische Wahrnehmungsverzerrungen (selten Pseudohalluzinationen)	20 %
Verschwommen sehen	20 %
Akute körperliche Wirkungen	
Trismus	75 %
Tachykardie	72 %
Bruxismus	65 %
Mundtrockenheit	61 %
Tremor	42 %
Palpitation	41 %
Schwitzen	38 %
Hitzwallungen/Kälteschauer	31 %
Kälteempfindlichkeit	27 %
Schwindel oder Übelkeit	24 %
Nachwirkungen (am Tag nach der Einnahme von MDMA)	
Schläfrigkeit	36 %
Muskelkater, Müdigkeit	32 %
Gefühl der Nähe zu anderen Menschen	22 %
Depressive Verstimmung	21 %
Verkrampfung der Kiefermuskulatur	21 %
Kopfschmerzen	17 %
Mundtrockenheit	14 %
Unruhe, Ängstlichkeit, Irritabilität	12 %

---

[1] Mit der aus harm reduction-Perspektive wünschenswerten Verbesserung der Reinheit und Verringerung des Anteils psychoaktiver Streckmittel auf dem Schwarzmarkt geht aber auch ein erhöhtes Risiko für Überdosierungen einher, da Konsumenten im Rahmen dieser ‚Qualitätsverbesserung' in den letzten Jahren mit unerwartet starken Zubereitungen konfrontiert werden. So waren ab 2014 Ecstasy-Tabletten mit 300 mg MDMA und mehr im Umlauf.

de, Appetitverlust, Verspannung der Kiefermuskulatur, Gereiztheit, Sprechstörungen, Libidoverlust, Unruhe und Gedächtnisstörungen berichtet (Greer und Tolbert 1986; Liester et al. 1992; Peroutka et al. 1988; Sumnall et al. 2006).

2.6.2 Ausgewählte Berichte

Euphorie, Introspektion, mystische Erfahrung

120 mg: *„Ich fühle mich innerlich absolut rein. Es gibt hier nichts mehr außer reiner Euphorie. Ich habe mich noch nie so großartig gefühlt oder dies überhaupt für möglich gehalten. Die Reinheit, Klarheit und das phantastische Gefühl von massiver innerer Stärke halten den Rest des Tages, den Abend und nächsten Tag hindurch an. Ich bin überwältigt von der Tiefe der Erfahrung und wie viel stärker sie als frühere Erfahrungen war – es gab dafür keinen offensichtlichen Grund außer einem kontinuierlich verbesserten Gesundheitszustand (state of being). Den ganzen nächsten Tag fühlte ich mich eher wie ‚ein Bürger des Universums‘ als ein Bürger dieses Planeten, vollkommen losgelöst vom zeitlichen Lauf der Dinge mit Leichtigkeit von einer Aktivität zur nächsten fließend."* (Shulgin et al. 1991, S. 736, Übersetzung durch die Autoren)

Während einer Therapiesitzung mit einem PTBS-Patienten

„Ich fühle mich als befände ich mich jetzt an einem Ort, den ich schon seit langem hätte aufsuchen sollen, aber von dem ich einfach nicht wusste, wie ich dort hinkommen sollte. Es kommt mir so vor als würde ich mich besser kennen als jemals zuvor. Jetzt weiß ich, dass ich ein normaler Mensch bin. Ich habe ziemliche schlimme Dinge erlebt, aber ... das sind Dinge, die mir passiert sind und nicht das, was ich bin ... dies hier bin ich, die Medizin hilft mir dabei – aber es ist in mir drinnen." (Mithoefer 2013, S. 13)

Langzeitgebrauch, Toleranzbildung, Craving

„Ich konsumiere mittlerweile seit knapp 6-7 Monaten MDMA in Pillenform. Muss dazu sagen, dass ich nicht immer die ‚verlangte‘ Pause von 4-6 Wochen einhalte, eher 3-4 Wochen oder weniger. Was mir dabei auffällt ist, dass mein Kurzzeitgedächtnis etwas in Mitleidenschaft gezogen wird. Zumindest die Woche nach dem Konsum. Mittlerweile bin ich auch an einem Punkt angelangt, an dem ich nicht mehr wirklich spüre wie das MDMA wirkt. Sollte also definitiv mal wieder eine längere Pause einlegen, was leichter gesagt als getan ist." (Quelle: Eve & Rave Schweiz. Zugegriffen am 12.01.2015, http://www.eve-rave.ch/Forum/viewtopic.php?t=30111)

Negative Neben- und Nachwirkungen

„Ich habe mir die Magie mal total zerstört, durch maßlosen Überkonsum. (1997–2002) in den Jahren danach wirkte mdma kaum noch euphorisch und auch im Alltag konnte ich fast keine Freude empfinden. (2002–2008). Erst in den letzten 5 Jahren hat sich meine Hirnchemie einigermaßen regeneriert. Nun ist die Magie wieder da, jedoch gehe ich jetzt sehr behutsam mit ihr vor und konsumiere nur ca. 4 mal im Jahr". (Quelle: Eve & Rave Schweiz. Zugegriffen am 13.01.2015, http://www.eve-rave.ch/Forum/viewtopic.php?t=30111&start=15, Rechtschreibung wie im Original)

2.6.3 Toxikologie

Zwischen 1987 bis 2006 wurden in der Literatur mehr als 150 Fälle von ernsthaften medizinischen Komplikationen im Zusammenhang mit Ecstasy-Konsum mitgeteilt. In mehr als 40 Fällen wurde eine Störung der Thermoregulation beschrieben, die mit Tanzen in überhitzten Räumen und unzureichender Flüssigkeitszufuhr in Zusammenhang gebracht wurde. Dabei wurde die Trias Hyperthermie, disseminierte intravasale Gerinnungsstörung (DIC-Syndrom) und Rhabdomyolyse in wechselnder Ausprägung beschrieben, wobei mehrere Fälle tödlich verliefen (Henry et al. 1992). In mehreren Fällen wurde außerdem über einen plötzlichen Herztod nach Ecstasy-Konsum berichtet. Hinweise auf Hepatotoxizität, Elektrolytstörungen – hier sind auch Fälle von Hyponatriämie nach exzessiver

Flüssigkeitszufuhr zu nennen (Campbell und Rosner 2008) – aplastische Anämien, zerebrale Krampfanfälle, zerebrale Insulte wurden als weitere ernsthafte Komplikationen mitgeteilt. Kausalzusammenhänge konnten aufgrund der meist unbekannten Reinheit, Dosis und Zusammensetzung der als Ecstasy konsumierten Substanzen, sowie konfundierender (ungünstiger) Umweltbedingungen und Vorbelastungen nur in wenigen Fällen nachgewiesen werden. Außerdem nahm die Mehrzahl der Konsumenten auch gleichzeitig andere psychoaktive Substanzen ein. Entsprechend waren in praktisch allen Fällen komplexe multifaktorielle Prozesse für die Entwicklung von Komplikationen verantwortlich. Schwere akute Komplikationen in Verbindung mit Ecstasy-Konsum treten in etwa einer von 10.000 Konsumepisoden auf (Nutt 2009). Mit den in der Literatur beschriebenen schweren akuten Komplikationen im Zusammenhang mit unkontrolliertem Ecstasy-Konsum vergleichbare Zwischenfälle sind bisher unter kontrollierten Bedingungen nicht bekannt geworden.

2.6.4 Neurotoxizität

Tierexperimentelle Untersuchungen bei Mäusen, Ratten und Primaten ergaben seit 1985 Hinweise, dass MDMA in hohen Dosen und nach wiederholten Gaben toxische Effekte auf zentrale, serotonerge Neurone haben kann (vgl. Carvalho et al. 2012). Langzeitveränderungen verschiedener serotonerger Parameter (Abnahme von 5-Hydroxytryptamin (5-HT) und 5-Hydroxyindolessigsäure (5-HIAA) im Hirngewebe; Abnahme der Trytophanhydroxylase-Aktivität; Destruktion serotonerger Terminale) wurden bei Ratten nach akuter und chronischer Gabe berichtet (O'Hearn et al. 1988; Ricaurte et al. 1988). Dabei wurden sehr hohe MDMA-Dosen (20 bis 80 mg/kg) verabreicht. Neurochemisch nachweisbare Veränderungen auf Grund neurotoxischer Effekte sind in diesen Modellen allerdings nicht auf behavioraler Ebene nachweisbar (Cole und Sumnall 2003). Inwiefern diese präklinischen Ergebnisse auf den Menschen übertragbar sind ist ungeklärt (Green et al. 2012a). Die folgenden an Affen durchgeführten Studien sind für den Menschen eher von Bedeutung: Eine subchronische orale Zufuhr von 2,5 mg/kg MDMA, die während vier Monaten alle 14 Tage verabreicht wurden, führt beim Affen zu keinen neurotoxischen Veränderungen im serotonergen System (Remensberger 1998). Hingegen führte die subchronische intramuskuläre Verabreichung von zweimal 2,5 mg/kg MDMA pro Tag während vier aufeinander folgenden Tagen zu einer 50–70 %igen Reduktion des zerebralen Serotonin- und des 5-Hydroxyindolessigsäure-Gehalts. Die Dichte der Serotonin-Wiederaufnahmestellen blieb dabei unverändert, was als Hinweis auf die Intaktheit der präsynaptischen serotonergen Nerventerminals gelten kann (Insel et al. 1989). Die subchronische Applikation von 5 mg/kg s. c. führte hingegen zu immunhistochemisch nachweisbaren neurotoxischen Veränderungen. Interessanterweise erhöhte die parenterale Applikation (subkutan, intramuskulär, intraperitoneal) die Neurotoxizität gegenüber der oralen Zufuhr um den Faktor 2 bis 3 (Ricaurte et al. 1988).

Diese tierexperimentellen Befunde lassen vermuten, dass eine einmalige Dosis von MDMA von 1,5 bis 2 mg/kg keine neurotoxische Wirkung besitzt (Vollenweider et al. 1999). Jedoch ist zu erwarten, dass regelmäßiger und/oder hochdosierter Konsum auch beim Menschen zu längerfristiger Schädigung am serotonergen System führen kann, wenngleich es Hinweise auf die Regenerationsfähigkeit von durch MDMA geschädigten serotonergen Neuronen gibt (Mayerhofer et al. 2001). Subtile Störungen des Alltagsgedächtnisses sind die konsistentesten aktuellen Forschungsbefunde, die bei chronischen Ecstasy-Konsumenten nachgewiesen wurden (Gouzoulis-Mayfrank et al. 2003; Parrott 2012; Wagner et al. 2013). Solche eher naturalistisch und meist retrospektiv angelegten Untersuchungen, die sich mit dem langfristigen Schadenspotential von MDMA befassen, zeigen allerdings einige methodische Schwächen. So sind die Dosis und auch Art der von den Untersuchungsteilnehmern konsumierten Substanzen nicht kontrolliert, ebenso werden ungünstige Umweltbedingungen, Lebensstile sowie auch Vorbelastungen der untersuchten Populationen meist außer Acht gelassen. Die prospektive und besser kontrollierte Längsschnittstudie von Halpern et al. (2011) konnte keine signifikanten, auf MDMA-Konsum rückführbaren negativen kognitiven Effekte ermitteln. Einige retrospektive Studien fanden keine oder klinisch insignifikante Unterschiede zwischen Konsumenten und Nicht-Konsumenten (Bedi und Redman 2008; Hanson und Luciana 2010; Hoshi et al. 2007; Roiser et al. 2007). Nichts desto trotz sind zumindest bei starken Konsumenten längerfristige neurotoxische Schädigungen des zentralen serotonergen Systems nach heutigem Wissenstand wahrscheinlich. Obwohl sich eine mögliche klinisch signifikante toxische Wirkung des weit verbreiteten Ecstasy-Konsums mittlerweile auch auf Public-Health-Ebene hätte nachweisen lassen müssen, ist die gesundheitspolitisch relevante Frage nach möglichen neurotoxischen Spätschäden noch nicht abschließend geklärt und sollte Anlass zu weiteren wissenschaftlichen Untersuchungen geben.

2.6.5 Harm Reduction-Hinweise im Umfeld des rekreationalen Gebrauchs

Faktoren, die die Auftretenswahrscheinlichkeit von Komplikationen substantiell minimieren und die leicht zu berücksichtigen sind: Vor geplantem Konsum Klärung möglicher risikoerhöhender Vorbelastungen, z. B. Herzerkrankungen; Vermeiden von Überhitzung; regelmäßige aber nicht übertriebene Zufuhr von (elektrolythaltigen) Getränken; Vermeidung von Mischkonsum mit anderen Stimulantien sowie Sedativa inklusive Alkohol; ausschließlich Konsum von verifiziert reinem MDMA in bekannter Dosierung; Beschränkung des Konsums von MDMA auf wenige besondere Gelegenheiten.

2.6.6 Akute Neben- und Nachwirkungen durch MDMA unter kontrollierten Bedingungen

Im Rahmen kontrollierter experimenteller Untersuchungen traten während der Versuche mit gesunden Probanden keine ernsthaften oder unerwarteten Nebenwirkungen auf (Doblin et al. 2014; Vollenweider et al. 1998, 1999). Die deutlichen somatischen Begleiteffekte während der Akutwirkung von MDMA lassen sich zum großen Teil vom erhöhten Sympathikotonus und einer gesteigerten zentralnervösen Erregbarkeit ableiten. Es kommt zu einer Kreislaufaktivierung mit Anstieg von Blutdruck und Herzfrequenz, zu Pupillenerweiterung, häufig auch zu Trismus (Verspannung der Kiefermuskulatur), Bruxismus (unwillkürliches Aufeinanderbeißen der Zähne) und Mundtrockenheit.

In üblicher Dosierung von 1–2 mg/kg p. o. MDMA könnte allerdings eine latente kardiovaskuläre Erkrankung exazerbieren. Dies war möglicherweise auch die Ursache einer ausgeprägten hypertensiven Reaktion bei einer Versuchsperson in Zürich (Remensberger 1998; Vollenweider et al. 1998). Solche Beobachtungen verdeutlichen die möglichen Konsequenzen des MDMA-Konsums unter nicht kontrollierten Bedingungen, also beispielsweise in Partysettings, wo in der Regel Dosis und Reinheit der Substanz unbekannt sind. Etwas weniger häufig werden Tremor (Muskelzittern), Palpitationen (Herzklopfen), Parästhesien (verschiedene Empfindungen im Hautbereich wie Kribbeln, Prickeln, Jucken, Schwellungsgefühle), Hitzewallungen oder Kälteschauer, erhöhte Kälteempfindlichkeit, Übelkeit und Verschwommensehen genannt. Die Regulation der Körpertemperatur wird über serotonerge Mechanismen labilisiert und es kann bereits unter Ruhebedingungen zu einem in der Regel leichten Anstieg der Körpertemperatur kommen. Die deutliche Diskrepanz zwischen tiefer subjektiver Entspannung und Ruhe einerseits und objektiver Stimulierung mit erhöhtem Sympathikotonus andererseits ist eine Besonderheit der MDMA-Wirkung. Dabei kann eine unzureichende subjektive Wahrnehmung der somatischen Veränderungen besonders im typischen Setting einer *Rave-Party* mit ihren mannigfaltigen Außenreizen zu Komplikationen mit verheerenden Folgen beitragen, indem beispielsweise bei exzessivem Tanzen vergessen wird zu trinken und Überhitzungssymptome nicht wahrgenommen werden (Cole und Sumnall 2003; Gouzoulis-Mayfrank et al. 1996). Durch diesen Mechanismus kam es weltweit zu Todesfällen.

2.6.7 Psychiatrische Komplikationen durch MDMA

In der psychiatrischen Literatur finden sich bei unkontrollierten Ecstasy-Konsums weit über 100 Kasuistiken mit psychiatrischen Folgeproblemen. Dabei ist grundsätzlich zwischen akuten Komplikationen, die mit dem Nachlassen der Rauschwirkung vollständig remittieren und solchen mit anhaltenden Störungsbildern zu unterscheiden. Die am häufigsten berichteten akuten Komplikationen sind Panikattacken – vor allem zu Beginn der Wirkung – und Intoxikationspsychosen (Cole und Sumnall 2003). So beschreiben z. B. Whitaker und Aronson (1989) drei Fälle von Panikattacken, die während der MDMA-Wirkung auftraten; Hayner und McKinney (1986) berichten von einem polytoxikomanen Patienten, der nach einer Überdosis von MDMA eine Intoxikationspsychose mit auditorischen und visuellen Halluzinationen mit Beziehungs- sowie Verfolgungsideen entwickelte. Im Rahmen einer experimentellen Studie mit dem MDMA-Analogon MDE entwickelte ein Proband eine zwei Stunden andauernde Intoxikationspsychose mit visuellen und akustischen Halluzinationen, welche unter *talking-down* vollständig remittierte (Hermle et al. 1993). In kontrollierten Settings sind ansonsten keine vergleichbaren akuten Komplikationen bekannt geworden, obwohl MDMA bei bisher über 850 Versuchspersonen im Rahmen klinischer Studien (Doblin et al. 2014) und bei mehr als 300 Patienten in psycholytischen Therapien in der Schweiz eingesetzt wurde (Benz 1989; Jungaberle et al. 2008). Als psychiatrische Folgeerkrankungen in Verbindung mit Ecstasy-Konsum wurden sehr selten akute polymorphe Psychosen, Angststörungen und depressive Störungen beschrieben, die nach einiger Zeit remittierten oder chronifizierten (Greer und Strassman 1985; McCann und Ricaurte 1992; McGuire und Fahy 1991; Schifano und Magni 1994). Abseits von Einzelfallbeschreibungen konnten auf Populationsebene keine langfristigen psychopathologischen Auswirkungen von Ecstasy-Konsum nachgewiesen werden (Cole und Sumnall 2003).

Die Anzahl der in der Literatur dokumentierten Fälle von behandlungsbedürftigen psychiatrischen Störungen nach Ecstasy-Konsum ist im Verhältnis zu seiner weiten Verbreitung vergleichsweise sehr gering. Bei den insgesamt 245 Patienten mit posttraumatischer Belastungsstörung (PTBS), die im Zeitraum von 1996 bis 2005 im Rahmen einer multizentrisch durchgeführten internationalen Phase I Studien mit MDMA unterstützter Psychotherapie behandelt wurden, fand sich kein einziger Fall mit ernsthaften oder psychopathologischen Komplikationen. Im Rahmen einer MDMA gestützten Psychotherapie sind die äußeren Bedingungen generell günstig, sodass nach übereinstimmender Einschätzung von erfahrenen Therapeuten derzeit kaum ernsthafte Risiken im Rahmen von methodisch sorgfältig geplanten Forschungsprojekten bestehen (Carhart-Harris et al. 2013; MAPS 2013; Mithoefer et al. 2013; Sessa 2007). Ein Befund, der im Rahmen von Phase 3 Studien noch repliziert werden muss.

2.7 Rechtslage

1985 wurde MDMA in den USA verboten und dem Schedule 1 unterstellt. Seit dem 1. August 1986 ist MDMA auch in der BRD dem Betäubungsmittelgesetz unterstellt. Im Schedule 1 der *International Convention on Psychotropic Substances* ist MDMA ebenfalls als illegale psychoaktive Substanz gelistet.

2.8 Grad des wissenschaftlichen Erkenntnisstands

Aufgrund seiner großen Verbreitung und daraus entstandenem öffentlichen Interesses sowie auch wegen seiner distinkten Wirkung und seines therapeutischen Potentials, gehört MDMA zu den besser erforschten psychoaktiven Substanzen. Zu beachten ist allerdings, dass ein großer Teil der verfügbaren Studien – insbesondere bezüglich negativer Konsumfolgen – methodisch mangelhaft sind. Erste kontrollierte klinische Studien sind seit Ende der 1990er-Jahre verfügbar. Die Risiken und Potentiale von MDMA werden derzeit wissenschaftlich nach wie vor kontrovers diskutiert.

Literatur

Adamson, S., & Metzner, R. (1988). The nature of the MDMA experience and its role in healing, psychotherapy and spiritual practice. *Revision, 10*, 59–72.

Beck, J. (1994). *Pursuit of Ecstasy: The MDMA experience*. Albany: SUNY Press.

Bedi, G., & Redman, J. (2008). Ecstasy use and higher-level cognitive functions: Weak effects of Ecstasy after control for potential confounds. *Psychological Medicine, 38*(09), 1319–1330.

Bedi, G., Phan, K. L., Angstadt, M., & de Wit, H. (2009). Effects of MDMA on sociability and neural response to social threat and social reward. *Psychopharmacology, 207*(1), 73–83.

Benz, E. (1989). *Halluzinogen-unterstützte Psychotherapie: Erhebung bei der Schweizerischen Ärztegesellschaft für psycholytische Therapie*. Zürich.

Benzenhöfer, U., & Passie, T. (2006). Zur Frühgeschichte von „Ecstasy". *Der Nervenarzt, 77*(1), 95–99. doi:10.1007/s00115-005-2001-y.

Benzenhöfer, U., & Passie, T. (2010). Rediscovering MDMA (Ecstasy): the role of the American chemist Alexander T. Shulgin. *Addiction, 105*(8), 1355–1361. doi:10.1111/j.1360-0443.2010.02948.x.

Bouso, J. C., Doblin, R., Farré, M., Alcázar, M. Á., & Gómez-Jarabo, G. (2008). MDMA-assisted psychotherapy using low doses in a small sample of women with chronic posttraumatic stress disorder. *Journal of Psychoactive Drugs, 40*(3), 225–236.

Bundeszentrale für gesundheitliche Aufklärung (BzgA). (2012). Die Drogenaffinität Jugendlicher in der Bundesrepublik Deutschland 2011. Der Konsum von Alkohol und illegalen Drogenbei Jugendlichen und jungen Erwachsenen. Köln.

Campbell, G. A., & Rosner, M. H. (2008). The agony of Ecstasy: MDMA (3,4-methylenedioxymethamphetamine) and the kidney. *Clinical Journal of the American Society of Nephrology, 3*(6), 1852–1860. doi:10.2215/cjn.02080508.

Carhart-Harris, R. L., Wall, M. B., Erritzoe, D., Kaelen, M., Ferguson, B., De Meer, I., et al. (2013). The effect of acutely administered MDMA on subjective and BOLD-fMRI responses to favourite and worst autobiographical memories. *The International Journal of Neuropsychopharmacology, 17*(4), 1–14. doi:10.1017/S1461145713001405.

Carson, D. S., Guastella, A. J., Taylor, E. R., & McGregor, I. S. (2013). A brief history of oxytocin and its role in modulating psychostimulant effects. *Journal of Psychopharmacology, 27*(3), 231–247. doi:10.1177/0269881112473788.

Carvalho, M., Carmo, H., Costa, V., Capela, J., Pontes, H., Remião, F., et al. (2012). Toxicity of amphetamines: An update. *Archives of Toxicology, 86*(8), 1167–1231. doi:10.1007/s00204-012-0815-5.

Chabrol, H., & Oehen, P. (2013). MDMA assisted psychotherapy found to have a large effect for chronic posttraumatic stress disorder. *Journal of Psychopharmacology, 27*(9), 865–866. doi:10.1177/0269881113495119.

checkit! Suchthilfe Wien gGmbH. (2014). *Tätigkeitsbericht 2014*. Wien.

Cole, J. C., & Sumnall, H. R. (2003). Altered states: The clinical effects of Ecstasy. *Pharmacology & Therapeutics, 98*(1), 35–58. doi:10.1016/S0163-7258(03)00003-2.

Critcher, C. (2000). „Still raving": Social reaction to Ecstasy. *Leisure Studies, 19*(3), 145–162. doi:10.1080/02614360050023053.

De la Torre, R., Farré, M., Roset, P. N., Pizarro, N., Abanades, S., Segura, M., et al. (2004). Human pharmacology of MDMA: Pharmacokinetics, metabolism, and disposition. *Therapeutic Drug Monitoring, 26*(2), 137–144.

Doblin, R., Greer, G., Holland, J., Jerome, L., Mithoefer, M., & Sessa, B. (2014). A reconsideration and response to Parrott AC (2013) „Human psychobiology of MDMA or ‚Ecstasy': An overview of 25 years of empirical research". *Human Psychopharmacology: Clinical and Experimental, 29*(2), 105–108.

EMCDDA. (2013). General population surveys. http://www.emcdda.europa.eu/stats13#gps:displayTables.

Emerson, A., Ponté, L., Jerome, L., & Doblin, R. (2014). History and future of the multidisciplinary association for psychedelic studies (MAPS). *Journal of Psychoactive Drugs, 46*(1), 27–36.

European Monitoring Centre for Drugs and Drug Addiction (EMCDDA). (2014). Europäischer Drogenbericht 2014. Trends und Entwicklungen. Lisbon. http://www.emcdda.europa.eu/publications/edr/trends-developments/2014. Zugegriffen am 09.12.2014.

Freudenmann, R. W., Öxler, F., & Bernschneider-Reif, S. (2006). The origin of MDMA (Ecstasy) revisited: The true story reconstructed from the original documents. *Addiction, 101*(9), 1241–1245.

Gaston, T. R., & Rasmussen, G. T. (1972). Identification of 3,4-methylenedioxymethamphetamine. *Microgram, 5*, 60.

Geschwinde, T. (2013). *Stimulantia Rauschdrogen* (S. 469–646). Berlin/Heidelberg: Springer.

Gouzoulis-Mayfrank, E., Hermle, L., Kovar, K. A., & Saß, H. (1996). Die Entaktogene: Eine neue Substanzklasse unter den illegalen Designerdrogen? *Nervenarzt, 67*, 369–380.

Gouzoulis-Mayfrank, E., Thimm, B., Rezk, M., Hensen, G., & Daumann, J. (2003). Memory impairment suggests hippocampal dysfunction in abstinent Ecstasy users. *Progress in Neuro-Psychopharmacology and Biological Psychiatry, 27*(5), 819–827. doi:10.1016/S0278-5846(03)00114-3.

Grawe, K. (2004). *Neuropsychotherapie*. Göttingen: Hogrefe.

Green, A. R., Mechan, A. O., Elliott, J. M., O'Shea, E., & Colado, M. I. (2003). The pharmacology and clinical pharmacology of 3,4-methylenedioxymethamphetamine (MDMA, „Ecstasy"). *Pharmacological Reviews, 55*(3), 463–508. doi:10.1124/pr.55.3.3.

Green, A. R., King, M. V., Shortall, S. E., & Fone, K. C. (2012a). Lost in translation: Preclinical studies on 3,4-methylenedioxymethamphetamine provide information on mechanisms of action, but do not allow accurate prediction of adverse events in humans. *British Journal of Pharmacology, 166*(5), 1523–1536. doi:10.1111/j.1476-5381.2011.01819.x.

Green, A. R., King, M. V., Shortall, S. E., & Fone, K. C. F. (2012b). Ecstasy cannot be assumed to be 3,4-methylenedioxyamphetamine (MDMA). *British Journal of Pharmacology, 166*(5), 1521–1522. doi:10.1111/j.1476-5381.2012.01940.x.

Greer, G., & Strassman, R. (1985). Information on „Ecstasy". *The American Journal of Psychiatry, 142*(11), 1391. http://europepmc.org/abstract/med/2865906.

Greer, G., & Tolbert, R. (1986). Subjective reports of the effects of MDMA in a clinical setting. *Journal of Psychoactive Drugs, 18*(4), 319–327.

Greer, G., & Tolbert, R. (1998). A method of conducting therapeutic sessions with MDMA. *Journal of Psychoactive Drugs, 30*(4), 371–379.

Halpern, J. H., Sherwood, A. R., Hudson, J. I., Gruber, S., Kozin, D., & Pope, H. G., Jr. (2011). Residual neurocognitive features of long-term Ecstasy users with minimal exposure to other drugs. *Addiction, 106*(4), 777–786. doi:10.1111/j.1360-0443.2010.03252.x.

Hanson, K. L., & Luciana, M. (2010). Neurocognitive impairments in MDMA and other drug users: MDMA alone may not be a cognitive risk factor. *Journal of Clinical and Experimental Neuropsychology, 32*(4), 337–349.

Hayner, G. N., & McKinney, H. (1986). MDMA. The dark side of Ecstasy. *Journal of Psychoactive Drugs, 18*(4), 341–347. doi:10.1080/02791072.1986.10472367.

Henry, J. A., Jeffreys, K. J., & Dawling, S. (1992). Toxicity and deaths from 3,4-methylenedioxymethamphetamine („Ecstasy"). *The Lancet, 340*(8816), 384–387. doi:10.1016/0140-6736(92)91469-O.

Hermle, L., Spitzer, M., Borchardt, D., Kovar, K. A., & Gouzoulis, E. (1993). Psychological effects of MDE in normal subjects. Are entactogens a new class of psychoactive agents? *Neuropsychopharmacology, 8*(2), 171–176. doi:10.1038/npp.1993.19.

Holland, J. (2001). *Ecstasy: The complete guide: A comprehensive look at the risks and benefits of MDMA*. Inner Traditions/Bear & Co. Rochester, VT, USA.

Hoshi, R., Mullins, K., Boundy, C., Brignell, C., Piccini, P., & Curran, H. V. (2007). Neurocognitive function in current and ex-users of Ecstasy in comparison to both matched polydrug-using controls and drug-naive controls. *Psychopharmacology, 194*(3), 371–379.

Insel, T. R., Battaglia, G., Johannessen, J. N., Marra, S., & De Souza, E. B. (1989). 3,4-methylenedioxymethamphetamine („Ecstasy") selectively destroys brain serotonin terminals in rhesus monkeys. *The Journal of Pharmacology and Experimental Therapeutics, 249*(3), 713–720. http://jpet.aspetjournals.org/content/249/3/713.abstract.

Jungaberle, H., Gasser, P., Weinhold, J., & Verres, R. (2008). *Therapie mit psychoaktiven Substanzen*. Bern: Verlag Hans Huber.

Kriener, H., Billeth, R., Gollner, C., Lachout, S., Neubauer, P., & Schmid, R. (2001). *An inventory of on-site pill-testing interventions in the EU*. Vienna: European Monitoring Centre for Drugs and Drug Addiction.

Lavelle, A., Honner, V., & Docherty, J. R. (1999). Investigation of the prejunctional α2-adrenoceptor mediated actions of MDMA in rat atrium and vas deferens. *British Journal of Pharmacology, 128*(5), 975–980.

Liechti, M. E., & Vollenweider, F. X. (2001). Which neuroreceptors mediate the subjective effects of MDMA in humans? A summary of mechanistic studies. *Human Psychopharmacology: Clinical and Experimental, 16*(8), 589–598. doi:10.1002/hup.348.

Liechti, M. E., Saur, M. R., Gamma, A., Hell, D., & Vollenweider, F. X. (2000). Psychological and physiological effects of MDMA („Ecstasy") after pretreatment with the 5-HT 2 antagonist ketanserin in healthy humans. *Neuropsychopharmacology, 23*(4), 396–404.

Liester, M. B., Grob, C. S., Bravo, G. L., & Walsh, R. N. (1992). Phenomenology and sequelae of 3,4-methylenedioxymethamphetamine use. *The Journal of Nervous and Mental Disease, 180*(6), 345–352.

MAPS. (2013). *Multidisciplinary Association for Psychedelic Studies Investigator's Brochure*. http://www.maps.org/mdma/#news.

Mayerhofer, A., Kovar, K.-A., & Schmidt, W. J. (2001). Changes in serotonin, dopamine and noradrenaline levels in striatum and nucleus accumbens after repeated administration of the abused drug MDMA in rats. *Neuroscience Letters, 308*(2), 99–102.

McCann, U. D., & Ricaurte, G. A. (1992). MDMA („Ecstasy") and panic disorder: Induction by a single dose. *Biological Psychiatry, 32*(10), 950–953. doi:10.1016/0006-3223(92)90185-3.

McGuire, P., & Fahy, T. (1991). Chronic paranoid psychosis after misuse of MDMA („Ecstasy"). *BMJ, 302*(6778), 697.

Mithoefer, M. (2013). MDMA-assisted psychotherapy: How different is it from other psychotherapy? *MAPS Bulletin, 23*(1), 10–14.

Mithoefer, M., Wagner, M., Mithoefer, A., Jerome, L., & Doblin, R. (2011). The safety and efficacy of ±3,4-methylenedioxymethamphetamine-assisted psychotherapy in subjects with chronic, treatment-resistant posttraumatic stress disorder: The first randomized controlled pilot study. *Journal of Psychopharmacology, 25*(4), 439–452. doi:10.1177/0269881110378371.

Mithoefer, M., Wagner, M. T., Mithoefer, A. T., Jerome, L., Martin, S. F., Yazar-Klosinski, B., et al. (2013). Durability of improvement in post-traumatic stress disorder symptoms and absence of harmful effects or drug dependency after 3,4-methylenedioxymethamphetamine-assisted psychotherapy: A prospective long-term follow-up study. *Journal of Psychopharmacology, 27*(1), 28–39. doi:10.1177/0269881112456611.

Nutt, D. (2009). Equasy – An overlooked addiction. *Journal of Psychopharmacology, 23*(1), 3–5.

O'Hearn, E., Battaglia, G., De Souza, E. B., Kuhar, M. J., & Molliver, M. E. (1988). Methylenedioxyamphetamine (MDA) and methylenedioxymethamphetamine (MDMA) cause selective ablation of serotonergic axon terminals in forebrain: Immunocytochemical evidence for neurotoxicity. *The Journal of Neuroscience: The Official Journal of the Society for Neuroscience, 8*(8), 2788–2803. http://www.jneurosci.org/content/8/8/2788.abstract.

Oehen, P., Traber, R., Widmer, V., & Schnyder, U. (2013). A randomized, controlled pilot study of MDMA (+/− 3,4-methylenedioxymethamphetamine)-assisted psychotherapy for treatment of resistant, chronic Post-Traumatic Stress Disorder (PTSD). *Journal of Psychopharmacology, 27*(1), 40–52. doi:10.1177/0269881112464827.

Pabst, A., Kraus, L., de Matos, E. G., & Piontek, D. (2013). Substanzkonsum und substanzbezogene Störungen in Deutschland im Jahr 2012. *SUCHT.* http://econtent.hogrefe.com/doi/abs/10.1024/0939-5911.a000275.

Parrott, A. C. (2012). MDMA and 5-HT neurotoxicity: The empirical evidence for its adverse effects in humans – no need for translation. *British Journal of Pharmacology, 166*(5), 1512–1518. doi:10.1111/j.1476-5381.2012.01941.x.

Passie, T., Hartmann, U., Schneider, U., & Emrich, H. M. (2005). Was sind Entaktogene? Pharmakologische und psychopharmakologische Aspekte einer Substanzgruppe. *Suchtmed, 7,* 235–245.

Peroutka, S. J., Newman, H., & Harris, H. (1988). Subjective effects of 3,4-methylenedioxymethamphetamine in recreational users. *Neuropsychopharmacology, 1*(4), 273–277.

Remensberger, S. (1998). *Akute Wirkung von 3, 4-Methylendioxymethamphetamin („Ecstasy") auf Psyche, Aufmerksamkeit, Kreislauf und Körpertemperatur bei gesunden Versuchspersonen.* Zürich.

Ricaurte, G. A., DeLanney, L. E., Irwin, I., & Langston, J. W. (1988). Toxic effects of MDMA on central serotonergic neurons in the primate: Importance of route and frequency of drug administration. *Brain Research, 446*(1), 165–168. doi:10.1016/0006-8993(88)91309-1.

Roiser, J. P., Rogers, R. D., & Sahakian, B. J. (2007). Neuropsychological function in Ecstasy users: A study controlling for polydrug use. *Psychopharmacology, 189*(4), 505–516.

Rosenbaum, M. (2002). Ecstasy: America's new „reefer madness". *Journal of Psychoactive Drugs, 34*(2), 137–142. doi:10.1080/02791072.2002.10399947.

Rosenbaum, M., & Doblin, R. (1991). Why MDMA should not have been made illegal. In J. A. Inciardi (Hrsg.), *The drug legalization debate.* Thousand Oaks: Sage.

Schifano, F., & Magni, G. (1994). MDMA („Ecstasy") abuse: Psychopathological features and craving for chocolate: A case series. *Biological Psychiatry, 36* (11), 763–767. doi:10.1016/0006-3223(94)90088-4.

Schroers, A. (2002). Drug checking: Monitoring the contents of new synthetic drugs. *Journal of Drug Issues, 32* (2), 635–646. doi:10.1177/002204260203200219.

Schuldt, F. (2015). *MDMA-assisted psychotherapy for posttraumatic stress disorder.* Universität Wien. http://ubdata.univie.ac.at/AC12369272.

Sessa, B. (2007). Is there a case for MDMA-assisted psychotherapy in the UK? *Journal of Psychopharmacology, 21*(2), 220–224. doi:10.1177/0269881107069029.

Shulgin, A. (1986). The background and chemistry of MDMA. *Journal of Psychoactive Drugs, 18*(4), 291–304.

Shulgin, A., & Nichols, D. E. (1978). Characterization of three new psychotomimetics. In R. C. Stillman & R. E. Willette (Hrsg.), *The psychopharmacology of hallucinogens* (S. 74–83). New York: Pergamon Press.

Shulgin, A., Shulgin, A., & Nichols, D. E. (1991). *Pihkal: A chemical love story.* Berkeley: Transform Press.

Smith, Z., Moore, K., & Measham, F. (2009). MDMA powder, pills and crystal: The persistence of Ecstasy and the poverty of policy. *Drugs and Alcohol Today, 9* (1), 13–19. doi:10.1108/17459265200900004.

Spitzer, M., Franke, B., Walter, H., Buechler, J., Wunderlich, A. P., Schwab, M., et al. (2001). Enantio-selective cognitive and brain activation effects of N-ethyl-3,4-methylenedioxyamphetamine in humans. *Neuropharmacology, 41*(2), 263–271. doi:10.1016/S0028-3908(01)00060-0.

Stolaroff, M. (2004). *The secret chief revealed: Conversations with a pioneer of the underground therapy movement.* Sarasota: Multidisciplinary Association for Psychedelic Studies.

Sumnall, H. R., Cole, J. C., & Jerome, L. (2006). The varieties of ecstatic experience: An exploration of the subjective experiences of Ecstasy. *Journal of Psychopharmacology, 20*(5), 670–682.

Vogels, N., Brunt, T. M., Rigter, S., Van Dijk, P., Vervaeke, H., & Niesink, R. J. M. (2009). Content of Ecstasy in the Netherlands: 1993–2008. *Addiction, 104*(12), 2057–2066.

Vollenweider, F. X., Gamma, A., Liechti, M., & Huber, T. (1998). Psychological and cardiovascular effects and short-term sequelae of MDMA („Ecstasy") in MDMA-naïve healthy volunteers. *Neuropsychopharmacology, 19*(4), 241–251. doi:10.1038/sj.npp.1395197.

Vollenweider, F. X., Gamma, A., Liechti, M. E., & Huber, T. (1999). Is a single dose of MDMA harmless. *Neuropsychopharmacology, 21*(4), 598–600. doi:10.1016/S0893-133X(99)00032-9.

Von Minden, S. (2012). *Analytik von Drogen und Medikamenten* (4. Aufl.). Moers: nal von minden GmbH.

Wagner, D., Becker, B., Koester, P., Gouzoulis-Mayfrank, E., & Daumann, J. (2013). A prospective study of learning, memory, and executive function in new MDMA users. *Addiction, 108*(1), 136–145. doi:10.1111/j.1360-0443.2012.03977.x.

Watson, L., & Beck, J. (1991). New age seekers: MDMA use as an adjunct to spiritual pursuit. *Journal of Psychoactive Drugs, 23*(3), 261–270. doi:10.1080/02791072.1991.10471587.

Whitaker-Azmitia, P. A., & Aronson, T. (1989). Panic attacks associated with MDMA (Ecstasy). *The American Journal of Psychiatry, 146*, 119.

World Health Organization. (1985). *WHO Expert Committee on drug dependence: Twenty-second report.* Geneva: World Health Organization.

Cholinergika

Norbert Thürauf

Zusammenfassung

Acetylcholin vermittelt an der quergestreiften Muskulatur die Erregungsübertragung zwischen Nerv und Muskel an der neuromuskulären Endplatte, und im vegetativen Nervensystem ist es Transmitter vom ersten auf das zweite Neuron, im Parasympathikus vom zweiten Neuron zum Endorgan. Die Entwicklung von Substanzen mit cholinergen Wirkungen, aber längerer Halbwertszeit als Acetylcholin, führte in der Medizin zur Klasse der Parasympathomimetika. Die pharmakologische Hemmung von Esterasen, die den Abbau von Acetylcholin hemmen, ermöglicht indirekt eine Erhöhung der Acetylcholinwirkung (indirekte Sympathomimetika).

Im zentralen Nervensystem stellt Acetylcholin einen wichtigen Botenstoff dar. Zentral wirksame Acetylcholin-Esterase-Hemmer werden als Therapeutika bei der Alzheimer-Demenz eingesetzt.

Unter den drei weltweit wichtigsten Genuss- und Suchtmitteln – Alkohol, Nikotin und Betel – greifen Nikotin und Betel auch an zentralen nikotinischen Acetylcholinrezeptoren an, was stark mit der Ausbildung einer Abhängigkeit in Verbindung gebracht wird.

Schlüsselwörter

Cholinergika · Parasympathomimetika · Tabak · Nikotin · Betel · Sucht · Neuronale Acetylcholinrezeptoren

Inhalt

1 Einleitung 567
2 Überblick Substanzen 568
3 Geschichte 570
4 Epidemiologie, Konsummuster und kulturelle Kontexte 572
5 Pharmakologie (Pharmakodynamik, -kinetik) 573
6 Gesundheitliche Risiken 576
7 Notfallmedizin und Therapie von Missbrauch und Abhängigkeit 579
8 Ausblick 580
Literatur 581

1 Einleitung

Cholinergika, von griechisch *cholos* = Galle und *ergon* = Werk, sind Substanzen mit der Wirkung von Acetylcholin, einem der wichtigsten Neurotransmitter. Acetylcholin ist ein Ester der Essigsäure und des einwertigen Aminoalkohols Cholin. Die zunächst als Vagusstoff bezeichnete Substanz vermittelt die Übertragung eines Nervenimpulses auf das Herz, wie Otto Loewi 1921 am Froschherzen zeigen konnte (Loewi 1921, S. 239–242).

N. Thürauf (✉)
Kopfkliniken, Universitätsklinikum Erlangen, Erlangen, Deutschland
E-Mail: norbert.thuerauf@uk-erlangen.de

Henry H. Dale identifizierte diese Substanz später als Acetylcholin. An der quer gestreiften Muskulatur vermittelt Acetylcholin die Erregungsübertragung zwischen Nerv und Muskel an der neuromuskulären Endplatte. Im vegetativen Nervensystem ist es Transmitter vom ersten auf das zweite Neuron. Nur im Parasympathikus ist es auch Transmitter vom zweiten Neuron zum Endorgan. Im zentralen Nervensystem stellt Acetylcholin einen wichtigen Botenstoff dar.

Wichtige Substanzen, die die Wirkung von Acetylcholin imitieren, sind Muscarin, Carbachol, Nikotin und Acetylcholin-Esterase-Hemmer als Therapeutika bei der Alzheimer-Demenz (Estler 1995, S. 41–46). Parasympathomimetika greifen an den muscarinischen Acetylcholinrezeptoren an und können in direkte und indirekte Parasympathomimetika unterteilt werden. Direkte Parasympathomimetika wirken direkt an den muscarinischen Acetylcholinrezeptoren, während indirekte Parasympathomimetika die Cholinesterasen und damit den Abbau von Acetylcholin hemmen. Parasympathomimetika besitzen pupillenverengende, sekretionsfördernde, bronchiokonstruktive, krampffördernde und bradykarde Wirkungen. Die Substanzen werden z. B. in der Glaukomtherapie, bei der Muskelschwäche Myasthenia gravis, bei Darm- und Blasenatonie, bei Intoxikationen mit Nervengas und anticholinergen Substanzen sowie in der Anästhesie zur Antagonisierung nicht depolarisierender Muskelrelaxantien genutzt.

Nikotin ist das natürliche Alkaloid der Tabakpflanze und die wichtigste psychotrope Substanz im Tabakrauch (Benowitz 1996, S. 597–613). Nikotinderivate finden auch als Insektizide Anwendung. Diese sogenannten *Neonikotinoide* wirken auf die Nervenzellen von Insekten weit stärker als auf die Nerven von Wirbeltieren über die Bindung an nikotinische Acetylcholinrezeptoren (nAChR). Auch das Abhängigkeitspotenzial von Nikotin wird maßgeblich über diese Rezeptorfamilie vermittelt (Picciotto et al. 1998, S. 173–177). Trotz interessanter psychotroper Eigenschaften wie z. B. angst- und schmerzlösender Wirkungen haben Nikotin und Nikotinderivate außer in der Raucherentwöhnung keine medizinischen Anwendungen gefunden.

Arecolin ist das Hauptalkaloid der Betelnuss (Schneider 1986, S. 162). Beim Kauen entsteht durch Hydrolyse daraus als freie Base das leicht resorbierbare Arecaidin mit einer pilocarpinartigen Wirkung. Der Konsum von Betelnüssen führt zu vermehrtem Speichelfluss, Wohlbefinden und Appetitminderung. Mit weltweit mehr als 450 Millionen Konsumenten ist das Betelkauen epidemiologisch ein gewichtiges Phänomen.

2 Überblick Substanzen

2.1 Direkte Parasympathomimetika

Zu den direkten Parasympathomimetika gehören (Brown und Taylor 1996, S. 141–154; Estler 1995, S. 41–46):

Carbachol Synthetisches Strukturanalogon von Acetylcholin und zugelassenes Medikament mit Anwendung bei der Glaukombehandlung und bei der Kataraktoperation und bei postoperativer Blasen- und Darmatonie.

Pilocarpin Synthetisch hergestellter Wirkstoff, der auch als Alkaloid in Jaborandiblättern (Pilocarpus sp.) vorkommt. Das zugelassene Medikament findet Anwendung bei erhöhtem Augeninnendruck (Grüner Star), strahleninduzierte Mundtrockenheit (Xerostomie), als Pilocarpinöl zur Behandlung von Filzlausbefall und diagnostisch im Pilocarpin-Iontophorese-Schweißtest zur Diagnose der Mukoviszidose. In der Tiermedizin wird Pilocarpin zur Diagnostik der felinen Dysautonomie angewandt. Pilocarpin wird auch in der Forschung verwendet, um epileptische Anfälle zu induzieren.

Bethanechol Bethanechol ist ein synthetisches Medikament (cholinerger Ester) mit Anwendung bei der Behandlung des akuten postoperativen und postpartalen funktionalen Harnverhalts und der neurogenen Atonie der Harnblase. Es stimuliert auch die Magenmotilität, erhöht den Magentonus und verbessert eine gestörte, arrhythmische Peristaltik.

Methacholin Methacholin wird in einem Lungen-Provokationstest, dem sogenannten *Methacholintest* verwendet, und spielt damit eine Rolle bei der Diagnose des Asthma bronchiale.

Arecolin ist ein in den Samen der Betelnüsse natürlich vorkommendes Alkaloid und als Base eine ölige Flüssigkeit. Arecolin ist ein Partialagonist an muskarinischen Acetylcholinrezeptoren und fand medizinische Anwendung als wasserlösliches Salz (Arecolinhydrobromid, Arecolinhydrochlorid).

Betel/Betelnusspalme Bei den Wirkstoffen der Pflanze handelt es sich um Alkaloide. Das Hauptalkaloid ist zwar Arecolin, daneben findet man aber auch Arecaidin, Arecolidin, Guvacolin und Guvacin.

2.2 Indirekte Parasympathomimetika

Zu den indirekten Parasympathomimetika gehören (Taylor 1996, S. 160–176; Estler 1995, S. 41–46):

Physostigmin Physostigmin ist ein Indolalkaloid aus dem Samen der Kalabarbohne (Physostigma venenosum). Es wird zur Behandlung postoperativ auftretender Störungen verwendet; als Gegenmittel bei Vergiftungen mit parasympatholytisch wirkenden Substanzen (zentrales anticholinerges Syndrom, ZAS). Letzteres gilt auch bei Intoxikationen mit chemischen Kampfstoffen.

Pyridostigmin Es wird pharmakologisch als Bromid-Salz (Pyridostigminbromid) eingesetzt, vor allem zur Therapie der Myasthenia gravis. Auch die Wirkung von nicht depolarisierenden Muskelrelaxantien kann mithilfe von Pyridostigmin aufgehoben werden.

Neostigmin Neostigmin wird unter anderem zur Erhöhung des Muskeltonus bei Patienten mit Myasthenia gravis, als Curareantagonist, bei Vergiftungen durch Schlangenbisse sowie bei atonischer Obstipation verwendet.

Distigmin Synthese: Ausgehend von N,N,N′,N′-Tetramethylhexamethylendiamin mit Phosgen und 3-Hydroxypyridin. Durch Alkylierung mit Methylbromid ensteht das Distigmin-Bromid. Distigmin findet Anwendung bei neurogener Blasenentleerungsstörung, hypotoner chronischer Verstopfung, der Hirschsprung-Krankheit, peripheren Lähmungen der quer gestreiften Muskulatur und der Myasthenia gravis. Diejenigen reversiblen Cholinesterasehemmer, die auch zentralnervöse Wirkungen entfalten, werden bei leichter bis mittelschwerer Alzheimererkrankung eingesetzt (Rainer 2014, S. 224–229). Durch die Hemmung der abbauenden Enzyme steht der Botenstoff Acetylcholin vermehrt zur Verfügung. Die bei der Alzheimerkrankheit auftretenden cholinerg vermittelten kognitiven Defizite werden somit günstig beeinflusst.

Rivastigmin Der synthetische Wirkstoff ist als Hartkapsel, Lösung und als transdermales Pflaster im Handel. Es besitzt zusätzlich eine Zulassung zur Behandlung der Parkinsondemenz.

Galantamin Der synthetische Wirkstoff kommt auch in der Natur vor. Das tertiäre Pflanzenalkaloid ist Inhaltsstoff von Schneeglöckchen- und Narzissenarten (Galanthus nivalis, Galanthus woronowii, Narcissus pseudonarcissus). Zusätzlich zur Hemmung des Abbaus von Acetylcholin verstärkt Galantamin die intrinsische Aktivität von Acetylcholin an nikotinergen Rezeptoren als positiver allosterischer Modulator. Dies führt zusätzlich zu einer Verlangsamung des Abbaus von Acetylcholin und erhöht die Affinität von vorhandenem Acetylcholin zum Rezeptor. Galantamin besitzt auch eine analgetische Wirkung.

Donepezil Donepezil ist ein chiraler Arzneistoff mit einem Stereozentrum. Therapeutisch wird das Racemat, die 1:1-Mischung des (S)- und des (R)-Isomeren, eingesetzt, obwohl eine unterschiedliche Wirkung auf die Acetylcholinesterase bekannt sind. Donepezil ist zur symptomatischen Behandlung einer leichten bis mittelschweren Alzheimer-Demenz zugelassen.

Tacrin (Tacrinum, Tacrinhydrochlorid-Monohydrat) Tacrin wurde in den USA als erste Substanz der reversiblen Hemmstoffe der Acetylcholinesterase zur Behandlung der Alzheimerkrankheit zugelassen. Aufgrund seiner ausgeprägten Hepatotoxizität wurde der Wirkstoff teilweise vom europäischen Arzneimittelmarkt genommen oder seine Anwendung an strenge Regeln gekoppelt.

Irreversible Hemmstoffe der Acetylcholinesterase Phosphorsäureester (Alkylphosphate); hierunter fallen verschiedene Insektizide (Paraoxon/E600, Parathion = Nitrostigmin/E605, Dichlorvos, Methyldemeton, Proxopur u. a.) und Kampfgase/Nervengase wie z. B. Tabun, Sarin und Soman (Taylor 1996).

2.3 Substanzen mit muskarinischen und ausgeprägten nikotinischen Wirkanteilen

Nikotin und Tabak Nikotin ist ein Alkaloid der Tabakpflanze (vor allem Nicotiana tabacum und Nicotiana rustica), kommt aber in geringerer Konzentration auch in anderen Nachtschattengewächsen vor. Das psychoaktive Nikotin besitzt ein asymmetrisches Zentrum, es ist chiral. In der Natur kommt ausschließlich (S)-Nikotin vor. Nikotin ist ein Pflanzenwehrstoff und dient in den Pflanzenteilen, insbesondere in den Blättern, zur Abwehr von Fressfeinden. Nikotin und Nikotinoide stellen starke Insektizide dar (Yamamoto 1999, S. 3–27).

Nikotinprodukte zur Raucherentwöhnung (Batra et al. 2016, S. 35–45) Auch die medizinischen Nikotinprodukte (Nikotinpflaster, Nikotinkaugummis, Nikotinlutschpastillen, Nikotininhalator oder Nikotinspray) zur Raucherentwöhnung enthalten ausschließlich S-Nikotin. Die Aufrechterhaltung des Nikotinspiegels soll die Erscheinungen eines Tabakentzuges vermeiden bzw. mildern. An nikotinischen Acetylcholinrezeptoren greifen als Partialagonist auch Vareniclin und sein pflanzliches Vorbild Cytisin an.

3 Geschichte

3.1 Tabak und Nikotin

Die Tabakpflanze wurde bereits in Süd- und Nordamerika angebaut, bevor die Europäer den Kontinent entdeckten. Kauen, Schnupfen und Verkochen waren frühe Konsumvarianten. Auch das Rauchen von zerhacktem Tabak war bereits bekannt.

Als Christoph Columbus am 12. Oktober 1492 auf den Bahamas landete, brachte man ihm Tabakblätter als Geschenk (Kolumbus 1992). Erst als zwei seiner Männer sahen, wie sich Einheimische auf der Insel Kuba die Blätter in den Mund steckten, diese anzündeten und dann den Rauch „tranken", konnte man mit dem Geschenk etwas anfangen. In Venezuela fiel den spanischen Eroberern das Kauen des Tabaks auf. In Mexiko beobachtete der portugiesische Seefahrer Pedro Álvares Cabral in dieser Zeit auch das Pfeifenrauchen.

Schnell entstand ein rascher Export von Tabak von der neuen zur alten Welt und auch die Gewohnheit des Rauchens wurde zügig übernommen. Tabak wurde rasch zum teuren und bedeutenden Handelsgut. Der französische Gesandte in Portugal – Jean Nicot – führte den Tabak als Heilpflanze in Frankreich ein. Er wurde damit Namensgeber der Gattungsbezeichnung der Tabakpflanze Nicotiana und gleichzeitig des wichtigsten Inhaltsstoffs: Nikotin. Ganz allgemein erleichterte die vermutete medizinische Wirkung die Verbreitung in Europa.

In Deutschland wurde das Rauchen durch die Soldaten des Dreißigjährigen Krieges in der Bevölkerung bekannt (Mayer 2003). Aber auch Versuche es einzuschränken fanden im 17. Jahrhundert in Kursachsen, Bayern, den habsburgischen Erblanden in Österreich und anderen Fürstentümern statt bzw. versuchte man auch den Verkauf von Tabak für medizinische Zwecke einzuschränken. Letztlich blieben die Verbotsversuche jedoch wirkungslos.

Das Appalto-System Herrschende und Händler erkannten schnell die Bedeutung des Tabakhandels für den Staatshaushalt und für das Handelsgeschäft. Wegweisend für die praktische Umsetzung war hierfür das sogenannte *Appalto-System*, das 1627 in Mantua und 1659 in Venedig entwickelt wurde. Ein- und Verkauf und die Steuererhebung wurden dabei von privaten Pächtern durchgeführt. Diese mussten für das Privileg festgesetzte Preise erstatten und versuchten ihrerseits vom Käufer möglichst viel Geld zu erhalten. Der Tabakpreis stieg somit stark an. Illegale Schmuggler hingegen wurden mit Geldstrafen belangt.

Der illegale Tabakhandel war trotzdem kaum zu unterbinden. Den Regierenden wurde die Schuld an den hohen Tabakpreisen sowie dem skrupellosen Verhalten der Pächter zugeschrieben. 1794 wurden die letzten Tabak-Pächter während der Französischen Revolution auf der Guillotine hingerichtet.

Das Appalto-System wurde nachfolgend durch andere Besteuerungen ersetzt, die im Wesentlichen bis heute Bestand haben.

In Deutschland wurde die Tabaksteuer seit 1906 auf Tabakwaren aller Art erhoben. 1993 wurden Schnupf- und Kautabak jedoch aus der Steuerpflicht herausgenommen. Shisha (Wasserpfeifentabak) gilt steuerrechtlich als Rauchtabak. Bei der Tabaksteuer handelt es sich um eine Verbrauchsteuer, die nach Art. 106 Abs. 1 Nr. 2 GG dem Bund als Bundessteuer zusteht, und eine Mischform aus Mengensteuer und Wertsteuer darstellt. Die rechtliche Grundlage für die Besteuerung ist das Tabaksteuergesetz. Im Jahr 2014 betrugen die Einnahmen 14,3 Milliarden Euro. Damit ist die Tabaksteuer nach der Energiesteuer (Mineralölsteuer) die ertragreichste Verbrauchsteuer. Mit 12,3 Milliarden Euro stellt die Fertigzigarette den Hauptanteil. Die Tabaksteuer fließt ausschließlich dem Bundeshaushalt zu. Nur ein Teil geht an die Krankenkassen. Der illegale Tabakhandel konnte kaum verhindert werden. Schätzungen für das Jahr 2013 gehen von einem Steuerverlust von ca. 2,1 Milliarden Euro durch Schmuggel und Fälschung aus.

Die neuere Geschichte des Tabakkonsums ist die Geschichte der Zigarette. Zigaretten wurden um 1850 zum ersten Mal in den Zigarrenfabriken in Frankreich und Südspanien hergestellt. Zigaretten hergestellt aus Tabakresten und Papier stellten im Vergleich zur teuren Zigarre ein preiswertes Tabakprodukt dar. Bis zur Mitte des 19. Jahrhunderts war die Zigarette in Deutschland noch weitgehend unbekannt. Joseph Huppmann (1814–1897) führte sie aus St. Petersburg ein und gründete 1861 in Dresden die erste Filiale. Die erste eigenständige deutsche Zigarettenfabrik (Orientalische Tabak- und Cigarettenfabrik Yenidze) wurde in Deutschland 1862 in Dresden eröffnet (Pönicke und Jasmatzi 1974, S. 360). Der Anteil des Zigarettenverbrauchs am Gesamttabakverbrauch stieg zwischen 1912 und 1954 von 13 % auf 73 %.

3.2 Betelnusskauen

Unreife Betelnüsse werden in vielen asiatischen Ländern zerkleinert und zusammen mit gelöschtem Kalk, Betelpfeffer-Blättern (Piper betle) und anderen Kräutern gekaut. Auch heute gilt Betelkauen aufgrund seiner stimulierenden und seiner hungerstillenden Wirkung in Asien als ‚Energizer'. Der Speichelfluss nimmt zu und der Speichel wird rot gefärbt. Chronischer Konsum führt zur Schwarzfärbung der Zähne und erhöht das Krebsrisiko.

Die erste schriftliche Erwähnung der Betelnuss durch den Menschen reicht zurück bis ins erste Jahrhundert. In den Sanskrit-Schriften werden der Betelnuss dreizehn himmlische Eigenschaften zugeschrieben und nach der Hindu-Mythologie soll Arguna die Pflanzen im Paradies gestohlen haben, um die Menschen damit zu beglücken (Schneider 1986, S. 161). Der Ursprung der ‚pharmakologischen' Kombination von Nuss und Betelblatt ist nicht bekannt. Das Ritual des Betelnusskauens ist mindestens 4000 Jahre alt. In der asiatischen Medizin wird die Betelnuss auch bei der Zubereitung von ayurvedischen und traditionellen Medikamenten genutzt. So wird die Betelnuss auch bei der Bekämpfung von Darmparasiten eingesetzt (Bhat et al. 2012, S. 107).

In Indien geht der Konsum der Betelnuss zurück bis in die Periode des Harappa-Reiches. Der Konsum galt als Gewohnheit des Königshauses.

Die gesundheitsschädlichen Folgen von Betelkauen und Tabakkonsum sind inzwischen gut untersucht und politisch wurden entsprechende Betel- und Tabakpräventionsmaßnahmen initiiert.

4 Epidemiologie, Konsummuster und kulturelle Kontexte

Etwa ein Zehntel der Weltbevölkerung kaut Betel, das Genussmittel der Betelnuss. Nach Nikotin und Alkohol ist Betel die dritthäufigste psychostimulierende Substanz mit Potenzial zur Suchtbildung und Konsum vornehmlich als Energizer. Das Betelkauen ist Sitte bzw. kulturelles Ritual mit einer Verbreitung von Südasien bis zum Pazifik mit den Ländern Pakistan, Malidiven, Indien, Nepal, Sri Lanka, Bhutan, Bangladesch, Burma, China, Laos, Thailand, Malaysien, Indonesien, Kambodscha, Vietnam, Taiwan, Philippinen, Palau, Yap-Inseln, Guam, Papua Neu-Guinea, den Solomon-Inseln und Vanuatu (Fetzner 2015).

4.1 Betel/Betelnuss

Kulturelle Besonderheiten In Taiwan sind Betelnuss-Mädchen als Verkäuferinnen an typischen taiwanesischen Verkaufsständen mit Neonlicht beleuchtet an jeder Straßenecke zu finden. Um Kundschaft anzulocken, setzt man auf diese oft knapp bekleideten Mädchen, die sogenannten ‚Betelnuss-Schönheiten'. Die Betelnuss gilt auch als Aphrodisiakum (Javed et al. 2010, S. 838–844; Chu 2002, S. 111–114).

In Indien (dem größten Verbraucher der Betelnuss) und Pakistan wird die zubereitete Betelnuss oft als *Paan* bezeichnet und ist praktisch überall kaufertig verfügbar. Überschüssige Flüssigkeit beim Kauen wird oft durch Ausspucken beseitigt. Die rotgefleckten Straßen in Indien und Sri Lanka belegen den häufigen Betelkonsum.

In China wird die pure Betelnuss ohne weitere Zusätze von Jung und Alt gekaut. In Taiwan kann man die Betelnuss auch in neonbeleuchteten Drive-In-Shops erhalten. In Vietnam ist die Betelnuss ein wichtiges Symbol der Liebe und der Ehe. In Sri Lanka gilt heute noch ein symbolisch dargebrachter Betelbissen als Brautgeschenk, das der Bräutigam im Haus der Braut überreichen muß (Schneider 1986, S. 161). In Malaysia ist es Tradition, dem Gast des Hauses Betel als Willkommensgruß anzubieten.

Konsumformen Paan (Indien): Betelnuss mit oder ohne Betelblätter. Pan masala oder supari (Indien): kleine Beutel mit geschnittener/gehackter Betelnuss und verschiedenen Aromen. Gutka (Indien): Pan masala mit Tabak. Kili (Malediven): eine Mischung aus Betelnuss/Betel, Gewürznelke, Kardamom und Zucker, abgepackt in kleinen Papiertüten. China (Provinz Hainan und Hunan): Konsum der getrockneten Betelnuss ohne Betelblätter, bzw. (seltener) frische Nuss mit oder ohne Betelblätter.

4.2 Rauchen

Nach den Daten der GEDA-Studie 2009 rauchen in Deutschland 30 % der 18-Jährigen und älteren Bevölkerung: 24 % rauchen täglich und 6 % greifen zumindest gelegentlich zur Zigarette oder einem anderen Tabakprodukt (Kroll und Lampert 2012, S. 129–140). Weitere 26 % der Erwachsenen haben früher geraucht. Insgesamt rauchen aktuell in Deutschland etwa 20 Millionen, während etwa 38 Millionen jemals geraucht haben. Die Prävalenz des Rauchens wird für Frauen mit 26 % und für Männer mit 34 % angegeben.

Konsummuster Insgesamt ist das starke Rauchen besonders im mittleren Lebensalter häufig. Die GEDA-Daten zeigen eine Prävalenz des starken Rauchens – also 20 und mehr Zigaretten – von 9 % bei Männern und 5 % bei Frauen in der gesamten Bevölkerung ab 18 Jahren. Betrachtet man nur die Raucher und Raucherinnen in der Stichprobe der GEDA-Studie, so rauchen 37 % weniger als 10 Zigaretten, 39 % rauchen zwischen 10 und 19 Zigaretten und 24 % rauchen 20 oder mehr Zigaretten pro Tag.

Konsumformen 83 % der Frauen und 76 % der Männer rauchen Zigaretten. Zigarren und Zigarillos werden von 2 % der Raucherinnen und 11 % der Raucher konsumiert. 0,2 % der Raucherinnen und 4 % der Raucher greifen zur Tabakpfeife. Nur bei den älteren Rauchern (über 65-jährige) ist der Konsum von 18 % Zigarren und Zigarillos mit 18 % und Pfeifenrauch mit 13 % häufiger.

Mehrere Studien weisen darauf hin, dass in sozial benachteiligten Bevölkerungsgruppen häufiger geraucht wird (Schulze und Lampert 2006; Lampert 2010, S. 108–116). Die GEDA-Studie zeigt darüber hinaus eine inverse Korrelation des Rauchens mit dem Bildungsniveau.

Um Aussagen über zeitliche Entwicklungen und Trends beim Rauchen treffen zu können, wurden die Ergebnisse der GEDA-Studie 2009 mit denen früherer Gesundheitssurveys des RKI verglichen (Lampert 2011, S. 5).

Von 2003 bis 2009 hat gemäß dieser Analyse die Prävalenz des Rauchens bei beiden Geschlechtern abgenommen. Ausgehend von 1990–1992 fiel der Anteil der starken Raucherinnen von 9 % auf 6 %, bei Männern der Anteil von 20 % auf 11 %.

Verändert hat sich das Rauchverhalten der jungen Erwachsenen mit einem Rückgang des Anteils der Raucherinnen im Alter von 18 bis 29 Jahren zwischen 2003 und 2009 um mehr als 8 Prozentpunkte und bei gleichaltrigen Rauchern um 11 %.

5 Pharmakologie (Pharmakodynamik, -kinetik)

Direkte Parasympathomimetika (Brown und Taylor 1996, S. 141–154; Estler 1995, S. 41–46). Direkte Parasympathomimetika stellen Agonisten an M-Cholinrezeptoren (M1–5) dar und wirken an den parasympathisch innervierten Erfolgsorganen. Der physiologische Transmitter Acetylcholin wird durch spezifische Cholinesterasen schnell abgebaut. Im Gegensatz hierzu besitzen die therapeutisch verwendeten Substanzen eine relative Esteraseresistenz (langsamer Abbau). Substanzen mit einem quaternären Amin (Carbachol, Bethanechol, Methacholin) sind im Unterschied zu Substanzen mit einem tertiären Amin (Pilocarpin, Arecolin) nicht ZNS-gängig. Acetylcholin wird aufgrund der schnellen Inaktivierung therapeutisch nicht verwendet. Folgende parasympathische Wirkungen werden durch Parasympathomimetika vermittelt:

- Zunahme der Sekretion
- Bronchokonstriktion
- Krampffördernde Wirkung
- Bradykardie
- Miosis (pupillenverengend)

Carbachol Die systemische Exposition von Carbachol nach intraokulärer Spülung wird als minimal eingeschätzt. Cave: Keine i.v. Gabe wegen ausgeprägten systemischen Nebenwirkungen (Bradykardie, Asystolie). Gemäß tierexperimenteller Daten zur i.v. Gabe erfolgt eine schnelle Ausscheidung über die Niere.

Pilocarpin Pilocarpin dringt durch die Hornhaut rasch ein. Maximale Miosis nach 10–30 Minuten. Senkung des Augeninnendrucks nach 2–3 Stunden. Zur systemischen Resorption liegen keine Daten vor.

Bethanechol Nur orale Anwendung; Bethanecholchlorid wird aus dem Gastrointestinaltrakt schwach resorbiert. Der Wirkungseintritt auf Gastrointestinal- und den Harntrakt erfolgt meist nach 60–90 Minuten. Wirkungsdauer: ca. 1 Stunde; 300 mg oder höher: bis zu 6 Stunden. Die Verteilung in andere Kompartimente sowie die Metabolisierungs- und Ausscheidungswege sind weitgehend unbekannt.

Methacholin Methacholinchlorid (Pulver) darf nur als Aerosol zur Inhalation verwendet werden (Methacholintest: pulmonaler Provokationstest).

Betel Es gibt Hinweise, dass Betel die Wiederaufnahme von μ-Aminobuttersäure (GABA-uptake) an inhibitorischen Neuronen im Gehirn hemmt, wie in vitro an Gehirnschnitten von Ratten für Arecaidin und für Guvacin gezeigt werden konnte (Johnston 1975, S. 627). Das Fehlen von Tremor und zentraler Desorganisation als unangenehme zentrale Wirkung des Arecaidins (Nieschulz 1970, S. 218) wird durch schnelle Hydrolyse durch den zugesetzten Kalk zum besser verträglichen Arecaidin erklärlich. Der starke Speichelfluss beim Kauen entsteht durch die pilocarpinähnliche Wirkung des Arecolins in der Mundhöhle. Arecolin ist ein Partialagonist an muskarinischen Acetylcholinrezeptoren. Zusätzlich besitzt Arecolin partialagonistische Aktivität an nikotinischen Acetylcholin-Rezeptoren (nAChR), und zwar an Rezeptoren, die die Untereinheiten α4 und β2 beinhalten und an solchen mit den Untereinheiten α6 und β3. Beide spielen für die Ausbildung einer Abhängigkeit eine Rolle (Papke et al. 2015, S. 1–18).

Betelblätter Das ätherische Öl, das aus Betelblättern gewonnen wird, findet als Anthelminthikum, Antiseptikum und Carminativum Verwendung. In pharmakologischen Versuchen konnte am Hund eine hypotensive, am isolierten Froschherz negativ chronotrope, negativ inotrope und negativ dromotrope Wirkung nachgewiesen werden.

Pharmakokinetik Unter Zusatz von Löschkalk im Betelbissen wird Arecolin quantitativ zu Arecaidin umgesetzt (Nieschulz 1970, S. 218). Geringe Mengen des noch nicht hydrolysierten Arecolins werden durch die Mundschleimhaut resorbiert. Die größte Menge an Alkaloiden wird aber erst im Dünndarm aufgenommen (Scheline 1978). In der Leber werden Arecolin und Arecaidin nach folgenden drei Reaktionswegen metabolisiert:

> Esterhydrolyse des Arecolins zu Arecaidin, Bildung der N-Oxide und nachfolgend Konjugation der α-, β-ungesättigten Reste mit Glutathion, anschließende Umwandlung zu Mercaptursäuren (Scheline 1978).

Psychische und somatische Wirkungen (Schneider 1986, S. 166). Peripher direkt parasympathomimetischer (muscarinerg) Effekt (Speichelsekretion, Tremor):

- Arecolin: ++
- Arecaidin: (+)

Zentrale Desorganisation nach s.c. Injektion:

- Arecolin: ++

Hemmung spontaner Aktivitätsäußerungen:

- Arecolin: +
- Arecaidin: ++ (bis 120 min)
- Guvacin: ++ (15 bis 30 min)

Erhöhung der Aufmerksamkeit:

- Arecolin: +
- Arecaidin: +

Erhöhung der induzierten Tätigkeitsaktivität:
- Arecaidin: +

Weitere typische Symptome beim Betelkonsum sind Übelkeit, starkes Schwitzen sowie ein Brennen im Mund- und Rachenraum und Appetithemmung.

Nikotin und Tabak Nikotin ist die maßgebliche psychotrope Substanz für die Entwicklung einer Abhängigkeit von Tabakerzeugnissen (Fagerström 2012, S. 75–78.) Seine Suchtwirkung wird durch im Tabakrauch enthaltene Monoaminooxidase-Hemmer noch verstärkt (Villégier et al. 2006, S. 1704–1713). Nikotin ist aber auch ein wesentlicher Geschmacksstoff des Tabaks, wobei die sensorische Wahrnehmung z. T. auch über neuronale nikotinische Acetylcholinrezeptoren vermittelt wird (Thürauf et al. 1999, S. 236–243, 2000, S. 472–478, 2006, S. 450–461).

In niedriger Dosierung steigert Nikotin über eine cholinerge und katecholaminerge Aktivierung die Konzentration, die Merkfähigkeit, die Vigilanz und die lokomotorische Aktivität (Reavill et al. 1990, S. 521–528; Warburton 1992, S. 181–191). Der Appetit wird vermindert (Warburton 1992, S. 181–191). In höherer Dosierung kommt es über eine cholinerge Blockade und Beta-Endorphin-Freisetzung zu einer beruhigenden, entspannenden und angst- und schmerzlösenden Wirkung (Benowitz 1996, S. 597–613; Levin et al. 1996, S. 429–436). Nikotin bindet an nikotinerge Acetylcholinrezeptoren, die zellulär sowohl präsynaptisch als auch postsynaptisch auf Neuronen und Muskelzellen vorkommen (Hunt und Schmidt 1978, S. 152–159). Die präsynaptische

Aktivierung von nikotinergen Acetylcholinrezeptoren führt zu einer gesteigerten Transmission an cholinergen, glutamatergen und dopaminergen Synapsen (McGehee et al. 1995, S. 1692–1696).

Pharmakokinetik Beim Rauchen von Zigarren oder von Pfeifentabak werden über die Schleimhäute je nach Verweildauer des Rauchs in der Mundhöhle unterschiedlich große Mengen von Nikotin resorbiert. Dementgegen wird aus inhaliertem Zigarettenrauch Nikotin extrem schnell über das Epithel der Lungenalveolen aufgenommen und gelangt unter Umgehung der Leber in das Gehirn. Nikotin wird in der Leber durch oxidative Prozesse zu Cotinin, Nikotin-N'-Oxid, Nornikotin, Hydroxynikotin und Anbasein abgebaut (Gorsline et al. 1993, S. 161–168). Die Halbwertszeit beträgt 2 Stunden. Nur etwa 10 % des aufgenommenen Nikotins verlassen den Organismus unverändert. Das Abbauprodukt Cotinin ist zwar pharmakologisch unwirksam, aber es kumuliert und wird sehr viel langsamer eliminiert (Halbwertszeit 20–30 Stunden), sodass es zu Nachweiszwecken bei Rauchern bzw. Passivrauchern genutzt werden kann (Hoffmann und Wynder 1994, S. 589–605). Der umfassende hepatische Metabolismus von Nikotin könnte dazu führen, dass es bei deutlichen Funktionseinschränkungen der Leber zur verzögerten Elimination kommt.

Indirekte Parasympathomimetika (Taylor 1996, S. 160–176; Estler 1995, S. 41–46) Carbamylierende Inhibitoren (Carbamate): Physostigmin, Neostigmin, Pyridostigmin, Distigmin: Regeneration in wenigen Stunden.

Die pharmakologische Wirkung beruht auf einer reversiblen Hemmung des Enzyms Acetylcholinesterase, das den Abbau von Acetylcholin katalysiert, und der daraus resultierenden Erhöhung der Acetylcholinkonzentration im synaptischen Spalt bzw. an der motorischen Endplatte.

Physostigmin Ausgeprägte Lipophilie und gute Passage der Blut-Hirn-Schranke, Wirkungseintritt nach i.v. Applikation innerhalb weniger Minuten, hält dann für etwa 20 min an und klingt im weiteren Verlauf bis zur 40. Minute fast vollständig ab (Schneck et al. 1989), Eliminations-Halbwertszeit: 16,4 min.

Neostigmin Quartäre Ammoniumverbindung mit schlechter Resorption aus dem Magen-Darm-Trakt, nicht ZNS-gängig. Eliminationshalbwertszeit: 25–80 min (Wolfram 2011).

Pyridostigmin Quaternärer Aminkomplex, nicht ZNS-gängig, Plasmahalbwertszeit: ca. 1,5 Stunden. Elimination: renal, zu einem Teil verändert, zu einem unverändert renal.

Distigmin Quartäre Ammoniumverbindung mit starker Acetylcholinesterase-Bindung, die nach Hydrolyse verzögert renal ausgeschieden wird. Es ist kaum fettlöslich, nicht ZNS-gängig und beeinflusst auch die ganglionäre Übertragung im autonomen Nervensystem nicht wesentlich. Absorptionszeit: ca. 10 Stunden. Bioverfügbarkeit bei oraler Gabe: 4,65 %. Plasmahalbwertszeit: ca. 65 Stunden. Hemmung der Cholinestherase: 38 bis 40 Stunden reversibel (Vree et al. 1999, S. 393–403; Derek et al. 2009) Nach intravenöser Gabe fanden sich 4 % der Substanz im Kot wieder, 85 % wurden renal ausgeschieden (Fachinformation zu Ubretid Schweiz).

Nichtveresternde Inhibitoren Donepezil, Tacrin: reversible Reaktion.

Diejenigen reversiblen Cholinesterasehemmer, die auch zentralnervöse Wirkungen entfalten, werden bei leichter bis mittelschwerer Alzheimererkrankung eingesetzt (Rainer 2014, S. 224–229). Die bei der Alzheimerkrankheit auftretenden cholinerg vermittelten kognitiven Defizite werden somit günstig beeinflusst.

Rivastigmin Hemmt neben der Acteylcholinesterase auch die Butyrylcholinesterase. Plasmahalbwertszeit: ca. 5,5 Stunden. Bioverfügbarkeit: 100 %. Besonderheit: Anwendung als Pflaster.

Galantamin Zusätzlich zur Hemmung des Abbaus von Acetylcholin verstärkt Galantamin die intrinsische Aktivität von Acetylcholin an nikotinergen Rezeptoren als positiver allosterischer Modulator. Rasche Resorption, t_{max}: 1–2 Stunden.

Plasmahalbwertszeit: ca. 10 Stunden. Bioverfügbarkeit: ca. 90 %. Galantamin wird zu etwa 75 % durch hepatische Zytochrome metabolisiert; dabei sind CYP2D6 und CYP3A4 am wichtigsten (Scott und Goa 2000, S. 1095–1122). Das Medikament und seine Metaboliten werden zu mehr als 90 % renal eliminiert.

Donepezil Therapeutischer Einsatz als Racemat. Mäßig schnelle Resorption, t_{max}: 3–4 Stunden. Bioverfügbarkeit: ca. 100 %. Plasmahalbwertszeit: 70 bis 80 Stunden. Die Metabolisierung von Donepezil erfolgt hepatisch über die Cytochrom P450-Isoenzyme (CYP) CYP3A4 und CYP2D6. 6-O-Desmethyl-Donepezil ist ein aktiver Metabolit.

Tacrin (Tacrinum, Tacrinhydrochlorid-Monohydrat). Rasche Resorbtion, t_{max}: 1–2 Stunden. Bioverfügbarkeit: ca. 20 %, da Tacrin präsystemisch metabolisiert wird. Das Medikament wird hepatisch, bei höheren Dosen auch extrahepatisch metabolisiert. Der wichtigste Metabolit (1-Hydroxytacrin, Velnacrin) hat eine ähnliche pharmakologische Aktivität wie die Muttersubstanz (Antuono 1995, S. 1766–1772). Die Plasmahalbwertszeit beträgt 2–4 Stunden. Aufgrund seiner ausgeprägten Hepatotoxizität wurde der Wirkstoff teilweise vom europäischen Arzneimittelmarkt genommen oder seine Anwendung an strenge Regeln gekoppelt.

Phosphorylierende Inhibitoren (Alkylphosphate) Parathion (E605), Fluostigmin, Kampfgase (Tabun, Sarin, VX). Regeneration nach Tagen.

Parathion Es blockiert das Enzym Acetylcholinesterase irreversibel, nachdem es durch oxidative Entschwefelung in sein Sauerstoffanalogon Paraoxon (E600) umgewandelt wurde. Es wirkt als Kontaktgift und darf daher nicht mit der Haut in Berührung kommen.

Fluostigmin Urspünglich als Kampfgas/Kontaktgift entwickelt. In der Augenmedizin wurde DFP als Miotikum zur Therapie des Glaukoms angewandt.

Tabun, Sarin, VX Nervenkampfstoffe, die bereits in kleinsten Mengen tödlich wirken.

6 Gesundheitliche Risiken

6.1 Risiken des Rauchens

Das Rauchen und seine Folgeerkrankungen stellen in den Industrieländern den wichtigsten Faktor für die vorzeitige Sterblichkeit dar. Herz-, Kreislauf-, Atemwegs- und Krebserkrankungen (IARC 2004; USDHHS 2006) treten bei Rauchern signifikant häufiger auf. Gemäß einer Studie für das Jahr 2000 wurden weltweit 4,83 Millionen Todesfälle auf das Rauchen zurückgeführt (Ezzati und Lopez 2003, S. 847–852) – 2,41 Millionen Todesfälle in den Entwicklungsländern und 2,43 Millionen Todesfälle in den Industrieländern. 1,69 Millionen (35 %) der Todesfälle werden hierbei auf kardiovaskuläre Erkrankungen, 0,97 Millionen (20 %) auf chronisch obstruktive Lungenerkrankungen und 0,85 Millionen (17,6 %) auf Lungenkarzinome zurückgeführt. 71 % aller Lungenkarzinome der Bevölkerung werden durch das Rauchen verursacht. 32 % (1,55 Millionen) der durch das Rauchen verursachten Todesfälle sind auf Tumorerkrankungen zurückzuführen. Tab. 1 zeigt das erhöhte Tumorrisiko für Raucher, berechnet im Vergleich zu Nichtrauchern.

In Deutschland sterben jährlich ca. 110.000 Menschen an den Folgeerkrankungen des Rauchens (DKFZ 2009; Mons 2011, S. 238–246). Tab. 2 zeigt eine Übersicht der Folgeerkrankungen des Rauchens. Die Kosten der Folgeerkrankungen betragen nach Schätzungen ca. 7,5 Milliarden Euro jährlich. Unter Einbeziehung von Erwerbsunfähigkeit, Frühberentung und Todesfällen werden die gesamtwirtschaftlichen Kosten sogar mit ca.

Tab. 1 Karzinogene des Tabaks – Lokalisation und Tumorrisiko bei Rauchern versus Nichtraucher (United States Public Health Service 1964)

Lunge u. Bronchien (Plattenepithel-Ca):	10,8-fach erhöht
Larynx:	5,4
Mundhöhle:	4,1
Ösophagus:	3,4
Harnblase:	1,9
Niere:	1,5
Magen:	1,4
Prostata:	1,3
andere:	1,3

Tab. 2 Folgen und Folgeerkrankungen des Rauchens.

Herz-Kreislauf:	
Arteriosklerose, Herzinfarkt, Schlaganfall, Bauchaortenaneurisma, Gefäßverschlüsse (Raucherbein)	
Stoffwechsel:	
Diabetes mellitus	
Atemwege:	
Chronisch-obstruktive Lungenerkrankung, Lungenentzündung, Bronchitis, Asthma	
Augen:	
Grauer Star	
Zähne:	
Parodontitis	
Frauen:	
Unfruchtbarkeit, Schwangerschaftskomplikationen, Osteoporose (nach der Menopause), Gebärmutterhalskrebs, Brustkrebs	
Männer:	
Impotenz	
Neugeborene:	
Geringe Größe, Geringes Geburtsgewicht, Kleinerer Kopfumfang, Geburtsdefekte, plötzlicher Kindstod	

21 Milliarden Euro pro Jahr veranschlagt (Neubauer et al. 2006, S. 464–471).

Karzinogene im Tabakrauch:

- polycyclische aromatische Kohlenwasserstoffe,
- N-Nitrosoverbindungen, Nitrosamine besonders im Nebenstrom (side stream),
- Stickstoffoxide,
- Epoxide,
- freie Radikale
- und andere Substanzen im Rauch.

Sucht – Tabak-/Nikotinabhängigkeit Die Entwicklung einer Tabakabhängigkeit, das DSM-IV spricht auch von einer Nikotinabhängigkeit, darf heute als ein klassisches Modell der Suchtentwicklung gelten. Diese Ansicht begründet sich darin, daß bei der Ausbildung einer Tabak-/Nikotinabhängigkeit alle drei klassischen Mechanismen der Suchtentwicklung und der Aufrechterhaltung einer Sucht eine erhebliche Rolle spielen. Hierbei handelt es sich um:

Sensitisierung eines zentralen, mesolimbischen Verstärkersystems (Belohnungssystems) – Nikotin führt im Nucleus accumbens über eine Aktivierung präsynaptischer neuronaler Acetylcholin-Rezeptoren zu einer Erhöhung von Dopamin (Corrigall et al. 1992, S. 285–289; Pontieri et al. 1996, S. 255–257; Schilstrom et al. 1998, S. 1005–1009). Über Langzeitpotenzierung (LTP), kommt es hier zu einer langdauernden Verstärkung der synaptischen Übertragung (Mansvelder und McGehee 2000, S. 349–357). Bereits eine kurze Nikotinexposition kann so zu einer lang anhaltenden Erhöhung der dopaminergen Transmission im mesolimbischen Belohnungssystem führen. Up-Regulation nikotinerger Acetylcholinrezeptoren: Das Überangebot von funktionsfähigen Rezeptoren nach Nikotinkarenz führt maßgeblich zum Nikotinentzugsysndrom. Eine erneute Nikotinzufuhr vermeidet einen aversiven Zustand.

- Konditionierungsmechanismen als Form des assoziativen Lernens, z. B. Kontrollverlust und Rückfall bei Wahrnehmung von Tabakrauch.
- Das motorische Lernen von Gewohnheiten (Habits), z. B. Griff zur Jackentasche bei der Suche nach der Zigarettenpackung.

Diagnostik/Fagerström-Test für Tabak-/Nikotinabhängigkeit Der Fagerström Test bewertet mit sechs einfachen Fragen zum individuellen Raucherverhalten den Schweregrad der Tabak-/Nikotinabhängigkeit (Fagerström und Schneider 1989, S. 159–182; Heatherton et al. 1991, S. 1119–1127). Die operationalisierte diagnostische Einordnung erfolgt nach ICD-10 bzw. DSM-IV gemäß der einzelnen Suchtkriterien. Tab. 3 zeigt die operationalisierte Diagnosestellung beider diagnostischen Klassifikationen.

Die Einzelkriterien (Suchtkriterien) für die Tabak-/Nikotinabhängigkeit sind in beiden diagnostischen Systemen gleichartig definiert und können verallgemeinert dargestellt werden:

- Wunsch/Zwang hinsichtlich Tabak- bzw. Nikotinkonsum
- Kontrollverlust hinsichtlich des Konsums
- Entzugsyndrom bei Absetzen oder Reduktion von Tabak/Nikotin oder Tabak-/Nikotinkonsum, um Entzug zu vermeiden/zu mildern

Tab. 3 Definition und diagnostische Kriterien der Tabak-/Nikotinabhängigkeit.

ICD-10: Tabakabhängigkeit	DSM-IV: Nikotinabhängigkeit
F17.2x	305.10
≥3 Kriterien im vergangenen Jahr	≥3 Kriterien über 1 Jahr zu einer beliebigen Zeit

- Toleranz, d. h. Wirkverlust und/oder Tendenz zur Dosiserhöhung
- Vernachlässigung von Interessen und Aktivitäten zugunsten des Tabak/Nikotinkonsums
- Anhaltender Tabak-/Nikotinkonsum trotz Kenntnis der schädlichen Wirkung
- Großer Zeitaufwand für Nikotinbeschaffung (nur DSM-IV)

6.2 Risiken des Betelkonsums

Cholinerges Syndrom Die Betelnuss ist ein starker, nicht selektiver Muskarinagonist. Bei höherer Einzeldosis kann es neben dem erhöhten Speichelfluss zu Bradykardie, Schwindel, Schweißausbrüchen, Brennen im Mund- und Rachenraum und Brechreiz kommen. Eine Überdosis kann Herz- und Atemlähmung verursachen, dabei liegt die tödliche Dosis bei 8 bis 10 g der Samen.

Chronischer Gebrauch führt zu tiefschwarzer Mund- und Zahnverfärbung sowie zu Gebissschäden. Beim Betelkonsumenten kann laut Oral Health eine *Betelkauermukosa* entstehen: rotbraune Verfärbungen und oft auch Krusten auf der Mundschleimhaut. Zudem könne sich mit der Zeit das chronische Krankheitsbild der oralen submukösen Fibrose entwickeln, bei der die Mundschleimhaut fortschreitend vernarbt.

Aber auch die normale Betelnuss hat ihre Risiken: Nebenwirkungen sind bei ständigem und langjährigem Ge- bzw. Missbrauch neben der psychischen Abhängigkeit Appetitlosigkeit, Verdauungsstörungen und Zahnfleischentzündungen.

Erhöhte Mundhöhlenkrebsrate (besonders Plattenepithelkarzinom) bei Betelkauern (Arjungi 1976, S. 951). Die hohe Mundkrebsrate bei Erwachsenen in Südostasien scheint das zu bestätigen. 85 Prozent der Mundkrebserkrankungen in Taiwan betreffen Betelkauer. Bei der erhöhten Krebsrate dürften gebildete Nitrosamine wie N-Nitrosoguvacin, N-Nitrosoguvacolin, 3-(Methylnitrosamino)-propionitril und 3-(Methylnitrosamino)-propionaldehyd sowie reaktive Sauerstoffspezies im Zuge der Autooxidation der Gerbstoffe eine Rolle spielen.

Vaskuläre Folgen Es besteht ein erhöhtes Risiko für Koronarerkrankungen, das mit der Höhe des Betelkonsums korreliert (Tsai et al. 2012, S. 162–168; Guh et al. 2007, S. 1229–1235). Betelnusskauen wurde auch mit kardialen Arrhythmien wie der paroxysmalen supraventrikulären Tachykardie in Verbindung gebracht (Chiang et al. 1998, S. 287–289).

Asthma Verschiedene Fallberichte deuten auf eine Verschlechterung der Asthmasymptomatik unter Betelkonsum hin. Dies kann durch eine dosisabhängige Zunahme der Bronchokonstriktion unter Arecolin erklärt werden (Taylor et al. 1992, S. 1134–1136; Sekkadde und Saweri 1994, S. 90–99).

Gastrointestinale und metabolische Folgen Die Prävalenz von Typ II Diabetes, Hyperlipidämie, Hypertriglyceridämie und metabolischen Syndromen ist bei Betelkauern erhöht. Aufgrund eines geschmälerten Grundumsatzes und einer zentralen Appetithemmung nehmen Betelkauer weniger an Gewicht zu (Strickland und Duffield 1997, S. 453–474; Strickland et al. 2003, S. 26–52).

Reproduktion Fertilitätsstörungen und Infertilität bei chronischem Betelkonsum werden vermutet (Wu et al. 2010, S. 541–546). Bei Betelkonsum in der Schwangerschaft werden ein niedrigeres Geburtsgewicht, niedrigere Körpergröße des Kindes und häufigere Frühgeburten berichtet (Senn et al. 2009, S. 126–131).

Sucht In Suchtpräventionskreisen geht man davon aus, dass eins der Alkaloide in der Betelnuss suchterzeugend ist. Manche Leute kauen tatsächlich 50 Betelnüsse am Tag! Ein Abhängigkeitssyndrom mit gefühlter Konzentrationssteigerung, milder

Euphorie, Entspannung und Wohlgefühl und ein Entzugssyndrom mit Schlafstörungen, Reizbarkeit, Angst und Stimmungsschwankungen wird beschrieben (Giri et al. 2006, S. 818–827; Garg et al. 2014, S. 3–9).

7 Notfallmedizin und Therapie von Missbrauch und Abhängigkeit

Vergiftungen mit Parasympathomimetika können mit Atropin behandelt werden. Bei Vergiftungen mit Insektiziden kommen zusätzlich Oxime zum Einsatz. Bei Vergiftungen mit den Kampfgasen Tabun, Sarin, VX bleibt die Behandlung damit oft frustran aufgrund der schnellen Alterung der irreversiblen Bindung.

Für die Hemmung und für die Cholinesterase gilt bei den Vergiftungen:

- Nichtveresternde Inhibitoren wie z. B. Donepezil, Tacrin: Reversible Reaktion.
- Carbamylierende Inhibitoren (Carbamate) wie Physostigmin, Neostigmin, Pyridostigmin, Distigmin: Regeneration in wenigen Stunden.
- Phosphorylierende Inhibitoren (Alkylphosphate) wie Parathion (E605), Fluostigmin, Kampfgase (Tabun, Sarin, VX): Regeneration nach Tagen.

Atropin Atropin gehört zu den Parasympatholytika. Atropin wirkt demnach antagonistisch an den muskarinischen Rezeptoren des Parasympathikus. Der Einfluss des Parasympathikus sinkt, wodurch der Einfluss des Sympathikus überwiegt.

Obidoximchlorid kann blockierte Acetylcholinesterasen reaktivieren, die in ihrer Funktion durch Insektizide aus der Gruppe der Organophosphate gehemmt sind. Toxogonin ist ein kausales Antidot, da es den Ursachen der durch Organophosphate hervorgerufenen Vergiftungserscheinungen (Acetylcholinesterasenhemmung und nachfolgende Acetylcholinanhäufung) entgegenwirkt.

Parathion Hochdosiertes Atropin ist heute in der Behandlung obsolet, da es in hoher Dosierung ebenfalls toxische Wirkung ausübt. Atropin wird heute in kleineren, repetitiven Schritten bis zur Besserung der Symptome gegeben. Um die vom Parathion stammende Phosphatgruppe von der Acetylcholinesterase zu lösen und selbige wieder funktionstüchtig zu machen, werden Oxime (Obidoxim, Pralidoxim) eingesetzt. Diese Reaktivierung ist jedoch nur kurze Zeit nach der Exposition mit Parathion möglich.

Tabun, Sarin, VX Vor einem Kampfstoffeinsatz können Oxim-Tabletten oder Carbamate wie Pyridostigmin oder Physostigmin eingenommen werden (Szinicz und Baskin 2004, S. 865–895). Bei einer Vergiftung spritzt man Atropin, das den Acetylcholinrezeptor blockiert und so die Wirkung des Acetylcholins aufhebt. Im Verlauf der wochenlangen Nachbehandlung versucht man mit Obidoxim die AcChE zu regenerieren. Die Kampfstoffe lösen sich nur sehr langsam von dem blockierten Enzym, sodass die Behandlung von Vergiftungen mit derartigen Kampfstoffen außerordentlich schwierig bleibt.

Behandlung der Nikotin-/Tabakvergiftung Die Behandlung dieser Vergiftung findet symptomatisch und mit den allgemeinen Maßnahmen bei Vergiftungen statt:

- Resorption verhindern/einschränken: Erbrechen auslösen, Magenspülung, Gabe von Natriumsulfat oder Kohle.
- Stabilisierende und symptomatische Maßnahmen: ggf. künstliche Beatmung, Plasmaexpander, Sedierung, Spasmolytika, bei Krämpfen Diazepam oder Muskelrelaxanzien.
- Ausscheidung erhöhen: forcierte Diurese.

Antidot: Für die Wirkung an nACh-Rezeptoren steht kein spezifisches. Antidot zur Verfügung; bei Bradykardie gegebenenfalls. Atropin.

Therapie der Tabak- und Nikotinabhängigkeit Es besteht für die Behandlung dieser Sucht eine aktuelle interdisziplinäre Leitlinie der Qualität S3 zum Screening, der Diagnostik und der Behandlung des schädlichen und abhängigen Tabakkonsums der AWMF (AWMF 2015):

Leitliniengerechte Psychotherapie Die evidenzbasierten Interventionen beinhalten folgende verhaltenstherapeutische Techniken:

- Psychoedukation,
- Selbstbeobachtung und Verhaltensanalysen,
- bilanzierende Techniken zur Motivationsförderung,
- den Abschluss von Verhaltenskontrakten und
- den Aufbau eines Alternativverhaltens mit Bezug auf die spezielle Funktionalität des Tabakkonsums.

Sowohl verhaltenstherapeutische Einzel- als auch Gruppeninterventionen zur Erreichung der Tabakabstinenz sind wirksam und sollen in der medizinischen und psychosozialen Gesundheitsversorgung angeboten werden. Aufgrund fehlender Datenlage können keine Empfehlungen zur Dauer und Frequenz der Sitzungen angegeben werden.

Leitliniengerechte Pharmakotherapie Aktuell besitzt die Nikotinersatztherapie (Nikotinkaugummi, Nikotininhaler, Nikotinlutschtablette, Nikotinnasalspray, Nikotinmundspray und Nikotinpflaster) den wichtigsten Stellenwert in der medikamentösen Unterstützung des Tabakentzugs. Die Nikotinersatztherapie läßt durch eine kontrollierte Reduktion des zugeführten Nikotins, den Entzug milde ablaufen bzw. hilft bei starkem Rauchverlangen durch eine schnelle Zufuhr von Nikotin. Nur bei Nichtwirksamkeit soll nachfolgend eine Kombinationsbehandlung zweier Nikotingaleniken versucht werden. Bei erneutem Therapieversagen folgt die Behandlung mit dem Antidepressivum Bupropion oder dem Partialagonisten an nACh-Rezeptoren Vareniclin. Bei weiterem Nichtansprechen können Nortriptylin, Cytisin oder Clonidin eingesetzt werden.

Gesamtbehandlungsplan Führen niederschwellige Verfahren (Aufforderung zum Rauchverzicht, Motivationsförderung) nicht zum Erfolg, so soll ein gruppentherapeutisches Behandlungsprogramm, im Fall der Ablehnung oder des Scheiterns eine Einzelbehandlung, angeboten werden. Nur bei Nichtansprechen der verhaltenstherapeutisch orientierten Behandlung oder deren Ablehnung kann die Hypnotherapie eingesetzt werden. Parallel zu den psychotherapeutischen Verfahren wird die Pharmakotherapie – siehe oben – angewendet.

Betel-Intoxikationen Eine Vergiftung durch Betelkauen ist ein seltenes Ereignis. Trotzdem können signifikante cholinerge, neurologische, kardiovaskuläre und gastrointestinale Symptome auftreten (Deng et al. 2001, S. 355–360). Die Behandlung ist symptomatisch. Im Prinzip können schwere cholinerge Symptome mit Atropin behandelt werden. Für die neubeschriebenen zentralen Wirkung von Arecolin an nACh-Rezeptoren steht kein spezifisches Antidot zur Verfügung.

Betel-Abhängigkeit Für Betelabhängigkeit und Betelentzug besteht zunehmende Evidenz (Winstock et al. 2000, S. 173–179). Diagnostische Kriterien und operationalisierte Leitlinien wie für die Tabak-/Nikotinabhängigkeit bestehen für Betel nicht. Diagnostisch bleiben hier die allgemeinen Suchtkriterien und psychotherapeutische bzw. verhaltenstherapeutische Behandlungsversuche.

Für Aufsehen sorgte der Nachweis der Aktivität von Arecolin an nACh-Rezeptoren, die bei Nikotin die Sucht zentral vermitteln. Behandlungsoptionen mit Vareniclin oder Cytosin lassen sich hiervon ableiten. Entsprechende Studien stehen aber noch aus.

8 Ausblick

Die Erstellung der aktuellen S3-Leitline zur Tabak-/Nikotinabhängigkeit repräsentiert einen diagnostischen und therapeutischen Meilenstein in der Suchtbehandlung. Im Gegensatz hierzu ist die Betelabhängigkeit unzureichend untersucht und auch spezifische Behandlungsformen wurden noch nicht ausgearbeitet. Dies bleibt aufgrund des enormen numerischen Gewichts des Betelproblems – 400–600 Millionen Betelkonsumenten weltweit – überraschend. Die neuen Erkenntnisse zu Betelinhaltsstoffen, die an nACh-Rezeptoren angreifen, lassen zumindest neue pharmakologische Therapien der Abhängigkeit für denkbar erscheinen. Trotz pharmazeutischer Anstrengungen im letzten Jahrzehnt ist die Entwicklung von reinen nikotinischen Therapeutika für die Behandlung der Depression, der Angsterkrankungen, der Schizophrenie und der Demenzerkrankungen nicht gelungen und weitere Aktivitäten auf diesem Gebiet sind eher nicht absehbar.

Literatur

Antuono, P. G. (1995). Effectiveness and safety of velnacrine for the treatment of Alzheimer's disease. A double-blind, placebo-controlled study. Mentane Study Group. *Archives of Internal Medicine, 155*, 1766–1772.

Arjungi, K. N. (1976). Areca nut: A review. *Arzneimittelforschung, 26*, 951–956.

AWMF. (2015). *S3-Leitlinie „Screening, Diagnostik und Behandlung des schädlichen und abhängigen Tabakkonsums".* AWMF-Register Nr. 076–006, AWMF online. http://www.awmf.org/uploads/tx_szleitlinien/076-006l_S3_Tabak_2015-02.pdf. Zugegriffen am 23.03.2017.

Batra, A., Petersen, K. U., Hoch, E., Mann, K., Kröger, C., Schweizer, C., et al. (2016). Psychotherapie und Pharmakotherapie bei schädlichem Tabakgebrauch und Tabakabhängigkeit. *Nervenarzt, 87*(1), 35–45.

Benowitz, N. L. (1996). Pharmacology of nicotine: Addiction and therapeutics. *Annual Review of Pharmacology and Toxicology, 36*, 597–613.

Bhat, R., Ganachari, S., Deshpande, R., Ravindra, G., & Venkataraman, A. (2012). Rapid biosynthesis of silver nanoparticles using Areca nut (Areca catechu) extract under microwave-assistance. *Journal of Cluster Science, 24*, 107.

Brown, J. H., & Taylor, P. (1996). Muscarinic receptor agonists and antagonists. In J. G. Hardman (Hrsg.), *Goodman & Gilman's the pharmacological basis of therapeutics* (S. 141–160). New York: McGraw-Hill.

Chiang, W. T., Yang, C. C., Deng, J. F., & Bullard, M. (1998). Cardiac arrhythmia and betel nut chewing – Is there a causal effect. *Veterinary and Human Toxicology, 40*, 287–289.

Chu, N. S. (2002). Neurological aspects of areca and betel chewing. *Addiction Biology, 7*, 111–114.

Corrigall, W. A., Franklin, K. B., Coen, K. M., & Clarke, P. B. (1992). The mesolimbic dopaminergic system is implicated in the reinforcing effects of nicotine. *Psychopharmacology, 107*, 285–289.

Deng, J. F., Ger, J., Tsai, W. J., Kao, W. F., & Yang, C. C. (2001). Acute toxicities of betel nut: Rare but probably overlooked events. *Journal of Toxicology. Clinical Toxicology, 39*(4), 355–360.

Derek, G., Waller, A. G., & Renwick, K. H. (2009). *Medical pharmacology and therapeutics*. Philadelphia: Saunders Elsevier.

DKFZ – Deutsches Krebsforschungszentrum. (2009). *Tabakatlas Deutschland 2009*. Heidelberg: DKFZ. http://www.dkfz.de. Zugegriffen am 23.03.2017.

Estler, C. J. (Hrsg.). (1995). *Lehrbuch für Mediziner, Veterinärmediziner, Pharmazeuten und Naturwissenschaftler. Mit 296 Tabellen*. Stuttgart/New York: Schattauer.

Ezzati, M., & Lopez, A. D. (2003). Estimates of global mortality attributable to smoking in 2000. *Lancet, 362*, 847–852.

Fagerström, K. (2012). Determinants of tobacco use and renaming the FTND to the Fagerström test for cigarette dependence. *Nicotine & Tobacco Research, 14*, 75–78.

Fagerström, K. O., & Schneider, N. G. (1989). Measuring nicotine dependence: A review of the Fagerström tolerance questionnaire. *Journal of Behavioral Medicine, 12*, 159–182.

Fetzner, A. (2015). *Die Betelkauer: Droge oder Genussmittel?* North Charleston: CreateSpace.

Garg, A., Chaturvedi, P., & Gupta, P. C. (2014). A review of the systemic adverse effects of areca nut or betel nut. *Indian Journal of Medical and Paediatric Oncology, 35*(1), 3–9.

Giri, S., Idle, J. R., Chen, C., Zabriskie, T. M., Krausz, K. W., & Gonzalez, F. J. (2006). A metabolomic approach to the metabolism of the areca nut alkaloids arecoline and arecaidine in the mouse. *Chemical Research in Toxicology, 19*, 818–827.

Gorsline, J., Gupta, S. K., Dye, D., & Rolf, C. N. (1993). Steady-state pharmacokinetics and dose relationship of nicotine delivered from Nicoderm (nicotine transdermal system). *Journal of Clinical Pharmacology, 33*, 161–168.

Guh, J. Y., Chen, H. C., Tsai, J. F., & Chuang, L. Y. (2007). Betel-quid use is associated with heart disease in women. *The American Journal of Clinical Nutrition, 85*, 1229–1235.

Heatherton, T. F., Kozlowski, L. T., Frecker, R. C., & Fagerstrom, K. O. (1991). The fagerstrom test for nicotine dependence: A revision of the fagerstrom tolerance questionnaire. *British Journal of Addiction to Alcohol & Other Drugs, 86*, 1119–1127.

Hoffmann, D., & Wynder, E. L. (1994). Aktives und passives Rauchen. In H. Marquardt & S. G. Schäfer (Hrsg.), *Lehrbuch der Toxikologie* (S. 589–605). Mannheim/Leipzig/Wien/Zürich: Wissenschaftsverlag.

Hunt, S. P., & Schmidt, J. (1978). The electron microscopic autoradiographic localization of alpha-bungarotoxin binding sites within the central nervous system of the rat. *Brain Research, 142*, 152–159.

IARC – International Agency for Research on Cancer. (2004). *IARC monographs on the evaluation of the carcinogenic risks to humans. Tobacco smoke and involuntary smoking*. Lyon: IARC.

Javed, F., Bello Correra, F. O., Chotai, M., Tappuni, A. R., & Almas, K. (2010). Systemic conditions associated with areca nut usage: A literature review. *Scandinavian Journal of Public Health, 38*, 838–844.

Johnston, G. A. R. (1975). Betel nut constituents as inhibitors of GABA-uptake. *Nature, 258*, 627.

Kolumbus, C. (1992). *Das Bordbuch des Christoph Kolumbus*. Eintrag vom 12.10.1492. Frankfurt a. M.: Insel Verlag.

Kroll, L. E., & Lampert, T. (2012). Regionalization of health indicators. Results from the GEDA-Study 2009. *Bundesgesundheitsblatt, Gesundheitsforschung, Gesundheitsschutz*, 55(1), 129–140.

Lampert, T. (2010). Soziale Determinanten des Tabakkonsums bei Erwachsenen in Deutschland. *Bundesgesundheitsblatt, Gesundheitsforschung, Gesundheitsschutz, 53*(2/3), 108–116.

Lampert, T. (2011). Rauchen – Aktuelle Entwicklungen bei Erwachsenen. *GBE kompakt*, 2(4). Robert-Koch-Institut. www.rki.de/gbe-kompakt. Zugegriffen am 23.03.2017.

Levin, E. D., Wilson, W., Rose, J. E., & McEvoy, J. (1996). Nicotine-haloperidol interactions and cognitive performance in schizophrenics. *Neuropsychopharmacology, 15*, 429–436.

Loewi, O. (1921). Über humorale Übertragbarkeit der Herznervenwirkung. I. Mitteilung. *Pflügers Archiv für die gesamte Physiologie, 189*, 239–242.

Mansvelder, H. D., & McGehee, D. S. (2000). Long-term potentiation of excitatory inputs to brain reward areas by nicotine. *Neuron, 27*, 349–357.

Mayer, S. (2003). Vom Soldatenkraut zur Volksdroge. Zeit Online. http://www.zeit.de/wohlfuehlen/rauchen/Rauch kultur. Zugegriffen am 23.03.2017.

McGehee, D. S., Heath, M. J., Gelber, S., Devay, P., & Role, L. W. (1995). Nicotine enhancement of fast excitatory synaptic transmission in CNS by presynaptic receptors. *Science, 269*, 1692–1696.

Mons, U. (2011). Tabakattributable Mortalität in Deutschland und in den deutschen Bundesländern – Berechnungen mit Daten des Mikrozensus und der Todesursachenstatistik. *Gesundheitswesen, 73*, 238–246.

Neubauer, S., Welte, R., Beiche, A., Koenig, H. H., Buesch, K., & Leidl, R. (2006). Mortality, morbidity and costs attributable to smoking in Germany: Update and a 10-year comparison. *Tobacco Control, 15*, 464–471.

Nieschulz, O. (1970). Pharmacology of the active substances in betel. 3. Experiments with arecaidine. *Arzneimittelforschung, 20*, 218–229.

Papke, R. L., Horenstein, N. A., & Stokes, C. (2015). Nicotinic activity of arecoline, the psychoactive element of „betel nuts", suggests a basis for habitual use and anti-inflammatory activity. *PLoS One*, e0140907. doi:10.1371/journal.pone.0140907.

Picciotto, M. R., Zoli, M., Rimondini, R., Lena, C., Marubio, L. M., Pich, E. M., et al. (1998). Acetylcholine receptors containing the beta2 subunit are involved in the reinforcing properties of nicotine. *Nature, 391*, 173–177.

Pönicke, H., & Jasmatzi, G. (1974). Historischen Kommission bei der Bayerischen Akademie der Wissenschaften. In J. Huppmann (Hrsg.), *Neue Deutsche Biografie. Band 10* (S. 360). Berlin: Duncker & Humblot.

Pontieri, F. E., Tanda, G., Orzi, F., & Di Chiara, G. (1996). Effects of nicotine on the nucleus accumbens and similarity to those of addictive drugs. *Nature, 382*, 255–257.

Rainer, M. (2014). Cholinesterasehemmer zur Therapie der Alzheimer'schen Krankheit: Gibt es klinisch relevante Unterschiede? *Journal für Neurologie Neurochirurgie und Psychiatrie, 15*(4), 224–229.

Reavill, C., Waters, J. A., Stolerman, I. P., & Garcha, H. S. (1990). Behavioural effects of the nicotinic agonists N-(3-pyridylmethyl)pyrrolidine and isoarecolone in rats. *Psychopharmacology, 102*, 521–528.

Scheline, R. R. (1978). *Mammalian metabolism of plant xenobiotics*. London: Academic.

Schilstrom, B., Svensson, H. M., Svensson, T. H., & Nomikos, G. G. (1998). Nicotine and food induced dopamine release in the nucleus accumbens of the rat: Putative role of alpha7 nicotinic receptors in the ventral tegmental area. *Neuroscience, 85*, 1005–1009.

Schneck, H. J., Tempel, G., & Ruprecht, J. (1989). Zur Pharmakologie des Physostigmin. In G. Tempel (Hrsg.), *Physostigmin und postnarkotische Vigilanz* (S. 1–9). Stuttgart/New York: Gustav Fischer Verlag.

Schneider, E. (1986). Betel – ein beliebtes Genußmittel Südasiens. *Pharmazie in Unserer Zeit, 15*(6), 161–166.

Schulze, A., & Lampert, T. (2006) *Bundes-Gesundheitssurvey: Soziale Unterschiede im Rauchverhalten und in der Passivrauchbelastung in Deutschland. Beiträge zur Gesundheitsberichterstattung des Bundes*. Berlin: RKI. http://www.rki.de. Zugegriffen am 23.03.2017.

Scott, L. J., & Goa, K. L. (2000). Galantamine: A review of its use in Alzheimer's disease. *Drugs, 60*, 1095–1122.

Sekkadde, K. K., & Saweri, A. (1994). Betel nut chewing causes bronchoconstriction in some asthma patients. *Papua and New Guinea Medical Journal, 37*, 90–99.

Senn, M., Baiwog, F., & Winmai, J. (2009). Betel nut chewing during pregnancy, Madang province, Papua New Guinea. *Drug and Alcohol Dependence, 105*, 126–131.

Strickland, S. S., & Duffield, A. E. (1997). Anthropometric status and resting metabolic rate in users of the areca nut and smokers of tobacco in rural Sarawak. *Annals of Human Biology, 24*, 453–474.

Strickland, S. S., Veena, G. V., Houghton, P. J., Stanford, S. C., & Kurpad, A. V. (2003). Areca nut, energy metabolism and hunger in Asian Men. *Annals of Human Biology, 30*, 26–52.

Szinicz, L., & Baskin, S. I. (2004). Chemische und biologische Kampfstoffe. In H. Marquardt (Hrsg.), *Lehrbuch der Toxikologie* (S. 865–895). Stuttgart: Wissenschaftliche Verlagsgesellschaft.

Taylor, P. (1996). Anticholinesterase agents. In J. G. Hardman (Hrsg.), *Goodman & Gilman's the pharmacological basis of therapeutics* (S. 160–176). New York: McGraw-Hill.

Taylor, R. H., Al-Jarad, N., John, L. M., Barnes, N. C., & Conroy, D. M. (1992). Betel nut chewing and asthma. *Lancet, 339*, 1134–1136.

Thürauf, N., Kaegler, M., Dietz, R., Barocka, A., & Kobal, G. (1999). Dose-dependent stereoselective activation of the trigeminal sensory system by nicotine in man. *Psychopharmacology, 142*, 236–243.

Thürauf, N., Renner, B., Kaegler, M., Barocka, A., & Kobal, G. (2000). Specific sensory detection, discrimination and hedonic estimation of nicotine enantiomers in smokers and non-smokers – Limitations in replacing the sensory components of nicotine? *Journal of Clinical Psychopharmacology, 20*(4), 472–478.

Thürauf, N., Markovic, K., Braun, G., Bleich, S., Reulbach, U., Kornhuber, J., et al. (2006). The influence of mecamylamine on trigeminal and olfactory chemoreception of nicotine. *Neuropsychopharmacology, 31*(2), 450–461.

Tsai, W. C., Wu, M. T., Wang, G. J., Lee, K. T., Lee, C. H., Lu, Y. H., et al. (2012). Chewing areca nut increases the risk of coronary artery disease in Taiwanese men: A case control study. *BMC Public Health, 12*, 162–168.

United States Public Health Service. (1964). *Smoking and health: Report of the advisory committee to the surgeon general of the public health service*. Washington, DC: US Department of Health, Education, and Welfare.

USDHHS – U.S. Department of Health and Human Services. (2006). *The health consequences of involuntary exposure to tobacco smoke: A report of the Surgeon General*. Atlanta: USDHHS. http://www.surgeongeneral.gov. Zugegriffen am 23.03.2017.

Villégier, A. S., Salomon, L., Granon, S., Changeux, J. P., Belluzzi, J. D., Leslie, F. M., et al. (2006). Monoamine oxidase inhibitors allow locomotor and rewarding responses to nicotine. *Neuropsychopharmacology, 31*, 1704–1713.

Vree, T. B., Waitzinger, J., Hammermaier, A., & Radhofer-Welte, S. (1999). Absolute bioavailability, pharmacokinetics, renal and biliary clearance of distigmine after a single oral dose in comparison to i.v. administration of 14C-distigmine-bromide in healthy volunteers. *International Journal of Clinical Pharmacology and Therapeutics, 37*, 393–403.

Warburton, D. M. (1992). Nicotine as a cognitive enhancer. *Progress in Neuro-Psychopharmacology and Biological Psychiatry, 16*, 181–191.

Winstock, A. R., Trivedy, C. R., Warnakulasuriya, K. A., & Peters, T. J. (2000). A dependency syndrome related to areca nut use: Some medical and psychological aspects among areca nut users in the Gujarat community in the UK. *Addiction Biology, 5*, 173–179.

Wolfram, W. (Hrsg.). (2011). *Praxis der Intensivmedizin konkret, kompakt, interdisziplinär*. Berlin/Heidelberg: Springer.

Wu, P. F., Chiang, T. A., Chen, M. T., Lee, C. P., Chen, P. H., Ko, A. M., et al. (2010). A characterization of the antioxidant enzyme activity and reproductive toxicity in male rats following sub-chronic exposure to areca nut extracts. *Journal of Hazardous Materials, 178*, 541–546.

Yamamoto, I. (1999). Nicotine to nicotinoids, 1962 to 1997. In I. Yamamoto & J. E. Casida (Hrsg.), *Nicotinoid insecticides and the nicotinic acetylcholine receptor* (S. 3–27). Tokyo/New York: Springer.

Beruhigungsmittel: Sedativa und Hypnotika

Jonathan Henssler, Theresa Schubert und Michael Soyka

Zusammenfassung

Beruhigungs- und Schlafmittel finden seit Entwicklung der ersten Substanz 1832 breiten medizinischen Einsatz ebenso wie rekreationale und missbräuchliche Verwendung. Sie zählen zu den am häufigsten verschriebenen Medikamenten. Erlangten viele der älteren Substanzen traurige Berühmtheit durch ihre Verwendung bei Suiziden, so zeichnen sich die neueren Vertreter durch eine hohe therapeutische Breite bei alleiniger Anwendung aus. Das Abhängigkeits- und Suchtpotenzial bleibt jedoch trotz vieler Weiterentwicklungen und Einführung nebenwirkungsärmerer Präparate ein Hauptproblem der Behandlung. Intoxikationen ebenso wie körperliche Entzugssymptome können lebensbedrohliche Ausmaße annehmen und stellen einen häufigen Grund für die Notwendigkeit einer notfallmäßigen stationären Behandlung dar. Entscheidend ist daher die Prävention von Medikamentenabhängigkeit bei Vertretern dieser Substanzklasse.

Schlüsselwörter

Schlafmittel · Beruhigungsmittel · Sedativa · Hypnotika · Tranquilizer · Medikamentenabhängigkeit

Inhalt

1 Einleitung 585
2 Überblick Substanzen 586
3 Geschichte 586
4 Epidemiologie, Konsummuster und kulturelle Kontexte 591
5 Medizinische und wissenschaftliche Anwendungen 593
6 Pharmakologie (Pharmakodynamik,-Kinetik) 596
7 Gesundheitliche Risiken 598
8 Notfallmedizin und Therapie von Missbrauch und Abhängigkeit 599
9 Ausblick 601
Literatur 602

J. Henssler (✉)
Department of Psychiatry and Psychotherapy, Campus Charité Mitte, Charité Universitätsmedizin Berlin, Berlin, Deutschland
E-Mail: jonathan.henssler@charite.de

T. Schubert
Campus Virchow-Klinikum, Charité Universitätsmedizin Berlin, Berlin, Deutschland
E-Mail: theresa.schubert@charite.de

M. Soyka
Klinik für Psychiatrie und Psychotherapie, Ludwig-Maximilians-Universität, München, Deutschland
E-Mail: Michael.Soyka@med.uni-muenchen.de

1 Einleitung

Sedativa sind Beruhigungsmittel. Synonym wird auch die aus dem englischsprachigen Raum stammende Bezeichnung Tranquilizer verwendet. Sie bewirken eine zentralnervöse Dämpfung und eine Herabsenkung des psychomotorischen Erregungsniveaus. Im strengeren begrifflichen Sinne davon abzugrenzen sind Hypnotika, also schlaffördernde oder schlaf-induzierende Substanzen. Die Grenzen sind hierbei jedoch fließend, da viele Sedativa insbesondere zu Beginn ihrer Einnahme und in höherer Dosierung auch hypnotische Eigenschaften entfalten. Mit der psychomotorischen Erregungsdämpfung einer geht in der Regel eine anxiolytische, also angstlösende Wirkung der Sedativa. So können sie auch Euphorie und Enthemmung auslösen. Ebenso besitzen viele Sedativa muskelrelaxierende, antikonvulsive und amnestische Effekte.

2 Überblick Substanzen

Zu den Sedativa und Hypnotika im engeren Sinne werden Benzodiazepine und ihre Analoga (Z-Substanzen), sowie Barbiturate, Clomethiazol und Chloralhydrat gerechnet. Mit diesen verwandt ist γ-Hydroxybutyrat (GHB), ebenso wie seine Vorläufer-Substanzen γ-Butyrolacton (GBL) und 1,4-Butanediol (1,4-BD).

Weitere Substanzen mit sedierenden Eigenschaften, die jedoch nicht in diesem Artikel behandelt werden, sind insbesondere Neuroleptika, Antidepressiva, bestimmte Antikonvulsiva und Antihistaminika.

3 Geschichte

Chloralhydrat gilt als das erste synthetisch hergestellte Hypnotikum und wurde 1832 von dem Chemiker Justus von Liebig synthetisiert (Pershad et al. 1999). Nach seiner Markteinführung 1869 fand es schnell weite Verbreitung und wurde gegen Ende des 19. Jahrhunderts eine der beliebtesten Substanzen – zur Behandlung von Schlafstörungen ebenso wie für den rekreationalen Gebrauch. Zunehmend häuften sich jedoch Berichte über Todesfälle und Verwendungen als berüchtigte „Knockout Drops" oder „Mickey Finns" in Kombination mit Alkohol – „Betäubungs-Cocktails" zur Verschleierung von Verbrechen (DEA 2016). Der Gebrauch von Chloralhydrat wird mit vielen berühmten Persönlichkeiten in Verbindung gebracht. So soll unter anderen Friedrich Nietzsche in den Jahren vor Ausbruch seiner psychischen Erkrankung exzessiv Chloralhydrat eingenommen haben; bei Marilyn Monroe fand sich die Substanz nach ihrem Tod im Blut. Oliver Sacks beschreibt in einem autobiografischen Bericht seinen ausgeprägten Konsum mit eindrücklicher Schilderung schwerer Entzugserscheinungen und eines Delirs (Sacks 2012). Aufgrund seiner raschen und ausgeprägten Toleranzentwicklung mit hohem Abhängigkeitspotenzial, der oft schweren Entzugssymptomatik bei abruptem Absetzen und dem hohen Risiko von Überdosierungen bei geringer therapeutischer Breite wurde es nach Entdeckung nebenwirkungsärmerer Substanzen fast vollständig aufgegeben. Heutzutage wird es nur noch sehr selten und fast ausschließlich im klinischen Setting verwendet (Köhler 2014).

1864 synthetisierte der Chemiker Adolf von Baeyer das erste Barbiturat, Barbitursäure, ein Harnstoffderivat der Malonsäure, welches selbst keine pharmakologischen Wirkungen besitzt (Von Baeyer 1864). M. Conrad und M. Guthzeit entwickelten die Substanz weiter und stellten 1882 erstmalig Diethylbarbitursäure her, ein Derivat der Barbitursäure (Conrad und Guthzeit 1882), später als Barbital bezeichnet, und ab 1903 unter dem Namen „Veronal" als Schlafmittel vermarktet, nachdem der Chemiker Emil Fischer, Schüler von Baeyers, und der Mediziner und Pharmakologe Jacob von Mering 1902 erstmals seine sedativen bzw. hypnotischen Eigenschaften beschrieben (Fischer und von Mering 1903). Die Indikationen zur Verwendung von „Veronal" fasste die Firma Bayer in einer Hausmitteilung wie folgt zusammen:

> „nervöse Agrypnie bei Neurasthenie, Hysterie, Hypochondrie, Katatonie, Melancholie, senile und periodische Depressionszustände, Angstempfinden, Paranoia, maniakalische Erregung, Tobsuchtsanfälle der Paralytiker, Imbecillen und Idioten, chronischer Alkoholismus, Delirium tremens" (Weber 1999).

Direkt nach der Markteinführung erfreute sich *Veronal* sehr großer Beliebtheit. Es war das meist verkaufte Schlaf- und Beruhigungsmittel des frühen zwanzigsten Jahrhunderts, eingesetzt sowohl in Heil- und Pflegeanstalten als auch von Privatpersonen. Anfänglich war *Veronal* für jedermann ohne Rezept erhältlich. Die Firma E. Merck produzierte es u. a. nicht nur in einfacher Tablettenform, sondern auch als „Schokoladentabletten", die in heißer Milch aufgelöst werden konnten (Jordan 1904). Aufgrund seiner langen Halbwertszeit von ca. 100 Stunden hatte *Veronal* zwar potente Schlaf-anstossende Wirkung, typischerweise kam es am Folgetag der Einnahme jedoch Dosis-abhängig zu ausgeprägter Tagesmüdigkeit. Vermutlich geschuldet dem fehlenden Verständnis der physiologischen Wirkung von Barbituraten, fand *Veronal* neben seiner ursprünglichen Indikation als Schlaf- und Beruhigungsmittel in den ersten Jahren probatorisch breite Anwendung bei unterschiedlichen Erkrankungen von Herz, Lunge, Leber und Niere (Jordan 1904). 1912 gelangte das am häufigsten verschriebene aller Barbiturate, Phenobarbital, unter dem Namen „*Luminal*" auf den Markt. Benutzt wurde es ebenfalls als Sedativum und Hypnotikum. Bereits mit der Markteinführung wurde die antikonvulsive Wirkung von Phenobarbital erkannt, die es bereits in niedrigen Dosierungen entfaltet (Hauptmann 1912). Wenngleich inzwischen eher als Medikament der 2., 3. oder 4. Wahl, ist Phenobarbital bis heute v. a. in weniger industrialisierten Ländern ein angewandtes Antiepileptikum (Shorvon 2000).

Als Sedativum und Hypnotikum fanden Barbiturate von Beginn an insbesondere bei Patienten mit Psychosen bzw. Erkrankungen aus dem schizophrenen Formenkreis Anwendung. Bereits 1915 wurden erste euphorische Fallberichte veröffentlicht (Epifanio 1915). Der Schweizer Psychiater Jakob Klaesi (Psychiatrische Universitätsklinik Burghölzli in Zürich) versuchte, die Anwendung bei Patienten mit Schizophrenien zu standardisieren. Er benutzte das von Hoffmann-LaRoche in Basel hergestellte „Somnifen" für seine sogenannten „Dauernarkosen" (Klaesi 1922; Kläsi 1921). Klaesi beschrieb später die Funktion der Dauernarkosen als Mittel zum Zweck, als einen Wegebener für den Beginn einer Psychotherapie auf der Basis eines vertrauensvollen Arzt-Patienten-Verhältnisses. In die Kritik geriet die Methode v. a. aufgrund ihrer Nebenwirkungen wie Fieber, Hypotonie, respiratorischer Insuffizienz sowie Atemwegsinfekten. Eine Übersichtsarbeit von 1925 zeigte, dass von 311 mit Somnifen behandelten Patienten 15 im Rahmen der Behandlung verstarben (Müller 1925). Zur Technik der Einleitung einer Dauernarkose mit „Somnifen" gab Klaesi folgende Vorschriften:

> „Um von Anfang an eine gewisse Tiefe der Narkose zu erzielen und die sonst an Stelle des Schlafes häufig auftretenden Zustände von Unruhe und Aufregung, verbunden mit heftigem Brechreiz, zu vermeiden, erhält der Patient zunächst eine Injektion von 0,001 Scopolamin + 0,01 Morph. Eine halbe Stunde nach Eintritt des Schlafes werden ihm 4 ccm Somnifen injiziert. In der Folge gibt man morgens und abends subcutan je eine halbe bis eine Ampulle Somnifen, evtl. auch mehr, um damit den Schlaf über Tage hinaus zu unterhalten. Zur Nahrungsaufnahme und zur Verrichtung ihrer Bedürfnisse werden die Patienten geweckt, evtl. erwachen sie auch selber. Die Schlafkur wird gewöhnlich auf 5–7 Tage ausgedehnt." (Müller 1925).

Bis in die 1930er- und 1940er-Jahre hinein adaptierten verschiedene Psychiater und Nachfolger Klaesis die Methode bzw. versuchten, sie zu verbessern. Das Risiko respiratorischer Komplikationen bis zur Todesfolge blieb jedoch bestehen und die Effektivität der Methode wurde auch unabhängig von ihren Komplikationen in Zweifel gezogen (Monnier 1936).

Standardmäßig als Injektionsnarkotikum eingesetzt zur Durchführung diagnostischer Eingriffe bzw. von Operationen wurden Barbiturate seit den 1920er-Jahren (Bumm 1927). Die Entwicklung neuerer Injektionsnarkotika wie Midazolam und Propofol verdrängte Barbiturate bis auf wenige Ausnahmen letztlich weitestgehend aus der Anästhesiologie.

Bis in die 1920er- und 1930er-Jahre galten Barbiturate als Modedrogen. Auch Personen des öffentlichen Lebens wie Klaus und Thomas Mann nutzen ihre hypnotischen und sedierenden Eigenschaften (Kaiser 2015). Problematisch hierbei war nicht nur das hohe Abhängigkeitspotenzial. Aufgrund der geringen therapeutischen Breite kam es immer wieder zu akzidentiellen Überdosierungen auch mit Todesfolge, vor allem in Verbindung mit Alkohol, wie das Beispiel Kurt Tucholskys nahelegt (Hosfeld 2012). Aufgrund der gehäuften Berichte über Überdosierungen und Einnahmen in suizidaler Absicht wurde das initial freiverkäufliche *Veronal* bereits 1908 rezeptpflichtig. Das tat der Verwendung für Suizide jedoch keinen Abbruch. Berühmte Beispiele sind der japanische Schriftsteller Akutagawa Ryunosuke 1927 (TIME 1952), Stefan Zweig und seine Frau Lotte, die sich 1942 nach antisemitischer Verfolgung im brasilianischen Exil das Leben nahmen (Seksik 2011) oder auch Martha Liebermann, die Frau von Max Liebermann, die 1943 mit einer Überdosis *Veronal* der Deportation nach Theresienstadt entging (Rutsch 2014). Die Familie Zweig und Martha Liebermann blieben keine Einzelfälle. Allein auf dem Jüdischen Friedhof in Berlin Weißensee wurden in den Jahren 1938 bis 1945 mindestens 1677 Menschen bestattet, die sich meist mit *Luminal* oder *Veronal* das Leben nahmen (Fischer 2007). Ab dem Herbst 1941 – im Kontext der „Osttransporte" – waren Suizidversuche der häufigste Grund der Krankenhauseinlieferung im Jüdischen Krankenhaus Berlin (Ohnhäuser 2013). Zeitgleich kam es im Rahmen nationalsozialistischer Euthanasieprogramme wie der sogenannten *Aktion T4* zur systematischen Ermordung von mehr als 70.000 Menschen mit geistiger oder körperlicher Einschränkung in deutschen Heil- und Pflegeanstalten. Hierfür wurden u. a. letale Dosierungen von *Luminal* und *Veronal* verabreicht (Benedict und Chelouche 2008).

Beginnend in den 1940er-Jahren wurden Barbiturate als „Wahrheitsserum" propagiert und auch für sogenannte narcoanalytische Interviews genutzt. Ziel der „Narcoanalyse" war die Reduktion von Ängsten und Anspannung sowie die zeitweilige Förderung von Regression und Suggestibilität der Patienten im Kontext psychotherapeutischer Verfahren (Redlich et al. 1951). Aldous Huxley, Autor von „Brave New World", schrieb am 21. Oktober 1949 in einem Brief an George Orwell, nur wenige Monate nach Veröffentlichung des Romans „1984" (G. Orwell):

> „But now psycho-analysis is being combined with hypnosis; and hypnosis has been made easy and indefinitely extensible through the use of barbiturates, which induce a hypnoid and suggestible state in even the most recalcitrant subjects. Within the next generation I believe that the world's rulers will discover that infant conditioning and narco-hypnosis are more efficient, as instruments of government, than clubs and prisons, and that the lust for power can be just as completely satisfied by suggesting people into loving their servitude as by flogging and kicking them into obedience." (Usher 2015).

1956 publizierte Donald Ewen Cameron, Psychiater der McGill University Montreal Canada, seine Methode des „Psychic Driving". Cameron definierte die Methode als „Re-Strukturierung der Psyche", und empfahl sie insbesondere für Patienten mit Psychosen. Hierbei zeichnete er Nachrichten auf Tonbänder auf, die er den Patienten in zigfachen Wiederholungen vorspielte. In Erweiterung dieser Methode erhielten die Patienten zuvor verschiedene Medikamente u. a. Barbiturate und Halluzinogene wie LSD (Cameron 1956). Der Einsatz narcoanalytischer Interviews bzw. des „Psychic driving" blieb nicht unumstritten. Auch deshalb, weil die Anwendung dieser Methoden nicht auf zivile Bereiche begrenzt blieb und Forschung hierzu von Regierungen und Geheimdiensten subventioniert wurde. Ein Beispiel hierfür ist das CIA-Projekt *MK-ULTRA (subproject 68)* (Brown 2007).

Vermutlich auch bei fehlenden nebenwirkungsärmeren Alternativen blieben Barbiturate bis in die 1940er-Jahre häufig genutzte Sedativa und Hypnotika. Letztlich wurden seit der Vermarktung von *Veronal* mehr als 2500 Barbiturate entwickelt, knapp 50 hiervon fanden ihren Weg in die klinische Anwendung, nur ein kleiner Bruchteil von ihnen wird heute noch verordnet (Lopez-Munoz et al. 2005).

Mit seiner Einführung 1957 fand Clomethiazol rasch internationale Verbreitung, neben seiner Verwendung als Sedativum und als Schlafmittel wurde es unter anderem zur Behandlung der Eklampsie, als Antiepileptikum und insbesondere zur Behandlung von Entzugssyndromen eingesetzt (Reilly 1976). Mit zunehmendem Gewahrwerden seines hohen Abhängigkeitspotenzials beschränkt sich sein heutiger medizinischer Einsatz jedoch fast ausschließlich auf die Behandlung des Alkohol-Entzugs. In jüngster Zeit trat die Substanz erneut in den wissenschaftlichen Fokus nach Veröffentlichung von Forschungsergebnissen, die Hinweise auf neuro-protektive Eigenschaften enthielten (Wilby und Hutchinson 2004).

Erst mit Einführung der Benzodiazepine in den 1960ern veränderte sich die therapeutische Situation grundlegend. Erstmals standen hoch wirkungsvolle Beruhigungs- und Schlafmittel mit deutlich geringerer Toxizität und großer therapeutischer Breite (bei alleiniger Anwendung) im Vergleich zu den bisherigen medikamentösen Optionen zur Verfügung. Die ersten präklinischen Versuche fanden in den Zoos von San Diego und Boston statt, an Tigern, Löwen, Pumas, Leoparden und Panthern. Die Substanzwirkung wurde als „Zähmung" der wilden Tiere gefeiert (Lopez-Munoz et al. 2011). Nach Chlordiazepoxid (1960 eingeführt unter dem Markennamen *Librium*) und Diazepam (1963, *Valium*) folgten weitere Derivate, die sich durch ihre kürzere Halbwertszeit zunehmend besser auch als Hypnotika einsetzen ließen (Köhler 2014). Faktisch wurden in kurzer Folge alle anderen bis dahin als Sedativa und Hypnotika eingesetzten Substanzen durch die Verwendung von Benzodiazepinen weitestgehend verdrängt. Zwischen 1965 und 1975 stellten Benzodiazepine die am häufigsten verschriebenen Medikamente weltweit dar. Sie wurden in der Öffentlichkeit und in der nicht-wissenschaftlichen Presse als „Glückspillen" bezeichnet (Rickels 1978). Einem Bericht zufolge verwendeten 1981 ca. 10 % (1-Jahres Prävalenz) der Bevölkerung Benzodiazepine als Schlaf- oder Beruhigungsmittel (Balter et al. 1984). Knapp zwei Drittel der Menschen, die in den 1970er-Jahren regelmäßig Benzodiazepine einnahmen, waren Frauen (Balter et al. 1974; Greenblatt und Shader 1978). Im Jahre 1977 nahm die Weltgesundheitsorganisation (WHO) Diazepam in die Liste der unentbehrlichen Arzneimittel auf. Die Wahrnehmung von Wirkungen, Potenzialen und therapeutischer Breite war zunächst uneingeschränkt euphorisch und führte zu weit gestreuten Indikationsstellungen, größtenteils ohne Evidenzgrundlage. Ein geflügeltes Wort unter Medizinern aus dieser Zeit besagte: „Die einzige Sache, die sich nicht mit Benzodiazepinen behandeln lässt, ist die Benzodiazepin-Überdosis." (Erowid 2004).

Der Erfolg der Benzodiazepine ist nicht verwunderlich. Betty Friedan, feministische Autorin, beschreibt 1963 die Lebenswirklichkeit amerikanischer Hausfrauen: Große Erwartungen an ein erfüllendes Leben kollidieren nicht selten mit der bedrückenden Realität. Angefeuert durch Vorbilder in den Medien wurde von Frauen gefordert perfekte Ehefrau und Mutter zu sein. Die Dissonanz zwischen Wunsch und Wirklichkeit schaffte sich Raum in einem Zustand den Friedan „das Problem ohne Namen" nennt. Eine allgemeine Unpässlichkeit, innere Anspannung und Ängstlichkeit (Friedan 2010). Das Phänomen ist damals nicht neu. Neu ist das offensive Marketing der Pharmafirmen, allen voran von Hoffmann-LaRoche, mit denen Benzodiazepine als Lösung des Problems – ein Problem weißer Frauen ohne tief greifende sozioökonomische Schwierigkeiten – präsentiert wurden (Abb. 1) (Herzberg 2009; Horwitz 2009; Lopez-Munoz et al. 2011; Tone 2009).

Benzodiazepine waren salonfähig. Sie wurden als effektive und sichere Medikamente zur Behandlung bzw. kurzfristigen Lösung verschiedenster Zustände beworben und letztlich verordnet: Anspannungszustände, Reizbarkeit während der Menopause, familiäre oder eheliche Probleme, Probleme bei der Arbeit oder Jugendkriminalität (Horwitz 2009). Nur knapp ein Drittel der Mitte der 1960er- bis 1970er-Jahre verordneten „Tranquilizer" wie Meprobamat (*Miltown*), Chlordiazepoxid (*Librium*) oder Diazepam (*Valium*) wurden zur Behandlung spezifischer psychiatrischer Erkrankungen eingesetzt (Horwitz 2010; Shapiro und Baron 1961)

Der Song „Mother's Little Helpers" der Rolling Stones spiegelt das Ausmaß und die Bedeutung des Gebrauchs von Beruhigungsmitteln Mitte der 1960er-Jahre wider:

> Mother needs something today to calm her down
> And though she's not really ill
> There's a little yellow pill
> She goes running for the shelter of a mother's little helper
> And it helps her on her way, gets her through her busy day
> (RollingStones 1966)

Viele der frühen Studien zu Benzodiazepinen (ebenso wie zu anderen Sedativa und Narkotika) kamen später in Verruf, da sie mit aus heutiger Sicht schwer zu rechtfertigenden rechtlichen und ethischen Grundlagen an psychiatrischen

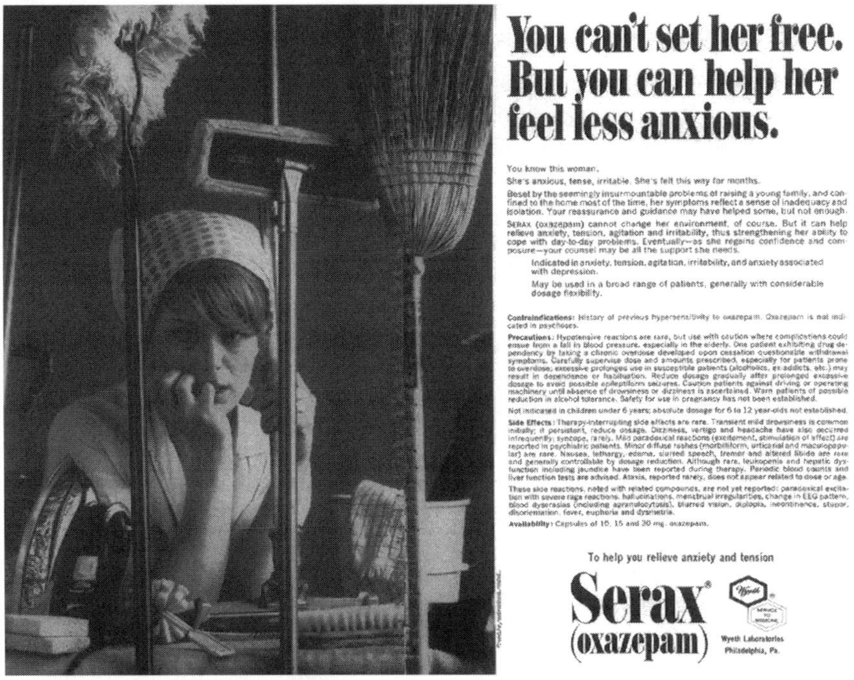

Abb. 1 Anzeige für Serax (Oxazepam) von Wyeth Laboratories. Erschienen 1967 in. *JAMA: The Journal of the American Medical Association*, Vol. 200, No. 8, S. 206–207 (Bonkers Institute for Nearly Genuine Research Producer 2009). Aufgegriffen werden hier die gesellschaftlichen Erwartungen an Frauen dieser Zeit, die Anforderungen durch die Doppelrolle als Ehefrau und Mutter. Auch wenn auf zusätzliche ärztliche Behandlung hingewiesen wird und als Ursache der Angst- und Anspannungs-Problematik das Umfeld genannt wird, propagiert die Anzeige doch eine grundsätzliche medikamentöse Therapie zur Bewältigung des Alltags. Die spätere Kritik an und die Anklagen gegen die Pharma-Firmen bezogen sich insbesondere auf derartig gestaltete Bewerbung von Benzodiazepinen mit dem Vorwurf einer „Medikalisierung und Betäubung von Alltag und Gesellschaft" (Tyrer 1974)

Patienten und Gefängnisinsassen durchgeführt wurden – teilweise ohne deren Wissen und Einverständnis. Teile der Forschung fanden in enger Zusammenarbeit mit den Geheimdiensten statt. Gerade Sedativa waren dabei interessante Wirkstoffe unter dem Aspekt einer „Zähmung" oder „Heilung" von Straftätern und psychisch Kranken (Bowart 2016; Floyd 1990). So stammen auch erste Erkenntnisse über körperliche Abhängigkeitsentwicklungen bei Benzodiazepinen beispielsweise aus Studien, bei denen Schizophrene ohne ihr Wissen nach monatelanger Behandlung mit Benzodiazepinen abrupt auf Placebo umgestellt wurden (Hollister et al. 1961). Obwohl diese und weitere Erkenntnisse zu Abhängigkeitsentwicklungen bei Benzodiazepinen bereits Anfang der 1960er-Jahre veröffentlicht wurden (Greenblatt und Shader 1978; Hollister et al. 1961), wurde man in Fachkreisen ebenso wie in der breiteren Öffentlichkeit erst allmählich des nicht unerheblichen Abhängigkeitspotenzials gewahr. Nach dem Boom der Benzodiazepine in den 1960er-Jahren wendete sich das Blatt jedoch in der zweiten Hälfte der 1970er-Jahre. Eingeleitet unter anderem durch die berühmte LaRoche-Affäre, bei der das nationale Gesundheitssystem des Vereinigten Königreichs (UK) die Firma auf Beteiligung an den Kosten des Massenkonsums von Diazepam und Chlordiazepoxid verklagte. Aller rechtlichen Bemühungen zum Trotz musste Hoffmann-LaRoche in der Folge fast vier Millionen Pfund an das staatliche Gesundheitssystem zahlen (Gossop 1993; Lopez-Munoz et al. 2011). Ähnliche Verfahren wurden in anderen europäischen Ländern angestrengt und öffentlichkeitswirksame Kampagnen zielten auf einen Kampf gegen eine „Medikalisierung und Beruhigung von Alltag und Gesellschaft" ab (Tyrer 1974). Zunehmend wurden auch in den Massenmedien Artikel mit dieser Stoßrichtung rezipiert wie: „*The benzodiazepine bonanza.*" (Tyrer 1974) oder „*Benzodiazepines – the opium of the masses?*" (Lader 1978). Die Weltgesundheitsorganisation empfahl in der Folge in den frühen 1980er-Jahren die rechtliche Einschränkung des Vertriebs von Benzodiazepinen (Lopez-Munoz et al. 2011). In den meisten westlichen Ländern wurden die Substanzen danach einer besonderen Verschreibungspflicht unterstellt. Im Rahmen der zunehmenden Sensibilisierung auch des medizinischen Personals gingen die Verschreibungszahlen in den späten 1980er-Jahren deutlich zurück. Dies bedeutete gleichzeitig jedoch auch eine Wiederbelebung älterer, nebenwirkungsreicherer sedierender und hypnotisierender Substanzen wie Barbiturate und Chloralhydrat, deren Verschreibungszahlen erneut stiegen (Shader et al. 1991), ebenso wie die Einweisungen mit Überdosierungen durch Nicht-Benzodiazepin-Sedativa (Hoffman et al. 1991). In diesem Zusammenhang berief die World Psychiatric Association (WPA) 1992 eine Task Force zur Bewertung der Risiken und Potenziale der Benzodiazepine ein. Auch wenn das Bewusstsein für die Risiken eines Benzodiazepin-Gebrauchs zugenommen hat, die Indikationsstellung zunehmend strenger aufgefasst wird und die Verschreibungszahlen rückläufig sind (s. u.), gehören Benzodiazepine weiterhin zu den am häufigsten verwendeten ebenso wie missbrauchten Arzneimitteln.

Mit den Z-Substanzen Zopiclon, Zolpidem und Zaleplon kamen in den 1990er-Jahren den Benzodiazepinen ähnelnde Substanzen auf den Markt – zumindest was den Wirkmechanismus anbelangt. Zunächst wurde propagiert, dass diese als Hypnotika eingesetzten Medikamente kein Abhängigkeitspotenzial hätten. Neuere Studienergebnisse und insbesondere Erfahrungen aus dem klinischen Alltag zeigen jedoch, dass ein nicht zu vernachlässigendes Risiko für die Entwicklung einer Abhängigkeit auch bei diesen Substanzen besteht (Victorri-Vigneau et al. 2007; Victorri-Vigneau et al. 2014).

GHB wurde 1874 erstmalig synthetisiert, jedoch erst 1960 ausführlich beforscht und in seiner Wirkweise beschrieben (Laborit 1964). Erst im Nachhinein wurde bekannt, dass GHB eine im Gewebe aller Säuger und im menschlichen Gehirn natürlich vorkommende Substanz ist. Initial fand es zunächst vorwiegend Verwendung als Narkotikum im medizinischen Bereich. Aufgrund seiner anabolen Wirkung wurde es in den 1980er-Jahren zunehmend als Doping- und Nahrungsergänzungsmittel in der Bodybuilderszene genutzt. In den 1990er-Jahren begann dann die allmähliche Verbreitung als Freizeit- und Partydroge, was zur Folge hatte, dass GHB um die Jahrtausendwende in den meisten Ländern unter das Betäubungsmittelgesetz gestellt wurde (Teter und Guthrie 2001). GHB erlangte zudem einen zweifelhaften Ruhm als berüchtigte „Vergewaltigungs-Droge" (sogenannte „K.O.-Tropfen"). Die industriell verwendeten Vorläufersubstanzen GBL und 1,4-BD waren zunächst noch legal erhältlich und damit anfällig für missbräuchlichen Konsum. 2009 wurde jedoch auch GBL in Deutschland als Arzneimittel im Sinne des Arzneimittelgesetzes eingestuft und die Industrie unterwirft sich seitdem einer freiwilligen Selbstkontrolle zur Beschränkung des Handels zu Konsumzwecken der Vorläufersubstanzen (Cousto 2011; Hagenbuch 2011). Die erneute Verwendung im medizinischen Bereich begann in den frühen 2000er-Jahren mit der Zulassung von GHB zur Behandlung der Narkolepsie mit Kataplexie.

4 Epidemiologie, Konsummuster und kulturelle Kontexte

Seit Anfang der 1990er-Jahre sind die Verordnungen von Hypnotika und Sedativa in Deutschland um ca. 75 % zurückgegangen. Im Jahr 2012 wurden in Deutschland ca. 104 Millionen Tagesdosen Hypnotika und Sedativa verordnet, das entspricht erstaunlicherweise nur ca. 300.000 Patienten pro Tag (Lohse und Bruno 2014). Dies überrascht, ist doch die Zahl der Patienten mit therapie-bedürftigen Insomnien laut epidemiologischer Studien deutlich höher (Morin und Benca 2012; Ohayon 2002; Sateia und Nowell 2004). Der Rückgang der Verschreibungen von Hypnotika betrifft in Deutschland v. a. Benzodiazepine, deren Verschreibungen sich seit dem Jahr 2003 auf ca. ein Drittel reduzierten. Die drei am häufigsten verordneten Benzodiazepine in Deutschland sind Lorazepam (35,9 Millionen Tagesdosen), Diazepam (24,9 Millionen Tagesdosen) und Bromazepam (15,6 Millionen Tagesdosen). Seit dem Jahr 2004 werden in Deutschland mehr Z-Substanzen verordnet als Benzodiazepine. Seit dem Jahr 2003 ist die Zahl der Verordnungen von Benzodiazepin-Analoga weitestgehend konstant, wenngleich seit dem Jahr 2010 tendenziell rückläufig (Lohse und Bruno 2014). Diese Zahlen stehen Studien gegenüber, die eine relativ hohe Prävalenz der ärztlich verordneten Benzodiazepin-Einnahme berichten. So zeigten beispielsweise Petitjean et al., dass knapp 9 % aller Patienten in der Schweiz, die ein Medikament verordnet bekamen, binnen 6 Monaten mindestens einmalig ein Rezept für Benzodiazepine erhielten, dabei waren zwei Drittel dieser Patienten Frauen. 44 % aller Patienten erhielten lediglich einmalig ein Rezept für Benzodiazepine, 56 % erhielten im genannten Zeitraum mehrere Rezepte. 1,6 % der Patienten erhielten Verordnungen in extrem hohen Dosierungen (Petitjean et al. 2007). Ähnliche Daten erhoben Olfson et al. für die USA. Im Jahr 2008 erhielten demnach ca. 5 % aller 18–80-jährigen mindestens einmalig ein Rezept für Benzodiazepine. Etwa jeder 4. dieser Patienten nahm regelmäßig über einen längeren Zeitraum Benzodiazepine ein. Grundsätzlich war die Verschreibungsrate deutlich altersabhängig und die Einnahme von Benzodiazepinen mit v. a. höherem Lebensalter und weiblichem Geschlecht assoziiert (Olfson et al. 2015). Die Untersuchung, die insgesamt eine hohe Prävalenz des Benzodiazepin-Konsums zeigen konnte, vor allem bei älteren Frauen, eröffnete eine große Kontroverse in den USA. Denn entgegen den sonstigen Therapie-Empfehlungen stieg die Prävalenz von Benzodiazepin-Konsum mit dem Alter an und betrug bei den 65- bis 80-jährigen 8,7 %, wobei Frauen doppelt so häufig betroffen waren wie Männer. Die Daten zeigten auch, dass Benzodiazepin-Langzeitverordnungen bei Psychiatern seltener waren als bei anderen Ärzten (Olfson et al. 2015).

Nicht-medizinisch begründeter Konsum und Abhängigkeit

Schätzungen zufolge gibt es in Deutschland ca. 1,4 bis 1,9 Millionen Menschen, die medikamentenabhängig sind. Die Prävalenz der Medikamentenabhängigkeit steigt mit dem Alter. Konsumierte Medikamente sind allen voran Opioide bzw. Opiate. Knapp 1 % aller ambulant bzw. stationär aufgrund einer Substanzabhängigkeit behandelten Patienten in Deutschland sind abhängig von Sedativa (Brand et al. 2015). Im Gegensatz zu Alkohol und illegalen Substanzen, die vorwiegend von Männern konsumiert werden, nehmen Frauen häufiger Hypnotika und Sedativa ein bzw. sind abhängig von diesen (Matos et al. 2016). Konsumiert werden vor allem Benzodiazepine, Benzodiazepin-Analoga und seltener GHB. Barbiturate bzw. ihre Abkömmlinge spielen eine untergeordnete Rolle. Je nach sozio-kulturellem Kontext werden unterschiedliche Sedativa und Hypnotika bevorzugt. Als „Club-Droge" gilt Flunitrazepam („Rohypnol" ®). Berichtete Effekte sind Entspannung und Sedierung, ähnlich dem Konsum von Alkohol (Calhoun et al. 1996; Schwartz und Weaver 1998), jedoch auch Euphorie (Farre et al. 1998). Charakteristisch ist ein rascher, starker Wirkungseintritt (15–20 min) bei relativ langer Wirkdauer (12 Stunden und länger) (Bond et al. 1994; Mintzer und Griffiths 1998). Andere Benzodiazepine die v. a. von jüngeren Konsumenten eingenommen werden sind Diazepam und Clonazepam (Gjerde et al. 2015). Die Einnahme von Benzodiazepinen und Z-Substanzen erfolgt meist in Tablettenform. Intravenöse Injektion und Konsum der gemahlenen Tabletten durch die Nase wird berichtet (Bond et al. 1994; Sullivan et al. 1995). Benzodiazepine werden z. T. additiv eingenommen um die Effekte anderer Substanzen zu potenzieren, abzumildern bzw. Entzugssymptome zu coupieren. Medikamente, die mit Benzodiazepinen genommen werden sind z. B. Heroin, andere Opioide bzw. Opiate, Cocain, Amphetamine, Alkohol und Cannabinoide (Calhoun et al. 1996; San et al. 1993a, b). Z-Substanzen werden z. T. mit Benzodiazepinen bzw. Alkohol eingenommen. Letzteres soll den euphorisierenden Effekt des Alkohols steigern (Cimolai 2007; Sullivan et al. 1995).

Für Benzodiazepine konnte in den USA trotz weltweit rückläufiger Verschreibungszahlen eine erhöhte Anzahl von Benzodiazepin-assoziierten Todesfällen gezeigt werden (Bachhuber et al. 2016). Eine der Hauptrisiko-Gruppen für Benzodiazepin- und Hypnotika-Konsum sind dabei Patienten mit Opiatabhängigkeit bzw. in Opioid-Substitution (Backmund et al. 2005; Jones et al. 2012). Benzodiazepine und andere Hypnotika verstärken hier die respiratorische Insuffizienz, die durch Opioide induziert werden kann.

GHB wird deutlich seltener konsumiert als Benzodiazepine und Z-Substanzen. Die Verbreitung ist zudem auf wenige Zentren beschränkt, vorwiegende Verbreitungsräume sind die USA, Australien und Europa. Zahlen aus Notfallaufnahme-Einweisungen zeigen einen Gebrauchs-Peak in den Jahren 2000–2003 und einen stetigen, langsamen Rückgang seither. 2005 konnten 0,13 % der Notfall-Einweisungen aufgrund von Substanzmissbrauch in den USA auf GHB zurückgeführt werden (Substance Abuse and Mental Health Services Administration 2006).

Gründe für den nicht-medizinischen GHB-Konsum scheinen der Wunsch nach Entspannung und nach Erzeugung eines Rausches oder „Highs", ähnlich dem durch Alkohol oder Ecstasy (MDMA) induzierten, zu sein. Liquid GHB wird daher auch als „Liquid Ecstasy" bezeichnet, obwohl keinerlei chemische Verwandtschaft besteht. Entsprechend wurde der Konsum von GHB hauptsächlich mit der Tanz-, Club- und Party-Szene und ähnlichen sozialen Kontexten in Zusammenhang gebracht (Expert Committee on Drug Dependence 2012).

Einer Befragung von 189 GHB-Konsumenten (Sumnall et al. 2008) zufolge wurde GHB jedoch häufiger im häuslichen Umfeld (67 %) als im Nachtleben (26 %) verwendet. Hauptgründe für GHB-Konsum waren demzufolge Erholung (18,3 %), Steigerung und Stimulation sexueller Aktivität (18,3 %), sozial offener zu sein (13,1 %) und Erfahrung veränderter Bewusstseinszustände (13,1 %). Eine Besonderheit von GHB ist seine Verwendung in Bodybuilderkreisen und als Doping-Mittel aufgrund seiner anabolen Wirkung über eine Stimulierung der Wachstumshormon-Produktion (Van Cauter et al. 1997).

GHB ist als Pulver, Tablette, Kapsel oder Flüssigkeit verfügbar und wird vorwiegend oral eingenommen. Inhaltsstoffe und Anleitungen zur Herstellung von GHB sind u. a. über das Internet zugänglich, so dass die Synthese z. T. auch durch Privatpersonen erfolgt. Die Vorläufer GBL und 1,4-BD werden in der Industrie als Lösungsmittel und Weichmacher genutzt und sind teilweise legal erhältlich. Sie werden nach Aufnahme schnell in GHB umgewandelt und daher häufig an seiner statt eingenommen (Thai et al. 2007; Wood et al. 2008). Zudem kann GHB mit relativ einfachen Mitteln aus ihnen gewonnen werden.

5 Medizinische und wissenschaftliche Anwendungen

Barbiturate

Barbiturate werden aufgrund ihres ungünstigen Nebenwirkungsprofils mit meist geringer therapeutischer Breite und dem deutlichen Abhängigkeitsrisiko heute nur mehr wenig verordnet. Es gibt ca. 10 Barbiturate, die aktuell noch verwendet werden. Beispielsweise seien genannt Phenobarbital und Primidon, eingesetzt als Antiepileptikum der 2., 3. bzw. 4. Wahl v. a. in weniger industrialisierten Ländern (Shorvon 2000). Im deutschsprachigen Raum ist Primidon neben Betablockern weiterhin Medikament der 1. Wahl zur Behandlung des Essentiellen Tremors (DGN 2012).

Durch die Entwicklung neuerer Narkotika finden Barbiturate zur Einleitung und Aufrechterhaltung von Narkosen selten Anwendung. Verwendet wird beispielsweise weiterhin Methohexital und je nach Kontext auch Thiopental. Letzteres beispielsweise in Akutsituationen zur Senkung des intracraniellen Druckes (Marshall et al. 1979).

Phenobarbital kann ferner zur Behandlung des Crigler-Najjar-Syndrom Typ II eingesetzt werden. Hierbei handelt es sich um eine autosomal dominant vererbte Erkrankung, die mit einer deutlichen Reduktion der Bilirubin-UDP-Glucuronosyltransferase-Aktivität einhergeht. Phenobarbital senkt den Serum-Bilirubin-Spiegel und verhindert somit sekundäre Komplikationen. Prinzipiell kann Phenobarbital auch bei Neurogeborenen-Ikterus eingesetzt werden. Es reduziert die Notwendigkeit und Dauer einer Fototherapie sowie von Transfusionen (Chawla und Parmar 2010).

Benzodiazepine

Schlafstörungen
Eine klassische Indikation der Benzodiazepine sind Ein- und Durchschlafstörungen. Subjektiv besteht zumindest kurzfristig meist eine gute Wirksamkeit. Beobachten lässt sich bei Einnahme von Benzodiazepinen eine Veränderung der Schlafarchitektur. So kommt es zu einer meist gewünschten Verkürzung der Einschlaflatenz und einer Verbesserung der Schlafkontinuität. Parallel zeigt sich eine Verlängerung des Schlafstadiums 2 auf Kosten der Tief- und REM-Schlafphasen (Manfredi und Kales 1987). Aufgrund des Abhängigkeitspotenzial wird eine längerfristige Behandlung von Schlafstörungen (>2–4 Wochen) mit Benzodiazepinen nicht empfohlen.

Epileptische Anfälle
Seit Mitte der 1960er-Jahre werden Benzodiazepine standardmäßig zur Behandlung des Status epilepticus eingesetzt (Gastaut et al. 1965). Insbesondere die intravenöse Applikation von Lorazepam bietet sich im Vergleich zu Diazepam aufgrund seiner günstigeren Pharmakodynamik mit einem raschen Wirkungseintritt, langsamerer Gewebsverteilung und damit verlängerter antikonvulsiver Wirkung an (Griffith und Karp 1980) (vgl. Tab. 1). Bis auf Ausnahmen, welche für Clobazam und Clonazepam gelten, haben Benzodiazepine keine Zulassung zur antikonvulsiven Dauerbehandlung bei Epilepsien bzw. epileptischen Anfällen. Auch die Behandlung mit Clobazam und Clonazepam sollte zur Vermeidung von Toleranz- und Abhängigkeitsentwicklungen jeweils zeitlich begrenzt werden.

Entzugsbehandlung
Benzodiazepine gehören zur pharmakologischen Standardtherapie des Alkoholentzugs (AWMF und DG-Sucht 2015). Benzodiazepine verringern signifikant die Häufigkeit und Schwere von Entzugssymptomen, insbesondere von epileptischen Entzugsanfällen und Alkohol-Delirien (Mayo-Smith 1997; Ntais et al. 2005). Einen Wirknachweis bei anderen Delirien gibt es nicht. Anwendung zur Behandlung des Alkoholentzugssyndroms finden vor allem Diazepam, Chlordiazepoxid, Lorazepam und Oxazepam (Amato et al. 2011; Amato et al. 2010). Für Patienten mit eingeschränkter Leberfunktion wird die Verwendung kürzer wirksamer Benzodiazepine wie Lorazepam bzw. Oxazepam empfohlen (*off-label* in dieser Indikation), da sie nicht über das hepatische Cytochrom P450-System abgebaut werden (NICE 2011).

Narkose
Midazolam ist aufgrund seiner günstigen Pharmakokinetik mit rascher Gewebsverteilung und relativ kurzer Plasmahalbwertszeit von 1,7 –

Tab. 1 Zugelassene Indikationen und Dosierungen häufig eingesetzter Benzodiazepine in der Behandlung der Epilepsie

Präparat	Zugelassene Indikation	Dosierung
Diazepam	*intravenös*: Status epilepticus (unterschiedlicher Genese)	0,25 mg/kg i. v. (5 mg/min, ggf. wiederholen, max. 30 mg)
Lorazepam	*intravenös*: Status epilepticus (unterschiedlicher Genese)	0,1 mg/kg i. v. (2 mg/min, ggf. wiederholen, max. 8–10 mg)
Clonazepam	*intravenös*: Status epilepticus (unterschiedlicher Genese) *per os*: Generalisierte Epilepsie Typ Petit Mal (z. B. West Syndrom, Lennox-Gastaut Syndrom), Absence-Epilepsien, myoklonische Syndrome, wenn andere Antiepileptika nicht anwendbar sind oder alleine nicht ausreichen	1–2 mg i.v. (0,5 mg/min, ggf. wiederholen, max. ca. 6 mg) 0,5–4 (20)mg/Tag
Clobazam	*per os*: Zusatztherapie bei Patienten mit epileptischen Anfällen, die mit einer Standardbehandlung nicht anfallsfrei sind	5–30 (80) mg/Tag

3,5 h (Allonen et al. 1981; Heizmann et al. 1983), das einzige Benzodiazepin, das standardmäßig als Narkotikum bei invasiven diagnostischen bzw. chirurgischen Eingriffen Verwendung findet. Es wird sowohl zur Prämedikation, Induktion und Aufrechterhaltung einer (Kombinations-)Narkose sowie Sedierung kritisch kranker Patienten auf Intensivstationen verwand (Reves et al. 1985). In Entwicklung sind weitere Benzodiazepine mit dem Ziel der Verwendung als Narkotikum, wie beispielsweise Remimazolam, ein ultrakurzwirksames Anästhetikum mit einer Plasmahalbwertszeit von ca. 60 min (Gin 2013). Andere Benzodiazepine wie Lorazepam und Diazepam werden aufgrund ihrer anxiolytischen und amnestischen Wirkung zur Prämedikation eingesetzt (Olkkola und Ahonen 2008).

Angststörungen
Nach Markteinführung wurden Benzodiazepine binnen weniger Jahre Medikamente der 1. Wahl in der Behandlung von Angststörungen (Lopez-Munoz et al. 2011). In kontrollierten klinischen Studien wurde ihre Wirksamkeit bestätigt. Aufgrund des Toleranz- und Abhängigkeitspotenzials wurde die Indikation zur Verwendung von Benzodiazepinen bei Angststörungen eingeschränkt. So wird in der deutschen S3-Leitlinie zur „Behandlung von Angststörungen" empfohlen auf Benzodiazepine nur zurückzugreifen, *wenn keine anderen Maßnahmen oder Medikamente zur Behandlung eingesetzt werden können*, z. B. bei bestimmten kardiovaskulären Erkrankungen, Kontraindikationen für andere Behandlungsformen, Suizidalität sowie akuten Angst- und Erregungszuständen, welche nicht im Kontext einer Angststörung bestehen, sondern beispielsweise im Rahmen einer schweren Depression, Psychose oder Intoxikation (Bandelow et al. 2015).

Weitere Indikationen
Benzodiazepine wirken – vermittelt über die α_2- bzw. α_3-Untereinheiten von $GABA_A$-Rezeptoren im Gehirn und Rückenmark – muskelrelaxierend. Tetrazepam war das einzige Benzodiazepin, welches explizit als Muskelrelaxans in Deutschland zugelassen war. Seit 01.08.2013 ruht die Zulassung Tetrazepam-haltiger Medikamente in der Europäischen Union. Grund sind mit der Einnahme assoziierte schwere Hautreaktionen mit 11 berichteten Todesfällen (Medizinprodukte 2013).

Im Weiteren finden Benzodiazepine Verwendung in der Behandlung von REM-Schlafverhaltensstörungen. Die physiologischerweise im REM-Schlaf bestehende Muskelatonie fehlt diesen Patienten. Zur pharmakologischen Behandlung wird Clonazepam 0,25 bis 2 mg vor dem Schlafengehen eingesetzt (Schlafmedizin 2009).

GHB
In Europa wurde GHB 1964 als intravenöses Anästhetikum eingeführt, zugelassen ist es aufgrund zahlreicher Nebenwirkungen (u. a. Risiko des Auslösens von epileptischen Anfällen und Erbrechen) jedoch nur noch in Italien und Frankreich (Hunter et al. 1971; Kam und Yoong 1998).

Seit 2005 ist das Natriumsalz von GHB (Natriumoxybat, Xyrem®) in der Europäischen Union zugelassen zur Behandlung der Kataplexie bei Narkolepsie. In den USA gilt die Zulassung für diese Indikation seit (n.s. 2002. Durch Normalisierung des Schlafes kann es die Häufigkeit von kataplexen Anfällen, hypnagogen Lähmungen und Halluzination sowie Tagesmüdigkeit senken (n.s. 2002; U. S. Xyrem Multicenter Study Group 2004). Die mittlere Dosierung hierfür liegt bei 4,5 (3–9)g pro Tag, die aufgrund der kurzen Halbwertszeit auf ein bis zwei nächtliche Dosen verteilt werden (Robinson und Keating 2007).

Zahlreiche Studien konnten eine Senkung der Entzugssymptomatik bei Alkohol-Abhängigen zeigen, die der Effektivität von Diazepam und Clomethiazol entspricht. Auch zur Aufrechterhaltung der Abstinenz bei Alkohol-Abhängigen war GHB ebenso wirkungsvoll wie die Vergleichssubstanzen Naltrexon oder Disulfiram (Keating 2014). In einigen europäischen Ländern ist die Substanz dafür zugelassen (Natriumoxybat, Alcover®). Der Einsatz ist jedoch stark limitiert durch das seinerseits hohe Abhängigkeitspotenzial von GHB und wird nicht empfohlen bei Vorliegen von Ko-Abhängigkeiten (Zvosec und Smith 2003).

Clomethiazol
Clomethiazol findet derzeit klinisch fast ausschließlich Anwendung in der Behandlung des Alkohol-

Entzugs und des Alkohol-Entzugsdelirs. Anders als in den USA ist es in Deutschland in dieser Indikation zugelassen und stellt neben Benzodiazepinen ein Mittel der Wahl dar. Die Behandlung sollte im stationären Rahmen und zudem nur dann erfolgen, wenn kein fortgesetzter Alkohol-Konsum zu erwarten ist (Wilby und Hutchinson 2004). In Studien zeigt sich eine mit GHB vergleichbare Reduktion der Entzugssymptomatik bei Alkohol-Abhängigen (Nimmerrichter et al. 2002).

Daneben wurde die Effektivität von Clomethiazol als Schlafmittel in der Geriatrie gezeigt (Pathy 1974). Das Abhängigkeitspotenzial limitiert die Anwendung jedoch auf kurze Behandlungszeiträume. Problematisch ist zudem, insbesondere bei Patienten mit Lungenerkrankungen, die Verstärkung der Bronchialsekretion.

Chloralhydrat

Die Anwendung von Chloralhydrat hat mittlerweile außerhalb von Kliniken keine Bedeutung mehr. In seltenen Fällen findet es Anwendung als Reserve-Sedativum oder in der Pädiatrie zur Prämedizierung vor schmerzhaften Eingriffen oder diagnostischen Untersuchungen (n.s. 1998), jedoch besteht in den USA und der EU keine Zulassung mehr für die klinische Anwendung.

6 Pharmakologie (Pharmakodynamik,-Kinetik)

Pharmakodynamik

Ihre Wirkung entfalten viele der Sedativa im engeren Sinne am $GABA_A$-Rezeptor. GABA (γ-Aminobutyrat) ist der wichtigste inhibitorische Neurotransmitter im Gehirn. $GABA_A$-Rezeptoren finden sich heterogen verteilt in Gehirn und Rückenmark, sowohl prä-, post- als auch extrasynaptisch. Sie bestehen meist aus fünf verschiedenen Proteinuntereinheiten, die einen Chloridionen-Kanal bilden. Es existieren verschiedene Subtypen des $GABA_A$-Rezeptors, die sich jeweils durch die Zusammensetzung ihrer Untereinheiten unterscheiden. Bislang wurden 19 verschiedene Untereinheiten identifiziert: $α1$-6, $β1$-3, $γ1$-3, $δ$, $ε$, $θ$ und $π$. Die am häufigsten vorkommenden $GABA_A$-Rezeptoren im zentralen Nervensystem sind *α1 β2 γ2*, *α3 β3 γ2* und *α2 β3 γ2* (D. Nutt 2006). Die Aktivierung des $GABA_A$-Rezeptors bewirkt eine erhöhte Öffnungsfrequenz des Ionenkanals und damit Diffusion von Chloridionen in die Zelle. Konsekutiv kommt es zur Hyperpolarisation und damit Herabsetzung der Aktivierbarkeit des Neurons (Whiting 2003). Benzodiazepine, Nicht-Benzodiazepin-Agonisten und Barbiturate besitzen spezifische Bindungsstellen am $GABA_A$-Rezeptor, die nicht mit der Bindungsstelle für GABA ident sind. Während Benzodiazepine, Z-Substanzen und Clomethiazol eine Verstärkung der GABA-Wirkung am $GABA_A$-Rezeptor nur in Anwesenheit von GABA erzeugen, können Barbiturate in höherer Dosierung eine Rezeptoraktivierung auch als direkte Agonisten erzielen. Vermutlich ist dies Ursache der höheren Intoxikations- und Atemdepressionsgefahr (Köhler 2014). Grundsätzlich scheint das niedrigere Atemdepressionsrisiko von Benzodiazepinen mit der geringen Dichte an Bindungsstellen im Atemzentrum in der Medulla oblongata zusammenzuhängen (Potokar et al. 1999). Anders als Benzodiazepine, die als positive allosterische GABA-Agonisten wirken, binden Z-Substanzen (Zopiclon, Zaleplon, Zolpidem) an den $GABA_A$-Rezeptor ohne dessen Konfirmation zu verändern. Hierdurch erklärt sich das günstigere Nebenwirkungsprofil mit geringerer Entwicklung von Toleranz, Abhängigkeit und Entzugssymptomen (Stahl 2013). Zaleplon und Zolpidem besitzen Bindungsselektivität für $GABA_A$-Rezeptoren mit $α_1$-Untereinheit. Dies scheint nicht für R/S-Zopiclon und Eszopiclon zu gelten, die ebenso wie die Benzodiazepine an Rezeptoren mit $α_1$, $α_2$, $α_3$ und $α_5$-Untereinheiten binden (Nutt und Stahl 2010). Die $α_1$-Untereinheit gilt als entscheidend für die Entfaltung der Sedierung, zudem scheint sie die antikonvulsive Wirkung zu vermitteln. $α_2$ und $α_3$-Untereinheit stehen in Zusammenhang mit anxiolytischer, muskelrelaxierender und alkohol-potenzierender Wirkung. Die $α_5$-Untereinheit, welche vergleichsweise wenige $GABA_A$-Rezeptoren im Gehirn aufweisen, scheint kognitive Wirkungen im Hippocampus zu vermitteln (Nutt und Stahl 2010).

Durch eine Reihe anspruchsvoller Experimente konnte gezeigt werden, dass auch Benzodiazepine die Dopaminausschüttung im mesolimbischen Bereich erhöhen (Tan et al. 2010), was allgemein als entscheidende neurobiologische Endstrecke bei Medikamenten mit Suchtpotenzial angesehen wird. Benzodiazepine führen indirekt über GABA-Rezeptoren zu einer Dopaminfreisetzung. Speziell die α_1-Untereinheit am GABA-Rezeptor ist hier von großer Relevanz.

GHB kommt in natürlicher Form im Körper von Säugetieren und im menschlichen Gehirn vor und ist ein Abkömmling von GABA. GHB wirkt in physiologischer Form und Konzentration am eigenen GHB-Rezeptor in GABA-inhibitorischer Weise (Andriamampandry et al. 2007; Snead 2000). Zudem wirkt es als schwacher Partialagonist am $GABA_B$-Rezeptor, dies jedoch erst in sehr hohen, physiologisch nicht vorkommenden Dosen. Die klinisch relevanten, nach exogener Zufuhr von GHB auftretenden Wirkungen scheinen jedoch vorwiegend über den $GABA_B$-Rezeptor vermittelt zu werden (Snead und Gibson 2005). Nach Einnahme von GHB steigen die Plasmaspiegel von Prolaktin und Wachstumshormon (Takahara et al. 1977; Van Cauter et al. 1997).

Pharmakokinetik
Benzodiazepine gehören zu den tri- und tetracyclischen Aromaten. Sie werden in der Leber metabolisiert und über die Niere ausgeschieden (Vagts 2007). Intrahepatisch finden sich zwei verschiedene Abbauwege. Ein Teil der Benzodiazepine wird intrahepatisch initial Cytochrom-P450-abhängig dealkyliert, demethyliert bzw. hydroxyliert (z. B. *Diazepam*: CYP2C19; *Diazepam, Alprazolam, Midazolam, Triazolam*: *CYP3A4, 5, 7*) und anschließend an Glucuronsäure gebunden. Andere Benzodiazepine (z. B. *Oxazepam, Lorazepam, Lormetazepam, Temazepam*) werden intrahepatisch direkt glucuronidiert und rasch über die Niere ausgeschieden (Madea 2014). Benzodiazepine, die in der Leber lediglich glucuronidiert werden, haben meist kürzere Eliminationshalbwertszeiten. Ferner ist ihr Abbau weniger „störanfällig" für verschiedenste Faktoren wie Alter, Lebererkrankungen, genetische Variationen der am Abbau beteiligten Isoenzyme und Begleitmedikation. So nimmt beispielsweise die mikrosomale Metabolisationsfähigkeit der Benzodiazepine mit dem Alter ab. Konsekutiv können insbesondere bei älteren Menschen längere Eliminationshalbwertszeiten und höhere Wirkspiegel beobachtet werden (Vozeh 1981). Die Pharmakokinetik der Benzodiazepine wird im Weiteren durch ihre Lipophilie bestimmt. Bei Adipositas ist aufgrund des größeren Verteilungsvolumens mit einer längeren Eliminationshalbwertszeit zu rechnen. Zu beachten ist ferner, dass ein größerer Teil der Benzodiazepine pharmakologisch wirksame Metabolite besitzt (Benkert et al. 2014; Vagts 2007).

Z-Substanzen sind in chemischer Hinsicht eine heterogene Wirkstoffgruppe. So gehört Zaleplon zu den Pyrazolopyrimidinen, Zopiclon zu den Cyclopyrrolonen und Zolpidem zu den Imidazopyridinen (George 2001; Gunja 2013; Nutt und Feetam 2010). Z-Substanzen werden ebenfalls in der Leber Cytochrom-P450-abhängig prozessiert (Zaleplon und Zolpidem: CYP3A4; Zopiclon/Eszopiclon: CYP3A4, CYP2C8), anschließend an Glucuronsäure gebunden und z. T. als aktive Metabolite renal ausgeschieden (Gunja 2013; Madea 2014).

Barbiturate werden pharmakologisch in sogenannte Oxy- und Thiobarbiturate unterteilt, je nachdem, ob das 2. C-Atom des Barbitursäureringes ein Sauerstoff- bzw. Schwefelatom bindet. Thiobarbiturate werden sowohl mikrosomal in der Leber als auch extrahepatisch metabolisiert. Oxybarbiturate werden fast ausschließlich Cytochrom-P450-abhängig in der Leber abgebaut (CYP3A4, CYP 2C19) und renal eliminiert (Gunja 2013; Madea 2014).

GHB entsteht *in vivo* als direktes Produkt des GABA-Metabolismus oder aus GBL und 1,4-BD nach deren Verabreichung (Expert Committee on Drug Dependence 2012). Es kann die Blut-Hirn-Schranke überwinden. GHB besitzt eine steile Dosis-Wirkungs-Kurve, so dass bereits kleine Dosissteigerungen zu einer massiven Verstärkung oder Veränderung der klinischen Wirkung führen können. Zudem sind die Dosis-Wirkungs-Beziehungen interindividuell teilweise sehr unterschiedlich. Letztlich wird GHB über den Citrat-Cyclus hauptsächlich zu Kohlen-Dioxid und Wasser metabolisiert, lediglich ein sehr kleiner

Anteil (<5 %) wird in unveränderter Form über den Urin ausgeschieden (Busardo und Jones 2015; Laborit 1964). Nach Einnahme der direkten Vorläufersubstanz GBL wird diese durch eine Lactonase zu GHB hydrolysiert (Roth und Giarman 1965). GBL selbst hat keine pharmakologische Wirkung. Auch 1,4-BD wird in vivo rasch zu GHB metabolisiert (Roth und Giarman 1968). Die entsprechende Katalyse durch die Enzyme Alkohol-Dehydrogenase und Aldehyd-Dehydrogenase kann dabei durch gleichzeitige Aufnahme von Alkohol erheblich beeinträchtigt werden.

7 Gesundheitliche Risiken

Grundsätzlich muss hier zwischen den direkten Risiken einer Substanz-Einnahme und insbesondere Fehldosierung auf der einen sowie den Gefahren eines wiederholten und chronischen Konsums auf der anderen Seite unterschieden werden.

Erstere beinhalten bei allen Sedativa die dosisabhängig auftretende Kreislauf- und Atemdepression unterschiedlichen Ausmaßes. Vor allem eine gleichzeitige Einnahme verschiedener Sedativa oder die Kombination mit anderen zentral dämpfenden Substanzen – in erster Linie Alkohol – können eine massive Wirkungsverstärkung bis hin zu Stillstand von Atmung und Kreislauf mit Todesfolge nach sich ziehen (siehe auch Abschn. 6, 8). Für sich genommen besitzen Benzodiazepine (und Z-Substanzen) eine hohe therapeutische Breite. Ohne Misch-Konsum sind die gesundheitlichen Risiken einer Überdosierung deutlich geringer als bei Barbituraten und GHB, wobei bei GHB die Gefahr einer ungewollten Fehldosierung am höchsten ist (Carter et al. 2006).

Bei wiederholter und häufiger Einnahme besteht hingegen die Gefahr einer Abhängigkeitsentwicklung für alle hier genannten Sedativa. Diese Gefahr ist grundsätzlich bei jeder Substanz unterschiedlich hoch. Im direkten Vergleich scheint das Abhängigkeitspotenzial bei Barbituraten am größten zu sein, gefolgt von GHB und Benzodiazepinen (Carter et al. 2006).

Die Abhängigkeitsentwicklung bei längerfristiger Einnahme von Medikamenten macht auch deren Verschreibung aus ärztlicher Sicht problematisch, da Abhängigkeiten bereits bei Dosierungen im therapeutischen Bereich entstehen. Man spricht dann von einer „Niedrigdosis"- oder „Low-Dose-Abhängigkeit", die oft erst bei Absetzen des Medikaments erkannt wird. Besonders gefährdet sind Personen mit komorbiden Abhängigkeiten (insb. Alkohol), Persönlichkeitsstörungen, Angsterkrankungen und Schlafstörungen. In hohem Maße gilt dies für medizinisches Personal (Poser et al. 2006).

Neben der Gefahr der Abhängigkeit birgt der Langzeitgebrauch von Sedativa das Risiko von kognitiven Beeinträchtigungen und Gedächtnisstörungen, Verschlechterung einer bestehenden Demenz, Einschränkungen der Motorik mit Stürzen und Verletzungen und von paradoxen Effekten mit Ängstlichkeit, Unruhe und Schlafstörungen (Lader 2011). Psychomotorische Beeinträchtigungen sind nach Einnahme von Sedativa und Hypnotika nicht selten und meist dosisabhängig. Sie haben amnestische Effekte; Konzentrationsvermögen und Aufmerksamkeit sind vermindert. Benzodiazepine werden zur Behandlung von Schlafstörungen, vor allem bei zugrunde liegender Agitation und Delirien, bei älteren Menschen nicht empfohlen. So können sich z. B. Gangstörungen verstärken. Gefürchtet sind Stürze mit Folgen wie z. B. Hüft-Frakturen. Die Relevanz der Langzeit-Einnahme von Benzodiazepinen im Hinblick auf hirnorganische Störungen und Demenzen ist umstritten. Eine aktuelle Übersicht hatte eine Assoziation zwar ausgeschlossen (Pariente et al. 2016), und neurotoxische Effekte von Benzodiazepine sind nicht gesichert. Andererseits zeigte vor kurzem eine elegante Case-Control-Studie, dass das Risiko einer Demenzerkrankung bei Individuen mit Benzodiazepin-Konsum erhöht ist (Gray et al. 2016). Leider jedoch werden Benzodiazepine und verwandte Substanzen immer noch häufig bei Patienten mit Alzheimer-Erkrankung eingesetzt (Taipale et al. 2015).

Wiederholt zeigte sich in Studien eine erhöhte Gesamt-Mortalität mit Einnahme von

Hypnotika. Dies scheint vor allem bei höherer Einnahme-Frequenz (>30 Tbl./Jahr) zu gelten. Als potenzielle Störgrößen sind hierbei jedoch psychiatrische Erkrankungen, Abhängigkeit und sozioökonomischer Status zu berücksichtigen (Kriegbaum et al. 2015).

Sedativa werden immer wieder mit sexuellen Straf- und Vergewaltigungsdelikten in Verbindung gebracht. Insbesondere GHB („K.O.-Tropfen") und Flunitrazepam („Roofies") haben hier zweifelhafte Berühmtheit erlangt. Auch wenn die Häufigkeit einer derartigen Verwendung dieser beiden Substanzen hauptsächlich auf Anekdoten beruht, lassen sich Sedativa bei vielen Strafdelikten in Blut- und Urinproben nachweisen. Nach Alkohol und Cannabis gehören sie zu den am häufigsten gefundenen Stoffen, dabei finden sich oftmals mehrere Substanzen gleichzeitig. GHB tritt in der Häufigkeit deutlich hinter Benzodiazepinen zurück, hierbei muss jedoch berücksichtigt werden, dass es nur von Spezialaboren und nur bis 6 bzw. 12 Stunden nach Einnahme in Blut, respektive Urin, nachgewiesen werden kann. Die Dunkelziffer könnte daher deutlich höher liegen. Auch Barbiturate fanden sich bei Opfern möglicher sexueller Übergriffe, jedoch seltener als Benzodiazepine und GHB (ElSohly und Salamone 1999).

8 Notfallmedizin und Therapie von Missbrauch und Abhängigkeit

Intoxikationen und Überdosierungen
Bei Intoxikationen und Überdosierungen sind die einzelnen Sedativa in ihrer klinischen Wirkung untereinander ebenso wie von einer Alkohol-Intoxikation kaum zu unterscheiden. Intoxikationen zeichnen sich typischerweise aus durch affektive Distanzierung, Enthemmung und ggf. Euphorie. Im weiteren treten Aufmerksamkeits- und Gedächtnisstörungen sowie Koordinationsstörungen und verwaschene Sprache auf. Dosisabhängig kommt es zu einer zunehmenden quantitativen Bewusstseinsstörung von Somnolenz bis hin zum Koma, die in Atemstillstand und Herz-Kreislauf-Versagen münden kann. Neben Vergiftungen mit anderen psychotropen Substanzen müssen je nach klinischem Kontext bei Bewusstseinsstörungen differenzialdiagnostisch immer auch andere Ursachen in Betracht gezogen und ggf. ausgeschlossen werden (z. B. metabolische, entzündliche oder cerebrovaskuläre Ursachen).

Die einzelnen Sedativa und Hypnotika unterscheiden sich in ihrer therapeutischen Breite teilweise erheblich. Während Benzodiazepine und Z-Substanzen bei alleiniger Einnahme wenig toxisch sind, lassen sich mit Barbituraten und GHB rasch lebensbedrohliche Dosierungen herbeiführen. Bei GHB ist zudem die Dosis-Wirkungs-Beziehung zwischen Individuen sehr unterschiedlich, was schwere Fehldosierungen zur Folge haben kann. Die größte Gefahr und notfallmedizinische Relevanz geht jedoch von Misch-Intoxikationen verschiedener sedierender Substanzen aus. Hierbei steht ein gleichzeitiger Alkohol-Konsum an erster Stelle (Carter et al. 2006; Zvosec et al. 2011).

Gemäß den Therapieempfehlungen aktueller Leitlinien (Poser et al. 2006) sollte je nach Ausmaß der Bewusstseinstrübung eine stationäre intensivmedizinische Überwachung und Behandlung erfolgen. Entscheidend ist ein Monitoring der Vitalparameter, ggf. können Intubationen und mechanische Beatmung notwendig sein. Bei Verdacht auf eine Benzodiazepin-Intoxikation kann ein Versuch mit i.v.-Gabe des Antidots Flumazenil erfolgen. Hierbei ist jedoch die im Vergleich zu den meisten Benzodiazepinen relativ kürzere Halbwertszeit von Flumazenil zu beachten, die wiederholte Gaben erforderlich machen kann, um ein Wiederauftreten der Intoxikations-Erscheinungen zu verhindern. Die Gabe von Aktivkohle sollte erfolgen. Bei Hinweisen auf eine noch nicht zu lange zurückliegende Einnahme können eine Magenspülung und Induktion von Erbrechen indiziert sein.

Paradoxe Reaktionen
Eine Sonderform der Intoxikation stellen sogenannte paradoxe Reaktionen dar, die bei Benzodiazepinen und seltener bei Barbituraten beschrie-

ben werden. Sie sind insgesamt selten (<1 %) und zeichnen sich durch Erregungs- und Aktivitätssteigerung, Aggression und Enthemmung aus. Risikofaktoren für das Auftreten paradoxer Reaktionen sind sehr niedriges oder hohes Alter, Alkohol-Abusus und aggressives Verhalten in der Vorgeschichte sowie degenerative ZNS-Erkrankungen z. B. Demenzen (Köhler 2014; Mancuso et al. 2004).

Entzug und Detoxifikation

Neben den direkten Folgen eines Substanzkonsums spielen in der Notfallmedizin die Folgen eines Sedativa-Entzugs eine wichtige Rolle. Neben dem vegetativen Entzugssyndrom, welches vor allem kardiale Risiken birgt, und dem erhöhten Risiko epileptischer Anfälle im Rahmen des Entzugs, besteht insbesondere die Gefahr der Entwicklung von Delirien und psychotischen Störungen. Dabei ist die Symptomatik klinisch von einem Alkoholentzugssyndrom kaum zu unterscheiden.

Folgende Symptome zeigen sich häufig beim Entzugssyndrom von Sedativa und Hypnotika (Auswahl):

- vermehrtes Schwitzen,
- Tachykardie,
- Bluthochdruck,
- Übelkeit und Erbrechen,
- Tremor,
- Schlafstörung und Albträume,
- Wahrnehmungsstörungen (u. a. Hyperakusis, Fotophobie, Dysästhesien),
- psychomotorische Unruhe, Muskelzuckungen und -krämpfe,
- Angst, Depression,
- kognitive Beeinträchtigungen,
- epileptische Entzugsanfälle.

In seltenen und schweren Fällen kommt es zu Delirien und psychotischen Störungen. Letztere sind gekennzeichnet durch Wahn, Agitiertheit, Halluzinationen (insbesondere visuelle) und treten am häufigsten im Entzug von Barbituraten auf.

Delirien können im Entzug aller Sedativa auftreten und unterscheiden sich klinisch nicht vom Alkohol-Entzugsdelir mit im Vordergrund stehenden Bewusstseinsstörungen, Verwirrtheit und Amnesie, seltener kommt es auch zu Wahrnehmungsstörungen. Delirien sind im Entzug von Sedativa und Hypnotika jedoch insgesamt deutlich seltener als im Alkohol-Entzug. Eine Ausnahme stellt der GHB-Entzug dar, bei dem sich Delirien häufig und in besonders schwerer Ausprägung zeigen. Die Symptomatik kann hier bereits wenige Stunden nach letzter Substanzeinnahme auftreten und lebensbedrohlich sein. Oft ist aufgrund des ausgeprägten Bildes eine intensivmedizinische Behandlung notwendig (Bennett et al. 2007; van Noorden et al. 2009).

Detoxifikationen sollten nach einem relativ festen Titrations-Schema und entsprechend einem einigermaßen festgelegten zeitlichen Rahmen verlaufen (Michael Soyka 2016). Ein schrittweises Absetzen ist gut evidenzbasiert (Denis et al. 2006).

Bei Benzodiazepinen hat sich insbesondere in der zweiten Hälfte des Entzugsverlaufes eine langsame Dosisreduktion bewährt, um schweren Entzugskomplikationen, wie epileptischen Anfällen und Psychosen, vorzubeugen. Weitere sinnvolle Prinzipien bei Benzodiazepin-Entzugsbehandlungen sind die Umstellung auf eine Monotherapie eines langwirksamen Benzodiazepins (z. B. Diazepam) und ggf. eine für den Patienten verblindete Dosisreduktion. Bei niedrigeren Dosierungen und fehlenden Hinweisen auf Entzugskomplikationen in der Vorgeschichte können Entzugsbehandlungen unter Umständen auch ambulant durchgeführt werden (Übersicht in (Soyka im Druck)).

Verschiedene Substanzen haben sich zur unterstützenden und symptomorientierten Pharmakotherapie bewährt. Die Therapie ist prognostisch und symptomorientiert. Bei weitgehendem Fehlen evidenzbasierter Empfehlungen zählen hierzu vor allem Antidepressiva (Mirtazapin, Trazodon, Doxepin, Trimipramin), Antikonvulsiva (Pregabalin, Oxcarbazepin), Antipsychotika und Antiadrenergika (ß-Rezeptorenblocker (v. a. Propranolol), Clonidin) (Übersicht in Denis et al. 2006; Nissen et al. 2014).

Der GHB-Entzug stellt zudem eine Besonderheit dar, da sich extreme Toleranzen gegenüber Substanzen entwickeln, die zur Dämpfung der Entzugssymptomatik eingesetzt werden können –

in erster Linie gegenüber Benzodiazepinen. Besonders schwere Verläufe mit teilweise letalem Ausgang sind wiederholt beschrieben worden. Vielversprechend scheint eine GHB-gestützte Detoxifikation zu sein, Studien zeigen komplikationsarme und deutlich kürzere Behandlungsverläufe (de Jong et al. 2012).

Psychotherapie bei Abhängigkeit
Nur ein Bruchteil der Personen mit Abhängigkeiten von Medikamenten, inklusive Sedativa und Hypnotika, befinden sich in suchtspezifischer Behandlung. Viele Betroffene befinden sich gar nicht, oder eher in allgemein-psychiatrischer Behandlung. Dabei sind spezifische psychotherapeutische Interventionen wirkungsvoll zur Unterstützung bei Entzugsbehandlungen (Darker et al. 2015; Parr et al. 2009; Soyka im Druck). Bei insgesamt schwacher Evidenzlage aufgrund eines Mangels an qualitativ hochwertigen Studien scheinen verhaltenstherapeutische Ansätze heute der Goldstandard in der Medikamentenabhängigkeit zu sein (Otto et al. 2009) (Übersicht in (Soyka im Druck)). Zu berücksichtigen ist, dass Sedativa in erster Linie zur Spannungsregulation eingenommen werden. Eine Ausnahme bildet hier am ehesten GHB, bei dem, ebenso wie bei Konsum der meisten anderen Drogen, euphorisierende Wirkungen eine entscheidende Motivation darstellen (Köhler 2014). Als sinnvoll im Rahmen psychotherapeutischer Interventionen erwiesen haben sich Kompetenztraining, Entspannungsverfahren, Angstbewältigungsstrategien sowie Analysen des Umgangs mit Risiko-Situationen, der Funktionalität des Medikamentenkonsums und wiederkehrender schädlicher Beziehungsmuster.

Auch eine Aufarbeitung zugrunde liegender psychischer Konflikte und psychischer Erkrankungen – hier dürfte insbesondere Angsterkrankungen eine Hauptrolle zukommen – kann von entscheidender Bedeutung sein. Bei Medikamentenabhängigkeiten zeigen sich oft zugrunde liegende Störungen der Affekt- und Frustrationstoleranz mit defizitären Problemlösungsstrategien. Die Medikamentenabhängigkeit kann somit auch als fehlgeschlagener Selbstheilungs- oder Selbsttherapieversuch gewertet werden. In psychodynamisch und tiefenpsychologisch orientierten Therapien liegt daher der Fokus auf potenziellen Ich-Defiziten und Strukturmängeln.

Zusätzlich sollten Therapien der Abhängigkeit von Sedativa (und Medikamenten im Allgemeinen) psychoedukative Aspekte enthalten mit Aufklärung über Wirkungen, Risiken und Nebenwirkungen eines Substanzmissbrauchs.

Nahezu wichtigster Aspekt zur Reduktion der Medikamentenabhängigkeit dürfte jedoch die Prävention sein. Hier sind von verschreibenden Ärzten strenge regelmäßig zu wiederholende Indikationsstellungen gefordert. Dauerbehandlungen über mehrere Wochen hinaus und mit steigenden Dosierungen sind gerade bei Sedativa und Hypnotika unbedingt zu vermeiden. Die Einhaltung der folgenden „4 K-Regeln" wird daher bei der Verschreibung abhängigkeitserzeugender Medikamente empfohlen:

- klare Indikationsstellung, mit Aufklärung über Abhängigkeitspotenzial und Nebenwirkung sowie Berücksichtigung von Abhängigkeit in der Vorgeschichte
- kleinste Dosierung, kleinste Packungsgrößen verschreiben, Dosierung gemäß der Indikation
- kurze Anwendung, Therapiedauer vorab vereinbaren, regelmäßige Einbestellung zur Indikationsprüfung einer Weiterbehandlung
- kein abruptes Absetzen, ausschleichendes Dosieren zur Vermeidung von Entzugserscheinungen und Rebound-Phänomene (Bundesärztekammer 2007; Glaeske 2015)

9 Ausblick

Vielversprechend Ergebnisse und mögliche Implikationen für zukünftige ambulante Behandlungskonzepte bei Medikamentenabhängigkeit liefert ein Modellprojekt, das 2013 vom Bundesministerium für Gesundheit initiiert und gefördert wurde. In Zusammenarbeit von Hausärzten und Apothekern konnten ¾ der eingeschlossenen Patienten mit einer Benzodiazepinabhängigkeit eine Abstinenz oder Dosisreduktion im ambulanten Setting erreichen (Apothekerverbände 2013).

Literatur

Allonen, H., Ziegler, G., & Klotz, U. (1981). Midazolam kinetics. *Clinical Pharmacology and Therapeutics, 30*(5), 653–661.

Amato, L., Minozzi, S., Vecchi, S., & Davoli, M. (2010). Benzodiazepines for alcohol withdrawal. *Cochrane Database of Systematic Reviews, 3*, CD005063. doi:10.1002/14651858.CD005063.pub3.

Amato, L., Davoli, M., Vecchi, S., Ali, R., Farrell, M., Faggiano, F., Chengzheng, Z. et al. (2011). Cochrane systematic reviews in the field of addiction: What's there and what should be. *Drug Alcohol Depend, 113*(2–3), 96–103. doi:10.1016/j.drugalcdep.2010.08.003.

Andriamampandry, C., Taleb, O., Kemmel, V., Humbert, J. P., Aunis, D., & Maitre, M. (2007). Cloning and functional characterization of a gamma-hydroxybutyrate receptor identified in the human brain. *FASEB Journal, 21*(3), 885–895. doi:10.1096/fj.06-6509com.

Apothekerverbände, B. f. G. A. B. D. (2013). Sachbericht Modellprojekt Ambulanter Entzug Benzodiazepin-abhängiger Patienten in Zusammenarbeit von Apotheker und Hausarzt. https://www.bundesgesundheitsministerium.de/ministerium/ressortforschung/krankheitsvermeidung-und-bekaempfung/drogen-und-sucht/verbesserung-von-beratung-behandlung-und-therapie/ambulanter-entzug-benzodiazepin-abhaengiger-patient.html.. Zugegriffen am 31.03.2017.

AWMF, D., & DG-Sucht. (2015). S3-Leitlinie Screening, Diagnose und Behandlung alkoholbezogener Störungen. http://www.awmf.org/uploads/tx_szleitlinien/076-0011_S3-Leitlinie_Alkohol_2016-02.pdf. Zugegriffen am 31.03.2017.

Bachhuber, M. A., Hennessy, S., Cunningham, C. O., & Starrels, J. L. (2016). Increasing benzodiazepine prescriptions and overdose mortality in the United States, 1996–2013. *American Journal of Public Health, 106* (4), 686–688. doi:10.2105/AJPH.2016.303061.

Backmund, M., Meyer, K., Henkel, C., Soyka, M., Reimer, J., & Schutz, C. G. (2005). Co-consumption of benzodiazepines in heroin users, methadone-substituted and codeine-substituted patients. *Journal of Addictive Diseases, 24*(4), 17–29.

Balter, M. B., Levine, J., & Manheimer, D. I. (1974). Cross-national study of the extent of anti-anxiety-sedative drug use. *New England Journal of Medicine, 290* (14), 769–774. doi:10.1056/NEJM197404042901404.

Balter, M. B., Manheimer, D. I., Mellinger, G. D., & Uhlenhuth, E. H. (1984). A cross-national comparison of anti-anxiety/sedative drug use. *Current Medical Research and Opinion, 8*(Suppl 4), 5–20.

Bandelow, B., Lichte, T., & Rudolf, S. et al. (2015). *Eur Arch Psychiatry Clin Neurosci, 265*, 363. doi:10.1007/s00406-014-0563-z.

Benedict, S., & Chelouche, T. (2008). Meseritz-Obrawalde: A ‚wild euthanasia' hospital of Nazi Germany. *History of Psychiatry, 19*(73 Pt 1), 68–76.

Benkert, O., Hippius, H., et al. (2014). *Kompendium der Psychiatrischen Pharmakotherapie* (10. Aufl.). Berlin: Springer-Verlag.

Bennett, W. R., Wilson, L. G., & Roy-Byrne, P. P. (2007). Gamma-hydroxybutyric acid (GHB) withdrawal: A case report. *Journal of Psychoactive Drugs, 39*(3), 293–296. doi:10.1080/02791072.2007.10400616.

Bond, A., Seijas, D., Dawling, S., & Lader, M. (1994). Systemic absorption and abuse liability of snorted flunitrazepam. *Addiction, 89*(7), 821–830.

Bonkers Institute for Nearly Genuine Research (Producer). (2009, July 22nd, 2016). Truly marvelous mental medicine psychoneuropharmacological women's issues. http://www.bonkersinstitute.org/medshow/femfree.html. Zugegriffen am 22.07.2016.

Bowart, W. (2016). *Operation mind control – The PARANOIA edition.* Lulu.com. North Carolina: Lulu Press, Inc. Raleigh.

Brand, H., Künzel, J., & Braun, B. (2015). *SUCHTHILFE IN DEUTSCHLAND 2014 – JAHRESBERICHT DER DEUTSCHEN SUCHTHILFESTATISTIK (DSHS).* http://www.suchthilfestatistik.de/fileadmin/user_upload_dshs/Publikationen/Jahresberichte/DSHS_Jahresbericht_2014.pdf. Zugegriffen am 31.03.2017.

Brown, R. E. (2007). Alfred McCoy, Hebb, the CIA and torture. *Journal of the History of the Behavioral Sciences, 43*(2), 205–213. doi:10.1002/jhbs.20225.

Bumm, R. (1927). Intravenöse Narkosen mit Barbitursäurederivaten. *Klinische Wochenschrift, 6*, 725–726.

Bundesärztekammer. (2007). Hinweise zur Behandlung von Patienten mit schädlichem Medikamentengebrauch oder Medikamentenabhängigkeit. http://www.bundesaerztekammer.de/fileadmin/user_upload/downloads/MedikamentenabhaengigkeitMerkblatt.pdf. Zugegriffen am 18.06.2016.

Busardo, F. P., & Jones, A. W. (2015). GHB pharmacology and toxicology: Acute intoxication, concentrations in blood and urine in forensic cases and treatment of the withdrawal syndrome. *Current Neuropharmacology, 13* (1), 47–70. doi:10.2174/1570159X13666141210215423.

Calhoun, S. R., Wesson, D. R., Galloway, G. P., & Smith, D. E. (1996). Abuse of flunitrazepam (Rohypnol) and other benzodiazepines in Austin and south Texas. *Journal of Psychoactive Drugs, 28*(2), 183–189. doi:10.1080/02791072.1996.10524390.

Cameron, D. E. (1956). Psychic driving. *American Journal of Psychiatry, 112*(7), 502–509. doi:10.1176/ajp.112.7.502.

Carter, L. P., Richards, B. D., Mintzer, M. Z., & Griffiths, R. R. (2006). Relative abuse liability of GHB in humans: A comparison of psychomotor, subjective, and cognitive effects of supratherapeutic doses of triazolam, pentobarbital, and GHB. *Neuropsychopharmacology, 31*(11), 2537–2551. doi:10.1038/sj.npp.1301146.

Chawla, D., & Parmar, V. (2010). Phenobarbitone for prevention and treatment of unconjugated hyperbilirubinemia in preterm neonates: A systematic review and meta-analysis. *Indian Pediatrics, 47*(5), 401–407.

Cimolai, N. (2007). Zopiclone: Is it a pharmacologic agent for abuse? *Canadian Family Physician, 53*(12), 2124–2129.

Conrad, M., & Guthzeit, M. (1882). Über Barbitursäurederivate. *Berichte der Deutschen Chemischen Gesellschaft, 15*, 2844–2850.

Cousto, H. (2011). Fachinformation: GHB (Gamma-Hydroxybutyrat) – Mischkonsum. http://www.drogenkult.net/index.php/GHB.pdf?file=GHB&view=pdf. Zugegriffen am 18.06.2016.

Darker, C. D., Sweeney, B. P., Barry, J. M., Farrell, M. F., & Donnelly-Swift, E. (2015). Psychosocial interventions for benzodiazepine harmful use, abuse or dependence. *Cochrane Database of Systematic Reviews, 5*, CD009652. doi:10.1002/14651858.CD009652.pub2.

de Jong, C. A., Kamal, R., Dijkstra, B. A., & de Haan, H. A. (2012). Gamma-hydroxybutyrate detoxification by titration and tapering. *European Addiction Research, 18*(1), 40–45. doi:10.1159/000333022.

DEA (Producer). (June 18th, 2016). https://www.dea.gov/druginfo/concerns.shtml. Zugegriffen am 18.06.2016.

Denis, C., Fatseas, M., Lavie, E., & Auriacombe, M. (2006). Pharmacological interventions for benzodiazepine mono-dependence management in outpatient settings. *Cochrane Database of Systematic Reviews, 3*, CD005194. doi:10.1002/14651858.CD005194.pub2.

DGN. (2012). http://www.awmf.org/uploads/tx_szleitlinien/030-0111_S1_Tremor_2012-verlaengert.pdf. Zugegriffen am 31.03.2017.

ElSohly, M. A., & Salamone, S. J. (1999). Prevalence of drugs used in cases of alleged sexual assault. *Journal of Analytical Toxicology, 23*(3), 141–146.

Epifanio, G. (1915). L'ipnosi farmacologica prolungata e sua applicazione per la cura di alcune psicopatici. *Rivista di Patologia Nervosa e Mentale, 20*, 273–308.

Erowid (Producer). (2004, June 26th, 2016). Benzodiazepine – Bits & pieces. https://www.erowid.org/pharms/benzodiazepine/benzodiazepine_bits.shtml. Zugegriffen am 26.06.2016.

Expert Committee on Drug Dependence, W. (2012). Gamma-hydroxybutyric acid (GHB) – Critical review report, 35th ECDD (2012) Agenda item 4.1. Paper presented at the Expert Committee on Drug Dependence – Thirty-fifth meeting, Hammamet.

Farre, M., Teran, M. T., Roset, P. N., Mas, M., Torrens, M., & Cami, J. (1998). Abuse liability of flunitrazepam among methadone-maintained patients. *Psychopharmacology, 140*(4), 486–495.

Fischer, A. (2007). *Erzwungener Freitod. Spuren und Zeugnisse in den Freitod getriebener Juden der Jahre 1938–1945 in Berlin*. Berlin: Textpunkt.

Fischer, E., & von Mering, J. (1903). Ueber ein neue Klasse von Schlafmitteln. *Therapie der Gegenwart, 44*, 97–101.

Floyd, J. (1990). The administration of psychotropic drugs to prisoners: State of the law and beyond. *California Law Review, 78*(5), 1243–1285.

Friedan, B. (2010). The problem that has no name. The Feminine Mystique 1963. *American Journal of Public Health, 100*(9), 1582–1584.

Gastaut, H., Naquet, R., Poire, R., & Tassinari, C. A. (1965). Treatment of status epilepticus with Diazepam (Valium). *Epilepsia, 6*, 167–182.

George, C. F. (2001). Pyrazolopyrimidines. *Lancet, 358*(9293), 1623–1626.

Gin, T. (2013). Hypnotic and sedative drugs – Anything new on the horizon? *Current Opinion in Anaesthesiology, 26*(4), 409–413. doi:10.1097/ACO.0b013e328362a7a3.

Gjerde, H., Nordfjaern, T., Bretteville-Jensen, A. L., Edland-Gryt, M., Furuhaugen, H., Karinen, R., et al. (2015). Comparison of drugs used by nightclub patrons and criminal offenders in Oslo, Norway. *Forensic Science International, 265*, 1–5. doi:10.1016/j.forsciint.2015.12.029.

Glaeske, G. (2015). Medikamente 2013 – Psychotrope und andere Arzneimittel mit Missbrauchs- und Abhängigkeitspotenzial. In *Deutsche Hauptstelle für Suchtfragen (DHS): Jahrbuch Sucht 2015*. Lengerich: Pabst.

Gossop, M. (1993). The La Roche affair. In M. Gossop (Hrsg.), *Living with drugs* (S. 53–55). London: Ashgate.

Gray, S. L., Dublin, S., Yu, O., Walker, R., Anderson, M., Hubbard, R. A., ... & Larson, E. B. (2016). Benzodiazepine use and risk of incident dementia or cognitive decline: Prospective population based study. *BMJ, 352*, i90. doi:10.1136/bmj.i90.

Greenblatt, D. J., & Shader, R. I. (1978). Dependence, tolerance, and addiction to benzodiazepines: Clinical and pharmacokinetic considerations. *Drug Metabolism Reviews, 8*(1), 13–28. doi:10.3109/03602537808993775.

Griffith, P. A., & Karp, H. R. (1980). Lorazepam in therapy for status epilepticus. *Annals of Neurology, 7*(5), 493. doi:10.1002/ana.410070520.

Gunja, N. (2013). The clinical and forensic toxicology of Z-drugs. *Journal of Medical Toxicology, 9*(2), 155–162. doi:10.1007/s13181-013-0292-0.

Hagenbuch, F. (2011). GBL/GHB – der neue Kick? Das Wichtigste für die Praxis im Überblick. https://www.aerztekammer-bw.de/10aerzte/05kammern/10laekbw/20ehrenamt/30ausschuesse/suchtmedizin/suchtmedizin/gbl-ghb.pdf. Zugegriffen am 11.05.2016.

Hauptmann, A. (1912). Luminal bei Epilepsie. *Münchener Medizinische Wochenschrift (1950), 59*, 1907.

Heizmann, P., Eckert, M., & Ziegler, W. H. (1983). Pharmacokinetics and bioavailability of midazolam in man. *British Journal of Clinical Pharmacology, 16*(Suppl 1), 43S–49S.

Herzberg, D. (2009). *Happy Pills in America: From Miltown to Prozac*. Baltimore: Johns Hopkins University Press.

Hoffman, R. S., Wipfler, M. G., Maddaloni, M. A., & Weisman, R. S. (1991). Has the New York State triplicate benzodiazepine prescription regulation influenced sedative-hypnotic overdoses? *New York State Journal of Medicine, 91*(10), 436–439.

Hollister, L. E., Motzenbecker, F. P., & Degan, R. O. (1961). Withdrawal reactions from chlordiazepoxide („Librium"). *Psychopharmacologia, 2*, 63–68.

Horwitz, A. V. (2009). Happy pills in America: From Miltown to Prozac. The age of anxiety: A history of America's turbulent affair with tranquilizers before Prozac: The troubled history of mood disorders in psychiatry. *New England Journal of Medicine, 360*, 841–844.

Horwitz, A. V. (2010). How an age of anxiety became an age of depression. *Milbank Quarterly, 88*(1), 112–138. doi:10.1111/j.1468-0009.2010.00591.x.

Hosfeld, R. (2012). *Tucholsky. Ein deutsches Leben.* München: Siedler Verlag.

Hunter, A. S., Long, W. J., & Ryrie, C. G. (1971). An evaluation of gamma-hydroxybutyric acid in paediatric practice. *British Journal of Anaesthesia, 43*(6), 620–628.

Jones, J. D., Mogali, S., & Comer, S. D. (2012). Polydrug abuse: A review of opioid and benzodiazepine combination use. *Drug and Alcohol Dependence, 125*(1–2), 8–18. doi:10.1016/j.drugalcdep.2012.07.004.

Jordan, A. C. (1904). Veronal: A new hypnotic. *British Medical Journal, 1*(2253), 538–539.

Kaiser, T. O. H. (2015). *Klaus. Mann. Ein Schriftsteller in den Fluten der Zeit: Bestandsaufnahme und kritische Würdigung von Leben und Werk.* BoD-Books on Demand.

Kam, P. C., & Yoong, F. F. (1998). Gamma-hydroxybutyric acid: An emerging recreational drug. *Anaesthesia, 53*(12), 1195–1198.

Keating, G. M. (2014). Sodium oxybate: A review of its use in alcohol withdrawal syndrome and in the maintenance of abstinence in alcohol dependence. *Clinical Drug Investigation, 34*(1), 63–80. doi:10.1007/s40261-013-0158-x.

Klaesi, J. (1922). Ueber die therapeutische Anwendung der ,Dauernarkose' mittels Somnifen bei Schizophrenen. *Z Ges Neurology Psychiatry, 74*, 557.

Kläsi, J. (1921). Ueber Somnifen, eine medikamentöse Therapie schizophrener Aufregungszustände. *Archives of Neurology and Psychiatry, 8*, 131.

Köhler, T. (2014). *Rauschdrogen und andere psychotrope Substanzen.* DGVT Deutsche Gesellschaft f. Verhaltenstherapie.

Kriegbaum, M., Hendriksen, C., Vass, M., Mortensen, E. L., & Osler, M. (2015). Hypnotics and mortality – Partial confounding by disease, substance abuse and socioeconomic factors? *Pharmacoepidemiology and Drug Safety, 24*(7), 779–783. doi:10.1002/pds.3745.

Laborit, H. (1964). Sodium 4-Hydroxybutyrate. *International Journal of Neuropharmacology, 3*, 433–451.

Lader, M. (1978). Benzodiazepines – The opium of the masses? *Neuroscience, 3*(2), 159–165.

Lader, M. (2011). Benzodiazepines revisited – Will we ever learn? *Addiction, 106*(12), 2086–2109. doi:10.1111/j.1360-0443.2011.03563.x.

Lohse, M. J., & Bruno, M.-O. (2014). Hypnotika und Sedativa *Arzneiverordnungsreport.*

Lopez-Munoz, F., Ucha-Udabe, R., & Alamo, C. (2005). The history of barbiturates a century after their clinical introduction. *Neuropsychiatric Disease and Treatment, 1*(4), 329–343.

Lopez-Munoz, F., Alamo, C., & Garcia-Garcia, P. (2011). The discovery of chlordiazepoxide and the clinical introduction of benzodiazepines: Half a century of anxiolytic drugs. *Journal of Anxiety Disorders, 25*(4), 554–562. doi:10.1016/j.janxdis.2011.01.002.

Madea, B. E. (2014). *Handbook of forensic medicine.* Hoboken, New Jersey: Wiley-Blackwell.

Mancuso, C. E., Tanzi, M. G., & Gabay, M. (2004). Paradoxical reactions to benzodiazepines: Literature review and treatment options. *Pharmacotherapy, 24*(9), 1177–1185.

Manfredi, R. L., & Kales, A. (1987). Clinical neuropharmacology of sleep disorders. *Seminars in Neurology, 7*(3), 286–295. doi:10.1055/s-2008-1041429.

Marshall, L. F., Smith, R. W., & Shapiro, H. M. (1979). The outcome with aggressive treatment in severe head injuries. Part II: Acute and chronic barbiturate administration in the management of head injury. *Journal of Neurosurgery, 50*(1), 26–30. doi:10.3171/jns.1979.50.1.0026.

Matos, E. G. d., Atzendorf, J., Kraus, L., & Piontek, D. (2016). Substanzkonsum in der Allgemeinbevölkerung in Deutschland: Ergebnisse des Epidemiologischen Suchtsurveys 2015. *SUCHT, 62*(5), 271–281.

Mayo-Smith, M. F. (1997). Pharmacological management of alcohol withdrawal. A meta-analysis and evidence-based practice guideline. American Society of Addiction Medicine Working Group on Pharmacological Management of Alcohol Withdrawal. *JAMA, 278*(2), 144–151.

Medizinprodukte, B. B. f. A. u. (2013). http://www.bfarm.de/SharedDocs/Downloads/DE/Arzneimittel/Pharmakovigilanz/Gremien/RoutinesitzungPar63AMG/72Sitzung/pkt-3-2.pdf?__blob=publicationFile&v=2. Zugegriffen am 31.03.2017.

Mintzer, M. Z., & Griffiths, R. R. (1998). Flunitrazepam and triazolam: A comparison of behavioral effects and abuse liability. *Drug and Alcohol Dependence, 53*(1), 49–66.

Monnier, M. (1936). Die Dauerschlafbehandlung der Schizophrenien mit Narkosenmischung von Cloetta an der Psychiatrischen Klinik Burghölzli – Zürich. *Nervenarzt, 9*, 14–29.

Morin, C. M., & Benca, R. (2012). Chronic insomnia. *Lancet, 379*(9821), 1129–1141. doi:10.1016/S0140-6736(11)60750-2.

Müller, H. (1925). Die Dauernarkose mit Somnifen in der Psychiatrie. Ein Überblick. *Zeitschrift für die Gesamte Neurologie und Psychiatrie, 96*, 653–682.

n.s. (1998). Chloral hydrate: A risky old psychotropic drug. *Prescrire Int, 7*(35), 88–89.

n.s. (2002). A randomized, double blind, placebo-controlled multicenter trial comparing the effects of three doses of orally administered sodium oxybate with placebo for the treatment of narcolepsy. *Sleep, 25*(1), 42–49.

NICE. (2011). National Institute for Health and Clinical Excellence: Guidance *Alcohol-Use Disorders: Diagnosis, Assessment and Management of Harmful Drinking and Alcohol Dependence* (CG115). Leicester (UK).

Nimmerrichter, A. A., Walter, H., Gutierrez-Lobos, K. E., & Lesch, O. M. (2002). Double-blind controlled trial of gamma-hydroxybutyrate and clomethiazole in the treatment of alcohol withdrawal. *Alcohol and Alcoholism, 37*(1), 67–73.

Nissen, C., Frase, L., Hajak, G., & Wetter, T. C. (2014). Hypnotics – State of the science. *Nervenarzt, 85*(1), 67–76. doi:10.1007/s00115-013-3893-6.

van Noorden, M. S., van Dongen, L. C., Zitman, F. G., & Vergouwen, T. A. (2009). Gamma-hydroxybutyrate withdrawal syndrome: Dangerous but not well-known. *General Hospital Psychiatry, 31*(4), 394–396. doi:10.1016/j.genhosppsych.2008.11.001.

Ntais, C., Pakos, E., Kyzas, P., & Ioannidis, J. P. (2005). Benzodiazepines for alcohol withdrawal. *Cochrane Database of Systematic Reviews, 3*, CD005063. doi:10.1002/14651858.CD005063.pub2.

Nutt, D. (2006). GABAA receptors: Subtypes, regional distribution, and function. *Journal of Clinical Sleep Medicine, 2*(2), 7–11.

Nutt, D. J., & Feetam, C. L. (2010). What one hand giveth the other taketh away: Some unpredicted effects of enantiomers in psychopharmacology. *Journal of Psychopharmacology, 24*(8), 1137–1141. doi:10.1177/0269881110374782.

Nutt, D. J., & Stahl, S. M. (2010). Searching for perfect sleep: The continuing evolution of GABAA receptor modulators as hypnotics. *Journal of Psychopharmacology, 24*(11), 1601–1612. doi:10.1177/0269881109106927.

Ohayon, M. M. (2002). Epidemiology of insomnia: What we know and what we still need to learn. *Sleep Medicine Reviews, 6*(2), 97–111.

Ohnhäuser, T. (2013). Suizid im Nationalsozialismus. *Deutsches Arzteblatt International, 110*(7), 266–268.

Olfson, M., King, M., & Schoenbaum, M. (2015). Benzodiazepine use in the United States. *JAMA Psychiatry, 72*(2), 136–142. doi:10.1001/jamapsychiatry.2014.1763.

Olkkola, K. T., & Ahonen, J. (2008). Midazolam and other benzodiazepines. *Handbook of Experimental Pharmacology, 182*, 335–360. doi:10.1007/978-3-540-74806-9_16.

Otto, C., Crackau, B., Lohrmann, I., Zahradnik, A., Bischof, G., John, U., et al. (2009). Brief intervention in general hospital for problematic prescription drug use: 12-month outcome. *Drug and Alcohol Dependence, 105*(3), 221–226. doi:10.1016/j.drugalcdep.2009.07.010.

Pariente, A., de Gage, S. B., Moore, N., & Begaud, B. (2016). The benzodiazepine-dementia disorders link: Current state of knowledge. *CNS Drugs, 30*(1), 1–7. doi:10.1007/s40263-015-0305-4.

Parr, J. M., Kavanagh, D. J., Cahill, L., Mitchell, G., & Mc, D. Y. R. (2009). Effectiveness of current treatment approaches for benzodiazepine discontinuation: A meta-analysis. *Addiction, 104*(1), 13–24. doi:10.1111/j.1360-0443.2008.02364.x.

Pathy, M. S. (1974). A double-blind comparison of chlormethiazole and dichloralphenazone: A sedative/hypnotic in geriatric medicine. *Current Medical Research and Opinion, 2*(10), 648–656.

Pershad, J., Palmisano, P., & Nichols, M. (1999). Chloral hydrate: The good and the bad. *Pediatric Emergency Care, 15*(6), 432–435.

Petitjean, S., Ladewig, D., Meier, C. R., Amrein, R., & Wiesbeck, G. A. (2007). Benzodiazepine prescribing to the Swiss adult population: Results from a national survey of community pharmacies. *International Clinical Psychopharmacology, 22*(5), 292–298. doi:10.1097/YIC.0b013e328105e0f2.

Poser, W., Böning, J., Holzbach, R., & Schmidt, L. G. (2006). Medikamentenabhängigkeit (Sedativa, Hypnotika, Analgetika, Psychostimulantien). In L. G. Schmidt, P. Falkai & W. Gaebel (Hrsg.), *Evidenzbasierte Suchtmedizin* (S. 271–307). Köln: Deutscher Ärzteverlag.

Potokar, J., Coupland, N., Wilson, S., Rich, A., & Nutt, D. (1999). Assessment of GABA(A)benzodiazepine receptor (GBzR) sensitivity in patients on benzodiazepines. *Psychopharmacology, 146*(2), 180–184.

Redlich, F. C., Ravitz, L. J., Jr., & Dession, G. H. (1951). Narcoanalysis and truth. *American Journal of Psychiatry, 107*(8), 586–593. doi:10.1176/ajp.107.8.586.

Reilly, T. M. (1976). Physiological dependence on, and symptoms of withdrawal from, chlormethiazole. *British Journal of Psychiatry, 128*, 375–378.

Reves, J. G., Fragen, R. J., Vinik, H. R., & Greenblatt, D. J. (1985). Midazolam: Pharmacology and uses. *Anesthesiology, 62*(3), 310–324.

Rickels, K. (1978). Use of antianxiety agents in anxious outpatients. *Psychopharmacology, 58*(1), 1–17.

Robinson, D. M., & Keating, G. M. (2007). Sodium oxybate: A review of its use in the management of narcolepsy. *CNS Drugs, 21*(4), 337–354.

RollingStones. (1966). *Mother's little helpers. On aftermath*. London: Decca.

Roth, R. H., & Giarman, N. J. (1965). Preliminary report on the metabolism of gamma-butyrolactone and gamma-hydroxybutyric acid. *Biochemical Pharmacology, 14*, 177–178.

Roth, R. H., & Giarman, N. J. (1968). Evidence that central nervous system depression by 1,4-butanediol is mediated through a metabolite, gamma-hydroxybutyrate. *Biochemical Pharmacology, 17*(5), 735–739.

Rutsch, H.-D. (2014). *Das preußische Arkadien: Schlesien und die Deutschen*. Berlin: Rowohlt Verlag GmbH.

Sacks, O. (2012). „Altered states". The New Yorker. http://www.newyorker.com/magazine/2012/08/27/altered-states-3. Zugegriffen am 31.03.2017.

San, L., Tato, J., Torrens, M., Castillo, C., Farre, M., & Cami, J. (1993a). Flunitrazepam consumption among heroin addicts admitted for in-patient detoxification. *Drug and Alcohol Dependence, 32*(3), 281–286.

San, L., Torrens, M., Castillo, C., Porta, M., & de la Torre, R. (1993b). Consumption of buprenorphine and other drugs among heroin addicts under ambulatory treatment: Results from cross-sectional studies in 1988 and 1990. *Addiction, 88*(10), 1341–1349.

Sateia, M. J., & Nowell, P. D. (2004). Insomnia. *Lancet, 364*(9449), 1959–1973. doi:10.1016/S0140-6736(04)17480-1.

Schlafmedizin, D. D. G. f. S. u. (2009). S3-Leitlinie „Nicht erholsamer Schlaf/Schlafstörungen". *Somnologie, 13*, 4–160.

Schwartz, R. H., & Weaver, A. B. (1998). Rohypnol, the date rape drug. *Clinical Pediatrics, 37*(5), 321.

Seksik, L. (2011). *Vorgefühl der nahen Nacht* (trans: Laak, A. d. F. v. H. v.). München: Karl Blessing Verlag.

Shader, R. I., Greenblatt, D. J., & Balter, M. B. (1991). Appropriate use and regulatory control of benzodiazepines. *Journal of Clinical Pharmacology, 31*(9), 781–784.

Shapiro, S., & Baron, S. H. (1961). Prescriptions for psychotropic drugs in a noninstitutional population. *Public Health Reports, 76*(6), 481–488.

Shorvon, S. (2000). *Handbook of epilepsy treatment*. Oxford: Blackwell Science.

Snead, O. C., 3rd. (2000). Evidence for a G protein-coupled gamma-hydroxybutyric acid receptor. *Journal of Neurochemistry, 75*(5), 1986–1996.

Snead, O. C., 3rd, & Gibson, K. M. (2005). Gamma-hydroxybutyric acid. *New England Journal of Medicine, 352*(26), 2721–2732. doi:10.1056/NEJMra044047.

Soyka, M. (2016). *Medikamentenabhängigkeit. Entstehungsbedingungen – Klinik – Therapie*. Stuttgart: Schattauer.

Soyka, M. (im Druck). Treatment of benzodiazepine dependence: An overview. *New England Journal Of Medicine*.

Stahl, S. M. (2013). *Stahl's essential psychopharmacology* (4., überarb. Aufl.). Cambridge, UK: Cambridge University Press.

Substance Abuse and Mental Health Services Administration. (2006). Results from the 2005 National Survey on Drug Use and Health: National Findings (Office of Applied Studies, NSDUH Series H-30, DHHS Publication No. SMA 06-4194). Rockville, MD.

Sullivan, G., McBride, A. J., & Clee, W. B. (1995). Zopiclone abuse in South Wales: Three case reports. *Human Psychopharmacology, 10*, 351–352.

Sumnall, H. R., Woolfall, K., Edwards, S., Cole, J. C., & Beynon, C. M. (2008). Use, function, and subjective experiences of gamma-hydroxybutyrate (GHB). *Drug and Alcohol Dependence, 92*(1–3), 286–290. doi:10.1016/j.drugalcdep.2007.07.009.

Taipale, H., Koponen, M., Tanskanen, A., Tolppanen, A. M., Tiihonen, J., & Hartikainen, S. (2015). Long-term use of benzodiazepines and related drugs among community-dwelling individuals with and without Alzheimer's disease. *International Clinical Psychopharmacology, 30*(4), 202–208. doi:10.1097/YIC.0000000000000080.

Takahara, J., Yunoki, S., Yakushiji, W., Yamauchi, J., & Yamane, Y. (1977). Stimulatory effects of gamma-hydroxybutyric acid on growth hormone and prolactin release in humans. *Journal of Clinical Endocrinology and Metabolism, 44*(5), 1014–1017. doi:10.1210/jcem-44-5-1014.

Tan, K. R., Brown, M., Labouebe, G., Yvon, C., Creton, C., Fritschy, J. M., ... & Luscher, C. (2010). Neural bases for addictive properties of benzodiazepines. *Nature, 463*(7282), 769–774. doi:10.1038/nature08758.

Teter, C. J., & Guthrie, S. K. (2001). A comprehensive review of MDMA and GHB: Two common club drugs. *Pharmacotherapy, 21*(12), 1486–1513.

Thai, D., Dyer, J. E., Jacob, P., & Haller, C. A. (2007). Clinical pharmacology of 1,4-butanediol and gamma-hydroxybutyrate after oral 1,4-butanediol administration to healthy volunteers. *Clinical Pharmacology and Therapeutics, 81*(2), 178–184. doi:10.1038/sj.clpt.6100037.

TIME. (1952). Misanthrope from Japon. *Time Magazine*.

Tone, A. (2009). *The age of anxiety: A history of America's turbulent affair with tranquilizers*. New York: Basic Books.

Tyrer, P. (1974). The benzodiazepine bonanza. *Lancet, 2*(7882), 709–710.

U. S. Xyrem Multicenter Study Group. (2004). Sodium oxybate demonstrates long-term efficacy for the treatment of cataplexy in patients with narcolepsy. *Sleep Medicine, 5*(2), 119–123. doi:10.1016/j.sleep.2003.11.002.

Usher, S. (2015). *More letters of note: Correspondence deserving of a wider audience*. Canongate Unbound. Scotland: Edinburgh.

Vagts, D. A. (2007). *Suchtmittel in der AINS*. Berlin: Springer-Verlag.

Van Cauter, E., Plat, L., Scharf, M. B., Leproult, R., Cespedes, S., L'Hermite-Baleriaux, M., et al. (1997). Simultaneous stimulation of slow-wave sleep and growth hormone secretion by gamma-hydroxybutyrate in normal young Men. *Journal of Clinical Investigation, 100*(3), 745–753. doi:10.1172/JCI119587.

Victorri-Vigneau, C., Dailly, E., Veyrac, G., & Jolliet, P. (2007). Evidence of zolpidem abuse and dependence: Results of the French Centre for Evaluation and Information on Pharmacodependence (CEIP) network survey. *British Journal of Clinical Pharmacology, 64*(2), 198–209. doi:10.1111/j.1365-2125.2007.02861.x.

Victorri-Vigneau, C., Gerardin, M., Rousselet, M., Guerlais, M., Grall-Bronnec, M., & Jolliet, P. (2014). An update on zolpidem abuse and dependence. *Journal of Addictive Diseases, 33*(1), 15–23. doi:10.1080/10550887.2014.882725.

Von Baeyer, A. (1864). Untersuchungen über die Harnsauregruppe. *Annalen, 130*, 129.

Vozeh, S. (1981). Pharmacokinetic of benzodiazepines in old age. *Schweizerische Medizinische Wochenschrift, 111*(47), 1789–1793.

Weber, M. M. (1999). *Die Entwicklung der Psychopharmakologie im Zeitalter der naturwissenschaftlichen Medizin: Ideengeschichte eines psychiatrischen Therapiesystems*. Berlin: Urban und Vogel Verlag.

Whiting, P. J. (2003). The GABAA receptor gene family: New opportunities for drug development. *Current Opinion in Drug Discovery & Development, 6*(5), 648–657.

Wilby, M. J., & Hutchinson, P. J. (2004). The pharmacology of chlormethiazole: A potential neuroprotective agent? *CNS Drug Reviews, 10*(4), 281–294.

Wood, D. M., Warren-Gash, C., Ashraf, T., Greene, S. L., Shather, Z., Trivedy, C., ... & Dargan, P. I. (2008). Medical and legal confusion surrounding gamma-hydroxybutyrate (GHB) and its precursors gamma-butyrolactone (GBL) and 1,4-butanediol (1,4BD). *QJM, 101*(1), 23–29. doi:10.1093/qjmed/hcm117.

Zvosec, D. L., & Smith, S. W. (2003). Unsupported „Efficacy" claims of gamma hydroxybutyrate (GHB). *Academic Emergency Medicine, 10*(1), 95–96; author reply 96.

Zvosec, D. L., Smith, S. W., Porrata, T., Strobl, A. Q., & Dyer, J. E. (2011). Case series of 226 gamma-hydroxybutyrate-associated deaths: Lethal toxicity and trauma. *American Journal of Emergency Medicine, 29*(3), 319–332. doi:10.1016/j.ajem.2009.11.008.

Alkohol

Anne Beck, Annika Rosenthal, Christian Müller, Andreas Heinz und Katrin Charlet

Zusammenfassung

Seit mehr als 9000 Jahren ist Alkohol fester Bestandteil unserer Gesellschaft und wird als Genussmittel, Medizin sowie als Gift angesehen. Trotz früher Dokumentation negativer Folgeerscheinungen von überhöhtem Alkoholkonsum, erfolgte erst 1968 die Einstufung der Alkoholabhängigkeit als Krankheit im Recht der gesetzlichen Krankenversicherung, was schließlich den Aufbau von suchtmedizinischer Versorgung ermöglichte.

Therapieansätze einer Alkoholgebrauchsstörung umfassen u. a. psychotherapeutische und medikamentöse Interventionen zur Aufrechterhaltung einer Abstinenz sowie zur Trinkmengenreduktion. Dabei beinhalten verschiedene psychotherapeutische Verfahren neben der Modifikation des Trinkverhaltens auch das Training sozialer Fertigkeiten. In den aktuellen AWMF-S3-Leitlinien wird für die allgemeinmedizinische Versorgung ein routinemäßiges Screening auf alkoholbezogene Störungen empfohlen, um erste Interventionen frühzeitig einleiten zu können.

Schlüsselwörter

Ethanol · Alkoholabhängigkeit · Alkoholgebrauchsstörungen · Harm-Reduction-Ansatz · Belohnungssystem · Dopamin

Inhalt

1 Einleitung 609
2 Überblick Substanzen 610
3 Geschichte 610
4 Epidemiologie, Konsummuster und Prävention 612
5 Pharmakologie (Pharmakodynamik, -kinetik) 618
6 Gesundheitliche Risiken 621
7 Notfallmedizin und Therapie von Missbrauch und Abhängigkeit 623
8 Ausblick 624
Literatur 624

1 Einleitung

Alkoholkonsum kann in niedrigen und mittleren Dosen zur Steigerung des Wohlbefindens, Euphorie, vermehrter Kontaktaufnahme und körperlicher Entspannung führen. Auch Enthemmung, anxiolytische Effekte sowie ein erhöhtes Aggressionspotential können dabei auftreten. In höheren Dosen wirkt Alkohol sedativ, weiterhin können Koordinationsstörungen beobachtet werden. Darüber hinaus kann es zu ausgeprägten Störungen kognitiver Funktionen wie beispielsweise der Gedächtnisleistung kommen. Kurzfristige Nebenwirkungen des Alkoholkonsums können in Form von Dehydrierung, Elektrolytverschiebungen, Kopfschmerzen sowie Übelkeit u. a. nach übermäßigem Konsum auftreten (Singer und Theyssen 2002). Langfristig wirken hohe Dosen von Alkohol neurotoxisch und sind mit diversen weiteren körperlichen und psychischen Beeinträchtigungen einschließlich einer Abhängigkeitsentwicklung verbunden (Bjork und Gilman 2014; Charlet und Heinz 2016).

2 Überblick Substanzen

Alkohol wird im allgemeinen Sprachgebrauch meist gleichgesetzt mit dem Stoff Ethanol (veraltet auch: Äthylalkohol oder Äthanol) (Deutsche Hauptstelle für Suchtfragen e.V. 2015), welcher ein aliphatischer, einwertiger Alkohol mit der Summenformel C2H6O ist, und als reine Substanz bei Raumtemperatur eine farblose, leicht entzündliche Flüssigkeit darstellt. Alkohol wird in der Herstellung von alkoholischen Getränken wie Wein, Bier und Spirituosen aus kohlehydrathaltigen Grundstoffen, wie beispielsweise Getreide durch eine von Hefen (insbesondere durch Stämme der Saccharomyces cerevisiae) ausgelöste Gärung produziert (Sahm und Bringer-Meyer 1987). Dabei kommt es zu einer Vergärung von Zucker zu Ethanol. Aus 100 kg Glukose können dabei maximal 51 kg Ethanol und 49 kg Kohlenstoffdioxid gebildet werden.

Neben Ethanol ist Methanol oder auch Methylalkohol ein wichtiger Vertreter aus der Gruppe der Alkohole. Wie Ethanol ist auch Methanol unter Normbedingungen eine farblose, klare, leicht flüchtige und entzündliche Flüssigkeit (Asinger 1987). Methanol entsteht, wie höherwertige Alkohole (Fuselöle), als Nebenprodukt bei der alkoholischen Gärung: dabei ist für die Entstehung von Methanol vor allem der Abbau von Pektinen verantwortlich, welche in der Schale von Früchten vorkommen (Belitz et al. 2008). Für die höherwertigen Alkohole ist der Abbau von Aminosäuren verantwortlich (Castro Parente et al. 2015; Pires et al. 2014). Da Methanol nur als Nebenprodukt bei Gärungsprozessen anfällt, kann ein hoher Methanolgehalt, bedingt durch den nur schwachen Eigengeruch und die sensorische Überdeckung durch den im Überschuss vorhandenen Ethanol und andere Aromastoffe, nicht wahrgenommen werden. Durch fehlerhafte Destillation von methanolhaltigen Maischen kann es zur Anreicherung von Methanol im Destillat kommen, was zu Methanolvergiftungen führen kann. Hierbei führt Methanol nach Konsum zu ähnlichen, wenn auch weniger stark narkotischen Symptomen wie Ethanol und wird nach und nach zu giftigen Abbauprodukten (Formaldehyd und Ameisensäure) metabolisiert, welche zu Azidose (Übersäuerung des Körpers) und Erblindung und in höheren Dosen auch zum Tod z. B. durch Atemstillstand führen können (Labitzke et al. 2015).

3 Geschichte

Der Wunsch der Menschen, der Realität und den Problemen und Ängsten des Alltagslebens zu entfliehen, ist so alt wie die Menschheitsgeschichte selbst. Wenig verwunderlich ist es auch, dass die berauschende Wirkung von alkoholhaltigen Getränken sehr früh entdeckt wurde. Bereits 7000 Jahre vor Christus kam es zur ersten Herstellung von alkoholhaltigen Substanzen, was die Analyse von in einer Grabstätte gefundenen Keramik in Jiahu in Nordchina zeigte (Gately 2008). Vor etwa 5000 Jahren waren die Sumerer in Mesopotamien mit der gezielten Zubereitung von Bier vertraut. Hier war im Codex Hammurapi/Hammurabi – einem Gesetzbuch aus Mesopotamien zur Zeit des Königs Hammurabi (um 1800 vor Christus) – die Bierherstellung sogar gesetzlich geregelt (King 1915): „Die Wirtin, die sich ihr Bier nicht in Gerste, sondern in Silber bezahlen lässt, oder die minderwertiges Bier teuer verkauft, wird ertränkt"/„If a tavern-keeper (feminine) does not accept corn according to gross weight in payment of drink, but takes money, and the price of the drink is less than that of the corn, she shall be convicted and thrown into the water". Zur Verarbeitung von Weintrauben kam es erstmalig ca. 1000 Jahre später. Alkohol ist somit auch die älteste bekannte Droge der Menschheit (Lindenmeyer 1998).

Im klassischen Griechenland war das Trinkgelage der Höhepunkt eines jeden gelungenen Festes. So steht der altgriechische Ausdruck „Symposion" sinngemäß für „gemeinsames, geselliges Trinken" (Platon 1994). Mit Dionysos oder auch Bacchus hatte der Wein sogar eine eigene Gottheit und wurde von Dichtern wie Anakreon besungen und verehrt (Höpfner 2009). Seit Anakreon trägt Dionysos auch den Beinamen „Lyaios", was mit Erlöser zu übersetzen ist (Demandt 1996). Allerdings wurden hier auch erstmalig die negativen Folgen des Alkoholmissbrauchs in Form von Kontrollverlust dokumentiert: „Der Weinstock trägt drei Trauben: die erste bringt die Sinneslust, die zweite den Rausch, die dritte das Verbrechen" (Epiktek, griech. Philosoph 60–140 n. Chr.) (Ceram 1994). Im Christentum hatte Wein zu Mittelalterzeiten als Blut Jesu eine wichtige religiöse Bedeutung inne, und Bier galt als ideales Nahrungsmittel für die Fastenzeit (Lindenmeyer 1998). Alkohol entwickelte sich somit nach und nach zum „Volksgetränk".

Jahre später (1534) sagte der christliche Reformer Martin Luther (1483–1546): „Der Sauf bleibt ein allmächtiger Abgott bei uns Deutschen, eine Art Pest, welche durch Gottes Zorn über uns geschickt ist". Und: „Es muss ein jegliches Land seinen eigenen Teufel haben, unser deutscher Teufel wird ein guter Weinschlauch sein" (Möller et al. 2001). Luther beschrieb damit die erste *Alkoholkrise*, die – besonders in Deutschland („Branntweinpest") und England („Gin-Epidemie") – durch die Erfindung der Destillation im Kontext der mittelalterlichen und arabischen Alchemie entstanden war, durch welche eine verbesserte Haltbarkeit des Alkohols den Handel erst ermöglichte (Lindenmeyer 1998; Schott 2001). Auch Goethe beschrieb die Wirkung des Alkohols in der „Auerbachkeller-Szene" seines *Faust*, in der sich besonders Beschreibungen über die psychische Wirkung von Alkohol, wie örtliche Desorientiertheit, optische Halluzinationen und Gleichgewichtsstörungen finden lassen (Goethe 2005). Zu einer weiteren *Alkoholkrise* kam es ab 1820, da sich eine regelrechte Alkoholindustrie entwickelte und Alkohol am Arbeitsplatz (auch aufgrund der harten Lebensbedingungen) üblich wurde. 1841 wurde dann in Boston (USA) eine der ersten Trinkerheilanstalten errichtet, um die Zwangseinweisung Alkoholkranker in die üblichen „Irrenanstalten" zu verhindern (Möller et al. 2001). Parallel entwickelte sich hier allerdings auch das Zeitalter der Romantik, in welchem der Rausch (und insbesondere auch der Alkoholrausch) ungefähr bis Anfang des 19. Jahrhunderts als Mittel zur Anregung von Kreativität (z. B. in der Literatur) eingesetzt wurden. Beispielhaft sei hier auf die Dichter Edgar Allan Poe (1809–1849) und E.T.A. Hoffmann (1776–1822) verwiesen, die beide den Alkohol nutzten, um ihre Fantasie anzuregen, jedoch beide auch in den Alkoholmissbrauch bis in die Abhängigkeit glitten (Höpfner 2009). Schon als 17-jähriger Student begann Poe zu trinken, verbrachte Jahre später wegen Trunkenheit sogar eine Nacht auf einer Polizeiwache und wurde 1849 in Baltimore als hilflose Person auf der Straße aufgefunden und in ein Sanatorium eingeliefert. Wenige Tage später verstarb Poe (Höpfner 2009). Auch Hoffmann war schwer alkoholabhängig und habe alles getrunken, außer Bier, welches er als geist- und seelenloses Getränk verachtet hatte, weil es beschwert und einschläfert.

Medizingeschichtlich wurde Alkohol bis ins 19. Jahrhundert hinein als Medizin und Gift zugleich diskutiert: „Wenig getrunken ist gesund, und ein arczney den menschen zu erhalten erschaffen [...] zu vil ist aber gyfft" (protestantischer Reformationsprediger Sebastian Franck) (Austin 1981).

Im Jahr 1896 wurde in Frankfurt am Main der *Verein abstinenter Ärzte des deutschen Sprachgebiets* gegründet. Erster Vorsitzender war Auguste Forel und zum Vorstand gehörten weitere namhafte Psychiater wie Anton Delbrück, Paul Julius Möbius, Emil Kraepelin und später Eugen Bleuler (Bergman 1907). Während die Alkoholabhängigkeit bereits 1957 von der Weltgesundheitsorganisation (WHO) als behandlungsbedürftige Krankheit eingestuft wurde (World Health Organization 1957), geschah dies (erst) 1968 auch durch das Bundessozialgericht in einem Grundsatzurteil, das Alkoholismus als Krankheit im Recht der gesetzlichen Krankenversicherung anerkannte, was den allmählichen Aufbau von Fachkrankenhäusern für Suchterkrankungen und eine entsprechende

"Suchtvereinbarung" der Sozialversicherungsträger nach sich zog (Schott 2001). Ein wichtiges Glied in der so beginnenden systematischen Behandlung der Alkoholabhängigkeit bildeten und bilden hierbei spezielle Selbsthilfegruppen, wie der schon 1896 in Aachen gegründete und dem Elendsalkoholismus entgegenwirkende, katholisch geprägte *Kreuzbund e.V.* oder die 1935 in den USA gegründeten *Anonymen Alkoholiker* (AA).

Zusammenfassend ist beim Umgang mit Alkohol in allen Kulturen – außer in denen, die sich selbst aus weltanschaulichen Gründen zu Abstinenz verpflichtet haben – ein Konflikt zu beobachten zwischen der sozial erwünschten Selbstkontrolle und dem lustvollen Rausch, der als Befreiung aus der Enge des Alltags und damit als Möglichkeit neuer Kreativität gilt (Möller et al. 2001).

4 Epidemiologie, Konsummuster und Prävention

Basierend auf dem Gesamtverbrauch an alkoholischen Getränken in Deutschland wurden 2014 nach aktuellsten Schätzungen der DHS (Deutsche Hauptstelle für Suchtfragen e.V.) 9,6 Liter reiner Alkohol pro Einwohner getrunken (Deutsche Hauptstelle für Suchtfragen e.V. 2016) – das entspricht pro Einwohner 5,1 Liter Reinalkohol in Form von Bier, 2,3 Liter Reinalkohol konsumiert als Wein, 1,8 Liter Reinalkohol konsumiert als Spirituosen und 0,4 Liter Reinalkohol in Form von Schaumwein (Abb. 1) (Deutsche Hauptstelle für Suchtfragen e.V. 2016).

Die Weltgesundheitsorganisation (World Health Organization 2014) basiert Verbrauchswerte auch auf Verkaufszahlen aus der Alkoholindustrie, schließt aber nur Einwohner ab 15 Jahren ein. Deren Aufzeichnungen schätzen den Pro-Kopf-Verbrauch in Deutschland sogar auf 11,8 Liter reinen Alkohols. Wenn diese Statistik sich nur auf Einwohner bezieht, die angegeben haben Alkohol zu trinken, beträgt der Gesamtkonsum sogar 14,7 Liter reinen Alkohol pro Kopf. Der reine Alkoholgehalt eines Getränks lässt sich mit der Menge des Getränks in Milliliter (ml), dem Alkoholgehalt in Volumenprozent (Vol.-%) und dem spezifischen Gewicht von Alkohol (0,8 g/cm^3) berechnen. Die Formel zur Berechnung des Alkoholgehaltes ist damit folgende:

Menge in ml x (Vol.-%/100) x 0,8 = Gramm reiner Alkohol

Insgesamt sinkt seit den 1980er-Jahren der Alkoholkonsum in Deutschland jedoch stetig, wo er bei 12,9 Litern lag (Deutsche Hauptstelle für Suchtfragen e.V. 2016).

Mit anteilsmäßig hohem Bierverbrauch unterscheidet sich der Konsum in Deutschland von Ländern wie z. B. Estland und Bulgarien, wo vornehmlich Spirituosen getrunken werden. In Ländern wie Frankreich oder Portugal wird hingegen meist Wein getrunken. Weiterhin liegt Deutschland im europäischen Vergleich mit Platz 13 verhältnismäßig weit vorn, wenn es um Alkoholkonsum geht. Weiterhin platziert die WHO

Abb. 1 Anteil verschiedener alkoholischer Getränke am Gesamtkonsum, wiedergegeben in Prozent (Deutsche Hauptstelle für Suchtfragen e.V. 2016)

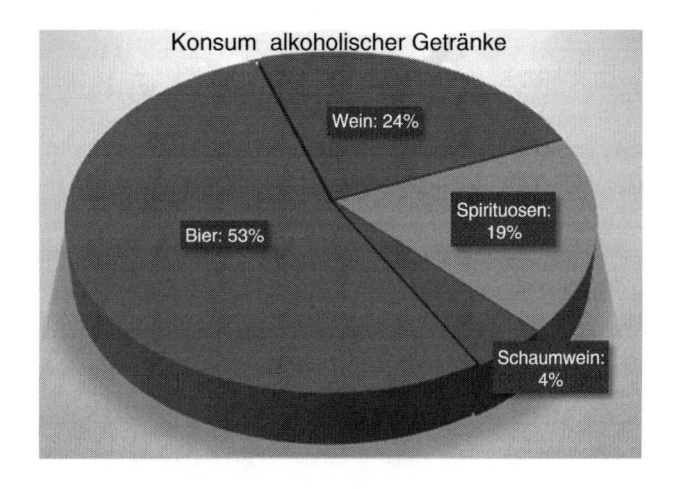

Deutschland im globalen Vergleich an die 23. Stelle aller Mitgliedsstaaten. Der weltweite Durchschnitt liegt bei 6,2 Liter Reinalkohol (World Health Organization 2014).

In den letzten 12 Monaten sind Hochrechnungen des Statistischen Bundesamtes zufolge insgesamt ca. 3,38 Mio. Erwachsene in Deutschland von einer alkoholbezogenen Störung betroffen (Deutsche Hauptstelle für Suchtfragen e.V. 2016). Diese Zahl entstand nach Kriterien des *Diagnostic and Statistical Manual of Mental Disorders* (DSM-IV) (American Psychiatric Association 2000) und wird weiter nach Alkoholabhängigkeit (1,77 Mio.) und -missbrauch (1,61 Mio.) aufgeteilt, die jeweils eigene Diagnosen mit verschiedenen Symptomen darstellen. In Abb. 2 wird die Prävalenz alkoholbezogener Störungen genauer wiedergegeben (siehe Definitionen alkoholbezogener Störungen in Tab. 1). Aktuell ist in den USA die neue Version des DSM (DSM-5) (American Psychiatric Association 2013) in Gebrauch, in der die Diagnosen Missbrauch und Abhängigkeit – im Gegensatz zur in Deutschland gültigen ICD-10 – zu einer *Alkoholgebrauchsstörung* zusammengeführt wurden (Batra et al. 2016; Heinz und Friedel 2014). Damit wird die nosologische Definition der Abhängigkeitserkrankung in Abgrenzung zum bisher unscharf definierten schädlichen Gebrauch verlassen und geht in drei unterschiedlichen Schweregraden auf (Heinz und Friedel 2014). Diese Änderungen der Kriterien des Manuals machen eine aktuelle, repräsentative Datenerfassung für korrekte epidemiologische Informationen dringend notwendig.

Außerdem geht man davon aus, dass in Deutschland jährlich ca. 74.000 Menschen an den Folgen von Alkohol allein (26 %) oder in Kombination mit Tabak (74 %) sterben (Deutsche Hauptstelle für Suchtfragen e.V. 2016).

Die staatlichen Kosten des Alkoholkonsums werden auf rund 26,7 Milliarden Euro geschätzt, während das Gesundheitssystem ca. 7,4 Milliarden Euro davon trägt. Weiterhin steigt unter Alkoholeinfluss das Risiko für Unfälle, Verletzungen und gewalttätige Auseinandersetzungen. Dadurch indirekt entstandene Ausgaben steigern die Gesamtkosten auf ca. 40 Milliarden Euro. Den volkswirtschaftlichen Ausgaben stehen 3,2 Milliarden Euro aus Alkoholsteuer-Einnahmen gegenüber. Um in TV, Radio und Printmedien für Alkohol zu werben, wurden dagegen in 2014 rund 561 Mio. Euro ausgegeben (Deutsche Hauptstelle für Suchtfragen e.V. 2016).

In 2002 wurde geschätzt, dass der europaweite Alkoholkonsum zur Einbuße von 10 Millionen Lebensjahren führte (Disability adjusted life years [DALYs]: Durch vorzeitiges Versterben verlorene Lebensjahre, Verlust an Lebensqualität durch das Leben mit Erkrankung und Behinderung). Der Verlust von rund 6 Millionen Lebensjahren ist demnach Krankheit und Behinderung durch Alkoholkonsum zugeschrieben. Alkoholbedingter Verlust von DALYs macht rund 1/10 der Gesamteinbußen aus. In Deutschland allein

Abb. 2 Hochrechnung der Anzahl an Personen mit alkoholbezogenen Störungen nach DSM-IV in der erwachsenen Allgemeinbevölkerung, basierend auf 51.743.922 Personen im Alter zwischen 18 und 64 Jahren (Stichtag: 31.12.2011, Statistisches Bundesamt) (Pabst et al. 2013)

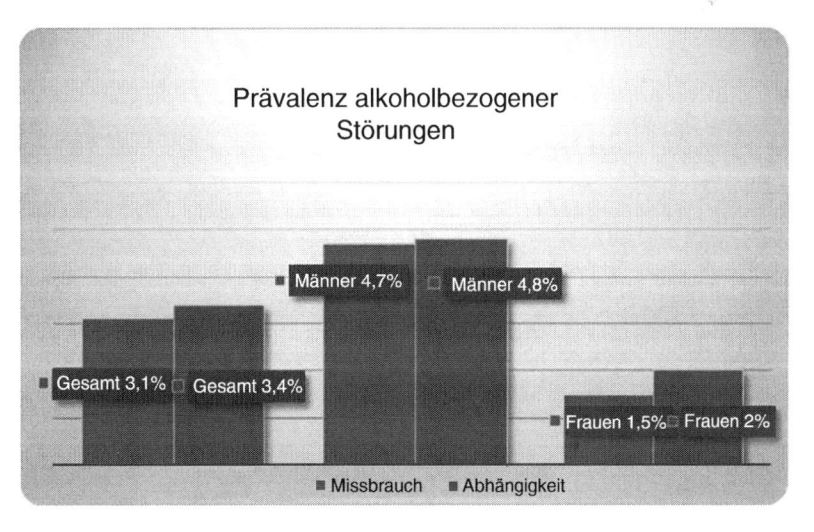

Tab. 1 Definitionen sowie Screening- & Diagnoseempfehlungen zu riskantem Konsum, schädlichem Gebrauch, Abhängigkeitssyndrom und Alkoholgebrauchsstörung

Definitionen			
Riskanter Alkoholkonsum	Schädlicher Alkoholgebrauch	Alkoholabhängigkeitssyndrom	Alkoholgebrauchsstörung
Gemäß AWMF-S3-Leitlinie (Mann et al. 2016): >12 g Reinalkohol/Tag für Frauen >24 g Reinalkohol/Tag für Männer Gemäß *British Medical Association* (Mundle et al. 2003): >30 g Reinalkohol/Tag für Männer Gemäß WHO (Mundle et al. 2003): >20 g Reinalkohol/Tag für Frauen >40 g Reinalkohol/Tag für Männer Gemäß *British Health Education Council* (Kurz 2012): >60 g Reinalkohol/Tag für Männer	Konsum, der zu Gesundheitsschädigung führt. Diese kann als körperliche oder als psychische Störung auftreten. Der schädliche Gebrauch wird häufig durch andere kritisiert und ist mit unterschiedlichen negativen sozialen Konsequenzen verbunden. Zudem besteht das Konsummuster seit mindestens einem Monat und trat vermehrt in den letzten 12 Monaten auf. CAVE: Bei Vorliegen eines Alkoholabhängigkeitssyndroms wird die Diagnose eines schädlichen Alkoholgebrauchs ausgeschlossen. (ICD-10: F10.1; DSM-IV-TR: 305.00). *Akute Intoxikation.* Zustandsbild mit Störungen der Bewusstseinslage, kognitiven Fähigkeiten, Wahrnehmung, Affekt und Verhalten oder anderer psychophysiologischer Funktionen und Reaktionen, verursacht durch den Konsum von Alkohol. Die Störungen nehmen mit der Zeit ab, ausgenommen diejenigen Fälle, bei denen Gewebsschäden oder andere Komplikationen aufgetreten sind. (ICD-10: F10.0) *Rauschtrinken* (Binge Drinking). Konsum großer Mengen Alkohol – entspricht fünf oder mehr alkoholischen Standardgetränken (mit je 10–12 g Reinalkohol) pro Trinkereignis bei Männern (Mann et al. 2016; Deutsche Hauptstelle für Suchtfragen e.V. 2010) und vier oder mehr alkoholischen	Diagnose wird vergeben bei der Erfüllung von 3 oder mehr der folgenden Kriterien, die alle mindestens einen Monat lang oder wiederholt innerhalb von zwölf Monaten aufgetreten sind: 1) Starkes Verlangen (Craving) oder eine Art Zwang, Alkohol zu konsumieren. 2) Verminderte Kontrolle über den Alkoholgebrauch, d. h. über Beginn, Beendigung oder die Menge des Konsums; erkennbar daran, dass über einen längeren Zeitraum konsumiert wird als geplant, oder an dem anhaltenden Wunsch oder an erfolglosen Versuchen, den Konsum zu verringern oder zu kontrollieren. 3) Ein körperliches Entzugssyndrom, wenn der Alkoholkonsum reduziert oder abgesetzt wird, mit den für Alkohol typischen Entzugssymptomen. Das Entzugssyndrom ist auch nachweisbar durch den Gebrauch von Alkohol oder einer sehr ähnlichen Substanz, um Entzugssymptome zu mildern und zu vermindern. 4) Toleranzentwicklung gegenüber den Wirkungen von Alkohol. Für eine Intoxikation (oder um den gewünschten Effekt zu erreichen), müssen größere Mengen konsumiert werden, oder es treten bei fortgesetztem Konsum derselben Menge deutlich geringere Effekte auf. 5) Einengung auf den Alkoholgebrauch, deutlich an der Aufgabe oder	Bei Auftreten von zwei oder mehr klinischen Merkmalen innerhalb eines 12-Monats-Zeitraums gilt diese Störung als erfüllt. Die Schwere der Symptomatik lässt sich auf einem Kontinuum spezifizieren (DSM 5: Vorliegen von 2 bis 3 Kriterien: mild; Vorliegen von 4 bis 5 Kriterien: moderat; Vorliegen von mehr als 6 Kriterien: schwer): 1) Wiederholter Substanzgebrauch, der zu Versagen bei wichtigen Verpflichtungen in der Schule, bei der Arbeit oder zu Hause führt 2) Wiederholter Substanzgebrauch in Situationen, in denen es aufgrund des Konsums zu einer körperlichen Gefährdung kommen kann 3) Fortgesetzter Substanzgebrauch trotz ständiger oder wiederholter sozialer oder zwischenmenschlicher Probleme 4) Toleranzentwicklung, charakterisiert durch ausgeprägte Dosissteigerung oder verminderte Wirkung unter derselben Dosis 5) Entzugssymptome oder deren Linderung bzw. Vermeidung durch Substanzkonsum 6) Einnahme der Substanz in größeren Mengen oder länger als geplant 7) Anhaltender Wunsch oder erfolglose Versuche, den Substanzgebrauch zu verringern oder zu kontrollieren 8) Hoher Zeitaufwand für Beschaffung und Konsum der Substanz oder um sich von ihren Wirkungen zu erholen 9) Aufgabe oder Einschränkung

Alkohol

Standardgetränken pro Trinkereignis bei Frauen (Mann et al. 2016).	Vernachlässigung anderer wichtiger Vergnügungen oder Interessensbereiche wegen des Alkoholgebrauchs; oder es wird viel Zeit darauf verwandt, Alkohol zu beschaffen, zu konsumieren oder sich davon zu erholen. 6) Anhaltender Alkoholgebrauch trotz eindeutig schädlicher Folgen, deutlich an dem fortgesetzten Gebrauch, obwohl der Betreffende sich über die Art und das Ausmaß des Schadens bewusst ist oder bewusst sein könnte. (ICD-10: F10.2; DSM-IV-TR: 303.90)	wichtiger Aktivitäten aufgrund des Substanzkonsums 10) Fortgesetzter Konsum trotz körperlicher oder psychischer Probleme 11) Craving, das starke Verlangen nach der Substanz

Screening- und Diagnoseempfehlungen

Gemäß AWMF: S3-Leitlinie (Mann et al. 2016): • *Empfehlungsgrad A:* Screening via Alcohol Use Disorders Identification Test – 10 Items (AUDIT) (Babor et al. 2001) • *Klinischer Experten-Konsens:* Screening via Kurzform AUDIT-C-3 Items (Reinert und Allen 2007) Für beide Screenings gelten die validierten Cut-off Werte: =5 Punkte für Männer =4 Punkte für Frauen	Gemäß AWMF: S3-Leitlinie (Mann et al. 2016): • *Empfehlungsgrad A:* - Screening via Alcohol Use Disorders Identification Test – 10 Items (Babor et al. 2001) - Nachweis von *akutem Alkoholkonsum* via direkter Zustandsmarker (Atem- und Blutalkohol, Bestimmung von Ethylglukuronid [EtG] und Ethylsulfat [EtS] im Urin) - Nachweis von *chronischem Alkoholkonsum* mit einer Kombination von indirekten Zustandsmarkern (z. B. Gamma-Glutamyl-Transferase [GGT], mittleres korpuskuläres Volumen der Erythrozyten [MCV], Carbohydrat-Defizientes Transferrin [CDT], Antilla Index, Alc Index) zur Erhöhung der Sensitivität und Spezifität des AUDIT-Screenings • *Empfehlungsgrad B:*	Gemäß AWMF: S3-Leitlinie (Mann et al. 2016): • *Empfehlungsgrad A:* - Screening via *Alcohol Use Disorders Identification Test* – 10 Items (Babor et al. 2001) - Nachweis von *chronischem Alkoholkonsum* mit Kombination von indirekten Zustandsmarkern (z. B. Gamma-Glutamyl-Transferase [GGT], mittleres korpuskuläres Volumen der Erythrozyten [MCV] sowie Carbohydrat-Defizientes Transferrin [CDT], Antilla Index, Alc Index) zur Erhöhung der Sensitivität und Spezifität des AUDIT-Screenings • *Empfehlungsgrad B:* Nachweis von *chronischem Alkoholkonsum* via direkter Zustandsmarker (EtG in Haaren und Phosphatidylethanol [PEth] im Blut) • *Klinischer Experten-Konsens:* - Screening der Kurzform AUDIT-C-3-Items (Reinert und Allen 2007)	s. Screening- & Diagnoseempfehlungen zum Alkoholabhängigkeitssyndrom

(*Fortsetzung*)

Tab. 1 (Fortsetzung)

Definitionen			
Riskanter Alkoholkonsum	Schädlicher Alkoholgebrauch	Alkoholabhängigkeitssyndrom	Alkoholgebrauchsstörung
	Nachweis von *chronischem Alkoholkonsum* via direkter Zustandsmarker (EtG in Haaren und Phosphatidylethanol [PEth] im Blut) • *Klinischer Experten-Konsens:* - Screening der Kurzform AUDIT-C-3 Items (Reinert und Allen 2007) - Erfassung und Einschätzung der Diagnosekriterien der aktuellen Klassifikationsschemata der *International Classification of Diseases* (ICD) per validierter Instrumente - Ermittlung eines Menge-Frequenz-Indexes (getrennte Fragen zur Häufigkeit und Menge des üblichen Konsums) sowie Häufigkeit und Menge höheren Alkoholkonsums oder tageweise rückblickende Anamnesen (Timeline-Followback)	- Erfassung und Einschätzung der Diagnosekriterien der aktuellen Klassifikationsschemata der *International Classification of Diseases* (ICD) per validierter Instrumente - Ermittlung eines Menge-Frequenz-Indexes (getrennte Fragen zur Häufigkeit und Menge des üblichen Konsums) sowie Häufigkeit und Menge höheren Alkoholkonsums oder tageweise rückblickende Anamnesen (Timeline-Followback)	

betrug die Anzahl der DALYs in 2004 rund 1 Million (Deutsche Hauptstelle für Suchtfragen e.V. 2016).

Konsummuster Individueller Alkoholgebrauch – egal ob allein oder in Gesellschaft – lässt sich in verschiedene (klinisch-relevante) Kategorien unterteilen, wie in Tab. 1 aufgeführt. Hierbei ist zwischen dem größten Anteil der Bevölkerung, der Alkohol im gemäßigten Umfang und unterhalb der Risikoschwelle konsumiert, ohne jemals eine Störung zu entwickeln, und den betroffen Personen zu unterscheiden, bei denen bereits diese Grenze überschritten wird, sodass gesundheitliche und soziale Schäden folgen können. Dabei ist auch zu beachten, dass sich problematischer Alkoholgebrauch zwar auf oben beschriebene durchschnittliche Mengen des Konsums bezieht, jedoch Muster und Kontext des Alkoholgebrauchs eine nicht minder wichtige Rolle bei der Einordnung in schädlichen und gesunden Konsum spielen (siehe: Abschn. 6). Besonders das sogenannte Rauschtrinken, international definiert als Konsum von 5 (bzw. 4) oder mehr alkoholischen Getränken bei einer Trinkgelegenheit (Deutsche Hauptstelle für Suchtfragen e.V. 2010; Mann et al. 2016; s. Tab. 1), birgt ein besonders erhöhtes Risiko für sowohl gesundheitliche und soziale Schäden (Orth und Töppich 2012). Hier kann besonders das Trinken großer Mengen binnen kurzer Zeit betont werden. Rauschtrink-Episoden kommen in der männlichen Bevölkerung häufiger vor als in der weiblichen. Für Erwachsene schädliche Konsummuster treten auch schon bei Jugendlichen häufig auf, und sind im Alter von 16 und 17 Jahren fast so weit verbreitet wie bei den jungen Erwachsenen. Ein rückläufiger Trend lässt sich hingegen bei Männern etwa ab dem 22. und Frauen ab dem 24. Lebensjahr feststellen (Orth und Töppich 2012). Weitere Umfragen deuten außerdem eine sinkende Prävalenz des Rauschtrinkens mit zunehmendem Alter bis 64 Jahre an (Pabst et al. 2010).

Neuerdings wurde erstmals versucht, Muster schädlichen Alkoholgebrauchs mit einem Konstrukt abzuwägen, welches verschiedene kontextuelle Kriterien einschließt; unter anderem: Trinken an öffentlichen Orten, tägliches Trinken, Erreichen eines Rauschzustandes oder ob Alkoholkonsum mit der Nahrungsaufnahme erfolgt (Rehm et al. 2003). Eine Assoziation dieser Konsummuster mit schädlichen, alkoholbezogenen Folgen konnte unabhängig von der Konsummenge festgestellt werden (Astudillo et al. 2010).

Prävention Mit Unterstützung von Kampagnen und Initiativen zur Prävention von riskantem Alkoholkonsum wendet sich die Bundesregierung an die Öffentlichkeit. Im Fokus dieser Präventionskonzepte steht die Aufklärung über gesundheitliche und soziale Folgen des missbräuchlichen Alkoholkonsums. Zu den wichtigsten staatlichen Informations- und Aufklärungskampagnen der *Bundeszentrale für gesundheitliche Aufklärung* (BzgA) zählen unter anderem speziell für Kinder und Jugendliche erstellte Informationsangebote, die entweder den Konsum von Alkohol verhindern oder zu verantwortungsvollem Umgang mit Alkohol anleiten sollen. Diese wissensbasierte Intervention schien weniger wirksam im Vergleich zu kausaler Prävention zu sein, in der individuelle Fähigkeiten wie z. B. Sozialkompetenzen gefördert werden (Pöttgen et al. 2015, S. 230–236): Diese fähigkeitsfördernde Intervention auf Schulebene basiert auf den *Theorien der Verhaltensänderung*, und konnte mit vielversprechenden Ergebnissen bewertet werden, wie eine aktuelle Übersicht von Pöttgen et al. (Pöttgen et al. 2015) über schulbasierte Interventionen zur Prävention und/oder Reduktion des Substanzkonsums bei Kindern und Jugendlichen zeigte.

Da aber nicht nur in Deutschland hohe Konsumraten zu verzeichnen sind, sondern die europäischen Länder im weltweiten Vergleich den höchsten Level an Alkoholkonsum mitsamt den höchsten Raten an alkoholassoziierten Beeinträchtigungen aufweisen (World Health Organization 2012), veranlasste auch die WHO – bereits nach erfolgreich umgesetztem, erstmaligem Strategieplan 1992 – erneut einen sog. *Action Plan*, der für die Jahre 2012–2020 die weitere Reduzierung alkoholbedingter Schäden in Europa und weiteren, sich verpflichtenden Ländern (insgesamt 53 Staaten) zum Ziel hat. Dabei werden Kampagnen in 10 Bereichen verfolgt, die sowohl individuelle Empfehlungen als auch politische und wirtschaftliche Forderungen beinhalten (World Health Organization 2012).

Grundsätzlich gilt, dass im Hinblick auf die große Dunkelziffer der Menschen mit alkoholbezogener Störung eine rechtzeitige Früherkennung nicht nur im fachmedizinischen Bereich, sondern flächendeckend viel früher auch schon in der allgemeinmedizinischen Versorgung gewährleistet werden sollte, um einer Chronifizierung und Entstehung eines Abhängigkeitssyndroms entgegenzuwirken. So empfiehlt auch die AWMF in ihrer neuen S3-Leitlinie *Screening, Diagnose und Behandlung alkoholbezogener Störungen* (Mann et al. 2016, S. 9): *„Aus einer Public-Health-Perspektive sind Screenings von Patienten im Alter von 14 bis 70 Jahren in der medizinischen Versorgung initial bei Erstkontakt und fortlaufend alle ein bis zwei Jahre zu empfehlen"*. Zur Unterscheidung und Erfassung des individuellen Alkoholgebrauchs kann hierbei bereits niedrigschwellig in verschiedenen medizinischen Kontexten (zum Beispiel Hausarztpraxis, stationäre Aufnahme, Notaufnahme, präoperatives Screening, Intensivstation) der kurze Fragebogen AUDIT (Alcohol Use Disorders Identification Test) (Babor et al. 2001) erste Hinweise geben, ob und in welcher Schwere eine alkoholbezogene Störung (s. Tab. 1) vorliegt, um gegebenenfalls weitere (Interventions-)Maßnahmen zu ergreifen bzw. zu empfehlen.

5 Pharmakologie (Pharmakodynamik, -kinetik)

Ethanol ist eine wasserlösliche Substanz, die nach oraler Aufnahme insbesondere im Magen (20 %) und im Dünndarm (80 %) resorbiert wird (Chan und Anderson 2014). Nach Resorption beeinflusst Alkohol im ZNS verschiedenste Neurotransmittersysteme in ihrer Aktivität, so z. B. das glutamaterge System durch eine dosisabhängige Antagonisierung glutamaterger N-Methyl-D-Aspartat-Rezeptoren (NMDA) sowie das GABAerge System durch eine Funktionsverstärkung von GABA-A-Rezeptoren (Spanagel 2009). Aus dem Zusammenwirken dieser und weiterer pharmakologischer Effekte ergibt sich dann dosis- und toleranzabhängig das klinische Bild einer Alkoholintoxikation mit Symptomen wie Disinhibition, Euphorie bis hin zu Übelkeit, Schwindel, Koordinationsstörungen und Atemdepression (Jung und Namkoong 2014). Die Alkohol-Metabolisierung erfolgt im Wesentlichen durch die Enzyme Alkoholdehydrogenase (ADH) und Aldehyddehydrogenase (ALDH) in der Leber, weiterhin über CYP2E1 und die Katalase. Zwei bis fünf Prozent des aufgenommenen Alkohols werden unverändert über die Atmung, den Schweiß und den Urin ausgeschieden (Norberg et al. 2003).

Bereits frühe Studien zeigten, dass auf neurobiologischer Ebene verschiedene Neurotransmittersysteme (wie das dopaminerge, glutamaterge, serotonerge, opioiderge und GABAerge System) an der Entstehung und Aufrechterhaltung einer Alkoholgebrauchsstörung (alcohol use disorder, AUD) beteiligt sind (Bowirrat und Oscar-Berman 2005; Heinz et al. 2005a, b, 2009b; Mann 2004). Fundamentale Erkenntnisse hierzu stammen von Di Chiara et al. (Di Chiara 1995) und Wise und Rompre (1989), die zeigten, dass als Reaktion auf Drogenkonsum (u. a. auch von Alkohol) im ventralen Striatum vor allem ein direkter Anstieg in der dopaminergen Neurotransmission erfolgte (Di Chiara 1997; Wise und Rompre 1989). Da die pharmakologische Wirkung (hier in erster Linie die drogenbedingte dopaminerge Überstimulation dieses hirneigenen, mesokortikolimbischen Belohnungssystems) keinem Sättigungs- bzw. Gewöhnungseffekt unterliegt, sondern Alkohol immer wieder stimulierend und damit motivierend hin zu erneutem Konsum(verlangen) wirkt, verlieren belohnende, ‚übliche' Alternativanreize (auch *natürliche/primäre Verstärker* genannt, wie z. B. Nahrung, Sexualität, Schlaf bzw. *sekundäre Verstärker*, wie Geld) nach und nach ihre Bedeutung (Charlet et al. 2013b; Heinz et al. 2009a). Zusätzlich zeigen u. a. neurophysiologische und Bildgebungsstudien, dass nicht nur die Substanz Alkohol selbst, sondern auch mit dem Konsum assoziierte Schlüsselreize, wie Bilder (z. B. Weinglas, Bierflasche), Emotionen (z. B. Traurigkeit, Einsamkeit) und weitere Kontextreize (z. B. Gerüche, Umgebungen) eine Art individuelles „Suchtgedächtnis" (Böning 2002) bilden. Auf diese Reize reagiert das Belohnungssystem besonders stark (verändert) und kann bei

Konfrontation mit ihnen Rückfallverhalten auslösen (Beck et al. 2012; Grusser et al. 2004; Wrase et al. 2007).

Zudem wird angenommen, dass negative emotionale Zustände nicht nur als Auslösereize wirken, sondern auch als klinische Entzugssymptome den Suchtkreislauf aus „Belohnungstrinken", folgender Toleranzentwicklung, gesteigertem Suchtverlangen (Craving) und „Entlastungstrinken" verstärken und so einen wichtigen Prädiktor für ein erhöhtes Rückfallrisiko darstellen (Ahmed und Koob 1998; George et al. 2014; Heinz et al. 2012; Koob 2015). Plötzlicher Alkoholentzug geht dann oft neben den körperlichen Erscheinungen mit charakteristischen emotionalen Symptomen wie Gereiztheit, Angst, Dysphorie, Depression, Anhedonie, Hoffnungslosigkeit und einem Motivationsverlust hinsichtlich alternativer Handlungen jenseits des Alkoholkonsums einher, die u. a. auf neuroadaptive Veränderungen wie eine verminderte GABAerge und eine erhöhte glutamaterge Neurotransmission zurückzuführen sind (Koob 2015). Alkoholabhängiges Verhalten kann aber nicht nur als ein Ergebnis der neuronalen Reaktion auf chronisch überhöhten Alkoholkonsum gesehen werden, sondern wird zusätzlich durch die individuelle genetische Ausstattung und die zahlreichen Umweltfaktoren, denen ein Individuum zeit seines Lebens ausgesetzt ist, bedingt bzw. komplex beeinflusst (Heinz et al. 2012; Spanagel 2009). Daraus ergibt sich eine große klinische Heterogenität hinsichtlich der Störungsausprägung (Spanagel 2009), die sowohl das Verständnis der Pathophysiologie als auch den Behandlungserfolg erschweren. Aus diesem Grund rücken der Einfluss von genetischen und kritischen Persönlichkeitsfaktoren auf die Hirnfunktion und -struktur verstärkt in den Fokus der Forschung (Charlet et al. 2014b, c; Jorde et al. 2014; Kiefer et al. 2011; Kienast et al. 2008, 2013).

Zusätzlich legen vielfältige neuropsychologische und neurobiologische Forschungsarbeiten nahe, dass zentrale Aspekte der AUD und insbesondere der Alkoholabhängigkeit eine veränderte Emotionsverarbeitung und -regulation (Charlet et al. 2014c; Heinz et al. 2007; Kornreich et al. 2002; Salloum et al. 2007) sind sowie eine verminderte kognitive Fähigkeit zur exekutiven Verhaltenskontrolle (Charlet et al. 2014b; Goldstein und Volkow 2011; Volkow et al. 2002), die ein erhöhtes Rückfallrisiko bedingen könnten. Zum einen konnte gezeigt werden, dass die funktionelle Aktivierung des (rostralen) anterioren cingulären Kortex (ACC) – einer Hirnregion, die in einer Art Überwachungsfunktion bei der Bewertung und Regulation emotionaler Reize sowie im Angstextinktionslernen involviert ist (Kienast et al. 2008, 2013; Szekely et al. 2016) – bei alkoholabhängigen Patienten während der Verarbeitung von ängstlichen und wütenden Gesichtsausdrücken mit dem prospektiven Rückfallrisiko in den nachfolgenden 6 Monaten verbunden war (Charlet et al. 2014c). Zum anderen fand man bei alkoholabhängigen Patienten, aber nicht so bei den gesunden Probanden, eine Störung der funktionellen dopamin-innervierten Konnektivität zwischen der Amygdala (dem sog. *Emotionszentrum*) und dem (dorsalen) ACC, die nur bei den alkoholabhängigen Patienten mit einer erhöhten (mutmaßlich nicht adäquat regulierten) Ängstlichkeit einherging (Kienast et al. 2008, 2013). Bei diesen funktionellen Befunden zur Emotionsverarbeitung wurden erstmalig in der Literatur AUD-assoziierte Hirnveränderungen in der grauen Substanz in kombinierten Analysen berücksichtigt (Charlet et al. 2014c; Kienast et al. 2013), sodass früher gezeigte Aktivierungsdefizite bei der Verarbeitung emotionaler Gesichtsausdrücke bei den untersuchten alkoholabhängigen Patienten (Marinkovic et al. 2009; Salloum et al. 2007) größtenteils durch die gefundenen Atrophieeffekte in diesen funktionell, vermindert aktivierten Hirnarealen erklärt werden könnten. Darüber hinaus geben neuste Bildgebungsergebnisse Hinweise darauf, dass genetische Varianten hinsichtlich der Einschätzung des individuellen Rückfallrisikos ein Einflussfaktor sein können. Hier konnten vermittelnde Wirkmechanismen dafür gefunden werden, wie der suchtrelevante GATA4-Genotyp möglicherweise das individuelle, prospektive Rückfallrisiko moderiert – über eine aufgezeigte Interaktion zwischen der jeweiligen Allel-Ausprägung des Einzelnucleotid-Polymorphismus (SNP)-rs13273672 auf dem GATA4-Gen und der strukturellen Beschaffenheit der emotionsassoziierten Hirnareale Gyrus Caudatus und Amygdala (Zois et al. 2016).

Aktuelle Forschungsentwicklungen weisen auch darauf hin, dass epigenetische Regulationsmechanismen hier als weitere Vermittler zwischen der genetischen Veranlagung eines Individuums, dessen Umweltbedingungen und einer Erkrankung wie AUD fungieren (Tawa et al. 2016). Epigenetik beschreibt molekulare Prozesse, durch welche Genaktivität und -expression reguliert werden, ohne die DNA-Sequenzen strukturell zu verändern. Derzeit sind verschiedene epigenetische Mechanismen identifiziert worden, wie die DNA-Methylierung, non-coding RNAs und Histonmodifikation, wobei ein Großteil an Studien sich hauptsächlich auf die DNA-Methylierung konzentriert, da dieser Prozess bisher am robustesten und zuverlässigsten erfasst und gemessen werden kann. Aus derartigen Studien weiß man aber auch, dass epigenetische Regulation selbst wiederum gravierend durch Umweltfaktoren beeinflusst werden kann wie z. B. durch Stress und Drogen bzw. Alkohol (Feil und Fraga 2012). Aufgrund dessen ist die genaue Identifikation von suchtrelevanten Faktoren und (Endo)Phänotypen (z. B. epigenetische Marker, Ausprägung von Kandidatengenen, frühere Umwelterfahrungen, Persönlichkeitsausprägungen) und den vermittelnden, neurobiologischen Mechanismen von großer Wichtigkeit für ein dezidiertes Krankheitsverständnis der Alkoholgebrauchsstörungen und zielen auf die Verbesserung zukünftiger, therapeutischer Behandlungsansätze der AUD.

Neben den oben beschriebenen Studien konnten weitere Bildgebungsstudien zusätzliche, suchtrelevante Kandidatengene und damit assoziierte neuronale Substrate identifizieren. Ausgehend von früheren Arbeiten, die zeigten, dass eine psychologische Verschiebung in der Belohnungsverarbeitung mit neuroadaptiven Veränderungen zusammenhängt, weg von herkömmlichen Verstärkerreizen hin zu einer Einengung auf salientere (aufmerksamkeits-bindende), suchtassoziierte Reize im Erkrankungsbild der AUD (Beck et al. 2009; Charlet et al. 2011, 2013a, b, 2014a; Charlet und Heinz 2012; Sebold et al. 2015), konnten nun auch aktuelle Bildgebungsstudien diese Vorbefunde stützen und um mögliche Wirkmechanismen zusätzlicher, beeinflussender Faktoren (wie genetische Ausprägungen) erweitern (Bach et al. 2015a, b; Jorde et al. 2014).

Da bei den Alkoholgebrauchsstörungen, vor allem in der Alkoholabhängigkeit, Patienten häufig über eine beeinträchtigte Fähigkeit zur erfolgreichen Selbstregulation verfügen – im Sinne einer rechtzeitigen Konsummengenbegrenzung und Kontrolle, wann der Konsum beendet wird –, bildet die damit verbundene exekutive Handlungssteuerung einen weiteren zentralen Untersuchungsbereich ab. Innerhalb dieser exekutiven Handlungssteuerung sind maßgeblich Unterfunktionen des sogenannten Arbeitsgedächtnisses beteiligt, die zuständig sind für die Aktualisierung und Selektion der einströmenden Wahrnehmungsinformationen, sowie die Auswahl adäquater Handlungsstrategien unter Inhibition inadäquater Optionen (Baddeley 2003; D'Esposito 2007). In Bezug auf derartige kognitive Performanz im Kontext der Alkoholabhängigkeit bzw. Alkoholgebrauchsstörungen konnten bei alkoholabhängigen Patienten, die nach erfolgreicher Entgiftungsbehandlung für weitere 7 Monate ihre Abstinenz aufrechterhielten, im Vergleich zu wieder rückfällig gewordenen Patienten und gesunden Kontrollprobanden weitere resilienzassoziierte (d. h. möglicherweise vor Rückfall schützende) neuronale Mechanismen identifiziert werden. Während eines etablierten Arbeitsgedächtnis-Experiments zeigten die zukünftig abstinenten Patienten im direkten Vergleich mit den rückfälligen Patienten und Kontrollprobanden eine flexible und offenbar kompensatorische Aktivierung neuronaler (präfrontaler) Ressourcen innerhalb (und außerhalb) der als ‚klassisch' identifizierten Arbeitsgedächtnis-Hirnareale (rostraler präfrontaler Kortex, ventrolateraler präfrontaler Kortex und auch medialer prämotorischer Kortex) (Owen et al. 2005) bei der Bewältigung hoher kognitiver Anforderungen (in Form des parallelen Merkens präsentierter Zahlen, des Erinnerns und des Eingebens vorheriger Zahlenfolgen und -positionen) (Charlet et al. 2014b).

Zudem deuten psychologische Verhaltensexperimente darauf hin, dass ein früher, hoher

Ausprägungsgrad der Persönlichkeitseigenschaft Impulsivität assoziiert ist mit sozialen Stressfaktoren und in Zusammenhang gesehen wird mit erhöhtem, späteren adulten Substanzmissbrauch und -abhängigkeit (Charlet 2016). Schließlich geben aktuelle Arbeiten Hinweise auf eine Normalisierung bzw. Remission struktureller, mutmaßlich alkoholassoziierter Atrophieeffekte, bisher demonstriert für die bilateralen Volumina der grauen Substanz im Hippocampus, wovon interessanterweise besonders schwer betroffene Patienten von anhaltender Alkoholabstinenz zu profitieren scheinen (Kuhn et al. 2014).

6   Gesundheitliche Risiken

Schädlicher Alkoholkonsum zählt laut WHO global gesehen zu den fünf häufigsten Risikofaktoren, welcher über 200 Erkrankungen und Verletzungen mitbedingen kann (World Health Organization 2014). Im Überblick kann Alkohol auf weitreichende Art schädigen: Alkohol ist teratogen und schädigt nachweislich den Fötus in seiner Entwicklung, ebenso ist Alkohol neurotoxisch, d. h. Nervenzellen werden in ihrer Struktur und Funktion beeinträchtigt (World Health Organization 2014). Mit der berauschenden und sinnesverändernden Wirkung von Alkohol ist nicht nur die potenzielle Gefahr der Entwicklung einer Alkoholgebrauchsstörung gegeben, sondern es steigt zudem das Risiko (un)beabsichtigt sich und andere zu verletzen und/oder sich und andere mit (Geschlechts-)Krankheiten anzustecken. Weiterhin ist Alkohol karzinogen und dadurch an der Entwicklung verschiedener Krebsarten (v. a. an malignen Tumoren in Mundhöhle, Rachen, Kehlkopf, Speiseröhre, Leber, weiblicher Brust und Darm) beteiligt (IARC 2012). Hinsichtlich des Brustkrebsrisikos beschreibt die *International Agency for Research on Cancer* (IARC) bereits ein steigendes Erkrankungsrisiko ab einer Konsummenge von acht Gramm Reinalkohol pro Tag (Hamajima et al. 2002). Jeder zusätzliche Konsum von durchschnittlich 10 Gramm reinen Alkohols pro Tag zeigte in einer 11-jährigen Langzeituntersuchung zudem ein um neun Prozent erhöhtes Brustkrebsrisiko. Als Ursache wird hier ein alkoholbedingter Östrogenlevel-Anstieg bei Frauen und dessen co-karzinogener Effekt diskutiert (Smith-Warner et al. 1998). Derartige Angaben sind allerdings für jedermann schwer einzuschätzen (auch aufgrund unterschiedlicher Reinalkoholgehalte in den gängigen Alkoholika), sodass die IARC und die Weltgesundheitsorganisation keine Risikoschwellen angeben, sondern jeglichen Alkoholkonsum als potenziell schädlich einordnen (IARC 2012; World Health Organization 2014).

Wohlbekannt ist die häufigste Folgeerkrankung von Alkoholmissbrauch – die Leberzirrhose: Sie verursacht 50,2 % aller frühzeitigen Tode in Deutschland (Rehm et al. 2011), wobei epidemiologische Untersuchungen besagen, dass das Erkrankungsrisiko ab einem Alkoholgebrauch von 20–40 Gramm Reinalkohol pro Tag steigt (Fleming et al. 2002).

Darüber hinaus gilt chronisch überhöhter Alkoholkonsum auch als Risikofaktor für Herz-Kreislauf-Erkrankungen und Bluthochdruck, was wiederum zu Herzinfarkten, Schlaganfällen oder Nierenschäden führen kann (Charlet und Heinz 2016; Mundle et al. 2003; World Health Organization 2012; Xin et al. 2001), auch wenn hier Studien einen U- bzw. J-förmigen Zusammenhang zwischen Alkoholgebrauch und kardio(vaskulären) Erkrankungen sowie ischämischen Schlaganfällen fanden (Ronksley et al. 2011). Das heißt, während minimaler Alkoholkonsum (< ein alkoholisches Getränk/Woche) und chronisch überhöhter Alkoholgebrauch (> zwei alkoholische Getränke täglich) mit einem erhöhten Risiko für Herz-Kreislauf- und koronaren Herzerkrankungen assoziiert scheinen, zeigte sich moderater Alkoholkonsum von einem bis sechs alkoholischen Getränken pro Woche als sog. kardioprotektiv, d. h. mit einem geringeren Erkrankungsrisiko verbunden (Sesso et al. 2000). Derartige kardioprotektive Effekte scheinen aber nur bei gleichbleibender Konsummenge beobachtbar und verschwinden, sobald zusätzliche Episoden exzessiven Trinkens hinzukommen (Roerecke und Rehm 2010).

Obwohl dieses Wissen um die Folgeerkrankungen von überhöhtem Alkoholkonsum bereits zum Teil sehr gut klinisch-wissenschaftlich belegt ist und als sogenannter *Common Sense* auch im

Allgemeinwissen vieler verankert ist, existieren keine allgemeingültigen Grenzwerte für (un)schädlichen Alkoholkonsum (s. Tab. 1). Allerdings ist eine derartige Festlegung auch angesichts der mannigfaltigen Einflussfaktoren nicht trivial, denn diverse Variablen wie Geschlecht, Alter, familiäres (genetisches sowie sozial geprägtes) Risiko, (sozio)ökonomischer Status, Kultureinflüsse inklusive politischer Alkohol-Reglementierungen bestimmen hierbei unter anderem die individuelle Vulnerabilitätsschwelle für alkoholbedingte (gesundheitliche) Schäden (World Health Organization 2014). Wie zum Beispiel in einer systematischen Überblicksstudie von Charlet und Heinz (Charlet und Heinz 2016) zu den Effekten einer Alkoholreduktion im Sinne des *Harm-Reduction*-Ansatzes gezeigt, profitieren insbesondere Hoch-Risikogruppen wie zum Beispiel Jugendliche und junge Erwachsene, Schwangere oder auch Hypertonie- und Hepatitis-C-Patienten und Patienten mit psychischen Erkrankungen von einer Verringerung des individuellen Alkoholgebrauchs, auch ohne vorheriges Vorliegen einer Alkoholgebrauchsstörung. Aber auch Menschen mit einer manifesten Alkoholgebrauchsstörung sollten Interventionsstrategien angeboten werden, die neben dem herkömmlichen Ziel der absoluten Abstinenz auch die Alkoholreduktion (d. h. Alkoholkonsum unterhalb der Grenze zum schädlichen Gebrauch, s. Tab. 1) mit in Betracht ziehen (Mann und Körkel 2013). Obwohl dies aufgrund des Diagnosekriteriums Kontrollverlust innerhalb der Alkoholabhängigkeit vermeintlich kontraintuitiv erscheint (s. Tab. 1), sprechen dennoch longitudinale Studiendaten für ein solches Therapieziel wie das *Kontrollierte Trinken*. Aus einer der größten klinischen Interventionsstudien mit 1726 Patienten, dem amerikanischen Projekt *MATCH* (Matching Alcoholism Treatments to Client Heterogeneity) des *National Institute on Alcohol Abuse and Alcoholism (NIAAA)*, weiß man zum Beispiel, dass selbst einige alkoholabhängige Menschen mit Vorliegen von Kontrollverlust fähig sind, über einen Zeitraum von mehr als 12 Monaten kontinuierlich ihre Trinkmenge zu reduzieren (Witkiewitz 2008). Derartige Erfolge, selbstverantwortlich seinen Konsum zu überwachen, könnten auch dabei helfen, gegebenenfalls den finalen Schritt zur Abstinenz zu gehen (Mann und Körkel 2013).

Zusätzlich zur konsumierten Alkoholmenge scheint aber auch (wie bereits vorher beschrieben) die Art und Weise, wie der Alkohol zu sich genommen wird – das sogenannte Konsummuster –, mitzubestimmen. wie schädlich sich Alkohol auswirken kann (Charlet und Heinz 2016). So zeigte zum Beispiel eine Metaanalyse von Roerecke und Rehm (Roerecke und Rehm 2010), dass Menschen mit einem irregulären, episodenhaften Trinkverhalten von mehr als 60 g Reinalkohol pro Ereignis (mindestens 12× pro Jahr und weniger als 5 Tage die Woche) ein um 45 % erhöhtes Morbiditäts- und Mortalitätsrisiko für die ischämische Herzkrankheit aufwiesen als Menschen mit einem regelmäßigen, moderaten Alkoholgebrauch (Roerecke und Rehm 2010). Solche individuellen Charakteristika sollten Beachtung finden bei der Auswahl und Durchführung therapeutischer Interventionen zur Behandlung alkoholbedingter Störungen. Mit Blick auf den *Harm-Reduction*-Ansatz, bei dem in erster Linie die Minimierung (akuter) negativer gesundheitlicher, legaler und sozialer Folgen von schädlichem Alkoholkonsum verfolgt wird (Toumbourou et al. 2005), hieße das, dass neben einer Trinkmengenreduktion auch eine Veränderung des Trinkverhaltens bzw. -musters nach einem standardgemäß, wöchentlich festgelegten Trinkplan und -regeln verfolgt wird. Das beinhaltet beispielsweise das Einhalten von sogenanntem *sicheren Trinkverhalten* mit dem Konsum weniger alkoholischer Getränke pro Trinkereignis (Definition der maximalen Trinkmenge an Trinktagen), weniger Trinkgelegenheiten insgesamt, Abstinenz mit kurzen Episoden reduzierten Trinkens (Festlegung Anzahl alkoholfreier Tage), Fahrverbot nach Alkoholkonsum, reduzierte Trinkgeschwindigkeit von 8–10 g Reinalkohol pro Stunde zur Wahrung eines gleichmäßigen Alkoholabbaus, Trinkreihenfolge mit je einem nicht alkoholischen Getränk vor einem alkoholischen Getränk und Trinkzeitenfestlegung z. B. ab 20 Uhr (Shaw et al. 1998; Sitharthan et al. 1997; Whitlock et al. 2004; Webauftritt Kontrolliertes Trinken 2017). Wichtig ist, dass neben einer derartigen Modifikation des Trinkverhaltens aber auch andere Fähigkeiten etabliert und trainiert werden, wie z. B. der Aufbau sozialer Kompetenzen, Aktivierung alkoholfreier Formen der Freizeitgestaltung, alkoholfreie Konflikt-/Stressbewältigung, Umgang mit Rückfällen (Webauftritt Kontrolliertes Trinken 2017).

In einem systematischen Review zu den Effekten der Alkoholreduktion (Charlet und Heinz 2016) konnte gezeigt werden, dass verschiedene Studien für positive Folgen einer derartigen Konsumbeschränkung sprechen. Diese Effekte konnten nicht nur für die Allgemeinbevölkerung beobachtet werden, sondern teils auch bei Menschen mit schädigendem Alkoholkonsum. Diese Effekte scheinen sich vor allem langfristig (ab einem Jahr reduzierten Trinkens) positiv auf alkoholbedingte Gesundheitsprobleme auszuwirken (d. h. die Gesamtmortalität, Verletzungen und Unfälle in Zusammenhang mit Alkoholkonsum betreffend), mit beträchtlichen Kosteneinsparungen im Gesundheitsbereich aufgrund verringerter Inanspruchnahme medizinischer Versorgung. Weiterhin sprechen die Studienergebnisse dafür, dass gleichmäßiger, auf ein moderates Level reduzierter Alkoholkonsum mit kardioprotektiven Effekten (inklusive Blutdrucksenkung) verbunden scheint, von denen vor allem Personen mit bisher irregulärem schadhaftem Gebrauch, Hypertonie-Betroffene und Menschen mit einer Kardiomyopathie besonders profitieren (Charlet und Heinz 2016). Empfehlungen kardiologischer Experten zur Prävention von Hypertonie (und bei Menschen mit bereits existierendem Bluthochdruck) zufolge sollten nicht mehr als 1–2 alkoholische Getränke pro Tag (12–24 g Reinalkohol) zu sich genommen werden (Appel et al. 2006; Whelton et al. 2002).

Wie auch von dem klinischen AWMF-S3-Leitlinien-Expertengremium nahegelegt, geht chronisch schädlicher Alkoholgebrauch mit einer Verschlechterung von biochemischen Werten einher, die wiederum Indikatoren für alkoholbedingte Folgeerkrankungen sein können (Batra et al. 2016; s. Tab. 1). Allerdings deutet auch hier eine Vielzahl an randomisierten, kontrollierten Studien darauf hin, dass – wenn der individuelle Alkoholkonsum konsequent reduziert wird – neben einer umgehenden signifikanten Gewichtsabnahme auch eine Normalisierung diverser biochemischer Parameter erreicht werden kann (z. B. Gamma-Glutamyltransferase bzw. -peptidase, Apolipoprotein A1 und A2, Aspartat-Aminotransferase, mittleres korpuskuläres Volumen der Erythrozyten, Triglyceridlevel, High-Density-Lipoprotein-Cholesterin) (Charlet und Heinz 2016; Xin et al. 2001). Positive Effekte einer Alkoholkonsumminimierung konnten auch bei bereits bestehenden organischen Erkrankungen dokumentiert werden. So zeigten beispielsweise Patienten mit einer Kardiomyopathie eine gebesserte ventrikuläre Herzfunktion, und bei Patienten mit einer präzirrhotischen Lebererkrankung wurden histologische Verbesserungen bzw. zumindest ein verlangsamter Verlauf gefunden (Charlet und Heinz 2016).

7 Notfallmedizin und Therapie von Missbrauch und Abhängigkeit

Zur Behandlung des schädlichen Gebrauchs von Alkohol stehen als evidenzbasierte Verfahren sogenannte Kurzinterventionen zur Verfügung, die mit dem Ziel einer Trinkmengenreduktion bzw. Abstinenz zur Anwendung kommen (Mann et al. 2016; Schmidt et al. 2016). Kurzinterventionen erfolgen in bis zu 5 Sitzungen (insgesamt max. 60 Minuten Dauer), können computergestützt durchgeführt werden und beinhalten ein individualisiertes Feedback, eine Zielfestlegung sowie eine Beratung zur konkreten Umsetzung (Mann et al. 2016). Die Wirksamkeit dieser Verfahren hinsichtlich einer Konsumreduktion konnte in mehreren Metaanalysen gezeigt werden (Elzerbi et al. 2015; Schmidt et al. 2016).

Die Therapie der Alkoholabhängigkeit lässt sich in die Abschnitte Akut- und Postakutbehandlung unterteilen. Die Akutbehandlung umfasst dabei die Therapie der akuten Intoxikation und des Alkoholentzugssyndroms, während die Postakutbehandlung auf die Behandlung der Alkoholabhängigkeit selbst abzielt (Mann et al. 2016). Im Rahmen der akuten Intoxikationsbehandlung in einem intensivmedizinischen Setting stehen unter anderem die Überwachung der Vitalfunktionen einschließlich entsprechender symptomatischer therapeutischer Maßnahmen wie z. B. Flüssigkeitssubstitution, Korrektur von Elektrolyt- oder Glukose-Entgleisungen sowie Aspirationsprophylaxe im Vordergrund (Vonghia et al. 2008). Ein spezifisches Antidot zur Therapie der akuten Alkoholintoxikation existiert nicht. Bei Auftreten psychomotorischer Erregungszustände kann nach entsprechender Nutzen-Risiko-Abwägung die Gabe eines Antipsychotikums wie beispielsweise Haloperidol erwogen werden (Vonghia et al. 2008). Zur Behandlung einer psychovegetativen Entzugssymptomatik stehen pharmakologische Therapieverfahren zur Verfügung, die zur Verhinderung schwerwiegender Komplikationen wie z. B. Entzugskrampfanfälle oder -delirien sowie zur Suppression der verschiedenen Entzugssymptome insgesamt eingesetzt werden. Als Therapie der ersten Wahl gelten dabei insbesondere GABAerge Substanzen wie Benzodiazepine (z. B. Diazepam) und Clomethiazol (Mann et al. 2016), die sich in verschiedenen Studien bei der Behandlung des Alkoholentzugssyndroms als wirksam erwiesen haben (Bonnet et al. 2009; Mayo-Smith 1997). Auch zur Therapie der Alkoholabhängigkeit selbst sind gegenwärtig verschiedene pharmakologische Ansätze verfügbar, die die Betroffenen bei der Abstinenzerhaltung bzw. Trinkmengenreduktion unterstützen sollen. Disulfiram, ein Aldehyddehydrogenase-Inhibitor, wird als Aversivtherapeutikum eingesetzt. Im Falle eines Alkoholkonsums unter Therapie kann es dabei zur sogenannten *Disulfiram-Alkohol-Reaktion* kommen, die sich klinisch in Form einer - Flush-Symptomatik, Hyperhidrosis sowie Nausea bis hin zu schwerwiegenden Komplikationen wie Herzrhythmusstörungen oder epileptischen Anfällen zeigt (Suh et al. 2006). Verschiedene Studien zur Wirksamkeit der Substanz bei der Alkoholabhängigkeit erbrachten insgesamt uneinheitliche Befunde (Skinner et al. 2014).

Als sogenannte Anti-Craving-Substanz wird Acamprosat zur Reduktion des Trinkverlangens eingesetzt, wobei der zugrunde liegende Wirkmechanismus bislang kontrovers diskutiert wird (Spanagel et al. 2014). Metaanalysen zufolge unterstützt Acamprosat wirksam die Abstinenz bei alkoholabhängigen Patienten (Jonas et al. 2014; Rosner et al. 2010). Weiterhin sind Opiatantagonisten wie Naltrexon und Nalmefen als pharmakologische Therapiestrategien zur Abstinenzerhaltung bzw. Trinkmengenreduktion zugelassen. Metaanalysen belegen die Wirksamkeit von Naltrexon zur Verhinderung schwerer Trinkrezidive (Jonas et al. 2014; Rosner et al. 2010), der Stellenwert von Nalmefen wird derzeit hingegen kontrovers diskutiert (Palpacuer et al. 2015). Darüber hinaus wird auch das Muskelrelaxans Baclofen angewendet, welches in einzelnen klinischen Studien abstinenzerhaltende Effekte gezeigt hat (Addolorato et al. 2007; Müller et al. 2015), während weitere Studien solche Effekte nicht nachweisen konnten (Beraha et al. 2016; Hauser et al. 2017), und das für diese Indikation in Deutschland nicht zugelassen ist.

8 Ausblick

Basierend auf den Kriterien einer internationalen wissenschaftlichen Expertenkommission wurde Alkohol zuletzt als eine der gefährlichsten Drogen eingestuft (Nutt et al. 2007). Gesellschaftspolitisch herrscht jedoch noch eine ideologische Diskussion um das Thema Alkohol. Auf der einen Seite ist Alkohol eine leicht verfügbare Gesellschaftsdroge, die in Deutschland von den meisten kulturellen Kreisen akzeptiert wird. Andererseits ist der Konsum, wie bei vielen illegalen Drogen auch, oft mit hohen sozialen und gesundheitlichen Risiken verbunden. Umso wichtiger bleibt aus wissenschaftlicher Sicht der Fokus auf Präventionsforschung und Aufklärung, um schädlichen Alkoholkonsum zu begrenzen. Schließlich sei auch noch einmal die AWMF-Leitlinien-Empfehlung (Mann et al. 2016) für die allgemeinmedizinische Praxis hervorgehoben, dass routinemäßig bei Erstkontakt und regelmäßig in der Versorgung das Vorliegen von Alkoholgebrauchsstörungen erhoben werden soll.

Literatur

Addolorato, G., Leggio, L., Ferrulli, A., Cardone, S., Vonghia, L., Mirijello, A., et al. (2007). Effectiveness and safety of baclofen for maintenance of alcohol abstinence in alcohol-dependent patients with liver cirrhosis: Randomised, double-blind controlled study.

Lancet, *370*(9603), 1915–1922. doi:10.1016/S0140-6736(07)61814-5.

Ahmed, S. H., & Koob, G. F. (1998). Transition from moderate to excessive drug intake: Change in hedonic set point. *Science, 282*(5387), 298–300.

American Psychiatric Association. (2000). *Diagnostic and statistical manual of mental disorders*. Washington, DC/London: American Psychiatric Publishing.

American Psychiatric Association. (2013). *Diagnostic and statistical manual of mental disorders (DSM-5)*. Washington, DC/London: American Psychiatric Publishing.

Appel, L. J., Brands, M. W., Daniels, S. R., Karanja, N., Elmer, P. J., & Sacks, F. M. (2006). Dietary approaches to prevent and treat hypertension: A scientific statement from the American Heart Association. *Hypertension, 47*(2), 296–308. doi:10.1161/01.HYP.0000202568.01167.B6.

Asinger, F. (1987). *Methanol, Chemie- und Energierohstoff*. Berlin: Akademie-Verlag.

Astudillo, M., Kuntsche, S., Graham, K., & Gmel, G. (2010). The influence of drinking pattern, at individual and aggregate levels, on alcohol-related negative consequences. *European Addiction Research, 16*(3), 115–123. doi:10.1159/000303379.

Austin, G. (1981). Die europäische Drogenkrise des 16. und 17. Jahrhunderts. In G. Völger (Hrsg.), *Rausch und Realität. Drogen im Vergleich. Teil 1*. Köln: Rautenstrauch-Joest-Museum.

Babor, T. F., Higgins-Biddle, J. C., Saunders, J. B., & Monteiro, M. G. (2001). *AUDIT – The alcohol use disorders identification test, guidelines for use in primary care*. Genf: World Health Organization.

Bach, P., Kirsch, M., Hoffmann, S., Jorde, A., Mann, K., Frank, J., et al. (2015a). The effects of single nucleotide polymorphisms in glutamatergic neurotransmission genes on neural response to alcohol cues and craving. *Addiction Biology, 20*(6), 1022–1032. doi:10.1111/adb.12291.

Bach, P., Vollsta Dt-Klein, S., Kirsch, M., Hoffmann, S., Jorde, A., Frank, J., et al. (2015b). Increased mesolimbic cue-reactivity in carriers of the mu-opioid-receptor gene OPRM1 A118G polymorphism predicts drinking outcome: A functional imaging study in alcohol dependent subjects. *European Neuropsychopharmacology*. doi:10.1016/j.euroneuro.2015.04.013.

Baddeley, A. (2003). Working memory: Looking back and looking forward. *Nature Reviews Neuroscience, 4*(10), 829–839. doi:10.1038/nrn1201.

Batra, A., Muller, C. A., Mann, K., & Heinz, A. (2016). Alcohol dependence and harmful use of alcohol. *Deutsches Ärzteblatt International, 113*(17), 301–310. doi:10.3238/arztebl.2016.0301.

Beck, A., Schlagenhauf, F., Wustenberg, T., Hein, J., Kienast, T., Kahnt, T., et al. (2009). Ventral striatal activation during reward anticipation correlates with impulsivity in alcoholics. *Biological Psychiatry, 66*(8), 734–742. doi:10.1016/j.biopsych.2009.04.035.

Beck, A., Wustenberg, T., Genauck, A., Wrase, J., Schlagenhauf, F., Smolka, M. N., et al. (2012). Effect of brain structure, brain function, and brain connectivity on relapse in alcohol-dependent patients. *Archives of General Psychiatry, 69*(8), 842–852. doi:10.1001/archgenpsychiatry.2011.2026.

Belitz, H. D., Grosch, W., & Schieberle, P. (2008). *Lehrbuch der Lebensmittelchemie*. Berlin/Heidelberg: Springer.

Beraha, E. M., Salemink, E., Goudriaan, A. E., Bakker, A., De Jong, D., Smits, N., et al. (2016). Efficacy and safety of high-dose baclofen for the treatment of alcohol dependence: A multicentre, randomised, double-blind controlled trial. *European Neuropsychopharmacology, 26*(12), 1950–1959. doi:10.1016/j.euroneuro.2016.10.006.

Bergman, J. (1907). *Geschichte der Antialkoholbestrebungen. Ein Überblick über die alkoholgegnerischen Bestrebungen aller Kulturländer seit den ältesten Tagen bis auf die Gegenwart. Mit besonderer Berücksichtigung des Vereinswesens*. Hamburg: Verlag von Deutschland Großloge II des I. O. G. T.

Bjork, J. M., & Gilman, J. M. (2014). The effects of acute alcohol administration on the human brain: Insights from neuroimaging. *Neuropharmacology, 84*, 101–110. doi:10.1016/j.neuropharm.2013.07.039.

Böning, J. (2002). *Neurobiologische Perspektiven für die Suchtforschung und -behandlung am Beispiel des „Suchtgedächtnisses". Die Zukunft der Suchtbehandlung – Trends und Prognosen. Band 25*. Geesthacht: Neuland.

Bonnet, U., Schafer, M., Richter, C., Milkereit, J., Wiltfang, J., Scherbaum, N., et al. (2009). Anticonvulsants in the treatment of alcoholism. *Fortschritte der Neurologie-Psychiatrie, 77*(4), 192–202. doi:10.1055/s-0028-1109214.

Bowirrat, A., & Oscar-Berman, M. (2005). Relationship between dopaminergic neurotransmission, alcoholism, and reward deficiency syndrome. *American Journal of Medical Genetics Part B: Neuropsychiatric Genetics, 132B*(1), 29–37. doi:10.1002/ajmg.b.30080.

Castro Parente, D., Vidal, E. E., Leite, F. C., De Barros Pita, W., & De Morais, M. A., Jr. (2015). Production of sensory compounds by means of the yeast Dekkera bruxellensis in different nitrogen sources with the prospect of producing cachaca. *Yeast, 32*(1), 77–87. doi:10.1002/yea.3051.

Ceram, C. W. (1994). *Götter, Gräber und Gelehrte – Roman der Archäologie*. Hamburg: Rowohlt Verlag.

Chan, L. N., & Anderson, G. D. (2014). Pharmacokinetic and pharmacodynamic drug interactions with ethanol (alcohol). *Clinical Pharmacokinetics, 53*(12), 1115–1136. doi:10.1007/s40262-014-0190-x.

Charlet, K. (2016). Resilienz gegen Rückfall – protektive neuronale Mechanismen in der Alkoholabhängigkeit. *Klinische Neurophysiologie, 47*, 1–8.

Charlet, K., & Heinz, A. (2012). Pathomechanismen der Abhängigkeitserkrankungen – Funktion und Neuroanatomie des Belohnungssystems. *InFo Neurologie & Psychiatrie, 10*, 44–53.

Charlet, K., & Heinz, A. (2016). Harm reduction – A systematic review on effects of alcohol reduction on somatic and mental symptoms. *Addiction Biology*. doi:10.1111/adb.12414.

Charlet, K., Müller, C., & Heinz, A. (2011). Alkoholabhängigkeit als erlerntes Verhalten. *Suchtmedizin, 13*(1), 19–24.

Charlet, K., Beck, A., & Heinz, A. (2013a). Alcohol neuroimaging in humans. In P. Miller (Hrsg.), *Biological research on addiction. Comprehensive addictive behaviors and disorders. Volume 2* (S. 647–654). Oxford: Academic.

Charlet, K., Beck, A., & Heinz, A. (2013b). The dopamine system in mediating alcohol effects in humans. *Current Topics in Behavioral Neurosciences, 13*, 461–488. doi:10.1007/7854_2011_130.

Charlet, K., Beck, A., & Heinz, A. (2014a). Drug addiction. In M. Shenton & C. Mulert (Hrsg.), *MRI in psychiatry* (S. 357–370). Heidelberg: Springer.

Charlet, K., Beck, A., Jorde, A., Wimmer, L., Vollstadt-Klein, S., Gallinat, J., et al. (2014b). Increased neural activity during high working memory load predicts low relapse risk in alcohol dependence. *Addiction Biology, 19*(3), 402–414. doi:10.1111/adb.12103.

Charlet, K., Schlagenhauf, F., Richter, A., Naundorf, K., Dornhof, L., Weinfurtner, C. E., et al. (2014c). Neural activation during processing of aversive faces predicts treatment outcome in alcoholism. *Addiction Biology, 19*(3), 439–451. doi:10.1111/adb.12045.

Demandt, A. (1996). Platon und der Wein. *Archiv für Kulturgeschichte, 78*(1), 67–86.

D'Esposito, M. (2007). From cognitive to neural models of working memory. *Philosophical Transactions of the Royal Society, B: Biological Sciences, 362*(1481), 761–772. doi:10.1098/rstb.2007.2086.

Deutsche Hauptstelle für Suchtfragen e.V. (2010). *Jahrbuch Sucht 2010*. Geesthacht: Neuland.

Deutsche Hauptstelle für Suchtfragen e.V. (2015) *Alkohol – Basisinformationen*. Deutsche Hauptstelle für Suchtfragen e.V. http://www.dhs.de/fileadmin/user_upload/pdf/Broschueren/Basisinfo_Alkohol.pdf. Zugegriffen am 24.04.2017.

Deutsche Hauptstelle für Suchtfragen e.V. (2016). *Jahrbuch Sucht 2016. Daten und Fakten*. Lengerich: Pabst.

Di Chiara, G. (1995). The role of dopamine in drug abuse viewed from the perspective of its role in motivation. *Drug and Alcohol Dependence, 38*, 95–137.

Di Chiara, G. (1997). Alcohol and dopamine. *Alcohol Health and Research World, 21*(2), 108–114.

Elzerbi, C., Donoghue, K., & Drummond, C. (2015). A comparison of the efficacy of brief interventions to reduce hazardous and harmful alcohol consumption between European and non-European countries: A systematic review and meta-analysis of randomized controlled trials. *Addiction, 110*(7), 1082–1091. doi:10.1111/add.12960.

Feil, R., & Fraga, M. F. (2012). Epigenetics and the environment: Emerging patterns and implications. *Nature Reviews Genetics, 13*(2), 97–109. doi:10.1038/nrg3142.

Fleming, M. F., Mundt, M. P., French, M. T., Manwell, L. B., Stauffacher, E. A., & Barry, K. L. (2002). Brief physician advice for problem drinkers: Long-term efficacy and benefit-cost analysis. *Alcoholism, Clinical and Experimental Research, 26*, 36–43.

Gately, I. (2008). *Drink: A cultural history of alcohol*. London: Penguin.

George, O., Koob, G. F., & Vendruscolo, L. F. (2014). Negative reinforcement via motivational withdrawal is the driving force behind the transition to addiction. *Psychopharmacology, 231*(19), 3911–3917. doi:10.1007/s00213-014-3623-1.

von Goethe, J. W. (2005). *Faust. Der Tragödie erster und zweiter Teil und Urfaust, herausgegeben und kommentiert von Kommentiert von Erich Trunz. Sonderausgabe*. München: C. H. Beck.

Goldstein, R. Z., & Volkow, N. D. (2011). Dysfunction of the prefrontal cortex in addiction: Neuroimaging findings and clinical implications. *Nature Reviews Neuroscience, 12*(11), 652–669. doi:10.1038/nrn3119.

Grusser, S. M., Wrase, J., Klein, S., Hermann, D., Smolka, M. N., Ruf, M., et al. (2004). Cue-induced activation of the striatum and medial prefrontal cortex is associated with subsequent relapse in abstinent alcoholics. *Psychopharmacology, 175*(3), 296–302. doi:10.1007/s00213-004-1828-4.

Hamajima, N., Hirose, K., Tajima, K., Rohan, T., Calle, E. E., Heath, C. W., et al. (2002). Alcohol, tobacco and breast cancer – Collaborative reanalysis of individual data from 53 epidemiological studies, including 58,515 women with breast cancer and 95,067 women without the disease. *British Journal of Cancer, 87*, 1234–1245.

Hauser, P., Fuller, B., Ho, S. B., Thuras, P., Kern, S., & Dieperink, E. (2017). The safety and efficacy of baclofen to reduce alcohol use in veterans with chronic hepatitis C: A randomized clinical trial. *Addiction*. doi:10.1111/add.13787.

Heinz, A., & Friedel, E. (2014). DSM-5: Important changes in the field of addictive diseases. *Der Nervenarzt, 85*(5), 571–577. doi:10.1007/s00115-013-3989-z.

Heinz, A., Reimold, M., Wrase, J., Hermann, D., Croissant, B., Mundle, G., et al. (2005a). Correlation of stable elevations in striatal mu-opioid receptor availability in detoxified alcoholic patients with alcohol craving: A positron emission tomography study using carbon 11-labeled carfentanil. *Archives of General Psychiatry, 62*(1), 57–64. doi:10.1001/archpsyc.62.1.57.

Heinz, A., Siessmeier, T., Wrase, J., Buchholz, H. G., Grunder, G., Kumakura, Y., et al. (2005b). Correlation of alcohol craving with striatal dopamine synthesis capacity and D2/3 receptor availability: A combined [18F]DOPA and [18F]DMFP PET study in detoxified alcoholic patients. *The American Journal of Psychiatry, 162*(8), 1515–1520. doi:10.1176/appi.ajp.162.8.1515.

Heinz, A., Wrase, J., Kahnt, T., Beck, A., Bromand, Z., Grusser, S. M., et al. (2007). Brain activation elicited by affectively positive stimuli is associated with a lower risk of relapse in detoxified alcoholic subjects. *Alcoholism, Clinical and Experimental Research, 31*(7), 1138–1147. doi:10.1111/j.1530-0277.2007.00406.x.

Heinz, A., Beck, A., Grusser, S. M., Grace, A. A., & Wrase, J. (2009a). Identifying the neural circuitry of alcohol craving and relapse vulnerability. *Addiction Biology, 14* (1), 108–118. doi:10.1111/j.1369-1600.2008.00136.x.

Heinz, A., Beck, A., Wrase, J., Mohr, J., Obermayer, K., Gallinat, J., et al. (2009b). Neurotransmitter systems in alcohol dependence. *Pharmacopsychiatry, 42*(S1), S95–S101. doi:10.1055/s-0029-1214395.

Heinz, A., Batra, A., Scherbaum, N., & Gouzoulis-Mayfrank, E. (2012). *Neurobiologie der Abhängigkeit. Grundlagen und Konsequenzen für Diagnose und Therapie von Suchterkrankungen*. Stuttgart: Kohlhammer.

Höpfner, N. (2009). *Der Alkohol, die Dichter & die Literatur – Eine Dokumentation*. München: GRIN.

IARC. (2012). Consumption of alcoholic beverages. *IARC Monographs on the Evaluation of Carcinogenic Risks to Humans, 100E*, 1–128.

Jonas, D. E., Amick, H. R., Feltner, C., Bobashev, G., Thomas, K., Wines, R., et al. (2014). Pharmacotherapy for adults with alcohol use disorders in outpatient settings: A systematic review and meta-analysis. *JAMA, 311*(18), 1889–1900. doi:10.1001/jama.2014.3628.

Jorde, A., Bach, P., Witt, S. H., Becker, K., Reinhard, I., Vollstadt-Klein, S., et al. (2014). Genetic variation in the atrial natriuretic peptide transcription factor GATA4 modulates amygdala responsiveness in alcohol dependence. *Biological Psychiatry, 75*(10), 790–797. doi:10.1016/j.biopsych.2013.10.020.

Jung, Y. C., & Namkoong, K. (2014). Alcohol: Intoxication and poisoning – Diagnosis and treatment. *Handbook of Clinical Neurology, 125*, 115–121. doi:10.1016/B978-0-444-62619-6.00007-0.

Kiefer, F., Witt, S. H., Frank, J., Richter, A., Treutlein, J., Lemenager, T., et al. (2011). Involvement of the atrial natriuretic peptide transcription factor GATA4 in alcohol dependence, relapse risk and treatment response to acamprosate. *Pharmacogenomics, 11*(5), 368–374. doi:10.1038/tpj.2010.51.

Kienast, T., Hariri, A. R., Schlagenhauf, F., Wrase, J., Sterzer, P., Buchholz, H. G., et al. (2008). Dopamine in amygdala gates limbic processing of aversive stimuli in humans. *Nature Neuroscience, 11*(12), 1381–1382. doi:10.1038/nn.2222.

Kienast, T., Schlagenhauf, F., Rapp, M. A., Wrase, J., Daig, I., Buchholz, H. G., et al. (2013). Dopamine-modulated aversive emotion processing fails in alcohol-dependent patients. *Pharmacopsychiatry, 46*(4), 130–136. doi:10.1055/s-0032-1331747.

King, L. W. (1915). *The Code of Hammurabi*. http://www.general-intelligence.com/library/hr.pdf. Zugegriffen am 24.05.2017.

Koob, G. F. (2015). The dark side of emotion: The addiction perspective. *European Journal of Pharmacology, 753*, 73–87. doi:10.1016/j.ejphar.2014.11.044.

Kornreich, C., Philippot, P., Foisy, M. L., Blairy, S., Raynaud, E., Dan, B., et al. (2002). Impaired emotional facial expression recognition is associated with interpersonal problems in alcoholism. *Alcohol and Alcoholism, 37*(4), 394–400.

Kuhn, S., Charlet, K., Schubert, F., Kiefer, F., Zimmermann, P., Heinz, A., et al. (2014). Plasticity of hippocampal subfield volume cornu ammonis 2 + 3 over the course of withdrawal in patients with alcohol dependence. *JAMA Psychiatry, 71*(7), 806–811. doi:10.1001/jamapsychiatry.2014.352.

Kurz, M. (2012). Kapitel 3: Störungen durch psychotrope Substanzen (ICD-10 F1). In W. W. Fleischhacker & H. Hinterhuber (Hrsg.), *Lehrbuch Psychiatrie* (S. 51–110). Wien: Springer.

Labitzke, J., Lange, P., & Martens, F. (2015). Kapitel 18: . . . ist ja auch Alkohol. In F. Martens (Hrsg.), *Toxikologische Notfälle: 79 Fallbeispiele aus der Praxis* (S. 66–68). Stuttgart: Georg Thieme Verlag.

Lindenmeyer, J. (1998). *Lieber schlau als blau – Entstehung und Behandlung von Alkohol- und Medikamentenabhängigkeit*. Weinheim: Beltz Psychologie.

Mann, K. (2004). Pharmacotherapy of alcohol dependence: A review of the clinical data. *CNS Drugs, 18* (8), 485–504.

Mann, K., & Körkel, J. (2013). Trinkmengenreduktion: ein ergänzendes Therapieziel bei Alkoholabhängigen? *Psychopharmakotherapie, 20*, 193–198.

Mann, K., Batra, A., Hoch, E., Reymann, G., Lorenz, G., & Petersen, K. (2016). AWMF-076/001 „Screening, Diagnostik und Behandlung alkoholbezogener Störungen". http://www.awmf.org/uploads/tx_szleitlinien/076-001l_S3-Leitlinie_Alkohol_2016-02.pdf. Zugegriffen am 02.06.2016.

Marinkovic, K., Oscar-Berman, M., Urban, T., O'Reilly, C. E., Howard, J. A., Sawyer, K., et al. (2009). Alcoholism and dampened temporal limbic activation to emotional faces. *Alcoholism, Clinical and Experimental Research, 33*(11), 1880–1892. doi:10.1111/j.1530-0277.2009.01026.x.

Mayo-Smith, M. F. (1997). Pharmacological management of alcohol withdrawal. A meta-analysis and evidence-based practice guideline. American Society of Addiction Medicine Working Group on pharmacological management of alcohol withdrawal. *JAMA, 278*(2), 144–151.

Möller, H.-J., Laux, G., & Deister, A. (2001). *Psychiatrie und Psychotherapie*. Stuttgart: Georg Thieme Verlag.

Müller, C. A., Geisel, O., Pelz, P., Higl, V., Krüger, J., Stickel, A., et al. (2015). High-dose baclofen for the treatment of alcohol-dependence (BACLAD-study): A randomized, placebo-controlled trial. *European Neuropsychpharmacology, 25*, 1167–1177. doi:10.1016/j.euroneuro.2015.04.002.

Mundle, G., Banger, M., Mugele, B., Stetter, F., Soyka, M., Veltrup, C., et al. (2003). AWMF-Behandlungsleitlinien: Akutbehandlung alkoholbezogener Störungen. *Sucht, 49*, 147–167.

Norberg, A., Jones, A. W., Hahn, R. G., & Gabrielsson, J. L. (2003). Role of variability in explaining ethanol pharmacokinetics: Research and forensic applications. *Clinical Pharmacokinetics, 42*(1), 1–31. doi:10.2165/00003088-200342010-00001.

Nutt, D., King, L. A., Saulsbury, W., & Blakemore, C. (2007). Development of a rational scale to assess the harm of drugs of potential misuse. *Lancet, 369*(9566), 1047–1053. doi:10.1016/S0140-6736(07)60464-4.

Orth, B., & Töppich, J. (2012). Rauschtrinken und durchschnittlicher Alkoholkonsum bei Jugendlichen und jungen Erwachsenen in Deutschland: Konsummuster, soziodemografische Unterschiede und Trends. *Suchttherapie, 13*(1), 6–14.

Owen, A. M., McMillan, K. M., Laird, A. R., & Bullmore, E. (2005). N-back working memory paradigm: A meta-analysis of normative functional neuroimaging studies. *Human Brain Mapping, 25*(1), 46–59. doi:10.1002/hbm.20131.

Pabst, A., Piontek, D., Kraus, L., & Müller, S. (2010). Substanzkonsum und substanzbezogene Störungen. Ergebnisse des Epidemiologischen Suchtsurveys 2009. *Sucht, 56*(5), 327–336.

Pabst, A., Kraus, L., Gomes de Matos, E., & Piontek, D. (2013). Substanzkonsum und substanzbezogene Störungen in Deutschland im Jahr 2012. *Sucht, 59*(6), 321–331.

Palpacuer, C., Laviolle, B., Boussageon, R., Reymann, J. M., Bellissant, E., & Naudet, F. (2015). Risks and benefits of nalmefene in the treatment of adult alcohol dependence: A systematic literature review and meta-analysis of published and unpublished double-blind randomized controlled trials. *PLoS Medicine, 12*(12), e1001924. doi:10.1371/journal.pmed.1001924.

Pires, E. J., Teixeira, J. A., Branyik, T., & Vicente, A. A. (2014). Yeast: The soul of beer's aroma – A review of flavour-active esters and higher alcohols produced by the brewing yeast. *Applied Microbiology and Biotechnology, 98*(5), 1937–1949. doi:10.1007/s00253-013-5470-0.

Platon. (1994). *Sämtliche Werke* (Bd. IV). Hamburg: Rowohlt Verlag.

Pöttgen, S., Samkange-Zeeb, F., Brand, T., Steenbock, B., & Pischke, C. (2015). Wie wirksam sind schulbasierte Interventionen zur Prävention und/oder Reduktion von Substanzkonsum bei Schülern/-innen in Grund- und Sekundarschulen? Eine systematische Übersicht vorhandener Reviews. *Das Gesundheitswesen, 78*(4), 230–236.

Rehm, J., Room, R., Monteiro, M., Gmel, G., Graham, K., Rehn, N., et al. (2003). Alcohol as a risk factor for global burden of disease. *European Addiction Research, 9*(4), 157–164.

Rehm, J., Zatonksi, W., Taylor, B., & Anderson, P. (2011). Epidemiology and alcohol policy in Europe. *Addiction, 106*, 11–19.

Reinert, D. F., & Allen, J. P. (2007). The alcohol use disorders identification test: An update of research findings. *Alcoholism, Clinical and Experimental Research, 31*(2), 185–199. doi:10.1111/j.1530-0277.2006.00295.x.

Roerecke, M., & Rehm, J. (2010). Irregular heavy drinking occasions and risk of ischemic heart disease: A systematic review and meta-analysis. *American Journal of Epidemiology, 171*(6), 633–644. doi:10.1093/aje/kwp451.

Ronksley, P. E., Brien, S. E., Turner, B. J., Mukamal, K. J., & Ghali, W. A. (2011). Association of alcohol consumption with selected cardiovascular disease outcomes: A systematic review and metaanalysis. *BMJ, 342*, d671.

Rosner, S., Hackl-Herrwerth, A., Leucht, S., Lehert, P., Vecchi, S., & Soyka, M. (2010). Acamprosate for alcohol dependence. *The Cochrane Database of Systematic Reviews, 9*, CD004332. doi:10.1002/14651858.CD004332.pub2.

Sahm, H., & Bringer-Meyer, S. (1987). Ethanol-Herstellung mit Bakterien. *Chemie Ingenieur Technik, 59*(9), 695–700.

Salloum, J. B., Ramchandani, V. A., Bodurka, J., Rawlings, R., Momenan, R., George, D., et al. (2007). Blunted rostral anterior cingulate response during a simplified decoding task of negative emotional facial expressions in alcoholic patients. *Alcoholism, Clinical and Experimental Research, 31*(9), 1490–1504. doi:10.1111/j.1530-0277.2007.00447.x.

Schmidt, C. S., Schulte, B., Seo, H. N., Kuhn, S., O'Donnell, A., Kriston, L., et al. (2016). Meta-analysis on the effectiveness of alcohol screening with brief interventions for patients in emergency care settings. *Addiction, 111*(5), 783–794. doi:10.1111/add.13263.

Schott, H. (2001). Das Alkoholproblem in der Medizingeschichte. *Deutsches Ärzteblatt, 98*(30), A1958–A1962.

Sebold, M., Garbusow, M., Müller, C., Charlet, K., & Heinz, A. (2015). Neurobiology of addiction. In N. El-Guebaly, G. Carrá, & M. Galanter (Hrsg.), *Textbook of addiction treatment: International perspectives* (Bd. 1, S. 9–38). Heidelberg: Springer.

Sesso, H. D., Stampfer, M. J., Rosner, B., Hennekens, C. H., Manson, J. E. & Gaziano, J. M. (2000). Seven-year changes in alcohol consumption and subsequent risk of cardiovascular disease in men. *Archives of Internal Medicine, 160*, 2605–2612.

Shaw, G. K., Waller, S., Latham, C. J., Dunn, G., & Thomson, A. D. (1998). The detoxification experience of alcoholic in-patients and predictors of outcome. *Alcohol and Alcoholism, 33*(3), 291–303.

Singer, M., & Theyssen, S. (2002). *Kompendium Alkohol*. Berlin/Heidelberg: Springer.

Sitharthan, T., Sitharthan, G., Hough, M. J., & Kavanagh, D. J. (1997). Cue exposure in moderation drinking: A comparison with cognitive-behavior therapy. *Journal of Consulting and Clinical Psychology, 65*(5), 878–882.

Skinner, M. D., Lahmek, P., Pham, H., & Aubin, H. J. (2014). Disulfiram efficacy in the treatment of alcohol dependence: A meta-analysis. *PloS One, 9*(2), e87366. doi:10.1371/journal.pone.0087366.

Smith-Warner, S., Spiegelman, D., Yaun, S. S., Van den Brandt, P., Folsom, A., Goldbohm, R., et al. (1998). Alcohol and breast cancer in women: A pooled analysis of cohort studies. *JAMA, 279*, 535–540.

Spanagel, R. (2009). Alcoholism: A systems approach from molecular physiology to addictive behavior. *Physiological Reviews, 89*(2), 649–705. doi:10.1152/physrev.00013.2008.

Spanagel, R., Vengeliene, V., Jandeleit, B., Fischer, W. N., Grindstaff, K., Zhang, X., et al. (2014). Acamprosate produces its anti-relapse effects via calcium. *Neuropsychopharmacology, 39*(4), 783–791. doi:10.1038/npp.2013.264.

Suh, J. J., Pettinati, H. M., Kampman, K. M., & O'Brien, C. P. (2006). The status of disulfiram: A half of a century later. *Journal of Clinical Psychopharmacology, 26*(3), 290–302. doi:10.1097/01.jcp.0000222512.25649.08.

Szekely, A., Silton, R. L., Heller, W., Miller, G. A., & Mohanty, A. (2016). Differential functional connectivity of rostral anterior cingulate cortex during emotional interference. *Social Cognitive and Affective Neuroscience*. doi:10.1093/scan/nsw137.

Tawa, E. A., Hall, S. D., & Lohoff, F. W. (2016). Overview of the genetics of alcohol use disorder. *Alcohol and Alcoholism, 51*(5), 507–514. doi:10.1093/alcalc/agw046.

Toumbourou, J. W., Beyers, J. M., Catalano, R. F., Hawkins, J. D., Arthur, M. W., Evans-Whipp, T., et al. (2005). Youth alcohol and other drug use in the United States and Australia: A cross-national comparison of three state-wide samples. *Drug and Alcohol Review, 24*(6), 515–523. doi:10.1080/09595230500293779.

Volkow, N. D., Fowler, J. S., Wang, G. J., & Goldstein, R. Z. (2002). Role of dopamine, the frontal cortex and memory circuits in drug addiction: Insight from imaging studies. *Neurobiology of Learning and Memory, 78*(3), 610–624.

Vonghia, L., Leggio, L., Ferrulli, A., Bertini, M., Gasbarrini, G., & Addolorato, G. (2008). Acute alcohol intoxication. *European Journal of Internal Medicine, 19*(8), 561–567. doi:10.1016/j.ejim.2007.06.033.

Webauftritt Kontrolliertes Trinken. (2017). http://www.kontrolliertes-trinken.de. Zugegriffen am 04.02.2017.

Whelton, P. K., He, J., Appel, L. J., Cutler, J. A., Havas, S., Kotchen, T. A., et al. (2002). Primary prevention of hypertension: Clinical and public health advisory from The National High Blood Pressure Education Program. *JAMA, 288*(15), 1882–1888.

Whitlock, E. P., Polen, M. R., Green, C. A., Orleans, T., & Klein, J. (2004). Behavioral counseling interventions in primary care to reduce risky/harmful alcohol use by adults: A summary of the evidence for the U.S. Preventive Services Task Force. *Annals of Internal Medicine, 140*(7), 557–568.

Wise, R. A., & Rompre, P. P. (1989). Brain dopamine and reward. *Annual Review of Psychology, 40*, 191–225. doi:10.1146/annurev.ps.40.020189.001203.

Witkiewitz, K. (2008). Lapses following alcohol treatment: Modeling the falls from the wagon. *Journal of Studies on Alcohol and Drugs, 69*(4), 594–604.

World Health Organization. (1957). *WHO Expert Committee on Addiction-Producing Drugs: Seventh report*. Geneva: World Health Organization.

World Health Organization. (2012). *European action plan to reduce the harmful use of alcohol 2012–2020*. World Health Organization. http://www.euro.who.int/__data/assets/pdf_file/0008/178163/E96726.pdf. Zugegriffen am 24.04.2017.

World Health Organization. (2014). *Global status report on alcohol and health 2014*. Genf: WHO.

Wrase, J., Schlagenhauf, F., Kienast, T., Wustenberg, T., Bermpohl, F., Kahnt, T., et al. (2007). Dysfunction of reward processing correlates with alcohol craving in detoxified alcoholics. *NeuroImage, 35*(2), 787–794. doi:10.1016/j.neuroimage.2006.11.043.

Xin, X., He, J., Frontini, M. G., Ogden, L. G., Motsamai, O. I., & Whelton, P. K. (2001). Effects of alcohol reduction on blood pressure: A meta-analysis of randomized controlled trials. *Hypertension, 38*(5), 1112–1117.

Zois, E., Vollstadt-Klein, S., Hoffmann, S., Reinhard, I., Bach, P., Charlet, K., et al. (2016). GATA4 variant interaction with brain limbic structure and relapse risk: A Voxel-Based Morphometry Study. *European Neuropsychopharmacology, 26*(9), 1431–1437. doi:10.1016/j.euroneuro.2016.06.011.

GHB

Jonathan Henssler und Felix Bermpohl

Zusammenfassung

γ-Hydroxy-Buttersäure (GHB) ist eine natürlich vorkommende Substanz, die sich im Gewebe von Säugetieren und in einigen Früchten findet. Seit den 1960er-Jahren wird GHB präklinisch und klinisch in der Geburtshilfe, Anästhesie sowie der Sucht- und Schlafmedizin angewendet. In pharmakologischer Dosierung wirkt GHB hemmend auf das zentrale Nervensystem.

Missbräuchlicher Konsum findet vorwiegend in den USA, Europa und Australien Verbreitung und steht in Verbindung mit rauschartigen, luststeigernden, euphorisierenden und anabolen Eigenschaften. Mit regelmäßigem Konsum zeigen sich Toleranz- und Abhängigkeitsentwicklung. Der Gebrauch von GHB im Zusammenhang mit Sexual-Delikten wurde wiederholt beschrieben.

Die individuell stark schwankende Dosis-Wirkungs-Beziehung birgt ein hohes Risiko für Intoxikationen mit schweren Nebenwirkungen. Insbesondere der häufig vorkommende Mischkonsum führt wiederholt zu letalen Komplikationen.

Besonderes Missbrauchs- und Gesundheitsgefährdungs-Potenzial besitzen die frei erhältlichen Vorläufersubstanzen γ-Butyrolacton (GBL) und 1,4-Butandiol (1,4-BD), die in der Industrie Anwendung finden.

Schlüsselwörter

GHB · γ-Hydroxy-Buttersäure · γ-Hydroxybutyrat · GBL · 1,4-BD

Inhalt

1 Biologisch-naturwissenschaftliche Perspektive 632
2 Sozialwissenschaftlich-epidemiologische Perspektive 634
3 Potenziale, Risiken und Nebenwirkungen: Subjektive Wirkung und toxikologische Befunde 637
4 Quellenlage 640
Literatur 640

J. Henssler (✉)
Department of Psychiatry and Psychotherapy, Campus Charité Mitte, Charité Universitätsmedizin Berlin, Berlin, Deutschland
E-Mail: jonathan.henssler@charite.de

F. Bermpohl
Department of Psychiatry and Psychotherapy, Campus Charité Mitte, Berlin, Deutschland
E-Mail: felix.bermpohl@charite.de

© Springer-Verlag GmbH Deutschland 2018
M. von Heyden et al. (Hrsg.), *Handbuch Psychoaktive Substanzen*, Springer Reference Psychologie,
https://doi.org/10.1007/978-3-642-55125-3_89

1 Biologisch-naturwissenschaftliche Perspektive

1.1 Physis

GHB kommt als natürliche Fettsäure in allen Säugetiergeweben vor. Die Salze der Hydroxycarbonsäure, z. B. Natrium- oder Kalium-Salze, werden pharmakologisch als Oxybate bezeichnet. Sie sind farb- und geruchslos, lösen sich leicht in Wasser und Alkohol und lassen allenfalls einen salzigen Geschmack zurück. Insbesondere Natriumoxybat besitzt einen intensiven salzigen Geschmack, das Kaliumsalz erinnert geschmacklich an salziges Lakritz (Dean et al. 1998).

1.2 Pharmakologie

GHB wird zur Stoffgruppe der Hypnotika gerechnet. Dosisabhängig entfaltet es sedierende bis narkotisierende Effekte, bis hin zur Induktion eines tiefen Komas. In niedriger Dosierung führt es zu einem, der Alkoholwirkung ähnlichen, rauschartigen Zustand mit Auslösung von Euphorie, verstärkter Sinneswahrnehmung und aphrodisierender Wirkung (Tab. 1).

Pharmakodynamik
GHB ist hirneigener Stoff und Abkömmling der γ-Aminobuttersäure (GABA). GHB wirkt am GHB-Rezeptor (Andriamampandry et al. 2007) und zudem als schwacher Partialagonist am $GABA_B$-Rezeptor (Snead und Gibson 2005), sowie an Untereinheiten des $GABA_A$-Rezeptors (Absalom et al. 2012).

In physiologischer Form und Konzentration wirkt GHB wohl vorrangig über den GHB-Rezeptor in GABA-inhibitorischer Weise (Snead 2000). Eine Stimulation präsynaptischer GHB-Rezeptoren drosselt die Ausschüttung von GABA (Hu et al. 2000). Über den $GABA_B$-Rezeptor wird präsynaptisch ebenfalls eine verminderte Freiset-

Tab. 1 xxx

	Synonyme	GHB γ-Hydoxybutyrat γ-Hydroxy-Buttersäure
	IUPAC-Name	4-Hydroxybutanoic acid
	CAS-Nummer	591-81-1 (freie Säure) 502-85-2 (Natrium-Salz) 96-48-0 (γ-Butyrolacton, GBL) 110-63-4 (1,4-Butandiol, BD)
	CID	
	Molekularformel	$C_4H_8O_3$ (freie Säure) $C_4H_7NaO_3$ (Natrium-Salz) $C_4H_6O_2$ (γ-Butyrolacton, GBL) $C_4H_{10}O_2$ (1,4-Butandiol, BD)
	M_R	104.11 g/mol (freie Säure) 126.09 g/mol (Natrium-Salz)
	LD_{50}	4800 mg · kg^{-1} (Maus, oral) (q: Gekkan Yakuji. Pharmaceuticals Monthly. Vol. 8, Pg. 1073, 1966.)
Handelsnamen **Namensgebung in illegalen Märkten**		Alcover® (Austria, Italy), Gamma-OH® (France), Somsanit® (Germany), Xyrem® (Canada, EU, Switzerland, USA) Blue Nitro, Blue Verve, Caps, Chemical X, Cherry Meth, Date Rape Drug, Drogue du Cambriolage Sexuel Parfait, Easy Lay, Ellie, Ever Clear, EZ Lay, Fantasy, G, Gamma-OH, Georgia Home Boy, Get-her-to-Bed, Goop, Great Hormones at Bedtime, Grievous Bodily Harm, G-Riffic, Jib, Liquid Dream, Liquid E, Liquid Ectasy, Liquid G, Liquid X, Liquid-XTC, Natural Sleep 500, Organic Quaalude, Salty Water, Scoop, Scoop Her, Sleep, Soap, Somatomax, Somatomax PM, Vita-G, Water

zung von GABA (Autozeptor), aber auch anderen Neurotransmittern (Heterozeptor) vermittelt; postsynaptische $GABA_B$-Rezeptoren bewirken eine langsame postsynaptische Inhibition (Bettler et al. 2004). Eine Wirkung am $GABA_B$-Rezeptor entfaltet GHB erst in sehr hohen, physiologisch nicht vorkommenden Dosen. Die klinisch relevanten, nach exogener Zufuhr von GHB auftretenden Wirkungen scheinen jedoch vorwiegend über den $GABA_B$-Rezeptor vermittelt zu werden (Snead und Gibson 2005).

In der Folge scheint GHB verschiedene Neurotransmitter-Systeme zu beeinflussen, hauptsächlich jedoch die Dopamin-Ausschüttung zu modulieren und zu stimulieren (Feigenbaum und Howard 1996) (Übersicht in Kamal et al. 2016). Dies geschieht nicht linear zur eingenommenen Dosis – so liegt die maximale Dopamin-Ausschüttung bei Einnahme einer Dosis um 2 g GHB, während höhere Dosierungen, mit Zunahme der narkotischen Wirkung, eine deutlich geringere Dopamin-Ausschüttung bewirken (Dean et al. 1998).

GHB steigert die Plasmaspiegel von Prolaktin und Wachstumshormon (GH) (Takahara et al. 1977; Van Cauter et al. 1997).

Klinisch zeigen sich nach Verabreichung von GHB dosisabhängig Bradykardie und Hypothermie, der Blutdruck scheint auch in narkotischen Dosierungen weitestgehend unbeeinflusst zu bleiben. Der Sauerstoff-Verbrauch blieb unverändert; unter höheren Dosierungen zeigt sich eine zunehmende Atemdepression mit Cheyne-Stokes-Rhythmen (Laborit 1964).

Pharmakokinetik
GHB kann die Blut-Hirn-Schranke überwinden. *In vivo* entsteht es als direktes Produkt des GABA-Metabolismus oder aus GBL und 1,4-BD nach deren Verabreichung (Expert Committee on Drug Dependence 2012).

Nach Aufnahme wird GHB rasch absorbiert (Resorptionsquote 25–40 %, abhängig von vorheriger Nahrungsaufnahme) und metabolisiert, maximale Plasma-Konzentrationen werden 20–60 Minuten nach oraler Aufnahme beobachtet (Busardo und Jones 2015). Bei steigender Dosierung verzögert sich der Zeitpunkt maximaler Plasma-Spiegel zunehmend (Ferrara et al. 1995). Die mittlere Eliminations-Halbwertszeit nach oraler Aufnahme von 25 mg/kg betrug 32 Minuten (Brailsford et al. 2012).

15–30 Minuten nach oraler Einnahme von GHB zeigen sich erste klinische Effekte, die dosisabhängig 1–6 h andauern. Höhere Dosen können die Wirkdauer durch Sättigungserscheinungen erheblich verlängern (Busardo und Jones 2015). GHB besitzt eine steile Dosis-Wirkungs-Kurve, so dass bereits kleine Dosis-Steigerungen zu einer massiven Verstärkung oder Veränderung der klinischen Wirkung führen können.

Über den Citrat-Cyclus wird GHB letztlich zu Kohlen-Dioxid und Wasser metabolisiert, wobei 1–2 % der Substanz in unveränderter Form über den Urin ausgeschieden werden (Busardo und Jones 2015; Laborit 1964).

Nach Verabreichung von GBL wird dieses durch eine Lactonase zu GHB hydrolysiert (Roth und Giarman 1965). GBL selbst hat keine pharmakologische Wirkung. Auch 1,4-BD wird in vivo rasch zu GHB metabolisiert (Roth und Giarman 1968). Die entsprechende Katalyse durch die Enzyme Alkohol-Dehydrogenase und Aldehyd-Dehydrogenase kann dabei durch gleichzeitige Aufnahme von Alkohol erheblich beeinträchtigt werden (s. u.) (Abb. 1).

1.3 Medizinische Anwendung

In Europa wurde GHB 1964 als intravenöses Anästhetikum eingeführt, zugelassen ist es aufgrund zahlreicher Nebenwirkungen (u. a. Risiko des Auslösens von epileptischen Anfällen und Erbrechen) jedoch nur noch in Italien und Frankreich (Hunter et al. 1971; Kam und Yoong 1998).

Nach Einnahme von GHB wurde eine für die Geburtshilfe relevante Cervix-Dilatation beobachtet bei gleichzeitig niedrigem Risiko einer Atemdepression. Zudem werden anxiolytische und antidepressive Eigenschaften beschrieben; GHB findet hierfür jedoch keine relevante klinische Anwendung (Laborit 1964).

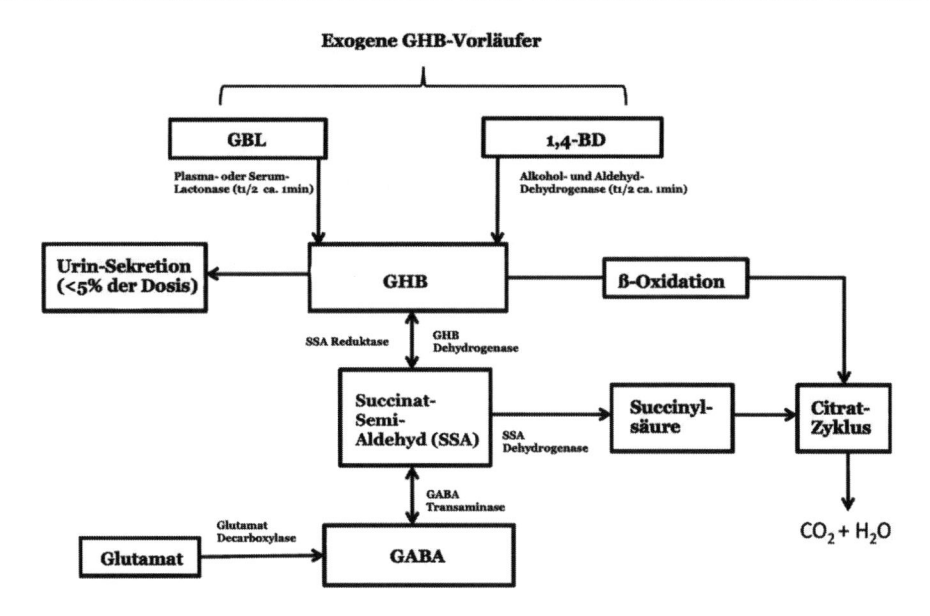

Abb. 1 Stoffwechselweg von GHB im Menschen, adaptiert nach Busardo (Busardo und Jones 2015)

Seit 2005 ist GHB (Natriumoxybat, „Xyrem") in der Europäischen Union zugelassen zur Behandlung der Kataplexie bei Narkolepsie, in den USA gilt die Zulassung für diese Indikation seit 2002. Durch Normalisierung des Schlafes kann es die Häufigkeit von kataplexen Anfällen, hypnagogen Lähmungen und Halluzination sowie Tagesmüdigkeit senken (2002; U. S. Xyrem Multicenter Study Group 2004). Die mittlere Dosierung hierfür liegt bei 4,5 (3–9)g pro Tag, verteilt auf ein bis zwei nächtliche Dosen aufgrund der kurzen Halbwertszeit (Robinson und Keating 2007).

Zahlreiche Studien konnten eine Senkung der Entzugssymptomatik bei Alkohol-Abhängigen zeigen, die der Effektivität von Diazepam und Clomethiazol entspricht. Auch zur Aufrechterhaltung der Abstinenz bei Alkohol-Abhängigen war GHB ebenso wirkungsvoll wie wie die Vergleichssubstanzen Naltrexon oder Disulfiram (Keating 2014). In einigen europäischen Ländern ist die Substanz dafür zugelassen (Natriumoxybat, „Alcover"). Der Einsatz ist jedoch stark limitiert durch das seinerseits hohe Abhängigkeitspotenzial von GHB und wird nicht empfohlen bei Vorliegen von Ko-Abhängigkeiten oder dem Vorliegen einer Borderline-Persönlichkeitsstörung (Keating 2014; Zvosec und Smith 2003).

2 Sozialwissenschaftlich-epidemiologische Perspektive

2.1 Entdeckungsgeschichte

Die erste Synthese von GHB als chemischer Substanz gelingt Alexander Saytzeff (1874). Als Entdecker der pharmakologischen Wirkung von GHB gilt der französische Arzt und Forscher am Marinestützpunkt Toulon, Henri Marie Laborit, der die Substanz erstmals 1960 ausführlich beschreibt (Laborit 1964). Seine initiale Forschung galt dem Ziel, eine ZNS-dämpfende Substanz zu synthetisieren, die die Blut-Hirn-Schranke passieren könnte. Erst später wurde entdeckt, dass GHB in natürlicher Weise im Gewebe von Säugern vorkommt (Bessman und Fishbein 1963). In der Folge wurde GHB dann auch vorrangig als Narkotikum eingesetzt, bis es in dieser Indikation von nebenwirkungsärmeren Substanzen verdrängt wurde.

2.2 Kulturgeschichtliche Wegmarken

Nach der initial ausschließlichen Verwendung als Narkotikum taucht GHB in den 1980er-Jahren vermehrt auch im nicht-medizinischen Kontext, zunächst als Nahrungsergänzungs- und Dopingmittel, auf. Seit Beginn der 1980er wird GHB, welches zunächst frei erhältlich ist, ebenso wie seine Vorläufer-Substanzen γ-Butyrolacton (GBL) und 1,4-Butandiol (1,4-BD), in der Bodybuilderszene aufgrund seiner Wachstumshormonstimulierenden Wirkung gebraucht (Tunnicliff 1997; Van Cauter et al. 1997). Neben der Stimulation von Wachstumshormon wecken auch seine schlaf- und erholungsfördernde Wirkung das Interesse der Doping-Szene. Die in bestimmten Kreisen proklamierten Anti-Ageing-Effekte, welche antioxidativen Eigenschaften zugeschrieben werden, müssen als anekdotisch betrachtet werden, fördern jedoch zusätzlich seine Verbreitung als Nahrungsergänzungsmittel.

In den 1990er-Jahren findet GHB dann zunehmend Verbreitung als Freizeit- und Partydroge, zunächst in den USA, gegen Ende der 1990er zunehmend auch in Europa (Teter und Guthrie 2001). Es wird als männliches Aphrodisiakum bekannt. Förderlich hierfür sind seine enthemmenden und relaxierenden Effekte, eine Sensibilisierung der Empfindung, Verstärkung der männlichen Erektion sowie des Orgasmus (Laborit 1964). Gleichzeitig gewinnt es einen zweifelhaften Ruf als berüchtigte „Vergewaltigungs-Droge" („K.O.-Tropfen"). Strafrechtlich problematisch sind dabei die gute Wasserlöslichkeit und weitestgehende Geschmacksneutralität sowie die schwierige Nachweisbarkeit mit durchschnittlicher Normalisierung der Plasma-Konzentrationen innerhalb von 4–6 Stunden nach Intoxikation (Marinetti 2010). Aufgrund seiner euphorisierenden und entaktogenen, und darin dem MDMA („Ecstasy") ähnelnden, Wirkung wird GHB auch als „Liquid Ecstasy" bekannt. Chemisch und pharmakologisch unterscheiden sich beide Substanzen jedoch grundsätzlich.

In Folge der zunehmenden missbräuchlichen Verwendung und steigender gesundheitsschädlicher Bedeutung wird GHB von vielen Ländern unter das Betäubungsmittelgesetz gestellt, in Deutschland, der Schweiz und Österreich seit 2002. 2000 bereits wird GHB in den USA mit Inkrafttreten des „Hillory J. Farias and Samantha Reid Date-Rape Drug Prohibition Act of 2000" illegale Substanz.

2005 wird „Xyrem" (Wirkstoff: Natriumoxybat) in der Europäischen Union zur Behandlung der Narkolepsie mit Kataplexie bei Erwachsenen zugelassen. In den USA gilt die Zulassung für diese Indikation seit 2002.

Um die Jahrtausendwende scheint GHB seine weiteste Verbreitung in der Party- und Tanz-Szene gehabt zu haben mit leichtem Rückgang seither. Auch wenn genauere Zahlen zu Prävalenzen fehlen, bleibt der rekreationale Konsum auf wenige Zentren beschränkt. Die Belastung medizinischer Einrichtungen durch missbräuchlichen Konsum in diesen Zentren besteht jedoch fort, sodass auch die EMCDDA sich wiederholt und intensiv mit der Substanz und seinen Vorläufern auseinandersetzt (EMCDDA 2011, 2008).

Die US Drug Enforcement Administration (DEA) erweitert in den 2000er-Jahren die Regulationen und Berichterstattungsauflagen für GHB-haltige Produkte um deren illegale Verbreitung einzudämmen (Drug Enforcement Administration (DEA) 2005). Auch der Pharma-Konzern, der „Xyrem" vertreibt, stellt in den USA ein System zur Kontrolle von Vertrieb und Verschreibung der Substanz bei Patienten und Behandlern auf (Fuller et al. 2004).

In den letzten Jahren zeigt sich eine zunehmende Präsenz in den Medien (u. a. im Tatort: Die letzte Wiesn). Auch die Wahrnehmung der potenziellen Risiken der Substanz hat sich erhöht. Mittlerweile finden sich in den meisten Austausch-Plattformen für Konsumenten zumindest Hinweise auf die besonderen Gefahren eines Mischkonsums und gleichzeitigen Alkoholgebrauchs.

2.3 Epidemiologie

Die vorwiegenden Verbreitungsräume von GHB sind die USA, Europa und Australien. Insgesamt scheint die Verbreitung auf einige Zentren beschränkt zu sein. Die Prävalenzen, zu denen standortübergreifende Daten weitestgehend fehlen, scheinen insgesamt im Vergleich zu anderen psychotropen Substanzen gering.

Zahlen aus Notfallaufnahmen zeigen einen Gebrauchs-Peak in den Jahren 2000–2003 und einen stetigen, langsamen Rückgang seither. Die jährliche Prävalenz eines GHB-Gebrauchs junger Erwachsener (19–28 Jahre) in den USA betrug 0,3 % im Jahre 2014 (Johnston et al. 2013). 2005 konnten 0,13 % der Notfall-Einweisungen aufgrund von Substanzmissbrauch in den USA auf GHB zurückgeführt werden (Network 2006). In Europa ist GHB/GBL aktuell die vierthäufigste konsumierte Substanz bei Notfallaufnahmen nach Drogenkonsum mit einem Anteil von 13 %. 92 % der Vorstellungen erfolgten jedoch in den Zentren London, Oslo und Barcelona (Dines et al. 2015). Im Europäischen Drogenbericht 2015 findet sich für Norwegen eine 12-Monats-Prävalenz von 0,1 % bei Erwachsenen. Im gleichen Bericht gaben in einer nicht-repräsentativen Umfrage unter Teilnehmern regelmäßiger Klubveranstaltungen 2 % einen GHB-Konsum innerhalb der letzten 12 Monate an (EMCDDA 2015).

Für die Bundesrepublik Deutschland fehlen verlässliche Prävalenz-Zahlen weitestgehend. Die Deutsche Hauptstelle für Suchtfragen berichtet von 9 GHB-/GBL-assoziierten Todesfällen im Jahr 2013 (Hoffmann 2015). 2009 wurden in der Bundesrepublik Deutschland 15000 Phiolen mit einer Gesamtmenge von 22,5 Litern GBL beschlagnahmt (EMCDDA 2013).

2.4 Gebrauchsformen und -kontexte

GHB ist als Pulver (typischerweise in Form des Natriumsalzes) oder als Lösung erhältlich und wird vorwiegend oral eingenommen. Die Schwierigkeit, die hydrophile Pulverform trocken zu halten, führt dazu, dass diese häufig bereits vor dem Vertrieb in Wasser gelöst wird und als sogenanntes „Liquid GHB" in Umlauf kommt. Die Tatsache der starken Konzentrations-Schwankungen dieser Lösungen birgt eine hohe Gefahr für unbeabsichtigte Überdosierungen.

Der Konsum von GHB ist aufgrund seiner verschiedenen Wirkungen nicht an ein bestimmtes Setting gebunden. In Bodybuilder-Kreisen werden die anabolen Eigenschaften durch gesteigerte Wachstumshormon-Produktion zur Erhöhung der Muskelmasse genutzt. Neben der medizinischen Anwendung wird die Substanz jedoch auch in Eigenregie bei Schlafstörungen und zur Verminderung von Entzugserscheinungen bei Opiat- und Alkohol-Abhängigen genutzt. Sowohl in hetero- als auch in homosexuellen Kreisen wird es als Aphrodisiakum verwendet und teilweise über „sex-shops" verbreitet. Hauptgrund für den nicht-medizinischen Konsum scheint jedoch der Wunsch nach Entspannung und nach Erzeugung eines Rausches oder „Highs", ähnlich dem durch Alkohol oder Ecstasy (MDMA) induzierten, zu sein. Liquid GHB wird daher auch als „Liquid Ecstasy" bezeichnet, obwohl keinerlei chemische Verwandtschaft besteht. Entsprechend wurde der Konsum von GHB hauptsächlich mit der Tanz-, Klub- und Party-Szene und ähnlichen sozialen Kontexten in Zusammenhang gebracht (Expert Committee on Drug Dependence 2012).

Einer Befragung von 189 GHB-Konsumenten (Sumnall et al. 2008) zufolge wurde GHB jedoch häufiger im häuslichen Umfeld (67 %) als im Nachtleben (26 %) verwendet. Hauptgründe für GHB-Konsum waren demzufolge Erholung (18,3 %), Steigerung und Stimulation sexueller Aktivität (18,3 %), sozial offener zu sein (13,1 %) und Erfahrung veränderter Bewusstseinszustände (13,1 %).

Die Vorläufer GBL und 1,4-BD werden in der Industrie als Lösungsmittel und Weichmacher genutzt und waren lange Zeit legal erhältlich. Sie werden nach Aufnahme schnell in GHB umgewandelt und daher häufig an seiner statt eingenommen (Thai et al. 2007; Wood et al. 2008). Zudem kann GHB mit relativ einfachen Mitteln aus ihnen gewonnen werden. Die direkte Einnahme der Vorläufer-Substanzen birgt zusätzliche Nebenwirkungs- und Interaktions-Risiken (s. u.).

2.5 Dosierungen zur Induktion eines veränderten Bewusstseinszustandes

Die Dosis-Wirkungs-Beziehungen von GHB und seinen Vorläufern unterscheiden sich von Person zu Person teilweise erheblich (Williams 1998). Zudem folgt die Dosis-Wirkung-Beziehung einem steilen Kurvenverlauf, d. h. dass bereits kleine Dosissteigerungen starke Veränderungen der klinischen Wirkung nach sich ziehen können. Das Risiko ungewollter Überdosierung ist dadurch stark erhöht.

Dosierungen im nicht-medizinischen Kontext liegen zwischen 1–5 g. Grundsätzlich scheint eine Dosis von 0,5 g mit Entspannung, Muskelrelaxation und Enthemmung einherzugehen; 1 g löst Euphorie aus; bereits 1–2 g bewirken zunehmende Kreislauf- und Atemdepression und Herabsetzung von motorischer Kontrolle und Koordination; nach Einnahme von 2–4 g treten Koma-ähnliche Schlafzustände bis hin zum Atemstillstand ein (Centers for Disease & Prevention 1997; Policy 2002). Dosis-abhängig können Euphorie, Aggression, Halluzinationen, Erbrechen und klonische Bewegungen auftreten (Chin et al. 1998; Li et al. 1998a, b). In Kombination mit Alkohol verstärken sich die gastrointestinalen, die kreislauf- und atemdepressiven sowie die neuropsychologischen Eigenschaften.

2.6 Typische Reinheit

Die nicht legal erhältlichen Formen der Substanz unterliegen keiner Kontrolle und können grundsätzlich jede Art der Vermischung oder Verunreinigung enthalten. Typischerweise scheinen GHB und seine Vorläufer jedoch nicht in vorgefertigter Mischform mit anderen psychotropen Substanzen verbreitet zu werden.

2.7 Rechtslage

GHB unterliegt in Deutschland seit 2002 dem Betäubungsmittelgesetz (BtMG) und ist in Anlage III zu § 1 BtMG34 (verkehrsfähige und verschreibungsfähige Stoffe) gelistet. Damit ist der Allgemeinheit jeglicher Umgang mit dieser Substanz verboten. Dies galt zunächst jedoch nicht für seine in der Industrie verwendeten Vorläufersubstanzen (z. B. GBL). Nach einem Urteil des Landgerichts Nürnberg 2009 kann GBL jedoch als „bedenkliches Arzneimittel" im Sinne des Arzneimittelgesetzes eingestuft werden, was Handel und Abgabe zu Konsumzwecken strafbar macht (Cousto 2011). In der Folge hat sich die chemische Industrie einer freiwilligen Selbstkontrolle unterworfen (Hagenbuch 2011). Der zuvor verhältnismäßig unproblematische Erwerb von GBL zu Konsumzwecken ist damit schlagartig auf illegale Quellen beschränkt.

Seit 2001 fällt GHB unter Schedule IV der Konvention von 1971 der United Nations Commission on Narcotic Drugs und muss von allen Mitgliedsstaaten kontrolliert werden.

3 Potenziale, Risiken und Nebenwirkungen: Subjektive Wirkung und toxikologische Befunde

3.1 Subjektive Wirkung

Eine aphrodisierende Wirkung von GHB wurde bereits Anfang der 1960er entdeckt. Sie resultiert vorwiegend auf enthemmenden und relaxierenden Effekten, einer Sensibilisierung der Empfindung, Verstärkung der männlichen Erektion sowie des Orgasmus (Laborit 1964). Die dosis-abhängig auftretende Entspannung, Euphorie, Enthemmung und zunehmende Einschränkung der Motorik werden oft mit dem Alkohol-Rausch verglichen, wobei die kurzfristigen Nachwirkungen („Kater") deutlich weniger ausgeprägt sein sollen. Der Biologe Claude Rifat bezeichnet GHB als „authentisches Antidepressivum" und betont die Wirkung auf die Intensivierung aller Sinneswahrnehmungen sowie die Steigerung der Geselligkeit mit dem vermehrten Wunsch nach emotionaler, intellektueller und sexueller Kommunikation. Als bemerkenswerteste Substanzwirkung beschreibt er die Entwicklung eines starken Wunsches danach, zu leben und am Leben zu bleiben (Rifat 1985).

Ausgewählter Bericht einer Selbsterfahrung

„I had a very troublesome year with severe depression and was not responding to various SSRI's and SNRI's. I ended up with some GBL and took a dose of around 2 ml. My depression instantly lifted, as well as all of my anxiety and I was able to function normally. Once its effects had worn away, I re-dosed. I found myself in a pattern of frequent dosing, at the worst point I was re-dosing every 2 h or less. I had developed a massive tolerance for the substance. After several months I was collapsing more and injuring myself after taking it. I was unable to hold down more than 2 h sleep at a time as my body would wake me up to re-dose. Also I have read about a possible (…) rebound after a few hours…making you more alert and anxious. I can say that I most certainly would feel these effects. I was literally a mess, I couldn't function properly anymore, nobody wanted to be around me and I couldn't go anywhere without taking GBL with me. I decided to cut down my use in an attempt to stop, taking a lesser dose less often. I went to bed and woke up a few hours later not knowing where I was, who I was or what was going on. I was in such a state of confusion and my whole body was shaking violently. I began vomiting everywhere. After a few moments I somehow instinctively had a shot of GBL and all of these withdrawal symptoms evaporated. I knew then that I needed medical help to stop my GBL intake. I sought help and found it nearly impossible and none of the doctors seemed to know what it was. I spent two days educating different groups of doctors and being passed from one place to the next. Eventually an addiction specialist contacted a GHB/GBL specialist in London, whereupon he was immediately advised on the correct course of action. I was prescribed up to 80 mg of diazepam a day, but was allowed to take up to 125 mg if needed for the first 3/4 days. (…) Baclofen (…) was also presribed to be taken 3–4 times daily. My withdrawal symptoms went and I was able to go without GBL. I continued on baclofen and 30 mg diazepam a day for about 3 weeks and then stopped. After being addicted to GBL you feel hollow and anxious for about a month or so afterwards. You don't feel right AT ALL…but it really does eventually go away and you DO return to normal. It is important not to take anymore GBL/GHB in this time as addiction becomes likely all over again. (…)"

Yesterday. „Severe Addiction and Effective Treatment: An Experience with GBL (ID 91760)". www.Erowid.org. Aug 24, 2011. erowid.org/exp/91760.

3.2 Toxikologie

Das Missbrauchsrisiko von GHB wird als intermediär hinter Barbituraten und vor Benzodiazepinen eingeschätzt. Die Gefahr einer Überdosierung, mit stärkerer als erwünschter Sedierung, scheint jedoch höher als bei den anderen Hypnotika/Sedativa (Carter et al. 2006). Grund dafür sind eine steile Dosis-Wirkungs-Kurve und erhebliche interindividuelle Schwankungen der Verträglichkeit. Haupttodesursachen sind Atem- und Herz-Kreislauf-Stillstand, häufig im Rahmen von Ko-Intoxikation, bei denen Alkohol an erster Stelle steht (Zvosec et al. 2011). Ein besonders hohes Risiko ist gegeben, wenn GHB eingenommen wird von Personen, die an Epilepsie leiden, da die Gefahr der Auslösung eines Krampfanfalls – sowohl als direkte Nebenwirkung, ebenso wie im Entzug – erhöht ist. Gleiches gilt für Personen, die Proteasehemmer einnehmen – hier kann es zu lebensgefährlicher Wirkungsverstärkung von GHB kommen (Cousto 2011).

Die direkte Einnahme der Vorläufer-Substanzen birgt zusätzliche Nebenwirkungs- und Interaktions-Risiken. Insbesondere die toxische

Wirkung von Alkohol wird durch die Wirkung von 1,4-BD erhöht, wahrscheinlich aufgrund einer Kompetition um den Abbau durch die Alkohol-Dehydrogenase (Poldrugo et al. 1985). GBL ist stark ätzend und schleimhaut-reizend (Cousto 2011). Die narkotische Wirkung der Vorläufersubstanzen hält länger an als die von GHB und die Dosierungen sind niedriger anzusetzen als bei GHB selbst (Cousto 2011). Zudem entsprechen die auf dem Schwarzmarkt erhältlichen Substanzen oft nicht der Reinform und bergen unvorhersehbare Risiken durch Verunreinigungen.

Das klinische Bild einer Intoxikation ist weitestgehend unspezifisch und darin schwer von anderen Sedativa/Hypnotika oder Alkohol zu unterscheiden. Neben den beschriebenen atem- und kreislaufdepressiven Effekten zeigen sich häufig gastro-intestinale Störungen, Hypothermie und Tachykardie/Hypertension. Es besteht das Risiko für metabolische Azidosen und Hypokaliämien. Typischerweise zeigt sich eine, der kurzen Halbwertszeit entsprechende, auf wenige Stunden beschränkte Intoxikationsdauer mit einer dann raschen klinischen Normalisierung (Van Sassenbroeck et al. 2007). Teilweise kommt es jedoch zu unkalkulierbaren Verlängerungen der Wirkdauer.

Hauptaugenmerk in der Notfallversorgung sollten daher supportive Maßnahmen mit strenger Überwachung der Vitalparameter und Atemwege sein. Oft sind Intubationen notwendig. Das Risiko für Übelkeit mit Erbrechen und Erstickungstod ist bei GHB-Intoxikationen erhöht.

GHB ist im Blutserum bis 6 Stunden, im Urin bis zu 12 Stunden durch Speziallabore nachweisbar. Ein seit 2010 erhältlicher enzymatischer Direktnachweis kann mittels Grenzwert physiologische Konzentrationen von exogener Zufuhr unterscheiden.

Langzeiteffekte chronischen GHB-Konsums sind abgesehen von Abhängigkeits-Entwicklungen bisher nicht ausreichend untersucht.

GHB und seine Vorläufer wurden wiederholt mit Straf- und Vergewaltigungs-Delikten durch vermutete heimliche Verabreichung in Verbindung gebracht (sog. „K.O.-Tropfen", engl. „date rape drug"). Strafrechtlich problematisch sind dabei die gute Wasserlöslichkeit und weitestgehende Geschmacks- und Farb-Neutralität sowie die schwierige Nachweisbarkeit mit schneller Normalisierung der Plasma- und Urin-Konzentrationen innerhalb von 6 bzw. 12 Stunden nach Intoxikation (Marinetti 2010). Aufgrund der schwierigen Nachweisbarkeit beruhen die meisten Angaben zu sexuellen Strafdelikten mit GHB auf Anekdoten. Wahrscheinlich spielen Alkohol und Benzodiazepine eine größere Rolle bei diesen Straftaten. Hinweis auf eine GHB-Intoxikation kann jedoch eine Erinnerungslücke sein (Snead und Gibson 2005).

Es wird empfohlen, sich bei vermuteter stattgehabter heimlicher Verabreichung von GHB möglichst umgehend eine Blut- oder Urinprobe entnehmen zu lassen (Snead und Gibson 2005). Bei fehlender ärztlicher Anlaufstelle wird geraten, selbst eine Urinprobe – möglichst innerhalb von 12 Stunden – zu nehmen und gekühlt zu lagern.

Suchtgefahr
Bereits nach 5maliger Einnahme von GHB entwickeln sich Toleranzen gegenüber der Substanz, zudem besteht eine Kreuz-Toleranz zwischen GHB und Alkohol (Korf et al. 2002).

Die Gefahr der Abhängigkeitsentwicklung von GHB wird als hoch eingeschätzt (van Amsterdam et al. 2012). Entzugssymptome entwickeln sich in der Regel nach mehrwöchigem und mehrmalstäglichem Konsum, bei hochfrequenter Einnahme (alle 2–3 h) ist jedoch die Entwicklung einer Abhängigkeits- und Entzugssymptomatik bereits nach 7 Tagen beschrieben (Perez et al. 2006). Laut Miro et al. (Miro et al. 2002) beträgt die tägliche, mit Abhängigkeitsentwicklung assoziierte Dosis um 18 g, mit typischen Einzeldosen von 1–5 g (van Amsterdam et al. 2012). Die in der Klinik zur Behandlung der Narkolepsie verschriebene Dosis beträgt im Vergleich 2–9 mg pro Tag.

Das klinische Bild eines GHB-Entzugs entspricht weitestgehend dem von Alkohol und Benzodiazepinen, wobei sich die GHB-Entzugssymptomatik oft protrahiert über 3 Wochen erstreckt. Typischerweise entwickeln sich erste Symptome innerhalb von 24 h nach der letzten Einnahme, bei höheren Dosierungen und Einnahme-Frequenz bereits innerhalb der ersten 6 h (Busardo und Jones 2015). Die am häufigsten zu beobachtbaren Symptome sind Angst, Schlaflosigkeit, Tremor, Tachykardie, Bluthochdruck, Affektschwankungen, Verwirrtheit, Desorientierung, Paranoia, Erregung und Halluzinationen (Moncini et al. 2000). Im Gegensatz zu anderen Sedativa zeigen sich häufige und besonders schwer ausgeprägte Delirien. Die Entwicklung eines Delirs scheint in Zusammenhang mit besonders hoch-frequentem Konsum zu stehen (durchschnittlich alle 2–3 h) (Busardo und Jones 2015). Seltener zeigen sich Fieber, Erschöpfung, Arrhythmien, Schwitzen und Juckreiz. In der Frühphase des Entzugs treten häufiger Erbrechen und Übelkeit auf.

Einige Patienten leiden auch im Anschluss an eine Entgiftung unter anhaltender Ängstlichkeit, Depression und Schlafstörungen (Busardo und Jones 2015).

Die kontrollierte Detoxifikation sollte spezialisierten Zentren vorbehalten bleiben. Oft entwickeln sich trotz vollstationärer Behandlung mit früh einsetzender, hoch dosierter Benzodiazepin-Substitution und selbst einer Komedikation mit Barbituraten und/oder Antipsychotika intensivpflichtige Entzugserscheinungen und Delirien, teilweise mit letalem Ausgang. Problematisch ist eine oft vollständige Toleranz gegenüber Benzodiazepinen und anderen, die Entzugssymptomatik dämpfenden Substanzen (Sivilotti et al. 2001). Diese scheint assoziiert zu sein mit hochfrequentem und hoch dosiertem Konsum von GHB in der Anamnese (van Noorden et al. 2015). Vielversprechende Ergebnisse liefern GHB-gestützte Detoxifikationen. Studien zeigen komplikationsarme und deutlich kürzere Behandlungsverläufe mit Titration und einem festem Dosisreduktionsschema über 7–10 Tage (de Jong et al. 2012; van Noorden et al. 2015).

Bis mehrere Wochen nach erfolgreicher Detoxifikation besteht ein besonders hohes Rückfallsrisiko bei zuvor GHB-Abhängigen. Beschrieben ist eine gestörte Impulskontrolle mit voreiligen Reaktionen, verminderter Toleranz für Belohnungsaufschub und einer Tendenz zu riskanter Entscheidungsfindung. Als ursächlich werden nach Detoxifikation reaktiv gestörte Neurotransmitter-Regelkreise diskutiert, vorrangig eine erhöhte Dopamin- und eine gestörte und reduzierte Serotonin-Ausschüttung (Übersicht in Kamal et al. 2016).

4 Quellenlage

4.1 Grad des wissenschaftlichen Erkenntnisstands

GHB wurde bereits mit seiner Entdeckung ab 1960 intensiv wissenschaftlich beforscht (Laborit 1964), auch vor und mit seiner initialen Verwendung als Narkotikum und insbesondere im Rahmen seiner Zulassung zur Behandlung der Narkolepsie. Das wissenschaftliche Interesse erlebt in den letzten Jahren einen erneuten Aufschwung mit zunehmender Wahrnehmung der gesundheitlichen Risiken missbräuchlichen Konsums und führte zu einer Neubewertung des (mittlerweile als hoch eingeschätzten) Abhängigkeitspotentials.

Literatur

Absalom, N., Eghorn, L. F., Villumsen, I. S., Karim, N., Bay, T., Olsen, J. V., Wellendorph, P. et al. (2012). alpha4betadelta GABA(A) receptors are high-affinity targets for gamma-hydroxybutyric acid (GHB). Proceedings of National Academy of Sciences of the USA, 109(33), 13404–13409. doi:10.1073/pnas.1204376109.

Andriamampandry, C., Taleb, O., Kemmel, V., Humbert, J. P., Aunis, D., & Maitre, M. (2007). Cloning and functional characterization of a gamma-hydroxybutyrate receptor identified in the human brain. FASEB Journal, 21(3), 885–895. doi:10.1096/fj.06-6509com.

Bessman, S. P., & Fishbein, W. N. (1963). Gamma-hydroxybutyrate, a normal brain metabolite. Nature, 200, 1207–1208.

Bettler, B., Kaupmann, K., Mosbacher, J., & Gassmann, M. (2004). Molecular structure and physiological functions of GABA(B) receptors. Physiological Reviews, 84(3), 835–867. doi:10.1152/physrev.00036.2003.

Brailsford, A. D., Cowan, D. A., & Kicman, A. T. (2012). Pharmacokinetic properties of gamma-hydroxybutyrate (GHB) in whole blood, serum, and urine. Journal of Analytical Toxicology, 36(2), 88–95. doi:10.1093/jat/bkr023.

Busardo, F. P., & Jones, A. W. (2015). GHB pharmacology and toxicology: Acute intoxication, concentrations in blood and urine in forensic cases and treatment of the withdrawal syndrome. Current Neuropharmacology, 13(1), 47–70. doi:10.2174/1570159X13666141210215423.

Carter, L. P., Richards, B. D., Mintzer, M. Z., & Griffiths, R. R. (2006). Relative abuse liability of GHB in humans: A comparison of psychomotor, subjective, and cognitive effects of supratherapeutic doses of triazolam, pentobarbital, and GHB. *Neuropsychopharmacology, 31*(11), 2537–2551. doi:10.1038/sj.npp.1301146.

Centers for Disease Control and Prevention. (1997). Gamma hydroxy butyrate use – New York and Texas, 1995–1996. *MMWR. Morbidity and Mortality Weekly Report, 46*(13), 281–283.

Chin, R. L., Sporer, K. A., Cullison, B., Dyer, J. E., & Wu, T. D. (1998). Clinical course of gamma-hydroxybutyrate overdose. *Annals of Emergency Medicine, 31*(6), 716–722.

Cousto, H. (2011). Fachinformation: GHB (Gamma-Hydroxybutyrat) – Mischkonsum. http://www.drogenkult.net/index.php/GHB.pdf?file=GHB&view=pdf. Zugegriffen am 15.05.2015.

de Jong, C. A., Kamal, R., Dijkstra, B. A., & de Haan, H. A. (2012). Gamma-hydroxybutyrate detoxification by titration and tapering. *European Addiction Research, 18*(1), 40–45. doi:10.1159/000333022.

Dean, W., Joy, M., & Fowkes, S. (1998). *GHB: The natural mood enhancer*. Petaluma: Smart Publications.

Dines, A. M., Wood, D. M., Yates, C., Heyerdahl, F., Hovda, K. E., Giraudon, I., . . . Dargan, P. I. (2015). Acute recreational drug and new psychoactive substance toxicity in Europe: 12 months data collection from the European Drug Emergencies Network (Euro-DEN). *Clinical Toxicology (Phila), 53*(9), 893–900. doi:10.3109/15563650.2015.1088.

Drug Abuse Warning Network. (2006). Drug abuse warning network, 2005: National estimates of drug-related emergency department visits (DAWN Series D-29, DHHS Publication No. [SMA] 07-4256). Rockville.

Drug Enforcement Administration (DEA). (2005). Recordkeeping and reporting requirements for drug products containing gamma-hydroxybutyric acid (GHB). Final rule. *Federal Register, 70*, 291.

EMCDDA. (2008). Thematic papers – GHB and its precursor GBL: An emerging trend case study.

EMCDDA. (2011). 2011 Annual report on the state of the drugs problem in Europe EMCDDA, Lisbon, November 2011. Lisbon.

EMCDDA, EBDD. (2015). Europäischer Drogenbericht.

EMCDDA (Producer). (2013, May 10, 2016). Statistical bulletin 2013 – Table SZR-21. Other substances seized, not included in other SZR tables, 2004–11. http://www.emcdda.europa.eu/stats13/szrtab21. Zugegriffen am 15.05.2015.

Expert Committee on Drug Dependence. (2012). Gamma-hydroxybutyric acid (GHB) – Critical review report, 35th ECDD (2012) Agenda item 4.1. Paper presented at the expert committee on drug dependence – Thirty-fifth meeting, Hammamet.

Feigenbaum, J. J., & Howard, S. G. (1996). Does gamma-hydroxybutyrate inhibit or stimulate central DA release? *International Journal of Neuroscience, 88*(1–2), 53–69.

Ferrara, S. D., Tedeschi, L., Frison, G., & Rossi, A. (1995). Fatality due to gamma-hydroxybutyric acid (GHB) and heroin intoxication. *Journal of Forensic Science, 40*(3), 501–504.

Fuller, D. E., Hornfeldt, C. S., Kelloway, J. S., Stahl, P. J., & Anderson, T. F. (2004). The Xyrem risk management program. *Drug Safety, 27*(5), 293–306.

Hagenbuch, F. (2011). GBL/GHB – der neue Kick? Das Wichtigste für die Praxis im Überblick. https://www.aerztekammer-bw.de/10aerzte/05kammern/10laekbw/20ehrenamt/30ausschuesse/suchtmedizin/suchtmedizin/gbl-ghb.pdf. Zugegriffen am 15.05.2015.

Hoffmann, M. (2015). *Rauschgiftlage 2013 Deutsche Hauptstelle für Suchtfragen (DHS)*. Lengerich: Pabst Science Publishers.

Hu, R. Q., Banerjee, P. K., & Snead, O. C., 3rd. (2000). Regulation of gamma-aminobutyric acid (GABA) release in cerebral cortex in the gamma-hydroxybutyric acid (GHB) model of absence seizures in rat. *Neuropharmacology, 39*(3), 427–439.

Hunter, A. S., Long, W. J., & Ryrie, C. G. (1971). An evaluation of gamma-hydroxybutyric acid in paediatric practice. *British Journal of Anaesthesia, 43*(6), 620–628.

Johnston, L. D., O'Malley, P. M., Bachman, J. G., & Schulenberg, J. E. (2013). *Monitoring the future, national survey results on drug use 1975–2013: Volume 2, college students and adults ages 19–55*. Ann Arbor: Institute for Social Research.

Kam, P. C., & Yoong, F. F. (1998). Gamma-hydroxybutyric acid: An emerging recreational drug. *Anaesthesia, 53*(12), 1195–1198.

Kamal, R. M., van Noorden, M. S., Franzek, E., Dijkstra, B. A., Loonen, A. J., & De Jong, C. A. (2016). The neurobiological mechanisms of gamma-hydroxybutyrate dependence and withdrawal and their clinical relevance: A review. *Neuropsychobiology, 73*(2), 65–80. doi:10.1159/000443173.

Keating, G. M. (2014). Sodium oxybate: A review of its use in alcohol withdrawal syndrome and in the maintenance of abstinence in alcohol dependence. *Clinical Drug Investigation, 34*(1), 63–80. doi:10.1007/s40261-013-0158-x.

Korf, D. J., Nabben, T., Leenders, F., & Benschop, A. (2002). *GHB: Tussen Extase en Narcose*. Amsterdam: Rozenberg Publishers.

Laborit, H. (1964). Sodium 4-hydroxybutyrate. *International Journal of Neuropharmacology, 3*, 433–451.

Li, J., Stokes, S. A., & Woeckener, A. (1998a). A tale of novel intoxication: A review of the effects of gamma-hydroxybutyric acid with recommendations for management. *Annals of Emergency Medicine, 31*(6), 729–736.

Li, J., Stokes, S. A., & Woeckener, A. (1998b). A tale of novel intoxication: Seven cases of gamma-hydroxybutyric acid overdose. *Annals of Emergency Medicine, 31*(6), 723–728.

Marinetti, L., & Montgomery, M. A. (2010). The use of GHB to facilitate sexual assault. *Forensic Science Review, 22*(1), 41–59.

Miro, O., Nogue, S., Espinosa, G., To-Figueras, J., & Sanchez, M. (2002). Trends in illicit drug emergencies: The emerging role of gamma-hydroxybutyrate. *Journal of Toxicology, Clinical Toxicology, 40*(2), 129–135.

Moncini, M., Masini, E., Gambassi, F., & Mannaioni, P. F. (2000). Gamma-hydroxybutyric acid and alcohol-related syndromes. *Alcohol, 20*(3), 285–291.

No authors listed. (2002). A randomized, double blind, placebo-controlled multicenter trial comparing the effects of three doses of orally administered sodium oxybate with placebo for the treatment of narcolepsy. *Sleep, 25*(1), 42–49

Office of National Drug Control Policy (Producer). (2002). Drug policy information clearinghouse fact sheet: Gamma hydroxybutyrate (GHB). http://www.whitehousedrugpolicy.gov/publications/factsht/gamma/. Zugegriffen am 15.11.2005.

Perez, E., Chu, J., & Bania, T. (2006). Seven days of gamma-hydroxybutyrate (GHB) use produces severe withdrawal. *Annals of Emergency Medicine, 48*(2), 219–220. doi:10.1016/j.annemergmed.2006.03.040.

Poldrugo, F., Barker, S., Basa, M., Mallardi, F., & Snead, O. C. (1985). Ethanol potentiates the toxic effects of 1,4-butanediol. *Alcoholism, Clinical and Experimental Research, 9*(6), 493–497.

Rifat, C. (1985). Gamma-OH (Gamma-Hydroxybutyrate): The first authentic antidepressant. http://www.shaman-australis.com/~claude/gamma_oh1.html. Zugegriffen am 15.05.2015.

Robinson, D. M., & Keating, G. M. (2007). Sodium oxybate: A review of its use in the management of narcolepsy. *CNS Drugs, 21*(4), 337–354.

Roth, R. H., & Giarman, N. J. (1965). Preliminary report on the metabolism of gamma-butyrolactone and gamma-hydroxybutyric acid. *Biochemical Pharmacology, 14*, 177–178.

Roth, R. H., & Giarman, N. J. (1968). Evidence that central nervous system depression by 1,4-butanediol in mediated through a metabolite, gamma-hydroxybutyrate. *Biochemical Pharmacology, 17*(5), 735–739.

Saytzeff, A. (1874). Über die Reduction des Succinylchlorids. *Liebigs Annalen der Chemie, 171*, 258–290.

Sivilotti, M. L., Burns, M. J., Aaron, C. K., & Greenberg, M. J. (2001). Pentobarbital for severe gamma-butyrolactone withdrawal. *Annals of Emergency Medicine, 38*(6), 660–665. doi:10.1067/mem.2001.119454.

Snead, O. C., 3rd. (2000). Evidence for a G protein-coupled gamma-hydroxybutyric acid receptor. *Journal of Neurochemistry, 75*(5), 1986–1996.

Snead, O. C., 3rd, & Gibson, K. M. (2005). Gamma-hydroxybutyric acid. *New England Journal of Medicine, 352*(26), 2721–2732. doi:10.1056/NEJMra044047.

Sumnall, H. R., Woolfall, K., Edwards, S., Cole, J. C., & Beynon, C. M. (2008). Use, function, and subjective experiences of gamma-hydroxybutyrate (GHB). *Drug and Alcohol Dependence, 92*(1–3), 286–290. doi:10.1016/j.drugalcdep.2007.07.009.

Takahara, J., Yunoki, S., Yakushiji, W., Yamauchi, J., & Yamane, Y. (1977). Stimulatory effects of gamma-hydroxybutyric acid on growth hormone and prolactin release in humans. *Journal of Clinical Endocrinology and Metabolism, 44*(5), 1014–1017. doi:10.1210/jcem-44-5-1014.

Teter, C. J., & Guthrie, S. K. (2001). A comprehensive review of MDMA and GHB: Two common club drugs. *Pharmacotherapy, 21*(12), 1486–1513.

Thai, D., Dyer, J. E., Jacob, P., & Haller, C. A. (2007). Clinical pharmacology of 1,4-butanediol and gamma-hydroxybutyrate after oral 1,4-butanediol administration to healthy volunteers. *Clinical Pharmacology and Therapeutics, 81*(2), 178–184. doi:10.1038/sj.clpt.6100037.

Tunnicliff, G. (1997). Sites of action of gamma-hydroxybutyrate (GHB) – A neuroactive drug with abuse potential. *Journal of Toxicology, Clinical Toxicology, 35*(6), 581–590.

U. S. Xyrem Multicenter Study Group. (2004). Sodium oxybate demonstrates long-term efficacy for the treatment of cataplexy in patients with narcolepsy. *Sleep Medicine, 5*(2), 119–123. doi:10.1016/j.sleep.2003.11.002.

van Amsterdam, J. G., van Laar, M., Brunt, T. M., & van den Brink, W. (2012). Risk assessment of gamma-hydroxybutyric acid (GHB) in the Netherlands. *Regulatory Toxicology and Pharmacology, 63*(1), 55–63. doi:10.1016/j.yrtph.2012.03.005.

Van Cauter, E., Plat, L., Scharf, M. B., Leproult, R., Cespedes, S., L'Hermite-Baleriaux, M., et al. (1997). Simultaneous stimulation of slow-wave sleep and growth hormone secretion by gamma-hydroxybutyrate in normal young Men. *Journal of Clinical Investigation, 100*(3), 745–753. doi:10.1172/JCI119587.

van Noorden, M. S., Kamal, R. M., Dijkstra, B. A., Mauritz, R., & de Jong, C. A. (2015). A case series of pharmaceutical gamma-hydroxybutyrate in 3 patients with severe benzodiazepine-resistant gamma-hydroxybutyrate withdrawal in the hospital. *Psychosomatics, 56*(4), 404–409. doi:10.1016/j.psym.2014.03.002.

Van Sassenbroeck, D. K., De Neve, N., De Paepe, P., Belpaire, F. M., Verstraete, A. G., Calle, P. A., et al. (2007). Abrupt awakening phenomenon associated with gamma-hydroxybutyrate use: A case series. *Clinical Toxicology (Philadelphia, Pa.), 45*(5), 533–538. doi:10.1080/15563650701365818.

Williams, S. R. (1998). Gamma-hydroxybutyric acid poisoning. *Western Journal of Medicine, 168*(3), 187–188.

Wood, D. M., Warren-Gash, C., Ashraf, T., Greene, S. L., Shather, Z., Trivedy, C., & Dargan, P. I. (2008). Medical and legal confusion surrounding gamma-hydroxybutyrate (GHB) and its precursors gamma-butyrolactone (GBL) and 1,4-butanediol (1,4BD). *QJM, 101*(1), 23–29. doi:10.1093/qjmed/hcm117.

Zvosec, D. L., & Smith, S. W. (2003). Unsupported „Efficacy" claims of gamma hydroxybutyrate (GHB). *Academic Emergency Medicine, 10*(1), 95–96; author reply 96.

Zvosec, D. L., Smith, S. W., Porrata, T., Strobl, A. Q., & Dyer, J. E. (2011). Case series of 226 gamma-hydroxybutyrate-associated deaths: lethal toxicity and trauma. *American Journal of Emergency Medicine, 29*(3), 319–332. doi:10.1016/j.ajem.2009.11.008.

Opioide

Timm Häbel und S. Gutwinski

Zusammenfassung

Opioide sind chemisch heterogene Substanzen, welche an den Opioidrezeptoren (µ-, κ-, δ-Opioidrezeptoren) wirken. Diese können körpereigen (Peptidverbindungen wie Endorphine, Enkephaline und Dynorphine), körperfremd pflanzlich (als Opiate bezeichnete Alkaloide des Opiums [getrockneter Saft des Schlafmohns] wie Morphin und Codein und andere), halbsynthetisch (wie das Morphin-Derivat Diamorphin [Heroin]) sowie vollsynthetisch sein (wie z. B. Methadon, Fentanyl). Opioide sind vor allem aufgrund Ihrer potenten schmerzstillenden Wirkung unentbehrliche Medikamente. Eine korrekte medizinische Anwendung führt nur selten zu einer Abhängigkeit. Eine Überdosierung von Opioiden kann besonders aufgrund ihrer atemdepressiven Wirkung tödlich sein. Wenn Opioide sehr schnell aufgenommen werden, zum Beispiel durch intravenösen Konsum, wirken sie besonders stark euphorisierend („Kick"). Daher führt der intravenöse Konsum besonders schnell zur Abhängigkeit. Die Opioidabhängigkeit ist eine meist chronisch verlaufende Erkrankung mit weitreichenden körperlichen und psychosozialen Folgen. Die Substitutionstherapie gilt als wirkungsvollste Standardtherapie der chronischen Opioidabhängigkeit. Die häufigsten Substitutionsmittel in Deutschland sind Methadon und Levomethadon. Eine Substitutionstherapie wird oft lebenslang durchgeführt und kann mit etlichen Nebenwirkungen einhergehen.

Schlüsselwörter

Opioide · Opiate · Opium · Morphin · Heroin · Methadon · Levomethadon · Buprenorphin · Kratom · Opioidabhängigkeit · Schlafmohn · Substitutionstherapie

Inhalt

1 Einleitung: Schlafmohn, Opiate, Opioide – Begriffsklärung 644
2 Überblick Substanzen 644
3 Geschichte der Opioide 645
4 Epidemiologie, Konsummuster und kulturelle Kontexte 647
5 Pharmakologie: Opioide und Opioidrezeptoren 648
6 Psychotrope und sonstige Wirkung – Medizinische und nicht medizinische Verwendung 649
7 Gesundheitliche Risiken – Überdosierung und Abhängigkeit 650
8 Notfallmedizin und Therapie von Missbrauch und Abhängigkeit 651

T. Häbel (✉)
Psychiatrische Universitätsklinik der Charité, Berlin, Deutschland
E-Mail: timm.haebel@v884.de

S. Gutwinski
Klinik für Psychiatrie und Psychotherapie, Charité - Universitätsmedizin Berlin, Berlin, Deutschland
E-Mail: stefan.gutwinski@charite.de

9 Ausblick 654

Literatur 655

1 Einleitung: Schlafmohn, Opiate, Opioide – Begriffsklärung

Bei *Opioiden* handelt es sich um eine chemisch heterogene Gruppe von Substanzen, welche an den Opioidrezeptoren wirken (Abschn. 3.3). Dazu gehören endogene (körpereigene) und exogene (körperfremde) Stoffe. Peptidhormone (kurzkettige Aminosäureverbindungen) bilden die Gruppe der endogenen Opioide (Endorphine, Enkephaline und Dynorphine). Zu den vollsynthetischen Opioiden zählen unter anderem Methadon und Fentanyl (Benkert und Kiefer 2014). *Opiate* bezeichnet die Gruppe der natürlichen, aus dem Schlafmohn gewonnenen Opioide wie Codein und Morphin (Aicher et al. 2001). Ein Grenzfall ist hierbei das Diacetylmorphin („Heroin"), welches als halbsynthetisches Opioid und damit als Abkömmling des Schlafmohnes häufig als Opiat bezeichnet wird. Historisch gewachsen wird zur Bezeichnung der Abhängigkeit von exogenen Opioiden oft der Begriff „Opiatabhängigkeit" verwendet. Oft werden die Begriffe „Opioid" und „Opiat" unscharf und synonym verwendet, vor allem im deutschsprachigen Raum. So beziehen sich etwa die „Richtlinien der Bundesärztekammer zur Durchführung der substitutionsgestützten Behandlung Opiatabhängiger" auf die ICD-10 Diagnose F11.2 „Psychische und Verhaltensstörungen durch Opioide, Abhängigkeitssyndrom" (Bundesärztekammer 2010). Im Sinne einer aktuellen und international einheitlichen Nomenklatur wird im Folgenden der Begriff Opioidabhängigkeit verwendet, der Begriff „Opiate" bleibt den natürlichen, chemisch unveränderten Bestandteilen des Schlafmohns vorbehalten.

2 Überblick Substanzen

In Abschn. 3 wird die Geschichte der Verwendung und Entdeckung der Opioide anhand auch heute noch wichtiger Vertreter geschildert, dort finden sich das aus dem Saft des Schlafmohns gewonnene Opium sowie dessen natürliche Abkömmlinge Morphin und Codein und dessen halbsynthetischer Abkömmling Heroin.

In Abschn. 6.1 finden sich weitere Opioide, die medizinisch eingesetzt werden, neben dem Dihydrocodein (hustenstillendes Medikament) das Loperamid (bei Durchfall) und die Opioidrezeptorantagonisten Naloxon und Naltrexon, welche in der Abhängigkeitsbehandlung eingesetzt werden.

Nähere Angaben zu den vor allem in der Substitutionstherapie eingesetzten Opioiden Methadon, Levomethadon, Buprenorphin, Codein, retardiertem Morphin und Diacetylmorphin finden sich im Abschn. 8.3.2.

Exkurs: Mitragynin – ein natürliches Opioid des Kratombaumes

Opiode finden sich nicht nur im Schlafmohn, sondern auch in anderen Pflanzen. Im folgenden Exkurs wird beispielhaft der in Südostasien populäre Vertreter Kratom vorgestelllt.

Neben den natürlicherweise im Schlafmohn vorkommenden, an den Opioidrezeptoren wirksamen Alkaloiden (Opiaten) gibt es weitere natürliche Opioide.

Zunehmende Verbreitung als „Legal Highs" finden die Blätter des tropischen Kratombaumes (Mitragyna speciosa), als „Kratom" bezeichnet. Diese enthalten unter anderem die Alkaloide Mitragynin und 7-Hydroxymitragynin, Agonisten am μ-Opioidrezeptor (daneben wirken sie an κ- und δ-Opioidrezeptoren sowie Calciumkanälen, Serotoninrezeptoren und Adrenorezeptoren). Bei niedriger Dosierung wirken diese Alkaloide stimulierend, bei höherer Dosierung auch analgetisch und sedierend. Es können bei starkem Gebrauch Nebenwirkungen wie Gewichtsverlust, Müdigkeit und Verstopfung auftreten. Anhaltender Kratomgebrauch kann zudem zur Abhängigkeit mit jedoch im Vergleich zu anderen Opioiden nur geringen Entzugserscheinungen führen.

(Fortsetzung)

Es existieren nur wenige Daten zur Toxizität von Kratomalkaloiden.

Kratom wird vor allem in Südostasien seit tausenden von Jahren verwendet. Dabei werden die Blätter meist in geringen Dosierungen gekaut, um eine stimulierende Wirkung zu erzielen. Zudem gibt es eine traditionelle medizinische Verwendung, unter anderem als Mittel gegen Husten und Durchfall. Schon in den 1940er-Jahren wurde Kratom in Thailand, bei steigendem Opiumpreis, gegen Opioidentzugssyndrombeschwerden verwendet. Bisher gibt es kaum Erkenntnisse zum Nutzen in der westlichen Medizin (Warner et al. 2015). In den letzten Jahren wurden in Thailand „4 × 100" genannte Cocktails populär, die neben Kratom weitere Substanzen enthalten. Zunehmende Verbreitung findet Kratom auch in den USA und Europa. Untersuchungen der *Europäischen Beobachtungsstelle für Drogen und Drogensucht* ergaben, dass Kratom in den letzten Jahren eine der häufigsten als „Legal Highs" in europäischen Onlineshops verkauften Substanzen ist. In einigen Ländern bestehen bereits regulierende Gesetze für Kratom (EMCDDA 2015a, b; Warner et al. 2015).

3 Geschichte der Opioide

3.1 Opium, der Saft des Schlafmohns

Opium enthält mehr als 20 Alkaloide, darunter mit etwa 10 % das Hauptalkaloid Morphin sowie Nebenalkaloide wie mit etwa 0,5 % das Codein (Allgaier et al. 2001).

Aufzeichnungen über die medizinische und rituelle Verwendung des Saftes des Schlafmohns (Papaver somniferum) reichen bis in die Antike zurück. Der Begriff Opium leitete sich vom altgriechischen Wort für Saft (οπος) ab (Brownstein 1993). Es gibt Vermutungen, dass griechische Staatsherren und Denker Opioide konsumierten, so könnte etwa das Werk des neuplatonischen Philosophen Plotin vom Opiumkonsum beeinflusst worden sein (Jevons 1965).

Die Opiumtinktur (auch als Laudanum oder Meconium bezeichnet) wurde bereits von Paracelsus beschrieben und fand seit dem Mittelalter in Europa eine große Verbreitung als Wundermedikament und auch zur Ruhigstellung von Kindern (Kupfer 2002). Auch heute wird die Opiumtinktur (tinctura opii normata) zur Behandlung von Husten und Diarrhoe sowie in homöopathischen Präparaten angewandt (DIMDI 2015).

Zu einer großen Verbreitung der Opiumabhängigkeit kam es unter anderem in China unter Einfluss europäischer Handelsinteressen um ca. 1830. Die britische Ostindienkompanie importierte in Indien produziertes Opium, ein Verbotsversuch führte zu den „Opium-Kriegen": China wurde gezwungen, Opiumimporte weiterhin zuzulassen und verlor Hong Kong (Derks 2012) (Abb. 1).

3.2 Morphin und Codein

1806 publizierte der Apotheker Friedrich Sertürner (der damit als Begründer der Alkaloid-Pharmakologie gilt, welche einen wichtigen Grundstein zur nachfolgenden synthetischen Drogenherstellung legte) die Isolierung des Hauptalkaloids des Opiums und nannte sie „Morphin", nach Morpheus, dem griechischen Gott des Schlafes (Strukturformel siehe Abb. 2) (Sertürner 1806). Nach Erfindung der Injektionsspritze verbreitete sich der Einsatz von Morphin ab Mitte des 19. Jahrhunderts als Schmerzmittel (Allgaier et al. 2001). Es folgten Berichte über den oft iatrogenen abhängigen Gebrauch. Bereits 1857 wurde der Begriff „Morphinsucht" geprägt und es wurden diverse Behandlungskonzepte entwickelt (vom alkoholgestützten Entzug bis zur Substitution mit anderen Opiumalkaloiden wie Codein) (De Ridder 2000).

Morphin ist noch immer ein wichtiges Schmerzmittel und wird z. B. in der Notfallmedizin bei

Abb. 1 Honoré Daumier: En Chine. Passant la revue des fumeurs d'opium (Histoire de faire aller le commerce). (Daumier 1858) © Museum Associates/LACMA

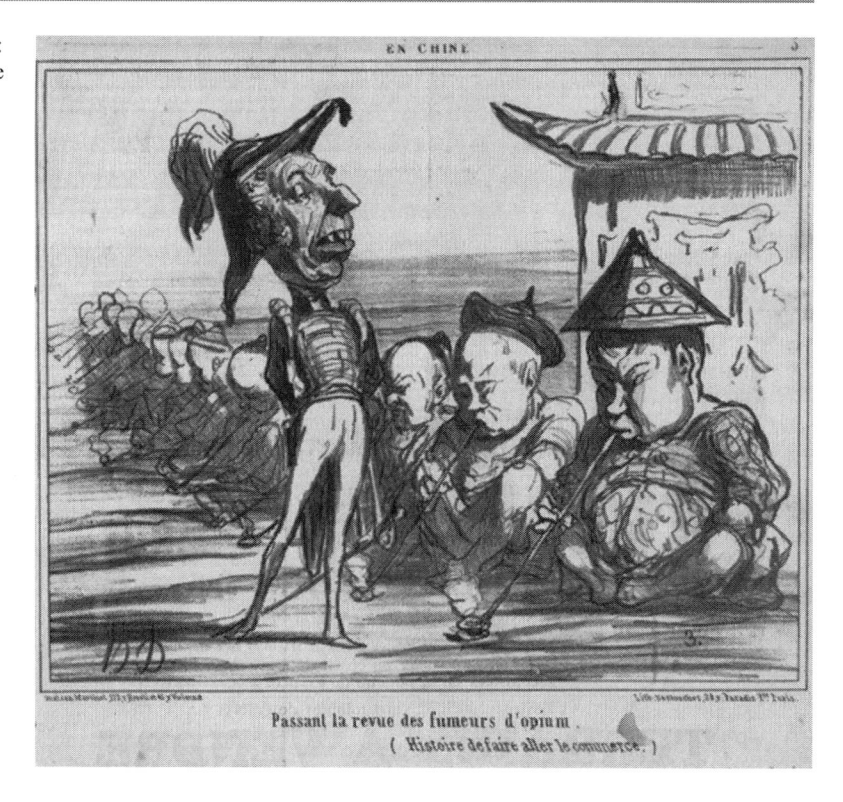

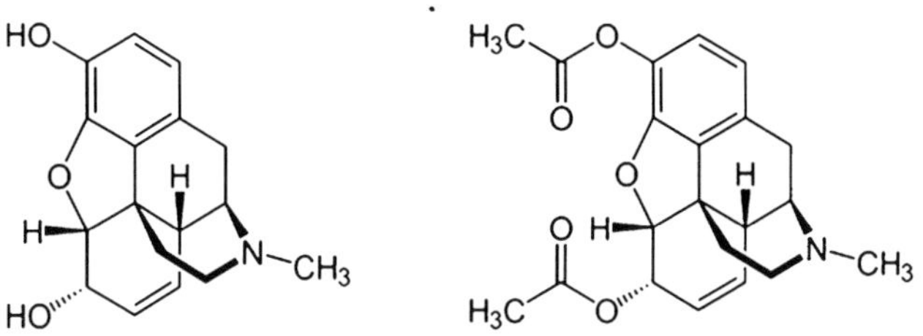

Abb. 2 Strukturformeln von Morphin (*links*) und Diamorphin („Heroin") (*rechts*). Die zweifache Acetylierung an den OH-Gruppen des Morphins verleiht dem Diamorphin eine erhöhte Lipophilie und ermöglicht damit eine schnellere Aufnahme ins Gehirn (Scherbaum et al. 2008; Wikimedia Commons 2007)

der Behandlung der Schmerzsyndrome bei Herzinfarkten eingesetzt.

Codein, als wichtigstes Nebenalkaloid des Schlafmohns, wurde 1832 isoliert und in der Folge als niedrigpotentes Schmerzmittel und vor allem als hustenstillendes Mittel (Antitussivum) eingesetzt. Der Name wurde vom griechischen κώδεια (Mohnkopf) abgeleitet (Allgaier et al. 2001). Noch immer findet Codein bzw. Dihydrocodein Verwendung zur Behandlung von Husten, Schmerzen und teils auch als Substitutionsmittel (DIMDI 2015).

3.3 Diacetylmorphin (DAM, Heroin, Diamorphin)

Die Synthese des Diacetylmorphins stand am Beginn von Versuchen, ein Morphinersatzmittel mit geringerem Nebenwirkungs- und Abhängigkeitspotential zu finden (Allgaier et al. 2001). Zuerst wurde Diacetylmorphin 1874 von dem Chemiker Charles Wright synthetisiert (De Ridder 2000). Heroin ist ein halbsynthetisches Derivat des Morphins. Es wird durch zweifache Acetylierung der OH-Gruppen des Morphins hergestellt (siehe Abb. 2). Dies ist der Grund für seine erhöhte Lipophilie und damit bessere Membrangängigkeit, welche ihm ein leichtes passieren der Blut-Hirn-Schranke erlaubt und damit ein besonders rasches Anfluten, verbunden mit einem erhöhten Suchtpotential (Scherbaum et al. 2008).

Die Vermarktung unter dem Markennamen Heroin abgeleitet von altgriechisch ἥρως („heros", der Held) erfolgte ab 1898 durch die *Farbenfabriken vorm. Friedrich Bayer & Co* als Antitussivum bei Atemwegserkrankungen, als Schmerzmittel sowie mit weiteren Indikationen und mit im Gegensatz zu Morphin – so die damalige Annahme – kaum vorhandenem Suchtpotential. Zudem wurde Heroin als Substitutionsmittel zum Morphinentzug beworben (s. Abb. 3 und 4). In der nicht medizinischen Verwendung ersetzte das zunächst legal erhältliche Heroin ab Beginn des 20. Jahrhunderts in den USA und Europa zunehmend Opium und Morphin, welche von gesetzlichen Beschränkungen betroffen waren (Kupfer 2002). Die Vermarktung von Heroin verlagerte sich schrittweise auf den Schwarzmarkt, zunächst noch unter Mitwirkung pharmazeutischer Unternehmen. Heroin wurde in der Folge vom Arzneimittel zur dämonisierten Droge, rationale Überlegungen zur medizinischen Verwendung fanden in den meisten Ländern kaum Gehör. 1971 wurde Diacetylmorphin in der Bundesrepublik aus der Betäubungsmittelverordnung gestrichen (De Ridder 2000). 2009 wurde Diacetylmorphin als Substitutionsmittel in Deutschland wieder zugelassen. Es wird im Gegensatz zu den anderen Substitutionsmitteln intravenös angewendet (DIMDI 2015; Kienast et al. 2011).

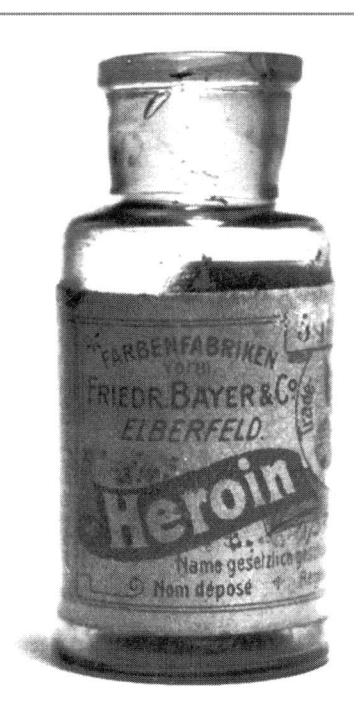

Abb. 3 Heroin-Flasche der Farbenfabriken vorm. Friedr. Bayer & Co. (Wikimedia Commons 2005)

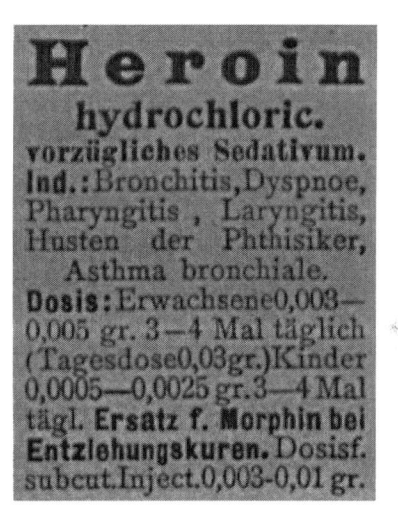

Abb. 4 Auszug aus einer Werbeanzeige der Farbenfabriken vorm. Friedr. Bayer & Co. in der deutschen Ärztezeitung. (Farbenfabriken vorm. Friedr. Bayer & Co. 1899)

4 Epidemiologie, Konsummuster und kulturelle Kontexte

4.1 Epidemiologie von Opioidkonsum und -abhängigkeit

Laut Schätzungen des *United Nations Office on Drug and Crime* gab es 2012 weltweit etwa 33 Millionen Opioidkonsumenten (Konsum von Heroin, Opium sowie nicht medizinischer Opioidgebrauch bei der Bevölkerung zwischen 15 und 64 Jahren, Einjahresprävalenz 0,7 %), in Europa etwa 4,04 Millionen (Einjahresprävalenz ebenfalls 0,7 %) (UNODC 2014).

Nach Schätzung des *European Monitoring Centre for Drugs and Drug Addiction* lag die

Prävalenz problematischen Opioidkonsums in Europa (im Alter zwischen 15 und 64 Jahren) bei 0,4 % (EMCDDA 2015a). Die Anzahl der Opioidkonsumenten, welche sich in Behandlung begaben, war zwischen 2006 und 2013 rückläufig und das Durchschnittsalter der Konsumenten gestiegen (EMCDDA 2015a).

Das am häufigsten als Droge verwendete Opioid in Europa ist nach wie vor Heroin – allerdings gibt es eine steigende Zahl von Konsumenten, die zusätzlich oder ausschließlich synthetische Opioide wie z. B. Fentanyl verwenden (EMCDDA 2015a).

Das in Europa illegal verkaufte Heroin stammt überwiegend aus Afghanistan, die dortige Opiumproduktion ist laut den Vereinten Nationen in den letzten Jahren angestiegen, was möglicherweise wieder einen Konsumanstieg in Europa bewirken könnte. Zudem gibt es Hinweise auf einen steigenden Reinheitsgrad und dadurch bedingt möglicherweise verstärkte gefährliche Überdosierungen (EMCDDA 2015a).

4.2 Konsummuster

Opioide können oral, nasal, inhalativ, intravenös oder transdermal (also über die Haut, z. B. als Fentanylschmerzpflaster) aufgenommen werden. Opium wird traditionell geraucht oder gegessen. Die geläufigste Konsumform des Heroins in Deutschland seit seiner Verbreitung in den 1970er-Jahren ist die intravenöse. Unter anderem im Rahmen von Preissenkungen findet seit einigen Jahren der inhalative Konsum zunehmende Verbreitung (zur Wirkweise s. auch Abschn. 6.2). Eine Maßnahme zur Reduktion der mit dem intravenösen Gebrauch verbundenen Risiken (v. a. Infektionserkrankungen und Überdosierungen) ist die Förderung inhalativer Konsumformen, etwa durch die Bereitstellung von Rauchfolien in Suchthilfeeinrichtungen (Stöver und Schäffer 2014; Pfeiffer-Geschel et al. 2014; Schoofs et al. 2016).

4.3 Kulturelle Kontexte

Konsumenten von Opioiden unterscheiden sich häufig von Konsumenten anderer Substanzen, da die Gefahren bezüglich schwerer Intoxikationen und der Abhängigkeit den Konsumenten oft bekannt sind und sie trotzdem in Kauf genommen werden (The College of Physicians and Surgeons of Ontario 2005). Es gab zwar in der Punkrock-, Jazz- und Hippieszene der zweiten Hälfte des 20. Jahrhunderts einen vorwiegend hedonistisch motivierten Opioidkonsum, trotzdem bleibt dieser oft die Ausnahme (Kupfer 2002).

Opioide werden häufiger aufgrund schwerer seelischer Krisen oder Erkrankungen konsumiert – im Sinne einer Selbsttherapie, beispielsweise bei schweren Persönlichkeitsstörungen, posttraumatischen Belastungsstörungen (z. B. Vietnamveteranen) oder chronischen Schmerzsyndromen (Grant 2016; Voon 2014; Bremner 1996). In einigen Ländern wie Afghanistan werden Opioide auch eingesetzt, um die hungerstillende Wirkung zum Beispiel bei Kindern zu erreichen, sofern Nahrungsmittel nicht verfügbar sind (Maguet 2010).

Im Kontakt mit opioidabhängigen Personen ist es daher besonders wichtig, die individuellen Hintergründe und Ursachen des Konsums in Erfahrung zu bringen (Havemann-Reinecke et al. 2004).

5 Pharmakologie: Opioide und Opioidrezeptoren

Opioidrezeptoren finden sich im zentralen und peripheren Nervensystem. Es werden drei Klassen unterschieden, die µ-, κ- und δ-Opioidrezeptoren. Die analgetische, euphorisierende und die atemdepressive Wirkung wird vor allem über die µ-Rezeptoren vermittelt (Kienast et al. 2011). Agonismus an κ-Rezeptoren vermittelt Pupillenverengung und Sedierung und wird mit Angstauslösung und Anhedonie in Verbindung gebracht. δ-Rezeptoren sind vermutlich an der analgetischen Wirkung der Opioide beteiligt (Kienast et al. 2011).

Endorphine binden vor allem an µ- und δ-Rezeptoren, Enkephaline an δ-Rezeptoren und Dynorphine an κ-Rezeptoren. Alle genannten Rezeptoren sind G-Protein-gekoppelt und beeinflussen intrazelluläre Prozesse der Signaltransduktion (Benkert und Kiefer 2014; Scherbaum et al. 2008).

Neben der Wirkung an Opioidrezeptoren können Opioide über weitere Mechanismen wirken, z. B. an NMDA-Rezeptoren und über eine Wiederaufnahmehemmung von Serotonin und Noradrenalin (Codd et al. 1995; Laurel Gorman et al. 1997; vgl. in diesem Band N. Hohmann: Pharmakologische Grundlagen).

6 Psychotrope und sonstige Wirkung – Medizinische und nicht medizinische Verwendung

6.1 Medizinische Verwendung

Opioide finden in der klinischen Medizin vor allem als potente Schmerzmittel Verwendung. Dabei gilt Morphin als Referenzsubstanz für die analgetische Potenz: Codein beispielsweise wirkt etwa 10-fach schwächer, Diacetylmorphin 3-fach und Levomethadon 4-fach stärker (Kienast et al. 2011). Eine sachgerechte medizinische, nicht auf schnelles „Anfluten" ausgelegte, Anwendung führt meist nicht zur Abhängigkeit. Dennoch gibt es Hinweise, dass das Suchtpotential von Gesundheitspersonal überschätzt wird und daher Opioide teils nicht adäquat in der Schmerzbehandlung eingesetzt werden, wofür der Begriff „Opiophobie" geprägt wurde (Aicher et al. 2001). Die Indikationsstellung einer Schmerztherapie mit Opioiden richtet sich klassischerweise nach dem WHO-Stufenschema, welches sich auf Tumorschmerzen bezieht. Besonders bei anderen Formen chronischer Schmerzen sollte der Einsatz von Opioiden sorgsam geprüft werden, beispielsweise wird von einem Einsatz bei chronischen primären Kopfschmerzen abgeraten (AWMF 2015).

Neben ihrer Verwendung als Schmerzmittel werden Opioide als hustenstillende Mittel (vor allem Dihydrocodein) und zur Behandlung von Durchfall (Loperamid) eingesetzt, zudem in der Substitutionsbehandlung der Opioidabhängigkeit (z. B. Methadon). Naloxon als µ-Rezeptor-Antagonist wird in der Behandlung der Opioidintoxikation eingesetzt (Kienast et al. 2011). Neuerdings sind zudem die Opioidrezeptorantagonisten Naltrexon und Nalmefen in der Behandlung der Alkoholabhängigkeit zugelassen; sie können rückfallprophylaktisch und trinkmengenreduzierend wirken. Naltrexon findet auch in der Opioidentwöhnungsbehandlung Anwendung (Benkert und Kiefer 2014).

Zudem gibt es Forschung und teils auch Verwendung von Opioiden in der Behandlung anderer psychiatrischer Erkrankungen. Beispielsweise vermutete der Neurowissenschaftler Jaak Panksepp in einem 1979 veröffentlichten Artikel, dass Autismusspektrumerkrankungen mit einem striatalen Endorphinungleichgewicht verbunden sein könnten und schlug den Antagonisten Naltrexon zur Behandlung vor (Panksepp 1979). Neuere Studien weisen darauf hin, dass Naltrexon zwar Hyperaktivität und Unruhe bei Kindern mit Autismus reduzieren kann, jedoch keinen wesentlichen Einfluss auf die Autismuskernsymptome hat (Roy et al. 2015).

Codein und Morphin als Schmerzmittel, aber auch Naloxon als Antidot, Methadon und Buprenorphin als Substitutionsmittel und Loperamid als durchfallhemmendes Medikament sind die Opioide, welche sich auf der Liste der unentbehrlichen Arzneimittel der Weltgesundheitsorganisation finden (WHO 2015).

6.2 Nicht medizinische Verwendung

Hier steht im Gegensatz zum medizinischen Gebrauch vor allem die auch als „Kick" bezeichnete, über den µ-Rezeptor vermittelte euphorisierende Wirkung der Opioide im Vordergrund, daneben Entspannung und Sedierung. Die euphorisierende Wirkung („Nimm den besten Orgasmus, den du je hattest. Multiplizier ihn mal tausend und du bist noch nicht mal nah dran." Zitat aus dem Film *Trainspotting*) hängt entscheidend von einer schnellen „Anflutung" im Gehirn ab. Dies kann durch Rauchen oder intravenösen Konsum erreicht werden, zudem eignet sich Heroin im Vergleich zu anderen Opioiden besonders gut, da es durch seine Lipophilie leicht die Blut-Hirn-Schranke passiert (Aicher et al. 2001; Scherbaum et al. 2008). Die Euphorie dauert meist maximal eine halbe Stunde an.

Im Gegensatz zu einer medizinischen, langsamen Anwendung mit dem Ziel der Schmerzbehandlung kann eine euphorieauslösende Konsumform schnell zur Abhängigkeit führen (Kienast et al. 2011). Neben der euphorisierenden Wirkung wird auch im nicht medizinischen Konsum die analgetische und tranquilisierende Wirkung der Opioide gewünscht (Kupfer 2002).

Was die nicht medizinische Verwendung anbetrifft, befasst sich die Forschung hauptsächlich mit dem problematischen, vor allem abhängigen Gebrauch. Zum unproblematischen rekreationalen Gebrauch liegen deutlich weniger Erkenntnisse vor (De Ridder 2000). Der nicht medizinische Opioidkonsum führt nicht unweigerlich zur schweren Abhängigkeit, wie die Fokussierung auf die Untersuchung chronisch opioidabhängiger Menschen suggerieren kann. Bei Genese und Aufrechterhaltung der Opioidsucht sind, wie auch bei anderen Abhängigkeitserkrankungen, psychosoziale Umstände und die Verfügbarkeit der Substanz entscheidende Faktoren (De Ridder 2000). Dies geht etwa aus einer 1975 von Robins et al. durchgeführten Untersuchung einer repräsentativen Stichprobe von US-Soldaten hervor: Von diesen hatten 43 % in Vietnam Opioide konsumiert, etwa die Hälfte davon erfüllte die Kriterien für abhängigen Konsum. In den 12 Monaten nach Rückkehr in die USA hatten nur noch 10 % Opioide konsumiert. Als stärksten Prädiktor für einen fortgesetzten Konsum identifizierten die Autoren zudem den intravenösen Gebrauch in Vietnam (Robins et al. 1975).

7 Gesundheitliche Risiken – Überdosierung und Abhängigkeit

7.1 Opioidüberdosierung

Heroin ist die in Europa am häufigsten bei einer tödlichen Drogenüberdosierung festgestellte Substanz (EMCDDA 2015a). Häufigste Todesursache ist die Atemdepression durch Überdosierung, andere Ursachen können beigemischte toxische Substanzen oder Mischintoxikationen sein (Kienast et al. 2011).

Symptome einer Opioidüberdosierung sind Pupillenverengung, Verlangsamung der Atmung, Tonusverlust der Muskulatur und kalte, durch Sauerstoffmangel bläulich verfärbte Haut (Scherbaum et al. 2008). Eine schwere Überdosierung (z. B. bei geringerer Opioidtoleranz nach längerer Abstinenz im geschützten Rahmen) kann besonders aufgrund der atemdepressiven Wirkung (diese wird vermittelt über μ-Rezeptoren und tritt vor allem bei schnellem Anfluten auf) lebensbedrohlich sein. Zur Behandlung der Opioidüberdosierung siehe Abschn. 8.1.

7.2 Opioidabhängigkeit, deren Folgen und Begleitumstände

Angaben zur Epidemiologie der Opioidabhängigkeit finden sich in Abschn. 4. Die chronische Opioideinnahme kann sehr schnell zur Opioidabhängigkeit führen. Daran beteiligt ist eine Toleranzentwicklung, die im Entzug zu psychischen und körperlichen Entzugserscheinungen führen kann, z. B. kommt es in bestimmten Gehirnbereichen zur Opioidrezeptorverminderung und zur Verminderung der Endorphinproduktion sowie zu einer verminderten Empfindlichkeit des dopaminergen Belohnungssystems (Heinz und Kienast 2008).

Die Opioidabhängigkeit ist eine meist chronisch verlaufende Erkrankung, die eine hohe Rate an Komorbiditäten aufweist, weitreichende psychosoziale und somatische Folgen hat und mit einer erhöhten Mortalität einhergeht (Ward et al. 1999). Häufig bestehen komorbide psychische Störungen, deren Prävalenz mit fast 50 % beschrieben wurde und die mit der Schwere der Abhängigkeitserkrankung assoziiert sind, insbesondere weitere substanzbezogene Störungen, affektive Störungen und Persönlichkeitsstörungen (Brooner et al. 1997).

Körperliche Folgen entstehen, im Gegensatz zu Alkohol oder Tabak, weniger durch eine direkt toxische Substanzwirkung als vor allem durch den unprofessionellen intravenösen Konsum (Infektionserkrankungen wie Hepatitis und HIV, Abszesse, Herz- und Gefäßschäden) und schlechte Lebensbedingungen sowie die Folgen von begleitendem Tabak- und Alkoholkonsum (Kienast et al. 2011; Schoofs et al. 2016). Da das Durchschnittsalter der Opioidkonsumenten ansteigt, werden chronische körperliche Begleiterkrankungen für die Behandlungseinrichtungen zunehmend bedeutsam (EMCDDA 2015a). Insgesamt zeigt sich der injizierende Konsum in Europa rückläufig. Bei Konsumenten, die sich in Behandlung begaben, wird er am häufigsten von Opioidkonsumenten und Amphetaminkonsumenten praktiziert (2006 gaben europaweit 43 % der Erstpatienten mit Heroin als Primärdroge injizierenden Konsum an, 2014 waren es 33 %) (EMCDDA 2015a).

Die HIV-Infektionsraten im Zusammenhang mit injizierendem Konsum sind in Europa insgesamt wieder rückläufig, nachdem es 2010–2012 durch vermehrte Fälle vor allem in Griechenland zu einem Anstieg gekommen war, was mit Einsparungen im Gesundheitsbereich verbunden sein könnte. Dies betont die Wichtigkeit der Maßnahmen zur Prävention und Behandlung von HIV-Infektionen, wie unter anderem die Kombination von Substitutionstherapie und Nadel- und Spritzentauschprogrammen (EMCDDA 2015a).

Die Prävalenz von Hepatitis-C-Infektionen bei injizierenden Konsumenten lag 2012–2013 zwischen 14 % und 84 %. Insbesondere in Kombination mit übermäßigem Alkoholkonsum stellt diese Erkrankung einen erheblichen Risikofaktor für Leberzirrhose und Leberkrebs dar und ist damit häufig für Todesfälle bei dieser Konsumentengruppe verantwortlich. Es stehen neue, im Vergleich zur klassischen Interferontherapie nebenwirkungsarme, antivirale Therapiemöglichkeiten zur Verfügung. Der Zugang zu diesen Therapien ist jedoch in vielen Ländern begrenzt, was mit den hohen Kosten der neuen Medikamenten zusammenhängen könnte (EMCDDA 2015a). Zudem ist zu beachten, dass auch nach einer erfolgreichen antiretroviralen Therapie bei fortgesetztem intravenösen Konsum Reinfektionen möglich sind.

Psychosoziale Folgen des abhängigen Opioidkonsums können neben Antriebsminderung und dysphorischer Verstimmung die Vernachlässigung anderer Verpflichtungen, körperliche Verwahrlosung und Beschaffungskriminalität sein (Kienast et al. 2011).

Aufgrund der schwerwiegenden Folgen einer chronischen Opioidabhängigkeit sind die unmittelbaren Ziele einer Therapie, dass die Patienten überhaupt eine solche in Anspruch nehmen sowie die Verbesserung des Gesundheitszustandes und die Verhinderung von Folgeschäden durch anhaltenden, gefährlichen Konsum oder Beschaffungskriminalität (Benkert und Kiefer 2014).

8 Notfallmedizin und Therapie von Missbrauch und Abhängigkeit

8.1 Behandlung der Opioidüberdosierung

Bei eher oberflächlicher Sedierung kann versucht werden, Atemkommandos zu geben, da die autonome Atemsteuerung vor der kortikalen ausfällt (Aicher et al. 2001). Gegebenenfalls ist eine kardiopulmonale Reanimation nötig. Medizinisch besteht die Behandlung neben symptomatischen Maßnahmen wie Sauerstoffgabe vor allem in der Gabe von Naloxon. Dabei handelt es sich um einen Opioidrezeptorantagonisten, der innerhalb kürzester Zeit die Wirkung der Opioide aufhebt. Zu beachten ist jedoch, dass dieses Antidot eine geringere Halbwertszeit als viele Opioide hat und daher eine längere Überwachung auch auf Entlassung drängender Patienten erfordert und gegebenenfalls Nachinjektionen nötig sein können (Benkert und Kiefer 2014).

8.2 Opioidentzugssyndrom und dessen Akutbehandlung

Das Opioidentzugssyndrom besteht aus einem Spektrum an Symptomen, die teils der Opioidwirkung entgegengesetzt sind. Dazu gehören unter anderem Pupillenerweiterung, Diarrhö, Muskelschmerzen, Thermoregulationsstörungen, Tremor, Herzrasen, das starke Verlangen (Craving) nach einem Opioid sowie Schlafstörungen und dysphorische Stimmung. Bei Heroin tritt ein Opioidentzugssyndrom etwa nach 6–8 Stunden auf, es erreicht nach etwa zwei Tagen sein Maximum und dauert ca. eine Woche an, bei Methadon beginnt es später, nach ca. 24–36 Stunden und kann länger anhalten. Trotz starker subjektiver Beschwerden („Verdursten ist ein paradiesischer, glückseliger Tod, verglichen mit der Gier nach Morphium. So hascht wohl ein lebendig Begrabener nach den letzten Luftbläschen in seinem Grab." (Bulgakow 1993)) kommt es meist jedoch nicht zu lebensbedrohlichen Symptomen (im Gegensatz z. B. zum Alkoholentzug, der mit epileptischen Anfällen oder einem Delir einhergehen kann).

Bei der Entgiftungsbehandlung gibt es drei Behandlungsstrategien: 1.) Den Einsatz langwirksamer Opioide wie Methadon oder Buprenorphin („warmer Entzug"), 2.) die klinisch kaum angewandte medikamentenfreie und nicht opioidgestützte Behandlung („kalter Entzug") und 3.) als Zwischenweg die medikamentengestützte symptomatische Behandlung zum Beispiel von Symptomen noradrenerger Hyperaktivität wie Herzrasen und Bluthochdruck (z. B. mit Clonidin), Schlafstörungen (z. B. mit Sedativa), Schmerzen (z. B. mit nicht steroidalen Analgetika) und Übelkeit (z. B. mit Metoclopramid). Die opioidgestützte Entgiftungsbehandlung und medikamentengestützte Behandlung weisen deutlich geringere Raten an vorzeitigen Therapieabbrüchen gegenüber medikamentenfreien Behandlungen auf und sollten daher vorgezogen werden (Benkert und Kiefer 2014).

8.3 Behandlungsansätze der Post-Akutbehandlung

In Europa werden nach Schätzungen des EMCDDA durchschnittlich mindestens 50 % der opioidabhängigen Menschen von einer Therapie erfasst, meist handelt es sich um eine substitutionsgestützte Therapie (EMCDDA 2015a).

Mögliche Behandlungsansätze der chronischen Opioidabhängigkeit mit den Zielen der Schadensminimierung und der Suchtmittelfreiheit sind die substitutionsgestützte bzw. die abstinenzorientierte Therapie, wobei beide Verfahren psychosoziale Behandlung sowie die Behandlung von Begleiterkrankungen einschließen sollten.

Bezüglich der leitliniengerechten Therapie der Opioidabhängigkeit existieren bisher in Deutschland die *Richtlinien der Bundesärztekammer zur Durchführung der substitutionsgestützten Behandlung Opiatabhängiger* sowie eine *AWMF-Leitlinie* der Stufe 2 von 2004 (Bundesärztekammer 2010; Havemann-Reinecke et al. 2004). Die abstinenzorientierte Behandlung ist vermutlich nur bei einem kleinen Teil der Patienten als realistisch anzusehen. In der AWMF-Leitlinie wurden Kriterien für Patienten formuliert, die von einer primär abstinenzorientierten Behandlung profitieren könnten. Als Kriterien für die Wahl einer primär abstinenzorientierten Therapie wurden eine hohe Motivation für eine solche Abstinenztherapie, eine kürzer als 2 Jahre dauernde Opioidabhängigkeit und ein Alter unter 18 Jahren identifiziert (Havemann-Reinecke et al. 2004).

Bei sehr abstinenzorientierten Patienten kann eine ambulante, mit dem Opioidantagonisten Naltrexon unterstützte Behandlung eine wirksame Alternative zur substitutionsgestützten Therapie sein. Zu beachten ist jedoch, dass nach Absetzen von Naltrexon schon geringe Opioidmengen zu einer lebensbedrohlichen Überdosierung führen können.

Vor Beginn einer substitutionsgestützten Behandlung sollte somit die Indikation zu einer primär abstinenzorientierten Behandlung geprüft werden (Benkert und Kiefer 2014).

8.3.1 Die substitutionsgestützte Therapie der Opioidabhängigkeit

Die substitutionsgestützte Therapie beinhaltet eine Überführung des abhängigen Konsums von Heroin oder anderen Opioiden in eine klinisch kontrollierte Abhängigkeit medizinisch verordneter Opioide (Scherbaum 2007). Sie ist die am weitesten verbreitete Therapie der chronischen Opioidabhängigkeit, deren Vorteile gegenüber einer nicht substitutionsgestützten Therapie vielfach berichtet wurden. Eine Metaanalyse der *Cochrane Collaboration* aus dem Jahre 2009 von elf randomisierten kontrollierten klinischen Studien ergab, dass eine Substitutionstherapie mit Methadon im Vergleich zu einer Behandlung ohne Substitution die Patienten besser im Behandlungsprogramm halten und ihren Heroinkonsum senken kann. Auch wurde dort ein größerer Rückgang von Kriminalität und Mortalität bei den Patienten im Methadonprogramm gefunden, jedoch ohne statistische Signifikanz (Mattick Richard et al. 2009). Es gibt zudem etliche Hinweise aus Beobachtungsstudien, dass eine Substitutionstherapie auch Mortalität und Kriminalität effizient senken kann (Clausen et al. 2008; Lind et al. 2005). Auch wurde eine insgesamt hohe Patientenzufriedenheit mit der Substitutionstherapie gezeigt (Gutwinski et al. 2014).

In Deutschland wurde die Substitutionstherapie erstmals 1988 in Nordrhein-Westfalen eingeführt (Verthein et al. 1998). 2014 nahmen laut dem vom Bundesinstitut für Arzneimittel und Medizinprodukte geführten Substitutionsregister in Deutschland 77.500 Patienten am Substitutionsprogramm teil (BfArM 2015).

Die Ziele der Substitutionsbehandlung lassen sich gliedern in die basalen Ziele der Sicherung des Überlebens, der Reduktion des Heroinkonsums, der Stabilisierung der körperlichen Gesundheit und der Reduktion der kriminellen Aktivität, die mittelgradigen Ziele der Reduktion sonstigen Substanzkonsums, der psychischen Stabilisierung und der Reintegration sowie das hochgradige Ziel der anhaltenden Opioidabstinenz (Scherbaum 2007). Nach den *Richtlinien der Bundesärztekammer zur Durchführung der substitutionsgestützten Behandlung Opiatabhängiger* beinhaltet diese neben der reinen Substitutionsbehandlung auch die Behandlung von Begleit- und Folgeerkrankungen bzw. schafft durch die medizinische Anbindung der Patienten überhaupt erst die Voraussetzungen dafür (Bundesärztekammer 2010).

Neben den genannten Vorzügen der substitutionsgestützten Therapie ist zu beachten, dass bei den Patienten im Substitutionsprogramm weiterhin eine Opioidabhängigkeit besteht. Eine Befragung von 986 substituierten Berliner Patienten ergab deren häufigen Wunsch, auf lange Sicht die Substitution zu beenden, wobei eine Entgiftung von Methadon als schwieriger als die von Heroin eingeschätzt wurde. Die durchschnittliche Substitutionsdauer der befragten Patienten betrug in dieser Studie 7,3 Jahre. Aufgrund der sehr guten Wirksamkeit auf Mortalität und Morbidität und wegen fehlender Alternativen bleibt die opioidgestützte Substitutionstherapie vermutlich aber für viele Patienten derzeit eine dauerhafte Behandlung (Gutwinski et al. 2014).

8.3.2 Substitutionsmittel

Aus den *Richtlinien der Bundesärztekammer zur Durchführung der substitutionsgestützten Behandlung Opiatabhängiger* geht hervor, dass das geeignete Substitutionsmittel anhand des Wirkungs- und Nebenwirkungsprofils aus den zur Verfügung stehenden ausgewählt werden soll (Bundesärztekammer 2010). 2014 erhielten laut Substitutionsregister in Deutschland die meisten Patienten Methadon (46,1 %), gefolgt von Levomethadon (30,3 %), Buprenorphin (22,6 %) sowie Diamorphin, Dihydrocodein und Codein (BfArM 2015). Im Folgenden wird ein Überblick über die in Deutschland zur Verfügung stehenden Substitutionsmittel gegeben.

Methadon Das razemische (Dextro-, Levo-) D, L-Methadon, meist als Methadon bezeichnet, ist das in Deutschland am häufigsten verwendete Substitutionsmittel (BfArM 2015). Zunächst wurde 1988 ausschließlich das L-Enantiomer Levomethadon (s. u.) für diesen Zweck zugelassen, Methadon erst 1994. Die Behandlungskosten mit dem Razemat sind geringer als die mit dem reinen L-Enantiomer, was zu dessen häufigerer Verwendung beitrug (Verthein et al. 1998). Für die vor allem über den µ-Rezeptor vermittelte Wirkung von Methadon ist aufgrund der Stereoselektivität des Rezeptors der L-Anteil des Razemats verantwortlich (Scherbaum 2007).

Häufige und oft chronische Nebenwirkungen einer Substitutionstherapie mit Methadon (die in anderer Ausprägung auch bei Heroinkonsum oder anderen Opioiden auftreten können) sind Verstopfung und Schwitzen, es existieren jedoch zahlreiche weitere wie z. B. sexuelle Funktionsstörungen (Benkert und Kiefer 2014; Gutwinski et al. 2016). Eine gefürchtete mögliche Nebenwirkung ist die QT-Zeit-Verlängerung, welche zu lebensbedrohlichen Herzrhythmusstörungen führen kann (Benkert und Kiefer 2014).

Eine ausreichende Dosierung ist für eine wirksame Substitutionstherapie essentiell (Eap et al. 2002). Es wird eine Tagesdosis von 80–120 mg Methadonäquivalent empfohlen (Havemann-Reinecke et al. 2004).

Levomethadon Für die Umstellung vom Razemat auf Levomethadon wird das Verhältnis 2:1 empfohlen (z. B. 100 mg Methadon auf 50 mg Levomethadon) (Scherbaum 2007). Die Datenlage zu Vorteilen von Levomethadon vor Methadon ist uneindeutig. Die *Schweizer Gesellschaft für Suchtmedizin* empfahl für den Fall, dass Levomethadon in der Schweiz zur Substitutionsbehandlung zugelassen werden sollte, dessen Einsatz bei Vorliegen eines erhöhten Risikos für durch QT-Verlängerung verursachte Herzrhythmusstörungen, bei Hochdosierung von Methadon durch die geringere Substanzbelastung sowie bei starken Nebenwirkungen unter Behandlung mit dem Razemat (SSAM 2012).

Buprenorphin Buprenorphin ist ein partieller Agonist an μ-Rezeptoren und besitzt zudem antagonistische Wirkung an κ-Rezeptoren. Dies führt unter anderem zu einer größeren therapeutischen Breite und zu geringeren Entzugserscheinungen beim Absetzten im Vergleich zu anderen Substitutionsmitteln. Zudem hat Buprenorphin eine lange Halbwertszeit und kann alle 2–3 Tage eingenommen werden. Die Einnahme erfolgt sublingual. Bei parenteralem Missbrauch kann ein Kombinationspräparat mit Naloxon verordnet werden, welches den euphorisierenden Effekt bei schnellem Anfluten von Buprenorphin hemmt und sublingual kaum aufgenommen wird (Benkert und Kiefer 2014). Buprenorphin ist zudem zugelassen zur Behandlung chronischer Schmerzen.

Codein/Dihydrocodein Wird unter anderem aufgrund der kurzen Halbwertszeit kaum zur Substitutionstherapie verwendet, da es mehrmals täglich eingenommen werden muss (Havemann-Reinecke et al. 2004).

Diamorphin (Diacetylmorphin, „Heroin", aktueller Handelsname) Seit 2009 in Deutschland zur Substitution bei schwer und chronisch erkrankten opioidabhängigen Menschen zugelassen. Es gelten für die Verordnung von Diamorphin besondere Vorgaben (Bundesärztekammer 2010; Kienast et al. 2011).

Retardiertes Morphin Seit Anfang 2015 ist retardiertes Morphin erstmals in Deutschland zur Substitutionstherapie zugelassen (DGS 2015). Es gibt Hinweise auf Vorteile gegenüber Methadon hinsichtlich des Nebenwirkungsprofils (Hämmig et al. 2014).

9 Ausblick

Die Zahl der Konsumenten von Opioiden, vor allem den klassischen Opiaten Heroin und Opium, scheint international in den letzten Jahren relativ konstant zu bleiben, abgesehen von phasenweise auftretenden regionalen Häufungen, zum Beispiel derzeit in den USA (Kupfer 2002; UNODC 2016). Anders verhält es sich beim Konsum von verschriebenen Opioiden, welche in den letzten Jahren langsam aber kontinuierlich zunehmende Verbreitung finden (UNODC 2016).

Substitutionsgestützte Behandlungsansätze haben sich in vielen wichtigen Bereichen wie Konsumreduktion, Behandlungsadhärenz aber auch Mortalität und Kriminalität als vorteilhaft gegenüber nicht substitutionsgestützten Behandlungsformen erwiesen. Hierbei gibt es interessante neue Ansätze, zum Beispiel durch Substanzen in Depotform (langwirksame Opioide) und neue intravenöse Substanzen wie Hydromorphon (Oviedo-Joekes et al. 2016). Jedoch bedeutet die Substitutionstherapie eine Fortführung der Abhängigkeit und ist für viele Patienten häufig eine lebenslange Therapie. Ältere Klienten stellen eine wachsende Gruppe dar, auf deren spezifische Bedürfnisse sich Therapieeinrichtungen zunehmend einstellen müssen (EMCDDA 2015a). Strukturierte Programme zur Beendigung der Substitutionsbehandlung nach erfolgter Stabilisierung der Lebensverhältnisse sind trotz deren möglicher Nebenwirkungen wenig verbreitet, hier existiert weiterer Forschungsbedarf bezüglich der Abwägung zwischen abhängigkeits- und nebenwirkungsfreiem Leben und der Rückfallgefahr (Gutwinski et al. 2014).

Da die Substitutionsbehandlung mit Opioiden günstig ist und eine hohen Wirkungsgrad besitzt, ist davon auszugehen, dass sich diese auch international trotz ihrer schon großen Verbreitung noch weiter durchsetzen wird. Zu hoffen bleibt, dass die verbleibenden Vorbehalte und damit verbundene juristischen Erschwernisse, aktuell z. B. was die Substitutionstherapie mit Diacetylmorphin oder die Substitutsmitgabe anbetrifft, auch in Deutschland zukünftig weiter abnehmen werden.

Literatur

Aicher, B., Beubler, E., Fox, J. M., Schäfer, M., Stein, C., Waldvogel, H. H., & Zieglgänsberger, W. (2001). Allgemeine Pharmakologie zentraler Schmerzmittel. In H. H. Waldvogel (Hrsg.), *Analgetika Antinoziteptiva Adjuvanzien – Handbuch für die Schmerzpraxis* (S. 171–230). Berlin/Heidelberg/NewYork/Barcelona/Hongkong/London/Mailand/Paris/Singapur/Tokio: Springer.

Allgaier, C., Beubler, E., Diemer, W., Sittl, R., & Waldvogel, H. H. (2001). Spezielle Pharmakologie: Wirkstoffprofile zentraler Analgetika. In H. H. Waldvogel (Hrsg.), *Analgetika Antinoziteptiva Adjuvanzien – Handbuch für die Schmerzpraxis* (S. 233–371). Berlin/Heidelberg/New York/Barcelona/Hongkong/London/Mailand/Paris/Singapur/Tokio: Springer.

AWMF. (2015). *Arbeitsgemeinschaft der Wissenschaftlichen Medizinischen Fachgesellschaften. Empfehlungen der S3-Leitlinie „Langzeitanwendung von Opioiden bei nicht tumorbedingten Schmerzen – ‚LONTS'"*. http://www.awmf.org/leitlinien/detail/ll/145-003.html. Zugegriffen am 21.12.2015.

Benkert, O., & Kiefer, F. (2014). Medikamente zur Behandlung von Abhängigkeit und Entzugssyndromen. In O. Benkert & H. Hippius (Hrsg.), *Kompendium der Psychiatrischen Pharmakotherapie* (S. 633–710). Heidelberg: Springer.

BfArM. (2015). *Bundesinstitut für Arzneimittel und Medizinprodukte. Bericht zum Substitutionsregister (Januar 2015)*. http://www.bfarm.de/DE/Bundesopiumstelle/SubstitReg/Subst_Bericht/_node.html. Zugegriffen am 14.12.2015.

Bremner, J., Southwick, S., Darnell, A., & Charney, D. (1996). Chronic PTSD in Vietnam combat veterans: course of illness and substance abuse. *American Journal of Psychiatry 153*, 369–75.

Brooner, R. K., King, V. L., Kidorf, M., Schmidt, C. W., Jr., & Bigelow, G. E. (1997). Psychiatric and substance use comorbidity among treatment-seeking opioid abusers. *Archives of General Psychiatry, 54*(1), 71–80.

Brownstein, M. J. (1993). A brief history of opiates, opioid peptides, and opioid receptors. *Proceedings of the National Academy of Sciences of the United States of America, 90*, 5391–5393.

Bulgakow, M. (1993). *Arztgeschichten*. München: Sammlung Luchterhand.

Bundesärztekammer. (2010). *Richtlinien der Bundesärztekammer zur Durchführung der substitutionsgestützten Behandlung Opiatabhängiger* (Stand: 19.02.2010). http://www.bundesaerztekammer.de/downloads/RL-Substitution_19-Februar-2010.pdf. Zugegriffen am 29.05.2014.

Clausen, T., Anchersen, K., & Waal, H. (2008). Mortality prior to, during and after opioid maintenance treatment (OMT): A national prospective cross-registry study. *Drug and Alcohol Dependence, 94*(1–3), 151–157.

Codd, E. E., Shank, R. P., Schupsky, J. J., & Raffa, R. B. (1995). Serotonin and norepinephrine uptake inhibiting activity of centrally acting analgesics: Structural determinants and role in antinociception. *Journal of Pharmacology and Experimental Therapeutics, 274*(3), 1263–1270.

College of Physicians and Surgeons of Ontario. (2005). *Methadone maintenance guideline*. Ontario: College of Physicians and Surgeons of Ontario

Daumier, H. (1858). *Passant la revue des fumeurs d'opium*, 1858. Lithograph. Sheet: 11 × 11 1/4 in. (27,94 × 28,58 cm). Los Angeles County Museum of Art, Gift of George Longstreet (M.72.129.2). http://collections.lacma.org/node/238636. Zugegriffen am 26.01.2016.

De Ridder, M. (2000). *Heroin – Vom Arzneimittel zur Droge*. Frankfurt a. M.: Campus.

Derks, H. (2012). *History of the opium problem. The assault on the east, ca. 1600–1950*. Leiden/Boston: Brill.

DGS. (2015). *Deutsche Gesellschaft für Suchtmedizin e.V. dgs-info extra zur Einführung von oralem retardierten Morphin (Substitol®) in der Substitutionsbehandlung*. http://www.dgsuchtmedizin.de/newsletter/fruehere-ausgaben/dgs-info-extra-zur-einfuehrung-von-oralem-retardierten-morphin-substitolr-in-der-substitutionsbehandlung. Zugegriffen am 14.10.2015.

DIMDI. (2015). *Deutsches Institut für Medizinische Dokumentation und Information. PharmNet. Bund-Arzneimittel-Informationssystem (Datenbank inklusive Fachinformationen)*. https://portal.dimdi.de. Zugegriffen am 30.12.2015.

Eap, C. B., Buclin, T., & Baumann, P. (2002). Interindividual variability of the clinical pharmacokinetics of methadone: Implications for the treatment of opioid dependence. *Clinical Pharmacokinetics, 41*(14), 1153–1193.

EMCDDA. (2015a). *European Monitoring Centre for Drugs and Drug Addiction. European drug report 2015*. Amt für Veröffentlichungen der Europäischen Union.

EMCDDA. (2015b). *European Monitoring Centre for Drugs and Drug Addiction. Kratom (Mitragyna speciosa) drug profile*. http://www.emcdda.europa.eu/

publications/drug-profiles/kratom. Zugegriffen am 21.12.2015.

Farbenfabriken vorm. Friedr. Bayer & Co., Elberfeld, & Abteilung für pharmazeutische Produkte. (1899). Auszug aus einer Werbeanzeige. *Deutsche Ärztezeitung, 11*, 2.

Grant, B. F., Saha, T. D., Ruan, W. J., et al. (2016). Epidemiology of DSM-5 Drug Use Disorder: Results From the National Epidemiologic Survey on Alcohol and Related Conditions–III. *JAMA psychiatry, 73*, 39–47.

Gutwinski, S., Bald, L. K., Gallinat, J., Heinz, A., & Bermpohl, F. (2014). Why do patients stay in opioid maintenance treatment? *Substance Use & Misuse, 49*(6), 694–699.

Gutwinski, S., Häbel, T. H., Bermpohl, F., Riemer, T. G., & Schoofs, N. (2016). Sexuelle Funktionsstörungen bei Substitution mit Methadon und Levomethadon. *Sucht, 62*(5), 295–303.

Hämmig, R., Köhler, W., Bonorden-Kleij, K., Weber, B., Lebentrau, K., Berthel, T., Babic-Hohnjec, L., Höpner, D., Gholami, N., Verthein, U., Haasen, C., Reimer, J., & Ruckes, C. (2014). Safety and tolerability of slow-release oral morphine versus methadone in the treatment of opioid dependence. *Journal of Substance Abuse Treatment, 47*(4), 275–281.

Havemann-Reinecke, U., Küfner, H., Schneider, U., Günthner, A., Schalast, N., & Vollmer, H. C. (2004). AWMF-Leitlinien: Postakutbehandlung bei Störungen durch Opioide. *Sucht, 50*(4), 226–257.

Heinz, A., & Kienast, T. (2008). Neurobiologie psychischer Störungen – Abhängiges Verhalten. In F. Holsboer, G. Gründer & O. Benkert (Hrsg.), *Handbuch der Psychopharmakotherapie* (S. 248–259). Berlin/Heidelberg/ New York/Tokio: Springer.

Jevons, F. R. (1965). Was Plotinus influenced by opium? *Medical History, 9*(4), 374–380.

Kienast, T., Heinz, A., & Soyka, M. (2011). Drogen- und Medikamentenabhängigkeit. In H. J. Möller, G. Laux & H. P. Kapfhammer (Hrsg.), *Psychiatrie, Psychosomatik, Psychotherapie. Band 2: Spezielle Psychiatrie* (S. 163–201). Berlin/Heidelberg: Springer.

Kupfer, A. (2002). *Göttliche Gifte – Kleine Kulturgeschichte des Rausches seit dem Garten Eden*. Berlin: Aufbau Taschenbuch Verlag.

Laurel Gorman, A., Elliott, K. J., & Inturrisi, C. E. (1997). The d- and l-isomers of methadone bind to the non-competitive site on the N-methyl-d-aspartate (NMDA) receptor in rat forebrain and spinal cord. *Neuroscience Letters, 223*(1), 5–8.

Lind, B., Chen, S., Weatherburn, D., & Mattick, R. (2005). The effectiveness of methadone maintenance treatment in controlling crime: An Australian aggregate-level analysis. *British Journal of Criminology, 45*(2), 201–211.

Maguet, O., Majeed, M. (2010). Implementing harm reduction for heroin users in Afghanistan, the worldwide opium supplier. *International Journal of Drug Policy, 21*, 119–121.

Mattick Richard, P., Breen, C., Kimber, J., & Davoli, M. (2009). Methadone maintenance therapy versus no opioid replacement therapy for opioid dependence. *Cochrane Database of Systematic Reviews, (3)*, CD002209.

Oviedo-Joekes, E., Guh, D., Brissette, S., Marchand, K., MacDonald, S., Lock, K., Harrison, S., Janmohamed, A., Anis, A. H., Krausz, M., Marsh, D. C., & Schechter, M. T. (2016). Hydromorphone compared with diacetylmorphine for long-term opioid dependence: A randomized clinical trial. *JAMA Psychiatry, 73*(5), 447–455.

Panksepp, J. (1979). A neurochemical theory of autism. *Trends in Neurosciences, 2*, 174–177.

Pfeiffer-Geschel, T., Jakob, L., Stumpf, D., Budde, A., & Rummel, C. (2014). *Bericht 2014 des nationalen REITOX-Knotenpunkts an die EBDD. Neue Entwicklungen und Trends. Drogensituation 2013/2014*. http://www.dbdd.de/content/view/59/113. Zugegriffen am 16.12.2015.

Robins, L. N., Helzer, J. E., & Davis, D. H. (1975). Narcotic use in Southeast Asia and afterward: An interview study of 898 Vietnam returnees. *Archives of General Psychiatry, 32*(8), 955–961.

Roy, A., Roy, M., & Deb, S. (2015). Are opioid antagonists effective in attenuating the core symptoms of autism spectrum conditions in children: A systematic review. *Journal of Intellectual Disability Research, 59*(4), 293–306.

Scherbaum, N. (2007). Die Substitutionsbehandlung Opiatabhängiger. *Der Nervenarzt, 78*(1), 103–110.

Scherbaum, N., Davids, E., & Gastpar, M. (2008). Psychische Störungen und Verhaltensstörungen durch psychotrope Substanzen – Opiate. In F. Holsboer, G. Gründer & O. Benkert (Hrsg.), *Handbuch der Psychopharmakotherapie* (S. 804–815). Berlin/Heidelberg/New York/Tokio: Springer.

Schoofs, N., Häbel, T. H., Majic, T., Schouler-Ocak, M., Bermpohl, F., & Gutwinski, S. (2016). Risikoverhalten bei sexuellen Aktivitäten und im Umgang mit Injektionsnadeln bei opioidabhängigen Patienten in Substitutionstherapie [Risk-behavior concerning sexual activity and drug injection in opioid dependent patients in maintenance treatment]. *Suchttherapie, 17*(04), 161–167.

Sertürner, F. (1806). Darstellung der reinen Mohnsäure (Opiumsäure) nebst einer chemischen Untersuchung des Opiums. *Journal der Pharmacie, 14*, 47–93.

SSAM. (2012). *Swiss Society of Addiction Medicine. Medizinische Empfehlungen für substitutionsgestützte Behandlungen (SGB) bei Opioidabhängigkeit 2012*. http://www.ssam.ch/SSAM/de/Empfehlungen. Zugegriffen am 24.03.2015.

Stöver, H. J., & Schäffer, D. (2014). Smoke it! Promoting a change of opiate consumption pattern – From injecting to inhaling. *Harm Reduction Journal, 11*(1), 18.

UNODC. (2014). *United Nations Office on Drugs and Crime. World drug report 2014*. United Nations publication, Sales No. E.14.XI.7.

UNODC. (2016). *United Nations Office on Drugs and Crime. World drug report 2016*. United Nations publication, Sales No. E.16.XI.7.

Verthein, U., Kalke, J., & Raschke, P. (1998). Substitution treatment with methadone in Germany: Politics, programmes and results. *International Journal of Drug Policy, 9*(1), 71–78.

Voon P, Callon C, Nguyen P, et al. (2014). Self-management of pain among people who inject drugs in Vancouver. *Pain management, 4*, 27–35.

Ward, J., Hall, W., & Mattick, R. P. (1999). Role of maintenance treatment in opioid dependence. *The Lancet, 353*(9148), 221–226.

Warner, M. L., Kaufman, N. C., & Grundmann, O. (2015). The pharmacology and toxicology of kratom: From traditional herb to drug of abuse. *International Journal of Legal Medicine, 130*, 127–138.

WHO. (2015). *World Health Organization. 19th WHO model list of essential medicines (April 2015).* http://www.who.int/medicines/publications/essentialmedicines/EML2015_8-May-15.pdf. Zugegriffen am 16.12.2015.

Wikimedia Commons. (2005). *Heroin-Medikamentenflasche von Bayer.* https://de.wikipedia.org/wiki/Heroin#/media/File:Bayer_Heroin_bottle.jpg. Zugegriffen am 20.12.2015.

Wikimedia Commons. (2007). *Struktur von Heroin.* https://commons.wikimedia.org/wiki/File:Heroin_-_Heroine.svg. Zugegriffen am 29.12.2015.

Phytocannabinoide

Franjo Grotenhermen

Zusammenfassung

Phytocannabinoide finden sich vor allem in der Hanfpflanze (Cannabis sativa L.). Von den 104 bekannten Cannabinoiden ist die phenolische Form des Delta-9-Tetrahydrocannabinol, kurz THC, am besten erforscht und im Wesentlichen für die cannabistypischen psychischen und kognitiven Eigenschaften sowie für weitere pharmakologische Wirkungen von Cannabis verantwortlich. In den vergangenen Jahren ist ein zunehmendes Interesse am therapeutischen Potenzial THC-reicher Cannabisprodukte für eine Vielzahl von Indikationen, darunter vor allem chronische Schmerzen, neurologische Symptome und psychiatrische Erkrankungen entstanden. Cannabidiol (CBD), das vorherrschende Cannabinoid im Faserhanf, wirkt nicht psychotrop und weist ebenfalls einige medizinisch interessante Wirkungen auf, darunter antiepileptische, angstlösende und antipsychotische Eigenschaften.

Schlüsselwörter

Cannabis · Hanf · Cannabinoide · Phytocannabinoide · THC · Cannabidiol · Pharmakologie · Pharmakokinetik · Therapeutisches Potenzial

Inhalt

1 Einleitung 659
2 Cannabisbestandteile 660
3 Die Aufklärung der chemischen Struktur der Phytocannabinoide 660
4 Cannabinoide der Hanfpflanze 661
5 Phytocannabinoide in anderen Pflanzen 666
Literatur 666

1 Einleitung

Seit Jahrhunderten werden in vielen Kulturen Cannabisprodukte für therapeutische und kultische Zwecke genutzt (Fankhauser 2002). In Europa wurden sie in der zweiten Hälfte des 19. Jahrhunderts zur Behandlung von Schmerzen, Spasmen, Asthma, Schlafstörungen, Depressionen und Appetitlosigkeit verwendet. In der ersten Hälfte des 20. Jahrhunderts verloren diese Medikamente nahezu vollständig an Bedeutung, vor allem, weil es nicht gelungen war, die chemische Struktur der Inhaltsstoffe der Cannabispflanze (Cannabis sativa L.) zu ermitteln. In den vergangenen zwei Jahrzehnten hat das Interesse an der medizinischen Verwendung von Cannabisprodukten weltweit wieder erheblich zugenommen. Darüber hinaus stellt Cannabis seit den

F. Grotenhermen (✉)
Chemiepark Knapsack, nova-Institut GmbH, Hürth, Deutschland
E-Mail: franjo.grotenhermen@nova-institut.de

1960er-Jahren eine weit verbreitete Rauschdroge zum Freizeitkonsum dar.

Unter Phytocannabinoiden werden im Allgemeinen spezifische Inhaltsstoffe der Cannabispflanze (Cannabis sativa L.) verstanden. Cannabinoid-ähnliche Strukturen sowie Pflanzenbestandteile, die an Cannabinoid-Rezeptoren binden, kommen jedoch auch in einigen anderen Pflanzen, wie beispielsweise Echinacea und schwarzem Pfeffer vor (siehe unten).

2 Cannabisbestandteile

In unterschiedlichen Cannabissorten wurden in den vergangenen 50 Jahren etwa 600 chemische Verbindungen nachgewiesen, darunter neben den Cannabinoiden etwa 500 Substanzen anderer Stoffgruppen, wie Aminosäuren, Proteine, Zucker, Alkohole, Fettsäuren, Terpene und Flavonoide (sekundäre Pflanzenstoffe) (Tab. 1). Die große Mehrzahl dieser Verbindungen kommt auch in anderen Organismen vor.

Tab. 1 Chemische Bestandteile von Cannabis (modifiziert nach: Turner et al. 1980)

	Chemische Klasse	Bekannt
1.	Cannabinoide	über 100
2.	Stickstoffverbindungen	27
3.	Aminosäuren	18
4.	Proteine, Glykoproteine und Enzyme	11
5.	Zucker und verwandte Verbindungen	34
6.	Kohlenwasserstoffe	50
7.	Einfache Alkohole	7
8.	Einfache Aldehyde	12
9.	Einfache Ketone	13
10.	Einfache Säuren	21
11.	Fettsäuren	22
12.	Einfache Ester und Laktone	13
13.	Steroide	11
14.	Terpene	über 200
15.	Nichtcannabinoide Phenole	25
16.	Flavonoide	21
17.	Vitamine	1
18.	Pigmente	2
19.	Elemente	9
Gesamt		**etwa 600**

3 Die Aufklärung der chemischen Struktur der Phytocannabinoide

Gegen Ende des 19. Jahrhunderts gab es erhebliche Bemühungen, unter anderem der Firma Merck in Darmstadt, die Struktur der wirksamen Bestandteile der Cannabispflanze zu identifizieren (Fankhauser 2002). In einer Übersicht aus dem Jahr 1911 über die „menschlichen Genussmittel" heißt es im Kapitel „Hanf" über „den die Wirkung bestimmenden Bestandteil des Hanfes": Man weiß seit langem, daß derselbe enthalten ist in dem harzigen Sekret eigentümlicher Drüsenhaare (...). Englische Forscher, Wood, Spivey und Easterfeld, hatten dann gefunden, daß, wenn man das Harz unter besonderen Vorsichtsmaßregeln der Destillation unterwirft, das Destillat wirksam ist. Aus dem unter etwas veränderten Bedingungen gewonnen Destillat isolierte Fränkel einen Körper, den er Cannabinol nannte und der konstant bei 215 °C siedet, also wohl ein chemisch einheitlicher Körper ist. Er ist ein schwachgelber Sirup von der Zusammensetzung $C_{21}H_{30}O_2$, der den Charakter eines Phenols und eines Aldehydes haben dürfte" (Hartwich 1911).

Im Gegensatz zu vielen anderen therapeutisch genutzten pflanzlichen Stoffen, deren chemische Struktur bereits im 19. Jahrhundert ermittelt wurde (Morphium, Salizylsäure, et cetera), gelang dies bei den Inhaltsstoffen der Hanfpflanze zunächst nicht, auch wenn die chemische Zusammensetzung des Delta-9-THC (Δ^9-THC) in der Arbeit von Hartwich (1911) bereits korrekt wiedergegeben wurde. Die fehlende Standardisierung führte im 19. Jahrhundert gelegentlich zu Dosierungsproblemen oraler medizinischer Extrakte. Erst in den 1930er- und 1940er-Jahren wurde die chemische Struktur der ersten Phytocannabinoide, wie beispielsweise Cannabidiol, erfolgreich charakterisiert (Loewe 1950).

Aufgrund der Vielzahl der Cannabinoide mit sehr ähnlichen chemischen Strukturen und ihrer Lipophilie waren moderne Trennmethoden erforderlich, um ihre exakte chemische Struktur aufklären zu können. Es dauerte bis zum Jahr 1964, bevor Delta-9-THC, das im Wesentlichen für die psychischen und die meisten übrigen pharmakologischen Wirkungen der Cannabispflanze verantwortlich ist, stereochemisch definiert und synthetisiert wurde (Gaoni und Mechoulam 1964).

4 Cannabinoide der Hanfpflanze

THC bezeichnet meistens das natürlich in der Hanfpflanze vorliegende Isomer des Δ^9-THC. Δ^9-Tetrahydrocannabinol und Δ^1-Tetrahydrocannabinol (Δ^9-THC, Δ^1-THC) sind zwei Bezeichnungen nach zwei verschiedenen Nummerierungssystemen (Monoterpen- und Dibenzopyrannomenklatur) für das gleiche Molekül, das vor allem im medizinischen Kontext auch Dronabinol genannt wird (Abb. 1).

Die bekannten Cannabinoide kommen nicht alle in einer einzelnen Pflanze vor, sondern sie wurden weltweit in unterschiedlichen Pflanzen entdeckt. Die aktuelle Zahl der Cannabinoide, die vor allem durch eine Arbeitsgruppe an der Universität von Mississippi identifiziert wurden, liegt bei 104 (persönliche Mitteilung, Mahmoud ElSohly, 19. September 2015). Cannabinoide lassen sich mehrheitlich bestimmten Typen zuordnen, wie dem Delta-9-Tetrahydrocannabinol-Typ (Δ^9-THC), dem Delta-8-Tetrahydrocannabinol-Typ (Δ^8-THC), dem Cannabigerol-Typ (CBG), dem Cannabidiol-Typ (CBD), dem Cannabinol-Typ (CBN), dem Cannabinodiol-Typ, dem Cannabicyclol-Typ, dem Cannabielsoin-Typ und dem Cannabitriol-Typ. Daneben sind Mischtypen bekannt (siehe Abschn. 4.3).

4.1 Delta-9-Tetrahydrocannabinol (THC, Dronabinol) und seine pharmakologischen Wirkungen

Neun Cannabinoide zählen zum Delta-9-THC-Typ, von denen in der Pflanze vor allem zwei Delta-9-THC-Säuren vorkommen, die unter der Einwirkung von Hitze und bei langer Lagerung in das phenolische Delta-9-THC (Dronabinol) umgewandelt werden (siehe Abb. 2; Tab. 2). Dieses phenolische THC verursacht die bekannten psychischen Wirkungen von Cannabis. THC bindet an die beiden bekannten Cannabinoid-Rezeptoren CB_1 und CB_2.

Wird der CB_1-Rezeptor durch phenolisches THC aktiviert, so verursacht dies Analgesie, Muskelrelaxierung, Appetitsteigerung, Bronchodilatation, Herzfrequenzsteigerung, Blutdrucksenkung im Stehen, evtl. bis zur Ohnmacht (Synkope), Weitung von Blutgefäßen mit Rötung der Augen, Reduzierung der Pupillenreaktion auf Licht, Euphorie und andere psychische Wirkungen (Sedierung, Angstzustände), psychomotorische Beeinträchtigungen, veränderte Zeitwahrnehmung, reduzierte Aufmerksamkeit, reduzierte Produktion von Speichel und Tränenflüssigkeit, verlangsamte Magenentleerung, Wirkungen auf Geschlechtshormone sowie Kortison, Ghrelin und Leptin, Verkürzung der Schwangerschaftsdauer und Senkung des Augeninnendrucks. Die Aktivierung des CB_2-Rezeptors auf Zellen des Immunsystems durch THC hemmt entzündliche Prozesse und allergische Reaktionen durch eine Reduzierung entzündungsfördernder Zytokine (IFN-Gamma, Interleukin 2, TNF-Alpha) und andere Mechanismen.

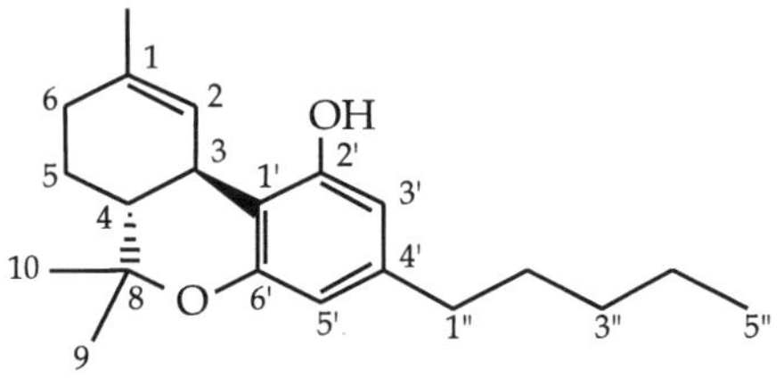

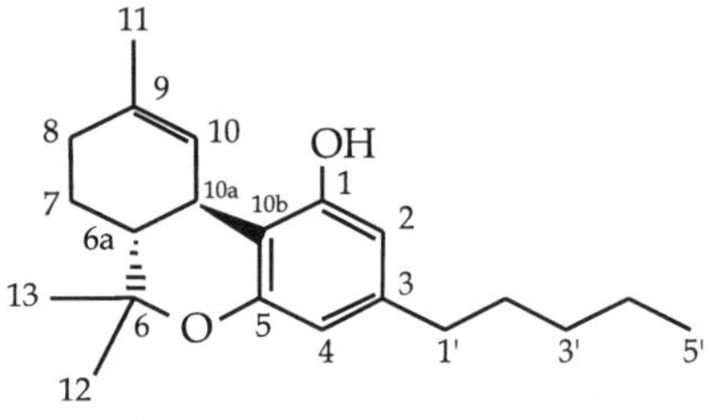

Monoterpennummerierung   Dibenzopyrannummerierung

Abb. 1 Delta-9-Tetrahydrocannabinol (THC, Dronabinol) nach zwei verschiedenen Nummerierungssymstemen

4.1.1 Die Pharmakokinetik von THC

Die meisten Daten zur Pharmakokinetik von Cannabinoiden liegen für Δ^9-THC (Dronabinol) vor (Übersicht: Grotenhermen 2003). Andere Phytocannabinoide, darunter Cannabidiol und Cannabinol, sowie synthetische THC-Derivate wie Dexanabinol und Nabilon weisen ähnliche kinetische Profile auf.

Die Pharmakokinetik variiert in Abhängigkeit von der Art der Aufnahme. Beim THC sind dies im Wesentlichen die Inhalation und die orale Aufnahme.

Beim Rauchen ist THC innerhalb weniger Sekunden nach dem ersten Zug im Blut nachweisbar mit maximalen Blutkonzentrationen 3–8 Minuten nach Beginn des Rauchens. Die systemische Bioverfügbarkeit nach der Inhalation beträgt etwa 10 bis 35 %. Diese Ausbeute wird durch die Tiefe des Einatmens, die Zugdauer und die Länge des Anhaltens der Luft beeinflusst. Verluste entstehen durch Verbrennung, durch Seitenströme und durch eine unvollständige Aufnahme von THC durch die Schleimhaut der Atemwege. Etwa 30 % gehen durch Verbrennung verloren, und in einem Test mit einem Vaporizer wurde festgestellt, dass durchschnittlich etwa 35 % des Inhalierten THC sofort wiederausgeatmet wurde (Hazekamp et al. 2006). Die Wirkung setzt nach wenigen Sekunden ein und erreicht nach 20–30 min ihr Maximum.

Bei der oralen Verwendung geschieht die Aufnahme langsam und erratisch. Maximale THC-Blutkonzentrationen werden im Allgemeinen nach 60 bis 120 Minuten festgestellt. Ein Teil des THC wird durch die Magensäure abgebaut, der größte Teil jedoch im oberen Magendarmtrakt resorbiert und gelangt über die Pfortader in die Leber, wo der größte Teil zu 11-Hydroxy-THC und weiteren Metaboliten verstoffwechselt wird (First-Pass-Effekt), so dass die systemische Bioverfügbarkeit nur 3–10 % beträgt. Allerdings weist 11-Hydroxy-THC ähnliche Wirkungen wie die Muttersubstanz auf und trägt nach der oralen Aufnahme erheblich zur Gesamtwirkung bei. Die Wirkung setzt nach 30–90 min ein und erreicht nach 2–3 h ihr Maximum.

Das Rauchen einer einzelnen Cannabiszigarette, die 16 oder 34 mg THC enthielt, führte in einer Studie zu durchschnittlichen maximalen Plasmaspiegeln von 84,3 ng/ml (Spanne: 50–129 ng/ml) für die niedrige Dosis und 162,2 ng/ml (Spanne: 76–267 ng/ml) für die höhere Dosis (Huestis et al. 1992). Die Konzentration nahm innerhalb von drei bis vier Stunden auf 1–4 ng/ml ab. Nach oraler Einnahme zeigte die THC-Plasmakonzentration in einer Studie mit Krebspatienten einen flachen Verlauf mit maximalen Konzentrationen von

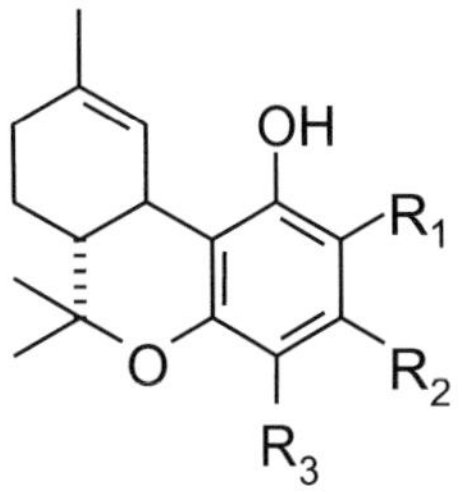

R_1 oder R_3 = H oder COOH
R_2 = C_1-, C_3-, C_4- oder C_5-Seitenkette

Abb. 2 Chemische Struktur des Δ^9-*trans*-Tetrahydrocannabinol-Typs (siehe Tab. 2)

Tab. 2 Cannabinoide des Δ^9-*trans*-Tetrahydrocannabinol-Typs (Turner et al. 1980)

Cannabinoid	Abkürzung	R_1	R_2	R_3
Δ^9-*trans*-Tetrahydrocannabinolsäure A	Δ^9-THCA	COOH	C_5H_{11}	H
Δ^9-*trans*-Tetrahydrocannabinolsäure B	Δ^9-THCA	H	C_5H_{11}	COOH
Δ^9-*trans*-Tetrahydrocannabinol (Dronabinol)	Δ^9-THC	H	C_5H_{11}	H
Δ^9-*trans*-Tetrahydrocannabinolsäure C4		COOH or H	C_4H_9	H or COOH
Δ^9-*trans*-Tetrahydrocannabinol-C4	Δ^9-THC-C_4	H	C_4H_9	H
Δ^9-*trans*-Tetrahydrocannabivarininsäure		COOH	C_3H_7	H
Δ^9-*trans*-Tetrahydrocannabivarin	Δ^9-THCV	H	C_3H_7	H
Δ^9-*trans*-Tetrahydrocannabiorcolsäure		COOH or H	CH_3	H or COOH
Δ^9-*trans*-Tetrahydrocannabiorcol	Δ^9-THC-C_1	H	CH_3	H

2,7–6,3 ng/ml nach der Einnahme von 15 mg THC (Frytak et al. 1984).

4.1.2 Wechselwirkungen von THC mit anderen Substanzen

Da THC vor allem in der Leber durch Zytochrom-P-450-Isoenzyme (hauptsächlich CYP2C) verstoffwechselt wird, kann es zu Interaktionen mit anderen Medikamenten kommen, die auf gleichem Wege metabolisiert werden (Grotenhermen 2005). Interaktionen mit Cannabinoiden beruhen am häufigsten auf einer Aktivierung gleicher Effektorsysteme im Sinne einer gegenseitigen Wirkverstärkung oder -abschwächung. Klinisch von Bedeutung ist insbesondere eine Zunahme der Sedierung bei gleichzeitiger Einnahme anderer psychotrop wirksamer Substanzen, wie Alkohol und Benzodiazepinen, und Wechselwirkungen mit Medikamenten, die ebenfalls auf das Herz-Kreislauf-System wirken, etwa Amphetamine, Atropin und Beta-Blocker.

4.1.3 Die medizinische Verwendung von THC und Cannabis

Aufgrund der vielfältigen pharmakologischen Wirkungen des THC ergeben sich Einsatzmöglichkeiten für THC-reiche Cannabiszubereitungen für folgende Erkrankungen und Krankheitssymptome (Grotenhermen 2015):

- Übelkeit und Erbrechen: Krebschemotherapie, HIV/Aids, Hepatitis C, Schwangerschaftserbrechen, Übelkeit im Rahmen einer Migräne.
- Anorexie und Kachexie: HIV/Aids, fortgeschrittene Krebserkrankung, Hepatitis C.
- Spastik, Spasmen, Muskelverhärtung: Multiple Sklerose, Querschnittslähmung, Spastik nach Schlaganfall, Spannungskopfschmerz, Bandscheibenprobleme und Verspannungen der Rückenmuskulatur.
- Bewegungsstörungen mit einem Übermaß an Bewegungen (hyperkinetische Bewegungsstörungen): Tourette-Syndrom, Dystonie (zum Beispiel spastischer Schiefhals oder Lidkrampf bzw. Blepharospasmus), durch eine Behandlung mit Levodopa ausgelöste Dyskinesien bei Morbus Parkinson, tardive Dyskinesien (eine mögliche Nebenwirkung von Neuroleptika), essenzieller Tremor.
- Schmerzen: Migräne, Clusterkopfschmerzen, Phantomschmerzen, Neuralgien, Menstruationsbeschwerden, Parästhesien beim Diabetes mellitus und anderen Erkrankungen, Hyperalgesie, Schmerzen durch einen erhöhten Muskeltonus, Arthrose, rheumatoide Arthritis, Restless-Legs-Syndrom, Fibromyalgie.
- Restless-Legs-Syndrom.
- Allergien.
- Pruritus: starker Juckreiz bei Lebererkrankungen, Neurodermitis.
- Entzündungen: Asthma, Rheuma, Psoriasis, Morbus Bechterew, Colitis ulzerosa, Morbus Crohn, Neurodermitis.
- Akne inversa.
- Psychische Erkrankungen: Depressionen, Angststörungen, bipolare Störungen (manisch-depressive Störung), posttraumatische Belastungsstörung, Aufmerksamkeitsdefizit-Hyperaktivitätsstörung (ADHS), Substanzabhängigkeit (Opiate, Benzodiazepine, Alkohol), Schlaflosigkeit, Autismus, verwirrtes Verhalten bei Morbus Alzheimer.
- Überproduktion von Magensäure: Gastritis, Refluxkrankheit.
- Erhöhter Augeninnendruck: Glaukom.
- Tinnitus.
- Bronchienerweiterung: Asthma, Luftnot bei anderen Erkrankungen der Atemwege.
- Epilepsie.
- Singultus (Schluckauf).

Allerdings ist die Datenlage zu zahlreichen Indikationen nach wie vor unbefriedigend (Grotenhermen und Müller-Vahl 2012). Am besten ist die Wirksamkeit bei chronischen Schmerzen, Spastik, Übelkeit und Erbrechen sowie Appetitlosigkeit erforscht (Whiting et al. 2015). Für viele andere Erkrankungen und Symptome liegen nur kleine kontrollierte oder offene Studien und zum Teil beeindruckende Fallberichte vor, darunter unter anderem für die Aufmerksamkeitsdefizit-Hyperaktivitätsstörung (ADHS), Morbus Crohn, Tremor, tardive Dyskinesie, Singultus, Pruritus, Glaukom, Asthma, Depressionen, posttraumatische Belastungsstörungen, Zwangsstörungen, verwirrtes Verhalten bei Morbus Alzheimer und Migräne.

4.1.4 Toleranzentwicklung und Abhängigkeit durch THC

Gegen pharmakologische Wirkungen des THC entwickelt sich in Abhängigkeit von der Dauer der Einnahme und der Dosis eine Toleranz, beispielsweise für die Herzkreislaufwirkungen, psychische Effekte sowie die kognitive und psychomotorische Beeinträchtigung (Übersicht: Grotenhermen 2007). Auch die Entzugssymptome nach Absetzen von THC bzw. THC-reichen Cannabisprodukten sind dosisabhängig und entsprechen in der Intensität denen nach Einstellung eines Nikotinkonsums (Budney et al. 2008). Typische Entzugssymptome sind Reizbarkeit, Unruhe, Schlaflosigkeit und Appetitlosigkeit. Sie haben ihr Maximum im Allgemeinen nach etwa 2 bis 3 Tagen. Nach Daten der US National Comorbitity Study wiesen 9 % aller Cannabiskonsumenten wenigstens einmal in ihrem Leben Kriterien für eine Cannabisabhängigkeit auf, verglichen mit 32 % der Tabakkonsumenten, 23 % der Opiatkonsumenten und 15 % der Alkoholkonsumenten (Warner et al. 1995).

4.2 Cannabidiol (CBD)

Cannabidiol ist das häufigste Cannabinoid im Faserhanf und in Drogenhanfsorten oft das zweithäufigste nach THC (siehe Abb. 3). CBD verursacht keine cannabistypischen psychischen Wirkungen. Es schwächt im Gegenteil die psychischen Effekte des THC ab. Für Cannabidiol sind angstlösende, antipsychotische, antiepileptische, entzündungshemmende, antioxidative, neuroprotektive, krebshemmende und brechreizhemmende Wirkungen beschrieben worden (Grotenhermen et al. 2015).

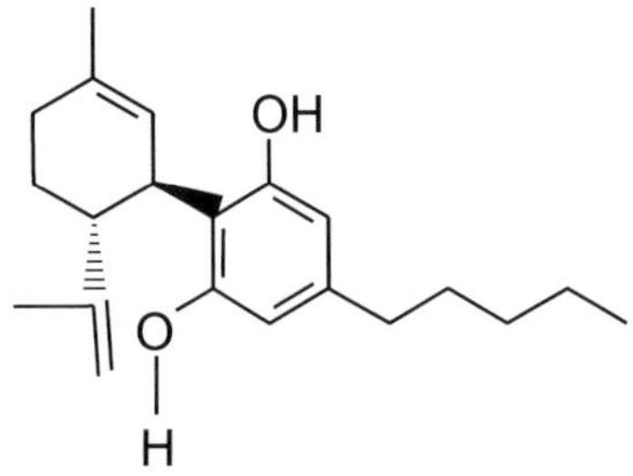

4.2.1 Die medizinische Verwendung von CBD

Für Cannabidiol kommen unter anderem folgende medizinische Einsatzgebiete in Frage:

- Epilepsie: insbesondere bestimmte genetisch bedingte Formen der Epilepsie, wie Dravet-Syndrom und Lennox-Gastaut-Syndrom.
- Angststörungen.
- Schizophrene Psychosen.
- Entzündungen und entzündlich bedingte Schmerzen.
- Bewegungsstörungen: Dystonie, Dyskinesie.
- Abhängigkeit von THC, Nikotin und Opiaten.
- Übelkeit und Erbrechen.

Daneben gibt es Hinweise auf weitere mögliche Einsatzgebiete, darunter Verbesserung der Knochenheilung, Hauterkrankungen, Allergien sowie eine Reduzierung der Nebenwirkungen des Zytostatikums Doxorubicin. Meistens sind diese Eigenschaften bisher kaum erforscht.

CBD-Wirkungen sind auf eine Vielzahl von Wirkmechanismen zurückzuführen, darunter ein Antagonismus am CB_1-Rezeptor, agonistische Wirkungen am Vanilloid-Rezeptor Typ 1 (TrpV1), Glycin-Rezeptor und $5-HT_{1A}$-Rezeptor, eine Bindung am GPR55-Rezeptor sowie eine Hemmung des Abbaus von Anandamid (Grotenhermen et al. 2015).

4.2.2 Wechselwirkungen von CBD mit anderen Substanzen

Auch CBD wird in der Leber verstoffwechselt, vor allem durch die Enzyme CYP2C19 und CYP2D6 (Grotenhermen et al. 2015) Bei gleichzeitiger Einnahme von CBD können daher Medikamente, die durch diese Enzyme verstoffwechselt werden, verstärkt wirken. Hierzu zählen Pantoprazol und Clobazam (CYP2C19) sowie Ondansetron und Risperidon (CYP2D6).

Abb. 3 Cannabidiol

4.3 Weitere Phytocannabinoide der Hanfpflanze

Weitere Cannabinoide der Cannabispflanze wurden bisher nur in einem geringen Umfang hinsichtlich ihrer pharmakologischen Wirkungen und möglichen medizinischen Einsatzgebiete erforscht (Russo 2011) (siehe Abb. 4).

4.3.1 Tetrahydrocannabivarin (THCV)
THCV ist ein Cannabinoid vom Delta-9-THC-Typ. Es kommt in einigen südafrikanischen Cannabissorten vor. In höheren Dosen verursacht THCV ähnliche Wirkungen wie THC am CB_1-Rezeptor, mit den bekannten cannabistypischen psychischen Effekten. In niedrigeren Dosen wirkt THCV nicht agonistisch, sondern antagonistisch am CB_1-Rezeptor. Daher könnte es zur Reduzierung von Appetit und Gewicht bei Fettleibigkeit eingesetzt werden (Rzepa et al. 2015). Darüber hinaus sind antikonvulsive und antiemetische Eigenschaften beschrieben.

4.3.2 Cannabichromen (CBC)
Im Tierversuch wurden entzündungshemmende und analgetische Wirkungen beschrieben (Russo 2011). Ähnlich wie CBD hemmt CBC bei Mäusen die durch THC verursachten psychischen Effekte. Ein CBC-Extrakt wirkte in einem Mausmodell für Depressionen stark antidepressiv. Darüber hinaus weist CBC antibiotische, antifungale und antitumorale Eigenschaften auf.

4.3.3 Cannabigerol (CBG)
CBG bindet sehr schwach an CB_1- und CB_2-Rezeptoren. Auch für dieses Pflanzencannabinoid wurden analgetische, antidepressive und krebshemmende Eigenschaften beschrieben. Es wirkt leicht blutdrucksenkend. Cannabigerol ist ein starker Antagonist am TRPM8-Rezeptors, der eine Rolle bei Blasenschmerzen, Hyperaktivität des Blasenmuskels und Prostatakrebs spielt, sodass CBG möglicherweise bei diesen Erkrankungen von Nutzen sein könnte (De Petrocellis et al. 2011).

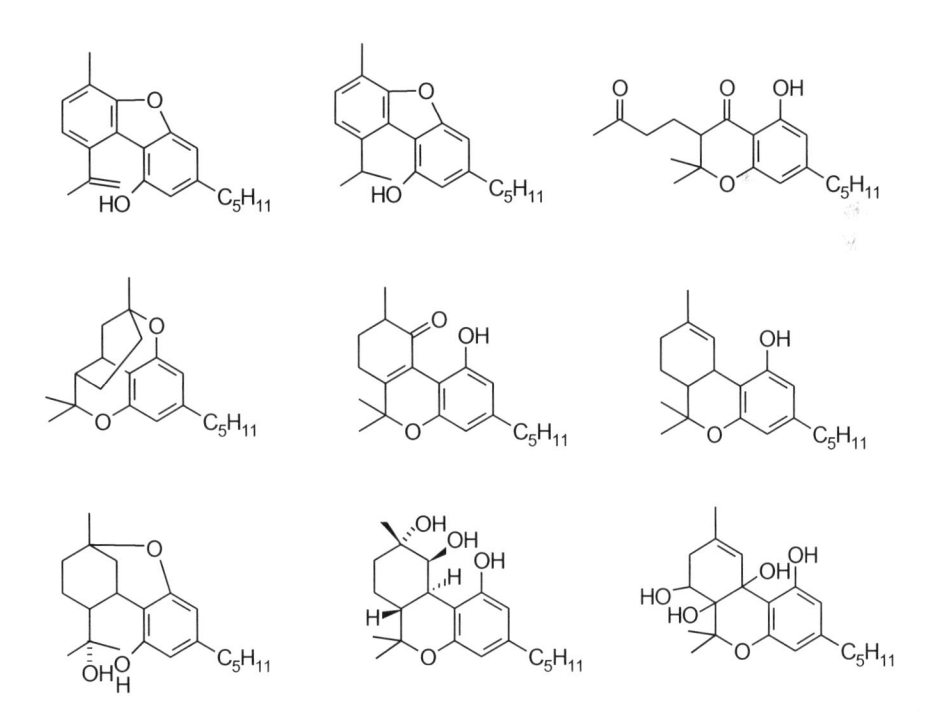

Abb. 4 Einige Cannabinoid-Mischtypen der Cannabispflanze

5 Phytocannabinoide in anderen Pflanzen

Neben Cannabis enthalten einige weitere Pflanzen Verbindungen, die entweder die gleiche oder eine ähnliche chemische Struktur wie bekannte Cannabinoide aufweisen, oder Pflanzenbestandteile mit einer völlig anderen chemischen Struktur, die allerdings Cannabinoidrezeptoren aktivieren.

5.1 Strohblumen (Helichrysum)

Die Untersuchung einer südafrikanischen Helichrysum-Art (Helichrysum umbraculigerum) ergab den Nachweis von 11 Resorcinol-Derivaten, von denen die meisten eine nahe Verwandtschaft mit Cannabigerol und seiner entsprechenden Säure aufwiesen, wobei beide, CBG und CBGA, auch selbst in erheblichen Mengen vorhanden waren (Bohlmann und Hoffmann 1979).

5.2 Lebermoose (Radula)

Das neuseeländische Lebermoos Radula marginata der Gattung Radula (Lebermoose) enthält zwei Cannabinoide mit den Namen Perrottetinen und Perrottetinensäure (Toyota et al. 2002). Die Struktur der Perrottetinensäure ähnelt der von Delta-9-THC. Auch das Lebermoos Radula perrottetii enthält cannabinoidähnliche Strukturen.

5.3 Echinacea purpurea

Zubereitungen von Echinacea-Pflanzen enthalten Alkylamide, die immunmodulatorische Eigenschaften, darunter die Beeinflussung des Zytokins TNF-Alpha (Tumor-Nekrose-Faktor-Alpha), aufweisen. Diese Effekte werden durch den Cannabinoid-2-Rezeptor vermittelt (Gertsch et al. 2004).

5.4 Beta-Caryophyllen

Auch das Terpen β-Caryophyllen ist ein CB_2-Rezeptor-Agonist (Gertsch et al. 2008). Es findet sich im ätherischen Öl von Cannabis, aber auch in vielen Pflanzen, die in der menschlichen Ernährung eine Rolle spielen, darunter schwarzer Pfeffer, Zimt, Rosmarin und Oregano.

Literatur

Bohlmann, F., & Hoffmann, E. (1979). Cannabigerol-ähnliche verbindungen aus Helichrysum umbraculigerum. *Phytochemistry, 18*(8), 1371–1374.

Budney, A. J., Vandrey, R. G., Hughes, J. R., Thostenson, J. D., & Bursac, Z. (2008). Comparison of cannabis and tobacco withdrawal: Severity and contribution to relapse. *Journal of Substance Abuse Treatment, 35*(4), 362–368.

De Petrocellis, L., Ligresti, A., Moriello, A. S., Allarà, M., Bisogno, T., Petrosino, S., et al. (2011). Effects of cannabinoids and cannabinoid-enriched cannabis extracts on TRP channels and endocannabinoid metabolic enzymes. *British Journal of Pharmacology, 163*(7), 1479–1494.

Fankhauser, M. (2002). *Haschisch als Medikament*. Liebefeld: Apothekerverein.

Frytak, S., Moertel, C. G., & Rubin, J. (1984). Metabolic studies of delta-9-tetrahydrocannabinol in cancer patients. *Cancer Treatment Reports, 68*(12), 1427–1431.

Gaoni, Y., Mechoulam, R. (1964). Isolation, structure, and partial synthesis of an active constituent of hashish. *Journal of the American Chemical Society, 86*(8), 1646–1647.

Gertsch, J., Schoop, R., Kuenzle, U., & Suter, A. (2004). Echinacea alkylamides modulate TNF-alpha gene expression via cannabinoid receptor CB2 and multiple signal transduction pathways. *Federation of European Biochemical Societies Letters, 577*(3), 563–569.

Gertsch, J., Leonti, M., Raduner, S., Racz, I., Chen, J. Z., Xie, X. Q., et al. (2008). Beta-caryophyllene is a dietary cannabinoid. *Proceedings of the National Academy of Sciences of the United States of America, 105*(26), 9099–9104.

Grotenhermen, F. (2003). Pharmacokinetics and pharmacodynamics of cannabinoids. *Clinical Pharmacokinetics, 42*(4), 327–360.

Grotenhermen, F. (2005). Cannabinoids. Current drug targets. *CNS & Neurological Disorders Drug Targets, 4*(5), 507–530.

Grotenhermen, F. (2007). The toxicology of cannabis and cannabis prohibition. *Chemistry and Biodiversity, 4*(8), 1744–1769.

Grotenhermen, F. (2015). *Hanf als Medizin. Ein praxisorientierter Ratgeber*. Solothurn: Nachtschatten Verlag.

Grotenhermen, F., & Müller-Vahl, K. (2012). The therapeutic potential of cannabis and cannabinoids. *Deutsches Ärzteblatt International, 109*(29–30), 495–501.

Grotenhermen, F., Gebhardt, K., & Berger, M. (2015). *Cannabidiol (CBD): Ein cannabishaltiges Compendium*. Solothurn: Nachtschatten Verlag.

Hartwich, C. (1911). Hanf. In C. Hartwich (Hrsg.), *Die menschlichen Genussmittel. Ihre Herkunft, Verbreitung, Geschichte, Anwendung, Bestandteile und Wirkung* (S. 221–238). Leipzig: Chr. Herm. Tauchnitz.

Hazekamp, A., Ruhaak, R., Zuurman, L., van Gerven, J., & Verpoorte, R. (2006). Evaluation of a vaporizing device (Volcano) for the pulmonary administration of tetrahydrocannabinol. *Journal of Pharmaceutical Sciences and Pharmacology, 95*(6), 1308–1317.

Huestis, M. A., Henningfield, J. E., & Cone, E. J. (1992). Blood cannabinoids. I. Absorption of THC and formation of 11-OH-THC and THCCOOH during and after smoking marijuana. *Journal of Analytical Toxicology, 16*(5), 276–282.

Loewe, S. (1950). Cannabiswirkstoffe und Pharmakologie der Cannabinole. *Archiv für Experimentalle Pathologie und Pharmakologie, 211*, 175–193.

Russo, E. B. (2011). Taming THC: Potential cannabis synergy and phytocannabinoid-terpenoid entourage effects. *British Journal of Pharmacology, 163*(7), 1344–1364.

Rzepa, E., Tudge, L., & McCabe, C. (2015). The CB1 neutral antagonist tetrahydrocannabivarin reduces default mode network and increases executive control network resting state functional connectivity in healthy volunteers. *The International Journal of Neuropsychopharmacology* (im Druck).

Toyota, M., Shimamura, T., Ishii, H., Renner, M., Braggins, J., & Asakawa, Y. (2002). New bibenzyl cannabinoid from the New Zealand liverwort Radula marginata. *Biological & Pharmaceutical Bulletin, 50*(10), 1390–1392.

Turner, C., ElSohly, M. A., & Boeren, E. (1980). Constituent of Cannabis sativa L. XVII. A review of the natural constituents. *Journal of Natural Products, 43*(2), 169–234.

Warner, L. A., Kessler, R. C., Hughes, M., Anthony, J. C., & Nelson, C. B. (1995). Prevalence and correlates of drug use and dependence in the United States. Results from the National Comorbidity Survey. *Archives of General Psychiatry, 52*(3), 219–229.

Whiting, P. F., Wolff, R. F., Deshpande, S., Di Nisio, M., Duffy, S., Hernandez, A. V., et al. (2015). Cannabinoids for medical use: A systematic review and meta-analysis. *Journal of the American Medical Association, 313*(24), 2456–2473.

Ausführliche Beiträge zur Pharmakologie und Pharmakokinetik der Cannabinoide finden sich online hier

Grotenhermen, F. (2003). Clinical pharmacokinetics of cannabinoids. *Journal of Cannabis Therapy, 3*(1), 3–51. http://www.cannabis-med.org/data/pdf/2003-01-1.pdf.

Grotenhermen, F. (2004). Clinical pharmacodynamics of cannabinoids. *Journal of Cannabis Therapy, 4*(1), 29–78. http://www.cannabis-med.org/data/pdf/2004-01-2.pdf.

Psychedelika

Maximilian von Heyden und Henrik Jungaberle

Zusammenfassung

Psychedelika (klassische bzw. serotonerge Halluzinogene) sind psychoaktive Substanzen, welche Wahrnehmung, Affekte sowie eine Reihe kognitiver Prozesse intensiv verändern können. Die Mehrheit ihrer Vertreter gilt als physiologisch sicher und nicht addiktiv. Ihre Geschichte reicht bis in prähistorische Zeit zurück. Mit der Entdeckung der Wirkstoffe Meskalin, Lysergsäurediethylamid (LSD), Dimethyltryptamin (DMT) und Psilocybin begann sowohl ihre wissenschaftliche Erforschung als auch die Verbreitung ihres nicht medizinischen Gebrauchs. Psychedelika stellen eine pharmakologisch, psychometrisch und tierexperimentell abgrenzbare Substanzklasse dar, die zunehmend im Interesse der medizinischen Grundlagen- und Therapieforschung steht. Dieses Kapitel strebt hinsichtlich der relevanten Wissensgebiete einen ausgewogenen Kurzüberblick über die Substanzklasse und ihre wichtigsten Vertreter an, wobei dem historisch komplexen Wirkgefüge zwischen Medizin- und Sozialgeschichte der Substanzklasse ein Schwerpunkt gewidmet ist.

Schlüsselwörter

Halluzinogene · Psychedelika · Klassische Halluzinogene · Serotonerge Halluzinogene · 5-HT$_{2A}$-Agonisten · Meskalin · LSD · DMT · Psilocybin · Peyote · Ayahuasca · Tryptamine · Phenthylamine

M. von Heyden (✉)
FINDER Institut für Präventionsforschung, Berlin, Deutschland

Institut für Sexualwissenschaft und Sexualmedizin, Centrum für Human- und Gesundheitswissenschaften, Charité - Universitätsmedizin Berlin, Berlin, Deutschland
E-Mail: maximilian.von-heyden@charite.de

H. Jungaberle
FINDER Institut für Präventionsforschung, Berlin, Deutschland

Centrum für Human- und Gesundheitswissenschaften, Charité-Universitätsmedizin, Berlin, Deutschland
E-Mail: henrik.jungaberle@finder-research.com

Inhalt

1 Einleitung 670
2 Überblick Substanzen 670
3 Geschichte 670
4 Sozialgeschichte 672
5 Medizinische und wissenschaftliche Anwendung 674
6 Epidemiologie, Konsummuster und kulturelle Kontexte 674
7 Pharmakologie 675
8 Subjektive Wirkung 676
9 Gesundheitliche Risiken 677
10 Notfallmedizin und Therapie von Missbrauch und Abhängigkeit 678
11 Ausblick 678
Literatur 678

1 Einleitung

Psychedelika, in der wissenschaftlichen Literatur auch als klassische Halluzinogene bezeichnet, sind psychoaktive Substanzen, die tief greifende Veränderungen der Wahrnehmung, des emotionalen Erlebens und einer Reihe kognitiver Funktionen bewirken. Abzugrenzen sind sie von psychoaktiven Substanzen, die nicht nur qualitative, sondern auch quantitative Veränderungen des Bewusstseins hervorrufen (Halluzinogene 1. und 2. Ordnung) (Leuner 1981). Darunter insbesondere Dissoziativa, Anticholinergika, die Alkaloide des Pilzes *Amanita muscaria* sowie der Azteken-Salbei *Salvia divinorum*. Verbindendes Element der Mitglieder dieser Substanzklasse ist, dass ihre charakteristische Wirkung primär durch Bindungsaffinität an spezifischen Serotoninrezeptoren vermittelt wird (Araújo et al. 2015; Ray 2010). Neben ihrer pharmakologischen Verwandtschaft bestärken auch psychometrische und tierexperimentelle Forschungsergebnisse die Annahme, dass Psychedelika als eine eigenständige Substanzklasse betrachtet werden sollten (Appel und Cunningham 1985; Oberlender und Nichols 1988; Studerus et al. 2010).

2 Überblick Substanzen

Zu den bekanntesten Psychedelika zählen Meskalin (3,4,5-trimethoxyphenethylamine), DMT (N, N-Dimethyltryptamin), 5-MeO-DMT (5-methoxy-DMT), Psilocybin (4-phosphoryloxy-DMT), Psilocin (4-hydroxy-DMT) und LSD (Lysergsäurediethylamid). Als Leitsubstanzen sollten LSD und Psilocybin betrachtet werden, da sie am weitesten verbreitet und am umfassendsten wissenschaftlich untersucht wurden. Chemisch lassen sich Psychedelika in zwei strukturelle Klassen unterteilen:

(1) *Indolamine*, strukturell mit dem Neurotransmitter Serotonin verwandte Substanzen, die sich in die chemisch einfacheren *Indolalkylamine* wie DMT, 5-MeO-DMT, Psilocybin und Psilocin sowie die strukturell komplexeren, tetrazyklischen *Ergoline* wie LSD und dessen Derivate unterteilen.

(2) *Phenylakylamine*, strukturell den Katecholaminen nahestehende Substanzen, deren bekanntester Vertreter Meskalin ist. Weitere bekannte Substanzen sind die von Meskalin abgeleiteten Phenethylamine wie z. B. 2C-B (2,5-Dimethoxy-4-bromophenethylamin), psychedelische Amphetaminderivate wie z. B. DOM (2,5-Dimethoxy-4-methylamphetamin) sowie das N-Benzylphenethylamin 25C-NBOME.

Eine Vielzahl weiterer Psychedelika wurden in der Forschungsliteratur beschrieben und finden zum Teil auch unter Konsumenten Verbreitung. Diese sind jedoch nicht Gegenstand dieses Artikels, da häufig von geringer oder nur vorübergehender epidemiologischer Relevanz (Sumnall 2016).

3 Geschichte

Die wissenschaftliche Erforschung der Psychedelika begann mit den Arbeiten des Chemikers und Pharmakologen Arthur Heffter (Heffter 1896), der *Meskalin* als das aktive Prinzip aus dem wahrscheinlich bereits seit mehr als 5000 Jahren von indigenen Kulturen in Nordamerika rituell verwendeten Peyote-Kaktus *Lophophora williamsii* isolierte (El-Seedi et al. 2005). Dieser war botanisch erstmals 1845 von Joseph zu Salm-Reifferscheidt-Dyck beschrieben worden (Salm-Reifferscheidt-Dyck 1845) und ist eine von mehreren Kakteen des amerikanischen Kontinents, die Meskalin enthalten. Zu Beginn des 20. Jahrhunderts gelangen die Aufklärung der chemischen Struktur und die Totalsynthese des Meskalin (Späth 1919) und es erschienen zahlreiche wissenschaftliche und literarische Publikationen, von denen die umfassenden Untersuchungen des Neurologen und Psychiaters Kurt Beringer (Beringer 1927) und das Buch *Die Pforten der Wahrnehmung* von Aldous Huxley (Huxley 1954), eine literarisch-philosophische Verarbeitung der Wirkung des Meskalin, besondere Erwähnung verdienen. Chemisch war *Meskalin* der Ausgangspunkt einer Vielzahl durch Derivatisierung gewonnener psychoaktiver Substanzen; es steht prototypisch für die Klasse der psychedelischen Phenylalkylamine (Shulgin et al. 2011; Trachsel et al. 2013).

LSD, die wohl bekannteste psychedelische Substanz, wurde 1938 von dem Chemiker Albert Hofmann bei chemischen Untersuchungen der Alkaloide des Mutterkorns (*Claviceps purpurea*), einem auf Süßgräsern wachsenden Pilz, erstsynthetisiert. Diesem kam historisch einerseits volksmedizinische Bedeutung bei der Geburtshilfe zu (Zaggl 1856), andererseits stellte der massenhafte Befall von Roggen und der aus dem Verzehr von Mutterkorn-Alkaloiden resultierende Ergotismus ein ernsthaftes Gesundheitsrisiko für die Bevölkerung dar (Bauer 1973). Die Wirkung des LSD wurde durch einen Selbstversuch im Jahr 1943 durch Albert Hofmann festgestellt. Die Substanz wurde 1948 patentiert und in den Folgejahren zunächst zur Erforschung psychischer Grenzzustände (Psychotomimetikum) und später als psychotherapeutisches Adjuvans beforscht (Hofmann und Stoll 1948; Hofmann 1993; Stoll und Hofmann 1943). Hofmann gelang es zudem, bei Untersuchungen des in Mittelamerika rituell verwendeten *Ololiuqui* – den Samen des Windengewächses *Rivea corymbosa* – die mit *LSD* verwandten, psychoaktiven Ergoline *Lysergsäureamid (LSA)* und *Lysergsäurehydroxyethylamid (LSH)* zu isolieren (Hofmann und Tscherter 1960). Die in den Folgejahrzehnten in der wissenschaftlichen Literatur beschriebenen Derivate des LSD wie z. B. AL-LAD werden seit dem Jahr 2013 zunehmend in Drogenszenen vermarktet (Brandt et al. 2017; Brandt et al. 2015).

DMT wurde erstmals 1931 vom Chemiker Richard Manske synthetisiert und klinisch durch die Psychiater Böszörményi und Szára (Böszörményi und Szára 1958) in Ungarn untersucht, die es als Substitut für das aufgrund politischer Spannungen nicht mehr verfügbare LSD verwendeten (Gallimore und Luke 2015). Bei DMT handelt es sich um ein in Pflanzen und Säugetieren vorkommendes Tryptamin, dessen natürliche Funktion noch weitestgehend ungeklärt ist (Barker et al. 2012; Christian et al. 1977; Fontanilla et al. 2009; Wallach 2009). Aufgrund rascher Desaminierung durch die *Monoaminooxidasen* (MAO) ist es peroral nur bei pharmakologischer Hemmung ebendieser wirksam. Das DMT-haltige *Ayahuasca*, ein im Amazonasbecken möglicherweise bereits präkolumbianisch (De Mori 2011; McKenna 1998) verwendeter, wässriger Extrakt aus Teilen von mindestens zwei Pflanzen (zumeist *Banisteriopsis caapi* und *Psychotria viridis*), enthält eine Reihe reversibler MAO-Hemmer (u. a. *Harmin* und *Harmalin*), welche die orale Wirksamkeit des enthaltenen *DMT* bedingen (McKenna et al. 1984; Schultes 1957). Mitverantwortlich für die seit den 1990er-Jahren zunehmende Popularität des Gebrauchs von DMT in Szenekreisen sind unter anderem die Publikationen des Psychiaters Rick Strassman (insb. DMT: The Spirit Molecule 2001), die vielfältigen Veröffentlichungen von Terence McKenna, die steigende Bekanntheit der Praktiken südamerikanischer synkretistischer Kirchen, welche das DMT-haltige Ayahuasca rituell konsumieren und die zunehmende Kommerzialisierung von vergleichbaren Ritualen mit therapeutischem Versprechen.

Die Untersuchungen des Bankiers und Hobbymykologen R. Gordon Wasson zum rituellen Gebrauch des Pilzes *Psilocybe mexicana* in Mittelamerika führte zur Isolierung und strukturellen Aufklärung der Wirkstoffe *Psilocybin* und *Psilocin* (Hofmann et al. 1958; Wasson 1959). *Psilocybin* wird bei Einnahme durch Phosphatasen zu *Psilocin* hydrolisiert und stellt neben den in Spuren vorkommenden, psychoaktiven Substanzen Baeocystin und Norbaeocystin die primäre zentralwirksame Substanz dar (Horita und Weber 1961). Insgesamt wurden weltweit über 186 Pilzspezies beschrieben, von denen gesichert ist oder vermutet wird, dass sie *Psilocybin* enthalten (Guzmán et al. 1998). Psilocin wurde in der Natur bisher ausschließlich in Pilzen nachgewiesen.

Bis zu ihrer Diffusion in breitere Gesellschaftsschichten, den damit verbundenen Komplikationen durch unsachgemäßen und unverantwortlichen Gebrauch (Smith 1969) und schließlich ihrer Prohibition infolge des Inkrafttretens der UN-Konvention über psychotrope Substanzen, standen Psilocybin und LSD im Interesse der medizinischen Grundlagen- und Therapieforschung (Baker 1964; Grof 1976, 1980; Leuner 1963, 1966, 1971).

Abb. 1 Auszug des Begleitprospekts von LSD-25 (Hofmann 1993, S. 55)

Indikationen, Dosierung

a) **Zur seelischen Auflockerung bei analytischer Psychotherapie, besonders bei Angst- und Zwangsneurosen:**

Anfangsdosis 25 μg (¼ Ampulle oder 1 Dragée), nach Bedarf Erhöhung der Dosis um je 25 μg bis zur wirksamen Dosis, die im Mittel je nach Patient zwischen 50 und 200 μg variiert. Die Delysid-Behandlungen werden in etwa wöchentlichen Abständen wiederholt.

b) **Experimentelle Untersuchungen über das Wesen der Psychosen:** Delysid vermittelt dem Arzt im Selbstversuch einen Einblick in die Ideenwelt des Geisteskranken und ermöglicht durch kurzfristige Modellpsychosen bei normalen Versuchspersonen das Studium pathogenetischer Probleme.

Bei psychisch Gesunden genügt im allgemeinen eine Dosis von 25–75 μg (durchschnittlich 1 μg/kg Körpergewicht). Gewisse Psychotiker und chronische Alkoholiker reagieren erst auf höhere Dosen (2–4 μg/kg Körpergewicht).

Als historische Besonderheit kann die Vielfalt begrifflicher Definitionen für diese Substanzklasse und ihr Wandel im zeitlichen Verlauf betrachtet werden (Shulgin 1978). Ausgangspunkt war hierbei die Verwendungsempfehlung der Substanz LSD zur Gewinnung eines Einblicks „in die Ideenwelt des Geisteskranken" (Psychotomimetika, Abb. 1) im Rahmen der psychiatrischen Selbsterfahrung. Im Kontrast hierzu entwarf der Psychiater Humphry Osmond (Osmond 1957) vor dem Hintergrund der im Rahmen seiner klinischen Tätigkeit als therapeutisch wertvoll interpretierten Substanzwirkungen eine Reihe von Alternativbegriffen, wobei er den in Korrespondenz mit Aldous Huxley kreierten Begriff *psychedelic* (altgr. ψυχη, „Seele" und δῆλος, „offenbaren") für am geeignetsten hielt und damit den heute gebräuchlichen Begriff *Psychedelika* schuf. Im deutschsprachigen Raum etablierte sich zu Beginn aufgrund der medizinisch-psychologischen Forschungsarbeiten des Psychiaters und Psychotherapeuten Hanscarl Leuner der ebenfalls von Osmond vorgeschlagene Begriff *Psycholytica*, welcher im Kontext substanzgestützter Psychotherapie (psycholytische Psychotherapie) Anwendung fand (Leuner 1963, 1971, 1981). Angesichts der soziokulturellen, oft rituell und religiös eingebetteten Verwendung einiger psychedelischer Substanzen natürlichen Ursprungs in der Kulturgeschichte (Carod-Artal 2014) formten Ruck, Bigwood, Staples, Ott und Wasson (Ruck et al. 1979) den Begriff *Entheogene* (altgr. *das Göttliche in sich hervorbringend*), um einer abwertenden Gleichsetzung funktionaler, weltanschaulich oft als spirituell konnotierter indigener Praktiken mit dysfunktionalen Umgangsweisen wie Substanzmissbrauch und ganz allgemein der moralischen Verurteilung dieser Substanzen und Bewusstseinszustände vor dem Hintergrund der Prohibitionspolitik entgegenzutreten (Ott 1993).

Innerhalb der Forschungsgemeinschaft etabliert sich seit dem Jahr 2000 zunehmend der Begriff Psychedelika, welcher den bis dahin etablierten Begriff *Halluzinogene* ersetzt, der eine Reihe weiterer Substanzen einschließt, die in ihrer Phänomenologie von Psychedelika abzugrenzen sind (Leuner 1981).

4 Sozialgeschichte

> *„Allerdings konnte ich mir damals aber nicht vorstellen, daß die neue Substanz außerhalb des medizinischen Bereichs später auch in der Drogenszene als Rauschmittel gebraucht werden könnte. So wie ich LSD bei meinem ersten Selbstversuch in seiner erschreckenden Dämonie erlebt hatte, konnte ich gar nicht auf den Gedanken kommen, dieser Stoff könne jemals sozusagen als Genußmittel Anwendung finden."* (Hofmann 1993)

Entgegen der ersten Einschätzung von Albert Hofmann fanden Psychedelika nicht nur in der medizinischen Forschung Anwendung, sondern weckten sowohl in geheimdienstlichen und militärischen Strukturen sowie breiten Gesellschaftsschichten großes Interesse.

In der Literatur zur Aufarbeitung der Tätigkeiten von KZ-Ärzten finden sich Hinweise auf die Verwendung von Meskalin zu Verhörzwecken und zur luftfahrtmedizinischen Forschung (Lee und Shlain 1985). In der Nachkriegszeit führte der amerikanische Geheimdienst CIA in geheimen und gemäß der damaligen Gesetzeslage in den Vereinigten Staaten illegalen Forschungsprogrammen (Project ARTICHOKE, MK-ULTRA) umfassende Menschenversuche durch, mit dem Ziel, Techniken zur Bewusstseinskontrolle zu entwickeln, mit verschiedensten psychoaktiven Substanzen (u. a. Psychedelika) und biologischen Kampfstoffen (Ross 2006). Bei diesen wurden Personen auch unfreiwillig zu Probanden gemacht und erlitten schwere, mitunter sogar tödliche Folgen. Dabei wurden Methoden aus nationalsozialistischen Konzentrationslagern zum Teil übernommen und einige der beteiligten Ärzte weiterbeschäftigt (Lee und Shlain 1985; Ross 2006). Ken Kesey, eine für die Popularisierung des Gebrauchs von LSD in den USA besonders relevante Persönlichkeit, verarbeitete seine Erlebnisse als Proband von MK-ULTRA in seinem psychiatriekritischen Roman „Einer flog über das Kuckucksnest" (Kesey 1963). Angesichts des militärischen Wettrüstens zwischen dem Warschauer Pakt und den Nato-Staaten ist zu vermuten, dass auch in der Sowjetunion vergleichbare Tätigkeiten vollzogen wurden.

In den 1950er-Jahren kamen in den USA eine Reihe von Menschen durch militärische und zivile Forschungstätigkeiten mit psychedelischen Substanzen in Berührung (Lee und Shlain 1985). Die zunehmende Diffusion des Wissens über deren Wirkung durch intellektuelle und künstlerische Kreise in breitere Gesellschaftsschichten, die vorerst unkritische Medienberichterstattung, literarische Publikationen wie jene Aldous Huxleys, die legale Verfügbarkeit sowie die Bildung von Aktivistengruppen wie die von Ken Kesey begründeten *Merry Pranksters*, welche im zum Symbol der kulturkritischen Gegenbewegung der 1960er-Jahre gewordenen Bus *Further* durch die USA reisten und bei öffentlichen Veranstaltungen LSD-Initiationen (Acid Tests) durchführten (Wolfe 1969), führten zu einer raschen Zunahme des Gebrauchs von LSD im Speziellen und des Interesses an psychedelischen Substanzen im Allgemeinen (Lee und Shlain 1985). Ebenso vielfältig wie die Wirkung der Substanz auf unterschiedlichste Individuen waren auch die entstehenden Subkulturen in den USA und Westeuropa, welche sich mit der Anti-Kriegs-, Anti-Kapitalismus- und Ökologiebewegung verbanden (Tanner 1998). Eine ambivalente Rolle spielte der Psychologe Timothy Leary, der sich nach dem unfreiwilligen Ende seiner psychedelikabezogenen Forschungstätigkeit in Harvard politisierte und medienwirksam den Bruch mit der Normgesellschaft und die Einnahme von LSD und anderen psychedelischen Substanzen propagierte (Leary 1970). Während es durch den unsachgemäßen Gebrauch von LSD (z. B. hohe Dosierung, reizintensiver und ungeschützter Einnahmekontext) zunehmend zu Hospitalisierungen kam (Smith 1969), katalysierten Psychedelika in den USA und Westeuropa einen politischen Generationenkonflikt, der schließlich im weltweiten Verbot von nahezu allen damals bekannten psychoaktiven Substanzen durch die UN-Konvention über psychotrope Substanzen mündete (Baumeister und Placidi 1983).

> *„Leary in jail*
> *Gelpke is dead*
> *Kur in Asylen*
> *is this your psychedelic*
> *revolution?*
> *Hatten wir*
> *etwas ernst genommen*
> *mit dem man nur spielen darf*
> *oder*
> *im Gegenteil?"*
> Dr. med. Walter Vogt; *Arzt, Psychiater und Schriftsteller in einem Briefwechsel mit Albert Hofmann* (1993)

Der Gebrauch von Psychedelika entwickelte sich in den Folgejahrzehnten zu einem stabilen Randphänomen von geringer epidemiologischer Relevanz, das seit den 1990er-Jahren wieder an Bedeutung gewinnt, nun jedoch im Unterschied zur präprohibitiven Zeit eher weniger politisch und durch hedonistischere Gebrauchskontexte gekennzeichnet ist (Millman und Beeder 1994; St John 2012).

5 Medizinische und wissenschaftliche Anwendung

Derzeit gibt es keine anerkannte medizinische Indikation für den therapeutischen Einsatz von Psychedelika. Seit Anfang der 1990er-Jahre, spätestens jedoch dem Jahr 2000 ist eine Zunahme des diesbezüglichen Forschungsinteresses festzustellen – manche Autoren sprechen gar von einer „Renaissance" (Sessa 2016).

Im Mittelpunkt aktueller Forschung stehen die Verwendung von Psilocybin und LSD als psychotherapeutische Adjuvantien (Tab. 1) sowie die neurowissenschaftliche Grundlagenforschung (Carhart-Harris et al. 2016b).

Hinsichtlich des derzeitigen Diskurses zur therapeutischen Anwendung von Psychedelika ist kritisch anzumerken, dass bei den aktuell im Interesse stehenden Indikationen völlig divergente Wirkmodelle postuliert werden – von direkter pharmakologischer Einflussnahme wie am Beispiel der Therapie von Cluster-Kopfschmerzen bis hin zu verschiedenen psychopharmakologischen Wirkmodellen, bei denen die subjektive Erfahrung und deren psychotherapeutisch begleitete Interpretation im Mittelpunkt stehen, wie am Beispiel von Angst und Depression bei lebensbedrohlicher Krebserkrankung (Majić et al. 2015). Therapeutische Studien mit großen Stichproben und modernem Studiendesign liegen derzeit für die meisten Indikationen noch nicht vor. Auch methodische Herausforderungen, wie z. B. die Verblindung einer Studie bei Verwendung einer stark psychoaktiv wirksamen Substanz, sind bisweilen ungelöst.

6 Epidemiologie, Konsummuster und kulturelle Kontexte

Laut *Epidemiologischem Suchtsurvey* (ESA 2012), einer Repräsentativbefragung zum Monitoring des Substanzkonsums in der Bundesrepublik Deutschland, beträgt die Lebenszeitprävalenz des Konsums von LSD bei den 18- bis 64-Jährigen 2,2 %, die 12-Monats-Prävalenz 0,3 % und die 30-Tage-Prävalenz 0,1 %; für „Pilze" 2,6 %, 0,3 % und 0,1 % (Pfeiffer-Gerschel et al. 2014). Der Konsum von Psychedelika stellt auf Ebene der Gesamtbevölkerung ein stabiles Randphänomen mit vergleichsweise geringer epidemiologischer Relevanz dar.

Verbreitete Konsummotive sind Introspektion, Rekreation und quasi-therapeutische Selbstbehandlung. Das Spektrum der konsumierenden Personen reicht von jungen Party- und Festivalbesuchern (Millman und Beeder 1994) über Künstler und anderweitig kreativ Tätige, an Selbsterfahrung interessierte Personen aus psychosozialen Berufen (Weinhold 2010) bis zu Menschen auf der Suche nach alternativen Gemeinschaftsformen und Therapieverfahren (Schmid 2010). Nach St John (St John 2012) gibt es außerdem eine von „der psychedelischen Erfahrung" inspirierte globale Bewegung, die neben eigener künstlerischer Strömungen (psy-

Tab. 1 Evidenz für (potenzielle) medizinische Indikationen von Psilocybin und LSD

Substanz	Potentielle Indikation	Literaturverweis
Psilocybin	Cluster-Kopfschmerz	(Sewell et al. 2006)
	Depression	(Carhart-Harris et al. 2016a; Griffiths et al. 2011; Griffiths et al. 2008)
	Angst und Depression bei lebensbedrohlicher Krebserkrankung	(Griffiths et al. 2016; Grob et al. 2011; Ross et al. 2016)
	Abhängigkeitserkrankungen (Alkohol; Nikotin)	(Bogenschutz et al. 2015; Bogenschutz und Johnson 2015)
	Zwangsstörung	(Moreno et al. 2006)
LSD	Angst im Zusammenhang mit lebensbedrohlichen Erkrankungen	(Gasser et al. 2015)
	Cluster-Kopfschmerz	(Sewell et al. 2006)
	Alkoholabhängigkeit	(Krebs und Johansen 2012)

chedelic music, psychedelic art) Kulturtechniken zur Abwendung und Abmilderung von Konsumrisiken entwickelt hat (Oak et al. 2015). Entsprechend der Diversität von Konsummotivation und -kontext sind auch die jeweils favorisierte Konsumfrequenz und Dosierung sehr heterogen; sie reichen von der häufigen Einnahme niedriger Dosierungen bis zur sehr seltenen Einnahme hoher Dosierungen.

Der ritualisierte Gebrauch von psychoaktiven Substanzen zur Induktion veränderter Bewusstseinszustände lässt sich weltweit bei verschiedenen Kulturen über mehrere Jahrtausende nachweisen und wird in der Gegenwart noch praktiziert (Naranjo 1979; Ruck et al. 1979; Ruck und Staples 1994; Wasson et al. 1986). Dieser Gebrauch erfolgt aus religiösen, medizinischen oder rekreationalen Motiven. Während sich einige Naturdrogen oder deren Zubereitungen wie z. B. Ololiuqui, psilocybinhaltige Pilze, Ayahuasca und meskalinhaltige Kakteen eindeutig den Psychedelika zuordnen lassen, schließen Autoren wie Ott (Ott 1993) unter dem Begriff *Entheogene* eine Reihe weiterer Naturdrogen ein, die nicht Gegenstand dieses Beitrages sind. Sie werden in der Regel vor dem Hintergrund komplexer indigener Kulturtechniken verwendet. Neben dem Gebrauch des Fliegenpilzes (*Amanita muscaria*) im sibirischen Schamanismus (Wasson und Wasson 1952) gelten die Mysterien von Eleusis, ein zu Ehren der Rückkehr von Persephone im antiken Griechenland begangenes Frühlingsritual, als historisches Beispiel für ein „entheogenes" Ritual im europäischen Raum. Der im Rahmen des Rituals eingenommene *Kykeon*, ein Trank aus Getreide und Wasser, enthielt nach Wasson, Hofmann und Ruck (Wasson et al. 1978) vermutlich psychoaktive Stoffe, die aus dem Mutterkorn gewonnen wurden. Insbesondere in Mittel- und Südamerika sind umfassende archäologische, historische und ethnografische Nachweise für die andauernde rituelle Verwendung von Pflanzen mit psychedelischen Wirkstoffen erbracht worden (Carod-Artal 2014). In der Gegenwart spielt dabei der Gebrauch von *Ayahuasca* durch synkretistische Kirchen wie die *União do Vegetal* und die *Santo Daime* (Labate und Jungaberle 2011) sowie von *Peyote* durch die ebenfalls synkretistische *Native American Church* (Calabrese 2013) eine zunehmende Rolle, während der traditionelle Gebrauch in indigenen Kulturen weltweit durch die Zerstörung von Lebensräumen und die zum Teil touristisch motivierte Internationalisierung ihrer Kulturtechniken bedroht wird (DeRios 1994).

7 Pharmakologie

Psychedelika verbindet trotz der chemischen Heterogenität ihrer Vertreter ein vergleichbares pharmakologisches Profil, welches primär, jedoch nicht ausschließlich, durch hohe Bindungsaffinität für Serotoninrezeptoren gekennzeichnet ist (Ray 2010) und sich sowohl in einer vergleichbaren subjektiven Wirkung als auch der Induktion von Kreuztoleranz abbildet (Halberstadt 2015). Agonismus bzw. partieller Agonismus am 5-HT_{2A}-Rezeptor gilt als notwendige Pharmakologie einer psychedelischen Substanzwirkung und wurde erstmals 1998 experimentell unter Verwendung des 5-HT_{2A}-Antagonisten Ketanserin nachgewiesen (Vollenweider et al. 1998). Die qualitativen Unterschiede zwischen den einzelnen Wirkstoffen der Substanzklasse werden durch 5-HT_{2A}-Agonismus nicht in ausreichendem Maße erklärt, denn die betreffenden Substanzen sind (entgegen früherer Annahmen) bis auf wenige Ausnahmen nicht hoch selektiv, sondern interagieren mit einem ganzen Spektrum weiterer Rezeptoren, die zu ihrer spezifischen Psychopharmakologie beitragen (Halberstadt und Geyer 2011; Ray 2010). Diskutiert werden neben der Aktivierung von 5-HT_{2A}-Rezeptoren bei der Generierung der subjektiven Wirkung insbesondere die Rolle des Glutmat- und Dopaminsystems (Vollenweider und Preller 2016).

Die wiederholte Einnahme von Psychedelika führt zu rascher Toleranzentwicklung, welche ursächlich auf die Herabregulation von 5-HT_{2A}-Rezeptoren zurückgeführt wird (Buckholtz et al. 1990; Gresch et al. 2005).

Eine Wirkung kann bei LSD ab einer Dosierung von 25 25 25 µg mu;g mu;g bereits innerhalb weniger Minuten subjektiv wahrgenommen werden. Psilocybin und Meskalin hingegen haben bei peroraler Aufnahme einen etwas späteren

Tab. 2 Literaturüberblick Psychedelika

Substanz	Struktur	Wirkdauer	Weiterführende Literatur
Meskalin		4–8 Stunden (peroral)	(Beringer 1927; Hermle et al. 1992; Hermle et al. 1998)
LSD		6–11 Stunden (peroral)	(Hofmann 1993; Passie et al. 2008)
DMT		15–90 Minuten (inhalativ) 4–8 Stunden (peroral bei MAO-Hemmung)	(Böszörményi und Szára 1958; Carbonaro et al. 2016)
Psilocybin		2–6 Stunden (peroral)	(Froese et al. 2016; Hasler et al. 2004; Hofmann et al. 1958)

wahrnehmbaren Wirkungseintritt (im Bereich von 15–30 Minuten) und sind hinsichtlich der Dosierung von geringerer Potenz als LSD und dessen Derivate. Die initialen Symptome sind überwiegend sympathomimetischer Natur: Dilatation der Pupillen (bei fortbestehender Reaktivität), leichte Übelkeit und Schwindelgefühle, Hitzewallungen, Kälteempfinden, seltener eine leichte Steigerung des Blutdrucks und der Herzfrequenz, Piloerektion sowie leichte Temperaturerhöhung (Nichols 2016; Passie et al. 2008; Strassman 1984) (Tab. 2).

8 Subjektive Wirkung

Dosisabhängig können Veränderungen der Sinneswahrnehmung bis hin zu Synästhesien und Pseudohalluzinationen auftreten. Das sinnlich-emotionale

Erleben wird intensiviert. Die Spannbreite der erlebbaren Bewusstseinszustände reicht von Gefühlen der Glückseligkeit und einem ozeanischen Gefühl der Verbundenheit mit der Welt bis hin zu angstvollen, paranoiden und psychotischen Reaktionen (Studerus et al. 2010). Kognitive Funktionen wie Aufmerksamkeit und das Arbeitsgedächtnis sind teilweise beeinträchtigt, wobei exekutive Funktionen überwiegend intakt bleiben (Hasler et al. 2004). Die Suggestibilität ist erhöht (Carhart-Harris et al. 2015). Selbst-, Raum- und Zeitwahrnehmung können so tief greifend verändert sein, dass diese Zustände oft mit intensiven Träumen oder religiöser Ekstase verglichen werden (Griffiths et al. 2011).

Das Erleben der pharmakologischen Substanzwirkung wird neben der eingenommenen Dosis in fundamentaler Weise durch das Individuum und dessen Erwartungen, sowie Kontextfaktoren wie z. B. dem Ort der Einnahme mitbestimmt (Zinberg 1984).

Als Besonderheit der Substanzklasse kann ihr Vermögen betrachtet werden, von einigen Wissenschaftlern als mystisch beschriebene Erlebnisse von hoher persönlicher Signifikanz zu induzieren (Griffiths et al. 2006; Hasler et al. 2004). Pahnke und Richards (Pahnke und Richards 1966) beschreiben eine Reihe weiterer psychologischer Aspekte der Wirkung, kommen jedoch zu dem Schluss, dass eine konkrete Definition der „psychedelischen Erfahrung" angesichts der Vielzahl psychischer Phänomene nicht möglich sei. Kennzeichnend ist, dass die Wirkung meist bei vollem Bewusstsein erlebt und anschließend erinnert werden kann. Ein weit verbreitetes Instrument zur Erfassung veränderter Wachbewusstseinszustände, wie der subjektiven Reaktion auf eine psychoaktive Substanz, ist die *Altered States of Consciousness Rating Scale* (Schmidt und Majić 2016). Deren Hauptdimensionen sind (1) ozeanische Selbstentgrenzung, (2) angstvolle Ichauflösung, und (3) visionäre Umstrukturierung (Dittrich 1998). Meskalin, LSD und Psilocybin führen zu deutlichen Steigerungen der Werte auf allen der drei genannten Dimensionen, was sie qualitativ von anderen psychoaktiven Substanzen abgrenzt (Hermle et al. 1992; Studerus et al. 2010).

9 Gesundheitliche Risiken

Psychedelika wie LSD und Psilocybin gelten im klinischen Kontext als physiologisch sicher und haben ein niedriges Abhängigkeitspotenzial (Nichols 2016). Aktuelle Populationsstudien aus den USA deuten darauf hin, dass deren Gebrauch auch außerhalb eines klinischen Kontextes nicht mit dem erhöhten Auftreten von psychiatrischen Störungsbildern assoziiert ist (Hendricks et al. 2015; Johansen und Krebs 2015). Wenngleich die epidemiologische Datenlage keine Hinweise auf ein spezifisches Risiko für die Entwicklung therapiebedürftiger psychiatrischer Störungen durch den Konsum von Psychedelika gibt, bleibt die Frage ungeklärt, ob dieser nicht im Einzelfall im Sinne eines Triggerfaktors deren Entstehung begünstigen kann. Vor diesem Hintergrund werden in der wissenschaftlichen Literatur primär drei psychedelikainduzierte Störungsbilder diskutiert: (1) die Auslösung einer Angst- bzw. Panikstörung, (2) die Erstmanifestation oder Exazerbation einer psychotischen Erkrankung und (3) anhaltende Wahrnehmungsstörungen (Hallucinogen Persisting Perception Disorder, DSM-V), die vorübergehend oder persistierend auftreten können (Majić et al. 2016). Bei allen drei Störungsbildern handelt es sich um sehr seltene und häufig transitorische Phänomene, deren Pathomechanismus im Zusammenhang mit der Einnahme von Psychedelika aufgrund mangelnder Daten oder uneindeutiger Ergebnisse noch nicht aufgeklärt werden konnte. Eine Analyse gepoolter Daten von RCT-Studien mit gesunden Probanden konnte zeigen, dass diese nach Einnahme von Psilocybin im Follow-up keine psychotischen Symptome oder anhaltende Wahrnehmungsstörungen im Sinne von HPPD zeigten (Studerus et al. 2011).

Im Gegensatz zu den relevantesten Substanzen LSD und Psilocybin, die sich durch eine niedrige Toxizität auszeichnen, muss der Konsum historisch neuer und wenig beforschter Substanzen grundsätzlich als gesundheitlich riskant angesehen werden. Dieser spielt seit der Jahrtausendwende eine zunehmende Rolle auf epidemiologisch sehr niedrigem Niveau (Sumnall 2016). Die betreffenden Substanzen sind häufig weder klinisch bekannt, noch soziokulturell etabliert und zeichnen sich zum Teil durch eine geringe therapeutische Breite bzw. hohe Toxizität oder einen stark verzögerten Wirkeintritt und z. T. mehr als 24 Stunden anhaltender Wirkdauer aus (u. a. 5-HT$_{2A}$-Agonisten mit N-2-Methoxybenzyl-Partialstruktur, z. B. 2C-C-NBOME; alkyloxyrigidisierte Phenethylamine, z. B. Bromo-DragonFLY). Auch der Mischkonsum mit anderen psychoaktiven Substanzen birgt zusätzliche und schwer kalkulierbare Gesundheitsrisiken, ist in manchen Konsumszenen jedoch ein häufiges Phänomen.

10 Notfallmedizin und Therapie von Missbrauch und Abhängigkeit

Einem nicht medikamentösen Vorgehen – bestehend aus sensorischer Abschirmung und psychologischer Betreuung (talking down) – ist Vorzug zu geben (Strassmann 1995; Taylor et al. 1970). Falls dies nicht möglich oder ausreichend ist, sollte die Gabe eines Sedativums erwogen werden. Der Einsatz von Antipsychotika ist kontraindiziert, da sie zu einer Verstärkung der dysphorischen Reaktion und Angst führen können (Thomasius et al. 2004).

Selbstschädigend-missbräuchlicher Konsum (Hallucinogen Use Disorder, DSM-V) ist selten und wird gemäß der üblichen Kriterien diagnostiziert (Halpern et al. 2014).

11 Ausblick

Psychedelika stehen wieder zunehmend im Interesse der Grundlagen- und Therapieforschung. Es bleibt offen, ob diese wirksamer als bestehende Therapieverfahren sind und zukünftig eine Rolle bei der Behandlung von psychiatrisch relevanten Störungsbildern spielen werden. Kritisch sollte hingegen die undifferenzierte Berichterstattung über aktuelle Studien von der Wissenschaftsgemeinschaft begleitet werden. Die methodisch zum Teil als schwach zu bewertenden Arbeiten dürfen nicht instrumentalisiert werden, um jedwede Form des Konsums von Psychedelika zu legitimieren.

Literatur

Appel, J., & Cunningham, K. (1985). The use of drug discrimination procedures to characterize hallucinogenic drug actions. *Psychopharmacology Bulletin, 22*(3), 959–967.

Araújo, A., Carvalho, F., Bastos, M. D., Guedes de Pinho, P., & Carvalho, M. (2015). The hallucinogenic world of tryptamines: An updated review. *Archives of Toxicology, 89*(8), 1151–1173. doi:10.1007/s00204-015-1513-x.

Baker, E. F. (1964). The use of lysergic acid diethylamide (LSD) in psychotherapy. *Canadian Medical Association Journal, 91*, 1200–1202.

Barker, S. A., McIlhenny, E. H., & Strassman, R. (2012). A critical review of reports of endogenous psychedelic N, N-dimethyltryptamines in humans: 1955–2010. *Drug Testing and Analysis, 4*(7–8), 617–635. doi:10.1002/dta.422.

Bauer, V. H. (1973). Ergotismus-Epidemien in der Überlieferung vom Altertum bis heute. Das Antonius-Feuer in Kunst und Medizin (S. 33–51). Berlin/Heidelberg: Springer.

Baumeister, R. F., & Placidi, K. S. (1983). A social history and analysis of the LSD controversy. *Journal of Humanistic Psychology, 23*(4), 25–58. doi:10.1177/0022167883234003.

Beringer, K. (1927). *Der Meskalinrausch: seine Geschichte und Erscheinungsweise*. Berlin: Springer.

Bogenschutz, M. P., & Johnson, M. W. (2015). Classic hallucinogens in the treatment of addictions. *Progress in Neuro-Psychopharmacology and Biological Psychiatry*. doi:10.1016/j.pnpbp.2015.03.002.

Bogenschutz, M. P., Forcehimes, A. A., Pommy, J. A., Wilcox, C. E., Barbosa, P., & Strassman, R. J. (2015). Psilocybin-assisted treatment for alcohol dependence: A proof-of-concept study. *Journal of Psychopharmacology, 29*(3), 289–299. doi:10.1177/0269881114565144.

Böszörményi, Z., & Szára, S. (1958). Dimethyltryptamine experiments with psychotics. *The British Journal of Psychiatry, 104*, 445–453.

Brandt, S. D., Kavanagh, P. V., Westphal, F., Stratford, A., Elliott, S. P., Hoang, K., Wallach, J., & Halberstadt, A. L. (2015). Return of the lysergamides. Part I: Analytical and behavioural characterization of 1-propionyl-d-lysergic acid diethylamide (1P-LSD). *Drug Testing and Analysis, 8*, 891–902. doi:10.1002/dta.1884.

Brandt, S. D., Kavanagh, P. V., Westphal, F., Elliott, S. P., Wallach, J., Colestock, T., Burrow, T. E., Chapman, S. J., Stratford, A., Nichols, D. E., & Halberstadt, A. L. (2017). Return of the lysergamides. Part II: Analytical and behavioural characterization of N6-allyl-6-norlysergic acid diethylamide (AL-LAD) and (2′S,4′S)-lysergic acid 2,4-dimethylazetidide (LSZ). *Drug Testing and Analysis, 9*, 38–50. doi:10.1002/dta.1985.

Buckholtz, N. S., Zhou, D., Freedman, D. X., & Potter, W. Z. (1990). Lysergic acid diethylamide (LSD) administration selectively downregulates serotonin2 receptors in rat brain. *Neuropsychopharmacology, 3*(2), 137–148.

Calabrese, J. D. (2013). *A different medicine: Postcolonial healing in the Native American Church*. Oxford: Oxford University Press.

Carbonaro, T. M., & Gatch, M. B. (2016). Neuropharmacology of N,N-dimethyltryptamine. *Brain Research Bulletin, 126*, 74–88. doi:10.1016/j.brainresbull.2016.04.016.

Carhart-Harris, R. L., Kaelen, M., Whalley, M. G., Bolstridge, M., Feilding, A., & Nutt, D. J. (2015). LSD enhances suggestibility in healthy volunteers. *Psychopharmacology, 232*(4), 785–794. doi:10.1007/s00213-014-3714-z.

Carhart-Harris, R. L., Bolstridge, M., Rucker, J., Day, C. M. J., Erritzoe, D., Kaelen, M., Bloomfield, M., Rickard, J. A., Forbes, B., Feilding, A., Taylor, D., Pilling, S., Curran, V. H., & Nutt, D. J. (2016a). Psilocybin with psychological support for treatment-resistant depression: An open-label feasibility study. *The Lancet Psychiatry, 3*, 619–627. doi:10.1016/S2215-0366(16)30065-7.

Carhart-Harris, R. L., Muthukumaraswamy, S., Roseman, L., Kaelen, M., Droog, W., Murphy, K., Tagliazucchi, E., Schenberg, E. E., Nest, T., Orban, C., Leech, R., Williams, L. T., Williams, T. M., Bolstridge, M., Sessa, B., McGonigle, J., Sereno, M. I., Nichols, D., Hellyer, P. J., Hobden, P., Evans, J., Singh, K. D., Wise, R. G., Curran, H. V., Feilding, A., & Nutt, D. J. (2016b). Neural correlates of the LSD experience revealed by multimodal neuroimaging. *Proceedings of the National Academy of Sciences, 113*(17), 4853–4858. doi:10.1073/pnas.1518377113.

Carod-Artal, F. (2014). Hallucinogenic drugs in pre-Columbian Mesoamerican cultures. *Neurología (English Edition), 30*(1), 42–49.

Christian, S. T., Harrison, R., Quayle, E., Pagel, J., & Monti, J. (1977). The in vitro identification of dimethyltryptamine (DMT) in mammalian brain and its characterization as a possible endogenous neuroregulatory agent. *Biochemical Medicine, 18*(2), 164–183.

De Mori, B. B. (2011). *Tracing hallucinations: Contributing to a critical ethnohistory of Ayahuasca usage in the Peruvian Amazon.* Paper presented at the The Internationalization of Ayahuasca.

DeRios, M. D. (1994). Drug tourism in the amazon. *Anthropology of Consciousness, 5*(1), 16–19. doi:10.1525/ac.1994.5.1.16.

Dittrich, A. (1998). The standardized psychometric assessment of altered states of consciousness (ASCs) in humans. *Pharmacopsychiatry, 31*(S2), 80–84. doi:10.1055/s-2007-979351.

El-Seedi, H. R., Smet, P. A. G. M. D., Beck, O., Possnert, G., & Bruhn, J. G. (2005). Prehistoric peyote use: Alkaloid analysis and radiocarbon dating of archaeological specimens of Lophophora from Texas. *Journal of Ethnopharmacology, 101*(1–3), 238–242. doi:10.1016/j.jep.2005.04.022.

Fontanilla, D., Johannessen, M., Hajipour, A. R., Cozzi, N. V., Jackson, M. B., & Ruoho, A. E. (2009). The hallucinogen N,N-dimethyltryptamine (DMT) is an endogenous sigma-1 receptor regulator. *Science, 323* (5916), 934–937.

Froese, T., Guzmán, G., & Guzmán-Dávalos, L. (2016). On the origin of the genus psilocybe and its potential ritual use in Ancient Africa and Europe1. *Economic Botany, 70*, 103–114. doi:10.1007/s12231-016-9342-2.

Gallimore, A. R., & Luke, D. (2015). DMT Research from 1956 to the edge of time. In D. King & D. Luke (Hrsg.), *Neurotransmissions: Essays on psychedelics from breaking convention*. London: Strange Attractor.

Gasser, P., Kirchner, K., & Passie, T. (2015). LSD-assisted psychotherapy for anxiety associated with a life-threatening disease: A qualitative study of acute and sustained subjective effects. *Journal of Psychopharmacology, 29*(1), 57–68. doi:10.1177/0269881114555249.

Gresch, P. J., Smith, R. L., Barrett, R. J., & Sanders-Bush, E. (2005). Behavioral tolerance to lysergic acid diethylamide is associated with reduced serotonin-2A receptor signaling in rat cortex. *Neuropsychopharmacology, 30*(9), 1693–1702.

Griffiths, R. R., Richards, W. A., McCann, U., & Jesse, R. (2006). Psilocybin can occasion mystical-type experiences having substantial and sustained personal meaning and spiritual significance. *Psychopharmacology, 187*(3), 268–283.

Griffiths, R. R., Richards, W., Johnson, M., McCann, U., & Jesse, R. (2008). Mystical-type experiences occasioned by psilocybin mediate the attribution of personal meaning and spiritual significance 14 months later. *Journal of Psychopharmacology, 22*(6), 621–632. doi:10.1177/0269881108094300.

Griffiths, R. R., Johnson, M. W., Richards, W. A., Richards, B. D., McCann, U., & Jesse, R. (2011). Psilocybin occasioned mystical-type experiences: Immediate and persisting dose-related effects. *Psychopharmacology, 218*(4), 649–665. doi:10.1007/s00213-011-2358-5.

Griffiths, R. R., Johnson, M. W., Carducci, M. A., Umbricht, A., Richards, W. A., Richards, B. D., Cosimano, M. P., & Klinedinst, M. A. (2016). Psilocybin produces substantial and sustained decreases in depression and anxiety in patients with life-threatening cancer: A randomized double-blind trial. *Journal of Psychopharmacology, 30*(12), 1181–1197. doi:10.1177/0269881116675513.

Grob, C. S., Danforth, A. L., Chopra, G. S., Hagerty, M., McKay, C. R., Halberstadt, A. L., & Greer, G. R. (2011). Pilot study of psilocybin treatment for anxiety in patients with advanced-stage cancer. *Archives of General Psychiatry, 68*(1), 71–78. doi:10.1001/archgenpsychiatry.2010.116.

Grof, S. (1976). *Realms of the human unconscious: Observations from LSD research*. Coventry: Condor Books.

Grof, S. (1980). *LSD Psychotherapy*. Santa Cruz: MAPS.

Guzmán, G., Allen, J. W., & Gartz, J. (1998). A worldwide geographical distribution of the neurotropic fungi, an analysis and discussion. *Annali dei Musei Civici di Rovereto. Sezione: Archeologia, Storia, Scienze Naturali, 14*, 189–280.

Halberstadt, A. L. (2015). Recent advances in the neuropsychopharmacology of serotonergic hallucinogens. *Behavioural Brain Research, 277*, 99–120. doi:10.1016/j.bbr.2014.07.016.

Halberstadt, A. L., & Geyer, M. A. (2011). Multiple receptors contribute to the behavioral effects of indoleamine hallucinogens. *Neuropharmacology, 61*(3), 364–381. doi:10.1016/j.neuropharm.2011.01.017.

Halpern, J., Suzuki, J., Huertas, P., & Passie, T. (2014). Hallucinogen Abuse and Dependence. In I. P. Stolerman & L. H. Price (Hrsg.), *Encyclopedia of psychopharmacology* (S. 1–5). Berlin/Heidelberg: Springer.

Hasler, F., Grimberg, U., Benz, M. A., Huber, T., & Vollenweider, F. X. (2004). Acute psychological and physiological effects of psilocybin in healthy humans: A double-blind, placebo-controlled dose – effect study. *Psychopharmacology, 172*(2), 145–156.

Heffter, A. (1896). Ueber cacteenalkaloide. *Berichte der Deutschen Chemischen Gesellschaft, 29*(1), 216–227.

Hendricks, P. S., Thorne, C. B., Clark, C. B., Coombs, D. W., & Johnson, M. W. (2015). Classic psychedelic use is associated with reduced psychological distress and suicidality in the United States adult population. *Journal of Psychopharmacology, 29*(3), 280–288.

Hermle, L., Fünfgeld, M., Oepen, G., Botsch, H., Borchardt, D., Gouzoulis, E., Fehrenbach, R. A., & Spitzer, M. (1992). Mescaline-induced psychopathological, neuropsychological, and neurometabolic effects in normal subjects: Experimental psychosis as a tool for psychiatric research. *Biological Psychiatry, 32*(11), 976–991. doi:10.1016/0006-3223(92)90059-9.

Hermle, L., Gouzoulis-Mayfrank, E., & Spitzer, M. (1998). Blood flow and cerebral laterality in the mescaline model of psychosis. *Pharmacopsychiatry, 31*(S2), 85–91.

Hofmann, A. (1993). *LSD – mein Sorgenkind: die Entdeckung einer „Wunderdroge"*. München: DTV.

Hofmann, A., & Stoll, A. (1948). 2,438,259. d-Lysergic Acid Diethyl Amide. Arthur Stoll and Albert Hofmann, Basel, Switzerland, assignors to Sandoz Ltd., Fribourg, Switzerland, a Swiss firm. United States Patent and Trademark Office. Patents. Search for Patents. Searching PDF Image Patents (Since 1790). http://patft.uspto.gov/netahtml/PTO/patimg.htm.

Hofmann, A., & Tscherter, H. (1960). Isolierung von Lysergsäure-Alkaloiden aus der mexikanischen Zauberdroge Ololiuqui (Rivea corymbosa (L.) Hall. f.). *Experientia, 16*(9), 414–414. doi:10.1007/BF02178840.

Hofmann, A., Heim, R., Brack, A., & Kobel, H. (1958). Psilocybin, ein psychotroper Wirkstoff aus dem mexikanischen Rauschpilz Psilocybe mexicana Heim. *Experientia, 14*(3), 107–109. doi:10.1007/BF02159243.

Horita, A., & Weber, L. (1961). Dephosphorylation of psilocybin to psilocin by alkaline phosphatase. *Experimental Biology and Medicine, 106*(1), 32–34.

Huxley, A. (1954). *Die Pforten der Wahrnehmung: meine Erfahrung mit Meskalin*. München: Piper.

Johansen, P.-Ø., & Krebs, T. S. (2015). Psychedelics not linked to mental health problems or suicidal behavior: A population study. *Journal of Psychopharmacology, 29*, 270–279.

Kesey, K. (1963). *One flew over the Cuckoo's Nest*. New York: Viking Press & Signet Books.

Krebs, T. S., & Johansen, P.-Ø. (2012). Lysergic acid diethylamide (LSD) for alcoholism: Meta-analysis of randomized controlled trials. *Journal of Psychopharmacology, 26*(7), 994–1002. doi:10.1177/0269881112439253.

Labate, B. C., & Jungaberle, H. (2011). *The internationalization of Ayahuasca*. Berlin/Münster/Wien/Zürich/London: LIT.

Leary, T. (1970). *The politics of ecstasy*. London: Paladin.

Lee, M. A., & Shlain, B. (1985). *Acid dreams: The CIA, LSD, and the sixties rebellion*. New York: Grove Press.

Leuner, H. (1963). Die Psycholytische Therapie: Klinische Psychotherapie mit Hilfe von LSD-25 und verwandten Substanzen. *Zeitschrift für Psychotherapie und Medizinische Psychologie, 13*, 57–64.

Leuner, H. (1966). Psychotherapie mit Hilfe von Halluzinogenen. *Arzneimittel-Forschung, 16*, 253–255.

Leuner, H. (1971). Halluzinogene in der Psychotherapie. *Pharmacopsychiatry, 4*(6), 333–351.

Leuner, H. (1981). *Halluzinogene: psychische Grenzzustände in Forschung und Psychotherapie*. Bern: Hans Huber.

Majić, T., Schmidt, T. T., & Gallinat, J. (2015). Peak experiences and the afterglow phenomenon: When and how do therapeutic effects of hallucinogens depend on psychedelic experiences? *Journal of Psychopharmacology, 29*(3), 241–253. doi:10.1177/0269881114568040.

Majić, T., Schmidt, T. T., & Hermle, L. (2016). Flashbacks und anhaltende Wahrnehmungsstörungen nach Einnahme von serotonergen Halluzinogenen. In M. von Heyden, H. Jungaberle & T. Majić (Hrsg.), *Handbuch Psychoaktive Substanzen*. Berlin/Heidelberg: Springer.

McKenna, D. J. (1998). Ayahuasca: An ethnopharmacologic history. In R. Metzner (Hrsg.), *Sacred vine of spirits – Ayahuasca*. Rochester/Vermont: Park Street Press.

McKenna, D. J., Towers, G. H. N., & Abbott, F. (1984). Monoamine oxidase inhibitors in South American hallucinogenic plants: Tryptamine and β-carboline constituents of Ayahuasca. *Journal of Ethnopharmacology, 10*(2), 195–223. doi:10.1016/0378-8741(84)90003-5.

Millman, R. B., & Beeder, A. B. (1994). The new psychedelic culture: LSD, ecstasy, „rave" parties and the grateful dead. *Psychiatric Annals, 24*(3), 148–150.

Moreno, F. A., Wiegand, C. B., Taitano, E. K., & Delgado, P. L. (2006). Safety, tolerability, and efficacy of psilocybin in 9 patients with obsessive-compulsive disorder. *Journal of Clinical Psychiatry, 67*(11), 1735–1740.

Naranjo, P. (1979). Hallucinogenic plant use and related indigenous belief systems in the ecuadorian amazon. *Journal of Ethnopharmacology, 1*(2), 121–145. doi:10.1016/0378-8741(79)90003-5.

Nichols, D. E. (2016). Psychedelics. *Pharmacological Reviews, 68*(2), 264–355. doi:10.1124/pr.115.011478.

Oak, A., Hanna, J., Nielsen, K., & Mishor, T. (2015). The manual of psychedelic support. Psychedelic Care Publications. http://psychsitter.com.

Oberlender, R., & Nichols, D. E. (1988). Drug discrimination studies with MDMA and amphetamine. *Psychopharmacology, 95*(1), 71–76.

Osmond, H. (1957). A review of the clinical effects of psychotomimetic agents. *Annals of the New York Academy of Sciences, 66*(3), 418–434. doi:10.1111/j.1749-6632.1957.tb40738.x.

Ott, J. (1993). *Pharmacotheon: Entheogenic drugs, their plant sources, and history*. Kennewick: Natural Products Company.

Pahnke, W., & Richards, W. (1966). Implications of LSD and experimental mysticism. *Journal of Religion and Health, 5*(3), 175–208. doi:10.1007/BF01532646.

Passie, T., Halpern, J. H., Stichtenoth, D. O., Emrich, H. M., & Hintzen, A. (2008). The pharmacology of lysergic acid diethylamide: A review. *CNS Neuroscience & Therapeutics, 14*(4), 295–314. doi:10.1111/j.1755-5949.2008.00059.x.

Pfeiffer-Gerschel, T., Jakob, L., & Stumpf, D. (2014). Bericht 2014 des nationalen REITOX-Knotenpunkts an die EBDD. Neue Entwicklung und Trends Deutschland. Drogensituation 2013/2014. Deutsche Hauptstelle für Suchtfragen. http://www.dhs.de/fileadmin/user_upload/pdf/EBDD_Jahresberichte/REITOX_Report_2014_Germany_DE.pdf.

Ray, T. S. (2010). Psychedelics and the human receptorome. *PloS One, 5*(2), e9019. doi:10.1371/journal.pone.0009019.

Ross, C. A. (2006). *The C.I.A. doctors: Human rights violations by American psychiatrists*. Richardson: Manitou Communications.

Ross, S., Bossis, A., Guss, J., Agin-Liebes, G., Malone, T., Cohen, B., Mennenga, S. E., Belser, A., Kalliontzi, K., Babb, J., Su, Z., Corby, P., & Schmidt, B. L. (2016). Rapid and sustained symptom reduction following psilocybin treatment for anxiety and depression in patients with life-threatening cancer: A randomized controlled trial. *Journal of Psychopharmacology, 30*(12), 1165–1180. doi:10.1177/0269881116675512.

Ruck, C. A., & Staples, D. (1994). *The world of classical myth: Gods and goddesses, heroines and heroes*. Durham: Carolina Academic Press.

Ruck, C. A., Bigwood, J., Staples, D., Ott, J., & Wasson, R. G. (1979). Entheogens. *Journal of Psychoactive Drugs, 11*(1–2), 145–146.

Salm-Reifferscheidt-Dyck, J. Z. (1845). Beschreibung einiger neuen Cacteen welche im Fürstlich Salm-Dyck'schen Garten cultivirt werden. *Allgemeine Gartenzeitung, 13*, 385–386.

Schmid, J. T. (2010). *Subjektive Theorien zu Selbst-Behandlungsversuchen mit der psychoaktiven Substanz Ayahuasca*. Heidelberg: Univeristät Heidelberg Dissertation.

Schmidt, T. T., & Majić, T. (2016). Empirische Untersuchung veränderter Bewusstseinszustände. In M. von Heyden, H. Jungaberle & T. Majić (Hrsg.), *Handbuch Psychoaktive Substanzen*. Berlin/Heidelberg: Springer.

Schultes, R. E. (1957). The identity of the malpighiaceous narcotics of South America. *Botanical Museum Leaflets, 18*(1), 1–56. doi:10.2307/41762183.

Sessa, B. (2016). The History of Psychedelics in Medicine. In M. von Heyden, H. Jungaberle & T. Majić (Hrsg.), *Handbuch Psychoaktive Substanzen*. Berlin/Heidelberg: Springer.

Sewell, R. A., Halpern, J. H., & Pope, H. G., Jr. (2006). Response of cluster headache to psilocybin and LSD. *Neurology, 66*(12), 1920–1922. doi:10.1212/01.wnl.0000219761.05466.43.

Shulgin, A. T. (1978). Psychotomimetic Drugs: Structure-Activity Relationships Stimulants. In L. L. Iversen, S. D. Iversen & S. H. Snyder (Hrsg.), *Handbook of psychopharmacology* (Stimulants, Bd. 11, S. 243–333). New York: Plenum Press.

Shulgin, A. T., Manning, T., & Daley, P. F. (2011). *The Shulgin Index. Volume 1. Psychedelic phenethylamines and related compounds*. Berkeley: Transform Press.

Smith, D. E. (1969). Use of LSD in the Haight-Ashbury – Observations at a neighborhood clinic. *California Medicine, 110*(6), 472–476.

Späth, E. (1919). Über die Anhalonium-Alkaloide. *Monatshefte für Chemie und verwandte Teile anderer Wissenschaften, 40*(2), 129–154. doi:10.1007/BF01524590.

St John, G. (2012). *Global tribe: Technology, spirituality and psytrance*. Sheffield: Equinox.

Stoll, A., & Hofmann, A. (1943). Partialsynthese von Alkaloiden vom Typus des Ergobasins (6. Mitteilung über Mutterkornalkaloide). *Helvetica Chimica Acta, 26*(3), 944–965. doi:10.1002/hlca.19430260326.

Strassman, R. J. (1984). Adverse reactions to psychedelic drugs. A review of the literature. *The Journal of Nervous and Mental Disease, 172*(10), 577–595.

Strassmann, R. J. (1995). Hallucinogenic drugs in psychiatric research and treatment perspectives and prospects. *The Journal of Nervous and Mental Disease, 183*(3), 127–138.

Studerus, E., Gamma, A., & Vollenweider, F. X. (2010). Psychometric evaluation of the altered states of consciousness rating scale (OAV). *PloS One, 5*(8), e12412. doi:10.1371/journal.pone.0012412.

Studerus, E., Kometer, M., Hasler, F., & Vollenweider, F. X. (2011). Acute, subacute and long-term subjective effects of psilocybin in healthy humans: A pooled analysis of experimental studies. *Journal of Psychopharmacology, 25*(11), 1434–1452.

Sumnall, H. (2016). Epidemiologie des Konsums von neuen psychoaktiven Substanzen. In M. von Heyden, H. Jungaberle & T. Majić (Hrsg.), *Handbuch psychoaktive substanzen*. Berlin/Heidelberg: Springer.

Tanner, J. (1998). „The Times They Are A-Changin": Zur subkulturellen Dynamik der 68er Bewegungen. *Geschichte und Gesellschaft, 17*, 207–223.

Taylor, R. L., Maurer, J. I., & Tinklenberg, J. R. (1970). Management of „bad trips" in an evolving drug scene. *JAMA, 213*(3), 422–425. doi:10.1001/jama.1970.03170290018003.

Thomasius, R., Gouzoulis-Mayfrank, E., Karus, C., Wiedenmann, H., Hermle, L., Sack, P. M., Zeichner, D., Küstner, U., Schindler, A., Krüger, A., Uhlmann, S., Petersen, K. U., Zapletalova, P., Wartberg, L., Schütz, C. G., Schulte-Markwort, M., Obrocki, J., Heinz, A., & Schmoldt, A. (2004). AWMF-Behandlungsleitlinie:

Psychische und Verhaltensstörungen durch Kokain, Amphetamine, Ecstasy und Halluzinogene [AWMF-guideline: Cocaine-, amphetamine-, ecstasy- and hallucinogen-related disorders]. *Fortschritte der Neurologie-Psychiatrie, 72*(12), 679–695. doi:10.1055/s-2004-818531.

Trachsel, D., Lehmann, D., & Enzensperger, C. (2013). *Phenethylamine: von der Struktur zur Funktion*. Solothurn: Nachtschatten.

Vollenweider, F. X., & Preller, K. H. (2016). Neurobiologische Grundlagen der Wirkung von Psychedelika. In M. von Heyden, H. Jungaberle & T. Majić (Hrsg.), *Handbuch psychoaktive substanzen*. Berlin/Heidelberg: Springer.

Vollenweider, F. X., Vollenweider-Scherpenhuyzen, M. F. I., Bäbler, A., Vogel, H., & Hell, D. (1998). Psilocybin induces schizophrenia-like psychosis in humans via a serotonin-2 agonist action. *NeuroReport, 9*(17), 3897–3902.

Wallach, J. (2009). Endogenous hallucinogens as ligands of the trace amine receptors: A possible role in sensory perception. *Medical Hypotheses, 72*(1), 91–94.

Wasson, R. G. (1959). Division of Mycology: The Hallucinogenic Mushrooms of Mexiko. An adventure in ethnomycological exploration. *Transactions of the New York Academy of Sciences, 21*(4II), 325–339. doi:10.1111/j.2164-0947.1959.tb00681.x.

Wasson, V. P., & Wasson, R. G. (1952). *Mushrooms, Russia and history*. New York: Pantheon Books.

Wasson, R. G., Hofmann, A., & Ruck, C. A. (1978). *The road to Eleusis. Unveiling the secret of the mysteries*. New York/London: HB Jovanovich.

Wasson, R. G., Kramrisch, S., Ott, J., & Ruck, C. A. (1986). *Persephone's quest: Entheogens and the origins of religion*. New Haven: Yale University Press.

Weinhold, J. (2010). *Eigengebrauch psychoaktiver Substanzen in medizinisch-therapeutischen Berufen: eine methodenintegrative Studie über Formen und Kontexte des kontrollierten Konsums illegaler Drogen*. Heidelberg: Universität Heidelberg.

Wolfe, T. (1969). *The electric Kool-aid acid test*. New York: Bantam Books.

Zaggl, F. S. (1856). *Das Mutterkorn. Secale cornutum. Inaugural-Dissertation*. München: Druck der M. Pössenbacher'schen Buchdruckerei.

Zinberg, N. E. (1984). *Drug, set, and setting: The basis for controlled intoxicant use*. New Haven: Yale University Press.

Dissoziativa

Felix Betzler und Tomislav Majić

Zusammenfassung

Dissoziativa sind eine heterogene Gruppe von Substanzen, die ihre Wirkung primär durch einen Antagonismus am NMDA-Rezeptor entfalten. Phencyclidin (PCP) ist die Leitsubstanz der Dissoziativa, die jedoch nicht mehr verordnungsfähig ist und nunmehr im nichtmedizinischen Kontext eine Rolle spielt. Das dissoziative Anästhetikum Ketamin ist sowohl in der medizinischen Anwendung als auch in der Partyszene von großer Bedeutung. In hohen Dosierungen kommt es zur dissoziativen Anästhesie und Analgesie, was Ketamin für die Notfallmedizin relevant macht. In mittleren Dosierungen kommt es zu veränderten Bewusstseinszuständen, wie sie im Rahmen des rekreationalen Konsums angestrebt werden, wie sie aber auch in der Bewusstseins- und Modellpsychoseforschung eine Rolle spielen. Zudem zeigt Ketamin eine rasch eintretende antidepressive Wirkung, die aktuell Forschungsgegenstand ist. Weitere relevante Vertreter der Dissoziativa sind Dextrometorphan und die neue psychoaktive Substanz Methoxetamin.

Schlüsselwörter

Dissoziativa • Dissoziative Anästhesie • PCP • Phencyclidin • Ketamin • S-Ketamine • Esketamine • Dextrometorphan • DXM • Methoxetamin • MXE • MK801 • NMDA • AMPA • M-TOR • NMDA-Rezeptor Antagonist • Glutamat • Glutamathypothese • Antidepressivum • Psychotomimetikum • Modellpsychose • Angel Dust • Special K • K • Kitkat • Arylcyclohexylamine • Dizocilpin

Inhalt

1 Einleitung 684
2 Überblick Substanzen 684
3 Geschichte 685
4 Epidemiologie, Konsummuster und kulturelle Kontexte 687
5 Medizinische und wissenschaftliche Anwendungen 688
6 Pharmakologie 689
7 Gesundheitliche Risiken 693
8 Therapie von Abhängigkeit und Komplikationen 695
9 Ausblick 695
Literatur 695

F. Betzler (✉)
Campus Charité Mitte, Charité Universitätsmedizin Berlin, Berlin, Deutschland
E-Mail: felix.betzler@charite.de

T. Majić
Psychiatrische Universitätsklinik der Charité im St. Hedwig Krankenhaus, Charité Campus Mitte, Charité Universitätsmedizin Berlin, Berlin, Deutschland
E-Mail: tomislav.majic@charite.de

© Springer-Verlag GmbH Deutschland 2018
M. von Heyden et al. (Hrsg.), *Handbuch Psychoaktive Substanzen*, Springer Reference Psychologie,
https://doi.org/10.1007/978-3-642-55125-3_48

1 Einleitung

Der Begriff „Dissoziativa" beschreibt eine Substanzklasse, die mehrere Substanzen mit oft ähnlichen, teilweise jedoch auch ganz unterschiedlichen Wirkmechanismen beinhaltet. Den unterschiedlichen Substanzen gemein ist hingegen der dissoziative Effekt auf das Bewusstsein, der die Gruppierung begründet. Mit dem Effekt der Dissoziation ist in diesem Zusammenhang eine Loslösung des Bewusstseins vom Körper gemeint, der unter höheren Dosierungen auch als „Out-Of-Body-Experience" beschrieben wird. Mit dem Begriff der „dissoziativen Anästhesie" wird jedoch auch das Nebeneinander von Narkose und Analgesie bei erhaltenen Schutzreflexen beschrieben. Die meisten der relevanten Dissoziativa wurden im Rahmen der medizinischen Forschung in den 1950er-Jahren als Anästhetika entwickelt. Manche dieser Substanzen fanden breite Verwendung in der Medizin und werden dort weiterhin angewendet, wie z. B. Ketamin; andere Substanzen wurden zwar medizinisch angewendet, spielen heute jedoch nur noch als Rauschdroge eine Rolle, wie z. B. Phencyclidin (PCP, "Angel Dust"). Neben diesen beiden prominenten Vertretern findet sich in der Klasse der Dissoziativa auch das in einigen Antitussiva enthaltene Dextrometorphan (DXM) und die „neue psychoaktive Substanz" Methoxetamin (MXE).

Hauptsächlich entfalten Dissoziativa ihre Wirkung über einen Antagonismus am glutamatergen NMDA-Rezeptor. Manche wirken darüber hinaus auch am k- und anderen Opioid-Rezeptoren oder einer Kombination aus beidem. Der Wirkmechanismus am NMDA-Rezeptor definiert die pharmakologische Gruppe der NMDA-Rezeptorantagonisten, zu denen jedoch nicht nur psychotrop wirksame Substanzen zählen, sondern auch weitere in der Medizin angewandte Substanzen. Dazu zählen Substanzen, die therapeutisch Einsatz finden bei der Parkinson-Erkrankung, bei Demenz (Memantine) oder als antivirale Medikamente (Amantadin, Rimantadin). Als Dissoziativa im engeren Sinne werden hier die psychotrop wirksamen NDMA-Rezeptorantagonisten verstanden.

Von besonderer aktueller Relevanz ist in der Gruppe der Dissoziativa hierbei Ketamin: Langjährig medizinisch eingesetzt als Anästhetikum und Analgetikum in der Anästhesie und Notfallmedizin, hat es seit den 1980er-Jahren eine zunehmende Bedeutung als Rauschdroge in der Partyszene erlangt. Dabei stellt es in Europa das aktuell einzige Halluzinogen mit einem relevanten Abhängigkeits-erzeugenden Potenzial dar. Andererseits wird Ketamin seit der Entdeckung seiner starken und rasch wirksamen antidepressiven Effekte im Jahre 2000 (Berman et al. 2000) zunehmend als mögliche Therapieoption bei therapieresistenter Depression untersucht.

Dieses Kapitel bietet eine Darstellung der Klasse der Dissoziativa hinsichtlich ihrer Geschichte, Verbreitung, medizinischer und nicht-medizinischer Einsatzbereiche sowie ihrer Wirkmechanismen und Risiken. Ein besonderer Schwerpunkt wird dabei auf Ketamin gelegt, das im europäischen Raum das derzeit bedeutsamste Dissoziativum ist.

2 Überblick Substanzen

Die Gruppe der Dissoziativa schließt zahlreiche Substanzen ein, deren hauptsächliche Wirkung ein Antagonismus am NMDA-Rezeptor ist. Je nach Substanz besteht zum Teil zusätzlich ein Agonismus an Opioidrezeptoren. Nicht alle NMDA-Rezeptorantagonisten werden als Rauschdroge konsumiert – vereinzelt können jene Substanzen auch zur Entzugsbehandlung anderer Stimulanzien eingesetzt werden (Kampman 2002) oder dienen anderen medizinischen Zwecken, zählen dann jedoch nicht zu den Dissoziativa im engeren Sinn. Neben den NMDA-Rezeptor-Antagonisten gibt es auch andere Substanzen, die dissoziative Wirkungen zeigen, z. B. das aus dem „Wahrsagesalbei" (Salvia divinorum) stammende Salvinorin A. Dabei handelt es sich um eine Substanz, die neben psychedelischen oder halluzinogenen Effekten auch dissoziative Wirkungen zeigt, und seine Wirkung über den κ-Opioid Rezeptor entfaltet. In der präklinischen Forschung wird es als Medikament zur Behandlung von Suchterkrankungen untersucht (Butelman und Kreek 2015). Aufgrund seiner spezifischen psychoaktiven und pharmakodynamischen Eigenschaften wird es jedoch nicht zu den

Tab. 1 NMDA-Rezeptorantagonisten

Substanzklasse	Relevante Vertreter	Legale Verwendung
Arylcyclohexylamine	Ketamin, PCP, MXE	Anästhetika, Antidepressiva (Ketamin)
Morphinan-Alkaloide	DXM	Analgetika, Antitussiva
Adamantane	Amantadin Memantin Rimantadin	Behandlung von Influenza-A-Viren, Einsatz bei Parkinson-Erkrankung
Diarylethylamine	Diphenidin	Derivate als Antidepressivum (Lanicemin) und Antiepileptikum (Remacemid)

Dissoziativa im engeren Sinn gezählt (Johnson et al. 2011). Einen Überblick über die verschiedenen Substanzen gibt Tab. 1.

3 Geschichte

Ein bedeutender Teil der Geschichte der Dissoziativa geht zurück auf die medizinische Grundlagenforschung der Firma Parke-Davis in den USA der frühen 1950er-Jahre. In diesem Zusammenhang wurde nach neuen Ansätzen auf dem Gebiet der Anästhetika geforscht und es entstanden in der Folge eine ganze Reihe verschiedener Dissoziativa, darunter bedeutsame Substanzen wie PCP und Ketamin. Hier soll besonders auf die geschichtlich und medizinisch relevanten Substanzen eingegangen werden. Dabei wird Ketamin aufgrund seiner epidemiologischen Relevanz, aber auch wegen seiner Vielschichtigkeit in der Anwendung besonders berücksichtigt.

3.1 Phencyclidin (PCP)

Das Dissoziativum Phencyclidin (PCP) fällt unter die Gruppe der Arylcyclohexylamine. Als das Geburtsjahr von PCP wird oft das Jahr 1926 berichtet, jedoch handelt es sich hierbei (Morris und Wallach 2014) zufolge um die erstmalige Synthese einer Vorläufersubstanz, dem ebenfalls psychoaktiven PCC. Darüber hinaus wurden in den frühen 50er-Jahren weitere Arylcyclohexylamine synthetisiert, darunter 1953 PCE, 1954 PCmo und 1960 TCP (Morris und Wallach 2014). Kurz darauf, im Jahre 1956, wurde PCP im Rahmen der Forschung von Parke-Davis erstmals von Victor Maddox synthetisiert (Maddox 1981). Es folgte eine Reihe von tierexperimentellen Untersuchungen und kurz darauf klinische Untersuchungen am Menschen. PCP zeigte eine starke anästhetische und analgetische Wirkung bei Erhalt der Schutzreflexe und ohne atemdepressive Effekte (Scholler et al. 1960). Unter dem Handelsnamen Sernyl bzw. Sernylan wurde es bereits 1957, ein Jahr nach der erstmaligen Synthese, in den USA vertrieben, in Deutschland als Anästhetikum seit 1963. Allerdings führten starke (vor allem psychotrope) Nebenwirkungen dazu, dass es bereits 1965 wieder vom Markt genommen wurde (Morris und Wallach 2014; Geschwinde 2013).

Im rekreationalen Kontext wurde PCP darüber hinaus in hohem Maße auch als Verunreinigung oder Streckmittel in verschiedenen anderen Substanzen gefunden, wie z. B. LSD, Meskalin, Psilocybin und Kokain sowie Ecstasy (Anon 1979; Lundberg et al. 1976; DEA 2014). Die Bedeutung von PCP als Rauschdroge beschränkt sich weitestgehend auf die USA und Kanada, in Europa ist PCP als Droge kaum von Relevanz (UNODC 2010).

3.2 Ketamin

Da man die einzigartigen Wirkungen von PCP als Arzneimittel nutzen wollte, dies aber durch die erheblichen unerwünschten Nebenwirkungen und die lange Wirkdauer beeinträchtigt wurde, suchte man verstärkt nach substanzverwandten Analoga mit ähnlichen Wirkungen bei einer besseren Verträglichkeit. In diesem Zusammenhang wurden in den frühen 1960ern, ebenfalls von der Firma Parke-Davis, mehrere Dissoziativa synthetisiert. Zu diesen zählte auch das 1962 durch

Calvin Stevens synthetisierte CL369, das bald in „Ketamin" umbenannt wurde. Nachdem Ketamin – ähnlich wie PCP – zunächst nur in der Veterinärmedizin eingesetzt wurde, war Edward Domino, ein Berater von Parke-Davis, der erste Mensch, der 1964 Ketamin erhielt. Seine Ehefrau beschrieb seinen Zustand als den eines Menschen, der bei wachem Bewusstsein war, aber „not there". In diesem Zusammenhang schlug die Ehefrau von Domino den Begriff der „dissoziativen Anästhesie" vor (Jansen und Sferios 2001). Ketamin wurde zunächst 1963 in Belgien patentiert und dann von Parke-Davis zurückgekauft, bis es 1966 in den USA patentiert und 1970 für die Anwendung bei Kindern und älteren Menschen zugelassen wurde.

1965 wurde Ketamin erstmals in einer Studie als Anästhetikum untersucht und zeigte bei starker anästhetischer Wirksamkeit ein verträglicheres Nebenwirkungsprofil im Vergleich zu PCP (Domino et al. 1965).

Kurz darauf wurde Ketamin unter dem Handelsnamen *Ketalar* 1969 erstmals als Anästhetikum vertrieben und hat bis heute sowohl in der Veterinärmedizin als auch in der Humanmedizin eine wichtige Bedeutung. Besonders die Eigenschaft, eine „dissoziative Anästhesie" auszulösen, d. h. Schlaf und Schmerzfreiheit unter Erhalt der Schutzreflexe, verleihen Ketamin in der Notfallmedizin einen besonderen Stellenwert.

Schon seit den späten 1960er-Jahren wurde Ketamin auch zu nicht-medizinischen Zwecken eingesetzt. Im Vietnam-Krieg wurde neben LSD, Marihuana und Heroin auch Ketamin konsumiert (Domino 2010). Dabei kam es schon seit Beginn seines Einsatzes im rekreationalen Kontext häufig zu irrtümlichen Einnahmen von Ketamin, wenn die Substanz als ein anderes Mittel verkauft worden war. Ende der 1970er-Jahre erschienen zwei autobiografische Texte, die wegweisend für die subkulturelle Wahrnehmung und weitere Verbreitung des Ketaminrauschs waren (Jansen und Sferios 2001): Der Delfinforscher John C. Lilly beschrieb seine exzessiven Selbstversuche, die zu einer Ketamin-Abhängigkeit führten, in einem autobiografischen Buch (Lilly 1978). Die ebenfalls abhängige Autorin des zweiten Buches, das Ketamin-Selbstversuche beschrieb (Moore und Alltounian 1978), Marcia Moore, verunglückte im Zusammenhang mit ihrer Ketamin-Abhängigkeit tödlich. Seit Anfang der 1980er-Jahre kam es zu einer zunehmenden Verbreitung von Ketamin in der Partyszene in den USA, wo der Konsum sich in den 1990er-Jahren – zunächst auf New York City und Kalifornien beschränkt – zunehmend auch auf andere Regionen ausbreitete. Sowohl in Nordamerika wie auch in der europäischen Klubszene wurde Ketamin immer wieder in Form von Ecstasy-artigen Pillen fälschlicherweise als Ecstasy verkauft, was zu z. T. schweren Zwischenfällen führte. 1999 wurde Ketamin auf die Schedule III des United States Controlled Substances Act gesetzt, um den Konsum zu regulieren. In Russland wurde Ketamin über viele Jahre im rekreationalen Kontext konsumiert, wobei intravenöse Konsumformen deutlich häufiger waren als in anderen Ländern. Schließlich wurde Ketamin in Russland vollständig illegalisiert, und ist seither auch im medizinischen Kontext nicht mehr verfügbar. In Deutschland, vor allem in der Berliner Partyszene der 1990er-Jahre, wurde Ketamin zunehmend konsumiert, häufig in niedrigeren Dosierungen, um die Stimulanzien-artigen Effekte beim Tanzen einzusetzen, ist jedoch auch aktuell ein relevanter Vertreter in der Berliner Partyszene (Jansen und Sferios 2001). Im Rahmen der Klub-Kultur wurde Ketamin neben LSD, Cannabis und MDMA auch zunehmend in den Festival-Zentren Goa (Indien) und in Ibiza konsumiert.

3.3 Dextrometorphan (DXM)

Aus einer anderen Forschungsrichtung entstand erstmals 1947 im Rahmen der Forschung der Firma Hoffman-La Roche die Substanz Methorphan, auf dessen Grundlage kurz darauf Dextromethorphan, bekannt als DXM, patentiert wurde. Forschungsansatz war hierbei die Entwicklung eines Antitussivums. Entsprechend wurde DXM in den späten 1950er-Jahren als nicht-verschreibungsplichtige Alternative zu codeinhaltigen Hustenmitteln als *Romilar* vermarktet (Roche Products Ltd 1952).

Nicht-medizinischer Gebrauch des Präparats wurde bereits 1960 berichtet und beschränkte sich, anders als PCP, bald nicht mehr auf die USA und Kanada, sondern auch auf Europa (Degkwitz 1964).

Aufgrund der psychoaktiven Wirkung wurde Romilar 1973 wieder vom Markt genommen, allerdings waren weiterhin DXM-haltige Hustensäfte erhältlich. Bis heute spielt DXM in Hustenpräparaten eine Rolle, ebenso wie als „Verunreinigung" in nicht-medizinisch genutztem Ketamin, Heroin und Ecstasy (Morris und Wallach 2014).

In den letzten 15 Jahren wurde DXM zusätzlich für die Behandlung von Affektstörungen bei bestimmten neurologischen Erkrankungen wie dem Amyotrophen Lateralsklerose (ALS) und der Multiplen Sklerose (MS) zugelassen (Pioro et al. 2010).

4 Epidemiologie, Konsummuster und kulturelle Kontexte

Bis zum heutigen Tag war die Verbreitung von PCP nahezu ausschließlich auf Nordamerika, bzw. Kanada und die USA beschränkt (Morris und Wallach 2014). Dort fand es in den 1970er-Jahren die größte Verbreitung, während es in den 1980er- und 90er-Jahren eher zu einem Rückgang seiner Popularität kam (DEA 2014). In einer Befragung von US-amerikanischen Schülern der 12. Klasse fand sich 2014 eine Lebenszeitprävalenz von etwa 2 %, was etwas seltener war als für Ketamin und Methamphetamin, und etwas häufiger als für Heroin (UNODC 2014). Dabei handelt es sich bei den meisten Konsumenten um junge Erwachsene und High School Schüler (DEA 2014). Obwohl zahlreiche Applikationsformen bekannt sind, wird PCP mittlerweile vorwiegend inhalativ konsumiert, z. B. durch Zigaretten oder Joints, die mit PCP beträufelt werden („dipper") (DEA 2014). Darüber hinaus findet sich das relativ billig herzustellende PCP in den USA bereits seit den 1970er-Jahren und bis heute immer wieder auch in Drogen, die durch die Verkäufer als andere Substanzen deklariert wurden, wie etwa als MDMA oder LSD (Morris und Wallach 2014). Zum Konsum in Europa existieren dagegen nur Einzelfallberichte.

Ketamin findet seit den 1990er-Jahren in Europa zunehmende Verbreitung (Jansen und Sferios 2001). In den USA wurde die FDA bereits Ende der 1970er-Jahre zunehmend aufmerksam auf diese Substanz. Die höchste relative Prävalenz findet sich heute jedoch in südostasiatischen Ländern, wo es die am zweithäufigsten konsumierte illegalisierte Substanz nach Methamphetamin („Crystal Meth") ist (UNODC 2014). Dabei spielt vermutlich eine nicht einheitliche Gesetzgebung in dieser Region eine Rolle. Für Deutschland gibt es bisher keine repräsentativen Daten, vielmehr werden die Prävalenzen des Ketamin-Konsums oft nicht ganz korrekt mit den Stimulanzien-Prävalenzraten zusammengefasst. In Deutschland hat vor allem die Einnahme von Ketamin in der Klub-Szene in den letzten 15 Jahren an Bedeutung gewonnen (Deutsche Hauptstelle für Suchtfragen (DHS) 2015), wo Ketamin häufig mit anderen Substanzen wie MDMA und Kokain eingenommen wird, manchmal auch in gemischter Form. Da Ketamin in geringen Dosierungen Stimulanzien-ähnliche Wirkungen zeigt, wird es in den Klubs – meist intranasal – eingenommen, um die Ausdauer beim Tanzen zu erhöhen (Scherbaum et al. 2014). Zum Teil werden – absichtlich oder akzidentell – jedoch auch höhere Dosen eingenommen, so dass sich auch auf Parties Bilder eines sogenannten „K-Hole" zeigen (Muetzelfeldt et al. 2008). Dabei kommt es zu einem Zustand der schwereren Dissoziation, wobei Konsumenten einen Zustand der zum Teil vollständigen Ablösung von der Realität erleben, bei dem es zu einer erheblichen Beeinträchtigung der motorischen Kontrolle bei zugleich motorischer Unruhe und damit auch schweren Unfällen kommen kann (Morgan und Curran 2012). Zugleich werden häufig die Wahrnehmung von Licht, das durch den Körper geht, schwere Depersonalisationsphänomene mit veränderter Wahrnehmung der Konsistenz oder der Größenverhältnisse einzelner Körperteile des Körpers sowie sogenannte „Out-of-body-experiences beschrieben (Curran und Monaghan 2001). In

Deutschland erfolgt die Einnahme von Ketamin vorwiegend intranasal oder oral in Form von Tabletten, bisweilen aber auch intramuskulär oder intravenös. Letztere Applikationsform wurde mit einem höheren Risiko für den Übergang in eine Abhängigkeit in Zusammenhang gebracht (Jansen und Sferios 2001). In einer großen US-amerikanischen Stichprobe fand sich 2006 für die Einnahme von Ketamin eine geschätzte 1-Jahres-Prävalenz von 0,2–0,3 % im Alter von 18 bis 25 Jahren (Substance Abuse and Mental Health Services Administration (SAMHSA) 2008). In Großbritannien ist es seit den 1990er-Jahren zu einem deutlichen Anstieg des Ketaminkonsums in der Klubszene gekommen (McCambridge et al. 2007), so dass Ketamin sich unter Klubgängern in Großbritannien bezüglich seiner Popularität mittlerweile an der vierten Stelle befindet, nach Cannabis, Kokain, und Ecstasy. In einer australischen Studie, die die Gebrauchsmuster und -Kontexte des Ketaminkonsums untersuchte, gaben 73 % an, Ketamin auf Raves, Tanzparties oder in Klubs zu konsumieren, während 26 % Ketamin zu Hause oder bei Freunden einnahmen (Dillon et al. 2003).

Deutlich seltener ist die Einnahme von Dextrometorphan (DXM), das als Antitussivum apothekenpflichtig ist, aber rezeptfrei erworben werden kann. Das Abhängigkeitspotenzial von DXM ist in Deutschland und anderen Ländern schon länger bekannt (Hinsberger et al. 1994; Mutschler et al. 2010), aber DXM ist bis heute nicht weit verbreitet, und die psychoaktiven Effekte von DXM sind selbst in der drogenkonsumierenden Bevölkerungsgruppe kaum bekannt. Auch hier fehlen jedoch bisher belastbare epidemiologische Daten. DXM und auch das Dissoziativum Methoxetamin (MXE), das als Ketamin-Analogon den Neuen Psychoaktiven Substanzen (NPS) zuzuordnen ist, spielen daher in der Suchtmedizin bisher kaum eine Rolle. Ketamin ist auch in der deutschen Klubszene mittlerweile fest etabliert, und es gibt neben MXE auch zahlreiche neuere Dissoziativa (Morris und Wallach 2014). Es liegen jedoch insgesamt kaum belastbare epidemiologische Angaben zur Relevanz von Dissoziativa in Deutschland vor.

5 Medizinische und wissenschaftliche Anwendungen

Unter den Dissoziativa findet vor allem Ketamin eine klinische Anwendung, es ist das am häufigsten eingesetzte Anästhetikum in der Tiermedizin. In der Anästhesiologie und Notfallmedizin, wo es als sicheres Medikament gilt, wurde die halluzinogene Wirkung von Ketamin unter anderem als „Emergency reaction" oder „Aufwachreaktion" als unerwünschte Wirkung beschrieben (Knoche et al. 1978). Sie tritt gewöhnlich bei Absinken der Ketamin-Konzentration im Blut oder bei initial subanästhetischen Dosierungen auf. In der Anästhesie wird die Ketamin-Narkose daher üblicherweise mit einem Benzodiazepin kombiniert, das diese unerwünschte Wirkung verhindert oder abmildert. In der Anästhesie und Notfallmedizin gilt Ketamin als ein sicheres und gut wirksames Anästhetikum, Narkotikum und Analgetikum, das aufgrund seines günstigen Nebenwirkungs- und Sicherheitsprofils bevorzugt auch bei Kindern (Priestley et al. 2001) und älteren Menschen eingesetzt wird. Mittlerweile spielt Ketamin auch eine Rolle in der Behandlung von chronischen Schmerzpatienten, und zwar sowohl bei Allodynie im Rahmen von zentralen Sensibilisierungsvorgängen nach Verletzungen von peripheren Nerven (Sunder et al. 2008), bei neuropathischen Schmerzen (Mercadante 2015) und bei dem regionalen Schmerzsyndrom (Connolly et al. 2015).

Wissenschaftlich ist Ketamin sowohl in der Grundlagenforschung von Psychosen, wie auch in der klinischen Forschung von affektiven Erkrankungen von Interesse. Ketamin wurde in den letzten 10 Jahren mehrfach als effektives und rasch wirksames Antidepressivum bei therapieresistenten unipolaren und bipolaren Depressionen untersucht (Berman et al. 2000; Zarate et al. 2006; Aan Het Rot et al. 2012; Mathew et al. 2012; Zarate et al. 2012; Price et al. 2009). Eine antidepressive Response wurde wiederholt bereits wenige Stunden nach der Gabe von Ketamin beobachtet, mit einem Wirkmaximum nach etwa 24 Stunden (Zarate et al. 2006; Scheidegger et al. 2012). Allerdings klingen die antidepressiven

Effekte bei fast allen Patienten innerhalb von weniger als 10 Tagen wieder ab, so dass die depressiven Symptome wieder auftreten (Berman et al. 2000; Zarate et al. 2006; Price et al. 2009; Larkin und Beautrais 2011). Andererseits wurde Ketamin aufgrund seiner akuten psychoaktiven Eigenschaften auch im Rahmen der Grundlagenforschung der Schizophrenie im Sinne des Modellpsychosen-Paradigmas eingesetzt (Corlett et al. 2009). Die Effekte von Dissoziativa auf das Bewusstsein wurden als dissoziativ (Curran und Morgan 2000; Erdemir et al. 1970), halluzinogen (Reier 1971), psychotomimetisch (Krystal et al. 1994) und auch als psychedelisch (Bowdle et al. 1998; Vollenweider und Kometer 2010) bezeichnet. Die Vielfalt der Bezeichnungen bezieht sich jeweils auf unterschiedliche Aspekte, spiegelt jedoch auch die breite Vielschichtigkeit, Variabilität und Komplexität der psychoaktiven Effekte wieder, die unter Einfluss von Ketamin erlebt werden (Studerus et al. 2010).

Interessanterweise treten unterschiedliche Effekte in Abhängigkeit von der Dosierung auf, so dass die Höhe der applizierten Menge nicht in einem quantitativen, sondern vielmehr in einem qualitativen Verhältnis zur beobachteten Wirkung steht.

So wurde etwa berichtet, dass Ketamin sowohl die Positiv- wie auch die Negativsymptomatik von schizophrenen Erkrankungen nachahmen kann, im Gegensatz zu anderen Substanzen, die im Rahmen der experimentellen Psychose zum Einsatz kommen (Gouzoulis-Mayfrank et al. 2005). Andere Autoren schlagen vor, dass die Ketaminwirkung am ehesten der Prodromalsymptomatik von Psychosen gleiche (Corlett et al. 2011). Ketamin wurde jedoch auch in der Bewusstseinsforschung eingesetzt, um bestimmte Aspekte des Erlebens experimentell zu modellieren und quantifizierenden Untersuchungen zuzuführen. (Passie et al. 2003; Passie et al. 2005; Daumann et al. 2010; Coull et al. 2011).

Außerdem gibt es Versuche, Ketamin im Rahmen der substanzgestützten Psychotherapie einzusetzen. 1974 wurde Ketamin in Argentinien im Rahmen der Psychotherapie von Depressionen eingesetzt, um regressionsfördernde Prozesse einzuleiten (Fontana und Col 1974) und es existieren Studien aus Indien, die Ketamin im Rahmen einer „Narko-Analyse" in einem ähnlichen Kontext einsetzten (Golechha et al. 1986). Besonders bekannt wurde jedoch die „Ketamine Psychedelic Therapy" (KPT), die in St. Petersburg, Russland, durch die Arbeitsgruppe um Evgenij Krupitsky entwickelt und über viele Jahre im Rahmen der Behandlung von Alkohol- und Opiatabhängigen eingesetzt wurde (Krupitsky und Grinenko 1997). Dabei wurden die psychoaktiven Effekte von Ketamin eingebunden in ein therapeutisches Setting mit spiritueller Färbung, um eine Distanzierung von Konsumgewohnheiten zu erzielen. Da in Russland etwa die Opiatsubstitutionstherapie verboten ist, sucht man dort immer wieder nach verschiedenen, teils ungewöhnlich anmutenden Alternativen. Leider ist Ketamin in Russland mittlerweile auch für die medizinische Anwendung nicht mehr erhältlich, so dass diese Versuche beendet werden mussten. Dabei ist zu berücksichtigen, dass Ketamin selbst eine abhängigkeitserzeugende Wirkung hat (Morgan und Curran 2012) und eine regelhafte Behandlung mit Ketamin selbst als Antidepressivum zu einer Abhängigkeit führen könnte (Bonnet 2015). Phencyclidin hat heutzutage keine humanmedizinische Anwendung mehr, weder in den USA noch in Europa. Dextrometorphan ist in Deutschland als Antitussivum rezeptfrei in Apotheken erhältlich. Dizolcipan (MK-801) wird in Tiermodellversuchen von psychotischen Erkrankungen wissenschaftlich verwendet.

6 Pharmakologie

Dissoziativa verbindet ein Antagonismus am glutamatergen NMDA-Rezeptor, teilweise mit einer serotonergen Komponente durch Wiederaufnahmehemmung, sowie einen Antagonismus an nikotinergen oder muskarinergen Acetylcholinrezeptoren. Die zweite Säule der pharmakologischen Mechanismen ist der Agonismus an verschiedenen Opiatrezeptoren.

Die aus dem Wahrsagesalbei stammende Substanz Salvinorin A, über die auch dissoziative Effekte berichtet wurden (Johnson et al. 2011), zeigt dagegen keine Wirkung am NMDA-Rezeptor, sondern ist ein selektiver κ-Opioid-Rezeptoragonist. Es wird rasch absorbiert und in das nicht psychotrope Salvinorin B umgewandelt, wobei es eine, kurze Wirkdauer von nur 1–15 Minuten entfaltet (Meyer und Maurer 2011).

Pharmakokinetisch unterscheiden sich die verschiedenen Substanzen einerseits durch die sie verstoffwechselnden Enzyme, andererseits hinsichtlich ihrer Wirkdauer und Halbwertszeit. Je nach Metabolisierungsweg sind klinisch Inhibitoren bestimmter Enzyme, welche die jeweilige Substanz verstoffwechseln, wie z. B. Cytochrom P3A bei Ketamin, von Bedeutung, da durch gemeinsame Gabe oder Konsum (z. B. Ketamin und Diazepam) die Plasmaspiegel der jeweiligen Substanz (in diesem Beispiel Ketamin) erhöht werden.

Eine Übersicht der Pharmakodynamik und Pharmakokinetik der relevantesten Vertreter der Dissoziativa-Gruppe findet sich in Tab. 2.

Aufgrund der aktuellen Relevanz von Ketamin nicht nur als Anästhetikum und Analgetikum sowie als Rauschdroge, sondern darüber hinaus als mögliches Antidepressivum bei therapieresistenter Depression soll hier ausführlicher auf die Wirkmechanismen von Ketamin eingegangen werden, mit besonderer Berücksichtigung der Mechanismen, die den raschen antidepressiven Effekt (mit-)begründen.

Obwohl Ketamin eine kurze Plasma-Halbwertszeit hat (2–4 Stunden), scheint auf molekularer Ebene eine Reihe von Prozessen in Gang gesetzt zu werden, die über die bekannte kurzzeitige Wirkung von Ketamin am NMDA-Rezeptor hinausgehen. Ein klinisches, beobachtbares Äquivalent dieser Annahme ist, dass in allen klinischen Studien zur Depressionsbehandlung die dissoziativen Nebenwirkungen spätestens nach 180 Minuten abgeklungen waren, die antidepressive Wirkung jedoch durchschnittlich 7–14 Tage anhielt (Kohler und Betzler 2015).

Was passiert auf zellulärer Ebene, das diese Beobachtung erklären kann?

Bereits einige Stunden nach Gabe von Ketamin kann mikroskopisch eine Zunahme der Dichte an Dendriten in der Schicht V der Pyramidenzellen im Präfrontalcortex (PFC) beobachtet werden (Li et al. 2010). Dabei handelt es sich um einen Zelltyp in einem Areal, der durch chronischen Stress und depressive Erkrankungen atrophieren kann (McEwen 2008; Shansky und Morrison 2009). Ketamin induziert hierbei einen neurobiologischen Umbauprozess, der diese

Tab. 2 Übersicht zur Pharmakodynamik und Pharmakokinetik der Dissoziativa. (Quellen: Aguayo et al. 1982; Kohrs und Durieux 1998; Meyer und Maurer 2011; Peltoniemi et al. 2016)

Substanz	Klasse	Pharmakodynamik	Pharmakokinetik
Ketamin	Arylcyclohexylamine	NMDA-Rezeptorantagonist, μ-Opioid und κ-Opioid-Rezeptoragonist, mAch-Rezeptorantagonist (schwach), D2-Rezeptor Partialagonist	Verstoffwechselung zu Norketamin, hauptsächlich durch CYP450, CYP3A und CYP2B6. Starker first-pass-Metabolismus, daher geringe orale Bioverfügbarkeit (ca. 20 %), Anfällig für Medikamenteninteraktionen (z. B. Cyp3A4 Inhibitoren wie Diazepam). Wirkdauer: 30 min bis 3 h (i.v.), 4–6 h (oral).
PCP	Arylcyclohexylamine	NMDA-Rezeptorantagonist, nAch-Inhibitor, D2-Rezeptor Partialagonist	Verstoffwechselung zu PPC und PCHP durch CYP1A und CYP3A. PCP inhibiert CYP2B6. Durchschnittliche Halbwertszeit: 17 h.
MXE	Arylcyclohexylamine	NMDA-Rezeptorantagonist, Serotonin Wiederaufnahmehemmung	CYP2B6 und CYP3A4, und CYP2C19, derzeit wenig Daten zur Pharmakokinetik
DXM	Morphinan-Alkaloide	NMDA-Rezeptorantagonist, Serotonin und Noradrenalin Wiederaufnahmehemmung, nACH-Inhibition.	Verstoffwechselung zu Dextrorphan durch CYP2D6, starker first-pass-Metabolismus.

Abkürzungen: CYP = Cytochrom P, DXM = Detxtromethorphan, D2 = Dopamin-2, MXE = Methoxetamin, mAch = muskarinerger Acetylcholinrezeptor, nAch = nikotinerger Acetylcholinrezeptor, NMDA = N-Methyl-D-Aspartat, PCP = Phencyclidin

Abb. 1 Wirkmechanismen von Ketamin

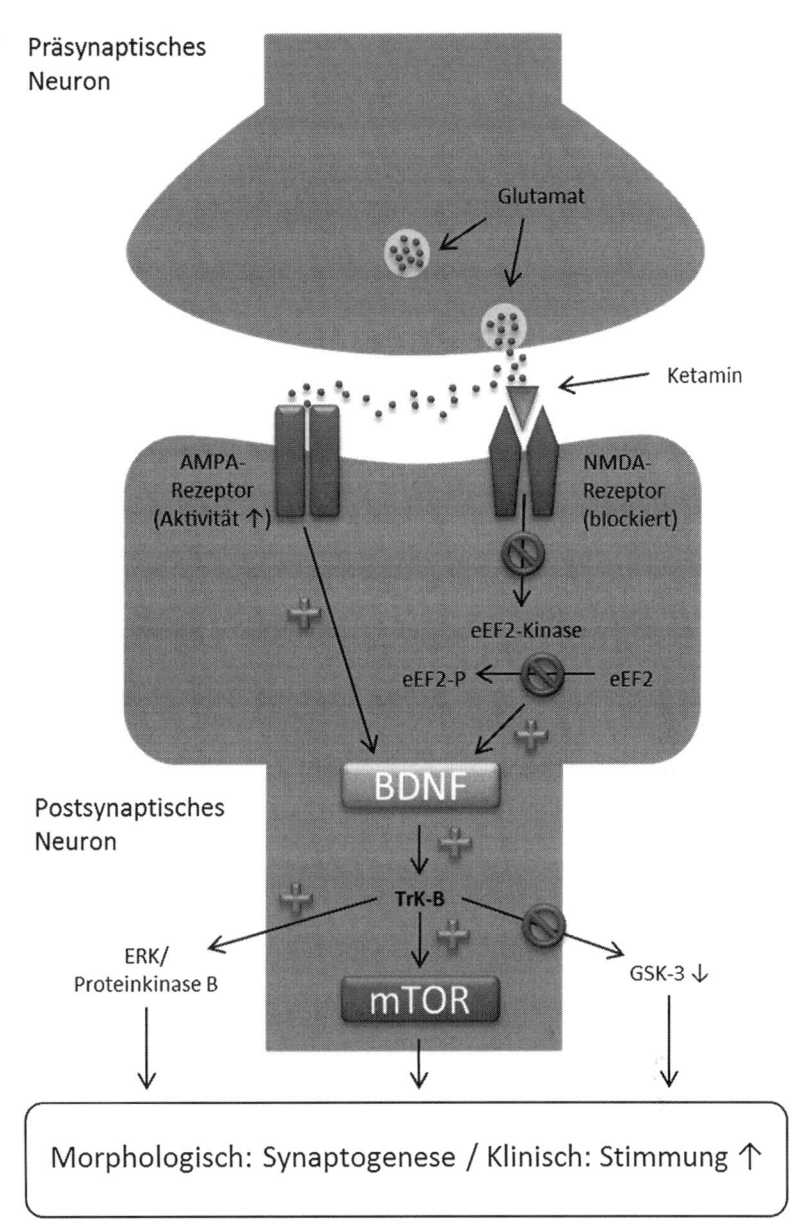

[Abbildung: Schematische Darstellung eines präsynaptischen und postsynaptischen Neurons. Das präsynaptische Neuron schüttet Glutamat aus. Ketamin blockiert den NMDA-Rezeptor, während der AMPA-Rezeptor aktiviert wird (Aktivität ↑). Im postsynaptischen Neuron führt die Blockade des NMDA-Rezeptors zur Hemmung der eEF2-Kinase, wodurch eEF2-P vermindert und eEF2 erhöht wird. Dies führt zusammen mit der AMPA-Aktivierung zu einer erhöhten BDNF-Ausschüttung. BDNF aktiviert TrK-B, was wiederum ERK/Proteinkinase B und mTOR aktiviert sowie GSK-3 hemmt (GSK-3 ↓). Endergebnis: Morphologisch: Synaptogenese / Klinisch: Stimmung ↑]

Atrophie möglicherweise beeinflusst (Li et al. 2011). Diese Umbauprozesse wiederum beruhen auf mehreren molekularbiologischen Mechanismen, die hier verkürzt dargestellt werden, eine Übersicht der Mechanismen wird in Abb. 1 dargestellt).

Eine wichtige Voraussetzung für den synaptogenetischen Effekt von Ketamin ist die Aktivierung der Proteinbiosynthese und des mammalian target of rapamycin (mTOR). Über eine Blockade des NMDA-Rezeptors führt Ketamin weiterhin zu einer Disinhibition und damit einer erhöhten Ausschüttung des Brain Derived Nerval Growth Factors (BDNF). Dieser spielt eine besondere Rolle als Biomarker bei depressiven Erkrankungen (Monteggia et al. 2013). Darüber hinaus wird durch Ketamingabe die Glycogensynthasekinase-3 (GSK-3) inhibiert, ebenfalls ein wichtiger Ansatzpunkt anderer Antidepressiva, so ist z. B. Lithium ein nicht-selektiver GSK-3-Inhibitor, interessanterweise zeigen GSK-3-Knock-Out-Mäuse auch keinen antidepressiven Effekt durch Ketamin (Ma et al. 2013; Klein und Melton 1996). Ketamin verursacht weiterhin die Aktivierung der Proteinkinase B, ihrerseits ebenfalls Modulator der Synaptogenese. Durch die NMDA-Blockade durch Ketamin wird entsprechend die Signaltransduktion über AMPA hochreguliert. Dies ist ein weiterer Mechanismus, der einen BDNF-Anstieg bedingt. Sowohl die AMPA-Verstärkung allein (O'Neill et al. 2004) als auch die Veränderung der NMDA/AMPA-Ratio scheint den antidepressiven Effekt zu beeinflussen (Andreasen et al. 2013).

Auch auf „Netzwerkebene" scheint Ketamin Veränderungen hervor zu rufen. Als neuronale Netzwerke werden Hirnregionen bezeichnet, für die typische Muster einer gleichzeitigen Aktivierung bei bestimmten Aufgaben oder in Ruhe beschrieben werden, die also funktionale Einheiten zu bilden scheinen, die topografisch jedoch zum Teil weiter voneinander entfernt sind. Das „Default Mode Network" (DMN) wird als ein solches Netz von Hirnarealen verstanden, das im Ruhezustand eines jeden Menschen aktiv und bei gesteuerten Handlungen inaktiv ist. Bei depressiven Patienten wird eine übermäßige Aktivität des DMN beschrieben. Ketamin reduziert, ebenso wie gängige Antidepressiva – diese Überaktivität in Richtung einer normalisierten Aktivität, was als Mechanismus für die antidepressive Wirksamkeit von Ketamin vorgeschlagen wurde (Caddy et al. 2014; Abb. 1).

Beschriebene Wirkungen von Ketamin

Im Gegensatz zu den serotonergen Halluzinogenen (Halluzinogene 1. Ordnung (Leuner 1981), die eine qualitative, nicht aber eine quantitative Bewusstseinsstörung hervorrufen, zählen die Dissoziativa zu den atypischen Halluzinogenen (Halluzinogene 2. Ordnung), die durch qualitative und quantitative Bewusstseinsstörung gekennzeichnet sind. Dabei kommt es in Abhängigkeit von der Dosierung unter Ketamin zu einer ausgeprägten Sedierung. Auf vegetativ-physiologischen Ebene zeigten sich in einer Studie von Zarate et al. am häufigsten Wahrnehmungsstörungen, Verwirrung, Blutdruckerhöhung, Euphorie, Schwindel und erhöhte Libido (Zarate et al. 2006). Des Weiteren wurden vorrübergehende kognitive Beeinträchtigungen (Berman et al. 2000) sowie dissoziative Symptome beschrieben (Murrough et al. 2013). Allerdings verschwanden die meisten der berichteten Nebenwirkungen nach 80 bzw. spätestens 110 Minuten (Zarate et al. 2006). Das Nebenwirkungsspektrum, insbesondere hinsichtlich psychotroper Effekte, ist stark dosisabhängig. Während die oben genannten Symptome typischerweise im Low-Dose-Bereich auftreten (z. B. 0,5 mg/kg Körpergewicht), werden im Zusammenhang von Ketamin als Anästhetikum bzw. dem Ketaminabusus deutlich andere Symptome berichtet:

In niedriger Dosierung (0,3 mg/kg Körpergewicht) wird ein Effekt nahe dem Zustand der Angetrunkenheit beschrieben. Geringe bis mittlere Dosierungen (0,4 – 1,5 mg/kg Körpergewicht) können als unangenehm empfunden werden, da Nebenwirkungen bei solchen Dosierungen bereits deutlich spürbar sind, die evtl. erwünschte Wirkung einer vollen Rauscherfahrung jedoch (noch) nicht eintritt. Hohe Dosierungen (1,5 – 2 mg/kg Körpergewicht führen häufig zu einer fragmentarischen Auflösung der Umwelt. Das oben aufgeführte „K-Hole", ein oft beschriebener Zustand bei hoher Dosierung, mit Ich-Entgrenzung und Ich-Auflösung (Muetzelfeldt et al. 2008). Halluzinationen sind möglich, ein Gefühl von Benommenheit, Geschmacks- und Geruchssinn sind ausgeschaltet. Die allgemeine Wahrnehmungsleistung, Redelust und emotionales Empfinden sind herabgesetzt. Dabei unterscheiden sich veränderte Bewusstseinszustände, wie sie unter Ketamin oder PCP auftreten wesentlich von Bewusstseinszuständen wie sie durch serotonerge Halluzinogene induziert werden können (Gouzoulis-Mayfrank et al. 2005; Vollenweider und Kometer 2010). Unter höheren Dosierungen von Ketamin wird etwa häufig von ausgeprägten Veränderungen der Körperwahrnehmung (Morgan et al. 2011) berichtet, einschließlich sogenannter „Out-of-body-experiences" (Wilkins et al. 2011) und Nahtoderfahrungen (Corazza und Schifano 2010). In einer Studie, die Effekte von Ketamin mit N,N,-Dimethyltryptamin (DMT) bei Gesunden verglich, zeigten sich unter Ketamin vermehrt Auffälligkeiten, die Minussymptomen und auch katatonen Symptomen einer Schizophrenie ähnelten, während unter DMT eine größere Bandbreite von Veränderungen der visuellen Wahrnehmung auftraten (Gouzoulis-Mayfrank et al. 2005).

Auch die Applikationsroute spielt eine wichtige Rolle bei der Art der induzierten ASCs. Wird Ketamin parenteral eingenommen, so gelangt ein großer Anteil von Ketamin ins Zentrale Nervensystem (ZNS), ohne vorher metabolisiert zu werden. Bei oraler Einnahme erfolgt in der Leber die Umwandlung in den aktiven Metaboliten Norketamin, der wesentlich stärker ausgeprägte körperliche Nebenwirkungen zeigt als Ketamin und auch deutlich länger wirkt (Ebert et al. 1997). Die intravenöse Route ist aufgrund des raschen Anflutens der Substanz im ZNS mit einem erhöhten Abhängigkeitspotenzial assoziiert.

7 Gesundheitliche Risiken

In Hinblick auf die gesundheitlichen Risiken lassen sich allgemeine Gefahren der Substanzgruppe der Dissoziativa abgrenzen von spezifischen Gefahren einzelner Substanzen. In diesem Falle werden Risiken exemplarisch am Beispiel des Ketamins beschrieben unter Berücksichtigung von spezifischen Eigenschaften der anderen Substanzen. Dabei lassen sich wiederum psychische von somatischen Risiken und akute Gefahren unter dem Einfluss einer Substanz von chronischen Risiken bei dauerhaftem Konsum abgrenzen (Morgan und Curran 2012).

Prinzipiell hat Ketamin eine große therapeutische Breite und die bei nicht-medizinischem Konsum zumeist eingenommene Dosis liegt typischerweise *unterhalb* der in der Anästhesiologie eingesetzten Dosierungen. Dabei gilt Ketamin im medizinischen Rahmen auch in anästhetischen Dosierungen als sehr sicher, auch beim Einsatz von Kindern und älteren Menschen (Green et al. 1998), insbesondere im Vergleich zu anderen Anästhetika wie den Barbituraten. Unter Ketamin bleibt – im Gegensatz zu vielen anderen Anästhetika – eine Spontanatmung meistens weiterhin möglich und auch der Husten- und Schluckreflex bleiben erhalten. Für die akute Wirkung spielen aber mögliche Risiken, die durch die z. T. tief greifende Veränderung des Bewusstseins entstehen, eine maßgebliche Rolle (Jansen 1993). Die Steuerungsfähigkeit kann durch die Dissoziativa-Wirkung auf verschiedenen Ebenen deutlich herabgesetzt sein (Giorgetti et al. 2015). Einerseits kann es zu einem Zustand der schweren Desorientierung und Bewusstseinstrübung kommen, ähnlich einem Delirium. Andererseits kommt es auch auf der motorischen Ebene zu erheblichen Beeinträchtigungen, so dass stuporöse Zustände, aber auch psychomotorische Erregungszustände und raptusartige Handlungen auftreten können, aber auch schwere Koordinationsstörungen, die zu Unfällen führen können (Da es neben dem dissoziierten Bewusstseinszustand und einer Koordinationsstörung auch zu einer ausgeprägten Analgesie kommt, nimmt der Konsument unter Umständen gar nicht wahr, wenn er sich verletzt (Jansen 1993). Ein vermehrtes Auftreten von gewalttätigem Verhalten wird unter Ketamin nicht berichtet Unter Ketamin kommt es zudem zu einem erhöhten Blutdruck und einer Beschleunigung des Herzschlags, so dass die Einnahme für Menschen mit einem kardiovaskulären Risiko problematisch sein kann (Zielmann et al. 1997).

Für den chronischen Konsum sind insbesondere für Ketamin das Auftreten einer hämorrhagischen Zystitis konsistent beschrieben (Skeldon und Goldenberg 2014). Dabei sind Symptome von schmerzhaftem und häufigem Wasserlassen, Dranginkontinenz und zum Teil schmerzhaftem Auftreten von Blut im Urin (Hämaturie) typisch (Shahani et al. 2007). Diese Nebenwirkung wird bei regelmäßigem Konsum sehr häufig berichtet, so dass davon ausgegangen wird, dass mindestens 30 % der chronischen Konsumenten diese mitunter gefährlichen Nebenwirkungen entwickeln (Muetzelfeldt et al. 2008). Die Symptome werden zum Teil besser, wenn Ketamin abgesetzt oder reduziert wird, zum Teil kommt es jedoch auch zu chronifizierten Beschwerden, die urologisch-operative Eingriffe erforderlich machen können. Tatsächlich gilt beim erstmaligen Auftreten von Blut im Urin, verbunden mit Schmerzen, die Ketamin-assoziierte hämorrhagische Zystitis mittlerweile als wichtige Differenzialdiagnose (Skeldon und Goldenberg 2014). Im Zusammenhang mit diesen Blasenproblemen kann es – vermutlich durch den Rückstau des Harns in die Niere – auch zu Wasserablagerungen in den Nieren (Hydronephrosis) kommen.

Eine weitere häufige Nebenwirkung von chronischem Ketamin-Konsum sind kolikartige abdominelle Schmerzen, vermutlich im Zusammenhang mit Erweiterungen der Gallengänge (Gutkin et al. 2012). Diese Schmerzen („K-cramps") sind meistens reversibel, wenn der Konsum eingestellt wird.

Neben den körperlichen Problemen spielen jedoch auch psychische Risiken eine wichtige Rolle. Während Ketamin seit einigen Jahren als rasch wirksames Antidepressivum zur Behandlung von therapieresistenten Depressionen untersucht wird, gibt es Hinweise darauf, dass der chronische Konsum von Ketamin das Auftreten von depressiven Störungsbildern auch begünstigen kann, insbesondere wenn der Konsum dann beendet wird (Morgan et al. 2010). Zudem kann Ketamin aufgrund seiner psychotomimetischen Wirkungen vermutlich das erneute Auftreten von psychotischen Episoden bei Menschen mit einer schizophrenen Erkrankung begünstigen (Lahti et al. 1995). Unklar ist jedoch, inwiefern Dissoziativa auch bei Gesunden zum Auftreten von psychotischen Episoden führen können, auch wenn es bei chronischem Ketamin-Konsum zum Auftreten von sogenannten schizophrenen „Basis-Symptomen" kommen kann, die zwar noch kein psychotisches Zustandsbild darstellen, aber Prodromalsymptomen von Schizophrenie entsprechen (Morgan et al. 2010). Interessanterweise trifft dies jedoch nur für schizophren-psychotische Symptome zu, während es bei bipolaren Störungen keine Hinweise für das vermehrte Auftreten von psychotischen Episoden kommt, wie Studien bei Patienten mit bipolarer Depression zeigen, die zu keinem erhöhten Switch-Risiko unter Ketamin neigten, selbst wenn dieses über längere Zeiträume hinweg verabreicht wurde (Zarate et al. 2012; Cusin et al. 2012).

Weitere häufig diskutierte Effekte von Ketamin betreffen kognitive Beeinträchtigungen. Die unter dem akuten Einfluss der Substanz auftretenden kognitiven Veränderungen bei Tier und Mensch sind im Rahmen der Hypothese über die Rolle des NMDA-Rezeptors bei kognitiven Erkrankungen diskutiert worden (Malhotra et al. 1996; Umbricht et al. 2000). Dies ist auch insofern relevant, als NMDA-Rezeptor Antagonisten wie Memantine auch zur Behandlung von kognitiven und funktionalen Beeinträchtigungen etwa bei der Alzheimer-Demenz wirksam und zugelassen sind. Beim chronischen, nicht-medizinischen Gebrauch von Ketamin kommt es zu Störungen des Kurz- und Langzeitgedächtnisses (Morgan und Curran 2006), während diese bei sporadischem Konsum nicht nachgewiesen wurden.

Als weitere mögliche Nebenwirkungen können durch Dissoziativa Panikattacken, möglicherweise auch manifeste Panikstörungen induziert werden. Zudem wurden rekurrente Wahrnehmungsstörungen nach Einnahme von Ketamin im drogenfreien Zustand berichtet (Perel und Davidson 1976; White und Ryan 1996), die vermutlich jedoch außerordentlich selten auftreten. Eine besonders relevante psychiatrische Nebenwirkung von nicht-medizinischem Konsum von Dissoziativa ist jedoch die mögliche Entwicklung einer Abhängigkeit, vor allem bei PCP und Ketamin. Diese abhängigkeits-erzeugende Eigenschaft der beiden Substanzen konnte auch im Tierversuch gezeigt werden, wo PCP und Ketamin zu einer Verhaltensverstärkung im Sinne eines fortgesetzten Konsums („reinforcement") bei Ratten führt (Beardsley und Balster 1987). Dabei kommt es nicht zum Auftreten einer physischen Abhängigkeit, aber insbesondere beim parenteralen Konsum zu einer u. U. schweren psychischen Abhängigkeiten mit vielfachem hoch dosierten Ketamin-Gebrauch am Tage. Dabei kommt es neben einer ausgeprägten Toleranzentwicklung zu einer Veränderung der psychoaktiven Wirkungen von Ketamin; die Wirkung wird weniger psychedelisch, sondern ähnelt zunehmend einer Mischung aus Kokain, Opium, Cannabis und Alkohol (Jansen und Sferios 2001). Zudem kommt es zu einer zunehmenden Amnesie für die erlebten Effekte unter Ketamin. Viele Konsumenten stellen den Gebrauch von Ketamin an diesem Punkt ein; bei einigen kommt es dann jedoch zur Einnahme von immer höheren Dosen, um wieder psychedelische Wirkungen zu erleben sowie aufgrund eines ausgeprägten unspezifischen Verlangens nach der Substanz („Craving"). In diesem Falle ist das Auftreten von vielen der oben genannten Nebenwirkungen sehr häufig, und aufgrund der kognitiven, analgetischen und dissoziativen Effekte der Substanzen kommt es in vielen Fällen zu Unfällen und manchmal Todesfällen (Ng et al. 2010), insbesondere wenn Ketamin auch während der Teilnahme im Straßenverkehr eingenommen wird.

8 Therapie von Abhängigkeit und Komplikationen

Die Literatur zur Behandlung von Missbrauch in Bezug auf Dissoziativa bezieht sich aufgrund des mittelgradigen Abhängigkeitspotenzials (Nutt et al. 2007) hauptsächlich auf Intoxikationen mit dissoziativ wirksamen Substanzen. Hierbei steht, sofern kein Antidot verfügbar ist, wie in den meisten Fällen, eine symptomorientierte Behandlung im Vordergrund.

Viele Dissoziativa wirken in mittleren bis höheren Dosen halluzinogen. Zur Therapie von Ketaminintoxikationen können Benzodiazepine zum Einsatz kommen, insbesondere bei Agitation oder aggressivem Verhalten und die Patienten sollten sich möglichst in einem reizarmen Umfeld befinden. Allerdings wird die Wirkung der Dissoziativa durch Set und Setting offenbar deutlich weniger beeinflusst als etwa die Wirkung von Psychedelika. Zudem gibt es Hinweise auf die Wirksamkeit von Antipsychotika, wobei sich die Literatur hierbei eher auf psychotische Rauschverläufe durch Ketamin bzw. Ketaminduzierte Psychosen bezieht (Giannini et al. 2000). Generell werden niedrige Dosen empfohlen werden aufgrund des Risikos eines malignen neuroleptischen Syndroms bei Antipsychotika-naiven Patienten (Bearn und O'Brien 2015).

Neben den Intoxikationsbehandlungen beziehen sich derzeitige Studien zur Behandlung von Ketaminabusus auf die Therapie der peripheren Folgeschäden mit Antibiotika, nicht-steroidalen Antiphlogistika und Glukokortikoiden. Hier steht die Behandlung der Nieren- und Urothelschäden im Vordergrund (Liu et al. 2016). Diesbezüglich ist die Abstinenz meist jedoch die beste Therapie. Zur Erhaltung der Abstinenz bei Ketaminabhängigkeit ist die Evidenzlage derzeit jedoch noch sehr begrenzt. Die Behandlung der Ketaminabhängigkeit durch die Modulation des glutamatergen Systems durch Lamotrigin, analog zum Einsatz bei Kokainabhängigkeit, ist ein möglicher Ansatzpunkt. Allerdings besteht derzeit unzureichend Evidenz. Eine Fallstudie, in der Lamotrigin bei Ketaminabhängigkeit angewendet wurde, konnte eine Dosisreduktion und Frequenzabnahme der Einnahme von Ketamin verzeichnen (Huang et al. 2016). Nach wie vor sind allgemeine verhaltenstherapeutische Ansätze zur Abstinenzerhaltung elementar, hierbei gibt es derzeit keine spezifischen Empfehlungen für Ketamin.

9 Ausblick

Verschiedene vorgesehene als auch zunächst nicht vorgesehene Anwendungsbereiche haben sich aus der Entwicklung der NMDA-Rezeptorantagonisten ergeben. Manche dissoziativ wirkenden Medikamente endeten medizinisch in einer Sackgasse und spielen nur noch als Rauschdroge eine Rolle (PCP), andere besitzen keine psychotropen Wirkungen und kommen nur im medizinischen Bereich zum Einsatz (Memantin, Amantadin). Wieder andere spielen sowohl medizinisch, als auch als Droge eine wichtige Rolle. Dies betrifft insbesondere Ketamin, das als Partydroge derzeit immer weiter an Bedeutung gewinnt, das aufgrund seiner antidepressiven Eigenschaften aber zugleich aber auch Gegenstand intensiver psychiatrischer Forschung ist. Dabei ist denkbar, dass in der antidepressiven Behandlung in Zukunft andere Substanzen zum Tragen kommen, die sich eines ähnlichen Wirkmechanismus' bedienen wie Ketamin, ohne jedoch über dessen psychoaktive Eigenschaften zu verfügen. Hierbei mögen dem Ketamin verwandte Substanzen in Betracht kommen, oder Ketamin-Metaboliten Ansatzpunkt für zukünftige Medikamente sein (Zanos et al. 2016).

Literatur

Aan Het Rot, M., Zarate, C. A., Charney, D. S., & Mathew, S. J. (2012). Ketamine for depression: Where do we go from here? *Biological Psychiatry, 72*(7), 537–547.

Aguayo, L. G., Warnick, J. E., Maayani, S., Glick, S. D., Weinstein, H., & Albuquerque, E. X. (1982). Site of action of phencyclidine. IV. Interaction of phencyclidine and its analogues on ionic channels of the electrically excitable membrane and nicotinic receptor: Implications for behavioral effects. *Molecular Pharmacology, 21*(3), 637–647.

Andreasen, J. T., Gynther, M., Rygaard, A., Bogelund, T., Nielsen, S. D., Clausen, R. P., Mogensen, J., & Pickering, D. S. (2013). Does increasing the ratio of AMPA-to-NMDA receptor mediated neurotransmission engender antidepressant action? Studies in the mouse forced swim and tail suspension tests. *Neuroscience Letters, 546*, 6–10.

Anon. (1979). The 1977 street drug analysis results: PharmChem research foundation. *Clinical Toxicology, 14*(5), 619–630.

Beardsley, P. M., & Balster, R. L. (1987). Behavioral dependence upon phencyclidine and ketamine in the rat. *The Journal of Pharmacology and Experimental Therapeutics, 242*(1), 203–211.

Bearn, J., & O'Brien, M. (2015). Chapter Ten – „Addicted to euphoria": The history, clinical presentation, and management of party drug misuse. In A. L. Pille Taba & S. Katrin (Hrsg.), *International review of neurobiology* (120. Aufl., S. 205–233). San Diego: Academic Press.

Berman, R. M., Cappiello, A., Anand, A., Oren, D. A., Heninger, G. R., Charney, D. S., & Krystal, J. H. (2000). Antidepressant effects of ketamine in depressed patients. *Biological Psychiatry, 47*(4), 351–354.

Bonnet, U. (2015). Long-term ketamine self-injections in major depressive disorder: Focus on tolerance in ketamine's antidepressant response and the development of ketamine addiction. *Journal of Psychoactive Drugs, 47*(4), 276–285.

Bowdle, A. T., Radant, A. D., Cowley, D. S., Kharasch, E. D., Strassman, R. J., & Roy-Byrne, P. P. (1998). Psychedelic effects of ketamine in healthy volunteers relationship to steady-state plasma concentrations. *The Journal of the American Society of Anesthesiologists, 88*(1), 82–88.

Butelman, E. R., & Kreek, M. J. (2015). Salvinorin A, a kappa-opioid receptor agonist hallucinogen: Pharmacology and potential template for novel pharmacotherapeutic agents in neuropsychiatric disorders. *Frontiers in Pharmacology, 6*, 190.

Caddy, C., Giaroli, G., White, T. P., Shergill, S. S., & Tracy, D. K. (2014). Ketamine as the prototype glutamatergic antidepressant: Pharmacodynamic actions, and a systematic review and meta-analysis of efficacy. *Therapeutic Advances in Psychopharmacology, 4*(2), 75–99.

Connolly, S. B., Prager, J. P., & Harden, R. N. (2015). A systematic review of ketamine for complex regional pain syndrome. *Pain Medicine, 16*(5), 943–969.

Corazza, O., & Schifano, F. (2010). Near-death states reported in a sample of 50 misusers. *Substance Use and Misuse, 45*(6), 916–924.

Corlett, P. R., Frith, C. D., & Fletcher, P. C. (2009). From drugs to deprivation: A Bayesian framework for understanding models of psychosis. *Psychopharmacology, 206*(4), 515–530.

Corlett, P. R., Honey, G. D., Krystal, J. H., & Fletcher, P. C. (2011). Glutamatergic model psychoses: Prediction error, learning, and inference. *Neuropsychopharmacology, 36*(1), 294–315.

Coull, J. T., Morgan, H., Cambridge, V. C., Moore, J. W., Giorlando, F., Adapa, R., … & Fletcher, P. C. (2011). Ketamine perturbs perception of the flow of time in healthy volunteers. *Psychopharmacology, 218*(3), 543–556.

Curran, H. V., & Morgan, C. (2000). Cognitive, dissociative and psychotogenic effects of ketamine in recreational users on the night of drug use and 3 days later. *Addiction, 95*(4), 575–590.

Curran, H. V., & Monaghan, L. (2001). In and out of the K-hole: A comparison of the acute and residual effects of ketamine in frequent and infrequent ketamine users. *Addiction, 96*(5), 749–760.

Cusin, C., Hilton, G. Q., Nierenberg, A. A., & Fava, M. (2012). Long-term maintenance with intramuscular ketamine for treatment-resistant bipolar II depression. *The American Journal of Psychiatry, 169*(8), 868–869.

DEA. (2014). *PCP tablets sold as MDMA*. www.justice.gov/archive/ndic/pubs0/661/index.htm. Zugegriffen am 01.08.2016.

Daumann, J., Wagner, D., Heekeren, K., Neukirch, A., Thiel, C. M., & Gouzoulis-Mayfrank, E. (2010). Neuronal correlates of visual and auditory alertness in the DMT and ketamine model of psychosis. *Journal of Psychopharmacology, 24*(10), 1515–1524.

Degkwitz, R. (1964). Dextromethorphan (Romilar) as an intoxicating agent. *Nervenarzt, 35*, 412–414.

Deutsche Hauptstelle für Suchtfragen (DHS). (2015). Bericht 2015 des nationalen REITOX-Knotenpunkts an die EBDD. http://www.dhs.de/fileadmin/user_upload/pdf/Reitox_Jahresberichte/WB03_Drogen_2015_Germany_DE.pdf. Zugegriffen am 01.05.2016.

Dillon, P., Copeland, J., & Jansen, K. (2003). Patterns of use and harms associated with non-medical ketamine use. *Drug and Alcohol Dependence, 69*(1), 23–28.

Domino, E. F. (2010). Taming the ketamine tiger. *The Journal of the American Society of Anesthesiologists, 113*(3), 678–684.

Domino, E. F., Chodoff, P., & Corssen, G. (1965). Pharmacologic Effects of Ci-581, a New Dissociative Anesthetic, in Man. *Clinical Pharmacology & Therapeutics, 6*, 279–291.

Drug Enforcement Administration (DEA). (2014). Office of Diversion Control. *Phencyclidine*. http://www.deadiversion.usdoj.gov/drug_chem_info/pcp.pdf. Zugegriffen am 01.05.2016.

Ebert, B., Mikkelsen, S., Thorkildsen, C., & Borgbjerg, F. M. (1997). Norketamine, the main metabolite of ketamine, is a non-competitive NMDA receptor antagonist in the rat cortex and spinal cord. *European Journal of Pharmacology, 333*(1), 99–104.

Erdemir, H., Huber, F. C., & Corssen, G. (1970). Dissociative anesthesia with ketamine: A suitable adjunct to epidural anesthesia. *Anesthesia & Analgesia, 49*(4), 623–627.

Fontana y Col, A. E. (1974). Terapia antidepresiva con CI 581 (Ketamina) *Acta Psiquiat. Psicol. America Latina.*

Geschwinde, T. (2013). *Rauschdrogen: Marktformen und Wirkungsweisen.* Berlin: Springer.

Giannini, A. J., Underwood, N. A., & Condon, M. (2000). Acute ketamine intoxication treated by haloperidol: A preliminary study. *American Journal of Therapy, 7*(6), 389–391.

Giorgetti, R., Marcotulli, D., Tagliabracci, A., & Schifano, F. (2015). Effects of ketamine on psychomotor, sensory and cognitive functions relevant for driving ability. *Forensic Science International, 252*, 127–142.

Golechha, G. R., Sethi, I. C., Misra, S. L., & Jayaprakash, N. P. (1986). Ketamine abreaction: A new approach to narcoanalysis. *Indian Journal of Psychiatry, 28*(4), 297.

Gouzoulis-Mayfrank, E., Heekeren, K., Neukirch, A., Stoll, M., Stock, C., Obradovic, M., & Kovar, K. A. (2005). Psychological effects of (S)-ketamine and N, N-dimethyltryptamine (DMT): A double-blind, crossover study in healthy volunteers. *Pharmacopsychiatry, 38*(6), 301–311.

Green, S. M., Rothrock, S. G., Harris, T., Hopkins, G. A., Garrett, W., & Sherwin, T. (1998). Intravenous ketamine for pediatric sedation in the emergency department: Safety profile with 156 cases. *Academic Emergency Medicine, 5*(10), 971–976.

Gutkin, E., Hussain, S. A., & Kim, S. H. (2012). Ketamine-induced biliary dilatation: From Hong Kong to New York. *Journal of Addiction Medicine, 6*(1), 89–91.

Hinsberger, A., Sharma, V., & Mazmanian, D. (1994). Cognitive deterioration from long-term abuse of dextromethorphan: A case report. *Journal of Psychiatry and Neuroscience, 19*(5), 375–377.

Huang, M. C., Chen, L. Y., Chen, C. K., & Lin, S. K. (2016). Potential benefit of lamotrigine in managing ketamine use disorder. *Medical Hypotheses, 87*, 97–100.

Jansen, K. L. (1993). Non-medical use of ketamine. *British Medical Journal, 306*(6878), 601–602.

Jansen, K. L., & Sferios, E. (2001). *Ketamine: Dreams and realities.* Sarasota: Multidisciplinary Association for Psychedelic Studies.

Johnson, M. W., MacLean, K. A., Reissig, C. J., Prisinzano, T. E., & Griffiths, R. R. (2011). Human psychopharmacology and dose-effects of salvinorin A, a kappa opioid agonist hallucinogen present in the plant Salvia divinorum. *Drug and Alcohol Dependence, 115*(1–2), 150–155.

Kampman, K. M. (2002). Amantadine treatment for cocaine-dependent patients with severe withdrawal symptoms. *Expert Review of Neurotherapeutics, 2*(5), 601–608.

Kettner, A., Schröder, K., & Graubaum, D. Drug Scouts. http://drugscouts.de/de/lexikon/ketamin. Zugegriffen am 10. 12. 2016.

Klein, P. S., & Melton, D. A. (1996). A molecular mechanism for the effect of lithium on development. *Proceedings of the National Academy of Sciences of the United States of America, 93*(16), 8455–8459.

Knoche, E., Traub, E., & Dick, W. (1978). Möglichkeiten der medikamentösen Beeinflussung von unerwünschten Nebenwirkungen und Aufwachreaktionen nach Ketamin-Anaesthesie. *Anaesthesist, 27*, 302.

Kohler, S., & Betzler, F. (2015). Ketamine – A new treatment option for therapy-resistant depression. *Fortschritte der Neurologie-Psychiatrie, 83*(2), 91–97.

Kohrs, R., & Durieux, M. E. (1998). Ketamine: Teaching an old drug new tricks. *Anesthesia and Analgesia, 87*(5), 1186–1193.

Krupitsky, E. M., & Grinenko, A. Y. (1997). Ketamine psychedelic therapy (KPT): A review of the results of ten years of research. *Journal of Psychoactive Drugs, 29*(2), 165–183.

Krystal, J. H., Karper, L. P., Seibyl, J. P., Freeman, G. K., Delaney, R., Bremner, J. D., Heninger, G. R., Bowers, M. B., & Charney, D. S. (1994). Subanesthetic effects of the noncompetitive NMDA antagonist, ketamine, in humans: Psychotomimetic, perceptual, cognitive, and neuroendocrine responses. *Archives of General Psychiatry, 51*(3), 199–214.

Lahti, A. C., Koffel, B., LaPorte, D., & Tamminga, C. A. (1995). Subanesthetic doses of ketamine stimulate psychosis in schizophrenia. *Neuropsychopharmacology, 13*(1), 9–19.

Larkin, G. L., & Beautrais, A. L. (2011). A preliminary naturalistic study of low-dose ketamine for depression and suicide ideation in the emergency department. *International Journal of Neuropsychopharmacology, 14*(8), 1127–1131.

Leuner, H. (1981). *Halluzinogene: Psychische Grenzzustände in Forschung und Psychotherapie.* Bern: Huber.

Li, N., Lee, B., Liu, R. J., Banasr, M., Dwyer, J. M., Iwata, M. I., Li, X. Y., Aghajanian, G., & Duman, R. S. (2010). mTOR-dependent synapse formation underlies the rapid antidepressant effects of NMDA antagonists. *Science, 329*(5994), 959–964.

Li, N., Liu, R. J., Dwyer, J. M., Banasr, M., Lee, B., Son, H., Li, X. Y., Aghajanian, G., & Duman, R. S. (2011). Glutamate N-methyl-D-aspartate receptor antagonists rapidly reverse behavioral and synaptic deficits caused by chronic stress exposure. *Biological Psychiatry, 69*(8), 754–761.

Lilly, J. C. (1978). *The scientist: A novel autobiography.* Philadelphia: Lippincott Williams & Wilkins.

Liu, Y., Lin, D., Wu, B., & Zhou, W. (2016). Ketamine abuse potential and use disorder. *Brain Research Bulletin, 126*, 68–73.

Lundberg, G. D., Gupta, R. C., & Montgomery, S. H. (1976). Phencyclidine: Patterns seen in street drug analysis. *Clinical Toxicology, 9*(4), 503–511.

Ma, X. C., Dang, Y. H., Jia, M., Ma, R., Wang, F., Wu, J., Gao, C. G., & Hashimoto, K. (2013). Long-lasting antidepressant action of ketamine, but not glycogen synthase kinase-3 inhibitor SB216763, in the chronic mild stress model of mice. *PLoS One, 8*(2), e56053.

Maddox, V. H. (1981). The historical development of phencyclidine. In E. F. Domino (Hrsg.), *PCP (Phencyclidine): Historical and current perspectives* (S. 1–8). Michigan: NPP Books.

Malhotra, A. K., Pinals, D. A., Weingartner, H., Sirocco, K., Missar, C. D., Pickar, D., & Breier, A. (1996). NMDA receptor function and human cognition: The effects of ketamine in healthy volunteers. *Neuropsychopharmacology, 14*(5), 301–307.

Mathew, S. J., Shah, A., Lapidus, K., Clark, C., Jarun, N., Ostermeyer, B., & Murrough, J. W. (2012). Ketamine for treatment-resistant unipolar depression. *CNS Drugs, 26*(3), 189–204.

McCambridge, J., Winstock, A., Hunt, N., & Mitcheson, L. (2007). 5-Year trends in use of hallucinogens and other adjunct drugs among UK dance drug users. *European Addiction Research, 13*(1), 57–64.

McEwen, B. S. (2008). Central effects of stress hormones in health and disease: Understanding the protective and damaging effects of stress and stress mediators. *European Journal of Pharmacology, 583*(2–3), 174–185.

Mercadante, S. (2015). Topical amitriptyline and ketamine for the treatment of neuropathic pain. *Expert Review of Neurotherapeutics, 15*(11), 1249–1253.

Meyer, M. R., & Maurer, H. H. (2011). Absorption, distribution, metabolism and excretion pharmacogenomics of drugs of abuse. *Pharmacogenomics, 12*(2), 215–233.

Monteggia, L. M., Gideons, E., & Kavalali, E. T. (2013). The role of eukaryotic elongation factor 2 kinase in rapid antidepressant action of ketamine. *Biological Psychiatry, 73*(12), 1199–1203.

Moore, M., & Alltounian, H. S. (1978). *Journeys into the bright world*. San Francisco: Para Research.

Morgan, C. J., & Curran, H. V. (2006). Acute and chronic effects of ketamine upon human memory: A review. *Psychopharmacology, 188*(4), 408–424.

Morgan, C. J., & Curran, H. V. (2012). Ketamine use: A review. *Addiction, 107*(1), 27–38.

Morgan, C. J., Muetzelfeldt, L., & Curran, H. V. (2010). Consequences of chronic ketamine self-administration upon neurocognitive function and psychological well-being: A 1-year longitudinal study. *Addiction, 105*(1), 121–133.

Morgan, H. L., Turner, D. C., Corlett, P. R., Absalom, A. R., Adapa, R., Arana, F. S., Pigott, J., Gardner, J., Everitt, J., Haggard, P., & Fletcher, P. C. (2011). Exploring the impact of ketamine on the experience of illusory body ownership. *Biological Psychiatry, 69*(1), 35–41.

Morris, H., & Wallach, J. (2014). From PCP to MXE: A comprehensive review of the non-medical use of dissociative drugs. *Drug Testing and Analysis, 6*(7–8), 614–632.

Muetzelfeldt, L., Kamboj, S. K., Rees, H., Taylor, J., Morgan, C. J. A., & Curran, H. V. (2008). Journey through the K-hole: Phenomenological aspects of ketamine use. *Drug and Alcohol Dependence, 95*(3), 219–229.

Murrough, J. W., Iosifescu, D. V., Chang, L. C., Al Jurdi, R. K., Green, C. E., Perez, A. M., Iqbal, S., Pillemer, S., Foulkes, A., Shah, A., Charney, D. S., & Mathew, S. J. (2013). Antidepressant efficacy of ketamine in treatment-resistant major depression: A two-site randomized controlled trial. *American Journal of Psychiatry, 170*(10), 1134–1142.

Mutschler, J., Koopmann, A., Grosshans, M., Hermann, D., Mann, K., & Kiefer, F. (2010). Dextromethorphan withdrawal and dependence syndrome. *Deutsches Ärzteblatt International, 107*(30), 537–540.

Ng, S. H., Tse, M. L., Ng, H. W., & Lau, F. L. (2010). Emergency department presentation of ketamine abusers in Hong Kong: A review of 233 cases. *Hong Kong Medical Journal, 16*(1), 6–11.

Nutt, D., King, L. A., Saulsbury, W., & Blakemore, C. (2007). Development of a rational scale to assess the harm of drugs of potential misuse. *The Lancet, 369* (9566), 1047–1053.

O'Neill, M. J., Bleakman, D., Zimmerman, D. M., & Nisenbaum, E. S. (2004). AMPA receptor potentiators for the treatment of CNS disorders. *Current Drug Targets. CNS and Neurological Disorders, 3*(3), 181–194.

Passie, T., Karst, M., Borsutzky, M., Wiese, B., Emrich, H. M., & Schneider, U. (2003). Effects of different subanaesthetic doses of (S)-ketamine on psychopathology and binocular depth inversion in man. *Journal of Psychopharmacology, 17*(1), 51–56.

Passie, T., Karst, M., Wiese, B., Emrich, H. M., & Schneider, U. (2005). Effects of different subanesthetic doses of (S)-ketamine on neuropsychology, psychopathology, and state of consciousness in man. *Neuropsychobiology, 51*(4), 226–233.

Peltoniemi, M. A., Hagelberg, N. M., Olkkola, K. T., & Saari, T. I. (2016). Ketamine: A review of clinical pharmacokinetics and pharmacodynamics in anesthesia and pain therapy. *Clinical Pharmacokinetics, 55*(9), 1059–1077.

Perel, A., & Davidson, J. T. (1976). Recurrent hallucinations following ketamine. *Anaesthesia, 31*(8), 1081–1083.

Pioro, E. P., Brooks, B. R., Cummings, J., Schiffer, R., Thisted, R. A., Wynn, D., Hepner, A., & Kaye, R. (2010). Dextromethorphan plus ultra Low-Dose quinidine reduces pseudobulbar affect. *Annals of Neurology, 68*(5), 693–702.

Price, R. B., Nock, M. K., Charney, D. S., & Mathew, S. J. (2009). Effects of intravenous ketamine on explicit and implicit measures of suicidality in treatment-resistant depression. *Biological Psychiatry, 66*(5), 522–526.

Priestley, S. J., Taylor, J., McAdam, C. M., & Francis, P. (2001). Ketamine sedation for children in the emergency department. *Emergency Medicine* (Fremantle, W.A.), *13*(1), 82–90.

Reier, C. E. (1971). Ketamine – „dissociative agent" or hallucinogen? *New England Journal of Medicine, 284*(14), 791–792.

Roche Products Ltd. (1952). The resolution of 3-hydroxy- and 3-methoxyN-methyl-morphinanes and process for the manufacture of the latter.

Scheidegger, M., Walter, M., Lehmann, M., Metzger, C., Grimm, S., Boeker, H., & Seifritz, E. (2012). Ketamine decreases resting state functional network connectivity in healthy subjects: Implications for antidepressant drug action. *PloS One, 7*(9), e44799.

Scherbaum, N., Schifano, F., & Siemann, H. (2014). Neue psychotrope Substanzen – „Legal Highs". *Fortschritte der Neurologie Psychiatrie, 82*(09), 532–543.

Scholler, K. L., Thies, H., & Wiemers, K. (1960). General anesthesia with cyclohexylamine derivatives, clinical observations and electroencephalographic studies. *Anaesthesist, 9*, 163–169.

Shahani, R., Streutker, C., Dickson, B., & Stewart, R. J. (2007). Ketamine-associated ulcerative cystitis: A new clinical entity. *Urology, 69*(5), 810–812.

Shansky, R. M., & Morrison, J. H. (2009). Stress-induced dendritic remodeling in the medial prefrontal cortex: Effects of circuit, hormones and rest. *Brain Research, 1293*, 108–113.

Skeldon, S. C., & Goldenberg, S. L. (2014). Urological complications of illicit drug use. *Nature Reviews. Urology, 11*(3), 169–177.

Studerus, E., Gamma, A., & Vollenweider, F. X. (2010). Psychometric evaluation of the altered states of consciousness rating scale (OAV). *PloS one, 5*(8), e12412.

Substance Abuse and Mental Health Services Administration (SAMHSA). (2008). *The NSDUH Report – Use of specific hallucinogens. 2006*. Rockville: NSDUH.

Sunder, R. A., Toshniwal, G., & Dureja, G. P. (2008). Ketamine as an adjuvant in sympathetic blocks for management of central sensitization following peripheral nerve injury. *Journal of Brachial Plexus and Peripheral Nerve Injury, 3*, 22.

Umbricht, D., Schmid, L., Koller, R., Vollenweider, F. X., Hell, D., & Javitt, D. C. (2000). Ketamine-induced deficits in auditory and visual context-dependent processing in healthy volunteers: Implications for models of cognitive deficits in schizophrenia. *Archives of General Psychiatry, 57*(12), 1139–1147.

UNODC. (2010). *World drug report 2010*. New York.

UNODC. (2014). *2014 Global synthetic drugs assessment* (United Nations Publication, Sales No. E.14.XI.6).

Vollenweider, F. X., & Kometer, M. (2010). The neurobiology of psychedelic drugs: Implications for the treatment of mood disorders. *Nature Review Neuroscience, 11*(9), 642–651.

White, J. M., & Ryan, C. F. (1996). Pharmacological properties of ketamine. *Drug and Alcohol Review, 15*(2), 145–155.

Wilkins, L. K., Girard, T. A., & Cheyne, J. A. (2011). Ketamine as a primary predictor of out-of-body experiences associated with multiple substance use. *Consciousness and Cognition, 20*(3), 943–950.

Zanos, P., Moaddel, R., Morris, P. J., Georgiou, P., Fischell, J., Elmer, G. I., Alkondon, M., Yuan, P., Pribut, H. J., Singh, N. S., Dossou, K. S., Fang, Y., Huang, X. P., Mayo, C. L., Wainer, I. W., Albuquerque, E. X., Thompson, S. M., Thomas, C. J., Zarate, C. A., Jr., & Gould, T. D. (2016). NMDAR inhibition-independent antidepressant actions of ketamine metabolites. *Nature, 533*(7604), 481–486.

Zarate, C. A., Jr., Singh, J. B., Carlson, P. J., Brutsche, N. E., Ameli, R., Luckenbaugh, D. A., Charney, D. S., & Manji, H. K. (2006). A randomized trial of an N-methyl-D-aspartate antagonist in treatment-resistant major depression. *Archives of General Psychiatry, 63*(8), 856–864.

Zarate, C. A., Jr., Brutsche, N. E., Ibrahim, L., Franco-Chaves, J., Diazgranados, N., Cravchik, A., Selter, J., Marquardt, C. A., Liberty, V., & Luckenbaugh, D. A. (2012). Replication of ketamine's antidepressant efficacy in bipolar depression: A randomized controlled add-on trial. *Biological Psychiatry, 71*(11), 939–946.

Zielmann, S., Kazmaier, S., Schnüll, S., & Weyland, A. (1997). S-(+)-Ketamine and circulation. *Anaesthesist, 46*(Suppl 1), S43–S46.

Anticholinergika

Michael Wink

Zusammenfassung

Anticholinergika (Parasympatholytica) binden als Antagonisten am muskarinischen Acetylcholin-Rezeptor (M1, M2, M3). Dies führt zur Modulation der Signalübertragung zwischen cholinergen Neuronen im Zentralnervensystem und schließlich zu Halluzinationen und Tiefschlaf mit lebhaften, oft erotischen Träumen. Im peripheren Nervensystem (Parasympathikus) kommt es vor allem zur Blockade der glatten Muskeln. Natürlich vorkommende Anticholinergika aus Pflanzen fallen in die Klasse der Tropan-Alkaloide, mit Hyoscyamin, Scopolamin und dem Razemat Atropin als wichtigste Vertreter. Historisch bedeutsame Rauschpflanzen mit diesen Inhaltsstoffen sind Tollkirsche, Bilsenkraut, Alraune, Stechapfel, Engelstrompete, Glockenbilsenkraut und Glockenkelchwein.

Schlüsselwörter

Atropin • Hyoscyamin • Scopolamin • Solanaceae • Rauschdrogen • Parasympatholytikum

Inhalt

1 Einleitung 701
2 Überblick der anticholinergisch wirksamen Substanzen und Pflanzen 702
3 Geschichte der Tropan-Alkaloide 706
4 Epidemiologie, Konsummuster und kulturelle Kontexte 709
5 Pharmakologie (Pharmakodynamik, -kinetik) der Anticholinergika 709
6 Gesundheitliche Risiken der Anticholinergika 711
7 Notfallmedizin 712
8 Ausblick 712
Literatur 713

1 Einleitung

Als Anticholinergikum (Plural: Anticholinergika), auch als Parasympatholytum, Muscarin-Rezeptor-Antagonist oder Antimuscarinikum bezeichnet, zählt man Substanzen, welche die Wirkung des Neurotransmitters Acetylcholin im synaptischen Spalt oder an der neuromuskulären Endplatte reduzieren (Goodman et al. 2001; Hardman et al. 1998; Martindale 2014; Mutschler et al. 2012).

Mechanistisch steht die kompetitive Hemmung des muskarinischen Acetylcholin-Rezeptors (mAChR; ein G-Protein-gekoppelter Rezeptor) im Vordergrund. Dadurch wird die Kommunikation

M. Wink (✉)
Inst. f. Pharmazie & Molekulare Biotechnologie (IPMB), Universität Heidelberg, Heidelberg, Deutschland
E-Mail: wink@uni-heidelberg.de

zwischen verschiedenen Neuronen im ZNS und zwischen Neuronen und Muskeln im peripheren Nervensystem (Parasympathikus; glatte Muskulatur, Herzmuskeln) moduliert, indem speziell parasympathische Nervenimpulse gehemmt werden. Diese Nerven steuern die unwillkürliche Aktivität der glatten Muskulatur im Gastrointestinaltrakt, der Blase, der Lunge und von Drüsengeweben. Daher wirken Anticholinergika entspannend (relaxierend) und werden daher auch Antispasmodika oder Spasmolytikum genannt. Die Wechselwirkungen im ZNS sind für Halluzination und Rausch verantwortlich (Goodman et al. 2001; Martindale 2014; Mutschler et al. 2012; Wink 2000).

Die wichtigsten Anticholinergika aus der Natur zählen zu den Tropan-Alkaloiden, die als toxikologisch relevante Sekundärstoffe in allen Pflanzen der Solanaceen-Gattungen *Atropa*, *Datura*, *Duboisia*, *Hyoscyamus*, *Mandragora*, *Scopolia* und *Solandra* vorkommen, von denen viele seit der Antike auch als Rauschdrogen und Aphrodisiaka verwendet wurden (Rätsch 1998; Roberts und Wink 1998; Teuscher und Lindequist 2010; Teuscher et al. 2012; Wink et al. 2008; Wink 2010a, b). Tropan-Alkaloide hat man auch in anderen, weniger bekannten Pflanzengattungen nachgewiesen: *Anthocercis*, *Latua*, *Physalis*, *Physoclaina*, *Salpichroa*, und *Schizanthus* (Wink et al. 2008).

Auch Antagonisten am nikotinischen Acetylcholin-Rezeptor (nAChR; ein Liganden-regulierter Ionenkanal) wie z. B. Tubocurarin zählen zu den Anticholinergika (Wink et al. 2008). Da sie keine Halluzinationen hervorrufen, werden sie hier nicht weiter abgehandelt.

2 Überblick der anticholinergisch wirksamen Substanzen und Pflanzen

2.1 mAChR-Antagonisten

Naturstoffe mit atropinartiger Wirkung. L-Hyoscyamin ($C_{17}H_{23}NO_3$; MG 289,38), verwandte Verbindungen mit ähnlichen Eigenschaften sind L-Scopolamin (Hyoscin, $C_{17}H_{21}NO_4$; MG 303,36) und Littorin ($C_{17}H_{23}NO_3$; MG 289,38). L-Hyoscyamin und L-Scopolamin können razemisieren; das Razemat wird als Atropin bzw. Atroscin bezeichnet (Teuscher und Lindequist 2010; Wink et al. 2008) (Abb. 1).

Synthetische Wirkstoffe. Aclidinium (Aclidiniumbromid), Benzatropin, Biperiden, Butylscopolaminbromid, Chlorpheniramin, Darifenacin, Dimenhydrinat, Diphenhydramin, Doxepin, Doxylamin, Flavoxat, Glycopyrroniumbromid, Hydroxyzin, Ipratropium, Orphenadrin, Oxitropium, Oxybutynin, Propiverin, Solifenacin, Tiotropium, Tolterodin, Trihexyphenidyl, Tropicamid und Umeclidinium, ferner Trospiumchlorid (ein quarternäres Amin) (Goodman et al. 2001; Martindale 2014; Mutschler et al. 2012).

2.2 Vorkommen von Anticholinergika in Pflanzen

Tollkirsche (Atropa belladonna L.). Neben *Atropa belladonna* zählen vier weitere Arten zur Gattung *Atropa*, die von Westeuropa bis zum Himalaja vorkommen. Es handelt sich um mehrjährige Pflanzen mit glockigen, hängenden Blüten, die

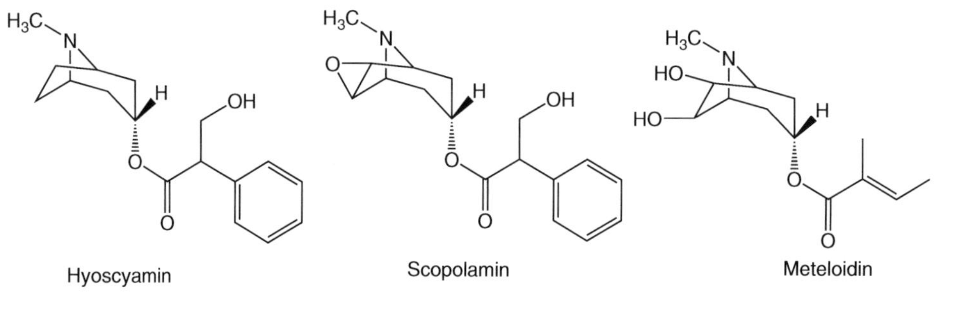

Hyoscyamin Scopolamin Meteloidin

Abb. 1 Strukturen der halluzinogenen Tropan-Alkaloide

Abb. 2 Tollkirsche mit Blüten und Früchten (Foto M. Wink)

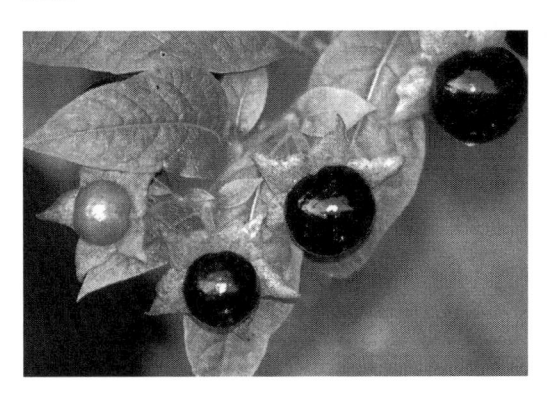

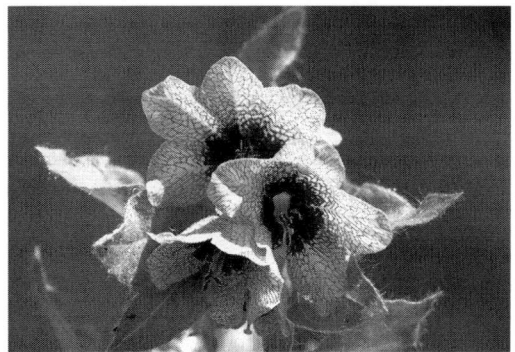

Abb. 3 Blühendes Bilsenkraut (Foto M. Wink)

äußerlich violettbraun, innen gelblich scheinen (Abb. 2). Die kirschartigen, attraktiv glänzenden schwarzen Beeren („Tollkirschen") stellen eine Vergiftungsquelle für Beerensammler dar. Die Tollkirsche bewohnt Laubwälder in Europa, Asien und dem mediterranen Bereich von Nordafrika. Die ganze Pflanze speichert Tropan-Alkaloide: Getrocknete Blätter enthalten 0,3–1,5 % Alkaloide, Wurzeln bis zu 2 % und Samen bis 0,8 %. Auch Fruchtfleisch und Samen sind alkaloidhaltig. Hyoscyamin ist das Haupt-, Scopolamin ein Nebenalkaloid (Rätsch 1998; Wink und Van Wyk 2008; Wink et al. 2008).

Bilsenkraut (Hyoscyamus niger L.). *Hyoscyamus* repräsentiert eine altweltliche Gattung mit 15 Arten, darunter *H. albus*, *H. muticus* und *H. aureus*. Das Bilsenkraut ist eine ein- oder zweijährige, bis zu 0,8 m hohe Pflanze mit hellgrünen, behaarten, gelappten Blättern und trichterförmiger, heller Blütenkrone mit dunklen Adern (Abb. 3). Typisch für Bilsenkraut ist ein abstoßender Geruch. *Hyoscyamus*-Arten kommen in Westeuropa, von Nordafrika bis Somalia sowie in Südwest- und Zentralasien vor. Mehrere Arten sind als Unkräuter auf Ruderalflächen häufig; *H. niger* wurde in Nordamerika und Australien eingebürgert. Hauptinhaltsstoffe sind die Tropan-Alkaloide Hyoscyamin (Hauptwirkstoff) und Scopolamin (gemeinsam bis zu 40–60 % der Gesamtalkaloide). Die Alkaloide liegen in Konzentrationen von 0,04–0,17 % in den Blättern und bis zu 0,3 % in den Samen vor (Rätsch 1998; Wink und Van Wyk 2008; Wink et al. 2008) (Abb. 3).

Alraune (Mandragora officinarum L.). Die Alraune zählt zu den mythologisch wichtigen Rauschpflanzen. Zur Gattung *Mandragora* werden 6 Arten (vom Mittelmeerraum bis zum Himalaja), darunter *M. autumnalis* und *M. turcomanica* gerechnet. Alraunen sind mehrjährig und produzieren einen fleischigen, bis zu 60 cm langen Wurzelstock, der Ähnlichkeit mit einem menschlichen Körper aufweist. Die großen, dunkelgrünen Blätter stehen in einer Rosette, aus der im Frühling grünweiße Blüten mit fünf Blütenblättern erscheinen (Abb. 4). Die kugeligen, etwa 4 cm großen Früchte sind anfangs grün, bei Reife gelb. Alraunen wachsen auf trockenen Standorten in Südeuropa. Typische Inhaltsstoffe sind Tropan-Alkaloide; bis zu 0,6 % in den getrockneten Wurzeln; reife Früchte speichern geringe Mengen an Alkaloiden. Hauptalkaloid: Scopolamin, ferner Hyoscyamin und weitere Nebenalkaloide (Rätsch 1998; Wink und Van Wyk 2008; Wink et al. 2008).

Glockenbilsenkraut (Scopolia carniolica Jacq.). Zur Gattung *Scopolia* zählen fünf Arten, die vom Mittelmeerraum bis zum Himalaja heimisch sind. Das Glockenbilsenkraut ist eine mehrjährige, bis zu 0,5 m hohe Pflanze mit unterirdischen Rhizomen, aufrechten Trieben, langgestielten Blättern und unscheinbaren, glockenförmigen Blüten (außen braunviolett, innen gelbgrün) (Abb. 5). Lebt in Südosteuropa (Ostalpen, Karpaten). Die Pflanze wird gelegentlich in Gärten kultiviert und wurde kommerziell zur Gewinnung von Tropan-Alkaloiden angebaut. Getrocknete Rhi-

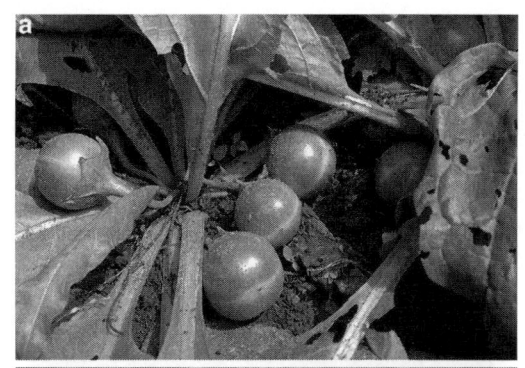

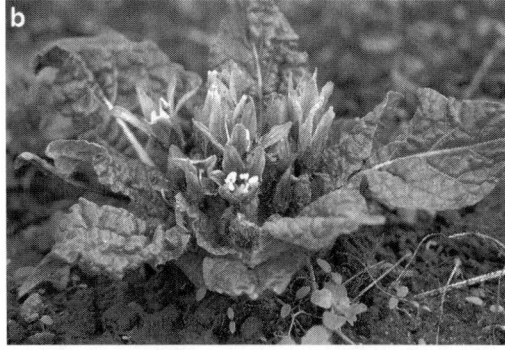

Abb. 4 Alraune mit Blättern und Früchten (Foto M. Wink)

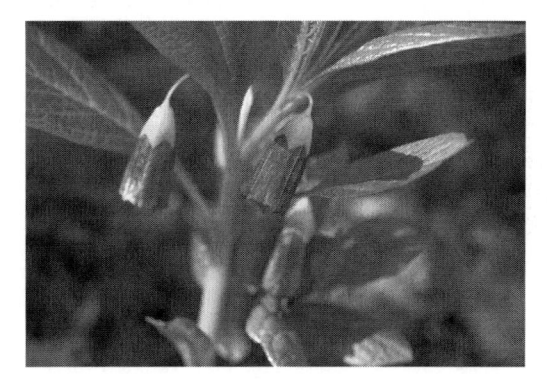

Abb. 5 Blühendes Glockenbilsenkraut (Foto M. Wink)

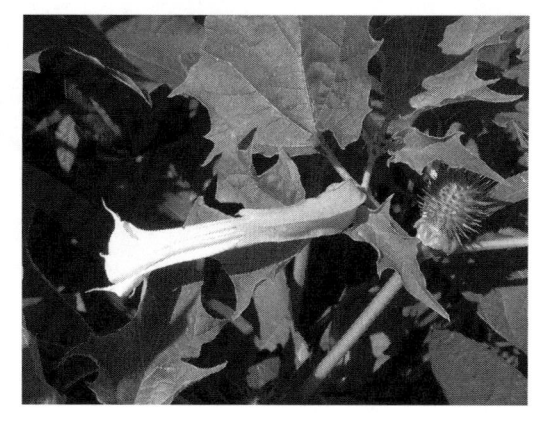

Abb. 6 Stechapfel mit Blüten und Früchten (Foto M. Wink)

zome enthalten 0,3–0,8 % Tropan-Alkaloide mit L-Hyoscyamin als Hauptinhaltsstoff und geringen Mengen an Scopolamin. Die Blätter wurden kommerziell zur Alkaloidgewinnung genutzt; sie enthalten Hyoscyamin, Scopolamin, Cuskhygrin und 3α-Tigloyloxytropan (Gesamtalkaloidgehalt bis zu 0,5 %) (Rätsch 1998; Wink und Van Wyk 2008; Wink et al. 2008).

Stechapfel (Datura stramonium L.). Der Stechapfel gehört zu einer artenreichen Gattung mit 9 Arten in Süd- und Zentralamerika; alle sind einjährig und etwa gleich giftig und rauscherregend: *D. ceratocaula, D. discolor, D. ferox, D. metel,* D. innoxia, D. quercifolia, D. wrightii und *D. leichhardtii.* Der Stechapfel wächst als kräftige, einjährige, bis 1,5 m hohe Pflanze und trägt große, unangenehm riechende Blätter. Aus den blattachselständigen Einzelblüten mit weißer, selten blauvioletter, röhriger Blütenkrone entstehen später aufrechte, meist stachelige Fruchtkapseln mit nierenförmigen, schwarzen Samen (Abb. 6). Der Stechapfel lebt ursprünglich im tropischen Nordamerika, wurde aber seit Jahrhunderten als Unkraut (Ruderalplätze) weltweit verbreitet. Die getrockneten Blätter enthalten 0,3–1 % Tropan-Alkaloide, Samen 0,6 % und Wurzeln bis zu 0,2 %. Hyoscyamin und Scopolamin sind die Hauptalkaloide (Rätsch 1998; Wink und Van Wyk 2008; Wink et al. 2008).

Engelstrompete (Brugmansia suaveolens Humb. et Bonpl. ex Willd.). Die lateinamerikanische Gattung *Brugmansia* umfasst 14 gesicherte Arten, z. B. *Brugmansia* × *candida* (Hybride zwischen *B. aurea* und *B. versicolor* werden manchmal als *B. arborea* bezeichnet), *B. sanguinea, B. versicolor* und *B. aurea. Brugmansia* wurde früher zur Gattung *Datura* gerechnet; hierzu zählen jedoch heutzutage nur mehr einjährige Pflanzen mit aufrechtstehenden Blüten. Engelstrompeten sind mehrjährige Sträucher oder kleine Bäume mit samtigen

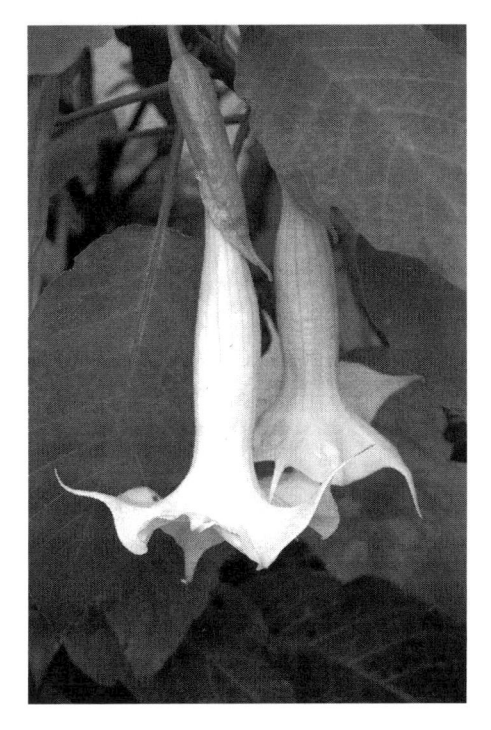

Abb. 7 Blühende Engelstrompete (Foto M. Wink)

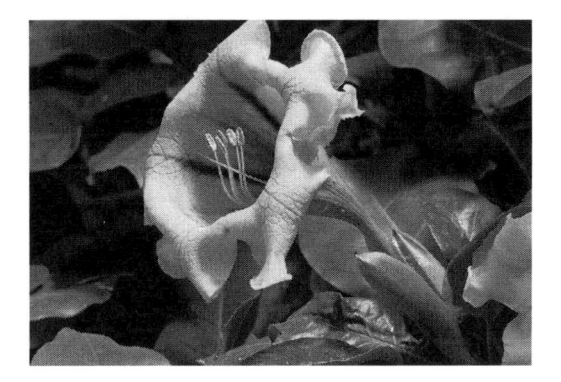

Abb. 8 Blühender Glockenkehlchwein (Foto M. Wink)

großen Blättern und hängenden, trompetenförmigen Blüten (20–30 cm lang), die abends duften und derart Tiere zur Blütenbestäubung anlocken (Abb. 7). Engelstrompeten leben ursprünglich in Süd- und Mittelamerika. Sie werden heute gerne als Zier- und Kübelpflanzen weltweit kultiviert. In allen Pflanzenteilen speichern Engelstrompeten Tropan-Alkaloide wie Scopolamin (Hyoscin), Hyoscyamin, Norhyoscin und Tigloylester von Tropin. Der Alkaloidgehalt der getrockneten Blätter beträgt 0,3–0,6 % (Rätsch 1998; Wink und Van Wyk 2008; Wink et al. 2008).

Glockenkelchwein (*Solandra maxima* [*Sessé & Moç.*], *P.S. Green* [= *S. hartwegii; S. nitida*]). *Solandra* repräsentiert eine lateinamerikanische Gattung mit 10 Arten, die im tropischen Amerika heimisch ist. *Solandra maxima* ist am bekanntesten. Der Glockenkelchwein wächst als mehrjährige, verholzte Kletterpflanze mit bis zu 15 cm langen, elliptischen, glänzend grünen Blättern und auffälligen, 15–20 cm breiten, trompetenförmigen, goldgelben Blüten, die purpurn geädert sind und nachts angenehm duften (Abb. 8). Die Art ist in Mexiko heimisch, wird aber in Gärten und Parks im Mittelmeerraum häufig angepflanzt. Die getrockneten Wurzeln enthalten 0,64 % Alkaloide; auch die oberirdischen Pflanzenteile einschließlich der Früchte sind alkaloidreich. L-Hyoscyamin ist das Hauptalkaloid; auch geringe Mengen an Scopolamin kommen vor. Die Blätter wurden kommerziell zur Alkaloidextraktion genutzt; sie enthalten Hyoscyamin, Tigloidin, Scopolamin, Cuskhygrin und 3α-Tigloyloxytropan mit einem Gesamtgehalt von bis zu 0,5 % (Rätsch 1998; Wink und Van Wyk 2008; Wink et al. 2008).

Duboisia (*Duboisia myoporoides R. Br.*). Duboisia ist die einzige native Tropan-Alkaloidpflanze in Australien. Die Gattung *Duboisia* besteht aus zwölf Arten, darunter *D. hopwoodii* (Pituri) und *D. leichhardtii*. Die Gattung wurde erst 1810 von Robert Brown beschrieben. Die Duboisia wächst als Strauch oder kleiner, bis zu 12 m hoher Baum mit schmalen, bis zu 12 cm langen, lanzettlichen Blättern. Die mittelgroßen, glockenförmigen weißen Blüten stehen in endständigen Trauben und produzieren etwa erbsengroße, anfangs grüne, bei Reife violettschwarze Früchte (4–5 mm Durchmesser) (Abb. 9). Lebt in Australien und Neukaledonien. Eine Hybride aus *D. myoporoides* und *D. leichhardtii* wird im südlichen Queensland zur Gewinnung von Scopolamin und Hyoscyamin kultiviert. Die Blätter enthalten bis zu 2 % Tropan-Alkaloide, vorwiegend Scopolamin, weniger Hyoscyamin, Tigloidin und andere Ester; ferner kommen Pyridin- und Piperidin-Alkaloide wie Nikotin, Nornicotin und Anabasin vor (Rätsch 1998; Wink und Van Wyk 2008; Wink et al. 2008).

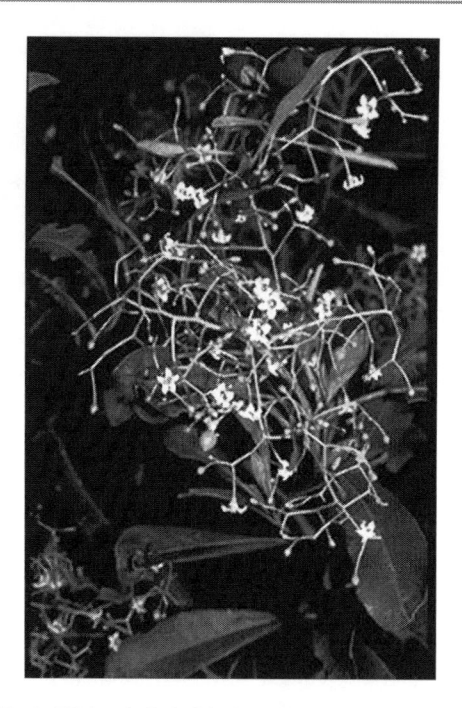

Abb. 9 Blühende Duboisia (Foto M. Wink)

3 Geschichte der Tropan-Alkaloide

Bereits seit Jahrtausenden werden Tropan-Alkaloid-Pflanzen, ihre Extrakte und die reinen Tropan-Alkaloide mit Zauberei und Mord assoziiert. Seit der Antike wurden sie für Halluzinationen, zu Rauschzwecken und als Aphrodisiaka verwendet, aber auch zu Mord- und Selbstmordzwecken eingenommen (Mann 1992; Rätsch 1998; Schultes und Hofmann 1987; Wink 1998, 2010a).

Unsere Kenntnisse zur Nutzung von Rauschdrogen in der Antike kommen u. a. aus der Odyssee von Homer. Homer war ein antiker Dichter, der als Autor der epischen Sagen der Ilias und der Odyssee gilt. Vermutlich ist Homer jedoch eher eine legendäre als reale Person. Die Ilias und die Odyssee gehen vermutlich auf eine lange Tradition von mündlich übermittelten Geschichten zurück. Die Epen sind daher das Ergebnis einer kollektiven Tätigkeit von einigen Dichtergenerationen. Die wichtigsten Rauschdrogen der Antike gehen auf Tropan-Alkaloide (*Atropa*, *Mandragora*, *Scopolia*, Hyoscyamus), Ergot-Alkaloide (*Claviceps*) und Opium (*Papaver somniferum*) zurück (Mann 1992; Wink 1998; Wink und Van Wyk 2008; Wink et al. 2008).

Tropan-Alkaloide hemmen selektiv den muskarinischen Acetylcholin-Rezeptor im Gehirn (Schmeller et al. 1995). Dadurch kommt es zu Halluzinationen und Tiefschlaf mit lebhaften, oft erotischen Träumen. Diese Wirkung muss bereits in der Antike bekannt gewesen sein. Eine frühe Beschreibung kann man in der Odyssee nachlesen: Als Odysseus mit seinen Begleitern auf die Insel der Zauberin Circe kam, bot diese ihnen einen Wein als Begrüßungstrunk an, der mit Rauschmitteln (vermutlich Pflanzenextrakte aus Alraune mit Atropin oder Scopolamin) versetzt worden war. Die Begleiter wurden von Circe mit dem Zauberstab berührt und verwandelten sich in Schweine, während Odysseus unbehelligt blieb. Doch der kluge Odysseus hatte Circe überlistet und die Pflanze „Moly" (ein Geschenk des Hermes) als Gegengift eingenommen, sodass die Zauberin keine Macht über ihn besaß. Aus pharmakologischer Sicht können wir argumentieren, dass Moly Hemmstoffe der Acetylcholin-Esterase enthalten haben müsste. Wir können nur spekulieren, ob Odysseus vielleicht die Zwiebeln bestimmter Amaryllidaceae (z. B. Osterglocken *Narcissus*, Schneeglöckchen *Galanthus* und Knotenblume *Leucojum*) eingenommen hatte, die das Alkaloid Galantamin enthalten und im östlichen Mittelmeergebiet vorkommen. Als Hemmer der Acetylcholin-Esterase würde Galantamin die Wirkung der Tropan-Alkaloide aufheben (Wink 1998; Wink und Van Wyk 2008; Wink et al. 2008).

Aus dem Mittelalter wird berichtet, dass Hexen sich mit Salben eingerieben hätten, die insbesondere Tropan-Alkaloide z. B. aus *Datura*, *Hyoscyamus*, Scopolia und *Mandragora* enthielten. Wenn die Alkaloide über die Haut resorbiert werden, lösen sie offenbar das Gefühl des Fliegens aus. Dies ist der Grund, warum man Hexen häufig auf einem Besen fliegend darstellt. Da ein starker Missbrauch an Bilsenkraut und anderen Drogen stattfand, wurden viele Menschen verhaltensauffällig und entweder als Hexen verbrannt oder auf andere Weise zu Tode gebracht. Die Hexentränke enthielten übrigens weitere halluzinogene

Zutaten, beispielsweise Krötenhaut (*Bufo bufo*) mit N-Methyltryptamin und Bufotenin (außerdem Bufotoxin, ein verestertes Bufadienolid). Die halluzinogene Wirkung ist wegen des höheren Scopolamingehalts in Bilsenkraut stärker als in der Tollkirsche (*Atropa*) (Rätsch 1998; Wink 1998; Wink und Van Wyk 2008; Wink et al. 2008).

Auch Aphrodisiaka waren seit jeher nachgefragt und berüchtigt: Die meisten enthielten Extrakte aus Alraune (*Mandragora*) und anderen Pflanzen mit Tropan-Alkaloiden, z. B. *Hyoscyamus, Atropa* und *Datura*. Aphrodite, die Göttin der Liebe, trug entsprechend den Beinamen *Mandragoritis*. Von historischem Interesse ist ferner, dass Ärzte in der Antike ihre Patienten bei Operationen mit *Atropa*- oder *Hyoscyamus*-Extrakten betäubten (in Kombination mit Alkaloid-Extrakten aus Schlafmohn); doch diese Anwendung geriet zur Zeit der Hexenverfolgungen im Mittelalter außer Mode, da die Patienten nach der Operation unter Umständen über erotische Träume berichteten, riskierten die Chirurgen (Bader) eine Anklage wegen Hexerei. Bis zur Entwicklung der modernen Anästhetika (beispielsweise Äther im Jahr 1846) wurden die bekannten antiken Narkosemittel über Jahrhunderte nicht eingesetzt. Angeblich wurde den Verurteilten im Altertum ein Trank mit Bilsenkraut gereicht, um sie zu sedieren und den Tod damit weniger schmerzhaft zu machen (Rätsch 1998; Wink 1998; Wink und Van Wyk 2008; Wink et al. 2008).

Tollkirsche (Atropa belladonna). Von historischer Bedeutung sind die halluzinogenen und aphrodisierenden Eigenschaften von *Atropa*. Erstaunlicherweise stellt sich das Gefühl ein, fliegen zu können, wenn die freien Basen der Tropan-Alkaloide mit Fett und Öl kombiniert und auf die Haut aufgetragen werden (insbesondere in den Achselhöhlen, im äußeren Genitalbereich, jedoch auch in Vagina und Rektum). Im Orient wurden Tollkirschenextrakte Bier und Palmwein zugesetzt. Wenn Tropan-Alkaloide oral eingenommen werden, kann sich die Illusion einstellen, ein Tier zu sein (s. Odyssee) (Rätsch 1998; Wink 1998; Wink und Van Wyk 2008; Wink et al. 2008). Der lateinische Name der Tollkirsche *Atropa belladonna* enthält den Namen der Zeus-Tochter Atropos, die in der Mythologie der Antike den Lebensfaden durchschnitt. Der zweite lateinische Name der Tollkirsche – „belladonna" – deutet eine weitere Verwendung an. Angeblich träufelten sich Frauen Tollkirschenextrakte ins Auge, um ihre Pupillen zu vergrößern. Denn geweitete Pupillen sollten besonders attraktiv und erotisch wirken. Der damit einhergehende „unergründliche Blick" führte dazu, dass die Droge bis in die Renaissance von Frauen als Kosmetikum (belladonna) genutzt wurde (Rätsch 1998; Wink 1998; Wink und Van Wyk 2008; Wink et al. 2008).

Bilsenkraut (Hyoscyamus niger). Bilsenkraut ist eine historisch wichtige und interessante Droge, die als Betäubungsmittel und halluzinogenes Mittel im Hexenwesen eine größere Rolle spielte. Man verwendet Bilsenkraut seit der Antike gegen Schmerzen, Zahnschmerzen und Nervenleiden. Es war bekannt für das Auslösen manischer Schübe. Bilsenkrautextrakte wurden auch im Brauereiwesen („Pils") eingesetzt: Die bitter schmeckenden Tropan-Alkaloide wurden als Hopfenersatz verwendet und verstärkten gleichzeitig die Ethanolwirkung. Blätter und Samen hat man geraucht oder in Wein eingelegt getrunken (Rätsch 1998; Wink 1998; Wink und Van Wyk 2008; Wink et al. 2008). Bei den Griechen und Römern waren drei *Hyoscyamus*-Arten bekannt. Plinius berichtet, dass Bilsenkraut in Griechenland als *Herba Apollinaris* bezeichnet und von Orakelpriesterinnen des Apolloheiligtums in Delphi verwendet wurde – angeblich wurde der Rauch des brennenden Bilsenkrauts eingeatmet. Das Orakel und der Ort Delphi trugen den Namen *Pytho*, die weissagende Priesterin war die *Pythia* – in der Bezeichnung *pythonion* für Bilsenkraut spiegeln sich diese Verbindungen wider. Interessant ist in diesem Zusammenhang, dass Scopolamin in unserer Zeit zur „Gehirnwäsche" eingesetzt wurde (Rätsch 1998; Wink 1998; Wink und Van Wyk 2008; Wink et al. 2008).

Alraune (Mandragora officinarum). Die Alraune war bereits in der Antike als halluzinogene und erotisierende Pflanze bekannt und Gegenstand zahlreicher Mythen. Man glaubte, dass die Pflanze beim Herausreißen aus dem Erdreich laut aufschreien und den Frevler töten würde – daher mussten Hunde den Wurzelstock herausziehen. Bereits im Papyrus Ebers (1500 v. Chr.) ist ein Rezept mit Alraunenfrüchten als Mittel gegen Darmparasiten überliefert. Dioskurides, der vor rund 2000 Jahren eine umfangreiche *Materia Medica* publizierte, beschreibt die Verwendung als schlaffördernde Droge, Betäubungsmittel bei chirurgischen Eingriffen, Abtreibungsmittel und Mittel bei Augenleiden. Im Alten Griechenland, wo Alraune verbreitet als Aphrodisiakum eingesetzt wurde, bezeichnete man sie als *kirkaia* – ein Hinweis auf Verwendung durch Circe in der Odyssee. Hannibals Reitergeneral Maharbal (um 200 v. Chr.) gelang es angeblich, mit der Alraune die Feinde Karthagos zu überwinden: Er hinterließ einige Amphoren Wein mit Alraunenextrakt, zog sich mit seiner Streitkraft zurück, kehrte wieder, als die Feinde berauscht und bewegungsunfähig waren, und brachte sie im Schlaf um. Im Mittelalter verwendeten Hexen und Zauberer Alraunenextrakte (in Kombination mit *Atropa, Datura* und *Hyoscyamus*) als Rauschmittel. *M. turcomanica* stellt möglicherweise das „Soma" des alten Persien und Indien dar (Rätsch 1998; Wink 1998; Wink und Van Wyk 2008; Wink et al. 2008).

Glockenbilsenkraut (Scopolia carniolica). *Scopolia* wird in der Volksmedizin bei Krämpfen des Magendarmtrakts, der Gallenwege und der Harnwege eingesetzt; gelegentlich auch äußerlich gegen Rheumaschmerzen. Wurzelextrakte wurden Bier zugemischt, während Blätter geraucht wurden. Die Pflanze war als Rauschpflanze bekannt und in Mitteleuropa (auch in der Hexenkunst) als Aphrodisiakum, Betäubungsmittel, Stimulans und Halluzinogen sehr beliebt (Alberts und Mullen 2000; Rätsch 1998; Wink 1998; Wink und Van Wyk 2008; Wink et al. 2008).

Stechapfel (Datura stramonium). *Datura* und *Brugmansia* wurden von den Azteken und nordamerikanischen Indianern als Rauschdroge genauso genutzt wie Tropan-Pflanzen in der Alten Welt. Pflanzen oder ihre Extrakte wurden geraucht, getrunken (in Form von Starkbier, Chicha oder Pulque) oder auf die Haut aufgetragen. Seit dem 16. Jh. wurde der Stechapfel auch als Rauschpflanze in Europa verwendet. Mit besonderen Hautsalben erwarb man die Fähigkeit „zu fliegen". Die Extrakte wurden auch zur Kindstötung, zum Selbstmord und Mord missbraucht. Volksnamen wie „herbe aux sorciers" oder „herbe au diable" lassen bereits auf den Einsatz der Droge für Verbrechen, Verführung und Rauschmittel schließen (Rätsch 1998; Wink 1998; Wink und Van Wyk 2008; Wink et al. 2008). Der Rauchapfel (*Datura metel*) wurde in Indien, Südostasien und Afrika traditionell als Rauschdroge und Aphrodisiakum verwendet.

Engelstrompete (Brugmansia suaveolens). *Brugmansia* wurde bei den Indianern als Narkotikum und starkes Halluzinogen (das intensive Visionen herbeiführte) verwendet. Die pulverisierten Samen wurden vergorenen Getränken beigemischt. Als San-Pedro-Additiv wurden auch wässrige Auszüge der Blätter konsumiert. Die getrockneten Blätter wurden manchmal auch geraucht. Die Sorte *Methysticodendron* wurde durch Schamanen vegetativ vermehrt. Auch die Indianer empfanden nach dem Gebrauch von *Brugmansia*-Salben das Gefühl des Fliegens – ähnlich wie es in der Alten Welt beim Gebrauch von Tropan-Pflanzen der Fall war (Alberts und Mullen 2000; Rätsch 1998; Wink 1998; Wink und Van Wyk 2008; Wink et al. 2008).

Glockenkelchwein (Solandra maxima). *Solandra* wurde traditionell hauptsächlich als Aphrodisiakum und zur Behandlung von Husten eingesetzt. Den Saft der Triebe benutzte man in Mexiko, um einen berauschenden Tee zuzubereiten. Der Glockenkelchwein war als halluzinogenes Mittel bekannt und wurde in Mexiko als Betäubungsmittel, Stimulans und Halluzinogen verwendet. Bei den Huichol wurde die Pflanze als eine zur Gottheit erhobene Droge verehrt. Bei den Azteken trug sie den Namen *tecomaxochitl*. Die Lakandonen-Indianer haben aus den Blättern einen aphrodisierenden Tee und aus den Wurzeln einen Rauschtrank hergestellt (Alberts und Mullen 2000; Rätsch 1998; Wink 1998; Wink und Van Wyk 2008; Wink et al. 2008).

Duboisia (Duboisia myoporoides). Die australischen Aborigines haben getrocknete Pituriblätter offenbar als Stimulans geraucht oder gekaut, wie auf alten Steinzeichnungen dokumentiert ist. Die Pflanze wurde früher als Gift gegen Emus (ein australischer Laufvogel) und natürliches Insektizid (Nikotin und Anabasin) verwendet.

Duboisia-Arten werden heute zur kommerziellen Scopolamin-Gewinnung angebaut (Rätsch 1998; Wink 1998; Wink und Van Wyk 2008; Wink et al. 2008).

4 Epidemiologie, Konsummuster und kulturelle Kontexte

Tropan-Alkaloidhaltige Rauschpflanzen wurden in der Antike und traditionell in der Alten und Neuen Welt als Rauschdrogen konsumiert. Dabei wurden Alkaloidextrakte entweder oral eingenommen oder über die Haut appliziert. Auf das Thema der Hexen, die auf einem Besenstiel fliegen können, wurde bereits verwiesen. In der aktuellen Rauschmittelszene haben Tropan-Alkaloide nur untergeordnete Bedeutung. Es wurde berichtet, dass lediglich Jugendliche mit den Tropanpflanzen experimentieren. Da sie die Dosierung nicht kennen, kam und kommt es dabei gelegentlich zu Vergiftungen (Rätsch 1998; Wink et al. 2008).

5 Pharmakologie (Pharmakodynamik, -kinetik) der Anticholinergika

5.1 Pharmakodynamik der Anticholinergika

Wie bereits vorher beschrieben, binden Tropan-Alkaloide am mAChR (Subtyp M1, M2 und M3) und verdrängen den Neurotransmitter Acetylcholin kompetitiv. Daher wirken sie als Parasympatholytikum im peripheren Nervensystem; im ZNS hemmen sie die Kommunikation zwischen cholinergen Neuronen. Tropan-Alkaloide blockieren daher die glatte Muskulatur, sodass es in mehreren Organen (GI-Trakt, Harnblase, Bronchien) zur Spasmolyse und zum Motilitätsverlust kommt, ferner zur Hemmung der Drüsensekretion (Speichel-, Schweiß- und bronchiale Drüsen) sowie zu Tachykardie, Pupillenerweiterung und Akkommodationsschwierigkeiten (Goodman et al. 2001; Hardman et al. 1998; Martindale 2014; Mutschler et al. 2012). Hyoscyamin und Scopolamin bewirken außerdem eine substanzielle zentralnervöse Erregung (mit Halluzinationen), in höherer Konzentration überwiegt eine zentrale Lähmung, die zum Tode führen kann (Wink und Van Wyk 2008; Wink et al. 2008).

Anticholinergika als Rauschmittel. Tropan-Alkaloide hemmen selektiv den muskarinischen Acetylcholin-Rezeptor im Gehirn. Dadurch kommt es zu Halluzinationen und Tiefschlaf mit lebhaften, oft erotischen Träumen (Mann 1992; Rätsch 1998).

Die Alkaloide wirken in niedriger Konzentration eher sedierend, doch höhere Dosen (>3 mg) führen zu überwiegend angenehmen Halluzinationen, Euphorie, Verwirrung, Schlaflosigkeit, Pupillenerweiterung, trockenen Mundschleimhäuten, roter Gesichtsfärbung und Tachykardie. Bei hohen Dosen (>10 mg) werden zunehmende Lähmung und Atembeschwerden beobachtet. Es kann durch zentralen Atemstillstand zu Koma und Tod kommen (Rätsch 1998; Teuscher et al. 2012; Wink und Van Wyk 2008; Wink et al. 2008).

Scopolamin wirkt schon in niedrigeren Konzentrationen stärker berauschend als Hyoscyamin.

Besonders scopolaminhaltige Pflanzendrogen (*Brugmansia*, *Datura*, *Hyoscymus*, *Mandragora*) wurden als Rauschdrogen bevorzugt genutzt (Rätsch 1998; Wink und Van Wyk 2008; Wink et al. 2008).

Anticholinergika als Arzneimittel. Anticholinergika sind nicht nur Suchtmittel, sondern werden auch medizinisch eingesetzt. Anticholinergika wirken als Antagonisten am mAChR. Dadurch können sie glatte Muskulatur entspannen (Angriff insbesondere am M3-Cholino-Rezeptor) (Goodman et al. 2001; Martindale 2014; Mutschler et al. 2012).

Die Behandlung der überaktiven Blase oder Harndranginkontinenz erfolgt mittels synthetischer Anticholinergika (Oxybutynin, Tolterodin, Propiverin, Solifenacin, Darifenacin, Trospiumchlorid).

Anticholinergika (Ipratropium, Glycopyrronium, Aclininium, Tiotropiumbromid) werden außerdem zur Behandlung von Atemwegserkrankungen (chronisch-obstruktive Lungenerkrankung [COPD], Asthma und chronische Bronchitis)

(Belmonte 2005; Busse et al. 2016; Gosens et al. 2006) und bei Morbus Parkinson (Biperiden, Metixen, Trihexyphenidyl) eingesetzt. Die Wirksamkeit von Anticholinergika bei Atemwegserkrankungen ist rational, da parasympathische Nerven in den Bronchien den Muskeltonus der glatten Muskeln erhöhen, die Schleimsekretion und die Freisetzung von proinflammatorischen Mediatoren aus Epithel- und Immunzellen steigern (Belmonte 2005; Busse et al. 2016).

Atropin wird als Mydriatikum (heute meist Tropicamid anstelle von Atropin) und bei Kolikschmerzen der Gallen-Harnwege und des Magen-Darm-Traktes eingesetzt. Anstelle von Atropin wird häufig Butylscopolamin verwendet (Goodman et al. 2001; Hardman et al. 1998; Martindale 2014; Mutschler et al. 2012).

Scopolamin wird auch gegen Reisekrankheit verordnet, in Form von Transdermalpflastern, die hinter das Ohr geklebt werden (Goodman et al. 2001; Hardman et al. 1998; Martindale 2014; Mutschler et al. 2012).

Einige der synthetischen Wirkstoffe (Oxybutynin, Propiverin, Denaverin, Mebeverin, Pipenzolat, Orphenadrin) zeigen sowohl anticholinerge als auch papaverinartige, direkt krampflösende Wirkungen auf glatte Muskulatur (Goodman et al. 2001; Hardman et al. 1998; Martindale 2014; Mutschler et al. 2012).

Hyoscyamin und insbesondere Scopolamin werden wegen ihrer sedierenden Wirkung in der Narkosevorbereitung verwendet. Im 19. und 20. Jahrhundert nutzte man *Datura*-Blätter in Zigarettenform zur Behandlung von Asthma und anderen Atemwegserkrankungen (Rätsch 1998; Wink und Van Wyk 2008; Wink et al. 2008).

5.2 Physiologische Wirkungen der Anticholinergika und Vergiftungssymptome

Anticholinergika zeichnen sich durch eine Reihe von charakteristischen Symptomen aus, wie Tachykardie, Abnahme des Tonus an glatten Muskelzellen, Reduktion von Speichel-, Magensaft-, Bronchial- und Schweißsekretion, Pupillenerweiterung und Schwierigkeit des Auges, auf den Nahbereich zu akkommodieren (Goodman et al. 2001; Martindale 2014; Mutschler et al. 2012).

Da auch Drüsenzellen über glatte Muskelzellen verfügen, hemmen Anticholinergika die Drüsenaktivität. Auffällig sind Mundtrockenheit, Nasopharyngitis, trockene, rote und warme Haut (Ausbleiben der Schweißbildung), erweiterte Pupillen (Hemmung des Ziliarmuskels), Akkomodationsprobleme, Harnverhalt/Blasenlähmung, Obstipation/Darmlähmung und Tachykardie (erhöhter Puls) (Goodman et al. 2001; Hardman et al. 1998; Martindale 2014; Mutschler et al. 2012).

Symptome bei schwacher Vergiftung: Trockenheit von Mund und Rachen, begleitet von Durst, Schluckbeschwerden, Heiserkeit und Pupillenerweiterung mit Akkommodationsschwierigkeiten und Lichtempfindlichkeit. Höhere Dosen führen zu schweren vegetativen Symptomen, wie psychomotorischer Rastlosigkeit, Erregung, Gesichtsrötung (später Zyanose), Hitzewallungen, heißer trockener Haut, hohes Fieber, Sehstörungen mit zeitweiliger Erblindung, Erbrechen und Kopfschmerzen. Anschließend kommt es zu systolischem Blutdruckanstieg und Tachykardie mit unregelmäßigem Herzschlag. Nach 15 Minuten tritt Muskelversagen auf; die Patienten können ihr Gleichgewicht nicht mehr halten oder aufrecht stehen. Auch allgemeine Krämpfe und epilepsieartige Anfälle wurden beobachtet (Goodman et al. 2001; Hardman et al. 1998; Martindale 2014; Mutschler et al. 2012; Rätsch 1998; Wink et al. 2008).

Nach Einnahme von mehr als 3 mg Atropin zeigen sich folgende Symptome: Rastlosigkeit, Euphorie, Bewegungsdrang, Geschwätzigkeit, Visionen und sogar Psychosen mit visuellen, lang andauernden, mehrtägigen Halluzinationen, Wutanfällen und Delirium, das zum Koma führen kann. Bei schweren Vergiftungen kann ein zentraler Atemstillstand mit Todesfolge eintreten (Goodman et al. 2001; Hardman et al. 1998; Martindale 2014; Mutschler et al. 2012; Rätsch 1998; Wink et al. 2008).

Scopolamin wirkt in niedriger Dosis sedierend, führt in höheren Dosen jedoch zu Erregungszuständen (Rätsch 1998; Wink et al. 2008).

5.3 Pharmakokinetik der Anticholinergika

Tropan-Alkaloide werden rasch und fast vollständig resorbiert – daher treten die ersten Rausch- und Vergiftungssymptome bereits 5–10 Minuten nach oraler Aufnahme auf (Wink et al. 2008).

Scopolamin wirkt bereits in geringeren Konzentrationen als Hyoscyamin im ZNS; es hat eine bessere Bioverfügbarkeit. Innerhalb von 24 Stunden werden 85–88 % des aufgenommenen Alkaloids wieder über den Harn ausgeschieden (50 % unverändert) (Wink et al. 2008).

Die tertiären Amine (Oxybutynin, Tolterodin, Propiverin, Solifenacin, Darifenacin) und Tropan-Alkaloide sind alle als ungeladene Substanzen lipophil und können Biomembranen durch freie Diffusion passieren. Sie können daher in den Liquorraum übertreten und ZNS-Störungen hervorrufen (Konzentrations-, Schlaf- und Gedächtnisstörungen, Unruhe, Erregung, Krämpfe, Atemdepression, Halluzinationen und Verwirrtheitszustände, Koma). Das quarternäre Amin Trospiumchlorid kann als permanent geladenes Molekül nicht durch Diffusion über die Blut-Hirn-Schranke in das Gehirn gelangen (Goodman et al. 2001; Hardman et al. 1998; Martindale 2014; Mutschler et al. 2012). Die pupillenerweiternde Wirkung ist besonders lang anhaltend (bis zu 6 Tage).

Die tertiären Amine werden in der Leber über Cytochromoxidasen metabolisiert.

Da Tropan-Alkaloide über Plazenta und Muttermilch auf das Kind übergehen können, sollten sie während Schwangerschaft und Stillzeit nicht verwendet werden (Goodman et al. 2001; Hardman et al. 1998; Martindale 2014; Mutschler et al. 2012).

6 Gesundheitliche Risiken der Anticholinergika

Bei regelmäßiger Atropin-Einnahme (über 3,6 mg/Tag) kann es zur Abhängigkeit kommen, diese zur Verminderung der kognitiven Fähigkeiten und sogar zum Schwachsinn führen. Ab 10 mg wirkt Hyoscyamin zentral lähmend (Teuscher et al. 2012).

Neben der Suchtproblematik kann es zur Vergiftung mit Anticholinergika oder Rauschpflanzen kommen. Ursachen können sein: Überdosierung bei medizinischer Anwendung, versehentliche Aufnahme von Pflanzenmaterial (z. B. Tollkirschen-Früchte) oder absichtliche Einnahme, um die halluzinogene Wirkung zu erfahren, ferner Verwendung zu Mord- und Selbstmordzwecken. Auch die meisten Tiere reagieren empfindlich auf Tropan-Alkaloide; andere – wie Drosseln, Kaninchen und Meerschweinchen – sind äußerst tolerant, da sie über atropinentgiftende Esterasen verfügen (Wink et al. 2008).

6.1 Toxikologie der Tropan-Alkaloide

Atropin: LD_{50} Maus: 400 mg/kg p.o., 90 mg/kg i.v., 2 g/kg s.c., 250 mg/kg i.p.; letale orale Dosis beim Menschen (Erwachsene): >100 mg; bei Kindern nur wenige mg.

Scopolamin: LD_{50} Maus: 163 mg/kg i.v., 1,7–5,9 g/kg s.c., 328 mg/kg i.p.; letale orale Dosis beim Menschen: >100 mg.

6.2 Vergiftungen durch Pflanzen

Tollkirsche (Atropa belladonna). Die Hauptvergiftungsursache durch Tollkirschen ist der Verzehr von ihren attraktiven Früchten (10–20 Stück sind für Erwachsene tödlich, 2–5 für Kinder; 0,3 g Blattmaterial sind bereits giftig). Weitere Vergiftungsfälle: Zubereitung der Blätter als Salat oder Rauschmittel (Rätsch 1998; Teuscher und Lindquist 2010; Wink et al. 2008).

Engelstrompete (Brugmansia suaveolens). In der westlichen Welt nehmen die Vergiftungsfälle zu, da immer mehr Jugendliche mit halluzinogenen Pflanzen experimentieren. Im Jahr 1994 wurden alleine in Florida 112 Teenager wegen der Nebenwirkungen nach *Brugmansia*-Einnahme ins Krankenhaus eingewiesen. Gärtner erfahren die beunruhigende, pupillenerweiternde Wirkung der Tropan-Alkaloide gelegentlich am eigenen Leib, wenn sie mit Engelstrompete hantieren und später die Augen berühren (Rätsch 1998; Teuscher und Lindquist 2010; Wink et al. 2008).

Stechapfel (Datura stramonium). Vergiftungen beruhen meist auf den Samen, die unabsichtlich (Kleinkinder) oder absichtlich verzehrt wurden, wenn mit den Samen zu Rauschzwecken experimentiert wurde. Auch durch Verunreinigung von Getreide und Mehl oder durch Blätter, die versehentlich als Wildgemüse („wilder Spinat") gesammelt werden, kann es zu Vergiftungen kommen (Rätsch 1998; Teuscher und Lindquist 2010; Wink et al. 2008).

Bilsenkraut (Hyoscyamus niger). Versehentliche oder absichtliche Bilsenkrautvergiftungen sind heute selten – bis auf Fälle, in denen die Pflanze als Rauschdroge („Traumtee") eingenommen wird. Etwa 15 Samen können für Kinder tödlich sein (Rätsch 1998; Teuscher und Lindquist 2010; Wink et al. 2008).

Alraune (Mandragora officinarum). Bis zum Mittelalter waren Alraunenvergiftungen häufig, heute sind sie jedoch selten. In Italien kam es vor einiger Zeit zu einer Vergiftung durch einen Salat mit Alraunenblättern (Rätsch 1998; Teuscher und Lindquist 2010; Wink et al. 2008).

Glockenbilsenkraut (Scopolia carniolica). Vergiftungen mit *Scopolia* kommen recht selten vor; manchmal werden Blätter und Wurzeln mit ähnlichen, aber essbaren Pflanzen verwechselt. Vor der Verwendung als Rauschdroge muss gewarnt werden (s. Hyoscyamin) (Teuscher und Lindquist 2010; Wink et al. 2008).

Glockenkelchwein (Solandra maxima). Vergiftungen mit *Solandra* kommen in Europa recht selten vor; die Pflanze wurde jedoch in Mexiko als Rauschdroge verwendet und daher sind Vergiftungen bekannt (Rätsch 1998; Teuscher und Lindquist 2010; Wink et al. 2008).

7 Notfallmedizin

Behandlung bei Intoxikation. Eine allgemeine Erste-Hilfe-Maßnahme lautet: Erbrechen auslösen, Natriumsulfat und Medizinalkohle geben.

Die klinische Therapie ist aufwändiger: Als Antidot können Parasympathomimetika (d. h. Acetylcholinesterase-Hemmer) wie Physostigmin gegeben werden, da diese die lokale Acetylcholin-Konzentration erhöhen und kompetitiv das Anticholinergikum vom mAChR verdrängen (Erwachsene 1–2 mg i.v. oder i.m.; Kinder 0,5 mg) (Teuscher und Lindquist 2010; Wink et al. 2008).

So rasch wie möglich eine Magenspülung (u. U. mit Wasser oder 0,1 % Kaliumpermanganat) veranlassen, danach Gabe von Medizinalkohle und Natriumsulfat, auch forcierte Diurese kann bei starker Vergiftung notwendig werden.

Bei Erregungszuständen Benzodiazepine injizieren; bei Halluzinationen und Delirium müssen die Patienten ständig überwacht werden. Bei Atemstillstand Intubation und Sauerstoffbehandlung; bei Schockzustand Plasmaexpander geben.

Bei Harnblasenlähmung Katheter legen. Zur Temperatursenkung legt man kalte, feuchte Wickel an, gibt jedoch keine Antipyretika.

8 Ausblick

Auf den ersten Blick scheinen die pharmakologischen Grundlagen der pflanzlichen Anticholinergika gut etabliert zu sein. Doch vermutlich würde sich eine weitergehende Analyse lohnen. Da die meisten pflanzlichen Sekundärstoffe, die als Abwehrsubstanzen gegen Tierfraß in der Evolution entstanden (Wink 2010a, 2010b), häufig mehrere pharmakophore Gruppen tragen (Wink 2015), dürften die Tropan-Alkaloide nicht nur als Antagonisten am mAChR wirken, sondern weitere Eigenschaften besitzen. Durch Einsatz von Next-Generation-Sequencing (insbesondere RNASeq) kann ermittelt werden, ob diese Wirkstoffe die Genexpression steuern (z. B. von Genen für Neurotransmitter). Durch Metabolomik ließe sich ermitteln, wie sich die Alkaloide auf die Konzentrationen von Acetylcholin und anderer Neurotransmitter im Gehirn auswirken. Kaum bekannt ist die Variationsbreite in der Rauschwirkung bei Menschen mit unterschiedlichem Geschlecht, Alter und ethnischer Herkunft sowie die Wirkung bei paralleler Einnahme anderer Stimulantien.

Literatur

Alberts, A., & Mullen, P. (2000). *Psychoaktive Pflanzen, Pilze und Tiere*. Stuttgart: Kosmos.

Belmonte, K. E. (2005). Cholinergic pathways in the lungs and anticholinergic therapy for chronic obstructive pulmonary disease. *Proceedings of the American Thoracic Society, 2*, 297–304.

Busse, W., Dahl, R., Jenkins, C., & Cruz, A. A. (2016). Long-acting muscarinic antagonists: A potential add-on therapy in the treatment of Asthma? *European Respiratory Review, 25*, 54–64.

Goodman, L. S., Gilman, A. G., Limbird, L. E., Hardman, J. G., & Goodman Gilman, A. (2001). *The pharmacological basis of therapeutics*. London: McGraw-Hill.

Gosens, R., Zaagsma, J., Meurs, H., & Halayko, A. J. (2006). Muscarinic receptor signaling in the pathophysiology of asthma and COPD. *Respiration Research, 7*, 73.

Hardman, J. G., Limbird, L. E., Molinoff, P. B., Ruddon, R. W., & Goodman Gilman, A. (1998). *Pharmakologische Grundlagen der Arzneimitteltherapie*. London: McGraw-Hill.

Mann, J. (1992). *Murder, magic and medicine*. Oxford: Oxford University Press.

Martindale, W. (2014). *The complete drug reference*. London: The Pharmaceutical Press.

Mutschler, E., Geisslinger, G., Kroemer, H. K., Menzel, S., & Ruth, P. (2012). *Mutschler Arzneimittelwirkungen – Pharmakologie, Klinische Pharmakologie und Toxikologie*. Stuttgart: Wissenschaftliche Verlagsgesellschaft.

Rätsch, C. (1998). *Enzyklopädie der psychoaktiven Pflanzen – Botanik, Ethnopharmakologie und Anwendung*. Stuttgart: Wissenschaftliche Verlagsgesellschaft.

Roberts, M. F., & Wink, M. (1998). *Alkaloids*. New York: Plenum Press.

Schmeller, T., Sporer, F., Sauerwein, M., & Wink, M. (1995). Binding of tropane alkaloids to nicotinic and muscarinic receptors. *Pharmazie, 50*, 493–495.

Schultes, R. E., & Hofmann, A. (1987). *Pflanzen der Götter*. Bern: Hallwag Verlag.

Teuscher, E., & Lindequist, U. (2010). *Biogene Gifte – Biologie, Chemie, Pharmakologie*. Stuttgart: Wissenschaftliche Verlagsgesellschaft.

Teuscher, E., Melzig, M. F., & Lindequist, U. (2012). *Biogene Arzneimittel – Lehrbuch der Pharmazeutischen Biologie*. Stuttgart: Wissenschaftliche Verlagsgesellschaft.

Wink, M. (1998). A short history of alkaloids. In M. F. Roberts & M. Wink (Hrsg.), *Alkaloids. Biochemistry, ecology and medicinal applications* (S. 11–44). New York: Plenum.

Wink, M. (2000). Interference of alkaloids with neuroreceptors and ion channels. *Bioactive Natural Products, 21*, 3–129.

Wink, M. (2010a). Functions and biotechnology of plant secondary metabolites. *Wiley-Blackwell Annual Plant Reviews, 39*, 21–161.

Wink, M. (2010b). Biochemistry of plant secondary metabolism. *Wiley-Blackwell Annual Plant Reviews, 40*, 1–17.

Wink, M. (2015). Modes of action of herbal medicines and plant secondary metabolites. *Medicines, 2*, 251–286.

Wink, M., & Van Wyk, B.-E. (2008). *Mind-altering and poisonous plants of the world*. Pretoria: Briza Press.

Wink, M., Wink, C., & Van Wyk, B.-E. (2008). *Handbuch der giftigen und psychoaktiven Pflanzen*. Stuttgart: Wissenschaftliche Verlagsgesellschaft.

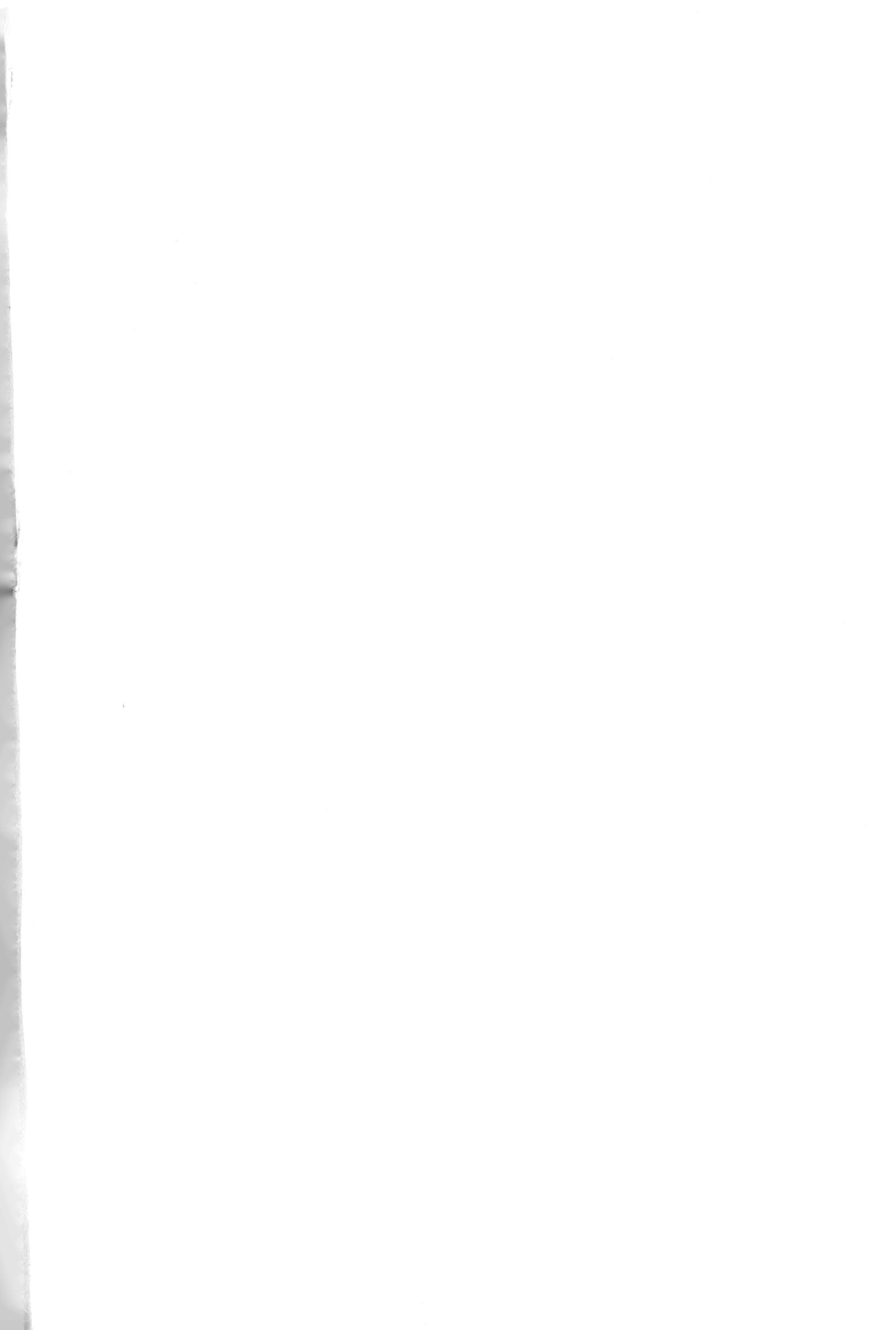